Handbuch der Gynäkologie

Dritte, völlig neubearbeitete und erweiterte Auflage
des Handbuches der Gynäkologie von J. Veit

Bearbeitet von

R. Brun-Zürich, F. Engelmann-Dortmund, P. Esch-Münster, O. v. Franqué-
Bonn, R. Freund-Berlin, Th. Heynemann-Hamburg, H. Hinselmann-Altona,
R. Hornung-Berlin, R. Th. von Jaschke-Gießen, E. Kehrer-Marburg a. L.,
F. Kermauner-Wien, A. Laqueur-Berlin, G. Linzenmeier-Karlsruhe,
H. Martius-Göttingen, A. Mayer-Tübingen, J. Meisenheimer-Leipzig,
C. Menge-Heidelberg, R. Meyer-Berlin, F. von Mikulicz-Radecki-
Berlin, J. W. Miller-Barmen, L. Nürnberger-Halle, Kj. von Oettingen-
Heidelberg, B. Ottow-Berlin, O. Pankow-Freiburg i. Br., H. von Peham†-Wien,
R. Schröder-Kiel, H. Sellheim-Leipzig, A. Spuler-Erlangen, W. Stoeckel-
Berlin, J. Tandler-Wien, G. A. Wagner-Berlin, M. Walthard-Zürich,
H. Wintz-Erlangen

Herausgegeben von

Dr. W. Stoeckel

Geh. Medizinalrat, o. ö. Professor an der Universität Berlin
Direktor der Universitätsfrauenklinik

Fünfter Band / Zweite Hälfte

Die Erkrankungen der Scheide

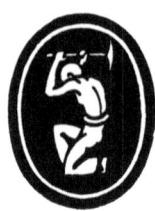

München · Verlag von J. F. Bergmann · 1930

Die Erkrankungen der Scheide

Bearbeitet von

Dr. Ludwig Nürnberger
o. ö. Professor, Direktor der Universitätsfrauenklinik in Halle a. S.

Mit 271 zum Teil farbigen Abbildungen im Text

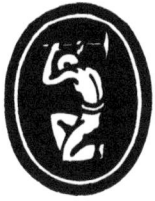

München · Verlag von J. F. Bergmann · 1930

ISBN 978-3-8070-0206-4   ISBN 978-3-642-96018-5 (eBook)
DOI 10.1007/978-3-642-96018-5

Alle Rechte,
insbesondere das der Übersetzung in fremde Sprachen, vorbehalten
Copyright 1930 by J. F. Bergmann in München.
Softcover reprint of the hardcover 3rd edition 1930

Inhaltsverzeichnis.

Erster Abschnitt.
Physiologie der Scheide.

Seite

- **A. Funktion der Scheide** ... 1
  - I. Die Scheide als „Sameneinführungsgang" ... 1
    - Geschichtliche Bemerkungen über die Entstehung des Begriffes „Scheide" ... 1
    - 1. Die mechanische Partialfunktion ... 4
    - 2. Die hydrostatische Partialfunktion (Sellheim) ... 5
  - II. Die Scheide als „Eiausführungsgang" ... 6
  - III. Die Scheide als Sekretausführungsgang ... 10
  - IV. Andere Funktionen der Scheide ... 13
    - a) Das Ausscheidungsvermögen der Scheide ... 14
    - b) Das Resorptionsvermögen der Scheidenschleimhaut ... 15
      - 1. Jodkali ... 15
        - Nachweis des Jodkali: a) Im Urin S. 15. — b) Im Speichel S. 15.
      - 2. Salicylsäure ... 16
      - 3. Strychnin ... 16
- **B. Die Scheidenwand** ... 16
  - Vorbemerkungen ... 16
  - Der Bau der Scheidenwand ... 17
  - I. Das Epithel ... 17
    - a) Allgemeiner Bauplan ... 17
      - 1. Stratum germinativum (Basalschicht, Keimschicht) ... 20
      - 2. Stratum spinosum ... 21
    - b) Physiologische Abänderungen des allgemeinen Bauplans ... 26
      - 1. Menstruelle Veränderungen des Scheidenepithels ... 26
      - 2. Schwangerschaftsveränderungen des Scheidenepithels ... 34
      - 3. Veränderungen des Scheidenepithels unter der Geburt ... 36
        - α) Dehnung S. 36. — β) Mechanische Alteration des Epithels S. 36.
  - II. Bindegewebe ... 40
    - a) Kollagene (leimgebende) Fasern ... 40
      - Schwangerschaftsveränderungen des Bindegewebes ... 43
    - b) Elastische Fasern ... 45
      - 1. Altersveränderungen der elastischen Fasern ... 45
      - 2. Schwangerschaftsveränderungen der elastischen Fasern ... 47
      - 3. Verhalten des elastischen Gewebes bei Prolaps ... 49
  - III. Die Muskulatur ... 49
    - Schwangerschaftsveränderungen der Muskulatur ... 49
  - IV. Gefäße ... 52
    - a) Blutgefäße ... 52
    - b) Lymphgefäße der Scheide ... 57
  - V. Die Nerven ... 58
    - a) Epithel ... 58
    - b) Tunica propria ... 59
    - c) Muskulatur ... 60
    - d) Adventitia ... 60
- **C. Der Scheideninhalt** ... 60
  - I. Makroskopisches Verhalten des Scheideninhaltes ... 60
    - Die sog. „Reinheitsgrade" der Scheide ... 67

	Seite
II. Morphologie des Scheideninhaltes	70
a) Epithelien	71
b) Leukocyten	71
c) Die Bakterien	71
Bacillus vaginalis Döderlein	74
Bacillus acidophilus S. 79. — Bacillus bifidus communis S. 82. — Bacillus lactis aerogenes S. 82. — Bogenstäbchen (Menge) [Comma variabile, Maunu af Heurlin] S. 82.	
Streptokokken	83
1. Streptococcus haemolyticus S. 84. — 2. Streptococcus anhaemolyticus S. 84. — 3. Streptococcus viridans S. 84. — 4. Streptococcus mucosus S. 85. — 5. Streptococcus acidi lactici S. 85. — Streptococcus putrificus S. 85.	
Staphylokokken	85
Aerobe Staphylokokken S. 85. — Anaerobe Staphylokokken S. 86.	
Micrococcus gazogenes alcalescens (Lewkowicz)	86
Micrococcus tetragenus	87
Sarcine	87
Pseudodiphtheriebacillen	87
Bacillus thetoides	89
Bacillus subtilis und Bacillus mesentericus	89
Bacillus fusiformis	90
Fränkelsche Gasbacillen	90
Bacterium coli commune	91
Spirochäten	91
III. Entstehung der Scheidenflora	92
a) Keimbesiedlung der Vulva	92
1. Direkte Besiedlung der kindlichen Vulva intra partum durch Scheidenkeime der Mutter	92
2. Infektion vom kindlichen Rectum her	93
3. Infektion durch Übertragung von Keimen der äußeren Umgebung	94
b) Keimbesiedlung der Scheide	95
IV. Selbstreinigung der Scheide	96
a) Bedeutung der morphologischen Elemente des Scheideninhaltes für die Selbstreinigung	98
1. Die Bakterien	98
2. Die Leukocyten	100
3. Die Scheidenepithelien	100
b) Die Bedeutung der Scheidenflüssigkeit für die Selbstreinigung der Scheide	101
1. Säuregehalt des Scheidensekretes	101
2. Andere Stoffe der Scheidenflüssigkeit	102
Das morphologische Bild des Scheidensekretes in den verschiedenen Altersphasen der Frau	104
V. Die Scheidenflüssigkeit	105
a) Herkunft der Scheidenflüssigkeit	106
b) Wassergehalt des Scheidensekretes	107
c) Reaktion des Scheidensekretes	108
1. Art der Reaktion	108
2. Stärke der Reaktion	108
Physikalisch-chemische Vorbemerkungen	108
a) Die aktuelle Acidität des Scheidensekretes	114
Prüfung des Scheidensekretes mittels Lackmuspapier S. 114. — Die Gaskettenmethode S. 119. — Indikatorenmethode S. 121.	
β) Titrationsacidität	125
Geschlechtsreife, nicht gravide Frau S. 127. — Gravidität S. 130. — Menopause und Alter S. 131	
3. Ursache der saueren Reaktion des Scheidensekretes	132

	Seite
d) Chemie des Scheidensekretes	134
1. Kohlenhydratstoffwechsel	134
Milchsäure	134
α) Bakterielle Genese der Milchsäure S. 136. — β) Epitheliale Genese der Milchsäure S. 136.	
Glykogen	138
Glykogennachweis im Scheideninhalt	138
α) Ursache des Glykogenabbaues S. 141. — β) Verlauf des Glykogenabbaues S. 144.	
Traubenzucker	144
2. Eiweißstoffwechsel	146
Eiweißspaltende Fermente	148
3. Fettstoffwechsel	148
4. Mineralstoffwechsel	148
5. Fermente	149

Zweiter Abschnitt.
Pathologie der Scheide.

A. Pathologie des Scheideninhaltes. Fluor	149
I. Begriffsbestimmung des Fluor genitalis	149
II. Die verschiedenen Arten des Fluors	151
a) Tubarer Fluor	151
1. Kontinuierlicher tubarer Fluor	152
2. Diskontinuierlicher tubarer Fluor	154
b) Uteriner Fluor	156
1. Korporealer Fluor	156
Ursachen des korporealen Fluors	157
A. Baustörungen des Corpus uteri	157
1. Entzündungen	157
a) Gonorrhoische Endometritis S. 157. — b) Endometritis non gonorrhoica S. 160.	
2. Tuberkulose	161
3. Geschwülste	162
a) Myome S. 162. — b) Carcinom und Sarkome des Uterus S. 163.	
B. Betriebsstörungen des Corpus uteri	164
1. Metropathia haemorrhagica	164
2. Stauungszustände	166
3. Atrophie des Endometriums	167
4. Menstruelle Störungen	167
a) Postmenstrueller Fluor S. 167. — b) Prämenstrueller Fluor S. 168.	
5. Extragenital bedingte Betriebsstörungen des Corpus uteri	168
Häufigkeit des korporealen Fluors	168
Klinische Wertigkeit des korporealen Fluors	168
2. Cervicaler Fluor	169
Ursachen des cervicalen Fluors	171
A. Baustörungen der Cervix	172
1. Entzündungen	172
a) Gonorrhoischer Cervicalkatarrh S. 172. — b) Nicht gonorrhoischer Cervicalkatarrh S. 173.	
2. Erosionen	173
a) Entzündliche Erosionen S. 173. — b) Nicht entzündliche Erosionen S. 174.	
3. Ectropium	175
4. Tuberkulose	175
5. Geschwülste	176
a) Polypen der Cervix S. 176. — b) Carcinom S. 176.	
6. Spindelförmige Auftreibung des Cervicalkanals	177
B. Betriebsstörungen der Cervix	177

	Seite
c) Vaginaler Fluor	178
Die Herkunft der normalen und pathologischen Scheidenflüssigkeit	178
Ursachen des vaginalen Fluors	179

Die Lehre von Schröder S. 180. — Einwände gegen die Lehre von Schröder S. 181. — Die Lehre von Menge S. 182.

- A. Baustörungen der Scheide 184
- B. Betriebsstörungen der Scheide 185
  1. Pathologische Zustände der Scheide selbst 185
     a) Pathologische Verschmutzung S. 185. — b) Pathologische Reinigung der Scheide S. 188. — c) Unklare pathologische Zustände der Scheidenwand S. 188.
  2. Pathologische Zustände des übrigen Genitale 189
     a) Uterus (uteriner und cervicaler Fluor) S. 189. — b) Tuben (tubarer Fluor) S. 190. — c) Ovarium (Störungen oder Ausfall der Ovarialfunktion) S. 190.
  3. Pathologische Zustände des übrigen Körpers 193

d) Vestibularer Fluor 194

Anhang 196
  Neurogener und psychogener Fluor 196
  Konstitutioneller Fluor 199

III. Pathologische Physiologie des Fluors 203
  a) Morphologie des Scheideninhalts bei Fluor 204
  b) Die Scheidenflüssigkeit bei Fluor 205
    1. Wassergehalt 205
    2. Eiweißstoffwechsel 206
    3. Kohlenhydratstoffwechsel 210
    4. Fettstoffwechsel 213
    5. Mineralstoffwechsel 214

IV. Klinische Bedeutung des Fluor genitalis 215
  1. Der Fluor als Symptom 216
  2. Der Fluor als Noxe 216

V. Diagnose des Fluors 218
  a) Nachweis des Fluors 218
    1. Fluorgefühl ohne Fluor 218
    2. Mangelhaftes Fluorempfinden 219
  b) Die Diagnose der Fluorquellen 219
    1. Diagnose des tubaren Fluors 219
    2. Diagnose des korporealen Fluors 220
    3. Diagnose des cervicalen Fluors 222
    4. Diagnose des Fluor vaginalis 223
  c) Diagnose der Fluorursachen 224

VI. Therapie des Fluor genitalis 227
  a) Die Behandlung des tubaren Fluors 227
  b) Die Behandlung des uterinen Fluors 227
    1. Die Behandlung des korporealen Fluors 227
    2. Die Behandlung des cervicalen Fluors 229
  c) Die Behandlung des Fluor vaginalis 230
    Technik des Lapisbades nach Menge 231
    Die Spülbehandlung des Fluors 239
    Trockenbehandlung des Fluor vaginalis 241
    Die biologische Behandlung des Fluors 243
    Anhang. Die Behandlung des nervösen und psychogenen Fluors 249

B. Pathologie der Scheidenwand 250
  I. Entzündungen der Scheide 250
    Vorbemerkungen 250
    1. Entzündungsbegriff 251
    2. Der Ursachenbegriff 252

	Seite
Ätiologie der Scheidenentzündungen	253
Bakterielle Entzündungen	257
1. Bakterielle Scheidenentzündungen ätiologisch klarer Natur	257

α) Gonorrhoische Scheidenentzündung S. 257. — β) Streptokokkenkolpitis (Erysipel der Scheide) S. 261. — γ) Staphylokokkenkolpitis S. 262. — δ) Pneumokokkenkolpitis S. 262. — ε) Diphtherie der Scheide S. 262.

2. Bakterielle Scheidenentzündungen unklarer Natur	262

α) Der Übergangskatarrh der Scheide bei Neugeborenen (Vulvovaginitis desquamativa neonatorum, v. Jaschke) S. 263. — β) Kolpitis bei Infektionskrankheiten S. 264.

Nichtbakterielle Scheidenentzündungen	264
Pathologische Anatomie der Scheidenentzündungen	265
Vorbemerkungen	265
a) Die serös-eitrige Form der Kolpitis (Kolpitis s. Vaginitis simplex)	267
1. Makroskopisches Verhalten der Scheidenwand	267
2. Mikroskopisches Verhalten der Scheidenwand bei der serös-eitrigen Kolpitis	269
3. Der Scheideninhalt bei serös-eitriger Kolpitis	271
4. Klinik der serös-eitrigen Kolpitis	273
5. Therapie der serös-eitrigen Kolpitis	274
b) Die pseudomembranöse Kolpitis	275
Vorbemerkungen	275
Ursachen der pseudomembranösen Kolpitis	277
1. Mechanische Schädigungen	277
2. Thermische Schädigungen	277
3. Chemische Schädigungen	277
4. Infektiöse Schädigungen	284
Pseudomembranöse Scheidenentzündungen unbekannter Ätiologie	288
Pathologische Anatomie der pseudomembranösen Scheidenentzündung	289
1. Makroskopischer Befund	289
2. Mikroskopischer Befund	291
Diagnose der pseudomembranösen Scheidenentzündungen	293
Therapie der pseudomembranösen Scheidenentzündungen	295
c) Die Diphtherie der Scheide	296
Pathologische Anatomie	297
1. Makroskopischer Befund bei echter Scheidendiphtherie	297
2. Mikroskopischer Befund bei echter Scheidendiphtherie	298
Übertragung der echten Scheidendiphtherie	299
Symptome und Befund bei der echten Scheidendiphtherie	300
1. Allgemeinerscheinungen	300
2. Örtliche Erscheinungen	302
Diagnose der echten Scheidendiphtherie	306
Therapie der echten Scheidendiphtherie	307
d) Colpitis emphysematosa	307
1. Makroskopischer Befund bei Colpitis emphysematosa	311
2. Histologischer Befund bei Colpitis emphysematosa	315
3. Die Entstehung der Cysten bei der Colpitis emphysematosa	322

α) Formale Genese S. 322. — β) Kausale Genese der Gascysten S. 330.

4. Klinik der Colpitis emphysematosa	336
5. Diagnose der Colpitis emphysematosa	340
6. Therapie der Colpitis emphysematosa	340
e) Colpitis senilis	341
1. Makroskopischer Befund bei Colpitis senilis	341
2. Mikroskopischer Befund bei Colpitis senilis	342
3. Symptome der Colpitis senilis	346
4. Therapie der Colpitis senilis	346

	Seite
f) Trichomonas-Colpitis	347
1. Morphologie der Trichomonas vaginalis	347
2. Biologie der Trichomonas vaginalis	355
3. Klinik der Trichomonas-Colpitis	358
4. Diagnose der Trichomonas-Colpitis	366
5. Therapie der Trichomonas-Colpitis	367
g) „Vaginitis exfoliativa"	369
h) Die Gangrän der Scheide	372
i) Perivaginitis phlegmonosa dissecans	373
II. Die Pilzerkrankungen der Scheide	377
a) Soor	377
1. Latenter Soor der Scheide	379
2. Manifester Soor der Scheide. Scheidensoor	382
b) Leptothrix	386
c) Streptothrix	389
III. Syphilis	389
a) Das Primärstadium	389
1. Primäraffekte der Scheide	389
2. Primäraffekte der Portio	392
b) Sekundärstadium	396
1. Sekundär-syphilitische Erscheinungen an der Scheide	396
2. Sekundär-syphilitische Erscheinungen an der Portio	400
c) Tertiäres Stadium	403
1. Tertiär-syphilitische Erscheinungen an der Scheide	403
2. Tertiär-syphilitische Erscheinungen an der Portio	408
Therapie der luischen Scheiden- und Portioerkrankungen	411
IV. Ulcus molle	412
Ätiologie des Ulcus molle	415
Histologie des Ulcus molle	418
Übertragung des Ulcus molle	419
Diagnose des Ulcus molle	421
Therapie des Ulcus molle	422
V. Verletzungen der Scheide	423
a) Die Wunden (offenen Verletzungen) der Scheide	423
Klinische Bedeutung der offenen Scheidenverletzungen	428
b) Die geschlossenen Verletzungen der Scheide	430
VI. Fremdkörper	431
a) Fremdkörper, die zu therapeutischen Zwecken in die Scheide eingeführt, oder die bei therapeutischen Handlungen zurückgelassen werden	432
b) Zu antikonzeptionellen Zwecken eingeführte Gegenstände	435
c) In verbrecherischer Absicht eingeführte Fremdkörper	435
d) In masturbatorischer Absicht, zur Steigerung des Wollustgefühls, in böswilliger Absicht und aus anderen Gründen eingeführte Fremdkörper	435
e) Fremdkörper, die aus der Umgebung in die Scheide durchbrechen oder einwandern, oder die zufällig von außen in die Scheide gelangen	436
VII. Geschwüre der Scheide	443
Vorbemerkungen	443
a) Ulcus rotundum simplex	444
1. Geschichtliches	444
2. Makroskopischer Befund beim Ulcus rotundum	446
3. Mikroskopischer Befund beim Ulcus rotundum	448
4. Ätiologie des Ulcus rotundum	449
5. Klinik des Ulcus rotundum	450
b) Ulcera aphthosa	452
c) Ulcus varicosum	456
d) Ulcus phagedaenicum	457

	Seite
VIII. Neubildungen der Scheide. Geschwülste	464
Bindesubstanzgeschwülste	464
a) Reife homoiotypische gutartige Bindesubstanzgeschwülste	464
Eigentliche Bindesubstanzgeschwülste	464
1. Fibrom	464
Vorbemerkungen	464
Pathologische Anatomie der Scheidenfibrome	466
Klinik der Scheidenfibrome	468
2. Myxom	471
3. Lipom	472
4. Angiom	472
Geschwülste des Muskel- und Nervengewebes	473
5. Myom	473
Vorbemerkungen	473
Pathologische Anatomie der Myome	477
α) Makroskopischer Befund S. 477. — β) Mikroskopischer Befund S. 483.	
Entstehung	486
Klinik der Scheidenmyome	490
Beziehungen der Scheidenmyome zu Schwangerschaft, Geburt und Wochenbett	494
6. Neurom	499
b) Bindesubstanzgeschwülste mit unvollkommener Gewebsreife, heterotypische (maligne) Bindesubstanzgeschwülste	500
Sarkom	500
Vorbemerkungen	500
1. Das primäre Scheidensarkom der Kinder	501
Pathologische Anatomie des primären Scheidensarkoms der Kinder	503
α) Makroskopischer Befund S. 503. — β) Mikroskopischer Befund S. 506. Das Oberflächenepithel S. 507. — Die subepitheliale Zellschicht S. 509. — Das Stroma S. 510.	
Die weitere Ausbreitung des Scheidensarkoms der Kinder	513
Entstehung des Scheidensarkoms der Kinder	514
Klinik des Scheidensarkoms der Kinder	519
2. Sekundäres Scheidensarkom der Kinder	525
3. Das Scheidensarkom der Erwachsenen	527
Primäres Scheidensarkom	527
Pathologische Anatomie der Scheidensarkome der Erwachsenen	529
α) Makroskopischer Befund S. 529. — β) Mikroskopischer Befund S. 531.	
Ausbreitung des primären Scheidensarkoms	539
Klinik des Scheidensarkoms Erwachsener	541
Sekundäres Scheidensarkom Erwachsener	550
Epitheliale Geschwülste	550
a) Ausgereifte Formen der epithelialen Geschwülste (fibroepitheliale Blastome)	550
1. Papillom	550
α) Entzündliche papilläre Wucherungen S. 550. — β) Spitze Kondylome S. 554. — γ) Echte, autonome Papillome S. 556.	
2. Adenom	559
Adenomyom, Adenomyosis, Adenofibrosis	564
Makroskopischer Befund bei der Adenomyosis der Scheide	569
Mikroskopischer Befund bei der Adenomyosis der Scheide	574
Entstehung	579
Formale Genese	579
α) Epithel	579
Müllersche Gänge S. 583. — Vom Urnierengang S. 585. — Von den Prostatadrüsen S. 585. — Aus dem Vestibulum, also dem Sinus urogenitalis S. 585. — Aus dem Rectum S. 585. — Peritonealepithel S. 586.	
β) Herkunft des Stromas	593

	Seite
Kausale Genese	595
Klinik der Adenomyosis der Scheide	595
b) Unreife Formen der epithelialen Geschwülste	603
1. Das Carcinom der Scheide	603
Vorbemerkungen	603
a) Primäres Scheidencarcinom	603
Makroskopischer Befund	603
Mikroskopischer Befund beim primären Scheidencarcinom	605
aa) Plattenepithelcarcinom S. 606. — bb) Adenocarcinom S. 607.	
Wachstum des primären Scheidencarcinoms	608
Ausbreitung des primären Scheidencarcinoms	609
Formale Genese des primären Scheidencarcinoms	612
aa) Plattenepithelcarcinom S. 612. — bb) Adenocarcinome S. 616.	
Kausale Genese des primären Scheidencarcinoms	619
Symptome des primären Scheidencarcinoms	622
Klinik des primären Scheidencarcinoms	624
Diagnose des primären Scheidencarcinoms	627
Prognose des primären Scheidencarcinoms	630
Therapie des primären Scheidencarcinoms	631
Geschichtliche Entwicklung der operativen Behandlung des Scheidencarcinoms	632
Die gebräuchlichsten modernen Methoden zur operativen Behandlung des primären Scheidencarcinoms	647
Die Strahlenbehandlung des primären Scheidencarcinoms	649
β) Das sekundäre Scheidencarcinom	650
2. Das Chorionepitheliom der Scheide	657
Makroskopischer Befund	657
Mikroskopischer Befund	660
Entstehung des Chorionepithelioms der Scheide	662
aa) Im Verlaufe einer Gravidität S. 664. — bb) Nach Ablauf einer Gravidität S. 666.	
Klinik des Chorionepithelioms der Scheide	668
3. Hypernephrom	673
4. Mischgeschwülste der Scheide	676
IX. Die Cysten der Scheide	678
Vorbemerkungen	678
a) Formale Genese der Scheidencysten	679
1. Epithelcysten	679
α) Das Müllersche Epithel S. 679. — β) Wolffscher Gang (Gartnerscher Gang) S. 686. — γ) Scheidendrüsen S. 695. — δ) Paraurethrale Gänge S. 701. — ε) Drüsen des Vestibulum S. 702. — ζ) Rectumdrüsen S. 702.	
2. Bindegewebscysten	702
3. Endothelcysten	703
b) Kausale Genese der Scheidencysten	704
Makroskopischer Befund bei den Scheidencysten	704
Mikroskopischer Befund bei den Scheidencysten	709
1. Cysten mit epithelialer Auskleidung	709
2. Cysten ohne epitheliale Auskleidung	709
X. Parakolpitis	719
Literaturverzeichnis	720
Namenverzeichnis	764
Sachverzeichnis	780

Die Erkrankungen der Scheide.

Von

Ludwig Nürnberger, Halle a. S.

Mit 271 zum Teil farbigen Abbildungen im Text.

Erster Abschnitt.

Physiologie der Scheide.

A. Funktion der Scheide.

Nach dem gegenwärtigen Stand unseres Wissens hat die Scheide drei verschiedene Funktionen:

a) Bei der Kohabitation dient sie zur Aufnahme des Membrum virile — „vaginae ad instar" — und zur provisorischen Ablagerung des Spermas. Die Scheide wird hier zum **„Sameneinführungsgang"** (Sellheim [1]).

b) Bei der Geburt wird sie zu einem Teil des Durchtrittsschlauches, zum **„Eiausführungsgang"** (Sellheim [1]),

c) außerdem dient sie als **Sekretausführungsgang** zur Ableitung der Genitalsekrete — des Menstrualblutes, des Tuben-, Uterus- und Cervixsekretes, sowie ihres eigenen Inhaltes.

Es erscheint aber nicht ausgeschlossen, daß die Scheide daneben auch noch andere Funktionen besitzt (s. S. 13).

I. Die Scheide als „Sameneinführungsgang".

Geschichtliche Bemerkungen über die Entstehung des Begriffes „Scheide".

In den Schriften des Hippokrates (460—377 v. Chr.) wird die Scheide als ein Teil des Uterus betrachtet. Sie wird von diesem überhaupt nicht abgetrennt oder sie wird „Mutterhals" (ὁ αὐχὴν τῶν μητρέων) genannt [2].

Später wurde αὐχήν aber nur für den untersten Teil der Gebärmutter gebraucht, und seit Rufus von Ephesus (um die Mitte des 1. Jahrhunderts n. Chr.) wurde die Scheide als κόλπος γυναικεῖος bezeichnet [3].

---

[1] Sellheim in Halban-Seitz, Bd. VII, 1. S. 185.

[2] De morbis mulierum II. Editio Kühn. T. II. p. 821: „ἢν δὲ ἔξω τοῦ αἰδοίου τὸ στόμα τῶν μητρέων ἐκπέσῃ .... ἐκτρέπεται τὸ στόμα αὐτέων διὰ τοῦ αὐχένος" („wenn der Muttermund vor die Scham fällt .... wendet er sich durch den Mutterhals hindurch nach außen").

[3] Im Anfang des 19. Jahrhunderts wurde vielfach auch das griechische τὸ ἔλυτρον in Zusammensetzungen wie „Elytrotomie", „Gastroelytrotomie" verwendet (vgl. Nürnberger: Zur Geschichte des extraperitonealen Kaiserschnitts. Inaug. Diss. München 1909). τὸ ἔλυτρον (von ἐλύω ich hülle ein) heißt die Hülle, das Futteral. Zur Bezeichnung der weiblichen Scheide wurde es im Griechischen anscheinend nicht verwendet, wenigstens findet es sich bei H. Stephanus, Thesaurus Graecae Linguae (Paris 1835) nicht in dieser Bedeutung erwähnt.

In seiner Schrift Περὶ ὀνομασίας τῶν τοῦ ἀνθρώπου μορίων („Über die Benennung der Teile des menschlichen Körpers") schreibt Rufus von Ephesus[1]: Τῆς δὲ γυναικὸς τὸ γενητικὸν μόριον, μήτρα, καὶ ὑστέρα· Ἱπποκράτης δὲ καὶ δελφὺν, καὶ γονὴν καλεῖ. Καὶ αἱ ἐπὶ τὰ ἄνω ἔνθεν καὶ ἔνθεν ἐκφύσεις, κεραῖαι, καὶ πλεκτάναι, καὶ τὰ ἀνέχοντα αὐτὴν ἀγγεῖα ἐκτός. Καὶ τὸ μέσον καὶ ἀνωτάτω, πυθμήν· καὶ τὰ ἑκατέρωθεν, ὦμοι· καὶ τὸ ἄκρον, αὐχὴν καὶ τράχηλος· τραχήλου δὲ τὸ στόμα, ὁ πρῶτος πόρος· Ἱπποκράτης δὲ καὶ ἀμφίδιον ὀνομάζει ἀπὸ τῶν κυκλοτερῶν σιδηρίων τῶν πρὸς ἀρότροις. Εἶτα τὸ κοίλωμα τὸ ἐφεξῆς, γυναικεῖος κόλπος, καὶ αἰδοῖον τὸ σύμπαν σὺν τοῖς ἐπιφανέσιν." („Das Geschlechtsorgan der Frau heißt μήτρα oder ὑστέρα; Hippokrates nennt es zuweilen auch δελφύς oder γονή. Die Fortsätze, die es oben an beiden Seiten zeigt, heißen „Hörner" (κεραῖαι) oder Polypenarme (πλεκτάναι), ebenso heißen auch die Gefäße, die es nach außen in die Höhe halten[2]. Der mittlere und oberste Teil des Uterus heißt sein „Grund" (πυθμήν), seine seitlichen Partien werden als „Schultern" (ὦμοι), sein spitzer Teil wird als „Nacken" (αὐχήν) und „Hals" (τράχηλος) bezeichnet. Die Mündung des Halses wird „äußere Öffnung" genannt. Hippokrates nennt sie auch ἀμφίδιον[3] nach den kreisrunden Eisenbeschlägen (?) an den Pflügen. Die Höhlung, die sich unmittelbar anschließt, heißt γυναικεῖος κόλπος und αἰδοῖον heißt alles zusammen mit den äußeren Genitalien").

ὁ κόλπος heißt eigentlich der Meerbusen, dann übertragen der Busen, der Schoß.

Auch im Neugriechischen heißt die Scheide heute noch ὁ κόλπος.

In nahezu allen modernen Sprachen wird die Pars copulationis des weiblichen Genitale mit einem Worte bezeichnet, das auf das lateinische „vagina" zurückgeht. Vagina — verwandt mit vas, das Gefäß — heißt eigentlich der „Ährenbalg" und dann — übertragen — „die Scheide des Schwertes".

Die Bezeichnung der Pars copulationis des weiblichen Genitale als „vagina" wird ziemlich allgemein (Hyrtl, Georges u. a.) dem römischen Lustspieldichter Plautus (254—184 v. Chr.) zugeschrieben. Als Beweis für die Richtigkeit dieser Ansicht wird dabei auf folgende Stelle (1181) im „Pseudolus[4]" hingewiesen:

Ballio: Quid ais? tune etiam cubitare solitus in cunis puer?
Simo: Scilicet.
Ballio: Etiamne facere solitus es, scin quid loquar?
Simo: Scilicet solitum esse.
Harpax: Sanein estis?
Ballio: Quid hoc quod te rogo?
          Noctu in vigiliam quando ibat miles, quom tu ibas simul,
          Conveniebatne in vaginam tuam machaera militis?

Das Wort „vagina" ist hier also „zweideutig mit Bezug auf Schwertscheide und intervallum natium pueri gebraucht" (Dittmann), ebenso wie „in cunis" einen obszönen Sinn dadurch erhält, daß es an „in cunnis" erinnert.

An die Pars copulationis des weiblichen Genitale könnte man, wie mir Herr Prof. Dittmann in München gütigst mitteilte, nur dann denken, wenn sich diese Bezeichnung auch anderweitig finden würde. Das ist aber nicht der Fall.

Nur an zwei fast identischen Stellen, nämlich bei Ps. Ambros. trin. 31 und Ps. Mar. Victorin. phys. 27, kommt man beim ersten Lesen in Versuchung, sie auf das weibliche Genitale zu beziehen.

---

[1] Oeuvres de Rufus d'Ephèse, par Daremberg et Ruelle, Paris 1879, p. 160.

[2] Gemeint sind die Ligg. rotunda (Daremberg).

[3] Gemeint ist die Stelle in „de morbis mulierum", I. Kap. 57.

[4] Pseudolus ist der Sklave eines eleganten, schwächlichen Jünglings Kalidorus. Dieser liebt die Hetäre Phönizium, die sich im Besitze des Kupplers Ballio befindet und von diesem um 20 Minen an einen mazedonischen Offizier verkauft wurde. Ein Soldat, Harpax, dieses Offiziers soll den Rest der Kaufsumme bringen und Phönizium abholen. Pseudolus stellt sich diesem Soldaten als Hausmeister des Kupplers vor und listet ihm seinen Ausweis (Brief und Siegel) ab. Mit diesem läßt dann Pseudolus einen Gauner die Rolle des Soldaten spielen und das Mädchen abholen. Als dann Harpax, der die Zwischenzeit in einem Wirtshaus verbracht hat, erscheint, um den Rest der Kaufsumme zu zahlen, hält Ballio ihn für einen Abgesandten des Pseudolus. Er sucht deshalb „den vorgeschobenen Kerl solange an der Nase herumzuführen, bis dieser selbst dahinter kommt". Dabei fallen die oben angeführten Worte.

Ps. Ambros. trin. 31 (Migne 17, 542b): „dignum ergo est, ... ut caro hominis caelis inferretur, cuius habitator deus esse dignatus est: nec potest videri hominem contra meritum factum esse incolam caeli, cuius vaginam non est dedignatus spiritus, qui deus est".

Damit stimmt fast wörtlich überein: Ps. Mar. Victorin. phys. 27 (Migne 8, 1510b): „dignum est carneum hominis caelis inferre, cuius habitator deus esse dignatus est: nec potest videri hominem contra meritum factum esse incolam caeli cuius vaginam non dedignatus sit spiritus ipse deus".

Gegen die Auffassung, daß hier die weibliche Scheide gemeint ist, sprechen
1. bestimmte dogmatische Vorstellungen,
2. der Umstand, daß allgemein von vagina hominis und nicht mulieris die Rede ist.

Außerdem findet das Wort „vagina" an diesen beiden Stellen, wie es scheint, eine ausreichende Erklärung durch folgende Stellen bei Plinius:

Hist. nat. VII, 174: „reperimus inter exempla Hermotimi Clazomenii animam relicto corpore errare solitam vagamque e longinquo multa adnuntiare quae nisi a praesente nosci non possent, corpore interim semianimi, donec cremato eo inimici, qui Cantharidae vocabantur remeanti animae veluti vaginam ademerint".

Hist. nat. XI, 198: „omnia quidem principalia viscera membranis propriis ac velut vaginis inclusit providens natura.

An dieser Stelle steht „velut", weil wohl die Bedeutung „Ährenbalg" als notio propria vorschwebt (Dittmann).

Demnach wäre also bei Ps. Ambros. und Ps. Mar. Victorin. nur an „äußere Hülle" zu denken, deren sich der spiritus sanctus bedient, um den Gottmenschen zu bilden (cf. Ev. Joh. 1, 14):

Im Gegensatz zu der bisher herrschenden Ansicht kommt also, wie Herr Prof. Dittmann mir gütigst mitteilte, die Bezeichnung „vagina" für die Pars copulationis des weiblichen Genitale bis zum 6. nachchristlichen Jahrhundert in der Literatur überhaupt nicht vor.

Es erschien mir nun von Interesse, das erste Auftreten der Bezeichnung „vagina" in der Literatur festzustellen.

Nach längerem Suchen fand ich bei Riolan d. J. (1577—1657) die Angabe, daß die Bezeichnung von Fallopius (1523—1562) stammen soll. Die betreffende Stelle in Joannis Riolani Filii Anthropographia et Osteologia, Parisiis 1626, p. 308, lautet: „Fallopius Cervicis nomine intelligit eam uteri partem quae ab orificio interno longitudine duorum vel trium digitorum interius exporrigitur, donec amplificari incipiat utersu: corpusculum est durum pollicari crassitie, quod in sinum pudoris prominet. At totus ille meatus quem subit et ingreditur Priapus improprie vocatur cervix, quoniam ab antiquis Anatomicis Galeno et Sorano αἰδοῖον γυναικεῖον nec non κόλπος γυναικεῖος nominatur, ideoque contendit Fallopius hanc partem sinum pudoris, vel vaginam Penis appellari debere. Huic opinioni adstipulatur Arantius, qui muliebrem sinum seu vaginam Penis, neutiquam inter partes uteri numerandam esse statuit. Nam intra sinum muliebrem prominet verum collum uteri, eique vagina pudendi orbiculatim adnascitur, ac si pollici longam et orbicularem vaginam aptares, intra quam pollex conclusus protuberaret. Attamen Bauhinus adversus Fallopium ex doctrina Galeni demonstrat cervicem uteri esse illud spatium quod Penem recipit".

In Gabrielis Falloppii Observationes Anatomicae, Venetiis 1561 konnte ich aber nur folgende Stelle finden (p. 192):

„In uteri ceruice mihi uidet, quod anatomici nostrorum temporum, ferè omnes, qui de hac re locuti sunt, aliquantisper lapsi sint. Quoniom partem illam, quae uerè ceruix non est, ceruicem appellant, veram autem ceruicem ignorant. Nam totus ille meatus, in quem virilis penis inditur ab istis vocatur ceruix, cum tamen ab antiquis anatomicis Galeno scilicet, atque praecipuè à Sorano in tract. de utero vocetur αἰδοῖον γυναικεῖον necnon etiam κόλπος γυναικεῖος nunquam autem ceruix, nisi impropriè loquantur. Scito igitur partem hanc sinum, vel pudendum foemineum esse vocandam, veram autem ceruicem uteri eam esse partem, in qua est ostiolum illud angustum, in quod penis non ingreditur quidem, sed tantùm attingit: semen verò per ipsum in fundum uteri procedit. Sed haec leuia, grauiora, quae sequuntur sunt"[1].

Fallopius bezeichnet die Scheide also nicht als „vagina", sondern als sinus foemineus oder als pudendum foemineum. Das ist aber nichts anderes als die lateinische Übersetzung von κόλπος γυναικεῖος und αἰδοῖον γυναικεῖον.

Auch Arantius bezeichnet die Scheide noch als „sinus muliebries":

Julii Caesaris Arantii De humano foetu liber Tertio editus, ac recognitus. Eiusdem Anatomicarum Observationum Liber usw. Venetiis 1587, S. 103. De muliebri sinu. Cap. XXXVIII:

---

[1] Hier kommt Fallopius darauf zu sprechen, daß den Anatomen seiner Zeit die Klitoris vollkommen unbekannt war, obwohl schon die Griechen, ferner Avicenna und Abulcasis, sie kannten.

„Muliebrem sinum, maris genitali, vaginae in modum suscipiendo datum, uteri ceruicem esse, plerique arbitrantur, cum tamen nulla ratione inter uteri partes sit recensenda".

Allerdings vergleicht Arantius den sinus muliebris mit der Scheide eines Schwertes („vaginae in modum suscipiendo"), aber er nennt ihn nicht „vagina".

Die bewußte und ausdrückliche Benennung der Scheide als vagina findet sich erst bei Regner de Graaf (1641—1673).

Regneri de Graaf Opera omnia, Lugd. Batav. 1677, p. 219:

„... ne detur confusioni locus, canalem hunc in sequentibus Uteri Vaginam nominabimus; nec immerito, cum membrum virile in se recondat, atque illud non aliter quam vagina gladium aut cultrum excipiat".

Die Aufnahme des Membrum virile bei der Kohabitation dient einem doppelten Zweck, den man als mechanische und als hydrostatische Partialfunktion bezeichnen kann.

1. Die mechanische Partialfunktion.

Die mechanische Partialfunktion der Scheide besteht darin, daß sie das reizbildende Moment für die Auslösung des Ejakulationsvorganges bildet.

Zur Ejakulation — zum reflektorischen Erguß des Samens — kommt es beim gesunden Manne im wachen Zustand nur bei spezifischer Reizung der Glans penis [1].

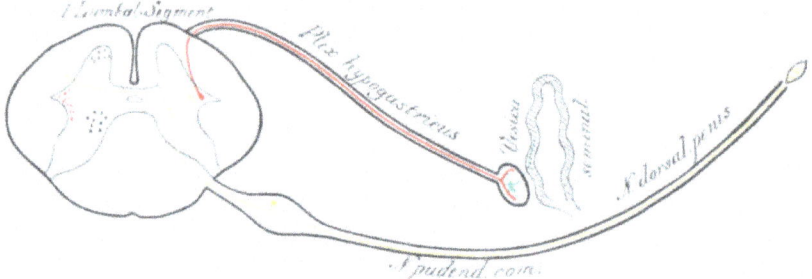

Abb. 1. Schematische Darstellung des spinalen Ejakulationsreflexes.
(Aus L. R. Müller, Die Lebensnerven. Berlin 1924.)

Der adäquate Reiz für den Eintritt der Ejakulation ist die mechanische Einwirkung. Chemische, thermische und elektrische Reize sind nicht imstande, eine Ejakulation hervorzurufen. Aber auch der mechanische Reiz muß eine gewisse Form haben. Einfache, umschriebene, wiederholte Berührungen der Glans sind wirkungslos. Der Reiz muß vielmehr in leicht reibenden Bewegungen bestehen, er muß einen rhythmischen transgressiven Flächencharakter besitzen. Diesen erhält er durch die Friktionen der Glans in der Scheide. Zu der Flächenintensität muß aber auch noch eine gewisse Dauer der Reizwirkung hinzukommen, d. h. es ist eine gewisse Summe der reibenden Reize unerläßlich.

Intensität und Dauer der Reizwirkung zeigen nicht nur individuelle, sondern auch konditionale Unterschiede je nach dem allgemeinen psychischen Erregungszustand, dem Alter und Wohlbefinden des betreffenden Individuums und der Füllung seiner Geschlechtsdrüsen.

Durch die Friktionen werden die nervösen Endapparate in der Glans penis, die sog. „Genitalkörperchen" gereizt. Von hier aus läuft die sensible Erregung durch den Nervus dorsalis penis, dann durch den Nervus pudendus communis und die unteren Sakralwurzeln zum Ejakulationszentrum im Lumbalmark (Abb. 1).

Hier findet eine Summierung der zentripetalen sensiblen Erregungen statt. Das Ejakulationszentrum wird durch diese Reize gleichsam aufgeladen. Hat die Summe der hier aufgehäuften Reize eine gewisse Höhe erreicht, dann kommt es plötzlich — auf dem Wege der Rami communicantes der Lumbalnerven, des Plexus hypogastricus und der genitalen Nervengeflechte — zu einer Kontraktion der glatten Muskulatur der Samenstränge, Samenblasen und der Prostata und zum Erguß ihres Inhaltes in den hinteren Teil der Harnröhre (Abb. 1).

---

[1] Die nachfolgenden Ausführungen sind entnommen aus L. R. Müller: Die Lebensnerven, Berlin 1924, S. 329.

In diesem Augenblick erfolgen — durch einen rein spinalen Reflex — rhythmische Kontraktionen der quergestreiften Muskulatur des Constrictor urethrae, des Bulbo- und Ischiocavernosus und diese führen zur stoßweisen Entleerung des Spermas, zur Ejakulation.

Störungen der mechanischen Einscheidungsfunktion können bedingt sein:

a) durch abnorme Enge,

b) durch abnorme Weite,

c) durch Atresien der Scheide.

Die Bedeutung dieser Störungen ist verschieden. Die abnorme Enge der Scheide kann zum Kohabitationshindernis werden. Wird dieses Hindernis mit Gewalt überwunden, dann können sehr erhebliche und selbst tödliche Verletzungen entstehen. Für die Konzeption ist sie im allgemeinen ohne Bedeutung, da diese auch ohne Immissio penis erfolgen kann [1].

Abnorme Weite der Scheide bedingt eine Herabsetzung der mechanischen Reizintensität mit allen ihren oft so weittragenden Folgen für den ehelichen Verkehr und für den Bestand der Ehe überhaupt.

Atresien der Scheide brauchen, wenn sie hoch genug sitzen, die Immissio penis nicht zu stören. Sie können aber die Ursache dauernder Sterilität sein.

2. Die „hydrostatische Partialfunktion" (Sellheim).

Neben der mechanischen Reizung des Membrum virile dient die Scheide auch als primäres Receptaculum seminis. Das bei der Ejakulation entleerte Sperma bildet im oberen Drittel der Scheide einen „Samensee". In diesen taucht die Portio ein. Dadurch wird das Eindringen der Spermatozoen in den Uterus erleichtert.

Sellheim [2] hat darauf hingewiesen, daß bei gewissen Fischarten Samen und Ei im Wasser zusammentreten, und daß beim Menschen und den Säugetieren dieser „Wassertransportweg" in den weiblichen Organismus hineinverlegt ist. Sellheim hat deshalb den Begriff der „hydrostatischen Partialfunktion der Scheide" aufgestellt.

Die Bedeutung dieser Funktion erkennt man deutlich in den Fällen, in denen die „Flüssigkeitsüberschwemmungsfähigkeit" (Sellheim) der Scheide gestört ist. Die Befruchtung kann dann erschwert oder unmöglich sein.

---

[1] Beispiele für diese Tatsache finden sich schon bei Riolanus (1577—1657). Joannis Riolani filii, Anthropographia et Osteologia, Parisiis 1626, p. 309: „Et quamuis nulla fiat generatio sine penis intromissione ex Galeni indicio, omniumque Medicorum consensu, nuper tamen vidimus Parisijs mulierem quae ex laborioso & difficili partu laceratas habuerat partes genitales, cuius Nymphae & quatuor Carunculae tam arctè coaluerant ut vix specilli cuspidem foramen admitteret; nihilominus decimoquarto abhinc anno concepisse. Intra pudendi labra effusum semen uterus huius pabuli auidissimus attraxit, quemadmodum è profundis cuniculis ceruus serpentes narium inspiratu allicit. Cùm instaret partus introducto speculo matricis foramen dilatatum fuit in eam amplitudinem, quae ad egressum foetus necessaria erat, sicque foetum perfectum emisit mulier incolumis & superstes. Exemplum simile visum fuerat Parisijs anno salutis 1609, mulier imperforata impotentiae & frigiditatis accusat maritum coram iudice, quod nondum ab eo quidquam passa fuisset; cùm utriusque partes diligenter inspicerentur, mulier inuenta fuit grauida. Clementina I. quaest. 15 de consang. refertur in Francia olim impraegnatam fuisse quándam, cuius virginitatis claustra omnia firma atque illaesa manserant, adeoque praegnatam esse virginem non desijsse. Historiam facetam reperies apud Fabricium in operat. Chirurg. de Sacerdote, qui percontatus est Fabricium de confessione feminae, quae ex viri amplexu sine penis intromissione conceperat. Hanc quaestionem examinat Carpus Comment. in Muninum p. 201".

[2] Sellheim: Zentralbl. f. Gynäkol. 1922, S. 1667.

II. Die Scheide als „Eiausführungsgang".

Der Durchtritt des Kindes bei der Geburt hat eine erhebliche Erweiterung der Scheide zur Voraussetzung.

„Für gewöhnlich wird die Wandung der Scheide, ist sie einmal dem Geschlechtsverkehr angepaßt — dies geschieht ja sehr rasch, — auch beim Beischlaf nicht wesentlich gedehnt. Der Umfang des gesteiften männlichen Gliedes beträgt nach Waldeyer (1899) durchschnittlich 12 cm, die Scheide ist nach Vierordt (1906) 3 cm breit, was einem Umfang von etwa 9,5 cm entspräche. Waldeyer gibt für die Scheide 2,5 cm als Breitenmaß an, der Wandumfang betrüge demnach nur 8 cm. Nach Hyrtl (1865) ist die jungfräuliche Scheidenwandung $2^{1}/_{4}$ Zoll — also etwa 6 cm weit — der Wand nach gemessen. Aus allen diesen Zahlenangaben geht jedenfalls hervor, daß die Scheidenwandung beim Beischlaf nur wenig gedehnt wird, bei älteren Frauen, die öfters geboren haben, findet überhaupt keine Dehnung mehr statt, hier wird die Scheidenwandung durch das eingeführte Glied nur „entfaltet".

Ganz anders während der Geburt. Schon Hyrtl (1865) gibt an, daß die Scheide da auf 14 Zoll, also etwa 35 cm erweitert wird, eine Zahl, die wohl das Richtige trifft, da ja der Umfang des Schädels beim Neugeborenen nach Schroeder (1886) 34,5 cm beträgt. Dies entspricht einer Breitendehnung auf das drei- bis vierfache des gewöhnlichen Maßes. Dazu kommt aber noch, daß die Scheide während der Geburt auch in der Längsrichtung stark auseinandergezogen wird, so daß wir im ganzen mit einer Flächendehnung auf das sechs- bis zehnfache gegenüber dem nichtschwangeren Zustande rechnen müssen. Es ist einleuchtend, daß die Scheide in ihrem gewöhnlichen Bau einer solchen Beanspruchung nicht standhalten könnte, ohne zu zerreißen" [Stieve (1925, S. 309f.)].

Die Erweiterung der Scheide wird nur zum geringsten Teil durch gewaltsame, passive Dehnung beim Durchtritt des Kindes erzwungen. In der Hauptsache erfolgt sie schon während der Schwangerschaft durch automatisches, freiwilliges Wachstum synchron und synergetisch — gleichzeitig und aus gleicher Veranlassung — mit dem Wachstum des Eies, des Fruchthalters und der Bauchdecken (aktive Weiterstellung, Sellheim).

Während also die Blase und der Mastdarm schon vom frühen Jugendalter an auf ihre Funktion „eingespielt" sind, wird beim Uterus und bei der Scheide die volle funktionelle Entwicklung erst in der Schwangerschaft nachgeholt. Uterus und Scheide machen erst in der Schwangerschaft „zum Zwecke des einmaligen Infunktiontretens" eine „Art nachträglicher Entwicklung" durch (Sellheim, in Halban-Seitz VII,1, S. 160).

Die Kenntnis dieser Tatsachen verdanken wir Sellheim. Es ist aber nicht ohne historisches Interesse, daß schon Wigand (1820) sie intuitiv vorausgeahnt hat.

In seiner „Geburt des Menschen" (herausgegeben von F. C. Naegele, Berlin 1820, Bd. 2, S. 469) schrieb Wigand: „Es ist wohl sicher, daß während der Schwangerschaft (und oft auch noch unter der Geburt selbst) ebenso wie in dem Uterus auch in der Mutterscheide, gewisse sich auf den Gebärungsakt beziehende große Veränderungen und Entwickelungen zustande kommen. Wie sich in der Gebärmutter für den Zweck der Herauspressung der Frucht, der eigentümliche Bewegapparat derselben stärker entwickelt, so wird in der Mutterscheide für denselben, wie auch für den Zweck ihrer größeren Ausdehnbarkeit, das Leben ihrer Häute, Drüsen, Gefäße und ihres Schleimgewebes bedeutend erhöht, was sich uns durch vermehrte Wärme, Weite, Weichheit und Feuchtigkeit derselben offenbaret. Es ist, als ob auch die Mutterscheide bis auf einen gewissen Grad wachsen, mit Säften ausgespritzt, und zu einer gewissen Größe und Ausdehnung gebracht werden müsse, um bei der Geburt um so rascher in ihren alten mehr jungfräulichen Zustand zurückgehen zu können".

Histologisch lassen sich die Schwangerschaftsveränderungen der Scheide an fast allen ihren geweblichen Komponenten, dem Epithel, dem Binde- und Stützgewebe, der Muskulatur und den Gefäßen nachweisen (Stieve).

Die Epithelzellen nehmen an Zahl und Größe zu. Auch die Bindegewebszellen werden größer. Die Fasern des Bindegewebes — „also seine eigentlichen mechanisch wirksamen Teile" (Stieve) — werden dicker, die Maschen zwischen ihnen werden weiter, das ganze Bindegewebe wird lockerer und „jugendlichem" Bindegewebe sehr ähnlich. Das elastische Gewebe nimmt an Menge zu und es wird lockerer. Die Muskelzellen und ihre Kerne werden größer und länger, das intramuskuläre Bindegewebe wird lockerer.

Alle diese Veränderungen führen nicht nur zu einer Weiterstellung[1], sondern sie erhöhen auch die Dehnbarkeit der Scheide.

Die expansive[2] Entfaltung der Scheide ist dabei in der Regel so groß, „daß der gleiche Rohrabschnitt, der für die Sameneinführung gerade Platz bot, ohne erhebliche Schwierigkeiten und ohne erhebliche Verletzungen zum Ausführungsgang für das ausgereifte Kind am Ende der Schwangerschaft benutzt werden kann" (Sellheim l. c. S. 185).

„Nur in Fällen, in welchen sich wegen zu weiter zeitlicher Entfernung der Erstgeburt von dem Alter des jugendlichen Wachstums neues Leben in dem Uterusausführungsgang und seiner Umgebung durch das Aufkommen der Schwangerschaft nicht mehr in vollkommenem Grade erwecken läßt, muß der ausbleibende Teil der organischen funktionellen Entwicklung durch Gewalt hinzugewonnen werden. Die Folgen dieses von der ungehinderten Natur abweichenden Verhaltens beim Menschen — und vor allem bei dem der Natur entfremdeten Kulturmenschen — sind Dehnung und Überdehnung sowie Kontinuitätstrennung des muskulösen Beckenverschlusses mit seinen Fasciengefachen und der Haut." „Die obligate, freiwillige, aktive Weiterstellung wird durch fakultatives Einspringen passiver Dehnung im Notfalle mit Überdehnung und Kontinuitätstrennung ergänzt" (Sellheim l. c. S. 170).

Mit dieser „aktiven Weiterstellung" (Sellheim) dürfte aber die Bedeutung der Scheide für den Geburtsvorgang noch nicht erschöpft sein. Es erscheint nicht ausgeschlossen, daß die Scheide nicht nur durch Expansion die Austreibung des Eies erleichtert, sondern daß sie durch Kontraktion die Austreibung des Eies befördert.

Nach Mars verkürzt sich die Scheide unter der Geburt in der Längsrichtung, da sich ihre Längsmuskeln zugleich mit den Längsmuskeln des Uterus, deren Fortsetzung sie bilden, kontrahieren. Vor allem läßt sich diese Kontraktion und Verkürzung an der vorderen Scheidenwand nachweisen. Diese mißt bei Erstgebärenden, bei denen der Kopf im Becken steht, nur noch 5—6 cm und dieser Zustand bleibt bis zum Ende der Geburt.

Soweit wir sehen, sind die Untersuchungen von Mars bisher nicht nachgeprüft worden und auch sonst haben die Kontraktionen der Scheide unter der Geburt kaum Beachtung gefunden[3].

Es ist deshalb der Hinweis nicht ohne Interesse, daß die alten Geburtshelfer von der Kontraktionsfähigkeit der Scheide unter der Geburt vollkommen überzeugt waren. Wigand widmete in seiner „Geburt des Menschen" (herausgegeben von F. C. Naegele, Berlin 1820, Bd. 2, S. 457ff.) den „Erscheinungen an der Mutterscheide" ein ausführliches Kapitel und er begann dieses mit den Worten:

---

[1] Neben der Weiterstellung erfährt die Scheide in der Schwangerschaft auch eine aktive Längenzunahme, also ein Längenwachstum [Hyrtl (1865)]. Dieses beträgt nach Dittel (zit. nach v. Rosthorn in v. Winckel: Handb. d. Geburtsh. I, 1. S. 572) an der Vorderwand 2—3 cm, an der Hinterwand 3 bis 4 cm. Nach Mars ist bei Graviden die vordere Scheidenwand 7—8 cm, die hintere Scheidenwand 11—12 cm lang. Die Längenzunahme der Scheidenwand äußert sich in einer vermehrten Runzelung und Faltenbildung der Schleimhaut. Dieser Einschlag von „Vorratsfalten" in die Scheidenwand begünstigt ebenfalls „die rapide Raumentwicklung", die unter der Geburt nötig wird (Sellheim, l. c. S. 170).

[2] Unter Expansion versteht Sellheim (l. c. S. 159) die aktive Bewegung von dem zusammengezogenen Zustand, der Retraktion, zu dem ausgedehnten Zustand, der Distraktion. Das Gegenteil der Expansion ist die Kontraktion.

[3] Auch über die Kontraktion der Scheide nach der Geburt ist heute noch wenig bekannt. Wir wissen nur, daß sich an die progressive Entwicklung des Organs in der Schwangerschaft eine regressive Phase nach der Geburt anschließt. Diese führt dazu, daß der gleiche Rohrabschnitt, der ohne erhebliche Schwierigkeiten und ohne Verletzungen zum Ausführungsgang für das reife Kind benützt werden konnte, sich nach der Geburt „wieder auf die gerade für die Sameneinführung notwendige Lichtungsweite zurückstellt" (Sellheim, l. c. S. 185).

"Immer scheint man noch, trotz der Winke, die uns Boer und andere von dem Gegentheil gegeben haben, ziemlich allgemein der Meinung zu seyn, daß die Mutterscheide eine bloß passive Rolle bei der Geburt spiele. Wenn wir aber alle die größeren und kleineren Erscheinungen und Bewegungen, welche wir an diesem Geburtstheile, sowohl in dem ungeschwängerten als im schwangeren Zustande des Weibes bobachten, genauer erwägen, so wird es nur zu gewiß, daß derselbe bei der Geburt eben so thätig mitwirken könne und wahrhaft mitwirke, als es bei der Gebärmutter, der Bauchpresse u. s. w. der Fall ist. Woher übrigens diesem bloß, soweit wir ihn jetzt anatomisch kennen, aus Zellengewebe, Häuten, Nerven und Gefäßen zusammengesetzten Kanal, diese Bewegkräfte kommen, ob zum Zwecke der Geburt, während der Schwangerschaft in der Mutterscheide eben so gut wie im Uterus, ein neues, kräftigeres Leben entstehe, oder wohl gar bestimmte neue Bewegungsorgane sich entwickeln, oder ob hier jetzt ein Contractions-Vermögen derselben Art, aber nach einem größeren Maßstabe, hervortrete, wie wir dieß bei der Crispatur des Hodensackes und ähnlichen Erscheinungen mehr, bemerken; — alles dieses muß ich unentschieden dahingestellt seyn lassen. Genug, wenn der praktische Geburtshelfer nur weiß, daß sich ein solches Contractions-Vermögen, eine solche Expulsivkraft der Mutterscheide (wie ich diese Kraft unserm Boer zu Ehren, nennen will) in der Natur bestimmt nachweisen lässet!"

Als Beweise „für die Existenz einer ausstoßenden Kraft in der Mutterscheide" führte Wigand u. a. an:

1. daß man nicht so selten beim Einlegen eines Pessars „einen ganz eigenthümlichen und starken, nicht aus bloßer todter Elastizität erklärbaren, sondern offenbar lebendigen Widerstand" verspürt, der das Einlegen des Pessars sehr erschwert;

2. die nicht geringe Gewalt, mit der „oft bei Aborten die in der Mutterscheide entstandenen Blutklumpen, selbst in der horizontalsten Lage der Gebärenden, und ohne alle Mitwirkung der Bauchpresse, dem alles zurückhaltenden Constrictor cunni zum Trotze, herausgetrieben werden";

3. die Tatsache, daß „oft der in die Mutterscheide gebrachte Tampon (z. B. bei placenta praevia), oder der in ihr liegende Mutterkuchen, ohne alles Hinzuthun der Gebärenden, herausgestoßen wird";

4. schon das bloße Einführen der Finger oder der Zangenblätter zwischen Kopf und Scheide löst oft „ein wehenartiges Widerstreben, und ein festeres Umschließen der Mutterscheide um den Kopf" aus;

5. die Nachgeburt und der nachfolgende Kopf werden oft mit großer Geschwindigkeit durch die Schamspalte hindurchgetrieben. „Hier sind durchaus alle Verhältnisse von der Art, daß diese Erscheinung keineswegs mehr der Gebärmutter, wohl aber nur der Thätigkeit der Mutterscheide und der Bauchpresse, zugerechnet werden kann".

Man ist über diese feinen und gründlichen Beobachtungen noch mehr erstaunt, wenn man weiß, daß sie der anatomischen und physiologischen Begründung weit vorauseilten, daß sie diese aber intuitiv richtig voraussahen [1].

Über die von ihm „beobachteten eigenthümlichen Erscheinungen in der Wirkungsart der Mutterscheide", also über die „Regeln oder Gesetze der Expulsivkraft" schreibt Wigand folgendes:

1. „In den Bewegungen der Mutterscheide herrscht derselbe Gang und dieselbe Periodizität, wie in denen des Uterus, mit dem Unterschiede, daß die Contraction in der Vagina nicht gleichzeitig mit der in der Gebärmutter, sondern etwas später erfolgt. Wo der umgekehrte Fall Statt findet, und die Mutterscheide sich früher um den Kopf zusammenzieht, als der Uterus sich contrahirt, ist dies immer eine normwidrige, von einem krankhaften Verhältnisse zwischen dem Uterus und der Mutterscheide zeugende Erscheinung, die jedoch in den meisten Fällen eben wegen der Oberherrschaft, die der Mutterboden auch über die Vagina ausübt, keines größern Kunstbeistandes bedarf, als daß man die Gebärende von allem Mitdrängen bei dieser bloßen Mutterscheidenwehe abhält, und vielleicht etwas Opiumsalbe einreibt.

---

[1] So wußte Wigand z. B. nichts von dem Vorhandensein der Scheidenmuskulatur (S. 462): „Soviel sich nun vielleicht auch gegen manchen der angeführten Gründe einwenden ließe, so sind die meisten doch von der Art, daß sie billig jeden Anatomen anfeuern sollten, so oft sich ihm nur die Gelegenheit dazu darbietet, die Structur von der Mutterscheide einer Person, welche kurz nach der Geburt verstorben, recht genau und zwar darauf zu untersuchen, ob sich denn in derselben durchaus nichts von ähnlichen Bewegungsfasern, wie wir sie in der Gebärmutter sehen, auffinden lasse. Ich glaube nicht ungerecht zu seyn, wenn ich behaupte, daß man bisher, eben weil man die Mutterscheide für ein so unbedeutendes und passives Ding hielt, in dieser Sache wenig oder fast gar nichts gethan hat. Und darin hatte man gewiß unrecht. Sollte die Natur, welche den Uterus für den Akt der Geburt mit so viel Kräften und außerordentlichen Gaben ausgestattet und ihn dadurch zu einem wahren Wunder erhoben hat, sollte diese Natur, die dem Uterus so nahe gelegene und verwandte Mutterscheide so ganz leer haben ausgehen lassen?"

2. Der Hauptimpuls, oder der erste und natürlichste Anstoß zur Erweckung der Bewegung oder Contraction in der Vagina, ist wohl die vorausgehende normale Contraction in dem mit ihr mechanisch und organisch verbundenen Uterus; denn erst, nachdem die Bewegung von dem Mutterboden auf den Muttermund herabgekommen ist, sehen wir sie nun auch in der Mutterscheide hervortreten. Hier wird aber nun diese Bewegung nicht eher am stärksten, und darum auch am bemerkbarsten, als bis die Mutterscheide zugleich schon von einem Theile des Kindes eingenommen ist, und also nun wirklich etwas fortzubewegen hat. Wo dieß noch nicht der Fall ist, wie z. B. in den beiden ersten Geburtsstadien, bemerken wir wenig oder gar keine Contraction in der Vagina. Es scheint also außer dem organischen Impuls von der Gebärmutter aus, auch eine äußere mechanische Ausdehnung der Mutterscheide, zu den Bedingungen der Erweckung ihrer Thätigkeit zu gehören. Auf diese Art läßt sich denn jetzt der Widerspruch am besten lösen, daß man so oft zu Anfange der Geburt beim Einbringen der ganzen Hand in die Mutterscheide wenig Widerstand findet, zu Ende der Geburt aber, wo der Kopf in der Mutterscheide liegt, und diese mechanisch ausdehnt, schon bei dem bloßen Einbringen eines Zangenblattes, stark widerstrebende Zusammenziehungen der Mutterscheide bemerkt. Es scheint hier also das ganz umgekehrte Gesetz, wie bei der Gebärmutter (die um so kräftiger sich contrahirt, je kleiner sie wird) Statt zu finden, und die Reizbarkeit und Expulsivkraft der Mutterscheide um so mehr zuzunehmen, jemehr diese durch mechanische Ursachen gedehnt und ihrem Umfange nach vergrößert wird. Daß es auch hier ein Maximum geben müsse, über welches hinaus alle Expulsivkraft aufhört, versteht sich wohl von selbst."

Über die funktionelle Nervenversorgung der Scheide ist heute noch sehr wenig bekannt.

Die weiblichen Genitalien werden in der Hauptsache von dem sympathischen (Plexus hypogastricus) und von dem sakral-autonomen (Nervus erigens) System versorgt.

Nach Dahl sind die Fasern des Plexus hypogastricus vorwiegend motorischer Natur, ihre Reizung erzeugt Kontraktionen der glatten Muskulatur und sie wirken auch vasokonstriktorisch.

Der Nervus erigens enthält motorisch hemmende und vasodilatatorische Fasern.

Über den Einfluß dieser antagonistischen Innervation auf die menschliche Scheide scheint bis heute aber so gut wie nichts bekannt zu sein.

Bei Tieren (Katze, Meerschweinchen, Ratte) wirken Reizung der Hypogastrici und ebenso auch Adrenalin kontraktionserregend auf die Scheide [Gunn und Franklin (1922). Vgl. die folgende Tabelle, die aus der Arbeit von Gunn und Franklin zusammengestellt wurde)].

			Hypogastricus	Adrenalin
Katze	Vagina	nicht gravid	Kontraktion	Kontraktion
		gravid	Kontraktion	Kontraktion
	Uterus	nicht gravid	Erschlaffung	Erschlaffung
		gravid	Kontraktion	Kontraktion
Meerschweinchen und Ratte	Vagina	nicht gravid	Kontraktion	Kontraktion
		gravid	Kontraktion	Kontraktion
	Uterus	nicht gravid	Erschlaffung	Erschlaffung
		gravid	Erschlaffung	Erschlaffung

Aus dieser Tabelle geht hervor, daß Reizung der Hypogastrici bei nichtgraviden Tieren die Scheide zur Kontraktion, den Uterus aber zur Erschlaffung bringt. Gunn und Franklin vermuten, daß diese Erschlaffung des Uterus das Eindringen der Spermatozoen und damit die Konzeption begünstigt. Sherington[1] fand (bei Macacus rhesus) eine starke Kontraktion der Scheidensphincteren bei Reizung des 2. und 3. Sakralnerven. Im Gehirn ließ sich ein Zentrum für die Scheidenbewegungen nachweisen, das 2 mm vor dem Analzentrum gelegen war. Bei Katzen und Hunden findet es sich an der hinteren Grenze des Gyrus sigmoideus, medial vom Stirnende der Fissura ansata Langleys.

---

[1] Sherington: Journ. of physiol. Vol. 4, p. 248. Zit. nach Waldeyer: Das Becken. S. 539.

III. Die Scheide als Sekretausführungsgang.

Die Bedeutung dieser Funktion erkennt man am besten aus ihren Störungen.

Ist das Lumen der Scheide an irgendeiner Stelle verschlossen (Atresie), dann staut sich über der Verschlußstelle das gesamte von den höheren Genitalabschnitten gelieferte Sekret.

Solange keine (menstruellen oder traumatischen) Blutungen in den Scheidenblindsack erfolgen, findet man in der Scheide schleimigen Inhalt (Thompson), eiterähnliche Flüssigkeit (Bryk, R. Schröder, Pell, Vagedes), „dickflüssigen Eiter" (Rheinstädter), geruchlose gelbliche Flüssigkeit (G. Brown Miller), „muco-puriforme" Flüssigkeit (Eceles) reiswasserähnliche Flüssigkeit (Depaul bei einem Neugeborenen), fast völlig klare, gelbliche Flüssigkeit (Henrich, bei einem 14 Tage alten Kinde) — **Hydrokolpos.**

Die Menge der Hydrokolposflüssigkeit war schon in den Fällen, die kurz nach der Geburt festgestellt wurden, sehr verschieden. Wagner fand bei einer retrohymenalen Atresie gleich nach der Geburt 50 ccm, Commandeur wenige Tage post partum 100 ccm, Henrich 14 Tage post partum 150—200 ccm, Bulius (retrohymenale Atresie) 8 Tage post partum zwei Reagenzgläser voll schleimiger Flüssigkeit[1]. Dagegen fand Haase 6 Wochen nach der Geburt nur 20—25 ccm, Hirschsprung nach 5 Monaten nur zwei Eßlöffel Flüssigkeit. Bei älteren Mädchen hat man in Hydrokolpossäcken $^3/_4$ Liter (G. Brown Miller), $1^1/_2$—2 Liter (Bryk, R. Schröder, Pell), ja selbst 3 Liter Flüssigkeit (Rheinstädter) gefunden.

Morphologisch enthält die Hydrokolposflüssigkeit abgestoßene Epithelien, mehr oder weniger reichliche Rundzellen und unter diesen gelegentlich auch Plasmazellen (R. Schröder).

An chemischen Bestandteilen wurden gefunden: Traubenzucker (Commandeur, bei einem Neugeborenen; R. Schröder, bei einem 15jährigen Mädchen 2,6%), Mucin und Milchsäure (W. Blair Bell).

R. Schröder erklärt sich das Vorkommen von Traubenzucker in der Hydrokolposflüssigkeit in der Weise, daß durch den Zerfall der abgestoßenen Epithelien das in ihnen enthaltene Glykogen und zugleich auch ein diastatisches Ferment frei wird, das Glykogen in Traubenzucker verwandelt. Kermauner (1924, S. 342) nimmt an, daß ein so hoher Traubenzuckergehalt (2,6%), wie ihn R. Schröder in der Hydrokolposflüssigkeit eines 15jährigen Mädchens fand, „wohl nur bei besonders reichlicher Epithelabschilferung möglich" und demnach „entschieden im Sinne einer Hypertrophie der Schleimhaut zu werten" ist.

Bakteriologisch ist die Hydrokolposflüssigkeit in der Regel keimfrei. Ausnahmen von dieser Regel kommen vor

1. wenn die verschlossene Scheide von der Umgebung (z. B. vom Darm) her infiziert wird,

2. bei postfetalen Narbenatresien.

Holzapfel operierte ein 13jähriges Mädchen wegen eines 3 cm über den Nabel reichenden Tumors. Der Inhalt bestand aus „reinem Eiter". In diesem glaubte Holzapfel Streptokokken nachgewiesen zu haben und er führte deshalb die Erkrankung auf eine — vier Jahre zurückliegende — Maserninfektion zurück. Hirschsprung fand bei einem 5 Monate alten Säugling zwei Eßlöffel „stinkenden Eiters".

Nach Eintritt der Menstruation staut sich in dem Scheidenblindsack auch das Menstrualblut; aus dem Hydrokolpos wird dann ein **Hämatokolpos** (Abb. 2).

---

[1] Nach Kermauner (l. c. S. 337) handelt es sich in diesen Fällen um eine pathologische Hypersekretion, die auf eine Hypertrophie der über der Atresie liegenden Abschnitte, speziell der Scheide und des Collum, hinweist. Man findet nämlich bei neugeborenen Mädchen zwar nicht selten beträchtlichen Schleimabgang aus der Scheide, Kermauner sah aber nie eine „Schleimproduktion, die in wenigen Tagen 50 oder 100 ccm betragen hätte".

Der Inhalt der Hämatokolpossäcke ist in der Regel schokoladefarben, dickflüssig-zäh, „teerartig", ungerinnbar, geruchlos. Das spezifische Gewicht betrug in einer Beobachtung von Dohrn 1028. Es ist also sehr hoch. Mikroskopisch findet man rote Blutkörperchen, „meist auffallend reichlich große Epithelzellen" (Kermauner, 1924, S. 348) oder Detritus. Die Blutkörperchen sind meist geschrumpft (Hofmeier, S. 167), sie können aber auch vollkommen zerfallen sein. Die Flüssigkeit ist dann lackfarben (Schubert).

Die Größe der Hydrokolpos- und Hämatokolpossäcke ist sehr verschieden. Auch die Menge des Hämatokolposinhaltes schwankt von einigen Eßlöffeln bis zu 2 Litern und darüber. Fillipini fand sogar nach — klinisch wahrscheinlicher — 36 monatiger Retention 3684 g Blut.

Die Größe der Blutansammlung ist aber durchaus nicht immer proportional der Zahl der vorausgegangenen Menstruationen (Kermauner, l. c. S. 341). So fand Pfannenstiel (zit. nach Kermauner, S. 341) bei einem Mädchen, das seit 6 Jahren an den schwersten Molimina menstrualia litt, den Uterus ganz leer. Umgekehrt wurde aber auch schon nach 1—2 Menstruationsterminen, die mit Beschwerden einhergegangen waren, 1 Liter blutigen Inhaltes entleert, eine Menge, die „in gar keinem Verhältnis" zu dem steht, „was wir bisher über die Blutmenge bei der normalen Menstruation wissen" (Kermauner, l. c. S. 341).

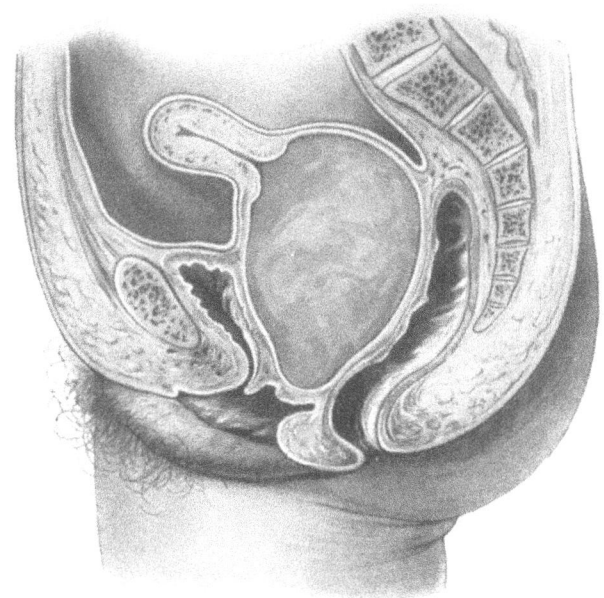

Abb. 2. Hämatokolpos bei angeborenem Verschluß des Hymen. (Nach Hofmeier-Schröder, Handb. d. Frauenkrankheiten.)

Klinisch können die Hydrokolpossäcke schon kurz nach der Geburt in Erscheinung treten. Man findet dann an der Stelle des Introitus vaginae eine prallelastische, cystische Vorwölbung. Gelegentlich können durch Kompression der Beckenorgane aber auch schwere Störungen der Harn- und Stuhlentleerung auftreten.

Als Beispiel sei eine Beobachtung von Henrich[1] angeführt: dieser wurde zu einem 14 Tage alten Mädchen gerufen, das sich bis dahin ungestört entwickelt hatte. Am Abend vorher war es unter den Erscheinungen des Ileus (Erbrechen, Stuhlverhaltung, aufgetriebenes Abdomen) mit Harnverhaltung erkrankt. Bei der Besichtigung der Genitalien bemerkte man zwischen den Schamlippen eine pralle Vorwölbung, die dem vollkommen verschlossenen Hymen entsprach. Nach der Einführung eines Gummikatheters entleerte sich „eine für einen Säugling gewaltige Menge Urins". Nun wurde der Hymen incidiert. Dabei stürzten etwa 150—200 ccm klarer gelblicher Flüssigkeit in hohem Bogen, unter starkem Druck hervor. Gleich darnach entleerte das Kind Stuhl. Die Sekretion aus der Scheide hielt noch 8 Tage an, dann hörte sie vollkommen auf. Heilung.

In der Mehrzahl der Fälle macht das Wachstum des Scheidensackes aber so langsame Fortschritte, daß die Nachbarorgane sich anpassen können. „In der Regel bleibt dann der Prozeß bis zur Menarche ganz symptomlos. Dieser Umstand erklärt sich

---

[1] Henrich: Zentralblatt f. Gynäkol. 1920, S. 1283.

aus dem physiologischen relativen Wachstumsstillstand des Genitales in dieser Zeit. Erst im Pubertätsalter entwickelt sich in rascher Folge das ganze charakteristische Krankheitsbild" (Kermauner, l. c. S. 347f).

Dieses ist klinisch charakterisiert durch Amenorrhoe und Molimina menstrualia (Krämpfe im Unterleib, die zur Zeit der Menarche auftreten und sich in bestimmten Pausen wiederholen)[1], anatomisch durch den Nachweis einer Verschlußmembran und eines darüber gelegenen Tumors. In anderen Fällen (Boccamera, Gervis, Rheinstädter, G. Brown Miller, Kochenburger, Davies, R. Schröder, Lohnstein[2] u. a.) wurden die Kranken aber ausschließlich durch Harnbeschwerden zum Arzt geführt.

Gelegentlich ist auch der spontane Durchbruch von Hydro- und Hämatokolpossäcken beobachtet worden, entweder nach außen durch Zerreißung der Verschlußmembran (Menge, Kermauner, S. 349, Labhardt, Tauffer u. a.) oder in das Beckenbindegewebe (Schuh, Bessel-Hagen), in das Rectum (Sauer, 4 Fälle), in die Harnblase (Rosner).

Prognostisch ist der Durchbruch nicht günstig, weil der Abfluß des Inhaltes recht langsam erfolgt und Infektion nachträglich sehr leicht eintreten kann (Kermauner, S. 349).

Der Uterus bleibt bei den hymenalen und retrohymenalen Atresien zunächst unbeteiligt, er wird nur durch den prall gefüllten Scheidenblindsack stark in die Höhe gedrängt, und er sitzt diesem als kleiner harter Tumor oben „und meistens rechts" (Hofmeier, S. 163) auf. Erst verhältnismäßig spät und durchaus nicht regelmäßig kommt es zur Rückstauung in den Uterus.

Selbst dann wird zunächst nur die Cervix erweitert. Diese kann sogar zerreißen, während der Uteruskörper nur unbedeutend erweitert wird. Noch seltener kommt es zu einer Rückstauung des Blutes in die Tuben (Hämatosalpinxbildung) oder über diese hinaus in die Bauchhöhle (Kermauner, l. c. S. 345).

Sella fand bei zwei Fällen von Scheidenatresie peritoneale Adhäsionen und in diesen histologische Bilder, die er als eingeschlossene Scheidenepithelien deutete (Abb. 3).

Einen ganz ähnlichen Befund hat Oertel erhoben. Er fand bei einem Neugeborenen mit Kloakenfehlbildung das Bauchfell stark verdickt. Histologisch fand sich an Stelle des Endothelbelages eine dicke Schicht von Fibroblasten. Zwischen diesen lagen reichlich hyaline Schollen und Fremdkörperriesenzellen. In den tieferen Schichten fanden sich einzelne dunkelgefärbte, zum großen Teil kernhaltige Plattenepithelien, die nur aus der verschlossenen Scheide stammen konnten.

Diese Beobachtungen lehren also, daß bei Scheidenatresien, und zwar schon im intrauterinen Leben (Fall von Oertel), ein Teil des aufgestauten Scheideninhaltes durch den Uterus und die Tuben in die Bauchhöhle gelangen und dort eine Fremdkörperperitonitis erzeugen kann.

Prognostisch ist die einfache Hydro- und Hämatokolposbildung bei streng aseptischer operativer Behandlung als günstig anzusehen (Kermauner, S. 352).

Gar nicht so selten hat man aber doch nach der Eröffnung eines Hämatokolpos tödliche Peritonitiden gesehen.

Von den Fällen, die Veit zusammengestellt hat, stammen die meisten zwar aus der voranti-

---

[1] Gar nicht so selten (Simon, Kermauner u. a.) verspüren die Kranken aber trotz der Anwesenheit von Hämatokolpossäcken, die bis zum Nabel reichen, nicht die geringsten Schmerzen und unangenehmen Empfindungen, sondern sie werden einzig und allein durch ihre Amenorrhoe zum Arzt geführt.

[2] In dem Falle von Lohnstein wurde das Mädchen schon im Alter von 6 Jahren wegen eines Harnleidens behandelt. Mit dem 13. Jahre traten Zeichen von Pollakisurie und erschwerter Harnentleerung auf. Mit 15 Jahren trat eine 7tägige Harnverhaltung ein (Katheter, 3 Tage sogar Dauerkatheter). Erst als 8 Wochen später wieder eine Harnverhaltung eintrat, wurde der Zustand erkannt.

septischen Zeit (Kermauner, S. 345), die Beobachtungen von Menge, Mathes, Bierende, Lohnstein u. a. lehren aber, daß sich eine ascendierende Infektion nicht immer vermeiden läßt.

Neben diesen Atresien bei einheitlichem Genitalkanal, also bei ungestörter Vereinigung der Müllerschen Gänge gibt es auch Atresien, die durch Störungen bei der Verschmelzung der Müllerschen Gänge entstanden sind (einseitige Gynatresien).

Dabei kann die Scheide in verschiedener Weise beteiligt sein:

1. Die Vereinigung der beiden Müllerschen Gänge bleibt aus. Diese entwickeln sich aber in durchaus entsprechender Weise (Uterus duplex oder Uterus bicornis cum vagina duplici), die eine Scheide mündet aber nicht frei nach außen, sondern sie ist an einer Stelle verschlossen. Aus dem funktionierenden Uterushorn entleert sich dann das Menstrualblut in den Scheidenblindsack und es staut sich hier auf (Hämatokolpos lateralis).

2. Bei Mißbildungen des einen Müllerschen Ganges kann der Scheidenabschnitt bis auf einen umschriebenen Abschnitt verkümmern. In diesem Hohlraum kann sich Flüssigkeit (bei Traumen wohl auch Blut) ansammeln und den Hohlraum ausdehnen.

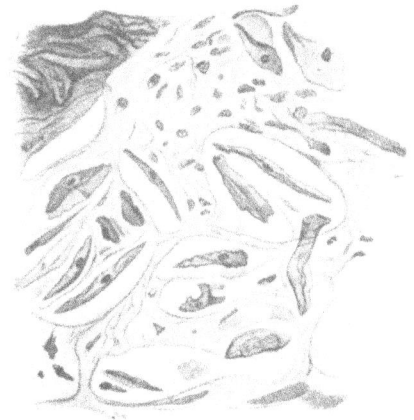

Abb. 3. Schnitt durch die bindegewebige Auflagerung des Peritoneums parietale. (Nach Sella, aus Beitr. path. Anat. Bd. 53, Jena 1912.)

Freund hat zuerst darauf hingewiesen, daß manche Scheidencysten ihre Entstehung vielleicht derartigen Rudimenten des einen Müllerschen Ganges verdanken. Hofmeier (S. 77) erwähnt, daß er ebenfalls „einen gar nicht anders zu deutenden Fall von großer Scheidencyste gesehen" hat, „bei welchem auch noch andere Zeichen der Hemmungsbildung vorhanden waren".

IV. Andere Funktionen der Scheide.

Es erscheint nicht ausgeschlossen, daß die Scheide neben ihrer Funktion als Transportweg für das Sperma, das Ei und die Genitalsekrete auch noch andere Aufgaben erfüllt oder wenigstens erfüllen kann.

So ist heute mit Sicherheit nachgewiesen, daß sie eine gewisse Resorptionsfähigkeit besitzt und aller Wahrscheinlichkeit kommt ihr auch ein Ausscheidungsvermögen zu.

Allerdings kann man in beiden Fällen heute noch nicht von einer „Funktion"[1] der Scheide sprechen. Wir wissen noch nicht mit Sicherheit, ob Ausscheidung und Resorption in den dauernden oder zeitweisen Aufgabenbereich der Scheide gehören, oder ob es sich nicht nur um ein „Vermögen"[2], also gleichsam um einen „potentiellen Einschlag" handelt, der nur unter gewissen Bedingungen mobil gemacht wird.

---

[1] Auf die schwierige Definition des (biologischen) Funktionsbegriffes soll hier nicht näher eingegangen werden. Unter „Funktion" verstehen wir hier eine Tätigkeit, die ein Organ unter physiologischen oder pathologischen Bedingungen tut oder tun muß.

[2] „Vermögen" ist die Fähigkeit, etwas zu tun, was getan werden kann, aber nicht getan zu werden braucht.

a) Das Ausscheidungsvermögen der Scheide.

Bekanntlich liegen normalerweise die vordere und die hintere Scheidenwand dicht aufeinander, so daß zwischen ihnen nur ein capillarer, mit Flüssigkeit gefüllter, Spalt vorhanden ist.

Die Flüssigkeit stammt zum Teil aus den oberen Genitalabschnitten: der Cervix, dem Korpus, den Tuben und wohl auch aus der Bauchhöhle. Zum Teil muß der flüssige Scheideninhalt aber auch aus der Scheide selbst stammen, da diese auch beim Fehlen des Zuflusses von oben her (z. B. nach Totalexstirpationen) Flüssigkeit enthält.

Über die Herkunft dieser Flüssigkeit gehen die Ansichten auseinander.

Wohl die meisten Autoren und auch wir selbst nehmen an, daß die Flüssigkeit aus der **Scheidenwand** stammt, d. h. daß sich ein Flüssigkeitsstrom von den Blutgefäßen und den Gewebsspalten der Scheidenschleimhaut durch das Epithel hindurch nach dem Lumen hin bewegt.

Im Gegensatz dazu vertreten R. Schröder und seine Schule [1] die Ansicht, daß die Flüssigkeit im **Scheidenlumen** durch „Autolyse der desquamierten Epithelien" entsteht.

Es läßt sich heute noch nicht entscheiden, welche Ansicht richtig ist.

Als Beweis für die Ausscheidungsfunktion der Scheide könnte man auf die Tatsache hinweisen, daß nach Quecksilberaufnahme eine verschorfende Kolpitis entstehen und daß dann in der Scheidenwand Quecksilber auch chemisch nachgewiesen werden kann (Jaeger [2]). Es ist bisher aber noch nicht bewiesen, daß diese Nekrosen durch eine pathologische Anhäufung des in der Blutbahn kreisenden Quecksilbers in der Scheide entstehen. Es ist auch möglich, daß die Schorfe in der Scheide, ebenso wie vielleicht auch im Darm (Herxheimer, S. 589), erst unter der Einwirkung von Mikroorganismen zustande kommen. Solange der Nachweis von Quecksilber (und anderen Stoffen) nicht im Scheideninhalt bei intakter Scheidenschleimhaut (und Ausschaltung einer Ausscheidung aus dem Uterus) erbracht ist, solange können derartige Beobachtungen nicht im Sinne einer Ausscheidungsfunktion der Scheidenschleimhaut verwendet werden.

Wir selbst haben zahlreiche Versuche angestellt, um das Ausscheidungsvermögen der Scheide und damit auch den Durchtritt von Flüssigkeit nachzuweisen.

Wir sind dabei so vorgegangen, daß wir Frauen einen Eßlöffel Jodkalilösung (10:200) verabreichten und dann das Scheidensekret nach verschieden langer Zeit auf Jodkali untersuchten.

Den Nachweis des Jods im Scheidensekret haben wir in der Weise zu führen gesucht, daß wir möglichst viel Scheidensekret in etwas destilliertem Wasser aufnahmen, mit Salzsäure ansäuerten und ein paar Tropfen dünnen Stärkekleisters zusetzten. Dann wurde vorsichtig tropfenweise Chlorkalklösung zugefügt.

In keinem Falle trat eine Blaufärbung ein.

Da nun im Scheideninhalt Eiweiß und Aminosäuren vorhanden sind (Raab [3]), so mußte man mit einer Bindung des Jods an diese rechnen [4].

Mein Assistent Dr. Raab hat deshalb an der hiesigen Klinik folgende Versuche angestellt:

0,2 g Scheidensekret wurden mit 3 ccm destillierten Wassers verdünnt, dann wurden 2 ccm n/100 Jodkalilösung zugefügt. Nach 10 Minuten langem Stehen wurde versucht, das Jod mit n/100 Thiosulfat zurückzutitrieren. Es zeigte sich, daß ein Titerverlust von 0,8 ccm eingetreten war.

Mehrere derartige Versuche ergaben, daß 100 g Scheidensekret imstande sind, etwa 0,3—0,5 g Jod zu binden.

---

[1] Schröder, Hinrichs und Keßler: Arch. f. Gynäkol. Bd. 128, S. 146.
[2] Jaeger: Ref. Zentralbl. f. Gynäkol. 1921, S. 1675.
[3] Raab, Arch. f. Gynäkol. Bd. 134, S. 519.
[4] Bei der Einwirkung von Jod auf Eiweiß und auf Aminosäuren (besonders Tyrosin und Histidin) geht das Jod eine mehr oder weniger feste Bindung ein. Dabei handelt es sich teils um eine Bindung des Jods an den Ringkohlenstoff, teils um eine Substitution von Wasserstoff durch Jod (Blum und Strauß: Zeitschr. f. physiol. Chem. 112 und 127).

Dieses an Eiweiß und Aminosäuren gebundene Jod läßt sich durch keine der üblichen Methoden nachweisen. Auch durch Veraschen des Scheidensekretes läßt es sich nicht wieder gewinnen, da es sich dabei verflüchtigt [1].

Der Durchtritt von Flüssigkeit durch die intakte Scheidenwand ist heute also noch nicht bewiesen. Um so besser kennen wir aber eine andere Ausscheidungsfunktion der Scheide — die Abgabe von Glykogen an den Scheideninhalt.

Bekanntlich enthalten die oberflächlichen Zellagen des Epithels reichlich Glykogen, und dieses läßt sich auch frei im Scheidensekret nachweisen.

Dieser Übergang kann entweder so erfolgen, daß die Zellen der oberflächlichsten Epithelschicht das Glykogen in das Scheidenlumen austreten lassen, oder daß die glykogenhaltigen Zellen abgestoßen werden und daß dann erst ihr Inhalt austritt.

Im Hinblick auf diese Glykogenausscheidungsfunktion kann man die Scheide geradezu als eine holokrine Drüse bezeichnen (s. S. 61).

b) Das Resorptionsvermögen der Scheidenschleimhaut.

Aus klinischen und gerichtlich-medizinischen Beobachtungen war schon lange bekannt, daß von der Scheidenschleimhaut aus durch Resorption toxischer Substanzen schwere und selbst tödliche Vergiftungen entstehen können. In allen diesen Fällen handelte es sich aber um eine Schädigung oder Zerstörung des Epithels.

Der Nachweis, daß auch die intakte Scheidenschleimhaut ein Resorptionsvermögen besitzt, wurde, soweit wir sehen, zuerst von Higuchi (1908) erbracht.

Higuchi stellte Versuche mit Jodkali, Salicylsäure und Strychnin an. Die betreffenden Stoffe wurden teils in Wasser, teils in Glycerin, teils mit Kakaobutter vermischt in die Scheide gebracht.

1. Jodkali.

Verwendet wurden:
1. $10^0/_0$ige oder $20^0/_0$ige Jodkalilösung 10 ccm ⎱ Wattetampons.
2. 10 ccm $10^0/_0$iges Jodkaliglycerin ⎰
3. Vaginalkugeln, die aus 1 g Jodkali und 2—3 g Kakaobutter bestanden.

Nachweis des Jodkali.

a) Im Urin (mittels Dauerkatheter entnommen).

„**Amylummethode**": Urin mit dem gleichen Volumen $0,1^0/_0$iger gekochter Stärkelösung versetzt und dann ein Tropfen rauchender Salpetersäure dazugegeben. Beim Vorhandensein von Jod Blaufärbung.

„**Chloroformmethode**": 20 ccm Urin werden mit 1 ccm $10^0/_0$iger Natronlauge versetzt, dann wird auf dem Wasserbad verdampft, der Rest wird geglüht. Der Rückstand wird mit etwas Aqua dest. aufgenommen und filtriert. Zu dem auf Zimmertemperatur abgekühlten Filtrat wird tropfenweise $10^0/_0$ige Schwefelsäure so lange zugesetzt, bis saure Reaktion eintritt. Dann werden 3—4 Tropfen rauchende Salpetersäure und 3—4 ccm Chloroform zugesetzt. Ist Jodkali vorhanden, dann färbt sich beim kräftigen Schütteln das Chloroform violett bis rötlich-violett. Das Verfahren ist sehr zuverlässig.

β) Im Speichel.

Kleine Stückchen Filtrierpapier, die mit $1^0/_0$iger gekochter Stärkelösung getränkt und dann getrocknet worden waren, wurden mit dem Speichel befeuchtet. Auf das Papier wurde dann rauchende Salpetersäure getropft. Bei Anwesenheit von Jod färbte sich das Papier violett.

---
[1] Eine Veraschung im Vakuum haben wir nicht vorgenommen.

2. Salicylsäure.

Verwendet wurden:

1. Wattebäuschchen, die mit 10 ccm einer 5%igen Salicylsäureglycerinlösung getränkt waren.
2. Wattebäuschchen, die mit 10 ccm einer 10%igen Salicylsäurelösung in 10%igem Alkohol getränkt waren.
3. Vaginalkugeln (1 g Salicylsäure und 2 g Kakaobutter).

Der Nachweis von Salicylsäure wurde in folgender Weise geführt:

„Je 20 ccm Harn wurden mit 10%iger Schwefelsäure angesäuert, mit dem gleichen Volumen von Äther und Petroläther in einem Scheidetrichter zusammengemischt und geschüttelt; sodann wurde die ätherische Schicht abgenommen und auf dem Wasserbade verdampft; der hinterbleibende Rückstand wurde in 2 ccm 10%iger Natriumcarbonatlösung aufgelöst und diese Lösung zweimal mit 10%igem Alc. absol. ausgeschüttelt; die verbleibende wässerige Lösung wurde mit verdünnter Schwefelsäure angesäuert und mit zugesetztem Äther ausgeschüttelt; Äther wurde wieder auf dem Wasserbade verdampft, auf den Rückstand wurde dünne (etwa 0,1%) Ferrichloridlösung getropft; war Salicylsäure vorhanden, so trat eine violette Färbung auf."

3. Strychnin.

Kleine Stäbchen aus Kakaobutter mit 0,01—0,05 g Strychnin wurden in die Scheide von Hündinnen und Kaninchen gebracht.

Das Auftreten von Krämpfen, die teilweise zum Tode führten, bewies, daß das Strychnin von der Scheidenschleimhaut aus resorbiert worden war.

B. Die Scheidenwand.

Vorbemerkungen.

Schon im Jahre 1883 betonte Eppinger[1], daß kein Organ so großen individuellen Schwankungen unterworfen ist, wie die Scheide.

Dieser Satz ist vielleicht insofern nicht ganz richtig, als auch an anderen Organen recht erhebliche individuelle Schwankungen vorkommen. Sicher ist aber, daß die Variabilität der Scheide sehr viel größer ist, als selbst Eppinger zu seiner Zeit ahnen konnte.

Es bedarf keiner näheren Begründung, daß keine Scheide der anderen in allen Einzelheiten gleicht. Diese individuellen Verschiedenheiten sind aber im histologischen Bild schwer zu erfassen, da sich auf sie eine Reihe von lokalen, funktionellen, vielleicht auch von zyklischen Veränderungen aufpfropft.

So wissen wir z. B., daß die Dicke des Epithels vom Scheideneingang nach den Scheidengewölben zu allmählich abnimmt (Pretti). In der Schwangerschaft erfährt die Scheidenwand eine sehr weitgehende und charakteristische morphologische Umdifferenzierung, die sich auf fast alle geweblichen Komponenten (Epithel, Bindegewebe, elastische Fasern, Gefäße) erstreckt (Stieve). Aber auch außerhalb der Schwangerschaft zeigt das Epithel in den einzelnen Menstruationsphasen nicht den gleichen Bau (Dierks), wenn sich auch eine Bindung an den Menstruationszyklus noch nicht nachweisen läßt (Lindemann[2]).

---

[1] Eppinger: Zeitschr. f. Heilkunde. Bd. 1.

[2] Die individuelle, lokale und funktionelle Verschiedenheit des mikroskopischen Scheidenbildes kann aber auch noch durch äußere Einflüsse mehr oder weniger weitgehend verändert werden. Jedes Scheidenstückchen, das aus dem geweblichen Verband herausgelöst wird, zieht sich sofort mehr oder weniger stark zusammen.

Es bedarf keiner näheren Erläuterung, daß dadurch das Aussehen des Epithels (Stieve), die Größe der Papillen (Pretti, S. 269), das Verhalten des Bindegewebes, der elastischen Fasern, der Muskulatur, der Gefäße, beeinflußt werden.

Versucht man den ursprünglichen Dehnungsgrad wieder herzustellen, dann ist man nie sicher, ob dieser erreicht oder nicht schon überschritten ist. Außerdem nehmen derartige Versuche immer eine gewisse Zeit in Anspruch, so daß man nicht imstande ist, das Gewebsstückchen lebenswarm zu fixieren.

Werden die Scheidenstückchen gar erst nach dem Tode entnommen, dann kann das histologische Bild durch die verschiedensten intravitalen, agonalen und postmortalen Vorgänge verzerrt sein.

Das „typische" mikroskopische Bild der Scheidenschleimhaut, wie es die Lehrbücher der Histologie schildern, ist also nur bedingt richtig. Es stellt nur den Bauplan dar. Dieser wird aber in mehr oder weniger weitgehender Weise dem augenblicklichen biologischen und funktionellen Zustand des Organs angepaßt.

Eine erschöpfende Beschreibung der Scheidenschleimhaut muß also auch diese verschiedenen Phasen, Schwankungen und Abwandlungen des typischen Bildes berücksichtigen.

Außerdem sind auch die einzelnen Zellen ständig in Umformung begriffen; neue Zellen werden gebildet, alte gehen zugrunde. Es herrscht also ein ständiges kaleidoskopartiges Ineinanderfließen und Vorbeigleiten der verschiedenartigsten morphologischen Bilder.

Der mikroskopische Schnitt ist immer nur ein Augenblicksbild.

Der Bau der Scheidenwand.

Mikroskopisch kann man an der Scheidenwand drei Schichten unterscheiden:
  I. die Schleimhaut; diese besteht:
    a) aus dem Epithel, b) aus der Tunica propria[1];
  II. die Muskulatur (Muskelhaut);
  III. die sog. Adventitia (Faserhaut).

Histologisch wird die Scheide aus folgenden Elementen aufgebaut:
  I. Epithel,
  II. Bindegewebe. Dieses besteht:
    a) aus kollagenen (leimgebenden) Fasern,
    b) aus elastischen Fasern,
  III. Muskulatur,
  IV. Gefäße,
    a) Blutgefäße,
    b) Lymphgefäße,
  V. Nerven.

I. Das Epithel.
a) Allgemeiner Bauplan.

Das Epithel der Scheide besteht aus einem geschichteten Plattenepithel.

Die Dicke des Scheidenepithels beträgt bei nichtgraviden geschlechtsreifen Frauen etwa 100—300 μ.

Veith (1889), der geschlechtsreife jüngere und auch ältere Frauen ohne Rücksicht auf die Menstruation untersuchte, gab die Höhe des Scheidenepithels auf 76—160 μ an. Stieve (1925, S. 344ff.) fand das niedrigste Epithel bei einer 27jährigen sterilen, aber regelmäßig menstruierten Frau. Das Scheidenstückchen wurde am 10. Tage nach Beginn der letzten Regel aus dem hinteren Scheidengewölbe

---

Schon die tödliche Erkrankung und andere pathologische Zustände des Körpers (z. B. Zirkulationsstörungen) können sich unter Umständen auf die Scheidenschleimhaut auswirken.

Auch die Agone ist von Einfluß auf das histologische Bild. So ist nach Pretti (l. c., S. 269) die Größe der Papillen abhängig „von ungewöhnlicher Kontraktion im Moment des Todes". Postmortal treten nicht nur Veränderungen der Zellen selbst auf (z. B. Schwund des Glykogens und der Plastosomen), sondern es können auch unter der Einwirkung des Scheidensekrets große Teile des Epithels maceriert und abgestoßen werden.

[1] „Eine Submucosa fehlt" der Scheide (Waldeyer: Das Becken, S. 535). Dieser Ansicht schließen sich auch andere Anatomen (Sobotta, Schaffer, Stieve u. a.) an. Nur v. Möllendorff (S. 384) unterscheidet eine „papillentragende Tunica propria" und eine „aus lockeren Bindegewebsbündeln" bestehende Submucosa.

entnommen. Die Höhe des Epithels betrug 115—140 μ. Das höchste Epithel in der Scheide Nichtschwangerer fand Stieve bei einer 41 Jahre alten Frau, die sechsmal geboren hatte. Das Scheidenstück wurde vier Monate nach der letzten Niederkunft am 23. Tage des menstruellen Zyklus entnommen. Die Höhe des Epithels betrug 150—300 μ.

Die Höhe des Epithels ist verschieden, je nachdem man von der Spitze oder von der Basis der Papillen aus mißt. Über den Spitzen der Papillen kann die Plattenepithellage nur 50—70 μ dick und noch niedriger sein [Stieve (1925, S. 336)].

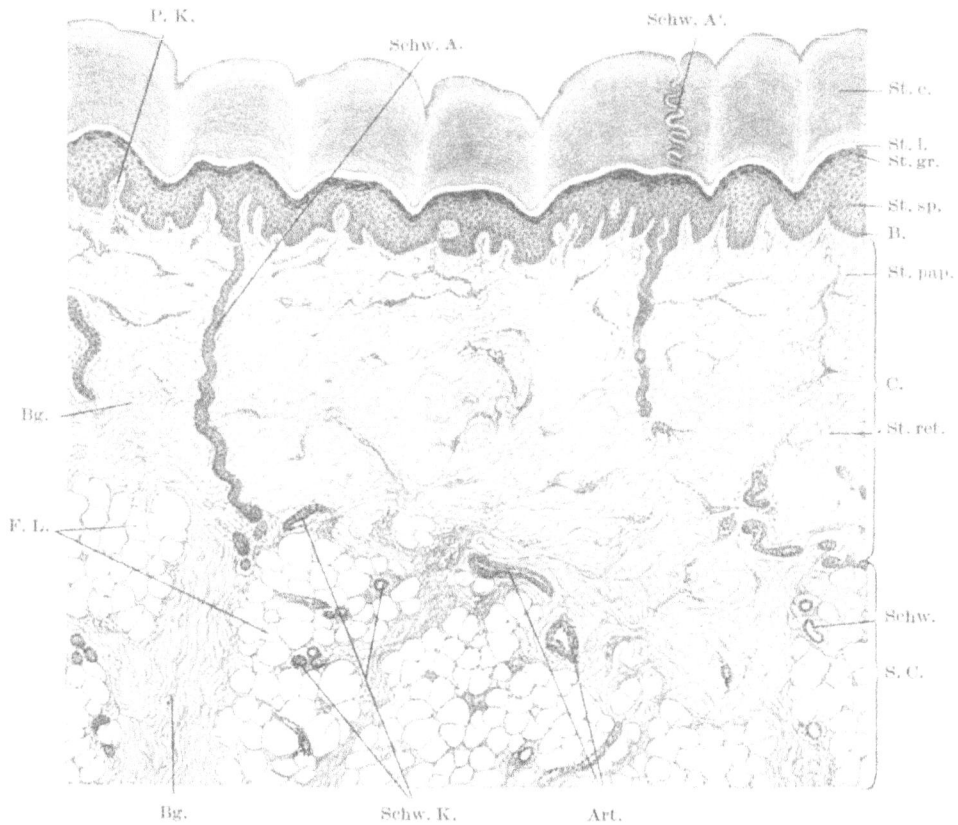

Abb. 4. Querschnitt durch die Palma manus eines Erwachsenen. (Übersichtsbild.)
St. c. Stratum corneum, St. l. Stratum lucidum, St. gr. Stratum granulosum, St. sp. Stratum spinosum, B. Stratum basilare, C. Cutis, S. C. Subcutis, St. pap. Stratum papillare, St. ret. Stratum reticulare, Bg. Bindegewebe, F. L. Fettläppchen, Schw. K. Schweißdrüsenkörper, Schw. A. Schweißdrüsenausführungsgang, senkrecht durch die Cutis verlaufend, Schw. A'. Durchtritt des Schweißausführungsganges durch die Hornschicht, korkzieherartige Windungen, P. K. Papillarkörpererhebung, Art. Arterie.
(Aus Kyrle, Histologie der Haut. Wien und Berlin: Julius Springer 1925.)

Die Höhe des Epithels zeigt große Schwankungen. Diese lassen sich in drei Gruppen einteilen:

1. **individuelle Schwankungen**: das Scheidenepithel verschiedener Individuen ist verschieden hoch;

2. **lokale Schwankungen**: in der Scheide des gleichen Individuums ist das Epithel an verschiedenen Stellen verschieden hoch;

3. **funktionelle Schwankungen**: in der Scheide des gleichen Individuums ist das Epithel während der verschiedenen Funktionszustände (Menstruationszyklus, Gravidität, Klimakterium) verschieden hoch.

Die individuellen Schwankungen in der Höhe des Scheidenepithels sind so allgemein bekannt, daß sie keiner näheren Erläuterung bedürfen. Man kann sich von ihnen jederzeit überzeugen, wenn man Stückchen aus der Scheide verschiedener Individuen untersucht.

Allerdings kann die individuelle Verschiedenheit durch die lokalen und funktionellen Schwankungen verwischt erscheinen. Zu ihrem einwandfreien Nachweis — also z. B. bei einer statistischen Auswertung — müssen entsprechende Stellen der Scheidenwand bei etwa gleichalterigen Individuen, am gleichen Tage des Menstruationszyklus entnommen werden. Auch Frauen jenseits der Menopause sind für den Nachweis der individuellen Schwankungen sehr geeignet. Bei ihnen ist das Epithel im allgemeinen viel niedriger als bei jungen Individuen, aber auch hier kommen Ausnahmen vor (Pretti).

Auf die lokalen Schwankungen in der Höhe des Scheidenepithels hat schon Pretti hingewiesen. Dieser fand, daß die Dicke des Epithels vom Scheideneingang nach dem Scheidengewölbe zu allmählich abnimmt. Nach Stieve (1925, S. 334) finden sich an der vorderen Scheidenwand gewöhnlich weniger Falten und auch wenige oder gar keine Papillen. An der hinteren Wand sind die Falten, wenigstens bei jüngeren Frauen, die noch nicht oder nur selten geboren haben, deutlich ausgebildet. Die Papillen sind hier zahlreich und hoch.

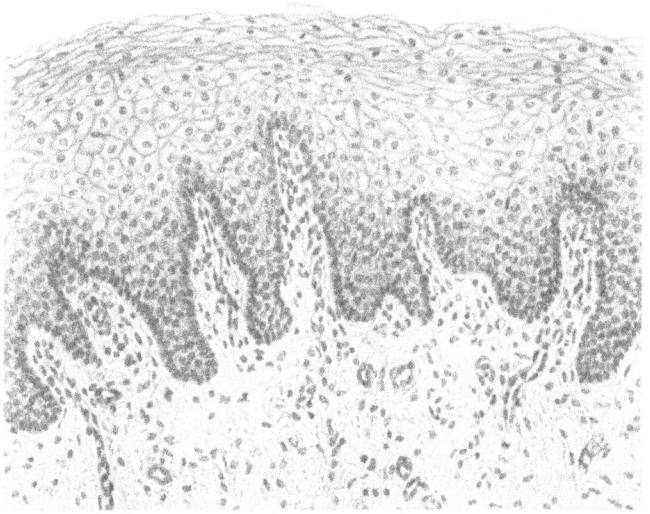

Abb. 5. Epithel aus der hinteren Scheidenwand einer 41jährigen Frau, die 6mal geboren hatte, 23 Tage nach dem Beginn der letzten Regel entnommen. Fixiert in Zenker, Zelloidin-Paraffin, 8 μ dick, Hämatoxylin Heidenhain-Lichtgrün. Vergr. 165mal.
(Nach Stieve, Z. mikrosk.-anat. Forschg. Bd. 3.)

Als zahlenmäßiger Beleg für die lokalen Schwankungen in der Höhe des Scheidenepithels mögen die Angaben Stieves dienen. Dieser fand an einem Scheidenstückchen einer 27jährigen Frau Schwankungen zwischen 115 und 140 μ, an dem Scheidenstückchen einer 41jährigen Frau sogar Schwankungen zwischen 150 und 300 μ.

Über die funktionellen Schwankungen in der Höhe des Scheidenepithels s. S. 26 ff.

Die Dicke (Höhe) ist abhängig 1. von der Zahl, 2. von der Größe der einzelnen Zellen. Die Zahl der Zellagen schwankt bei der geschlechtsreifen nichtgraviden Frau etwa zwischen 12—24 (Stieve). Die Größe der Zellen ergibt sich am besten aus der nachfolgenden Tabelle, die aus der Arbeit von Stieve (1925, S. 338) zusammengestellt wurde.

Epithelschicht	durchschnittliche Zellgröße	durchschnittliche Kerngröße
Basalschicht (Cylinderepithelschicht)	10—14 : 4—6 μ	8—9 : 2,5—3 μ
Stratum spinosum (tiefe Schichten)	10—15 μ	6—8 μ
Stratum spinosum (höhere Schichten)	bis zu 20 μ	kleiner als 6—8 μ

Das Scheidenepithel wird vielfach mit der Epidermis, dem Deckepithel der äußeren Haut, verglichen. Dabei handelt es sich aber nur um einen äußerlichen und in sehr beschränktem Grade gültigen Vergleich. In Wirklichkeit bestehen zwischen der Scheide und der Epidermis sehr erhebliche histologische und biologische Unterschiede.

Histologisch lassen sich an der Epidermis bekanntlich fünf Schichten unterscheiden (Abb. 4):
1. Das Stratum germinativum (Stratum basilare, Basalschicht, Keimschicht).
2. Stratum spinosum (Stachelschicht).

   Beide zusammen werden auch als Stratum Malpighi bezeichnet.
3. Stratum granulosum (Keratohyalinschicht).
4. Stratum lucidum (Eleidinschicht).
5. Stratum corneum (Hornschicht).

An der Scheide fehlen dagegen das Stratum corneum, das Stratum lucidum und das Stratum granulosum (Abb. 5). Bei einem Vergleich mit der äußeren Haut besteht die Scheide also nur aus:
1. der Keimschicht,
2. der Stachelzellenschicht.

Noch größer als die histologischen sind die biologischen Unterschiede.

Im Stratum spinosum der Scheide findet sich Glykogen, das Stratum spinosum der Epidermis ist glykogenfrei.

Glykogen findet sich in der Epidermis nur in der untersten Schicht des Stratum lucidum. Dieses zerfällt in drei Schichten (Unna):
1. in das glykogenhaltige Stratum infrabasale,
2. in das Stratum basale, das sich mit Osmiumsäure schwarz färbt,
3. in ein Stratum superbasale, dessen unterer Teil bei Behandlung mit Osmiumsäure farblos bleibt, während der obere Teil sich schwärzt. Unna[1] deutet diese ziemlich unvermittelten Übergänge in der Weise, daß aus dem Eiweiß der Keratohyalinschicht Kohlehydrat (Glykogen) und aus diesem Fett (ölsäureähnliche Verbindungen) entstehen.

Im Scheidenepithel lassen sich nur Eiweiß (Zellprotoplasma) und Kohlehydrat (Glykogen) nachweisen; ein Fettstoffwechsel scheint vollkommen zu fehlen.

1. Stratum germinativum (Basalschicht, Keimschicht).

Die unterste, an die Tunica propria unmittelbar angrenzende Zellschicht des Scheidenepithels, das Stratum germinativum, besteht aus einer einzigen Reihe von ziemlich hohen Cylinderzellen, die parallel zueinander, pallisadenartig dem Bindegewebe aufsitzen. Die Größe der Zellen beträgt 10—14 : 4—6 μ [Stieve (1925, S. 338)].

Die untere Fläche dieser Zellen ist bei den gewöhnlichen Färbungen glatt und gegen das Bindegewebe scharf abgesetzt. Nach bestimmten Fixierungen (absoluter Alkohol u. a.) und Färbungen (z. B. Heidenhains Eisenhämatoxylin) erscheint sie bei starker Vergrößerung eigentümlich ausgefranst. Kürzere oder längere Fortsätze — „Wurzelfüßchen" — ziehen nach dem subepithelialen Bindegewebe hin.

Der nähere Zusammenhang zwischen den Wurzelfüßchen und dem Bindegewebe ist heute noch nicht klar. Einzelne Autoren (Schuberg, Beneke, Lit. bei Biedermann[2]) glauben einen kontinuierlichen Übergang der Wurzelfüßchen in Bindegewebsfasern gesehen zu haben. Die meisten Autoren [Homma, Welti, Biedermann, Pinkus (1927, S. 90)] bestreiten aber, daß ein direkter Zusammenhang besteht. Nach Merk ist das Corium entsprechend ausgezackt und die Wurzelfüßchen sind in ihm genau so befestigt wie die Zähne im Kiefer.

An den Seitenflächen liegen die einzelnen Zellen nicht unmittelbar aneinander. Zwischen ihnen finden sich vielmehr feine Spalten und Lücken, die sog. Zwischenzell-

---

[1] Unna: Monatsschr. prakt. Dermatol. Bd. 51, 1920.
[2] Biedermann: Ergebn. d. Biol. Bd. 1, S. 1, 1926.

lücken (Intercellularspalten). Diese sind von zahlreichen, feinen, vielfach parallel zueinander liegenden Fasern überbrückt, den Zwischenzellbrücken (Intercellularbrücken).

Die Zwischenzellbrücken sind Protoplasmafortsätze, die von der einen Zelle zur anderen ziehen. Die einzelnen Zellen sind also nicht von glatten, ebenen Flächen begrenzt, sondern sie sind Gebilde, deren Protoplasma nach allen Seiten hin Ausladungen und Fortsätze aufweist.

Die Kerne der basalen Zellen sind rund bis längsoval, stark färbbar und sie besitzen ein bis zwei deutliche Kernkörperchen. Die Größe der Kerne beträgt 8—9 : 2,5—3 μ [Stieve (1925, S. 338)]. An den Kernen sieht man nicht so selten karyokinetische Figuren.

Das Protoplasma der basalen Zellen erscheint bei den üblichen Färbungen feinwabig oder schaumig. Es nimmt saure Farben stärker auf als basische Farben. Eine ganz besonders satte Färbung bekommt man mit Unnas polychromem Methylenblau oder mit Pyronin. Bei Verwendung von basischen und sauren Farben färbt sich das Protoplasma in einem Mischton.

Bei gewissen Färbungen sieht man im Protoplasma der einzelnen Zellen feine fädige Gebilde, die sog. Epithelfasern (Protoplasmafasern)[1]. Diese verlaufen hauptsächlich in der Längsrichtung von oben nach unten, und sie ziehen auch in die Wurzelfüßchen hinein.

Die Beziehungen der Epithelfasern zu den Zellbrücken sind heute noch unklar. Nach Rabl (zit. nach Kyrle, S. 5) bestehen die Zellbrücken aus zwei Anteilen, nämlich einem zentral gelegenen, dünnen und schwer sichtbaren Faden, der als Fortsatz einer Epithelfaser angesehen werden muß, und einem umhüllenden Mantel, der wohl vom Protoplasma geliefert wird.

Der sichere Nachweis, daß die Epithelfasern in die Zellbrücken übergehen, ist aber noch nicht erbracht. Im mikroskopischen Präparat ist jedenfalls die Tatsache auffallend, daß die Epithelfasern in der Längsrichtung der Zelle verlaufen, während die Zellbrücken vielfach geradezu senkrecht zum Verlauf der Längsfasern abgehen.

Die lumenwärts gelegene Fläche der basalen Zellen ist in der Regel nicht eben, sondern sie ist entweder leicht kuppenförmig vorgewölbt oder sie ist kegelförmig zugespitzt. Sie paßt sich so den Zellen der untersten Schicht des Stratum spinosum an. Sie ist auch mit diesen durch Zellbrücken verbunden.

2. Stratum spinosum.

Das Stratum spinosum (Stachelzellenschicht) schließt sich nach oben an das Stratum germinativum an. Es besteht aus einer mehrschichtigen Lage von großen, vieleckigen, unregelmäßigen Zellen.

Diese zeigen in den einzelnen Schichten verschiedene Form und Größe. Die Zellen der untersten, unmittelbar an die Basalzellenschicht angrenzenden, Reihe besitzen im großen und ganzen noch zylindrische Gestalt. Allerdings stellen sie keine ganz regelmäßigen Zylinder dar. Ihre untere Fläche zeigt nämlich Ausbuchtungen, „gewissermaßen das Negativ zu den Vorwölbungen und spitzkegeligen Ausladungen" der

---

[1] Zur Darstellung der Epithelfasern eignet sich nach Stieve (1925, S. 335) am besten das Heldsche Molybdän-Hämatoxylin oder die Färbung nach Hoepke (Zeitschr. f. d. ges. Anat. Bd. 75, 1925).

nach dem Scheidenlumen hin liegenden Fläche der Basalzellen. Da sie eng an diese angeschlossen sind, müssen sie „die Unregelmäßigkeiten der Form" dieser „gewissermaßen mitmachen" (Kyrle, S. 8).

Der Kern dieser Zellen ist zuweilen etwas schwächer gefärbt als der Kern der Basalzellen. Ferner ist er in den unteren Lagen mehr rundlich und vielfach geradezu bläschenförmig. Es kann die Hälfte des Zellleibes oder mehr ausfüllen.

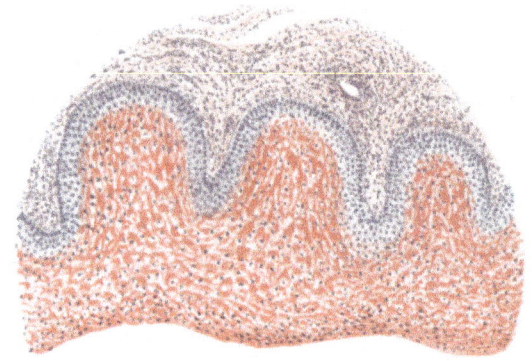

Abb. 6. Glykogen im Scheidenepithel eines 16 cm langen Fetus. Färbung nach Best. 103fache Vergrößerung. Leitz, Obj. 3; Okular Periplan 10mal.
(Nach Gragert, Arch. Gynäk. Bd. 128.)

In den mehr nach dem Scheidenlumen hin gelegenen Schichten des Stratum spinosum entfernen sich die Zellen mehr und mehr von der Zylinderform. Sie werden vieleckig und sie platten sich gegen die Oberfläche zu mehr und mehr ab. Die Größe der Zellen beträgt in den unteren Schichten des Stratum spinosum 10—15 μ, in den oberen Schichten bis zu 20 μ [Stieve (1925, S. 338)]. Der Kern paßt sich der Gestaltsänderung der Zelle an. In den unteren Lagen ist er rund, in den oberen Schichten wird er oval und er liegt hier in der Längsrichtung der Zelle.

Die Größe der Kerne nimmt von unten nach oben ab. In den unteren Schichten messen sie 6—8 μ, in den oberen Schichten werden sie wesentlich kleiner [Stieve, (1925, S. 338)].

Gleichzeitig gehen an den Kernen auch Formveränderungen vor sich. Sie sehen wie geschrumpft aus und sie sind oft unregelmäßig zackig; ihre Chromatinstruktur und die Kernkörperchen sind nicht mehr zu erkennen.

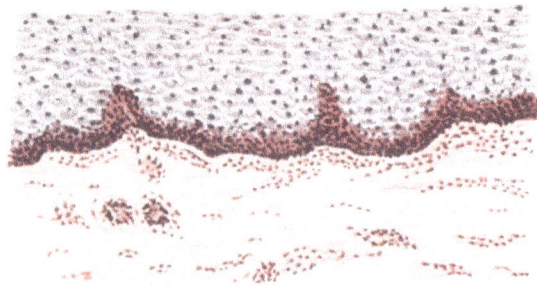

Abb. 7. Glykogen in der Scheide eines Neugeborenen.
(Nach Niderehe, Arch. Gynäk. Bd. 119.)

Die obersten Lagen des Epithels können ziemlich fest gefügt sein, die Zellkonturen bilden dann ein enges, ziemlich straff gespanntes Maschenwerk, die Begrenzungslinie des Epithels nach dem Scheidenlumen hin verläuft ziemlich gerade (Abb. 17).

In anderen Fällen erscheinen die obersten (2—10 und mehr) Zellagen deutlich aufgelockert, ihre Konturen bilden verhältnismäßig weite Maschenräume, die Begrenzungslinie nach dem Scheidenlumen hin ist wellig und durch teilweise Ablösung einzelner Zellen rissig und uneben (Abb. 18).

Nicht so selten sieht man im Epithel, verschieden weit von der Oberfläche entfernt, eine **streifenförmige Verdichtungszone**[1]. In diesem bandartigen, aus 4—5 Zellagen

---

[1] Seltener grenzt diese streifenförmige Verdichtungszone direkt an das Lumen.

zusammengesetzten Streifen sind die einzelnen Zellen sehr stark abgeplattet. Die Kerne sind geschrumpft. Häufig tritt der Streifen bei Hämatoxylin-Eosinfärbung als bläulich gefärbtes Band deutlich hervor (siehe S. 30f).

Auffallend stark entwickelt sind im Stratum spinosum die Zellbrücken. Jede Zelle scheint mit zahlreichen kleinen Stacheln besetzt, die mit denen der Nachbarzellen in Verbindung stehen. Von diesem stachligen Aussehen der Zellen hat die ganze Schicht ihren Namen.

Bei geeigneten Färbungen erscheint in den Zellen der Stachelschicht eine große Menge von Epithelfasern. Diese sind teils bogen- und kreisförmig um den Kern herum angeordnet, teils ziehen sie radiär zur Zelle durch die Intercellularbrücken zu den umgebenden Zellen. Im mikroskopischen Bild gewinnt man den Eindruck, als ob die Intercellular-

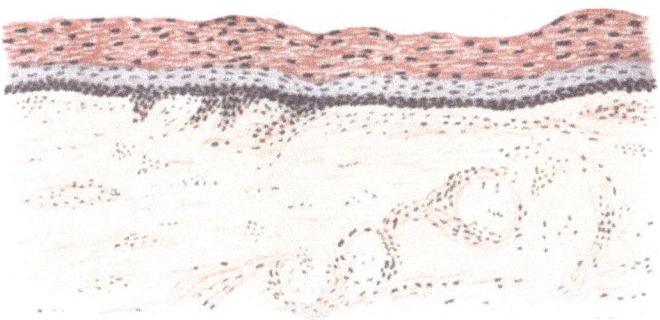

Abb. 8. Glykogen im Scheidenepithel einer 49jährigen Frau, die sich seit 1 Jahr in der Klimax befand. Leitz, Obj. 3. Ok. 5. (Nach Niderehe, Arch. Gynäk. Bd. 119.)

brücken in der Stachelzellenschicht ausschließlich von Epithelfasern gebildet würden; eine Protoplasmaschicht ist nicht zu erkennen.

Bei starker Vergrößerung sieht man in der Mitte der Zellbrücken eine kleine, knopfförmige Anschwellung, das Brückenknöpfchen (Dermatosom Rabl, Ranviersches Knötchen). Über die morphologische und funktionelle Bedeutung dieses Gebildes ist heute noch nichts Sicheres bekannt [vgl. F. Pinkus (1927, S. 98)].

Bei Alkoholfixierung und Färbung mit Bestschem Carmin findet man in den Zellen des Stratum spinosum **Glykogen**[1].

Da das Glykogen der Scheide heute ziemlich allgemein als Ausgangspunkt für die Milchsäurebildung in der Scheide gilt, so wurde den Schwankungen des Glykogengehaltes neuerdings große Aufmerksamkeit geschenkt. Man glaubte, daß eine Verminderung des Glykogengehaltes die Lebensbedingungen für die Scheidenbacillen beeinträchtigt, und man erblickte in ihr die Ursache für eine Herabsetzung des Säuregehaltes, für eine Verschlechterung der Scheidenflora und für das Auftreten von Fluor („Glykogenhypothese"). Stephan[2] konnte aber zeigen, daß zwischen dem Glykogengehalt der Scheidenepithelien, dem prozentualen Milchsäuregehalt des Scheideninhaltes, der Scheidenflora und der Kolpitis kein strenger Parallelismus besteht.

Schon beim Fetus läßt sich in den Scheidenepithelien reichlich Glykogen nachweisen [Gragert (1925)] (Abb. 6).

---

[1] Auf das Vorkommen von Glykogen im Scheidenepithel hat zuerst Schiele (1880) aufmerksam gemacht. Außer in der Scheide fand Schiele Glykogen auch im Epithel der Lippen, der Mundhöhle, des Rachens, des Oesophagus, der Portio, des Cervicalkanals Neugeborener, ferner in vielen Carcinomen. In der Epidermis konnte dagegen kein Glykogen nachgewiesen werden.

[2] Stephan: Arch. f. Gynäkol. Bd. 125, S. 415f.

Der früheste Zeitpunkt, an dem bisher Glykogen in der fetalen Scheidenwand festgestellt werden konnte, ist das Ende des vierten und der Anfang des fünften Schwangerschaftsmonats, also die Zeit, in der sich nach den Untersuchungen von Tourneux und Legay eben erst das Scheidenlumen gebildet hat (Gragert).

Auch beim Neugeborenen enthalten die Scheidenepithelien reichlich Glykogen (Schultze-Rhonhof, Niderehe, Gragert u. a.[1] (Abb. 7).

Über den Glykogengehalt des Scheidenepithels in der Kindheit, also vor der Pubertät („Kleinmädchen", Menge), ist noch nichts Sicheres bekannt.

Nach Niderehe[2] enthalten die Scheidenepithelien bereits vor der Pubertät Glykogen in prinzipiell gleicher Menge und Anordnung wie nach der Menarche. Nähere Angaben über die Gewinnung des Materials und über die Zahl der untersuchten Fälle macht Niderehe nicht.

Schultze-Rhonhof[3] fand im Scheidenepithel von Kindern stets nur sehr wenig Glykogen. Da aber das Scheidengewebe stets erst mehrere Stunden nach dem Tode entnommen werden konnte, muß die Frage offen bleiben, ob die Scheidenwand vor der Pubertät wirklich glykogenarm ist, ob es sich nur um einen postmortalen Glykogenschwund handelt, oder ob die tödlichen Erkrankungen der Kinder die Glykogenarmut der Scheide bedingten (Menge[4]).

Verhältnismäßig am besten sind wir über den Glykogengehalt im Scheidenepithel der geschlechtsreifen, nichtgraviden Frau unterrichtet.

Das Stratum germinativum (die Basalzellenschicht) ist frei von Glykogen. Auch die unmittelbar angrenzenden untersten Zellreihen des Stratum spinosum sind in der Regel glykogenfrei. Erst mehrere Zellreihen von dem Stratum germinativum entfernt findet man Glykogen. Dieses tritt zunächst in Form von größeren oder kleineren Schollen und Tropfen im Protoplasma auf. Nach der Oberfläche hin nimmt die Glykogenmenge immer mehr zu und schließlich ist die ganze Zelle gleichmäßig von Glykogen erfüllt. Infolge der fortschreitenden Abplattung der Zellen wird die Färbung auch immer dichter und die oberflächlichste Schicht stellt oft ein zusammenhängendes, mit Bestschem Carmin intensiv rot gefärbtes Band dar (Niderehe).

Stets liegt das Glykogen in den Zellen. Die Zwischenzellräume sind glykogenfrei (v. Jaschke, Stephan, Niderehe, Menge).

Untersucht man die Scheide verschiedener Individuen auf ihren Glykogengehalt, dann zeigt sich, daß dieser sehr erhebliche Schwankungen aufweist. Bald findet man alle Zellagen des Stratum spinosum (mit Ausnahme der untersten Schichten) voll von Glykogen, bald ist der Glykogenreichtum der einzelnen Zellen viel geringer oder die glykogenhaltigen Zellagen sind sehr viel spärlicher.

Im Klimakterium ist die Epitheldecke der Scheidenschleimhaut im ganzen bedeutend niedriger. Die Stachelzellenschicht besteht nur aus wenigen Lagen abgeplatteter Zellen. Diese enthalten im Vergleich zur geschlechtsreifen Frau verhältnismäßig wenige Glykogenschollen. Nur die obersten, dem Scheidenlumen benachbarten, Zellagen erscheinen

---

[1] Menge (Arch. f. Gynäkol. Bd. 125, S. 283) führt den Glykogenreichtum der Scheidenwand bei Neugeborenen auf eine von der schwangeren Mutter auf den Fetus regelmäßig übergehende ovarielle Hormonwirkung zurück. Aus dieser Hormonwirkung erklärt sich seiner Ansicht nach auch die gelegentliche Menstruatio praecox des Säuglings. Menge nimmt an, daß der mütterliche hormonale Einfluß schon nach kurzer Zeit wieder verloren geht, da späterhin das Scheidenepithel arm an Glykogen zu sein scheint.

[2] Niderehe: Arch. f. Gynäkol. Bd. 119, S. 267.

[3] Schultze-Rhonhof: Zit. nach Menge, Arch. f. Gynäkol. Bd. 125, S. 270.

[4] Menge: Arch. f. Gynäkol. Bd. 125, S. 270.

diffus von Glykogen durchtränkt, und sie bilden ein zusammenhängendes, stark rot gefärbtes Band, das infolge der verhältnismäßigen Glykogenarmut der darunter liegenden Schichten sehr kontrastreich hervortritt (Abb. 8).

„Bei Frauen, die sich bis in die Wechseljahre und darüber hinaus einer hohen, zellreichen, lebhaft sich regenerierenden Vaginalschleimhaut erfreuen, ist auch die Verteilung des Glykogens die gleiche wie im geschlechtsreifen Alter, d. h. auch in den Zellen der mittleren sog. Stachelzellschicht findet sich reichlich Glykogen abgelagert" (Niderehe, S. 265).

Umgekehrt findet sich der „klimakterische Typus" der Glykogenverteilung vereinzelt schon früher bei noch regelmäßig menstruierenden Frauen, die ohne erkennbare Konstitutionsanomalie ein besonders niedriges, atrophisches Vaginalepithel aufweisen.

Es ist also nicht berechtigt, die sicher vorhandene, in der Nähe der Klimax eintretende Verminderung des Glykogengehaltes direkt auf das Erlöschen der Ovarialfunktion zu beziehen, vielmehr erscheint es viel natürlicher, darin eine Begleiterscheinung der allgemeinen Altersatrophie der Scheidenschleimhaut zu erblicken (Niderehe, S. 265).

Die **Menge** des Glykogens kann durch die histologische Untersuchung naturgemäß nur schätzungsweise erfaßt werden.

Aber auch hier sind Irrtümer möglich. Falten der Scheidenwand können eine größere Glykogenmenge vortäuschen, glatte und flache Scheidenwände haben ein scheinbar flacheres, niedrigeres Epithel und dementsprechend erscheint ihre Glykogenmenge geringer.

Einigermaßen zuverlässige Werte über den Glykogengehalt der Scheidenwand lassen sich nur durch die quantitative chemische Bestimmung des Glykogens gewinnen.

Derartige Untersuchungen liegen bisher nur in geringer Zahl vor (Becker-Lesser, Schröder, Hinrichs und Keßler).

Becker ließ durch Lesser den Glykogengehalt in einem (9,7 g schweren) Stück Scheidenschleimhaut bestimmen, das durch hintere Kolporrhaphie bei einer 63 Jahre alten Frau gewonnen worden war [1].

Die Bestimmung ergab, daß in 9,7 g Scheidenschleimhaut 0,0277 g (= 0,285%) Glykogen vorhanden waren.

Schröder, Hinrichs und Keßler gingen von der Ansicht aus, daß man zuverlässige Werte über den Glykogengehalt der Scheidenwand und gleichzeitig Vergleichswerte der einzelnen Fälle untereinander nur dadurch gewinnen könne, daß man den Glykogengehalt „eines Quadratzentimeters Scheidenwandfläche" quantitativ bestimmt.

Sie gingen dabei so vor, daß sie aus excidierten Scheidenwandstücken, die möglichst flach ausgeschnitten wurden, Stückchen von 1 qcm Fläche entnahmen und dabei möglichst Zerrung und Spannung aber auch abnorme Fältelung vermieden. In diesen Stückchen wurde dann das Glykogen nach der Mikromethode von Embden bestimmt.

Die Technik dieser Methode schildern Schröder, Hinrichs und Keßler in folgender Weise: „1 g Muskulatur wird in Zentrifugengläsern mit eingeschliffenen Glasstopfen mit 1 ccm 60 proz. KOH

---

[1] Die chemische Analyse wurde in der Weise ausgeführt, daß das Stück Scheidenschleimhaut für zwei Minuten in siedendes Wasser geworfen wurde, dann wurde es in 5%iger Kalilauge auf dem Wasserbad in Lösung gebracht; „hierzu war etwa $^3/_4$stündiges Erwärmen notwendig. Nach dem Erkalten wurde mit der berechneten Menge Salzsäure neutralisiert, dann mit Brückeschem Reagens versetzt und nunmehr stark salzsauer gemacht. Von dem Niederschlag wurde abfiltriert, der Niederschlag mehrfach mit verdünnter Salzsäure und Brückeschem Reagens ausgewaschen unter Herunternehmen des Niederschlags vom Filter. Die vereinigten Filtrate wurden mit dem dreifachen Volum 96%igen Alkohols gefällt. Es ergab sich sofort eine Trübung, aber der Niederschlag setzte sich erst nach dreitägigem Stehen ab, wurde dann abfiltriert und mit 96%igem Alkohol, dann mit Äther ausgewaschen, darauf in wenig Wasser gelöst, wieder mit dem dreifachen Volum Wasser gefällt, nach 48 Stunden Stehen filtriert, auf gewogenes Filter gebracht und gewogen."

2 Stunden gekocht. Nach dem Abkühlen versetzt man mit 2 ccm Wasser und 4 ccm Alkohol. Am nächsten Tage wird abzentrifugiert, abpipettiert, in 15% KOH gelöst (2 ccm) und 4 ccm Alkohol erneut gefällt. Dieses wird solange wiederholt, bis das Waschwasser farblos ist. Dann wird in Wasser gelöst und soviel HCl zugesetzt, daß die Lösung 2,2%ig ist. Nach 2stündigem Kochen im Wasserbad ist die Hydrolyse vollendet. Man überführt in 20 ccm-Kolben, neutralisiert genau und bestimmt den Zucker nach Bang. Bei einem Glykogengehalt von 1% erhält man gute Werte, wenn man 2—3 ccm der auf 20 ccm verdünnten Flüssigkeit verarbeitet.

2—3 ccm der Verdünnung werden in ein Kochkölbchen gebracht — 12 ccm Kupfersulfatlösung (1 auf 2000) dazu gegeben und nach Zusatz von 2 ccm Jodat — und 2 ccm Alkalilösung die Reduktion vorgenommen." Die weitere Verarbeitung erfolgt nach der Methode der Bangschen Zuckerbestimmung.

Diese Untersuchungen ergaben, daß der Glykogengehalt der normalen Scheidenwand recht verschieden groß ist. Im Durchschnitt betrug er 2,28 mg pro 1 qcm Scheidenwand, gelegentlich wurden aber auch Werte von 3 und 4 mg gefunden.

Setzt man diese Werte in Beziehung zur Gesamtoberfläche der Scheide, dann ergeben sich absolute Zahlen von 200—300 mg Glykogen in der gesamten Scheidenwand.

Über die Abhängigkeit des Wandglykogens von der Scheidenflora geben folgende Zahlen von Schröder[1] Aufschluß:

Bei Flora I⁰ (Döderleinsche Scheidenbacillen) liegen die Werte des Scheidenwandglykogens um 1,0—2,5 mg und auch höher pro 1 qcm Scheidenwand.

Bei Flora 3a (Mischflora ohne Entzündung der Scheidenwand) liegen sie zwischen 1,5—2,5 mg pro 1 qcm.

Bei Flora 3b (Mischflora mit Entzündung der Scheidenwand) liegen sie meist zwischen 0,2 bis 0,5 mg pro 1 qcm.

Bei Feten fand Schröder, Hinrichs und Keßler (S. 143) Glykogenwerte von 5,2 und 6,2 mg pro Quadratzentimeter Scheidenwand. Sie erklären sich diese hohen Werte durch die starke Fältelung der Scheidenwand und die dadurch bedingte erhebliche Oberflächenvergrößerung.

Über die Entstehung des Glykogens in den Epithelien der Scheide ist heute noch nichts bekannt.

b) Physiologische Änderungen des allgemeinen Bauplans.

Schon normalerweise zeigt das Scheidenepithel eine außerordentlich große individuelle Schwankungsbreite in der Zahl und Größe seiner Zellen, seinem Glykogengehalt u. a. m.

Dieser individuell verschiedene Schleimhauttypus erfährt je nach dem funktionellen Zustande des Genitale verschiedene Abwandlungen:

1. während des menstruellen Zyklus,
2. in der Schwangerschaft,
3. unter der Geburt.

1. Menstruelle Veränderungen des Scheidenepithels. Vergleichend-Anatomisches[2]. Im Jahre 1893 machte Lataste die Beobachtung, daß bei Nagern das Scheidenepithel zur Zeit der Follikelreife und des Follikelsprunges stark verdickt ist. Es besteht aus einer basalen Reihe von Cylinderzellen, über diesen liegen mehrere Reihen polygonaler Zellen, dann folgen gegen das Lumen zu mehrere Lagen abgeplatteter Epithelien, die verhornen und abgestoßen werden.

Außerdem stellte Lataste fest, daß nach der Abstoßung der verhornten Zellen eine Degeneration der polyedrischen Zellen einsetzt und daß diese bis auf die Basalschicht verschwinden. Dem Degenerationsprozeß folgt eine Aufbauperiode, indem sich zunächst schleimhaltige Zellen, eine Art Becherzellen, auf der Basalschicht aufbauen. Mit dem Einsetzen der neuen Genitalepoche oder Ovulation setzt eine stärkere Zellproliferation ein. Unter der Schleimzellenschicht treten Zellen auf, die nicht schleimig entarten, sondern die zu Pflaster- und Hornzellen werden. Die Schleimzellen werden abgestoßen und verschwinden, so daß die Hornzellen wieder die oberste Schicht bilden.

---

[1] Schröder: Arch. f. Gynäkol. Bd. 125, S. 405.
[2] Die nachfolgenden Ausführungen sind der Arbeit von Zondek und Aschheim (Arch. f. Gynäkol. Bd. 127, S. 250ff.) entnommen.

Die Untersuchungen von Lataste wurden wenig beachtet. Nur Königstein (1907) erwähnte sie in einer Arbeit, in der er nachwies, daß in der Cervix und in der Scheide der Ratte zyklische Epithelveränderungen ablaufen. Auch die Befunde von Königstein gerieten in Vergessenheit.

Erst im Jahre 1922 wurde durch die Untersuchungen amerikanischer Autoren (Stockard und Papanicolaou, Long und Evans, Allen, Allen und Doisy u. a. m.) die allgemeine Aufmerksamkeit auf die zyklischen Veränderungen in der Scheide der Nager gelenkt.

Die zyklischen Vorgänge, die sich am Genitale der Nager (als Beispiel sei die weiße Maus gewählt) abspielen, werden in vier Phasen eingeteilt:

1. Dioestrus[1] = Ruhestadium,
2. Prooestrus = Proliferationsphase,
3. Oestrus = Brunst,
4. Metoestrus = Abbauphase.

Im Dioestrus, dem sog. Ruhestadium[2], besteht das Scheidenepithel nur aus zwei Lagen von Zellen, dem basalen Cylinderepithel und einem einreihigen, zylindrischen, gut entwickelten, mucicarminpositiven Schleimepithel (Abb. 9).

Dementsprechend zeigt der Scheidenabstrich im Dioestrus mäßige Mengen von Epithelien, mehr oder weniger zahlreiche Leukocyten und fädige oder körnige Gerinnungsmassen, die meist mucicarminpositiv reagieren („Schleim", „Schleimfäden", Zondek und Aschheim) (Abb. 10).

Im Prooestrus, der Aufbauphase, (Abb. 11) findet man in der Scheide ein hohes, geschichtetes Plattenepithel. Der basalen Cylinderepithelschicht sitzen 8—10 Reihen polygonaler Zellen auf und über diesen folgen mucicarminpositive Cylinderzellen (Schleimzellen). Die abgeplatteten Zellen, die unter dem Schleimepithel liegen, enthalten häufig Keratohyalinkörnchen.

Der Scheidenabstrich (Abb. 12) zeigt nur kernhaltige, zum Teil mucicarminpositive Zellen.

Im Oestrus, dem Brunststadium (Abb. 13), besteht das geschichtete Plattenepithel aus 10 bis 12 Reihen, die obersten Reihen bestehen aus kernlosen, platten Zellen, die sich mit Eosin stark färben („Verhornung?", Zondek und Aschheim, S. 259). Diese Zellen werden in das Lumen abgestoßen. Leukocyten fehlen.

Im Scheidenabstrich (Abb. 14) findet man nur kernlose, platte, mit Eosin stark gefärbte Elemente. Diese abgestoßenen, kernlosen Zellen werden als „Schollen" (Zondek und Aschheim) bezeichnet.

Der Metoestrus, die Abbauphase (Abb. 15), ist charakterisiert durch die Zerstörung des geschichteten Epithels. Dieses ist von zahlreichen Leukocyten infiltriert und es wird rasch auf 4—5 Reihen reduziert[3].

---

[1] ὁ οἶστρος = die Bremse; übertragen 1. der Stich, der Stachel, 2. die heftige Begierde, der Liebestrieb.
Die Bezeichnung der zyklischen Veränderungen in der Scheide der weißen Maus als östrische Phasen ist unseres Erachtens nicht richtig. Aus den eingehenden Untersuchungen von Sobotta, die auch wir selbst immer wieder bestätigt fanden, ist bekannt, daß der Oestrus, die Brunst, und mit ihr die Ovulation bei der weißen Maus alle 21 Tage (genauer alle 21×24 Stunden) erfolgt. Die zyklischen Veränderungen an der Scheide der weißen Maus laufen dagegen sehr viel rascher ab. Nach Zondek und Aschheim (Arch. f. Gynäkol. Bd. 127, S. 256) beträgt die Zeit zwischen zwei Oestren — besser würde man sagen zwischen zwei Schollenstadien — durchschnittlich 6—8 Tage (nach Allen 4½ Tage). (Die Zeit „von Oestrus zu Oestrus" betrug bei vielen Tieren 3—4 Tage, bei anderen 8—10 Tage, auch längere Intervalle kamen vor. Zondek und Aschheim.) Auf einen echten Ovulationszyklus von 21 Tagen treffen also durchschnittlich drei Scheidenzyklen. Dabei fällt aber der sog. „Oestrus" dieser Zyklen, also das Schollenstadium, durchaus nicht immer mit der echten Brunst zusammen.

[2] „Streng genommen gibt es keine absolute Ruhe bei den zyklischen Vorgängen. Wenn der Abbau beendet ist, setzt die Proliferation ein. Man muß daher, um dieses Stadium beschreiben zu können, die letzten Vorgänge des Abbaues und die ersten des Wiederaufbaues dem Dioestrus zurechnen" (Zondek und Aschheim: Arch. f. Gynäkol. Bd. 127, S. 256).

[3] „Das Scheidenepithel wird im Metoestrus hauptsächlich durch die Leukocytentätigkeit abgebaut. Dieser Abbau geht, das kann wohl mit Sicherheit angenommen werden, wenngleich wir bisher den Moment histologisch nicht erfaßt haben, hinunter bis zur Basalschicht, die als Keim- oder Regenerationsschicht der Destruktion widersteht. Offenbar bildet diese Basalschicht nur ganz kurze Zeit die einzige Epithelbekleidung der Scheide. Die Basalschicht beginnt sofort mit der Produktion einer neuen Zellage, die aus Schleimepithel besteht, wie wir sie im Dioestrus kennen lernten. Der Zyklus ist damit zu Ende, ein neuer beginnt" (Zondek und Aschheim).

Im Scheidenabstrich (Abb. 16) ist der Metoestrus durch das Auftreten massenhafter Leukocyten gekennzeichnet. Anfangs finden sich noch Schollen und in diesen oft Leukocyten, ferner sind auch mehr oder weniger zahlreiche Epithelien vorhanden und auch sie enthalten bisweilen Leukocyten. Außerdem sieht man im Metoestrus oft eine Gerinnungsmasse und neben den Epithelien und Leukocyten auch viel Zelldetritus.

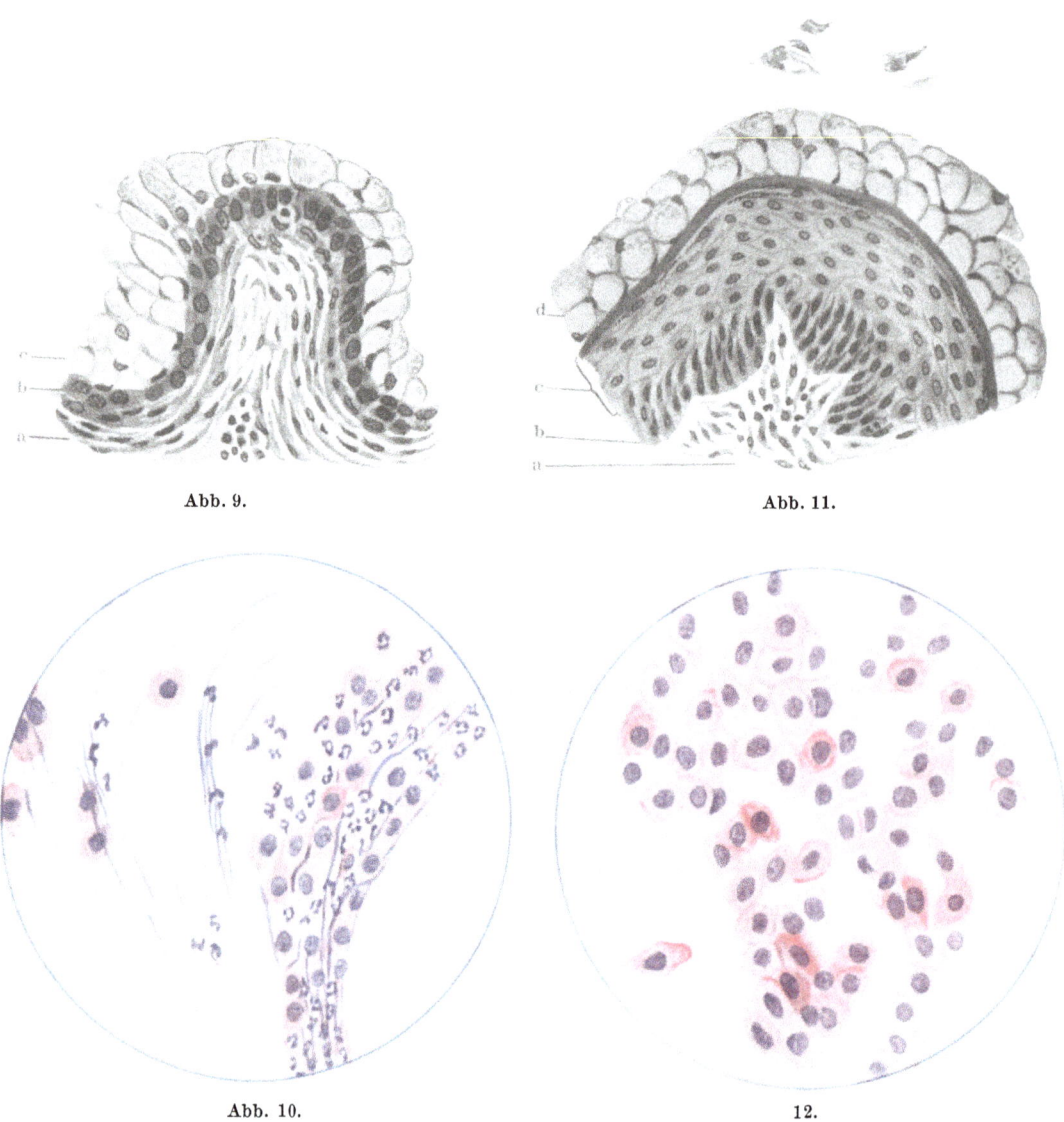

Abb. 9. Abb. 11.

Abb. 10. 12.

Abb. 9. Scheidenschleimhaut im Dioestrus. a Bindegewebe, b Basalzellen, c Schleimepithel.
Abb. 10. Scheidenabstrich im Dioestrus. Epithelien, Leukocyten, Schleimfäden.
Abb. 11. Scheidenschleimhaut im Prooestrus. a Bindegewebe, b Basalzellen, c geschichtetes, polygonales Epithel, oberste Reihe mit Keratohyalinkörnchen, darüber beginnende Hornzellenschicht, d Schleimepithel.
Abb. 12. Scheidenabstrich im Prooestrus. Kernhaltige Epithelien.
(Nach Zondek und Aschheim, Arch. Gynäk. Bd. 127.)

Der erste, der das Scheidenepithel des Menschen auf mensuelle Veränderungen hin untersuchte, war Stieve.

Auf Grund seiner eingehenden Untersuchungen kam Stieve (1926, S. 334) zu dem Schlusse, daß das Epithel vor Eintritt der menstruellen Blutung dicker und lockerer ist als nach der Menstruation. Diese Dickenzunahme beruht nicht auf einer Quellung des Epithels, sondern auf einer Größenzunahme, also auf einem Wachstum seiner Zellen.

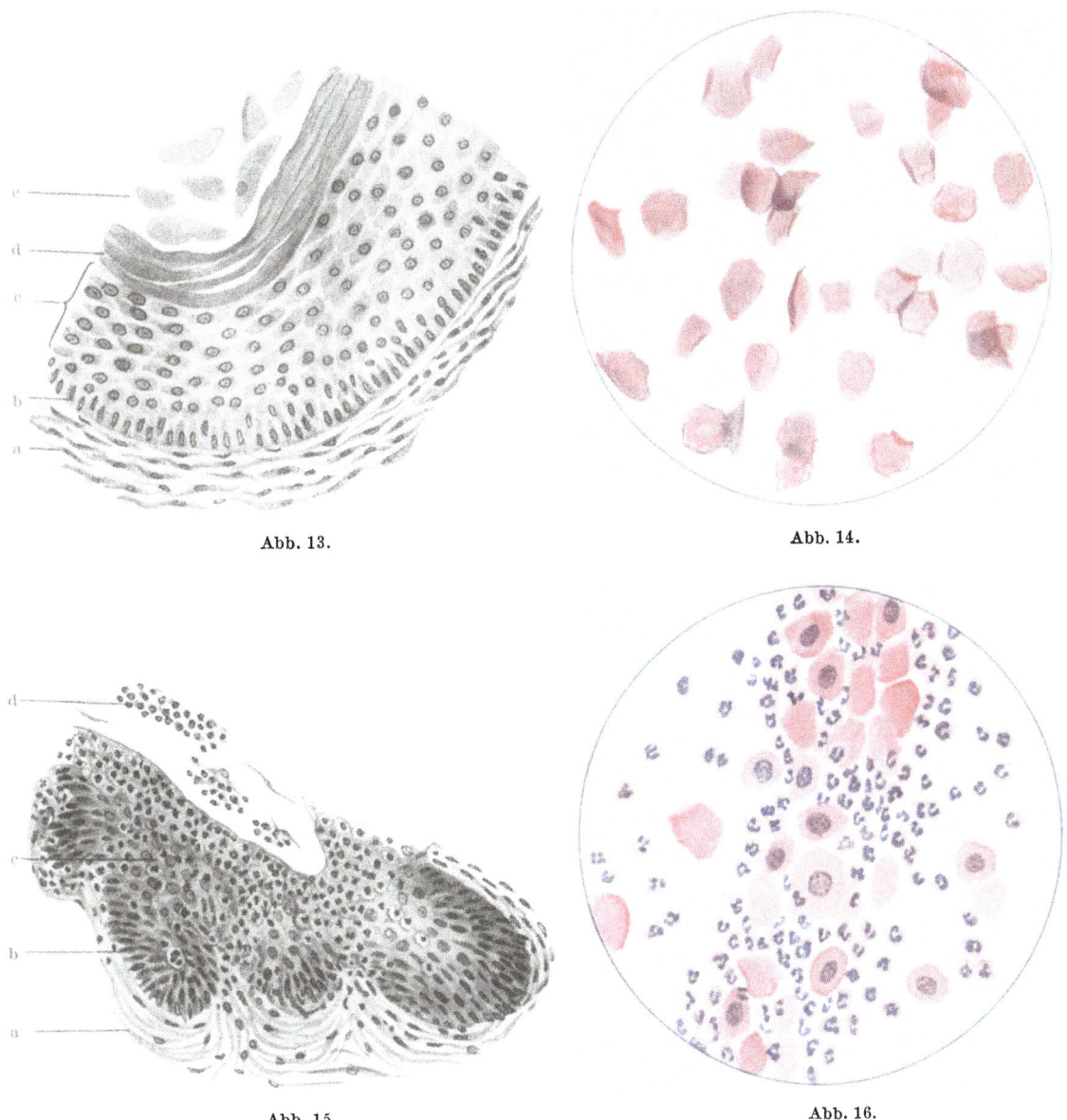

Abb. 13.

Abb. 14.

Abb. 15.

Abb. 16.

Abb. 13. Scheidenschleimhaut im Oestrus. a Bindegewebe, b Basalzellen, c polygonale Zellreihen, d verhornte Zellen, e ins Lumen abgestoßene verhornte Zellen (Schollen).
Abb. 14. Scheidenabstrich im Oestrus. Verhornte Zellen (Schollen).
Abb. 15. Scheidenschleimhaut im Metoestrus. a Bindegewebe, b Basalzellen, c mit Leukocyten durchsetzte polygonale Zellschicht, d im Lumen befindliche Leukocyten und Epithelien.
Abb. 16. Scheidenabstrich im Metoestrus. Leukocyten, Epithelien, Schollen.
(Nach Zondek und Aschheim, Arch. Gynäk. Bd. 127.)

Eine gute Vorstellung von diesen Unterschieden geben die beiden folgenden Abbildungen, die der Arbeit von Stieve entnommen sind (Abb. 17 und 18).

Im Gegensatz zu Stieve glaubte Dierks (1927, 1929), daß während des normalen mensuellen Zyklus am Scheidenepithel gesetzmäßige Aufbau- und Abbauvorgänge stattfinden.

Diese sollen darin bestehen, daß bald nach der Menstruation eine intraepitheliale Verhornungszone auftritt. Diese scheidet das Epithel in eine oberflächlich gelegene „Funktionalis" und in eine tiefliegende „Basalis".

Schon in den ersten Tagen nach Eintritt der Regelblutung ist am Scheidenepithel eine Dreischichtung erkennbar (Abb. 19).

Die oberflächliche, nach dem Scheidenlumen zu gelegene Schicht zeigt nur geringe Affinität zu Farbstoffen, sie sieht glasig und gequollen aus.

Unter ihr folgt eine zweite Schicht. Diese besteht aus 4—5 Zellagen, sie ist stark gefärbt und zeigt den Beginn eines Verhornungsprozesses. Die einzelnen Zellen sind stark abgeplattet, die Kerne sind stark geschrumpft und an einzelnen Stellen kaum zu erkennen [intraepitheliale Verhornungszone (Dierks)].

Die dritte Schicht, die zwischen dieser Verhornungszone und der Tunica propria liegt, bezeichnet Dierks als Basalis.

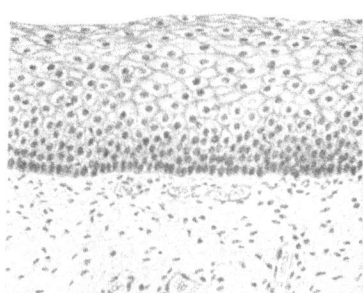
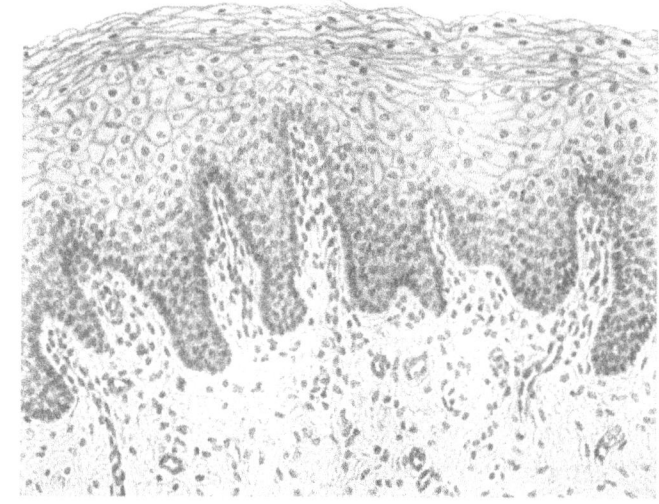

Abb. 17.   Abb. 18.

Abb. 17. Epithel aus der hinteren Scheidenwand einer 27 jährigen nichtschwangeren Frau, die noch nie geboren hatte. 10 Tage nach dem Beginn der letzten Regel entnommen. Fixiert in Zenker. Celloidin-Paraffin, 8 μ dick, Hämatoxylin Heidenhain-Lichtgrün. Vergr. 165mal. (Nach Stieve, Z. mikrosk.-anat. Forschg Bd. 3.)

Abb. 18. Epithel aus der hinteren Scheidenwand einer 44jährigen Frau, die 6mal geboren hatte, 23 Tage nach dem Beginn der letzten Regel entnommen. Vergr. usw. wie bei Abb. 17.
(Nach Stieve, Z. mikrosk.-anat. Forschg. Bd. 3.)

Die zyklischen mensuellen Vorgänge, die sich an der Scheidenschleimhaut abspielen, bestehen nach Dierks nun darin, daß die Funktionalis, die anfänglich nur aus wenigen Zellagen besteht, an Dicke zunimmt.

Ihre größte Höhe erreicht sie im Prämenstruum (Abb. 20).

Schon in den letzten Tagen des Prämenstruums treten Zerfallserscheinungen (karyopyknotische und chromatolytische Vorgänge) an ihr ein (Abb. 22).

Zur Zeit der Menstruation wird die ganze Funktionalis einschließlich der Verhornungszone abgestoßen. Man findet dann nur noch die nackte Basalis mit Resten der intraepithelialen Verhornungszone (Abb. 23).

Dierks hat unstreitig das Verdienst, daß er die Aufmerksamkeit auf die eigenartige, bandartige, intraepitheliale Schicht im Scheidenepithel gelenkt hat. Diese Schicht war wohl schon vorher jedem, der sich näher mit der Histologie der Scheide beschäftigt hatte, bekannt. Man wußte aber nichts mit ihr anzufangen, und sie wurde in den Lehrbüchern der Histologie auch kaum je erwähnt.

Die Annahme von Dierks, daß diese Schicht im Zusammenhang mit zyklischen mensuellen Vorgängen im Zusammenhang steht, trifft nach unseren Untersuchungen aber nicht zu.

Auf meine Veranlassung hat Frl. Lindemann an der hiesigen Klinik die Angaben von Dierks nachgeprüft.

Dabei zeigte sich, daß die Dreiteilung der Schleimhaut durchaus nicht für das Intervall und Prämenstruum charakteristisch ist. Zu allen Zeiten des Menstruationszyklus fanden wir Bilder, die dem Stadium der „nackten Basalis" von Dierks entsprachen.

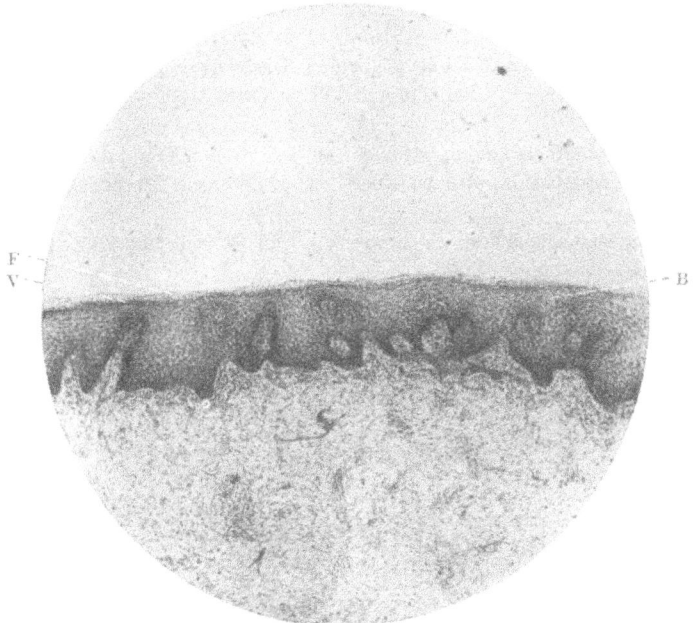

Abb. 19. Vaginalschleimhaut einer 43jährigen Frau. 7 Tage nach Beginn der letzten Menstruation. Die Funktionalis ist angedeutet und von der Basalis durch eine intraepitheliale Verhornungszone getrennt. Mikrophoto: Winkel-Zeiß, Fluoritsystem. Brennweite 13 mm, Num. Apert. 0,38, Kompens. Okul. 2. (Hämatoxylin-Eosin.) F Funktionalis, B Basalis, V Verhornungszone. (Nach Dierks, Arch. Gynäk. Bd. 130.)

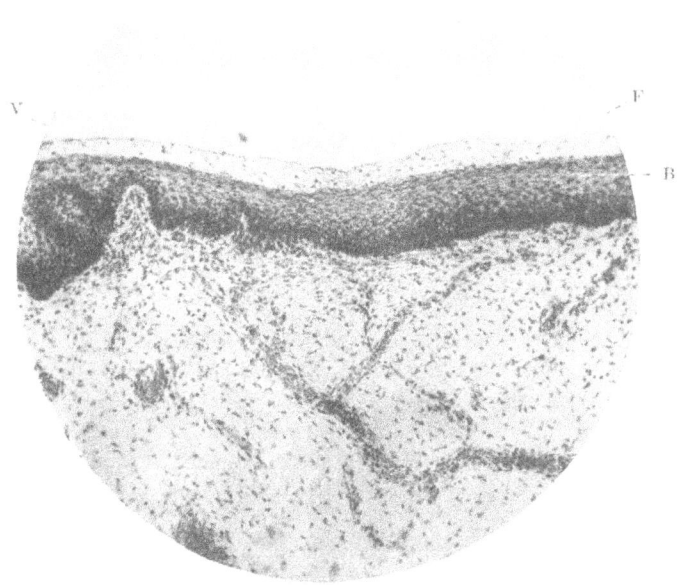

Abb. 20. Vaginalschleimhaut einer 33jährigen Frau. 16 Tage nach Beginn der letzten Menstruation. Die Funktionalis unterscheidet sich deutlich von der Basalis. Mikrophoto: Winkel-Zeiß, Fluoritsystem. Brennweite 13 mm. Num. Apert. 0,38. Kompens. Okul. 2. (Hämatoxylin-Eosin.) F Funktionalis, B Basalis, V Verhornungszone. (Nach Dierks, Arch. Gynäk. Bd. 130.)

Weiterhin fanden wir häufig einen Epitheltypus, der dadurch charakterisiert war, daß die oberflächlichen Zellagen eine deutliche lamelläre Auflockerung zeigten. Jede Andeutung einer „intraepithelialen Verhornungszone" fehlte. Die Schleimhaut zeigte also eine deutliche Zweischichtung. Man hätte diese im Sinne einer Trennung in Funktionalis und Basalis deuten können. Aber auch sie findet sich ohne erkennbare Gesetzmäßigkeit zu allen Zeiten des Menstruationsintervalls und ferner kann sie zu allen Zeiten fehlen.

Die Dreiteilung des Epithels fanden wir außer an den übrigen Tagen des Zyklus auch je einmal am 1. und am 4. Tage der Menstruation, also zu einer Zeit, in der nach Dierks eine nackte Basalis hätte vorhanden sein müssen.

In diesen Fällen läßt sich allerdings einwenden, daß es vielleicht abnormerweise nicht zur Abstoßung der Funktionalis gekommen ist.

Wir fanden die Dreischichtung der Schleimhaut aber auch bei Frauen, die sich schon lange im Klimakterium befanden, bei denen also von einem mensuellen Zyklus keine Rede mehr sein konnte.

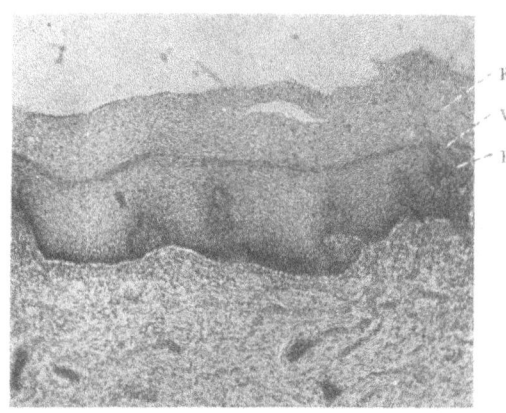

Abb. 21. Vaginalschleimhaut einer 37jährigen Frau. 22 Tage nach Beginn der letzten Menstruation. Die Dreischichtung des Eipthels in Funktionalis, intraepitheliale Verhornungszone und Basalis ist deutlich erkennbar. Mikrophoto: Winkel-Zeiß, Fluotrisystem. Brennweite 13 mm, Num. Apert. 0,38. Kompens. Okul. 2 (Hämatoxylin-Eosin), F Funktionalis, B Basalis, V Verhornungszone. (Nach Dierks, Arch. Gynäk. Bd. 130.)

Außerdem fanden wir sie auch bei Amenorrhoe (Laktationsamenorrhoe, Röntgenamenorrhoe) und bei Graviden.

Diese Befunde sprechen gegen die Ansicht von Dierks, daß sich der mensuelle Zyklus in der Scheide durch eine Dreischichtung des Epithels und durch Abstoßung der obersten Schicht manifestiert. Außerdem erscheint es uns auch noch nicht sicher, daß es sich bei dem intraepithelialen Streifen um eine „Verhornungszone" handelt.

Jedenfalls würde dann die Dickenzunahme der oberflächlichen Schicht, der Funktionalis von Dierks, nur schwer verständlich sein. Nach Dierks ist die Funktionalis anfangs, also kurz nach Beginn der Menstruation, etwa 13 μ hoch, und sie besteht aus zwei bis drei Zellagen. Im Prämenstruum besteht die Funktionalis aus 30 bis 34 Zellagen und sie ist 155 μ hoch. Das würde bedeuten, daß in der Funktionalis eine ganz außerordentlich intensive Zellvermehrung, also ein rapides Wachtum stattfindet, obwohl zwischen sie und den ernährenden Saftstrom in der Basalis die „Verhornungsschicht" eingeschaltet ist. Außerdem müßte man in der Funktionalis Kernteilungsfiguren finden. Dierks berichtet nicht über derartige Befunde und wir selbst haben trotz eigens darauf gerichteter Untersuchungen nie Kernteilungsfiguren in dieser Schicht gesehen.

Es ist möglich, daß die Dreischichtung der Schleimhaut ein zyklischer Vorgang ist, dieser zeigt aber nicht die engen Bindungen an den menstruellen Zyklus, die Dierks angenommen hatte, sondern Überschneidungen mit ihm.

Genau das gleiche sehen wir bei dem sog. östrischen Zyklus der Nager. Auch dieser Zyklus geht mit seinen 4—8—10 tägigen Rhythmen neben dem Zyklus der Eireifung her, aber nicht parallel mit ihm.

Neben den langen Wellen der Eireifung laufen anscheinend auch kürzere Wellen über das Genitale oder über Teile von ihm ab. Allerdings steht für die Dreischichtung der menschlichen Scheide noch der Nachweis aus, daß es sich überhaupt um einen zyklischen Vorgang handelt.

Zu einem ähnlichen Schluß wie wir selbst ist auch Pankow (1928) gekommen. Pankow untersuchte in mehreren Fällen bei der gleichen Frau kleine Scheidenstückchen, die in verschiedenen Phasen des Menstruationszyklus exzidiert waren. Dabei zeigte sich, daß die Abstoßung der Funktionalis nicht nur während der Menses, sondern bereits im Intervall erfolgt. Außerdem ist die Dreiteilung der Schleimhaut nicht nur bei den verschiedenen Individuen, sondern auch bei der gleichen Frau an den verschiedenen Stellen der Scheide außerordentlich wechselnd. Endlich fand Pankow bei anderen Frauen teilweise nur ganz geringe Veränderungen, die keinen typischen Ablauf zu den verschiedenen Zeiten des Menstruationszyklus zeigten.

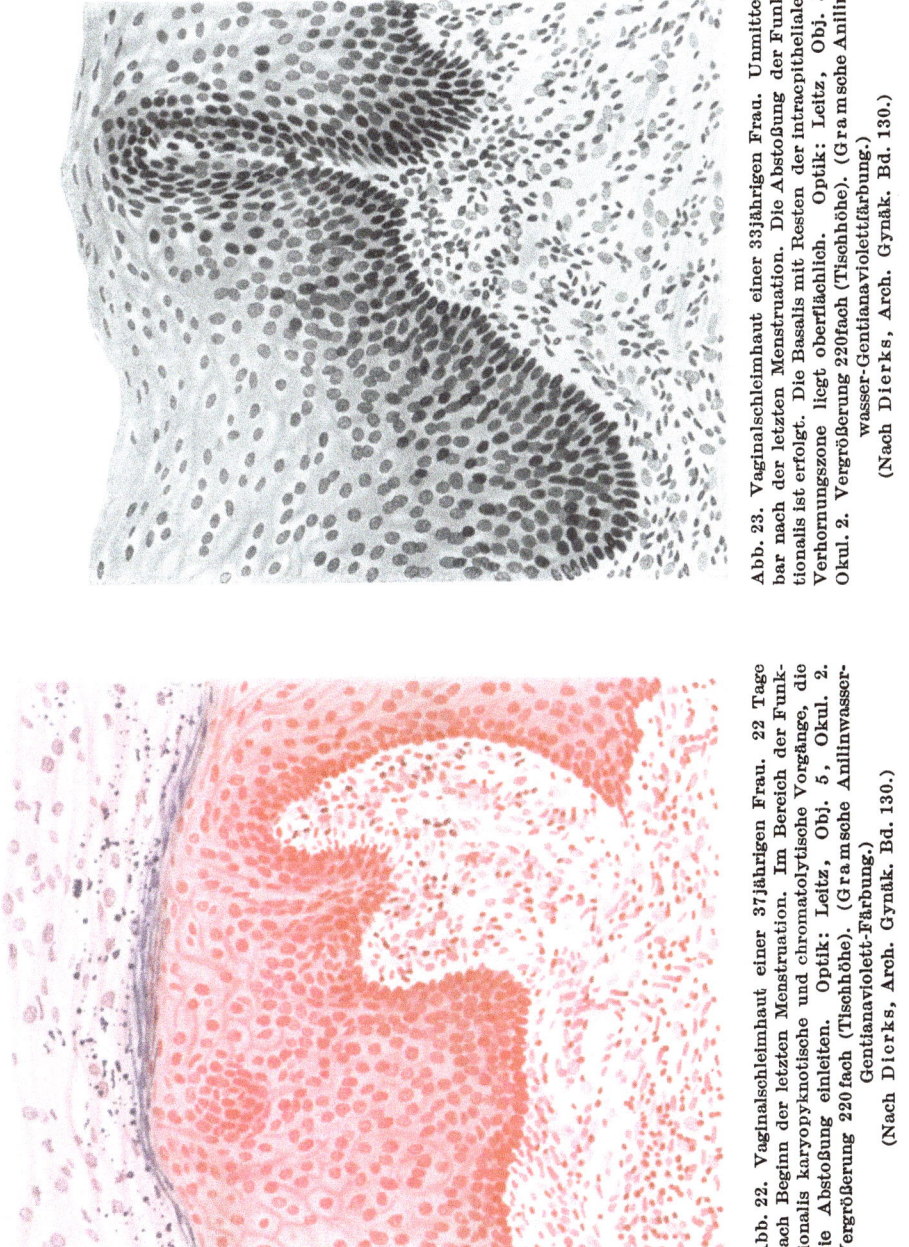

Abb. 23. Vaginalschleimhaut einer 33jährigen Frau. Unmittelbar nach der letzten Menstruation. Die Abstoßung der Funktionalis ist erfolgt. Die Basalis mit Resten der intraepithelialen Verhornungszone liegt oberflächlich. Optik: Leitz, Obj. 5, Okul. 2. Vergrößerung 220fach (Tischhöhe). (Gramsche Anilinwasser-Gentianaviolettfärbung.) (Nach Dierks, Arch. Gynäk. Bd. 130.)

Abb. 22. Vaginalschleimhaut einer 37jährigen Frau. 22 Tage nach Beginn der letzten Menstruation. Im Bereich der Funktionalis karyopyknotische und chromatolytische Vorgänge, die die Abstoßung einleiten. Optik: Leitz, Obj. 5, Okul. 2. Vergrößerung 220fach (Tischhöhe). (Gramsche Anilinwasser-Gentianaviolett-Färbung.) (Nach Dierks, Arch. Gynäk. Bd. 130.)

Emma Maria Moser hat bei 10 genitalgesunden Virgines intactae und bei einer Frau, die keinen Geschlechtsverkehr hatte, fortlaufend das Scheidensekret auf zyklische Veränderungen im Schollen- und Leukocytengehalt untersucht. Sie konnte dabei zeigen, „daß aus der Beschaffenheit des Vaginalsekrets beim Menschen keinerlei

Rückschlüsse auf den zyklischen Wechsel des funktionellen Zustandes des Ovariums gezogen werden können".

2. Schwangerschaftsveränderungen des Scheidenepithels. Die Kenntnis der Schwangerschaftsveränderungen, die an der Scheide vor sich gehen, verdanken wir Stieve (1925). Schon in den ersten Monaten der Schwangerschaft wird das Scheidenepithel dicker. Diese

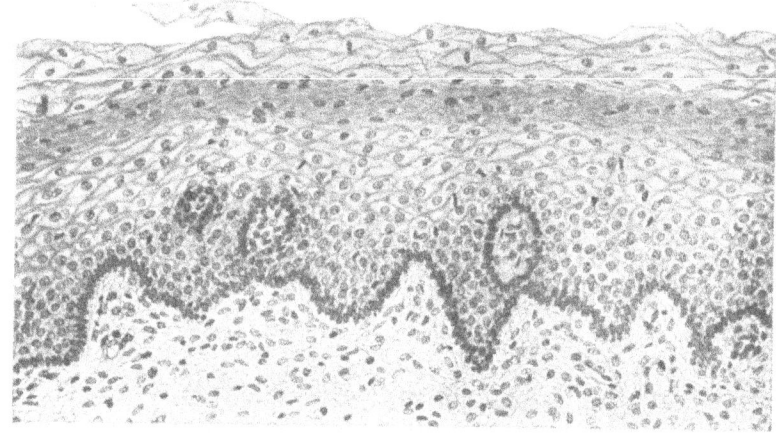

Abb. 24. Scheidenschleimhaut vom 1. Tage des mensuellen Zyklus.
(Nach Ruth Lindemann, Z. mikrosk.-anat. Forschg. Bd. 13.)

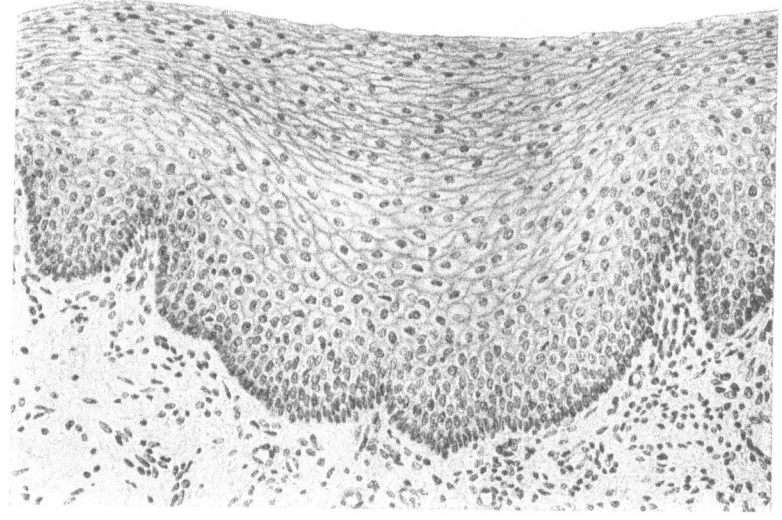

Abb. 25. Scheidenschleimhaut vom 4. Tage des mensuellen Zyklus. Fixierung usw. wie bei Abb. 14.
(Nach Ruth Lindemann, Z. mikrosk.-anat. Forschg. Bd. 13.)

Dickenzunahme beruht in der Hauptsache auf einer Vergrößerung (also auf einem Wachstum der Zellen) und nur zum kleineren Teil auf einer Zellvermehrung [Stieve (1925, S. 339)].

Im 2.—4. Monat beobachtet man in den tieferen Schichten des Epithels mehr Teilungen als sonst. Dementsprechend ist die Zahl der Zellagen etwas vermehrt, sie beträgt etwa 16—29 (Stieve). Gleichzeitig ist das Epithel aber viel dicker, als dies der Vermehrung der Zellagen entspräche.

Diese Dickenzunahme des Epithels ist in der Hauptsache durch eine erhebliche Größenzunahme der einzelnen Zellen bedingt (Abb. 26).

In der Basalschicht kommt diese allerdings nicht sehr deutlich zur Geltung. Hier haben die einzelnen Zellen eine Ausdehnung von 14:5 μ, bei 9—10:3,5—5 μ Kerngröße. Die Plasmaleiber sind verhältnismäßig schmal; die Kerne erscheinen infolgedessen ungemein dicht gelagert. Zellgrenzen sind in dieser untersten Schicht kaum zu erkennen.

In der Stachelzellenschicht sind schon in den unteren Lagen die Zellen wesentlich größer. Ihr Durchmesser beträgt vielfach 15—16 μ und die runden bis schwach eiförmigen Kerne haben eine Größe bis zu 10 μ.

Die Zellgrenzen sind sehr deutlich zu erkennen, die Zwischenzellenlücken sind breit, die Zwischenzellenbrücken treten scharf hervor.

In den mittleren Lagen der Stachelzellenschicht sind Zellen mit einem Durchmesser von 25—30 μ keine Seltenheit, die Kerne sind vielfach aber schon kleiner als in den unteren Schichten, und sie zeigen die charakteristischen Veränderungen, die man auch sonst findet. Die Zwischenzellenlücken sind in den höheren Lagen nicht mehr so breit, in den obersten sind sie überhaupt nicht mehr nachzuweisen. Die Zellen und Kerne sind hier stark abgeplattet.

Zwischen den einzelnen Zellen finden sich in allen Schichten des Epithels Wanderzellen. Ihre Zahl vermehrt sich während der Schwangerschaft dauernd.

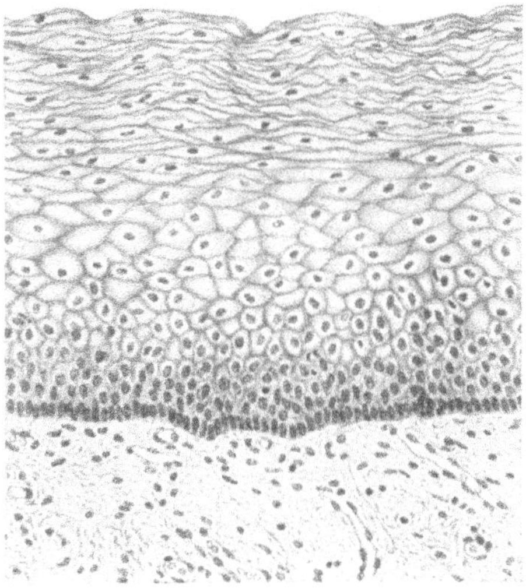

Abb. 26. Epithel aus der hinteren Scheidenwand einer 38jährigen Fünftgeschwängerten im 4. Monat der Schwangerschaft.
Fixierung, Vergr. usw. wie bei Abb. 18.
(Nach Stieve, Z. mikrosk.-anat. Forschg. Bd. 3.)

Im weiteren Verlaufe der Schwangerschaft nimmt das Epithel an Dicke zu. Am Ende der Schwangerschaft ist es etwa 500 μ dick, manchmal aber auch noch dicker (Stieve, S. 343). Dabei findet man gegenüber den ersten Monaten der Schwangerschaft keine wesentliche Vermehrung der Zellagen. Ihre Zahl beträgt auch jetzt noch etwa 16—29. Die Zahl der Mitosen nimmt vom 5. Monat an dauernd ab. Die Dickenzunahme des Epithels beruht gegen das Ende der Schwangerschaft also fast ausschließlich auf einer weiteren Größenzunahme der Zellen (Abb. 27).

Diese Größenzunahme läßt sich schon in der Basalschicht nachweisen. Die Größe der Zellen beträgt hier 13—16 μ zu 4—6 μ, die der Kerne 15:5 μ. Auch hier liegen die einzelnen Kerne sehr dicht nebeneinander. Zellgrenzen sind hier und in den untersten Lagen des Stratum spinosum kaum zu erkennen. Sehr deutlich lassen sich aber bei entsprechender Färbung die Bindegewebsspiralen darstellen.

Im Stratum spinosum erkennt man zahlreiche sehr große Kerne. Diese sind in den untersten Schichten allerdings nur von verhältnismäßig schmalen Protoplasmaleibern umgeben. Je höher man aber geht, desto größer werden die Zellen. In den mittleren Lagen sind Zellen von 50—60 μ Durchmesser keine Seltenheit. Die Vergrößerung betrifft hier in der Hauptsache die Plasmaleiber. Die Kerne zeigen schon eine nach den oberen Schichten hin zunehmende Verkleinerung. Sie sind aber gleichwohl noch wesentlich größer als in der Scheidenschleimhaut Nichtgravider.

Die Zwischenzellenlücken sind im Stratum spinosum sehr weit und dementsprechend sind die Zwischenzellenbrücken sehr scharf zu erkennen. Man sieht hier auch sehr deutlich die Epithelfasern durch die einzelnen Zellen hindurchziehen und sie miteinander verbinden.

In den obersten Lagen platten sich die Zellen ab, aber lange nicht so stark wie im nichtgraviden Zustande.

Die Papillen sind an einzelnen Stellen gut ausgebildet, an anderen fehlen sie vollkommen. Sie scheinen sich während der Schwangerschaft nur in der Dicke zu verbreitern, aber nicht in die Länge zu wachsen.

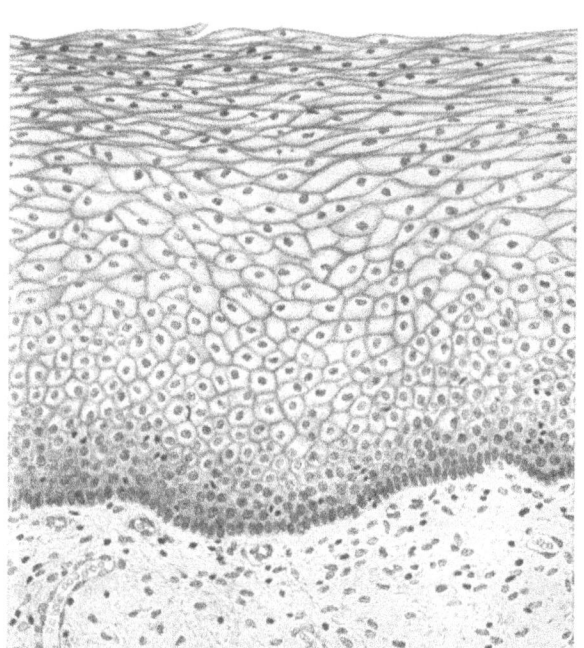

Abb. 27. Epithel aus der hinteren Scheidenwand einer 34jährigen Erstgeschwängerten im 8. Schwangerschaftsmonat entnommen. Vergr. usw. wie bei Abb. 17.
(Nach Stieve, Z. mikrosk.-anat. Forschg. Bd. 3.)

3. Veränderungen des Scheidenepithels unter der Geburt. „Im Beginn der Geburt besitzt das Scheidenepithel eine Dicke von etwa 500 μ oder darüber" [Stieve (1925, S. 342)].

Unter der Geburt wird das Epithel in zweifacher Weise beansprucht, es wird 1. gedehnt, 2. es wird durch die Reibung mechanisch beeinträchtigt.

a) Dehnung.

Nach Stieve beträgt die Höhe des Scheidenepithels schon in der Eröffnungsperiode nur noch 100 bis 150 μ und während des Durchtrittes des kindlichen Kopfes nur 90—120 μ.

Im mikroskopischen Bilde zeigen sich dabei folgende Veränderungen (Abb. 28):

Die obersten Lagen sind sehr stark abgeplattet. Sie erscheinen nur noch als ganz dünne, aber um so breitere Schuppen. Man gewinnt den Eindruck, „als ob viele feine Lamellen die Scheide nach innen zu begrenzen" (Stieve, S. 343).

Die mittlere Schicht der großen Zellen ist nicht mehr zu erkennen. In ihrem Bereiche findet man nur noch ganz platte Zellen. Die Dehnung macht sich hier also „ganz besonders stark geltend" (Stieve).

Die basalen Zellagen erscheinen dagegen so gut wie gar nicht verändert. Die Zellen liegen hier genau so wie bei der ungedehnten Scheide sehr dicht. Die Kerne stehen mit ihrer Längsachse senkrecht zu dem darunter verlaufenden Bindegewebe, der Plasmaleib ist sehr schmal und nicht abgeplattet.

Die darauf folgenden höheren Zellagen bestehen nicht mehr aus großen vieleckigen Gebilden. An ihnen fällt „die ungemein dichte Lagerung der Kerne und Zellen auf". Die Plasmaleiber sind sehr schmal, aber nicht abgeplattet. Die Zellgrenzen sind ziemlich deutlich. Die Zwischenzellenlücken sind aber sehr eng, deutliche Zwischenzellenbrücken sind nicht zu erkennen. An günstigen Stellen sieht man die Epithelfasern deutlich senkrecht zur Unterfläche verlaufen. Die Kerne sind jetzt häufig längsoval, „und man gewinnt oft den Eindruck, als ob in den tiefen Schichten zwei bis drei Lagen von Cylinderzellen übereinander geschichtet wären" (Stieve). Die Papillen sind so gut wie vollkommen verstrichen.

Im Zustande der Dehnung zerfällt demnach das Scheidenepithel deutlich in zwei Schichten:

1. eine oberflächliche Schicht, die nur aus ganz flachgezogenen, platten Zellen besteht,
2. eine tiefere Schicht, in der die Zellen in ihrer Form nicht verändert sind, aber sehr dicht liegen.

Dieses eigenartige histologische Verhalten des Epithels erklärt sich nach Stieve in folgender Weise: In den obersten Lagen sind die Zellen „einfach gedehnt und infolgedessen stark abgeplattet"[1].

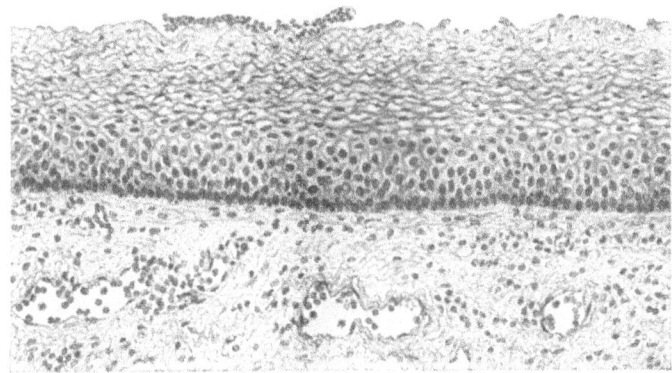

Abb. 28. Epithel aus der hinteren Scheidenwand einer 30jährigen Erstgebärenden am Ende der Schwangerschaft, nach der Eröffnung des Muttermundes vor dem Durchtritt des Kindes entnommen. Vergr. usw. wie bei Abb. 17.
(Nach Stieve, Z. mikrosk.-anat. Forschg. Bd. 3.)

„In den unteren Schichten dagegen müssen sich die Zellen gegeneinander verschoben haben."

Dieser Schluß ergibt sich zwingend aus der Tatsache, daß die Zahl der Zellagen abnimmt, und aus der Art, in der dies der Fall ist. Während nämlich am Ende der Schwangerschaft das Epithel aus 16 bis 30 Zellreihen besteht, findet man an der gedehnten Schleimhaut nur noch 13—22 Zellagen und von diesen treffen 10—18 auf die obere Lage der Plattenzellen und nur 3—5 Lagen auf die tieferen Schichten. Dabei ist noch zu berücksichtigen, daß sich 16 Zellagen am Ende der Schwangerschaft nur über den Spitzen der Papillen finden. Papillen lassen sich aber nach vollständiger Dehnung nicht mehr nachweisen. Selbst an der Hinterwand der Scheide sind sie dann vollkommen verstrichen (Stieve).

In den tieferen Zellagen, d. h. hauptsächlich da, wo die Zwischenzellenlücken vorher sehr weit waren, verschieben sich die einzelnen Zellen weitgehendst gegeneinander. Offenbar werden sie hier durch den Druck, der von den oberflächlich gelegenen, gedehnten Zellen einerseits, von dem darunter gelegenen Bindegewebe andererseits ausgeht, gegeneinander verschoben. Stieve (S. 346) nimmt an, daß „dabei auch zahlreiche Zellen zwischen die tiefste Cylinderzellenschicht hineingepreßt" werden.

„So merkwürdig dieser Vorgang an und für sich erscheint, er ist doch leicht zu verstehen. Auch für gewöhnlich müssen ja in den tiefsten Schichten des Plattenepithels die Zellen sich weitgehend gegeneinander verschieben. Hier werden ja neue Zellen gebildet und bei jedem solchen Vorgang kommt es zu Verschiebungen in der Nachbarschaft, wohingegen in den oberflächlichen Lagen, in denen keine neuen Zellen mehr gebildet werden, die sich hier ständig abspielenden Veränderungen auch ohne stärkere Verschiebungen möglich sind. Der Vorgang der Dehnung gleicht auch weitgehend den Veränderungen, die

---

[1] S. 345: „Sie verändern also ihre Form. Selbstverständlich kommt es auch hier zu leichteren gegenseitigen Verschiebungen. Sehr wesentlich können diese aber nicht sein."

wir vom Übergangsepithel der harnleitenden Wege, besonders der Harnblase, her kennen. Auch da werden die großen Zellen der oberflächlichen Lage weitgehendst gedehnt, während die unteren Zellschichten sich gegeneinander verschieben. In der Scheide ist allerdings die oberflächliche Zellage viel dicker, sie besteht aus mehreren Schichten, die Verschiebungen in den unteren Schichten sind aber hier lange nicht so stark, denn die Dehnung ist ja auch nicht so beträchtlich, wie sie in der Blasenwandung bei stärkster Füllung sein kann" [Stieve (1925, S. 346)].

β) *Mechanische Alteration des Epithels.*

Die mechanische Inanspruchnahme des Epithels beim Durchtritt des Kindes kann sich in verschiedener Weise äußern.

1. **Das Epithel kann bis zur Beendigung der Geburt in allen Teilen gut erhalten bleiben.** Es werden nur einige Teile der oberflächlichen Zellagen

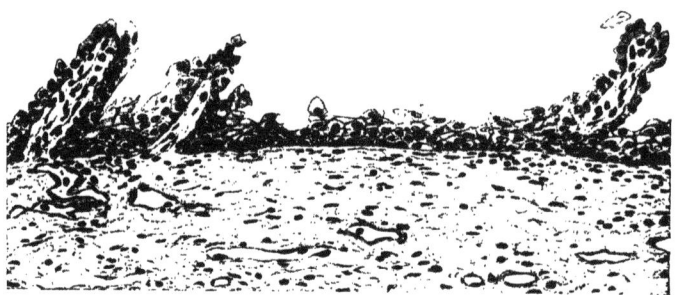

Abb. 29. Epithel aus der hinteren Scheidenwand einer 35jährigen Erstgebärenden, die 3 Tage gekreist hat. Muttermund handtellergroß. Vergr. wie bei Abb. 28.
(Nach Stieve, Z. mikrosk.-anat. Forschg. Bd. 3.)

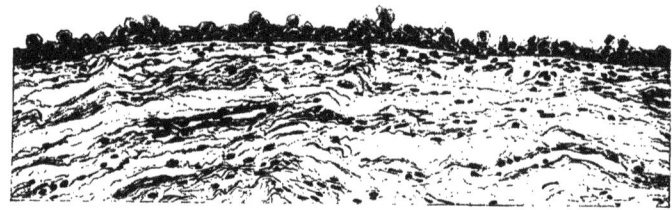

Abb. 30. Epithel aus der hinteren Scheidenwand einer 33jährigen Erstgebärenden. Die Eröffnung hatte 56 Stunden gedauert, dann trat Wehenschwäche ein, das Kind wurde mit der Zange geholt und nach der Geburt das Scheidenstück entnommen. Vergr. wie bei Abb. 28.
(Nach Stieve, Z. mikrosk.-anat. Forschg. Bd. 3.)

durch die mechanische Alteration beim Durchtritt des Kindes abgestoßen (Stieve, S. 343).

Man findet dann nach der Ausstoßung der Placenta die oberflächlichsten Epithelschichten zum Teil abgerieben und mit Blut bedeckt. An vielen Stellen sind sie aber auch selbst nach Zangenextraktionen noch fast vollkommen erhalten und so gut wie unverändert. Die Schleimhaut verharrt nach der Geburt noch einige Zeit in ihrem gedehnten Zustand. Noch am vierten Wochenbettstage lassen sich die Spuren der vorausgegangenen Dehnung nachweisen.

2. **Das Epithel kann zum großen Teil abgestoßen werden.** Die Tunica propria der Scheide ist dann nur noch von einer 2—3fachen Epithellage bedeckt; nur vereinzelt haften diesen Schichten noch einige weitere Zellen an (Abb. 29 und 30).

Die große Masse des Stratum spinosum und die ganze Lage der Plattenzellen fehlen hier vollkommen. Die tiefsten, dem Bindegewebe unmittelbar aufsitzenden Zellen sind nicht mehr zylindrisch, sondern klein und platt; ihr mehr längsovaler Kern liegt mit seiner Längsachse in der Richtung der Bindegewebsschicht.

Diese Abstoßung des Epithels unter der Geburt wird wahrscheinlich begünstigt durch eigentümliche Veränderungen, die Stieve (S. 347ff) zuerst gesehen und eingehend beschrieben hat.

Es handelt sich um unregelmäßige, kleinere und größere, bläschenförmige Hohlräume im Epithel (Abb. 31).

„Die größten haben bis zu 400 μ Durchmesser und sind große, schon mit freiem Auge oder bei ganz schwacher Vergrößerung deutlich erkennbare Höhlen, die aber an der

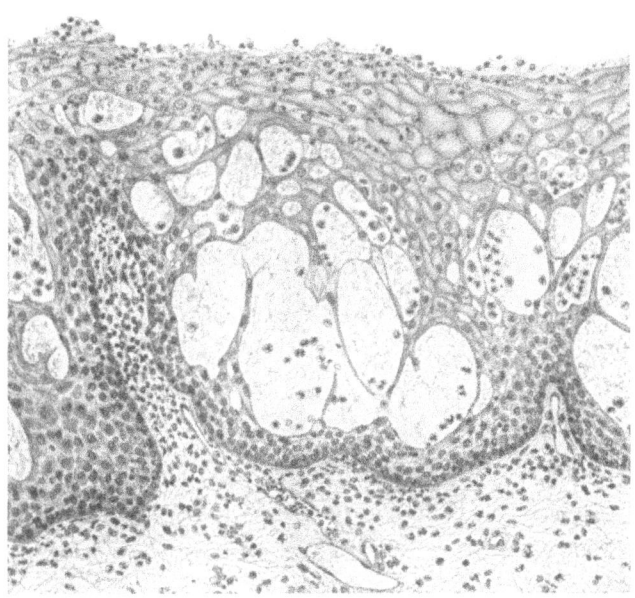

Abb. 31. Epithel aus der hinteren Scheidenwand einer 31jährigen Erstgebärenden am Ende der Schwangerschaft. Sie hatte 50 Stunden lang gekreist, der Muttermund ist handtellergroß, wegen Wehenschwäche wird die Zange angelegt, vorher ein Stück aus der Scheidenwand entnommen. Vergr. wie bei Abb. 17.
(Nach Stieve, Z. mikrosk.-anat. Forschg. Bd. 3.)

Oberfläche keine Vorwölbungen bedingen. Die ihre Wand bekleidenden Zellen sind platt gedrückt, so daß die ganzen Höhlen häufig von 2—3 Lagen platter Zellen umkleidet sind. Vielfach stehen mehrere Bläschen miteinander in Verbindung. Die Scheidenwände zwischen den einzelnen Höhlen werden durch plattgedrückte Zellen dargestellt. An manchen Stellen reichen die Bläschen nach unten bis zur Basalzellenschicht, die nirgends unterbrochen ist, und nach oben bis unter die obersten Zellagen. In den Höhlen selbst, ebenso wie zwischen den einzelnen Epithelzellen überhaupt, finden sich sehr zahlreiche Leukocyten, auch vereinzelte Granulocyten, in den größeren Höhlen neben dem schon geschilderten Gerinnsel auch feine Fibrinfäden, die bei der Eisenhämatoxylinfärbung tief schwarz erscheinen".

„An den nicht oder wenig veränderten Stellen des Epithels erkennt man die gewöhnliche Anordnung der Zellen, doch sind die Zwischenzellücken ungemein weit, die Brücken dementsprechend sehr lang. Sie treten mit einer Deutlichkeit hervor, wie ich sie sonst nirgends gesehen habe. Vielfach sind die Lücken zwischen den Epithelzellen gerade so breit wie die ganzen Zellen selbst. In ihnen finden sich vereinzelte Leukocyten und an vielen Stellen eine gerinnselartige, sich mit Plasmafarben darstellende krümelige Masse" (Stieve).

II. Bindegewebe.
a) Kollagene (leimgebende) Fasern.

Die **Tunica propria** besteht in der Hauptsache aus kollagenem Bindegewebe. Außerdem enthält sie auch elastische Fasern, Gefäße und Nerven.

Schon bei schwacher Vergrößerung kann man erkennen, daß die Grenze zwischen dem Epithel und dem Bindegewebe nicht eine ebene Fläche, im Schnitte also eine Gerade,

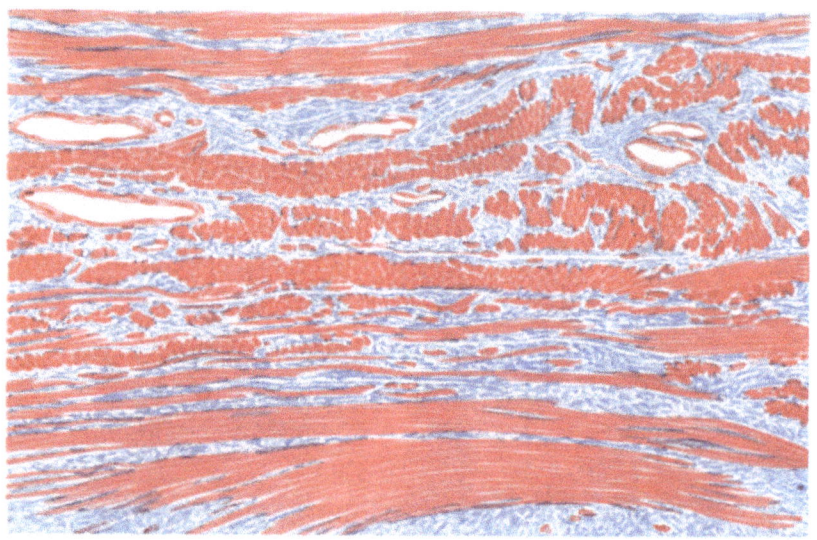

Abb. 32. Aus der Scheidenwand einer 27jährigen Frau, die noch nie empfangen hat. Fixierung in Zenker. Celloidin-Paraffin, 7 μ. Färbung nach der Heidenhainschen Azanmethode. Vergr. 400fach. (Nach Stieve.)

bildet. Die Grenzlinie verläuft vielmehr unregelmäßig wellig. Dieses Bild kommt dadurch zustande, daß die Oberfläche der Tunica propria zapfenförmige Fortsätze, die Papillen, trägt, zwischen die sich das Epithel einsenkt. Die Gesamtheit der Papillen wird als Papillarkörper (Stratum papillare) bezeichnet. Die Epitheleinsenkungen zwischen den Papillen werden Epithelleisten (Retezapfen) genannt.

Ebenso wie das Epithel zeigt auch der Papillarkörper individuelle, lokale und funktionelle Verschiedenheiten.

Selbst wenn man — um die lokalen und funktionellen Schwankungen auszuscheiden — entsprechende Scheidenstückchen gleichalteriger Individuen aus der gleichen genitalen Funktionsphase untersucht, zeigen die Zahl, die Höhe und die Breite der Papillen sehr erhebliche Unterschiede.

Ferner nimmt die Höhe der Papillen vom Scheideneingang nach dem Scheidengewölbe hin bedeutend ab (Pretti, S. 251). An der vorderen Scheidenwand finden sich gewöhnlich wenig oder gar keine Papillen, an der Hinterwand sind die Papillen — wenigstens bei Frauen, die noch nicht oder nur selten geboren haben — zahlreich und hoch [Stieve (1925, S. 334)].

Die Abnahme der Größe und Zahl der Papillen oder ihr völliges Schwinden ist nicht ausschließlich eine Folge hohen Alters, wiederholter Geburten oder häufiger Kohabitationen, sondern sie findet sich auch in jugendlichen Scheiden. Die Größe der Papillen ist zum Teil abhängig von andauernder Dehnung der Scheide oder von ungewöhnlicher Kontraktion im Moment des Todes (Pretti, S. 269).

In der Scheide der nichtschwangeren geschlechtsreifen Frau bildet das kollagene Bindegewebe ein dichtes Geflecht aus geraden oder leicht geschlängelten, dicken und derben Fasern, die in den verschiedensten Richtungen verlaufen (Abb. 5).

Bei starker Vergrößerung, ganz besonders aber bei der Untersuchung ungefärbter Schnitte im Dunkelfeld (Stieve), erkennt man, daß die einzelnen Fasern aus feinsten Fibrillen zusammengesetzt sind.

Unterhalb des Epithels bildet das Bindegewebe eine dicke, fest zusammenhängende Schicht.

Von dieser aus lassen sich einzelne Fasern — die sog. „Herxheimerschen Spiralen" — zwischen die Epithelzellen hinein verfolgen.

Wesentliche morphologische Unterschiede im Verhalten der kollagenen Fasern bei jungen und alten Frauen lassen sich nicht feststellen. „Vielfach erscheint allerdings bei älteren Frauen, die nie geboren haben, Ende der dreißiger Jahre das Bindegewebe fester und derber und auch wesentlich zellärmer als bei Frauen zwischen dem 19. und 24. Jahre. Deutlicher noch als im Mikroskop merkt man den Unterschied beim Schneiden. Während es jederzeit leicht möglich ist, von der Scheide einer 18 bis 22 jährigen nicht schwangeren Frau Reihenschnitte von 5 μ Dicke herzustellen, gelingt dies bei älteren Frauen, besonders solchen, die noch nicht oder schon vor langer Zeit geboren haben, vielfach nur sehr schwer oder auch gar nicht" (Stieve, S. 313).

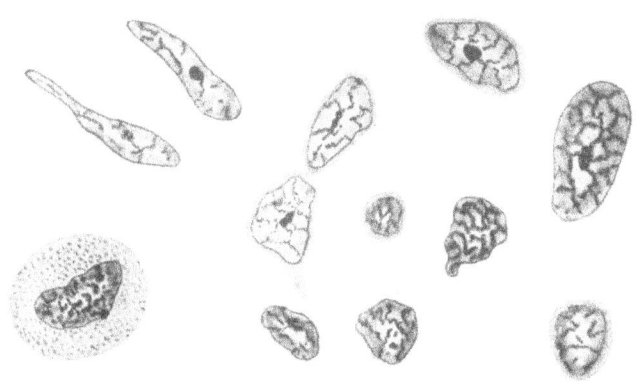

Abb. 33. Bindegewebszellen aus der Scheidenwand einer 30jährigen Nichtschwangeren. Fixiert Zenker. Celloidin-Paraffin, 5 μ, Hämatoxylin Heidenhain - Lichtgrün. Vergr. Zeiß, Hom. Immers. 1,5 mm. Num. App. 1,3. Okul. 12, bei der Wiedergabe auf ³/₄ verkleinert, so daß die Vergr. jetzt etwa 1440mal ist. (Nach Stieve.)

Die Bindegewebszellen (Fibroblasten) liegen „eingepreßt zwischen den einzelnen Faserbündeln" (Stieve).

Der Plasmaleib ist bei den gewöhnlichen Färbungen meist überhaupt nicht zu erkennen, nur selten erscheint er angedeutet (Abb. 33). Nur an besonders günstigen Stellen, an denen die Fasern etwas lockerer liegen, erkennt man einen schmalen, unregelmäßigen Saum um die Kerne.

Die Kerne sind meist langgestreckt und „pflaumenkernartig platt gedrückt" (Stieve), bald sind sie kürzer und unregelmäßig gestaltet. Sie zeigen ein spärliches aber derbes Chromatingerüst, klaren Kernsaft und 1—2 Kernkörperchen.

Die Kerne der kleinsten Bindegewebszellen besitzen nur einen Durchmesser von 3—4 μ, die größten sind bis zu 14 μ lang, die Breite beträgt bis zu 6 μ, die Dicke 2—3 μ (Stieve, S. 323).

Neben den Fibroblasten findet man im Bindegewebe der Scheide die gleichen Zellformen, die auch im Bindegewebe des übrigen Körpers vorkommen.

Vor allem findet man mehr oder weniger zahlreiche **Mastzellen**. Ihre fein gekörnten Leiber setzen sich deutlich von der Umgebung ab.

Das Bindegewebe der **Muscularis** ist sehr derb. Um jedes gröbere Muskelbündel liegt eine besonders dicke Schicht von leimgebendem Bindegewebe (Abb. 32). Außerdem ist jede einzelne Muskelzelle von einem feinsten Netz äußerst dünner leimgebender Fasern umsponnen. Diese lassen sich nur sehr schwer und nur in ganz dünnen Schnitten nachweisen.

Obermüller nahm an, daß dieses feine Netzwerk aus elastischen Fasern besteht. Stieve (1925, S. 312) und auch wir selbst konnten diese Fasern aber nie mit der Weigertschen Elastinfärbung, sondern nur mit der Azanfärbung darstellen. Es dürfte sich also doch wohl nicht um elastische, sondern um leimgebende Fasern handeln.

An die äußere Längsmuskelschicht der Scheide schließt sich nach außen eine Bindegewebsschicht an. Diese ist vorn zwischen Blase und Scheide (Septum vesico-vaginale) locker und zwischen Urethra und Scheide (Septum urethro-vaginale) dagegen sehr fest und derb. Hinten grenzt die Scheidenmuskulatur an das lockere Bindegewebe, das sich zwischen der hinteren Scheidenwand und dem Rectum befindet (Septum recto-vaginale).

Das Bindegewebe der **Adventitia** zeigt den gleichen Bau wie das Bindegewebe der Tunica propria [Stieve (1925), S. 313)].

Schwangerschaftsveränderungen des Bindegewebes.

In der **Schwangerschaft** zeigt das Bindegewebe nach Stieve (S. 313ff) schon während der ersten Monate sehr erhebliche Veränderungen.

Schon 14 Tage nach der Konzeption erscheint das Bindegewebe lockerer, die einzelnen Fasern liegen etwas weiter voneinander entfernt. Sie treten dadurch deutlicher hervor, und sie sind auf längere Strecken hin gut zu erkennen.

Im Beginn des zweiten Monats sind diese Veränderungen noch weiter fortgeschritten. Die einzelnen Fasern sind in ihrer Dicke nicht wesentlich verändert, sie sind geschlängelt, die Spalten zwischen ihnen sind noch deutlicher geworden als vorher, das ganze Gewebe zeigt ein lockeres Gefüge.

Im Beginn des fünften Monats sind die Spalten und Räume zwischen den einzelnen Fasern noch etwas weiter geworden. Die Fasern selbst sind jetzt aber wesentlich dicker als früher. Sie verlaufen sehr stark geschlängelt und lockenartig gewunden. Infolgedessen können sie nur noch selten auf längere Strecken hin verfolgt werden. Die Fibrillen sind in ihnen deutlich zu erkennen.

Im achten Monat ist das Bindegewebe deutlich aufgelockert. Die Fasern sind größtenteils sehr breit. Sie verlaufen stark wellig oder geschlängelt, sie durchflechten sich lockenförmig und außerdem verzweigen und verästeln sie sich vielfach, so daß sie an vielen Stellen den Eindruck eines reichlich ausgebildeten Netzwerkes machen, das sich zwischen den Blutgefäßen und den Muskelbündeln ausspannt. Die einzelnen dickeren Fasern sind zum Teil in dünnere aufgespalten und diese bestehen ihrerseits wieder aus einzelnen Fibrillen. Die Spalten zwischen den einzelnen Fasern sind sehr deutlich und weit, sie enthalten aber keine Einschlüsse oder gerinnselartige Niederschläge, wie sie z. B. beim Ödem beobachtet werden.

Diese Veränderungen haben schon im 6.—8. Monat fast den Höhepunkt ihrer Ausbildung erreicht und sie bleiben bis zum Ende der Schwangerschaft vorhanden. Die Auflockerung des Bindegewebes kann aber auch noch etwas mehr zunehmen, und vielfach erinnert dann das Gewebe an das Gallertgewebe der reifen Nabelschnur.

Die Veränderungen des Bindegewebes sind in allen Lagen der Scheidenwand gleich.

In jeder Zeit der Schwangerschaft nehmen aber die einzelnen Fasern und Bündel die spezifischen Farbstoffe in der gleichen Weise auf wie früher und sie grenzen sich scharf und deutlich ab (S. 314).

Dieser Befund ist der morphologische Ausdruck dafür, daß die Schwangerschaftsveränderung des Scheidenbindegewebes **nicht durch eine Quellung der einzelnen Fasern** zustande kommt.

Auf diese Tatsache hat Stieve nachdrücklich Runge gegenüber hingewiesen.

Runge sah gegen Ende der Gravidität häufig Bilder, in denen der größte Teil des Bindegewebes mehr homogen erschien, gleichmäßig matt gefärbt und von fädig geronnenen Elementen durchzogen war.

Gegenüber diesen Feststellungen Runges betonte Stieve auf Grund sehr eingehender Untersuchungen, daß sich die kollagenen Fasern der normalen[1] Scheide auch am Ende der Schwangerschaft niemals diffus und schwach färben, sondern daß sie ebenso scharf und distinkt hervortreten wie außerhalb der Schwangerschaft. Sie erscheinen vielmehr ganz besonders deutlich, da sie infolge der trennenden Gewebsspalten weiter voneinander entfernt liegen. „Nur wenn Scheidenstückchen nach der Entnahme längere Zeit an der Luft oder in Kochsalzlösungen liegen bleiben, färbt sich das Bindegewebe etwas schlechter, dann gehen wohl auch Einzelheiten in seinem Bau verloren und man beobachtet Erscheinungen, ähnlich denen, die Runge beschreibt. Dabei zeigt sich auch, daß **das Bindegewebe am Ende der Schwangerschaft durch die Einflüsse der Leichenzersetzung — nur um solche handelt es sich ja — viel stärker und rascher verändert wird als das der nichtschwangeren Scheide**" (Stieve, S. 315).

Infolge der Auflockerung, die das Bindegewebe der Scheide in der Schwangerschaft erfährt, treten zunächst die einzelnen **Bindegewebszellen** deutlicher hervor (Stieve, S. 323). Viel häufiger und deutlicher als bei Nichtgraviden kann man jetzt den schmalen **Plasmaleib** erkennen. Dieser umgibt den Kern als ein feiner dunkler Hof, und er reicht mit seinen langen Fortsätzen in die Gewebsspalten hinein. Die Grenzen des Plasmaleibes sind fast nie deutlich zu erkennen, sie „verdämmern" in der Umgebung [Schaffer (1922)]. Die Kerne vergrößern sich, die kleineren Formen werden immer seltener. Zwischen den welligen Faserzügen trifft man jetzt hauptsächlich große, pflaumenkernförmige Kerne an von 10—14 μ Länge, 4—6 μ Breite und 3—4 μ Dicke (Abb. 34).

Indirekte Teilungen von Bindegewebszellen lassen sich auch in der Schwangerschaft nicht oder nur ganz außerordentlich selten beobachten. Auch Bilder, die an eine direkte Kernteilung denken lassen, sind sehr selten. Gleichwohl scheint, daß sich die Gesamtzahl der Bindegewebszellen während der Schwangerschaft etwas vermehrt.

Während der **Geburt** tritt stets eine stärkere Stauung im Bereich aller Beckenorgane ein und ihr Einfluß macht sich auch am Bindegewebe der Scheide geltend. „Die

---

[1] Stieve (S. 215) hat zu seinen Untersuchungen prinzipiell niemals Scheidenstückchen von Frauen verwendet, die stärkere Ödeme an den unteren Extremitäten oder an den Genitalien zeigten. Er hält es aber (S. 318) für möglich, daß bei Frauen mit solchen Ödemen auch die Scheidenwand ein anderes Aussehen zeigt, und daß dann vielleicht auch das Bindegewebe die von Runge beschriebenen Bilder aufweist. Stieve verweist auch auf die Angaben Dietrichs (Aschoff I, S. 531), daß bei Ödemen die Bindegewebsfasern aufquellen, sich nicht mehr spezifisch färben, Fibrinfärbung annehmen und oft auch Schleimreaktion zeigen.

vorher schon bestehende Auflockerung wird deutlicher, die Spalten werden noch weiter, aber auch jetzt bleiben selbst nach dreitägiger Dauer der Eröffnungsperiode die einzelnen Fasern immer noch deutlich und scharf begrenzt erhalten. Manchmal lassen sich allerdings an ihnen Veränderungen im färberischen Verhalten beobachten. Diese zeigen sich jedoch nur bei der Verwendung bestimmter Farbstoffe" [Stieve (1925, S. 318)].

So konnte Stieve einmal nach 12stündiger Geburtsdauer beobachten, daß die leimgebenden Fasern der Scheidenwand teilweise bei der Azanfärbung dunkelrot waren, sich auch bei langem Beizen in Phosphorwolframsäure nicht entfärbten und dann später nicht blau tränkten, ohne dabei aber irgendwie gequollen oder undeutlich zu sein. Allerdings konnte Stieve dieses Verhalten nur in einzelnen kleineren

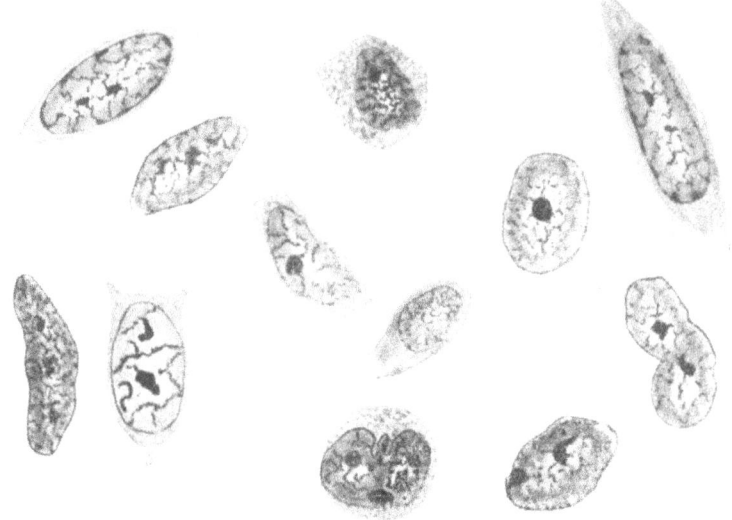

Abb. 34. Bindegewebszellen aus der Scheidenwand einer 30jährigen Erstgebärenden im 10. Monat.
Fixierung usw. wie bei Abb. 33.
(Nach Stieve, Z. mikrosk.-anat. Forschg. Bd. 3.)

Bezirken beobachten, die regellos zwischen den Teilen gelegen waren, in denen sich die Fasern in der gewöhnlichen Weise färbten. Zweifellos deutet dieses Verhalten auf chemische Veränderungen hin. Stieve betont aber ausdrücklich, „daß auch während der Geburt niemals die einzelnen Bindegewebsfasern quellen und dadurch undeutlich werden, oder daß das Bindegewebe im ganzen schwach gefärbt erscheint, ohne Einzelheiten im Bau erkennen zu lassen", so wie dies Runge schildert.

„Die Veränderungen im Anfange der Geburt bestehen in erster Linie darin, daß die Spalten und Lücken zwischen den Fasern noch weiter werden. Dies ändert sich, sobald die Dehnung einen gewissen Grad erreicht hat, dann legen sich die Fasern näher aneinander, sie werden gestreckt, verlaufen parallel; aber auch an solchen Stücken, die nach vollkommener Eröffnung unmittelbar vor der Geburt oder nach dem Austritt des Kindes entnommen und untersucht werden, erkennt man noch den gleichen lockeren Bau des Bindegewebes" [Stieve (1925, S. 318f.)].

Nach der Geburt werden mit der fortschreitenden Verdichtung und Verfestigung des Gewebes auch die Kerne wieder kleiner, und sie liegen dann wieder fest zwischen den Faserbündeln eingepreßt (Stieve).

b) Elastische Fasern.

In der Scheide der geschlechtsreifen Frau findet sich dicht unterhalb des Epithels ein bald dickeres, bald dünneres, gleichmäßiges Netz feiner elastischer Fasern [Stieve (1925), S. 319].

Dieses kann den Zellen der Basalschicht so dicht anliegen, daß man fast den Eindruck gewinnt, als ob ein Teil der elastischen Fasern in die Basalschicht des Epithels einstrahlte (Runge, Stieve). Dann bestünden also die „Herxheimerschen Spiralen" aus elastischem Gewebe (Stieve). Auch die Papillen erscheinen in diesem Falle ganz von elastischen Fasern durchsetzt.

Häufig ist aber das elastische Netz durch eine dickere Zellschicht und durch reichliche kollagene Fasern von der Epithelschicht getrennt. In diesem Falle ziehen von dem elastischen Netz nur einzelne feinere Fasern in die Papillen hinein.

Diese beiden verschiedenen Typen des subepithelialen elastischen Netzes lassen sich häufig an verschiedenen Stellen der gleichen Scheide beobachten.

Von dem subepithelialen Netz aus ziehen zahlreiche, meist sehr feine Fasern in die Tiefe. Diese verzweigen und verästeln sich häufig und ferner stehen sie durch quer und schräg verlaufende Fasern miteinander in Verbindung. Auf diese Weise entsteht ein „weitmaschiges, aber gleichmäßiges, äußerst feines Netzwerk" (Stieve, S. 320).

In der Muskelschicht sind die elastischen Fasern wesentlich derber als in der Tunica propria. Sie bilden ein dichtes Geflecht, das die breiten Bindegewebslagen zwischen den einzelnen Muskelbündeln durchsetzt. Nach außen gehen die elastischen Fasern unmittelbar in das derbe, deutliche Geflechtwerk der Adventitia über.

Um die Gefäße, besonders um die Venen herum, bilden die elastischen Fasern ein etwas dichteres Geflecht.

Die Menge des elastischen Gewebes ist bei den einzelnen Frauen, aber auch bei sonst gleichen Verhältnissen, sehr verschieden (Stieve, S. 319).

Die vordere Scheidenwand enthält im allgemeinen mehr elastisches Gewebe als die hintere Scheidenwand (Obermüller, Speiser).

Außerdem zeigen die elastischen Fasern auch in den einzelnen Lebensaltern ein recht verschiedenes Verhalten.

1. Altersveränderungen der elastischen Fasern.

Elastische Fasern können schon in der Scheide 7 monatiger Feten nachgewiesen werden (Obermüller). Allerdings finden sie sich hier nur in der Arterienwand, an den Venen fehlen sie. Die Submucosa und Muscularis lassen bei der Orceinfärbung einen rötlichen, bei der Weigertschen Färbung einen bläulichen Ton erkennen. Dieser wird bei der Weigertschen Färbung nach den Papillen hin dunkler, deutlich gefärbte Fasern sind aber noch nicht zu erkennen.

In der Scheide eines 7 Wochen alten Kindes fand Obermüller bei starker Vergrößerung auch in der Mucosa und zwischen den Muskelbündeln einzelne, zarte, oft wellenförmige elastische Fasern. Bei noch stärkerer Vergrößerung konnte man auch erkennen, daß die Fasern unter dem Epithel ein feines Netzwerk bildeten.

Mit zunehmendem Alter treten immer mehr elastische Elemente auf, und in der Scheide der geschlechtsreifen Jungfrau ist schon ein ausgebildetes Netzwerk elastischer Fasern vorhanden.

Von der Pubertätszeit bis zum Ende des vierten Lebensjahrzehnts scheint eine deutliche Anreicherung der Scheide mit elastischen Fasern stattzufinden (Speiser, S. 1875; Herzog).

Diese Zunahme des elastischen Gewebes hat schon im 2. und 3. Jahrzehnt eine größere Rigidität der Scheidenwand zur Folge, so daß die Elastizität bereits in diesem Alter deutlich abnimmt. Durch Anreicherung des Scheidenbindegewebes mit Elastica entsteht das anatomische Substrat der Scheide einer „alten Erstgebärenden" (Speiser).

Mit der Zunahme des elastischen Gewebes treten an diesem auch Zerfallserscheinungen auf (Obermüller, Schenk, Schenk und Austerlitz, Favarger, Speiser).

Obermüller beobachtete als erster Schollen- und Klumpenbildung an der Scheidenelastica einer 39jährigen Frau (Fall 7). Er deutete diese Veränderungen als Degenerationserscheinungen und fand sie dann auch in den meisten seiner weiteren Fälle [1].

Schenk erwähnt Verdickung und Zerbröckelung der elastischen Fasern als regelmäßigen Befund in der Scheide älterer Individuen.

Schenk und Austerlitz weisen darauf hin, daß die elastischen Fasern, die bei jüngeren Individuen fein, zart und gut differenzierbar sind, im zunehmenden Alter länger, dicker und mitunter bröckelig werden. In der senilen Scheide stellen sie oft unentwirrbare Netze dar, bei denen keine Differenzierung möglich ist. Die von Unna (1894) am elastischen und am Bindegewebe der senilen Haut beschriebenen Degenerationsprodukte (Elacin usw.) haben Schenk und Austerlitz nicht konstatieren können.

Favarger sah bei einer 30jährigen Frau stellenweise Konglomerate von sehr dicken Fasern; bei einer 76jährigen Frau fand er ein subepitheliales elastisches Netzwerk nur noch an ganz vereinzelten Stellen; im subepithelialen Bindegewebe waren zahlreiche, nicht besonders dicke, Fasern vorhanden.

Speiser (1926) faßt die Zerfallserscheinungen, zum Teil wenigstens, als Alterserscheinungen auf, da sie mit zunehmendem Alter in erhöhtem Maße nachweisbar sind. Sie äußern sich in fragmentartigem Zerfall der einzelnen, sonst unverändert erscheinenden Fasern, ferner in Zerbröckelung, Körnelung, Bildung von klumpigen Strängen und Knäueln, die aus einem ziemlich dichten Gewirr vieler verfilzter feiner Fasern bestehen („moosähnliche Degeneration", Speiser). Außerdem beobachtet man auch eine schollenartige Anhäufung homogener Elastinbrocken, die zum Teil die Elastinfärbung gut annehmen, zum Teil aber nur einen blaß-grauvioletten Ton bei sonst guter Elasticafärbung zeigen.

Speiser fand moosartige Degeneration schon in der Scheide einer 21jährigen Frau und bei einer 33jährigen Nullipara.

Die degenerativen Veränderungen an dem elastischen Gewebe der normalen und kranken Scheide ähneln denen, die Sternberg (1925) und Awoki (1925) in der Haut beschrieben haben [2]. Ein Unterschied scheint nur insofern zu bestehen, als körniger Zerfall

---

[1] Röber fand in der Scheide des Pferdes und des Rindes im allgemeinen die gleiche Anordnung und Verteilung des elastischen Gewebes wie Obermüller bei der Frau. Auch Röber fand sehr oft elastische Fasern, die zu Klumpen geballt und dicht verfilzt waren.

[2] Sternberg und Awoki fanden in makroskopisch völlig normaler Haut oft die schwersten Veränderungen der Elastica. In 93 Fällen von makroskopisch völlig normaler Haut waren 61 mal mehr oder minder schwere Elasticaveränderungen vorhanden, wie sie vielfach als charakteristischer Befund bestimmter Hauterkrankungen angesehen worden sind. Die Elasticaveränderungen sieht Awoki nicht ausschließlich als Altersveränderungen an, da er dieselben krankhaften Erscheinungen zum Teil schon in der Haut jugendlicher Individuen nachweisen konnte.

der Fasern in der Scheide nicht häufig vorzukommen scheint. Häufig findet sich dagegen die „moosartige Degeneration" (Speiser, S. 1895) (Abb. 35).

Über das Verhalten des elastischen Gewebes im Alter — von der Menopause bis ins Senium — gehen die Angaben auseinander. Obermüller sah eine Abnahme der elastischen Elemente nach der Menopause. Er betonte aber, daß im hohen Alter keine Abnahme des elastischen Gewebes stattfinde, wohl aber sei dieses degeneriert. Nach seiner Ansicht schwinden also, im Gegensatz zu der von Favarger, die elastischen Fasern im Alter nicht. Schenk hat nach dem Klimakterium eine beständige Zunahme des elastischen Gewebes beobachtet. Nach seinen Feststellungen tritt in der senil-atrophischen Scheide das elastische Gewebe gegenüber den anderen Gewebselementen vollkommen in den Vordergrund. Stieve fand die größte Menge elastischer Fasern, die er überhaupt je in der Scheide sah, bei einer 68jährigen Frau, die seit 20 Jahren wegen eines Scheidenvorfalles ein Pessar trug.

Nach Speiser lassen sich diese entgegengesetzten Befunde in folgender Weise erklären:

„Einerseits beobachtet man im Matronenalter eine Abnahme der feinen elastischen Fasern und gleichzeitig eine Zunahme der verdickten elastischen Elemente, verbunden mit vermehrtem Auftreten von Faserfragmenten, Elasticaklumpen und moosähnlichen Degenerationsprodukten, die man wohl nicht mehr als Fasern bezeichnen kann.

Andererseits tritt im Alter ein Schwund der Elastica auf, der aber nicht allgemein das ganze System gleichmäßig betrifft, sondern mehr herdweise vorzukommen scheint. Jedenfalls ist zu sagen, daß die Substanz, die die Weigertsche Elasticafärbung annimmt, im Alter zunimmt."

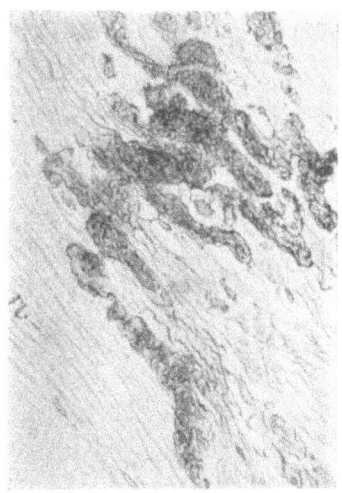

Abb. 35. Moosartige Degeneration der elastischen Fasern in der Scheidenwand. (Nach Speiser, Zbl. Gynäk. Bd. 50, 1926.)

Selbst im hohen Greisenalter kommt es nicht zu einem Schwund des elastischen Gewebes (Obermüller, Speiser).

Es läßt sich hier zwar eine Abnahme der normalen, gleichmäßig gewellten Fasern nachweisen, zugleich nimmt aber die Menge der gequollenen und degenerierten Elasticasubstanzen zu (Speiser).

In der Scheide einer 80jährigen, an Magencarcinom verstorbenen, Frau sah Speiser mit Ölimmersion im inneren Teil der Tunica propria Konglomerate balken- und bänderförmig erscheinender, dunkelviolett gefärbter, homogener Elastinmassen. Nach den tieferen Schichten zu nahmen diese Konglomerate deutlich ab, und es zeigten sich wellige Stränge gut gefärbter plumper Fasern, die aber nicht überall kontinuierlich verliefen. Es traten nämlich dann ganz blaßgrauviolett gefärbte, unregelmäßig begrenzte Bezirke auf, die nach der Muscularis zu an Häufigkeit zunahmen. Die atrophischen Elasticabezirke scheinen im hohen Alter häufig vorzukommen; bei einer zweiten 80jährigen Frau traten diese Bezirke in mehr länglicher Form auf; die einzelnen gequollenen Fasern waren nicht so dick wie im ersten Fall, jedoch waren die Fasern ziemlich unregelmäßig gelagert und nur wenig gewellt.

2. Schwangerschaftsveränderungen der elastischen Fasern.

In der Schwangerschaft nimmt die Gesamtmenge des elastischen Gewebes in der Scheide zu (Obermüller, Stieve).

Allerdings kann man bei den großen quantitativen Unterschieden, die das elastische Gewebe schon bei Nichtgraviden zeigt, in der Schwangerschaft nie mit Sicherheit sagen, wieviel elastische Fasern vorher vorhanden waren (Stieve, S. 321). Vergleicht man aber viele Fälle miteinander, so läßt sich doch sagen, daß das elastische Geflecht, besonders zwischen dem Epithel und der Muskulatur, in der Schwangerschaft dicker wird.

Außerdem geht aber nach der Geburt ein Teil der elastischen Fasern durch körnigen Zerfall zugrunde. Auch diese Tatsache macht es zum mindesten sehr wahrscheinlich, daß sich die elastischen Fasern während der Schwangerschaft vermehren (Stieve, S. 321).

Diese Vermehrung des elastischen Gewebes erfolgt aber nicht in Form einer Hypertrophie (Runge, Stieve, Herzog[1]). Die einzelnen Fasern erscheinen vielmehr feiner und dünner und sie treten deshalb auch nicht mehr so deutlich hervor. Am Ende der Schwangerschaft ist aber die ganze Scheidenwand und ganz besonders die Tunica propria von einem sehr feinen und dichten Geflecht elastischer Fasern durchsetzt.

Vielfach beobachtet man auch, daß sich diese Fasern, obwohl sie stets deutlich nachweisbar sind, gegen das Ende der Schwangerschaft nicht mehr so kräftig färben (Runge, Stieve). Wahrscheinlich rührt dies daher, daß die einzelnen Fasern jetzt eben dünner sind und deshalb nicht so viel Farbstoff aufnehmen (Stieve, S. 320).

Das subepitheliale Fasernetz wird in der Schwangerschaft lockerer und seine Maschen werden breiter.

Unter der Geburt werden die elastischen Fasern, besonders auch die des subepithelialen Netzes, sehr stark gedehnt und sie sind dann nur noch sehr schwer nachzuweisen. Vielleicht werden die Fasern durch die starke Ausdehnung so dünn, daß sie sich der Beobachtung entziehen (Stieve). Jedenfalls gehen sie nicht zugrunde, denn, wenn sich nach der Entbindung die Scheidenwand wieder zusammenzieht, sind sie stets wieder in alter Stärke nachzuweisen. Manchmal erscheinen sie dann sogar besonders plump und dick.

In den Tagen nach der Entbindung beobachtet man an einzelnen Stellen körnigen Zerfall der elastischen Fasern.

So fand Stieve in einem Scheidenstück, das am 4. Tage nach der Niederkunft entnommen worden war, die ganze Muskellage von Körnchen und Brocken durchsetzt, die in der gleichen Weise wie die Fasern selbst gefärbt waren. Auch unterhalb des Epithels fanden sich in dem deutlich nachweisbaren Fasernetz zahlreiche kleine Körner.

Speiser (S. 1885) fand bei einer 32 jährigen Ipara am 5. Tage post partum knapp unter dem Epithel an einer Stelle „moosartige Degeneration" der elastischen Fasern. In den tieferen Schichten der Scheide ließen sich alle „Erscheinungsformen des Elasticazerfalls" feststellen: „massenhaft Klumpen mit faseriger Struktur, gut gefärbte Schollen, Körnchen, Elastinklümpchen, Stücke dicker, gequollener und spiralig gewundener Fragmente normaler Fasern, Querschnitte von Faserfragmenten, blaßviolett gefärbte Fasern und Balken". Auffallend war in diesem Falle das Vorkommen von zahlreichen Riesenzellen. Diese fanden sich gruppenweise angeordnet besonders im äußeren Teil der sehr gefäßreichen Tunica propria.

Die physiologische Bedeutung dieser puerperalen Rückbildungs- und Degenerationsvorgänge an den elastischen Fasern hat man wohl darin zu suchen, daß sie die puerperale Kontraktion der Scheide erleichtern, daß sie also „eine leichte Kontraktionsmöglichkeit

---

[1] Man muß also wohl eine Neubildung von elastischem Gewebe annehmen und zwar durch Umwandlung von kollagenem Bindegewebe in elastische Fasern (Sternberg). Diese Auffassung von der sekundären Entstehung der elastischen Fasern wird gestützt durch die Mesenchymlehre Huecks, nach der sich die fibrillären Differenzierungsprodukte der Mesenchymzellen je nach der mechanischen Inanspruchnahme kollagen oder elastisch imprägnieren können.

der puerperalen Vagina" bewirken; „eine besonders stark ausgebildete Elastica wird zweifellos die postpartale Involution der Vaginalwand erschweren" (Speiser, S. 1886).

Über den Einfluß wiederholter Schwangerschaften auf das elastische Gewebe der Scheide ist noch wenig bekannt.

Obermüller konnte bei zwei gleichalterigen Frauen, von denen die eine 9 Geburten durchgemacht, die andere überhaupt noch nicht geboren hatte, keinen wesentlichen Unterschied, weder in der Menge noch in der Struktur des elastischen Gewebes, feststellen. Bei einer XII gravida mens. VII. zeigten die elastischen Fasern der Scheide „im allgemeinen eine Intaktheit, die der jungfräulichen Vagina gleichkommt". Nur in der Adventitia fanden sich keine längeren Fasern, sondern kurze plumpe, schollenförmige Gebilde. Obermüller zieht daraus den Schluß, „daß doch durch die infolge mehrerer Geburten eingetretene Lockerung des Beckenbindegewebes auch eine Beeinflussung des elastischen Gewebes in ungünstigem Sinne zustande kommt".

Nach Speiser (S. 1876) „läßt sich nicht behaupten, daß im allgemeinen eine Frau mit mehr Geburten mehr elastisches Gewebe in der Vagina aufwiese als eine gleichalterige mit weniger oder keinen Geburten". Auch Herzog betonte, daß die elastischen Fasern keinen Schluß auf vorausgegangene Geburten zulassen.

3. Verhalten des elastischen Gewebes bei Prolaps.

Der Vorfall der Scheide scheint im allgemeinen eine Vermehrung des elastischen Gewebes zur Folge zu haben (Stieve, Schenk, Speiser, Herzog). Sind gleichzeitig entzündliche Veränderungen vorhanden, dann können in ihrem Bereich die elastischen Fasern vollkommen zugrunde gehen (Obermüller).

III. Die Muskulatur.

Die Muskulatur der Scheide wird von glatten Muskelfasern gebildet. Sie besteht aus einer inneren Ring- und aus einer äußeren Längsmuskelschicht.

Allerdings ist der Unterschied zwischen den beiden Schichten nicht immer scharf, da schief verlaufende Muskelbündel von einer Schicht zur anderen ziehen (Pretti).

Am oberen Ende der Scheide hängen die beiden Schichten mit der Uterusmuskulatur zusammen, unten verlieren sie sich zwischen den quergestreiften Muskelfasern, die vom Musc. transversus perinei profundus her in die Scheide einstrahlen, und an den Wänden der Schwellkörpervenen (Waldeyer, S. 535).

Die Muskelzellen sind bei Nichtgraviden etwa 60—80 μ lang und — im Bereiche des Kernes — etwa 2,5—3,5 μ dick. Die Größe der Kerne beträgt 16—20: $1^1/_2$—2 μ [Stieve (1925, S. 330)].

Schwangerschaftsveränderungen der Muskulatur.

In der Schwangerschaft nehmen die einzelnen Muskelzellen sehr erheblich an Größe zu (Stieve, S. 331).

Gegen Ende der Schwangerschaft sind die Muskelfasern 250—350 μ lang, manchmal sogar noch länger und im Bereich des Kernes 10—14 μ dick. Sie vergrößern sich also sowohl in der Länge als auch in der Dicke auf das 4—6fache. Die Muskelfasern wachsen annähernd ebenso stark wie die Muskelzellen der Uteruswand (Stieve, S. 331).

An dieser Vergrößerung der Muskelfasern nehmen auch die Kerne teil.

Die Größe der Muskelzellenkerne beträgt im nichtgraviden Zustande 16—20 μ: $1^1/_2$—2 μ. Am Ende der Gravidität betragen die Maße 19—24 μ: 3,5—4,5 μ.

Die Kerne nehmen also an Länge nur wenig, an Dicke dagegen erheblich mehr zu.

Noch viel sinnfälliger als die Vergrößerung der einzelnen Muskelzellen sind die Veränderungen des intermuskulären Bindegewebes.

In der Scheide der Nichtgraviden (Abb. 32) liegen die Muskelfasern in einzelnen Bündeln beieinander. Diese sind durch ganz derbes Bindegewebe umschlossen. Die einzelnen Muskelfasern liegen so dicht nebeneinander, daß zwischen ihnen nichts von dem feinen Bindegewebsgeflecht zu sehen ist, das sie umgibt. „Es macht fast den Eindruck, als seien die Fasern in das Bindegewebe eingepreßt" (Stieve) (Abb. 32).

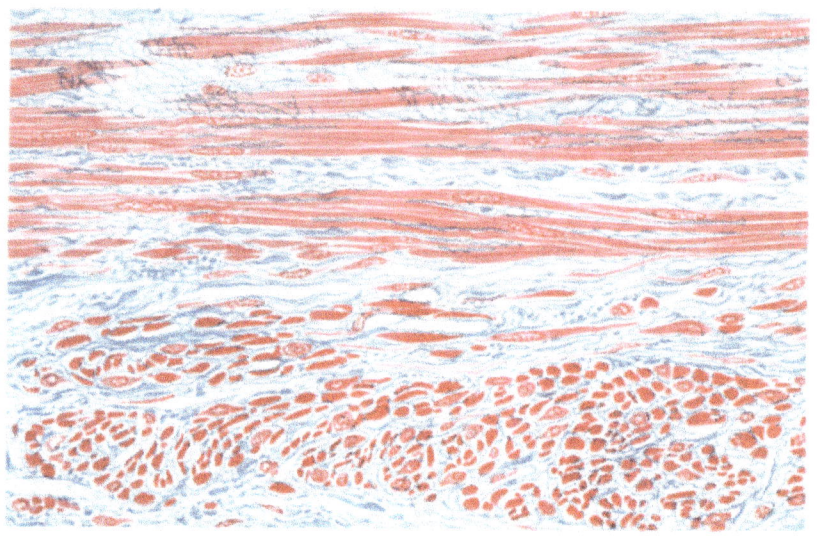

Abb. 36. Aus der Scheidenwand einer 31jährigen Drittgeschwängerten im Beginne des zweiten Schwangerschaftsmonats Fixierung usw. wie bei Abb. 32. (Nach Stieve.)

Schon im zweiten Schwangerschaftsmonat lassen sich sehr beträchtliche Veränderungen erkennen (Abb. 36).

Die einzelnen Muskelzellen sind um diese Zeit nur unbedeutend größer geworden, sie besitzen eine Länge von 80—100 μ und eine Dicke von 3,4—5 μ (Stieve). Die Kerne lassen überhaupt noch keine Massenzunahme erkennen.

Das Bindegewebe erscheint aber nicht mehr derb und straff, sondern lockerer, und es „gleicht schon jetzt weitgehend jugendlichem Bindegewebe" (Stieve). Die einzelnen Muskelfaserzüge sind zwar noch durch breite Bindegewebsmassen getrennt, die einzelnen Bündel selbst liegen aber nirgends mehr so dicht beieinander wie früher. Zwischen ihnen sind weite Spalten zu erkennen, die von feinsten Bindegewebsfibrillen durchzogen werden. Diese umspinnen jede Muskelzelle als ein feines Netz.

In der Mitte der Schwangerschaft sind die Muskelzellen erheblich vergrößert, das Bindegewebe erscheint ganz locker (Abb. 37).

Gegen das Ende der Schwangerschaft hat dieser Zustand die höchste Ausbildung erreicht (Abb. 38).

Die Muskelzellen sind jetzt im Vergleich zu früher riesig vergrößert, sie erscheinen klotzig und derb. Das sie trennende Bindegewebe ist weitgehend verändert. Die einzelnen breiten Fasern verlaufen gewellt und geschlängelt, sie sind untereinander durch deutliche Spalten getrennt, und sie erwecken auch in dieser Schicht „fast den Eindruck, wie das gallertige Gewebe der Nabelschnur" (Stieve).

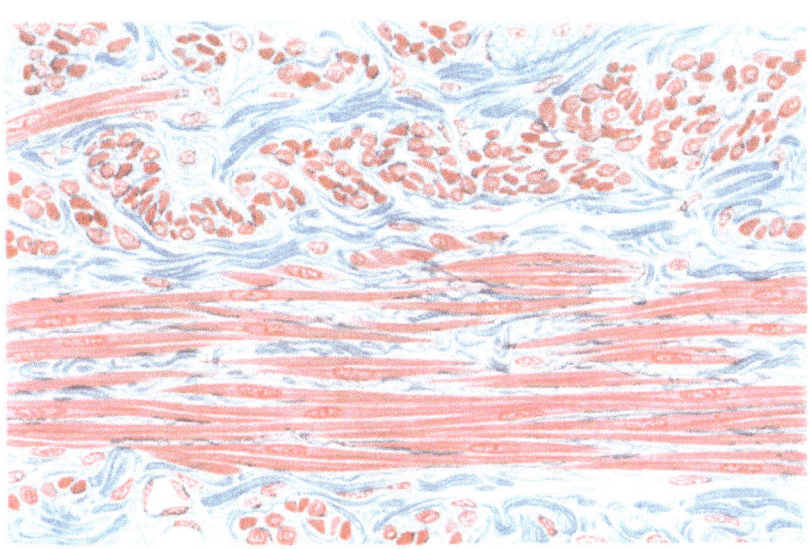

Abb. 37. Aus der Scheide einer 36jährigen Fünftgeschwängerten im fünften Monat der Schwangerschaft. Fixierung usw. wie bei Abb. 32. (Nach Stieve.)

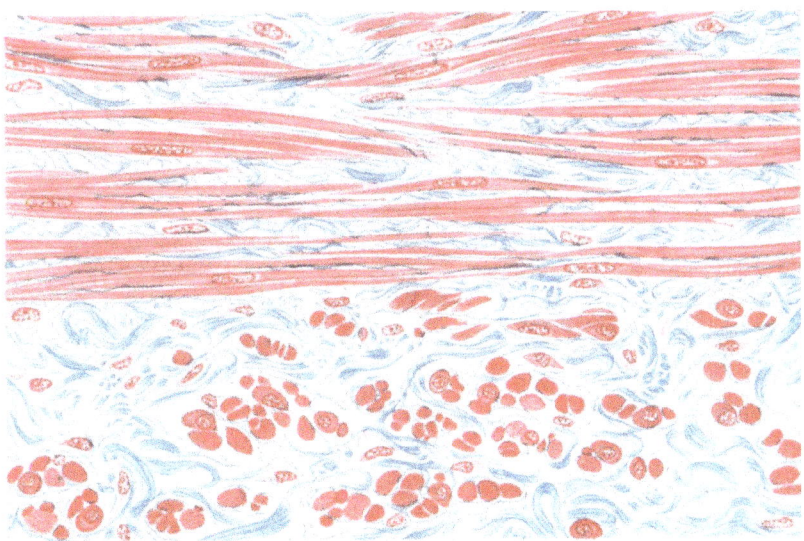

Abb. 38. Aus der Scheide einer 34jährigen Erstgeschwängerten im achten Monat der Schwangerschaft. Das Bild zeigt die Verhältnisse, wie sie bis zum Ende der Schwangerschaft bestehen. Fixierung usw. wie bei Abb. 32. (Nach Stieve.)

Auch in den einzelnen Muskelbündeln liegen die Muskelzellen jetzt sehr weit voneinander entfernt. Jede einzelne von ihnen ist von einem Netz kollagener Fasern umsponnen. Dieses Netz ist jetzt wesentlich deutlicher als im Zustand der ersten Auflockerung zu Beginn der Schwangerschaft.

Auch bei den Schwangerschaftsveränderungen des intermuskulären Bindegewebes handelt es sich nach Stieve nicht um eine Quellung, „sondern um eine Umgestaltung des ganzen Baues", denn die einzelnen Fasern bleiben deutlich erkennbar, sie werden sogar dicker, und sie färben sich ebenso gut wie früher.

„So wenig man berechtigt ist, bei den Veränderungen der Muskelzellen von Quellung zu reden, nur deshalb weil die einzelnen Zellen größer sind, ebenso wenig darf man die nämliche Bezeichnung auf das Bindegewebe anwenden" (Stieve).

Die ganze Wand der Scheide ist allerdings, wie Runge nachwies, in der Schwangerschaft wesentlich flüssigkeitsreicher als außerhalb der Schwangerschaft. Dies rührt aber daher, daß die Gewebsspalten am Ende der Schwangerschaft größer und weiter als früher sind. Sie sind „mit Flüssigkeit oder doch mit einer gallertartigen, stark wasserhaltigen Masse gefüllt", ebenso wie dies auch bei dem jugendlichen Bindegewebe der Fall ist (Stieve).

Die Veränderungen des intermuskulären Bindegewebes in der Schwangerschaft sind vielleicht deshalb von ganz besonderer Bedeutung, weil sie es sind, die erst das „ungehinderte und starke Wachstum der Muskelzellen" ermöglichen (Stieve, S. 334).

IV. Gefäße.
a) Blutgefäße.

Übersichtsbilder über den Verlauf der arteriellen und venösen Gefäße in der Tunica propria der Scheide scheinen heute noch zu fehlen. Man ist deshalb beim Studium des Gefäßverlaufes ausschließlich

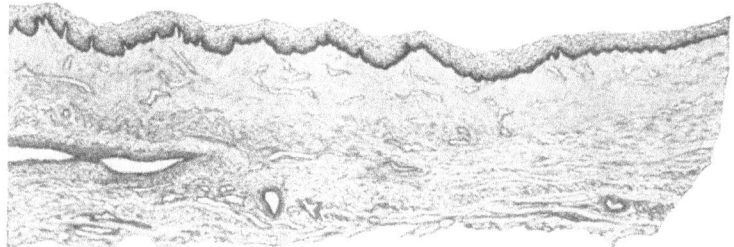

Abb. 39. Schnitt durch die dorsale Wandung der Scheide einer 18jährigen Jungfrau. In der natürlichen Lage und im natürlichen Füllungszustande der Gefäße. Die Blutgefäße sind leer gezeichnet. Fixiert mit Formalin, in Paraffin eingebettet, 10 μ dick geschnitten. Vergr. 13fach. (Nach Stieve, Z. mikrosk.-anat. Forschg. Bd. 13.)

auf die Durchmusterung histologischer Schnitte angewiesen. Selbst die Betrachtung von Reihenschnitten ergibt aber bei weitem nicht die plastische Vorstellung wie ein gut gelungenes Injektionspräparat.

Die Betrachtung von mikroskopischen Schnitten ergibt, daß die Tunica propria der Scheide Nichtgravider im allgemeinen sehr blutgefäßreich ist. Allerdings scheinen auch hier individuelle und wohl auch lokale Schwankungen vorzukommen. Man trifft wenigstens häufig Schnitte mit auffallend reichlichen und andere mit verhältnismäßig spärlichen Blutgefäßen (Abb. 39).

Die Bindegewebslage unterhalb des Epithels ist von einem dichten Venennetz durchsetzt. Allerdings sind die einzelnen Venen recht eng. Arterien finden sich in dieser Schicht nur in geringer Menge.

Die Wandung der Venen ist im Bereiche der Tunica propria ziemlich dünn. Sie enthält nur spärliche Muskelzellen in einfacher, oft nicht deutlich zusammenhängender Lage. Die Adventitia besteht aus kollagenem Bindegewebe, das ohne deutliche Grenzen in das übrige Bindegewebe übergeht. Es ist von zahlreichen, ziemlich groben, elastischen Fasern durchflochten [Stieve (1925, S. 325f.)].

Der Scheidenausgang [„Scheidenmund", Stieve (1928)] wird rechts und links von den beiden Vorhofsschwellkörpern begrenzt (Abb. 40). Diese stoßen schambogenwärts spitzwinklig zusammen, und sie stehen hier durch weite Venen untereinander und mit den Schwellkörpern der Klitoris in Verbindung. Kreuzbeinwärts gehen die Vorhofsschwellkörper auseinander. Hier fließt das Blut in weiten Venen ab, die mit den Geflechten des Mastdarms und des Afters in Verbindung stehen. Die Scheidenwand springt hier in mehreren Längswülsten nach dem Scheidenlumen zu vor. Dieses ist deshalb auf dem Querschnitt nicht H-förmig, sondern sternförmig. Die einzelnen Falten bestehen aus ziemlich derbem Bindegewebe, das reich an feinen, nicht sehr weiten Venen ist. Das Gewebe gleicht in seinem Bau vollkommen den uterinwärts gelegenen Teilen der Scheidenwandung [Stieve (1928)].

Über die Beteiligung der Blutgefäße an dem menstruellen Zyklus ist heute noch nichts bekannt. Tatsache ist, daß das Gewebe im Prämenstruum sehr blutreich ist. Dementsprechend findet man um diese Zeit auch die Gefäße erweitert [Stieve (1925, S. 338)].

In der Schwangerschaft kommt es zu einer beträchtlichen Erweiterung der Blutgefäße. Diese ist ja schon mit bloßem Auge sehr früh zu erkennen. An dieser Erweiterung beteiligen sich aber so gut wie ausschließlich die Venen. Die Arterien verändern sich in ihrer Weite und im Bau ihrer Wandungen fast gar nicht [Stieve (1925, S. 326 [1])]. Die Venen werden dagegen schon im ersten Monat weiter, und diese Erweiterung steigert sich in der Folgezeit so stark, daß die Blutadern gegen das Ende der Schwangerschaft vielfach den Eindruck von kavernösen Hohlräumen machen. Die Erweiterung betrifft hauptsächlich die kleinen Venen; die Capillaren verändern sich weit weniger, sie sind aber stets prall mit Blut gefüllt und sie treten deshalb besonders deutlich hervor (Stieve, Runge).

Es erscheint dabei [nach Stieve (1925, S. 326)] sehr wahrscheinlich, daß während der Schwangerschaft auch neue Capillaren gebildet werden, jedenfalls sieht man, besonders im zweiten Monat, häufig auffallend dicke und stark in den Hohlraum der Haargefäße vorspringende Endothelzellen, die sich vor allem auch durch die erhebliche Größe des Kernes auszeichnen. Sie gleichen weitgehend den Erscheinungen, die Marchand

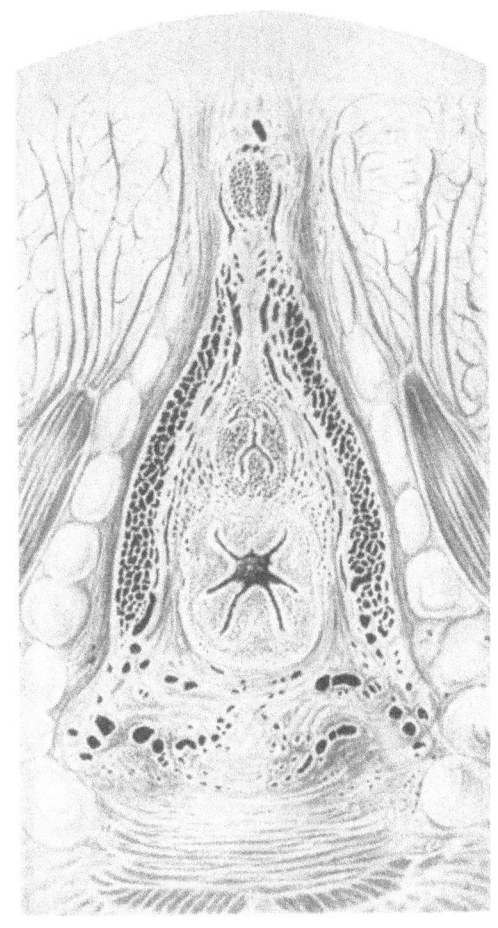

Abb. 40. Schnitt durch die Umgebung des Scheidenmundes bei einer 27jährigen Frau, die zweimal geboren hatte, 8 Monate nach der Entbindung. Der Inhalt der Blutgefäße ist schwarz angegeben. Vergr. 1½fach. (Nach Stieve, Z. mikrosk.-anat. Forschg. Bd. 13.)

(1902) vom Granulationsgewebe schildert, wenn sich in ihm die Capillaren vergrößern und ausbreiten [Stieve (1925, S. 326)]. Allerdings konnte Stieve in den Capillarendothelien niemals Kernteilungen nachweisen. Die größeren Venen vermehren sich anscheinend nicht.

---

[1] Obermüller gibt an, daß er in der Arterienwand starke Bündel elastischen Gewebes gefunden habe. Ferner fiel ihm eine eigenartige Anordnung der Gefäße auf: „es ist immer eine Arterie von einem Kranz von Venen bis zu 15 und noch mehr umgeben".

Zählt man bei gleicher Schnittdicke und gleicher Behandlung die Zahl der Venenquerschnitte in gleich großen Gesichtsfeldern, so ist ihre Zahl am Ende der Schwangerschaft eher geringer als früher. Der Durchmesser der Gefäße hat sich aber auf das 3—5fache vergrößert, und er erweitert sich vielfach noch während der Geburt, besonders in ihrem Anfang. Dadurch nimmt also die Gesamtmasse der Blutgefäße einen weit größeren Raum ein.

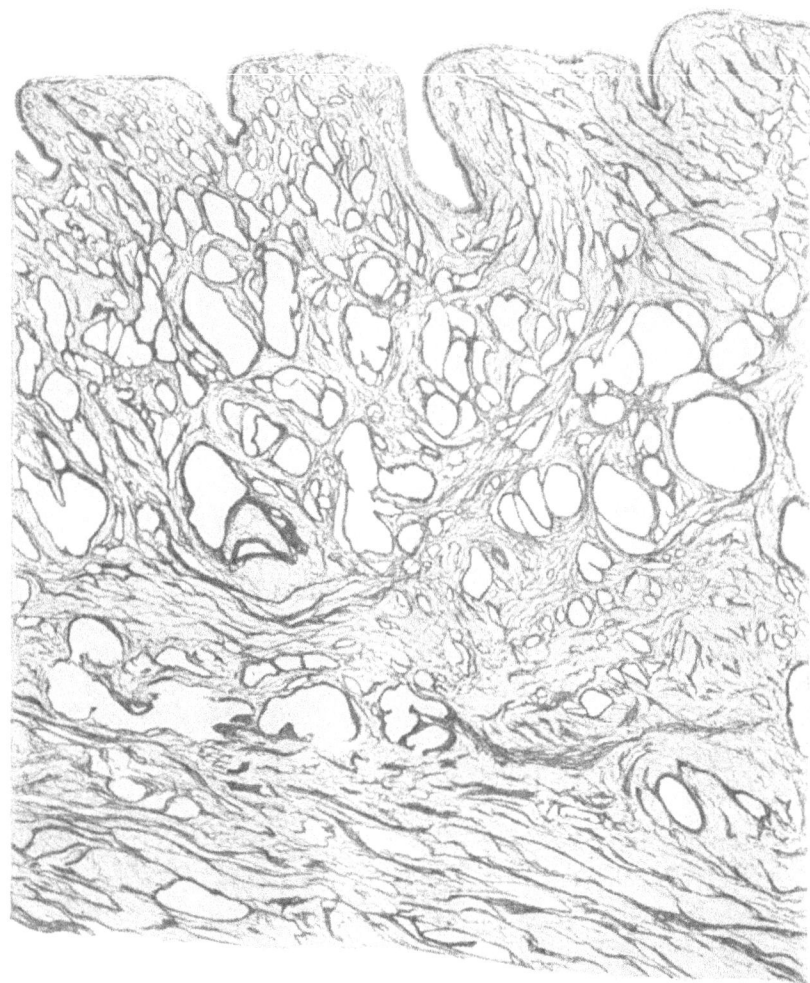

Abb. 41. Schnitt durch die dorsale Wandung der Scheide einer 26jährigen Viertentbundenen, die am zweiten Tage nach der Entbindung starb. Fixierung usw. wie bei Abb. 32. Die Blutgefäße sind leer gezeichnet.
(Nach Stieve, Z. mikrosk.-anat. Forschg. Bd. 13.)

Runge hat festgestellt, daß während der Schwangerschaft der Blutdruck in den Scheidenvenen zunimmt und zwar zumeist schon deutlich nachweisbar während der ersten Monate. In den letzten Monaten ist er stets erhöht. Auf dieser Erscheinung beruhen wohl zum großen Teil die Veränderungen an den Blutgefäßen, die sich im Mikroskop so deutlich beobachten lassen (Stieve).

Gegen das Ende der Schwangerschaft sind die Wandungen der Venen sehr dünn, die Muskelzellen liegen ganz locker und weit voneinander entfernt, die Adventitia ist nicht so stark verändert wie das übrige Bindegewebe. Sie tritt aber infolge der dichteren Lagerung der Fasern bei entsprechender Färbung deutlich hervor. Sie geht ohne scharfe Grenze in das Nachbargewebe über. Auch sie ist aber jetzt viel lockerer als im nichtschwangeren Zustande. Auch die elastischen Fasern erscheinen aufgelockert, sie haben sich aber in ihrer Färbung und Dicke anscheinend nicht wesentlich verändert.

„Am bindegewebigen Anteil der Gefäßwand spielen sich also ähnliche Veränderungen ab, allerdings nicht so stark ausgeprägt, wie am Gesamtbindegewebe der Scheidenwand. Dadurch wird, im Zusammenhang mit der starken, durch den erhöhten Venenblutdruck bedingten Dehnung der Gefäßwand — man darf wohl auch hier von einer Weiterstellung reden — die Lage der Muskelzellen stark aufgelockert" [Stieve (1925, S. 327)].

Im Gegensatz zu der Muskulatur der Scheidenwand scheinen die Muskelzellen der Blutgefäßwandungen während der Schwangerschaft nicht zu hypertrophieren. Allerdings läßt sich die Größe der Muskelzellen im ganzen in der Gefäßwand ungemein schwierig, ja man kann sagen, so gut wie unmöglich bestimmen. Als Anhaltspunkt kann hier nur die Größe des Kernes dienen. Diese verändert sich während der Schwangerschaft

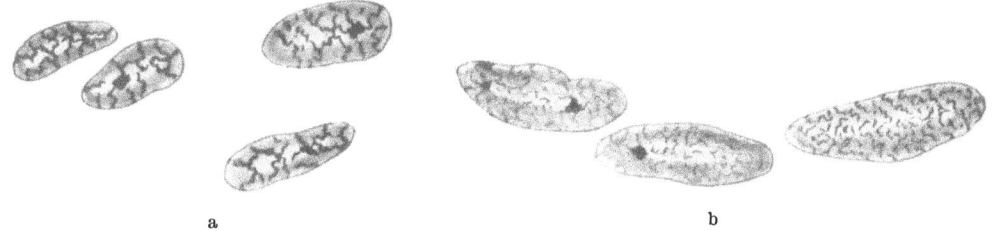

a   b

Abb. 42. Kerne von Gefäßendothelien. a Aus einer großen Vene der Scheidenwand einer 30jährigen Nichtschwangeren. b Aus einer großen Vene in der Scheidenwand einer 34jährigen Erstgeschwängerten im 8. Monat. Vergr. usw. wie bei Abb. 33 und 34. (Nach Stieve, Z. mikrosk.-anat. Forschg. Bd. 3.)

nicht. In einer ganzen Reihe von Scheiden Nichtschwangerer waren die Kerne der Gefäßmuskelzellen 15—25 μ lang und $2^1/_2$—$3^1/_2$ μ dick, die gleiche Größe fand sich auch noch am Ende der Schwangerschaft [Stieve (1925, S. 328)].

Im Gegensatz dazu läßt sich an den Kernen der Endothelzellen eine sehr erhebliche Größenzunahme feststellen. Wie sich auf Flachschnitten durch die Venenwandungen häufig ganz leicht beobachten läßt, sind die Kerne der Endothelzellen bei der Nichtschwangeren 8—10 μ lang und höchstens 5 μ breit. Gegen Ende der Gravidität findet man Kerne von 13—15 μ Länge und 4—6 μ Breite. Sie haben sich also recht erheblich vergrößert und sie sind gewachsen [Stieve (1925, S. 328)] (Abb. 42).

Im Beginn der Geburt sind die Gefäße weit und prall mit Blut gefüllt. Mit der stärkeren Dehnung der Scheide nimmt die Füllung mehr und mehr ab, aber auch unmittelbar nach der Geburt erscheinen die Gefäße niemals ganz blutleer, sondern auch da zunächst noch blutreicher als im nichtschwangeren Zustande (Abb. 41). Die Venen erweitern sich dann zunächst wieder etwas, allerdings nicht mehr so stark wie vorher; offenbar fließt nun das Blut zum größten Teil sehr rasch ab, vor allem wird es aber wohl durch die starke Zusammenziehung der Muskulatur ausgepreßt. Schon am dritten Tage nach der Entbindung sind die Venen ganz eng und sie durchziehen als schmale, oft geschlängelte Spalten das Gewebe. Etwa am 16.—20. Tage ist an ihnen der ursprüngliche Zustand wieder hergestellt, die Wandungen erscheinen dann wieder fester, die Muskelzellen liegen näher aneinander, und die Endothelien haben sich wieder verkleinert [Stieve (1925, S. 328)].

In der Muskulatur sind keine so reichlichen Blutgefäße vorhanden wie in der Tunica propria [Stieve (1925, S. 326)].

Die Blutgefäße der Adventitia unterscheiden sich — abgesehen von ihrem häufig etwas stärkeren Kaliber — nicht wesentlich von den Gefäßen der übrigen Schichten der Scheide. Nur in den Venen ist die Muskulatur meist stärker ausgebildet, und die Wand enthält sehr viele grobe elastische Fasern [Stieve (1925, S. 326)].

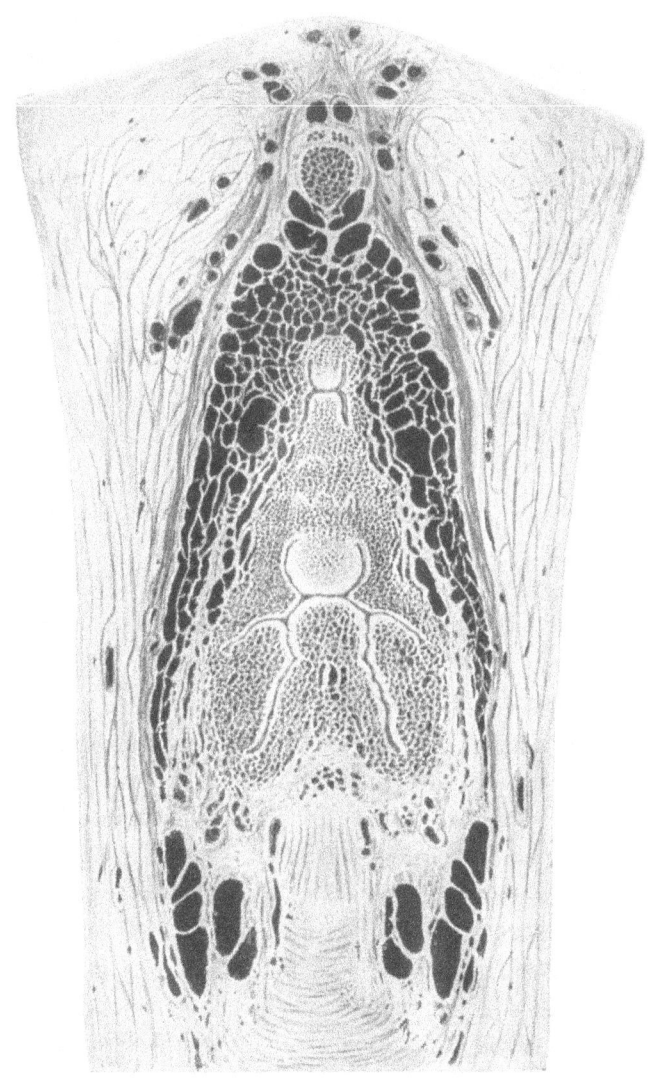

Abb. 43. Schnitt durch den Scheidenmund einer 26jährigen Viertentbundenen, die am zweiten Tage nach der Entbindung starb. Vergr. wie bei Abb. 40. (Nach Stieve, Z. mikrosk.-anat. Forschg. Bd. 13.)

Der Scheideneingang ist am Ende der Schwangerschaft und kurz nach der Entbindung von einem doppelten Schwellkörper umgeben. Lumenwärts liegt ein Schwellkörper, der von den erweiterten Venen der Tunica propria gebildet wird. Schambogenwärts setzt sich dieses Venengeflecht ohne Grenze in den Harnbogenschwellkörper fort. Nach außen von dem Schwellkörper der Tunica propria folgen die stark vergrößerten und erweiterten Venenplexus der Vorhofsschwellkörper. Diese umgeben auch hier den Scheideneingang von beiden Seiten und von vorne her. ,,Rückwärts dagegen hat dieser ungeheuer große und deshalb besonders wirksame äußere Schwellkörperring eine Unterbrechung im Bereiche des Dammes. Hier finden sich zwischen den dicken, vergrößerten Muskelzügen nur verhältnismäßig wenige Blutgefäße. Sie sind im Vergleich zum nichtschwangeren Zustand zwar etwas erweitert und vermehrt, bilden aber kein nachgiebiges, weiches Geflecht, dessen Blut auf Druck sofort abfließt, und dessen netzige Grundlage leicht und gut gedehnt werden kann" [Stieve (1928, S. 454)]. „So ist also der Damm, und zwar besonders seine Grundlage, die quergestreiften Muskeln, gerade die Stelle in der Begrenzung des Scheidenmundes, die auch am Ende der Schwangerschaft am wenigsten auf Dehnung vorbereitet ist. Er stellt also auf Grund seines anatomischen Verhaltens ein mit verminderter Dehnbarkeit ausgestattetes Stück in der Wand des Scheidenmundes dar. Dies ist der Grund dafür, daß gerade der Damm geschädigt wird, wenn ein Mißverhältnis zwischen der Größe des durchtretenden Kindes und der Erweiterungsfähigkeit des Geburtskanals besteht" [Stieve (1928, S. 456)].

b) Lymphgefäße der Scheide.

Nach den Untersuchungen von Bruhns, die im wesentlichen die Befunde Poiriers und Sappeys bestätigten, bilden die Lymphgefäße der Scheidenschleimhaut ein sehr dichtes Netz, das mit den Lymphgefäßen der Portio vaginalis, der äußeren Genitalien und der Muskelwand der Scheide in Verbindung steht [1]. Mehr ist über ihr Verhalten heute noch nicht bekannt.

Vielfach findet sich in der Literatur die Angabe, daß in der Scheidenwand „Lymphfollikel" vorkommen (Pretti [2], Eppinger [3], Ruge [4], Birch-Hirschfeld [5], Toldt [6], Frey [7], Winckel [8], Löwenstein [9], Mandl [10]).

Schon Chiari [11] betonte aber, daß das Vorhandensein von Follikeln fast immer mit „Katarrh der Scheide" kombiniert zu sein scheint. „Wenn also Follikel wirklich in der normalen Scheide vorkommen, so dürfte ein solches Ereignis sicher zu den Seltenheiten zählen" (Pretti, S. 257).

Die abfließenden Stämme schlagen — nach Poirier — drei verschiedene Wege ein:

1. Die unteren, aus der Umgebung des Orificium vaginae, sowohl oberhalb als unterhalb des Hymen austretenden, ergießen sich in die oberen inneren Inguinaldrüsen. Am häufigsten ziehen die oberhalb des Hymen entspringenden jedoch zu den Beckendrüsen (Poirier).

2. Die mittleren, von der Mitte der Scheide stammenden Lymphgefäße ziehen zu den Lymphoglandulae hypogastricae, insbesondere regelmäßig zu 1—2 Drüsen, die an der Abgangsstelle der Arteria uterina, medial von dieser und der Art. hypogastrica, gelegen sind.

Außerdem ziehen Lymphgefäße von dem mittleren Scheidenabschnitt aber auch zu den 2—4 im Winkel zwischen Arteria iliaca externa und interna gelegenen (2—4) Lymphdrüsen (Lymphoglandulae iliacae).

3. Die Lymphbahnen des oberen Scheidenabschnittes gelangen — mit denen des Collum uteri — ebenfalls zu den Glandulae hypogastricae und iliacae.

Eine so strenge Scheidung der drei Scheidengebiete nach den regionären Lymphdrüsengruppen, wie Poirier sie aufstellte, fand Bruhns nicht.

Ferner sah Bruhns wiederholt von der hinteren Scheidenwand einen Lymphstamm abgehen, der um das Rectum herum meist zu einer Drüse lief, die dem Beckenboden außerhalb der Fascia recti aufsaß. In einem Falle zog dieser Lymphstrang aber zu einer im Teilungswinkel der Aorta gelegenen Lymphoglandula lumbalis.

Weiterhin konnte Bruhns die Angabe von Morau bestätigen, daß Lymphgefäße von der hinteren Scheidenwand die Fascia recti durchbohren und zu den innerhalb der Fascia recti gelegenen Lymphoglandulae anorectales (Gerota) gelangen.

---

[1] Zit. nach Waldeyer: Das Becken, S. 538.
[2] Pretti: S. 253.
[3] Eppinger: Zeitschr. f. Heilk. Bd. 1.
[4] Ruge: Zeitschr. f. Geburtsh. u. Gynäkol. 1878.
[5] Birch-Hirschfeld: Lehrb. d. path. Anat.
[6] Toldt: Lehrb. d. Gewebelehre 1884.
[7] Frey: Histologie.
[8] Winckel: Path. d. weibl. Sexualorgane.
[9] Löwenstein: Zeitschr. f. med. Wissensch. 1872, Nr. 237.
[10] Mandl: Zur Anatomie d. weibl. Scheide.
[11] Chiari: Zeitschr. f. Heilk. Bd. 6.

Mithin können von der Scheide aus auch die mit den Lymphoglandulae anorectales zusammenhängenden Lymphoglandulae haemorrhoidales superiores und weiterhin auch die Lymphoglandulae mesentericae inferiores [Lymphoglandulae mesorectales (Gerota)] ergriffen werden.

V. Die Nerven.
a) Epithel.

Ebenso wie in der Haut finden sich auch im Scheidenepithel Nerven. Allerdings ist über sie heute noch sehr wenig bekannt.

Chrschtschonovitsch (1871), dem vielfach, z.B. auch von Waldeyer, der Nachweis von Nerven im Scheidenepithel des Menschen zugeschrieben wird, fand Nervenfasern nur im Scheidenepithel des Kaninchens und des Hundes [1].

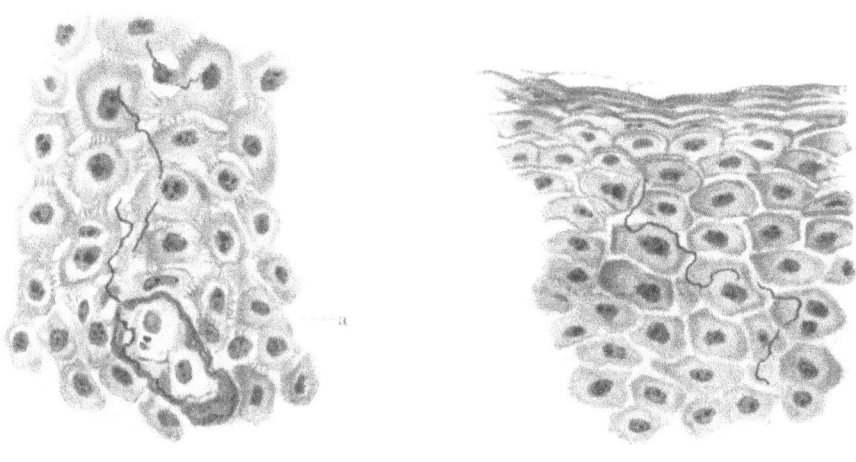

Abb. 44. Abb. 45.
Abb. 44. Nervenfasern im Scheidenepithel (eigenes Präparat). Man erkennt deutlich, wie eine Nervenfaser aus einer schräg getroffenen Papille a in das Epithel übertritt.
Abb. 45. Nervenfaser im Scheidenepithel (eigenes Präparat). Zeiß, Obj. D. Ok. 20.

v. Gawronsky (1894) untersuchte die Scheide von „Meerschweinchen und Hunden, zum geringen Teile von Menschen — von der erwachsenen Frau und neugeborenen Kindern" [2]. Über die Nerven des Scheidenepithels macht er nur die Bemerkung (S. 273), daß von dem „submukösen Nervenplexus" „Stämmchen an und in das Epithel" treten, „um hier zumeist schon in den unteren Schichten spitz oder knopfförmig zu enden". An einer anderen Stelle (S. 281) berichtet v. Gawronsky als Ergebnis seiner Untersuchungen, „daß in der Vagina der erwachsenen Frau" „Nerven bis zum Epithel vordringen und hier mit Spitzen oder Knöpfchen enden".

Die Arbeit von Koestlin (1895) war uns leider trotz aller Bemühungen nicht zugängig.

Da eine genaue Kenntnis der Nerven und Nervenendigungen im Scheidenepithel für viele klinische Fragen (Fluor, Entzündungen u. a. m.) außerordentlich wichtig ist, so haben wir selbst zahlreiche Untersuchungen angestellt.

---
[1] Chrschtschonovitsch benützte eine modifizierte Chlorgoldmethode.
[2] v. Gawronsky bediente sich der von v. Lenhossek in den „Fortschritten der Medizin" (Bd. 10, S. 139, 1892) angegebenen Golgischen Methode.

Von den verschiedenen Methoden, die wir versuchten, erwies sich am geeignetsten die Modifikation der Bielschowsky-Methode von Agduhr. Mit dieser Methode konnten wir in vielen Tausenden von Schnitten einige Male mit Sicherheit Nerven im Scheidenepithel nachweisen. Da sich aber auch diese Methode als außerordentlich launisch

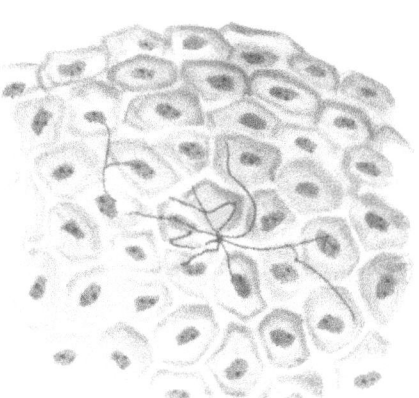

Abb. 46. Nervenfasern im Scheidenepithel (eigenes Präparat). Zeiß Obj. D. Ok. 20.

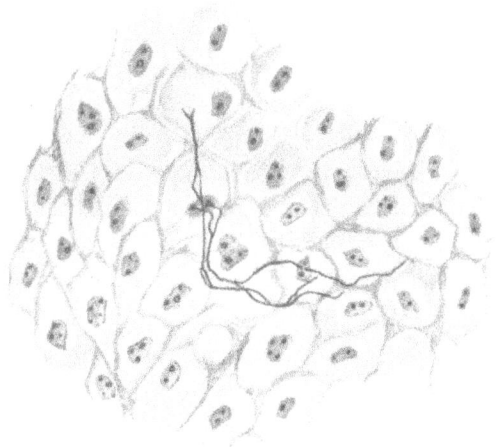

Abb. 47. Nervenfasern im Scheidenepithel (eigenes Präparat). Zeiß Obj. D. Ok. 20.

erwies, so gestatten unsere Präparate keine auch nur annähernd befriedigende Vorstellung von der Nervenversorgung des Scheidenepithels.

b) Tunica propria.

v. Gawronsky (1894) gibt an, daß die Nervenstämme in der Tunica propria „zu einer Art Plexus" zusammentreten und daß sie dann der Basis des Scheidenepithels entlang ziehen. „Netzbildungen zwischen den einzelnen Nervenstämmen" und Nervenzellen konnte v. Gawronsky in der Tunica propria nicht auffinden.

Wir selbst konnten recht oft feine, anscheinend marklose Nervenfasern in der Tunica propria nachweisen. An manchen Stellen hatte man auch den Eindruck, daß diese eine Art „Geflecht" bilden. Da ihre Darstellung aber immer nur streckenweise gelang (Abb. 48), so ist es uns nicht möglich, irgend etwas Bestimmtes über ihr näheres Verhalten auszusagen. Größere markhaltige Nervenstämme sind an dem charakte-

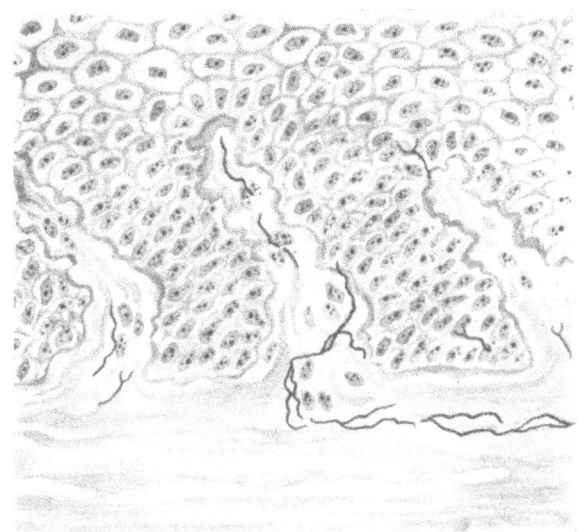

Abb. 48. Nervenfasern in den Papillen der Scheidenschleimhaut (eigenes Präparat).

ristischen histologischen Bild, das sie bieten, meist schon bei den gewöhnlichen Färbungen zu erkennen.

In der Schwangerschaft sind an den stärkeren Nerven keine Veränderungen nachweisbar. Nur am Epineurium spielen sich ähnliche Veränderungen ab wie an den Gefäßhüllen. Im übrigen bleiben die Nerven unverändert [Stieve (1925, S. 325)].

c) Muskulatur.

In der Muskulatur zeigen die Nerven nach v. Gawronsky (1894) zahlreiche, fast rechtwinkelige Knickungen gegen das Oberflächenepithel hin. ,,Sie geben auf diesem Wege, namentlich an den Knickungsstellen, Seitenäste ab, die sich zum größten Teil in der Muscularis verzweigen. Einzelne wenden um, nachdem sie eine Strecke mit dem Hauptstamme in gleicher Richtung gezogen waren und verlieren sich nunmehr erst unter allmählicher Abnahme ihres Kalibers im Muskelstratum". Ganglienzellen sind ,,im innersten Teil der Muscularis" ebensowenig vorhanden wie in der Tunica propria (Dahl, S. 344).

d) Adventitia.

Über die Nerven der Adventitia liegen noch keine näheren Untersuchungen vor.

C. Der Scheideninhalt.
I. Makroskopisches Verhalten des Scheideninhaltes.

Normalerweise liegen die vordere und die hintere Scheidenwand dicht aneinander. In den distalen Zweidritteln findet sich an der vorderen und hinteren Scheidenwand je ein Längswulst von zahlreichen, kräftig entwickelten Querfalten (Columna rugarum anterior et posterior). Dadurch bekommt die untere Hälfte der Scheide auf dem Querschnitt die Form eines H (Henlesches H).

Im oberen Teil der Scheide sind die Falten, namentlich an der vorderen Wand, schwächer entwickelt, außerdem ragt hier die Portio vaginalis frei in die Rohrlichtung hinein. Dadurch erscheint der obere Teil der Scheide auf dem Querschnitt mehr ringförmig.

Entfaltet man die beiden Scheidenwände mittels eines Speculums, dann sieht man, daß die blaßrote Scheidenwand feucht glänzt, und daß sie von einer deutlich sichtbaren und abstreifbaren, weißen, krümeligen oder dickflüssigen Masse — dem Scheideninhalt, Scheidensekret — bedeckt ist. Dieses erscheint — wenigstens bei der Speculumuntersuchung — nicht gleichmäßig über die Scheidenwände verteilt. An den Enden des Speculums und im Scheidengewölbe ist es meist reichlicher als an den Scheidenwänden.

Gegen die Bezeichnung des Scheideninhaltes als „Scheidensekret" wurde vielfach Widerspruch erhoben[1]. So betonte, um nur einige Beispiele anzuführen, P. Zweifel[2], daß er das Wort „Sekret"

---

[1] Selbst über den Begriff des „Scheideninhaltes" gehen die Ansichten auseinander. Wohl die meisten Autoren verstehen unter Scheideninhalt die weißliche, krümelige oder dickflüssige Masse, die man in der Scheide findet. Schröder (Zentralbl. f. Gynäkol. 1921, S. 1357) versteht dagegen unter Scheideninhalt „die Flüssigkeit oder Masse, die sich auf und zwischen den Wänden der Scheide befindet, wobei aber der oberste Teil, d. h. der um die Portio und das Os ext. herumliegende Abschnitt, zu dem

und selbst das deutsche Wort „Absonderung" vermeide, weil bei den gesunden Schwangeren „nichts abgesondert oder ausgeschieden wird". „Es liegt ein unzutreffender Begriff in den Worten Sekret und sezernieren; denn nur beim krankhaften Zustand findet sich ein „Ausfluß". Zweifel zieht darum „den gewiß richtigen Ausdruck" „Scheideninhalt" oder „Scheidenfeuchtigkeit" vor. Auch Skutsch[1] hat betont, daß es ein Scheidensekret eigentlich nicht gibt, sondern daß es sich um ein „Transsudat mit Beimischungen" handelt.

Schon Döderlein hat in seiner Monographie „Das Scheidensekret" (1892, S. 12) darauf hingewiesen, daß „das in der Scheide befindliche Material gar nicht Sekret genannt werden" dürfe, wenn man das Wort Sekret in seiner eigentlichen Bedeutung, nämlich als Absonderungsprodukt von Drüsen gebraucht.

Gleichwohl entschloß sich Döderlein, den Scheideninhalt als „Scheidensekret" zu bezeichnen, weil es „wohl denkbar" ist, „daß die der Vaginalschleimhaut aufliegende Schicht auch wirklich von dieser selbst stammt, und zwar dadurch geliefert wird, daß die oberflächlichen Zellen abgestoßen werden und mit Lymphflüssigkeit vermischt einen weichen Brei geben, wie ihn das Sekret darstellt".

Diese Ansicht von Döderlein ist viel richtiger als die Einwände, die gegen sie erhoben wurden. Da sich nämlich ständig glykogenhaltige Zellen vom Scheidenepithel abstoßen, die dann im Lumen ihr Glykogen abgeben, so kann man die ganze Scheide als eine holokrine Drüse[2] und demnach ihren Inhalt als „Sekret" bezeichnen.

Die **Menge** des Scheideninhaltes zeigt schon unter physiologischen Bedingungen gewisse Schwankungen.

Beim Neugeborenen ist der Scheideninhalt äußerst spärlich.

Beim Mädchen vor der Pubertät ist der Scheideninhalt „fast noch spärlicher wie beim neugeborenen Kind" [Menge (1925, S. 270)], „so daß man manchmal der Scheide mit der Platinöse nicht so viel Sekret entnehmen kann, wie für die leichte Anfeuchtung des Lackmuspapierstreifens" zur Prüfung der Reaktion nötig ist.

Auch bei der geschlechtsreifen Virgo intacta ist das Sekret normalerweise sehr spärlich.

Bei der deflorierten geschlechtsreifen Nichtgraviden ist die Sekretmenge in der Regel etwas vermehrt, weil durch die Dehnung die Kapazität der Scheide zugenommen hat [Menge (1925, S. 271)]. Die Gesamtmenge des Scheideninhaltes bei gesunden geschlechtsreifen Nichtgraviden beträgt nach Wintz (1912) 0,50—0,75 g, nach Schröder, Hinrichs und Keßler: 0,3—1,0 g (durchschnittlich 0,3—0,6 g).

Kurz vor und nach der Menstruation ist der Scheideninhalt vermehrt [Kölliker und Scanzoni (1855), Loeser (1920)[3], Gänßle]. Die Ursache dieser physiologischen Vermehrung dürfte wohl in dem gesteigerten Blutzufluß zu suchen sein (Loeser, Gänßle).

---

meist auch das hintere Scheidengewölbe gehört, nicht mit einbezogen werden. Denn in diesem Gebiet spielen sich die Neutralisationsvorgänge des alkalischen Cervicalschleimes und der Vaginalsäure ab, wodurch Reaktion und Charakter des Scheideninhaltes unkontrollierbare lokale Änderungen erfahren können".

[2] Döderleins Handb. der Geburtshilfe. 1. Aufl. Bd. 3, S. 303.

[1] Arch. f. Gynäkol. Bd. 125, S. 455.

[2] Bekanntlich unterscheidet man heute nach der Sekretionsart folgende Formen von Drüsen:

1. Holokrine Drüsen [Ranvier (1867)]: die Absonderung geht mit vollkommenem Zerfall der Drüsenzellen einher (ὅλος ganz, κρίνω ich sondere ab, Beispiel: die Talgdrüsen).

2. Merokrine Drüsen [Ranvier (1867)]; bei diesen wird aus der Drüsenzelle nur ein flüssiges oder körnchenförmiges Sekret abgesondert, die Zelle selbst bleibt aber erhalten (τό μέρος der Teil).

Die merokrinen Drüsen teilt Schiefferdecker in folgende zwei Unterarten:

a) Ekkrine Drüsen (ἐκ aus, heraus); die Zellen geben nur ihr Sekret ab, sie selbst bleiben aber unverändert, d. h. sie werden nicht durch Abstoßung eines Zellteiles verkleinert.
Beispiel: Schweißdrüsen.

b) Apokrine Drüsen (ἀπό, weg, hinweg); die Zellen stoßen einen Teil ihrer Substanz als Sekret ab.
Beispiel: Milchdrüsen, apokrine Drüsen der Achselhöhle.

[3] Loeser: Zentralbl. f. Gynäkol. 1920, S. 419.

Schröder, Hinrichs und Keßler[1] fanden dagegen „absolut keine regelmäßige Zunahme und Abnahme der Sekretmenge entsprechend dem Zyklus".

Bei gesunden Graviden ist die Sekretmenge schon in den ersten Monaten der Schwangerschaft vermehrt. Zu Ausfluß kommt es dabei aber nicht. „Zwar geben viele Schwangere, besonders wiederholt geschwängerte Frauen, gewöhnlich allerdings nur auf ausdrückliches Befragen, zu, daß sich bei ihnen schon einige Wochen nach der Konzeption an den äußeren Teilen ein bis dahin nicht empfundenes Feuchtigkeitsgefühl bemerkbar macht. Bei objektiver Betrachtung der leicht geschwollenen Vulva sind aber bei Gesunden Fluorerscheinungen nicht zu entdecken" [Menge (1925, S. 273)]. Die normale Vermehrung des Scheideninhaltes in der Gravidität hängt wohl mit der starken Durchsaftung des Genitalgewebes und mit der physiologischen Weiterstellung des vaginalen Rohres zusammen (Menge, S. 273). Die Gesamtmenge des Scheideninhaltes bei Graviden beträgt

nach Döderlein (1892): 0,5 —0,8 g,
nach Wintz (1912) : 0,91—1,07 g.

Nach R. Schröder[2] besteht keine Abhängigkeit der Scheidensekretmenge von der Gravidität. Bei 51 Graviden war 27 mal der Scheideninhalt nur sehr spärlich, „während man doch a priori hier die stärkste Durchfeuchtung der Gewebe annehmen sollte".

In der Menopause ist die Menge des Scheideninhaltes zuweilen auffallend gering [Menge (1925, S. 275)].

Die **Farbe** des Scheideninhaltes ist weiß bis weißgelblich, „gelegentlich spielt die Farbe ins Grünlichgelbliche hinein" (R. Schröder).

Die **Konsistenz** des Scheideninhalts ist bröckelig, krümelig bis rahmartig schmierig. Sein Aussehen erinnert am meisten an „dünnen, gut durchgekochten Stärkekleister oder an dünnen Mehlbrei" [Menge (1925, S. 260)], oder „an frisch geronnene Milch" (Walthard). Bisweilen ist der Scheideninhalt etwas trockener und krümeliger, zuweilen etwas feuchter und dann dünnrahmiger. „Etwas Normwidriges ist hinter diesen geringen Differenzen weder zu suchen noch zu finden" [Menge (1925), S. 260]. „Ein eigentliches Fließen" [Menge (1925, S. 260)] ist bei der zähen Konsistenz des normalen Scheideninhaltes nicht möglich.

Gleichwohl muß aber eine capillare Flüssigkeitsströmung nach dem Scheidenausgang zu vorhanden sein. Die Ursache dieser Strömung hat man wohl darin zu suchen, daß an der Oberfläche des ebenfalls capillaren Vulvaspaltes Flüssigkeit verdunstet, und daß infolge der Capillarwirkung ständig neue Flüssigkeit aus der Scheide nachgezogen wird.

Die Fortbewegung der festeren Scheideninhaltsmassen dürfte wohl durch Bewegungen des Scheidenrohres (bei der Atmung, bei Erhöhung des intraabdominellen Druckes, durch Kontraktion der Scheidenwand) erfolgen.

Nach Kölliker und Scanzoni ist der Scheideninhalt vor dem Erscheinen der menstruellen Blutung „immer beinahe wasserhell und gewöhnlich sehr dünnflüssig". In den ersten 2—3 Tagen nach der Menstruation ist er ebenfalls sehr durchsichtig und dünnflüssig, aber meist etwas rötlich gefärbt.

Der **Geruch** des Scheideninhaltes ist gewöhnlich fade.

Bei der Anwesenheit von Trimethylamin (P. Zweifel) riecht der Scheideninhalt nach Heringslake. Schröder[3] hat die Frage aufgeworfen, ob der makroskopisch verschiedene Charakter des Scheideninhaltes von den verschiedenartigen Absonderungen des Cervicalkanales abhängig ist, und ob er sich mit ihnen ändert. Schröder kam dabei zu dem Schluß, daß „keinerlei primäre Abhängigkeit" besteht.

---

[1] Schröder, Hinrichs und Keßler: Arch. f. Gynäkol. Bd. 128, S. 114.
[2] Schröder, R.: Zentralbl. f. Gynäkol. 1921, S. 1358.
[3] Schröder, R.: Zentralbl. f. Gynäkol. 1921, S. 1358.

Als Beweis hierfür führt Schröder an: Unter 148 Fällen, in denen objektiv sich wenig weißlich-wässeriger oder trockener Scheideninhalt fand, liessen sich folgende Sekretionsmenge und -art an der Cervix feststellen:

    geringe glasige Schleimabsonderung . . . . 97 mal
    mittel-reichlich glasige Schleimmengen . . . . 17 mal
    reichlich glasige Schleimmengen . . . . 22 mal
    reichlich eitriger Schleim . . . . 12 mal
                                                                148

Umgekehrt fand sich in 23 Fällen mit gelblich-eitrigem Scheideninhalt die Cervixabsonderung

    nur sehr gering . . . . 11 mal
    mittel-reichlich-glasig . . . . 5 mal
    reichlich glasig . . . . 2 mal
    reichlich eitrig . . . . 5 mal

Schon die einfache Betrachtung des Scheideninhalts ergibt, daß dieser aus **Flüssigkeit und festen Bestandteilen** bestehen muß. Die mikroskopische Untersuchung zeigt, daß der feste Anteil des Scheideninhaltes aus **Bakterien, abgestoßenen Plattenepithelien, vereinzelten Leukocyten und Detritus** besteht.

Mit dieser Feststellung ist aber der Scheideninhalt bei weitem noch nicht erschöpfend charakterisiert. Mühselige und langwierige Untersuchungen, die heute noch lange nicht abgeschlossen sind, haben ergeben, daß der Scheideninhalt ein sehr komplexes und kompliziertes Gebilde ist.

Die flüssige Phase des Scheideninhaltes enthält verschiedene Stoffe, die teils als Moleküle gelöst, teils in mehr oder weniger hohem Grade in Ionen zerfallen sind. Außerdem finden sich in ihr aber auch noch Molekülaggregate von kolloiden Dimensionen. Man kann demnach den flüssigen Anteil des Scheidensekretes als ein Sol bezeichnen, dessen Dispersionsmittel eine teils molekulare, teils ionendisperse Lösung von verschiedenen Stoffen ist, während die disperse Phase von Eiweiß, Glykogen und wohl auch noch von anderen Stoffen gebildet wird.

In diesem komplizierten Sol befinden sich die festen Anteile des Scheidensekretes: Bakterien, abgestoßene Epithelien, Leukocyten.

Die an und für sich schon komplexe Natur des Scheideninhaltes wird weiter noch dadurch kompliziert, daß seine Zusammensetzung schon physiologischerweise außerordentlich großen Schwankungen unterworfen ist.

Diese Schwankungen zeigen sich schon innerhalb der Scheide selbst.

Im oberen Teil der Scheide gelangt aus dem äußeren Muttermund der stark alkalische Cervixschleim in die Scheide. Hier erfährt er eine Änderung seiner Konsistenz und seiner Reaktion u. a. m. Es müssen hier also sehr komplizierte physikalische und chemische Umsetzungen vor sich gehen. In diese fehlt uns heute noch jeder Einblick.

An ihrem unteren Ende wird die Scheide durch die Hymenalöffnung gegen den Vorhof abgegrenzt. Scheideninhalt und Vorhofsinhalt gehen hier ohne scharfe Grenze ineinander über.

Zwischen dem oberen und dem unteren Ende der Scheide besteht ein capillarer Flüssigkeitsstrom, der vom Scheidengewölbe nach dem Scheidenausgang zu gerichtet ist. Wir wissen heute noch nicht, ob es sich um eine gleichmäßige Strömung handelt, oder ob nicht durch die Atembewegungen, Anstrengungen der Bauchpresse, Kontraktionen der Scheidenmuskulatur u. a. m. Beschleunigungen, Verzögerungen oder gar rückläufige Bewegungen eintreten können. Als sicher kann aber gelten, daß der Scheideninhalt in der Mitte der Scheide anders beschaffen ist als im Scheidengewölbe und im Scheidenausgang.

Neben diesen örtlichen Verschiedenheiten in der gleichen Scheide zeigt das Scheidensekret auch bei der gleichen Frau nicht annähernd immer die gleiche Zusammensetzung.

Alter, Geschlechtsverkehr, Menstruation, Gravidität, Wochenbett u. a. m. beeinflussen schon physiologischerweise den Scheideninhalt außerordentlich weitgehend.

Dazu kommen dann noch die pathologischen Zustände der Scheide.

Alle diese verschiedenartigen Variationen veranlaßten Döderlein im Jahre 1892 den Begriff des „**normalen**" und des „**pathologischen**" Scheidensekrets aufzustellen.

Das **normale** Scheidensekret stellt nach Döderlein „ein weißliches, krümeliges Material dar von der Konsistenz der geronnenen Milch ohne Schleimbeimischung. Dies Sekret überzieht die Schleimhaut der Scheide auf der Oberfläche und in ihren Falten mit einem dünnen, weißgrauen Belage, der sich leicht abstreifen läßt. Manchmal ist dessen Menge eine größere, dann ist aber die Konsistenz eine geringere, und kann etwa ein kleiner Teelöffel voll im oberen Speculumende zusammentreten".

„Die Reaktion dieses normalen Sekrets ist auf blauem Lackmuspapier stets intensiv sauer. In diesem einfach zu prüfenden konstanten Merkmal liegt ein Hauptcharakteristikum für das normale Sekret. Die bakteriologische Untersuchung ergibt in solchem Sekrete das fast ausschließliche Vorkommen einer bestimmten Bacillenart, deren Lebenseigenschaften sich sowohl in der Scheide als im Kulturglas als charakteristisch erweisen" [Döderlein (1892, S. 8)].

Das **pathologische** Scheidensekret „ist meist von gelblicher bis gelbgrüner Farbe und rahmähnlicher Konsistenz; nicht selten von kleinen massenhaften Gasblasen durchsetzt, schaumig oder mit zähem gelben Schleim vermengt. Die Reaktion des pathologischen Sekretes ist meist schwach sauer, nicht selten aber neutral oder alkalisch. In bakteriologischer Hinsicht unterscheidet sich dies Sekret von dem vorigen dadurch, daß hier die verschiedenartigsten Mikroorganismen, Bacillen sowohl wie Kokken, in großer Zahl vorkommen, zahlreiche Keimarten also ihre Lebensbedingungen vorfinden" [Döderlein (1892, S. 8)].

Das normale und das pathologische Scheidensekret unterscheiden sich nach Döderlein also:

1. Durch das makroskopische Aussehen:
    normales Scheidensekret: weißlich, krümelig, spärlich,
    pathologisches Scheidensekret: gelblich bis gelbgrün, rahmähnlich.
2. Durch die Reaktion:
    normales Scheidensekret: stark sauer,
    pathologisches Scheidensekret: schwach sauer bis alkalisch.
3. Durch den bakteriologischen Befund:

Das normale Scheidensekret enthält nur eine bestimmte, wohl charakterisierte Bakterienart, die heute als **Döderleinsche** Scheidenbacillen bezeichneten Stäbchen.

Das pathologische Scheidensekret enthält „die verschiedenartigsten Mikroorganismen, Bacillen sowohl wie Kokken", kurz ausgedrückt also eine Mischflora.

Diese Definition Döderleins mußte auf Grund neuerer Untersuchungen etwas geändert werden. Es zeigte sich nämlich:

1. Daß das Scheidensekret „normal", also weißlich, krümelig und spärlich sein und trotzdem eine Mischflora aufweisen kann [Schröder (1921), v. Jaschke[1], Schröder, Hinrichs und Keßler, Schultheiß].

---
[1] v. Jaschke: Arch. f. Gynäkol. Bd. 125, S. 241.

2. Daß das Scheidensekret **stark sauer** reagieren kann, obwohl es das Aussehen und die Flora eines pathologischen Sekretes zeigt (Geller[1]).

Die Beziehungen zwischen dem Aussehen des Scheideninhaltes und der Scheidenflora ergeben sich aus folgender Tabelle von Schröder[2]:

Art und Menge des Scheideninhaltes	Reinheitsgrad[3]		
	I⁰	II⁰	III⁰
Gering, weißlich	71	38	42
Mittelreichlich, weißlich. . . .	36	10	27
Reichlich, weißlich	5	4	4
Mittelreichlich, gelblich	—	3	22
Stark gelblich-eitrig	—	—	25

Aus dieser Tabelle schloß Schröder, „daß trotz objektiv normalem, d. h. geringem weißlichem Inhalt alle drei Reinheitsgrade vorkommen, daß bei objektiv weißlichem Inhalt, unbekümmert um die Menge des Inhaltes, der I. Reinheitsgrad überwiegt, daß bei objektiv gelblichem Inhalt fast ausschließlich III⁰ zu finden ist, daß schließlich der I. Reinheitsgrad ausschließlich bei weißlichem Inhalt, der II⁰ bei weißlichem und vor allem auch bei gelblichem Inhalt vorkommt".

Schröder, Hinrichs und Keßler[4] bringen die gleiche Tabelle und sie schreiben dazu: „Es läßt sich daraus ersehen, daß der rein weißliche Inhalt nicht immer als normales Sekret anzusprechen ist, sondern in einem gar nicht geringen Prozentsatz auch die bunte Mischflora zeigt, daß aber der gelbliche Inhalt stets als pathologisches Sekret zu deuten ist."

Kurz zusammengefaßt geht aus diesen Untersuchungen also hervor: **Aussehen und Reaktion des Scheidensekretes können trotz pathologischer Flora normal sein.**

Das Gegenteil: pathologisches Aussehen des Scheidensekretes trotz normaler Flora ist dagegen bis heute noch nicht beobachtet worden.

Man könnte also besser und mit größerem Recht sagen, ein Scheidensekret ist dann normal, wenn es ausschließlich die Döderleinschen Scheidenbacillen enthält. Dagegen läßt sich nun wieder einwenden, daß bei der erwachsenen, geschlechtsreifen Frau häufig, z. B. im Anschluß an den Geschlechtsverkehr, eine bunte Mischflora in der Scheide gefunden werden kann. Gleichwohl kann man den Scheideninhalt dann nicht als pathologisch bezeichnen, denn er beweist seine Normalität dadurch, daß infolge seines Selbstreinigungsvermögens die Mischflora nach 24—48 Stunden verschwunden ist.

Wollte man also nur das Scheidensekret als normal bezeichnen, das nur Scheidenbacillen enthält, dann wäre diese Bezeichnung zu eng, da sie nur morphologisch gefaßt ist und da sie eine sehr wichtige physiologische Komponente außer acht läßt. Es wäre eine rein subjektive „ideale Norm" mit zahlreichen Ausnahmen. Ferner würde man dabei außer acht lassen, daß sich, z. B. beim „Kleinmädchen" (Menge), im Scheidensekret Kokken finden. Alle Kleinmädchen müßten demnach pathologisches Sekret haben.

Man könnte nun dasjenige Scheidensekret als „normal" bezeichnen, das sich bei der überwiegenden Mehrzahl der Individuen der betreffenden Alters- und Lebensphase findet.

Auch eine derartige „statistische Norm" kann nicht befriedigen. So könnte man z. B. bei der Untersuchung zahlreicher ganz gesunder Frauen mit häufigem Geschlechtsverkehr zu dem Schlusse kommen, daß die meisten von ihnen eine Mischflora zeigen.

An Stelle der subjektiven „idealen Norm" und der fiktiven „statistischen Norm" erscheint deshalb im biologischen und klinischen Sinne auch für die Scheide eine andere Art von Norm real und rationell.

Wir möchten uns dazu einer Definition von Grote[5] bedienen, der ein Individuum

---

[1] Geller: Arch. f. Gynäkol. Bd. 125, S. 413.
[2] Schröder: Zentralbl. f. Gynäkol. 1921, S. 1359.
[3] Über den Begriff der „Reinheitsgrade" siehe S. 67.
[4] Schröder, Hinrichs und Keßler: Arch. f. Gynäkol. Bd. 128, S. 107.
[5] Grote: Grundlagen ärztl. Betrachtung. Berlin, Springer 1921.

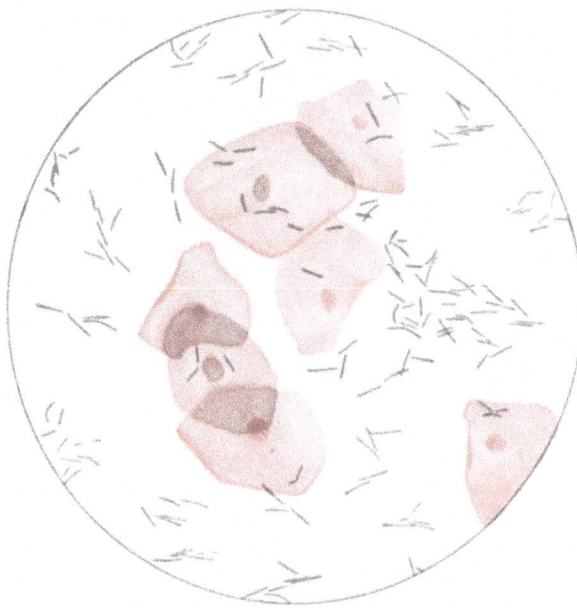

Abb. 49. I. Reinheitsgrad. Nur Scheidenepithelien und Döderleinsche Vaginalbacillen. (Nach L. Seitz.)

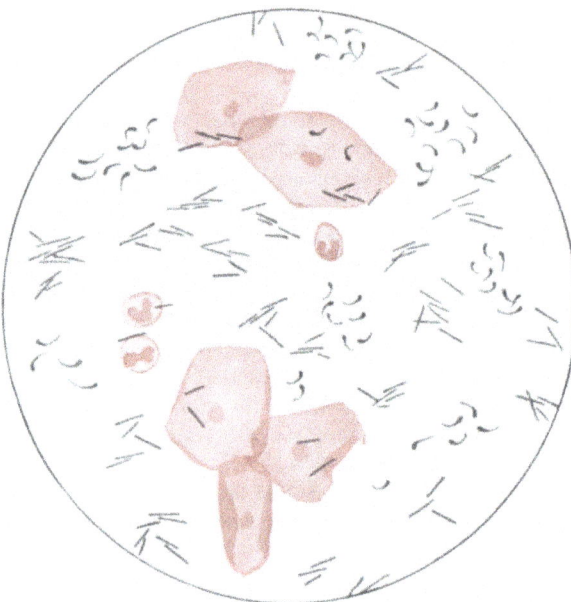

Abb. 50. II. Reinheitsgrad. Hauptsächlich Epithelien und Vaginalbacillen, daneben aber auch Comma variabile und einige Leukocyten. (Nach L. Seitz.)

dann als normal bezeichnet, wenn seine Lebensäußerungen völlig den biologischen Notwendigkeiten entsprechen, die ihm aus dem Zusammentreffen seiner äußeren Lebenslage mit seinen physiologischen Leistungsmöglichkeiten erwachsen.

Im Anschluß an diese Definition möchten wir ein Scheidensekret und ebenso auch die Scheidenwand und die ganze Scheide dann als normal bezeichnen, wenn die Lebensäußerungen völlig den biologischen Notwendigkeiten entsprechen, die aus dem Zusammentreffen der äußeren Lebenslage mit den physiologischen Leistungsmöglichkeiten erwachsen.

Diese Definition hat den Vorteil, daß sie den Begriff des normalen und pathologischen Scheidensekretes nicht von dem bakteriologischen Augenblicksbild abhängig macht. Ferner trägt sie dem Umstande Rechnung, daß die einzelnen Altersphasen eine recht verschiedene Scheidenflora zeigen, und sie gibt die Berechtigung, diese als „normal" zu bezeichnen, da sie die Lebensäußerungen der Scheide nicht stören.

Gleichwohl braucht man in der Praxis aber gewisse morphologische Anhaltspunkte für die Beurteilung des Scheidensekretes. Hier ist die Einteilung in „Scheidenbacillenflora" und „Mischflora" im Sinne Döderleins auch heute noch unentbehrlich und unübertroffen.

Man hat vielfach versucht, das so einfache und klare Döderleinsche Schema durch eine Einteilung des Scheidensekretes in verschiedene „Reinheitsgrade" zu ersetzen. Alle diese Versuche haben aber nicht gehalten, was man sich von ihnen versprochen hatte. Da aber die Lehre von den Reinheitsgraden auch heute noch in der Literatur eine große Rolle spielt, so soll hier kurz auf sie eingegangen werden.

Die sogenannten „Reinheitsgrade" der Scheide.

Maunu af Heurlin unterschied (1914) vier Typen der Scheidenflora, und er bezeichnete diese als „Reinheitsgrade". Über die Einteilung dieser Reinheitsgrade siehe die nachstehende Tabelle.

Seitdem spielen in der Literatur die „Reinheitsgrade" des Scheidensekretes eine große Rolle.

Maunu af Heurlin kam zur Aufstellung seiner vier Typen durch kulturelle Untersuchungen des Scheideninhaltes. Seine Einteilung ist demnach vorwiegend nach biologischen Gesichtspunkten orientiert. So treten z. B. bei der Betrachtung seiner vier Reinheitsgrade die anaeroben Keime immer mehr in den Vordergrund, und in seinem Reinheitsgrad IV wird das Bakterienbild ausschließlich von anaeroben Keimen beherrscht. Wenn wir seine Ausführungen richtig verstanden haben, dann könnte man seinen Reinheitsgrad IV auch als „ausschließliche (oder fast ausschließliche) Anaerobenflora" bezeichnen.

Eine Einteilung der Scheidenflora nach den vier Typen Maunu af Heurlins ist also nur auf Grund kultureller Untersuchungen möglich.

Für die praktisch-klinische Einteilung ist dieses Verfahren natürlich viel zu umständlich und langwierig.

Die späteren Autoren haben deshalb rein morphologische Gesichtspunkte in den Vordergrund gerückt, d. h. sie waren bestrebt, allein aus dem Ausstrichpräparat eine Einteilung für die Reinheitsgrade zu gewinnen.

Da man nun aber im Ausstrichpräparat einem Keim nicht ansehen kann, ob er aerob oder anaerob wächst, so mußte — ganz unwillkürlich — auch die Einteilung des morphologischen Bildes verschoben und schematisiert werden.

Diese Verschiebung tritt schon ganz deutlich in Erscheinung, wenn man z. B. den Reinheitsgrad IV von Maunu af Heurlin mit dem von Lehmann (1921) vergleicht (siehe Tabelle).

War man aber schon zum Verzicht auf die biologische Auswertung der Scheidenflora gelangt und hielt man sich ausschließlich an morphologische Kriterien, dann konnte die Einteilung Maunu af Heurlins vereinfacht werden.

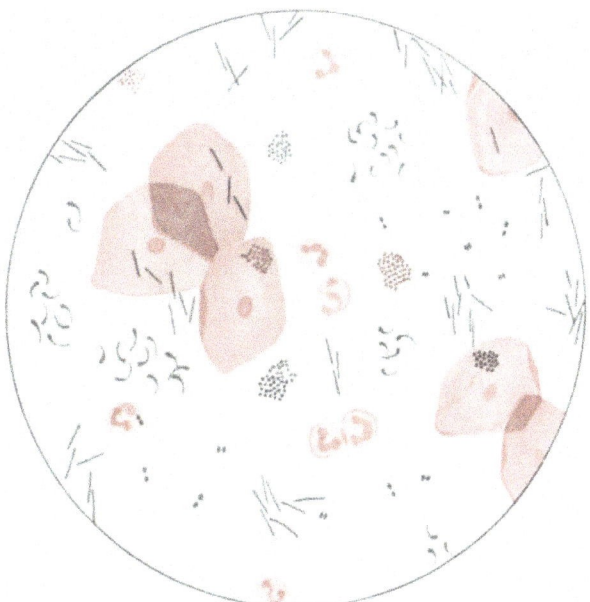

Abb. 51. III. Reinheitsgrad. Die Vaginalbacillen treten zurück, zahlreiche Comma variabile, grampositive und -negative Kokken. Reichlich Leukocyten. (Nach L. Seitz.)

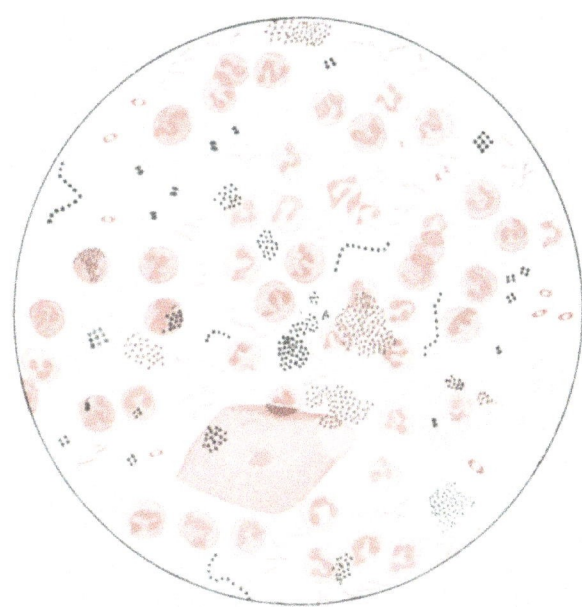

Abb. 52. IV. Reinheitsgrad. Vaginalbacillen verschwunden. Grampositive und -negative Kokken. Streptokokken. Sarzine. Grampositive Stäbchen. Trichomonas vaginalis (rechts unten an den Geißeln zu erkennen). Wenige Vaginalepithelien, hauptsächlich Leukocyten. (Abb. 49—52. Nach L. Seitz in Opitz, Hdb. d. Frauenheilkunde. Bd. 1.)

Übersicht über die verschiedenen

Autor	I. Reinheitsgrad	II. Reinheitsgrad
Maunu af Heurlin	Der I. Reinheitsgrad „besteht aus einer Reinkultur von Vaginalbacillen". Zum I. Reinheitsgrad rechnet Maunu af Heurlin „auch eine Flora, in der die Vaginalbacillen vollständig dominieren, trotzdem in ihr spärlich Hautsaprophyten (Staphylococcus albus, Bac. pseudodiphtheriticus) und eventuell Saccharomycespilze vorkommen können". Auch „durch das Vorkommen spärlicher anaerober Bakterien" kann der erste Reinheitsgrad getrübt werden.	Der II. Reinheitsgrad „besteht aus einer Symbiose von reichlicherem Comma variabile und spärlichen Vaginalbacillen, wobei auch schon regelmäßig spärliche anaerobe und aerobe Kokken vorhanden sind". Außerdem können sich aber auch relativ reichlich anaerobe Bakterien finden.
Lehmann, Zentralbl. f. Gynäkol. 1921, S. 648	Eine „annähernde Reinkultur von Vaginalbacillen" oder eine Flora, bei der die Vaginalbacillen „dominieren".	Neben reichlichen Vaginalbacillen auch Kommabacillen. Ferner findet man nicht selten an Stelle des Comma variabile „Diplobacillen in Symbiose mit der kokkoiden Form des Vaginalbacillus ungefähr in gleichem Mengenverhältnis". „Man kann hier im Zweifel sein, ob es sich noch um R⁰ II handelt; im ganzen möchte ich annehmen, daß die Frage noch zu bejahen wäre, doch wurde der genannte Typ in dieser Arbeit bereits zu R⁰ III gezählt".
Schröder, Zentralbl. f. Gynäkol. 1921, S. 1354	Der Scheideninhalt besteht lediglich aus Vaginalbacillen und Plattenepithelien.	Neben den verschiedenen Vaginalbacillen noch der Kokkobacillus, einige grampositive Diplokokken, das Comma variabile, Capitatusformen und einige Vaginalstaphylokokken, darunter auch gramnegative. Neben den Plattenepithelien einige Leukocyten, doch gehören diese nicht unbedingt zum Bilde.
Schröder, Hinrichs u. Keßler	Reine Vaginalbacillenflora.	Vorwiegend Vaginalbacillen, einzelne gramnegative und grampositive Kokkenhaufen und einzelne verschiedenartige Bakterien. Neben Scheidenepithelien einzelne Leukocyten.

Definitionen der „Reinheitsgrade".

III. Reinheitsgrad	IV. Reinheitsgrad
Der III. Reinheitsgrad „ist durch das reichliche Vorhandensein von Comma variabile und Streptococcus anaerobius carduus charakterisiert, wobei die Vaginalbacillen in sehr spärlicher Anzahl, die anaeroben Bakterien, meist Kokken, dagegen mäßig reichlich vorkommen". Dabei können die Vaginalbacillen völlig verschwunden oder die anaeroben Bakterien relativ reichlich vorhanden sein.	Der IV. Reinheitsgrad „besteht aus einer Flora, in der keine Vaginalbacillen vorhanden sind. Das Bakterienbild wird von anaeroben Kokken beherrscht, wobei auch mäßig reichlich anaerobe Bacillen vorkommen können". In dem Bilde können auch gramnegative anaerobe Stäbchen dominieren bei gleichzeitigem Vorhandensein reichlicher anaerober Kokken.
Neben Streptokokken, Comma variabile und anaeroben Bakterien aller Art (Kokken und Stäbchen) nur spärliche Vaginalbacillen im Ausstrich und auf der Kultur.	Die Diagnose auf R⁰ IV darf gestellt werden „einmal durch das Fehlen der Vaginalbacillen, dann bei reichlichem Vorkommen von Strepto-, Staphylo- und Gonokokken".
Keine Vaginalbacillen mehr, sondern ein Gewirr von sehr verschiedenartigen, teils grampositiven, teils gramnegativen Keimen. Meist überwiegen grampositive und gramnegative Kokken. Häufig findet man auch kürzere oder längere Ketten plumper oder feiner Kokken, nicht selten sind der Tetragenus, verschiedene Sarcine- und grampositive Diplokokkenformen, ferner Pseudodiphtheriebacillen (schlanke Stäbchen mit deutlichen Polkörperchen in Streichholzanordnung). Auffällig hervortreten können Saccharomyceten mit ihren Gonidien. Bunter fast sind noch die gramnegativen Formen: Kokken, kurze Stäbchen (Bact. coli oder aerogenes lactis), thetoide Formen, feine lange Stäbchen oder fusiforme Arten sind die Hauptvertreter.	—
Sehr bunte Mischflora grampositiver und gramnegativer Art, Kokken und Bacillen liegen in buntem Gewirre durcheinander. Je nach dem Zellgehalt und der Beschaffenheit der Scheidenwand unterscheidet Schröder zwei Untergruppen: Flora IIIa: Mischflora mit Epithelienbeimengung ohne größere Leukocytenzahl und mit blasser Scheidenwand. Flora IIIb: Mischflora mit reichlichen Leukocyten und stippchenartig geröteter Schleimhaut.	—

Diesen Schritt tat Schröder (1921) dadurch, daß er nur noch drei Reinheitsgrade unterschied und dabei morphologische Gesichtspunkte (z. B. Verhalten bei der Gramfärbung) ganz in den Vordergrund rückte (Tabelle).

In seiner Arbeit mit Hinrichs und Keßler vereinfachte Schröder diese Einteilung noch weiter. Er fügte aber noch eine Unterabteilung des 3. Grades hinzu (Tabelle).

Wieder etwas anders ist die Einteilung von L. Seitz (1927) (Abb. 49—52).

Schon aus den wenigen Beispielen dieser Zusammenstellung (siehe die Tabelle) geht hervor, daß die Reinheitsgrade in ganz verschiedener Weise definiert werden. Man muß sich im einzelnen Falle also immer erst überzeugen, was der betreffende Autor unter den einzelnen Reinheitsgraden versteht.

Dazu kommt noch etwas weiteres hinzu: Schröder betonte schon 1921 ausdrücklich, daß seine drei Reinheitsgrade der Scheide „durchaus willkürlich voneinander getrennt" sind; „in Wirklichkeit bestehen natürlich fließende Übergänge von dem einheitlichen „reinen" I. Grade der Scheidenflora zum höchst mannigfaltigen formenreichen III. Grade". Ferner schreiben Schröder, Hinrichs und Keßler in ihrer schönen Arbeit über „Uterus und Scheide als Quelle des Fluor vaginalis"[1], daß sie in dieser Arbeit fast ausschließlich Flora I und III studierten; die Fälle der Flora II schlössen sich im allgemeinen der Flora I an und sie bedürften deshalb keiner besonderen Berücksichtigung.

Schröder, Hinrichs und Keßler sprechen damit aus, daß die Unterscheidung eines zweiten Reinheitsgrades — zum mindesten in klinischer Hinsicht — unnötig ist und daß eigentlich nur die beiden extremen Varianten — die reine Scheidenbacillenflora und die Mischflora — von Bedeutung sind.

Diese sind aber nichts anderes als das, was Döderlein als „normales" und „pathologisches" Scheidensekret bezeichnete.

Damit ist die Lehre von den Reinheitsgraden wieder zu ihrem Ausgangspunkt zurückgekehrt. Statt zu einer fortschreitenden und aufsteigenden Geraden wissenschaftlicher Erkenntnis ist sie zu einem in sich zurückkehrenden Kreis geworden.

Auch Rother (1921), Menge (1925, S. 285), Geller (1925), Zimmermann (1925, S. 416), Döderlein (1925, S. 453) haben sich gegen die Einteilung des Scheidensekretes in Reinheitsgrade ausgesprochen.

Rother (1921) hat darauf hingewiesen, daß das mikroskopische Bild keine Entscheidung darüber gestattet, ob die vorhandenen Bakterien lebend oder abgestorben sind. Außerdem ist es auch nicht möglich aus dem Ausstrich allein mit Sicherheit alle vorhandenen Keime festzustellen. So konnte Rother in einem Scheidensekret, das im Ausstrich nur Stäbchen zu enthalten schien, kulturell kurze Streptokokken nachweisen.

Döderlein (1925, S. 453) hat betont, daß der I. Reinheitsgrad vollkommen mit dem Typus übereinstimmt, den er als physiologisch bezeichnet hat. „Das andere Sekret nun in weitere drei Reinheitsgrade zu trennen könnte eher Verwirrung erzeugen, denn etwas grundsätzlich Verschiedenes ist in diesen drei Abarten nicht gegeben."

Wir unterscheiden deshalb mit Döderlein

1. ein (bakteriologisch) **normales** Scheidensekret. Dieses ist charakterisiert durch die alleinige Anwesenheit der Döderleinschen Scheidenbacillen;

2. ein (bakteriologisch) **pathologisches** Scheidensekret. Dieses ist charakterisiert durch die Anwesenheit einer Mischflora.

II. Morphologie des Scheideninhalts.

Untersucht man ein gefärbtes Ausstrichpräparat des Scheideninhaltes, dann findet man normalerweise drei verschiedene morphologische Bestandteile, nämlich

a) Epithelien, b) Leukocyten, c) Bakterien.

Als Überreste des Cervicalschleims sind öfter auch vereinzelte Schleimfäden im Scheidensekret zu finden. Außerdem ist der ganze Scheideninhalt von einem feinen Detritus durchsetzt, der wohl aus Bakterien- und Zelltrümmern besteht (Menge, S. 262).

---

[1] Arch. f. Gynäkol. Bd. 128, S. 106.

a) Epithelien.

Die im Scheideninhalt vorhandenen Epithelzellen sind flache, polygonale oder unregelmäßig rundliche, meist kernhaltige Elemente.

Über ihr feineres morphologisches und biologisches Verhalten ist noch wenig bekannt. Durch die Färbung mit Bestschem Carmin läßt sich in ihnen häufig Glykogen nachweisen.

Schröder, Hinrichs und Keßler nehmen an, daß in ihnen auch das diastatische Ferment der Scheide gebildet wird (s. S. 77).

b) Leukocyten.

Die Zahl der Epithelien und Leukocyten und ihr zahlenmäßiges Verhältnis zueinander schwankt normalerweise sehr beträchtlich und zwar sowohl individuell, besonders bei der reifen deflorierten Frau, als auch mehr allgemein in einem gewissen Zusammenhang mit dem Lebensalter und mit den geschlechtlichen Funktionszuständen (Menge[1]).

Nach v. Jaschke[2] besitzt der Leukocytengehalt eine gewisse Bedeutung für die biologische Dignität des Scheidensekretes „ganz gleichgültig wie das Augenblicksbild der Flora sich darstellt". Höherer Leukocytengehalt erscheint v. Jaschke als der Ausdruck eines gewissen Reizzustandes „oder vielleicht besser eines gestörten Biochemismus der Scheide, dem leicht ein völliges Versagen des Selbstschutzes der Scheide folgt. Es mag durchaus zweckmäßig sein, in solchen Fällen trotz makroskopisch und bakterioskopisch ganz normalen Scheideninhaltes und normaler Wandbeschaffenheit mit Rob. Schröder von einem „Präfluorstadium" zu sprechen".

c) Die Bakterien.

„Das Scheidenrohr ist wohl derjenige Abschnitt des ganzen Genitalkanales des Weibes, in welchem das Sekret bezüglich der Bakterienflora die interessantesten Eigentümlichkeiten und Variationen darbietet, in welchem aber auch die bakteriellen Verhältnisse so verwickelt liegen, daß eine genügende Analyse der Mikroflora, eine Charakterisierung der einzelnen Arten der gewöhnlichen Scheidenbewohner pflanzlicher Natur bisher niemals gelungen ist und vielleicht niemals vollkommen gelingen wird."

Diese Worte, die Menge[3] im Jahre 1897 schrieb, besitzen auch heute noch ihre volle Richtigkeit. Man wird immer wieder an sie erinnert, wenn man die drei gründlichsten Arbeiten liest, die in der letzten Zeit über die Bakteriologie der Scheide erschienen sind, die Monographie Maunu af Heurlins „Bakteriologische Untersuchungen der Genitalsekrete der nichtschwangeren und nichtpuerperalen Frau usw." (1914), die zusammenfassende Übersicht von v. Jaschke über „Die normale und pathologische Genitalflora und das Fluorproblem" (1924) und die Arbeit von Schröder, Hinrichs und Keßler „Uterus und Scheide als Quelle des Fluor vaginalis" (1926).

Maunu af Heurlin hat sehr ausführlich über die Scheidenflora von 100 nichtschwangeren und nichtpuerperalen Frauen vom Kinder- bis zum Greisenalter unter physiologischen und pathologischen Verhältnissen berichtet. Er hat 37 verschiedene Keimarten isoliert und 26 von ihnen eingehend nach ihrem Verhalten auf den verschiedensten festen und flüssigen Nährböden, nach ihrer Wuchsform, ihrem morphologischen Verhalten und ihrer Vitalität beschrieben. Dabei hat er eine bunte Reihe von Bakterien aufgestellt und diese mit ebenso bunten Namen belegt (Schröder, Hinrichs und Keßler, S. 147).

---

[1] Menge: Arch. f. Gynäkol. Bd. 125, S. 262.
[2] v. Jaschke: Arch. f. Gynäkol. Bd. 125, S. 241.
[3] In Menge-Krönig: Bakteriologie des weiblichen Genitalkanales S. 31.

Gegen diese Methode ließe sich an und für sich noch nicht so viel einwenden, wenn es sich wirklich um neue Erkenntnisse handeln würde [1].

Nun hat aber Maunu af Heurlin z. B. für die Einteilung der „Parastreptokokken" in Unterarten folgende Momente herangezogen: die Toleranz gegen höhere und niedrigere Temperaturen, die Alkali- oder Säuretoleranz, das Säurebildungsvermögen, die Wachstumsschnelligkeit, die Vitalität, die Genügsamkeit in minderwertigen Nährmitteln, das Verhalten gegen Sublimat. Nach den gleichen Gesichtspunkten hat Maunu af Heurlin auch die Einteilung und Benennung der übrigen Bakterien vorgenommen.

Dabei hat Maunu af Heurlin aber ein Moment ganz außer acht gelassen, das in der Biologie aller lebenden Wesen eine große Rolle spielt — die verschiedene Anpassungsfähigkeit und Widerstandsfähigkeit der einzelnen Individuen.

Gerade auch von den Bakterien wissen wir, daß ihr Cytoplasma „eine in der ersten Zeit der bakteriologischen Forschung noch nicht geahnte Reaktionsfähigkeit auf äußere Reize besitzt" (Heim, S. 221).

Schon bei dem recht schwierigen und zeitraubenden Studium der Arbeit Maunu af Heurlins drängt sich einem der Gedanke auf, daß seine verschiedenen „Arten" nichts anderes sind als „Modifikationen", d. h. durch äußere Reize bedingte phänische Abänderungen.

Diese Vermutung hat aber auch ihre experimentelle Bestätigung durch die schönen Untersuchungen von Schröder, Hinrichs und Keßler gefunden. Diese züchteten die verschiedensten Keime (Scheidenbacillen, Bacillus acidophilus, Streptokokken) in optimalen und nicht optimalen Nährböden, ferner in Nährböden mit verschiedener Wasserstoffionenkonzentration, und sie konnten dabei immer wieder die außerordentlich große Variabilität der einzelnen Keime hinsichtlich ihres morphologischen Verhaltens, ihrer Wuchsform, ihres Säurebildungsvermögens u. a. m. feststellen.

Damit haben natürlich die Untersuchungen Maunu af Heurlins sehr an Wert verloren. Sieht man von den Arten ab, die nichts weiter sind als Modifikationen, dann hat Maunu af Heurlin folgende Keime in der Scheide nichtschwangerer Frauen gefunden:

---

[1] Selbst dann wäre es aber zum mindesten sehr bedauerlich, daß Maunu af Heurlin eine Reihe von Bakterien, die er schon 1910 in seiner Arbeit „Bakteriologische Untersuchungen des Keimgehaltes im Genitalkanale der fiebernden Wöchnerinnen usw. (Helsingfors 1910, seit 1914, Berlin Karger) beschrieben hatte, im Jahre 1914 mit anderen Namen belegte. Dies ergibt sich aus folgender Gegenüberstellung, die sich aber noch durch weitere Beispiele vermehren ließe.

1914	1910
wurde eine Gruppe der „Parastreptokokken" aufgestellt und diese in 6 Arten eingeteilt	wurde als Art nur Streptococcus aerobius (vaginalis et uricus) beschrieben.
Gruppe der Vaginalbacillen	Gruppe der Vaginalbacillen
I. Bacillus vaginalis gazogenes	I. Bacillus vaginalis indifferens
II. „ „ coccobacillus	II. „ „ tenuis
III. „ „ ordinarius	III. „ „ inversus
IV. „ „ „ vulgaris	IV. „ „ subaerobius
V. „ „ vulgaris	V. „ „ longus
VI. „ „ „ minor	VI. „ „ anaerophilus
VII. „ „ „ anaerophilus	
VIII. „ „ minor	

1914 (S. 61) schreibt Maunu af Heurlin, daß der von ihm 1910 als eigene Art beschriebene Bacillus gazogenes und der Bacillus vaginalis subaerobius wahrscheinlich zu der Gruppe des Bacillus vaginalis gazogenes (1914) gehören.

1914 (S. 69). Den Bacillus vaginalis ordinarius vulgaris hat Maunu af Heurlin früher (1910) Bacillus vaginalis indifferens genannt.

1914 (S. 72). Den Bacillus vaginalis vulgaris hat Maunu af Heurlin 1910 Bacillus vaginalis inversus genannt.

1914 (S. 77). Der Bacillus vaginalis vulgaris anaerophilus (1914) = Bacillus vaginalis longus (1910).

1914 (S. 87). Stämme, die Maunu af Heurlin 1914 zu dem Bacillus ramosus (Veillon und Zuber) rechnete, hat er 1910 unter dem Namen Bacillus bifidus capitatus beschrieben.

1914 (S. 88). Spirillum nigrum (Rist) ist identisch mit dem Bacillus circularis maior (1910).

Döderleinsche Scheidenbacillen,
„das zierliche Bogenstäbchen" von Menge („Comma variabile" Maunu af Heurlin).
Bacillus bifidus,
Streptokokken (aerob und anaerob),
Staphylokokken (aerob und anaerob),
Tetragenus,
Bacillus thetoides,
Fraenkelsche Gasbacillen (Bact. perfringens),
Bacillus nebulosus,
Bacillus fusiformis Plaut-Vincent [von af Heurlin, S. 92 teils als Bacillus fusiformis (Vincent), teils (Tab. 15) als Fusospirillum bezeichnet]. Die Identität beider ergibt sich daraus, daß af Heurlin (S. 94) von dem „Fusospirillum (Vincent)" spricht.
Bacterium coli,
Saccharomyces,
Pseudodiphtheriebacillen,
Gonokokken.

Dazu kommen noch das Spirillum nigrum (Rist), der Bacillus circularis minor (af Heurlin), der Coccus vaginalis (af Heurlin), der Coccus caudatus (af Heurlin).

Etwas geringer ist die Zahl der Keimarten, die Schröder, Hinrichs und Keßler aus der Scheide (von 50 Frauen) züchten konnten. Sie fanden:

I. Bacillen:
    1. Bacillus vaginalis,
    2. Bacillus pseudodiphtheriae,
    3. Bacillus thetoides,
    4. Bacillus mesentericus,
    5. Bacillus subtilis,
    6. Bact. coli commune.

II. Kokken:
    1. Streptokokken,
    2. Staphylokokken,
    3. Coccus vaginalis,
    4. Sarcine, Tetraden,
    5. Saccharomyces.

Schröder, Hinrichs und Keßler (S. 152) wiesen selbst auf die verhältnismäßig geringe Zahl von Bakterien hin, die sie isolierten, sie betonten aber, daß diese „absichtlich einheitlich zu größeren Gruppen zusammengefaßt" wurden.

Es kann kein Zweifel darüber bestehen, daß weder Maunu af Heurlin noch Schröder, Hinrichs und Keßler alle Bakterien beschrieben haben, die in der Scheide vorkommen [1].

Eine erschöpfende, derartige Beschreibung ist schon deshalb unmöglich, weil sie ein Lehrbuch der Bakteriologie ersetzen müßte. Außerdem würde sie aber immer unvollkommen bleiben, weil über viele Mikroorganismen, die sicher in der Scheide vorkommen, heute überhaupt noch nichts Näheres bekannt ist.

Wir haben deshalb im folgenden versucht, eine möglichst vollständige Zusammenstellung der Mikroorganismen, die bisher in der Scheide nachgewiesen wurden, zu geben. Zugleich haben wir aber auch — von wenigen Ausnahmen, z. B. den Döderleinschen Scheidenbacillen u. a., abgesehen — nur diejenigen Eigenschaften berücksichtigt, die differentialdiagnostisch wichtig sind.

Gerade die differentialdiagnostisch wichtigen Punkte treten bei den eingehenden und möglichst erschöpfenden Beschreibungen häufig in die Reihe der anderen Eigenschaften zurück.

---

[1] So fehlt in der Tabelle von Schröder, Hinrichs und Keßler z. B. der Micrococcus gazogenes alcalescens, obwohl Schröder und Loeser (Monatsschr. Bd. 49, S. 33f.) ihn wiederholt bei Gasblasenbildung im Scheidensekret gefunden hatten.

Es ist deshalb, wie wir aus eigener Erfahrung wissen, für den, der nicht Bakteriologe von Fach ist, oft nicht leicht, die für den Nachweis der Keime wichtigen Eigenschaften zu erkennen. Dem Gynäkologen nützt aber eine noch so genaue Kenntnis der Scheidenkeime nicht viel, wenn er sie im einzelnen Falle nicht nachweisen kann.

Bacillus vaginalis Döderlein.

Die Döderleinschen Scheidenbacillen (Bacillus vaginalis Döderlein[1], Bacillus vaginae Kruse[2]) sind schlanke, unbewegliche, fakultativ anaerobe, grampositive Stäbchen[3] (Abb. 53).

Nach Maunu af Heurlin, der verschiedene Arten von Scheidenbacillen unterscheidet, schwankt ihre Länge zwischen 0,1—7,0 μ, ihre Dicke zwischen 0,1—0,5 μ.

Die Döderleinschen Scheidenbacillen wachsen nicht auf allen Nährböden[4] und selbst auf den ihnen zusagenden nicht immer gleich gut. Von den üblichen Nährböden sind für das (aerobe und anaerobe) Wachstum der Döderleinschen Scheidenbacillen gut geeignet:

1%iger Traubenzuckeragar,
Bluttraubenzuckeragar (Hinrichs),
1%ige Traubenzuckerbouillon.

Das üppigste Wachstum erfolgt in Leberbouillon, der Leberstückchen zugesetzt sind (Rother, Heim), aber auch in der gewöhnlichen Tarozzibouillon gedeihen sie sehr gut (Hinrichs).

In optimalen Nährböden wachsen die Döderleinschen Scheidenbacillen als lange, schlanke, grampositive Stäbchen. In Ausstrichpräparaten liegen sie häufig wie „Streichhölzer" parallel nebeneinander (Schröder und Hinrichs). Nicht so selten findet man auch, besonders in Abklatschpräparaten, lange Scheinfäden (Rother, Heim).

---

[1] B. Lipschütz (Med. Klinik 1921, S. 261) hat in den sog. pseudotuberkulösen Geschwüren an den äußeren Genitalien von Virgines Bacillen gefunden, die später als identisch mit den Döderleinschen Scheidenbacillen erkannt wurden. Da diese Bacillen auch in Geschwüren am Anus und Scrotum von Männern gefunden wurden, schlug Lipschütz vor, den Namen Bacillus vaginalis Döderlein durch „Bacillus crassus Lipschütz" oder, nach dem Vorschlag von Löwi, durch die Bezeichnung „Plokamobacterium crassum Lipschütz" zu ersetzen.

Gegen diesen Vorschlag wendete L. Heim (Med. Klinik 1921, S. 599) mit Recht ein, daß für den Döderleinschen Scheidenbacillus der Name Bacillus vaginae schon seit 1896 durch Kruse festgelegt ist. „Vollends grundlos ist die Absicht von Löwi, für diesen Bacillus eine eigene Gattung aufzustellen, die Plokamobacterium genannt werden soll. Niemand ist es eingefallen, den Milzbrandbacillus, der noch viel größere Locken bildet, deshalb aus der Gattung der Bacillen herauszunehmen" (Heim). Der Name Bacillus vaginae muß also bleiben, auch wenn die Bacillen anderswo als in der Scheide gefunden werden (Rother).

[2] In C. Flügge, Die Mikroorganismen, 3. Aufl. II. Teil, S. 358. Da der Döderleinsche Scheidenbacillus keine Sporen bildet, so müßte man ihn — nach der Nomenklatur von Lehmann und Neumann — eigentlich als Bacterium vaginae bezeichnen (Rother).

[3] Die Feststellung, daß die Döderleinschen Scheidenbacillen grampositiv und unbeweglich sind, stammt von Walthard (1895) Arch. f. Gynäkol. Bd. 48, S. 201.

[4] Die Döderleinschen Scheidenbacillen wachsen z. B. nicht in gewöhnlicher Bouillon, in 8%iger Peptonbouillon, 1%iger Glykogenbouillon.

Das vollkommene Ausbleiben jeden Wachstums der Scheidenbacillen in Glykogenbouillon deutet darauf hin, daß die Scheidenbacillen keine diastatischen Eigenschaften besitzen, um das Glykogen in Mono- und Disaccharide abzubauen (Schröder und Hinrichs, S. 160).

In flüssigen Nährböden erzeugen die Scheidenbacillen eine mehr oder weniger starke Trübung und einen mehligen oder flockigen Bodensatz.

Auf der Agarplatte bilden die Döderleinschen Scheidenbacillen nach 24 Stunden zwei verschiedene Arten von Ansiedlungen (Rother):

1. Kleine farblose, runde Kolonien. Bei schwacher Vergrößerung erscheinen diese rund, ziemlich durchsichtig, schwach granuliert.

2. Kleine farblose, zerschlissene Kolonien. Bei schwacher Vergrößerung bilden diese ein Flechtwerk von Fäden mit zahlreichen Ausläufern.

Die Scheidenbacillen sind also ein Beispiel dafür, „daß der gleiche Organismus verschiedene Typen von Kolonien bilden kann" (Rother).

Da die Kolonien anfangs meist außerordentlich klein sind [nach 24 Stunden etwa 0,1 mm (Rother)], so kann bei einfacher Betrachtung leicht der Eindruck entstehen, daß nichts auf den Platten gewachsen ist. Diese müssen deshalb stets auch mit schwacher Vergrößerung untersucht werden.

Auf Bluttraubenzuckeragar sind die Kolonien bis knapp stecknadelkopfgroß, graugrünlich und wenig saftig.

Der Kolonietypus wechselt aber je nach der Art und dem Säuregehalt des Nährsubstrats (Schröder und Hinrichs).

Oft sind die Kolonien klein, zart, tröpfchenartig, wie Gonokokkenkolonien, in anderen Fällen sind sie größer, graugrün und sie zeigen Wallbildung und ein kokardenartiges Zentrum. Bei anaerober Züchtung auf Bluttraubenzuckeragar ist die Umgebung der Kolonien lehmgelb-grün schmutzig verfärbt, zuweilen findet man auch Hämolyse (Schröder und Hinrichs).

Die Scheidenbacillen gedeihen am besten bei Körpertemperatur (Döderlein). Bei Zimmertemperatur (22°C) erfolgt in keinem Nährboden Wachstum (Rother).

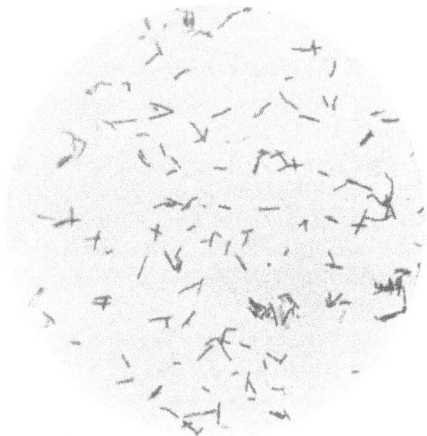

Abb. 53. Scheidenbacillen. (Nach Döderlein.)

In Gelatine bleibt bei 25—27° Wärme das Wachstum aus. Wird die Gelatine dagegen bei 37° gehalten, dann gehen in ihr die Keime an. Bei Zimmertemperatur wird die Gelatine wieder fest. Die Scheidenbacillen enthalten demnach kein peptisches Ferment (Rother).

Gegen hohe Temperaturen verhalten sich die einzelnen Stämme verschieden. Wegelius fand, daß die Scheidenbacillen bei einer Temperatur von 55° in 15 Minuten abgetötet wurden. In den Versuchen von Rother, die in Leberbouillon (ohne Leberstückchen) ausgeführt wurden, waren bei drei Stämmen höhere Temperaturen zur Abtötung notwendig. In Leberbouillonröhrchen, die 80 Minuten bei 60° gehalten wurden, trat noch kräftiges Wachstum ein. Selbst eine Temperatur von 70° ließ bei einer Einwirkungsdauer von 6 Minuten das Wachstum noch ungestört. Erst bei 8 Minuten langer Einwirkung erfolgte die Abtötung. Andere Stämme dagegen vertrugen nur eine Temperatur von 60° etwa 20 Minuten lang. Irgendeine Erklärung für diese verschiedene Wärmeempfindlichkeit der Scheidenbacillen konnte nicht gefunden werden.

Bei der Antrocknung an Seidenfäden gehen die Scheidenbacillen noch nach drei Monaten an, wenn sie in Leberbouillon gebracht werden (Rother).

In zuckerhaltigen Nährböden bilden die Scheidenbacillen ziemlich viel **Säure** [Döderlein (1892)].

Döderlein brachte Scheidenbacillen von einer Agarkultur in 10 ccm zuckerhaltige (1%) Bouillon. „Der geringe Grad der Säure, welchen die Fleischwasserpeptonlösung enthält, wurde für das zu Kulturen verwendete Flüssigkeitsquantum jedesmal festgestellt. Er schwankte in 10 ccm zwischen 8,8 und 18,9 mg SO_3, die bei der folgenden Berechnung in Abzug gebracht wurden. Nachdem die in der Lösung entstandene starke Trübung zeigte, wie reichlich die Kultur herangewachsen war, wurde die Bouillon zur Entfernung der durch die Tätigkeit der Spaltpilze entstandenen freien Kohlensäure aufgekocht und nach dem Abkühlen mit Barytlösung titriert. Es ergab sich, daß in allen Fällen, in welchen durch eine vor dem Aufkochen vorgenommene Abimpfung der Bouillonkultur auf Agar die Reinheit derselben festgestellt worden war, die Säure in der Nährflüssigkeit erheblich zugenommen hatte, und der Zucker zum großen Teil zur Vergärung gebracht war.

Wie rasch die Säurebildung verläuft, vermöge nachstehender Versuch zu zeigen. Bei demselben wurden je 10 ccm zuckerhaltiger Bouillon in eine große Zahl von Reagensgläser verteilt und mit den Scheidenbacillen geimpft. Alle 24 Stunden wurden zwei Reagensgläser aus dem Brutofen entnommen und nach Austreiben der freien Kohlensäure durch Aufkochen die neuentstandene Säuremenge titriert. In den Kulturen waren durchschnittlich:

in 24 Stunden . . . . 16 mg
„ 48 „ . . . . 25 „
„ 72 „ . . . . 32 „
„ 96 „ . . . . 40 „
„ 120 „ . . . . 50 „

Säure, in SO_3 ausgedrückt, gebildet.

Auf 100 ccm Flüssigkeit berechnet, ergibt dies einen Säuregrad entsprechend $0,5\%$ $SO_3 = 1,125\%$ Milchsäure.

Blieben die Gläser noch länger als 5 Tage, bis zu 14 Tagen und 3 Wochen im Brutofen, so stieg trotz eines Überschusses des vorhandenen Zuckers der Säuregehalt nicht weiter als auf 56,32 mg SO_3. Das Säuremaximum ist somit nicht sehr beträchtlich, bei welchen die aus der Scheide gezüchteten Bacillen durch ihre eigene Säure im weiteren Wachstum gehindert werden. Die Prüfung der von den Bacillen in der zuckerhaltigen Nährlösung gebildeten Säure ergab auch hier in der Hauptsache Milchsäure" (Döderlein (1892)].

In Versuchen von Wegelius bildeten die Scheidenbacillen in 10 ccm Bouillon (nach 15 Tagen) als Höchstwerte 2,6—3,9 ccm n/10 Normalsäure, in Traubenzuckerbouillon (nach 8—10 Tagen) 4,3 bis 5,1 ccm n/10 Normalsäure.

Auch Rother bestimmte titrimetrisch die Säurebildung durch die Scheidenbacillen in verschiedenen Bouillonarten. Er fand als Höchstwerte in 10 ccm Kulturflüssigkeit:

in gewöhnlicher Bouillon nach 15 Tagen = 2,8 ccm n/10 Normallauge,
in 1%iger Traubenzuckerbouillon nach 12 Tagen = 10,5—11 ccm n/10 Normallauge,
in 1%iger Rohrzuckerbouillon nach 12 Tagen = 10,4—11,1 ccm n/10 Normallauge,
in Leberbouillon nach 12 Tagen = 14—15 ccm n/10 Normallauge,
in 1%iger Traubenzucker-Leberbouillon nach 12 Tagen = 13,9—15 ccm n/10 Normallauge.

Die günstigsten Bedingungen für die Säurebildung bietet also die Leberbouillon.

Schröder, Hinrichs und Keßler (S. 171) bestimmten die Stärke der Säurebildung in künstlichen Nährböden mit der Gaskette. Sie stellten sich Traubenzucker (1%)-Tarozzibouillon mit verschiedenen p_H-Werten her (p_H 4,4; 5,5; 6,6; 7,7; 8,8).

In diese 5 verschiedenen Röhrchen wurden dann aus einer Reinkultur gleiche Mengen Scheidenbacillen eingeimpft. Fortlaufende p_H-Bestimmungen in den verschiedenen Röhrchen ergaben folgende Werte:

Beimpfung	R_1	R_2	R_3	R_4	R_5	
31. III.:	4,4	5,5	6,6	7,7	8,8	R_1—R_3 gutes Wachstum
	Ausgangswert in p_H.					
2. IV.:	3,9	3,99	4,16	4,31	4,63	
6. IV.:	3,86	3,93	4,11	4,37	4,65	
8. IV.:	Zusatz von 0,3 ccm 25%iger Traubenzuckerlösung.					
9. IV.:	3,91	4,01	3,91	3,85	4,04	Kontrollkultur ergibt stets kräftig wachsende Keime

Die Scheidenbacillen erzeugten also in allen Röhrchen ziemlich beträchtliche und ziemlich gleichmäßige Säuremengen; („nur vereinzelt vermögen Vaginalbacillen mit dem alkalischen Röhrchen 5 (p_H 8,8) nichts anzufangen, sie sterben hier bald ab", Schröder und Hinrichs).

Die Säure, die von den Scheidenbacillen in zuckerhaltigen Nährböden gebildet wird, ist „in der Hauptsache **Milchsäure**" [Döderlein (1892, S. 23)].

Da sich nun auch in der Scheide Milchsäure findet (Döderlein 1892, S. 20f.), so kam Döderlein (l. c.) zu dem Schlusse, „daß die Bacillen und das saure Scheidensekret in einem Abhängigkeitsverhältnis voneinander stehen, und die Bacillen es sind, welche den Säuregehalt in der normalen Scheide bewirken" (S. 23).

Als die Muttersubstanz der Milchsäure in der Scheide wird heute ziemlich allgemein das Glykogen des Scheideninhaltes angesprochen. Allerdings können die Döderleinschen Scheidenbacillen das Glykogen selbst nicht angreifen (Smorodinzew und Kott). Dieses muß vorher zu Maltose und Glucose abgebaut sein (Rother, Dyroff[1]). Die Scheidenbacillen besitzen also nur ein glykolytisches, aber kein diastatisches Ferment. Dieses findet sich aber im Scheideninhalt (Gräfenberg, Schröder, Hinrichs und Keßler).

Über die Herkunft des diastatischen Fermentes in der Scheide gehen die Ansichten heute noch auseinander. Dyroff[1] vermutet, daß es in der Hauptsache aus dem Uterus stammt; Schröder, Hinrichs und Keßler führen es auf die „abgeschilferten Epithelien, die frei im Scheidenlumen liegen", zurück. Auch höhere Säurewerte können auf das Glykogen im Sinne einer Aufschließung wirken (Rother).

Außer den Scheidenbacillen vermögen auch andere in der Scheide vorkommende Keime Säure zu bilden, so der Bac. acidophilus, Staphylokokken, Streptokokken, Streptococcus acidi lactici, Bacterium coli commune, Bac. lactis aerogenes, Pseudodiphtheriebacillen, Bac. mesentericus, Hefe, Sarcine, Bact. proteus. Auch das Bogenstäbchen ist ein sehr guter Säurebildner (Menge[2]).

Schröder, Hinrichs und Keßler haben eingehende Versuche über das maximale Säurebildungsvermögen, das gleichzeitig auch die Grenze der Säuretoleranz dieser Keime bedeutet, angestellt und sie haben ihre Resultate in folgender Tabelle zusammengefaßt:

Säuerungsvermögen der Scheidenkeime.

Keimart	Toleranz End p_H	darin Lebensdauer
Bac. acidophilus	3,65	3 Wochen und mehr.
Bac. vaginalis	3,98	3 Wochen und mehr.
Staphylokokken	4,5	† bei p_H 4,5 in 3—4 Tagen.
Str. acid. lact.	4,8	säuert bis p_H 4,2; † bei p_H 4,8 nach 1—2 Tagen.
Streptokokken	5,0	Lebt über Wochen.
Bact. coli com.	etwa 5,0	† bei p_H 4,6 nach 1—2 Tagen.
Bact. lact. aerogen.	etwa 5,0	† bei p_H 4,6 nach 1—2 Tagen.
Bact. pseudodiphth.	etwa 5,0	Lebensdauer verschieden lang
Saccharomyces	etwa 5,0	
Sarcine	5,5	
Bac. mesentericus	5,7	
Bact. proteus	7,0	

Aus dieser Tabelle geht hervor, daß „die Gruppe der Vaginalbacillen" — der Bacillus vaginalis und Bacillus acidophilus — das größte Säuerungsvermögen und gleichzeitig die höchste Säuretoleranz besitzt.

---

[1] Dyroff: Arch. f. Gynäkol. Bd. 125, S. 454.

Anm. bei der Korrektur: Nach Schultheiß (Arch. Gynäkol. Bd. 136, S. 48) sollen die Döderleinschen Scheidenbacillen imstande sein, das Glykogen direkt anzugreifen und zu Milchsäure aufzuspalten.

[2] Menge: Arch. f. Gynäkol. Bd. 125, S. 464.

Ihnen folgen die Staphylokokken mit einem p_H-Wert bis zu etwa 4,5, dann der Streptococcus acidi lactici (p_H 4,8). Die pyogenen Streptokokken sterben dagegen bei p_H-Werten unter 5,0 rasch ab, ebenso die meisten sonstigen in der Scheide noch vorkommenden Keime.

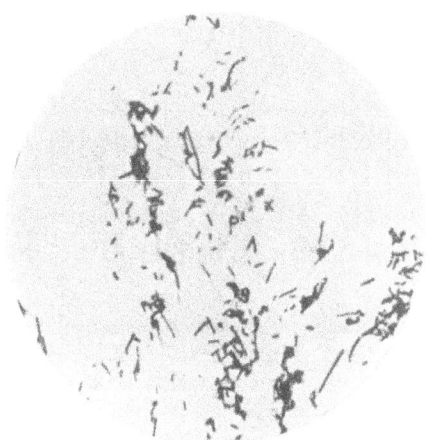

Abb. 54. Involutionsformen der Scheidenbacillen. (Nach Döderlein.)

Nach Rother gehen die Scheidenbacillen in der Regel bei einem Säurewert von 15 ccm n/10 Normalsäure auf 10 ccm Kulturflüssigkeit zugrunde.

Werden Kulturen von Scheidenbacillen in Leberbouillon aber nach einer Bebrütungsdauer von zwei Tagen außerhalb des Brutschrankes aufbewahrt, dann können sie 6—7 Wochen am Leben bleiben. Die Lebensdauer von Agarkulturen beträgt 2—5 Wochen.

Bei der Weiterzüchtung verhalten sich die Scheidenbacillen recht verschieden. Zuweilen sterben sie schon bei der zweiten oder dritten Übertragung ab. Die Mehrzahl der Stämme läßt sich dagegen wochenlang auf künstlichen Nährböden fortzüchten.

So konnten Schröder und Hinrichs einen Stamm in Tarozzibouillon mit verschiedenem Säuregehalt und 1 % Traubenzucker 9 Wochen lang durch fortlaufendes Überimpfen am Leben erhalten.

Allerdings treten bei der Fortzüchtung häufig Degenerationsformen auf (Döderlein, Maunu af Heurlin, Rother, Schröder, Hinrichs und Keßler).

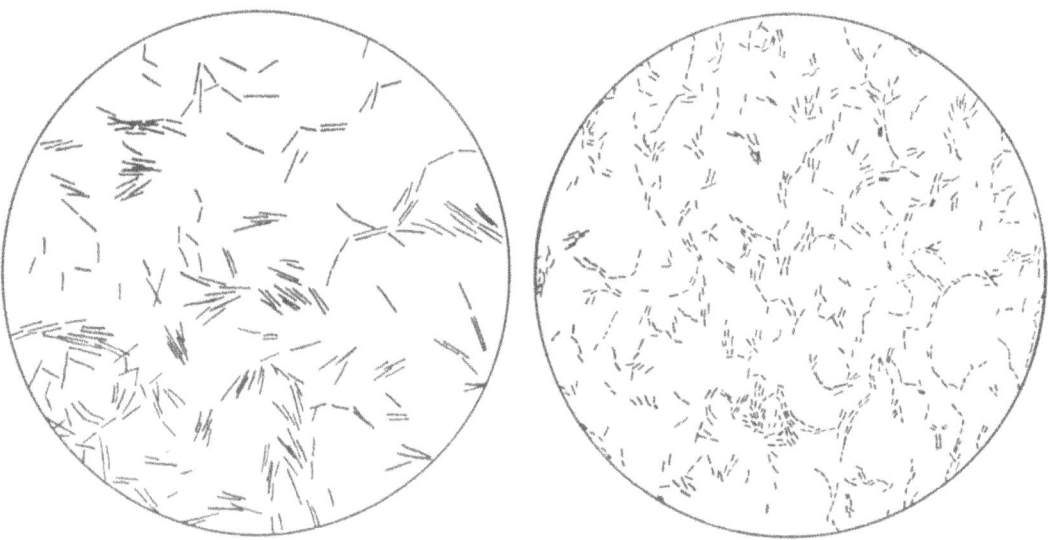

Typische Wuchsform in Tarozzibouillon.   Wuchsform auf Traubenzucker-Blutagar.

Abb. 55. Bacillus vaginalis.

(Abb. 55—58, nach Schröder, Hinrichs und Keßler, Arch. Gynäk. Bd. 128.)

Schon Döderlein (1892, S. 16) beobachtete, daß die Scheidenbacillen bei der Weiterimpfung auf festen Nährböden bald „Degenerationsformen" zeigen (Abb. 54).

Maunu af Heurlin erschien die Variabilität der Scheidenbacillen so groß, daß er glaubte, verschiedene Arten annehmen zu müssen.

Besonders eingehend haben sich dann Schröder und Hinrichs mit den verschiedenen Wuchsformen der Scheidenbacillen beschäftigt. Ihre Untersuchungen ergaben folgendes:

Auf optimalen Nährböden wachsen die Scheidenbacillen als schlanke, „streichholzartige", grampositive Stäbchen. Auf anderen, ihnen weniger zusagenden Nährböden nehmen sie aber derart wechselnde und atypische Formen an, daß man zuerst glaubt, Verunreinigungen vor sich zu haben. Die Rückimpfung in optimale Nährböden beweist dann aber meist immer die außerordentlich große Variationsmöglichkeit der Scheidenbacillen. „Nicht jeder Stamm wächst auf dem gleichen Nährboden von gleicher Konzentration in gleichen Formen". Man findet vielmehr alle möglichen Spielarten: lange, durch das ganze Gesichtsfeld ziehende Ketten, „zum Teil leicht segmentierte Schlieren, Bandwurmformen dick und dünn", ferner bald zarte und schlanke, bald dicke und plumpe Stäbchen. Neben den grampositiven findet man auch gramnegative Exemplare (Rother, Schröder, Hinrichs und Keßler). Außerdem können die Scheidenbacillen auch kokkenähnliche Formen bilden, die einzeln oder in Ketten liegen und zart oder dick sind, wie plumpe Lanzettdiplokokken. Dann wieder findet man lange gebogene Exemplare mit kolbenartigen Anschwellungen an einem Ende, kurz, „alle nur möglichen teratologischen Wuchsformen als Ausdruck einer Involution oder Degeneration auf nicht zusagenden Nährmedien" (Schröder, Hinrichs und Keßler).

Als Beispiel für die außerordentlich große Variabilität der Scheidenbacillen mögen die nachfolgenden beiden Abbildungen aus der Arbeit von Schröder, Hinrichs und Keßler dienen (Abb. 55 und 58).

Die Abbildungen zeigen die verschiedenen Wuchsformen eines Stammes von Scheidenbacillen, die zuerst in Tarozzibouillon von verschiedenem p_H gezüchtet und dann auf Blutagar von gleichfalls verschiedenem p_H übertragen wurden. Bei der Wiederimpfung in Tarozzibouillon wuchsen nur Scheidenstäbchen.

Herkunft der Scheidenbacillen. Seitdem Döderlein die Scheidenbacillen beschrieben und auf ihre große biologische Bedeutung hingewiesen hat, ist immer wieder die Frage aufgetaucht, woher diese Keime eigentlich stammen.

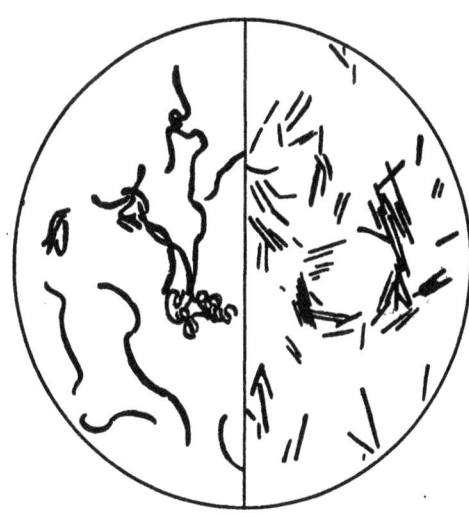

Auf Chinablau-Agar.   Auf Normal-Blutagar.
Abb. 56. Bacillus vaginalis.

Die meisten Autoren sind heute wohl der Ansicht, daß der Bacillus vaginalis enge Beziehungen zu der grampositiven Stäbchenflora des Darmes besitzt.

Zu dieser acidophilen und mit starkem Säuerungsvermögen ausgestatteten, grampositiven Stäbchengruppe[1] gehören

1. der Bacillus acidophilus,
2. der Bacillus bifidus communis (Tissier),
3. unbewegliche Buttersäurebacillen,
4. die langen, grampositiven Milchsäurestäbchen, die sich im Mageninhalt bei Magencarcinom finden.

Bacillus acidophilus.

Der Bacillus acidophilus ist ein schlankes, grampositives, unbewegliches Stäbchen, das aerob und anaerob wächst und sehr säurebeständig ist.

In Stuhlausstrichen ist der Bacillus acidophilus nicht von dem Bacillus bifidus communis und anderen grampositiven Stäbchen (Buttersäurebacillen u. a.) zu unterscheiden.

---

[1] Zur **gramnegativen** Stäbchengruppe des Stuhles gehören
1. das Bacterium coli commune aerob, beweglich,
2. der Bacillus lact. aerogenes aerob, unbeweglich, ist vom Bacterium coli nur dadurch unterschieden, daß er unbeweglich ist, da er keine Geißeln besitzt (Lehmann und Neumann),
3. der Bacillus faecalis alcaligenes, aerob, beweglich wie Coli, wächst aber auf der Drygalski-Conradiplatte blau (wie Typhus) und auf der Endoagarplatte farblos (wie Typhus).

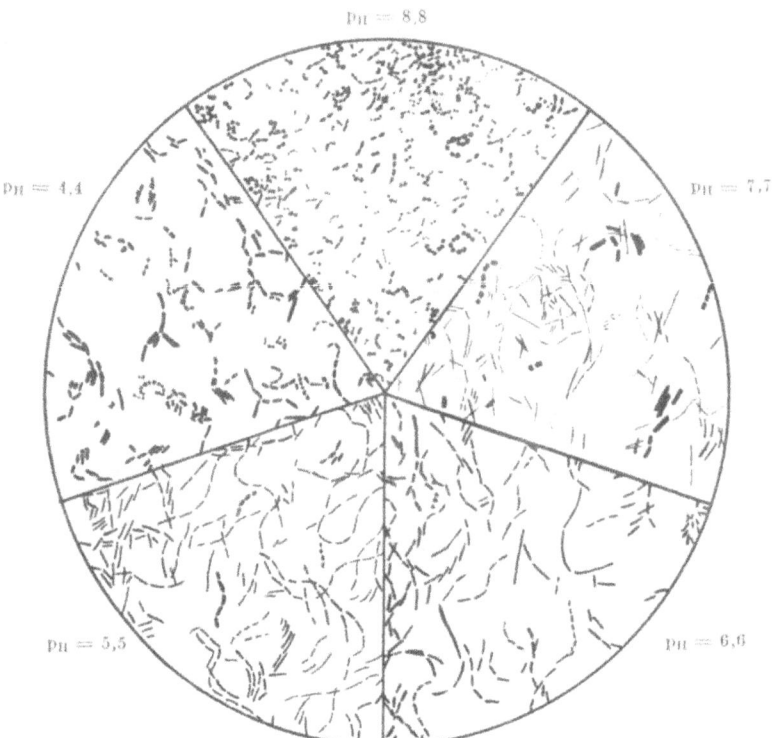

Abb. 57. Bacillus vaginalis, Stamm St. auf der Reihe.

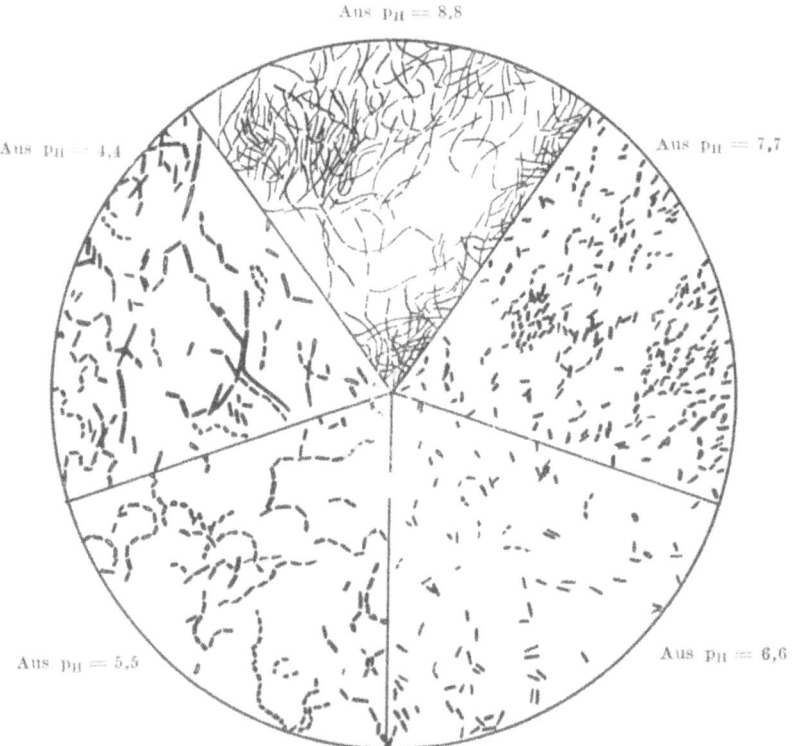

Abb. 58. Bacillus vaginalis, Stamm St., auf Blutagar zurück.

Erst durch Züchtung in stark sauren Nährböden (0,5—1%ige Essigsäurebouillon), in denen die Entwicklung der anderen Stuhlbakterien gehemmt wird, gelingt es, den Acidophilus rein zu gewinnen. Nach drei Tagen läßt sich dann der Acidophilus durch Ausstriche auf Traubenzuckeragar in Reinkultur züchten. Die Kolonien sind anfangs sehr zart und durchsichtig, später sind sie etwas erhaben, rund und geschlossen oder gezähnt oder mit Ausläufern versehen.

Aus Zucker bildet der Acidophilus, ebenso wie der Bifidus, Säure aber kein Gas[1]. Durch die Säurebildung wird Milch (in 24—48 Stunden) zur Gerinnung gebracht.

Nach Naujoks[2] ist der Bacillus acidophilus identisch mit dem Bacillus vaginalis minor von Maunu af Heurlin. Auch Jötten, Schröder und Hinrichs kamen auf Grund zahlreicher vergleichender Untersuchungen zu dem Schlusse, daß der Bacillus acidophilus sowohl in seinem morphologischen als auch in seinem physiologisch-chemischen Verhalten nahe mit dem Bacillus vaginalis verwandt ist.

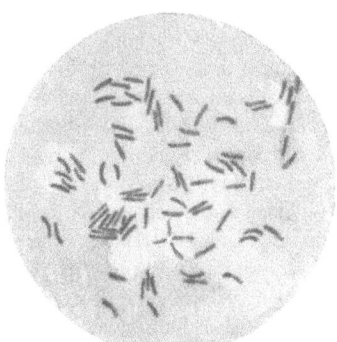

Abb. 59. Ausstrich aus dem Kot eines Brustkindes. Gramdoppelfärbung. Nur Bifidus und Acidophilus. (Aus Kruse, Einführung in die Bakteriologie. Berlin 1920.)

Nach Schröder und Hinrichs besteht der Unterschied zwischen den beiden Keimen nur darin, daß das Säurebildungsvermögen und die Säuretoleranz des Bacillus acidophilus noch größer sein kann als beim Bacillus vaginalis.

Auch in seiner Variationsfähigkeit verhält sich der Acidophilus ähnlich wie der Bacillus vaginalis [Schröder und Hinrichs (Abb. 60)].

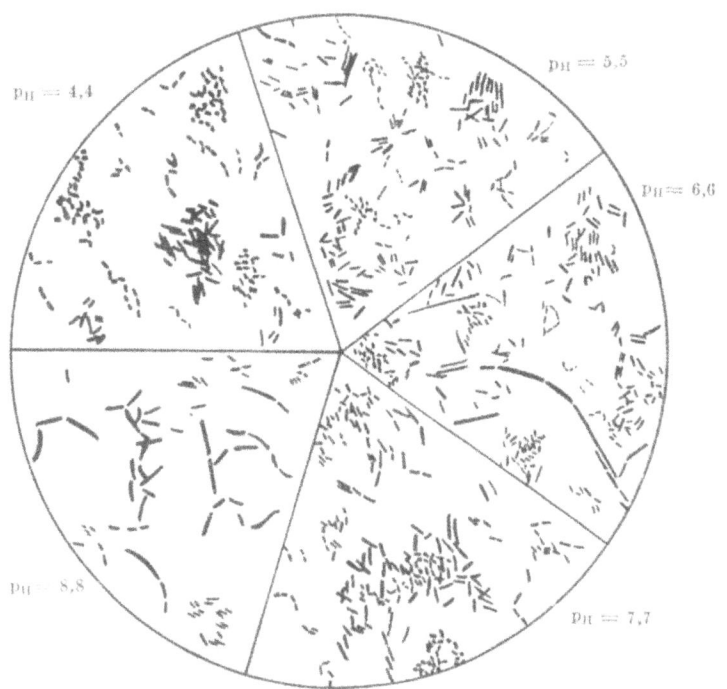

Abb. 60. Bacillus acidophilus auf der Reihe p_H 4,4—p_H 8,8.

---

[1] Die aus Zucker gebildete Säure entspricht nach Heim in 10 ccm Bouillon
mit 2% Traubenzucker . . . . 8 —9,6 ccm n/10 Natronlauge
„ 2% Rohrzucker . . . . 7,6—9,1 „ „ „
„ 2% Malzzucker . . . . 3,0—4,3 „ „ „
„ 2% Milchzucker . . . . 5,5—8,1 „ „ „

[2] Naujoks: Zentralbl. f. Bakteriol., Parasitenk. u. Infektionskrankh. Bd. 86, S. 582.

Bacillus bifidus communis.

Der Bacillus bifidus communis ist ein schlankes, oft gekrümmtes, unbewegliches, grampositives Stäbchen, das nur anaerob wächst. Der Bacillus bifidus communis findet sich stets im menschlichen Kot, ganz besonders reichlich kommt er im Säuglingsalter bei Brustmilchnahrung vor.

Um ihn aus dem Stuhl zu isolieren, geht man nach Kruse (S. 97) am besten so vor, daß man zuerst etwa 5 Platinösen Kot in 1 ccm Bouillon verteilt, dann 0,1 ccm (2 Tropfen) wieder in 1 ccm neue Bouillon bringt und sich durch Wiederholung etwa 10 Verdünnungen herstellt.

„Dann kocht man 10 Röhrchen mit Zuckeragar gründlich aus, kühlt sie bis auf 45⁰ ab, gießt je ein Bouillonröhrchen in eines der Agarröhrchen, vermischt und läßt den Nährboden erstarren. Nach 3 bis 4 tägigem Aufenthalt im Brutschrank ist das Wachstum eingetreten, und man findet in den ersten Verdünnungen meist Gasblasen, die gewöhnlich von Kolikolonien herrühren, in den späteren oft nur Kolonien ohne Gasbildung, die aus Streptococcus lacticus oder Bifidus bestehen. Wenn man diejenigen Röhrchen, in denen die Kolonien deutlich voneinander getrennt liegen, nach Abspülen und Abbrennen mit Alkohol zerbricht, den Nährbodenzylinder in eine keimfreie Platte gleiten läßt und mit keimfreien Messern in Scheiben schneidet, kann man die Bifiduskolonien wie solche auf gewöhnlichen Platten unter dem Mikroskop abstechen und in neuen Zuckeragarröhrchen, die man vorher ausgekocht und abgekühlt hat, Reinkulturen anlegen" (Kruse).

Lauter (zit nach Heim, S. 542) impfte frischen Säuglingsstuhl (um eine Schädigung des strenganaeroben Bifidus durch den Luftsauerstoff zu vermeiden) zunächst in Tarozzibouillon, die mit 0,5⁰/₀ Essigsäure versetzt war. Nach 3—4 tägigem Aufenthalt im Brutschrank wurde eine Öse davon in hohe Schicht von 2⁰/₀igem Traubenzuckeragar übertragen.

Allerdings stößt die Reinzüchtung des Bifidus zuweilen auf Schwierigkeiten, da er leicht vom Bacillus acidophilus und Streptococcus lacticus überwuchert wird.

In (älteren) Reinkulturen zeigt der Bifidus häufig ein „hirschgeweihartiges" Aussehen [1].

Bacillus lactis aerogenes.

Der Bacillus lactis aerogenes ist neben dem Bacterium coli einer der gewöhnlichen Keime des Säuglingsstuhles [Escherich (1886)].

Er ist aerob, unbeweglich, gramnegativ und er zeigt deutliche Kapselbildung. Gelatine wird nicht verflüssigt, in Traubenzuckeragar wird Gas gebildet.

Der Bacillus lactis aerogenes ist sehr ähnlich dem
Bact. coli und dem
Friedländerschen Pneumoniebacillus.

Im Gegensatz zum Bact. coli ist er unbeweglich. Zur Unterscheidung vom Friedländerschen Pneumoniebacillus empfehlen Burtscher und Meyer [2] die von German [3] angegebene Kreatininbildung des Bac. lac. aerogenes: Setzt man zu einer drei Tage alten Kultur in Peptonwasser (3⁰/₀ Pepton und 0,5⁰/₀ Na Cl) 1 ccm 15⁰/₀iger Natronlauge und einige Tropfen einer frisch bereiteten Nitroprussidnatriumlösung zu, dann entsteht eine schwache Rotfärbung.

Bogenstäbchen (Menge) [Comma variabile, Maunu af Heurlin].

Im Jahre 1897 berichtete Menge [4], daß er bei 16 von 70 Nichtgraviden in der Scheide „ein äußerst charakteristisches Bogenstäbchen", „das durch seine außergewöhnliche Zierlichkeit auffällt", gefunden habe. „Wenn dieses Mikrobion überhaupt im Sekrete sichtbar ist, beherrscht es fast das ganze Gesichtsfeld und duldet nur wenige andere

---

[1] Cahn: Zentralbl. f. Bakteriol, Parasitenk. u. Infektionskrankh. Bd. 30, S. 721, historische Entw. d. Frage. — Adam: Zeitschr. f. Kinderheilk. Bd. 29, S. 65 u. 306; Zentralbl. f. Bakteriol., Parasitenk. u. Infektionskrankh. Bd. 87, S. 481.

[2] Burtscher und Meyer: Wien. klin. Wochenschr. 1926, S. 356.

[3] German: Zentralbl. f. Bakteriol., Parasitenk. u. Infektionskrankh. Bd. 63, S. 546.

[4] Menge-Krönig: Bakteriol. des weibl. Genitalkanals S. 57.

Keime neben sich." Einige Male fanden sich „offenbar mit ihm in Symbiose" ziemlich zahlreiche feine Kokken. „Häufig kann man in den Präparaten, welche dieses Bogenstäbchen enthalten, zwei dieser Spirillen so gelagert sehen, daß sie gemeinschaftlich ein schwach geschweiftes S bilden" [Menge (l. c. S. 57)].

Menge (S. 61) konnte die feinen Bogenstäbchen nicht zum Wachstum bringen, dagegen glückte Krönig[1] einmal die Isolierung einer Bogenstäbchenart (Menge, S. 61) aus dem Scheidensekret einer Graviden. Menge erscheint es aber fraglich, „ob er das im Scheidensekret der Nichtschwangeren so häufig vorkommende Bogenstäbchen rein kultiviert hatte".

Maunu af Heurlin bezeichnete das Bogenstäbchen als „Comma variabile".

Nach Schröder, Hinrichs und Keßler (S. 154) ist das Comma variabile „zur Gruppe der Vaginalbacillen zu rechnen und nur als eine Spielart der vielen Variationsmöglichkeiten dieser Gruppe aufzufassen".

Auch Heurlin, der das Comma variabile meistens in Symbiose mit reichlichen Scheidenbacillen im Scheidensekret gesunder Frauen fand, dachte an die Möglichkeit, daß es nur eine Abart der Scheidenbacillen darstellt. Trotzdem trennte er es aber als besonderen Keim ab, da es in manchen Kulturen sehr empfindlich gegen Milchsäure sei.

Heurlin beschrieb das Comma variabile als einen sehr polymorphen und variablen, kleinen, stark unregelmäßigen, körnigen Bacillus mit zum Teil spärlichen, zum Teil kolbenförmigen Anschwellungen und wechselnder Gramfestigkeit, „Bilder, wie sie Vaginalbacillen in ihren mannigfaltigen Variationsmöglichkeiten immer wieder liefern" (Schröder, Hinrichs und Keßler, S. 154).

Streptokokken.

Mit Schottmüller unterscheiden wir folgende Arten von Streptokokken:

A. Aerob:

1. Streptococcus haemolyticus (s. erysipelatos, s. pyogenes), 2. Streptococcus anhaemolyticus (s. vaginalis), 3. Streptococcus viridans (s. mitior), 4. Streptococcus mucosus, 5. Streptococcus acidi lactici.

B. Anaerob:

Streptococcus putrificus.

Zur Unterscheidung der verschiedenen Streptokokkenarten dient
1. ihr Verhalten dem Sauerstoff gegenüber (aerobes oder anaerobes Wachstum),
2. die Art ihres Wachstums auf der Blutagarplatte.

Eine morphologische Unterscheidung der verschiedenen Streptokokken ist unmöglich. Weder die Form noch die Größe der einzelnen Kokken noch die Zahl der zu kurzen oder langen Ketten vereinigten Einzelglieder ist für die eine oder andere Art charakteristisch. Es muß also der Ausdruck „Streptococcus brevis" oder „longus" aufgegeben werden. In Ausstrichpräparaten von Sekreten und Exkreten (Eiter) findet man die Streptokokken oft nur als Diplokokkenpaare oder in kurzen Ketten angeordnet, selten in langen Ketten. Kultiviert man auf festem Nährboden, so zeigt das Ausstrichpräparat in der Regel auch nur entweder Diplokokken oder kurze Ketten. Dagegen bildet der gleiche Keim, in Bouillon oder besser in Blutbouillon gezüchtet, oft lange Ketten (Schottmüller, S. 33).

---

[1] Krönig: Zentralbl. f. Gynäkol. 1895, S. 409f.

1. Streptococcus haemolyticus (s. pyogenes, s. erysipelatos).

Die hämolytischen Streptokokken (Erysipelstreptokokken) rufen auf der Blutagarplatte Hämolyse hervor.

Wird flüssiger Blutagar [1] mit verhältnismäßig wenigen Keimen geimpft und zur Plattenkultur ausgegossen, dann entwickeln sich isolierte Kolonien. Diese erreichen in der Tiefe des Nährbodens nur die Größe einer Stecknadelspitze, die Oberflächenkolonien werden etwa stecknadelkopfgroß. Sämtliche Kolonien sind nach spätestens 24 Stunden von einem hellen durchsichtigen Hof umgeben.

Zur Züchtung der hämolytischen Streptokokken aus der Scheide geht man am besten so vor, daß man eine Öse Scheidensekret in ein Röhrchen Blutbouillon (2 ccm Blut auf 5 ccm Bouillon) einsät und von diesem eventuell sofort mehrere Verdünnungen anlegt. Nach 24stündigem Aufenthalt im Brutofen werden aus den Blutbouillonröhrchen in der oben angegebenen Weise Blutagarkulturen angelegt.

Bluttraubenzuckeragar gewinnt durch das Wachstum der Erysipelstreptokokken ein lehmfarbenes Aussehen, die Hämolyse tritt nicht so deutlich hervor wie auf der einfachen Blutagarplatte.

2. Streptococcus anhaemolyticus (s. vaginalis).

Die nichthämolytischen Streptokokken wachsen auf der Blutagarplatte als feinste Kolonien ohne Hämolyse.

Infolge ihrer Kleinheit und der fehlenden Hämolyse können die einzelnen Kolonien dem unbewaffneten Auge leicht entgehen und auch bei Lupenbetrachtung erkennt man sie oft nur mit Mühe als punktförmige Körnchen.

Zur Gewinnung von Reinkulturen anhämolytischer Streptokokken geht man am besten so vor, daß man aus der Blutbouillon, in die man das Scheidensekret zunächst eingeimpft hat, nicht nur auf Blutagarplatten, sondern auch in 8—10%ige Peptonbouillon (Le Blanc) weiterimpft. In dieser entwickeln sich die anhämolytischen Streptokokken zu deutlich sichtbaren Kolonien.

3. Streptococcus viridans.

Der Streptococcus viridans bildet auf der Blutagarplatte bis stecknadelkopfgroße, feine Kolonien, die anfangs als graue, später als graugrüne bis grünschwarze Punkte erscheinen.

Im Innern des Blutagars treten die feinen grünen Kolonien erst nach 36—48 Stunden, oft auch erst nach 3—4 Tagen auf. Auf Bluttraubenzuckeragar sind die Kolonien etwas größer und die Farbstoffbildung ist üppiger als auf einfachem Blutagar. Bei Verwendung von Agar, dem nur sehr wenig Blut zugesetzt ist, läßt sich in der Umgebung der Kolonien ein feiner hämolytischer Hof erkennen. Bei der gewöhnlichen Blutagarmischung von 2 : 5 ist eine Hämolyse nicht zu erkennen.

Der Streptococcus viridans ist nach Schottmüller und Bingold (Bergmann-Staehelin: Handb. d. inn. Med. Bd. 1, S. 923) oft im Sekret des Genitaltraktus zu finden. Er kann dann unter Umständen, z. B. bei einer Abrasio, ins Blut gelangen und eine Endokarditis lenta hervorrufen (Schottmüller und Bingold l. c.).

---

[1] Der Blutagar wird in der Weise hergestellt, daß man zu 5 ccm verflüssigten und auf 45° abgekühlten Nähragars 2 ccm Blut hinzufügt und das Ganze gut mischt.

4. Streptococcus mucosus.

Der Streptococcus mucosus bildet auf der Blutagarplatte große, glänzende, saftigschleimige, grüngraue, fadenziehende Kolonien. Die einzelnen Kokken sind von einer deutlichen Schleimhülle umgeben.

In der Scheide ist der Streptococcus mucosus bisher nicht gefunden worden.

5 Streptococcus acidi lactici.

Der Streptococcus acidi lactici ist ein fakultativ anaerober, nicht hämolysierender Streptokokkus, der vor den übrigen Formen dadurch ausgezeichnet ist, daß er stark Säure bildet.

Zu seinem Nachweis empfiehlt Heim Milchzuckeragarplatten mit $5^0/_0$ Lackmustinktur. Die rötenden Kolonien werden in sterile Lackmusmilch (= Milch mit $7^0/_0$ Lackmustinktur) abgeimpft.

Durch den Streptococcus acidi lactici wird die Milch nach 7—17stündiger Bebrütung vollkommen elfenbeinweiß gefärbt (bis auf eine obere schmale, bläuliche Zone). Dann tritt eine Rötung auf, die von oben nach unten fortschreitet. Gleichzeitig — etwa nach 24 Stunden — tritt Gerinnung der Milch ein.

Durch die übrigen Streptokokken wird die Lackmusmilch anfangs etwas rosa, später wird sie unten teilweise weiß. Gerinnung erfolgt erst nach einer Reihe von Tagen und dann häufig nur teilweise.

In der Milch wächst der Streptococcus acidi lactici in langen Ketten.

Streptococcus putrificus.

Der Streptococcus putrificus wächst nur streng anaerob.

Auf der Blutagarplatte bildet der Streptococcus putrificus kleine, stecknadelkopfgroße, porzellanweiße Kolonien, die keine Hämolyse zeigen.

In eiweißhaltigen Nährböden (z. B. in der Bluttraubenzuckeragarmischkultur) bildet der Streptococcus putrificus stinkendes Gas (Schwefelwasserstoff).

Obligat anaerobe Streptokokken wurden zuerst von Krönig (1895)[1] in der Scheide Gravider, später von Menge[2] (1897) auch in der Scheide Nichtschwangerer nachgewiesen.

Erst Schottmüller (1910) hat aber durch seine ausgedehnten Untersuchungen die große Bedeutung der anaeroben Streptokokken vor allem auch für puerperale Infektionen erkannt.

Rosowsky[3] konnte bei 65 erwachsenen Frauen mit fast durchweg normalen Genitalien nach Entnahme einer Öse Scheidensekret 21 mal anaerobe Streptokokken züchten. Unter 15 Kindern im Alter von 1—6 Jahren konnte Rosowsky zweimal — bei einem $1^3/_4$ und einem $5^1/_2$ Jahre alten Kind — in der Scheide kulturell anaerobe Streptokokken nachweisen.

Staphylokokken.

Aerobe Staphylokokken.

Die Staphylokokken sind runde, kleinere oder größere Kokken, die meist in Haufen liegen.

---

[1] Krönig: Zentralbl. f. Gynäkol. 1895, S. 409.
[2] Menge-Krönig: Bakteriol. d. weibl. Genitalkanals. S. 60. In 12 Fällen, in denen Menge Scheidensekret Nichtgravider in hochgeschichteten Traubenzuckeragar übertrug, fand er viermal obligat anaerobe Streptokokken.
[3] Rosowsky: Zentralbl. f. Gynäkol. 1912. S. 4.

Sie wachsen leicht auf allen gebräuchlichen Nährböden in Form von 2—5 mm großen, runden, etwas erhabenen, saftig glänzenden, orangegelben (Staphylococcus pyogenes aureus), rein milch- oder porzellanweißen (Staphylococcus pyogenes albus) oder citronengelben (Staphylococcus pyogenes citreus) Kolonien.

Auf der Blutagarplatte zeigen die Staphylokokken ausgesprochene Hämolyse. Es gibt aber auch pathogene Stämme, die keine Hämolyse hervorrufen (Staphylococcus aureus anhaemolyticus, Schottmüller). Das Hämoglobin der Blutplatte nimmt durch das Wachstum der Staphylokokken ein lehmfarbenes Aussehen an.

Anaerobe Staphylokokken.

Schottmüller unterscheidet zwei Arten von obligat anaeroben Staphylokokken:
a) den Staphylococcus aerogenes,
b) den Staphylococcus putrificus.

Beide bilden Gas. Sie unterscheiden sich aber dadurch, daß der Staphylococcus aerogenes auf Agar nur dann wächst und Gas bildet, wenn dieser irgendeinen Eiweißkörper — Blut, Serum, Milch — enthält; der Staphylococcus putrificus gedeiht dagegen auch in eiweißfreiem Agar unter Gasbildung.

Micrococcus gazogenes alcalescens (Lewkowicz).

Der Micrococcus gazogenes alcalescens ist ein gramnegativer, anaerober Kokkus, der meist in Haufen, wie die Staphylokokken, auftritt. Zuweilen, besonders in Bouillonkulturen, wächst er auch in Kettenform. In Bouillon und Agar bildet er reichlich geruchloses Gas.

In traubenzuckerhaltigen Nährböden findet starke Säurebildung statt. Der Geruch dieser Kulturen erinnert an Buttersäure.

In nicht traubenzuckerhaltigen Nährböden, die lackmussauer reagieren, wird die Reaktion lackmusalkalisch. Die Kulturen zeigen einen schwach süßlichen, fötiden (Maunu af Heurlin) oder widerlichen (Schröder und Loeser) Geruch.

Micrococcus gazogenes alcalescens	Staphylococcus parvulus
gedeiht nur bei Körperwärme	gedeiht auch bei Zimmertemperatur
nicht tierpathogen (nur Mäuse erliegen zuweilen der Impfung)	pathogen für Meerschweinchen und Kaninchen

Schröder und Loeser[1] fanden den Micrococcus gazogenes alcalescens fast regelmäßig in großen Mengen bei der Trichomonas-Kolpitis und sie nehmen an, daß das schaumige Scheidensekret bei dieser Erkrankung auf Gasbildung durch diesen Keim zurückzuführen ist.

Jungano und Distaso betrachten den Micrococcus gazogenes alcalescens als identisch mit dem Staphylococcus parvulus (Veillon und Zuber). Maunu af Heurlin (1914, S. 100) bemerkt dazu:

---

[1] Schröder und Loeser: Monatsschr. Bd. 49, S. 33f.

„Obgleich die kulturellen Unterschiede dieser zwei Typen ziemlich klein sind, können letztere doch sehr leicht voneinander unterschieden werden. Der Micrococcus alcalescens Lewkowicz ist nämlich viel größer, entwickelt sich in künstlichen Kulturen schneller, bildet reichlich Gas und ist im allgemeinen weniger resistent als der Staphylococcus parvulus."

Nach Heim (S. 409f.) sind der Micrococcus gazogenes alcalescens und der ebenfalls anaerobe, gramnegative und gasbildende Staphylococcus parvulus in folgenden Punkten verschieden (s. Tabelle).

Micrococcus tetragenus.

Der Micrococcus tetragenus (Sarcina tetragena Lehmann und Neumann) ist ein aus vier Kokken zusammengesetztes, grampositives, von einer Kapsel umgebenes Gebilde.

Der Nachweis von Tetragenus im Scheidensekret ist nach diesen morphologischen Kriterien nicht schwierig. Täuschungen können allerdings entstehen, wenn Streptokokken oder Staphylokokken in Häufchen von vier Kokken beisammen liegen.

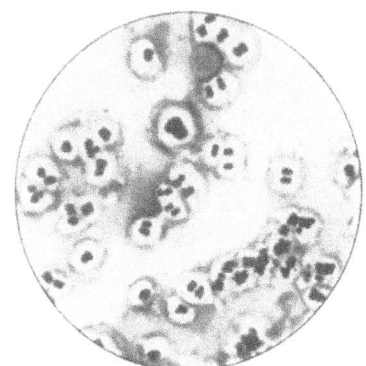

Abb. 61. Micrococcus tetragenus. Ausstrich aus dem Bauchfellsaft einer geimpften Maus. Die Randbegrenzung der Kapseln rührt von dort angehäuftem und mitgefärbtem Gewebssaft her. 1000fach. (Heim, Bakteriologie. Stuttgart 1922.)

Die Kulturen des Tetragenus sind auf allen Nährböden weiß, kuppenförmig, schleimig. Schon bei schwacher Vergrößerung erscheinen sie aus einzelnen Häufchen zusammengesetzt.

Wegelius fand in mehreren Fällen den Tetragenus an der Vulva, dagegen nicht im Scheidensekret. Im Laufe des Wochenbettes konnte Wegelius ihn auch in der Scheide, aber nicht in den Uteruslochien nachweisen. Schottmüller (S. 90) fand ihn bei 600 infizierten Aborten viermal (0,66%) neben anderen Keimen in der Cervix. Wiederholt wurde der Tetragenus bei puerperalen Infektionen auch aus dem Blute gezüchtet (Looten und Oui[1], Hüssy[2], Meltzer[3]).

Sarcine.

Unter Sarcinen versteht man Kokkenhaufen, die nach den drei Richtungen des Raumes wachsen und warenballenförmig eingeschnürte Würfel darstellen.

Die Sarcinen gedeihen auf den gewöhnlichen Nährböden und die meisten von ihnen bilden in den Kulturen einen roten, seltener einen gelben Farbstoff.

Pseudodiphtheriebacillen.

Als Pseudodiphtheriebacillen bezeichnet man eine Gruppe von Bacillen, die große morphologische und kulturelle Ähnlichkeit mit den echten Diphtheriebacillen haben.

Die Ähnlichkeit zwischen den Diphtherie- und Pseudodiphtheriebacillen besteht darin:

1. daß sie in der gleichen Weise auf der Löfflerschen Serumplatte wachsen,
2. daß die Pseudodiphtheriebacillen die Neißersche Körnchenfärbung zeigen können.

---

[1] Looten und Oui: Ann. de gynécol. et d'obstétr. 2e série, t. 2. 1909, p. 134.
[2] Hüssy: Zentralbl. f. Gynäkol. 1912, S. 360.
[3] Meltzer: Münch. med. Wochenschr. 1910, S. 743.

Von den echten Diphtheriebacillen unterscheiden sich die Pseudodiphtheriebacillen dadurch:

1. daß sie nicht tierpathogen sind,
2. daß die echten Diphtheriebacillen aus Traubenzucker Milchsäure bilden, die Pseudodiphtheriebacillen dagegen nicht.

Zum Nachweis dieser Säurebildung aus Traubenzucker bedient man sich zweckmäßig der Thielschen Flüssigkeit (Heim, S. 492).

Diese wird durch Diphtheriebacillen stark gerötet und getrübt. Nach 24 Stunden oder in den nächsten Tagen kommt es zur Gerinnung; es bildet sich dann ein Bodensatz und über diesem steht wasserklare Flüssigkeit.

Die Pseudodiphtheriebacillen lassen die Flüssigkeit auch nach mehrtägigem Aufenthalt bei 37° blau und klar.

Zum Nachweis der Pseudodiphtheriebacillen in der Scheide geht man am besten so vor, daß man etwas Scheideninhalt auf der Löfflerschen[1] Serumplatte ausstreicht. Auf diesem Nährboden (Blutserum vom Rind, Hammel oder Pferd, dem $1/3$ Bouillon mit 1% Traubenzucker zugesetzt wurde), gehen die Diphtherie- und Pseudodiphtheriebacillen verhältnismäßig besser an als die Begleitbakterien, so daß man von einer Anreicherung der Bacillen auf diesem Nährboden sprechen kann.

Auf der Löfflerschen Serumplatte bilden die Diphtherie- und Pseudodiphtheriebacillen mittelgroße weißliche Scheiben ohne besondere Merkmale (Kruse, S. 221).

Nach 20—24 Stunden (eventuell auch schon nach 12—18 Stunden) wird ein Abstrich von derartigen Kolonien gemacht. Findet man dann Stäbchen, die die Neißersche Körnerfärbung geben, dann handelt es sich um Stäbchen aus der Diphtheriebacillengruppe.

Eine sichere Unterscheidung der Pseudodiphtheriebacillen von den echten Diphtheriebacillen ist nur durch den Tierversuch möglich.

Bringt man einem Meerschweinchen eine kleine Menge lebender Diphtheriebacillen unter die Haut, dann geht das Tier in 2—4 Tagen zugrunde. Bei der Sektion findet man blutiges Ödem an der Impfstelle, oft Flüssigkeitsansammlungen in der Brust- und Bauchhöhle, fleckige Verdichtungen in den Lungen und blutige Anschoppung der Nebennieren.

Dabei handelt es sich aber nicht um eine Infektion, sondern um eine Vergiftung, da man die Bacillen nicht in den inneren Organen und „oft nur mit Mühe und Not an der Impfstelle" wiederfindet (Kruse, S. 221).

Im Scheideninhalt sind Pseudodiphtheriebacillen nachgewiesen worden von Veillon und Hallé, Williams (Gravide), Bergholm (Gravide), Stargardter, Wegelius, Maunu af Heurlin, Walthard, Biberstein u. a.

Walthard[2] hat darauf hingewiesen, daß Pseudodiphtheriebacillen häufig im Vorhofs- und Scheideninhalt schwangerer und kreißender Frauen vorkommen. Walthard konnte Pseudodiphtheriebacillen in Pseudomembranen nachweisen, die durch Streptokokkeninfektion puerperaler Wunden entstanden waren. Biberstein fand Pseudodiphtherie-

---

[1] In grober Annäherung kann man den Nachweis der Pseudodiphtheriebacillen auch in der Weise versuchen, daß man Scheidenausstriche der Neißerschen Körnerfärbung (mit Methylenblau, Krystallviolett und Chrysoidin) unterzieht. Findet man dann bräunlich-gelbe Stäbchen mit dunkelblauschwarzen Körnchen im Innern, dann darf man diese mit großer Wahrscheinlichkeit als Pseudodiphtheriebacillen ansprechen.

Fehlen derartige Stäbchen, dann ist das Vorhandensein von Pseudodiphtheriebacillen nicht ausgeschlossen, da diese durchaus nicht immer metachromatische Körnchen enthalten.

[2] v. Winckel: Handb. d. Geburtsh. III, Bd. 2, S. 527.

bacillen in einem schmierig-gangränösen Ulcus der hinteren Commissur und der Scheide bei Quecksilbervergiftung.

Maunu af Heurlin (1914, Tab. 15) fand bei 100 nichtgraviden Frauen 29mal Pseudodiphtheriebacillen in der Scheide (darunter befanden sich 6 Kinder und 5 gesunde Virgines).

Bacillus thetoides.

Der Bacillus thetoides (Rist, Guillemot — Bacillus funduliformis Hallé) ist ein gramnegatives, streng anaerobes, unbewegliches Stäbchen von großem Formenreichtum.

Als Haupttypen kann man nach Wegelius[1] gerade oder leicht gebogene Stäbchen betrachten, die teils einzeln, teils in kurzen Ketten von 2—3 Individuen vorkommen.

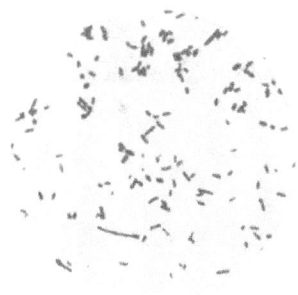
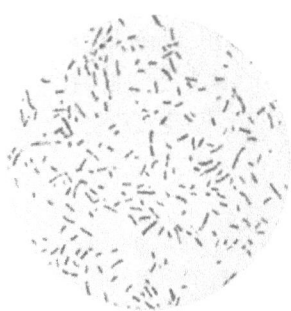

Abb. 62. Bacillus thetoides. Vergr. 1000:1.
Abb. 63. Bacillus thetoides. Vergr. 1000:1.
(Nach Wegelius, Arch. Gynäk. Bd. 88.)

Daneben findet man aber auch häufig faßförmig aufgetriebene Formen. Diese sind meistens nur an den Enden gefärbt und lassen gleichzeitig auch in der Mitte einzelne gefärbte Körnchen erkennen. Dadurch gewinnen diese Formen eine gewisse Ähnlichkeit mit einem griechischen θ. Außerdem findet man auch ganz unregelmäßige Formen, die „an Ganglienzellen, Samenfäden usw." erinnern (Wegelius), und die sich nur schwach und ungleichmäßig färben.

Der Bacillus thetoides ist zuerst von Hallé[2] im Scheidensekret gesunder Frauen nachgewiesen worden.

Jeannin[3] hat ihn bei putrider Endometritis (5mal unter 21 Fällen) sowie bei Verhaltung von Placentarresten (6mal unter 19 Fällen) gefunden.

Schröder, Hinrichs und Keßler (S. 155) fanden den Bacillus thetoides „in fast der Hälfte der Fälle" bei Flora III.

Bacillus subtilis und Bacillus mesentericus.

Der Bacillus subtilis (Heubacillus) ist ein aerobes, grampositives, kurzes, ziemlich dickes (0,8—1,2 μ), bewegliches, sporenbildendes Stäbchen, das Gelatine verflüssigt.

---

[1] Wegelius: Arch. f. Gynäkol. Bd. 88, S. 316.
[2] Hallé: Ann. de gynécol. et d'obstétr. 1899, T. 51, p. 295, zit. nach Wegelius: Arch. f. Gynäkol. Bd. 88, S. 279.
[3] Jeannin: Zit. nach Wegelius, Arch. f. Gynäkol. Bd. 88, S. 320.

Der Bacillus mesentericus (Kartoffelbacillus) ist ein schlankes, 1,6—5,0 μ langes, 0,8 μ breites Stäbchen, das ebenfalls aerob, grampositiv, beweglich ist und Gelatine verflüssigt.

Beide Bacillen sind oft zu langen Stäbchenketten verbunden. Auch in ihren Wuchsformen auf Nährböden besitzen sie große Ähnlichkeit, so daß ihre Differenzierung auf große Schwierigkeiten stoßen kann.

Bacillus fusiformis.

Der Bacillus fusiformis ((Fusobacterium, Lehmann und Neumann) ist ein spindelförmiges, an einem oder beiden Enden zugespitztes, oft leicht gekrümmtes, streng anaerobes, gramnegatives, unbewegliches Stäbchen.

Bei Giemsafärbung erscheinen in den blauen Stäbchen rote Körner, bei anderen Färbungen sieht man im Innern des Stäbchens oft Lücken.

Maunu af Heurlin hat bei 7 genitalkranken Nichtgraviden den Bacillus fusiformis einmal in der Scheide gefunden.

Fraenkelsche Gasbacillen.

Der Fraenkelsche Gasbacillus ist ein dickes, plumpes, grampositives, unbewegliches, streng anaerobes Stäbchen.

Zu seinem Nachweis bringt man etwas Scheidensekret in Tarozzibouillon. Von dieser wird nach 24 Stunden ein Ausstrich auf Bluttraubenzuckeragar angelegt.

Hier wächst der Fraenkelsche Gasbacillus unter streng anaeroben Bedingungen in Form von etwa 1 qmm großen Kolonien, die anfangs Erdbeerfarbe zeigen, und die dann über lehmbraun und grau in ein stumpfes Grün übergehen. Die Kolonien sind von einem breiten, schmutzig-braunen, undurchsichtigen Hof umgeben.

Zum einwandfreien Nachweis der Fraenkelschen Gasbacillen dient der Tierversuch. Bei einem Meerschweinchen wird die Bauchhaut rasiert, dann werden dem Tier einige Tropfen Leberbouillon, in die man von der fraglichen Kolonie abimpfte, mit einer Spritze subcutan injiziert.

Nach spätestens 24 Stunden — häufig sterben die Tiere schon früher — findet sich an der Injektionsstelle zwischen Haut und Bauchwand eine große, schwappende Blase, die mit serös-hämorrhagischer, von Gasblasen durchsetzter Flüssigkeit gefüllt ist. Die Bauchmuskulatur ist an der betreffenden Stelle in eine zunderartig zerfallende Masse verwandelt.

In der fleischwasserähnlichen Flüssigkeit lassen sich massenhaft die unbeweglichen, grampositiven Fraenkelschen Gasbacillen nachweisen.

Stäbchen vom Typus der Fraenkelschen Gasbacillen wurden schon von Krönig (1897)[1] aus den Genitalien fiebernder Wöchnerinnen gezüchtet.

Maunu af Heurlin (1914, Tab. 15) fand sie bei 100 Nichtgraviden 6 mal in der Scheide, darunter einmal bei einer Virgo, einmal bei einer Frau nach dem Klimakterium.

---

[1] Krönig in Menge-Krönig: Bakteriol. des weiblichen Genitalkanals, Teil 2, S. 89, 116, 122, 130, 153.

Bacterium coli commune.

Das Bacterium coli commune ist ein mittelgroßes, plumpes, gramnegatives, fakultativ anaerobes, bewegliches Stäbchen, das keine Sporen bildet.

Traubenzucker wird vom Bacterium coli unter Bildung von Säure und Gas zersetzt.

Der Nachweis des Bacterium coli im Scheideninhalt kann in verschiedener Weise geführt werden:

Man kann einfach etwas Scheidensekret in Traubenzuckeragar einimpfen. Findet man dann am nächsten Tage die Agarsäule durch Gasbildung zersprengt, dann erfolgt die weitere Differenzierung auf Lackmuslactoseagar u. a. Nährböden.

Man kann auch gleich so vorgehen, daß man Scheidensekret sofort auf diese Nährböden ausstreicht.

Auf dem (blauen) Lackmuslactoseagar bildet das Bacterium coli infolge seiner Säurebildung rote Kolonien.

Auf Fuchsinsulfitagar (Endo-agar) wachsen die Kolikolonien rot.

Auf der grünen Gaßner-Platte (Metachromgelb-Wasserblauagar) sind die Kolikolonien tiefblau oder fast undurchsichtig blauschwarz.

Spirochäten.

Spirochäten scheinen in der Scheide kein allzu seltener Befund zu sein (Noguchi, Loewenberg, E. Werner, Philipp, Scherber).

Nahezu alle Autoren berichten, daß sie verschiedene Formen fanden, in der Benennung dieser Formen besteht aber keine Einigkeit.

Noguchi fand an den weiblichen und männlichen Genitalien drei Typen von Spirochäten. Er bezeichnete diese als Spirochaeta refringens, Treponema calligyrum und Treponema minutum.

E. Werner schreibt, daß die Spirochäten, die er im Cervicalkanal fand, „verhältnismäßig zart, wenn auch nicht so fein" waren, wie die Spirochaeta pallida. „Zum größten Teil zeigten sie schön gezeichnete tiefe Windungen. Die Zahl der Windungen war verschieden. Sie schwankte zwischen 3 und 12. Die meisten Spirochäten zeigten 5 bis 8 Windungen. 3 und 12 Windungen waren sehr selten."

„Ihrem Bau nach verglichen mit den bekannten, genau erforschten Arten ähnelten die Spirochäten am meisten der Hühnerspirochäte, manche zeigten Bilder, die der afrikanischen Recurrensspirochäte glichen. Mit den Carcinomspirochäten bestand nur selten eine Ähnlichkeit. Von der Spirochaeta pallida, der sie sonst an der Schönheit der scharfen und tiefen Windungen gleichkamen, unterschieden sie sich durch ihr bei weitem größeres Dickenvolumen. Mit den unschönen, meist plumpen Formen der häufigen Mund- und Zahnspirochäten bestand gar keine Ähnlichkeit."

Philipp (1925) fand bei 300 wahllos untersuchten Wöchnerinnen in 5% aller Fälle mehr oder weniger zahlreiche Spirochäten in der Scheide.

Er unterscheidet „wie Noguchi drei Typen", „die bekannte Spirochäte vom Typus refringens, wie sie im Munde vorkommt und als buccalis beschrieben wird, groß, dick, plump; eine kleinere zartere, mit niedrigen Windungen vom Typus denticola, wie er gleichfalls die Mundschleimhaut bewohnt, und eine ganz kleine Spirochäte mit nur kleinen, eben erkennbaren Windungen, die dem Erreger der Weilschen Krankheit ähnelt, und die auch im Wasser lebt, vom Typ der Spirochaeta ictero-haemorrhagiae."

Nach Scherber (S. 375) lassen sich im weiblichen Genitalsekret vor allem Formen nachweisen, die nach der Länge von 9—12 μ, der Regelmäßigkeit und Enge der Windungen zur Spirochaeta balanitidis zu gehören scheinen, ferner die längere, flacher und häufiger unregelmäßig gewellte Spirochaeta refringens, daneben nicht so selten Spirochäten, die, durch die Feinheit ihres Zelleibes wie die Regelmäßigkeit und Enge der Windungen auffallend, der Spirochaeta pallida ähneln und als Spirochaeta pseudopallida oder Treponema minutum zu bezeichnen sind und schließlich hier und da die bewegliche Spirochaeta celerrima (Krantz).

Bei der Untersuchung Prostituierter konnte Scherber bei Cervicitis in einer Anzahl von Fällen im Gebärmuttersekret Spirochätenformen nachweisen, die sich mit den gewöhnlichen Anilinfarben schon in der Kälte färbten und die durch die Feinheit des Zelleibes und die Regelmäßigkeit und Enge der Windungen auffielen. Nur einzelne Exemplare erreichten eine größere Länge.

III. Entstehung der Scheidenflora.

Die Scheide des neugeborenen Mädchens ist keimfrei. Schon kurze Zeit nach der Geburt wird sie aber mit Mikroorganismen besiedelt.

Diese Besiedlung erfolgt naturgemäß auf dem Wege über die Vulva, d. h. durch Einwandern von Keimen, die sich in der Vulva angesiedelt haben.

Die Frage nach der Herkunft der Scheidenkeime fällt also zusammen mit der Frage nach der Herkunft der Vulvakeime.

a) Keimbesiedlung der Vulva.

Für die Keimbesiedlung der Vulva kommen folgende Infektionswege in Betracht:
1. Direkte Besiedlung der Vulva intra partum durch Scheidenkeime der Mutter.
2. Infektion der Vulva post partum vom kindlichen Rectum her.

   Die Infektion des Rectums kann erfolgen
   a) ascendierend vom Anus her = anale Besiedlung,
   b) descendierend vom Mund her = oraler Weg.
3. Infektion durch Übertragung von Keimen der äußeren Umgebung (Badewasser, Luft, Pflegepersonal, Wäsche usw.).

1. Direkte Besiedlung der kindlichen Vulva intra partum durch Scheidenkeime der Mutter.

Die Infektion der Vulva intra partum erfolgt nach Salomon[1] in der Weise, daß durch den Druck, der auf der mütterlichen Scheidenwand unter der Geburt lastet, Keime in die kindliche Vulva gepreßt werden.

Schweitzer[2] fand die Vulva unmittelbar nach der Geburt in 15% der Fälle keimhaltig.

---

[1] Salomon: Zeitschr. f. Geburtsh. u. Gynäkol. Bd. 86, S. 300.
[2] Schweitzer: Zentralbl. f. Gynäkol. 1919, S. 642.

Salomon[1] konnte in 11% (in 2 von 19 Fällen) unmittelbar nach der Geburt Keime aus der Vulva züchten.

Bei dem einen dieser beiden Kinder wurden direkt nach der Geburt Vaginalstäbchen und grampositive Diplokokken nachgewiesen. Dieser Befund erklärt sich daraus, daß eine Symphyseotomie mit Wendung und Extraktion vorgenommen worden war „und die Manipulationen dabei die Keime direkt in die Vulva verschleppt hatten". In dem zweiten Falle wurden unmittelbar im Anschluß an eine normale, kurzdauernde, vollkommen komplikationslose Geburt zahlreiche verschiedenartige Bakterien in der Vulva nachgewiesen (grampositive Diplokokken, grampositive und gramnegative Stäbchen, Soor). „Bei dem Durchtritt des Kindes durch den engen Scheideneingang mußte demnach der Wanddruck genügen, um die in der mütterlichen Vagina nachweisbaren Keime in die kindliche Vulva hineinzupressen."

Die direkte Besiedlung der Vulva intra partum scheint verhältnismäßig selten zu sein. Man kann nach den obigen Ausführungen mit einer Häufigkeit von 0—15% rechnen. Für die übrigen 85—100% kommt die Infektion der Vulva post partum in Betracht.

Der verhältnismäßig geringe Einfluß des Geburtsvorganges auf die Keimbesiedlung der Vulva dürfte sich wohl daraus erklären, daß bei der Frucht am Ende der Schwangerschaft (und noch beim Neugeborenen) die prallen großen Schamlippen den Scheideneingang vollkommen abschließen.

Bei den Beckenendlagenkindern werden — besonders wenn eine Extraktion vorgenommen wird — die mütterlichen Scheidenkeime „geradezu mechanisch in die Vulva hineingepreßt". Man kann dann gelegentlich schon nach der Geburt mütterliche Scheidenkeime in der Vulva des Kindes finden (Salomon[2]).

Allerdings ist diese Infektion der kindlichen Vulva mit mütterlichen Scheidenkeimen durchaus nicht in allen Fällen von Beckenendlagen nachzuweisen. So beobachtete Salomon (S. 564) ein Kind, das nach Metreuryse durch Wendung und Extraktion entwickelt worden war. Trotzdem traten in der Vulva dieses Kindes erst am zweiten Tage post partum Keime auf.

2. Infektion vom kindlichen Rectum her.

In der Regel ist das Mekonium, das unmittelbar nach der Geburt entnommen oder spontan entleert und steril aufgefangen wird, keimfrei (Escherich, Moro, Pfaundler, v. Jaschke, Schweitzer, Salomon und Rath u. a.).

Schon einige Stunden nach der Geburt (3—7 Stunden Escherich; 4—10 Stunden Moro; 5 Stunden Salomon und Rath; 10—12 Stunden Tissier) treten im Rectum Keime auf, wenn auch zunächst noch in geringer Zahl.

Schweitzer konnte im Laufe des ersten Tages bei 16% aller Neugeborenen Keime im Rectum nachweisen, am zweiten Tage war das Rectum in allen Fällen keimhaltig.

Neben den immer vorhandenen grampositiven Kokken (Micrococcus ovalis Escherich = Streptococcus lacticus Kruse = Streptococcus acidi lactici Lehmann und Neumann = Streptococcus enteridis Hirsch-Libmann = Enterococcus Thiercelin) wurden noch folgende Keime gefunden:

Streptokokken (Salomon, Schweitzer), Staphylokokken (Tissier, Salomon und Rath, Schabort, Schweitzer), Scheidenbacillen (Schweitzer), Bacterium coli commune (v. Jaschke, Salomon, Schweitzer), Bacillus lactis aerogenes (Schweitzer), Bacillus proteus (Schweitzer).

Die Besiedlung des Rectums mit Keimen kann erfolgen

α) von unten, vom Anus her,

β) von oben, von der Mundhöhle her.

α) Vom Anus her können schon unter der Geburt Keime in das Rectum gelangen. Allerdings scheint die Besiedlung des Rectums intra partum nicht allzu häufig zu sein, da das Mekonium unmittelbar nach der Geburt meist keimfrei ist.

---

[1] Salomon: Zeitschr. f. Geburtsh. u. Gynäkol. Bd. 85, S. 555.
[2] Salomon: Zeitschr. f. Geburtsh. u. Gynäkol. Bd. 85, S. 564.

Schweitzer[1] fand einmal unmittelbar nach der Geburt im Rectum (sowie in der Vulva und in der Scheide) reichlich typische Döderleinsche Scheidenbacillen. Es handelte sich um ein Mädchen, das $8^{3}/_{4}$ Stunden nach dem Blasensprung durch Extraktion am Beckenende entwickelt worden war. Salomon und Rath konnten bei 2 von 19 Neugeborenen sofort nach der Geburt Bakterien im Rectum nachweisen.

In der Regel erfolgt der Einbruch der Keime in das Rectum erst nach der Geburt. Die Schleimhautfalten des Anus sind als breite, mit bestem Nährmaterial besäte Straßen hierfür besonders geeignet (Pfaundler). Die Keime können noch aus der mütterlichen Scheide stammen[2], oder sie können erst nach der Geburt von außen her (Bad, Luft, Wäsche, Hände des Pflegepersonals u. a. m.) auf die Haut in der Umgebung des Anus gelangt sein.

β) In der Mundhöhle des Kindes lassen sich häufig schon sofort nach der Geburt verschiedene Arten von Keimen nachweisen (Kneise[3], Salomon u. a.), die aus der mütterlichen Scheide stammen. Von großer Bedeutung für die Mundvegetation sind die Art und Dauer der Geburt, die Zeit des Blasensprungs, die Zahl der inneren Untersuchungen, etwaige operative Eingriffe (Salomon).

Weiterhin gelangen dann Keime aus dem Badewasser, von den Händen der Mutter und des Pflegepersonals, aus der Luft, vor allem auch von der mütterlichen Brust in den Mund des Kindes.

Salomon konnte in den ersten 24 Stunden aus der Mundhöhle Neugeborener 12 verschiedene Arten von Mikroorganismen züchten.

Nach Ansicht der meisten Autoren (Escherich, Tissier, Sittler, v. Jaschke, Salomon u. a.) ist die orale Infektion weitaus der wichtigste Weg für die Keimbesiedlung des Rectums. Der Mund ist „geradezu eine Durchgangsstation für die Rectumflora" (Salomon).

Über die Zeit, die vergeht, bis die Keime aus der Mundhöhle in das Rectum gelangen, ist heute noch nichts Sicheres bekannt.

3. Infektion durch Übertragung von Keimen der äußeren Umgebung.

Eine gewisse Bedeutung für die Keimbesiedlung der Vulva kommt zweifellos dem ersten Bade zu (Schild, Vahle, Neujeau, v. Jaschke, Schweitzer, Salomon u. a.).

---

[1] Schweitzer: Zentralbl. f. Gynäkol. 1919, S. 647.

[2] Bei den Kaiserschnittskindern erfolgt die Besiedlung des Rectums später, als bei den Kindern, die per vias naturales geboren werden (Salomon und Rath).

Salomon und Rath betrachten das mütterliche Genitale sogar als die „wichtigste Quelle" für die ascendierende Infektion des Rectums, da das Kind „bei der Geburt die an der Wand der mütterlichen Vulva und Vagina haftenden Keime mitstreift, zumal auch der Bakteriengehalt der mütterlichen Scheide nach dem Blasensprung bei nicht lange dauernder Austreibungsperiode und nicht vorhandenen Entzündungsvorgängen verhältnismäßig gering ist. Schließlich kommt das Kind auch bei der aseptischsten Geburtsleitung mit Afterentleerungen der Mutter in Berührung, da beim Durchtritt des vorangehenden Teiles stets der Darminhalt der Mutter ausgepreßt wird. Und nun ist bereits früher erwiesen, daß fast sämtliche beim neugeborenen Mädchen im Stuhl nachzuweisenden Keime auch aus dem mütterlichen Darm zu züchten sind. Wichmann nimmt ebenfalls an, daß die Rectumkeime von der Mutter herrühren und daß ihr regelmäßiges Auftreten in bestimmten Arten und an verschiedenen Tagen nur davon abhängig sei, daß gewisse Bakterien sich schneller entwickeln wie andere und daß die Qualität des im Darm gebotenen Nährbodens, der dem Wechsel der Nahrung unterworfen ist, von Bedeutung sei".

[3] Kneise, Hegars Beitr. Bd. 4, S. 130. 1901.

Das Badewasser ist nicht nur selbst keimhaltig, sondern es sorgt auch für eine schnelle Verbreitung und Verteilung des reichen Vorrates an Scheidenkeimen der Mutter, die das Kind an seiner Körperoberfläche mit zur Welt bringt (Schweitzer).

Allerdings darf, nach Salomon, die Bedeutung des ersten Bades für die Entwicklung der Vorhofsflora nicht überschätzt werden, da das Bad auch Keime wegschwemmt, die an der Oberfläche haften.

In der Regel ist die Vulva unmittelbar post partum keimfrei. Erst nach 7—9 Stunden (Neujeau, Salomon) lassen sich in der Vulva die ersten Keime nachweisen.

Die Schnelligkeit, mit der die bakterielle Invasion der Vulva erfolgt, ist verschieden.

Schweitzer fand nach 24 Stunden die Vulva in 39% keimhaltig, Salomon konnte 17 bis 24 Stunden nach der Geburt bei 79% aller Neugeborenen Keime in der Vulva nachweisen.

48 Stunden nach der Geburt ist die Vulva aber in allen Fällen keimhaltig (Schweitzer, Salomon).

Die Flora der Vulva ist schon um diese Zeit außerordentlich bunt.

Salomon[1] konnte in den ersten 24 Stunden aus der Vulva Neugeborener 14 verschiedene Bakterienarten isolieren:

1. Streptokokken, 2. Staphylokokken, 3. grampositive Diplokokken, 4. Micrococcus ovalis, 5. Vaginalstäbchen, 6. Bacillus bifidus, 7. Pseudodiphtheriebacillen, 8. Bacillus Rodella III, 9. grampositive Stäbchen, 10. gramnegative Stäbchen, 11. Bacterium coli commune, 12. Soor, 13. Sarcine, 14. Saccharomyces.

Schweitzer fand neben grampositiven Kokken auch Scheidenbacillen, Pseudodiphtheriebacillen, Bacterium coli, Proteus, anaerobe Streptokokken, den Streptococcus lacticus, Staphylokokken, Sarcina tetragena, Soor.

b) Keimbesiedlung der Scheide.

Bald nach der Besiedlung der Vulva scheint auch die Einwanderung von Keimen in die Scheide zu beginnen.

Die Zeit, welche die Vulvakeime brauchen, um über die Barriere des Hymens hinweg in die Scheide zu gelangen, ist allerdings sehr verschieden.

Salomon konnte in einem Falle schon 9 Stunden nach der Geburt Keime in der Scheide feststellen. Im allgemeinen scheint die Einwanderung von Keimen in die Scheide erst 12 Stunden nach der Geburt und später zu beginnen (Vahle, Neujeau).

24 Stunden nach der Geburt fand Schweitzer nur bei 8% aller untersuchten Neugeborenen Keime und zwar Döderleinsche Scheidenbacillen in der Scheide. Salomon fand die Scheide in 73% aller Fälle keimhaltig.

Erst am 3. Tage (Vahle) oder gar erst am 4. Tage post partum (Schweitzer) ist die Scheide aller Neugeborenen keimhaltig.

Zunächst findet man in der Scheide die gleichen Keime wie in der Vulva, also eine bunte Mischflora. In dieser können aber gewisse Formen — Kokken oder Stäbchen — vorherrschen.

Es ist nicht ausgeschlossen, daß schon bei der ersten Besiedlung der Scheide eine gewisse Sichtung der Keime unter dem Einfluß der besonderen Lebensbedingungen in der Scheide stattfindet (Schweitzer, Smordinzew und Tschumakowa).

Jedenfalls läßt sich schon bald — nach Salomon schon 24 Stunden nach der Geburt — in der Scheide eine Stäbchenflora feststellen. Die Kokkenformen treten zurück, die Döderleinschen Scheidenbacillen nehmen zu und schließlich beherrschen sie allein das mikroskopische und das kulturelle Bild.

---
[1] Salomon: Zeitschr. f. Geburtsh. u. Gynäkol. Bd. 55, S. 556.

Dieser Florawechsel beginnt am 3. Tage und er ist gegen das Ende der 1. Woche meist vollendet.

Schon beim Neugeborenen zeigt die Scheide also die Fähigkeit der „Selbstreinigung" (Menge, Krönig, Neujeau).

IV. Selbstreinigung der Scheide.

Bei seinen Untersuchungen über das Scheidensekret kam Döderlein (1892) zu dem Schlusse, daß die Säure des Scheidensekretes die Vermehrung pathogener Keime verhindert.

Um diese Ansicht zu beweisen, machte Döderlein folgenden Versuch: Bei einer Virgo, in deren Scheide sich Scheidenbacillen in Reinkultur fanden, wurden mittels eines kleinen Glasröhrenspeculums mehrere Kubikzentimeter einer Bouillonkultur von Staphylococcus aureus in die Scheide gebracht.

Sechs Stunden später wurden mit der Platinöse Proben des Scheidensekretes entnommen und auf Gelatine ausgestrichen. Die weitere Beobachtung ergab eine Reinkultur von zahlreichen Staphylokokken. (Die Scheidenbacillen gedeihen bei Zimmertemperatur nicht auf Gelatine.) (Abb. 64.)

Die 24 Stunden später in der gleichen Weise entnommene Probe des Scheidensekretes ergab nur mehr drei vereinzelte Kolonien von Staphylokokken. In den nächstfolgenden acht Tagen wurden weiterhin alle 24 Stunden Proben des Scheidensekretes von verschiedenen Stellen der Schleimhaut auf Gelatine übertragen. Dabei zeigte sich, daß bis zum vierten Tage je 2—3 Kolonien angingen, von da ab war das Impfergebnis stets negativ. „Die reichlich in die Scheide eingebrachten Staphylokokken waren also nach vier Tagen in dem sauren Sekret derselben zugrunde gegangen" (Döderlein).

Krönig[1] wiederholte diesen Versuch Döderleins bei Graviden und zwar verwendete er zunächst den Bacillus pyocyaneus, dann auch Staphylococcus pyogenes aureus und schließlich auch Streptococcus pyogenes.

Die mikroskopische und kulturelle Prüfung der alle 3—5 Stunden entnommenen Scheidensekretproben ergab:

Der Bacillus pyocyaneus war frühestens nach 7 Stunden, spätestens nach 36 Stunden aus der Scheide verschwunden.

Die Staphylokokken waren frühestens nach 10 Stunden, spätestens nach 48 Stunden nicht mehr in der Scheide vorhanden.

Von den Streptokokken „reinigte sich der Scheideneingang durchschnittlich in 10,3 Stunden, der Scheidengrund in 11,3 Stunden".

Menge[2] nannte „die von der Scheide der Schwangeren gegen die infektiösen Keime geübte Abwehr" „Selbstreinigung der Scheide".

Auf Grund eigener Übertragungsversuche an Nichtgraviden kam Menge dann zu dem Schlusse, daß auch die Scheide der nichtschwangeren Frau die Fähigkeit der Selbstreinigung besitzt.

Menge verwendete zu seinen Untersuchungen ebenfalls den Bacillus pyocyaneus, den Staphylococcus aureus und den Streptococcus pyogenes.

Die Zeit, die für die Selbstreinigung des Scheidengrundes notwendig war, schwankte zwischen $2^1/_2$ und 70 Stunden, sie betrug bei

Pyocyaneus	durchschnittlich	21 Stunden
Staphylococcus pyogenes aureus	„	26 „
Streptococcus pyogenes	„	21—22 „

Im Introitus vaginae können sich die eingetragenen Bakterien zuweilen länger halten als im Scheidengrund. Im allgemeinen ist jedoch die Zeitdifferenz zwischen der Reinigungsdauer des Introitussekretes und der des Grundsekretes nicht groß.

---

[1] Krönig in Menge-Krönig: Bakteriologie des weiblichen Genitalkanals. Teil 2, S. 17ff. — Dtsch. med. Wochenschr. 1894, Nr. 43 u. 44.

[2] Menge in Menge-Krönig: Bakteriologie des weiblichen Genitalkanals, Teil 1, S. 37.

Nach Zöppritz[1] werden Streptokokken durch das Scheidensekret nicht abgetötet, sondern sie verlieren nur ihre Fähigkeit, auf festen Nährböden zu wachsen. Werden die Streptokokken dagegen (nach 20stündiger Einwirkung des Scheidensekretes) in Bouillon geimpft, dann zeigen sie gutes Wachstum und lassen sich aus der Bouillonkultur meist wieder auf festen Nährböden weiterzüchten.

Ätiologisch kommen für die Selbstreinigung der Scheide verschiedene Momente in Betracht.

Zunächst könnte man daran denken, daß die in die Scheide eingebrachten Bakterien rein **mechanisch** allmählich mit dem Sekret herausgeschwemmt werden.

Diese Möglichkeit hat schon Menge (1897, S. 86) erwogen. Gegen eine rein mechanische Entfernung der Bakterien aus dem Scheidensekret sprechen nach Menge (1897, S. 86) aber

1. die Tatsache, daß „bei gleich starker Sekretion" die Selbstreinigung der Scheide bald nur 3, bald aber auch 48 Stunden dauern kann,

2. die von Menge (1897, S. 86) festgestellte Tatsache, daß die spontane Entfernung kleinster corpusculärer Elemente (Zinnoberkörnchen) aus dem Scheidensekret „die Zeit der Selbstreinigung bedeutend überdauert".

Außerdem könnte nach unserer Ansicht die mechanische Selbstreinigung der Scheide nur dann eine wesentliche Rolle spielen, wenn die Fortbewegung des Scheidensekretes nach dem Scheidenausgang hin so schnell ginge, daß die Bakterien keine Zeit hätten, sich zu vermehren. Dies ist — außer vielleicht bei stärkerem Fluor — sicher nicht der Fall.

Es bleibt also nur die Annahme übrig, daß die eingeführten Keime im Scheidensekret selbst zugrunde gehen.

Abb. 64. Gelatine-Strichkultur von Staphylococcus pyogenes aureus aus Vaginalsekret. 6 Std. nach experimenteller Infektion der Vagina mit einer Bouillonkultur von Staphylokokken. (Nach Döderlein, Scheidensekret.)

Dieser Untergang der eingebrachten fremden Bakterien im Scheidensekret kann zwei verschiedene Ursachen haben:

1. die Keime finden im Scheidensekret keine passenden Lebensbedingungen,

2. im Scheidensekret sind irgendwelche Einflüsse vorhanden, die schädigend auf die eingebrachten Keime wirken.

Die Frage, inwieweit das Scheidensekret einen für die eingebrachten Bakterien ungeeigneten Nährboden darstellt, also zu irgendwelchen allgemeinen oder partiellen Hungerzuständen bei ihnen führt, läßt sich nicht mit Sicherheit entscheiden. Tatsache ist jedenfalls, daß Eiweiß, Kohlenhydrate und Salze — also die Haupterfordernisse für das Bakterienwachstum — im Scheidensekret gegeben sind.

Auch der Sauerstoffmangel in der Scheide kann nicht der unmittelbare Grund für den Untergang der eingebrachten Keime sein, da die meisten von ihnen an und für sich schon fakultativ anaerob sind.

Es bleibt also nur die Annahme übrig, daß im Scheidensekret irgendwelche keimtötende Noxen direkt auf die eingebrachten Bakterien einwirken.

Als derartige Noxen kommen in Betracht:

a) Die **morphologischen Elemente** des Scheideninhalts:
   1. die Bakterien, 2. die Leukocyten, 3. die Epithelien.
b) Die Scheiden**flüssigkeit**.
   1. die Säure, 2. der „Gewebssaft".

---

[1] Zöppritz: Monatsschr. f. Geburtsh. u. Gynäkol. Bd. 33, S. 276.

a) Die Bedeutung der morphologischen Elemente des Scheideninhalts für die Selbstreinigung der Scheide.

1. Die Bakterien.

Döderlein hatte angenommen, daß die von ihm entdeckten Scheidenbacillen, oder genauer ihre Stoffwechselprodukte[1], die Entwicklung anderer, vor allem auch pathogener, Keime in der Scheide hindern.

Zur Prüfung dieser Annahme machte Döderlein folgenden Versuch:
Über drei Tage alte, parallele Strichkulturen von Scheidenbacillen auf Agar zog Döderlein mit einer Platinöse Querstriche aus einer Bouillonreinkultur von Staphylococcus pyogenes aureus. Dabei wurde die Staphylokokkenkultur auf die Kultur der Scheidenbacillen aufgebracht und mit dieser oberflächlich vermischt, ohne daß die zarte Kultur der Scheidenbacillen an dem Berührungspunkte abgestreift wurde. Die weitere Beobachtung zeigte, daß im Wachstumsbezirk der Scheidenbacillen keine Staphylokokken angingen, während sie an den entfernteren Stellen in dichten Rasen wuchsen (Abb. 65).

Damit war bewiesen, daß die Staphylokokken „im Kampfe mit den Scheidenbacillen" zugrunde gehen.

Durch weitere Versuche konnte Döderlein dann zeigen, daß es allem Anschein nach die Stoffwechselprodukte der Scheidenbacillen sind, denen die Staphylokokken erliegen.

Wurden nämlich Scheidenbacillen und Staphylokokken gleichzeitig in Bouillon ausgesät, dann überwucherten die Staphylokokken die Scheidenbacillen so vollkommen, daß nach 24 Stunden keine Scheidenbacillen mehr aus der Bouillon gezüchtet werden konnten.

Wurden dagegen die Staphylokokken in 2—3 Tage alte Bouillonkulturen von Scheidenbacillen eingeimpft, dann gingen die Staphylokokken zugrunde.

Auch Stroganoff[2] konnte eine Entwicklungshemmung der Staphylokokken durch die Scheidenbacillen beobachten. Er beschickte Gelatine- und Agarkulturen von Scheidenbacillen nachträglich mit Staphylokokken.

Außerdem wies Stroganoff nach, daß auch die Stoffwechselprodukte des Vaginalbacillus verzögernd auf das Staphylokokkenwachstum einwirken. Er impfte sterilisierte Kulturen von Scheidenbacillen mit Staphylokokken. Die ziemlich stark sauer reagierenden sterilisierten Agarkulturen wirkten auf das Wachstum der Staphylokokken verzögernd ein. Aber auch bei Neutralisation der sterilisierten Agarkulturen war das Wachstum der eingebrachten Staphylokokken noch immer etwas verzögert. Stroganoff kam daher zu dem Schlusse, daß neben der Säure auch noch andere Produkte des Bacillus vaginalis schädlich auf die Staphylokokken wirken.

Gegen die Versuche von Döderlein und Stroganoff wurden von Menge und Krönig einige Einwände erhoben. Menge fand, daß das „normale" Scheidensekret, das ausschließlich Döderleinsche Scheidenbacillen enthielt, durchschnittlich 25 Stunden zur Selbstreinigung brauchte. In denjenigen Sekreten dagegen, die das von Menge zuerst beschriebene „zierliche Bogenstäbchen" (das Comma variabile Maunu af Heurlins) enthielten, war die Selbstreinigung durchschnittlich schon nach 24 Stunden beendet.

Nach Menge[3] sind neben den Döderleinschen Scheidenbacillen noch zahlreiche andere Scheidenkeime, darunter in erster Linie das sehr häufig vorkommende Bogenstäbchen, gute Säurebildner.

Diese Beobachtung führte Menge (1897 S. 89) zu dem Schlusse, daß keine Veranlassung vorliegt, „nur in der Anwesenheit des Bacillus vaginalis eine Gewähr für das Freisein des Scheidensekretes von pyogenen Infektionserregern zu erblicken".

Krönig (1897 S. 20) impfte, ebenso wie Döderlein, den Staphylococcus pyogenes aureus in 1—2 Tage alte Bouillonkulturen von Scheidenbacillen und er fand ebenfalls, daß die Staphylokokken nach einiger Zeit in der Kultur zugrunde gingen.

Außerdem konnte er aber „mit zwei anderen Keimarten", die er aus dem Scheidensekret von Graviden rein gezüchtet hatte, die gleichen Resultate erhalten. Auch Krönig kam deshalb zu der Ansicht, daß die keimtötende Kraft des Scheidensekretes nicht an eine bestimmte Keimart im Sekret gebunden ist.

---

[1] Als wirksamen Teil dieser Stoffwechselprodukte betrachtet Döderlein (l. c. S. 30f.) vorzugsweise aber „nicht allein" die von ihnen produzierte Säure.

[2] Stroganoff: Monatsschr. f. Geburtsh. u. Gynäkol. Bd. 2.

[3] Menge: Arch. f. Gynäkol. Bd. 125, S. 464.

Neuere Untersuchungen (Rother, Schröder, Hinrichs und Keßler) haben aber gezeigt, daß die Döderleinschen Scheidenbacillen bei der Selbstreinigung der Scheide doch eine größere Rolle spielen, als Menge und Krönig angenommen hatten.

Rother wiederholte die Versuche von Döderlein. Er impfte in Leberbouillon (mit 1% Traubenzucker) je zwei Ösen Bouillonkultur von Scheidenbacillen und Staphylokokken. Aus dieser Mischkultur wurden dann fortlaufend Aussaaten auf Agar gemacht. Nach den ersten 24 Stunden waren die Staphylokokken unter den angegangenen Kolonien noch in der Überzahl. In den folgenden Tagen gingen immer weniger Staphylokokkenkolonien auf. Nach 3—5 Tagen entwickelten sich stets nur noch Kolonien von Scheidenbacillen.

In einer weiteren Versuchsreihe wurden in die Leberbouillon zunächst nur Staphylokokken und erst am folgenden Tage Scheidenbacillen eingeimpft. Auch hier waren nach spätestens 5 Tagen die Staphylokokken zugrunde gegangen.

Außerdem impfte Rother aber auch Streptokokken und Scheidenbacillen gleichzeitig in Bouillon. Schon nach zwei Tagen gingen auf Agar keine Streptokokkenkolonien mehr auf.

Wurden die Scheidenbacillen erst 24 Stunden nach den Streptokokken in die Bouillon gebracht, dann waren die Streptokokken nach 3 Tagen abgetötet.

Rother kam auf Grund dieser Versuche zu dem Schlusse, daß der Antagonismus der Scheidenbacillen gegen andere Keime in geeigneten Nährflüssigkeiten noch größer ist als **Döderlein** angenommen hatte.

Auch Schröder, Hinrichs und Keßler (S. 165) beschäftigten sich mit dem Antagonismus zwischen den Scheidenbacillen und anderen Keimen.

In 24 stündige Reinkulturen von Scheidenbacillen in Tarozzibouillon wurde je eine Öse einer anderen Keimart (Staphylokokken, Bact. coli, Streptokokken, Pseudodiphtheriebacillen, Proteus, Sarcine, Streptococcus acidi lactici, Saccharomyces) eingeimpft. Aus der bei 37° bebrüteten Kultur wurde anfangs täglich, später in größeren Zwischenräumen, auf Blutagar verimpft.

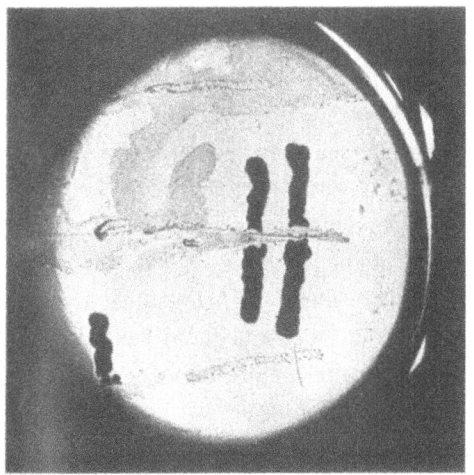

Abb. 65. Strichkultur von Scheidenbacillen (durchsichtige, punktförmige Kolonien) und von Staphylokokken (dicke, undurchsichtige Pilzrasen) bei 37° C auf Glycerinagar. Ausbleiben des Wachstums der Staphylokokken an den Stellen, an denen ihre Kultur die Strichkultur der Scheidenbacillen trifft. (Nach Döderlein, Scheidensekret.)

Dabei ergab sich, daß die meisten dieser Keime — ausgenommen die Hefe — schon nach zwei Tagen bei der Überimpfung auf die Blutagarplatte nicht mehr angingen.

Umgekehrt brachten Schröder, Hinrichs und Keßler $1/2$ Öse einer Reinkultur von Scheidenbacillen (auf Bluttraubenzuckeragar) in eine 24 stündige Reinkultur von Staphylokokken, Bact. coli, Streptokokken, Sarcine, Streptococcus acidi lactici, Bact. lactis aerogenes, Saccharomyces, Bac. mesentericus in Tarozzibouillon.

Auch hier wurden täglich aus der Tarozzibouillon Proben auf Blutagar verimpft.

Dabei zeigte sich, daß die Scheidenbacillen — abgesehen von der Symbiose mit der Hefe — allmählich das Feld eroberten und daß sie es nach einer Reihe von Tagen ganz allein beherrschten. Die Keime der ursprünglichen Reinkultur nahmen dagegen von Tag zu Tag an Zahl ab und schließlich gingen überhaupt keine Kolonien mehr von ihnen auf der Agarplatte an.

Aus den Versuchen von Menge und Krönig muß man wohl den Schluß ziehen, daß neben den Döderleinschen Scheidenbacillen auch noch andere Scheidenkeime (z. B. das „zierliche Bogenstäbchen" von Menge) bei der Selbstreinigung der Scheide mitwirken können[1].

---

[1] Allerdings dürfte der Kreis dieser Keime nicht allzugroß sein. Jedenfalls zeigt die bunte Mischflora, die man nicht so selten in der Scheide findet, daß die einzelnen pathogenen und nicht pathogenen Angehörigen dieser Flora friedlich nebeneinander wohnen. Es muß also den Scheidenbacillen eine erhebliche Bedeutung für die Selbstreinigung der Scheide zukommen.

An der Tatsache aber, daß die Döderleinschen Scheidenbacillen eine sehr große, ja vielleicht die größte Rolle bei der Selbstreinigung der Scheide spielen, kann wohl kaum noch ein Zweifel bestehen.

2. Die Leukocyten.

Menge (1897, S. 93) konnte feststellen, daß nach dem Einbringen von Bakterien (Streptokokken, Staphylokokken, Pyocyaneus) häufig eine ausgesprochene Vermehrung der Leukocyten im Scheidensekret auftritt.

Diese „ist offenbar auf eine chemotaktische Wirkung der eingeführten Bakterien zurückzuführen, welche in ihrer Vitalität durch irgendein Agens in der Scheide geschädigt, beginnen, Proteinsubstanzen aus ihrem Leibe auszuscheiden, welche die Leukocyten herbeilocken" (Menge).

Mit der Leukocytose ging häufig eine Phagocytose Hand in Hand. Diese verlief entweder so, daß ausschließlich die eingetragenen Bakterien in den Leib der Leukocyten aufgenommen wurden, oder daß außerdem auch noch Bakterien phagocytiert wurden, die schon vor der Übertragung im Scheidensekret vorhanden gewesen waren.

In dem ersten Falle hatten vermutlich nur die eingeführten Bakterien die Chemotaxis und die Phagocytose bewirkt; im zweiten Falle scheinen aber die ursprünglichen Scheidenbewohner durch die eingeführten Bakterien und deren Stoffwechselprodukte geschädigt worden zu sein und dann selbst die Chemotaxis bedingt zu haben (Menge).

Menge konnte nun aber weiter feststellen, daß auch leukocytenarme Sekrete baktericid wirkten und zwar selbst dann, wenn sie erst außerhalb der Scheide mit Bakterien beschickt, also unter Bedingungen gebracht wurden, die einen Zustrom neuer Leukocyten von der Scheidenwand her ausschlossen.

Allzuhoch wird man demnach die Rolle der Leukocyten bei der Selbstreinigung der Scheide nicht werten dürfen.

3. Die Scheidenepithelien.

Die abgestoßenen Scheidenepithelien verdienen nach Menge (1897, S. 95) „wohl kaum als bactericide Bestandteile des Sekretes Berücksichtigung". Zu diesem Schluß gelangte Menge, weil nach seiner Ansicht die abgestoßenen Scheidenepithelien „den Epidermisschuppen der äußeren Haut entsprechen".

Wir wissen heute aber, daß die Scheide normalerweise keine Hornschicht bildet, sondern daß auch die obersten Zellagen — im Gegensatz zum Stratum corneum der Haut — noch einen Kern besitzen und daß sie meist voll von Glykogen sind.

Außerdem sind sie höchstwahrscheinlich auch die Träger des diastatischen Fermentes der Scheide (Schröder, Hinrichs und Keßler).

Es erscheint demnach nicht ausgeschlossen, daß auch die abgestoßenen Scheidenepithelien eine gewisse Rolle bei der Selbstreinigung der Scheide spielen. Irgend etwas Näheres ist darüber aber noch nicht bekannt.

Menge ist auch der Frage näher getreten, ob die in die Scheide eingebrachten Bakterien nicht erst bei der Berührung mit den Epithelien der Scheidenwand abgetötet werden.

Menge (1897, S. 91f.) ging dabei so vor, daß er mit dem von ihm konstruierten Scheidenlöffel[1] Sekret aus der Scheide entnahm. Eine bestimmte Menge des Sekretes wurde auf alkalischen Agar ausgestrichen; das im Löffel verbliebene Sekret und die Scheide wurden mit einer Reinkultur von Streptokokken beschickt. Der Scheidenlöffel wurde im Brutofen in eine hohe feuchte Kammer gebracht, um eine Verdunstung der Sekretflüssigkeit auszuschließen. Von Zeit zu Zeit wurden aus dem Scheidenlöffel und aus der Scheide selbst Sekretproben entnommen und auf Agar ausgesät. Auf diese Weise ließ sich feststellen, ob Unterschiede zwischen der Selbstreinigung des Sekretes in der Scheide und des Sekretes außerhalb der Scheide vorhanden waren.

Die Versuche ergaben, daß das Sekret außerhalb der Scheide in ungefähr derselben Zeit die Selbstreinigung vollendete wie in der Scheide.

Zusammenfassend läßt sich also sagen, daß unter den morphologischen Elementen der Scheide die Bakterien und unter diesen die Döderleinschen Scheidenbacillen die größte Rolle bei der Selbstreinigung spielen.

Die Größe des „feindlichen Gegensatzes" (Menge) zwischen den gewöhnlichen Scheidenkeimen und den eingebrachten Außenkeimen ergibt sich zur Genüge aus der Tatsache, daß das sterilisierte Scheidensekret erheblich an keimtötender Kraft einbüßt (Menge, S. 93).

Menge entnahm der Scheide einer Nichtgraviden möglichst große Mengen sauren Sekretes und er verteilte dieses zu ungefähr gleichen Teilen in zwei sterile Gefäße. Das eine Gefäß wurde $1/_2$ Stunde lang in strömendem Dampf sterilisiert. Dann wurden beide Sekrethälften mit ungefähr gleich großen Staphylokokkenmengen beschickt und in einer feuchten Kammer in den Brutofen gebracht. Es zeigte sich, daß das nichtsterilisierte Sekret die eingetragenen Keime in der gleichen Zeit abtötete wie das Sekret in der Scheide selbst.

Das sterilisierte Sekret hatte dagegen viel von seiner keimtötenden Kraft verloren, und die Staphylokokken wurden — trotz saurer Reaktion des Sekretes — erst nach langer Zeit vernichtet oder sie starben überhaupt nicht ab.

Menge (1897, S. 96) kam deshalb zu dem Schlusse, daß „in den gewöhnlichen Scheidenmikroorganismen der Hauptfaktor für die Selbstreinigung der Scheide zu suchen" ist.

Da aber durch das Sterilisieren das Selbstreinigungsvermögen des Scheidensekretes nur vermindert, aber nicht völlig vernichtet wird, so müssen neben den Bakterien noch andere Schutzkräfte im Scheideninhalt wirksam sein.

Hier kommen in Betracht:
1. der Säuregehalt,
2. andere Stoffe des Scheidensekretes.

b) Die Bedeutung der Scheidenflüssigkeit für die Selbstreinigung der Scheide.

1. Säuregehalt des Scheidensekretes.

Döderlein nahm an, daß die keimtötende Kraft der Scheidenbacillen „vorzugsweise", wenn auch „nicht allein" auf der von ihnen gebildeten Milchsäure beruht.

Wenn nun auch kein Zweifel darüber besteht, daß die Scheidenbacillen Säure produzieren, so haben weitere Untersuchungen doch gelehrt, daß in der Scheide auch ohne bakteriellen Einfluß Milchsäure entstehen kann.

Gleichgültig nun, woher die Milchsäure des Scheideninhaltes stammt, Tatsache ist, daß sie eine beachtenswerte Rolle bei der Selbstreinigung der Scheide spielt (Menge).

---

[1] Beschreibung des Löffels l. c., S. 42, oben. Zentralbl. f. Gynäkol. 1894.

Auch auf experimentellem Wege (Witte, Schlüter, Menge) hat man die entwicklungshemmende Wirkung der Milchsäure nachgewiesen.

Witte[1] hat Untersuchungen über das Wachstum von Streptokokken und Staphylokokken in Bouillonlösungen von verschiedenem Milchsäuregehalt angestellt. Er hat gefunden, daß schon ein Milchsäuregehalt von $0,1\%$ entwicklungshemmend auf Streptokokken, von $0,5\%$ entwicklungshemmend auf Staphylokokken wirkt. Zu dem gleichen Ergebnis gelangte Schlüter. Menge (1897, S. 88) fand, daß Staphylokokken durch eine 2%ige wässerige Milchsäurelösung in etwa 3 Stunden, durch eine 1%ige Lösung in etwa 6 Stunden vernichtet werden. Durch Zusatz von Pepton und Kochsalz oder von neutralisierter Cystomflüssigkeit zu der Milchsäurelösung wurde die keimtötende Kraft abgeschwächt. In einer derartigen Lösung, die $1/2\%$ Milchsäure enthielt, lebten Staphylokokken noch nach 24 Stunden.

Nun hat sich allerdings gezeigt, daß in der Scheide nicht nur Milchsäure vorkommt, sondern daß sich in ihr auch andere Säuren (Phosphorsäure, Aminosäuren) finden.

Da nun die physikalisch-chemische und demnach wohl auch die biologische Wirksamkeit einer Säure auf ihren H-Ionen beruht, wird man auch diesen Säuren, soweit sie dissoziiert sind, eine gewisse Bedeutung für das Selbstreinigungsvermögen der Scheide zuerkennen müssen.

Allem Anschein nach stammt die Hauptmenge der H-Ionen des Scheideninhaltes aber doch von der Milchsäure. Diese darf demnach wohl als die wichtigste H-Ionenquelle für das Selbstreinigungsvermögen der Scheide angesprochen werden.

Allerdings ist der Säuregehalt nicht die einzige Ursache für das Selbstreinigungsvermögen der Scheidenflüssigkeit.

Menge (1897, S. 87) hat gefunden, daß eine ganze Anzahl von Sekreten, die alkalisch reagierten, die eingetragenen Mikroorganismen sehr prompt vernichteten. Wird ursprünglich saueres Scheidensekret künstlich alkalisch gemacht, dann werden eingebrachte Staphylokokken langsamer abgetötet als in einem Scheidensekret, das schon von Natur alkalisch ist (Menge, S. 94).

Zöppritz konnte ebenfalls nachweisen, daß alkalisches Scheidensekret die gleiche bakterienschädigende Wirkung zeigt wie saueres Sekret. Nur in scheinbarem Widerspruch zu diesen Feststellungen von Menge und Zöppritz steht eine Beobachtung von Rother. Dieser brachte Döderleinsche Scheidenbacillen in eine 24 Stunden alte Bouillonkultur von Staphylokokken und er fand, daß die Staphylokokken nach längstens 5 Tagen infolge der Säurebildung durch die Scheidenbacillen zugrunde gegangen waren. Wurde aber mit den Scheidenbacillen — zur Neutralisierung der von ihnen gebildeten Säuren — auch etwas Calciumcarbonat in die Bouillon gegeben, dann wurden die Staphylokokken nicht abgetötet. Dieses Resultat, das Rother in Bouillonkulturen erhielt, ist ein interessantes Gegenstück zu dem ganz anderen Verhalten der — wenn man so sagen darf — lebenden Scheidenflüssigkeit.

Es müssen also in der Scheidenflüssigkeit — außer der Säure — noch andere Stoffe vorhanden sein, die zur Selbstreinigung beitragen.

2. Andere Stoffe der Scheidenflüssigkeit.

Menge (1897, S. 94) brachte Streptokokken in Scheidensekret, das alkalisch gemacht und dann im strömenden Dampf sterilisiert worden war. Es zeigte sich, daß sich die Staphylokokken in diesem Sekret rasch vermehrten.

---

[1] Witte: Zit. Menge-Krönig, Bakteriol. des weibl. Genitalkanals, S. 87.

Auch Zöppritz machte Versuche, um den Einfluß der Hitze auf das Selbstreinigungsvermögen der Scheide zu prüfen.

Er erhitzte Scheidensekret eine Stunde lang auf 80° und konnte dann feststellen, daß Streptokokken genau in der gleichen Weise abgetötet wurden wie in der nicht erhitzten Kontrollprobe.

Wurde Scheidensekret dagegen eine Stunde lang strömendem Dampf ausgesetzt, dann war die bactericide Kraft wesentlich beeinträchtigt.

„Es müssen also Bestandteile des Sekretes, die durch Hitze vernichtet werden, eine wichtige Rolle bei der keimtötenden Wirkung des Vaginalsekretes spielen" (Zöppritz). Zöppritz denkt dabei in erster Linie an Leukine.

Die Leukine (Schneider[1]) sind bakterienfeindliche Sekretionsprodukte der Leukocyten. Sie sind hitzebeständiger[2] als die Alexine des Blutserums, ihre antibakterielle Wirkung ist viel umfassender und sie wirken nicht hämolytisch.

Alle bisher erwähnten Versuche über die Selbstreinigung des Scheidensekretes sind bei **erwachsenen** Nichtgraviden und Graviden angestellt worden.

Die Fähigkeit der Selbstreinigung ist aber schon in der Scheide des **Neugeborenen** vorhanden und gerade hier läßt sie sich „besonders einwandfrei" (v. Jaschke) erkennen.

Menge (1897, S. 110) brachte unmittelbar nach der Geburt in die keimfreie Scheide Neugeborener Staphylokokken und er konnte dabei folgendes feststellen:

Zunächst wirkt schon die Säure des kindlichen Scheidensekretes entwicklungshemmend auf die eingebrachten Mikroorganismen.

Bald nach dem Einbringen der Staphylokokken tritt eine ausgesprochene Leukocytose des Scheidensekretes auf. In vielen Fällen kann man dann auch eine deutliche Phagocytose beobachten. Vielleicht werden von den Leukocyten aber auch bakterienfeindliche Stoffe in die Scheidenflüssigkeit ausgeschieden.

Die energischste und wirksamste Vernichtung der eingebrachten Staphylokokken erfolgt aber schließlich durch die üblichen Scheidenkeime", die allmählich von der Vulva her eindringen.

Bis zur 6. Stunde nach dem Einbringen der Staphylokokken in die Scheide beobachtet man eine gleichmäßige, wenn auch geringe, Abnahme ihrer Zahl. Dann tritt ein Stillstand, zuweilen sogar eine Vermehrung der Keimzahl ein. Erst in dem Augenblick, in dem die eigentliche Scheidenflora sich in der Scheide angesiedelt hat, schreitet die Selbstreinigung schnell und unaufhaltsam bis zur völligen Vernichtung der eingeführten Staphylokokken fort.

Die Dauer der Selbstreinigung des Scheidensekretes Neugeborener von Staphylokokken beträgt nach Menge (S. 113) durchschnittlich 69 Stunden.

Die Selbstreinigung der Scheide dauert beim Kind also wesentlich länger als beim Erwachsenen. Dieser „Mehraufwand an Zeit ist im wesentlichen durch diejenige Phase der Selbstreinigung bedingt, die mit der frühesten Lebenszeit, in der die Scheide noch frei von den üblichen Scheidenkeimen ist, zusammenfällt" (Menge).

---

[1] Schneider: Münch. med. Wochenschr. 1908, Nr. 10.
[2] Alexine werden bei 60° zerstört, Leukine bei 80—85°.

Das morphologische Bild des Scheidensekretes in den verschiedenen Altersphasen der Frau[1].

Beim **neugeborenen Mädchen** enthält die Scheide an geformten Bestandteilen nur Plattenepithelien, aber keine Leukocyten und Bakterien.

Schon kurze Zeit nach der Geburt wird die Scheide mit Bakterien besiedelt.

Auch nach der Besiedlung der Scheide enthält das Sekret des Kindes in den ersten Lebenswochen ausschließlich Plattenepithelien, selbst wenn Kokken vorhanden sind. Nur selten findet man vereinzelte Leukocyten.

Das bakteriologische Bild wird um diese Zeit gewöhnlich von schlanken, grampositiven Stäbchen beherrscht, die zur Gruppe der Scheidenbacillen gehören. Daneben finden sich aber auch, meist nur vereinzelt, zuweilen auch zahlreicher, gramnegative Stäbchen und teils dicke, teils zierliche, grampositive und gramnegative Kokken.

Beim **Mädchen vor der Pubertät**[2] überwiegen an zelligen Bestandteilen die Plattenepithelien. Leukocyten fehlen bei körperlich ganz gesunden Kindern fast vollkommen. In manchen Sekreten sind aber, auch bei spärlichstem Scheideninhalt, Leukocyten in größerer Zahl zu finden.

Das bakteriologische Bild zeigt gegenüber dem der ersten Lebenswochen eine auffallende Veränderung. Die Stäbchen treten fast vollkommen zurück, besonders in den alkalischen Sekreten. Im Vordergrund stehen bei fast allen Sekreten grampositive, auffallend dicke Diplokokken. Auch kleinere, grampositive und gramnegative Kokken kommen vor. Endlich finden sich, verhältnismäßig spärlicher, grampositive und gramnegative Stäbchen. Diese können in Sekreten mit saurer Reaktion vollkommen fehlen.

Im Gegensatz zu dieser Ansicht von Menge kamen Keßler und Röhrs auf Grund ihrer Untersuchungen zu dem Schlusse, daß die Bakterienflora der kindlichen Scheide sich im Prinzip nicht von der der geschlechtsreifen, gesunden Frau unterscheidet. „In Reinheitsgraden ausgedrückt müssen wir den 1., allenfalls den 2. Grad als den physiologischen annehmen, wie es auch schon Schweitzer tat." „Daß Abweichungen von dem skizzierten Typus vorkommen können und zumal in dem 1. Lebensjahr Schwankungen im Säuregrad auch Floraveränderungen nach sich ziehen, ist natürlich klar, aber sonst wird man kaum fehlgehen, wenn man eine reine Vaginalstäbchenflora als die Norm annimmt. Bei Kranken und konstitutionell minderwertigen Individuen können verständlicherweise die Einzelglieder dieses komplizierten biologischen Symbioseprozesses einzeln oder in größerer Zahl gestört sein und damit Säurebildung und Floraart verändert werden" [Keßler und Röhrs (S. 876)].

Im Scheideninhalt der **Virgo intacta** findet man von Körperzellen fast ausschließlich Plattenepithelien. Leukocyten kommen nur selten vor.

Von Bakterien findet man normalerweise fast nur schlanke grampositive Stäbchen, die Döderleinschen Scheidenbacillen. Daneben kommen auch spärliche gramnegative Stäbchen, dagegen so gut wie niemals Kokken vor.

Bei der **deflorierten, geschlechtsreifen, nicht graviden Frau** ist meist eine Mischflora vorhanden. „Eine wirklich reine Vaginalbacillenflora kommt über-

---
[1] Dieser Abschnitt ist zusammengestellt aus Menge: Arch. f. Gynäkol. Bd. 125, S. 268ff.
[2] Soeken: Ber. Gynäkol. Bd. 10, S. 377.

haupt kaum vor. Auch diejenigen Sekrete, in welchen die Scheidenbacillen in ihren verschiedenen Spezies die sonstigen Stäbchenarten und die Kokkenflora zahlenmäßig übertreffen, sind ziemlich selten. Weitaus am häufigsten ist das Bakterienbild, welches dem vierten Reinheitsgrad Maunu af Heurlins entspricht" [Menge (1925, S. 272)].

„An Körperzellen sind im vaginalen Sekret der deflorierten, reifen, nichtgraviden Frau neben Plattenepithelien in der Regel zahlreiche Wanderzellen zu finden. Leukocytenfreie Sekrete kommen überhaupt nicht vor, und leukocytenarme Sekrete sind Seltenheiten. Zumeist überwiegen die Wanderzellen die Epithelien zahlenmäßig beträchtlich. Zuweilen scheinen die Deckzellen von den Wanderzellen vollkommen verdrängt zu sein, auch ohne daß das Sekret pathologisch vermehrt ist, und gleichgültig, ob der Aciditätsgrad des Scheideninhaltes hoch oder niedrig ist. Will man die Sekrete nach den von Maunu af Heurlin vorgeschlagenen und von anderen Autoren übernommenen Reinheitsgraden klassifizieren, so muß man sie natürlich auch unter Berücksichtigung der bakteriellen Verhältnisse, nach ihrem Zellverhalten fast alle dem Reinheitsgrade 4 zuweisen" (Menge).

Bei **gesunden Graviden** zeigt die Scheidenflora ein sehr verschiedenes Verhalten.

Bei etwa der Hälfte der von Schultze-Rhonhof untersuchten Schwangeren war im Scheideninhalt eine reine Stäbchenflora vorhanden. Bei einem Viertel fand sich eine gemischte Stäbchen- und Kokkenflora, in der die verschiedenen Stäbchenformen numerisch überwogen. Beim letzten Viertel traten die Stäbchen in den Hintergrund. Zuweilen hatten sie einer fast reinen Kokkenflora Platz gemacht. Auch bei der reinen Kokkenflora reagierte das Sekret immer stark sauer [Menge (1925, S. 274)].

Die zelligen Bestandteile des Scheideninhaltes variieren bei der Schwangeren gleichfalls in weiten Grenzen. In den Sekreten mit reiner Stäbchenflora sind in der Regel nur Plattenepithelien zu finden. In den Sekreten mit gemischter Flora sind neben den numerisch noch überwiegenden Deckzellen stets Leukocyten in wechselnder Menge vorhanden. Selbst wenn die Stäbchen zahlenmäßig die Kokken deutlich übertreffen, sind fast immer viele Wanderzellen nachweisbar. Andererseits finden sich in einzelnen, sehr kokkenreichen Sekreten nur wenig Leukocyten. Bei fast reiner Kokkenflora ist jedoch die Zahl der Wanderzellen besonders groß, so daß die Plattenepithelien zurücktreten.

Über das Zell- und Bakterienbild der gesunden **Matrone und Greisin** ist heute noch verhältnismäßig wenig bekannt. Keßler und Lehmann (1928) fanden bei 28 Matronen und Greisinnen 23mal eine Mischflora und nur 5mal „eine überwiegende Stäbchenflora". — Reichlicher Leukocytengehalt des Scheidensekrets traf vielfach mit Wandschädigung zusammen.

V. Die Scheidenflüssigkeit.

Da die Menge des gesamten Scheideninhalts normalerweise 0,5—1 g beträgt, so ist der absolute Betrag der Scheidenflüssigkeit normalerweise gering.

Eine annähernde Vorstellung von ihrer Menge gewinnt man durch folgende Überlegungen:

Trocknet man Scheideninhalt auf irgendeine Weise (z. B. über Schwefelsäure), dann findet man einen Gewichtsverlust von etwa 80%. Das würde also bedeuten, daß der Scheideninhalt zu $4/5$ aus Wasser und zu $1/5$ aus festen Bestandteilen (Epithelien, Leukocyten, Bakterien, Detritus) zusammengesetzt ist. Die absolute Flüssigkeitsmenge in der normalen Scheide würde demnach $^4/_5$ von 0,5—0,1 g also **0,4—0,8 g** betragen.

Diese Werte gelten aber nur unter der — sicher nicht richtigen — Voraussetzung, daß die geformten Bestandteile des Scheideninhaltes beim Trocknen kein Wasser abgeben. Sie liegen also zum mindesten an der obersten Grenze, und es ist sehr wohl möglich, daß die absolute Menge der Scheidenflüssigkeit häufig wesentlich geringer ist.

Die einfache Beobachtung, daß alle Übergänge von trockenem, krümeligem bis zu dickflüssigem, rahmartigem Scheideninhalt vorkommen, lehrt aber, daß schon normalerweise die relative Flüssigkeitsmenge in der Scheide schwanken kann.

Eine Trennung der Scheidenflüssigkeit von den geformten Bestandteilen ist heute noch nicht möglich. Auch beim Fluor vaginalis gelingt sie nicht, da der Scheideninhalt auch hier noch zu dickflüssig ist, um durch ein bakteriendichtes Filter hindurchzutreten.

Untersuchungen darüber, inwieweit durch Sedimentierung (z. B. durch Zentrifugieren) die morphologischen Elemente, besonders aber die Bakterien, aus der Scheidenflüssigkeit entfernt werden können, liegen unseres Wissens noch nicht vor.

Die Unmöglichkeit einer scharfen Trennung zwischen der Scheidenflüssigkeit und den geformten Elementen des Scheideninhaltes bringt es mit sich, daß eine Untersuchung der Scheidenflüssigkeit allein vielfach nicht möglich ist. Wenn man also z. B. den Wassergehalt, den Kochsalzgehalt, den Glykogengehalt usw. des Scheideninhalts bestimmt, dann ist in den gewonnenen Werten immer auch das Kochsalz usw., das in den Epithelien, den Leukocyten, den Bakterien vorhanden ist, enthalten.

Man kann dann also nur von einer Chemie des Scheideninhalts, nicht aber der Scheidenflüssigkeit sprechen.

In anderen Fällen dagegen, z. B. bei der Bestimmung der Wasserstoffionenkonzentration, lassen sich bestimmte Eigenschaften der Scheidenflüssigkeit allein erfassen.

a) Herkunft der Scheidenflüssigkeit.

Über die Herkunft der Scheidenflüssigkeit gehen die Ansichten auseinander.

Die meisten Autoren [Zöppritz, Menge (1925), Loeser, v. Jaschke (1925) u. a.] nehmen an, daß die Flüssigkeit aus der Scheidenwand selbst stammt, daß sie also ein „Transsudat" darstellt.

Nur Schröder, Hinrichs und Keßler führen die Entstehung der Scheidenflüssigkeit auf „die Autolyse der desquamierten Epithelien" zurück.

Zur Stütze ihrer Ansicht führen sie folgendes an (S. 145):

„Es hat an sich schon etwas Unwahrscheinliches, daß eine mit vielschichtigem Plattenepithel bedeckte Haut flüssigkeitsdurchlässig sein sollte, selbst dann, wenn kleinste Läsionen als sehr häufig angenommen werden; das subepitheliale Bindegewebe ist außerdem durchaus nicht besonders gefäßreich. Außerdem müßte in den Fällen, in denen ein vermehrter Blutandrang zum Genitale objektiv nachweisbar ist, wie insbesondere bei der Schwangerschaft, auch eine vermehrte Transsudation in die Scheide hinein nachzuweisen sein. Es läßt sich aber nicht feststellen, daß bei Schwangeren die Menge des Scheideninhaltes im Verhältnis zur Ausdehnung der Scheide eine besondere Zunahme erfährt. Im allgemeinen ist ja der Inhalt der Scheide auch nur gering, so daß eine besondere Flüssigkeitsexsudation kaum anzunehmen nötig ist. Ein Blick auf die diagrammatische Darstellung der von uns gewonnenen Mengen läßt das ja erkennen. Besonders bestechend für die Annahme einer Transsudation sind nun die Fälle, in denen tatsächlich der Scheideninhalt über 1 g an Masse beträgt und wirklich relativ beim Einstellen der Scheide hervorquillt."

Schröder, Hinrichs und Keßler konnten hier eine Vermehrung des Scheideninhaltes bis auf 1,6 g nachweisen. Weiter fanden sie (Tabelle S. 145), daß mit zunehmender Menge des Scheideninhalts auch die Säuremenge steigt, daß der Glykogengehalt aber gleich bleibt, obwohl die fermentative Kraft das Doppelte erreicht. Nur das Eiweiß erfährt eine vorübergehende Verdünnung.

Flora I⁰.

Sekret flüssig, ohne Erosion				Acidität		Stickstoff				Glykogen	
Lfd. Nr.	Name	Diagnose	Menge g	titri- metr. ⁰/₀₀	elektrom. pH	Ges.- N. mg	Rest- N.	Refr.	Ei- weiß %	im Sekret colorim. ⁰/₀₀	Fer- ment
1	Schr.	Leichte zykl. Funktions- anomalie	0,60	5,0	5,00—5,5—6,90	15,2	4,60	?	6,62	—	—
2	,,	,,	0,98	4,5	4,45—4,5—4,55	4,1	0,65	—	2,80	20	>120
3	,,	,,	1,50	4,8	4,50—4,5—4,40	4,3	0,5	19,5	2,38	20	>192
4	,,	,,	1,60	9,0	4,35—4,3—4,30	1,9	1,20	—	0,44	20	388
5	,,	,,	1,31	8,5	4,30—4,3—4,30	8,0	3,10	20,0	3,06	15-20	200
6	,,	,,	0,37	5,2	4,40—4,45	3,8	1,60	—	1,40	+ (5)	150

Diese Feststellungen lassen sich nach Schröder, Hinrichs und Keßler nicht mit der Annahme einer vermehrten Flüssigkeitstranssudation durch die Scheidenwand vereinigen. „Es scheint vielmehr daraus hervorzugehen, daß ein vermehrter Abbau in der Scheide stattfindet, wobei im wesentlichen, da das Glykogen an Menge gleichbleibt, die Glykogenproduktion vermehrt sein muß und mit der vermehrten Glykogenproduktion wahrscheinlich auch eine vermehrte Zelldesquamation einhergeht." „Nur unter dem Gesichtspunkt der erhöhten Desquamation lassen sich die Fälle von reichlich weißlichem Scheideninhalt bei hohen Säurewerten und reichlichem Glykogen und Zucker im Inhalt wie in der Wand verstehen, die schon früher als Desquamativkatarrh bezeichnet sind."

b) Wassergehalt des Scheidensekretes.

Der Wassergehalt des Scheidensekretes hat — trotz seiner Bedeutung für die Physiologie und Pathologie der Scheide — bisher auffallend wenig Beachtung gefunden. Menge hat sich in seinem großen Referat über den Fluor genitalis nur eingehend mit der qualitativen Bedeutung der „Wasserkomponente" des Scheideninhalts beschäftigt. Er hat auf ihre Bedeutung für das Aussehen und die Konsistenz des Scheidensekretes hingewiesen, auf den wechselnden Wassergehalt in einer und derselben Scheide und auf die Grenzverschiebungen zwischen feuchtem und trockenem Genitalbezirk infolge der verschiedenen Verdunstungsmöglichkeiten. Quantitative Untersuchungen über den Wassergehalt des Scheidensekretes lagen bis vor kurzem aber nicht vor. Nur bei Schröder, Hinrichs und Keßler fand sich eine kurze Notiz, daß sie in einer abgewogenen Menge Scheidensekret nach Trocknen bei 108⁰ einen Wassergehalt von 86,65% feststellen konnten und „daß in anderen Fällen ähnliche Werte gewonnen wurden".

Bültemann hat deshalb an der hiesigen Klinik in zahlreichen Versuchen den Wassergehalt des Scheidensekretes bestimmt.

Mit einem, im Exsikkator getrockneten und dann gewogenen, Löschpapierblättchen wurde Scheidensekret entnommen. Dann wurde die Menge des entnommenen Scheideninhaltes durch Wiegen des Blättchens bestimmt. Nach 24stündigem Aufenthalt im Exsikkator wurde das Blättchen wieder gewogen. Der Gewichtsverlust ergab die Menge der verdunsteten Flüssigkeit.

Diese Methode leidet naturgemäß unter dem Nachteil, daß bei dem Trocknen des Blättchens auch die Epithelien und die Bakterien, die sich im Scheidensekret befinden, Wasser abgeben. Infolgedessen erscheint der Wassergehalt des Scheidensekretes größer als er in Wirklichkeit ist. Es gibt aber, wie auch Keßler (1927) betonte, heute noch keine Methode, die gestatten würde, nur das Wasser, das sich zwischen den morphologischen Elementen des Scheideninhaltes befindet, zu erfassen.

Der Wassergehalt des Scheidensekretes schwankt bei nichtfluorkranken geschlechtsreifen Frauen innerhalb weiter Grenzen nämlich zwischen 66% und fast 100% (Bültemann).

Keßler, der „den Scheideninhalt sowohl am Blättchen, wie auch insgesamt entnommen, im Exsikkator" trocknete, fand einen „Verdunstungswert" von 75—95%.

c) Reaktion des Scheidensekretes.
1. Art der Reaktion.

Das Scheidensekret reagiert normalerweise, d. h. bei den meisten gesunden weiblichen Individuen, **sauer**.

Soweit wir sehen, stammt diese Entdeckung von Donné (1837). In seinen „Recherches microscopiques sur la nature du mucus" schreibt Donné (S. 16) von dem Scheidenschleim („mucus") „Lorsqu'il est pur, qu'il n'est pas mêlé à une grande proportion des mucosités utérines, ce mucus est acide; cette acidité n'est pas très-forte dans l'état normal, mais elle est constante."

Donné fand auch, daß bei Graviden die saure Reaktion häufig stärker ist als bei Nichtgraviden (l. c. S. 16): „.... chez les femmes enceintes la sécrétion vaginale devient souvent plus considérable, sans que la membrane muqueuse du vagin soit réellement enflammée, et sans que les caractères du mucus offrent d'altération; on peut alors recueillir des quantités suffisantes de ce mucus, et l'on voit qu'il est d'un blanc mat, épais, crémeux, non filant entre les doigts, et qu'il rougit le papier bleu de tournesol plus fortement que ne le fait la couche de mucus qui enduit le vagin dans l'état ordinaire."

Auch bei Entzündungen der Scheide stellte Donné eine Zunahme der saueren Reaktion fest (l. c. p. 18): „D'abord son acidité devient beaucoup plus sensible lorsque la membrane vaginale est irritée et enflammée; dans ce cas il rougit le papier bleu de tournesol comme le ferait du vinaigre."

2. Stärke der Reaktion.
Physikalisch-chemische Vorbemerkungen.

Qualitativ wird die Reaktion einer Flüssigkeit bekanntlich am einfachsten in der Weise nachgewiesen, daß man rotes oder blaues Lackmuspapier in diese eintaucht.

Dabei kann man häufig auch quantitative Unterschiede — eine stärkere oder schwächere Rötung (oder Bläuung) des Lackmuspapiers — feststellen. Aus diesem Grunde (und wegen der verschieden starken Mitwirkung bei vielen chemischen Prozessen) hat man schon seit langem starke und schwache Säuren und Basen unterschieden.

Vielfach, z. B. bei der Aufspaltung von Kohlenhydraten, haben aber die schwachen Säuren den gleichen Effekt wie die starken, sie wirken nur langsamer. Außerdem neutralisieren äquimolekulare Mengen starker und schwacher Säuren stets die gleiche Menge von Alkali (z. B. Natronlauge), es läßt sich hier also überhaupt kein Unterschied zwischen den schwachen und den starken Säuren (und Basen) feststellen. Auch in der Schnelligkeit des Neutralisationsvorganges ist ein Unterschied zwischen schwachen und starken Säuren (und Basen) nicht nachweisbar.

Um die **Stärke** einer Säure (oder Base) quantitativ zu erfassen, ist man von folgenden Überlegungen ausgegangen.

Wenn man die Zusammensetzung verschiedener Stoffe vergleicht, deren wässerige Lösung sauer reagiert, z. B. Salzsäure HCl, Schwefelsäure H_2SO_4, Essigsäure CH_3COOH u. a., dann ergibt sich, daß das gemeinsame Etwas, das ihnen den Säurecharakter verleiht, nur der Wasserstoff (H) sein kann. In gleicher Weise läßt sich zeigen, daß der basische Charakter einer Lösung, z. B. von Natronlauge NaOH u. a., durch die Hydroxylgruppe (OH) bedingt sein muß.

Es ist nun bekannt, daß die wässerigen Lösungen von Säuren, Basen und Salzen gute Leiter für den elektrischen Strom sind (Elektrolyte). Bei der Elektrolyse einer Säure wandert der Wasserstoff (H) an die Kathode, der übrige Teil des Moleküls (z. B. —Cl, —HSO_4, CH_3COO—, OH— usw.) an die Anode.

Daraus muß man schließen:

1. die Säuren sind in wässerigen Lösungen nicht als Moleküle vorhanden, sondern sie sind, wenigstens zum Teil, in H-Atome und in den Säurerest gespalten;
2. die Spaltprodukte — das H-Atom und der Säurerest — müssen elektrisch geladen sein, da sie sonst nicht im Stromgefälle wandern würden [1].
3. der abgespaltene Wasserstoff muß positiv, der Säurerest muß negativ geladen sein.

Die elektrisch geladenen Atome (z. B. H^+) oder Molekülreste (Cl^-, HSO_4^-, CH_3COO^-) bezeichnet man als **Ionen**.

---

[1] Die nicht zerfallenen (nicht dissoziierten) Moleküle leiten den Strom nicht, sie sind elektrisch neutral. Stoffe, deren Moleküle in wässeriger Lösung nicht dissoziieren, z. B. Harnstoff, Traubenzucker u. a. m., leiten den Strom nicht (Nichtelektrolyte).

Die Säuren zerfallen ("dissoziieren") in wässeriger Lösung also ganz oder teilweise in positiv geladene Wasserstoff (H^+)-Kationen und in negativ geladene Säureanionen.

So zerfällt z. B. das Essigsäuremolekül CH_3COOH in ein (positives) H^+-Ion und in den (negativen) Säurerest CH_3COO^-.

Die Basen dissoziieren in negative Hydroxylionen (OH^-) und positive Metall-(kat-)ionen, die Salze in positive Metallionen und den negativen Säurerest.

Die Dissoziation der einzelnen Säuren ist verschieden groß. Manche Säuren zerfallen vollkommen in Ionen, andere zerfallen bei der gleichen Konzentration nur zu einem kleinen Teil in Ionen. Es läßt sich nun zeigen, daß die Stärke einer Säure, d. h. z. B. der saure Geschmack oder die Intensität, mit der Lackmuspapier gerötet wird, von dem Grade der Dissoziation abhängt, d. h. von der Zahl der vorhandenen H^+-Ionen, also davon, wieviel Säuremoleküle in H^+-Kationen und Säureanionen zerfallen sind.

Die Moleküle der starken Säuren (z. B. Salzsäure, HCl) sind fast völlig in Ionen dissoziiert, die Moleküle einer schwachen Säure (z. B. Essigsäure CH_3COOH) sind — bei der gleichen Konzentration — nur zu einem geringeren Teile in ihre Ionen dissoziiert. Man findet dann also neben den freien Ionen noch undissoziierte Moleküle in der Lösung.

Bei einer starken Säure enthält die Flüssigkeit also mehr freie H^+-Ionen als bei einer schwachen Säure.

In der gleichen Weise hängt die Stärke einer Base von ihrem Gehalt an OH^--Ionen ab.

Das Mengenverhältnis des dissoziierten Anteils eines Elektrolyten zu der Gesamtmenge der ursprünglich vorhandenen Moleküle, also den Quotienten $\frac{\text{Zahl der dissoziierten Moleküle}}{\text{Gesamtmenge der Moleküle}}$ bezeichnet man als den Dissoziationsgrad α des Elektrolyten.

Der Dissoziationsgrad läßt sich erkennen an der Leitfähigkeit der betreffenden Lösung für den elektrischen Strom. Die Leitfähigkeit ist um so größer, je mehr Ionen (= elektrisch geladene Atome) in einer Lösung sind.

Sie ist der reziproke Wert des Widerstandes, den die Flüssigkeit dem Durchgang des elektrischen Stromes entgegensetzt. Ist also der Widerstand W, dann ist die Leitfähigkeit $= \frac{1}{W}$.

Die Leitfähigkeit ist je nach der Konzentration der Lösung verschieden; sie nimmt mit dem Grade der Verdünnung zu, da dann immer mehr Moleküle in Ionen zerfallen. Findet man z. B., daß die Leitfähigkeit einer Lösung von 1 Mol (= 60 g) Essigsäure in 8 Liter Wasser bei $18^0 = 0{,}0119 = 1{,}19 \cdot 10^{-2}$ beträgt, dann bedeutet dies, daß von den 60 g Essigsäure der Bruchteil $\alpha = 0{,}0119$ in Ionen zerfallen (dissoziiert) ist.

Die molare Konzentration der H-Ionen sowohl als auch der CH_3COO-Ionen beträgt dann in den 8 Litern Wasser $= \frac{\alpha}{v} = \frac{0{,}0119}{8}$, und die molare Konzentration der nicht dissoziierten Essigsäuremoleküle $= \frac{1-\alpha}{v} = \frac{1-0{,}0119}{8} = 0{,}1235$.

Nach dem Massenwirkungsgesetz muß das Produkt aus der Ionenkonzentration dividiert durch die Molekülkonzentration konstant sein.

Da nun die molare Konzentration der Kationen ebenso groß ist wie die der Anionen, so ergibt sich: Die molare Konzentration der Anionen $\left(\frac{\alpha}{v}\right)$ mal der molaren Konzentration der Kationen $\left(\frac{\alpha}{v}\right)$, dividiert durch die molare Konzentration der nicht dissoziierten Säuremoleküle $\left(\frac{1-\alpha}{v}\right)$ ist eine konstante (k) also

$$\frac{\frac{\alpha}{v} \cdot \frac{\alpha}{v}}{\frac{1-\alpha}{v}} = \frac{\frac{\alpha^2}{v^2}}{\frac{1-\alpha}{v}} = \frac{\alpha^2}{v(1-\alpha)} = k.$$

Die Konstante k ist die sog. Dissoziationskonstante.

Auf das eben erwähnte Beispiel der Essigsäure angewendet, würde sich also ergeben:
$\frac{\alpha^2}{v(1-\alpha)} = \frac{0{,}0119^2}{8 \cdot (1-0{,}0119)} = \frac{0{,}00014161}{7{,}9048} = 0{,}000017914 = 1{,}7914 \cdot 10^{-5} =$ rund $1{,}80 \cdot 10^{-5}$. Die Dissoziationskonstante bei der Temperatur, bei der die Untersuchung vorgenommen wurde, ist $1{,}80 \cdot 10^{-5}$.

Unter der Dissoziationskonstanten versteht man also das Produkt, aus der (molaren) Konzentration der Kationen und der Anionen dividiert durch die (molare) Konzentration der nicht dissoziierten Moleküle, d. h. den Quotienten

$$\frac{[\text{Konzentration der Kationen}] \cdot [\text{Konzentration der Anionen}]}{[\text{Konzentration der nicht dissoziierten Säuremoleküle}]}$$

Die Bestimmung der Leitfähigkeit gibt aber nur ein Maß für die **Gesamtmenge** der Ionen, also für die **Summe der positiven und der negativen** Ionen, sie gestattet aber nicht die einzelnen Ionenarten, also z. B. die H-Ionen quantitativ zu erfassen.

Die geeignetste Methode zur direkten quantitativen Bestimmung der H-Ionen ist die sog. Gaskette (Wasserstoffkonzentrationskette).

Die Gaskettenmessung liefert nicht direkt den Wert für die Menge der vorhandenen H-Ionen (für die Wasserstoffionenkonzentration), sondern nur den negativen Logarithmus dieses Wertes [1].

Sörensen [2] hat für $-\log[\text{H}^+]$ das Symbol p_H eingeführt.

Die Verwendbarkeit dieses Symbols — des sog. Wasserstoffexponenten — zur Charakterisierung der sauren oder alkalischen Beschaffenheit einer Lösung ergibt sich aus folgendem:

Untersucht man eine vollkommen neutrale Flüssigkeit, also z. B. chemisch reines Wasser mit der Gaskettenmethode, dann erhält man $p_H = 7{,}0$ (s. Fußnote [3]).

Enthält eine Flüssigkeit mehr H-Ionen als OH-Ionen, dann reagiert sie sauer und p_H ist kleiner als 7 (also z. B. 6,5), enthält sie weniger H-Ionen als OH-Ionen, dann reagiert sie alkalisch und p_H ist größer als 7,0 (also z. B. 7,5; 8 usw.).

Die Definition der

neutralen Reaktion ist daher: $p_H = 7{,}0$
sauren „ „ „ : $p_H = <7{,}0$
alkalischen „ „ „ : $p_H = >7{,}0$

Aus $p_H = -\log[\text{H}^+]$ läßt sich nun die Wasserstoffionenkonzentration $[\text{H}^+]$ leicht in folgender Weise berechnen:

Hat man z. B. gefunden,

p_H einer Essigsäurelösung $= 4{,}3$,

dann bedeutet dies

$$-\log[\text{H}^+] = 4{,}3$$
$$\log[\text{H}^+] = -4{,}3 = 5 - 4{,}3 - 5$$
$$\log[\text{H}^+] = 0{,}7 - 5$$

---

[1] Die elektromotorische Kraft (π) einer derartigen Konzentrationskette ist nach Nernst

$$\pi = R \cdot T \cdot \ln\frac{c_1}{c_2}.$$

Hier sind c_1 und c_2 die Konzentrationen der stromliefernden Ionen, R ist die Gaskonstante, T die absolute Temperatur (also t^0 C $+ 273$). Wird die elektromotorische Kraft in Volt ausgedrückt und werden die natürlichen in dekadische Logarithmen verwandelt, dann ist $R = 0{,}0001983$.

$$\pi = -0{,}0001983\,(t+273) \cdot \log[\text{H}^+]$$

und für 18^0

$$\pi = -0{,}0577 \cdot \log[\text{H}^+]$$
$$-\log = \frac{\pi}{0{,}0577}.$$

[2] Sörensen, P. L.: Enzymstudien II. Biochem. Zeitschr. Bd. 21, S. 131, 1909.

[3] In einer neutralen Flüssigkeit, z. B. in reinem Wasser, sind ebensoviele H-Ionen wie OH-Ionen vorhanden. Die Dissoziationskonstante des Wassers bei 18^0 ist $0{,}73 \cdot 10^{-14}$:

also $[\text{H}'] \cdot [\text{OH}^-] = 0{,}73 \cdot 10^{-14}$ oder da $[\text{H}'] = [\text{OH}^-]$
$[\text{H}']^2 = 0{,}73 \cdot 10^{-14}$ und
$[\text{H}'] = \sqrt{0{,}73 \cdot 10^{-14}} = 0{,}86 \cdot 10^{-7}$ Gramm H-Ionen in 1 Liter Wasser.

p_H wird in folgender Weise berechnet

$$[\text{H}^+] = 0{,}86 \cdot 10^{-7}$$
$$\log[\text{H}^+] = \log 0{,}86 + (-7\log 10)$$
$$= 0{,}93450 - 1 + (-7)$$
$$= 0{,}93450 - 8$$
$$= -7{,}06550$$
$$-\log[\text{H}^+] = 7{,}06550$$

$p_H = 7{,}06550$ ist also der Wasserstoffexponent bei neutraler Reaktion. In reinem Wasser (und ebenso in jeder neutralen Flüssigkeit) finden sich also bei 18^0 pro Liter $0{,}86 \cdot 10^{-7} = 0{,}86 \cdot 0{,}0000001$ g H-Ionen und ebensoviel OH-Ionen.

Wenn man diesen Ausdruck delogarithmiert, so bekommt man:
$$[H^+] = 0{,}0000502 = 5{,}02 \cdot 10^{-5}.$$

Eine Essigsäurelösung von p_H 4,3 enthält also $0{,}0000502 = 5{,}02 \cdot 10^{-5}$ g H-Ionen pro Liter, d. h. die Wasserstoffionenkonzentration $[H^+] = 5{,}02 \cdot 10^{-5}$.

Die Angabe der Wasserstoffionenkonzentration zur Bezeichnung der sauren Reaktion einer Flüssigkeit ist aber wenig gebräuchlich. Im allgemeinen bedient man sich heute der Angabe von p_H.

Will man die Reaktion einer Flüssigkeit in der Wasserstoffionenkonzentration selbst ausdrücken, dann ist die Definition der

neutralen   Reaktion: $h = 10^{-7}$
sauren   ,,   : $h > 10^{-7}$ (also z. B. 10^{-6})
alkalischen ,,   : $h < 10^{-7}$ (also z. B. 10^{-8}).

Kennt man die Wasserstoffionenkonzentration $[H^+]$ einer Säure, dann läßt sich aus dieser auch die Dissoziationskonstante k berechnen.

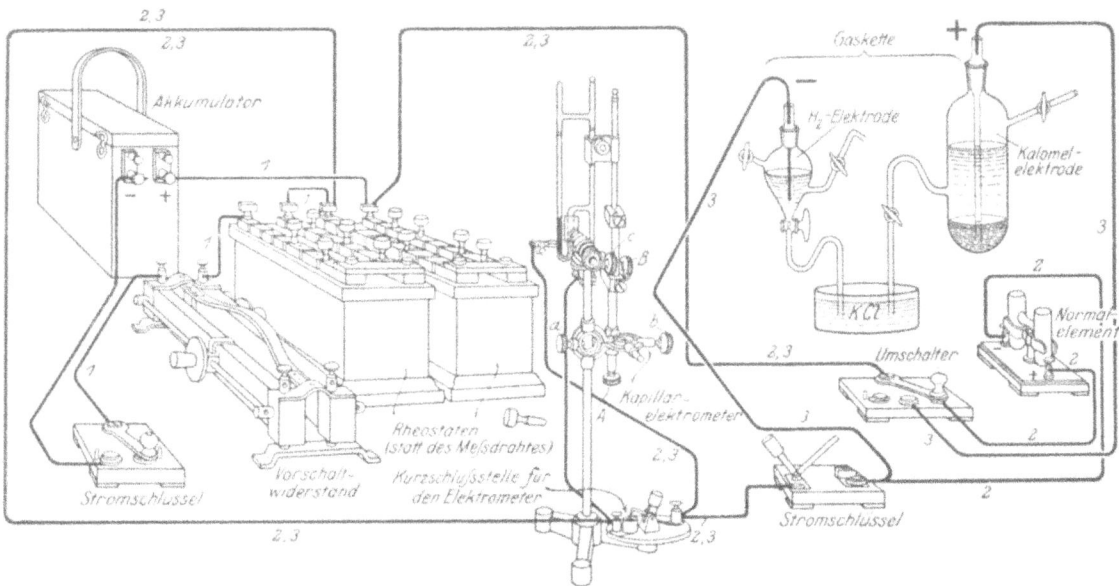

Abb. 66.
(Aus Michaelis, Praktikum d. physikal. Chemie, 3. Aufl. Berlin: Julius Springer 1926.)

Bezeichnet man die Säure mit SH, ihre Ionen mit H^+ und S^-, dann dissoziiert die Säure nach dem Massenwirkungsgesetz in folgender Weise:

$$\frac{[H^+] \cdot [S^-]}{[SH]} = k$$

d. h. also, bei jeder Dissoziation einer Säure in Wasser tritt ein Gleichgewichtszustand ein derart, daß das Produkt aus der molaren Konzentration der H-Ionen und Säureionen dividiert durch die molare Konzentration der undissoziierten Säuremoleküle einen ganz bestimmten Wert ergibt.

Die Konstante k ist für jede Säure charakteristisch. Sie ändert sich mit der Temperatur, im allgemeinen ist diese Änderung aber nicht stark.

Da nun die Konzentration der H-Ionen $[H^+]$ gleich der der Säureionen $[S^-]$ sein muß, so kann man auch schreiben: $\frac{[H^+]^2}{[SH]} = k$.

Die molare Konzentration des undissoziierten Anteils der Säure [SH] ist nun gleich der Gesamtzahl der Mole A, die in 1 Liter Wasser gelöst sind, vermindert um die molare Konzentration des dissoziierten Anteils der Säure $[H^+]$. Also $[SH] = [A] - [H^+]$.

Setzt man diesen Ausdruck in die Formel für die Dissoziationskonstante ein, dann bekommt man

$$\frac{[H^+]^2}{[A] - [H^+]} = k.$$

Bestimmt man z. B. die H-Ionenkonzentration einer n-Essigsäurelösung, dann findet man [H'] = $4{,}3 \cdot 10^{-3}$.

$$[A] - [H'] = 1 - 0{,}0043 = 0{,}9957\,^1,$$

$$\text{also } k = \frac{[4{,}3 \cdot 10^{-3}]^2}{0{,}9957} = \frac{18{,}49 \cdot 10^{-6}}{0{,}9957} = 0{,}0000185 = 1{,}85 \cdot 10^{-5}.$$

Die Dissoziationskonstante (k) der n-Essigsäure ist also bei der Temperatur, bei der [H'] bestimmt wurde = $1{,}85 \cdot 10^{-7}$.

Bei der einfachen Lösung einer Säure in reinem Wasser ist die H-Ionenkonzentration und damit auch p_H abhängig

1. von der Art der Säure, 2. von der Menge der Säure.

1. Löst man äquimolekulare Mengen verschiedener Säuren in der gleichen Menge Wasser, dann ist die Stärke der sauren Reaktion abhängig von der Art (genauer ausgedrückt von der Dissoziationskonstante) der Säure.

So ergibt sich z. B. für

	[H']	p_H
0,1 n-Salzsäure	0,084	1,076
0,1 n-Essigsäure	$1{,}36 \cdot 10^{-3}$	2,866

2. Löst man verschiedene Mengen der gleichen Säure in der gleichen Menge Wasser, dann ist die Reaktion um so saurer, je größer die gelöste Säuremenge ist.

So ist z. B.

	[H']	p_H
n-Essigsäure	$4{,}3 \cdot 10^{-3}$	2,366
bei 0,01 n-Essigsäure	$4{,}3 \cdot 10^{-4}$	3,366

Die meisten physiologischen Flüssigkeiten und unter ihnen auch das Scheidensekret, sind nun keine reinen Säurelösungen; sie enthalten vielmehr neben der freien Säure auch Salze der betreffenden Säure.

In solchen Mischungen einer Säure mit ihren Salzen ist die H-Ionenkonzentration wesentlich geringer, als wenn die betreffende Menge der freien Säure allein in der Lösung vorhanden wäre. Die saure Reaktion der Säure wird durch die Anwesenheit des Salzes abgeschwächt, und zwar um so mehr, je größer die Salzmenge ist [2]. Diese Abschwächung einer Säure durch ihre Alkalisalze wird als **Pufferung** bezeichnet.

Die Pufferwirkung erklärt man sich in folgender Weise:

Befinden sich in einer Lösung z. B. Essigsäure und Natriumacetat, dann dissoziiert die Essigsäure als schwache Säure nur in wenige H^+-Ionen und CH_3COO^--Ionen. Das Natriumacetat ist dagegen stark dissoziiert in positive Na^+- und negative CH_3COO^--Ionen.

Infolge der geringen Dissoziation der Essigsäure ist die Konzentration der nicht dissoziierten Essigsäuremoleküle fast ebenso groß als die ursprüngliche Konzentration der Essigsäure, und die Konzentration der CH_3COO^--Ionen ist fast ebenso groß als die ursprüngliche Konzentration des Natriumacetats.

An Stelle der Formel für das Dissoziationsgleichgewicht der

$$\text{Essigsäure} = \frac{[H^+] \cdot (\text{Säureionen})}{[\text{nicht dissoziierte Essigsäure}]} = k, \text{ kann man also schreiben:}$$

---

[1] Wird [H'] einer n/10-Essigsäurelösung bestimmt, dann ist [H'] = $1{,}36 \cdot 10^{-3}$ und [A] − [H'] = 0,1−0,00136 = 0,09864.

[2] So bekommt man z. B. in Lösungen, die Essigsäure und Natriumacetat oder Milchsäure und Natriumlaktat in verschiedenen Mischungsverhältnissen enthalten, folgende p_H-Werte:

Mischungs-verhältnis	Essigsäure-Natriumacetat $p_H =$	Milchsäure-Natriumlaktat p_H
$^1/_{16}$	5,9	5,0
$^1/_4$	5,3	4,4
$^1/_1$	4,7	3,8
$^4/_1$	4,1	3,2
$^{16}/_1$	3,5	2,6

Nach Sörensen-Michaelis aus Eggert „Lehrbuch der physikalischen Chemie" 1926, S. 397.

Stärke der Reaktion.

$$\frac{[H'] \cdot [\text{Konzentration des Natriumacetats}]}{[\text{Konzentration der Essigsäure}]} = k \text{ oder } [H'] = \frac{[k \cdot \text{Essigsäure}]}{[\text{Natriumacetat}]}.$$

Die Wasserstoffionenkonzentration [H'] in dem Gemisch einer schwachen Säure mit ihrem Salz ist also abhängig von dem **Verhältnis** der (molaren) Konzentration der Säure zum Salz.

Wird nun das Gemisch (die Pufferlösung) mit reinem Wasser verdünnt, dann dissoziiert wohl die Säure, gleichzeitig aber auch das Salz, das Verhältnis ihrer Konzentration wird aber nicht geändert und infolgedessen ändert sich auch [H'] nicht.

So hat z. B. eine Lösung von 0,1 n-Essigsäure + 0,1 n-Natriumacetat

unverdünnt $[H'] = 2{,}42 \cdot 10^{-5}$ $p_H = 4{,}615$
5 fach verdünnt $[H'] = 2{,}16 \cdot 10^{-5}$ $p_H = 4{,}665$.

Erst dann, wenn die Säure oder das Salz vollkommen dissoziiert ist, ändert sich beim weiteren Verdünnen ihr Verhältnis zueinander und auch damit [H'].

Um den Säuregehalt des Scheidensekretes zu bestimmen, ist man früher immer so vorgegangen, daß man das Scheidensekret mit Alkali unter Zusatz eines Indikators titrierte, der anzeigte, wann die saure Reaktion eben verschwunden war.

Auf diese Weise ist es aber nicht möglich, die Wasserstoffionen zu erfassen, die frei im Scheidensekret vorhanden sind und die ihm seine saure Reaktion verleihen. Diese Unmöglichkeit läßt sich leicht an folgendem einfachem Beispiel erkennen.

Die Salzsäure HCl ist eine sehr starke Säure, d. h. sie ist in (nicht allzu konzentrierten) wässerigen Lösungen fast völlig in H^+- und Cl^--Ionen zerfallen.

Die Essigsäure CH_3COOH ist dagegen eine sehr viel schwächere Säure, d. h. sie ist nur zu einem sehr geringen Teil in H^+-Ionen und CH_3COO-Ionen aufgespalten, ihre Hauptmasse befindet sich als undissoziiertes (neutrales) CH_3COOH-Molekül in der Lösung.

Setzt man (Schade, S. 468) den Dissoziationsgrad der HCl = 1, dann beträgt der Dissoziationsgrad der Essigsäure = 0,004. D. h.:

Werden 1000 HCl-Moleküle in Wasser gebracht, dann zerfallen sie hier (praktisch) in 1000 H^+-Ionen und 1000 Cl^--Ionen.

Werden 1000 Essigsäuremoleküle in Wasser gebracht, dann zerfallen nur 4 Moleküle in Ionen und in der Lösung befinden sich demnach 4 H^+-Ionen, 4 CH_3COO^--Ionen und 996 nicht dissoziierte (nicht ionisierte) CH_3COOH-Moleküle.

Werden nun äquimolekulare Mengen HCl und CH_3COOH, also z. B. eine n/10-Salzsäure- und eine n/10-Essigsäurelösung mit einer äquimolekularen, also n/10-NaOH-Lösung titriert, dann zeigt sich, daß man zur Neutralisation beider Säuren die gleiche Menge NaOH benötigt.

Zur Neutralisation der sehr viel schwächeren Essigsäure ist also die gleiche Menge NaOH nötig, wie zur Neutralisation der sehr viel stärkeren Salzsäure.

Diese auf den ersten Blick sehr überraschende Tatsache erklärt sich in folgender Weise:

Bei der Neutralisation der Salzsäure verbindet sich jedes OH'-Ion der zugesetzten NaOH mit einem H^+-Ion der HCl zu H_2O und jedes Na^+-Ion der NaOH mit einem Cl^--Ion der HCl zu NaCl. Proportional dem Zusatz an Natronlauge wird also die Stärke der Salzsäurelösung immer geringer.

Bei der Essigsäure dagegen, die nur 4 H^+- und 4 CH_3COO^+-Ionen enthält, müßten eigentlich 4 Moleküle NaOH zur Neutralisation genügen, da dann die 4 H^+-Ionen mit den OH^--Ionen der NaOH sich zu Wasser vereinigt haben und die CH_3COO^--Ionen mit den Na^--Ionen zu CH_3COONa (Natriumacetat) verbunden sind.

Dies ist aber, wie die Titration lehrt, nicht der Fall. Zur Neutralisierung einer gewissen Menge Essigsäure sind vielmehr genau so viel Moleküle NaOH nötig, wie zur Neutralisierung einer äquimolekularen Menge Salzsäure.

Diese Tatsache läßt sich nur so erklären, daß bei der Neutralisierung der Essigsäure nach der Bindung der freien H^+- und CH_3COO^--Ionen neue (neutrale) Essigsäuremoleküle (CH_3COOH) nachdissoziieren, d. h. in H^+- und CH_3COO^--Ionen zerfallen und die neutral gewordene Lösung wieder sauer machen (oder genauer: die saure Reaktion der Lösung konstant erhalten). Zu dem Vorgang der Neutralisation gesellt sich somit als zweiter Vorgang die ständige Nachlieferung von Ionen durch Zerfall noch nicht dissoziierter Säuremoleküle. Dieser Nachschub von Ionen dauert so lange, bis das letzte Essigsäuremolekül dissoziiert ist.

„Diese Doppelart des Vorganges bringt es mit sich, daß die Abnahme des Säuregrades bei den ersten Zusätzen der Titrierlauge nur sehr langsam geschieht, und daß sie praktisch erst dann bemerkbar wird, wenn der Vorrat an undissoziierten Essigsäuremolekülen sich der Erschöpfung nähert" (Schade, S. 468).

Bei der Titration der Salzsäure wird ein H-Ionenbestand gemessen, der von Anfang an in der Lösung vorhanden war; bei der Titration der Essigsäure nicht aber dieser Bestand, sondern außerdem die Menge aller jener Ionen, welche die Essigsäure unter dem Vorgang der Titrationsneutralisierung nachzuliefern imstande ist.

Diejenigen freien Ionen, die in einer Lösung zu einer bestimmten Zeit wirklich frei vorhanden sind, heißen „aktuelle Ionen", diejenigen, die nachgeliefert werden können, heißen „potentielle [1] Ionen".

Die Titration einer sauren Lösung bestimmt also die Summe der aktuellen **und** potentiellen H-Ionen (Titrationsacidität). Ein Maß für die aktuellen freien H-Ionen (aktuelle Acidität) gibt sie nicht, die Zahl dieser Ionen läßt sich nur auf physikalisch-chemischem Wege bestimmen.

Die saure Reaktion des Scheidensekretes beruht auf der Anwesenheit von H^+-Ionen. Je nachdem sich im Scheidensekret mehr oder weniger zahlreiche freie H-Ionen befinden, reagiert es stärker oder weniger stark sauer (aktuelle Acidität).

Da aber nicht alle im Scheidensekret vorhandenen Säuren vollkommen dissoziiert sind und da ferner saure Salze vorhanden sind, so ist die Möglichkeit gegeben, daß unter entsprechenden Bedingungen, vor allem bei der Titration des Scheidensekretes mit Alkali, H-Ionen noch frei werden (Titrationsacidität).

Man muß also unterscheiden:

α) die „aktuelle Acidität" des Scheidensekretes — diese ist bedingt durch die im Scheidensekret vorhandenen freien H-Ionen,

β) die Titrationsacidität des Scheidensekretes — diese ist abhängig von der Summe der aktuellen (freien) und potentiellen (gebundenen) Ionen.

a) Die aktuelle Acidität des Scheidensekretes.

Zur Bestimmung der aktuellen Acidität des Scheidensekretes stehen heute drei Methoden zur Verfügung:

a) die Prüfung des Scheidensekretes mittels Lackmuspapier;
b) die „Gaskettenmethode";
c) die sog. „Indikatorenmethode".

Prüfung des Scheidensekretes mittels Lackmuspapier.

Das Vorhandensein freier H-Ionen im Scheidensekret läßt sich schon daran erkennen, daß blaues Lackmuspapier durch das Scheidensekret rot gefärbt wird.

Dieser Nachweis der freien H-Ionen mit blauem Lackmuspapier leidet aber an zwei großen Nachteilen:

1. Die Rotfärbung des blauen Lackmuspapiers gestattet nur die Feststellung, daß freie H-Ionen vorhanden sind. Die Menge dieser H-Ionen läßt sich auf diese Weise nicht bestimmen. Man kann wohl aus der stärkeren oder schwächeren Rotfärbung des Lackmuspapiers auf zahlreichere oder weniger zahlreiche freie H-Ionen schließen, diese Schätzung ist aber nur ganz grob und vielfach rein subjektiv.

2. Der Farbumschlag von blauem Lackmuspapier in Rot erfolgt nicht bei einer ganz bestimmten, scharf definierbaren H-Ionenkonzentration, sondern er liegt zwischen p_H 8,0 und p_H 6,0. Blaues Lackmuspapier kann demnach noch bei p_H 6,0—7,0, also im Bereiche der sauren Reaktion, blau erscheinen, und kann dadurch das Vorhandensein

---

[1] Gebundene, gespeicherte Ionen.

freier H-Ionen maskieren. Umgekehrt kann es schon bei p_H 7,9—7,0 rot erscheinen und dadurch freie H-Ionen vortäuschen.

Der Farbumschlag von rotem Lackmuspapier in Blau liegt zwischen p_H 6,6 und p_H 8,0, d. h. es kann bereits bei p_H 6,6—7,0, also noch im Bereiche der sauren Reaktion blau gefärbt werden und andererseits kann es noch im Bereiche der alkalischen Reaktion (p_H 7,0—8,0) rot sein.

Dabei ist noch zu berücksichtigen, daß diese Umschlagsgrenzen nur für ganz erstklassiges Lackmuspapier gelten, das unter Berücksichtigung sämtlicher Vorsichtsmaßregeln hergestellt wurde. Bei einem qualitativ weniger hochwertigen Papier können die Umschlagsgrenzen noch weiter sein (Gänßle).

Diese große Variationsbreite in dem Farbumschlag des blauen und roten Lackmuspapiers erklärt die Tatsache, daß die Reaktion des Scheidensekretes früher häufig als „amphoter" bezeichnet wurde. Von einer amphoteren Reaktion sprach man dann, wenn durch das gleiche Scheidensekret blaues Lackmuspapier rot und rotes blau gefärbt wurde.

Da aber beide Papiere zwischen p_H 6,6 und p_H 8,0 ihre Farbe ändern können, so können alle Flüssigkeiten mit p_H 6,6—8,0 amphoter reagieren.

Die Bestimmung des Säuregehaltes im Scheidensekret mit blauem Lackmuspapier kann also nur darüber Aufschluß geben, ob der Säuregehalt über oder unter p_H 6,0 liegt und die Prüfung des Sekretes mit rotem Lackmuspapier zeigt nur an, ob p_H über oder unter 6,6 liegt.

Die Prüfung des Scheidensekretes mit Lackmuspapier ist also eigentlich nur eine qualitative Methode.

Gleichwohl sollen auch ihre Ergebnisse hier berücksichtigt werden.

Neugeborenes. Die Scheide des Neugeborenen reagiert schon bei der Geburt lackmussauer (Döderlein[1]).

Das Scheidensekret neugeborener Mädchen reagiert, „sowohl Lebenden als auch Totgeborenen frisch entnommen, nur ganz schwach sauer; auf blauem Lackmuspapier entsteht ein schwachroter Fleck, der nach kurzer Zeit wieder verschwindet und verflüchtigender Kohlensäure zuzuschreiben ist" (Döderlein).

Die Befunde von Döderlein wurden von Stroganoff[2], Krönig[3], Menge[4], Knapp[5], Neujeau[6] Schmidgall[7], Schweitzer[8], Peri[9], Kienlin[10], v. Jaschke[11] u. a. bestätigt.

Nur Vahle[12] gelangte zu einem anderen Ergebnis. Er fand die Reaktion kurz nach der Geburt meistens „ganz leicht amphoter", bisweilen schwach alkalisch, seltener sauer. Erst späterhin fand er sehr häufig eine saure Reaktion des Scheidensekretes. Er führte diese auf die Besiedlung der Scheide mit den Döderleinschen Scheidenbacillen zurück.

Die abweichenden Resultate von Vahle werden verständlich, wenn man bedenkt, daß sowohl rotes als auch blaues Lackmuspapier zwischen p_H 6,6 und p_H 8,0 seine Farbe ändert, daß also alle Flüssigkeiten mit p_H-Werten zwischen 6,6 und 8,0 auf Lackmuspapier „amphoter" reagieren und daß rotes Lackmuspapier sich schon bei p_H 6,6, also noch im Bereiche der sauren Reaktion, blau färben kann. Man kann demnach nur sagen, daß in den Beobachtungen von Vahle die saure Reaktion des Scheidensekretes

---

[1] Döderlein: Das Scheidensekret, 1892, S. 21.
[2] Stroganoff: Monatsschr. f. Geburtsh. u. Gynäkol. Bd. 2. — [3] Krönig: Zentralbl. f. Gynäkol. 1894, S. 3. — [4] Menge: Dtsch. med. Wochenschr. 1894, Nr. 46—48. — [5] Knapp: Monatsschr. f. Geburtsh. u. Gynäkol. Bd. 5. — [6] Neujeau: Hegars Beiträge 10. — [7] Schmidgall: Hegars Beiträge 19. — [8] Schweitzer: Zentralbl. f. Gynäkol. 1919, S. 649. — [9] Peri: Zentralbl. f. Gynäkol. 1895. — [10] Kienlin: 1926. — [11] v. Jaschke: Arch. f. Gynäkol. Bd. 125, S. 233.
[12] Vahle: Zeitschr. f. Geburtsh. u. Gynäkol. Bd. 32.

Neugeborener größere Werte als p_H 6,6 hatte, während alle anderen Autoren p_H-Werte von weniger als 6,6 — also eine stärkere saure Reaktion — feststellten. Im Hinblick auf die Untersuchungen der anderen Autoren scheinen bei den Untersuchungen von Vahle also irgendwelche Versuchsfehler eine Rolle gespielt zu haben. Jedenfalls sind die Befunde von Vahle kein Gegenbeweis gegen die heute wohl allgemein anerkannte Tatsache, daß das Scheidensekret schon bei der Geburt sauer reagiert.

Die Tatsache, daß das Scheidensekret schon bei der Geburt sauer reagiert, ist von großem wissenschaftlichem Interesse.

Bekanntlich war man sich lange Zeit nicht darüber klar, ob die Milchsäure, in der man die Hauptursache für die saure Reaktion des Scheidensekretes erblickt, erst unter dem Einfluß von Bakterien, vor allem der Döderleinschen Scheidenbacillen, entsteht, oder ob sie auch ohne Bakterienwirkung gebildet werden kann. Durch den Nachweis, daß schon die keimfreie Scheide des Neugeborenen saure Reaktion zeigt, ist der Beweis erbracht, daß die Milchsäurebildung[1] in der Scheide zum mindesten ohne die Anwesenheit von Bakterien erfolgen kann.

Döderlein hat die Beobachtung gemacht, daß die Rötung, die beim Auftragen von Scheidensekret Neugeborener auf blaues Lackmuspapier entsteht, mit der Zeit verblaßt und vollkommen verschwindet. Er nahm deshalb an, daß die saure Reaktion des Scheideninhaltes Neugeborener durch freie Kohlensäure bedingt ist.

Dagegen hat Menge[2] eingewendet, daß freie Kohlensäure blaues Lackmuspapier überhaupt nicht oder nur dann minimal rötet, wenn sie in ungewöhnlich reicher Menge, wie sie im Scheidensekret des Neugeborenen nicht vorkommen kann, auf das Reagenspapier einwirkt. Das Scheidensekret der Neugeborenen veranlaßt nach Menge eine ausgesprochene und dauernde Rötung, und es muß daher eine nicht flüchtige Säure enthalten.

P. Zweifel hat gefunden, daß das Scheidensekret der erwachsenen Frau Gärungsmilchsäure enthält (s. S. 135). Menge[2] hat nun darauf hingewiesen, daß diese „nur durch die Einwirkung von Hefe oder von Bakterien auf entsprechendes gärfähiges Material, also auf Milchzucker oder Traubenzucker entstehen kann", und daß „in dem unmittelbar nach der Geburt schon sauer reagierenden Scheidensekret des neugeborenen Mädchens Mikrobien nicht vorhanden sind". „Die Scheidenepithelzelle ist auch bei Vorhandensein eines entsprechenden Ausgangsmaterials ebensowenig wie irgendeine andere Gewebszelle des tierischen Organismus in der Lage, inaktive Milchsäure zu produzieren" (Menge).

Menge[3] nimmt deshalb an, daß in der Scheide des Neugeborenen nicht die inaktive Gärungsmilchsäure, sondern die rechtsdrehende Fleischmilchsäure vorkommt.

Als Muttersubstanz dieser Fleischmilchsäure im kindlichen Scheidensekret betrachtet Menge (1925, S. 264) das Glykogen der Scheidenepithelien. Die Entstehung der Fleischmilchsäure erklärt Menge in folgender Weise:

„Überall, wo Glykogen intracellulär gestapelt liegt (extracellulär kommt die Substanz im tierischen Organismus überhaupt nicht vor), findet sich gleichzeitig in den Speicherzellen, also auch in den Epithelien der Scheide, ein diastatisches Ferment, welches die Loslösung des Glykogens von der Zelle unter Zerlegung der Substanz bis zur Maltose überhaupt erst ermöglicht. Die Maltose wird weiter durch Maltase, ein zweites, immer neben der Diastase in glykogenhaltigen Zellen vorkommendes Ferment, in zwei Moleküle Traubenzucker (Glykose) gespalten. Die Glykose wird dann durch Glykolyse, einem ebenfalls fermentativen, ohne Bakterienwirkung ablaufenden Prozeß, über Lactacidogen in zwei Moleküle Fleischmilchsäure zerlegt. Das glykolytische Ferment ist anscheinend in allen Zellen des Körpers, auch in den Lymphocyten und Leukocyten, vorhanden. Ob sich der skizzierte Spaltungsvorgang wenigstens bis zur

---

[1] Den Beweis, daß sich schon in der Scheide des Neugeborenen Milchsäure findet, erbrachte Kienlin (1926).

[2] Menge: Arch. f. Gynäkol. Bd. 125, S. 263.

[3] Menge: Arch. f. Gynäkol. Bd. 125, S. 264.

Entstehung der Glykose innerhalb des Epithelverbandes, oder ob er sich ganz außerhalb der Wand und erst innerhalb des Scheideninhaltes abspielt, ist noch zu entscheiden. Man darf wohl mit beiden Möglichkeiten rechnen. Jedenfalls muß die erste Mobilisation des Glykogens aus seiner Zellfessel und seine weitere Umformung in Glykose auch im Zellverband erfolgen können. Nur „dann läßt sich die Loslösung des auch für die Gärungsmilchsäure als Muttersubstanz in Frage kommenden Glykogens von den tieferliegenden Epithelzellen erklären, ohne welche die Steigerung des Aciditätsgrades in der Schwangerschaft unverständlich bleibt".

Die saure Reaktion der Scheide des Neugeborenen wird im Laufe der ersten Lebenswoche noch stärker und zwar in der Regel zu der Zeit, in der ein deutliches Vorherrschen der Stäbchenflora in der Scheide eingesetzt hat (Schweitzer[1]).

Auch Menge[2], Vahle, Stroganoff, Knapp, Neujeau fanden eine Zunahme der saueren Reaktion in den ersten Lebenstagen. Menge(-Krönig, S. 118) hat die Vermutung ausgesprochen, daß diese Zunahme der saueren Reaktion darauf beruht, daß die eingewanderten Bakterien Säure produzieren, und daß diese den „kongenitalen Säureteil" vermehrt.

Der erhöhte Säuregrad bleibt in der Scheide des Säuglings einige Wochen bestehen [Menge (1925, S. 268)].

Kind und Mädchen vor der Pubertät. Etwa von der 4.—6. Lebenswoche an ändert sich beim „Kleinmädchen" die Reaktion des Scheidensekretes in auffälliger Weise. Der Säuregrad nimmt ab und bei der überwiegenden Mehrzahl der Kinder wird die Reaktion des Scheidensekretes sogar ausgesprochen lackmusalkalisch [Menge (1925, S. 269)[3]].

Dieser auffallende Umschlag der Reaktion, den auch Maunu af Heurlin (1914 S. 217), Lahm (zit. nach v. Jaschke 1924), Schultze-Rhonhof[4] u. a. beobachtet haben, findet sich nicht nur bei kranken, sondern auch bei körperlich durchaus gesunden Kindern.

Schultze-Rhonhof fand bei 33 (6 Wochen bis 12 Jahre alten) Kindern, von denen 22 krank, 11 gesund waren, ungefähr die gleichen Reaktionsverhältnisse. Bei etwa 75% der kranken und der gesunden Kinder reagierte das Sekret alkalisch und nur bei 25% der Kinder sauer[5].

Über die Ursache der meist alkalischen Reaktion bei kleinen Mädchen und über die feineren Vorgänge, die sich bei der Umwandlung der saueren Reaktion der ersten Lebenswochen abspielen, ist heute noch nichts bekannt.

Geschlechtsreifes Alter. Um die Zeit der Pubertät schlägt die lackmusalkalische Reaktion des Scheidensekretes beinahe in allen Fällen in eine lackmussauere Reaktion

---

[1] Schweitzer: Zentralbl. f. Gynäkol. 1919, S. 649.

[2] Nach Menge-(Krönig, S. 118) findet sich diese Säurezunahme nicht nur beim Vorhandensein der Döderleinschen Scheidenbacillen, sondern auch bei der Anwesenheit von anderen Scheidenkeimen.

[3] Da rotes Lackmuspapier sich schon bei p_H 6,6 blau färben kann, so läßt sich nicht entscheiden, ob die Scheide der Kinder wirklich alkalisch oder nicht doch noch schwach sauer reagiert.

[4] Schultze-Rhonhof: Zit. nach Menge, Arch. f. Gynäkol. Bd. 125, S. 269.

[5] Da der Scheideninhalt des neugeborenen Kindes und des genitalgesunden Kleinmädchens äußerst spärlich ist, kann man die Reaktion des Sekretes weder durch Titration, noch durch die Bestimmung der Wasserstoffionenkonzentration feststellen. Man ist bei der Sekretuntersuchung auf die Lackmusprüfung angewiesen. Beim Kleinmädchen ist der Scheideninhalt, auch wenn er alkalisch reagiert, fast noch spärlicher wie beim neugeborenen Kind, so daß man manchmal mit der Platinöse nicht soviel Sekret entnehmen kann, wie für die leichte Anfeuchtung des Lackmuspapierstreifens nötig ist. Die Sekretreaktion läßt sich dann dadurch ermitteln, daß man einen feinen Streifen Lackmuspapier durch den kleinen gespreizten Introitus in die Scheide einführt. Diese Manipulation muß mit Pinzetten vorgenommen werden, damit die in der Regel sauer reagierende Fingerhaut des Untersuchers mit dem Reagenzpapier nicht in Berührung kommt [Menge (1925, S. 269f.)].

um (Maunu af Heurlin, S. 217 [1]). Bei der geschlechtsreifen Virgo intacta reagiert der Scheideninhalt ausgesprochen und einheitlich sauer [Menge (1925, S. 271)].

Der Säuregrad ist gewöhnlich höher als beim Neugeborenen unmittelbar nach der Geburt, er ist etwa ebenso groß als bei einem Kind der ersten vier Lebenswochen (Menge, l. c.).

Nach Aufnahme des Geschlechtsverkehrs geraten normalerweise die physikalischen und chemischen Verhältnisse des Scheidensekretes „in eine große Unruhe" [Menge (1925, S. 271)].

Bei der deflorierten Nichtgraviden ist der Säuregrad des Scheidensekretes häufig vermindert (Menge [2]), die Reaktion bleibt aber stets ausgesprochen sauer (Schultze-Rhonhof [3], Maunu af Heurlin, 1914 S. 217, Gräfenberg).

Zu dem gleichen Resultat führten auch die direkten Bestimmungen der H-Ionenkonzentration sowohl mit der Indikatorenmethode (Gänßle, Schultze-Rhonhof [4]) als auch mit der Gaskette (Behrens und Naujoks, Schröder, Hinrichs und Keßler).

Diese Feststellung steht in Widerspruch mit den Angaben verschiedener früherer Untersucher.

So kam Menge (1897, S. 52 und S. 118) auf Grund ausgedehnter Untersuchungen zu dem Schlusse, daß bei der geschlechtsreifen, nicht graviden Frau das Scheidensekret zwar gewöhnlich (63 % der Fälle) sauer reagiert, daß man aber gar nicht so selten auch alkalische oder amphotere Reaktion findet [5].

Zu diesen Resultaten nahm Menge später (1925, S. 272) eingehend mit folgenden Worten Stellung:

„Der auffällige Unterschied zwischen den früheren und den neueren Reaktionsbefunden dürfte sich für unsere Fälle zum Teil aus Differenzen in den bei der Sekretentnahme durchgeführten Manipulationen erklären. Ich fischte das Sekret aus dem Scheidengrund mit dem von mir konstruierten Scheidenlöffel, während Schultze-Rhonhof die unteren Teile der Scheide mit Platten entfaltete und das Sekret mit einer Platinöse aus der Tiefe entnahm. Vielleicht ist ab und zu in den im Scheidengrund fischenden Löffel dünnes, entzündliches, alkalisch reagierendes Cervixsekret eingedrungen und hat die Reaktion des von mir geprüften Scheideninhalts entsprechend beeinflußt. Immerhin war in der Regel bei denselben Fällen, bei welchen ich das Grundsekret alkalisch fand, auch lackmusalkalisches Scheiden-

---

[1] Nach Maunu af Heurlin (1914 S. 217) bewahrt das Scheidensekret in einem Teil der Fälle „die infantile lackmusalkalische Reaktion". Diese tritt dann aber im Vulvasekret deutlicher als im Scheidensekret hervor. „Während des konzeptionsfähigen Alters bewahren die Genitalsekrete ganz gesunder Nulliparae ihre lackmussaure Reaktion."

[2] Menge: Arch. f. Gynäkol. Bd. 125, S. 271.

[3] Schultze-Rhonhof: Zit. nach Menge, Arch. f. Gynäkol. Bd. 125, S. 271.

[4] Schultze-Rhonhof: Zit. nach Menge, Arch. f. Gynäkol. Bd. 125, S. 272.

[5] Als „amphoter" bezeichnete Menge (S. 52) die Reaktion dann, „wenn das Sekret sowohl alkalische als auch saure Reaktion zeigte", und er nahm an, daß in diesen Fällen „das saure Scheidensekret mit anderen alkalisch reagierenden Genitalsekreten" (Uterussekret) „nicht gleichmäßig vermischt war".

Menge fand bei 70 Nichtgraviden

44 mal saure
7 mal amphotere
19 mal alkalische Reaktion.

Wintz fand bei 60 Nichtgraviden die Reaktion des Scheidensekretes

35 mal sauer
7 mal amphoter
18 mal alkalisch.

Als „amphoter" bezeichnet Wintz mit Menge die Fälle, „bei denen von ein und demselben Sekrete das blaue Lackmuspapier leicht gerötet, das rote leicht gebläut wird".

eingangssekret vorhanden. Vielleicht hängen die Reaktionsdifferenzen auch mit der Qualität des verwendeten Lackmuspapiers zusammen, vielleicht sind sie zum Teil auf Unterschiede in dem zur Untersuchung herangezogenen Krankenmaterial zurückzuführen. Doch hatten auch einige der von Schultze-Rhonhof kontrollierten Frauen Hypersekretionserscheinungen."

In der Gravidität stellten die meisten Autoren [Krönig (1894), Walthard (1895), Stroganoff, Peri, Engelhorn u.a.], stets eine **stark saure Reaktion** fest. Döderlein (1892, S. 8) fand, daß bei Schwangeren mit pathologischem Sekret die Reaktion meist **schwach sauer, nicht selten aber neutral oder alkalisch"** war.

Wintz fand bei 80 Graviden:

3 mal (3,75%) amphotere,
2 mal (3,66%) alkalische,
75 mal (93,70%) saure Reaktion.

Der Vergleich dieser Zahlen mit den bei Nichtgraviden erhobenen Werten führte Wintz zu dem Schlusse, daß die Sekrete Schwangerer in viel höherem Prozentsatz sauer sind als die der Nichtschwangeren.

Unter der Geburt wird die Reaktion des Scheideninhaltes **lackmusalkalisch**, im Wochenbett tritt mit der Abnahme des Wochenflusses wieder die **lackmussaure** Reaktion hervor (Maunu af Heurlin, 1914 S. 217).

Menopause und Senium. In der Menopause reagiert das Scheidensekret häufig **schwach sauer** (Menge, Stroganoff, Engelhorn), zuweilen sogar **lackmusalkalisch** (Menge[1]).

Nach Maunu af Heurlin (S. 217) nimmt die lackmussaure Reaktion des Scheideninhalts nach der Menopause allmählich an Stärke ab, bei sehr alten Frauen wird sie alkalisch.

Schultze-Rhonhof[2] fand auch bei alten Frauen stets saures Sekret. Der Säuregrad war bei der Lackmusprobe (und auch bei der Indikatorenmethode) kaum geringer als bei der deflorierten nichtgraviden Frau.

Die Gaskettenmethode.

Die Gaskettenmessung ist weitaus die beste, sicherste und genaueste Methode zur Bestimmung der H- und OH-Ionenkonzentration. Sie ist allen anderen Methoden durch ihre Anwendungsbreite überlegen; die Eindeutigkeit und die Zuverlässigkeit ihrer Resultate ist unübertroffen.

Mit der Gaskettenmethode fanden Keßler und Röhrs bei **Neugeborenen** und **Säuglingen** folgende p_H-Werte des Scheidensekretes: Der bis 12 Stunden post partum sterile Scheideninhalt reagiert ausgesprochen sauer: $p_H = 5,0$. In den nächsten Tagen tritt — wahrscheinlich infolge der Keimeinwanderung — eine Zunahme der Acidität von p_H 5 bis auf p_H 4,0—4,5 ein. Diese Zunahme der Acidität hält bis zur 2. Woche an. Dann schwanken die Werte zwischen p_H 5,0—6,0. Beim gesunden, kräftigen Säugling steigt die Acidität nach einigen Monaten wieder auf p_H 4,0—4,5 im Durchschnitt (Arch. f. Gynäkol. Bd. 129, S. 356).

Beim gesunden **Kleinmädchen** des 1. bis 14. Lebensjahres liegt der Säurewert des Scheidensekrets innerhalb der gleichen Grenzen wie bei der gesunden, erwachsenen, geschlechtsreifen Frau mit normalem Scheidensekret (Keßler und Röhrs).

Bei der gesunden **geschlechtsreifen Frau** mit normalem Scheidensekret beträgt die Acidität des Scheidensekrets $p_H = 3,86$—4,45 (Behrens und Naujoks) oder 4,0

---

[1] Menge-Krönig: Bakteriologie des weiblichen Genitalkanales S. 119.
[2] Schultze-Rhonhof: Zit. nach Menge, Arch. f. Gynäkol. Bd. 125, S. 275.

bis 4,7 (Schröder, Hinrichs und Keßler). Dabei sind die Säuregrade in der gesamten Scheide fast gleich (Schröder, Hinrichs und Keßler).

Obwohl also aus dem äußeren Muttermund ständig alkalischer Cervixschleim in die Scheide gelangt, ist doch normalerweise, d. h. solange sich die Cervixsekretion in normalen Grenzen hält, auch im Scheidengewölbe eine stark saure Reaktion vorhanden.

Die Neutralisationsvorgänge zwischen dem alkalischen Cervixschleim und dem sauren Scheideninhalt treten also nicht in Erscheinung. Es findet sich vielmehr eine stark saure Reaktion in der ganzen Scheide bis an die Cervix heran. Dieser Befund scheint bei genitalgesunden Frauen den Normalzustand darzustellen.

Nur bei stärkerer Sekretion aus der Cervix, also bei Cervixkatarrh mit oder ohne Erosion, können die Säurewerte — besonders im hinteren Scheidengewölbe — geringer sein (Schröder, Hinrichs und Keßler). Sie können hier bis $p_H = 6{,}0$ sinken. In der Mitte und im unteren Drittel der Scheide können sie sich aber um $p_H = 4{,}5$ herum bewegen (Schröder[1]).

Bei Graviden mit normalem Scheidensekret fanden Keßler und Uhr p_H-Werte, die meist zwischen 4 und 4,5 lagen. Einige Male wurden auch Werte bis $p_H = 3{,}5$ gefunden.

Im pathologischen Scheidensekret, also beim Vorhandensein einer Mischflora, ist der Säuregrad wesentlich geringer. Er beträgt durchschnittlich $p_H = 5{,}0$—$5{,}6$ (Schröder, Hinrichs und Keßler), und er kann bis $p_H\,6$ (Naujoks) und darüber sinken.

Auch hier können die Säurewerte innerhalb der gleichen Scheide recht erhebliche Schwankungen zeigen. Im oberen Drittel können die Säurewerte außerordentlich niedrig sein und es kann selbst alkalische Reaktion vorhanden sein.

Im unteren Drittel der Scheide können dabei häufig höhere Säurewerte gefunden werden (Schröder, Hinrichs und Keßler).

Bei Graviden mit pathologischem Scheidensekret ohne Scheidenwandschädigung betragen die p_H-Werte im Mittel 5,0 (Keßler und Uhr, Arch. f. Gynäkol. Bd. 129, S. 344).

Bei einer entzündlichen Schädigung der Scheidenwand, also bei eitriger Beschaffenheit des Scheidensekretes, sind die durchschnittlichen Säurewerte noch niedriger. Sie liegen etwa zwischen $p_H = 5{,}8$—$6{,}5$ (Schröder, Hinrichs und Keßler).

Auch hier läßt sich eine erhebliche Streuung der einzelnen Fälle erkennen, im gleichen Falle findet man aber in den einzelnen Scheidenabschnitten ebenso häufig schwankende wie nichtschwankende Säurewerte. „Es sind unter diesen Fällen solche, in denen die Scheide auf infantiler Basis primär ungenügend funktioniert und ohne Beteiligung der Cervix gleichmäßig am Prozeß teilnimmt und daher im gesamten Scheidenbereich gleiche chemische Verhältnisse herrschen, und es sind andererseits Fälle darunter, in denen eine erhebliche Cervixsekretion das Primäre, die Schädigung der Scheidenwand aber das Sekundäre darstellt. In diesen Fällen mit abnormem Cervixzufluß findet man die im Innern der Scheide alkalische Abweichung der Säurewerte" (Schröder, Hinrichs und Keßler, S. 121).

Bei Graviden mit pathologischem Scheidensekret und entzündlichen Veränderungen der Scheidenwand liegt der Mittelwert der Säurewerte nahe an $p_H = 5{,}5$ (Keßler und Uhr).

Im Klimakterium und im Senium können — nach Keßler und Lehmann — die Säurewerte bei vorwiegender Stäbchenflora ziemlich hoch sein. Da in diesem Alter aber eine Reinkultur von Döderleinschen Bacillen in der Scheide so gut wie niemals vorkommt, so sind die Säurewerte geringer als $p_H = 4{,}0$. (Die Döderleinschen Scheidenbacillen erzeugen in Reinkultur einen Säuregrad von etwa $p_H = 4{,}0$.)

Bei Mischflora ohne Schädigung der Scheidenwand finden sich erhebliche Streuungen der Säurewerte. Bei Mischflora mit Wandschädigung findet sich ein noch tieferes Absinken des Säuregrades. Die p_H-Werte liegen hier durchweg näher am Neutralpunkt ($p_H\,7{,}0$) als bei geschlechtsreifen Frauen mit Schädigung der Scheidenwand.

---

[1] Schröder: Arch. f. Gynäkol. Bd. 125, S. 405.

„Bemerkenswert ist die geringe Fähigkeit der Scheide, dem neutralisierenden Einfluß des Cervixschleims zu begegnen, sieht man doch in vielen Fällen eine fast neutrale, häufig sogar alkalische Reaktion im hinteren Scheidendrittel. Demnach scheint also auch die Pufferung des Inhaltes, die sonst bei Geschlechtsreifen allein vorübergehende Störungen ausgleichen kann, geringer zu sein" (Keßler und Lehmann, Arch. f. Gynäkol. Bd. 134, S. 791).

Indikatorenmethode.

Gegenüber der Gaskettenmessung tritt die Indikatorenmethode sowohl in ihrer Verwendungsmöglichkeit als auch an Genauigkeit wesentlich zurück. Wegen ihrer einfachen und wenig zeitraubenden Technik wird sie aber doch häufig zur Bestimmung der aktuellen Reaktion des Scheidensekretes benützt. Aus diesem Grunde soll sie hier etwas eingehender besprochen werden.

Das Prinzip der Indikatorenmethode besteht darin, daß die H- und OH-Ionen je nach ihrer Menge den Farbcharakter gewisser Farbstoffe verändern. Auf dieser Tatsache beruht ja auch der bekannte Nachweis von Säuren und Basen durch die Verwendung von Lackmuspapier, Phenolphthalein usw.

Diese Indikatoren gestatten aber keine scharfe Erfassung bestimmter H- und OH-Ionenkonzentrationen, da ihr Farbenumschlag nicht bei einer bestimmten Konzentration erfolgt, sondern da sie ein größeres oder kleineres Umschlagsgebiet besitzen, das sich oft über einen recht erheblichen Bereich der Konzentration erstreckt. So liegt z. B. das Umschlagsgebiet des blauen Lackmuspapiers in rot zwischen p_H 8,0 und p_H 6,0.

Die systematische Untersuchung hat zahlreiche Farbstoffe kennen gelehrt, die unter geeigneten Bedingungen im Bereich einer ganz bestimmten H- oder OH-Ionenkonzentration ihre Farbe ändern. Es ist so möglich geworden, eine Skala von Farbstoffen aufzustellen, die gestattet, mit ihrem Farbenumschlag verschiedene Konzentrationsgrade der H- oder OH-Ionen festzustellen.

So werden z. B. bei der viel gebrauchten Methode von L. Michaelis folgende Farbstoffe verwendet:

Gewöhnliche Bezeichnung	Chemische Bezeichnung	Chemische Formel	Farbe	Anwendungsbereich in p_H
β-Dinitrophenol	1-Oxy-2,6-Dinitrobenzol		gelb	2,2—4,0
α-Dinitrophenol	1-Oxy-2,4-Dinitrobenzol		gelb	2,8—4,5
γ-Dinitrophenol	1-Oxy-2,5-Dinitrobenzol		gelb	4,0—5,5
p-Nitrophenol	p-Nitrophenol		gelb	5,2—7,0
m-Nitrophenol	m-Nitrophenol		gelb	6,7—8,4

Die Indikatorenmethode ist für viele Fälle, z. B. für die Untersuchung von Urin u. a. Flüssigkeiten, ausgezeichnet. Zur Bestimmung der H-Ionenkonzentration des

Scheidensekretes ist sie aber, wie Schröder, Hinrichs und Keßler (S. 115) eingehend ausgeführt haben, wenig geeignet.

Vor allem kommen drei Hauptfehler bei ihr in Betracht:
1. die Verdünnung, 2. der Eiweiß- und Säurefehler, 3. die Trübung.

Zunächst ist der Umstand von Bedeutung, daß für die Indikatorenmethode mehrere Kubikzentimeter Flüssigkeit benötigt werden. Man kann also das Scheidensekret nicht direkt untersuchen, sondern man muß es in Wasser aufnehmen, also verdünnen. Die Anwendung der Indikatormethode hat aber zur unumgänglichen Voraussetzung, daß die Wasserstoffzahl durch Verdünnung nicht geändert wird. Nur eine gute Pufferung der Lösung, d. h. die Anwesenheit von Salzen, die Säure freizugeben vermögen, um einen gleichmäßigen Dissoziationsgrad zu erhalten, kann diesen Fehler aufheben. Nun hat P. Zweifel zwar nachgewiesen, daß im Scheidensekret nicht nur freie Milchsäure, sondern auch Natriumlactat, also an Natrium gebundene Milchsäure vorkommt. Mit diesem Gemisch von freier und gebundener Säure ist die Vorbedingung für die Pufferung des Scheideninhaltes erfüllt. Der Scheideninhalt ist also sicher gepuffert.

Inwieweit im Einzelfalle aber diese Mischung von schwacher Säure und ihrem Salz vorhanden ist, läßt sich nicht ohne weiteres entscheiden. Es ist deshalb gefährlich, von vornehrein jedes Vaginalsekret als sehr gut gepuffert anzusehen. Schröder, Hinrichs und Keßler haben mit der Gaskette die Wasserstoffzahl des Scheidensekretes im unverdünnten Zustand und bei verschiedenen Verdünnungen untersucht und sie fanden dabei, daß schon bei 6—8facher Verdünnung Verschiebungen der Wasserstoffzahl nach der alkalischen Seite festgestellt werden können.

Nach Behrens und Naujoks, die ganz die gleichen Versuche anstellten, ist eine allerdings 50fache Verdünnung noch sicher ohne Einfluß auf die Bestimmung.

Behrens und Naujoks fanden z. B. in einer Versuchsreihe mit der Gaskette folgende p_H-Werte im Scheidensekret.

Unverdünnt . . . . 4,13 p_H
3fache Verdünnung mit physiologischer NaCl . . . . 4,12 „
10 „ „ „ „ „ . . . . 4,12 „
30 „ „ „ „ „ . . . . 4,12 „
100 „ „ „ „ „ . . . . 4,13 „
300 „ „ „ „ „ . . . . 4,57 „

Ein weiterer Umstand, der bei der Verwendung der Indikatormethode zu falschen Ergebnissen führen kann, ist der sog. „Eiweißfehler". Dieser besteht darin, daß in eiweißhaltigen Flüssigkeiten die als Indikatoren verwendeten Farbstoffe mit dem Eiweiß gefärbte Salze bilden, deren höhere Farbintensität ein falsches p_H vortäuscht.

Der Eiweißfehler ist bei den einzelnen Indikatoren verschieden groß. Sein Einfluß zeigt sich in folgendem einfachem Versuch von Behrens und Naujoks: Versetzt man je eine Probe normalen Scheidensekrets nach Vorschrift mit γ-Dinitrophenol und p-Nitrophenol, dann findet man, daß die Proben ihrer Farbtiefe nach sowohl in der Dinitrophenolreihe (p_H 4,0—5,4) als auch in der p-Nitrophenolreihe (p_H 5—7) an Stellen eingeordnet werden können, die ein ganz verschiedenes p_H anzeigen.

Noch eindrucksvoller ergeben sich die Differenzen zwischen den p_H-Werten des Scheidensekretes, die mit der Gaskettenmethode und denen, die mit Indikatoren festgestellt wurden, aus folgender Tabelle von Behrens und Naujoks:

Vergleichende p_H-Bestimmungen mit Gaskette und Indikatoren im Scheidensekret bei 20facher Verdünnung mit physiologischer Kochsalzlösung.

Gaskette	Dinitrophenol	Paranitrophenol
4,74	5,3	6,0
4,12	4,9	6,2
4,06	4,3	—
4,1	4,7	—

Endlich wird die Anwendung der Indikatormethode zur p_H-Bestimmung im Scheidensekret noch dadurch beeinträchtigt, daß die Aufschwemmungen von Scheideninhalt trüb aussehen.

Man hat versucht, diesen Fehler durch Filtrieren (Gänßle, Gragert) zu verringern, ganz ausschalten läßt er sich aber nicht, selbst wenn man statt der klaren Indikatorstammlösungen alkalische Sekretaufschwemmungen zum Vergleich benützt (Schröder, Hinrichs und Keßler).

Versuche, die Wasserstoffionenkonzentration des Scheidensekretes mit der Indikatorenmethode zu bestimmen, wurden gemacht von Gertrud Soeken (1923), Gänßle (1925), Gragert (1925) u. a.

Gänßle[1] fand in der normalen Scheide p_H 4,2—5,0 durchschnittlich p_H 4,5.

Gragert fand überwiegend p_H 6,7 mit geringen unregelmäßigen Schwankungen nach p_H 6,8 hin.

Die beiden Autoren kamen also zu ganz verschiedenen Resultaten. Die von Gänßle gefundenen p_H-Werte des Scheidensekretes stehen in verhältnismäßig sehr guter Übereinstimmung mit den Werten, die mit der Gaskette (Behrens und Naujoks, p_H 3,86—4,45; Schröder, Hinrichs und Keßler, p_H 4,0—4,7) gefunden wurden, sie sind nur durchweg um ein paar Einheiten der ersten Dezimale nach der alkalischen Seite hin verschoben (Behrens und Naujoks), da Gänßle γ-Dinitrophenol verwendete, dessen Anwendungsbereich die p_H-Werte von 4,0—5,4 umfaßt.

Die Werte von Gragert (p_H 6,7) weichen dagegen sehr erheblich von den p_H-Werten ab, die mit der Gaskette gefunden werden (p_H 3,86—4,7). Aus dem Vergleich dieser Werte, die ja Logarithmen darstellen, geht hervor, daß Gragert noch nicht 1% der vorhandenen Wasserstoffionen gefunden hat (Behrens und Naujoks). Auch die Schwankungen im p_H-Gehalt des Scheidensekretes bei verschiedenen Frauen sind ihm entgangen.

Die Erklärung für die abweichenden Ergebnisse von Gragert ist in der Hauptsache wohl darin zu suchen, daß Gragert als Indikator p-Nitrophenol benützt hat. Dieses hat einen Anwendungsbereich von p_H 5,2—7,0, und es kann, wohl infolge des Eiweißfehlers, im Scheidensekret p_H-Werte von 6,0 und 6,2 vortäuschen, die in Wirklichkeit (d. h. mit der Gaskette gemessen) nur 4,74 und 4,12 betragen (Behrens und Naujoks).

Gänßle stellte seine Befunde, die er bei 109 erwachsenen nichtgraviden Frauen[2] fand, in folgender Tabelle zusammen:

Reinheitsgrad	Zahl der Fälle	Zahl der Untersuchungen	H minimal	H maximal	Durchschnitt
I	11	17	p_H 5,0	p_H 4,2	p_H 4,5
II	6	7	p_H 5,8	p_H 4,4	p_H 5,3
III	92	142	p_H 6,8	p_H 5,3	p_H 6,2

Aus diesen Befunden schloß Gänßle, daß eine neutrale oder gar alkalische Reaktion auch in der kranken Scheide z. B. bei Kolpitis nicht vorkommt[3]. Auch bei Reinheitsgrad III

---

[1] Gänßle: Arch. f. Gynäkol. Bd. 123, S. 617.

[2] Mit der „Capillatormethode" von Ellis und mit Bromkresolindikatoren suchten Zwolinski und Truszkowski die H-Ionenkonzentration bei Neugeborenen und kleinen Mädchen zu bestimmen. Zur Sekretgewinnung wurde nach Spreizen der großen Labien und Abwischen der kleinen Labien mit einem in neutralem Wasser getränkten Wattebausch Sekret mittels eines schmalen, hohlen Silberspatels entnommen und mit 0,05—0,1 ccm aqua dest. mit Hilfe einer Mikropipette aufgenommen.

Mittels dieser Methode wurden 81 Kinder von der Geburt bis zum Alter von 31 Monaten untersucht. Aus den angeführten Tabellen geht hervor, daß bei 12 Kindern im Alter von $1/2$—24 Stunden p_H-Werte von 4,55—6,4 gefunden wurden, im Mittel 6,1. Bakterien fehlten fast immer. Bei weiteren 41 Kindern im Alter von 25 Stunden bis 20 Tagen schwankte p_H zwischen 4,1—7,4; im Mittel betrug es 5,1, es war also niedriger als in den ersten Fällen, besonders zwischen dem 3. und 8. Lebenstage. 14 Fälle wiesen Reinheitsgrad I, 8 Reinheitsgrad II und 13 Reinheitsgrad III auf. Bei 16 Kindern von 1,3—31 Monaten war der mittlere p_H-Wert 6,84. Unmittelbar nach der Geburt besteht also saure Reaktion (p_H = 6,2), und diese saure Reaktion nimmt zu bis zum Maximum von 4,1 (Mittel 5,1) in den ersten Wochen, um nach dem ersten Lebensmonat in 60%, nach 4 Monaten in 90% neutral oder alkalisch zu werden.

[3] Nur in zwei Fällen von Reinheitsgrad III hatte Gänßle neutrale Reaktion mit p_H 7 gefunden, er mußte diese Fälle aber wegen sicherer Beimengungen von Cervicalsekret ausscheiden.

ist die Reaktion des Scheidensekretes stets sauer. Da aber bei Mischflora p_H-Werte bis zu 6,8 vorkommen können, so ist es verständlich, daß bei der einfachen Prüfung des Scheidensekretes mittels Lackmuspapier vielfach amphotere oder alkalische Reaktion gefunden wird.

Weiter geht aus der Tabelle hervor, daß die p_H-Werte zwar bei Reinheitsgrad I und Reinheitsgrad III deutlich voneinander verschieden sind, daß sie aber bei Reinheitsgrad II sowohl in den Bereich von Reinheitsgrad I als auch in den von Reinheitsgrad III übergreifen.

„Das hat seinen Grund eben darin, daß zwar Reinheitsgrad I als Reinkultur von Vaginalbacillen im ganzen sehr eindeutig definiert ist, daß aber Reinheitsgrad II ein sehr weites Gebiet von bakteriologischen Floramöglichkeiten umfaßt und ebenso Reinheitsgrad III. Die verhältnismäßig geringe Differenz der einzelnen Befunde zwischen p_H 4,2 und p_H 5,0 bei Reinheitsgrad I und die größere bei den beiden anderen Reinheitsgraden bringen das auch zum Ausdruck" (Gänßle).

„Wenn man nun den Versuch macht, die Fälle nach Alter, Geburtenzahl, Scheidenschluß und sofort irgendwie zu gruppieren, so kommt man immer wieder zu genau demselben Ergebnis, nämlich, daß eine solche Gruppierung mit der Einteilung in Reinheitsgrade beendigt ist, und daß der p_H bei den einzelnen Reinheitsgraden derselbe ist, ganz unabhängig von anderen Faktoren. Mit anderen Worten, Reinheitsgrad III hat durchschnittlich p_H 6,2 und Reinheitsgrad I p_H 4,5, ganz gleichgültig, ob die Frau 15 oder 65 Jahre alt ist, ob sie geringe oder schwerere genitale Veränderungen aufweist" (Gänßle)[1].

Der schon von Döderlein mit Lackmuspapier gefundene und von Zweifel mit Titration festgestellte „Zusammenhang zwischen Reaktion und Flora ist damit sichergestellt. Die normale Scheide mit Reinheitsgrad I reagiert stark sauer, mit fortschreitender Verunreinigung verschiebt sich die Reaktion nach der alkalischen Seite, ohne jedoch zu einer neutralen Reaktion zu kommen" (Gänßle).

Als weiteren Beweis für die Abhängigkeit der Reaktion von dem Reinheitsgrad bringt Gänßle eine Kurve, die durch fortlaufende Sekretuntersuchungen bei der gleichen Patientin gewonnen wurde. Aus der Kurve geht hervor, daß die Reaktion des Scheidensekretes an den einzelnen Untersuchungstagen sehr verschiedene p_H-Werte zeigte. Diese Schwankungen entsprachen „durchaus dem Wechsel des bakterioskopischen Bildes" (Gänßle, Abb. 67).

Seine Befunde bei Graviden stellte Gänßle in folgender Tabelle zusammen:

Reinheitsgrad	Zahl der Fälle	H minimal	H maximal	Durchschnitt
I	20	p_H 4,85	p_H 3,95	p_H 4,5
II	6	p_H 5,1	p_H 5,6	p_H 5,4
III	34	p_H 5,3	p_H 6,7	p_H 6,03

Auch in dieser Tabelle läßt sich die Abhängigkeit der Reaktion von dem Reinheitsgrad der Scheide deutlich erkennen.

Ferner zeigt sich, daß das Scheidensekret bei Graviden nicht saurer reagiert als bei Nichtgraviden.

„Wohl mag bei Schwangeren die prozentuale Beteiligung der einzelnen Reinheitsgrade eine andere und zugunsten von Reinheitsgrad I verschoben sein, dann kommt das aber nicht davon her, daß die H in der Schwangerschaft eine andere ist, sondern davon, daß andere biologische Verhältnisse vorliegen, die das Zustandekommen von Reinheitsgrad I begünstigen, der bei einer bestimmten H gefunden wird" (Gänßle).

---

[1] Auch zyklische Schwankungen im Aciditätsgrad des Scheidensekretes konnte Gänßle nicht nachweisen. Siehe auch S. 128 ff.

β) Titrationsacidität.

Die Tritrationsacidität des Scheidensekretes wird in der Weise bestimmt, daß man zunächst das Scheidensekret in Wasser aufnimmt und einen Indikator (z. B. Phenolphthalein, Alizarin u. a.) zusetzt. Dann wird tropfenweise so lange n/10-Natronlauge zugefügt, bis der Farbenumschlag des Indikators eben das Auftreten alkalischer Reaktion anzeigt.

Bei diesem Verfahren werden die freien H-Ionen des Scheidensekretes dadurch abgesättigt, daß sie sich mit den OH-Ionen des Alkali zu H_2O verbinden. Gleichzeitig zerfallen aber bisher undissoziierte Säuremoleküle in H-Ionen und Säureanionen. Dieser Zerfall geht bei weiterem Zusatz von Alkali so lange weiter, bis das letzte Säuremolekül dissoziiert ist.

Bei der Titration des Scheidensekretes mit Alkali wird nicht der augenblickliche H-Ionenbestand, die aktuelle Acidität des Sekretes, gemessen, sondern es werden auch

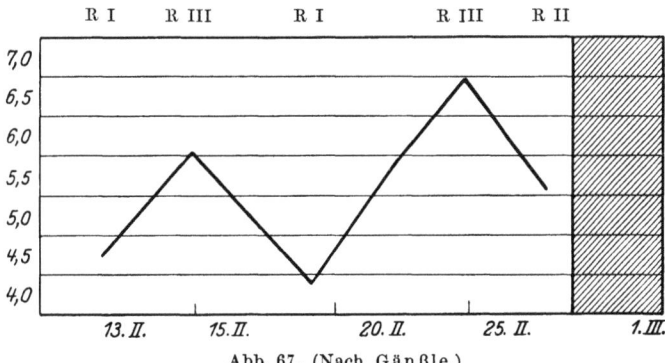

Abb. 67. (Nach Gänßle.)

diejenigen H-Ionen mit erfaßt, die erst unter dem Einfluß der Titrationsneutralisierung durch den Zerfall undissoziierter Säuremoleküle frei werden (potentielle H-Ionen).

Eine Trennung dieser beiden Ionenarten ist bei der Titration nicht möglich, da gleichzeitig mit dem Verschwinden der freien H-Ionen neue H-Ionen als aktuelle Ionen aus undissoziierten Säuremolekülen in die Lösung übertreten.

Die Titration des Scheideninhaltes hat also eigentlich nur dann Interesse, wenn man gleichzeitig die Menge der freien H-Ionen, also die aktuelle Acidität des Scheidensekretes bestimmen würde. Man könnte dann aus der aktuellen Acidität (Wert der aktuellen H-Ionen) und der Titrationsacidität (Wert der aktuellen und potentiellen H-Ionen) die Menge der potentiellen H-Ionen und damit auch die Zahl und Menge der nichtdissoziierten Säuremoleküle berechnen. Wäre dann, wie man lange Zeit annahm, nur eine einzige Säure im Scheidensekret vorhanden, dann könnte man die Titration auch zur quantitativen Bestimmung dieser Säure verwenden. Neuere Untersuchungen haben aber gezeigt, daß im Scheideninhalt neben Milchsäure auch Phosphorsäure und Aminosäuren, vielleicht auch noch andere Säuren, vorhanden sind. Infolgedessen läßt sich schon bei der Bestimmung der aktuellen Acidität nicht erkennen, woher die freien H-Ionen stammen. Ebensowenig läßt sich bei der Titrationsacidität feststellen, aus welchen Säuren die potentiellen H-Ionen abdissoziiert werden.

Schon aus diesem Grunde sind also die praktischen und wissenschaftlichen Schlüsse, die sich aus der Bestimmung der Titrationsacidität ziehen lassen, sehr gering.

Dazu kommt aber noch als weiterer Nachteil der Umstand, daß die Umschlagspunkte der einzelnen titrimetrischen Indikatoren (Lackmustinktur, Phenolphthalein, Alizarin) in weiten Grenzen schwanken.

Der Farbumschlag von rotem **Lackmuspapier** in Blau liegt nach Gänßle (S. 613f.) zwischen p_H 6,6 und p_H 8,0, d. h. rotes Lackmuspapier kann schon bei p_H 6,6 — also noch im Bereich der sauren Reaktion — blau gefärbt werden.

Der Farbumschlag vom blauen Lackmuspapier in Rot liegt zwischen p_H 8,0 und p_H 6,0. Blaues Lackmuspapier kann sich demnach schon bei p_H 8,0 — also noch im Bereiche der alkalischen Reaktion — röten.

Dabei ist aber zu berücksichtigen, daß die Umschlagsgrenzen nur für ganz erstklassiges, unter Beobachtung sämtlicher Vorsichtsmaßregeln hergestelltes, Papier gelten, daß sie aber für ein qualitativ weniger hochwertiges Papier noch weiter sein können (Gänßle).

Das Umschlagsgebiet des **Phenolphthaleins** von farblos in rosa liegt bei p_H 8,3—10,0. Wenn also eine saure Lösung mit Phenolphthalein als Indikator bis zum Farbumschlag titriert wird, so hat man über den wahren Neutralpunkt (p_H 7,0) hinaus bis mindestens p_H 8,3 titriert. Man hat also nicht nur alle Säure neutralisiert, sondern auch einen Überschuß von Alkali zugesetzt.

Auf diesen Fehler ist schon Zweifel aufmerksam geworden[1]. Er hat deshalb Phenolphthalein als Indikator verlassen und an seiner Stelle eine alkoholische Lösung von Alizarin benützt.

Das Umschlagsgebiet des **Alizarins** von gelb nach violett liegt zwischen p_H 5,5 und p_H 6,8 — also im Bereich der sauren Reaktion — wenn auch etwas näher beim Neutralpunkt als das Phenolphthalein. Es konnte darum die Ansprüche von Zweifel besser befriedigen. Allerdings muß man beachten, daß beim Eintritt des Farbumschlages noch nicht alle freie Säure neutralisiert ist.

Eine weitere Fehlerquelle bei der Bestimmung der Titrationsacidität liegt in der Gewinnung des Scheideninhaltes.

Geht man dabei so vor, daß man in ein Milchglasspeculum Wasser eingießt und durch Hin- und Herbewegen des Speculums den Scheideninhalt zu gewinnen sucht, dann läßt sich häufig nicht vermeiden, daß sich auch alkalischer Cervixschleim der Spülflüssigkeit beimengt und daß dieser eine geringere Säuremenge vortäuscht als wirklich vorhanden ist.

Schröder, Hinrichs und Keßler legten einen sterilen, säurefreien, abgewogenen Gazestreifen 10 Minuten lang in die Scheide ein, und sie wuschen diesen dann mit destilliertem Wasser (20 ccm) aus. Sie glauben, so „sicher zu gehen, das gesamte Sekret zu bekommen, ohne infolge der zeitlichen Begrenzung Gefahr zu laufen, eine Reizwirkung und damit vermehrte Sekretion der Vaginalschleimhaut zu bekommen". Eine Beimischung von Cervixsekret dürfte sich freilich auch dabei nicht immer mit Sicherheit vermeiden lassen.

Trotz der Einwände, die sich gegen das Titrationsverfahren erheben lassen, darf ihm doch durchaus nicht jede Bedeutung abgesprochen werden.

Wenn auch die Stärke der sauren Reaktion des Scheidensekretes von den aktuellen H-Ionen abhängig ist, so ist die Bestimmung der Titrationsacidität doch nicht ohne Bedeutung. Sie gibt Aufschluß über die Gesamtmenge der H-Ionen, die im Scheidensekret vorhanden sind.

Dadurch kann es unter Umständen auch gelingen, Schwankungen in der Gesamtsäuremenge der Scheide und auch pathologische Störungen (Anacidität, Subacidität, Hyperacidität) festzustellen.

Die titrimetrisch in der Scheide festgestellten Säuremengen zeigen recht erhebliche Schwankungen.

Man hat vielfach versucht, diese Schwankungen in einen Zusammenhang mit den Altersstadien der Frau und mit den verschiedenen Funktionsphasen des Genitale zu bringen. Es erscheint auch nicht ausgeschlossen, daß hier gewisse Bindungen bestehen. Diese lassen sich aber nicht so leicht nachweisen, als es auf den ersten Blick aussieht.

---

[1] Schon im Jahre 1908 wies P. Zweifel (Arch. f. Gynäkol. Bd. 86, S. 575) darauf hin, daß Phenolphthalein bei der Säurebestimmung im Filtrat des Scheidensekretes nicht gleiche Resultate gibt und daß man bei ihm bis zum Umschlag der Farbe oft mehr n/10 Natronlauge verbraucht als bei Alizarin. Ferner betonte P. Zweifel (S. 567), daß Phenolphthalein überhaupt kein einwandfreier Indikator ist, wenn man nicht freie, reine Säuren titriert, sondern sie in Gemengen mit organischen Stoffen zu bestimmen versucht.

„Das Phenolphthalein veranlaßt bei der volumetrischen Milchsäurebestimmung im filtrierten Spülwasser der Scheide zu hohe Zahlen" (P. Zweifel).

Über das Verhalten der Titrationsacidität bei Neugeborenen und kleinen Mädchen ist heute noch nichts bekannt. Bei diesen ist der Scheideninhalt so spärlich, daß man manchmal mit der Platinöse nicht so viel Sekret gewinnen kann, als für die leichte Anfeuchtung eines Lackmuspapierstreifens nötig ist [Menge, (1925, Bd. 125, S. 269f.)].

Wir unterscheiden deshalb im folgenden das Verhalten der Titrationsacidität:
a) bei der erwachsenen, geschlechtsreifen Frau
1. im nichtgraviden Zustand, 2. während der Gravidität, 3. im Wochenbett.
b) Nach der Menopause und im Senium.

Geschlechtsreife, nicht gravide Frau.

Bei der geschlechtsreifen Nichtgraviden schwankt der titrimetrisch feststellbare Säuregehalt des Scheidensekretes zwischen 1—12 °/₀₀, also zwischen 0,1—1,2 % (Schröder, Hinrichs und Keßler).

Gräfenberg (1918) fand zwischen 0,014 und 0,97 % Säure im Scheidensekret. Nach Wintz ist die Gesamtsäuremenge — berechnet auf 1 g Scheidensekret — bei Nichtgraviden durchschnittlich so groß,

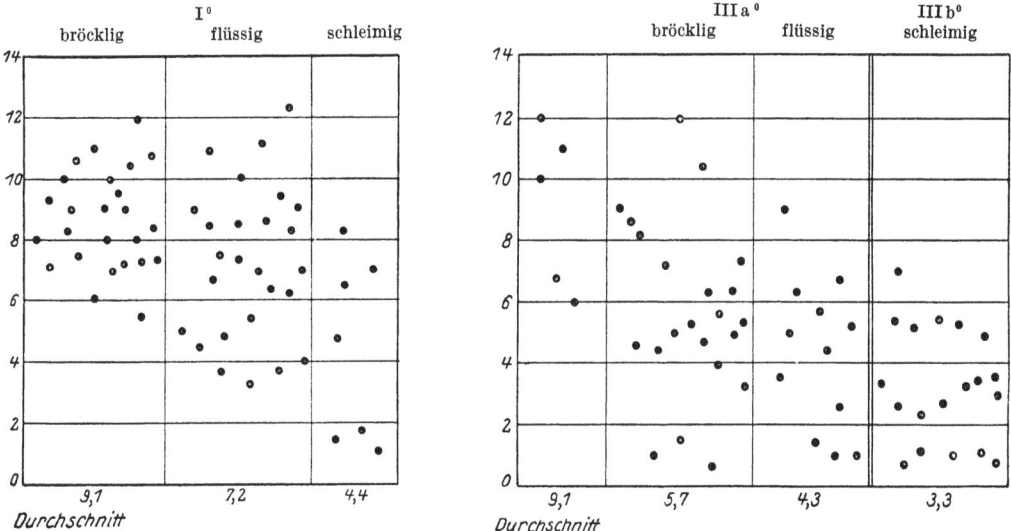

Abb. 68. Titrations-Säurewerte (°/₀₀).   Abb. 69. Titrations-Säurewerte (°/₀₀).
(Aus Schröder, Hinrichs und Keßler, Arch. f. Gynäkol. Bd. 128.)

um 3,11 ccm n/10 NaOH zu neutralisieren. Da nun die durchschnittliche Menge des Scheidensekretes bei Nichtgraviden 0,65 g beträgt (Wintz), so ergibt sich als Durchschnittswert für die Scheide Nichtgravider eine Säuremenge, die imstande ist, 2,022 ccm n/10 NaOH zu binden.

Schröder, Hinrichs und Keßler ordneten die von ihnen titrimetrisch gefundenen Säurewerte nach Floragraden und nach dem makroskopischen Charakter des Scheidensekretes (Abb. 68 u. 69).

Dabei zeigte sich, daß zwar erhebliche Schwankungen vorhanden waren, daß die Durchschnittswerte aber doch eine deutliche Abhängigkeit von der Beschaffenheit des Scheideninhalts erkennen ließen. Zwischen dem I. Reinheitsgrad und der Mischflora ohne Scheidenwandschädigung (IIIa) war ein wesentlicher Unterschied nicht deutlich zu erkennen, wohl aber fanden sich in den Fällen mit viel Schleimbeimengung und bei Schädigung der Scheidenwand (IIIb) „die tiefsten Säurewerte sowohl im einzelnen wie im Durchschnitt".

Selbst in der Scheide der gleichen Frau schwanken die Gesamtsäurewerte, wenn man an verschiedenen Tagen untersucht. Die so erhaltenen Kurven zeigen einen außerordentlich wechselvollen Verlauf; einer hohen Gesamtsäurequote folgen ganz niedrige

Werte und diese werden wieder von höheren Zahlen abgelöst. Die Zahlendifferenzen im Säuregehalt des gleichen Scheidensekretes sind an verschiedenen Untersuchungstagen nicht immer sehr groß. Aber den winzigen Bruchteilen der kleinen Prozentzahlen stehen Säurewerte gegenüber, die sich innerhalb weniger Tage um das Zehnfache unterscheiden (Gräfenberg)[1].

Dem Alter nach geordnet fand Wintz bei Nichtgraviden folgende durchschnittliche Säurewerte:
Es hatten die Altersgruppen als Durchschnittsacidität

       von 15—24 Jahren . . . . 3,79[2]
       ,, 25—30 ,, ... 3,26
       ,, 31—39 ,, ... 3,02.

Bei Frauen von über 40 Jahren weist das Sekret nur 2,45 ccm Acidität, bei Greisinnen nur 1,86 ccm pro 1 g Sekret auf.

Da nun die durchschnittliche Gesamtmenge des Scheidensekretes bei Nichtgraviden nicht 1 g, sondern nur 0,65 g beträgt, so ergibt sich folgendes:
Die Gesamtsäuremenge der Scheide ist imstande zu neutralisieren:

       im Alter von 15—25 Jahren . . . . 2,46 ccm n/100 NaOH
       ,, ,, ,, 25—30 ,, ... 2,12 ,, n/100 ,,
       ,, ,, ,, 31—39 ,, ... 1,96 ,, n/100 ,,
       ,, ,, ,, 40—50 ,, ... 1,59 ,, n/100 ,,
       ,, ,, ,, über 50 ,, ... 1,21 ,, n/100 ,,

Eine erhebliche praktische Bedeutung kommt diesen Zahlen aber nicht zu, da es sich nur „um auf dem Papier errechnete Durchschnittswerte handelt" (Wintz). Immerhin geben sie eine ungefähre Vorstellung von der Menge n/100 Natronlauge, die man bei Titrationen des Scheidensekretes braucht.

Bei 9 gesunden Nulliparen fand Gräfenberg Säurewerte von 0,05—0,3%, bei 9 gesunden Mehrgebärenden bewegten sich die Zahlen des Säuregehaltes zwischen 0,014 und 0,97%. Wintz fand bei 17 Erstgebärenden — im Alter von 15—25 Jahren — einen durchschnittlichen Säurewert von 7,86[3], bei Mehrgebärenden einen Säurewert von 6,22[3].

Gräfenberg glaubte einen charakteristischen und gesetzmäßigen Zusammenhang zwischen dem Säuregehalt des Scheidensekretes und dem Menstruationszyklus gefunden zu haben.

Der Säuregehalt soll zur Zeit der Menstruation ein Maximum erreichen, dann allmählich bis zur Mitte des Intermenstruums absinken und von hier bis zur nächsten Menstruation wieder ansteigen.

Diese charakteristische Kurve des Scheidensekretes soll sich auch während der Gravidität finden. Zur Menstruationszeit, d. h. zu der Zeit, an der die Menstruation eintreten müßte, sollen erhöhte Säurewerte in der Scheide nachweisbar sein.

Auch bei Frauen, denen der Uterus (ohne die Adnexe) exstirpiert worden war, fand Gräfenberg regelmäßige Schwankungen im Säuregehalt des Scheidensekretes.

Erst mit dem Aufhören der Ovarialfunktion im Alter tritt an die Stelle der rhythmischen Änderungen des Säuretiters im Scheidensekret ein gleichmäßiger, auffallend niedriger Säurespiegel.

Gräfenberg nahm an, daß die periodischen Schwankungen im Säuretiter des Scheidensekretes mit der periodischen Follikelreifung zusammenhängen, daß sie also von der Eierstocksfunktion abhängig sind.

---

[1] Gräfenberg: Arch. f. Gynäkol. Bd. 108, S. 633.
[2] Diese Zahl stellt die Menge n/100 Natronlauge dar, die zur Neutralisierung der Säuremenge in 1 g Scheidensekret verbraucht wurde (Wintz).
[3] Diese Zahl bedeutet die Menge n/10 (?) Natronlauge, die zur Neutralisierung der Säuremenge in 1 g Scheidensekret verbraucht wurde.

Ihre Bedeutung erblickt er darin, daß der Tiefstand des Säuregehaltes im Intermenstruum die „optimale Konzeptionsfähigkeit" unterstützt, „weil gerade dieses Säureminimum für die Spermatozoen die besten Lebensbedingungen schafft".

Die Angaben Gräfenbergs wurden von verschiedenen Seiten [Gertrud Soeken, Gänßle, Gragert, Schröder, Hinrichs und Keßler] nachgeprüft, aber nicht bestätigt.

Zunächst ist gegen die Untersuchungen Gräfenbergs einzuwenden, daß ihre Methodik nicht einwandfrei ist.

Gräfenberg gewann das Scheidensekret in der Weise, daß er die Scheide im Röhrenspeculum mit 20 ccm Aqua dest. ausspülte. Er berücksichtigte dabei aber nicht den Umstand, daß die Scheide einmal mehr und einmal weniger Sekret enthalten kann.

Enthalten die verschiedenen Sekretmengen prozentual gleichviel Säure, dann entspricht der größeren Sekretmenge natürlich auch ein größerer absoluter Säurewert.

Diese Fehlerquelle hat Gräfenberg bei seinen Versuchen nicht berücksichtigt. Gräfenberg hätte die Menge des entnommenen Sekretes bestimmen und die relativen Säurewerte dieser Mengen miteinander vergleichen müssen. Bei seinem Vorgehen war aber von vornherein zu erwarten, daß er prämenstruell hohe und im Intermenstruum und Postmenstruum niedere Säurewerte fand, denn im Prämenstruum und im Postmenstruum ist die Blutversorgung des Genitale reicher als in der Mitte des

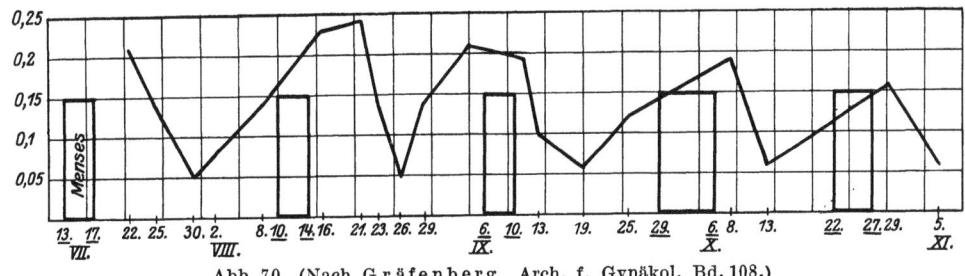

Abb. 70. (Nach Gräfenberg, Arch. f. Gynäkol. Bd. 108.)

Intermenstruums und infolgedessen ist auch, wie schon Kölliker und Scanzoni feststellten, vor und nach der Menstruation eine größere Menge Scheidensekret vorhanden (Gänßle).

Wird der relative (prozentuale) Säuregehalt in abgewogenen Scheidensekretmengen fortlaufend bestimmt, dann findet man keine mensuellen Schwankungen (Schröder, Hinrichs und Keßler [1]).

Aber auch bei der Bestimmung der gesamten in der Scheide vorhandenen Säuremenge, nach der Methode Gräfenbergs, bekamen Schröder, Hinrichs und Keßler nur in etwa 10% eine ungefähre Säureschwankung im Sinne Gräfenbergs.

Schröder, Hinrichs und Keßler kamen deshalb zu dem Schlusse, daß ein Zusammenhang zwischen dem Ovarialzyklus und der Scheidensäure nicht besteht.

Gänßle sowie Behrens und Naujoks konnten keine zyklischen Schwankungen der p_H-Werte des Scheidensekretes feststellen [2].

Gragert [3] nimmt an, daß bei der gesunden Frau der prozentuale Gehalt des Scheidensekretes an titrierbarer Säure nur geringen Schwankungen unterworfen ist. Infolgedessen beweisen die von Gräfenberg gefundenen Schwankungen nur, daß die Menge des jeweils vorhandenen Scheidensekretes verschieden groß ist, sie sagen aber nichts über die Menge der jeweils gebildeten Säure aus. Die von Gräfenberg gefundenen zyklischen Schwankungen der Titrationsacidität stellen wahrscheinlich nur Schwankungen der absoluten Sekretmenge dar.

---

[1] Schröder, Hinrichs und Keßler (Arch. f. Gynäkol. Bd. 128, S. 114) fanden allerdings keine regelmäßige Zunahme und Abnahme der Sekretmenge entsprechend dem Zyklus. Sie glauben deshalb nicht, daß sich die Befunde Gräfenbergs durch eine Zunahme der Sekretmenge infolge der menstruellen Hyperämie erklären lassen.

[2] Diese Feststellung spricht allerdings nicht direkt gegen die Beobachtungen Gräfenbergs, da sich der Säuregrad des Scheidensekretes bei Schwankungen der Säuremenge nicht zu ändern braucht (Behrens und Naujoks). Es wäre nämlich denkbar, daß die Menge der H-Ionen im Scheidensekret gleich bleibt, daß aber die Menge der potentiellen Ionen, also der undissoziierten Säuremoleküle zunimmt.

[3] Gragert: Arch. f. Gynäkol. Bd. 125, S. 452.

Auch während der Menstruation reagiert das Scheidensekret sauer [Kölliker und Scanzoni (1855), Maunu af Heurlin (1914), Gräfenberg (1918), Gänßle (1925)].

Allerdings muß man bei der Reaktionsprüfung des Scheidensekretes zu dieser Zeit gewisse Vorsichtsmaßregeln anwenden, um eine Verunreinigung mit dem Menstrualblut zu vermeiden.

Maunu af Heurlin entnahm das Sekret aus den seitlichen Teilen der Scheide, in die kein Menstrualblut gelangt war. Gräfenberg prüfte die Reaktion bei Beginn der Menses, wenn die beginnende Blutung das Scheidensekret eben etwas rosa gefärbt hatte, und am letzten Tage der Menses, wenn das Sekret eben noch blutig war. Auf der Höhe der menstruellen Blutung nahm Gräfenberg von einer Bestimmung des Säuregehalts Abstand, weil in der blutig gefärbten Flüssigkeit die Phenolphthaleinprobe nicht verwendet werden kann. Auch Gänßle wählte solche Fälle aus, in denen die Blutung so schwach war, daß der Scheideninhalt wenigstens makroskopisch ohne Blutbeimengung gewonnen werden konnte.

Die Befunde Gräfenbergs ergeben sich aus folgender Tabelle (Tab. 8 von Gräfenberg).

Säuretiter des Scheidensekretes während der Menstruation.

Nr.	Name	Alter	Menstruation	Untersuchungstag	Säuretiter p. Ct.
1.	Fr. D.	24jähr.	30. 6.—4. 7.	3. 7.	0,18
				10. 8.	0,09
2.	Fr. H.	25jähr.	7. 8.—10. 8.	11. 8.	0,06
				18. 8.	0,03
				4. 9.	0,06
			7. 9.—10. 9.	10. 9.	0,08
				13. 9.	0,03

Gravidität.

Döderlein (1892), dem wir die ersten quantitativen Bestimmungen der Säuremenge in der Scheide verdanken, fand (1892, S. 19) in der Scheide gesunder Gravider eine Säuremenge von 6—18 mg (als Milchsäure berechnet).

Nach P. Zweifel (1908) enthält das Scheidensekret Gravider durchschnittlich $5,384^0/_{00} = 0,5^0/_0$ freie Milchsäure und $3,532^0/_{00} = 0,3^0/_0$ gebundene Milchsäure. Gräfenberg (1918) fand bei Graviden einen Säuretiter von $0,04$—$0,45^0/_0$ und er kam deshalb zu dem Schlusse, daß der Säuretiter des Scheidensekretes während der Schwangerschaft nicht höher ist als außerhalb dieser Zeit.

Gräfenberg glaubte auch in der Gravidität den gleichen mensuellen Rhythmus in den Säureschwankungen des Scheidensekretes nachweisen zu können wie bei Nichtgraviden, d. h. ein Maximum des Säuregehaltes zur Zeit der erwarteten Menstruation.

Wintz fand, daß 1 g Scheidensekret Gravider durchschnittlich eine Säuremenge enthält, die imstande ist 7,05 ccm n/100 NaOH zu neutralisieren. Da nun die Scheide Gravider durchschnittlich 0,99 g Sekret enthält, so ergibt sich als Durchschnittswert eine absolute Säuremenge von 6,979 ccm. Bei Nichtgraviden hatte Wintz eine absolute

Säuremenge von 2,022 ccm gefunden, er kam deshalb zu dem Schlusse, daß der Säuregehalt in der Scheide Gravider größer ist als in der Scheide Nichtgravider. Auch Engelhorn (1912) fand den Säuregehalt bei Graviden erhöht und zwar im Mittel doppelt so groß als bei Nichtgraviden.

Nach Gänßle ist die Zunahme des Säuregehaltes in der Schwangerschaft aber nur dadurch vorgetäuscht, daß bei Graviden die Gesamtsekretmenge größer ist als bei Nichtgraviden.

Dem Alter der Frauen nach geordnet fand Wintz (S. 32) in den Sekreten Gravider folgende Säuregrade:

im Alter von 16—24 Jahren . . . . 7,61 [1]
,,   ,,   ,, 25—30   ,, ... 5,75
,,   ,,   ,, 31—50   ,, ... 5,30

Da nun aber die durchschnittliche Menge des Scheideninhalts bei Graviden nicht 1 g, sondern nur 0,99 g beträgt, so ergeben sich folgende Werte für die Gesamtmenge der Säure bei Graviden:

im Alter von 16—24 Jahren . . . . 5,30 ccm
,,   ,,   ,, 25—30   ,, ... 5,69 ,,
,,   ,,   ,, 31—40   ,, ... 5,25 ,,

Unter der Geburt wird die Reaktion des Scheideninhaltes lackmusalkalisch; im Wochenbett tritt mit der Abnahme des Wochenflusses die lackmussauere Reaktion des Scheidensekretes wieder hervor (Maunu af Heurlin, S. 217).

Peri will im Wochenbett stets eine alkalische Reaktion beobachtet haben. Für das Abortwochenbett hat diese Angabe nach Gräfenberg [2] keine Gültigkeit. Schon wenige Tage nach einem Abort reagiert das Scheidensekret wieder sauer.

Menopause und Alter.

Die Angaben über die Reaktion des Scheidensekretes jenseits der Menopause gehen auseinander.

Schultze-Rhonhof [zit. nach Menge (1925), S. 275] fand auch bei alten Frauen stets saueres Sekret. Der Säuregrad war bei der Lackmusprobe und bei der Bestimmung der Wasserstoffionenkonzentration mit Indikatoren kaum geringer als bei der deflorierten, nichtgraviden Frau.

Säuregehalt des Scheidensekretes in der Menopause (nach Gräfenberg, Tab. 11.)

Nr.	Name	Alter	Menopause	Untersuchungstag	Säuretiter p. Ct.
1.	Fr. H.	68 Jahre	46 Jahre	20. 4.	0,04
				24. 4.	0,03
				29. 4.	0,03
				7. 5.	0,04
				13. 5.	0,04
				19. 5.	0,035
				23. 5.	0,03
2.	Fr. M.	55 Jahre	39 Jahre	6. 2.	0,04
				11. 2.	0,03
				17. 2.	0,04
				24. 2.	0,03

---

[1] D. h. zur Neutralisierung der Säuremenge, die in 1 g Scheideninhalt vorhanden ist, sind 7,61 ccm n/100 Natronlauge nötig.

[2] Gräfenberg: Arch. f. Gynäkol. Bd. 108, S. 642.

Nach den Untersuchungen Menges (1897, S. 119) und anderer Autoren kommen bei der Matrone zweifellos ausgesprochene Senkungen des Säuregrades vor. Stroganoff und Engelhorn[1] fanden auffallend häufig schwach saure, Menge ziemlich oft sogar lackmusalkalische Sekretreaktion ohne gleichzeitige Hypersekretion.

Maunu af Heurlin (S. 217) stellte fest, daß nach der Menopause die lackmussauere Reaktion des Scheideninhaltes allmählich an Stärke abnimmt, und daß bei sehr alten Frauen die Reaktion alkalisch wird.

Quantitative Untersuchungen über den Säuregehalt des Scheidensekretes in der Menopause liegen, soweit wir sehen, bisher nur von Gräfenberg vor (Tab. S. 131).

Der Säuretiter des Scheidensekretes sinkt in der Menopause also auf sehr niedrige Werte ab. Außerdem liegen aber auch bei fortlaufenden Untersuchungen der gleichen Frau die einzelnen Werte einander so nahe, daß ihre Kurve eine ruhige, gerade, gestreckte Linie ohne jegliche Verlaufsschwankungen zeigt (Gräfenberg).

3. Ursache der sauren Reaktion des Scheidensekrets.

Schon Donné suchte die Ursache der sauren Reaktion des Scheidensekretes zu klären, es gelang ihm aber nicht, eine bestimmte Säure nachzuweisen.

Im Jahre 1892 konnte Döderlein (1892, S. 20f.) zusammen mit Pallmann zeigen, daß in der Scheide Milchsäure vorhanden ist. P. Zweifel führte dann den Nachweis, daß die Milchsäure, die in der Scheide Erwachsener vorkommt, Gärungsmilchsäure ist. Außerdem fand P. Zweifel, daß neben freier Milchsäure auch gebundene Milchsäure in der Form von Natriumlactat vorhanden ist.

Diese Feststellung ist besonders deshalb wichtig, weil sie die Pufferung (S. 112) des Scheidensekretes erklärt.

Die Milchsäure galt lange Zeit als die einzige Ursache für die saure Reaktion des Scheidensekretes.

Neuere Untersuchungen haben aber gezeigt, daß neben der Milchsäure auch andere Säuren im Scheideninhalt vorkommen.

Rossenbeck[2] konnte — mit der Methode von Embden[3] — im Scheideninhalt Nichtgravider und Gravider, und auch schon im Scheidensekret Neugeborener „mit großer

---

[1] Engelhorn: Münch. med. Wochenschr. 1912, S. 1932.

[2] Rossenbeck: Zentralbl. f. Gynäkol. 1925, S. 2641.

[3] Die Technik der Methode von Embden schildern Schröder, Hinrichs und Keßler in folgender Weise:

„Der möglichst reichlich gewonnene und lediglich für diese Bestimmungen verwendete Scheideninhalt wird mit redestilliertem Wasser auf 60 ccm gebracht, neutralisiert und dann schnell mit 20 ccm Fällungsreagens vereinigt. Das Fällungsreagens besteht aus Molybdänsalpetersäure, die man sich als klare, farblose Lösung aus Ammonmolybdat und reinster Salpetersäure herstellt. Zu 3 Teilen dieser Molybdänsalpetersäure setzt man unmittelbar vor dem Versuch ein Volumteil Strychninlösung = 15 g Strychninnitrat auf 1000 ccm Wasser. Durch dieses Fällungsreagens wird die im Sekret enthaltene Phosphorsäuremenge als Strychninphosphormolybdat ausgefällt, was unter mehrfachem Umschütteln nach ca. 40 bis 50 Minuten völlig erreicht ist. Man filtriert nun durch einen mit Asbest beschickten Platin-Goochtiegel unter ganz geringem Druck, spült mit 25 ccm eisgekühltem Wasser und 5 ccm Fällungsreagens nach, dann mit reinem eisgekühltem Wasser, bis keine Rötung am Lackmuspapier mehr vorhanden ist. Dieser ganze Prozeß ist sehr umständlich und langwierig und muß mit äußerster Sorgfalt geschehen, da sonst Teile des Phosphormolybdats mitgerissen werden. Der Tiegel muß dann 90 Minuten bei 110° getrocknet und gewogen werden, somit erhält man die gewonnene Niederschlagsmenge, die durch 28,24 dividiert die Phosphorsäure ergibt."

Regelmäßigkeit" anorganische Phosphorsäure (H_3PO_4) nachweisen. Allerdings waren die Phosphorsäuremengen, die Rossenbeck in der Scheide fand, außerordentlich gering, sie entsprachen „einem P_2O_2-Gehalt unterhalb von 0,5—1 mg". Nähere Angaben konnte Rossenbeck nicht machen, da die von ihm angewendete Methode nur innerhalb der Gewichtsgrenzen von 4—1 mg P_2O_5-Gehalt zuverlässige Werte ergab.

Auch Schröder, Hinrichs und Keßler (S. 123) stellten mit der Methode von Embden Untersuchungen über den Gehalt des Scheidensekretes an Phosphorsäure an.

In den 5 Fällen, die sie untersuchten, konnten sie einmal überhaupt keine Phosphorsäure nachweisen, in dem zweiten Falle fanden sie „nur Spuren", in den übrigen drei Fällen waren „geringe Mengen" nachweisbar. Diese waren aber nicht ausreichend, um mit der angewendeten Methode „eine quantitative Erfassung einwandfrei zuzulassen. Die Werte lagen weit unter der von Embden für die Methode als untere Grenze angegebenen Phosphorsäuremenge von 1 mg und betragen für unsere Sekretmengen umgerechnet etwa $1/10 \,^0/_{00}$ H_3PO"$_4$.

Raab konnte an der hiesigen Klinik im Scheidensekret bei Fluor vaginalis auch Aminosäuren nachweisen.

Da diese aber amphotere Elektrolyte sind, d. h. sowohl als Säuren, als auch als Basen auftreten können [1], so muß es dahingestellt bleiben, inwieweit sie im einzelnen Falle an der sauren Reaktion des Scheidensekretes beteiligt sind.

Die saure Reaktion der Aminosäuren erklärt sich, wie bei anderen organischen Säuren, einfach in der Weise, daß der Wasserstoff der Karboxylgruppe (COOH) als Kation abgespalten wird, der übrige Rest des Moleküls wird zum Anion. So kann z. B. Glykokoll (Aminoessigsäure = CH_2NH_2COOH) zerfallen in H^+-Kationen und in $CH_2NH_2COO^-$-Anionen.

Um die alkalische Reaktion der Aminosäuren erklären zu können, nimmt man an, daß sie in wässeriger Lösung ein Molekül Wasser (H_2O) addieren, ebenso wie etwa NH_3 in Wasser in NH_4OH übergeht. In der üblichen Schreibweise der Strukturformel könnte man dies in folgender Weise ausdrücken:

$$\text{Glykokoll} + H_2O =$$

Man kann die Wasseraufnahme in das Glykokollmolekül dem Verständnis also durch die Annahme näher bringen, daß man einen Übergang des N aus der dreiwertigen in die fünfwertige Form annimmt.

Nach der Wasseraufnahme besitzt das Glykokoll die Formel $CH_2NH_3OHCOOH$ und es kann dann in nachfolgender Weise dissoziieren:

$$CH_2NH_3COOH^+ \text{ und } OH^-.$$

Nach Michaelis (S. 15) ist das Molekül $CH_2NH_3OH\ COOH$ aber ganz problematisch.

Michaelis geht von der Tatsache aus, daß die Ionen in wässeriger Lösung stets mit mehr oder weniger zahlreichen Wassermolekülen verbunden (hydratisiert) sind.

Er nimmt nun an, daß sich in einer Weise, die er nicht näher erörtert, (vielleicht durch Nebenvalenzen) an das Glykokollmolekül ein H^+-Ion anlagert, während die entsprechenden OH^--Gruppen frei in der Lösung vorhanden sind und die alkalische Reaktion bedingen. Dadurch wird aus dem elektrisch neutralen CH_2NH_2COOH ein positiv geladenes Ion (Anion) von der Form $CH_2NH_3COOH^+$.

Da die amphoteren Elektrolyte sowohl H^+- als auch OH^--Ionen abgeben können, so können sie wegen ihrer OH-Gruppe mit Säuren, wegen ihrer H^+-Gruppen mit Basen Salze bilden. Dies kann man mit anderen Worten auch so ausdrücken: in sauren Lösungen wirken die amphoteren Elektrolyte als Basen, in alkalischen Lösungen als Säuren.

---

[1] So reagiert z. B. Glykokoll (Aminoessigsäure CH_2NH_2COOH) in reiner Lösung leicht sauer, in stark saurer Lösung wirkt es als Base.

Gibt man zu einer wässerigen Glykokollösung eine starke Säure hinzu, dann zerfällt das Glykokoll in $CH_2NH_2COOH^+$-Kationen und in OH^--Anionen. Diese letzteren vereinigen sich mit den H^+-Ionen der Säure zu H_2O. Die H^+-Ionen der Säure werden gleichsam weggefangen und die Lösung reagiert weniger sauer.

Bringt man umgekehrt in eine wässerige Glykokollösung eine Base z. B. NaOH, denn zerfällt das Glykokoll in $CH_2NH_2COO^-$-Anionen und in H^+-Kationen. Diese letzteren vereinigen sich mit den OH^--Ionen der Base zu H_2O und die alkalische Reaktion nimmt ab.

Zusammenfassend läßt sich also sagen, daß neben der Milchsäure auch noch andere Säuren im Scheideninhalt vorkommen können. Über ihre Beteiligung an der sauren Reaktion des Scheidensekretes ist heute noch nichts bekannt, sie ist allem Anschein nach aber gering. Die Hauptmenge der freien H-Ionen des Scheidensekretes dürfte demnach von der Milchsäure stammen.

Die Entdeckung Döderleins, daß in der Scheide Milchsäure vorhanden ist, wurde zum Ausgangspunkt für die Lehre von der Chemie des Scheidensekretes.

Schon im Jahre 1880 hatte Schiele den Nachweis geführt, daß die Scheidenepithelien Glykogen enthalten. Es lag deshalb die Annahme nahe, daß dieses die Muttersubstanz der Milchsäure ist.

So erklärt es sich, daß die bisherigen Untersuchungen über die Chemie des Scheidensekretes sich fast ausschließlich mit den Kohlenhydraten beschäftigten.

Erst in der allerjüngsten Zeit fing man an, auch den anderen chemischen Verbindungen und Vorgängen im Scheidensekret etwas mehr Aufmerksamkeit zu schenken.

d) Chemie des Scheidensekretes.
1. Kohlenhydratstoffwechsel.

Die Lehre vom Kohlenhydratstoffwechsel der Scheide baut sich, wie bereits erwähnt wurde, auf der Entdeckung Döderleins (1892) auf, daß in der Scheide Milchsäure vorhanden ist.

Milchsäure.

Als „Milchsäure" werden vier verschiedene chemische Gebilde bezeichnet, die sich alle von dem gesättigten Kohlenwasserstoff Propan ($CH_3 \cdot CH_2 \cdot CH_3$) oder genauer von dessen entsprechender Fettsäure, der Propionsäure (CH_3CH_2COOH) ableiten lassen.

Propan   Propionsäure

Wird in die Propionsäure eine OH-Gruppe (Hydroxylgruppe) eingeführt, dann entsteht eine Oxypropionsäure.

Die Einführung der OH-Gruppe kann entweder in die CH_2-Gruppe oder in die CH_3-Gruppe erfolgen. Im ersteren Falle entsteht die sog. α-Oxypropionsäure, im zweiten Falle die β-Oxypropionsäure.

α-Oxypropionsäure
(Äthylenmilchsäure) $CH_3CHOH\,COOH$

β-Oxypropionsäure
(Äthylidenmilchsäure) $CH_2OH\,CH_2\,COOH$

Die α-Oxypropionsäure ($CH_3CHOHCOOH$) ist die gewöhnliche Milchsäure. Da sie ein asymmetrisches Kohlenstoffatom enthält [1], nämlich das mittlere Kohlenstoffatom

so tritt sie in drei verschiedenen optischen Isomeren auf, nämlich

a) in einer rechtsdrehenden Form = Rechtsmilchsäure, Fleischmilchsäure.
Diese dreht die Ebene des polarisierten Lichtes nach rechts.

b) In einer linksdrehenden Form = Linksmilchsäure.
Diese dreht die Ebene des polarisierten Lichtes nach links.

c) In einer inaktiven Form = inaktive Milchsäure = Gärungsmilchsäure.
Diese besteht aus gleichen Teilen Rechts- und Linksmilchsäure und ist infolgedessen optisch inaktiv.

Über die Art der Scheidenmilchsäure machte Döderlein keine näheren Angaben. Er erwähnte nur, daß er ihren Nachweis durch die Darstellung der „charakteristischen Krystalle des milchsauren Zinkes" erbringen konnte. „Zu einer elementar-analytischen Bestimmung war die Menge zu gering."

P. Zweifel (1908) wies dann nach, daß in der Scheide die inaktive Form der Milchsäure, die sog. Gärungsmilchsäure vorkommt [2].

Zweifel führte diesen Beweis aus der Kristallform und dem Kristallwassergehalt des Zinklactats.

Außerdem machte P. Zweifel die wichtige Entdeckung, daß in der Scheide sowohl „freie" als auch an Basen „gebundene" Milchsäure vorkommt. Zu dieser Feststellung gelangte Zweifel durch die Beobachtung, daß sich bei der Darstellung von Zinklactat stets mehr Milchsäure erfassen ließ als durch die Titration.

In der Scheide Neugeborener findet sich nach Loeser [3] Fleischmilchsäure, also Rechtsmilchsäure.

Die Menge der Milchsäure beträgt nach Döderlein (1892, S. 19) 6—18 mg. Zweifel, der das Sekret von mehreren Graviden sammelte, fand als Durchschnittsmaximum 0,5% freie und 0,3% gebundene Milchsäure.

Die **Herkunft** der im Scheidensekret vorhandenen Milchsäure ist heute noch nicht vollkommen geklärt.

Die einen Autoren nehmen an, daß die Milchsäure von den Bakterien gebildet wird, die anderen stehen auf dem Standpunkt, daß sie ohne Bakterienwirkung durch

---

[1] Unter einem „asymmetrischen Kohlenstoffatom" versteht man ein C-Atom, dessen vier verschiedene Valenzen mit vier ungleichartigen Atomen oder Atomgruppen verbunden sind.

[2] Im Harn und Blut Eklamptischer findet sich dagegen Rechtsmilchsäure (Fleischmilchsäure, Zweifel). Sie ist in der Regel das „Zeichen des Sauerstoffmangels" (S. 568).

[3] Loeser: Zit. nach Menge in Arch. f. Gynäkol. Bd. 125, S. 463.

fermentative Spaltungsvorgänge aus dem Glykogen der Scheidenepithelien entsteht. Man kann also kurz

1. von einer bakteriellen,
2. von einer epithelialen Entstehung der Milchsäure

sprechen.

a) Bakterielle Genese der Milchsäure.

Die Lehre von der bakteriellen Entstehung der Milchsäure im Scheidensekret geht zurück auf Döderlein (1892).

Dieser hatte in dem stark sauer reagierenden normalen Scheidensekret als alleinige Bewohner die nach ihm benannten Scheidenbacillen entdeckt. Weiterhin konnte er dann auch zeigen, daß diese Keime in Kulturen Milchsäure bilden.

Zu diesem Zwecke züchtete Döderlein Scheidenbacillen in Fleischwasserpeptonbouillon von bekanntem Säuregehalt. Nachdem reichliches Wachstum eingetreten war, wurde die Bouillon zur Entfernung der freien Kohlensäure aufgekocht. Dann wurde ihr Säuregehalt durch Titrieren mit Barytlösung bestimmt. In allen Fällen ergab sich, daß die Säure in der Nährflüssigkeit erheblich zugenommen hatte. Die Säuremenge erreichte dabei bis 0,5%. Die chemische Untersuchung ergab, daß es sich um Milchsäure handelte.

Diese Befunde führten Döderlein (S. 23) zu dem Schlusse, „daß die Bacillen und das saure Scheidensekret in einem Abhängigkeitsverhältnis voneinander stehen, und die Bacillen es sind, welche den Säuregehalt in der normalen Scheide bewirken".

Die Feststellung Döderleins, daß die Scheidenbacillen imstande sind, Säure zu bilden, wurde von Wegelius, Rother, Schröder, Hinrichs und Keßler u. a. bestätigt (s. auch S. 77).

Neuere Untersuchungen haben gezeigt, daß auch andere Keime, die in der Scheide vorkommen, Säure bilden können, so das zierliche Bogenstäbchen von Menge[1], der Bacillus acidophilus, Staphylokokken, Streptokokken, der Streptococcus acidi lactici, das Bacterium coli commune, das Bacterium lactis aerogenes, die Pseudodiphtheriebacillen, der Bacillus mesentericus, Hefe, Sarcine, Bacterium proteus (Schröder, Hinrichs und Keßler).

Durch diese Befunde wird aber die Wichtigkeit der Entdeckung von Döderlein nicht beeinträchtigt, da im normalen Scheidensekret nur Scheidenbacillen vorhanden sind.

Gegen die Lehre Döderleins wurden von den Anhängern der epithelialen Genese der Milchsäure verschiedene Einwände erhoben.

β) Epitheliale Genese der Milchsäure.

Der Haupteinwand, der sich gegen die Lehre Döderleins von der bakteriellen Genese der Milchsäure erheben läßt, ist der, daß das Scheidensekret Neugeborener schon vor der Keimbesiedlung sauer reagiert [Krönig (1894)[2], Gräfenberg, Menge, v. Jaschke, Niderehe, Heynemann, Kienlin, Loeser, u. a.].

Die Entdeckung, daß das Scheidensekret neugeborener Mädchen sauer reagiert, stammt von Döderlein selbst (1892, S. 21). Da Döderlein aber die Beobachtung machte,

---

[1] Menge: Arch. f. Gynäkol. Bd. 125, S. 464.
[2] Krönig: Zentralbl. f. Gynäkol. 1894, S. 6.

daß auf blauem Lackmuspapier nur ein schwachroter Fleck entstand, der nach kurzer Zeit verschwand, so hatte Döderlein angenommen, daß es sich um freie, flüchtige Kohlensäure handelt.

Demgegenüber betonte Menge (1897, S. 117; 1925, S. 263f), daß das Scheidensekret Neugeborener eine ausgesprochene und dauernde Rötung des blauen Lackmuspapiers hervorruft und daß es daher „eine nicht flüchtige, wahrscheinlich eine organische Säure" enthalten muß. „Und da unter den organischen Säuren, welche im Organismus vorkommen, die Fleischmilchsäure eine besonders prominente Rolle spielt, so liegt es nahe, in erster Linie an diese zu denken" [Menge (1925, S. 264)].

In der Tat berichtete Loeser in der gleichen Versammlung der Deutschen Gesellschaft für Gynäkologie (1925), in der Menge diese Ansicht aussprach, daß es ihm gelungen sei, im Scheidensekret Neugeborener Fleischmilchsäure nachzuweisen [1].

Weiter wies Loeser [2] mittels der Methode von Warburg nach, daß lebendes Scheidengewebe imstande ist, in traubenzuckerhaltigem Milieu ohne jedes bakterielle Zutun Milchsäure zu bilden.

Dabei zeigte sich, daß das glykolytische Vermögen des Scheidengewebes, d. h. die Milchsäureproduktion aus Traubenzucker, individuell sehr verschieden ist.

Bei einer „Anomalie in der Gesamtkonstitution" ist die Milchsäureproduktion gering, bei „normaler Konstitution" ist sie größer, in der Schwangerschaft erhöht sie sich noch mehr. Das Scheidengewebe Gravider nähert sich in seinem glykolytischen Vermögen am meisten dem Carcinomgewebe.

Kienlin (1926) hat dann später ebenfalls Milchsäure in der noch keimfreien Scheide Neugeborener nachgewiesen [3]. Angaben über die Art der gefundenen Milchsäure macht Kienlin nicht.

Es kann heute wohl kein Zweifel mehr darüber bestehen, daß in der Scheide auch ohne die Mitwirkung von Bakterien Milchsäure gebildet werden kann. Gleichwohl wäre es zu weit gegangen, wenn man den Bakterien jeden Einfluß auf die Milchsäurebildung absprechen würde.

Da das Säurebildungsvermögen der Scheidenkeime einwandfrei nachgewiesen ist, so wird die Antwort auf die Frage, ob die Milchsäure bakteriell oder epithelial entsteht, wahrscheinlich lauten müssen: bakteriell **und** epithelial.

Als die Muttersubstanz der Milchsäure des Scheidensekretes gilt heute ziemlich allgemein das Glykogen.

Becker hielt die Bildung von Milchsäure aus dem Glykogen der Scheide für sehr unwahrscheinlich, da man sich nicht vorstellen könne, daß die Schleimhaut Glykogen absondert, und da ferner die Entstehung von Milchsäure in der Scheidenschleimhaut unmöglich sei [4].

Becker nahm deshalb an, daß die Döderleinschen Scheidenbacillen aus dem „Vaginalschleim" Milchsäure bilden. Im einzelnen stellte sich Becker den Vorgang so vor, daß aus dem Mucin oder genauer

---

[1] Zit. nach Menge: Arch. f. Gynäkol. Bd. 125, S. 463. In dem Referat über den Vortrag von Loeser (Arch. f. Gynäkol. Bd. 125, S. 422) wird dieser Befund nicht erwähnt.

[2] Loeser: Arch. f. Gynäkol. Bd. 125, S. 415.

[3] Zum Nachweis der Milchsäure bediente sich Kienlin der Methode von Mendel, Engel und Goldscheider (Klin. Wochenschr. 1925, Nr. 12), Mendel (Biochem. Zeitschr. Bd. 164, 1925).

[4] Zu diesem letzteren Schluß kam Becker durch die Überlegung, daß die Gärungsmilchsäure, die sich in der Scheide findet (P. Zweifel), durch die Döderleinschen Scheidenbacillen gebildet wird, und daß diese nicht in die Scheidenwand eindringen können.

durch bakteriellen „Abbau der im Schleim enthaltenen Eiweißkörper" Glucosamin entsteht, und daß aus diesem dann auf irgendeine, nicht näher gekennzeichnete Weise, Milchsäure gebildet wird[1].

Auch Schröder, Hinrichs und Keßler (S. 124) rechneten mit der Möglichkeit, daß „das Eiweiß des Scheideninhaltes" „Anlaß zu Milchsäurebildung geben" könne. Sie bestimmten deshalb den Eiweiß- und Reststickstoffgehalt des Scheidensekretes. Dabei kamen sie aber zu dem Schlusse, daß der Eiweißgehalt „für die Säurebildung keine wesentliche Bedeutung zu haben scheint".

Glykogen.

Das Glykogen ist ein Polysaccharid. Seine Strukturformel ist noch nicht bekannt.

Glykogen findet sich sowohl in der Scheidenwand (Wandglykogen) als auch im Scheideninhalt (Inhaltsglykogen).

In der Scheidenwand wurde das Glykogen zuerst durch Schiele (1880) nachgewiesen. Es findet sich hier in wechselnder Menge in allen Epithellagen mit Ausnahme des Stratum basale und der tiefsten Schichten des Stratum spinosum.

Nach Schröder, Hinrichs und Keßler beträgt der durchschnittliche Glykogengehalt der Scheidenwand 2,28 mg pro 1 qcm Wandfläche und 200—300 mg für die gesamte Scheidenwand (Näheres s. S. 25).

Mit den abgestoßenen oberflächlichen Epithelien gelangt das Glykogen in den Scheideninhalt. Hier kann es in verschiedener Weise nachgewiesen werden.

Glykogennachweis im Scheideninhalt.

1. **Qualitativer Nachweis.** Zum qualitativen Nachweis des Glykogens im Scheideninhalt geht man am besten so vor, daß man einen Sekretausstrich mit Lugolscher Lösung (Jod 0,2, Jodkali 0,3, Aqua dest. 45,0) übergießt.

Die Epithelzellen erscheinen dann, je nach dem Glykogengehalt, gleichmäßig schokoladen- bis terrakottafarben (Merckel[2]). Sie zeigen also nicht die Körnchen- oder Tropfenform, wie man sie in fixierten Präparaten, als Folge der Alkoholfällung, sieht.

Neben den tiefbraunen findet man aber auch wenig oder kaum gefärbte Epithelien (Schröder, Hinrichs und Keßler).

Mathes empfahl (1923) die Preglsche Jodlösung zur Feststellung des Glykogengehaltes der Scheide. Er ging dabei so vor, daß er die Scheide mit einem Speculum entfaltete und dann die Scheidenwand gründlich mit der Flüssigkeit benetzte. Die tiefere oder lichtere Braunfärbung der Scheidenwand läßt nach seiner

---

[1] Glucosamin findet sich in manchen Eiweißstoffen und unter diesen auch im Mucin. Es entsteht aus dem Traubenzucker oder der d-Mannose, wenn man die in α-Stellung befindliche Hydroxylgruppe durch die Aminogruppe (NH_2) ersetzt.

$$\begin{array}{cc}
\text{Traubenzucker (Glucose)} & \text{d-Glucosamin} \\
\end{array}$$

Das Glucosamin vermittelt als stickstoffhaltiges Kohlenhydrat den Übergang zu den Oxy-α-Aminosäuren, die Spaltprodukte der Proteine sind, und es schlägt so gewissermaßen eine Brücke von den Kohlenhydraten zu den Bausteinen der Eiweißkörper [Abderhalden (1923, I, S. 42)].

[2] Merckel: Dtsch. Zeitschr. f. d. ges. gerichtl. Med. Bd. 4.

Ansicht einen Schluß auf ihren größeren oder geringeren Glykogengehalt zu. Außerdem deutete Mathes auch an, daß man aus der Färbung der abfließenden Flüssigkeit auf ihren Glykogengehalt schließen könne.

Die Mathessche Probe wurde von verschiedenen Seiten nachgeprüft (Hönich, Aufrecht, Zacherl, Martius-Franken[1], Schultze-Rhonhof[2], Schröder, Hinrichs und Keßler).

Es zeigte sich aber, daß der Glykogengehalt und die Braunfärbung der Scheidenwand durchaus nicht parallel miteinander gingen (Aufrecht); auch auf die Glykogenmenge im Scheideninhalt gestattete die Probe keinen Schluß (Martius-Franken, Schultze-Rhonhof). Schröder, Hinrichs und Keßler wiesen insbesondere darauf hin, daß ein kolorimetrischer Vergleich der mehr oder weniger stark getrübten Spülflüssigkeit, die oft noch einen tiefbraunen Satz enthält, sehr schwierig ist. Etwas bessere Resultate erhielten sie, wenn sie an Stelle der Preglschen Lösung Lugolsche Lösung verwendeten. Zu einer zuverlässigen quantitativen Bestimmung des Glykogens genügte aber auch diese Methode nicht.

2. **Quantitativer Nachweis.** Gewichtsanalytische Bestimmungen des Inhaltsglykogens sind, soweit wir sehen, bisher nur von Schröder, Hinrichs und Keßler ausgeführt worden.

Diese bedienten sich bei ihren Untersuchungen der Mikroglykogenmethode von Embden.

Das Prinzip dieser Methode besteht darin, daß das glykogenhaltige Gewebe durch Kochen mit Kalilauge zerstört und daß das freigewordene Glykogen ausgefällt wird. Dann wird das Glykogen in saurer Lösung durch Kochen hydrolytisch gespalten. Der dann entstehende Zucker wird nach Bang austitriert[3].

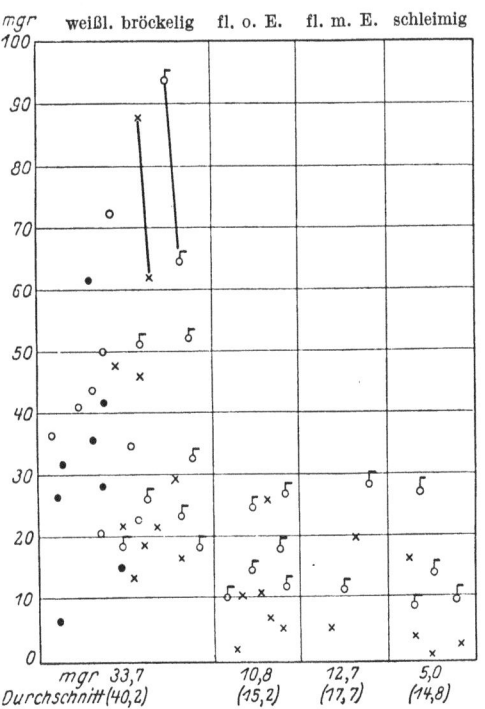

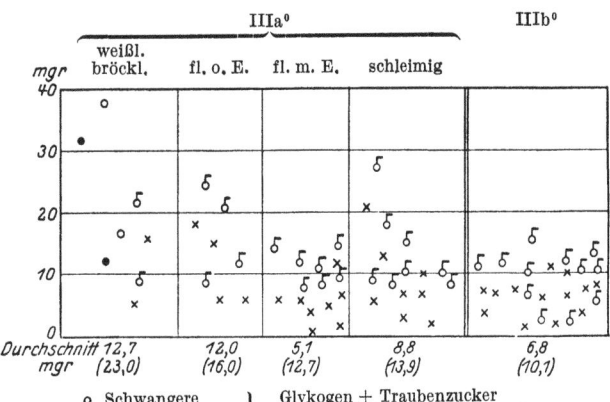

Abb. 71.

Abb. 72. Glykogen im Scheideninhalt bei III⁰.

(Nach Schröder, Hinrichs und Keßler.)

Aus dem gefundenen Zuckerwert läßt sich die Glykogenmenge berechnen, da zwischen beiden das konstante Verhältnis besteht.

Glykogen = Zucker mal 0,927,

z. B. 10 mg Zucker = 9,27 mg Glykogen (Nerkingsche Gleichung[4]).

Der Glykogengehalt des Scheidensekrets zeigt sehr erhebliche Schwankungen. Selbst bei normalem Scheidensekret ist die Streuung der Einzelwerte sehr groß (Abb. 71 u. 72).

---

[1] Martius: Arch. f. Gynäkol. Bd. 125, S. 448.
[2] Schultze-Rhonhof: Arch. f. Gynäkol. Bd. 125, S. 450.
[3] Einzelheiten bei Embden in Abderhalden: Handbuch der biochemischen Arbeitsmethoden.
[4] Von diesem Inhaltsglykogenwert ist natürlich der Zuckerwert vor der Umrechnung abzuziehen, da ja nicht der Gesamtsaccharidwert mit allen Zwischenstufen, sondern nur das Glykogen bestimmt werden soll.

Schröder, Hinrichs und Keßler fanden bei ihren Untersuchungen folgende Werte:

Der durchschnittliche Glykogengehalt betrug:

A. Beim I. Reinheitsgrad
   a) weiß-bröckeligem Scheideninhalt . . . . 33,7 mg
   b) flüssigem Scheideninhalt, und wenn keine Erosion vorhanden war . . . . 10,8 „
   c) flüssigem Scheideninhalt, wenn eine Erosion vorhanden war . . . . 12,7 „
   d) schleimigem Inhalt . . . . 5,0 „
B. Bei Mischflora ohne Schädigung der Scheidenwand
   a) bei weißlich-bröckeligem Inhalt . . . . 12,7 mg
   b) bei flüssigem Inhalt ohne Erosion . . . . 12,0 „
   c) bei flüssigem Inhalt mit Erosion . . . . 5,1 „
   d) bei schleimigem Inhalt . . . . 8,8 „
C. Bei Mischflora mit Schädigung der Scheidenwand . . . . 6,8 „

Die höchsten Glykogenwerte finden sich also bei weißlichem und bröckeligem Scheideninhalt, der nur Scheidenbacillen enthält. Wesentlich geringer ist der Glykogengehalt des Scheidensekretes, wenn eine Mischflora vorhanden ist, und am niedrigsten ist er bei Mischflora mit gleichzeitiger Schädigung der Scheidenwand.

An anderer Stelle[1] hat Schröder die Ergebnisse seiner Untersuchungen über das Scheidenglykogen dahin zusammengefaßt:

Beim I. Reinheitsgrad finden sich 20—40 mg und mehr Glykogen pro 1 g Scheideninhalt.

Bei Mischflora finden sich Mengen von 5—20 mg pro 1 g Sekret.

Bei Mischflora mit Schädigung der Scheidenwand liegen die Werte zwischen 2—3 mg.

Bei Graviden fanden Keßler und Uhr (l. c. Kurve 7) folgende durchschnittliche Werte:

Beim 1. Reinheitsgrad . . . . 20—30 mg
beim 2. „ . . . . 10—20 „
beim 3. „ nur in Spuren Glykogen pro 1 g Scheideninhalt

Geller[2] bestimmte bei 81 nichtgraviden Frauen im geschlechtsreifen Alter ohne Auswahl das Glykogen nach Mathes mit Preglscher Jodlösung. Er fand dabei:

in 12% reichlich   Glykogen im Scheideninhalt
„ 32% mäßig viel   „   „
„ 56% kein   „   „

Die negativen Reaktionen erklärt Geller in der Weise, daß in diesen Fällen die Wirkung des diastatischen Scheidenfermentes ausreicht, um die nur geringen Glykogenmengen so rasch abzubauen, daß sie nicht mehr nachweisbar sind, „während bei positiver Reaktion das Glykogenangebot größer ist".

Nach Geller zeigt der Glykogengehalt des Scheidensekrets auch eine Abhängigkeit von den einzelnen Menstruationsphasen.

Vom Postmenstruum nach dem Prämenstruum zu nimmt die Prozentzahl der Frauen, in deren Scheidensekret sich Glykogen findet, zu; die Zahl der negativ reagierenden Fälle nimmt ab.

Es besteht also eine deutliche Zunahme der positiven Glykogenreaktionen im Prämenstruum. Im Prämenstruum wird mehr Glykogen in die Scheide abgegeben als sonst.

In der Schwangerschaft sind die Verhältnisse im gleichen Sinne verändert wie im Prämenstruum. Die Zahl der positiven Glykogenreaktionen ist nur noch viel mehr vermehrt, so daß sie nicht nur prozentual sondern auch absolut die negativen übertrifft.

Geller nimmt an, daß die Eierstocksfunktion — oder vielmehr „die reichlichere Durchblutung der Beckenorgane, die im Prämenstruum und im Anfang der Gravidität vom Corpus luteum bewirkt, in späteren Monaten aber durch das befruchtete Ei allein unterhalten wird" — in hohem Grade bestimmend auf die Scheidenbiologie einwirkt und zwar so, daß in den Zeiten der Corpus luteum-Funktion die Glykogenabgabe reichlicher ist, der Reinheitsgrad sich bessert und der Säuretiter höher wird.

---

[1] Schröder: Arch. f. Gynäkol. Bd. 125, S. 405.
[2] Geller: Arch. f. Gynäkol. Bd. 125, S. 410.

Nach den Untersuchungen von Loeser, Niderehe und Aufrecht ist die Menge des Wandglykogens nicht dem Ovarialzyklus unterworfen. Darin liegt nach Geller kein Widerspruch, da die Preglsche Reaktion nur anzeigt, ob viel oder wenig Glykogen in den Scheideninhalt übergetreten ist.

Über den Glykogengehalt der Scheidenwand siehe Seite 23.

Wie schon erwähnt wurde, gilt das Glykogen heute ziemlich allgemein als die Muttersubstanz der Milchsäure im Scheidensekret.

Damit erhebt sich die Frage

α) nach der Ursache, β) nach dem Verlauf des Glykogenabbaues zu Milchsäure.

α) Ursache des Glykogenabbaues.

Die Aufspaltung des Glykogens im menschlichen und tierischen Körper erfolgt durch die Einwirkung diastatischer Zellfermente. Da nun Döderlein entdeckt hatte, daß die Scheidenbacillen imstande sind, Milchsäure zu bilden, so lag der Gedanke nahe, daß diese ein diastatisches Ferment besitzen, das sie befähigt, Glykogen aufzuspalten.

P. Zweifel (1908) impfte deshalb Scheidenbacillen in Glykogenbouillon. Nach der Bebrütung konnte er eine deutliche Zunahme des Säuretiters feststellen. Er kam deshalb zu dem Schlusse, daß die Scheidenbacillen imstande sind „Gärungsmilchsäure" in geeigneten Nährböden zu bilden, und daß wir wohl berechtigt sind, diese Säure als das Produkt einer Gärung aufzufassen, bei der die Schleimhaut im wesentlichen nur Glykogen zu liefern hat[1].

Auch Gragert (1925) fand, daß die Scheidenbacillen in $1\frac{1}{2}\%$iger Glykogenlackmusbouillon Säure bildeten, und er schloß deshalb: „Dem Bacillus vaginalis D. bzw. seinen Anverwandten und im wechselnden Grade auch dem Vaginalstaphylokokkus ist es nicht nur möglich, Traubenzucker unter Säurebildung zu vergären, sondern auch Glykogen zu Traubenzucker umzuwandeln und dann weiter unter Säurebildung zu vergären."

Gegen die Versuche von P. Zweifel und Gragert und gegen ihre Deutung läßt sich einwenden, daß auch die gewöhnliche, aus Fleisch hergestellte Nährbouillon Traubenzucker enthält. Dieser stammt wohl aus dem Glykogen der Muskeln oder aus seinen Abbauprodukten. Von diesem Zuckergehalt der Bouillon kann man sich leicht überzeugen, wenn man die Bouillon mit Nylanderschem Reagens zum Sieden erhitzt. Wenn Zweifel und Gragert eine vermehrte Säurebildung in der mit Scheidenbacillen beschickten Glykogenbouillon fanden, dann ist dies also noch kein Beweis für den bakteriellen Abbau von Glykogen. Es ist vielmehr sehr wohl möglich, daß die Scheidenbacillen die Säure aus dem in der Bouillon schon vorhandenen Traubenzucker bildeten und daß sie das Glykogen unverändert ließen.

In der Tat konnte Rother auch zeigen, daß die Scheidenbacillen nicht imstande sind, das Glykogen direkt anzugreifen. Dieses muß vielmehr erst durch ein diastatisches Ferment des Scheideninhaltes in Glucose und Maltose abgebaut sein[2]. Dann

---

[1] Döderlein führte die Milchsäure nur auf den Traubenzucker zurück. Über die Muttersubstanz des Traubenzuckers stellte Döderlein keine Untersuchungen an. Dieses Problem trat für ihn auch nicht in den Vordergrund, da er die Frage klären wollte, „ob und in welchem Umfange das Scheidensekret eine Infektionsgefahr für Kreißende bringen kann". Zweifel war aber der Ansicht, daß „in der menschlichen Vagina kein Traubenzucker als Material der Zersetzung in Frage kommen könne".

[2] Auch höhere Säurewerte können auf das Glykogen im Sinne einer Aufschließung wirken (Rother).

erst können die Scheidenbacillen aus der Glykose und Maltose — durch ein glykolytisches Ferment, das sie enthalten — Milchsäure bilden.

Schröder, Hinrichs und Keßler konnten die Beobachtungen Rothers durchaus bestätigen. Auch sie fanden, daß die Scheidenbacillen nicht imstande sind, Glykogen anzugreifen, sondern daß sie nur aus Glykose (Traubenzucker) und Maltose Säure bilden können. Weiter fanden sie, daß (1%ige) Glykogenbouillon (und Stärkebouillon) ein durchaus ungeeignetes Nährmedium für Scheidenbacillen ist, in dem diese fast immer zugrunde gehen [1].

Nach den Untersuchungen von Rother, sowie von Schröder, Hinrichs und Keßler, kann heute wohl kein Zweifel mehr darüber bestehen, daß die Scheidenbacillen kein diastatisches Ferment besitzen, daß sie also nicht imstande sind, das Glykogen direkt anzugreifen. Erst wenn dieses zu Glykose (Traubenzucker) und Maltose abgebaut ist, können die Scheidenbacillen aus diesen Monosacchariden durch ein glykolytisches Ferment Milchsäure bilden.

Die Aufspaltung des Glykogens erfolgt also durch ein Ferment außerhalb der Scheidenbacillen.

Ein derartiges diastatisches Ferment wurde 1923 von Gräfenberg im Scheideninhalt entdeckt.

Das diastatische Ferment der Scheide. Gräfenberg konnte mit der Wohlgemuthschen Methode den Nachweis erbringen, daß in der Scheide stets ein Ferment vorhanden ist, das Stärke abbaut.

Die Wohlgemuthsche Probe wird nach Schröder, Hinrichs und Keßler in der Weise angestellt, daß man eine Reihe von Reagensgläsern mit absteigender Menge Scheidensekret beschickt, mit 1% NaCl alle auf die gleiche Menge des ersten Röhrchens auffüllt, in jedes 2 ccm einer frischen, 1%igen Stärkelösung gibt und in den Brutschrank bringt. Nach 24 Stunden füllt man die Gläser mit destilliertem H_2O auf und fügt zu jedem Röhrchen 1 Tropfen $^1/_{10}$ n/Jodlösung. Die Röhrchen, die noch unverdaute Stärke enthalten, zeigen eine blaue Farbe, die völlig verdauten eine gelbe, die Farbe des Achroodextrins. Der Übergang liegt beim violetten Ton; dies ist das sog. Limes-Röhrchen. Von dem nächst höheren geht man bei der Berechnung aus.

Die Befunde Gräfenbergs wurden von Geller, Polonskij (1925), Schröder, Hinrichs und Keßler bestätigt.

Geller fand bei 28 geschlechtsreifen nichtgraviden Frauen mit der Methode von Wohlgemuth:
  in 21% der Fälle Werte von 6
  „ 43% „ „ „ „ . . . . 1—6
  „ 36% „ „ kein diastatisches Ferment.

Eine gesetzmäßige Abhängigkeit der Diastasewerte von der Menstruation konnte nicht nachgewiesen werden [2].

In der Schwangerschaft war häufig eine prozentuale Verminderung des diastatischen Fermentes vorhanden. Die Zahl der untersuchten Fälle war aber zu gering, um sichere Schlüsse zu ziehen.

---

[1] Nur zuweilen beobachteten Schröder, Hinrichs und Keßler „ein sehr kümmerliches Wachstum und dann handelte es sich immer um Stämme von Scheidenbacillen, die bereits an künstliche Nährböden gewöhnt und so anspruchslos waren, daß sie auch in gewöhnlicher Bouillon (ohne Glykogen) in Kümmerformen und sehr spärlich wuchsen.

[2] Nach Gräfenberg ist die diastatische Kraft des Scheidensekrets periodischen Schwankungen unterworfen. Zur Zeit der Menstruation soll sie am höchsten, im Intervall am geringsten sein. Gräfenberg glaubt, daß die Scheidendiastase von der Eireifung abhängig ist.

Nach Schröder, Hinrichs und Keßler schwankt die diastatische Kraft des Scheidensekrets von 0—300, d. h. man kann mit 1 g Scheideninhalt in 24 Stunden 0 bis 300 ccm 1%iger frischer Stärkelösung verdauen (Abb. 73 u. 74).

Aus den Tabellen geht hervor, daß die Fermentwerte im normalen Scheidensekret am geringsten sind. Nur wenn Schleim zufließt, sei es, daß gleichzeitig eine Portioerosion vorhanden ist oder daß sie fehlt, steigen die Fermentwerte.

Beim Vorhandensein einer Mischflora ist die diastatische Kraft des Scheidensekretes stark erhöht. Sie beträgt etwa 200. Die höchsten Werte (bis weit über 300) werden erreicht, wenn neben der Mischflora gleichzeitig auch eine Schädigung der Scheidenwand vorhanden ist.

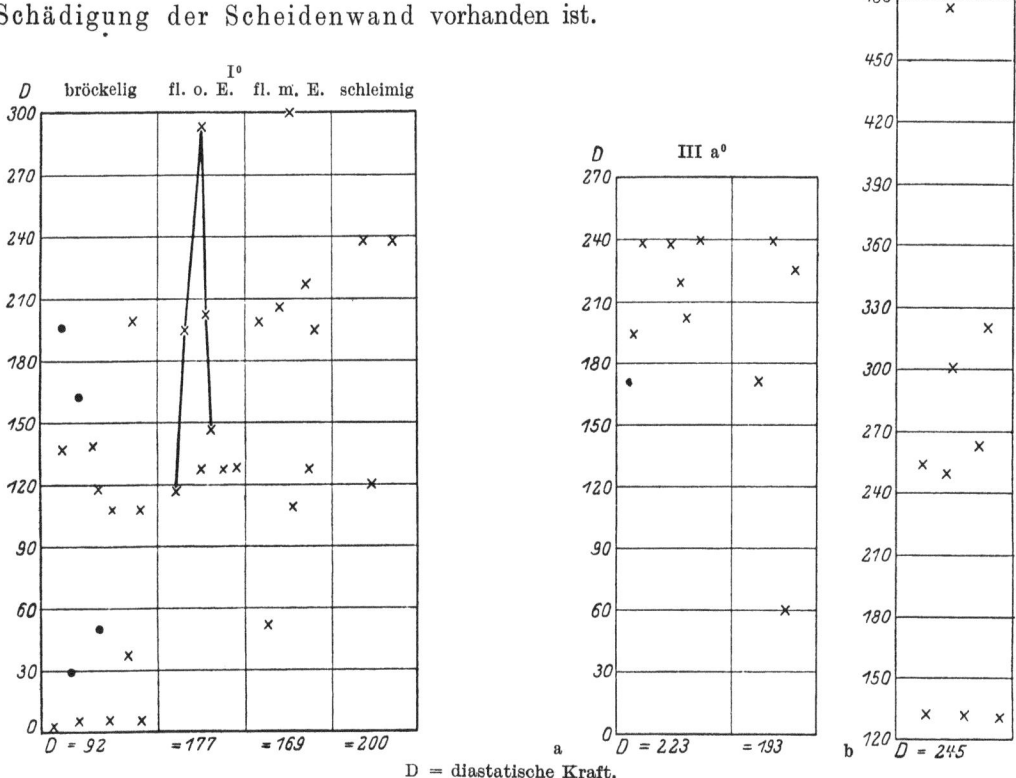

Abb. 73. Fermentwerte.   Abb. 74. Fermentwerte.
(Nach Schröder, Hinrichs und Keßler.)

Die Herkunft des diastatischen Fermentes im Scheideninhalt ist noch nicht ganz klar. Man darf wohl mit Sicherheit annehmen, daß es aus den Scheidenepithelien stammt. Es muß aber noch dahingestellt bleiben, ob das Ferment schon in den Epithelien der Scheidenwand vorhanden ist, oder ob es erst in den abgestoßenen Epithelien beim „Absterbeprozeß" auftritt.

Auch Schröder, Hinrichs und Keßler, die sich am eingehendsten mit dieser Frage beschäftigt haben, drücken sich hier nicht ganz klar aus. Zunächst betonen sie:

„Nicht in der lebendigen Scheidenwand des Neugeborenen oder der erwachsenen Frau, sondern in den abgeschilferten Epithelien, die frei im Scheidenlumen liegen, glauben wir die Anwesenheit der diastatischen Fermente annehmen zu dürfen."

Weiterhin erwähnen sie aber, daß Loeser „an explantierten, lebenden Scheidenwandstückchen"[1]

---

[1] Im Original nicht gesperrt gedruckt.

nach der Warburgschen Methode die glykolytischen Stoffwechselvorgänge untersuchte und daß er lebhafte Milchsäureproduktion fand.

Als „besonders schönen Beweis dafür, daß Glykogen der Scheidenwand durch Fermente der Scheidenwand abgebaut wird", führen sie eine Beobachtung von Schröder (1911) an. Bei einem 15jährigen Mädchen war infolge einer Hymenalatresie „eine tumorartige Erweiterung der Scheide aufgetreten. Aus der Scheide konnten über 2 Liter einer gelblich-milchigen Flüssigkeit, die wie Eiter aussah, entleert werden. Mikroskopisch fanden sich darin lediglich Scheidenepithelien. Die im physiologisch-chemischen Institut Rostock (Geheimrat Kobert) ausgeführte chemische Untersuchung ergab 2,6% Dextrose, die durch Polarisation, Glucosazon und Gärung nachgewiesen werden konnte. Von einer Säure wird im genauen Bericht nichts erwähnt, obgleich das bei Vorhandensein erheblicherer Mengen sicher geschehen wäre. Die Flüssigkeit war bakteriologisch kulturell völlig steril. In der Wand dieser Scheide ließ sich Glykogen in guter Häufung nachweisen. Das diastatische Ferment, das diesen Abbau von Glykogen in Traubenzucker bewerkstelligte, hat wohl kaum einen anderen Ursprung als den in den desquamierten Epithelien selbst, wenn man nicht annehmen will, daß das Ferment aus dem Blute stamme, wofür keine Anhaltspunkte vorhanden sind".

Dyroff[1] nimmt an, daß die Fermente im Scheidensekret in der Hauptsache aus dem Uterus stammen.

β) Verlauf des Glykogenabbaues.

Über die feineren Vorgänge, die sich bei der Aufspaltung des Glykogens abspielen, und über die Zwischenprodukte, die hierbei entstehen, ist heute noch sehr wenig bekannt, da das Glykogen rasch in seinen einfachsten Baustein, in Traubenzucker, zerfällt.

„Von Abbauprodukten sind Dextrin und Maltose mit Sicherheit nachgewiesen. Im übrigen liegen die Verhältnisse genau so, wie bei der Stärke, indem wir vorläufig auch hier bei den höher molekularen Verbindungen (Dextrinen) keine Gewähr für deren Einheitlichkeit haben, ebensowenig, wie wir wissen, ob das Glykogen selbst ein einheitliches chemisches Individuum darstellt. Interessant ist, daß beim stufenweisen Abbau des Glykogens entsprechende Produkte isoliert werden konnten, wie bei der Zerlegung der Stärke, indem auch hier Hexa- und Tetraamylose zur Beobachtung kamen" [Abderhalden [1923, I, S. 63)].

Traubenzucker.

Das Vorkommen von Traubenzucker, oder traubenzuckerähnlichen, reduzierenden Substanzen im Scheideninhalt, ist — soweit wir sehen — zuerst von Schröder, Hinrichs und Keßler erwiesen worden.

Diese fanden, daß der Gehalt des Scheidensekretes an reduzierender Substanz individuell recht verschieden ist.

In der gesunden Scheide schwankten die Werte zwischen 3—15 mg Traubenzucker pro 1 g Scheideninhalt. Ein Unterschied zwischen Nichtgraviden und Graviden war dabei nicht festzustellen.

Im Durchschnitt fanden sich in 1 g Scheideninhalt 6,65 mg Traubenzucker.

Vergleichende Untersuchungen des Scheideninhalts auf Traubenzucker bei verschiedenen Reinheitsgraden ergaben, daß sich im normalen Scheideninhalt meist sehr hohe Zuckerwerte fanden (durchschnittlich 6,65 mg pro 1 g Scheideninhalt).

Die geringsten Zuckermengen (durchschnittlich 3,3 mg in 1 g Scheideninhalt fanden sich bei Mischflora mit Schädigung der Scheidenwand. Die Werte bei Mischflora ohne Schädigung der Scheidenwand halten sich ungefähr in der Mitte.

Allerdings lassen die Einzelwerte auch in den gleichen Gruppen eine ziemlich erhebliche Streuung erkennen.

---

[1] Dyroff: Arch. f. Gynäkol. Bd. 125, S. 454.

Kohlenhydratstoffwechsel.

An einer anderen Stelle gab Schröder[1] folgende kurze, übersichtliche Zusammenfassung seiner Resultate:

Die Menge der reduzierenden Substanz — berechnet auf Traubenzucker — beträgt im Scheideninhalt bei

Flora I⁰ . . . . 4—10 mg
Flora IIIa . . . . 4— 8 mg
Flora IIIb . . . . um 2 mg herum.

Selbst bei der gleichen Frau können aber erhebliche Schwankungen in dem Traubenzuckergehalt des Scheidensekretes gefunden werden, wenn man an verschiedenen Tagen untersucht.

Diese Tatsache erklärt sich wohl daraus, „daß der Traubenzucker im Scheideninhalt ja lediglich eine Entwicklungsstufe eines im Ablauf begriffenen komplizierten Prozesses darstellt" (Schröder).

Aus dem Traubenzucker des Scheidensekretes entsteht nach dem gegenwärtigen Stande unseres Wissens die Milchsäure.

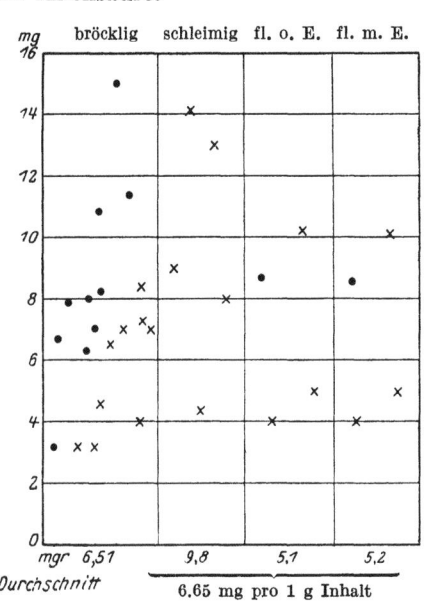

Abb. 75. Traubenzucker im Scheideninhalt I⁰.

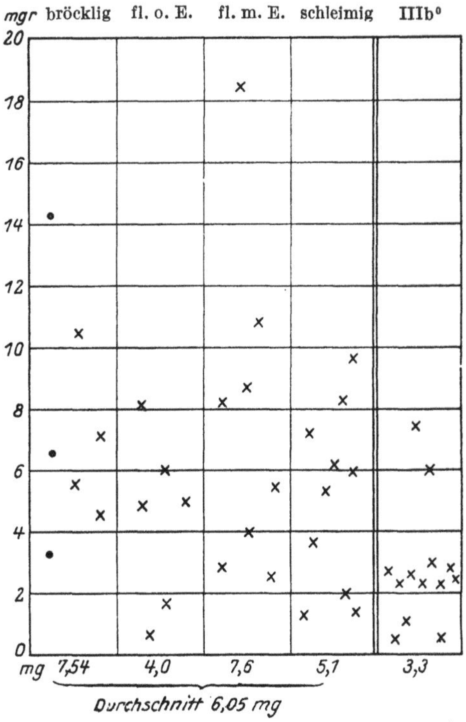

Abb. 76. Traubenzucker im Scheideninhalt.

(Nach Schröder, Hinrichs und Keßler.)

Den Übergang des Traubenzuckers in Milchsäure kann man sich nach Abderhalden (1923, I, S. 133) in folgender Weise vorstellen:

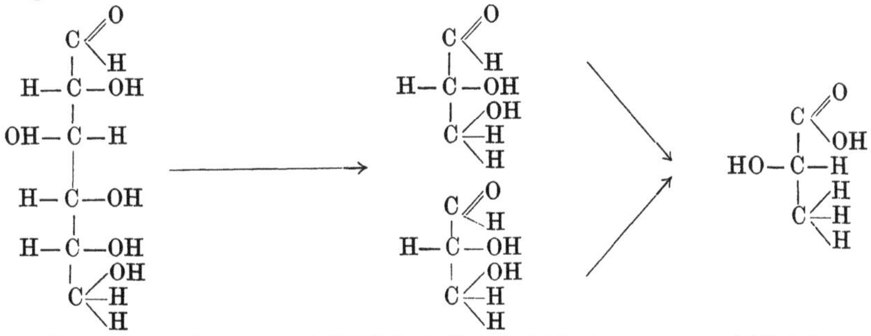

d-Glucose (Traubenzucker)   2 Moleküle d-Glycerinaldehyd   d-Milchsäure

[1] Schröder: Arch. f. Gynäkol. Bd. 125. S. 405.

Es muß freilich dahingestellt bleiben, ob sich der Übergang von Traubenzucker in Milchsäure in dieser Weise abspielt. Jedenfalls sind noch zahlreiche andere Möglichkeiten des Abbaues und der Abbaustufen denkbar (Abderhalden, l. c.).

Über die Ursache der Zerlegung des Traubenzuckers in Milchsäure ist heute noch wenig bekannt.

Voraussetzung für sie ist nach dem gegenwärtigen Stand unseres Wissens das Vorhandensein eines glykolytischen Fermentes.

Dieses ist in der Tat von Loeser mit der Warburgschen Methode in lebenden Scheidenwandstückchen nachgewiesen worden. Da aber auch die Scheidenbacillen und andere in der Scheide vorhandene Keime aus Traubenzucker Milchsäure bilden können, so muß man wohl auch ihnen ein glykolytisches Ferment zuschreiben.

R. Schröder[1] hat auch die verschiedenen für den Kohlenhydratstoffwechsel in der Scheide in Betracht kommenden Faktoren „beim gleichen Fall und beim gleichen Sekret" in Beziehung zueinander gebracht (vgl. die folgende Tabelle).

Flora	I°	IIIa	IIIb
Wandglykogen pro 1 cm² ...	1,0—2,5 mg u. höher	1,5—2,5 mg	0,2—0,5 mg
Inhaltsglykogen pro 1 g Sekret .	20—40 mg und mehr	5—20 mg	2—3 mg
Diastatisches Ferment	40—80	180—240	240—360
Traubenzucker	4—10 mg	4—8 mg	2 mg

Aus dieser Tabelle geht hervor, daß bei Flora I° und IIIa ein durchschnittlicher Zuckernährboden von 2—4% in der Scheide zur Verfügung steht und daß er auch durch eine genügende Glykogenmenge in der Scheidenwand bei mittleren Fermentmengen immer wieder ersetzt wird.

Bei Flora IIIb (eitriges Sekret bei Kolpitis) findet man nur einen $^1/_2$—1%igen Traubenzuckernährboden mit völlig ungenügendem Angebot von Glykogen in der Scheidenwand, aber gleichzeitig hohe diastatische Werte, die das Traubenzuckerangebot noch ungenügender machen.

2. Eiweißstoffwechsel.

Wenn man von dem Eiweißgehalt des Scheideninhaltes spricht, muß man theoretisch den Eiweißgehalt der morphologischen Bestandteile des Scheidensekretes (Epithelien, Bakterien, Leukocyten) trennen von dem Eiweißgehalt der Scheidenflüssigkeit.

Da es heute aber noch nicht möglich ist, die Scheidenflüssigkeit allein zur Untersuchung zu gewinnen, so ist in allen Angaben über den Eiweißgehalt auch das Eiweiß der morphologischen Elemente mit enthalten.

Die ersten Angaben über den Eiweißgehalt des Scheidensekretes stammen, soweit wir sehen, von Schröder, Hinrichs und Keßler.

Diese suchten zunächst das Eiweiß des Scheidensekrets refraktometrisch zu erfassen. Diese Bestimmungen gelangen aber nur in einzelnen Fällen bei klarem, glasigem Cervixschleim und bei stark schleimigem Scheideninhalt. Bei dem weißkäsigen Inhalt bildeten die Trübungen des Mediums eine unüberwindliche Schwierigkeit.

---

[1] Schröder, R.: Arch. f. Gynäkol. Bd. 125, S. 405.

Eine Ausschaltung der Trübung durch Verdünnen des Scheideninhalts (auf das 10fache) führte nicht zum Ziele, da man dann weit unter die Grenze der brauchbaren Werte auf der Reißschen Eiweißprozenttabelle für das Pulfrichsche Eintauchrefraktometer gelangte. Es wurden deshalb Voruntersuchungen mit besonders hergestellten Eiweißvergleichslösungen ausgeführt, aber auch damit konnten nur Annäherungswerte erzielt werden. Die refraktometrischen Eiweißwerte lagen, soweit sie überhaupt bestimmbar waren, um und unter $1/2\%$. „Zu berücksichtigen ist, daß damit nur die hochmolekularen Eiweißkörper erfaßt sind; niedrigere Abbaustufen des Eiweißes sind nicht darin enthalten."

Schröder, Hinrichs und Keßler gingen dann so vor, daß sie mit der Kjeldahlschen Mikromethode von Bang den Gesamtstickstoff und den Reststickstoff[1] in abgewogenen Mengen Scheidensekret bestimmten.

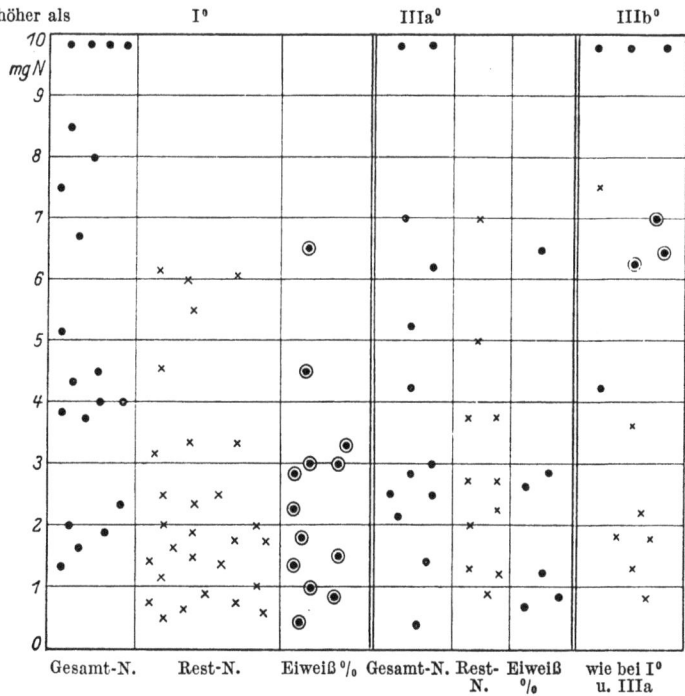

Abb. 77. Eiweißbestimmung im Scheideninhalt.
(Nach Schröder, Hinrichs und Keßler.)

Die Bestimmung des Gesamtstickstoffs geschieht dabei in der Weise, daß man mit einem Löschpapierblättchen Scheidensekret entnimmt und dieses sofort in einen Kjeldahlkolben bringt. Durch Zufügen von Schwefelsäure und Kupfersulfat (als Katalysator) wird der Stickstoff in Ammoniak verwandelt. Dieses verbindet sich mit der Schwefelsäure zu Ammoniumsulfat. Zusatz von Alkali setzt das Ammoniak wieder in Freiheit. Dieses wird dann mit Wasserdämpfen in n/100 Schwefelsäure überdestilliert. Dadurch wird ein Teil der Säure neutralisiert. Durch Titration mit n/100 Natronlauge läßt sich feststellen, wieviel Säure durch Ammoniak neutralisiert wurde. Multipliziert man diese Zahl mit 0,14, so erhält man in Milligramm den Stickstoffgehalt der untersuchten Sekretmenge.

Zur Bestimmung des Reststickstoffes wird das Eiweiß mit Phosphormolybdänsäure ausgefällt. Das Filtrat wird in der gleichen Weise weiterverarbeitet wie bei der Bestimmung des Gesamtstickstoffes.

Die Differenz zwischen dem Gesamtstickstoff und dem Reststickstoff gibt den Eiweißstickstoff. Da nun 1 g N = 6,25 g Eiweiß entspricht, so ergibt das Produkt aus dem Werte des Eiweißstickstoffes mit 6,25 den Eiweißgehalt.

Der Eiweißgehalt des Scheidensekretes schwankt innerhalb weiter Grenzen.

---

[1] Als „Reststickstoff" bezeichnet man die Stickstoffmenge, die nach Ausfällen des Eiweißes noch vorhanden ist.

Zwischen den Werten im normalen und im pathologischen Scheidensekret ist dabei kein erheblicher Unterschied zu erkennen (Abb. 77).

„Wollte man aus den Eiweißprozenten einen ungefähren Durchschnitt ablesen, so müßte er" in „den Fällen mit Bacillenflora und mit Mischflora ohne Scheidenwandschädigung" „um etwa 2—2,5% liegen. Für die Fälle der Mischflora mit Scheidenwandentzündung läßt sich ein höherer Eiweißprozentgehalt errechnen, er liegt fast bei 6%". Die Zahl der untersuchten Fälle ist aber zu gering, um ein endgültiges Urteil zu gestatten (Schröder, Hinrichs und Keßler).

Die Hauptquellen des Eiweißgehaltes sehen Schröder, Hinrichs und Keßler in den Epithelien und in den zahlreichen Bakterien des Scheideninhaltes. „Eine wesentliche Erhöhung durch den Cervixinhalt kann" nach der Ansicht von Schröder, Hinrichs und Keßler „kaum anzunehmen sein, da ja auch der Eiweißgehalt des Cervixinhaltes sich um etwa 1% nur hält"[1]. Den hohen Eiweißgehalt bei Mischflora mit Scheidenwandschädigung führten Schröder, Hinrichs und Keßler auf den Eitergehalt zurück.

Schröder, Hinrichs und Keßler sind der Frage nach dem Eiweißgehalt des Scheidensekrets vor allem deshalb näher getreten, weil möglicherweise auch aus dem Eiweiß (über Glucosamin) Milchsäure entstehen kann (s. S. 138).

Auf Grund ihrer Untersuchungen kamen sie aber zu dem Schlusse, „daß durch die Berechnung der Eiweißprozentzahl auf Grund der Bestimmung des Gesamtstickstoffes und des Rest-N keinerlei Anhaltspunkt für einen etwaigen Ursprung der Milchsäure gewonnen ist".

Mit den einzelnen Fraktionen des Eiweißstickstoffes und Reststickstoffes haben Schröder, Hinrichs und Keßler sich nicht näher beschäftigt.

Wir haben deshalb an der hiesigen Klinik derartige Untersuchungen angestellt.

Da aber die Menge des normalen Scheidensekretes zu klein für Eiweißanalysen ist, so mußten die Untersuchungen auf die Fälle beschränkt werden, in denen Fluor bestand.

Es ist nun aber nicht sicher, ob die dabei erhobenen Befunde sich auch auf den normalen Scheideninhalt übertragen lassen, infolgedessen sollen sie erst beim Fluor erwähnt werden (s. S. 206).

Eiweißspaltende Fermente.

Gräfenberg konnte in der Scheide ein tryptisches Ferment nachweisen. Allerdings fand sich dieses „weniger konstant" als das diastatische Ferment. Eine „bestimmte Abhängigkeit vom Leukocytengehalt" des Scheidensekretes ließ sich nicht nachweisen.

3. Fettstoffwechsel.

Fett oder fettähnliche Körper sind in der Scheide anscheinend noch nicht festgestellt worden.

Auch fettspaltende (lipolytische) Fermente konnten in der Scheide bisher nicht nachgewiesen werden.

4. Mineralstoffwechsel.

Über den Mineralstoffwechsel im normalen Scheideninhalt ist heute noch nichts bekannt.

---

[1] Nach Kaboth (Arch. f. Gynäkol. Bd. 125, S. 420) hat das Cervixsekret (refraktometrisch gemessen) einen Eiweißgehalt von 1—5%, die von Portioerosionen gewonnene, stets klare und dünne Flüssigkeit enthält 0,5—1% Eiweiß.

Beim Fluor vaginalis bestimmte Jäger den Calciumgehalt, wir selbst machten Untersuchungen über den Chlorgehalt (S. 214).

5. Fermente.

Das Vorkommen eines diastatischen Fermentes in der Scheide wurde bereits erwähnt (S. 142). Gräfenberg konnte auch ein tryptisches Ferment in der Scheide nachweisen (S. 148).

Nach Polonskij findet sich im Scheidensekret auch konstant Katalase.

Diese wird in der Weise bestimmt, daß man zu dem um das 20fache verdünnten Scheidensekret 1 ccm H_2O hinzufügt und dann mit $n/10$ $KMnO_4$ titriert.

Die Katalase ist wenig aktiv bei R^0 I, dagegen besitzt sie hohe Aktivität bei den niedrigen Reinheitsgraden. Sie ist offenbar ein Produkt der Lebenstätigkeit von Mikroorganismen.

Zweiter Abschnitt.

Pathologie der Scheide.

A. Pathologie des Scheideninhalts. Fluor.

I. Begriffsbestimmung des Fluor genitalis.

Der Ausfluß (Fluor, von fluo, ich fließe) ist eine allen Ärzten so bekannte Erscheinung, daß seine Definition selbst in den Lehrbüchern der Gynäkologie für unnötig gehalten wird. Versucht man aber näher zu bestimmen, was man eigentlich unter Fluor versteht, dann wird man sich erst der großen Schwierigkeit einer erschöpfenden Definition bewußt.

Menge (1925, S. 251) bezeichnet als Fluor (Ausfluß) die „pathologische Erscheinung", daß „die distal vom Vestibulum liegenden äußeren Schamteile oder sogar ihre nähere und weitere Umgebung durch aus den Geschlechtsgängen herausfließendes, vermehrtes „Sekret", oder auch durch Ausfluß aus der Harnröhre oder aus den Vorhofdrüsen, oder durch ungehörige Flüssigkeitsausscheidung aus der Vorhofdecke oder aus der Haut der eigentlichen Vulva selbst beständig feucht" werden, oder daß „die vermehrte Ausscheidung bei ihrer Verdunstung krustige Reste an den äußeren Schamteilen" hinterläßt.

Diese Definition Menges ist sachlich die beste und erschöpfendste Erklärung des Fluorbegriffes, die wir kennen. Sucht man sie sprachlich etwas zu vereinfachen, dann kann man vielleicht sagen:

Als **Ausfluß (Fluor)** bezeichnet man eine nach Art und Menge[1] pathologische Flüssigkeitsausscheidung aus den Geschlechtsgängen, der Harnröhre, den Vorhofsdrüsen, der Vorhofsdecke oder der Haut des Vorhofs, derart, daß

---

[1] An und für sich würde für den Fluorbegriff schon die Ausscheidung einer pathologischen Menge von Flüssigkeit genügen.

die äußeren Genitalien distal vom Vorhof beständig feucht sind [1] oder daß sie die Spuren dieser Feuchtigkeit zeigen.

Durch die Feststellung, daß der Ausfluß eine nach Art und Menge pathologische Flüssigkeitsausscheidung ist, wird er abgegrenzt von den verschiedenen Arten der physiologischen Flüssigkeitsausscheidung.

Hierher gehört die unvermeidliche Benetzung der Vulva durch Urin, Menstrualblut, durch das Sekret der Vorhofdrüsen bei der geschlechtlichen Erregung. In allen diesen Fällen handelt es sich nicht um eine pathologische Erscheinung, sondern um eine „physiologische Anfeuchtung der äußeren Schamteile funktioneller und vorübergehender Natur" (Menge).

Ein weiteres wichtiges Kriterium des Ausflusses besteht darin, daß die äußeren Genitalien „distal vom Vestibulum" (Menge) beständig feucht sind. Normalerweise verdunstet die Flüssigkeit, die aus den Geschlechtsgängen, der Harnröhre, den Vorhofdrüsen, der Vorhofdecke stammt [2], an der Grenze zwischen der capillaren Flüssigkeitsschicht in der Vulva und der äußeren Luft. In der Bestimmung, daß Fluor eine vermehrte Flüssigkeitsausscheidung ist, ist zwar schon enthalten, daß die Flüssigkeit über die normale Verdunstungsgrenze hinausgelangen muß. Gleichwohl ist der Hinweis, daß die äußeren Genitalien distal vom Vestibulum feucht sein müssen, von Bedeutung. Einmal gibt es Fälle, in denen über Fluor geklagt wird, in denen aber die „distal vom Vestibulum liegenden äußeren Schamteile" nicht von vermehrter Feuchtigkeit benetzt sind (Fluorgefühl ohne Fluor), umgekehrt gibt es Fälle, in denen die distal vom Vestibulum liegenden äußeren Schamteile von vermehrter Flüssigkeit benetzt sind, ohne daß über Fluor geklagt wird (mangelhaftes Fluorempfinden). In beiden Fällen ist das Vorhandensein oder Fehlen einer ständigen Befeuchtung der äußeren Genitalien das objektive Kriterium dafür, ob Fluor besteht oder nicht.

Ebenso wichtig wie der Nachweis der Flüssigkeit selbst sind aber auch die „krustigen Reste" (Menge), die nach Verdunsten der Flüssigkeit an den äußeren Schamteilen zurückgeblieben sind. Auch diese gestatten, z. B. bei mangelhaftem Fluorempfinden, die Diagnose „Ausfluß".

Der Hinweis endlich auf die verschiedenen Quellgebiete des Fluors ist deshalb von Bedeutung, weil er eine zu enge und einseitige Fassung des Fluorbegriffes verhindert.

Schon aus der Begriffsbestimmung des „Fluor genitalis" geht also hervor, daß dieser „nichts Einheitliches" ist [Menge (1925, S. 252)]. „Fluor ist zunächst nichts weiter als ein Symptom" (v. Jaschke 1925, S. 224).

Ganz allgemein kann man die symptomatische Bedeutung des Fluor genitalis dahin zusammenfassen, daß er stets das Zeichen einer anatomischen oder funktionellen Undichtigkeit in der Wand des Genitalkanals ist [3].

Die auslösende Ursache für die mangelhafte Abdichtung braucht aber durchaus nicht immer im Genitale selbst zu liegen; sie kann sich auch von irgendeiner anderen Stelle des Körpers her am Genitale auswirken.

Man könnte einwenden, daß auch in diesen Fällen die „Ursache" des Ausflusses letzten Endes im Genitale selbst zu suchen ist, da eben kein Ausfluß vorhanden wäre, wenn das Genitale normal wäre. Da hier aber für unser diagnostisches und therapeutisches Handeln der Faktor am wichtigsten ist, der von

---

[1] Die ständige Befeuchtung der äußeren Genitalien erscheint schon in der Fluordefinition des Soranus von Ephesus: Sorani Ephesii liber de muliebribus affectionibus. Recensuit F. Z. Ermerins. Traiecti ad Rhenum 1869 Kap. L. Περὶ ῥοῦ γυναικείου: ‚Ἡμεῖς δὲ κατὰ κοινὸν σημειωσόμεθα τὸν ῥοῦν ἐκ τοῦ συνεχῶς καθυγραίνεσθαι τοὺς τόπους διαφόροις κατὰ χρόαν ὑγροῖς."

[2] Ausgenommen sind hier natürlich der Urin, das Menstrualblut und das Vorhofssekret bei geschlechtlicher Erregung. Diese sind physiologischer Ausfluß.

[3] Schröder, Hinrichs und Keßler führen die normale Flüssigkeit der Scheide und den vaginalen Fluor ohne Scheidenwandschädigung auf Autolyse der Scheidenepithelien zurück. Der Fluor vaginalis ohne Scheidenwandschädigung ist nach Schröder also eine gesteigerte Flüssigkeitsbildung in der Scheide. Nach Ansicht der meisten übrigen Autoren, denen auch wir uns anschließen, handelt es sich aber auch in diesen Fällen um eine gesteigerte Flüssigkeitsausscheidung aus der Scheidenwand.

außen her auf das Genitale wirkt, so muß im naturwissenschaftlichen Sinne und nach dem allgemeinen Sprachgebrauch dieser als „Ursache" bezeichnet werden[1].

Eine erschöpfende ätiologische Analyse des Fluorsymptoms darf also nicht an seinen Quellen Halt machen. Leider sind aber die extragenitalen Fluorursachen vielfach noch in tiefes Dunkel gehüllt.

Selbst die Fluorquelle ist durchaus nicht immer leicht festzustellen. Ehe man das Quellgebiet der Flüssigkeit aber nicht kennt, läßt sich auch nicht entscheiden, warum es undicht geworden ist. Bei jedem Fluor genitalis muß also erst die Frage nach seiner Quelle, also nach seiner Herkunft gelöst sein, ehe man an seine ätiologische Differenzierung gehen kann [2].

Als Quellgebiete des Fluor genitalis kommen in Betracht:
a) die Tuben,
b) der Uterus und zwar
   1. das Corpus uteri, 2. die Cervix uteri;
c) die Scheide,
d) der Vorhof und die in ihn mündenden Organe,
   1. die Vorhofdecke, 2. die Vorhofdrüsen, 3. die Harnröhre, 4. die Haut des Vorhofs.

Man unterscheidet deshalb folgende Formen des Fluor genitalis:
a) Tubarer Fluor,
b) Uteriner Fluor,
   1. korporealer Fluor, 2. cervicaler Fluor,
c) Vaginaler Fluor,
d) Vulvarer Fluor.

Es könnte scheinen, als ob von diesen verschiedenen Fluorformen nur der vaginale Fluor zu den „Erkrankungen der Scheide" zu zählen wäre. Schon die einfache Tatsache, daß Ausfluß nur ein Symptom ist, würde diese Beschränkung aber nicht gestatten. Außerdem können weitaus die meisten Arten des Ausflusses den Eindruck eines vaginalen Fluors machen. Infolgedessen ist eine genaue Kenntnis dieser Fluorarten unerläßlich.

II. Die verschiedenen Arten des Fluor.
a) Tubarer Fluor.

Das Lumen der Tube bildet einen in seiner Form und Ausdehnung wechselnden capillaren Spalt. Dieser ist erfüllt von einer klaren, wäßrigen, etwas fadenziehenden, alkalischen (Bandl[3], Hennig[4]) Flüssigkeit.

Die Flüssigkeit stammt zum Teil aus der gefäßreichen Tubenwand, zum Teil wohl aber auch aus der Bauchhöhle. Die quantitative Beteiligung dieser beiden Quellgebiete an der Menge des Tubeninhalts ist heute noch unbekannt.

Die physiologische Aufgabe des Tubeninhalts besteht darin,
1. die Vereinigung von Ei und Samen,

---

[1] Über den Ursachenbegriff s. S. 252.

[2] Der umgekehrte Weg kann zu folgenschweren therapeutischen Irrtümern führen. Freilich bewahrt auch die Kenntnis der Fluorquelle nicht vor therapeutischen Mißgriffen, wenn die Fluorursache nicht beachtet wird.

[3] Bandl: Die Krankheiten der Tuben. Stuttgart 1886.

[4] Hennig: Die Krankheiten der Eileiter.

2. die Wanderung des befruchteten Eies in den Uterus zu ermöglichen. Die Tubenflüssigkeit muß also gewisse Eigenschaften besitzen, um das adäquate Transportmittel für die Keimzellen zu bilden.

Über den Stoffwechsel der Keimzellen und des befruchteten menschlichen Eies in der Tube ist heute noch nichts bekannt. Es muß also dahingestellt bleiben, inwieweit ein Stoffaustausch zwischen dem Ei und der umgebenden Tubenflüssigkeit stattfindet. Da aber das lebende Ei atmen muß, darf man wohl als sicher annehmen, daß ein Gasaustausch zwischen dem Ei und seiner Umgebung vor sich geht.

Über die chemische Zusammensetzung und über die physikalischen Eigenschaften des Tubeninhalts ist heute noch so gut wie nichts bekannt. Man weiß nur, daß das Tubenepithel teils aus flimmernden, teils aus sezernierenden Zellen besteht (Schaffer). Wir selbst hatten bei unseren histologischen Untersuchungen den Eindruck, als ob Protoplasmateile wie bei einer apokrinen Drüse in den Inhalt übertreten würden. Außerdem konnten wir histochemisch — durch die Bestsche Färbung — Glykogen frei im Tubenlumen nachweisen.

Etwas besser sind wir über die chemische Zusammensetzung der Hydrosalpinxflüssigkeit orientiert (s. S. 156). Der Bau der Hydrosalpinxwand weicht aber so weit von den normalen Verhältnissen ab, daß man von der Flüssigkeit in diesen Tuben keine Schlüsse auf den normalen Tubeninhalt ziehen kann.

Die Menge des normalen Tubeninhaltes ist noch nicht bekannt. Eine ungefähre Vorstellung von dem Fassungsvermögen der Tube könnte man dadurch gewinnen, daß man eine Tube in einer Weise fixiert, die möglichst wenig zur Schrumpfung des Organs führt, dann das ganze Organ vom Ostium uterinum bis zum Ostium abdominale in eine lückenlose Serie schneidet, das Lumen jedes einzelnen Schnittes planimetrisch ausmißt und die Schnittdicke berücksichtigt.

Dabei käme man allerdings nicht über einen gewissen Annäherungswert hinaus, weil man dabei nur den Volumeninhalt der Tube bei dem Kontraktionszustand oder Erschlaffungszustand des Organs untersuchen würde, der sich unter der Einwirkung der Operation und der Fixierungsflüssigkeit herausgebildet hat.

Jedenfalls ist die Menge der Flüssigkeit in beiden Tuben aber nicht so groß, daß sie normalerweise einen nachweisbaren Einfluß auf die Menge des Scheideninhalts gewinnt.

Kommt es unter pathologischen Bedingungen zu einer abnormen Vermehrung des Tubeninhalts, dann kann dieser aus der Scheide unter den Erscheinungen des Fluor entleert werden (tubarer Fluor).

Voraussetzung ist dabei natürlich, daß das Tubenlumen mit dem Uterus und durch diesen hindurch mit der Scheide in offener Verbindung steht.

Diese Kommunikation kann dauernd vorhanden sein. Es ist aber auch möglich, daß gewisse Momente — entzündliche Schleimhautschwellung, Schleimhautfalten, Abknickungen der Tube — einen Ventilverschluß bewirken, und daß dieser nur unter besonderen Umständen, z. B. bei einem gewissen Druck der angesammelten Flüssigkeit, gesprengt wird.

Der pathologisch vermehrte Tubeninhalt kann also dauernd oder nur zeitweise abfließen und man kann darnach unterscheiden

1. einen **kontinuierlichen** tubaren Fluor,
2. einen **diskontinuierlichen** tubaren Fluor.

1. Kontinuierlicher tubarer Fluor.

Kontinuierlicher Ausfluß des Tubeninhalts ist bei entzündlichen Erkrankungen und ihren Folgezuständen vielleicht häufiger, als man bisher angenommen hat (Thies [1]).

Thies hat zwei Fälle beobachtet, in denen sich im Anschluß an einen akuten appendizitischen Prozeß reichlich Eiter aus den Tuben durch den Uterus entleerte. Auch die Angabe von Reymond, daß er in 94 Fällen von Salpingitis das uterine Ende der Tube nur zweimal verschlossen fand, scheint für die Möglichkeit eines tubaren Fluors bei entzündlichen Erkrankungen der Eileiter zu sprechen. Freilich dürfte es im einzelnen Falle sehr schwierig sein, die Herkunft des Ausflusses aus der Tube mit Sicherheit zu erkennen.

---

[1] Thies: Arch. f. Gynäkol. Bd. 125, S. 449.

Über ein kontinuierliches Abfließen der Hydrosalpinxflüssigkeit ist unseres Wissens heute noch nichts bekannt. Diese Tatsache ist um so auffallender, als eine Obliteration des uterinen Tubenendes auch bei Hydrosalpingen verhältnismäßig selten zu sein scheint.

Jägerroos[1] fand bei 100 Hydrosalpingen nur in zwei Fällen das Lumen „gänzlich aufgehoben, das eine Mal zugeschwollen aber mit erhaltenem Epithel, das andere Mal vollkommen zusammengewachsen".

Man muß demnach wohl annehmen, daß der Abschluß des Tubenlumens vom Uterus durch Knickungen des Tubenrohres, Schleimhautfalten u. a. m. bewirkt wird. Diese stellen, wie der Hydrops tubae profluens lehrt (siehe dort), vielfach kein unüberwindliches Hindernis dar. Auch durch Druck von außen gelingt es zuweilen, das Hindernis zu überwinden (Ziegenspeck[2]).

Es scheint demnach nicht unmöglich, daß ein derartiger Verschluß auch einmal undicht sein und Flüssigkeit kontinuierlich aus der Hydrosalpinx nach dem Uterus hin übertreten lassen kann. Um größere Mengen von Flüssigkeit kann es sich dabei aber wohl kaum handeln, da man sonst bei Operationen leere oder schlaffe Hydrosalpinxsäcke finden müßte.

Etwas besser sind wir über den kontinuierlichen tubaren Fluor beim primären Tubencarcinom unterrichtet. Unter insgesamt 149 verwertbaren Fällen von primärem Tubencarcinom fanden wir 70 mal (= 46,9%) die Angabe, daß Ausfluß aus der Scheide bestand. Soweit sich aus der Krankengeschichten entnehmen läßt, handelte es sich dabei 61 mal um kontinuierlichen und 9 mal um diskontinuierlichen Ausfluß.

Das Aussehen des Ausflusses beim primären Tubencarcinom wird verschieden geschildert: serös (Michnoff, Lewitzky, Fall 1, Klemp, Fall 3); wäßrig (Zweifel, Fall 1, Fabricius, Jacobson, Fabricius, Roberts, Fall 2, v. Franqué, Fall 1, Cullingworth, Danel, Saretzky, Gennel, Leopold, Meyer, Thaler, 1916); weiß (Hofbauer, Danel, Mériel), eitrig (A. Doran, v. Rosthorn, Hannécart), weißlich (Montgomery, Moench); gelblich (Eberth und Kaltenbach, Fischel, Andrews, Orthmann, 1906, Dandelski, Vignard, Ruge II, Fall 4); gelblich-wäßrig [Thaler (1920, Fall 2)]; blutig [Wynter, Boursier und Venot, Hannécart, Hurdon, Cullen, Legg, Salin, Spencer (1910, Fall 1), Lewitzky, Fall 2]; blutig-serös (Fearne, Drutmann); zitronengelb (Routier); blutig-wäßrig und blutig (Sänger und Barth); blutig-wäßrig (Roberts, Graefe, Zangemeister, Fall 2, Keitler); wäßrig-gelblich (Brennecke); zeitweise blutig (Le Count, Kehrer); teils blutig, teils wäßrig (v. Franqué, Fall 3; Peham, Fall 3), teerfarbig (Rollin); zeitweise gelblich (Scharlieb); bräunlich (Benthin); fleischwasserähnlich (Boxer, Fall 1, Rossinsky); farblos (Caraven und Lérat); wäßrig, gelegentlich bräunlich (Norris); anfangs weiß, später bräunlich (Wiesinger); gelblich, gelegentlich blutig (Tate, Fall 1); bernsteingelb (Latzko, Bretschneider[3]).

---

[1] Jägerroos: Arch. f. Gynäkol. Bd. 114, S. 342.

[2] Ziegenspeck (Anleitung zur Massage 1895, zit. nach A. Martin S. 159) berichtete über 14 eigene und 19 Beobachtungen seiner Schüler, in denen es gelungen ist, das Ausfließen des Tubeninhaltes nach dem Uterus zu bewirken.

[3] Latzko (Zentralbl. f. Gynäkol. 1916, S. 599) wurde durch den bernsteingelben Ausfluß in seinem Falle „an eine analoge Beobachtung, die lange Zeit zurückliegt" erinnert.

Bei der großen Häufigkeit und weiten Verbreitung des Scheidenfluor erscheint es auf den ersten Blick sehr schwierig, den Ausfluß in diesen Fällen auf das primäre Tubencarcinom zurückzuführen. Eine genauere Analyse der verschiedenen Beobachtungen gestattet zuweilen aber doch — in der Regel allerdings erst retrospektiv — nähere Beziehungen zwischen dem Ausfluß und der Neubildung in der Tube nachzuweisen.

Zuweilen setzte der Ausfluß gleichzeitig mit anderen Symptomen des Tubencarcinoms — Blutungen, Schmerzen, Geschwulstbildung — ein, oder diese Symptome gingen seinem Auftreten sogar einige Zeit voraus.

Unter den schon erwähnten 40 verwertbaren Fällen von Ausfluß bei primärem Tubencarcinom stellte sich 29 mal der Ausfluß etwa gleichzeitig mit anderen Krankheitszeichen ein, 11 mal gingen Symptome dem Ausfluß voraus.

In anderen Fällen findet sich die Angabe, daß der bis dahin wäßrige oder gelbe Fluor plötzlich Blutbeimengungen zeigte [Hannécart, Wiesinger, Latzko, Thaler (1922)].

Albrecht[1] beobachtete als prämonitorisches Symptom des Tubencarcinoms in drei Fällen profusen, dünnflüssigen, stark eiweißhaltigen Fluor mit gelegentlicher leichter Beimischung von Blut. Dieser reichte teilweise bis zu zwei Jahren vor der Entdeckung des Carcinoms zurück.

In wieder anderen Fällen war der Ausfluß von Anfang an blutig (siehe primäres Tubencarcinom).

2. Diskontinuierlicher tubarer Fluor.

Das diskontinuierliche, schubweise Abfließen von Tubeninhalt in größeren oder kleineren Zwischenräumen wird als Hydrops tubae profluens bezeichnet.

E. Blasius (Commentatio de hydrope ovariorum profluente, Halae 1834), der diesen eigenartigen und eindrucksvollen, zeitweisen, plötzlichen Flüssigkeitserguß aus der Scheide zuerst näher beschrieb, bezeichnete ihn als „Hydrops ovariorum profluens"[2].

„Hydrops ovarii profluens illa mihi audit hujus hydropis species, in qua liquores, qui in corrupti organi cavitate continentur, per tubam Fallopianam in uterum transeunt atque ex hoc per vaginam foras profluunt."

Schon R. Froriep[3] (1836) wies aber darauf hin, daß es sich in diesen Fällen meist um eine Flüssigkeitsansammlung (Hydrops) in einer oder in beiden Tuben handelt. Froriep unterschied zwei verschiedene Formen des Hydrops tubarum: bei der einen besteht eine Kommunikation zwischen der Tube und dem Uterus, so daß Flüssigkeit aus der Tube abfließen oder durch Druck entleert werden kann (Hydrops tubae apertae), bei der anderen ist die Kommunikation der Tube mit dem Uterus vollkommen aufgehoben (Hydrops tubae occlusae).

Die Entstehung des Hydrops tubae profluens ist so zu erklären, daß im uterinen Teil der Tube irgendwelche Verschlußmechanismen (Knickungen, Schleimhautfalten u. a. m.) vorhanden sind, die durch einen erhöhten Innendruck vorübergehend gesprengt werden können.

Der Hydrops tubae profluens ist demnach ein Symptom, das sich bei verschiedenen Tubenerkrankungen — Hydrosalpingen, Tuboovarialcysten, Tubencarcinomen — finden kann.

---

[1] Albrecht: Arch. f. Gynäkol. Bd. 125, S. 456.

[2] Nach Blasius findet sich der zeitweise Abfluß von reichlicher Flüssigkeit bei „hydrops ovarii" schon erwähnt bei: Percival (Einige Beobachtungen von der Wassersucht, in der Sammlung auserles. Abhandl. z. Gebr. f. prakt. Ärzte Bd. 2. St. I. Leipzig 1755, S. 177), Hellmann (El. v. Siebolds Journal f. Geburtsh. usw. Bd. 2. Frankfurt a. M. 1818, H. 3, S. 488), Mme. Boivin (Über eine Ursache des Abortus, Übers. u. m. Anm. von Meißner, Leipzig 1829, p. 89, 93, 114).

[3] Pathologisch-anatomische Abbildungen aus der königl. Charité Heilanstalt zu Berlin. Lief. I. Weimar 1836.

Bei **Hydrosalpingen** wird der Hydrops tubae profluens nur verhältnismäßig selten beobachtet. Hennig[1] konnte bis zum Jahre 1876 nur 10 Fälle aus der Literatur sammeln. A. Martin und Orthmann[2] fanden ihn unter 1700 Fällen von Salpingitis nur achtmal.

Auch bei den **Tuboovarialcysten** scheint der Hydrops tubae (oder ovarii) profluens verhältnismäßig sehr selten zu sein[3].

Beim primären **Tubencarcinom** wurde Hydrops tubae profluens zuerst von Sänger und Barth beobachtet. Über weitere Beobachtungen berichteten Michanoff, Routier, v. Rosthorn, Fabricius (1899), Roberts (1898 und 1899), Keitler, Scharlieb, Weinbrenner u. a.

Der Hydrops tubae profluens ist also ein recht seltenes Symptom, und er wird in der Literatur viel mehr gewürdigt, als seinem Vorkommen in der Praxis entspricht (A. Martin und Orthmann, Jägerroos).

Die biologische Wertung der Hydrosalpinxflüssigkeit ist weitgehend von dem Standpunkte abhängig, den die verschiedenen Autoren in der formalen und kausalen Genese der Hydrosalpingen einnehmen. Bekanntlich stehen sich in der Lehre von der Ätiologie der Hydrosalpinx zwei Ansichten gegenüber:

1. Die Lehre von der entzündlichen Entstehung (Martin-Orthmann, Gebhard, Bland Sutton).

Nach dieser Lehre ist die Hydrosalpinx stets die Folge einer Endosalpingitis und die Hydrosalpinxflüssigkeit ist demnach ein **entzündliches Exsudat**.

2. Die Lehre von der nichtentzündlichen Entstehung der Hydrosalpingen [v. Rosthorn (1891), Menge[4] u. a. m.)].

Nach dieser Lehre entstehen die Hydrosalpingen ohne vorausgegangene Entzündung der Tubeninnenfläche, einfach durch Verschluß des Ostium abdominale. Die Hydrosalpinxflüssigkeit ist also nur **aufgestautes normales Tubensekret**.

Eine Einigung ist bis heute noch nicht erzielt, obgleich es auch nicht an vermittelnden Stimmen fehlt (Klob, Landau, Rosenlew u. a.), die beide Möglichkeiten in Betracht ziehen.

---

[1] Hennig: Die Krankheiten der Tuben. Leipzig 1876.

[2] A. Martin: Die Krankheiten der Eileiter. Leipzig 1895, S. 159.

[3] Auf das Vorkommen des Hydrops ovarii profluens bei Tuboovarialcysten hat schon Blasius hingewiesen (Commentatio de hydrope ovariorum profluente, Halae 1834, p. 16). „§ 11. Tubarum cum ovariis concretio. Ex iis, quae attuli, modus patefactus est, quo in hydrope ovariorum profluente tumor per intervalla evacuari possit, quamquam ex pluribus constare soleat cellulis, tuba Fallopii vero ad unam certam quandam illius partem et intra angustos limites accreta ex unica tantummodo cellula fluidum directe recipere possit. Ut tuba vero cum ovario coalescat, id certo multum confert, quod ovarium increscens, quum ad suum integumentum peritonaei lamellas alam vespertilionis efficientes convertat, hanc consumit et quod hoc modo tuba ad ovarium adducatur, quam huic quoque in omni majore hydrope adjacentem et supra idem extensam invenimus. Hoc ipsum in causis faventibus est, ut extremitas tubae abdominalis ad ovarium se applicet et accrescat, praeterea autem similis in hac re evenire videtur actus atque in conceptione, nimirum quod in hydrope ovarii profluente, pariter atque in illa, vesicula Graafiana quaedam focus formationis (licet morbosus) facta et fluidum in ea generatum per tubam in uterum est emissura. Ceteroquin illa tubae accretio non necessario conjuncta esse videtur cum effusione liquorum ex ovario, quippe quae saltem non semper tum locum habebat, cum tuba accreta conspiceretur. In illo exemplo, omnibus noto, in quo de la Porte (Abhandlungen der k. parisischen Akademie der Chirurgie. Aus dem Franz. von Zeiher, Bd. 2, Altenb. 1755, S. 406) ovarium hydropicum incidit, tubam, cum postea cadaveris sectionem institueret, cum ovario in unum coalitam ejusque finem cum fimbriis in tumoris superficie dispersam invenit.

Nullo modo etiam semper tuba concreta erat cum ovario, quando hoc in superficie aperiebatur ejusque liquores ejiciebantur, utpote qui in abdominis cavum pervenirent, et conditio illa, de qua hic disseritur, praecipuam exhibere videtur causam, cur hydrops ovarii profluens rarius observetur. Alia etiam huc accedit res, videlicet quum tuba cum ovario per actum inflammatorium concrescat, hic, sicuti, in alio casu desideratur in alio gradum attingere seque extendere potest, ita ut tuba non modo accrescat, sed etiam occludatur et per hoc ipsum, quominus, liquores per illam effundi possint impediantur; quomodo in casu § 4 descripto tubam lateris sinistri comparatam invenimus."

[4] Menge in Menge-Krönig: Bakteriologie des weiblichen Genitalkanals, S. 239ff.

Nach Jägerroos[1] ist die Hydrosalpinxflüssigkeit in der Mehrzahl der Fälle klar, wäßrig, zuweilen beinahe farblos, oder ihre Farbe spielt ins Gelbe, Orange, Braune oder Rote. Bisweilen ist die Hydrosalpinxflüssigkeit auch trübe, oder stärker von Blut durchsetzt.

Die Reaktion war in den Fällen von Jägerroos durchweg schwach lackmusalkalisch, nur in einem Falle neutral. Die Flüssigkeit ist stark schaumbildend, der Schaum erhält sich sehr lange, oft über 24 Stunden.

Das spezifische Gewicht schwankt zwischen 1006 und 1022; bei Zusatz von Essigsäure in Zimmerwärme beobachtete Jägerroos oft eine schwächere oder stärkere Opalescenz, aber niemals einen deutlichen Niederschlag.

Jägerroos hat auch den gesamten Eiweißgehalt, das Serumalbumin und das Serumglobulin, quantitativ bestimmt. Dabei ergab sich, daß der (Gesamt-)Eiweißgehalt von einer quantitativ nicht nachweisbaren Menge bis zu 6,75% schwankte.

Das Verhältnis zwischen Serumalbumin und Serumglobulin schwankte ebenfalls ziemlich stark. Geformte Bestandteile (abgestoßene Epithelien, weiße und rote Blutkörperchen) sind in der Hydrosalpinxflüssigkeit meist nur sehr spärlich vorhanden. Die Hauptmasse des Sediments besteht aus „Detritusmassen".

b) Uteriner Fluor.

1. Korporealer Fluor.

Normalerweise ist das Cavum uteri von einer capillären Flüssigkeitsschicht ausgefüllt. Diese ist so gering, daß an dem aufgeschnittenen Organ die Schleimhautoberfläche nur eben spiegelnd und feucht aussieht. Selbst an dem frischexstirpierten, lebenswarmen Organ läßt sich aus dem Cavum „nicht ein Tröpfchen Sekret" gewinnen [Schröder (1927)].

O. Küstner (1883) hat zur Gewinnung des Korpusinhaltes Glasrohre von 6—7 cm Länge verwendet, die nahe dem blinden oberen Ende mit zwei seitlichen ovalen Öffnungen versehen waren. Er fand dabei in einem Falle in einem Rohre von 4 mm Durchmesser nach 24 Stunden nur eine Flüssigkeitssäule von 3 mm Höhe. Nach der Formel $r^2 \pi \cdot H$ berechnete er die Flüssigkeitsmenge, die in 24 Stunden von dem Corpus uteri in das Rohr hinein abgeschieden worden war, zu $4 \cdot 3{,}14 \cdot 3 = 37{,}68 = 38$ cbmm. „Nimmt man die Oberfläche der Korpusschleimhaut an als zusammengesetzt aus den Flächen von zwei Dreiecken, deren Basis gleich ist der Distanz der Tubenmündungen (= 20 Millimeter) und deren Höhe gleich ist der Länge des Corpus uteri, also gemeiniglich gleich 35 Millimeter, so ergibt sich als Flächeninhalt des Uterus cavum $\frac{2 \cdot G \cdot H}{2} = 35 \cdot 20 = 700$ Quadratmillimeter. Es käme also etwa ein Kubikmillimeter Sekret auf 20 Quadratmillimeter Fläche in 24 Stunden, oder es würde bei dieser Menge, von Verdunstung oder Resorption ganz abgesehen, die Oberfläche des Uterusinnern vollständig eben gedacht, das Sekret in der Höhe von $1/20$ Millimeter die Oberfläche benetzen" [O. Küstner (1883, S. 53)].

O. Küstner betont selbst, daß „dies eine erstaunlich geringe Menge [2]" ist und es erscheint ihm als sicher, „daß die Menge des Sekretes noch ganz beträchtlich mehr betragen kann, ehe es zu einem Abfließen aus dem Uterus in die Scheide hinein kommt".

Die geringe Menge des Korpusinhalts erfährt auch durch die einzelnen Phasen des mensuellen Zyklusablaufes keine nachweisbaren Veränderungen. Man findet zwar in der zweiten Hälfte des Zyklus an den Drüsenepithelien der Korpusschleimhaut deutliche Sekretionsbilder und in den Drüsenlumina mehr oder weniger reichlichen Inhalt, gleichwohl tritt von dem Sekret, das sich in den Drüsenlumina findet, keine nennenswerte Menge in das Cavum uteri über. Der Inhalt der Drüsenschläuche liegt im wesentlichen im mittleren Teil der Drüsen, im spongiösen Abschnitt des Endometriums; der obere Teil, die spätere Compacta,

---

[1] Jägerroos: Arch. f. Gynäkol. Bd. 114, S. 348.
[2] Vielleicht ist aber auch diese Menge noch zu groß, denn Küstner (1887, S. 52) wies selbst darauf hin, daß „jeder eine Schleimhaut längere Zeit berührende Fremdkörper eine Hyperfunktion — Hypersekretion — derselben erzeugt".

zeigt dagegen nur sehr enge, fast verschlossene Drüsenhälse. So wird die Sekretstauung durchaus verständlich. „Der Zweck dieser Sekretion des Korpusendometrium ist der, Embryonahrung zu bilden, und das Sekret enthält auch Stoffe, die sich wohl mit Schleimfarbstoffen, z. B. dem Mucicarmin, färben, trotzdem offenbar aber nur Eiweißcharakter, nicht aber den schleimigen Zustand des Cervixschleims haben". „Außerdem ist in dem Drüseninhalt als Zellprodukt viel Glykogen und auch einiges Fett" (Schröder, Hinrichs und Keßler).

Wird das Ei nicht befruchtet, dann geht der Drüseninhalt in den Menstrualfluß über und mit diesem ab.

Das Oberflächenepithel des Corpus uteri zeigt zu keiner Zeit Bilder, die auf eine Sekretion hindeuten (Schröder, Hinrichs und Keßler, S. 98).

Unter pathologischen Bedingungen kann das Corpus uteri zur Quelle eines Fluors von großer klinischer Bedeutung werden.

Ursachen des korporealen Fluor.

Die verschiedenen Zustände, die zu einer pathologischen Vermehrung des Uterusinhaltes und damit zum korporealen Fluor führen können, lassen sich in folgender Weise einteilen:

A. Baustörungen des Corpus uteri.
1. Entzündungen.
   a) Endometritis gonorrhoica.
   b) Endometritis non gonorrhoica.
      α) Endometritis nach puerperalen Infektionen.
      β) Endometritis durch Fremdkörperwirkung.
2. Tuberkulose.
3. Geschwülste.
   a) Myome.
   b) Carcinome und Sarkome.

B. Betriebsstörungen des Corpus uteri.
1. Metropathie.
2. Stauungszustände.
3. Atrophie des Endometriums.
4. Mensuelle Störungen.
   a) Postmenstrueller Fluor.
   b) Prämenstrueller Fluor.
5. Extragenital bedingte Betriebsstörungen des Uterus.

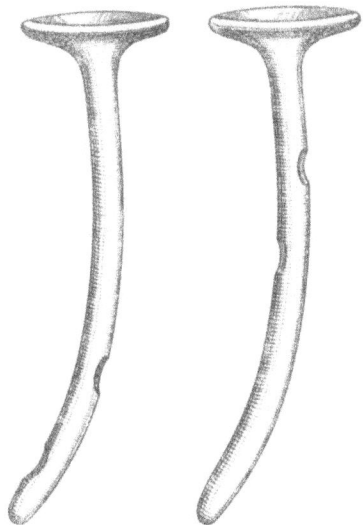

Abb. 78.   Abb. 79.

Abb. 78. Rohr zum Auffangen von reinem Corpussekret.

Abb. 79. Rohr zum Auffangen von reinem Cervixsekret.

(Nach Küstner.)

A. Baustörungen des Corpus uteri.

1. Entzündungen.

a) Gonorrhoische Endometritis.

Die Schleimhaut des Corpus uteri ist bei der gonorrhoischen Infektion des weiblichen Genitale wesentlich häufiger miterkrankt, als vielfach angenommen wird (Menge, Bucura).

Nach Menge ist das Corpus uteri bei akuter Gonorrhoe in 60%, bei chronischer Gonorrhoe in 80% aller Fälle ergriffen. Bucura (1916) fand im Cavum uteri „sehr häufig den Gonokokkus in Reinkultur", selbst wenn „in den übrigen Genitalabschnitten die Krankheitserreger nicht nachweisbar waren."

Wird das Endometrium zwischen zwei Menstruationen — sei es im Proliferations- oder Sekretionsstadium—, von Gonokokken infiziert, dann gehen die Flimmerhaare der Epithelien verloren, auch das Oberflächenepithel wird auf größere oder kleinere Strecken hin abgestoßen, so daß oberflächliche Geschwüre entstehen. Das Schleimhautbindegewebe zeigt eine dichte kleinzellige Infiltration (Abb. 80).

Nach Schröder (Lehrb. S. 218) beschränkt diese sich nur auf die oberflächlichen Partien der Schleimhaut. Menge (Finger S. 390) fand aber gerade bei ganz frischen Infektionen des Uterus eine sehr intensive entzündliche Reaktion auch in den tieferen Lagen des Schleimhautbindegewebes. Gonokokken konnte Menge dagegen, ebenso wie Bumm, in den tieferen Schichten der Schleimhaut und in den eitergefüllten Drüsenschläuchen nicht nachweisen.

In diesem akuten Stadium bleibt der Prozeß bis zur nächsten Menstruation bestehen [1]. Bei dieser erfolgt die Abstoßung der Funktionalis und damit auch der oberflächlichen Entzündungsherde. Dabei

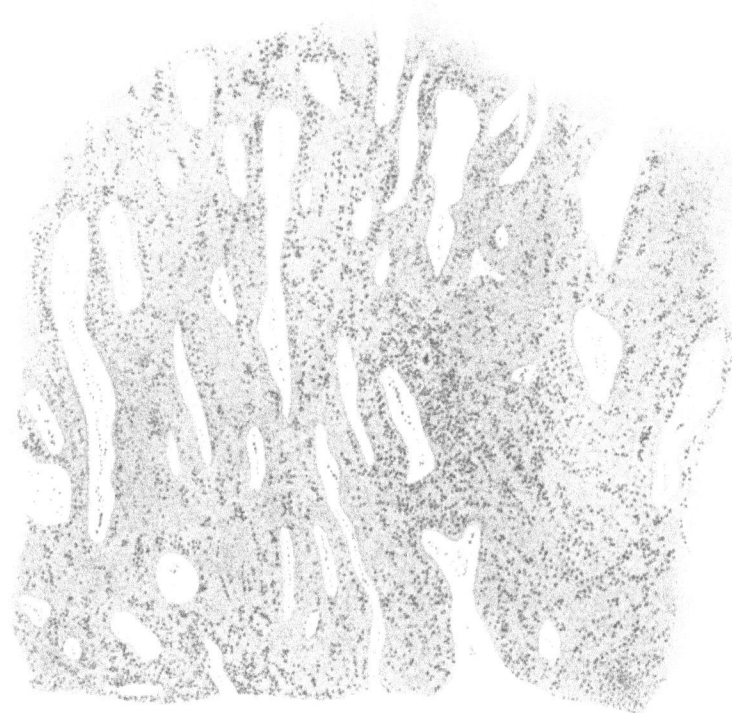

Abb. 80. Endometritis gonorrhoica subacuta. Oberflächliche Schicht der Schleimhaut. Verlust des Oberflächenepithels. Kleinzellige Infiltration des interglandulären Gewebes. Eiter in den Drüsenschläuchen.
(Nach Menge, Gonorrhöe des Weibes, Wien 1912.)

gehen die Gonokokken aber nicht zugrunde. „Die Zerfallsprodukte der Mucosa geben ihnen offenbar guten Nährboden und die Basaliswunde gute Ansiedlungsmöglichkeit." In der Basalis und in den geringen noch erhaltenen Resten der Funktionalis sieht man in den nächsten Tagen nach der Menstruation eine dichte Infiltration von Leukocyten und Plasmazellen (Abb. 81).

Da nun durch die ascendierende Entzündung durchaus nicht immer die regelmäßige Ovarialzyklusfolge gestört und unterbrochen wird, so sollte nunmehr die normale Proliferation einer neuen Funktionsschicht erfolgen. Diese bleibt aber, offenbar infolge der schweren Schädigung der Basalis, aus oder sie erfolgt nur in ganz rudimentärer Weise. Die „schwer entzündete Basalis antwortet auf die Ovarialhormonreize nicht mehr". „Die Drüsenbildung tritt in der niedrigen Schicht völlig in den Hintergrund, eine Wucherung des epithelialen Apparates tritt keinesfalls ein. Erst allmählich, nach einigen Wochen, erholt sich die entzündete Schleimhaut und antwortet, wenn auch zunächst erst in Andeutung, auf die ovariellen Hormonreize."

---

[1] Die nachfolgende Darstellung ist dem Lehrbuch der Gynäkologie von R. Schröder (2. Aufl., S. 218ff.) entnommen.

Eine wirkliche Funktionalis wird aber erst nach 6 oder 8 Wochen wieder gebildet, gewöhnlich erst, wenn der dritte Ovarialzyklus nach erfolgter schwerer Basalisinfektion seine Wirkung beginnt. Dann bildet sich wieder eine gute Proliferationsschleimhaut, die Drüsen zeigen keine wesentliche Abweichung mehr, nur im Stroma finden sich die Rund- und Plasmazellen vermehrt, wahrscheinlich ausgeschwärmt von Nestern und Herden der Basalis. In dieser sind offenbar noch Reste von Infektionsstoffen — Gonokokken oder ihre Toxine, — übrig geblieben.

In der ersten, vollständig proliferierten Schleimhaut ist die Menge der Rund- und Plasmazellen gewöhnlich noch recht groß, die Oberfläche selbst ist jedoch meist schon frei. Mit den weiteren Zyklen, also abermals nach einem oder mehreren Monaten, läßt die diffuse Infiltration nach und nur noch einige Rund- und Plasmazellstraßen um die Lymphbahnen herum weisen auf die frühere Infektion hin (Abb. 82).

Schließlich verlieren sich auch die Basalisherde und die Infiltratstraßen völlig, während in den Tuben und am Peritoneum chronische Entzündungszeichen dauernd als Reminiszenz an die überstandene Gonorrhoe bestehen bleiben.

Da die akute Gonorrhoe des Corpus uteri so gut wie immer von einer Cervixgonorrhoe begleitet ist, werden ihre Symptome sehr häufig von dieser vollkommen verdeckt. „Die Masse des ausgeschiedenen Entzündungsproduktes wird wohl etwas größer. Aber die Vermehrung fällt weder dem untersuchenden Arzte noch der Patientin selbst sonderlich auf" (Menge[1]).

Besonders ist dies nach Menge (l. c.) der Fall bei Frauen, die schon geboren haben, da bei ihnen das entzündliche Exsudat durch den weiten Cervicalkanal leicht abfließen kann.

Bei Nulliparen mit engem Cervicalkanal kommt es dagegen durch die entzündliche Schwellung der Schleimhaut leicht zu einer Verlegung des inneren Muttermundes. Das Uterussekret staut sich, der Uterus wird außerordentlich druckempfindlich, es treten heftige Schmerzen und Krämpfe im Unterleib auf, es entwickeln sich Fieber und schweres Krankheitsgefühl.

„Ist die Uterusmuskulatur an der Entzündung nicht beteiligt, so verschwinden die Schmerzen und das allgemeine Krankheitsgefühl recht prompt. Haben sich dagegen auch bei freier Passage des Cervicalkanals in der Muskulatur des Uteruskörpers ausgedehntere kleinzellige Infiltrate gebildet, so bleibt die Vergrößerung und Verhärtung und auch die Druckempfindlichkeit des ganzen Organs längere Zeit bestehen" (Menge l. c., S. 436).

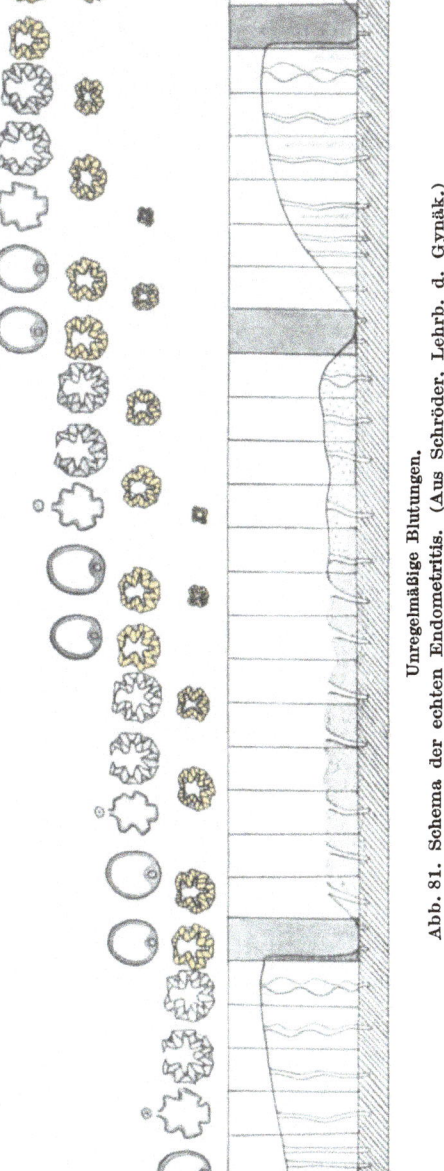

Abb. 81. Schema der echten Endometritis. Unregelmäßige Blutungen. (Aus Schröder, Lehrb. d. Gynäk.)

Bei der chronischen Gonorrhoe des Corpus uteri ist der Ausfluß gewöhnlich schleimig-eitrig oder auch mehr schleimig-serös. In ihm findet man abgestoßene Epithelien,

---

[1] Menge in Fingers Handb. Bd. 2, S. 435.

mehr oder weniger zahlreiche polynucleäre Leukocyten, vereinzelte Lymphocyten und Plasmazellen. Gonokokken sind in ihm meist nicht dauernd, sondern nur zeitweise, besonders kurz vor oder nach der Menstruation, nachzuweisen. Die Menge des Ausflusses wechselt. Am stärksten ist die Absonderung unmittelbar vor und nach der Menstruation. Häufig zeigt sie dann auch einen mehr eitrigen Charakter.

Recht häufig tritt bei der Ausheilung einer Endometritis chronica gonorrhoica ein Stadium ein, in dem noch Ausfluß vorhanden ist, der sich aber trotz aller Untersuchungs- und Provokationsmethoden dauernd als gonokokkenfrei erweist (Endometritis postgonorrhoica, Menge). Dieser postgonorrhoische korporeale Fluor ist meist weißlich bis wäßrig. Nicht selten trotzt er recht hartnäckig allen therapeutischen Bestrebungen, bis er endlich oft nach langer Dauer völlig ausheilt.

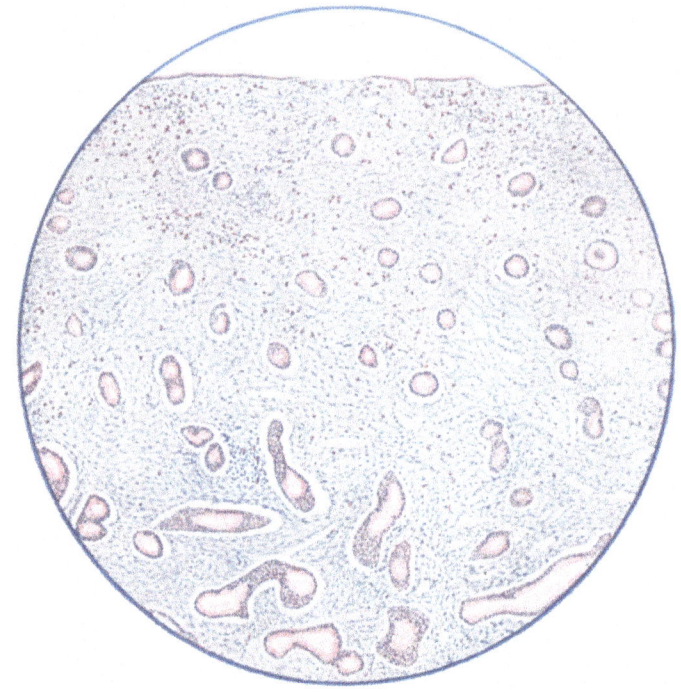

Abb. 82. Allmählich abheilende Endometritis.
Eine neue Funktionalis ist schon wieder angedeutet, jedoch sind überall noch erhebliche entzündliche Infiltrate. (Aus Schröder, Lehrb. d. Gyn.)

„Die postgonorrhoische Endometritis unterscheidet sich also von der chronisch-gonorrhoischen eigentlich nur dadurch, daß die Infektiosität des Prozesses definitiv erloschen und infolgedessen eine Weitertragung des Giftes auf ein anderes Individuum nicht mehr möglich ist, und daß auch Exazerbationen der Gonorrhoe, wie sie in dem chronisch-infektiösen Stadium besonders nach sexuellen Exzessen oder auch bei der Menstruation oder nach einem Geburtsakte vorkommen können, ausgeschlossen sind" (Menge, S. 437).

b) *Endometritis non gonorrhoica.*

α) **Endometritis nach puerperalen Infektionen.** Die bakterielle Infektion der puerperalen Wunden ändert zwar in der Regel die Quantität und Qualität des Wochenflusses, sie gehört aber nicht eigentlich in das Gebiet des Fluors.

Recht häufig findet man nach derartigen Infektionen, aber auch nach „normalen" Wochenbetten, einen wäßrigen bis gelblichen Ausfluß. Dieser kann monatelang dauern, und er kann sich allen therapeutischen Bestrebungen gegenüber als recht refraktär erweisen. Über sein anatomisches Substrat ist noch so gut wie nichts bekannt.

Neben der Endometritis puerperalis unterscheidet man bekanntlich auch eine Endometritis „post partum" und „post abortum". Diese ist dadurch charakterisiert, daß man neben entzündlichen Veränderungen in der Uterusschleimhaut auch noch Reste von Chorionzotten oder Deciduazellen oder von beiden findet [1].

Klinisch ist die Endometritis post abortum in der Hauptsache charakterisiert durch Blutungen. Diese sind durchaus nicht immer dauernd vorhanden, sondern sie können durch unregelmäßige, verschieden lange zeitliche Zwischenräume voneinander getrennt sein. In den Pausen der Blutung besteht häufig gelblicher oder mißfarbener, oft schleimigschmieriger, manchmal übelriechender Ausfluß.

Die Ursache dieses Ausflusses findet in den entzündlichen Veränderungen der Schleimhaut eine hinreichende Erklärung.

Die Entzündung selbst mag zum Teil auf bakteriellen Einflüssen beruhen. Zum Teil dürfte sie aber auch durch die Eireste unterhalten werden, also die Folge „einer irritativen Fremdkörperwirkung" (Menge [2]) sein. Die Endometritis post abortum bildet so gleichsam den Übergang zu einer weiteren Form der Endometritis, der sog. Endometritis durch Fremdkörperreiz.

β) **Endometritis durch Fremdkörperwirkung.** Eine ähnliche Fremdkörperreizwirkung kann auch durch Intrauterinpessare, Sterilets u. a. hervorgerufen werden, wenn sie bis in die Korpushöhle hinaufreichen. Allerdings gesellt sich dazu recht häufig eine Infektion hinzu (Stoeckel [3]).

Auch Oxyuren, die sich gelegentlich in das Cavum uteri verirren, können durch Fremdkörperreiz eine uterine Hypersekretion erzeugen (Menge [4]).

2. Tuberkulose.

Die meisten Autoren (Menge, v. Jaschke, Walther u. a.) stimmen heute wohl darin überein, daß die Tuberkulose des Endometriums zur Ursache eines korporealen Fluors werden kann.

Die pathologisch-anatomischen Veränderungen der erkrankten Korpusschleimhaut lassen es auch als durchaus möglich erscheinen, daß bei gewissen Formen der Endometriumtuberkulose Ausfluß auftritt. Es sei hier nur erinnert an die atypischen Wucherungen des Oberflächen- und Drüsenepithels [v. Franqué[5], Orthmann (1895), Walther, Alterthum, Schottländer, Kaufmann (S. 1281), Ahlefelder, Gottschalk (1903), Kundrat (1902), Michaelis (1900), Neumeister (1899), Polano (1901), Sellheim (1902), Stolper (1900) u. a.], wie sie sich auch bei Endometritis [Schottländer, Menge (1897, S. 224), R. Meyer, eigene Beobachtungen] finden, an das Vorkommen von epithelentblößten Stellen mit und ohne Bildung von Granulationsgewebe, an den Durchtritt von Leukocyten nach der Oberfläche u. a. m.

Gleichwohl findet man in der Literatur vielfach Beobachtungen, in denen Ausfluß trotz schwerer tuberkulöser Veränderungen am Endometrium vollkommen fehlte.

---

[1] An und für sich läßt sich gegen die Bezeichnung dieses Zustandes als Endometritis „post abortum" nichts einwenden, da es sich eben um entzündliche Veränderungen des Endometriums handelt, die nach einem Abort aufgetreten sind. Da man aber auch die Fälle als Endometritis post abortum bezeichnen muß, in denen nach einem Abort entzündliche Erscheinungen des Endometriums aufgetreten sind, ohne daß sich Eireste finden oder nachweisen lassen, so können leicht Mißverständnisse entstehen. In der Tat weiß man, wenn man in der Literatur von Endometritis post abortum liest, häufig nicht, ob damit eine rein bakterielle Infektion des Endometriums im Anschluß an einen Abort, oder ob damit die Retention von Eiresten gemeint ist.

[2] Menge: Arch. f. Gynäkol. Bd. 125, S. 292.

[3] Stoeckel: Lehrbuch der Gynäkol. S. 453.

[4] Menge: Arch. f. Gynäkol. Bd. 125, S. 292.

[5] v. Franqué: Sitzungsber. d. physik.-med. Ges. Würzburg 1894.

Schon Hegar[1] hat betont, daß Ausfluß nicht stets und nicht während der ganzen Krankheit vorhanden ist, und daß er sogar völlig fehlen kann[2]. Später hat dann Vaßmer[3] ausdrücklich darauf hingewiesen, daß in seinen 6 Fällen von Uterustuberkulose nie Ausfluß vorhanden war. Ferner ist es Vaßmer aufgefallen, daß auch in der Literatur der Ausfluß bei Uterustuberkulose nur sehr selten erwähnt wird. Wo aber Ausfluß bei Uterustuberkulose ausdrücklich hervorgehoben wird, z. B. bei Uhland[4], da fanden sich gleichzeitig Geschwüre am Muttermund, in der Cervix oder im Corpus uteri. Auch Kundrat[5] bemerkte in einem seiner Fälle von miliarer Tuberkulose des Endometriums ausdrücklich, daß „nie Fluor" bestand, obwohl das Epithel vielfach fehlte.

Bei der verkäsenden Tuberkulose des Endometriums kann „blutig-schleimiger" oder „käsig-bröckliger" Ausfluß vorhanden sein (Walther[6]). Sobald aber die Zerfallsprodukte der Schleimhaut einen gewissen, für die „Verkäsung" charakteristischen, Wasserverlust erlitten haben, sammeln sich die eingedickten Massen in der Uterushöhle an. In anderen Fällen, so besonders bei alten Frauen, kann es durch Obliteration des inneren Muttermundes zur Retention selbst eitrig-flüssigen tuberkulösen Inhaltes kommen (Pyometra tuberculosa).

Am wahrscheinlichsten darf man eine stärkere Sekretion der Uterusinnenfläche in den Fällen erwarten, in denen es zur Entwicklung nicht verkäsender tuberkulöser Geschwüre an der Schleimhautoberfläche gekommen ist. Allerdings scheint diese Form der Uterustuberkulose selten zu sein.

R. Schröder konnte unter 50 genau beobachteten Fällen nur einmal ein oberflächliches tuberkulöses Ulcus auf einer im Sekretionsstadium befindlichen Funktionalis beobachten (Lehrb. S. 344). Allerdings macht Schröder keine Angaben darüber, ob in diesem Falle Ausfluß vorhanden war.

Korporealer Fluor ist also keine notwendige Begleiterscheinung der Endometriumstuberkulose. Er kann, selbst bei erheblichen pathologisch-anatomischen Veränderungen, fehlen.

Neben diesen rein lokalen Vorgängen in der tuberkulös erkrankten Schleimhaut kann der Fluor bei Cervixtuberkulose (und Genitaltuberkulose überhaupt) auch auf einer Ovarialinsuffizienz beruhen (R. Schröder, Lehrb. S. 347).

Nach R. Schröder (S. 346) sind funktionelle Ovarialschädigungen bei der Tuberkulose, gleichgültig an welchem Organ sie lokalisiert ist, durchaus nicht selten.

3. Geschwülste.

a) Myome.

Ausfluß ist bei submukösen Myomen und myomatösen Polypen keine seltene Erscheinung. Die Absonderung kann schwächer oder stärker sein, sie kann die ganzen blutungsfreien Intervalle ausfüllen oder nur zeitweise vorhanden sein.

Es gibt aber auch Fälle von submukösen Myomen, bei denen keine vermehrte Sekretion aus dem Uterus nachzuweisen ist. Häufig muß es dann dahingestellt bleiben, ob sie wirklich nicht vorhanden ist, oder ob sie der Kranken nur nicht zum Bewußtsein kommt, „weil im Gegensatz zu der erschreckenden

---

[1] Hegar: Die Entstehung, Diagnose und chirurgische Behandlung der Genitaltuberkulose des Weibes. Stuttgart, Enke 1886, S. 29.
[2] Allerdings schreibt Hegar diese Worte nicht in ausdrücklichem Hinweis auf die Tuberkulose des Uterus.
[3] Vaßmer: Arch. f. Gynäkol. Bd. 57, S. 313.
[4] Uhland: Inaug.-Diss. Tübingen 1886 (zit. nach Vaßmer).
[5] Kundrat: Arch. f. Gynäkol. Bd. 65, S. 80.
[6] Walther: Monatsschr. f. Geburtsh. und Gynäkol. Bd. 6, S. 13.

Menge von Blut, welche während der Menstruation verloren geht, das geringfügige katarrhalische Sekret der Patientin noch unbedeutender erscheint" (Veit [1]).

Die Flüssigkeit kann

1. aus dem Endometrium, 2. aus dem Myom selbst stammen [2].

Es ist bekannt, daß bei submukösen Myomen häufig eine Hypertrophie des Endometriums vorhanden ist (R. Meyer [3]), und es ist durchaus denkbar, daß die dicke, saftreiche Schleimhaut, die man in derartigen Fällen findet, reichlich Flüssigkeit liefern kann. Außerdem wird durch die Neubildung, die sich in das Lumen hinein vorwölbt, auch die sezernierende Schleimhautoberfläche vergrößert. Endlich dürfte bei gestielten Tumoren auch die meist vorhandene Stauung zur Vermehrung der Flüssigkeit beitragen.

Aus dem Myom selbst kann der Fluor stammen, wenn die Schleimhaut durch Atrophie zugrunde gegangen ist. An der epithelberaubten Oberfläche kann dann die Gewebsflüssigkeit direkt aus den Gewebsspalten des Myoms in das Cavum uteri übertreten.

Zu ganz außerordentlich starkem Ausfluß kann es bei lymphangiektatischen Myomen kommen.

Über eine derartige Lymphorrhagie berichtete Veit [4].

Es handelte sich um eine Patientin, bei der sich abundantes wäßriges Sekret aus den Genitalien entleerte. Die Flüssigkeitsmenge „war so außerordentlich groß, daß die Patientin nach der Nachtruhe meist bis über die Schulterblätter hinauf durchnäßte Wäsche hatte. Beim Eintrocknen ließ das Sekret steife Flecken zurück. Der Verdacht, daß es sich um eine maligne Degeneration der Schleimhaut handelte, wurde durch die Probeabrasio nicht bestätigt. Gegen eine maligne Degeneration des Myoms selbst sprach die Tatsache, daß die Patientin zwar nicht kräftig, aber auch nicht kachektisch war, und daß seit „Jahr und Tag" der Ausfluß in mehr oder weniger starkem Maße täglich vorhanden war. Als endlich doch zur Operation geschritten wurde, fand sich ein „lymphangiektatisches Myom" mit nur sehr geringfügiger Ausbildung von lymphatischen Höhlen, dagegen mit Öffnung der Lymphbahnen in den Raum zwischen Drüsenepithelien und Bindegewebe" [5].

Eine eitrige Sekretion aus dem Uterus ist bei Myomen ziemlich selten. Sie ist wohl immer der Ausdruck einer Infektion des Uterusinnern oder des Myoms selbst.

Bei gangräneszierenden Prozessen ist der Ausfluß jauchig, schmierig, übelriechend.

b) Carcinome und Sarkome des Uterus.

„Ein starker Ausfluß, bald nur wäßrig-schleimig, bald eitrig-flockig, ist lange Zeit **das erste Symptom des Carcinoma corporis uteri**". „Blutungen sind ein Spätsymptom" (P. Zweifel) [6]. Dieses, gelegentlich auch dünneitrige und „eigentümlich fade und süßlich riechende Sekret" (Stoeckel [7]) fließt bald kontinuierlich, bald in kleinen Intervallen aus dem Uterus.

Ganz den gleichen Ausfluß kann man auch beim Sarkom des Uterus finden.

---

[1] Veit: Handb. d. Gynäkol. 2. Aufl. Bd. 1, S. 505.

[2] Bei polypösen Myomen kann Ausfluß auch „durch Reizung des in Eröffnung begriffenen Cervicalkanals" hervorgerufen werden (Schröder, R.: Lehrb. d. Gynäkol. 2. Aufl. S. 531).

[3] Meyer, R.: In Veit, Handb. d. Gynäkol. 2. Aufl. Bd. 1, S. 456.

[4] Veit: Handb. d. Gynäkol. Bd. 1, S. 504.

[5] Eine ausführliche Beschreibung dieser Beobachtung findet sich bei S. Drope, Inaug.-Diss. Berlin 1894.

[6] Zweifel, P.: Zentralbl. f. Gynäkol. 1921, S. 1133.

[7] Stoeckel: Lehrb. d. Gynäkol. S. 353.

Bei hartnäckigem Ausfluß, besonders älterer Frauen, ist also eine diagnostische Probeausschabung ebenso dringend indiziert als bei unregelmäßigen Blutungen (P. Zweifel ib.).

Ausfluß kann beim Korpuscarcinom und -sarkom vollkommen fehlen, wenn das abgesonderte Sekret durch irgendwelche Momente am Austritt aus dem Corpus uteri verhindert wird.

Die abgesonderten Massen stauen sich dann im Uterus. Man findet dann das Cavum uteri erweitert, die Uteruswand oft beträchtlich verdünnt, und das erweiterte Cavum uteri mit schmierig-eitrigen oder mißfarbenen, übelriechenden oder jauchigen Massen erfüllt (Pyometra).

B. Betriebsstörungen des Corpus uteri.

1. Metropathia haemorrhagica.

Unter dem Namen „Metropathia haemorrhagica" hat man verschiedene pathologische Zustände des Uterus zusammengefaßt. Diese haben das Gemeinsame, daß Blutungen vorhanden sind, ohne daß sich am Uterus ein abnormer Palpationsbefund feststellen läßt.

Schröder ist dafür eingetreten, die Bezeichnung Metropathia haemorrhagica „für eine ganz bestimmte Funktionsanomalie" zu reservieren, die er in folgender Weise charakterisiert:

Der eigentliche Kern dieses Krankheitsbildes ist eine Funktionsanomalie des Ovariums. Von einem bestimmten Zeitpunkt ab, d. h. nach der zuletzt dagewesenen normalen Menstruation reifen wohl neue Follikel, sie kommen aber nicht zur Ovulation, sondern sie bleiben in ihrem Reifezustand bestehen. Ein Corpus luteum fehlt völlig, die Spuren des Corpus luteum der letzten Menstruation verschwinden in der gewöhnlichen Zeit. Gerade aus diesem Fehlen eines jungen Corpus luteum „kann man unzweideutig auf die Persistenz der Follikel schließen". Es kann auch sein, daß der einzelne reifende Follikel vor einer Ovulation zugrunde geht, daß er aber sofort von neuen reifenden Follikeln abgelöst wird. Das Genitale steht dann dauernd unter der Wirkung des reifenden Follikels (R. Meyer). Der reifende Follikel wirkt auf das Endometrium im Sinne der Proliferation. Da aber der Proliferationsreiz über die normale Zeit hinaus auf das Endometrium wirkt, so geht auch die normale Proliferationsphase über die Norm hinaus ins Pathologische. Die Drüsen werden unregelmäßig, teils lang gestreckt, teils geschlängelt, vielfach werden sie auch cystisch. Das ganze Drüsenbild wird unruhig und uncharakteristisch, es paßt in keine der normalen Zyklusphasen. Die ganze Schleimhaut wird dicker, aber nicht gleichmäßig, sondern sie gewinnt vielfach einen direkt fungösen Charakter. Das zeigt sich schon makroskopisch an der erheblichen Dicke und Ungleichheit der Oberfläche. „Eigentliche Sekretionszeichen, so wie sie in der normalen Sekretionsphase zu finden sind, fehlen völlig, jedoch füllen sich die Cystchen mit detritusähnlichen Massen, die die Mucicarminfarbe annehmen; aber es fehlen die typischen Sekretionsbilder der Epithelien. Auch das Stroma wird ungleich, sehr lockere, selbst ausgesprochen ödematöse Partien wechseln mit dichtspindelzelligen Bezirken ab." Die Gefäße, besonders die Capillaren, sind teils erheblich erweitert, teils sind sie eng und spärlich. Das Gitterfaserwerk ist reichlich entwickelt. In späteren Stadien kommt es leicht zu Zirkulationsstörungen. In den Capillaren bilden sich Thromben. Der zugehörige Gewebsbezirk degeneriert und er geht nekrobiotisch zugrunde. Die Folgen sind Blutaustritte, Leukocytenauswanderung, Fibrinausscheidung und schließlich oberflächlicher Gewebszerfall. Allmählich greift die Zirkulationsstörung weiter um sich, größere Schleimhautbezirke gehen nekrobiotisch zugrunde und stoßen sich ab. Das Endstadium ist die völlige Abstoßung der pathologisch-proliferierten Funktionsschicht. Es bleibt dann schließlich nur eine unregelmäßige, höckrige, niedrige Wundfläche übrig. Bei der Heilung wird diese von den noch vorhandenen Schleimhautresten aus epithelialisiert. Während der letzten Stadien der Schleimhautbilder findet man in den persistierenden Follikeln meist ein Zugrundegehen der Granulosa, also eine spontane Atresie und damit das Ende der Funktionsanomalie.

Noch stärker als Schröder hat Sellheim das funktionelle Moment in der Entstehung der Metropathie betont, und er hat außerdem auch besonderes Gewicht auf den Ausfluß gelegt, der sich bei ihr findet.

Sellheim (1923, S. 707) definiert die „Metropathia" als eine Erkrankung des Uterus, die „mit Ausfluß, Unregelmäßigkeiten in der Blutung, aber meist in höheren Graden mit Unbehagen und mehr oder weniger stark gestörtem

Befinden im Unterleib und Bauch, ja im ganzen Organismus, oft in Leib und Seele, einhergeht."

Die „Metroendometritis" und die „Metropathie" lassen sich nach Sellheim (1923, S. 748) nicht scharf voneinander scheiden. „Sie bilden eigentlich zwei Seiten ein und desselben Leidens. Bei der Metroendometritis fängt die Erkrankung mit der lokalen anatomischen Veränderung an, welche ihrerseits oft über kurz oder lang die Funktion stört." Bei der Metropathie „beginnt die Krankheit mit der Störung der Funktion (infolge übermäßigen Gebrauches, unvollkommenen Gebrauches oder Unterdrückung, kurz des Mißbrauches aller Art) und führt ihrerseits oft über kurz oder lang zu lokalen anatomischen Veränderungen. Die erste Form geht also vom gestörten Organ aus und schädigt den Betrieb, die zweite geht vom gestörten Betrieb aus und schädigt das Organ".

Die beiden Krankheitsbilder der Metroendometritis und Metropathie lassen sich also „nur als zwei extreme Ausdrucksformen ein und desselben krankhaften Geschehens" definieren (Sellheim l. c.).

Die engen Beziehungen zwischen diesen beiden Erkrankungen hat Sellheim auch noch durch folgendes Schema zum Ausdruck gebracht:

Das Vollbild der Metropathie und ihre verschiedenen Anfänge.

Anfang ↓ 1. Baustörung ohne Betriebsstörung (Metropathia organica).
z. B. aus Infektion (gonorrhoica usw.) oder Retention (post abortum) usw.
mit Leukocyten, Plasmazellen; Beeinträchtigung des normalen Menstruationszyklus der Schleimhaut; Zirkulationsstörungen; Schmerzempfindlichkeit; progressiven und regressiven Gewebsveränderungen an allen möglichen Teilen des Uterus.
2. Übergänge.
3. Baustörung mit Betriebsstörung (Metropathia organica et functionalis).
Ende ↓
↑ 1. Betriebsstörung ohne Baustörung (Metropathia functionalis).
2. Übergänge.
z. B. aus „Mißbrauch der Frauenorganisation = parachrestica" oder unter Umständen genauer z. B. parachrestica e coitu interrupto usw.
mit unregelmäßigen Periodenblutungen, Dysmenorrhoe, Ausfluß, lokalen und allgemeinen Funktionsstörungen aller Art.
Anfang ↑

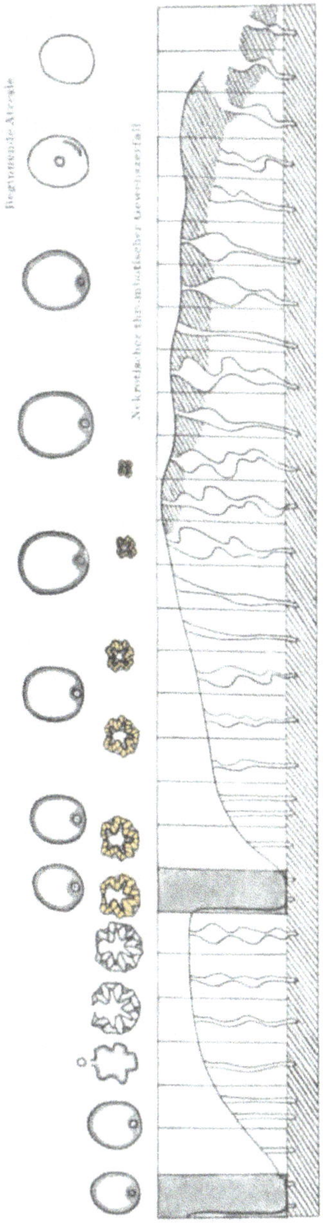

Abb. 83. Schema der Metropathia haemorrhagica (= persistente reifende Follikel mit glandulär-cystischer Hyperplasie des Endometriums). (Aus Schröder, Lehrbuch der Gynäkologie. 2. Aufl. Leipzig 1926.)

„Die eine Hauptform fängt mit der Baustörung an und zieht die Funktionsstörung nach sich. Bei der anderen Form ist die Betriebsstörung das Primäre und die Baustörung das Sekundäre. Dazwischen liegen die Übergänge. Die Entwicklung der Krankheit von dem einen oder anderen Extrem nach dem Vollbilde der Mitte kann in jedem Stadium der Übergänge halt machen und als reelles Krankheitsbild in Erscheinung treten" (Sellheim).

Auch der wäßrige Fluor, der zuweilen bei hyperplastischen Zuständen der Uterusschleimhaut beobachtet wird (v. Jaschke[1]), gehört wohl hierher.

2. Stauungszustände.

Die Bedeutung, die eine venöse Stauung im Uterus für die Entstehung eines korporealen Fluors hat, kann man am deutlichsten bei Ausfluß mancher Herzkranken erkennen. Hier kann man nicht so selten im Stadium der Dekompensation einen oft recht erheblichen uterinen Fluor beobachten, der mit der Besserung der Zirkulationsverhältnisse rasch verschwindet.

Da die Ursache des Ausflusses hier eben letzten Endes außerhalb des Uterus liegt, so gehört dieser Ausfluß zu den „extragenitalen" Ursachen des korporealen Fluors. Auch bei lokalen Stauungen im kleinen Becken kann wohl uteriner Ausfluß entstehen.

In allen den erwähnten Fällen ist aber nicht das Corpus uteri allein ergriffen, sondern es befinden sich auch die Cervix, die Scheide und die Vulva im Zustande der Stauung.

Um die Folge einer isolierten venösen Hyperämie des Corpus uteri handelt es sich vielleicht in manchen Fällen von Ausfluß bei Retroflexio uteri.

Die Frage, ob die einfache, unkomplizierte Retroflexio uteri einen Ausfluß aus dem Corpus uteri machen kann, wird von den einzelnen Autoren verschieden beantwortet.

Küstner (Veit I, S. 158), Stoeckel[2], Hofmeier geben die Möglichkeit einer Hypersekretion der Uterusschleimhaut bei der Retroflexio zu.

Schröder[3] erwähnt unter den Symptomen der Retroflexio zwar ebenfalls „Fluor", er führt diesen aber auf „einfache oder gonorrhoische Cervixkatarrhe und Erosionsbildungen und primäre Vaginitiden" zurück.

Menge[4] faßt seine Ansicht über diese Frage dahin zusammen: „Ob auch die unkomplizierte Rückwärtsverlagerung des Uterus eine korporeale Hypersekretion durch Stauung veranlassen kann, das erscheint mir im Hinblick auf das Fehlen dieser Fluorart beim descendierenden oder gar prolabierten und gleichzeitig retrovertiert liegenden Uterus fraglich. Eine klare Entscheidung dieser Frage ist sehr schwierig, weil gerade bei Patienten mit unkomplizierter Rückwärtsverlagerung des Uterus überaus häufig noch andere, besonders extragenital sitzende Momente als Fluorursachen anzusprechen sind".

Ätiologisch wird die Hypersekretion des Endometriums bei Retroflexio auf eine Stauung im Uterus zurückgeführt. Die Achse, um die sich der Uterus bei seiner Rückwärtsverlagerung dreht, liegt bekanntlich im Isthmus uteri. Dieser bildet gleichsam ein „Scharnier" (Aschoff). Man kann sich nun vorstellen, daß durch diese Verlagerung des Uteruskörpers nach hinten eine Abknickung der Gefäße im Gebiete des Isthmus erfolgt. Dieser Torsion widerstehen die Arterien mit ihrer dicken muskulären Wand leichter als die dünnwandigen Venen. Infolgedessen kann das arterielle Blut in unverminderter Menge in den Uterus strömen. Sein Abfluß durch die mehr oder weniger stark gedrosselten Venen ist dagegen behindert; die Folge ist eine venöse Stauung im Uterus[5].

---

[1] v. Jaschke: Arch. f. Gynäkol. Bd. 125, S. 243f.
[2] Stoeckel: Lehrb. d. Gynäkol. S. 256.
[3] Schröder: Lehrb. d. Gynäkol. S. 132.
[4] Menge: Arch. f. Gynäkol. Bd. 125.
[5] Waldeyer (zit. nach Menge, Arch. f. Gynäkol. Bd. 125, S. 293) hat betont, daß durch den Reichtum an venösen Plexus im Becken der Abfluß des Blutes im ganzen verlangsamt ist, und daß dadurch sämtlichen Beckeneingeweiden die Möglichkeit einer gewissen dauernden Turgescenz gegeben wird.

Schröder[1] hat gegen diese Ansicht eingewendet, daß eine Abknickung der Gefäße schwer vorstellbar, „jedenfalls nie bewiesen sei".

3. Atrophie des Endometriums.

Normalerweise zeigt die Schleimhaut des altersatrophischen Uterus nicht den saftigen spiegelnden Glanz, wie er dem normalen Endometrium der geschlechtsreifen Frau eigen ist, sondern ihre Oberfläche ist trockener und matter.

Man darf wohl annehmen, daß die niedrige Schleimhaut mit ihren niedrigen bis platten Epithelien, ihrem engmaschigen Stroma und ihren spärlichen Gefäßen schlechter durchfeuchtet ist als ein normales Endometrium. In manchen Fällen mag wohl auch der mangelnde Zufluß von den Tuben und von der Bauchhöhle her infolge Obliteration des isthmischen Teiles beider Tuben eine Rolle spielen (Geist[2]).

Gelegentlich kann man bei älteren Frauen aber auch eine, oft recht erhebliche, seröse oder eitrige Sekretion aus dem Uterus beobachten.

Nach Menge[3] findet man dann im Uterus meist ausgiebige Epithelverluste. Der Ausfluß ist in diesen Fällen also nichts anderes als ein „exsudativer Wundfluß" (Menge).

Die Ursache dieser Epithelverluste ist wohl in Schleimhautblutungen infolge von Sklerose und Verkalkung der Arteriae uterinae zu suchen (v. Kahlden, Simmonds, Kon und Karaki).

An der engsten Stelle des Uterus, dem Isthmus, können die epithelberaubten Schleimhautflächen leicht miteinander verkleben[4]. Bei vollkommener Verlegung des Lumens kommt es zur Sekretverhaltung. Man findet dann in dem oft erweiterten Cavum uteri eine bald helle, bald bräunliche, oft honigähnliche (Hofmeier l. c., S. 167), fadenziehende, seröse oder schleimige Flüssigkeit (Hydrometra senilis). Wandern in das verhaltene Sekret Leukocyten ein, dann entsteht eine Pyometra senilis[5].

4. Menstruelle Störungen.

Menge (1925, S. 294) hat auf „zwei Arten der intermittierenden korporealen Hypersekretion hingewiesen", die durch eine ausgesprochene Bindung an den Menstruationsvorgang charakterisiert sind. Menge bezeichnet sie als postmenstruellen und als prämenstruellen Fluor[6].

a) Postmenstrueller Fluor.

„Der postmenstruelle Fluor ist wohl in der Regel nichts anderes als ein kurzdauernder Wundfluß", der „sich an die menstruelle Blutausscheidung anschließt und solange dauert,

---

Diese kann sich bei irgendwelchen Stauungswirkungen dahin steigern, daß eine stärkere Filtration durch die Gewebsdecken einsetzt. Außerdem werden Störungen in der venösen Zirkulation mit einer vermehrten Transsudation von Blutwasser und Gewebssaft in die Geschlechtswege noch dadurch begünstigt, daß die Venenklappen im Genitalgebiete so angeordnet sind, daß sie den Zufluß zu der Beckenhöhle und ihren Organen von allen Seiten freigeben, daß sie den Rückfluß aber hindern.

[1] Schröder: Lehrb. d. Gynäkol. S. 129.

[2] Geist: Arch. f. mikroskop. Anat. Bd. 81.

[3] Menge: Arch. f. Gynäkol. Bd. 125, S. 293.

[4] Diese Obliteration des Isthmus ist im Alter recht häufig. Hennig (zit. nach Hofmeier, Lehrb. d. Frauenkrankh. S. 162) fand sie unter 100 über 50 Jahre alten Frauen 28mal.

[5] Nach Gebhard (S. 48f.) entsteht eine Pyometra nur bei der Anwesenheit von Mikroorganismen, also „niemals bei vollständiger Atresie" in der Gegend des inneren Muttermundes.

[6] Neben dem postmenstruellen und dem prämenstruellen Fluor unterscheidet Menge auch noch einen „Mittelfluß". Diese „eigenartige Form der Hypersekretion, die vielleicht nur vom cervicalen Sekret ausgeht", und die vielfach mit dem sog. Mittelschmerz zusammenfällt, kommt wahrscheinlich nur bei nervenübererregbaren Personen vor, bei denen „unter dem Einfluß des Ovulationsvorganges der Uterus sich intermenstruell stärker kontrahiert. Dabei wird ein Schwall cervicalen Sekretes ausgepreßt" [Menge (1925, S. 294)].

bis die mensuell exfoliierte Schleimhaut wieder aufgebaut ist. Die meisten Frauen empfinden diese Erscheinung auch als etwas ganz Natürliches. Überwertet wird sie eigentlich nur von Nervösen. Einen pathologischen Charakter gewinnt sie erst, wenn sich eine bakteriochemisch bedingte Reizung der Scheidenwand anschließt, und dann die Ausscheidung länger dauert" (Menge).

b) *Prämenstrueller Fluor.*

Der prämenstruelle Fluor kommt nach Menge (l. c.) seltener vor als der postmenstruelle Fluor, und er ist im Gegensatz zu diesem „immer als etwas Ungehöriges" (Menge) aufzufassen. „Seine Entstehung ist vielleicht darauf zurückzuführen, daß unter der Einwirkung der schwellenden Mucosa der Uterus sich schon in der prämenstruellen Phase insensibel kontrahiert und dabei cervicales Sekret auspreßt. Möglicherweise ist der prämenstruelle Fluor" aber „auch nur die Folge einer durch die mensuelle Blutfluxion zu den Beckenorganen veranlaßten Transsudationssteigerung, die bei übererregbaren Personen verstärkt sein kann. Das vermehrte Transsudat kann weiterhin vorübergehend in der Scheide Bedingungen schaffen, die ihrerseits wieder zu einer bakterio-chemischen Wandreizung führen" [Menge (1925, S. 294)].

5. Extragenital bedingte Betriebsstörungen des Corpus uteri.

Zu den extragenitalen Ursachen des korporealen Fluors gehören Stauungszustände bei inkompensierten Herzfehlern und bei anderen pathologischen Prozessen, die einen erschwerten Rückfluß des venösen Blutes aus dem Abdomen zur Folge haben.

Die Frage, ob auch akute und chronische Infektionskrankheiten, Nierenerkrankungen, Stoffwechselstörungen, Erkrankungen der blutbildenden Organe, Konstitutionsanomalien u. a. m. einen vermehrten Flüssigkeitsaustritt aus der Corpusschleimhaut bewirken können, läßt sich heute noch nicht beantworten, da der einwandfreie Nachweis einer korporealen Hypersekretion sehr schwierig zu führen ist.

Auch über das Vorkommen eines neurogenen und psychogenen korporealen Fluors ist nichts bekannt. Im Endometrium sind Nerven bisher noch nicht nachgewiesen worden. Es wäre aber immerhin möglich, daß Kontraktions- und Erschlaffungszustände der Uterusmuskulatur den Flüssigkeitsdurchtritt durch die Schleimhaut beeinflussen können.

Häufigkeit des korporealen Fluors.

Über die Häufigkeit des korporealen Fluors gehen die Ansichten auseinander.

Nach v. Jaschke, Schröder u. a. tritt der korporeale Fluor gegenüber dem cervicalen und vaginalen Fluor an Häufigkeit sehr zurück [v. Jaschke (1925, S. 243). Verschiedene andere Autoren (Falk[1], Skutsch[2]) sind aber der Ansicht, daß der Fluor genitalis häufiger aus der Uterushöhle stammt, als gewöhnlich angenommen wird.

Klinische Wertigkeit des korporealen Fluors.

Der korporeale Fluor hat pathognostische und pathogene Bedeutung.

Die pathognostische Wertigkeit des korporealen Fluors beruht darauf, daß er

---

[1] Falk: Arch. f. Gynäkol. Bd. 125, S. 447.
[2] Skutsch: Arch. f. Gynäkol. Bd. 125, S. 455.

die Aufmerksamkeit auf krankhafte Zustände des Corpus uteri hinlenkt, und zwar besonders auf Entzündungen und Carcinome.

In pathogener Hinsicht wird, „so gut wie regelmäßig, durch die Beimengung von eitrigem oder wäßrigem Korpussekret die vaginale Flora beeinflußt, so daß ganz gewöhnlich ein vaginaler und cervicaler Fluor mit dem Korpusfluor vereint in Erscheinung tritt. Dadurch kann bei flüchtiger Untersuchung die irrtümliche Meinung entstehen, daß es sich nur um einen gewöhnlichen vaginalen Fluor handelt" (v. Jaschke[1]).

2. Cervicaler Fluor.

Der Cervicalkanal ist mit einer klaren, fadenziehenden, schleimigen, schwerflüssigen Masse ausgefüllt. Diese „entsteht wohl durch die Vermischung des zähen, den Drüsen der cervicalen Mucosa entstammenden Schleimes mit dem beständig in geringster Menge aus der Uteruskörperhöhle herabfließenden wäßrigen Spaltsafts" (Menge)[2].

Die Bedeutung, die dieser Zufluß von oben her für die Konsistenz des Cervixinhaltes hat, läßt sich nach Menge daran erkennen, daß die Cervix in der Schwangerschaft trotz stärkerer Durchblutung und Durchsaftung ihres Wandgewebes beim Ausbleiben des Saftzuflusses aus den oberen Geschlechtsgängen von einem aus reinem, sehr zähem Mucin bestehendem Sekret erfüllt wird, das stagniert und das in Gestalt eines Pfropfes die Uteruskörperhöhle gegen die Scheide vollkommen abdichtet. Durch Zusatz von alkalisch reagierenden, serösen Körperflüssigkeiten, z. B. von Hydrosalpinxinhalt läßt sich der zähe Cervicalschleim der Schwangeren leicht auflösen oder in einen schleimig-flüssigen Zustand überführen[3].

Es ist auffallend, daß der Cervixinhalt, der „Cervixschleimpfropf", bisher so außerordentlich wenig wissenschaftliche Beachtung gefunden hat, obwohl er zahlreiche chemische, physikalisch-chemische, capillar-chemische Probleme u. a. bietet.

In chemischer Hinsicht wird heute der Cervixschleim, d. h. das Sekret der Cervixdrüsen wohl allgemein zu den Mucinen und mit diesen zu den Glykoproteiden gerechnet.

Die Glykoproteide lassen sich zerlegen in Eiweißkörper und Kohlehydrat (und zwar in Glucosamin[4]).

---

[1] v. Jaschke: Arch. f. Gynäkol. Bd. 125, S. 244).

[2] Menge: Arch. f. Gynäkol. Bd. 125, S. 258.

[3] Die Zähigkeit des cervicalen Sekretes kann in der Schwangerschaft so groß sein, daß der Schleim fast gummiartig wird und nur mühsam in kleinen Stückchen dem Halskanal entnommen werden kann (Menge, Arch. f. Gynäkol. Bd. 125, S. 259). „Vielleicht ist neben dem Spaltsaftausfall noch ein anderes Moment, wie etwa eine durch die Schwangerschaft bedingte Umstellung der Epithelsekretion für diese Änderung in der Konzentration und Kohäsion des Halssekretes verantwortlich zu machen" (Menge).

Unabhängig von Menge hat auch Stieve (Zeitschr. mikr.-anatom. Forschung Bd. 11, S. 342, 1927) auf das eigenartige Verhalten des Cervixschleims in der Gravidität hingewiesen: „Vom 4. Schwangerschaftsmonat ab verändert dieser Schleim sein Verhalten sehr erheblich. Er wird viel zäher, derber, man darf ruhig sagen, gallertartig und haftet ungemein fest am Cervicalkanal. Diese derbe Beschaffenheit behält der Schleimpfropf bis zum Ende der Schwangerschaft bei."

[4] Das Glucosamin wurde von Ledderhose entdeckt (Zeitschr. f. physiol. Chem. Bd. 2, S. 213, 1878/79 und Bd. 4, S. 139, 1880). Es ist als ein Derivat des Traubenzuckers (oder der d-Mannose) zu betrachten, in dem die in α-Stellung befindliche Hydroxyl-(OH)-Gruppe durch die Aminogruppe NH_2 ersetzt ist. Man kann das Glucosamin also auch als „Amidzucker" bezeichnen.

$$
\begin{array}{ll}
& \text{d-Glucose (Traubenzucker)} \qquad \text{d-Glucosamin} \\
\alpha) & \mathrm{C}\!\!<\!\!^{O}_{H} \qquad\qquad \mathrm{C}\!\!<\!\!^{O}_{OH} \\
& \mathrm{H-C-OH} \qquad\qquad \mathrm{H-C-NH_2} \\
\beta) & \mathrm{OH-C-H} \qquad\qquad \mathrm{OH-C-H} \\
\gamma) & \mathrm{H-C-OH} \qquad\qquad \mathrm{H-C-OH} \\
\delta) & \mathrm{H-C-OH} \qquad\qquad \mathrm{H-C-OH} \\
\varepsilon) & \mathrm{C}\!\!<\!\!^{H}_{OH} \qquad\qquad \mathrm{C}\!\!<\!\!^{H}_{OH}
\end{array}
$$

Als Baustein der Mucine ist das Glucosamin zuerst von Friedrich v. Müller[1] erkannt worden.

Die Art und Weise, in der das Glucosamin in das Mucinmolekül eingefügt ist, ist heute noch nicht ganz aufgeklärt.

Es ist auch bisher nicht geglückt, die Herkunft des Glucosamins im tierischen Organismus festzustellen. Tatsache ist, daß der tierische Körper nicht auf die Zufuhr von Glucosamin angewiesen ist, sondern daß er dieses selbst bilden kann. Selbst wenn man der Nahrung kein Glucosamin zuführt, bildet der tierische Organismus in seinen Drüsen fortwährend große Mengen Mucin und damit auch Glucosamin [Abderhalden (1923, I, S. 338)].

Die wahrscheinlichste Annahme ist die, daß die Zellen des tierischen Organismus — vielleicht auch nur diejenigen, die Mucin bilden — Traubenzucker aminieren, d. h. daß sie eine Aminogruppe in sein Molekül einfügen. Es ist aber auch möglich, daß eine bestimmte Aminosäure (Norleuzin[2], Lysin[3]) als Ausgangsmaterial dient (Abderhalden l. c.).

Die Mucine werden durch Essigsäure aus ihren Lösungen gefällt. In einem Überschuß von Essigsäure lösen sie sich — im Gegensatz zu allen anderen Eiweißkörpern — nicht auf.

Nach Schröder, Hinrichs und Keßler (S. 103) enthält der Cervixschleim

96,5—97 % Wasser,
1,5 % Eiweiß (N-haltige Substanzen)[4],
0,2— 0,3% reduzierende Substanz (Zucker?),
1 % Asche.

Kolloidchemisch muß man den Cervixschleim wohl als Sol betrachten. Nähere Untersuchungen liegen, soweit wir sehen, bisher noch nicht vor.

Die Reaktion des Cervixschleims ist sowohl bei Nichtgraviden als auch bei Graviden ausgesprochen alkalisch. Der durchschnittliche p_H-Wert $= 8{,}0$ (Schröder)[5].

Die biologische Bedeutung des Cervixschleims besteht in der Hauptsache darin, daß er die Keimfreiheit der oberen Genitalabschnitte garantiert. Diese Erkenntnis verdanken wir Menge (1897)[6]. Dieser konnte in zahlreichen Untersuchungen den Beweis erbringen, daß der Cervixschleim stets steril ist, obwohl sein unteres Ende direkt an die keimhaltige Scheide grenzt. Ferner konnte Menge zeigen, daß Keime (Staphylokokken, Streptokokken, Bacillus pyocyaneus), die in den Cervixkanal eingebracht werden, nach kurzer Zeit (etwa nach 12 Stunden) zugrunde gehen. Der Cervixschleim besitzt also nicht nur ein ähnliches Selbstreinigungsvermögen wie die Scheide, sondern er bleibt auch dauernd frei von Keimen, die in der Scheide leben. Die Grenze zwischen dem bakterienhaltigen und dem bakterienfreien Abschnitt des Genitalkanals bildet der äußere Muttermund.

Als Ursache der bakterienfeindlichen Wirkung des Cervicalschleimes können verschiedene Momente angeführt werden: „Sein Alkaligehalt, ferner Alexine, bakterienfeindliche Eiweißkörper, wie sie im Blutserum und in den Sekreten anderer Körperorgane wirksam sind, welche entweder von Hause aus schon dem Sekrete angehören, oder von Leukocyten in dasselbe ausgeschieden sind (Buchner,

---

[1] v. Müller, Friedrich: Zeitschr. f. Biol. Bd. 42, S. 468, 1901.

[2] Norleuzin ist α-Amino-n-Kapronsäure.

[3] Lysin ist ebenfalls eine Aminosäure, die sich von der normalen Kapronsäure ableitet. Es ist die α-ε-Diamino-n-Kapronsäure.

Die nahen Beziehungen zwischen dem Norleuzin, dem Lysin und dem Glucosamin zeigen die folgenden Formeln (Abderhalden, S. 338).

$$\begin{array}{cccc} CH_3 & CH_3 & CH_2 \cdot NH_2 & CH_2OH \\ CH_2 & CH_2 & CH_2 & CHOH \\ CH_2 & CH_2 & CH_2 & CHOH \\ CH_2 & CH_2 & CH_2 & CHOH \\ CH_2 & CH \cdot NH_2 & CH \cdot NH_2 & CH \cdot NH_2 \\ | & | & | & \\ COOH & COOH & COOH & C\!\!\begin{array}{c}\nearrow O \\ \searrow H\end{array} \\ \text{Kapronsäure} & \text{Norleuzin} & \text{Lysin} & \text{Glucosamin} \end{array}$$

[4] Kaboth (Arch. f. Gynäkol. Bd. 125, S. 420) fand im Cervixsekret bei essentiellem Fluor einen Eiweißgehalt von 1—5%; die aus Portioerosionen gewonnene Flüssigkeit enthielt 0,5—1% Eiweiß.

[5] Schröder: Arch. f. Gynäkol. Bd. 125, S. 404.

[6] Vgl. Menge-Krönig: Die Bakteriologie des weiblichen Genitalkanals. Leipzig 1897, S. 153ff.

Hahn), endlich die im Sekrete schon vorhandenen oder erst infolge des Eindringens positiv chemotaktisch wirkender Momente aus dem Gewebe in das Sekret übergetretenen Leukocyten selbst" [Menge (1897, S. 193)][1].

Dietl hat festgestellt, daß 20 mg Cervixsekret in der prägraviden Phase etwa 4 mg Zucker spalten, kurz nach der Regel und zwischen zwei Regeln nur 1 mg. Er entnahm das Cervixsekret mit kleinen Wattebäuschchen und gewann im Durchschnitt 150—200 mg Cervixinhalt. Auch Schröder, Hinrichs und Keßler konnten in einigen Fällen ein diastatisches (Stärke spaltendes) Ferment im Cervixschleim nachweisen, „aber stets nur in den Fällen, in denen die Kappe verwendet wurde, nicht aber in denen, in denen das Sekret abgesaugt wurde. Demnach erscheint es nicht ohne weiteres einwandfrei erwiesen, daß im Cervixschleim ein diastatisches Ferment vorhanden ist. Die Verunreinigung des Cervixschleimes mit fermenthaltigem Vaginalinhalt liegt zu nahe und ist zu schwer zu vermeiden".

Auch eiweißspaltende Fermente konnte Dietl im Cervixschleim nachweisen.

Die Menge des Schleimes, der den Cervicalkanal ausfüllt, wechselt je nach der Weite und Länge des Lumens. Zahlenangaben über die Menge dieses Schleimes konnte ich in der Literatur nicht finden.

Die Menge des Cervixschleims, der in die Scheide übertritt[2], scheint normalerweise sehr gering zu sein. Sie beträgt nach Schröder (1927) in 24 Stunden höchstens 0,2—0,5 g [3].

Unter pathologischen Umständen kann die Menge des Cervixschleimes, der aus dem äußeren Muttermund in die Scheide übertritt, recht erhebliche Grade erreichen (cervicaler Fluor).

Die Menge des cervicalen Fluors kann nach R. Schröder[4] bis zu 3 g in 24 Stunden betragen.

Nach Schröder, Hinrichs und Keßler[5] sind 3—5 g „nichts Ungewöhnliches". „Im Durchschnitt kann man mit 1—2 g Sekret rechnen."

Ursachen des cervicalen Fluors.

Die Ursachen, die zu cervicalem Fluor führen, lassen sich in folgender Weise einteilen.

---

[1] Schröder, Hinrichs und Keßler (S. 104) haben darauf hingewiesen, daß der Cervixschleim (und ebenso auch der Genitalschleim von Tieren z. B. Rindern, Schweinen u. a.) zwar „an sich bakterienfrei" ist, daß er aber im Reagenzglas als Nährboden verwendet, Bakterien in reichlicher Menge wachsen läßt.

Schröder, Hinrichs und Keßler brachten einen zusammenhängenden Schleimpfropf aus der Cervix auf Blutagar und sie impften dann nur das Zentrum des Pfropfes, ohne Berührung des Nährbodens selbst, mit Streptokokken und Staphylokokken u. a. Dabei zeigte sich, daß die eingebrachten Keime sich in dem Schleim außerordentlich gut ausbreiteten.

Diese Beobachtungen führten Schröder, Hinrichs und Keßler zu dem Schlusse: „Eine Baktericidie scheint dem aus dem Körper entnommenen Schleim nicht zuzukommen."

Ganz analoge Untersuchungen hatte schon Stroganoff (Monatsschr. f. Geburtsh. und Gynäkol. Bd. 2, S. 391ff. 1895) vorgenommen. Er konnte dabei feststellen, daß die eingebrachten Staphylokokken in den ersten Stunden an Zahl abnahmen, daß sie dann aber wieder anfingen zu wuchern. Gegen die Versuche von Stroganoff hat Menge (1897, S. 190) eingewendet, daß auch das frische Blutserum trotz seiner bakterienfeindlichen Kräfte einen guten Nährboden abgibt, wenn die Menge der eingebrachten Bakterien zu groß ist. Da nun der Cervixschleim „nur in geringen Quantitäten erhältlich ist", so müssen „zur Prüfung seiner baktericiden Kraft auch nur dünne Bakterienaufschwemmungen benützt werden". Außerdem hat Menge noch darauf hingewiesen, daß frisches Blut und Blutserum, „welche für sich allein unter bestimmten Bedingungen sehr kräftig wirkende baktericide Eigenschaften besitzen", „auf die Oberfläche von erstarrten festen Nährböden aufgestrichen" ein ausgezeichneter Nährboden für Bakterien sind.

[2] Zur Messung dieser Schleimmenge legt man eine gut abschließende Silberkappe an die Portio.

[3] Durch Pilocarpininjektionen gelingt es, die Schleimabsonderung aus der Cervix auf das Doppelte zu erhöhen (Schröder: Arch. f. Gynäkol. Bd. 125, S. 404).

[4] Schröder, R.: Arch. f. Gynäkol. Bd. 125, S. 404.

[5] Schröder, Hinrichs und Keßler: Arch. f. Gynäkol. Bd. 128, S. 102f.

A. Baustörungen der Cervix.
1. Entzündungen.
   a) Gonorrhoischer Cervicalkatarrh.   b) Nicht gonorrhoischer Cervicalkatarrh.
2. Erosionen.
3. Ektropium.
4. Tuberkulose.
5. Geschwülste.
   a) Polypen. b) Carcinom.
6. Spindelförmige Auftreibung des Cervicalkanals.

B. Betriebsstörungen der Cervix.
Konstitutioneller Fluor usw.

A. Baustörungen der Cervix.
1. Entzündungen.
a) Gonorrhoischer Cervicalkatarrh.

Bei akuter Gonorrhoe ist die Cervix in etwa 80 % der Fälle, bei chronischer Gonorrhoe in etwa 95 % der Fälle erkrankt (Menge in Finger, S. 343). Die Cervix ist also neben der Urethra, die bei akuter Gonorrhoe in etwa 95 %, bei chronischer Gonorrhoe in 30 % ergriffen ist (Menge), die häufigste Lokalisationsstelle der Gonokokken.

Die bactericide Kraft des Cervixschleims, die gegen alle Keime so außerordentlich wirksam ist, versagt den Gonokokken gegenüber vollkommen.

Gelangen Gonokokken in den Cervicalkanal, dann dringen sie in der Kittsubstanz zwischen den einzelnen Cylinderzellen in die Tiefe, das Zellprotoplasma selbst lassen sie frei (Bumm). Sobald die Gonokokken in die oberflächlichsten Schichten des subepithelialen Bindegewebes gelangt sind, erfolgt eine intensive entzündliche Reaktion. Die Capillaren erweitern sich und in ihrem Lumen finden sich zahlreiche Leukocyten. Die Maschen des subepithelialen Bindegewebes sind dicht von Rundzellen (polynucleäre Leukocyten und Polyblasten) durchsetzt. Mit den Wanderzellen tritt auch reichlich Flüssigkeit durch die Gefäßwand in die Bindegewebsmaschen aus. Von hier gelangt diese frühzeitig auch durch die Epithelien hindurch an die Oberfläche. Im allerersten Entzündungsstadium besteht infolgedessen seröser oder serös-eitriger Ausfluß.

Später wandern auch zahlreiche Leukocyten durch das Epithel hindurch. Die ganze Schleimhautoberfläche ist dann von massenhaftem dünnflüssigem Eiter überschwemmt.

Zuweilen bildet das Exsudat, in dem zahlreiche Leukocyten liegen, „kleinste subepitheliale Teiche" (Menge), die das Epithel in größerem Zusammenhang lamellenförmig von der Bindegewebsunterlage abheben. Durch die Abstoßung des Epithels kommt es zur Bildung größerer oder kleinerer Geschwürsflächen.

Auf der Höhe der gonorrhoischen Infektion fließt aus dem äußeren Muttermund reichlich gelber, schleimiger Eiter ab. In diesem findet man neben Schleimfäden und abgestoßenen Cylinderepithelien zahlreiche Eiterzellen und in vielen von diesen Gonokokken.

Die akute Cervixgonorrhoe dauert in der Regel einige Wochen. Sie kann dann unter vollkommener Restitutio ad integrum abheilen. Meist geht sie aber ganz allmählich in ein chronisches Stadium über.

Der Ausfluß aus der Cervix ist dann zäh, schleimig-eitrig oder auch schleimigglasig. Bei der Betrachtung der Portio im Speculum sieht man häufig den „trüben

Schleim" (Menge) direkt aus dem äußeren Muttermund herausquellen. Manchmal ist auch die ganze Oberfläche der Portio von trübem, glasigem Schleim bedeckt. Neben abgestoßenen Epithelien enthält dieser Leukocyten, Lymphocyten und Plasmazellen. Gonokokken findet man gewöhnlich erst nach längerem Suchen. Sie liegen meist extracellulär.

Nach längerer Dauer geht die chronische Cervixgonorrhoe in ein „postgonorrhoisches Reizstadium" (Menge) über. Dieses ist ebenfalls durch eine cervicale Hypersekretion gekennzeichnet. Es unterscheidet sich von der chronischen Cervixgonorrhoe aber dadurch, daß das Sekret keine Gonokokken enthält, daß es also nicht mehr infektiös ist (postgonorrhoischer cervicaler Fluor).

b) Nicht gonorrhoischer Cervicalkatarrh.

Die nicht gonorrhoischen Cervicalkatarrhe entstehen hauptsächlich im Anschluß an Geburtsverletzungen. Heilen die Wundränder spontan oder artifiziell entstandener Cervixrisse nicht zusammen (Emmetsche Risse) oder werden die Muttermundslippen durch narbige Schrumpfung nach außen umgekrempelt (Lacerationsectropium), dann kommen die bloßliegenden Teile der Cervixschleimhaut in Berührung mit dem bakterienreichen, sauren Scheideninhalt. Außerdem wird die Schleimhaut auch wohl durch die anliegende Scheidenwand mechanisch alteriert. So entsteht ein Reizzustand der Schleimhaut. Diese ist lebhaft gerötet, geschwollen und sie sondert ein dünnflüssiges, glasig-schleimiges oder eitriges Sekret ab, das oft in großen Mengen nach außen abfließt.

Eine weitere Form von nicht gonorrhoischem Cervicalkatarrh mit oft recht reichlichem Ausfluß findet man häufig bei Frauen nach supravaginaler Amputation des Uterus. Dieser Ausfluß kann den physischen und psychischen Zustand der Kranken oft sehr erheblich beeinflussen, und er kann bei den Kranken den Eindruck erwecken, daß sie nicht richtig behandelt worden sind.

Untersucht man in derartigen Fällen den Cervixinhalt, dann findet man ihn meist nicht keimfrei, sondern voll von Bakterien. Es liegt nahe, diese Keimbesiedlung der Cervix in Zusammenhang mit einer Störung oder dem Ausfall der Ovarialfunktion zu bringen. Wir konnten aber noch keine sicheren Beobachtungen in dieser Hinsicht machen.

2. Erosionen.

a) Entzündliche Erosionen.

Die meisten Erosionen sind entzündlicher Natur. Sie entstehen als Folge eines entzündlichen cervicalen Fluors, sie können aber auch ihrerseits zur Ursache eines Fluors werden.

Um die doppelte Bedeutung der Erosionen in der Fluorgenese zu verstehen, ist es nötig, kurz auf die Histologie dieser Bildungen einzugehen.

Robert Meyer[1], dem sich auch R. Schröder[2] angeschlossen hat, unterscheidet vier Stadien der Erosionsbildung:

1. Das Stadium der Entzündung mit Plattenepithelverlust = Stadium der echten Erosion.

---

[1] Meyer, Robert: Zentralbl. f. Gynäkol. 1925, S. 950.
[2] Schröder, R.: Lehrb. d. Gynäkol. 2. Aufl., S. 190ff.

Dieses Stadium ist, wie der Name sagt, dadurch charakterisiert, daß der Epithelbelag der Portio vollkommen fehlt, so daß die Muskulatur und das Bindegewebe bloß liegen. Die Zerstörung des Plattenepithels erfolgt teils von der Oberfläche her durch Macerationswirkung des entzündlichen Cervixsekretes, teils von der Tiefe her durch entzündliche Infiltration, Exsudation und Blutungen.

2. Das erste Stadium der Heilung = Stadium der Überhäutung mit Schleimepithel = Stadium der Pseudoerosion.

In diesem Stadium wird die, ihres Plattenepithels beraubte, Außenfläche der Portio mit einschichtigem Cylinderepithel („Schleimepithel") überzogen.

Dieses Schleimepithel kommt von allen verfügbaren Stellen her, sowohl von dem oberen Rande der Erosion, der an die Cervicalschleimhaut angrenzt, als auch von Drüsen, die heterotop unter die Oberfläche gelangten [1].

In Fällen von mäßiger Entzündung kann das Cylinderepithel dem weichenden Plattenepithel auf dem Fuße folgen, es kann sogar einzelne erhaltene basale Plattenepithelinseln überziehen [2] (Abb. 84).

Beim Fortschreiten der Entzündung kann das Schleimepithel wieder zerstört werden.

3. Das zweite Stadium der Heilung = Stadium der Untergrabung des Schleimepithels, Aufschichtung des Plattenepithels mit weiterer Abhebung des Schleimepithels, schließlicher Untergang des Schleimepithels.

Beim Nachlassen der Entzündung wird das Schleimepithel „in seiner Lebensfähigkeit so weit geschwächt", daß das Plattenepithel „sozusagen passiv" wieder vordringen kann.

Das Plattenepithel schiebt sich auf dem Bindegewebe unter dem Schleimepithel vor und es hebt dieses von seiner Unterlage ab [3].

Dieses Vorwuchern des Plattenepithels geht stets von den „indifferenteren, unreiferen Zellen" seiner basalen Lagen aus (R. Meyer). Die basalen Plattenepithelzellen können auch mehr oder weniger tief in die Drüsen hineinwuchern und das Drüsenepithel von seiner Unterlage nach der Lichtung zu abheben.

„Eine vollkommene Heilung wird erst erzielt, wenn das Plattenepithel das ganze Drüsenepithel abgehoben hat, wenn sich das Plattenepithel ausdifferenziert, schichtet, die Drüsenlichtungen erfüllt, das Schleimepithel erstickt, und wenn im weiteren langsameren Verlaufe die unregelmäßige Oberflächenmodellierung ausgeglichen wird, indem die mit Plattenepithel ausgekleideten Buchten und Drüsen verschwinden, d. h., auf die Oberfläche zurückgezogen werden. Letzteres kann zu normaler glatter Oberfläche mit annähernd normaler Papillenbildung zurückführen, meistens aber werden Drüsenreste teils nur mit Schleimepithel, aber gelegentlich auch mit Plattenepithel bekleidet zur Abschnürung von der Oberfläche gelangen und cystisch werden, seltener weiter proliferieren, in steter Bereitschaft zu neuem Aufbruch auf die Oberfläche bei wiederaufflackernder oder neuer Entzündung" (R. Meyer [4]). — Unvollkommene Heilung unter Abschnürung der Drüsen.

b) *Nicht entzündliche Erosionen.*

Bekanntlich liegt beim Neugeborenen die Grenze zwischen dem Plattenepithel der Portio und dem Cylinderepithel der Cervix nicht immer genau am äußeren Muttermund. Das Plattenepithel kann sich mehr oder weniger weit in den Cervicalkanal hineinerstrecken, noch häufiger überzieht aber umgekehrt das Cylinderepithel einen Teil der Portio (kongenitale Erosion, Pseudoerosio congenita, Fischelsche Erosion). Dabei handelt es sich „zweifellos nicht um einen entzündlichen Zustand, sondern um einen Grenzkampf zweier sich begegnenden Epithelarten" (R. Meyer [5]). Diese physiologische Erosion

---

[1] Bei entsprechend langer Dauer des 1. Heilungsstadiums bildet das Schleimepithel Einsenkungen und Drüsenschläuche, die sich oft tief in das Gewebe der Portio hineinerstrecken.

[2] Derartige Reste der basalen Plattenepithellage können an solchen Stellen erhalten bleiben, die weniger von der Basis her durch Entzündung als durch den Schleim von oben her gelitten haben.

[3] Das Plattenepithel stammt teils von außen her, vom Rande der Erosion, es kann aber außerdem auch von Plattenepithelresten stammen, die unter dem Schleimepithel liegen geblieben sind.

[4] Meyer, R.: Zentralbl. f. Gynäkol. 1923, S. 953.

[5] Meyer, R.: In Lubarsch-Ostertag, Ergebn. d. allg. Pathol. u. path. Anat. Bd. 9, 2, S. 539.

heilt nach der Geburt dadurch aus, daß das Cylinderepithel vom Plattenepithel bis zum äußeren Muttermund zurückgedrängt wird. In den späteren Kinderjahren sollen kongenitale Erosionen nicht oder nur äußerst spärlich beobachtet werden (R. Schröder[1]).

Auch bei Erwachsenen scheinen gelegentlich nicht entzündliche Erosionen vorzukommen.

Menge[2] hat darauf hingewiesen, daß man fast nur bei nulliparen Frauen „zuweilen eine Pseudoerosion, in Gestalt eines schmalen, roten, scheibenförmigen Hofes findet, dessen Rand eine ganz scharfe und regelmäßige Kreislinie darstellt, die sich überall gleichweit vom Os externum entfernt hält, ohne daß sich zugleich eine Vermehrung oder eine sonstige entzündliche Veränderung des Cervicalsekrets nachweisen läßt. Diese, fast nur bei nulliparen Frauen vorkommende, von der Natur so exakt abgezirkelte Form der Pseudoerosion dürfte kaum etwas mit einer wirklichen Entzündung der Cervixschleimhaut zu tun haben. Wohl aber kann sie selbst zu einer krankhaften Vermehrung des Genitalsekrets beitragen".

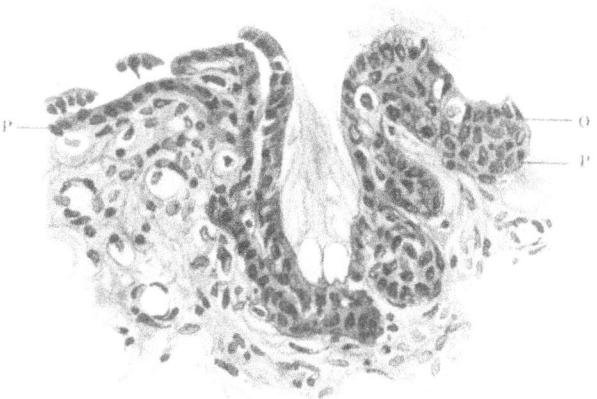

Abb. 84. Unter dem zylindrischen Schleimepithel der Oberfläche = O sieht man rechts mehrschichtiges, links einreihiges basales Plattenepithel = P, welches sich auch unter dem Schleimepithel der Drüse ausgebreitet und seitliche Ausbuchtungen derselben ausgefüllt hat, so daß letztere wie solide Epithelkolben erscheinen. Beginn des zweiten Heilstadiums. Leitz Obj. 7, Ok. O, Tb. 10. (Nach R. Meyer, Zentralbl. f. Gynäkol. 1923.)

Auch Martius[3] hat darauf hingewiesen, daß derartige Erosionen bei Virgines einen hartnäckigen „konstitutionellen" Fluor vortäuschen können, wenn man auf eine lokale Untersuchung verzichtet.

3. Ectropium.

Das Ectropium der Cervixschleimhaut ist eine der häufigsten Ursachen für den nicht gonorrhoischen Cervicalkatarrh und damit eine wichtige Quelle cervicalen Fluors.

4. Tuberkulose.

Die Cervix erkrankt nur selten bei Tuberkulose der höheren Genitalabschnitte und noch seltener ist die Cervix allein an Tuberkulose erkrankt.

Pathologisch-anatomisch kann die Tuberkulose der Cervix unter verschiedenen Formen auftreten:
1. in Form von miliaren Knötchen,
2. als tuberkulöse Geschwüre,
3. als fibrös-käsig infiltrierende Form (Kaufmann[4]).
4. als papilläre, blumenkohlähnliche Wucherungen (Eugen Fraenkel[5]).
5. als höckriger, sarkomähnlicher Tumor (Emanuel).

---

[1] Schröder: Lehrb. d. Gynäkol. 2. Aufl., S. 192.
[2] Menge: Arch. f. Gynäkol. Bd. 125, S. 296.
[3] Martius: Arch. f. Gynäkol. Bd. 125, S. 448.
[4] Kaufmann: Lehrb. d. spez. path. Anat.
[5] Fraenkel, Eugen: Jahrb. der Hamb. Staatskrankenanstalten. Bd. 4.

Neben den entzündlichen Schleimhautveränderungen an sich sind es wohl hauptsächlich zwei Momente, die bei der Cervixtuberkulose zu Ausfluß führen können: der **Gewebsverlust** bei der ulcerösen Form und der **Gewebsüberschuß** (die Vergrößerung der sezernierenden Oberfläche) bei der papillären Form.

Bei der Seltenheit der Cervixtuberkulose ist ihre prozentuale Beteiligung an dem cervicalen Fluor gering.

5. Geschwülste.

a) *Polypen der Cervix.*

Die Polypen der Cervix können oft recht erheblichen Fluor verursachen. Das Gleiche gilt von den myomatösen und Schleimhautpolypen des Uterus, wenn sie bis in die Cervix gelangt sind.

Der Ausfluß kann seine Quelle haben a) in der **Neubildung** selbst, b) in der **Umgebung**, d. h. in der Cervixschleimhaut und c) in beiden.

Die **Neubildung** bedeutet an und für sich schon eine Vergrößerung der sezernierenden Oberfläche. Außerdem übt der Gegendruck der Cervixwand einen mechanischen Reiz aus, der seinerseits wieder die Sekretion anregt. Auch von dem oft stark ödematösen Stroma der Polypen kann wohl Flüssigkeit durch das Epithel hindurchtreten. Hat die Spitze des Polypen den äußeren Muttermund erreicht, dann gelangt sie in Berührung mit dem keimhaltigen Scheidensekret. Die Folgen sind entzündliche Vorgänge, Verlust des Epithels und Aussickern von Gewebsflüssigkeit aus dem Stroma.

Eine vermehrte Sekretion der **Umgebung**, also der Cervixwand, kann einmal dadurch bedingt sein, daß der Polyp als Fremdkörper reizend auf die umgebende Cervixwand wirkt. Außerdem können aber auch bei Eröffnung des äußeren Muttermundes Keime in den Cervicalkanal gelangen und hier eine Entzündung hervorrufen.

b) *Carcinom.*

Von den drei wichtigsten örtlichen Zeichen des Collumcarcinoms — Ausfluß, Blutungen, Schmerzen — ist der Ausfluß das erste, die Blutung das bedrohlichste, der Schmerz das ungünstigste Symptom (Koblanck[1]).

Allerdings wird der Ausfluß von den Frauen häufig nicht entsprechend beachtet, und sie werden erst durch die Blutungen auf den Ausfluß aufmerksam.

Ätiologisch kommen für den Ausfluß verschiedene Momente in Betracht. Im Beginn der Neubildung dürfte er wohl auf einer Vergrößerung der sezernierenden Oberfläche beruhen. Es muß aber dahingestellt bleiben, ob er sich „nur quantitativ von der normalen Ausscheidung unterscheidet" (Koblanck), oder ob die abgeschiedene Flüssigkeit nicht auch qualitativ verändert ist.

Koblanck nimmt auch an, daß nicht nur die gewucherten Epithelien mehr Sekret produzieren, sondern daß auch die benachbarten Bezirke durch Hyperämie zu einer vermehrten Funktion angeregt werden.

Im weiteren Verlauf der Erkrankung findet ein vermehrter Übertritt von Epithelien und Rundzellen in die Flüssigkeit statt, so daß diese trüb wird.

Kommt es zur Beimengung spärlicher Mengen von Blut, dann gewinnt der Ausfluß ein fleischwasserfarbenes Aussehen. Es handelt sich dabei aber wohl meist um „trau-

---

[1] Koblanck: Veits Handb. d. Gynäkol. Bd. 3, 2, S. 683.

matische Blutungen" (Stoeckel[1]). „Das Trauma kann dabei ganz geringfügig sein. So kann eine Obstipation die Veranlassung geben, wenn die harten Kotballen beim Pressen die Portio verschieben" (Stoeckel). **Auch die Blutungen post coitum und die Blutungen bei der vorsichtigen vaginalen Untersuchung (Stoeckel) gehören hierher.**

Von den Frauen, die durch Coitusblutung, also verhältnismäßig früh, zur Untersuchung und Operation kamen, wurden in der Universitäts-Frauenklinik in Leipzig 87,3% dauernd geheilt.

Kommt es zur Zersetzung der Carcinommassen durch Fäulnisbakterien, dann zeigt der Ausfluß alle Übergänge zu einer **mißfarbenen, übelriechenden Jauche.**

6. Spindelförmige Auftreibung des Cervicalkanals.

Menge[2] hat auf einen Befund hingewiesen, der ihm „bei cervicalen Hypersekretionen, gleichgültig welcher Art, oft begegnet ist", und der ihm deshalb „recht beachtenswert erscheint, weil er jede konservative Therapie zum Scheitern bringen kann". Es ist dies eine **spindelig-ampulläre Auftreibung des cervicalen Kanals.** Ihre Ursache ist wahrscheinlich darin zu suchen, daß die übermäßig produzierte Sekretmasse den Muttermund nicht ohne weiteres passiert. „Auf diesen pathologischen Zustand wird man dadurch aufmerksam, daß fast täglich irregulär, manchmal aber auch immer um die gleiche Tageszeit, plötzlich die schleimig-eitrigen Sekretmassen im Schwall aus der Scheide hervortreten." Die gelegentliche Einstellung des die Kranken schwer peinigenden, intermittierenden Ausflusses auf eine bestimmte Tageszeit erklärt Menge sich so, daß die Auspressung der erweiterten Cervixhöhle von dem Füllungsgrad des Rectums oder auch von der auf eine bestimmte Stunde eingestellten Defäkation abhängt. Dieser intermittierende Fluor cervicalis läßt sich, ebenso wie die Hypersekretion infolge eines größeren Lacerationsectropiums, gewöhnlich nur operativ heilen.

B. Betriebsstörungen der Cervix.

Neben den erwähnten Formen gibt es auch Fälle von cervicalem Fluor, in denen alle Anhaltspunkte für örtliche Veränderungen der Cervixschleimhaut vollkommen fehlen.

In diesen Fällen werden **nervöse Einflüsse, innersekretorische Störungen, Stoffwechselveränderungen, Konstitutionsanomalien** u. a. m. für die Entstehung des Ausflusses verantwortlich gemacht.

In der Regel findet man bei diesen extragenitalen Störungen auch vaginalen Fluor. Dieser kann entweder dadurch bedingt sein, daß diese Allgemeinveränderungen auch auf die Scheide einwirken, oder dadurch, daß die Scheide durch das vermehrte cervicale Sekret geschädigt wird.

Häufig läßt sich sogar nicht entscheiden, ob die vermehrte Flüssigkeit aus der Cervix oder aus der Scheide stammt. Infolgedessen sollen die verschiedenen extragenitalen Ursachen des cervicalen Fluors erst bei dem Fluor vaginalis besprochen werden.

Physikalisches und chemisches Verhalten des cervicalen Fluors.

Über das physikalische und chemische Verhalten der Flüssigkeit, die beim Fluor cervicalis abgesondert wird, ist heute noch sehr wenig bekannt.

---

[1] Stoeckel: Lehrb. d. Gynäkol. S. 351.
[2] Menge: Arch. f. Gynäkol. Bd. 125, S. 297.

Nach Schröder, Hinrichs und Keßler[1] zeigt der Säurewert des cervicalen Fluors erhebliche Schwankungen. Er kann schwanken zwischen einem p_H von 4,5, also von ausgesprochen saurer Reaktion, bis zu einem p_H von 9,0, also bis zu stark alkalischer Reaktion.

Die p_H-Werte, die im Säurebereich (also unter einem p_H von 7,0) liegen, finden sich dann, wenn im Cervixsekret eitrige Beimengungen vorhanden sind. Die saure Reaktion erklärt sich in diesen Fällen daraus, daß reiner Eiter einen durchschnittlichen Säurewert von p_H 5,6—6,5 hat (Schade, Physikalische Chemie.)

c) Vaginaler Fluor.

Die Herkunft der normalen und pathologischen Scheidenflüssigkeit.

Die formale Entstehung des tubaren, korporealen und cervicalen Fluors ist in ihrer großen Linie verhältnismäßig durchsichtig. In der Tube und im Uterus sind die Saftbahnen des Bindegewebes und die Gefäße durch ein einschichtiges Cylinderepithel vom Lumen getrennt. Das Epithel besitzt — wenigstens in der Tube und in der Cervix — sekretorische Fähigkeiten. Das Lumen ist — auch beim Fehlen des Zuflusses von den höheren Genitalabschnitten her — stets von einer capillaren Flüssigkeitsschicht erfüllt. Es kann also kein Zweifel darüber bestehen, daß die reichlichen Flüssigkeitsmengen die unter pathologischen Bedingungen in das Lumen gelangen, aus der Wand stammen.

Die Scheide ist dagegen von einem dicken, mehrschichtigen Plattenepithel ausgekleidet. Sie enthält zwar auch Flüssigkeit, diese tritt aber in dem normalen krümeligen Scheideninhalt an Menge gegenüber den geformten Bestandteilen zurück.

Flüssigkeit findet sich auch in der Scheide von Frauen, bei denen — z. B. nach Totalexstirpation oder bei Bildungsanomalien des Uterus — der Zufluß von den höheren Genitalabschnitten her fehlt. Das Scheidensekret ist also „im wesentlichen ein Produkt der Scheide selbst" (Menge[2]).

Über die Herkunft der Scheidenflüssigkeit gehen aber, wie bereits erwähnt wurde (S. 106), die Ansichten heute noch auseinander:

1. die meisten Autoren stehen auf dem Standpunkt, daß die Flüssigkeit aus der Scheidenwand stammt,

2. Schröder[3] und seine Schule nehmen an, daß sie in der Scheide selbst durch „Autolyse der desquamierten Epithelien" entsteht.

In der gleichen Weise wird auch die vermehrte Scheidenflüssigkeit beim Fluor vaginalis zurückgeführt:

1. auf einen vermehrten Flüssigkeitsdurchtritt durch die Scheidenwand,

2. auf eine vermehrte Flüssigkeitsbildung im Scheidenlumen (vermehrter Abbau infolge verstärkter Zelldesquamation, Schröder, Hinrichs und Keßler).

Betrachtet man den Fluor vaginalis als die Folge einer vermehrten Flüssigkeitsbildung im Scheideninhalt, dann ist seine Erklärung verhältnismäßig einfach. Jede pathologisch vermehrte Abstoßung von Epithelien muß unter sonst gleichen Verhältnissen eine vermehrte Autolyse und damit Ausfluß zur Folge haben.

Sehr viel verwickelter ist das Problem, wenn man den Fluor auf einen vermehrten Flüssigkeitsdurchtritt durch die Scheidenwand zurückführt.

Ausfluß kann dann zustandekommen

---

[1] Schröder, Hinrichs und Keßler: Arch. f. Gynäkol. Bd. 128, S. 103.
[2] Menge: Arch. f. Gynäkol. Bd. 125, S. 259.
[3] Schröder, Hinrichs und Keßler: Arch. f. Gynäkol. Bd. 128, S. 145f.

1. dadurch, daß das Epithel abnorm durchlässig ist, so daß es mehr Flüssigkeit aus den Saftspalten des Bindegewebes [1] austreten läßt als normal,

2. dadurch, daß das Epithel normal durchlässig ist, daß aber die Flüssigkeitsströmung aus den Saftspalten des Bindegewebes [1], z. B. infolge abnormer Durchlässigkeit der Gefäße, vermehrt ist.

Selbstverständlich können die beiden Momente unter Umständen auch zusammenwirken.

Die Ansichten über die Herkunft des Fluor vaginalis können aber nur solange auseinandergehen, als ein unversehrter Epithelüberzug der Scheidenwand vorausgesetzt wird. Sobald Epitheldefekte vorhanden sind, kann aus dem Bindegewebe der Scheidenwand Flüssigkeit in das Scheidenlumen übertreten.

Die Frage nach der Ursache des Fluor genitalis kann dann nicht mehr lauten, warum kommt es zu einem vermehrten Flüssigkeitsdurchtritt durch die Scheidenwand, sondern warum kommt es zu Epithelverlusten.

Ursachen des vaginalen Fluors.

Zur Ursache eines Fluor vaginalis können alle Reize werden, die einen vermehrten Flüssigkeitsaustritt aus der Scheidenwand zur Folge haben.

Hierher gehören in erster Linie alle Fälle, in denen mechanische, chemische, toxische thermische u. a. Schädigungen zu einem Verlust von Scheidenepithel geführt haben.

In allen diesen Fällen zeigen Veränderungen der Scheidenwand die defekte Abdichtung.

Nun gibt es aber auch andere Fälle von Fluor vaginalis, in denen keine Wandveränderungen nachzuweisen sind, und es erhebt sich dann die Frage, wo hier der Fluor auslösende Reiz zu suchen ist.

Die Beobachtung hat nun gelehrt, daß man beim Fluor so gut wie nie Döderleinsche Scheidenbacillen, sondern fast immer eine bunte Mischflora findet. Mit der Beseitigung des Ausflusses schwindet diese und an ihre Stelle treten wieder die Döderleinschen Scheidenbacillen. Diese engen Beziehungen zwischen Flora und Fluor mußten den Gedanken nahe legen, daß zwischen beiden kausale Beziehungen bestehen.

In engem Zusammenhang mit der bakteriellen Genese des Fluors steht die Ansicht, daß der Säuregehalt der Scheide bei der Entstehung des Ausflusses eine Rolle spielt. Bekanntlich reagiert die Scheide normalerweise ziemlich stark sauer, und diese saure Reaktion spielt bei der „Selbstreinigung der Scheide" eine sicher nicht geringe Rolle (Döderlein, Menge). Man hat nun angenommen, daß durch eine dauernde Verminderung des Säuregehaltes (z. B. durch reichlichen Zufluß von alkalischem Cervixsekret) das Aufschießen einer pathologischen Flora begünstigt wird.

Da die saure Reaktion des Scheidensekrets zum großen Teil durch Milchsäure hervorgerufen wird, und da als die Muttersubstanz der Milchsäure das Glykogen der Scheidenwand gilt, so schien es berechtigt auch diesem einen (indirekten) Einfluß auf die Flora und damit weiterhin auf die Entstehung des Fluor vaginalis zuzubilligen.

---

[1] Über die Rolle, die das Bindegewebe selbst bei der Entstehung des Fluor spielt, ist heute noch nichts bekannt. Es ist möglich, daß seine Spalten nur passiv als Kanäle für den Durchtritt der aus dem Blute stammenden Flüssigkeit dienen. Das Bindegewebe kann aber vielleicht auch durch Quellung und Entquellung auf die Regulierung der Flüssigkeitsmenge Einfluß gewinnen. Außerdem kann es vielleicht auch die durchtretende Flüssigkeit qualitativ in chemischer und physikalisch-chemischer Hinsicht verändern.

Auf Grund dieser Überlegungen hat R. Schröder (1921) einen groß angelegten, umfassenden und konsequent durchgeführten Versuch unternommen, die Entstehung des Fluor vaginalis zu erklären.

Die Lehre von Schröder.

Schröder (1921, S. 1359 f.) stellte sich die Entstehung des Ausflusses in folgender Weise vor:

Normalerweise ist die Scheidenbacillenflora den Nährbodenverhältnissen und dem Scheidenraummilieu am besten angepaßt. Es besteht eine „harmonische Symbiose" zwischen Scheidenwand und Bacillenflora. Die Scheidenbacillen gedeihen auf dem von der Scheidenwand gelieferten Nährboden, bei dem das Glykogen eine wichtige Rolle spielt. Sie bilden Säure und sie wehren, sowohl durch die saure Reaktion des Inhaltes als auch, wahrscheinlich durch ihre eigenen Stoffwechselprodukte, anderen Mikroorganismen das Eindringen in die Scheide. Die Scheidenwand ihrerseits wird durch die Scheidenbacillen denkbar wenig angegriffen und dadurch in gutem Funktionszustand erhalten. Treten Störungen in diesem Gleichgewicht ein, wird z. B. der Nährboden geändert, sei es durch eine zu starke Neutralisierung oder durch ungenügende Bildung der Säure oder ihrer Muttersubstanz, findet andererseits ein dauernder und zu starker Import von Fremdkeimen statt, dann kann und muß die Abwehrkraft der Bacillen erlahmen, sie gehen zugrunde, oder sie werden langsam verdrängt und durch andere ersetzt. Nun können zwar auch andere Keime Säure in ähnlicher Weise wie die Vaginalbacillen bilden. Sie leben aber nicht in harmonischer Symbiose mit der Scheidenwand. Dies geht daraus hervor, daß man beim II. Reinheitsgrad, bei dem zu den Scheidenbacillen andere harmlose Keime hinzukommen, häufig einige Leukocyten im Scheideninhalt findet, ohne daß z. B. ein eitriger Cervicalkatarrh besteht. Je mehr die Scheidenbacillen verschwinden, je bunter das Floragemisch wird, um so stärker wird die Leukocytenansammlung zum Zeichen dafür, daß die Scheidenwand in immer stärkeren Reizzustand, in immer stärkere Abwehr versetzt wird. Es gibt auch Scheiden mit Flora III. Reinheitsgrades, die nur wenige Leukocyten im cytologischen Bild aufweisen. In diesen Fällen muß man eine besondere Unempfindlichkeit der Wand oder eine geringere Reizungswirkung der Mikroorganismen annehmen. Im allgemeinen ist aber beim III. Reinheitsgrad eine erhebliche Leukocytenmenge vorhanden. Makroskopisch braucht dann das Scheidensekret durchaus noch nicht eitrig auszusehen. Solange noch reichliche Epithelien vorhanden sind, kann der weißliche Charakter durchaus vorherrschen. Eitriger Charakter entsteht erst dann, wenn die entzündliche Wandschädigung auch makroskopisch sichtbar wird. Den „makroskopisch noch normal erscheinenden III. Reinheitsgrad, der sich aber mikroskopisch doch schon als Reizzustand der Scheide darstellt", bezeichnet Schröder als Präfluorstadium[1]. Von diesem Stadium aus bestehen fließende Übergänge zu der auch makroskopisch deutlichen Kolpitis. Es handelt sich dabei nicht um das Hinzukommen neuer infektionstüchtiger Mikroorganismen, sondern um ein Erlahmen der Widerstandskraft der Scheidenwand gegenüber den bakteriellen

---

[1] Wolfring (Zentralbl. f. Gynäkol. 1921, S. 812): Da die Patientinnen, die in ihrer Scheide eine Flora des III. Reinheitsgrades beherbergen, eine ausgesprochene Neigung dazu besitzen, durch geringe Anlässe eine Vaginitis zu bekommen, geben wir dem III. Reinheitsgrad ohne Vaginitiszeichen auch die Bezeichnung „Präfluor- oder Prävaginitisstadium".

Toxinen, die in dem Scheideninhalt gebildet werden. „Ausgenommen sind von dieser Entstehungsart, die charakterisiert ist durch die Umkehrung der harmonischen Symbiose zwischen Scheidenwand und Scheidenbewohnern in eine zunehmende Feindschaft und Abwehr zwischen beiden Faktoren, nur diejenigen bei weitem selteneren Fälle, in denen ein stark infektionstüchtiger Keim sich einzusiedeln vermag, alle anderen Schmarotzer verdrängt und nun den Angriff auf die Wand allein unternimmt, wobei er an einer bisher gesunden Wand starken Widerstand erfährt, an einer aber bei Flora III. Reinheitsgrades leicht geschädigten Scheide Eingangspforten, auch wenn sie makroskopisch unsichtbar bleiben, findet, z. B. Streptokokkenvaginitis bei älteren Frauen, Pneumokokkenentzündungen und die gonorrhoischen Scheidenentzündungen der Kinder und jüngeren Mädchen, schließlich auch die Soorkolpitis und andere seltene Formen."

Als Gründe der Floraverschlechterung führte Schröder an:

1. Mangelhafte Abschlußfähigkeit des Introitus vaginae, 2. Zahl der Geburten (schlechter Scheidenabschluß), 3. Spülungen, Kohabitationen, Masturbation, 4. Cervicalsekret, 5. Alter, 6. Funktionszustand des Genitale, 7. Genitalerkrankungen.

Gegen die Lehre von Schröder, die Loeser dann noch weiter in der Richtung der Glykogenhypothese ausbaute, wurden verschiedene Einwände erhoben.

Einwände gegen die Lehre von Schröder.

Niderehe konnte zeigen, daß bei geschlechtsreifen Frauen trotz geringen Glykogengehaltes ebenso oft Reinheitsgrad I wie Reinheitsgrad III und IV vorkommt, und daß man umgekehrt trotz reichlichen Glykogengehaltes sehr häufig auch Reinheitsgrad III findet.

Aus diesen Beobachtungen geht hervor, daß bei der Floraverschlechterung der Glykogengehalt der Scheidenwand keine ausschlaggebende Rolle spielt (v. Jaschke).

Außerdem gestatten auch die großen Schwankungen des Glykogengehaltes bei der geschlechtsreifen Frau, gleichgültig, ob sie an Fluor leidet oder nicht, den Schluß, daß der Fluor vaginalis „vom örtlichen, in der Scheidenwand sich abspielenden Glykogenstoffwechsel unabhängig ist" [Menge (1925, S. 462)].

Auch der Säuregrad des Scheidensekretes spielt bei der Entstehung des vaginalen Fluors eine ganz untergeordnete Rolle. Dies ergibt sich aus den bakteriellen, zelligen und physikalisch-chemischen Verhältnissen des Scheidensekretes beim Kleinmädchen mit seiner vorwiegend alkalischen Reaktion, seinem Kokkengehalt, seinem Freisein von Leukocyten und seiner Spärlichkeit. Ferner kann bei der Graviden stärkster eitriger, fast nur Kokken enthaltender Fluor mit höchstem Säurewert des Sekrets einhergehen [Menge (1925, S. 463)].

Überdies hat die Bestimmung der Wasserstoffionenkonzentration des Scheidensekrets ergeben, „daß der Säuregrad nur geringen Schwankungen unterliegt, ganz gleichgültig, ob Fluor vorhanden ist" [Menge (1925, S. 463)].

Auch die Scheidenflora kann nicht in einen primär-ursächlichen, von der Biochemie der Scheidenwand abhängigen, Zusammenhang mit dem Fluor vaginalis gebracht werden. „Das geht sowohl aus den mehr allgemein vorkommenden, an die einzelnen Lebensperioden und die verschiedenen sexuellen Funktionszustände des Weibes gebundenen Schwankungen in der Zusammensetzung des Scheideninhalts, wie auch aus den trotz hoher Säurewerte individuell und ganz regellos auftretenden Schwankungen im Zell- und Bakterienbild des Scheideninhalts der schwangeren und der deflorierten nicht schwangeren Frau hervor.

„Besonders eindringlich zeigt dies einerseits der Scheideninhalt des Kleinmädchens, bei dem man nach der Loeser-Schröderschen Theorie eigentlich immer eine vaginale Hypersekretion oder zum mindesten eine eitrige Beschaffenheit des Scheideninhaltes erwarten sollte, andererseits die trotz höchster Säurewerte bei Graviden nicht selten krankhaft gesteigerte vaginale Sekretion, welche nach der Loeser-Schröderschen Lehre eigentlich keine Existenzberechtigung hat" (Menge 1925, S. 282). Ganz besonders klar geht dies nach Menge (l. c.) auch aus dem virginellen Fluor hervor, bei dem sich in der vermehrten Scheidenflüssigkeit eine reine Stäbchenflora und keine Leukocyten finden.

Auch v. Jaschke, der in seinem Referat über den Fluor vaginalis zunächst (1925, S. 232) den Satz aufstellte: „Scheidenfluß entsteht, wenn irgendeine der drei biologisch aufeinander abgestimmten Faktoren (Scheidenwand, Flora, Säuretiter des Inhalts) ausfällt oder mindestens versagt", betonte in seinem Schlußwort resigniert: „Die Grundlage des ganzen Fluorproblems, nämlich die Frage, ob mehr der Mikrobismus und Biochemismus der Scheide, oder unabhängig davon die allgemeine Wandbeschaffenheit von ausschlaggebender Bedeutung ist, ist nicht gelöst worden."

Die Lehre von Menge.

Menge (1925) geht davon aus, daß es sich beim essentiellen [1] Fluor vaginalis nicht lediglich um eine Vermehrung des wäßrigen Scheideninhalts handelt, sondern, daß fast immer die Scheidenwand morphologisch krank ist.

Nur eine relativ seltene Sonderart des Fluor vaginalis zeigt als einzige pathologische Erscheinung die Vermehrung des wäßrigen Scheideninhaltes, nämlich der wäßrig milchige Scheidenausfluß, der bei der Virgo intacta, manchmal auch bei Deflorierten vorkommt, wenn sie nach der Defloration überhaupt nicht oder nur noch selten geschlechtlich verkehren. Dieser wäßrig-milchige Ausfluß entstammt immer einer anatomisch unveränderten Scheidenwand. Man findet in ihm in der Regel nur schlanke Stäbchen und Plattenepithelien.

Die morphologischen Wandveränderungen beim essentiellen Fluor vaginalis bestehen in Epitheldefekten, die leicht übersehen werden können. „Nur wenn man unter Entfaltung der Scheide mit Klappspiegeln, welche die Rohrwände ausglätten und sie zugleich so weit freilassen, daß man große Flächen gut übersehen und mit der Lapislösung längere Zeit in Berührung bringen kann, kommen die entweder auf der Portiooberfläche oder im hinteren Scheidengewölbe, vielfach auch in der ganzen übrigen Scheidenwand reichlich oder auch nur vereinzelt ausgestreuten streifigen oder rundlichen, oft nur punktgroßen Epitheldefekte durch ihre unter der Einwirkung der Lapislösung eintretende weiße Verfärbung deutlich zur Wahrnehmung." (Menge 1925, S. 301.)

Die Entstehung dieser Epitheldefekte führt Menge bei dem uterinen Ausfluß gonorrhoischer Natur auf eine „Schädigung der Scheidenwand durch die bakteriochemisch wirkenden Reizsubstanzen" des gonorrhoischen Exsudates zurück.

---

[1] Als essentiellen Fluor bezeichnet Menge (1925, S. 300) die vaginale Hypersekretion, die entsteht
1. im Anschluß an die Beimischung von uterinem Fluor,
2. im Gefolge von Stoffwechselstörungen,
3. nach Einwirkung exogener Reize.

In den anderen Fällen nimmt Menge (S. 303) Reizmomente an, „die erst innerhalb des Scheidensekretes" entstehen [1].

„Eine derartige intravaginale Reizgenese läßt sich leicht erklären. Sie beruht offenbar in einer bakteriellen Zersetzung des in seinen Nährbodeneigenschaften, namentlich in seinem Eiweißgehalt, veränderten Scheideninhalts. Als Zersetzungserreger betätigen sich vermutlich sowohl die in der Scheide eingebürgerten Bakterien als auch Keime, welche durch den Coitus oder auch durch andere intravaginale Manipulationen in die Scheide eingetragen werden. Zum nutzbaren Zersetzungsmaterial wird der Scheideninhalt durch die Beimischung des von oben zugeflossenen, pathologisch gesteigerten, eiweißhaltigen uterinen Sekrets oder des im Überschuß durch die abnorm durchlässige Scheidenwand ausgetretenen eiweißhaltigen Transsudats oder auch des beim Coitus intravaginal abgelagerten eiweißreichen Ejaculats, welches, ebenso wie das menstruelle Blut, den Scheideninhalt als Nährboden zwar nur vorübergehend ändert, aber in seiner transitorischen Nutzbarkeit deshalb respektiert werden muß, weil mit dem Coitus stets eine Einschleppung von Außenkeimen und häufig auch eine Epithelabschürfung zusammenfällt. So bilden sich bakteriochemisch wirkende Reizsubstanzen, welche das Epithel angreifen und herdförmige Zelldefekte veranlassen" (Menge 1925, S. 303).

Die Änderung der Nährbodenqualität des Scheideninhalts ist nach Menge die Hauptursache für weitaus die meisten Fälle von essentiellem Fluor vaginalis. Die bakterielle Zersetzung des Nährbodens und die aus ihr entspringende Reizung und morphologische Veränderung der Scheidenwand besitzen als ursächliche Fluormomente „schon eine mehr sekundäre Bedeutung".

Seine ganze Lehre faßte Menge (S. 304) schließlich in den Satz zusammen: „Nicht eine Störung in der Biochemie der Scheidenwand im Sinne einer Glykogenstoffwechselanomalie, sondern eine durch innere und äußere Einflüsse gesteigerte Zersetzlichkeit des Scheideninhaltes ist als die erste Grundlage des essentiellen Fluor vaginalis anzusehen."

Weder die große Synthese R. Schröders noch die geniale Vereinfachung von Menge lösen alle ätiologischen Rätsel des Fluorproblems. Die Lehre R. Schröders gestattet nicht die primäre Schädigung zu erfassen [v. Jaschke (1925), S. 232], und die Erklärung von Menge gibt, wenigstens in vielen Fällen, keine Erklärung dafür, warum die Nährbodeneigenschaften des Scheideninhaltes geändert wurden [2].

Die Ursache des Fluor vaginalis ist also in vielen Fällen auch heute noch vollkommen dunkel.

---

[1] Bei der Begründung dieser Ansicht geht Menge (S. 302) von den „ganz plötzlich einsetzenden vaginalen Hypersekretionen" aus, die man besonders bei solchen Infektionskrankheiten beobachtet, die auch an anderen Schleimhäuten Reizzustände auslösen (Grippe, Masern, Scharlach, Angina usw.). „Diese Beobachtungen legen den Gedanken nahe, daß mit dem subepithelialen Gewebssaft auch Toxine in das Scheidenrohr übertreten, und daß diese Substanzen schon bei ihrem Durchtritt durch das Epithel oder auch erst vom Vaginalsekret aus reizend auf die Scheidendeckzellen einwirken und Epitheldefekte veranlassen. Auch bei Verdauungsanomalien mit Toxinresorption vom Darm aus, mag es sich um diarrhoische, oder, was häufiger ist, um Obstipationszustände handeln, treten vielfach vaginale Hypersekretionen auf."

[2] Die Verweisung auf „im Überschuß durch die abnorm durchlässige Scheidenwand ausgetretenes eiweißhaltiges Transsudat" verschiebt die Fragestellung natürlich nach dem Grunde des abnormen Flüssigkeitsdurchtritts.

Gleichwohl bedarf man für die Praxis gewisser Anhaltspunkte. Da nun aber der eigentliche Grund des Ausflusses häufig unklar bleibt, muß man sich auf die Angabe beschränken, bei welchen Anomalien Fluor vaginalis vorkommen kann.

Man kann dann die „Ursachen" des Fluor vaginalis in folgender Weise zusammenfassen:

Fluor vaginalis findet sich

A. Bei **Baustörungen** der Scheide, und zwar
  1. bei Entzündungen, 2. bei Verletzungen (durch Fremdkörper u. a. m.), 3. bei Geschwülsten, 4. bei Geschwüren.

B. Bei **Betriebsstörungen** der Scheide.

Diese können ihre Ursache haben

  1. in pathologischen Zuständen der **Scheide** selbst, und zwar
     a) pathologische Verschmutzung (Kohabitation, Masturbation, mangelhafter Abschluß des Introitus u. a. m.),
     b) pathologische Reinigung (Spülungen),
     c) unklare pathologische Zustände (virgineller Fluor),
  2. in pathologischen Zuständen des **übrigen Genitale**:
     a) des Uterus (uteriner und cervicaler Fluor),
     b) der Tuben (tubarer Fluor),
     c) des Ovariums (Störungen oder Ausfall der Ovarialfunktion),
  3. in pathologischen Zuständen des **übrigen Körpers**.
     a) Stoffwechselstörungen (Diabetes, Chlorose, Tuberkulose, Kachexie, Aufnahme von Arzneimitteln besonders Antipyretika u. a. m.),
     b) Infektionskrankheiten,
     c) Zirkulationsstörungen,
     d) Innersekretorische Störungen,
     e) Konstitutionsanomalien,
     f) Nervöse und psychische Störungen.

Die Baustörungen und die Betriebsstörungen können sich in ihrer fluorerzeugenden Wirkung überschneiden, wenn es im Anschluß an Betriebsstörungen zu Baustörungen (zu einer entzündlichen Reizung der Scheidenwand oder zu Epitheldefekten) kommt. Morphologisch sind die beiden Formen dadurch charakterisiert, daß bei den Baustörungen Leukocyten im Scheideninhalt vorhanden sind, während diese bei den Betriebsstörungen fehlen [1].

A. Baustörungen der Scheide.

Der Ausfluß bei den Baustörungen der Scheide bietet der Erklärung keine Schwierigkeiten. Bei den Entzündungen der Scheide handelt es sich um ein entzündliches Exsudat. Dieses ist entweder zusammen mit den Leukocyten durch das Scheidenepithel hindurchgetreten oder es ist nach Verlust des Epithels direkt aus dem Bindegewebe in die Scheide gelangt.

---

[1] Natürlich muß mit Sicherheit ausgeschlossen sein, daß die Leukocyten aus den höheren Genitalabschnitten stammen.

Nach Verletzungen und bei Geschwüren der Scheide ist der Fluor ein „Wundfluß" (Wundsekret) aus den epithelberaubten Stellen der Scheidenwand.

Zu dem Fluor durch Fremdkörperreiz rechnet v. Jaschke (1925, S. 240) auch „manche gewerbliche Schädlichkeiten durch staubförmige Abfallstoffe (z. B. bei Wollkämmerinnen, Tabakarbeiterinnen u. ä.)".

Bei den Geschwülsten kann der Ausfluß verschiedene Ursachen haben. Er kann die Folge einer „Gewebszerfallserscheinung" [Menge (1925, S. 300)], eines Fremdkörperreizes oder einer Zersetzung gestauter Sekretmassen sein.

B. Betriebsstörungen der Scheide.

1. Pathologische Zustände der Scheide selbst.

a) Pathologische Verschmutzung.

Bei der Aufnahme eines regelmäßigen Geschlechtsverkehrs wird die Grenze zwischen „genitaler Innen- und Außenwelt" „vom Scheideneingang nach dem Os externum uteri verlegt" [Menge (1925, S. 284)]. Trotz dieser Grenzverschiebung leistet aber die Scheide infolge ihres Selbstreinigungsvermögens ihre Schutzaufgabe in vollem Ausmaße.

„Dabei zeigen die Zell- und Bakterienschwankungen an, wie die durch den Geschlechtsverkehr bedingten physikalischen und chemischen Einflüsse, die rein mechanische Einwirkung des Coitus auf die Epitheldecke, die Ablagerung des alkalisch reagierenden eiweißreichen Ejaculates und der unausbleibliche Import von Fremdkeimen und von sonstigem Schmutz auf Wand und Inhalt der Scheide einwirken, und wie Wand und Inhalt sich der natürlichen „Verschmutzung" erwehren. Die Zell- und Bakterienvariationen des Sekrets sind also zugleich eine Verschmutzungs- und eine Abwehrerscheinung. Beide Erscheinungen sind aber als physiologisch anzusehen" (Menge 1925, S. 284).

Es liegt also kein Grund vor, diese individuellen Veränderungen im Zell- und Bakterienbild des Sekrets als „pathologisch" zu bezeichnen.

„Solange der sich auch häufiger wiederholende Coitus als ein physiologisches Geschehen angesehen wird, so lange muß auch das in seiner Menge nicht vermehrte Scheidensekret der geschlechtsreifen nichtschwangeren Frau, welche einen regulären Geschlechtsverkehr unterhält, als etwas Regelrechtes bezeichnet werden, gleichgültig wie es sich zellig und bakteriell zusammensetzt.

Wollte man alle besonders „unreinen" Sekrete als pathologisch bezeichnen, „so hätten etwa 70% aller nichtgraviden deflorierten reifen Frauen ein krankhaftes Sekret" (Menge l. c. S. 285).

R. Schröder (1921, S. 1400f.) kam sogar zu dem Schlusse, daß die Kohabitation keine wesentliche Rolle „in der Floraverschlechterung" spielt[1]. Schröder fand, daß „verheiratete Frauen, bei denen regelmäßige Kohabitationen im allgemeinen vorausgesetzt werden können, ein mindestens ebenso hohes Kontingent zum ersten Grad wie die nicht verheirateten Personen stellen":

---

[1] „Die Erklärung ist zweifellos die, daß die Selbstreinigungskraft der Scheide mit den durch den Penis importierten Keimen schnell fertig wird, ebenso wie das alkalische Sperma bzw. Prostatasekret ebenfalls teils durch mechanische Ausstoßung, teils durch Neutralisation entfernt wird" (R. Schröder, 1921, S. 1401).

	I°	II°	III°
Verheiratete	82	47	79
Unverheiratete	25	8	33

Die verhältnismäßig große Beteiligung der Unverheirateten am III. Reinheitsgrad erklärt Schröder aus einer „Ovarialinsuffizienz und dadurch größeren Zahl der Kolpitiden".

1926 berichtete Schröder[1], daß er bei 294 verheirateten Patientinnen seiner Privatklientel fand:

$\quad$ I° . . . . in 92 Fällen
$\quad$ II° . . . . in 28 „
$\quad$ III°a . . . . in 100 „
$\quad$ III°b . . . . in 44 „

Bei 66 unverheirateten Patientinnen der Privatklientel, bei denen „die regelmäßige Kohabitation höchstens in der Ausnahme vorkommt", fand sich:

$\quad$ I° . . . . in 26 Fällen
$\quad$ II° . . . . in 5 „
$\quad$ III°a . . . . in 21 „
$\quad$ III°b . . . . in 12 „

Wenn auch bei der Wertung dieser Zahlen eine gewisse Vorsicht geboten ist[2], so lassen doch auch sie deutlich die Schutzfunktion der Scheide erkennen.

Gleichwohl können die Kohabitationen zur Ursache eines Fluor vaginalis werden. Über die näheren Umstände ist allerdings noch sehr wenig bekannt. Menge (1925, S. 285) hat die Frage aufgeworfen, ob die Überschreitung eines gewissen Ausmaßes von Geschlechtsverkehr und damit eine zu häufig wiederholte Verschmutzung der Scheide als pathologisch zu werten ist. Eine Antwort hat er auf diese Frage nicht gegeben.

An einer anderen Stelle (1925, S. 302) hat Menge aber darauf hingewiesen, daß der Geschlechtsverkehr, bei welchem die Faltenkämme und die weiter vorspringenden Bindegewebspapillen stärker gescheuert werden, wie die übrige Schleimhautoberfläche „eine gewisse, aber keine übergeordnete Rolle" bei der Entstehung von Epitheldefekten spielen kann. Die mechanische Reizwirkung des Coitus erhellt auch aus der Tatsache, „daß besonders enge, also von Haus aus hypoplastische oder atrophisch gewordene Scheiden viel häufiger entzündlich erkranken, als besonders weite". Man muß also den „mecha-

---

[1] Schröder, Hinrichs und Keßler: Arch. f. Gynäkol. Bd. 128, S. 108.

[2] Soweit wir sehen, wurde bei der Gewinnung dieser Zahlen ein Moment nicht berücksichtigt, nämlich der Zeitpunkt der letzten Verunreinigungsmöglichkeit, also des letzten Geschlechtsverkehrs.

Untersucht man nämlich 100 genitalgesunde Frauen am Tage nach einem Geschlechtsverkehr und 100 andere, ebenfalls Genitalgesunde, 5—8 Tage nach der letzten Kohabitation oder überhaupt nach der letzten Berührung des Genitale (Spülungen usw.), dann bekommt man wegen des Selbstreinigungsvermögens vollkommen verschiedene Reinheitsgrade. Als pathologisch kann man eine Mischflora aber nur dann ansprechen, wenn sie der Ausdruck dafür ist, daß das Selbstreinigungsvermögen der Scheide versagt. Dieser Entscheid ist aber nur dann möglich, wenn man den Zeitpunkt der letzten Verschmutzung der Scheide kennt.

nischen Einfluß des Coitus an sich zum mindesten als ein ursächliches Hilfsmoment gelten lassen" [Menge (1925), S. 302)].

Der Einfluß des Geschlechtsverkehrs auf die Entstehung eines Fluor vaginalis geht auch daraus hervor, ,,daß viele Frauen mit banalem, nicht gonorrhoischem Ausfluß spontan betonen, erst seit der Aufnahme des Geschlechtsverkehrs an Fluorerscheinungen zu leiden. Sehr häufig wird auch erst mit Beginn der Ehe aus einem aus der Mädchenzeit stammenden milchig weißen Fluor ein rahmig gelber Fluor, ohne daß eine gonorrhoische Infektion vorliegt. Intelligente Frauen verknüpfen oft den Beginn eines nicht gonorrhoischen Fluor vaginalis und seiner eventuellen Rückfälle mit zeitlich bestimmten Kohabitationen" (Menge l. c. S. 303).

Neben der direkten Verschmutzung der Scheide durch das Membrum virile und die im Ejaculat enthaltenen Keime können nach Menge[1] auch andere Momente beim Geschlechtsverkehr wirksam werden.

So können besonders reiche und lange Schamhaare und lange hypertrophische Nymphen beim Verkehr in die Scheide eingeschleppt werden und sowohl mechanisch reizen als auch die bakterielle Verunreinigung erhöhen.

Auch abgegrenzte, weit über den Scheideneingang heraushängende Hymenallappen und losgerissene Scheidenwandzipfel, die durch Reibung und Beschmutzung wund geworden sind, können eine Wanderkrankung zur Folge haben.

In ähnlicher Weise wie die Kohabitationen kann unter Umständen wohl auch die Masturbation wirken.

Ein mangelhafter Abschluß des Scheideneinganges kann zur Ursache eines Fluor werden, wenn ein schlechtgeheilter Dammriß vorhanden ist, oder wenn Teile der Scheidenwand nach Überschreitung der Vulvaebene mechanisch oder chemisch gereizt werden (Menge[2]).

Auch R. Schröder (1921, S. 1400) kam zu dem Schlusse, daß ein schlechter Scheidenabschluß wohl floraverschlechternd wirken kann, daß er aber nicht so zu wirken braucht (Tabelle).

	Reinheitsgrad		
	I	II	III
Guter Scheidenschluß[3]	71	28	62 Fälle
Mittlerer ,,	31	11	37 ,,
Schlechter ,,	10	16	21 ,,

Bei 22 Frauen mit ,,Prolaps" der Scheide fand Schröder (1921, S. 1406):

I°	II°	III°
3	9	10 Fälle.

---

[1] Menge: Arch. f. Gynäkol. Bd. 125, S. 313.
[2] Menge: Arch. f. Gynäkol. Bd. 125, S. 320.
[3] Die Abschlußfähigkeit des Introitus vaginae ,,wurde als gut bezeichnet, wenn bei in Untersuchungslage liegender Frau der Scheideneingang durch Spreizen erst zugänglich gemacht werden mußte, als mittelgut, wenn kleine Teile der vorderen und hinteren Scheidenwand sichtbar waren, und als schlecht, wenn der Introitus weit klaffte, z. B. bei starkem Prolaps oder großem vernarbtem Dammriß". Die Bedeutung dieser Unterschiede liegt in der geringeren oder größeren Möglichkeit des außen, z. B. vom Damm oder dem Mastdarm her, erfolgenden spontanen Keimimports (Schröder).

Auch bei schlechtem Scheidenschluß infolge von Prolapsen und Dammrissen kann also noch eine Flora I. Reinheitsgrades vorhanden sein (R. Schröder).

b) Pathologische Reinigung der Scheide.

Physiologisch ist die Reinigung der Scheide nur dann, wenn sie auf dem Wege der „Selbstreinigung" erfolgt.

In manchen Fällen, z. B. bei der Anhäufung zersetzungsfähigen und zersetzten Inhalts, kann die Selbstreinigung durch therapeutische Scheidenspülungen unterstützt werden.

Werden Scheidenspülungen aber auch in Fällen vorgenommen, in denen die Selbstreinigung der Scheide allein zur Entfernung der fremden Keime führen würde, dann wird der physiologische Abwehrmechanismus gestört. Es kann dann leicht Ausfluß entstehen, oder der Ausfluß, der beseitigt werden soll, wird weiter unterhalten.

Mit dem Aussetzen der Spülungen schwindet der Ausfluß oft in kurzer Zeit.

c) Unklare pathologische Zustände der Scheidenwand.

In der Regel findet man auch bei dem Fluor, der infolge von Betriebsstörungen der Scheide auftritt, kein rein wäßriges, sondern ein leukocytenhaltiges Sekret. Zu der Betriebsstörung ist dann eine Baustörung hinzugekommen. „Lediglich um eine Vermehrung des wäßrigen Sekretsubstrates" handelt es sich nach Menge (1925, S. 300) nur bei einer „relativ seltenen Sonderart" des Fluor vaginalis, die man bei der Virgo intacta findet (virgineller Fluor). Zuweilen kommt diese Form des Fluor auch bei Deflorierten vor, wenn sie nach der Defloration überhaupt nicht mehr oder nur noch selten verkehren.

„Es handelt sich dabei um eine krankhafte Vermehrung des Scheidensekretes, welches sehr dünnflüssig ist und manchmal geradezu aus dem Scheideneingang herausrieselt. In seinem Aussehen und in seiner Konsistenz gleicht das vermehrte Sekret am meisten stark verwässerter Milch. Die Reaktion dieses krankhaft vermehrten Scheideninhalts ist sauer. Im mikroskopischen Bild sind fast ausschließlich Epithelien und die üblichen Scheidenbacillen zu sehen. Leukocyten und Kokken fehlen so gut wie ganz." (Menge 1925, S. 284.)

„Dieser wäßrig-milchige Ausfluß entstammt immer einer anatomisch unveränderten Scheidenwand" [Menge (1925, S. 301)].

Bröse hat im Laufe von 40 Jahren 48 Fälle von Fluor bei Virgines beobachtet. Von den 48 Patientinnen befanden sich

    im Alter von 12—15 Jahren 5
    „   „   „ 16—18 „   6
    „   „   „ 18—21 „   18
    „   „   „ 21—28 „   13
    „   „   „ über 28 „   6

Die erste Menstruation war eingetreten mit

    $11^{1}/_{2}$ Jahren . . . . bei 1 Mädchen
    12   „ . . . . „ 11 „
    12—13 „ . . . . „ 9 „
    13—14 „ . . . . „ 11 „
    14—15 „ . . . . „ 7 „
    15—16 „ . . . . „ 5 „
    16—17 „ . . . . „ 2 „
    18   „ . . . . „ 2 „

Über den Zusammenhang des virginellen Fluors mit der Menstruation macht Bröse folgende Angaben:

Sechs Patientinnen gaben an, daß sie den Fluor seit dem Beginn der Menstruation hätten,

drei, daß sie ihn schon vor dem Eintritt der Menstruation gehabt hätten,

eine Pat. (16³/₄ Jahre alt) gab an, daß sie den Ausfluß hätte, solange sie denken könne (die Menstruation war mit 15 Jahren aufgetreten),

eine Pat., daß sie den Fluor seit dem 11. Lebensjahre hätte (1. Menses mit 14 Jahren),

eine Pat. (21 Jahre alt) Fluor seit dem 16. Lebensjahre (1. Menstruation mit 17 Jahren),

35 hätten den Fluor erst nach dem Eintritt der Menstruation bekommen (manche erst mehrere Jahre später).

2. Pathologische Zustände des übrigen Genitale.

a) *Uterus (uteriner und cervicaler Fluor).*

Erkrankungen des Uterus können dadurch zur Ursache eines Fluor vaginalis werden, daß dauernd pathologisches Uterussekret in die Scheide gelangt. Der Häufigkeit nach stehen hier an erster Stelle die Erkrankungen der Cervix; in der gleichen Weise kann unter Umständen aber auch ein korporealer Fluor wirken.

Der „uterine Fluor jeder Art" führt „ausnahmslos zu vaginaler Hypersekretion" (Menge[1]). Bei jedem uterinen Ausfluß tritt also auch Fluor vaginalis auf.

Bei der Erklärung dieses Zusammenhanges gehen die Ansichten auseinander.

Nach Schröder (1921, S. 1400) führt der vermehrte Sekretabfluß aus dem Uterus zu einer Verschlechterung der Floraverhältnisse in der Scheide.

Als Beweis für den Einfluß des Cervicalsekretes auf die Scheidenflora führt Schröder[2] folgende Tabelle an:

Cervixsekret ist:	I°	II°	III°
gering-glasig	66	33	61
mittelreichlich-glasig	23	7	30
reichlich-glasig	16	8	14
schleimig-gelblich	5	6	15

In einer weiteren Statistik — über 328 Privatpatientinnen — fand Schröder[3] folgende Zahlen:

	I°	II°	III°a	III°b
Sehr geringer Cervixzufluß, keine Erosion	50	14	59	28
Wenig Cervixzufluß, kleine Erosion	38	7	42	14
Reichlicher Cervixzufluß, große Erosion	11	9	28	13

---

[1] Menge: Arch. f. Gynäkol. Bd. 125, S. 299.
[2] Schröder: Zentralbl. f. Gynäkol. 1921, S. 1400.
[3] Schröder, Hinrichs und Keßler: Arch. f. Gynäkol. Bd. 128, S. 108.

Aus diesen Zahlen schließt Schröder, „daß die Flora I und II bei geringem Cervixzufluß überwiegt, aber keinesfalls allein vorherrscht, und daß die drittgradige Flora durch reichlichen Cervixzufluß und eine große Erosion begünstigt wird"[1].

v. Jaschke[2] erklärt den Einfluß des vermehrten Sekretabflusses auf die Scheide in der Weise, daß durch die dauernde Beimengung des alkalischen Sekretes der Säuretiter des Scheideninhaltes sinkt. Dadurch werden die Lebensbedingungen für die Scheidenbacillen verschlechtert und die Vernichtung von außen eingeschleppter Fremdkeime wird schwieriger (v. Jaschke).

Menge (1925, S. 301) nimmt an, daß in dem gonorrhoischen uterinen Fluor „bakterio-chemisch wirkende Reizsubstanzen" vorhanden sind, die „die Scheidenoberfläche angreifen, ihre Epithelien zur Abstoßung bringen und so die herdförmigen paragonorrhoischen Wandentzündungen provozieren".

In den Fällen, in „denen das beigemischte pathologisch vermehrte uterine Sekret keine bakteriotoxischen oder bakteriellen Stoffwechselsubstanzen in sich trägt", nimmt Menge (S. 303) „Reizmomente" an, „die erst innerhalb des Scheidensekrets entstehen". Durch die Beimischung des pathologisch gesteigerten, eiweißhaltigen uterinen Zuflusses werden die Nährbodeneigenschaften des Scheidensekrets verändert. Der Scheideninhalt wird dadurch zum nutzbaren Zersetzungsmaterial für die in der Scheide vorhandenen Keime. So bilden sich bakteriochemisch wirkende Reizsubstanzen, welche das Epithel angreifen und herdförmige Zelldefekte veranlassen" (Menge, S. 303).

b) *Tuben (tubarer Fluor).*

Frische und subakute Adnexentzündungen beeinträchtigen nach Schröder (1921, S. 1406) die Scheidenflora in sehr erheblicher Weise. Bei 23 derartigen Kranken fand Schröder

	I°	II°	III°
in	3	1	19 Fällen.

Schröder macht allerdings keine Angaben darüber, inwieweit die pathologische Scheidenflora den Adnexentzündungen vorausgeht oder ihnen nachfolgt.

Ebenso wie jede pathologische Sekretion aus dem Uterus wird wohl auch ein kontinuierlicher tubarer Fluor die Zusammensetzung des Scheideninhalts schädigen und so zur Ursache eines vaginalen Fluors werden können. Allerdings ist über die Häufigkeit des kontinuierlichen tubaren Fluors noch wenig bekannt.

c) *Ovarium (Störungen oder Ausfall der Ovarialfunktion).*

Im Jahre 1918 berichtete Gräfenberg über das Vorkommen zyklischer Schwankungen im Säuretiter des Scheidensekrets. Er glaubte damit gezeigt zu haben, daß

---

[1] Schröder betonte aber, „daß bei großen Erosionen oder eitrigem Cervixkatarrh im mittleren oder unteren Drittel der Scheide noch eine erstgradige Flora vorhanden sein kann. Man findet dann Epithelien und ganz oder fast ausschließlich Vaginalbazillen. Dazwischen aber, sicher als Beimengung, eine mehr oder weniger große Anzahl von Leukocyten. Es ist sicher möglich, daß diese Fälle manches Mal Irrtümer in der Deutung des I. Reinheitsgrades herbeigeführt haben. Es läßt sich durch eine Kappenvorlage vor die Portio in diesen Fällen aber leicht erweisen, daß die Scheide die Leukocyten nicht absondert, sondern diese einzig und allein aus der Cervix stammen".

[2] v. Jaschke: Arch. f. Gynäkol. Bd. 125, S. 243.

der „ovarielle Reiz, der im Uterus zyklische Umwandlungen der Gebärmutterschleimhaut auslöst", „auch in der Scheidenschleimhaut ein koinzidentes Mitschwingen" bedingt, „das zu regelmäßigen Schwankungen des Milchsäurespiegels in der Scheidenflüssigkeit führt".

Die Befunde Gräfenbergs sind durch spätere Untersucher nicht bestätigt worden. Seine Hypothese, daß die Scheide vom Ovarium abhängig ist, fand aber fast allgemeine Aufnahme. Schon im Jahre 1919 sprachen Schröder und Loeser [1] die Vermutung aus, daß „durch Ausschalten der Ovarialfunktion oder durch Ovarialhypofunktion" die Abwehrkraft der Scheide geschädigt werden könne. Im gleichen Jahre wies Labhardt darauf hin, daß seiner Ansicht nach „die sog. Vaginitis in weitgehendem Maße abhängig ist von einer Dysfunktion (allgemein gesprochen) des Ovariums".

Später (1921) suchte Schröder den Beweis zu erbringen, daß die Ovarialfunktion auch die Scheidenflora beeinflußt.

Bei 140 Frauen mit regelmäßigem, vierwöchentlichem mensuellem Zyklus fand Schröder[2]

	I^0	II^0	III^0
bei schwacher Blutung	11 mal	4 mal	10 mal
„ mittelstarker Blutung	29 „	15 „	33 „
„ starker Blutung	16 „	7 „	15 „
	56 mal	26 mal	58 mal.

Bei normaler vierwöchentlicher Blutung läßt sich „eine besondere Einwirkung auf die Flora nicht erkennen". „In den Fällen mit III^0 haben andere Faktoren und nicht der Funktionszustand des Gesamtgenitale die Floraveränderung bedingt" (Schröder).

Bei einer Teilung des regelmäßigen vierwöchentlichen Zyklus nach erstem, zweitem und drittem Zyklusdrittel fand sich folgende Verteilung der Fälle:

	I^0	II^0	III^0
1. Drittel	10	3	13
2. Drittel	36	17	39
3. Drittel	23	8	14

Dieser Befund schien Schröder darauf hinzuweisen, daß die verschiedenen Abschnitte des mensuellen Zyklus in ihrem Einfluß auf die Scheidenflora vielleicht nicht gleichwertig sind:

„Es scheint deutlich aus diesen Zahlen die zunehmende Besserung der Flora mit fortschreitendem Ablauf des Zyklus hervorzugehen oder, anders betrachtet, die floraverschlechternde Wirkung der menstruellen Blutung."

„Da es nun zweifellos zwei Komponenten der Ovarialfunktion gibt, deren eine die Reifefunktion mit mensuellem Zyklus darstellt, deren andere aber durch die Wirkung der wachsenden Follikel die Turgorspendung und Turgorunterhaltung für den Genitalschlauch leistet, so ist wohl über die erste, zweifellos höherstehende, nicht aber über die zweite Funktion etwas ausgesagt." Diese ist viel schwerer zu beurteilen, sie „hat aber offenbar die größere Bedeutung".

Beim Ausfall der normalen, mensuell-zyklischen Funktion in der Gravidität fand Schröder

den I. Reinheitsgrad bei 30 Graviden
„ II.   „   „ 9   „
„ III.   „   „ 12   „

Dadurch ist „zweifellos die auch früher schon z. B. von Döderlein und Menge u. a. betonte floraverbessernde Wirkung der Schwangerschaft bewiesen". „Wodurch im einzelnen Falle die Flora III^0 trotz Gravidität bedingt ist, läßt sich allgemein schwer sagen; vielleicht spielt hier eine oft recht erhebliche Vermehrung der Cervixsekretion eine Rolle."

---

[1] Loeser: Monatsschr. f. Geburtsh. u. Gynäkol. Bd. 49, S. 27.
[2] Schröder: Zentralbl. f. Gynäkol. 1921, S. 1404.

„Eine Verschlechterung, eine verschiedengradige Insuffizienz der Ovarialfunktion" bedeuten nach Schröder auch „sowohl die funktionelle Amenorrhoe als auch Oligomenorrhoe (zu seltene Wiederkehr)" als auch „die Polymenorrhoe (zu häufige Wiederkehr infolge zu frühen Absterbens der Reifeier nach der Ovulation)[1]." Für die Polymenorrhoe lauten die Zahlen der aus größerem Material zusammengestellten Fälle:

I⁰	II⁰	III⁰
17	13	13

„Demnach ist ein deutlich floraverschlechternder Einfluß nicht festzustellen; beachtet man aber die hohe Ziffer für den II. Reinheitsgrad, ergänzt diese Zahlen durch die Bemerkung, daß der I. Reinheitsgrad mehr bei leichten Schwankungen der Wiederkehr des Zyklus, der II. und III. Reinheitsgrad bei den starken Unregelmäßigkeiten gefunden werden und zieht die klinische Erfahrung zu Rate, daß bei jungen Mädchen mit verstärkter und zu häufiger Regel relativ oft sich auch Zeichen der Kolpitis zeigen, so muß man doch einen deutlichen floraverschlechternden Einfluß auch des leichtesten Grades der Ovarialinsuffizienz anerkennen."

„Deutlicher wird das noch dann, wenn wir die gefundene Zahl der Reinlichkeitsgrade für die Oligomenorrhoe (die zu seltene und zu langsame Eireifung) nennen:

I⁰	II⁰	III⁰
8	6	11 Fälle,

und für das Aufhören des Reifwerdens der Eier überhaupt, der funktionellen Amenorrhoe

I⁰	II⁰	III⁰
6	kein Fall	26 Fälle.

Durch die beiden letzten Zahlenangaben dürfte die Bedeutung der Ovarialfunktion für die Biologie der Scheide deutlich erwiesen sein.

Ergänzt werden diese Zahlen noch durch folgende Angaben:

	I⁰	II⁰	III⁰
Postoperative Amenorrhoe nach Radikaloperation	2	3	6
Menopause	3	3	24
Innerhalb der ersten drei Wochen post partum	2	—	5
Innerhalb der ersten drei Wochen post abortum	—	1	4

„Auch hier die fehlende oder ungenügende Ovarialfunktion und als Begleiterscheinung die schlechte Scheidenflora, nicht selten bei im übrigen völlig normalen Genitalverhältnissen als einzig wirksames Moment. Für die Zeit der Menopause wäre noch einmal die schon früher gemachte Angabe zu wiederholen, daß man gelegentlich so spärliche Keime findet, daß man fast an ein völliges Fehlen der Flora glauben könnte; die Scheidenwand befindet sich dabei oft in einem leichten Reizzustand; auch kulturell geht keine Kolonie auf" (Schröder 1921, S. 1405).

Über den Einfluß der Ovarialfunktion auf die Entstehung von Fluor vaginalis ist heute noch nichts Sicheres bekannt.

Man kann an eine Erhöhung der Durchlässigkeit der Scheidenwand auf nervösem oder innersekretorischem Wege denken, man kann daran erinnern, daß in der Menopause das Epithel wesentlich niedriger ist als zur Zeit der Geschlechtsreife, man kommt aber nicht über Hypothesen hinaus.

Gleichwohl kommen Fälle von Fluor vaginalis vor, z. B. nach Röntgenkastration, im Klimakterium u. a. m., die den Gedanken an eine direkte oder indirekte Beteiligung des Ovariums zum mindesten nahelegen.

---

[1] Monatsschr. f. Geburtsh. u. Gynäkol. Bd. 2.

3. Pathologische Zustände des übrigen Körpers.

Recht häufig findet man Ausfluß aus der Scheide, ohne daß sich am Genitale die geringsten pathologischen Veränderungen nachweisen lassen. Sind in derartigen Fällen eine cervicale Hypersekretion oder feinste Epitheldefekte oder beide in der Scheide, vorhanden, dann kann man von diesen auch auf die Quelle des Ausflusses schließen. Das eigentliche auslösende Moment für die cervicale oder vaginale Hypersekretion bleibt aber dunkel.

Es liegt dann nahe, die Ursache des Ausflusses in irgendwelchen Störungen des übrigen Körpers zu suchen.

Am klarsten erkennt man derartige Zusammenhänge beim Vorhandensein von allgemeinen Zirkulationsstörungen.

So kann bei dekompensierten Herzfehlern ein genitaler Ausfluß so im Vordergrund stehen, daß die Kranken zunächst zum Gynäkologen kommen. Einzig und allein die Besserung der Zirkulationsverhältnisse führt hier zu einem vollkommenen Verschwinden des Ausflusses. Bei Rückfällen tritt dieser mit der Sicherheit eines Experimentes wieder auf.

Ähnliche Beobachtungen kann man auch bei Stoffwechselstörungen machen.

So beobachteten wir eine Dame, die schon seit Jahren in der medizinischen Klinik wegen Diabetes behandelt, und die uns von dort wegen Ausfluß überwiesen wurde. Die äußeren Umstände brachten es mit sich, daß die Dame immer zuerst zu uns kam, ehe sie in die medizinische Klinik zur Untersuchung ging. Nicht so selten erklärte sie nun: „Heute ist mein Blutzucker sicher wieder höher, denn mein Ausfluß ist stärker geworden". Sie hat sich dabei in der recht langen Beobachtungszeit nie getäuscht.

Es ist nicht möglich, alle die verschiedenen „organischen" und „Allgemeinerkrankungen" aufzuzählen, die einen Fluor genitalis zur Folge haben können. Vielfach kommen diese Kranken auch gar nicht zum Gynäkologen, da der Ausfluß entweder überhaupt nicht beachtet wird, oder da er gegenüber den anderen Krankheitssymptomen in den Hintergrund tritt.

Achtet man aber bei allen Fluorkranken sorgfältig auch auf den übrigen Körperzustand, dann kann man doch nicht so selten pathologische Befunde erheben, von denen die betreffenden Patientinnen bisher selbst nichts wußten. Eine ätiologische Rolle in der Fluorgenese darf man diesen Allgemeinstörungen freilich nur dann zuschreiben, wenn bei ihrer Besserung auch der Ausfluß — ohne jede lokale Therapie — verschwindet.

Ungleich häufiger sind freilich die Fälle, in denen man keinen „pathologischen Befund" erheben kann.

Schon auf den ersten Blick sieht man aber, daß es sich um schwächliche, blutarme Individuen handelt, oder man hört bei näherem Befragen, daß die betreffenden Patientinnen schlecht oder unzweckmäßig ernährt sind, daß sie unter unhygienischen Bedingungen leben, daß sie sich aus den verschiedensten Gründen in einem körperlichen oder seelischen Erschöpfungszustand befinden u. a. m. Bei einer nicht geringen Quote von Fluorkranken lassen sich auch Störungen im vegetativen Nervensystem oder in dem eng an dieses gekoppelten innersekretorischen Gleichgewicht nachweisen.

Es handelt sich hier also fast durchweg um Zustände, die wir heute weder begrifflich noch medizinisch scharf erfassen können. Ihre Bedeutung für die Entstehung des Fluors läßt sich aber daran erkennen, daß dieser ihrer Intensität parallel geht.

d) Vestibularer Fluor.

„Die Wände des gesunden, vor dem Scheideneingang zwischen den Labia minora liegenden Vestibulum vaginae liegen bei gutem Schluß der Vulva oberflächlich aneinander. Der Vorhof enthält daher auch ein vor Verdunstung geschütztes spärliches, flächenhaft ausgebreitetes Sekret, welches im wesentlichen der Scheide entstammt und dem Scheideninhalt auch in jeder Hinsicht ähnelt. Da aber eine durch das geschichtete Plattenepithel der vestibularen Decke hindurchgehende Transsudation des subepithelialen Gewebssaftes, vielleicht auch eine konstante Ausscheidung zerstreut liegender Glandulae vestibulares minores, die von manchen Autoren nur als kleine Epithelkrypten geschildert werden, außerdem eine allerdings sehr minimale Sekretion der beiden kleinen Glandulae paraurethrales und des urethralen Rohrepithels an der Bildung des Vorhofsekrets Anteil haben, und endlich zeitweilig Urin und Sekret der Bartholinischen Drüsen dem flüssigen Vorhofsinhalt beigemischt werden, so hat das vestibulare Sekret doch seine eigene Note, die sich hauptsächlich in seinem geringeren Aciditätsgrad ausspricht.

Das zellige und bakterielle Bild des mikroskopischen Sekretpräparates differiert nur wenig von demjenigen des eigentlichen Scheidensekrets. Die kulturelle Analyse des vestibularen Sekrets zeigt aber, daß die in bestimmter Richtung laufende bactericide Tätigkeit des Scheideninhalts sich auch im Vestibulum noch auswirkt, daß ihre Kraft jedoch deutlich abgeschwächt ist. Denn bei der Aussaat des Sekrets in entsprechende Nährböden entwickeln sich in der Regel neben zahlreichen Kolonien harmloser, auf alkalischem Agar fakultativ aerob wachsender Keime auch häufiger Kolonien fakultativinfektiöser Mikrobien, besonders des Bacterium coli.

Über die morphologischen Verhältnisse der vestibularen Decke und einen eventuellen Glykogengehalt ihrer Epithelien ist nichts Näheres bekannt" (Menge[1]).

Menge beobachtete in einem Fall von solidrudimentärer Entwicklung des ganzen inneren Genitalapparates mit guter Ausbildung der äußeren Schamteile einschließlich des vestibularen Raumes, daß die Vorhofsdecke von einer spärlichen Menge serös aussehenden Sekretes überzogen war, das ausgesprochen lackmusalkalische Reaktion zeigte. Im Abstrichpräparat waren vereinzelte Plattenepithelien und Leukocyten, Mucinfäden und reichlich grampositive Einzel- und Doppelkokken und gramnegative Stäbchen nachweisbar.

„**Vestibularer Fluor** sensu strictiori liegt vor, wenn die vermehrte Sekretion lediglich im Bereich des Vestibulum nachweisbar ist, während die höheren Genitalabschnitte nichts von einer Sekretvermehrung erkennen lassen. Im weiteren Sinne kann man von vestibularem Fluor aber auch in den häufigeren Fällen sprechen, in denen die Hypersekretion im Bereich des Vorhofs und der Vulva nur Teilerscheinung einer auch in anderen Genitalabschnitten verbreiteten Sekretvermehrung ist" (v. Jaschke[2]).

Für die Entstehung des vestibularen Fluors sind nach v. Jaschke hauptsächlich drei Momente von Bedeutung:

---

[1] Menge: Arch. f. Gynäkol. Bd. 128, S. 287.
[2] v. Jaschke: Arch. f. Gynäkol. Bd. 125, S. 226.

1. der anatomische Bau, 2. funktionelle Eigentümlichkeiten, 3. die Flora.

In anatomischer Hinsicht ist zunächst der Reichtum des Vestibulums an Buchten und Falten hervorzuheben. Diese begünstigen die Zersetzung und Stagnation des Inhalts. Weiter ist die Übergangshaut im Bereiche der Labien zart und infolgedessen gegen Insulte aller Art (mechanische, chemische und infektiöse Noxen) weniger widerstandsfähig als die derbe äußere Haut. Auch der Gefäßreichtum, besonders das Vorhandensein von Schwellkörpern und der Reichtum an Nerven mit ihren besonderen Endkörperchen ist für die Vulnerabilität des Vestibulums nicht ohne Bedeutung.

Funktionell ist der Vorhof ausgezeichnet durch seine feuchte Oberfläche, durch seine — gegenüber der äußeren Haut — erhöhte Temperatur und durch den starken Wechsel des Turgors und der Benetzung infolge der Menstruation und sexuell-erotischer Faktoren.

Bakteriologisch ist für das Wachstum nicht nur die Reichhaltigkeit, sondern auch die Mannigfaltigkeit seiner Flora charakteristisch. Außerdem ist die Flora durch Veränderungen in der Keimbesiedlung der umgebenden Haut, durch die Nachbarschaft des Anus und der Harnröhre, durch Berührungen (Kohabitationen u. a. m.) starken Schwankungen unterworfen.

„Aus der Wechselwirkung der genannten drei Faktoren ergeben sich die mannigfachsten Entstehungsmöglichkeiten des vestibularen Fluors.

Die erwähnte Vulnerabilität zusammen mit der aus der funktionellen Bestimmung sich ergebenden Häufigkeit von Insulten aller Art und die Wechselwirkung zwischen Flora und Substrat lassen es verständlich erscheinen, daß gerade im Vestibulum die Grenzen zwischen entzündlichem und nicht entzündlichem Fluor außerordentlich fließende sind. Jede Hypersekretion der vulvaren Schweiß-, Talg- und Schleimdrüsen, der Glandulae Bartholini, jedes von höheren Genitalabschnitten zufließende Sekret, nicht selten auch kleine Mengen namentlich veränderten Harns ändern die Nährbodeneigenschaften des vestibularen Oberflächengebietes, die außerdem noch durch Schwankungen der Blutfülle infolge hormonaler und erotischer Impulse Schwankungen unterliegen, über die wir im einzelnen noch gar nichts Genaues wissen. Eines ist ja ohne weiteres klar: schon rein mechanisch müssen die Existenzbedingungen für die Mikroflora verschieden sein, je nachdem die Oberfläche von dünnerem oder dickerem Sekret bedeckt ist. Eine Hypersekretion der Talgdrüsen wirkt nicht nur chemisch, sondern schon mechanisch anders als eine solche der Schweißdrüsen. Ganz abgesehen davon sind bei mangelhafter Reinlichkeit Zersetzungen des in Buchten und Falten stagnierenden Sekretes unausbleiblich, die einerseits die Mikroflora beeinflussen, andererseits auch macerierend auf die Oberfläche wirken. Solche Maceration gestattet wieder manchen Keimen ein Eindringen in tiefere Gewebsschichten und führt zu echten Entzündungen, die sekundär durch Kratzeffekte und das dabei fast unvermeidliche Einimpfen von Eitererregern verschlimmert werden. Aber auch unabhängig von solcher Maceration sind zahlreiche Verletzungen der schützenden Epitheldecke möglich (ungestüme oder ungeschickte Kohabitationen, masturbatorische Akte, defekte Spülröhre, Spritzenansätze, eine ärztliche Indagation u. a. m.). Die verschiedene Schlußfähigkeit der Vulva spielt eine relativ geringfügige Rolle. Immerhin wird verständlich, daß die zartere Oberfläche der kleinen Labien die Virgo Gefahren aussetzt, gegen die die regelmäßig kohabitierende Frau mit ihrer derberen Übergangshaut gefeit ist. Auf die senilen Veränderungen braucht nur im Vorübergehen hingewiesen werden.

Weitere Unterschiede ergeben sich aus der individuell so sehr wechselnden Reinlichkeit, aus Ungeschicklichkeiten bei der Afterreinigung nach der Defäkation und Ähnlichem.

Die Beziehungen zwischen Flora und Substrat werden vielleicht am treffendsten demonstriert durch die Fälle von Vulvitis bei Diabetes und Cystitis.

Sekundär findet sich eine Vulvitis recht häufig bei allen möglichen entzündlichen Erkrankungen höherer Genitalabschnitte. Darauf braucht kaum näher eingegangen zu werden" (v. Jaschke[1]).

R. Schröder (1927) hat die Ursachen des vestibularen Fluors in folgendes Schema gebracht:

a) Nervös durch Hypersekretion der Vulvadrüsen,
b) entzündlicher Fluor (Vulvitis),
c) durch Tumor (Carcinom usw.),
d) sekundär durch abnormen Zufluß von oben.

Unter den ätiologisch unklaren Fluorformen haben in den letzten Jahren zwei Arten ganz besondere Beachtung gefunden, nämlich der neurogene und psychogene Fluor einseits und der sog. konstitutionelle Fluor anderseits.

Anhang.
Neurogener und psychogener Fluor.

Wenn auch unter den Nerven, die das weibliche Genitale versorgen, noch keine sekretorischen Fasern nachgewiesen wurden, so kann doch kein Zweifel darüber bestehen, daß die Drüsen des weiblichen Genitale von nervösen Einflüssen abhängig sind.

Die vermehrte Sekretion der Vorhofdrüsen bei der geschlechtlichen Erregung ist bekannt. Die Sekretion der Cervix konnten Schröder, Hinrichs und Keßler[2] in einigen Fällen durch Atropin auf die Hälfte vermindern, durch Pilokarpin verdoppeln.

Für die Tube, das Corpus uteri und die Scheide ist eine derartige nervöse Beeinflussung der Sekretion oder des Flüssigkeitsdurchtritts bisher nicht erwiesen. Nervenendigungen in den Tubenepithelien oder zwischen ihnen sind, soweit wir sehen, noch nicht nachgewiesen worden; die Korpusschleimhaut scheint überhaupt keine Nerven zu besitzen. Im Scheidenepithel sind zwar Nerven vorhanden, es fehlt aber noch der Beweis dafür, daß sie den Flüssigkeitsdurchtritt durch das Scheidenepithel beeinflussen.

Selbstverständlich würde das Fehlen von Nerven im Tubenepithel und in der Korpusschleimhaut oder das Fehlen von sekretorischen Nerven im Scheidenepithel nicht ausschließen, daß der Flüssigkeitsdurchtritt durch das Epithel dieser Organe nervösen Einflüssen unterworfen ist. So wäre es z. B. denkbar, daß neurogene Kontraktionen der Uterusmuskulatur die Strömungsverhältnisse in der Korpusschleimhaut derart beeinflussen können, daß eine vermehrteFlüssigkeitsmenge nach dem Lumen zu gleichsam ausgepreßt wird. Ebenso könnte man auch einen vermehrten Flüssigkeitsdurchtritt durch die Scheidenwand infolge einer nervösen Beeinflussung der Gefäße als neurogen bezeichnen.

An dem Vorkommen eines neurogenen und psychogenen Fluor genitalis kann wohl kein Zweifel bestehen. Wohl jedem Arzt, der sich etwas näher mit dem Fluorproblem befaßt hat, ist bekannt, „daß namentlich bei sensiblen Personen im Anschluß an psychische Erregungen plötzlich Fluorausbrüche oder Fluorverschlimmerungen zustande kommen" [Menge (1925, S. 298)].

---

[1] v. Jaschke: Arch. f. Gynäkol. Bd. 125, S. 227.
[2] Keßler: Arch. f. Gynäkol. Bd. 128, S. 101.

Nur über die Häufigkeit, die Entstehung, die Behandlung und teilweise auch über die Quellen gehen die Ansichten auseinander.

Quellgebiet. Im Hinblick auf die physiologische Hypersekretion der Vorhofsdrüsen bei geschlechtlichen Erregungen liegt es nahe, auch eine pathologische Hypersekretion dieses Gebietes anzunehmen (vestibularer psychogener Fluor).

Außerdem vertreten viele Autoren (Kaboth[1], Theilhaber, Polano[2], Falk[3], Skutsch[4]) die Ansicht, daß es auch einen neurogenen oder psychogenen cervicalen Fluor gibt.

Die Scheide wird als Quellgebiet eines neurogenen Fluors fast allgemein abgelehnt.

Besonders nachdrücklich hat sich Kaboth für die cervicale Genese des neurogenen und psychogenen Fluors eingesetzt.

Gegen diese Annahme spricht aber der Umstand (Menge, Schultze-Rhonhof, eigene Beobachtungen), daß sich der neurogene und psychogene Fluor in ausgezeichneter Weise durch das Lapisbad beseitigen läßt.

Man könnte nun natürlich einwenden, daß es sich in diesen Fällen eben um einen cervicalen Fluor handelte, der beim Abklingen der affektiven Höhenlage auch ohne das Lapisbad wieder verschwunden wäre. Dieser Einwand läßt sich aber dadurch widerlegen, daß man auch bei Frauen, denen der Uterus exstirpiert wurde, oft einen ausgesprochenen vaginalen Fluor nach psychischen Erregungen beobachten kann.

Derartige Beobachtungen machen, es wenigstens in hohem Grade, wahrscheinlich, daß es, neben dem vestibularen und cervicalen, auch einen vaginalen Fluor gibt, der auf nervösem Wege und vom Großhirn ausgelöst werden kann.

Über den feineren Mechanismus dieser Vorgänge lassen sich nur Vermutungen äußern. Man darf wohl annehmen, daß durch affektive Erregungen psychogen die vegetativen Zentren beeinflußt werden, und daß diese Erregung sich auf dem Wege über die Vasomotoren auswirkt. Es sei hier nur daran erinnert, daß es durch Suggestion gelingt, Hautblasen zu erzeugen (Kreibich, Heller und Schulz), die histologisch durch partielle Nekrose des Epithels und selbst der Papillarschicht, sowie durch reichliche kleinzellige Infiltration der Cutis charakterisiert sind (s. Grumach[5]).

Über eine vermehrte Flüssigkeitsausscheidung aus der Korpusschleimhaut — durch Gefäßerweiterung oder Muskelkontraktion (s. oben) — ist heute noch nichts bekannt. Rein theoretisch erscheint ihr Vorkommen aber nicht ausgeschlossen.

Ursache. Für den neurogenen Fluor werden in erster Linie Störungen im vegetativen Nervensystem verantwortlich gemacht.

Dabei werden aber vielfach fast durchweg noch die veralteten Begriffe der „Vagotonie" und „Sympathicotonie" verwendet. Diese Begriffe haben aber klinisch versagt, ganz abgesehen davon, daß hinter ihnen eine petitio principii steckt (v. Bergmann[6]).

---

[1] Kaboth: Arch. f. Gynäkol. Bd. 125, S. 445.
[2] Polano: Arch. f. Gynäkol. Bd. 125, S. 446.
[3] Falk: Arch. f. Gynäkol. Bd. 125, S. 447.
[4] Skutsch: Arch. f. Gynäkol. Bd. 125, S. 455.
[5] Grumach: Münch. med. Wochenschr. 1927, S. 1093, hier auch Literatur.
[6] v. Bergmann: In v. Bergmann-Staehelin Bd. 5, 2, S. 1105, 1926.

Es mögen deshalb im folgenden die Ansichten der verschiedenen Autoren nur kurz referiert werden.

Nach Mosbacher[1] läßt „Fluor, gleich funktioneller Hypersekretion der Uterin-, Cervical- und Bartholinschen Drüsen" „an eine Analogie mit der Hypersekretion sonstiger Drüsen denken, die nach Eppinger und Heß[2] als vagotonisches Symptom gedeutet wird." Mosbacher hat deshalb die Patientinnen, die über Fluor klagten, und bei denen diese Hypersekretion durch bakteriologische und cytologische Kontrolle als funktionell festzustellen war, auf Vagotonie untersucht. Dabei fand sich unter 9 Fällen

4 mal eine vagotonische Disposition[3],
4 mal eine Übererregbarkeit des Vagus und Sympathicus,
1 mal keine Übererregbarkeit im vegetativen Nervensystem.

Nach Neu[4] gehören viele Patientinnen mit „essentiellem" Fluor zur Kategorie der sympathicotonischen Individuen. Schröder, Hinrichs und Keßler[5] sind der Überzeugung, „daß es auf vagotonischer Basis einen nervösen Cervicalkatarrh gibt". Sie setzen diesen in Parallele „zu abnormen Schleimabsonderungen im Darm und abnormer Salzsäuresekretion im Magen".

Später (1927) hat Schröder die Ursache des „nervösen cervicalen Fluor" in folgender Weise charakterisiert: „Vielfach handelt es sich um Vagotoniker; auch bei Hypoplastischen und überhaupt bei Ovarialinsuffizienten tritt leicht eine Hypersekretion der Cervix ein. Jedoch ist es zweifellos, daß auch hier rein psychogene Ursachen, Vorstellungs- und Empfindungskomplexe durch Vermittlung des autonomen Nervensystems Hypersekretionen der Cervix herbeiführen können."

Kaboth[6] hat bei 38 Frauen mit essentiellem Fluor das vegetative Nervensystem pharmakologisch geprüft.

„Das Adrenalin wurde in einer Dosis von 0,01 mg, das Atropin von 0,00075 g, das Pilocarpin von 0,0075 g an drei aufeinanderfolgenden Tagen intravenös injiziert. Die Beobachtung des Verhaltens von Puls und Blutdruck, sowie der Allgemeinreaktionen dieser Fluorkranken auf das sympathicusreizende Adrenalin, das vaguslähmende Atropin und das vaguserregende Pilocarpin zeigte überwiegend eine Steigerung der **parasympathischen** Erregbarkeit. Insbesondere war die Pilocarpinreaktion — Tränenfluß, Speichelfluß, Schweißausbruch — bei der Mehrzahl abnorm stark. 28 der untersuchten Frauen mit „essentiellem Fluor", = 74% müssen auf Grund ihrer Reaktionen als deutlich **parasympathisch übererregbar** bezeichnet werden. Ein Drittel von ihnen zeigte gleichzeitig eine Sympathicusübererregbarkeit. Eine isolierte Tonussteigerung des sympathischen Systems wurde niemals festgestellt. Die Beurteilung wurde dadurch sicherer, daß gleichzeitig systematische Untersuchungen des vegetativen Nervensystems mit derselben Methodik bei gesunden Frauen überhaupt, sowie bei anderen funktionellen Genitalleiden im Gange waren."

Auch Kaboth scheint bei der „parasympathischen Erregbarkeit" eine Vagotonie im Auge zu haben, da er von dem „vaguserregenden" Pilocarpin spricht.

Nach Novak[7] sind die verschiedenartigen Reizerscheinungen von seiten des vegetativen Nervensystems, die man bei Fluorkranken beobachten kann, nicht „die primären Ursachen" des Fluors, sondern sie sind „nur vermittelnde Zwischenglieder in dem Kausalnexus, der zwischen Psyche und Fluor besteht".

---

[1] Mosbacher: Zeitschr. f. Geburtsh. u. Gynäkol. Bd. 76, S. 426f.

[2] Eppinger und Heß: Die Vagotonie, Berlin, Hirschwald 1910.

[3] Eine „vagotonische Disposition" nimmt Mosbacher (S. 432f.) im Anschluß an Eppinger und Heß dann an, wenn vorhanden sind,

1. vagotonische Reizerscheinungen nämlich Tränenträufeln, fehlender Rachenreflex, Ptyalismus, Dermographismus, Schweiße, Bulbusdruckphänomen (Aschner), Hyperacidität (Hypersekretion) der Magenschleimhaut, spastische Obstipation, Tenesmus vesicae, Brennen beim Wasserlassen,

2. Fehlen der Adrenalinglykosurie (nach subcutaner Injektion von 1 ccm einer 1%igen Adrenalinlösung tritt normalerweise nach 1—2 Stunden Zucker im Urin auf. Beim Vagotoniker bleibt diese Adrenalinglycosurie aus),

3. Starke Reaktion auf Pilocarpin. Die subcutane Injektion von 1 ccm einer 1%igen Pilocarpinlösung verursacht beim Vagotoniker enormen Speichelfluß, Schweiß, Atembeschwerden, Würgen, Erbrechen, Druck auf die Blase.

[4] Neu: Arch. f. Gynäkol. Bd. 125, S. 450.

[5] Schröder, Hinrichs und Keßler: Arch. f. Gynäkol. Bd. 128, S. 101.

[6] Kaboth: Arch. f. Gynäkol. Bd. 125, S. 420.

[7] Novak: Arch. f. Gynäkol. Bd. 125, S. 451.

Als Ursache des psychogenen Fluor vaginalis werden angegeben:

„Vorstellungen mit sexuellem Inhalt, Erinnerungen an sexuelle Erlebnisse, Verlangen oder Ablehnung, Lust oder Trauer über Vergangenes, Wunsch nach einem Kind, Heimweh nach dem verstorbenen Mann, Schreck, Bestürzung über dieses oder jenes Ereignis, Aufregung über Mitmenschen oder Schicksal, Kummer und Sorge" (A. Mayer [1]).

An einer anderen Stelle [2] erwähnt A. Mayer folgende seelische Momente als Ursache psychogenen Fluors:

„Art der sexuellen Aufklärung; subjektive Einstellung der Kranken zu den Sexualvorgängen überhaupt; Berufstätigkeit, in der die Sexualvorgänge hemmen; Vorstellungen oder Träume mit sexuellem Inhalt zuweilen als Reaktion auf gynäkologische, örtliche Behandlung (intragenitale Massage); unbefriedigtes Sexualempfinden (Backfischschwärmereien, Bräute, Witwen); sterile Ehen mit Kinderwunsch; Dysharmonie in der Ehe, wobei der Fluor ein Tendenzsymptom zur Ablehnung der Kohabitation sein kann; innere Konflikte zwischen Natur und Kultur, Konflikte zwischen Natur und Moral mit fehlendem Mut zur Sünde und statt dessen Reue und Selbstvorwürfe über begangene Fehltritte usw."

Zur Erklärung des Fluors nimmt A. Mayer an, „daß unbewußte Vorstellungen zur Hyperämie und zur Hypersekretion der Genitaldrüsen führen können, wie das von bewußten Vorstellungen bekannt ist."

Nach v. Jaschke [3] können zu Fluor führen: „Seelische Erregungen aller Art, ganz besonders natürlich solche, mit stark sexual betontem Inhalt (unbefriedigte Libido, Angst vor Ansteckung, illegitimer Geschlechtsverkehr, moralische Selbstvorwürfe, besonders nach Lösung eines Verhältnisses, Furcht vor Entdeckung nach illegitimem Verkehr, unbefriedigter Kinderwunsch und Ähnliches)". Nach den Beobachtungen von v. Jaschke „scheint aber doch mindestens eine besondere Disposition der Kranken dazu nötig, vor allem eine pathologische Neurolabilität, die ja besonders häufig im System der Vasomotoren und sekretorischen Nerven sich kundgibt".

Häufigkeit. Die Häufigkeit des neurogenen und psychogenen Fluors wird verschieden angegeben je nach der Bedeutung, welche der Intensivität und Extensivität nervöspsychischer Symptome in der Fluorgenese beigelegt wird.

Liepmann (S. 129) ist der Ansicht, daß der Fluor albus „meistens auf dem Wege psychischer Komplexe durch die Konzentrationsbedingtheit der Frau" zustande kommt, und daß er nur „in seltenen Fällen auf exogene Reize zurückzuführen ist".

Nach v. Jaschke ist der psychogene Fluor im Vergleich zu dem Fluor anderer Ätiologie „recht selten".

Konstitutioneller Fluor.

Die immer mehr um sich greifende Überzeugung von der „Einheit und Ganzheit des Organismus im funktionellen Sinne" (F. Kraus) hat dazu geführt, daß man auch der Konstitution der Fluorkranken erhöhte Aufmerksamkeit geschenkt hat. Da aber heute das Wesen der Konstitution noch nicht scharf umrissen werden kann, so ist die Bezeichnung „konstitutionell" ein dehnbarer Begriff, der sich auf viele

---

[1] Mayer, A.: Zentralbl. f. Gynäkol. 1925, S. 793.
[2] Mayer, A.: Arch. f. Gynäkol. Bd. 125, S. 418.
[3] v. Jaschke: Arch. f. Gynäkol. Bd. 125, S. 239.

ätiologisch unklare Symptome anwenden läßt. So läßt es sich erklären, daß der „konstitutionelle Fluor" in der gegenwärtigen Literatur eine recht große Rolle spielt.

Will man eine Anomalie als „konstitutionell" bezeichnen, dann bedarf zunächst der Begriff der „Konstitution" einer näheren Bestimmung. Dieser Begriff wird sehr verschieden gefaßt.

So lautet — um nur einige Beispiele anzuführen — die Definition von Mathes (S. 6): „Konstitution ist nur die durch die Beschaffenheit der elterlichen Keimzellen verursachte persönliche Eigenart eines Menschen so zu sein, wie er es in jedem Augenblick seines Lebens gerade tut. Sie wird festgelegt für immer im Moment der Vereinigung von Ei und Samenzelle". Die Konstitution ist nach Mathes „also etwas Angeborenes, Unveränderliches".

F. Kraus[1] bezeichnet als Konstitution „eine dem Individuum vererbt oder erworben eigentümliche, ebensowohl morphologisch wie funktionell analysierbare, so gut aus dem Verhalten bestimmter Einzelfunktionen wie aus der Summe körperlicher und seelischer Zustands- und Leistungseigenschaften sich ableitende Beschaffenheit, besonders in Hinsicht auf Beanspruchbarkeit, Widerstandskraft (Krankheitsbereitschaft), Verjüngungsfähigkeit und Lebenszähigkeit des Organismus".

Rößle[2] versteht unter „Konstitution" „die jeweilige aus angeborenen und erworbenen Elementen zusammengesetzte Verfassung des Körpers und seiner Teile, kenntlich an der Art, wie er oder sie auf Umweltreize antworten".

Der Unterschied zwischen diesen verschiedenen Definitionen besteht darin, daß die einen Autoren (Mathes u. a.) unter Konstitution nur die Gesamtheit des Genotypus verstehen, während nach der Ansicht anderer Autoren (F. Kraus, Rößle u. a.) die Konstitution aus ererbten (genischen) **und** erworbenen (phänischen) Elementen zusammengesetzt ist.

Je nach der Bedeutung, die man dem Begriffe „Konstitution" beilegt, muß auch der Begriff der „Konstitutionsanomalie" verschieden gefaßt werden. Versteht man unter Konstitution nur den erblichen Anlagenbestand, dann kann der Kreis der „konstitutionellen Anomalien" wesentlich enger gezogen werden, als wenn er auch erworbene Elemente aufnehmen soll.

Auf die verschiedenen Ableitungen der Konstitutionsanomalien aus dem verschiedenen Konstitutionsbegriff kann hier nicht näher eingegangen werden.

Wir möchten — ebenso wie Pfaundler (1922) — bei der Definition der Konstitutionsanomalien und der Konstitutionskrankheiten mit Grote[3] von dem Normalitätsbegriff ausgehen. Entgegen der stets rein subjektiven „idealen Norm" und der fiktiven „statistischen Norm" (die in keinem Artexemplar verwirklicht ist) erscheint im biologischen und klinischen Sinne eine andere Art von Norm real und rationell. Diese Norm besteht dann, wenn die Lebensäußerungen eines Individuums völlig den Notwendigkeiten entsprechen, die ihm aus dem Zusammentreffen seiner äußeren Lebenslage mit seinen physiologischen Leistungsmöglichkeiten erwachsen.

Für dieses „Sichselbstentsprechen", „Insichkongruentsein" gebraucht Grote den Ausdruck „Responsivität".

Wenn die biologische Leistung eines Individuums für seine eigene Erhaltung genügt, wenn und solange es also vollkommen sich selbst entspricht, in sich kongruent ist (völlig responsiv bleibt — Grote), kann es als normal gelten.

Konstitutionell abnorm ist ein Individuum, das durch seine Körperverfassung der Gefahr irresponsiven Verhaltens ausgesetzt ist, konstitutionell krank ist ein Individuum, das vorübergehend oder dauernd seine Responsivität nicht mehr oder nicht genügend durch morphologische oder funktionelle Anpassung wiederherzustellen vermag.

Pfaundler (1922), der stets die Ansicht vertreten hat, „daß Konstitution und Konstitutionsanomalien auch paratypische Komponenten aufweisen können" hat unter den Konstitutionsanomalien folgende Gruppen unterschieden:

---

[1] Kraus, F.: Syzyziologie S. 106.
[2] Rößle: Münch. med. Wochenschr. 1921, Nr 40.
[3] Grote: Grundlagen ärztlicher Betrachtung. Berlin: Julius Springer 1921.

	Personalvarianten	
	Vorwiegend morphologische	vorwiegend funktionelle
Im Organismus weitverbreitet	Habitusanomalien oder multiple Abartungen	Diathesen oder allgemeine Krankheitsbereitschaften
mehr lokalisiert	Mißbildungen	Organ- und Systemanfälligkeiten („Minderwertigkeiten")

„In allen diesen Gruppen findet man ererbte, sowie erworbene Anomalien" (Pfaundler). Die Beispiele hierfür stellte Pfaundler in folgender Tabelle zusammen; dabei machte er aber den Vorbehalt, „daß die heute herrschende Lehre im einen oder anderen Punkte noch Abänderungen erleiden kann".

	Vorwiegend oder rein idiotypischen Ursprungs	Zusammengesetzten Ursprungs	Vorwiegend oder rein paratypischen Ursprungs
Habitusanomalien oder multiple Abartungen	Multiple kartilaginäre Exostosenbildung, Chondrodystrophie	Viele Formen von Infantilismus, von Fettsucht usw.	Status strumiprivus
Mißbildungen	Syndaktylie	Varicen, adenoide Vegetationen	Amniotische Abschnürungen
Diathesen	Exsudative Diathese	Spasmophilie, Vagotonie, Neuro-Arthritismus	Postmorbillöse Infektionsbereitschaft (zu Tuberkulose, Diphtherie)
Organminderwertigkeiten	Achylia gastrica, Myopie	Lordotische Albuminurie, manche habituelle Obstipation, Cardiopathia adolescentium	Kropfherz

Die Konstitutionskrankheiten entstehen auf dem Boden von Konstitutionsanomalien dadurch, „daß Umwelteinflüsse die abnorme Reizbeantwortung dauernd oder vorübergehend in einer die Anpassung des Individuums bedrohenden Weise zum Vorschein bringen" (Pfaundler).

Ein Grenzfall ist der, daß diese Umweltseinflüsse völlig zurücktreten, d. h. daß sie nicht über den Rahmen der physiologischen Reize hinausgehen. In diesem Falle spricht man von Erbkrankheiten im engeren Sinne. Hierher gehört z. B. die progressive Muskeldystrophie.

Der andere Grenzfall ist der, daß sowohl die Konstitutionsanomalie als auch der manifestierende Schaden ektogenen Ursprungs sind (Buchweizenkrankheit, Bleikachexie, Avitaminosen).

Zwischen diesen beiden extremen Varianten liegen die Konstitutionskrankheiten kombinierten, also genisch-phänischen Ursprungs. Zu diesem rechnet Pfaundler z. B. die Rachitis und die Skrofulose.

Die genische und die phänische Komponente werden sich dabei in ihrem Ausmaße im allgemeinen reziprok verhalten (Pfaundler).

Betrachtet man unter dem Gesichtspunkt des Fluor genitalis zunächst die „mehr lokalisierten" Formen der Konstitutionsanomalien, dann sind Mißbildungen des Genitale, die als solche zum Fluor führen, unseres Wissens nicht bekannt.

Die Annahme einer Organ- und Systemanfälligkeit oder „Minderwertigkeit" scheint dagegen eine einfache und naheliegende Erklärung für viele Fälle von Fluor genitalis zu bieten. Die Annahme einer erhöhten Fluorbereitschaft auf Reize, die sich innerhalb der physiologischen Variationsbreite halten, ist sicher gut geeignet, die Entstehung eines ätiologisch unklaren Fluors unserem Verständnis näher zu bringen. Diese Annahme darf freilich nicht darüber hinwegtäuschen, daß sie nur eine Erklärung bedeutet, die bei dem gegenwärtigen Stande unserer Kenntnisse erlaubt erscheint, und die vielleicht ein bescheidenes Kausalitätsbedürfnis befriedigt. Einen Einblick in das feinere Geschehen, seine Vorbedingungen und seine Zusammenhänge gewährt sie nicht.

Schröder[1] fand bei schwächlichen, unterernährten oder asthenischen, aber nicht eigentlich kranken Frauen die einzelnen Reinheitsgrade in folgender Häufigkeit:

I°	II°	III°
45	18	59

„Ein sicherer Schluß läßt sich aus diesen Zahlen nicht ohne weiteres ziehen, immerhin ist aber doch eine gewisse Tendenz zur Floraverschlechterung zu erkennen" (Schröder).

Ganz ähnlich liegen die Dinge mit den „im Organismus weit verbreiteten" Konstitutionsanomalien:

Zu den Habitusanomalien (multiplen Abartungen) und zwar zu denen zusammengesetzten Ursprungs[2] darf man wohl auch die „Asthenie" rechnen. Dieser wird von vielen Gynäkologen eine große Rolle in der Entstehung des Fluor genitalis zugeschrieben. Es muß dahingestellt bleiben, ob die Bedeutung dieser so umstrittenen Anomalie mit ihren fließenden Übergängen zur Hypoplasie und Intersexualität (Mathes, S. 44) in der Fluorgenese nicht überbewertet wird. Selbst ein so feiner Kenner dieser Konstitutionsanomalie wie Mathes erwähnt nur, daß beim asthenischen Anfall die „Absonderung aus Uterus und Vagina" vermehrt sein „kann".

Jedenfalls gehört Fluor genitalis nicht zum Bilde der Asthenie und höchstens seine zeitliche Bindung an den asthenischen Anfall kann berechtigen, ihn als „asthenisch" zu bezeichnen. Am ehesten könnte man Fluor noch beim „Status asthenico-ptoticus" erwarten, bei dem die Schlaffheit aller Eingeweide eine Hyperämie des Genitale zur Folge hat. Aber auch bei der Enteroptose ist mit der Diagnose „Asthenie" Vorsicht geboten. „Die Asthenie ist ein klinischer, funktioneller, die Ptose ein anatomischer Begriff. Es gibt Ptosen ohne asthenische Erscheinungen, und umgekehrt braucht nicht jedem asthenischen Anfalle eine Ptose zugrunde zu liegen" (Mathes, S. 43f.).

Auch der Infantilismus wird unter den konstitutionellen Ursachen des Fluor genitalis häufig erwähnt. Auch damit wird aber in der Regel nur einem ätiologisch unklaren Symptom „ein biologisches und ätiologisches Werturteil" (Kermauner, S. 608) beigelegt.

Man kann natürlich annehmen, daß ein Genitale, das auf dem kindlichen Entwicklungsstadium stehen geblieben ist, die mannigfaltigen Traumen des geschlechtsreifen Alters mit Ausfluß beantwortet. Da nun aber durchaus nicht alle Frauen mit genitalem

---

[1] Schröder: Zentralbl. f. Gynäkol. 1921, S. 1406.
[2] Mathes: S. 43.

oder allgemeinem Infantilismus an Ausfluß leiden, so wird die Ursache eines Ausflusses dadurch nicht klarer, daß man ihn auf „Infantilismus" zurückführt.

Unter den Diathesen (allgemeinen Krankheitsbereitschaften) soll die exsudative Diathese nicht so selten bei der Entstehung des Fluors von Kindern, Virgines und selbst von geschlechtsreifen Frauen eine Rolle spielen (Loeser, Poeck).

Loeser[1] fand, daß von 100 Kindern 5 an Fluor litten, und zwar handelte es sich um Kinder, „die zumeist ein labiles vegetatives Nervensystem hatten oder exsudativ veranlagt waren". Auch Frauen, „die im Laufe ihres Lebens eine exsudative, eine lymphatisch-hypoplastische oder neuroarthritische Diathese aufweisen", scheinen zu Fluor zu neigen. „Diese erkranken an einem essentiellen vaginalen oder cervicalen Fluor, besonders dann, wenn eine äußere Noxe als Realisationsfaktor dazukommt" (Loeser).

Über den Fluor bei Vagotonie s. S. 198.

Fluor kann bei verschiedenen Konstitutionsanomalien beobachtet werden, er kann bei den gleichen Anomalien aber auch fehlen. Schon daraus geht zur Genüge hervor, daß die Ursache des Fluors nicht in der Konstitutionsanomalie als solcher liegt, sondern daß noch ein Realisationsfaktor hinzutreten muß (Loeser).

Für die theoretische Erkenntnis der Fluorgenese und für unser klinisch praktisches Handeln sind meist aber gerade die Realisationsfaktoren ausschlaggebend. Von ihrer Erkennung und Beseitigung ist die Prophylaxe und Therapie des Fluors abhängig.

Selbstverständlich ist auch die Feststellung von Wert, daß sich ein Fluor auf dem Boden einer Konstitutionsanomalie entwickelt hat. Diese Feststellung ist aber nur in den seltensten Fällen möglich. In der Regel kommt man nicht über eine Vermutung hinaus, und diese bringt einen praktisch nicht weiter, zum mindesten ist es außerordentlich schwierig, sie aus dem Bereiche der subjektiven Überzeugung heraus in den Bereich der objektiven Geltung zu heben.

Vor allem darf man aber nicht vergessen, daß das Zusammentreffen von Fluor und Konstitutionsanomalie noch kein Beweis für einen kausalen Zusammenhang bedeutet. Die Verkennung dieser Tatsache kann diagnostische Irrtümer und therapeutische Fehlschläge zur Folge haben.

III. Pathologische Physiologie des Fluors.

Jede Art der Hypersekretion, mag sie aus der Scheide selbst oder aus den höheren Genitalabschnitten stammen, hat eine weitgehende Umstimmung des Scheideninhaltes zur Folge.

Für diese Veränderung des Scheideninhaltes kommen verschiedene Momente in Betracht: Verdünnung des Scheideninhaltes durch vermehrte Flüssigkeitsmenge, Verschiebung der sauren Reaktion des Scheidensekretes nach der alkalischen Seite hin, Zufluß von eiweißhaltigem, zersetzungsfähigem Material[2] u. a. m.

Im einzelnen sind diese verwickelten Verhältnisse noch recht unklar. Erst durch die Untersuchungen der letzten Jahre (Schröder, Hinrichs und Keßler, Bültemann, Wittenbeck, Raab) ist die Pathologie des Scheideninhaltes beim Fluor etwas näher erforscht worden.

Ebenso wie beim normalen Scheideninhalt sind auch beim Fluor zu berücksichtigen:
 a) die morphologischen Elemente,
 b) die Scheidenflüssigkeit.

---

[1] Loeser: Arch. f. Gynäkol. Bd. 125, S. 422.
[2] Auf die Bedeutung dieses Punktes hat besonders Menge wiederholt nachdrücklichst hingewiesen.

a) Morphologie des Scheideninhalts bei Fluor.

Wenn man beim Vorhandensein von Fluor den Scheideninhalt frisch oder im gefärbten Ausstrichpräparat unter dem Mikroskop betrachtet, dann hat man häufig den Eindruck, daß die Zahl der Epithelien wesentlich vermehrt ist. Bei entzündlichen Zuständen der Scheidenwand dürfte dieser Eindruck wohl auch den tatsächlichen Verhältnissen entsprechen.

In anderen Fällen muß es aber dahingestellt bleiben, ob es sich tatsächlich um eine vermehrte Abschuppung der Scheide handelt, oder ob eine Vermehrung der Zahl nicht dadurch vorgetäuscht wird, daß die Epithelien, die im normalen Scheideninhalt in der krümeligen Masse zusammenliegen, in der vermehrten Flüssigkeit gleichsam aufgeschwemmt werden.

Die Leukocyten können beim Fluor vermehrt sein. In manchen Fällen von Fluor begegnet man ihnen aber kaum häufiger als im normalen Scheideninhalt. Jede Vermehrung der Leukocyten deutet auf eine Wandschädigung der Scheide oder der höheren Genitalabschnitte hin. In der Regel handelt es sich dabei um Entzündungen, und der Leukocytengehalt gestattet so bis zu einem gewissen Grade den entzündlichen und den nicht entzündlichen Fluor voneinander zu unterscheiden.

Der Bakteriengehalt zeigt beim Fluor fast durchweg das Bild einer mehr oder weniger bunten Mischflora.

Eine reine Stäbchenflora findet man nur beim virginellen Fluor (Menge[1]), zuweilen auch in der Schwangerschaft.

Im allgemeinen ist beim Fluor deflorierter geschlechtsreifer Frauen aber eine bunte Mischflora in der Scheide vorhanden.

Über ein Vorherrschen bestimmter Bakterienarten in der Mischflora bei den einzelnen Formen des Fluors ist wenig bekannt.

Menge[2] hat darauf hingewiesen, daß die „Abneigung des Gonokokkus Neisser gegen jegliche Symbiose mit anderen Keimen auch „im Scheideneiter bei der frischen Vulvovaginitis gonorrhoica kleiner Mädchen und auch bei der Colpitis gonorrhoica acuta von schwangeren, klimakterischen und kastrierten Frauen" deutlich in Erscheinung tritt. „Während man vor der spezifischen Infektion der Scheidenwand mit absoluter Regelmäßigkeit das Sekret der Scheide von einer gonokokkenfreien, im übrigen aber äußerst mannigfaltigen Mikroflora belebt findet, ändert sich das mikroskopische Bild, nachdem der Gonokokkus in der Scheidenwand sich angesiedelt hat, vollkommen. In dem eitrigen Exsudat sind dann zwischen und in den Leukocyten nur noch zahlreiche typische Gonokokken nachweisbar. Die zahllosen übrigen, vorher in dem Sekrete saprophytisch vegetierenden Mikroorganismen sind völlig aus dem Felde geschlagen. Und auf dem eroberten Felde, im Gewebe und im Eiter der Scheide, herrscht nun der Gonokokkus ganz allein bis der spezifische Prozeß in der Scheidenwand zum Erlöschen kommt. Solange aber die Colpitis gonorrhoica besteht, findet ein fortwährendes Ringen der Scheidengonokokken mit den Vestibularbakterien innerhalb der bei der frischen diffusen Scheidengonorrhoe etwas oberhalb des Scheideneinganges liegenden „Kampfzone" statt.

Erst mit dem Erlöschen des spezifischen Entzündungsprozesses in der Scheidenwand wandern von der Vulva her wieder die gewöhnlichen Keime in die Scheide ein. Zwischen diesen lassen sich noch ganz vereinzelte Gonokokken nachweisen. Diese stammen aber nicht aus der Scheidenwand, sondern aus der noch kranken Uterusschleimhaut. Die „Kampfzone" hat eine Verschiebung nach oben erfahren, sie befindet sich jetzt in der Gegend des äußeren Muttermundes" (Menge l. c.).

Schaumige Beschaffenheit des Fluors ist durch die Anwesenheit des Micrococcus gazogenes alcalescens bedingt (Schröder und Loeser).

---
[1] Menge: Arch. f. Gynäkol. Bd. 125, S. 282.
[2] Menge in Finger, Handb. d. Geschlechtskrankh. Bd. 2, S. 355.

b) Die Scheidenflüssigkeit bei Fluor.
1. Wassergehalt.

Der absolute Wassergehalt des Scheidensekrets, d. h. der Wassergehalt einer bestimmten Menge Scheideninhalt, ausgedrückt in Milligramm, ist nach Bültemann um so größer, je größer die Menge des Fluors ist.

Mit der Besserung und dem Verschwinden des Fluors sinkt auch der absolute Wassergehalt ab.

Die Grenze zwischen dem normalen und dem pathologischen Feuchtigkeitsgehalt der Scheide liegt bei etwa 30 mg Wassergehalt.

Der prozentuale Wassergehalt geht aber durchaus nicht parallel dem absoluten Wassergehalt.

So fand Bültemann z. B. in einem Falle von Fluor einen absoluten Wassergehalt von 126 mg und einen prozentualen Wassergehalt von 94,02%. Nach der Ausheilung dieses Fluors betrug der absolute Wassergehalt des Scheidensekrets 20 mg, der prozentuale Wassergehalt 95,2%, er war also ebenso hoch wie zur Zeit des Fluors.

Der prozentuale Wassergehalt des Scheidensekretes ist also nicht abhängig von dem Grade des objektiv vorhandenen Fluors. Eine Erklärung für diese auffallende Tatsache fehlt noch.

In der Regel beträgt der prozentuale Wassergehalt des Fluors über 90%.

Der **osmotische Druck** des Scheidensekrets: Die Gefrierpunktserniedrigung des Scheidensekrets schwankt zwischen $\Delta = -0,31$ bis $-1,34^0$ (Wittenbeck).

Aus der Gefrierpunktserniedrigung läßt sich nach der Formel für das Gay-Lussacsche Gesetz

$$p_1 = p_x \left(1 + \frac{1}{273} t\right)$$

der osmotische Druck einer Flüssigkeit in Atmosphären berechnen.

Der osmotische Druck des Scheidensekrets schwankt zwischen 4,27 und 18,46 Atmosphären (Wittenbeck).

Bei einem Vergleich mit anderen Körperflüssigkeiten ergibt sich, daß die Schwankungen in der Gefrierpunktserniedrigung und im osmotischen Druck des Scheidensekrets sehr erheblich sind. Sie werden nur noch von denen des Urins übertroffen (Tabelle).

Nr.	Sekret	Δ	Osmotischer Druck in Atmosphären
1	Blut	—0,56	7,72
2	Kammerwasser	—0,56 (2) bis —0,56 (8)	7,72
3	Darmsaft	—0,62	8,54
4	Sperma	—0,55 bis —0,60	7,57 bis 8,26
5	Fruchtwasser	—0,43 ,, —0,50 (7)	5,93 ,, 7,02
6	Galle	0,54 ,, —0,63	7,44 ,, 8,68
7	Liquor	—0,52 ,, —0,74	7,16 ,, 10,19
8	Speichel	—0,07 ,, —0,34	0,96 ,, 4,68
9	Exsudat und Transsudat	—0,51 ,, —0,80	7,02 ,, 11,02
10	Magensaft	—0,07 ,, —0,81	0,96 ,, 11,16
11	Schweiß	—0,08 ,, —1,00 (2)	1,12 ,, 13,77
12	Vaginalsekret	—0,31 ,, —1,34	4,27 ,, 18,46
13	Harn	—0,075 ,, —3,50	1,03 ,, 48,20

Schwankungsbreiten der Gefrierpunktserniedrigung und des osmotischen Druckes verschiedener Körperflüssigkeiten (Aus Wittenbeck: Arch. f. Gynäkol. Bd. 133).

2. Eiweißstoffwechsel.

Schröder, Hinrichs und Keßler sind, soweit wir sehen, die ersten gewesen, die den Eiweißgehalt des Scheidensekrets bestimmten. Sie fanden — mit der Mikro-Kjeldahlmethode nach Bang — bei reiner Bacillenflora und bei Mischflora ohne Scheidenwandschädigung etwa 2—2,5%, Eiweiß, bei Mischflora mit Scheidenwandschädigung betrug der Eiweißgehalt fast 6%.

Über die Reststickstoffwerte machen Schröder, Hinrichs und Keßler keine prozentualen Angaben. Aus ihrer Tabelle[1] ergibt sich, daß bei der reinen Bacillenflora und bei Mischflora ohne Scheidenwandschädigung die Rest-N-Werte etwa zwischen 0,5 bis 6 mg lagen, bei der Mischflora mit Scheidenwandschädigung betrugen die Werte 1—2 mg, einmal wurden auch etwa 7,5 mg gefunden.

Weitere Untersuchungen über den Eiweißgehalt des Scheidensekrets machten Schröder, Hinrichs und Keßler nicht, da sie hauptsächlich von der Frage ausgingen, ob aus dem Eiweiß des Scheideninhalts Säure gebildet werden kann. Sie kamen durch ihre Untersuchungen zu dem Schlusse, daß der Eiweißgehalt des Scheidensekretes „für die Säurebildung keine wesentliche Bedeutung zu haben scheint".

Es erschien uns nun von Interesse die verschiedenen Spaltprodukte des Eiweißes im Scheideninhalt zu erfassen. Raab hat deshalb an der hiesigen Klinik derartige Untersuchungen vorgenommen.

Raab bestimmte bei seinen Untersuchungen zunächst, ebenso wie Schröder, Hinrichs und Keßler, den Eiweißstickstoff und den Reststickstoff des Scheidensekrets.

Zu diesem Zwecke wurde
0,1 g Scheidensekret in 2—3 ccm destillierten Wassers aufgenommen, davon wurde
1. in $^1/_2$ ccm der Gesamtstickstoff bestimmt (Mikrokjeldahl),
2. ein weiterer ccm wurde mit Trichloressigsäure oder Phosphorwolframsäure enteiweißt und 1 ccm des Filtrats wurde zur Rest-N-Bestimmung benützt.

Die Differenz: Gesamtstickstoff minus Reststickstoff ergibt den Eiweißstickstoff.

Dabei wurden in 7 Fällen folgende Werte gefunden:

Sekretmenge	0,7	1,0	0,3	0,38	0,69	0,44	0,5	g
Eiweiß-N	1,3	0,6	1,0	1,4	1,9	2,7	1,5	g%
Rest-N	0,20	0,13	0,17	0,24	0,28	0,22	0,24	g%

Der Eiweißstickstoff kann durch Säurehydrolyse in 3 Hauptgruppen zerlegt werden:
1. in Amidstickstoff, dieser läßt sich als Ammoniak abspalten;
2. in den Guanidinrest[2]; dieser enthält das Arginin[3] und die harnstoffbildende Gruppe;
3. in die Aminosäurenfraktion (Monoaminosäuren und Diaminosäuren).

---

[1] Schröder, Hinrichs und Keßler: Arch. f. Gynäkol. Bd. 128, S. 126.

[2] Guanidin ist Imidoharnstoff, also Harnstoff, dessen Sauerstoffatom durch die Imidogruppe ersetzt wurde.

$$C\begin{smallmatrix}\diagup O\\ -NH_2\\ \diagdown NH_2\end{smallmatrix}$$
Harnstoff

$$C\begin{smallmatrix}\diagup NH\\ -NH_2\\ \diagdown NH_2\end{smallmatrix}$$
Guanidin

[3] Arginin ist d-Guanidin-α-aminovaleriansäure

$$\begin{array}{c}CH_3\\|\\CH_2\\|\\CH_2\\|\\CH_2\\|\\COOH\end{array}$$
Valeriansäure

$$\begin{array}{c}CH_3\\|\\CH_2\\|\\CH_2\\|\\CH\cdot NH_2\\|\\COOH\end{array}$$
α-Aminovaleriansäure

$$\begin{array}{c}\begin{smallmatrix}H_2\\ C-\\ \end{smallmatrix}\begin{smallmatrix}NH_2\\ NH\end{smallmatrix}\rangle C=NH\\|\\CH_2\\|\\CH_2\\|\\CH\cdot NH_2\\|\\COOH\end{array}$$
Arginin

Durch Säurehydrolyse des Scheidensekretes konnte Raab feststellen:

Von dem Gesamtstickstoff der Scheide entfallen

2—8% auf den Amidstickstoff und den Guanidinrest,

92—98% auf die Aminosäurefraktion.

Da nun zu erwarten ist, daß diese Aminosäuren bei der Aufspaltung des Eiweißes im Scheidensekret erscheinen, so hat Raab seine weiteren Untersuchungen mit der Rest-N-Fraktion des Scheidensekretes angestellt.

Zur Bestimmung des Reststickstoffes wurden die Eiweißkörper mit Trichloressigsäure oder mit Phosphorwolframsäure ausgefällt.

1. Trichloressigsäure: 1 Vol. verdünntes Sekret wird mit 1 Vol. 20%iger Trichloressigsäure versetzt und leicht geschüttelt. Nach einigen Minuten wird filtriert, das klare Filtrat enthält den Reststickstoff.

2. Phosphorwolframsäure: 4 Vol. verdünntes Sekret wird mit 1 Vol. 10%igem Natriumwolframat versetzt und ein weiteres Vol. n/3 H_2SO_4 zugefügt. Hierdurch entsteht freie Phosphorwolframsäure, die das Eiweiß zur Fällung bringt. Das Filtrat enthält den Reststickstoff.

Diese beiden Fällungsmethoden sind aber nicht gleichwertig. Bei der Fällung mit Phosphorwolframsäure erhält man niedrigere Rest-N-Werte als bei der Fällung mit Trichloressigsäure, da die Phosphorwolframsäure auch Histidin[1] mit ausfällt.

Der Rest-N besteht in der Hauptsache aus Aminosäuren und Harnstoff.

Der einwandfreie Nachweis von Harnstoff im Scheideninhalt ist Raab nicht gelungen.

Die Aminosäuren wurden in folgender Weise bestimmt:

Die gewogene Menge Sekret (meist 0,1—0,2 g) wurde mit etwa 3—4 ccm dest. Wasser verdünnt und mit gleichem Vol. Trichloressigsäure enteiweißt. Davon wurde eine bestimmte Menge (2—3 ccm) der Amino-N-Bestimmung unterworfen. Hierzu diente die kolorimetrische Methode nach Folin mit β-Naphtochinonsulfosaurem Natrium.

Mit dieser Methode fand Raab, daß die Menge des Aminosäurestickstoffs im Scheidensekret 20—200 mg% beträgt.

Becher[2] hat nun bei seinen Untersuchungen über die Aminosäuren des Blutes festgestellt, daß im enteiweißten Filtrat Aminosäuren vorhanden sind, die bei der üblichen Bestimmung des Amino-N nicht erscheinen, sondern die erst nach der Säurehydrolyse des Filtrats erfaßt werden können. Becher bezeichnete diese Aminosäuren als gebundene Aminosäuren, und er nimmt an, daß sie aus gewissen Peptonen, Peptiden, Oxyproteinsäuren, Hippursäure usw. stammen.

Ihr Nachweis geschieht in der Weise, daß man einen Teil des enteiweißten Scheidensekretes der Säurehydrolyse unterwirft und dann die Aminosäuren bestimmt (= Bestimmung des Gesamtaminosäure-N), in dem anderen Teil des enteiweißten Scheidensekretes werden die „freien" Aminosäuren mit der üblichen Methode nach Folin bestimmt.

Die Differenz Gesamtamino-Stickstoff minus Stickstoff der freien Aminosäuren ergibt den N-Wert der gebundenen Aminosäuren.

---

[1] Histidin ist β-Imidazol-α-Aminopropionsäure.

[2] Becher: Münch. med. Wochenschr. 1925, Nr. 26 und 1926, Nr. 30 und 32.

Die Menge des Stickstoffes der gebundenen Aminosäuren im Scheidensekret beträgt nach Raab 6—96 mg% in 100 g Scheideninhalt.

Die Aminosäuren lassen sich in zwei große Gruppen zerlegen:
1. in Aminosäuren aliphatischer Kohlenwasserstoffe,
2. in Aminosäuren zyklischer Kohlenwasserstoffe (= aromatische Aminosäuren).

Zum Nachweis der aromatischen Aminosäuren benützte Raab die von Becher ausgearbeitete Xanthoproteinreaktion[1].

Diese wird in folgender Weise angestellt: 2 ccm des enteiweißten Scheidensekretes werden mit 0,5 ccm konzentrierter Salpetersäure versetzt und genau $1/2$ Minute gekocht. Dann wird unter der Wasserleitung abgekühlt und 1,5 ccm 33%ige Natronlauge zugefügt. Die Flüssigkeit wird nun auf 4 ccm aufgefüllt, nach 10 Minuten kolorimetriert. Die Bestimmung der Farbintensität wird am Authenrieth-Kolorimeter ausgeführt. Als Vergleichslösung dient eine 0,0387%ige Kaliumbichromatlösung.

Die Xanthoproteinreaktion geben alle Aminosäuren, die einen Ringkohlenwasserstoff enthalten, also p-Kresol, Phenol, Indol, Phenylalanin, Phenylderivate, aromatische Oxysäuren, Tyrosin, Tryptophan.

Ein Teil dieser Verbindungen ist in Äther löslich. Diese Eigenschaft erlaubt eine weitere Trennung der aromatischen Aminosäuren.

Ätherlöslich sind:
die flüchtigen Phenole,
p-Kresol,
Indol,
die nichtflüchtigen Diphenole,
die aromatischen Oxysäuren.

Nicht ätherlöslich sind:
Tyrosin,
Tryptophan.

Zum Nachweis der ätherlöslichen Aminosäuren wird zunächst mit 2 ccm des enteiweißten Sekrets die Xanthoproteinreaktion angestellt. Dann werden zwei weitere ccm des enteiweißten Sekretes mit 8 ccm Äther ausgeschüttelt. Der überstehende Äther wird abgegossen. Dies wird zwei bis dreimal wiederholt. Dann wird der übrige Äther im warmen Wasser abgedampft. Mit der zurückbleibenden Flüssigkeit wird die Xanthoproteinreaktion angestellt.

Die Differenz zwischen den Werten des nicht mit Äther extrahierten und des ätherextrahierten Sekretanteils ergibt die Menge der ätherlöslichen aromatischen Aminosäuren.

Die Menge der ätherlöslichen aromatischen Aminosäuren im Scheidensekret ist sehr gering (Raab).

Die Hauptmenge der aromatischen Aminosäuren des Scheidensekrets ist nicht in Äther löslich. Nach den Untersuchungen von Becher deutet dies auf die Anwesenheit von Tyrosin oder Tryptophan hin[2].

---

[1] Becher: Dtsch. Arch. f. klin. Med. Bd. 148, 1925.

[2] Tryptophan ist Indolaminopropionsäure.

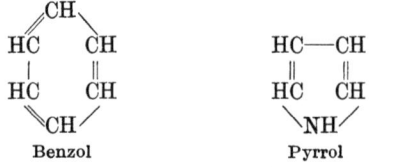

Benzol   Pyrrol   Benzopyrrol = Indol

Propionsäure = $CH_3 \cdot CH_2 \cdot COOH$.
Aminopropionsäure = $CH_3 \cdot CHNH_2 \cdot COOH$.

Tryptophan konnte in keinem Falle im Scheidensekret nachgewiesen werden [1].

Die gebräuchlichste und einfachste Methode zum Nachweis des **Tyrosins** ist die Diazo-Reaktion. Diese ist jedoch nicht allein für Tyrosin typisch, sondern sie bestimmt noch die Aminosäure Histidin mit. Es wurde deshalb neben der Diazo-Reaktion auch die Methode von Folin und Denis [2] angewandt, die für Tyrosin und Tryptophan typisch ist. Da nun, wie eben erwähnt wurde, Tryptophan nicht im Scheidensekret vorhanden ist, so wurde mit dieser Reaktion allein das Tyrosin bestimmt.

Die Methode von Folin und Denis wird in der Weise ausgeführt, daß das Scheidensekret mit Wasser verdünnt und durch Zusatz von Trichloressigsäure enteiweißt wird. Eine bestimmte Menge des Filtrats wird mit der gleichen Menge Tyrosinreagens (Natriumwolframat 10,0, Phosphormolybdänsäure 2,0, Phosphorsäure 10,0, Aq. dest. 100,0) versetzt.

Dann werden 3 ccm einer gesättigten Natriumcarbonatlösung hinzugefügt. Bei Anwesenheit von Tyrosin tritt eine schöne blaue Farbe auf. Als Vergleichslösung wird 1 ccm einer 0,02 %ig. Tyrosinlösung genau wie die Versuchslösung behandelt, und beide Farbintensitäten werden im Leitz-Kolorimeter (50 mm Schichthöhe) miteinander verglichen. Die Berechnung geschieht nach der bekannten Formel

$$C = \frac{C_1 \cdot S_1}{S}$$

dann erfolgt Umrechnung auf 100 g Sekret. Es ist hierbei zu beachten, daß genügend enteiweißt wird, sonst können Trübungen entstehen, welche das Kolorimetrieren stören.

Die Diazo-Reaktion wird nach Fürth [3] folgendermaßen angestellt:

Das Reagens wird so bereitet, daß je 3 ccm 0,9 %ig. Sulfanilsäure, gelöst in konzentrierter HCl und 5 %igem Natriumnitrit in ein 100 ccm-Meßkölbchen eingebracht und unter der Wasserleitung gekühlt werden. Dann werden weitere 12 ccm Nitritlösung zugefügt, dauernd gekühlt und auf 100 ccm mit Wasser aufgefüllt. Diese Diazomischung ist 1—2 Tage haltbar. 1 ccm (je nach der Verdünnung auch 2 ccm) des enteiweißten Sekretes werden nun mit 5 ccm 2,2 %igem Natriumcarbonat und 4 ccm Diazoreagens angesetzt und im Leitz-Kolorimeter mit 1 ccm der ganz analog behandelten Tyrosinstandardlösung verglichen. Der gefundene Wert wird nach obiger Formel umgerechnet und auf 100 g Sekret ausgedrückt.

Indolaminopropionsäure = Tryptophan

Tyrosin ist **p-Oxyphenylaminopropionsäure = p-Oxyphenylalanin.**

Phenol — Oxyphenylgruppe — Propionsäure — α-Aminopropionsäure (Alanin)

p-Oxyphenylaminopropionsäure = Tyrosin

[1] Zum Nachweis des Tryptophans wird die zu untersuchende Flüssigkeit mit schwach nitrithaltiger konzentrierter Salzsäure und einer Spur Formaldehyd versetzt. Bei der Anwesenheit von Tryptophan entsteht eine tiefviolette Farbe (Reaktion von Voisenet.)

[2] Folin und Denis: Journ. of. biol. chem. Bd. 12.

[3] Fürth: Biochem. Zeitschr. Bd. 146, 1924.

Bei der Bestimmung des Tyrosingehalts mit diesen beiden Methoden ergab die Diazoreaktion viel größere (oft doppelt so große) Werte als die Methode von Folin. Dies hatte seine Ursache darin, daß bei der Diazoreaktion auch Histidin mit in Reaktion geht. Da nun in der Scheide kein Tryptophan vorkommt, so konnte man annehmen, daß die Probe von Folin den reinen Tyrosinwert ergab und die Differenz zwischen dem Diazowert und dem Folinwert mußte die Histidinmenge ergeben [1] (Tabelle).

ph	4,4	4,8	5,0	5,2	5,6	6,4
Tyrosin plus Histidin Diazo	140	121	140	133	115	190
Tyrosin Folin	55	94	80	71	66	90
Histidin Defizit	85	27	60	62	49	100

Aus dieser Tabelle geht hervor, daß der Tyrosingehalt des Fluors in unseren Fällen zwischen 55—94 mg$^0/_0$ schwankte, der (berechnete) Gehalt an Histidin betrug 27 bis 100 mg$^0/_0$.

Albumosen und Peptone kommen im Scheidensekret wahrscheinlich vor. Dafür spricht die Tatsache, daß bei der Untersuchung des Scheidensekretes mit der Biuretprobe neben der blauen Farbe des Eiweißes auch violette (Albumosen) und rote (Peptone) Farbtöne auftreten. Ihr quantitativer Nachweis ist aber nicht gelungen.

3. Kohlenhydratstoffwechsel.

Untersuchungen, die sich näher mit dem Kohlenhydratstoffwechsel des Scheidensekretes bei Fluor beschäftigen, liegen bisher anscheinend noch nicht vor.

Schröder, Hinrichs und Keßler haben in ihrer ausgezeichneten Arbeit über „Uterus und Scheide als Quelle des Fluor genitalis" wohl eingehend den Kohlenhydratstoffwechsel des Scheidensekretes unter normalen und pathologischen Bedingungen berücksichtigt, sie haben ihre Befunde aber nach der Flora und nicht nach dem Vorhandensein oder Fehlen von Fluor orientiert. Da nun, trotz der Anwesenheit einer Mischflora in der Scheide, Fluor fehlen kann, so scheint es nicht berechtigt, die Befunde, die sie bei Mischflora erhoben haben, einfach auf die Verhältnisse beim Fluor zu übertragen. Nur in ihren Fällen von „Mischflora mit Scheidenwandschädigung" (Reinheitsgrad IIIb von Schröder, Hinrichs und Keßler) kann man wohl mit Sicherheit annehmen, daß Fluor vorhanden war. Außerdem haben wir im folgenden auch die Fälle berücksichtigt, in denen Schröder, Hinrichs und Keßler zwar eine Mischflora ohne Scheidenwandschädigung fanden, in denen aber der Scheideninhalt „flüssig" (mit und ohne gleichzeitige Erosion) oder „schleimig" war. In diesen Fällen fehlt bei Schröder, Hinrichs und Keßler allerdings die ausdrückliche Angabe, daß Fluor vorhanden war.

Der Gehalt an reduzierender Substanz **(Traubenzucker?)** schwankt nach Schröder, Hinrichs und Keßler im normalen Scheidensekret zwischen etwa 3—15 mg, im Durchschnitt beträgt er 6,65 mg pro 1 g Scheideninhalt.

Bei der Mischflora **mit** Scheidenwandschädigung ist der Gehalt des Scheidensekrets an reduzierender Substanz stark vermindert, er schwankt zwischen Bruchteilen eines Milligramms und nicht ganz 8 mg, der Durchschnitt liegt bei 3,3 mg pro 1 g Scheideninhalt.

Bei Mischflora **ohne** Scheidenwandschädigung fanden sich:

Bei flüssigem Scheideninhalt ohne Erosion durchschnittlich . . . . 4,0 mg
„ flüssigem Scheideninhalt mit Erosion durchschnittlich . . . . 7,6 mg reduzierende Substanz pro 1 g Scheideninhalt.
„ schleimigem Scheideninhalt durchschnittlich . . . . 5,1 mg

„Bemerkenswert ist, daß bei einem und dem gleichen Fall ab und zu Schwankungen erheblicher Art gefunden werden, wenn man an verschiedenen Tagen untersucht. Es hat das ja nichts Auffälliges,

---

[1] Eine direkte quantitative Bestimmung des Histidins konnte leider nicht vorgenommen werden, da Histidinmonochlorhydrat — zur Herstellung einer Vergleichslösung — nicht im Handel zu haben war.

wenn man bedenkt, daß der Traubenzucker im Scheideninhalt ja lediglich eine Entwicklungsstufe eines im Ablauf begriffenen komplizierteren Prozesses darstellt. Es ist eben unmöglich, diese Einzeletappe ganz für sich zu betrachten; ein Verständnis für sie, vor allem aber für den ganzen Vorgang bekommt man erst, wenn man auch die anderen Einzelvorgänge näher betrachtet und sie alle dann noch einmal zusammenbringt" (Schröder, Hinrichs und Keßler S. 134).

Das **Glykogen** des Scheideninhalts schwankt beim weißen, bröckligen Scheideninhalt, der nur Scheidenepithelien und Döderleinsche Scheidenbacillen enthält, zwischen etwa 1 mg und fast 90 mg, sein Mittelwert beträgt 33,7 mg pro 1 g Scheideninhalt.

Bei Mischflora **mit** Scheidenwandschädigung erheben sich die Glykogenwerte nicht über 10 mg und ihr Durchschnittswert liegt bei 6,8 mg pro 1 g Scheideninhalt.

Bei Mischflora **ohne** Scheidenwandschädigung ist der Glykogengehalt etwas höher, er erreicht aber nicht die Werte des Normalen.

So betrug der mittlere Glykogengehalt bei:

Mischflora III a⁰ mit flüssigem Scheideninhalt ohne Erosion . . . . 12,0 mg
Mischflora III a⁰ mit flüssigem Scheideninhalt mit Erosion . . . . . . 5,1 mg } pro 1 g Scheideninhalt.
Mischflora III a⁰ mit schleimigem Scheideninhalt . . . . 8,8 mg

„Für sich allein sagen nun diese Werte ebensowenig wie die der Traubenzuckerwerte. Es kann ja sehr wohl sein, daß das ursprünglich vorhanden gewesene Glykogen schon zu Traubenzucker abgebaut ist, daß also wohl eine genügende Menge Glykogen gebildet war, daß aber der Abbau rasch vor sich ging. Darüber könnte man etwas mehr Auskunft erhalten, wenn man Traubenzuckergehalt und Glykogenzahl für die jeweils unterschiedenen Fälle addierte, um so die Gesamtmasse der im Scheideninhalt gesammelten Kohlenhydrate zu erhalten" (Schröder, Hinrichs und Keßler S. 134).

Schröder, Hinrichs und Keßler haben nun den Traubenzuckergehalt und die Glykogenzahl in den einzelnen Fällen addiert, um die **Gesamtmenge der Kohlenhydrate** im Scheideninhalt zu erhalten.

Diese Menge betrug im normalen Scheideninhalt durchschnittlich 40,2 mg, bei der Mischflora **mit** Scheidenwandschädigung 10,1 mg pro 1 g Scheideninhalt.

Bei Mischflora **ohne** Scheidenwandschädigung

und flüssigem Scheideninhalt ohne Erosion fanden sich durchschnittlich . 16,0 mg
„ flüssigem Scheideninhalt mit Erosion . . . . 12,7 mg } pro 1 g Scheideninhalt.
„ schleimigem Scheideninhalt . . . . 13,9 mg

Die **diastatische Kraft**[1] des Scheideninhaltes zeigt schon beim normalen Scheidensekret große Schwankungen. Sie kann so gut wie vollkommen fehlen, sie kann aber auch 100 und darüber betragen. Schröder, Hinrichs und Keßler berechneten für den normalen, bröckligen Scheideninhalt einen Durchschnittswert von 92.

Bei der Mischflora **ohne** Schädigung der Scheidenwand steigen die Werte auf etwa 200. Sie liegen ferner viel näher beieinander, d. h. sie zeigen viel geringere Schwankungen als im normalen Scheideninhalt.

Die höchsten Zahlen — durchschnittlich 245 — erreichen die Werte bei Mischflora **mit** Scheidenwandschädigung.

Schröder, Hinrichs und Keßler sind nun weiter so vorgegangen, daß sie diese verschiedenen Befunde in Beziehung zueinander brachten.

---

[1] Unter der diastatischen Kraft versteht man die Zahl der Kukikzentimeter 1%iger Stärkelösung, die von 1 g Scheideninhalt in 24 Stunden abgebaut werden.

„Erst dadurch, daß man nach Möglichkeit in den einzelnen Fällen viele oder alle Untersuchungen nebeneinander macht, kann ein Urteil über die Beziehungen dieser Dinge zueinander und ihre ätiologische Wichtigkeit erreicht werden".

Diese gemeinsame Betrachtung der Einzelresultate ergab folgendes (Abb. 85):

Verfolgt man die Kurve der Flora I, „so kann man deutlich erkennen, wie sich die Einzelwerte miteinander ergänzen. Das Wandglykogen liegt in diesen Fällen in guter Höhe. Traubenzucker und Glykogen des Inhalts ergänzen sich in dem Sinne, daß dort, wo höhere Glykogenwerte sind, niedrige Traubenzuckerwerte sich finden und umgekehrt. Der Fermentgehalt hält sich im ganzen niedrig. Die Eiweißwerte sind nicht besonders aufgeführt, sie liegen zwischen 2 und 3%. Die Säurewerte dagegen liegen am höchsten."

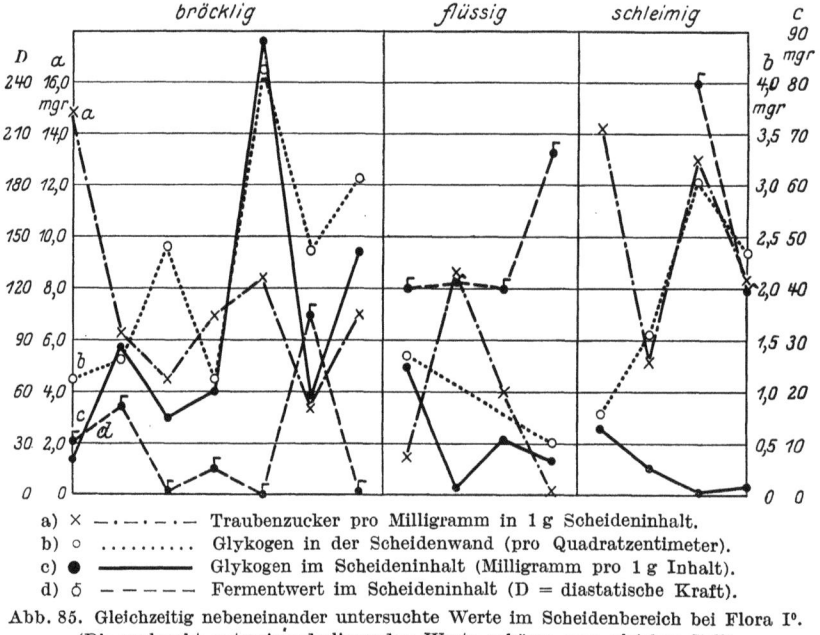

a) × —·—·—·— Traubenzucker pro Milligramm in 1 g Scheideninhalt.
b) ○ ·········· Glykogen in der Scheidenwand (pro Quadratzentimeter).
c) ● ─────── Glykogen im Scheideninhalt (Milligramm pro 1 g Inhalt).
d) δ ─ ─ ─ ─ ─ Fermentwert im Scheideninhalt (D = diastatische Kraft).

Abb. 85. Gleichzeitig nebeneinander untersuchte Werte im Scheidenbereich bei Flora I⁰.
(Die senkrecht untereinanderliegenden Werte gehören zum gleichen Fall)
(Nach Schröder, Hinrichs und Keßler.)

Ganz anders liegen die Verhältnisse beim Vorhandensein einer Mischflora mit Scheidenwandschädigung (Abb. 86):

Die Menge des Wandglykogens ist abnorm niedrig, die Menge des Inhaltsglykogens und des Traubenzuckers ist minimal. Die Säurewerte sind am niedrigsten, der Eiweißgehalt dagegen und vor allem der Gehalt an diastatischem Ferment ist auffallend hoch.

Vergleicht man diese beiden extremen Fälle miteinander, „so läßt sich der Schluß nicht abweisen, daß gute Glykogenproduktion und ein nicht so rascher Abbau die höchsten Säurewerte garantiert, daß aber bei nur geringem Glykogennachschub und offenbar abnorm raschem Abbau die niedrigsten Säurewerte die Folge sind". (Schröder, Hinrichs und Keßler S. 144).

Die Fälle mit Mischflora ohne Scheidenwandschädigung, und schließlich auch die Fälle mit abnormem Schleimzufluß, aber noch reiner Bacillenflora, lassen Übergänge zwischen diesen Extremen feststellen. Die Scheidenwand enthält reichlich Glykogen. Die Werte des Inhaltsglykogens sind niedriger als normal, dafür findet sich aber reichlich Traubenzucker. Die Fermentwerte liegen höher als normal, aber tiefer wie bei der Kolpitis. Die Eiweißwerte halten sich in gleicher Höhe wie unter normalen Verhältnissen (Abb. 87).

„Wir sehen aus den angegebenen Werten, wie offenbar durch einen vermehrten Glykogenabbau und Kohlenhydratumsatz die schädlichen Einflüsse des alkalischen Cervixzuflusses oder des abnormen Keimimportes von außen her ausgeglichen werden sollen. So lange die Scheidenwand gesund ist, gelingt diese erhöhte Tätigkeit auch; versagt sie dann aber ihren Dienst, kann sie nicht immer so viel schaffen, wie gebraucht wird, weil sie entweder erschöpft ist oder durch die andrängenden Giftstoffe der sich entwickelnden Keime geschädigt wird, dann entsteht die Vaginitis und damit der schwerere Grad der Scheidenschädigung, der völlige Zusammenbruch der normalen Scheidenbiologie". (Schröder, Hinrichs und Keßler S. 144).

Die wichtigsten Charakteristika für die verschiedenen Arten des Scheideninhaltes stellten Schröder, Hinrichs und Keßler schließlich in folgender Übersicht zusammen:

1. Flora I (Vaginalepithelien, Vaginalbacillen, gesunde Scheidenwand) hohe Säurewerte von etwa p_H 4,0—4,7, $1^1/_2$—$4^0/_0$ Zuckernährboden, $2^0/_0$ Eiweiß, reichlich Scheidenwandglykogen, geringe Fermentwerte.

2. Flora IIIa (Mischflora, Vaginalepithelien, gesunde Scheidenwand) mittlere Säurewerte p_H 5,0—5,6; 1,4—$2,4^0/_0$ Zuckernährboden, gute Wandglykogenmenge, mittlere Fermentwerte, etwa $2^0/_0$ Eiweiß.

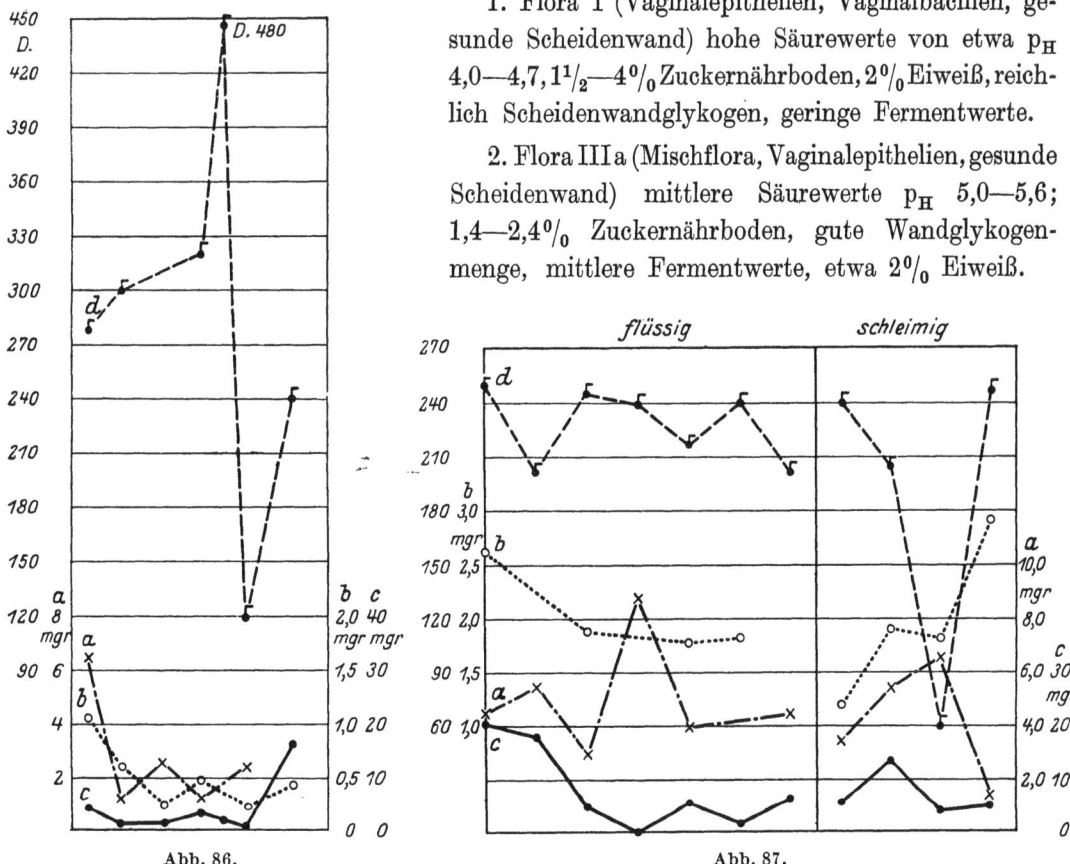

Abb. 86. Gleichzeitig nebeneinander untersuchte Werte im Scheidenbereich bei eitrigem Inhalt (III b⁰). (Die senkrecht untereinanderliegenden Werte gehören zum gleichen Fall.
Abb. 87 Gleichzeitig nebeneinander untersuchte Werte im Scheidenbereich bei III a⁰ Flora.
(Nach Schröder, Hinrichs und Keßler.)

3. Flora IIIb (eitrige Sekrete mit Mischflora) niedrige Säurewerte p_H 5,8—6,5; $^1/_2$—$1^0/_0$ Zuckernährboden, ungenügendes Glykogen in der Scheidenwand, hohe Fermentwerte, $6^0/_0$ Eiweiß.

4. Fettstoffwechsel.

Über das Vorkommen von Fett oder fettähnlichen Körpern im Scheideninhalt ist heute noch nichts bekannt.

5. Mineralstoffwechsel.

Die anorganischen Bestandteile des Scheidensekretes haben bis jetzt auffallend wenig Beachtung gefunden. Ihre Kenntnis ist aber die unumgänglich notwendige Voraussetzung für die physikalisch-chemische und kolloid-chemische Analyse des Scheidensekretes.

Soweit wir sehen, liegen bisher nur Untersuchungen über den Kalkgehalt des Fluors vor (Szenes). Ich selbst habe bisher noch nicht veröffentlichte Untersuchungen über den Kochsalzgehalt, oder genauer, über den Chlorgehalt des Scheidensekretes angestellt.

a) Kochsalz- und Chlorgehalt des Scheidensekretes. Zur Bestimmung des Chlorgehaltes im Scheidensekret bediente ich mich der Mikromethode, die Bang für die Bestimmung der Chloride im Blut angegeben hat.

Das Prinzip dieser Methode besteht darin, daß eine bestimmte Menge der Flüssigkeit (Blut, Scheidensekret) in 92%igen Alkohol gebracht wird. Der so entstandenen alkoholischen Chloridlösung wird ein Tropfen Kaliumchromat (K_2CrO_4) als Indikator zugesetzt, dann wird mit (n/100) Silbernitratlösung ($AgNO_3$) titriert.

Auf diese Weise wurde bei 30 Frauen der Chlorgehalt des Scheidensekretes bestimmt (s. Tab.).

Abgewogene Menge Scheideninhalt mg	Chlorgehalt			NaCl-Gehalt	
	absolut mg	%	molar	absolut mg	%
13	0,049	0,38	0,05	0,08	0,63
66,5	0,202	0,30	0,04	0,33	0,50
13,5	0,028	0,21	0,03	0,04	0,34
73,5	0,319	0,43	0,07	0,52	0,71
15,5	0,071	0,09	0,01	0,11	0,75
21,0	0,009	0,04	0,006	0,15	0,75
69,5	0,248	0,35	0,04	0,40	0,58
41,0	0,124	0,30	0,04	0,20	0,49
51	0,031	0,06	0,008	0,05	0,10
48	0,142	0,29	0,04	0,23	0,48
48,5	0,184	0,38	0,05	0,30	0,62
52	0,156	0,30	0,04	0,25	0,49
16	0,071	0,44	0,06	0,11	0,73
56	0,187	0,33	0,04	0,30	0,55
10,5	0,014	0,35	0,05	0,02	0,22
62,5	0,209	0,03	0,004	0,34	0,55
23,0	0,270	1,17	0,1	0,44	1,49
127	0,023	0,01	0,002	0,39	0,30
30	0,085	0,28	0,04	0,14	0,46
42,5	0,063	0,15	0,02	0,10	0,25
121,5	0,134	0,11	0,01	0,22	0,18
13,5	0,103	0,76	0,1	0,16	1,24
186	0,277	0,14	0,02	0,45	0,24
153	0,170	0,11	0,01	0,28	0,17
156	0,390	0,25	0,03	0,64	0,41
35	0,156	0,44	0,06	0,25	0,73
74	0,294	0,37	0,05	0,48	1,52
43	0,148	0,34	0,04	0,24	0,57
83	0,348	0,41	0,05	0,57	0,69
51,5	0,222	0,43	0,61	0,36	0,72

Aus dieser Tabelle geht hervor, daß der Chlorgehalt des Scheidensekrets außerordentlich große Schwankungen zeigt.

Auf Kochsalz berechnet, d. h. vorausgesetzt, daß alles Chlor in der Scheide an Natrium (und nicht etwa auch an Calcium, Kalium u. a. m.) gebunden ist, fanden wir Werte zwischen $0,10^0/_0$ und $1,52^0/_0$. Auf Chlor berechnet ergaben sich Werte von $0,01^0/_0$ bis $1,17^0/_0$ Chlor.

Der Kochsalzgehalt des Scheidensekrets ist also teils sehr viel niedriger, teils sehr viel höher als der Kochsalzgehalt des Blutserums, der sich nur innerhalb enger Grenzen, nämlich zwischen $0,56$—$0,60^0/_0$, bewegt.

β) **Kalkgehalt des Fluors.** Szenes bestimmte den Kalkgehalt des Fluors nach der Methode von De Waard.

Um möglichst viel Sekret zu gewinnen, ging Szenes so vor, daß er einen 12 cm langen, 4 cm breiten, 3fach gelegten trockenen Gazestreifen für 12—24 Stunden in die Scheide einlegte, und daß er diesen dann in ein reines Becherglas ausdrückte.

Mit dieser Methode bestimmte Szenes bei 9 Kranken mit Adnextumoren und Mischflora den Kalkgehalt des Scheideninhaltes.

Die gefundenen Kalkwerte schwankten zwischen $6,51$—$27,59$ mg$^0/_0$ Ca, der Mittelwert des Calciumgehaltes betrug $12,025$ mg$^0/_0$ Ca.

Zum Vergleich bestimmte Szenes mit der De Waardschen Methode bei den gleichen Patientinnen auch den Kalkgehalt im Gesamtblute, und er fand hier einen Durchschnittswert von $6,08$ mg$^0/_0$.

Der Kalkgehalt des Fluors war also fast doppelt so groß als der Wert des Blutkalkes.

„Eine Frau mit starkem Fluor verliert also fast die doppelte Menge Kalk, als wenn sie eine dem Fluor entsprechende Menge Blutes verlieren würde" (Szenes).

IV. Klinische Bedeutung des Fluor genitalis.

Neben Blutungen Kreuz- und Unterleibsschmerzen ist der Fluor dasjenige Symptom, welches die Frauen am häufigsten zum Arzt führt.

Eine genauere, zahlenmäßige Bestimmung der Häufigkeit des Fluors und seiner verschiedenen Unterarten stößt auf Schwierigkeiten. Eine einfache Auszählung der verschiedenartigen Fluorpatientinnen, die, etwa in einer gynäkologischen Anstalt klinischstationär oder klinisch-ambulant oder auch in einer frauenärztlichen Sprechstunde, beraten werden, kann einen brauchbaren Maßstab für die ziffernmäßige Beteiligung des Ausflusses an den Frauenleiden nicht liefern. Die Zusammensetzung des jeweiligen Krankenmaterials wird viel zu sehr durch örtliche, zeitliche und ganz besonders auch durch subjektiv- und objektivpersönliche Momente beeinflußt (Menge).

Gleichwohl hat Menge den Versuch gemacht, aus den Krankengeschichten seiner ambulant behandelten Privatpatientinnen einen Eindruck von der Gesamthäufigkeit aller Arten des Fluor genitalis zu gewinnen[1]. Bei der Durchsicht der Aufzeichnungen ergab sich, daß etwas mehr als die Hälfte aller

---

[1] Menge (Arch. f. Gynäkol. Bd. 125, S. 253) bemerkt dazu: „Eine Kontrolle gerade der ambulant frauenärztlich beratenen Privatpatientinnen liefert wohl am ehesten einen die wirklichen Verhältnisse annähernd wiedergebenden Eindruck von der Gesamthäufigkeit aller Fluorarten bei einem rein gynäkologisch zusammengesetzten Krankenmaterial. Denn die Privatpatientin nimmt im allgemeinen früher als die Frau aus dem Volke von genitalen Sekretionsstörungen Notiz und sucht dieser lästigen Erscheinung wegen auch häufiger den Arzt auf. Es ist erstaunlich, welche Grade die genitale Hypersekretion und ihre störenden Begleiterscheinungen bei einzelnen indolenten Angehörigen der weiblichen Bauern- und Arbeiterbevölkerung erreichen können, bevor sie größeres Unbehagen auslösen. Demgegenüber kommt es bei den Frauen der

Kranken an Ausfluß litt. Die meisten Patientinnen stellten das Symptom spontan in den Vordergrund ihrer Angaben. Oft wurde allerdings das Vorhandensein von Ausfluß nur nebenbei oder erst auf ausdrückliches Befragen erwähnt.

Auf Grund des festgestellten Eindrucks, der von den meisten Gynäkologen auch ohne Überprüfung ihres Krankenmaterials rein gefühlsmäßig geteilt werden dürfte, kam Menge zu dem Schlusse, „**daß die so vieldeutige genitale Hypersekretion alle anderen gynäkologischen Krankheitssymptome an Häufigkeit übertrifft**"[1].

Schon die Tatsache, daß der Ausfluß alle anderen gynäkologischen Krankheitssymptome an Häufigkeit übertrifft (Menge), verleiht ihm eine ungewöhnliche Bedeutung.

Trotz der an sich schon großen praktischen Wichtigkeit, die dem Fluor deshalb zukommt, ist mit seiner symptomatischen Wertung seine Bedeutung nicht erschöpft.

Der Fluor ist nicht nur ein Symptom. Er ist nicht nur durch einen pathologischen Zustand bedingt, sondern er kann selbst wieder zu pathologischen Zuständen führen.

Bei der klinischen Wertung des Fluors muß man deshalb unterscheiden:
1. Der Fluor als **Symptom**. 2. Der Fluor als **Noxe**.

1. Der Fluor als Symptom.

Normalerweise ist die Flüssigkeitsmenge, die sich von den Tuben nach dem Vorhof hin bewegt, so gering, daß sie am Vorhof ohne subjektive und objektive Zeichen verdunstet.

Wird diese Flüssigkeitsmenge so groß, daß sie zu den subjektiven und objektiven Erscheinungen des Fluors führt, dann ist dies immer ein Zeichen für eine funktionelle oder anatomische Undichtigkeit in der Wand des Genitalkanals.

Die auslösende Ursache für diese mangelhafte Abdichtung braucht durchaus nicht im Genitale lokalisiert zu sein, sie kann auch von irgendeiner anderen Stelle des Körpers her dort ausgelöst werden.

Die Transformierung der verschiedensten pathologischen Zustände des Körpers in Ausfluß aus den Genitalien erschwert die ätiologische Differenzierung des Fluor in hohem Grade. Es ist bis heute auch noch nicht gelungen die kausale Genese des Fluor genitalis auf eine kurze, allgemeine Formel zu bringen. So kommt es, daß wir heute noch einer verwirrenden Fülle von fluorauslösenden Momenten gegenüberstehen.

Die Wertung des Fluors als Symptom fällt deshalb zusammen mit der Lehre von seinen Ursachen.

2. Der Fluor als Noxe.

Es ist keine Frage, daß ein, durch langdauernden Fluor bedingter, fortgesetzter körperlicher Materialverlust selbst geringen Ausmaßes, schließlich auch den ganzen Organismus schwer in Mitleidenschaft ziehen kann, besonders, wenn schon vorher ein mangelhafter körperlicher Zustand vorlag.

---

sog. besseren Stände aus überspitztem Reinlichkeitsgefühl doch nur sehr selten zu ungerechtfertigten Fluorangaben. Jedenfalls muß man mit der Auswertung eines aus der gynäkologischen Privatsprechstunde gewonnenen Eindrucks über die Fluorhäufigkeit vorsichtig sein, auch weil die Hypersekretion aus gonorrhoischer und tuberkulöser Genitalerkrankung, ferner aus Eihautresten und aus andersartiger intragenitaler Fremdkörperwirkung, weiter aus Gewebszerfall und endlich auch der intragenital bedingte Ausfluß bei den Frauen aus dem Volke häufiger als bei den Damen der Gesellschaft vorkommen dürfte. Eine eingehende Diskussion der sonstigen zahlreichen Einzelschwierigkeiten, welche einer zuverlässigen Bestimmung der Fluorhäufigkeit im Wege stehen, muß hier unterbleiben."

[1] Im Original nicht gesperrt gedruckt.

Der ungünstige Einfluß, den ein beständiger, durch krankhafte Ausscheidungen aus dem Organismus bedingter, Eiweißverlust, auch kleinen Ausmaßes, auf den Ernährungszustand und die Blutqualität eines Individuums ausüben kann, erkennt man z. B. bei völlig fieberfreier und unkomplizierter Gonorrhoe des Mannes und der Frau.

Der ungünstige Einfluß des Fluors auf den Allgemeinzustand war schon im Altertum bekannt. In den Werken des Hippokrates [(z. B. de morbis mulierum II, Kap. VII (CXVI Littré)] werden Wassersucht, Anschwellungen im Gesicht, Blässe, Ödem der Beine, Schwäche in den Knieen, selbst Geistesstörungen auf den $\varrho o \grave{o} \varsigma \; \lambda \varepsilon \upsilon \varkappa \acute{o} \varsigma$ zurückgeführt. Nach Soranus von Ephesus (Editio Ermerins, Traiecti ad Rhenum 1869. Kap. L, S. 224) sind die Folgen des Ausflusses: Blässe, Abmagerung, Appetitlosigkeit, Atembeschwerden beim Gehen, Anschwellung der Füße („.......... $\tau \grave{\eta} \nu \; \delta \grave{\varepsilon} \; \varkappa \acute{\alpha} \mu \nu o \upsilon \sigma \alpha \nu \; \grave{\alpha} \chi \varrho o \varepsilon \tilde{\iota} \nu$ $\varkappa \alpha \grave{\iota} \; \grave{\alpha} \tau \varrho o \varphi \varepsilon \tilde{\iota} \nu \; \varkappa \alpha \grave{\iota} \; \grave{\alpha} \nu o \varrho \varepsilon \varkappa \tau \varepsilon \tilde{\iota} \nu, \; \varkappa \check{\alpha} \nu \; \tau o \tilde{\iota} \varsigma \; \pi \varepsilon \varrho \iota \pi \acute{\alpha} \tau o \iota \varsigma \; \pi o \lambda \lambda \acute{\alpha} \varkappa \iota \varsigma \; \delta \upsilon \sigma \pi \nu o \varepsilon \tilde{\iota} \nu \; \varkappa \alpha \grave{\iota} \; \varkappa \alpha \tau o \iota \delta \eta \varkappa \acute{o} \tau \alpha \varsigma \; \check{\varepsilon} \chi \varepsilon \iota \nu$ $\tau o \grave{\upsilon} \varsigma \; \pi \acute{o} \delta \alpha \varsigma$").

Die pathogenetische Bedeutung des Fluors wird aber vielfach nicht richtig gewertet.

Von den Patientinnen wird die Einwirkung des Fluors auf den Körper meistens überschätzt, von den Ärzten wird die Bedeutung des körperlichen Materialverlustes durch den Fluor vielfach unterschätzt.

Die Kranken kommen in der Regel mit der Angabe, daß ihre körperlichen Kräfte erst nach dem Auftreten des Ausflusses nachgelassen hätten. Fast immer werden bei diesem Laienurteil Ursache und Wirkung verwechselt. Gewöhnlich liegt die Sache so, daß durch irgendwelche andere schwächende Einflüsse der Gesamtstoffwechsel, der Ernährungszustand, das Allgemeinbefinden und damit auch die allgemeine Leistungsfähigkeit des Körpers gelitten hatten, und daß dann erst die genitale Hypersekretion als sekundäres Teilsymptom des krankhaft veränderten Allgemeinzustandes in Erscheinung trat.

Das Bestreben, die dem Fluor übergeordneten genitalen und extragenitalen Fluorursachen zu ergründen, hat die Aufmerksamkeit der Ärzte ganz von den Fluorfolgen abgelenkt. Es muß deshalb heute „vor einer zu weitgehenden, das Laienurteil überkorrigierenden ärztlichen Mißachtung des Materialverlustes e fluore gewarnt werden" (Menge, S. 254).

Eine Unterschätzung der pathogenetischen Bedeutung des Fluors ist um so weniger angebracht, als dieser auch auf das Seelenleben und damit auch wieder auf das körperliche Wohlbefinden einwirkt.

Selbst ein harmloser Ausfluß kann auf das psychische Befinden schädlich wirken, wenn er die Vorstellung auslöst, daß ihm irgendeine bösartige Neubildung oder eine geschlechtliche Infektion zugrunde liegt.

In anderen Fällen löst er bei den Kranken das drückende Gefühl aus, unsauber und durch die Verbreitung unangenehmer Gerüche für die Umwelt und besonders für den Ehemann lästig und unappetitlich zu sein.

Solche Vorstellungen beunruhigen das Seelenleben der Frauen ganz außerordentlich. namentlich, wenn sie berechtigt sind und tatsächlich die Harmonie der Ehe bedrohen, Sie stören den Schlaf, und sie wirken nach und nach auf leicht erregbare und feinfühlige Naturen schwer deprimierend. Manchmal fixieren sich die quälenden Ideen. Sie sind dann nur noch schwer durch eine entsprechende Belehrung und durch eine erfolgreiche Therapie zu vertreiben.

So kann man ohne Übertreibung den Satz aufstellen, daß jedem Ausfluß eine ausgesprochene klinische Wertigkeit zukommt, wenn er sich im Empfindungs- und Vorstellungsleben einer Frau so stark auswirkt, daß sie sich zur Aufsuchung des Arztes entschließt.

V. Diagnose des Fluors.

Die Diagnose des Fluor genitalis hat folgende Aufgaben zu erfüllen:
  a) den Nachweis, daß überhaupt Fluor vorhanden ist,
  b) den Nachweis seiner Quellen,
  c) die Feststellung seiner Ursachen.

a) Nachweis des Fluors.

Der Nachweis, daß Fluor überhaupt vorhanden ist, läßt sich nur durch die objektive Feststellung erbringen, daß die „distal vom Vestibulum liegenden äußeren Schamteile oder sogar ihre nähere und weitere Umgebung durch aus den Geschlechtsgängen herausfließendes, vermehrtes „Sekret", oder auch durch Ausfluß aus der Harnröhre oder aus den Vorhofsdrüsen, oder durch ungehörige Flüssigkeitsausscheidung aus der Vorhofdecke oder aus der Haut der eigentlichen Vulva selbst beständig feucht" sind, oder daß „die vermehrte Ausscheidung bei ihrer Verdunstung krustige Reste an den äußeren Schamteilen" hinterlassen hat (Menge [1]).

Auf die subjektiven Angaben der Kranken darf man sich bei der Diagnose „Fluor" nicht immer verlassen. Nicht so selten findet man nämlich

1. Fälle, in denen die Kranken über Ausfluß klagen, ohne daß dieser objektiv vorhanden ist — Fluorgefühl ohne Fluor,

2. Fälle, in denen die Kranken nicht über Ausfluß klagen, obgleich dieser sehr reichlich ist — mangelhaftes Fluorempfinden.

1. Fluorgefühl ohne Fluor.

„Geht man von der Tatsache aus, daß sensible Fasern in der Scheide nur in sehr geringer Menge vorhanden sind, daß dagegen die Vulva sehr nervenreich ist, so wird es verständlich, daß bei der Patientin das Gefühl von Fluor im wesentlichen in der Vulva entsteht. Abnorme, aber auch normale Ansammlungen von Feuchtigkeit der mannigfachsten Herkunft können das Fluorgefühl hervorrufen. Die persönliche Empfindsamkeit, die Empfindungsrichtung, die seelische Einstellung, das Reinlichkeitsbedürfnis und mancherlei subtile Empfindungsqualitäten oft mit sexuellem Einschlag spielen bei der Patientin in der Bewertung der Feuchtung der Vulva eine bedeutende Rolle. Abgesehen von den abnormen Empfindungen der Feuchtigkeit beruht ja die Angabe der Patientin, „Ausfluß" zu haben, weiterhin auf der Feststellung von Flecken in der Wäsche; aber auch dieses an sich objektive Zeichen kann zweifellos verschiedenster Herkunft und subjektiver Wertung unterworfen sein, wenn auch sein unmittelbares Entstehen durch abnorme Flüssigkeit im Vulvagebiet gegeben ist; denn selbst hier spielen die subjektiven Empfindungsqualitäten, Erziehung, Reinlichkeitsfragen usw. eine sehr bedeutende Rolle. Beachten wir diese unmittelbarste Grundlage des Begriffes Fluor, so werden wir verstehen, daß die größten Unterschiede in der Bewertung genitaler Feuchtung nach Menge und Art bestehen müssen, und daß die Grundlage zum Verständnis des „psychogenen Fluors" in der hier skizzierten Bedeutung subjektiver Faktoren für das von der Patientin geklagte Symptom „Fluor" gegeben ist. Versuchen wir aber diese subjektiven Klagen, selbst wenn sie durch das scheinbar brauchbare subjektiv-objektive Zeichen der Flecke in der Wäsche mehr oder weniger beweiskräftig belegt sind, irgendwie objektiv zu erfassen, so bleibt uns nichts weiter übrig, als die Art und Menge der Flüssigkeit im Vulvagebiet durch die Inspektion des ganzen Vulvagebietes festzustellen

---
[1] Menge: Arch. f. Gynäkol. Bd. 125, S. 251f.

und den Quellen der Entstehung dieser feuchtenden Flüssigkeit nachzugehen" (Schröder, Hinrichs und Keßler, S. 95).

Nach v. Jaschke (1925, S. 224) handelt es sich bei dem „Fluorgefühl ohne Fluor" teils „um Frauen von penibler Reinlichkeit, die schon die physiologisch geringe Vermehrung der Sekretion in den letzten Tagen vor der Menstruation — Folge der stärkeren Durchfeuchtung sämtlicher Gewebe des Genitalapparates in der prämenstruellen Phase — als störend empfinden", teils um „Frauen mit mangelhaft verschlossenem Introitus, der natürlich auch das normale Sekret leichter abfließen läßt".

R. Schröder (1921) erhielt von 71 Frauen, bei denen „objektiv der Scheideninhalt gering weißlich war und den I. Reinheitsgrad zeigte", folgende Angaben über das Fluorempfinden:

        kein Ausfluß . . . . in 41 Fällen
        gering-weißlicher Ausfluß . . . . „ 17 „
        stark-weißlicher Ausfluß . . . . „ 8 „
        gelblich-eitriger Ausfluß . . . . „ 5 „

„Die Wertlosigkeit des gedankenlosen Verordnens von Spülungen oder Puderungen der Scheide auf die einfachen Angaben der Patientin hin geht hieraus zur Evidenz hervor" [R. Schröder (1921)].

Auch bei den verschiedenen Arten des Cervicalkatarrhs ist das Fluorempfinden absolut unzuverlässig. Dies ist hier verständlicher als bei der Scheide, weil auch ein starker Cervixkatarrh nur selten seine Schleimmassen bis an den Introitus bringt. Also auch hier muß zur Diagnose wieder mit Nachdruck die objektive Untersuchung gefordert werden; ohne sie ist ein Urteil über die jeweiligen Verhältnisse unmöglich [R. Schröder (1921)].

2. Mangelhaftes Fluorempfinden.

Mangelhaftes Fluorempfinden beruht in vielen Fällen sicher auf Indolenz, geringem Reinlichkeitsgefühl u. a. m.

Nicht so selten findet man aber auch bei Frauen, die sehr sorgfältige Körperpflege treiben, einen auffallenden Widerspruch zwischen der Stärke des Fluors und dem subjektiven Fluorempfinden. Es scheint, als ob der verschiedene Reichtum an nervösen Elementen oder ihre verschiedene Empfindlichkeit für das Fluorgefühl doch eine Rolle spielt.

R. Schröder (1921) fand in 25 Fällen, in denen „objektiv reichlich gelblicher eitriger Fluor" vom III. Reinheitsgrad nachweisbar war, folgende Angaben über das Fluorempfinden:

        kein Ausfluß . . . . in 5 Fällen
        gering-weißlicher Ausfluß . . . . „ 2 „
        mittelreichlich-weißlicher Ausfluß . . . . . . „ 4 „
        reichlich-weißlicher Fluor . . . . „ 2 „
        gelblich-eitriger Fluor . . . . „ 12 „

Mit der objektiven Feststellung, daß Ausfluß vorhanden ist, ist zunächst noch wenig gewonnen. Nun erst beginnt die eigentliche Schwierigkeit, nämlich das Suchen nach der Quelle und nach der Ursache des Ausflusses.

b) Die Diagnose der Fluorquellen.

Als Quellen des Fluor genitalis kommen in Betracht die Tuben, das Cavum uteri, die Cervix uteri, die Scheide, die Vulva.

Diese verschiedenen Abschnitte des Genitale führen nicht in gleicher Häufigkeit zu Fluor. Sie müssen aber bei der Diagnose in gleicher Weise berücksichtigt werden.

1. Diagnose des tubaren Fluors.

Am leichtesten gestaltet sich die Vermutungsdiagnose eines tubaren Fluors dann, wenn sich in gewissen Zeiträumen schubweise, manchmal oft geradezu sturzbachartig, Flüssigkeit aus der Scheide entleert [1].

---

[1] Bei Graviden ist die schubweise Entleerung von Flüssigkeit aus der Scheide pathognomonisch für Hydrorrhoea uteri gravidi decidualis oder amnialis.

Nahezu zur Gewißheit wird diese Diagnose dann, wenn man Gelegenheit hat, einen Tumor, der den Eindruck einer Hydrosalpinx macht, zu tasten und vielleicht sogar seinen wechselnden Füllungszustand zu beobachten.

Es können dann nur noch Zweifel darüber bestehen, ob es sich um eine **einfache Hydrosalpinx (Hydrops tubae profluens)** oder um eine **Tuboovarialcyste (Hydrops ovarii profluens)** handelt. Allerdings wird es nur selten möglich sein, die Differentialdiagnose zu stellen [1].

Sehr viel schwieriger ist der **kontinuierliche tubare Fluor** zu erkennen. An seine Möglichkeit wird man in allen Fällen denken dürfen, in denen sich beim Vorhandensein eines Tuben- oder Adnextumors reichlich Flüssigkeit aus dem Uterus entleert. Stets muß man dann aber auch das Vorhandensein eines primären Tubencarcinoms differentialdiagnostisch in Erwägung ziehen.

Bretschneider und Latzko haben auf die interessante Tatsache hingewiesen, daß sie wiederholt bei primären Tubencarcinomen bernsteingelben Ausfluß beobachteten, und sie erblicken in diesem einen wichtigen diagnostischen Hinweis.

2. Diagnose des korporealen Fluors.

Die sichere Feststellung, daß ein Ausfluß aus dem Corpus uteri stammt, ist sehr schwierig. Einmal läßt sich der Korpusinhalt nicht mit Sicherheit vom Cervixsekret trennen, und außerdem ist bei Erkrankungen des Korpus häufig auch die Cervix beteiligt.

Zum Nachweis des korporealen Fluors hat B. S. Schultze (1880) folgendes Verfahren empfohlen:

Ein Tampon aus entfetteter Watte wird mit Glycerin angefeuchtet, dann wird seine Oberfläche reichlich mit einer 25%igen Lösung von Tannin in Glycerin getränkt. Nach sorgfältiger Reinigung des Scheidengewölbes wird dieser Tampon fest an die Portio angelegt, so daß er den äußeren Muttermund vollkommen bedeckt.

Nach 24 Stunden wird der Tampon im Speculum entfernt, dabei muß aber auch der Muttermund betrachtet werden, „denn manchmal, namentlich wenn viel Cervicalschleim gleichzeitig sich entleert, haftet das Sekret nicht am Tampon, sondern bleibt vor dem Muttermund liegen".

Ist das Uterussekret normal, dann findet man an der dem Muttermund entsprechenden Stelle des Tampons „ein gallertartiges Klümpchen durchsichtigen oder wenig getrübten Schleimes" [2]. Dieses Klümpchen ist nicht selten „durch das Tannin violett gefärbt".

Bei der Endometritis des Corpus uteri ist auf der dem Muttermunde entsprechenden Stelle des Tampons ein Eiterklümpchen [3]. Dieses unterscheidet sich von dem Schleimklümpchen des normalen Uterussekretes „schon makroskopisch hinreichend deutlich durch seine andere Konsistenz, durch seine Undurchsichtigkeit und seine gelbe, mehr oder weniger intensiv grüne Farbe" [4].

Der Entscheid ob das Sekret aus der Cervix oder aus dem Uterus stammt, läßt sich nach B. S. Schultze „in der Regel" leicht treffen:

---

[1] Findet man bei wiederholter Untersuchung keinen Tumor neben dem Uterus, dann muß man mit der Möglichkeit rechnen, daß die Flüssigkeit aus dem Uterus selbst stammt. Gerich (Zentralbl. f. Gynäkol. 1923, S. 1108) hat über eine „intermittierende Pyometra" berichtet, die dadurch zustande kam, daß ein langgestielter Schleimhautpolyp zeitweise den inneren Muttermund verlegte. Auch beim „Mittelfluß" (Seite 167 Fußnote 6) kommt es zur plötzlichen Entleerung einer größeren Flüssigkeitsmenge — und zwar von Cervixsekret..

[2] Dieses Schleimklümpchen stellt nicht das ganze Korpussekret dar, sondern nur seinen „Überrest" (B. S. Schultze). Das Glycerin des Tampons zieht das Wasser des Sekrets an sich; „die geformten Bestandteile des Sekretes werden dagegen an der Stelle, an der sie mit dem Tampon in Berührung kommen, festgehalten".

[3] „Selten findet man eine größere Partie des Tampons eitergetränkt" (B. S. Schultze).

[4] Also nicht die Menge und nicht die Wässerigkeit des Sekretes ist für die Endometritis corporis charakteristisch, sondern der Eitergehalt des Sekretes (S. 394).

„Der Eiter aus der Cervix pflegt innig vermischt zu sein mit dem zähen oder gallertigen Cervixschleim. Der Eiter aus dem Corpus uteri zeigt diese Mischung nicht."

Sind aber Korpus und Cervix gleichzeitig erkrankt, dann überwiegt häufig das eitrige Sekret an Menge so bedeutend, daß ein gleichzeitiger Katarrh des Korpus nicht erkannt werden kann.

Winter[1] hat vorgeschlagen, an Stelle des mit Tanninglycerin getränkten Tampons einen einfachen Tampon von trockener Watte zu nehmen[2].

Dieser Tampon ist aus loser Watte, möglichst breit und nicht sehr dick, außerdem ist er kreuzweise mit einem Faden gebunden.

Eine Verlängerung des Fadens zum Herausziehen ist besser nicht vorhanden.

Der Tampon wird in folgender Weise verwendet:

„Im Simonschen Speculum legt man sich die Portio frei, reinigt ihre Außenfläche und die ganze Vagina von anhaftendem Sekret, vermeidet aber dabei eine Blutung der Scheidenhaut, weil eine Vermischung des aufgefangenen Sekretes mit Blut die Beurteilung seiner Eigenschaften stört. Man legt dann den Tampon so vor die Portio, daß der Muttermund gerade dem Kreuzpunkte des Fadens gegenüber sich befindet, und drückt ihn fest rund herum ins Scheidengewölbe, so daß er seine Lage möglichst wenig ändern kann. Wenn die Sekretion sehr reichlich ist, so wird der Tampon zu früh gelockert; ist die Scheide sehr weit und erschlafft, so fällt er leicht heraus; in solchen Fällen legt man besser noch einen zweiten Tampon davor. Nach 24 Stunden nimmt man den Tampon heraus, indem man ihn unter Einführung der Simonschen Specula freilegt und an seinem unteren Ende mit der Zange faßt".

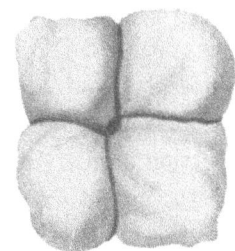

Abb. 88. Schultzescher Probetampon. (Nach Winter.)

„Bei normalen Genitalien wird man auf der Stelle des Tampons, welche vor dem äußeren Muttermund gelegen hat, eine kleine Quantität glashellen Schleims mit geringer gelblicher Verfärbung der Watte finden, während man die Peripherie des Tampons mit einer leicht glänzenden Schicht abgestoßener Vaginalepithelien bedeckt findet. Mit Hilfe des Tampons ist es leicht zu entscheiden, ob das Sekret aus dem Uterus stammt oder aus der Vagina; ersteres liegt immer in der Nähe des Fadenkreuzungspunktes, während das Vaginalsekret diese Stelle freiläßt und die Peripherie bedeckt. Viel schwerer ist die Frage zu beantworten, ob die Cervix oder das Korpus die Quelle des Sekretes ist; bis zu einem gewissen Grade kann man es aus der Qualität des Sekretes. Jeder Schleim entstammt der Cervix, während reiner Eiter aus dem Korpus abgesondert wird, dabei ist allerdings zu bemerken, daß sowohl Erosionen als auch reiner Cervixschleim in ihrer Umgebung die Stelle der Watte, welche ihnen anlag, leicht gelblicheitrig färben. Am schwersten ist die Entscheidung zu treffen, wenn man Schleim und Eiter auf dem Probetampon findet; hat man beide in sehr inniger Vermischung, so ist es wahrscheinlich, daß beide gleichzeitig in der Cervix abgesondert sind, daß es sich also um einen eitrigen Cervixkatarrh handelt; hat man aber reinen Eiter und reinen Schleim nicht miteinander vermischt, so ist es sicher, hat man bei chronischen Fällen auffallend viel mehr Eiter als dem Schleim entspricht, so ist es wahrscheinlich, daß das Korpus neben der Cervix erkrankt ist. Wenn an der Portio vaginalis Erosionsbildung, Ovula Nabothi, Ectropium sich finden, so ist es wahrscheinlich, daß Cervicalkatarrh besteht, während andererseits das Fehlen dieser Veränderungen ihn nicht ausschließt. Die Menge des Eiters, welche wir beim Korpuskatarrh auf dem Probetampon finden, ist sehr verschieden und kann bei sicher bestehender Erkrankung zuweilen gänzlich fehlen; man darf deshalb niemals auf Grund eines einmaligen negativen Befundes einen Korpuskatarrh ausschließen, sondern muß die Untersuchung wiederholen, namentlich zu Zeiten, wo die Sekretion stärker zu sein pflegt, z. B. vor und nach der Regel, zur Zeit des Mittelschmerzes. Eine mikroskopische Unter-

---

[1] Winter: Lehrb. d. gynäkol. Diagnostik. 3. Aufl., S. 481f.

[2] Gegen die Verwendung von Tanninglycerin hat Winter eingewendet, daß die starke Wassersekretion infolge des Glycerins störend wirkt, da sie kein Urteil über den Wassergehalt des Sekretes gestattet und da kleine Mengen Schleim sich so eindicken, daß man sie nicht sicher erkennen kann. Außerdem bewirkt die Reizung der Schleimhaut durch das Tanninglycerin eine reichliche Abstoßung von Plattenepithelien; diese mischen sich dem Sekret bei, sie trüben es und sie machen die Entscheidung schwer, inwieweit die Abstoßung auf den Katarrh zurückzuführen ist. Schleim und Eiter sind dadurch schwer zu unterscheiden, und es ist nicht leicht zu erkennen, ob das Cervixsekret glashell oder ob es durch Eiter und Epithelien getrübt ist.

suchung des Sekretes auf Eitergehalt ist unnötig, bei Verdacht auf Uterusgonorrhoe hat man aber in demselben ein gutes Material für den Gonokokkennachweis" (Winter[1]).

O. Küstner (1883) hat, um das Sekret der Cervix und des Cavum uteri getrennt aufzufangen, Glasrohre verschiedenen Kalibers von 6—7 cm Länge benützt (siehe Seite 157).

Zum Auffangen des Korpusinhaltes wurden die Glasrohre nahe der Spitze mit zwei seitlichen ovalen Öffnungen, die anderen nahe dem trompetenartigen Ende mit je zwei ebensolchen Öffnungen versehen. Diese Glasrohre wurden dann ohne oder nach vorausgeschickter Dilatation in die Höhle des Uterus eingebracht und nach einer beliebigen Anzahl von Stunden oder Minuten wieder entfernt.

Döderlein[2] hat gegen das von Küstner angegebene Glasröhrchen eingewendet,

1. daß das Einlegen des Röhrchens eine instrumentelle Erweiterung des Muttermundes erfordert, und daß diese bei akuten Entzündungszuständen des Uterus besser unterbleibt;
2. daß das Röhrchen als Fremdkörper sekretionserregend wirkt und so zu Täuschungen führen kann.

3. Diagnose des cervicalen Fluors.

Das Vorhandensein eines cervicalen Fluors ist leicht festzustellen, wenn man bei der Betrachtung der Portio im Speculum aus dem äußeren Muttermund eitrigen Schleim oder dünnschleimiges, klares Sekret herausfließen sieht. Man kann in diesen Fällen zwar nicht entscheiden, wieweit auch das Corpus uteri an dem Ausfluß beteiligt ist, an einer Hypersekretion der Cervix kann aber kein Zweifel bestehen, da das Endometrium keine Schleimdrüsen enthält. Auch das Vorhandensein von Schleim im Scheidensekret beweist eine vermehrte Sekretion der Cervix. Erosionen der Portio sind nicht nur meist die Folgen eines cervicalen Fluors, sondern sie verstärken diesen auch.

Fehlen alle diese Erscheinungen, dann kann die Feststellung eines cervicalen Fluors recht schwierig sein. Es ist dann leicht möglich, daß dieser übersehen und daß die Diagnose nur auf Fluor vaginalis gestellt wird. Erst durch das Versagen der lokalen vaginalen Therapie wird man dann auf die Beteiligung der Cervix aufmerksam.

Menge[3] hat vorgeschlagen, in Zweifelsfällen die Scheidenwand mit einer 1—2%igen Lapislösung zu ätzen. „Der vaginale Anteil des pathologischen Sekrets fällt dann für einige Zeit aus, so daß durch eine baldige neue Untersuchung leicht festzustellen ist, ob auch der Uterus pathologische Sekretmassen liefert".

Dieser Vorschlag von Menge ist nach unseren eigenen Erfahrungen ganz ausgezeichnet.

Man kann geradezu sagen: **Bei jedem Fluor vaginalis, der trotz des Lapisbades[4] nicht verschwindet, ist gleichzeitig auch ein uteriner Fluor vorhanden.** Eine Ausnahme macht nur der Trichomonasfluor.

Selbst wenn man entzündliche Veränderungen in der Scheide findet, muß man mit der Möglichkeit rechnen, daß der Fluor nicht nur aus der Scheide stammt, da „alle aus dem Uterus stammenden Hypersekretionen entzündlicher und nichtentzündlicher Natur" „nicht nur durch Addition, sondern auch durch Reizwirkung die Menge und die Zusammensetzung des Scheidensekrets" beeinflussen (Menge[5]).

---

[1] Winter: Lehrb. d. gynäkol. Diagnostik. 3. Aufl., S. 482.
[2] Döderlein: Veit, Handb. d. Gynäkol. Bd. 2, S. 191.
[3] Menge: Arch. f. Gynäkol. Bd. 125, S. 298.
[4] S. S. 231.
[5] Menge: Arch. f. Gynäkol. Bd. 125, S. 298.

4. Die Diagnose des Fluor vaginalis.

Findet man in der Scheide einen vermehrten, flüssigen, wässerigen oder eiterigen Inhalt, dann berechtigt dies noch nicht zu der Annahme, daß ein Fluor vaginalis vorhanden ist. Man muß in diesen Fällen erst die Möglichkeit ausschließen, daß die Flüssigkeit aus den oberen Genitalabschnitten (Cervix, Corpus, Tuben) herabgeflossen ist. Dieser Entscheid ist durchaus nicht immer leicht. Sieht man im Muttermund eitriges Sekret oder findet man eine Erosion der Portio, dann kann an dem Vorhandensein eines Cervicalkatarrhes kein Zweifel bestehen. Ist das Cervixsekret aber klar und glasig, dann kann der Nachweis eines vermehrten Flüssigkeitszustromes aus den oberen Genitalabschnitten sehr schwierig sein.

Sind dann im Scheideninhalt Leukocyten vorhanden, dann müssen diese aus der Scheidenwand selbst stammen. Auch wenn die Scheidenschleimhaut keine Entzündungserscheinungen aufweist, kann man dann häufig nach einem Lapisbad (S. 182 und 232) feinste Epithelverluste erkennen (Menge 1925, S. 301).

Damit ist dann aber nur bewiesen, daß aus der Scheidenwand ein vermehrter Flüssigkeitszustrom erfolgt, nicht aber, daß sie die einzige Fluorquelle ist. Man muß in diesen Fällen immer noch mit der Möglichkeit rechnen, daß ein Teil des Scheideninhaltes aus den höheren Genitalabschnitten, vor allem aus der Cervix, stammt.

Die Verkennung dieser Tatsache kann zu therapeutischen Fehlschlägen führen. Der — scheinbar — rein vaginale Fluor trotzt hartnäckig jeder Therapie; erst bei der Behandlung der Cervix oder des Corpus uteri schwindet er in kurzer Zeit.

Die Frage, ob auch ohne entzündliche Veränderungen ein vermehrter Flüssigkeitsaustritt aus der Scheidenwand stattfinden kann, ist heute noch nicht entschieden.

R. Schröder[1] erklärte die Annahme einer nicht entzündlichen Transsudation durch die Scheidenwand als „abwegig". Nach seiner Ansicht kann vaginaler Fluor dadurch entstehen, daß infolge reichlicher Desquamation und Autolyse der desquamierten Epithelien eine vermehrte Flüssigkeitsbildung in der Scheide stattfindet (Desquamativkatarrh der Scheide). Dieser ist dadurch ausgezeichnet, daß der Scheideninhalt rein weißlich, wäßrig ist, daß er eine reine Bacillenflora und hohe Säurewerte aufweist.

Auch Kaboth[2] glaubt eine Transsudation durch die Scheidenwand ablehnen zu müssen, da er trotz 1—2stündiger Beobachtung im Spekulum nie einen Flüssigkeitsaustritt aus der Scheidenschleimhaut feststellen konnte. Menge hat darauf hingewiesen, daß die von Kaboth angewendete Untersuchungsmethode viel zu grob ist, da bei Entfaltung der Scheidenwand die austretende Flüssigkeit rasch verdunstet.

Große Schwierigkeiten kann die Feststellung der Fluorquelle bei Virgines machen. Führt hier die übliche Allgemeinbehandlung (S. 234) nicht zum Ziel, dann empfiehlt es sich — eventuell in Narkose — die Scheide zu besichtigen und die Portio einzustellen.

Martius[3] berichtete über eine 36jährige, nicht deflorierte Patientin, die an hartnäckigem Fluor litt. Bei der Untersuchung mit dem Speculum fand sich eine Fischelsche Erosion. Mit ihrer Heilung verschwand auch der Ausfluß.

Nach Kaboth[4] ist der „essentielle Fluor" meist kein Fluor vaginalis, sondern ein Fluor cervicalis. Er ist also fast stets durch eine gesteigerte Sekretion der Cervixdrüsen bedingt.

Dieser cervicale Fluor hat 2 Quellen, er stammt entweder aus dem Cervicalkanal oder aus Erosionen.

Zu diesem Schlusse kam Kaboth dadurch, daß er die Scheidenwand, die Portio und die Cervix im selbsthaltenden Speculum beobachtete, nachdem die Scheidenwand und der Muttermund vorher sorgfältig trockengetupft waren. Kaboth konnte dann feststellen, daß Flüssigkeit entweder aus dem Mutter-

---

[1] Schröder, R.: Dtsch. med. Wochenschr. 1927, 1415.
[2] Kaboth: Arch. f. Gynäkol. Bd. 125, S. 419f.
[3] Martius: Arch. f. Gynäkol. Bd. 125, S. 448.
[4] Kaboth: Arch. f. Gynäkol. Bd. 125, S. 419.

mund herausquoll, oder daß sie sich auf vorhandenen Erosionen bildete. Auf der Scheidenwand wurde dagegen auch nach 1—2stündiger Beobachtung keine Feuchtigkeit sichtbar.

Das aus der Cervix und von Erosionen der Portio abfließende Sekret führt dann erst sekundär zur anatomischen und funktionellen Schädigung der Scheidenwand und damit zum Fluor vaginalis.

Zu den wenigen Fällen, in denen eine primäre Transsudation aus der Scheidenschleimhaut für die Entstehung von Fluor in Frage kommt, rechnet Kaboth[1] die Schwangerschaft. Sekundär transsudiert auch eine Scheidenschleimhaut, die durch dauernd herabrieselndes Sekret aus Cervix und Portioerosionen geschädigt ist.

Schon Menge[2] hat gegen die Ausführungen Kaboths eingewendet, daß die von Kaboth angewendete Methode viel zu grob ist, da bei der Entfaltung der Scheide die aus der Scheidenwand austretende Flüssigkeit dauernd verdunstet.

Ferner spricht — nach Menge und Schultze-Rhonhof[3] — das Vorhandensein von Scheidensekret beim Fehlen des Uterus oder des uterinen Zuflusses deutlich dafür, daß Flüssigkeit durch die Scheidenwand durchtritt. Auch der vollkommen schleimfreie, wäßrig-milchige Fluor der Virgo mit seinem vermehrten Epithelgehalt, seiner Leukocytenfreiheit, seiner reichen, reinen Stäbchenflora und seiner sauren Reaktion lasse sich nicht anders erklären, als durch eine gesteigerte Transsudation durch die Scheidenwand. Endlich ließe sich auch die ausgezeichnete therapeutische Wirkung des Lapisbades beim essentiellen Fluor nicht verstehen, wenn dieser aus der Cervix stammen würde.

Die Einwände, die Menge gegen Kaboth erhoben hat, gelten auch für die Untersuchungen Theilhabers.

Ebenso wie Kaboth suchte auch Theilhaber mit dem Speculum die Herkunft der Flüssigkeit beim Fluor festzustellen, und er fand, daß sie in der Mehrzahl der Fälle aus dem Muttermund herausfloß. Er ist deshalb der Anschauung, daß am häufigsten der Fluor in der Cervical- oder Korpushöhle, seltener in der Scheide, entsteht.

Der **vestibulare** Fluor ist nur per exclusionem festzustellen. Er ist dadurch charakterisiert, daß an den äußeren Genitalien ständig Feuchtigkeit oder ihre Reste vorhanden sind, während sich in der Scheide kein vermehrtes Sekret findet.

Ist es gelungen, das Quellgebiet eines Fluors festzustellen, dann beginnt das Suchen nach seinen Ursachen.

c) Diagnose der Fluorursachen.

Jeder Fluor genitalis — gleichgültig, ob er aus den Tuben, dem Uterus, der Scheide oder der Vulva stammt — läßt sich ätiologisch in eine entzündliche und in eine nichtentzündliche Form einteilen.

Die entzündliche Natur eines Fluor genitalis ist in der Regel ohne besondere Schwierigkeiten zu erkennen. Schon der Leukocytengehalt des Sekrets deutet einwandfrei auf seine entzündliche Entstehung hin. Außerdem lassen sich an den Teilen des Genitale, die dem Auge zugängig sind (Vulva, Scheide, Portio), meist auch direkt die Zeichen der Entzündung feststellen.

Gleichwohl können bei der einfachen Betrachtung manche Formen der entzündlichen Wandveränderungen leicht dem Nachweis entgehen.

Menge (1925, S. 301) hat darauf hingewiesen, daß man bei Behandlung der Scheide mit Lapislösung sehr viel häufiger als man glaubt an der Portio und an der Scheidenwand vereinzelte oder zahlreiche streifige, rundliche, oft nur punktförmige Epitheldefekte findet. Diese sind vor der Behandlung überhaupt nicht oder kaum zu sehen und erst nach dem Lapisbad heben sie sich durch ihre weiße Färbung scharf von dem grauen Ton der übrigen Schleimhaut ab.

---

[1] Kaboth: Arch. f. Gynäkol. Bd. 125, S. 456.
[2] Menge: Arch. f. Gynäkol. Bd. 125, S. 465f.
[3] Menge und Schultze-Rhonhof: Arch. f. Gynäkol. Bd. 125, S. 449.

Neben den entzündlichen Zuständen kommen für die Ätiologie eines Fluors selbstverständlich auch die verschiedenen anderen Baustörungen (Geschwülste, Geschwüre usw.) in Betracht, die bei den einzelnen Fluorformen geschildert wurden. Freilich läßt sich auch ihre ätiologische Wertigkeit in der Fluorgenese häufig erst dann erkennen, wenn mit ihrer Beseitigung auch der Fluor verschwindet.

Sehr viel schwieriger wird die ätiologische Klärung eines Fluors, wenn keine morphologischen Wandveränderungen nachzuweisen sind. Man muß dann beim Fluor vaginalis einen abnormen Flüssigkeitsdurchtritt durch die unversehrte Scheidenwand, beim Fluor cervicalis eine pathologisch gesteigerte Sekretion der Cervixdrüsen annehmen. Die Ursache dieses vermehrten Übertrittes von Flüssigkeit in das Scheidenlumen bleibt aber häufig dunkel. In diesen Fällen werden „funktionelle Störungen", „Alterationen des Stoffwechsels", „Störungen im innersekretorischen Gleichgewicht", „Störungen im vegetativen Nervensystem", „nervöse Einflüsse", „konstitutionelle Momente" für die pathologische Flüssigkeitsabscheidung verantwortlich gemacht[1]. Die Berechtigung zu diesen Annahmen ist freilich erst dann gegeben, wenn mit der Beseitigung der Störung auch der Ausfluß schwindet. Immerhin haben diese Erklärungsversuche doch wenigstens den einen großen Vorteil, daß sie vor einer einseitigen Überschätzung lokaler Maßnahmen bewahren.

Diagnostisch und therapeutisch wichtig ist die Tatsache, daß bei jeder vermehrten Sekretion aus dem Uterus fast immer auch ein Fluor vaginalis auftritt.

Menge (1925, S. 303) erklärt diese Erscheinung so, daß das eiweißhaltige „uterine Sekret" in der Scheide der bakteriellen Zersetzung verfällt. Dadurch entstehen „bakteriochemisch wirkende Reizsubstanzen, welche das Epithel angreifen und herdförmige Zelldefekte veranlassen".

Bei jedem Fluor vaginalis muß man also auch an die Möglichkeit eines gleichzeitigen uterinen Fluors denken. Der primäre uterine Fluor braucht dabei durchaus nicht entzündlicher Natur zu sein. Es kann sich z. B. um eine Sekretionsanomalie unklarer Natur handeln. Eine nicht entzündliche Hypersekretion der Cervix kann so einen entzündlichen Fluor der Scheide zur Folge haben. Ebenso kann auch aus einer „durch Stoffwechselstörungen bedingten pathologischen Steigerung der vaginalen Transsudation" [Menge (1925, S. 300)] ein entzündlicher Fluor vaginalis werden, wenn durch die bakterielle Zersetzung des ursprünglich wässerigen Sekretes Reizsubstanzen entstehen, die eine Wanderkrankung der Scheide zur Folge haben.

Diese Mischformen — „Kreuzungen" der beiden Grundformen (Kirstein) — können der ätiologischen Deutung ganz außerordentlich große Schwierigkeiten bereiten und doch ist ihre Differenzierung für eine kausale Therapie unumgänglich notwendig.

Man könnte nun denken, daß die Anamnese einen Entscheid ermöglichen müßte. Eine sekundäre Sekretionsanomalie bei Entzündung muß sich dadurch dokumentieren, daß der ursprünglich gelbe Fluor weiß wird, umgekehrt müßte bei sekundärer entzündlicher Komplikation einer primären Sekretionsanomalie der ursprünglich weiße Fluor gelb werden.

---

[1] Da Fluor (und Kolpitis) bei der Oxyuriasis des Darmes nicht allzu selten zu sein scheint, so sollte man immer auch an diese Möglichkeit denken und sie durch Befragen der Patienten, sowie durch Untersuchung des Stuhles, auszuschalten versuchen. — Ganz besonders gilt diese Regel für Patienten mit blasser Gesichtsfarbe, umränderten Augen, wechselndem Appetit, zeitweiliger Übelkeit, unbestimmten Schmerzen und Beschwerden im Abdomen, Juckreiz am Anus und am Genitale u. a. m.

Leider läßt aber in diesen Fällen die Anamnese häufig im Stich und die Therapie ist dann in der Regel zu einem Mißerfolg verurteilt.

Kirstein[1] hat empfohlen, die Kranken in derartigen Fällen für 6—8 Tage ins Bett zu legen und sie mit Proteinkörperreizung, z. B. mit Yatren-Casein, zu behandeln.

Handelt es sich um eine Sekretionsanomalie nach einer Entzündung, dann wird infolge der lokalen Reaktion der Fluor meist stärker, bei der sekundären Infektion einer Sekretionsanomalie geht der Fluor dagegen ausnahmslos ganz erheblich zurück. „Daran ist zum Teil einfach die körperliche Ruhe schuld, welche jede Sekretionsanomalie infolge von Stoffwechseländerungen günstig beeinflußt; zum Teil spielen die in horizontaler Körperlage stark veränderten Zirkulationsverhältnisse der Beckenorgane eine ausschlaggebende Rolle" (Kirstein).

Das Krankheitsbild des neurogenen und psychogenen Fluors wird verschieden geschildert.

Der „nervöse Cervicalkatarrh auf vagotonischer Basis" ist nach Schröder, Hinrichs und Keßler[2] dadurch charakterisiert, daß der Muttermund auch bei Nulliparen deutlich klafft und daß aus ihm eine größere Menge rein glasigen, klaren Schleimes austritt. Zeichen der Entzündung fehlen in den Abstrichen des Schleimes vollständig. Kaum ein Leukocyt ist festzustellen, ebenso fehlen Bakterien. Die Menge des so abgesonderten Schleimes kann in 24 Stunden 2, 3 ja selbst 5 g betragen. Außerdem besteht bei diesen Patientinnen fast regelmäßig eine vagotonische Übererregbarkeit. Diese äußert sich durch Übersekretion des Magens, durch eine leichte Eosinophilie, Speichelfluß, Tränenfluß, Neigung zu spastischen Darmzuständen und Ähnlichem. Dieser nervöse Cervicalkatarrh steht nach Schröder, Hinrichs und Keßler in einer gewissen Parallele zu abnormen Schleimabsonderungen im Darm und zu abnormer Salzsäuresekretion im Magen.

Löwenstein schildert den „Ausfluß bei nervösen Frauen" in folgender Weise:

Die Frauen, die vielfach der besseren Gesellschaftsklasse angehören, kommen zum Arzt mit der Klage über starken Ausfluß und zwar geben sie gewöhnlich in charakteristischer Weise an, daß der Ausfluß bald geringer ist, bald aber, ihnen völlig unerwartet, sich in großen geballten Schleimklumpen entleert, so daß sie zunächst den Eindruck des Eintrittes vorzeitiger Periode hätten. Tatsächlich findet man auch nicht selten einen solchen geballten Schleimfetzen am Introitus oder im hinteren Scheidengewölbe, in einem anderen Falle hängt er in breiter Bahn aus dem Muttermund heraus. Der Schleim ist zäh, meist hell glasig bis leicht grau und er enthält außer wenigen abgestoßenen Zellen aus der Cervix und weißen Blutkörperchen hin und wieder einige Scheidenbakterien, oder er ist vollkommen keimfrei. Es handelt sich also demnach sowohl nach Konsistenz als Zusammensetzung um eine ausgesprochene Hypersekretion der Cervixdrüsen (s. auch Benthin[3]).

Bei der Frage nach der Ursache des Fluors kann man zunächst auf Grund des bakteriellen Befundes eine Infektion ausschließen. Auch Anämie und Chlorose kommen bei den meist gut ernährten Kranken ursächlich selten in Frage.

---

[1] Kirstein: Arch. f. Gynäkol. Bd. 125, S. 428.
[2] Schröder, Hinrichs und Keßler: Arch. f. Gynäkol. Bd. 128, S. 101.
[3] Benthin: Med. Klinik. 1921, Nr. 31.

Dagegen zeigt es sich, daß es sich um nervöse, suggestiv leicht beeinflußbare Frauen handelt. Schon die ganze Art ihres Krankheitsberichtes weist darauf hin. Nicht selten sind den nervösen Symptomen auch endokrine Störungen beigesellt.

Ganz besonders ist die psychologische Einstellung dieser Frauen zu ihrem Ausfluß affektbetont. Schon durch die geringste Sekretmenge, die sich in der Vulva zeigt, werden sie derartig irritiert, daß sie ihn nicht nur als äußerst lästig empfinden, sondern daß bei ihnen das Gefühl ständiger Unsauberkeit vorherrscht, gegen das sie mit allen Mitteln, angefangen natürlich mit Spülungen, vergeblich ankämpfen.

Nach v. Jaschke[1] ist für den psychogenen Fluor zweierlei charakteristisch: „Einerseits seine Resistenz gegen sonst erfolgreiche therapeutische Maßnahmen, die sehr rasch wechselnde Intensität je nach der Stimmungslage und dem Grade der jeweiligen Ablenkung vom oder Hinlenkung auf das Genitalgebiet. Weiter erscheint aber besonders charakteristisch für den psychogenen Fluor, daß es sich wesentlich nur um eine Vermehrung oder Verdünnung des normalen weißen Scheideninhaltes handelt, ohne daß häufig eine Floraverschlechterung nachweisbar wäre. Das rührt zum guten Teil daher, daß der psychogene Fluor häufig cervicaler (oder vestibularer) Natur ist und der Scheideninhalt erst sekundär verändert wird. Daß natürlich auch in Fällen mit Verunreinigung der Flora neben exogenen Ursachen noch psychische Momente bei der Entstehung oder Unterhaltung des Fluors eine Rolle spielen können, ist selbstverständlich".

Ein charakteristisches Merkmal dieses Fluors ist nach Novak[2] „die Sekretion eines klaren, glasigen, durch keine eitrigen Beimengungen getrübten Sekretes", das in reichlichen Mengen aus der Cervix herausquillt. Bei längerer Dauer des Krankheitsprozesses kommt es zu einer Erweiterung des Cervicalkanals und des äußeren Muttermundes.

VI. Therapie des Fluor genitalis.

Da der Fluor ein Symptom ist, so besteht die Aufgabe der Therapie darin, seine Ursache zu beseitigen.

Die Feststellung dieses krankhaften Zustandes ist durchaus nicht immer leicht und infolgedessen versagt häufig die Therapie.

a) Die Behandlung des tubaren Fluors.

Der tubare Fluor ist so gut wie immer mit schweren und irreparablen Veränderungen der Tuben verbunden. Infolgedessen ist das gegebene Verfahren zu seiner Beseitigung die Exstirpation der Tuben.

b) Die Behandlung des uterinen Fluors.
1. Die Behandlung des korporealen Fluors.

Bei Fluor infolge von Baustörungen des Uterus besteht die Aufgabe der Behandlung in der Wiederherstellung normaler Verhältnisse. Ist dies, wie z. B. bei vielen Geschwülsten des Uterus, nicht möglich, dann bleibt nichts anderes übrig, als die Entfernung des erkrankten Organs.

---

[1] v. Jaschke: Arch. f. Gynäkol. Bd. 125, S. 238.
[2] Novak: Arch. f. Gynäkol. Bd. 125, S. 451.

Endometritis gonorrhoica. Bei der akuten Gonorrhoe des Uterus, gleichgültig, ob sie noch auf die Cervix beschränkt ist oder ob sie schon auf die Uteruskörperhöhle übergegriffen hat, ist jede lokale Behandlung kontraindiziert.

Erst 3—4 Monate nach Beginn der Infektion, wenn die Krankheitserscheinungen fast abgeklungen sind, und nur noch wenig Sekret aus dem Muttermunde abfließt, wenn also die Schleimhautgonorrhoe des Uterus chronisch geworden ist, soll die örtliche Behandlung einsetzen (Menge in Finger S. 491).

Zur Behandlung der chronischen Gonorrhoe des Corpus uteri eignen sich, nach Menge (S. 492), am besten Ätzungen mit konzentrierter Formalinlösung.

Zu der Ätzung benötigt man ein Trélatsches Speculum, eine Kugelzange, einige Stieltupfer und einige Mengesche Ätzsonden. Selbstverständlich müssen sämtliche Instrumente steril sein.

Die Ätzung selbst wird in der Weise ausgeführt, daß man zunächst mittels des Trélatschen Speculums die Scheidenwände weit entfaltet und sich dadurch die Portio bequem zugängig macht. Dann wird die vordere Muttermundslippe mit der Kugelzange gefaßt und festgehalten, damit der Uterus ruhig gestellt ist. Ohne die Ruhigstellung des Uterus veranlaßt die Sonde unnötige Bewegungen des Organs und damit unangenehme Sensationen bei der Patientin.

Nun wird zunächst mit einem in 5%iger Argentum nitricum-Lösung getränkter Stieltupfer die Portio gründlich abgewischt. Dann wird eine der bekannten Mengeschen Hartgummisonden, die mit Watte umwickelt sind und die gebrauchsfertig in einem zylindrischen braunen Glasgefäß aufbewahrt werden, in den Uterus eingeführt. Nun wird die Sonde vorsichtig hin und her bewegt, so daß nach und nach die ganze Korpusschleimhaut mit dem Formalin in Berührung kommt. Gleichzeitig preßt man die Sonde nach allen Richtungen hin an die Cervixschleimhaut an, damit auch diese möglichst weitgehend mit dem Medikament in Kontakt kommt.

Die erste Sonde kehrt gewöhnlich mit einem dicken Schleimmantel aus dem Uterus zurück. Man muß deshalb bei den einzelnen Sitzungen 2—4 Sonden benützen, um intensiv auf das Gewebe einzuwirken.

Nach Beendigung der Ätzung wird der Überschuß des Formalins, der sich im Spiegelgrunde unterhalb des äußeren Muttermundes ansammelt, ausgetupft, damit er bei der Entfernung des Speculums nicht die sehr empfindliche Haut des Dammes überrieselt.

Neben dem Uterus muß bei der weiblichen Gonorrhoe selbstverständlich immer auch die Urethra und unter Umständen auch das Rectum behandelt werden. Außerdem empfiehlt es sich, die Scheide von dem entzündlichen Uterussekret durch Spülungen zu reinigen.

Postgonorrhoische Endometritis. Die Ätzung des Uterus mit 40%igem Formalin bewährt sich auch bei der postgonorrhoischen Form der Uterusschleimhautreizung (Menge, S. 495). R. Franz (S. 88) empfiehlt 10%iges Jothionöl oder 10%iges Jodvasogen, die sich durch ihre Reizlosigkeit auszeichnen.

Nichtgonorrhoische Endometritis. Bei nicht gonorrhoischem Fluor aus dem Cavum uteri hilft oft nur die Abrasio, die sonst bei Fluor verpönt ist. Man findet dann eine ungewöhnlich dicke Schleimhaut mit reichem Drüsenkörper. Die Natur dieser Fälle ist noch nicht geklärt (Menge [1]).

Fluor infolge von Fremdkörperreizung verschwindet meist nach Entfernung der Causa nocens. Sollte dies nicht der Fall sein, dann ist eine Abrasio zu empfehlen.

Von den Hypersekretionen bei **Betriebsstörungen** des Uterus läßt sich der Ausfluß bei Metropathia haemorrhagica am besten durch Ätzungen der Uterusschleimhaut mit Formalin bekämpfen (Sellheim [2]).

---

[1] Menge: Arch. f. Gynäkol. Bd. 125, S. 309.
[2] Sellheim: Dtsch. med. Wochenschr. 1923, S. 750.

Stauungszustände des Uterus erfordern eine Besserung der Zirkulationsverhältnisse durch lokale Eingriffe (Beseitigung von Lageveränderungen usw.) oder durch allgemeine Maßnahmen (Herzmittel u. a.).

Die „Endometritis senilis" mit ausgedehnten Epitheldefekten der Schleimhaut läßt sich nach Menge (1925, S. 310) sehr leicht dadurch heilen, daß man etwa 100 mg Radiumbromid in lang ausgezogener Stabform für 24 Stunden in die Uterushöhle einlegt.

Beim postmenstruellen Fluor hat Menge (1925, S. 320) Chlorzinkspülungen der Scheide „jedesmal nach Beendigung der Blutung" empfohlen. Obwohl diese Therapie nicht am Uterus angreift, wirkt sie, wie Menge sich mehrfach überzeugen konnten, ganz ausgezeichnet"[1].

2. Die Behandlung des cervicalen Fluors.

Zur Behandlung des Fluors bei chronischer Cervixgonorrhoe empfiehlt Menge Ätzungen mit Formalin (siehe Seite 228).

Auch für die Behandlung des postgonorrhoischen und nichtgonorrhoischen cervicalen Fluors haben sich diese Ätzungen mit Formalin sehr bewährt.

In Fällen von hartnäckiger Hypersekretion der Cervix ist Schweitzer[2] einige Male mit gutem Erfolg so vorgegangen, daß er die Cervix mit Laminariastiften erweiterte, und daß er dann mit dem Kugelbrenner einmal durch den weiten Halskanal „durchhuschte".

Die seltenen cervicalen Hypersekretionen mit ampullärer Erweiterung des Cervixrohres sind in der Regel nur durch einen operativen Eingriff zu heilen. Hat man sich im einzelnen Falle von der Fruchtlosigkeit aller übrigen therapeutischen Maßnahmen überzeugt, dann exzidiert man nach beiderseitiger Spaltung der Cervixwand vorn und hinten eine flache, bis zum Os internum reichende, Mucosazunge. Die Wundflächen werden durch Einklappen der Portiolappen gedeckt [Menge (1925, S. 310)].

Beim Lacerationsektropium darf man sich nicht mit der Anfrischung und Vereinigung der vernarbten Rißflächen begnügen; es empfiehlt sich vielmehr auch hier vorne und hinten eine flache Schleimhautzunge zu exzidieren [Menge (1925, S. 310)].

Die Tuberkulose der Portio wird in der üblichen Weise behandelt (s. bei Heynemann, Genitaltuberkulose). Polypen müssen selbstverständlich entfernt werden.

Zur Behandlung des jauchigen Ausflusses beim Portio- und Cervixcarcinom haben sich uns ausgezeichnet die von P. Zweifel[3] empfohlenen „Salicylsäure-Alkohol-Tampons" bewährt. Diese werden in folgender Weise hergestellt und verwendet:

In eine kleine Menge von gewöhnlichem Spiritus wird so viel Salicylsäure gegeben, „als sich darin löst. Nun werden 1—2 Wattebäuschchen in die Lösung geworfen, die sich sofort vollsaugen. Doch dürfen sie in diesem triefend nassen Zustand nicht in die Scheide eingelegt werden, weil die überschüssige Salicylsäurespirituslösung die Scheide wie konzentrierte Karbolsäure ätzt — man muß die Tampons einige Stunden liegen und an der Oberfläche den Spiritus verdunsten, die Salicylsäure krystallisieren lassen, dann sind sie zur Verwendung recht. Es werden solche Tampons alle 2 Tage gelegt, 1—2 Stunden liegen gelassen. Danach wird häufig ausgespült".

---

[1] Die Erklärung ergibt sich aus der Bemerkung von Menge (1925, S. 294), daß der postmenstruelle Fluor erst dann einen pathologischen Charakter gewinnt, wenn sich eine bakterio-chemische Reizung der Scheidenwand anschließt.

[2] Schweitzer: Arch. f. Gynäkol. Bd. 125, S. 450.

[3] Zweifel, P.: Vorlesungen über klin. Gynäkol. Berlin, Hirschwald, 1892, S. 337.

Auch das Einlegen von Radium führt meist — im Verlaufe von einigen Wochen — zur Überhäutung der Portio und zum Verschwinden des Ausflusses.

Bei der Hypersekretion der Cervix auf nervöser Basis empfiehlt R. Schröder (1927) Atropin in Dosen von 0,5 mg 2—3 mal täglich.

c) Die Behandlung des Fluor vaginalis.

Der Fluor vaginalis, der auf schweren Baustörungen der Scheidenwand beruht, bedarf stets einer örtlichen, unter Umständen, bei Geschwülsten, sogar einer operativen Behandlung. Die therapeutischen Richtlinien sind hier vorgezeichnet und sie werden bei den einzelnen Erkrankungen besprochen.

Diese Art des Fluor vaginalis tritt an Häufigkeit aber weit zurück gegenüber einer anderen Form. Bei dieser sind Veränderungen der Scheide nicht oder nur unter besonderen Bedingungen nachzuweisen. Pathologische Zustände des übrigen Genitale können fehlen, oder es besteht ein uteriner Fluor, und auch im Bereiche des übrigen Körpers lassen sich keine Anomalien feststellen.

Über das Wesen dieses „essentiellen" Fluor vaginalis gehen die Ansichten heute noch vielfach auseinander. Die einen Autoren sehen seine Ursache in einer primären Veränderung der Scheidenflora, die anderen betrachten den Fluor als die sekundäre Folge eines gestörten Chemismus des Scheideninhalts oder der Scheidenwand. Entsprechend dieser verschiedenen ätiologischen Wertung des Fluor vaginalis gehen auch die therapeutischen Bestrebungen auseinander. Auf der einen Seite erhofft man die Heilung des Ausflusses von einer „Umstimmung des Mikrobismus" der Scheidenflora, auf der anderen Seite von einer Änderung des „Biochemismus" des Nährbodens.

Die beiden Richtungen haben gelegentlich Erfolge aufzuweisen. Diese sind aber so gut wie immer nur vorübergehender Natur. Früher oder später tritt der Ausfluß wieder ein. Die anfangs erfolgreiche Methode versagt. Schließlich bleibt die Patientin weg, oder sie zieht ungeheilt von Arzt zu Arzt, bis sie sich schließlich „mit ihrem Lose abfindet".

Diese Fälle haben die Meinung aufkommen lassen, daß die Behandlung des Fluor vaginalis zu den „undankbarsten" Aufgaben der gynäkologischen Therapie gehört. Diese Ansicht ist nicht richtig.

Wir besitzen heute für die Behandlung des Fluor vaginalis ein ausgezeichnetes und souveränes Mittel in der Kombination des Lapisbades von Menge mit entsprechenden anderen Maßnahmen.

Menge empfahl das Lapisbad der Scheide zum ersten Male im Jahre 1912 im Handbuch der Geschlechtskrankheiten von Finger, Bd. 2, S. 489, weiter auf der Versammlung Deutscher Naturforscher und Ärzte in Leipzig 1922 und endlich auf der Versammlung der Deutschen Gesellschaft für Gynäkologie in Wien 1925.

Nach P. Zweifel[1] hat schon v. Scanzoni das Lapisbad benützt. Eine Literaturangabe macht Zweifel nicht.

Wir selbst fanden dann in der 4. Auflage des Lehrbuches der Krankheiten der weiblichen Sexualorgane von v. Scanzoni Wien 1867, Bd. 2, S. 251 folgende Stelle: „.... zur Injektion kann man Lösungen von Alaun oder salpetersaurem Silber benutzen. Da sich aber letzteres in den gewöhnlichen Injektionsapparaten sehr leicht zersetzt und bei einiger Unvorsichtigkeit von Seite der Kranken die Leibwäsche, den Boden usw. verdirbt, so ziehen wir es vor, es in der bereits mehrfach erwähnten Weise durch ein Glasspeculum in die Vagina einzugießen. Ist die Erschlaffung der Vaginalwand sehr bedeutend und die Blenorrhoe profus, so muß eine konzentrierte Lösung (1 Drachme Höllenstein auf 1 Unze Wasser) in Anwendung gebracht werden. Man gießt hiervon etwa 2 Drachmen durch das Speculum ein, zieht letzteres allmählich zurück und bringt so nach und nach die Wand der Vagina in ihrer ganzen Ausdehnung mit dem Ätzmittel in Berührung. Diese Prozedur ist alle 3—4 Tage zu wiederholen, und erst wenn sie nach 3—4 wöchentlicher Anwendung keine beträchtlichere Besserung herbeiführt, schreite man zu Kauterisationen der Vaginalschleimhaut mit Höllenstein in Substanz".

---

[1] Zweifel, P.: Zentralbl. f. Gynäkol. 1925, S. 2593.

Im Jahre 1886 empfahl P. Zweifel in dem „Handbuch der Frauenkrankheiten" von Billroth und Luecke, (Bd. 3, S. 210) Umschläge mit 2%iger Argentum nitricum-Lösung bei der gonorrhoischen Vulvitis und Vulvovaginitis der Kinder. Zweifel schrieb dort:

„Das Argentum nitricum hat schon früher in mehr oder weniger konzentrierter Lösung Anwendung gefunden. Nach der Entdeckung der Gonokokken wird man neben den wichtigen praktischen Erfahrungen auch aus theoretischen Gründen diesem Mittel den Vorzug geben müssen. Wenn es auch den Nachteil hat, die Bettwäsche zu schwärzen, müssen solche äußerliche Rücksichten in den Hintergrund treten. Man wird also beim akuten gonorrhoischen Vulvakatarrh entweder regelmäßige Bepinselungen machen oder Läppchen überlegen lassen, die in eine Lösung von Argentum nitricum eingetaucht waren. Die Stärke der Lösung kann verschieden sein von 2—10%. Recht starke Lösungen ätzen und schmerzen, können also nur selten angewendet werden. 2%ige Lösungen lindern den Schmerz und wirken doch den Infektionsträgern entgegen. Alle anderen Adstringentien oder Desinfizientien stehen bei gonorrhoischer Entzündung dem Argentum nitricum nach. Vor der Applikation von Argentum nitricum müssen die Geschlechtsteile durch Waschungen oder Irrigationen gereinigt sein".

In dem gleichen Handbuch wurde, ganz unabhängig von Zweifel, das Lapisbad auch von Breisky für die Behandlung der Scheidenentzündungen empfohlen. („Die Desinfektionsmittel werden auch als Aufpinselungen oder besser als Eingießungen in die Vagina durch ein Speculum angewendet. Im letzteren Falle werden durch Verschiebung eines Röhrenspeculums die verschiedenen Abschnitte der Scheide nacheinander eingestellt und dem medikamentösen Bade ausgesetzt. Zu dieser Anwendung eignen sich auch konzentriertere Mittel von leicht ätzender Wirkung, so das Argentum nitricum in 2%iger Lösung".)

Breisky erwähnt, daß Argentum nitricum-Lösungen auch von anderen Autoren zur Behandlung von Scheidenentzündungen verwendet wurden. Courty[1] benützte eine Argentum nitricum-Lösung von 1 : 30 (3,3%), Emmet[2] bediente sich einer 12%igen, mitunter auch einer noch konzentrierteren, Lösung, außerdem betupfte er stellenweise auch die erkrankten Partien mit dem Lapisstift. Ätzungen mit dem Höllensteinstift empfahl auch H. Hildebrandt (1872, S. 302).

Weiterhin empfahl P. Zweifel in allen Auflagen seines Lehrbuches der Geburtshilfe bei der Colpitis granulosa „die Vaginalschleimhaut im Röhrenspeculum einzustellen und durch Eingießen von 2%iger Argentum nitricum-Lösung sie in allen Fällen zu benetzen.

Durch dieses Eingießen der Lösung und abwechselndes Zurückziehen und Vorschieben des Speculums werden alle Falten von dem Heilmittel bespült. Die Einwirkung auf die Schleimhaut merkt man an der Kontraktion der Vaginalwände und dem Festgehaltenwerden des Spiegels. Man erreicht damit meistens in kurzer Zeit Nachlaß der Sekretion".

Der Zweck des Lapisbades besteht darin, eine schwache, aber doch ausgesprochene Ätzwirkung der gesamten Scheidendecke zu erreichen[3] (Menge, 1925, S. 315).

Dadurch entsteht

1. eine schützende Decke, die bakteriochemische und mechanische Reize abhält. Gleichzeitig wird das Gewebe durch Entziehung von Wasser verdichtet. Die oberflächlichsten Schichten der defekten Scheidendecke werden fester.

2. Die Flüssigkeitsabsonderung aus den Saftspalten wird geringer.

3. Die Ätzung übt auch eine kräftige Regenerationswirkung auf die Deckzellen aus [Menge (1925, S. 316)].

Technik des Lapisbades nach Menge.

Zur Ausführung des Lapisbades benützt man am besten ein langes, schmalblättriges Trélatsches Speculum, dessen Blätter sich an den Enden leicht verbreitern.

Röhrenförmige Specula sind weniger geeignet, weil sie nur kleine Wandflächen freilegen und beständig hin und her geschoben werden müssen, um das Medikament an alle Teile der Scheide zu bringen. Außerdem wird aber auch schon durch das Einführen und ganz besonders durch die Verschiebungen des Spiegels leicht das Scheidenepithel verletzt. Alle diese Nachteile lassen sich mit dem Trélatschen Speculum vollkommen vermeiden.

---

[1] Courty: Mal de l'Utérus. III. Ed. Bd. 2, p. 376. Zit. nach Breisky.

[2] Emmet: Gynécologie. III. Ed. 1884. Zit. nach Breisky.

[3] Alkalische Ätzmittel sind nicht verwendbar, da sie keinen dichten Ätzschorf erzeugen, sondern das Gewebe lockern und verflüssigen [Menge (1925, S. 316)].

Das Trélatsche Speculum wird geschlossen eingeführt, dann wird es zunächst parallel und hierauf radiär gespreizt. Dadurch gewinnt man sofort einen ausgezeichneten Überblick nicht nur über die Portio und die Scheidengewölbe, sondern auch über weite Flächen der seitlichen Scheidenwände. Nun werden mit einem großen gestielten Wattetupfer, der mit einer 2%igen Lapislösung tropfnaß getränkt ist, möglichst große Mengen des Ätzmittels eingetragen, so daß sich in den Scheidengewölben ein großer See bildet. Durch drängende, nicht reibende, Bewegungen des Stieltupfers wird dann die Lösung zunächst mit der ganzen Oberfläche der Portio, mit den Scheidengewölben und mit den freiliegenden breiten Flächen der seitlichen Scheidenwände in Berührung gebracht.

Der Arzt muß bei der Ausführung des Lapisbades Gummihandschuhe tragen, da sonst seine Finger und Nägel schwarz werden. Auch die Wäsche der Patientinnen ist sorgfältig vor der Berührung mit der Höllensteinlösung zu schützen.

Als Mittel zur Entfernung von Argentum nitricum - Flecken werden angegeben:

Behandlung der Flecken mit Cyankalilösung oder mit 10%iger Jodkaliumlösung. (Die gelben Flecken von Jodsilber, die sich dabei bilden, werden mit Natriumthiosulfatlösung entfernt.) Zum Entfernen der Höllensteinflecken von der Haut wird folgende Lösung empfohlen: Hydrarg. bichlorat., Ammon. chlorat. $\overline{aa}$ 10,0 Aq. dest. 80,0.

„Es ist ein großer Vorzug des Trélatspiegels, daß er gerade auch die Seitenflächen der Scheidenwand gut zugänglich macht. Diese Teile der Scheidendecke werden infolge der besonderen Form des Scheidenspaltes bei dem Gebrauch von röhrenförmigen Spiegeln nur ungenügend von der Ätzlösung getroffen" (Menge [1]).

Sind — nach einigen Minuten — die Oberfläche der Portio, der Scheidengewölbe und der seitlichen Scheidenwände von den anhaftenden Fluormassen befreit, dann wird die Spiegellichtung ausgetrocknet. Nun wird mit einem zweiten tropfnassen Tupfer frische Lapislösung eingetragen und noch einmal mit der Oberfläche der Scheide in kurze Berührung gebracht. Eine weißliche Färbung der defekten Wandstellen und ein grauroter Ton der übrigen Scheidenwand zeigen, daß eine ausreichende Ätzwirkung eingetreten ist.

Nun werden die beiden Blätter des Spiegels so weit zusammengeschraubt, daß dieser sich leicht zurückziehen läßt. Bei dieser ganz allmählich erfolgenden Manipulation trägt der Tupfer fortgesetzt die Ätzlösung auch auf die Teile der Scheide bis zum Scheideneingang herunter auf, die bis dahin von den Blättern des Speculums bedeckt waren, bis auch diese überall die Ätzwirkung erkennen lassen. Schließlich werden auch die Oberflächen des Vorhofs und der Vulva, die sich häufig in einem Reizzustand befinden, in der gleichen Weise behandelt [2].

In den meisten Fällen von essentiellem Fluor vaginalis kommt man mit einer einmaligen Anwendung dieses Verfahrens aus. In anderen Fällen muß die Behandlung noch einmal oder auch zweimal wiederholt werden. Zwischen die einzelnen Behandlungssitzungen sind Pausen von 8—14 Tagen einzuschieben. In den Zwischenzeiten läßt man die Kranken unter täglicher Abwechslung Scheidenspülungen machen mit dünnen Chlorzink- oder Kupfersulfatlösungen [3]. Dabei muß man den Kranken empfehlen, das tief

---

[1] Menge: Arch. f. Gynäkol. Bd. 125, S. 318.

[2] Vorzüglich wirken bei derartigen Vulvitiden und intertriginösen Ekzemen auch nächtliche Umschläge mit einer wässerigen oder schwach spirituösen Resorcinlösung. Außerdem kommen, je nach der Verträglichkeit, Puderungen oder Einfettungen der Haut mit Lanolin, eventuell auch mit Zinksalbe, in Betracht, nicht aber mit Vaseline, da diese etwas reizt (Menge).

[3] P. Zweifel (Zentralbl. f. Gynäkol. 1925, S. 2594) verordnet nach dem Lapisbad Scheidenspülungen mit 0,5%iger Milchsäurelösung und er hat gefunden, daß diese Kombination „oft ganz überraschend" gut wirkt. Das Lapisbad wird wöchentlich einmal, die Spülungen werden täglich gemacht.

eingeführte gläserne Spülrohr[1] vorsichtig in querer Richtung hin und her zu bewegen, damit auch die seitlichen Wandpartien von der Spülflüssigkeit berieselt werden. Man kann dann von der Vorschrift, daß die Spülungen in Rückenlage auszuführen sind, absehen.

Nach Abschluß der Lapisbehandlung läßt man die Scheidenspülungen noch einige Wochen fortsetzen. Sind alle Hypersekretionserscheinungen geschwunden, dann wird die Zahl der Spülungen allmählich vermindert. Endlich werden, wenn sich die gleichzeitige Allgemeinbehandlung voll ausgewirkt hat, die Scheidenspülungen vollkommen eingestellt.

Das Lapisbad liefert nur dann einen raschen und dauernden Erfolg, „wenn man die Tatsache berücksichtigt, daß die beabsichtigte Ätzung nicht nur die Funktion einer gewissen Konzentration des Mittels, sondern auch eine Funktion der Zeit ist" (Menge, S. 317). Weiter ist der Erfolg der Lapisätzung davon abhängig, daß die Konzentration des gelösten Mittels durch Salzausfällung und Eiweißbindung während der Applikation nicht zu sehr abgeschwächt wird.

Endlich müssen alle kranken Stellen der Schleimhaut, also die ganze Scheidendecke, von der Ätzwirkung möglichst gleichmäßig getroffen werden.

„Die Erfüllung dieser Vorbedingung des Erfolges ist an die Geduld und die Sorgfalt des behandelnden Arztes, an die wiederholte Eintragung der Ätzlösung in die Scheide in derselben Behandlungssitzung und an die Benutzung eines geeigneten Scheidenspiegels gebunden. Wem Zeit und Geduld mangeln, der wird auch mit den Ergebnissen dieser Behandlungsmethode nicht ganz zufrieden sein" [Menge (1925, S. 317)].

Jede Behandlung des Fluor vaginalis ist unvollständig, wenn sie nicht mit einer Reihe weiterer Maßnahmen kombiniert wird. Diese lassen sich in zwei große Gruppen einteilen: 1. Verhütung von Schädlichkeiten, 2. Besserung des Allgemeinzustandes.

Zur Verhütung von Schädlichkeiten gehören a) die Forderung größter Reinlichkeit, b) die Regelung des Stuhlganges, c) die Regelung des Geschlechtsverkehrs.

a) Reinlichkeit. Wenn nicht auf Reinlichkeit der äußeren Genitalien geachtet wird, wenn Damm und Scheideneingang mit Kot und altem, eingetrocknetem Blut beschmiert, wenn die Gegend der Klitoris mit zersetztem, übelriechendem Sekret der Talgdrüsen bedeckt ist, dann kann man auch bei solchen Frauen, die nicht an Stoffumsatzstörungen oder an uterinen Exsudationen leiden, rein exogene vaginale Hypersekretionen und Fluorrückfälle erleben (Menge[2]).

Blondinen und rothaarige Frauen müssen besonders reinlich sein, da sie nicht nur eine ungewöhnlich zarte äußere Hautdecke, sondern auch eine recht empfindliche Scheidenwand besitzen.

b) Regelung des Stuhlganges. Die Regelung des Stuhlganges — oder genauer der sehr häufigen Obstipation — spielt nach unseren Erfahrungen eine sehr wichtige Rolle in der Behandlung jedes Fluors.

---

[1] Vor Spülbirnen, die den Scheideneingang vollkommen verschließen, ist zu warnen, da die Spülflüssigkeit bei starker Druckerhöhung aus der Scheide in die Bauchhöhle überfließen und eine akute Pelveoperitonitis erzeugen kann (Menge). Auch von der Verwendung von Gummispritzen ist abzuraten, da sie sehr schwer rein zu halten sind.

[2] Menge: Arch. f. Gynäkol. Bd. 125, S. 319.

Im einzelnen kann hier nicht auf die verschiedenen Formen der Obstipation (atonisch, spastisch, rectal) und auf ihre Behandlung eingegangen werden. Nur soviel sei betont, daß für eine sichere Diagnose auch die Röntgendurchleuchtung des Darmes nötig ist.

c) Geschlechtsverkehr. Der Geschlechtsverkehr ist ohne Zweifel bei jeder Art von Fluor schädlich. Er sollte während der Behandlung gänzlich unterbleiben. Je spärlicher er stattfindet, desto besser. Da er sich aber auch in solchen Fällen, in denen er als kausales Moment im Vordergrund steht, nicht immer abstellen läßt, so muß man zum mindesten dafür sorgen, daß er hygienisch verläuft. Hierher gehören 1. peinlichste Sauberkeit der Genitalien bei beiden Beteiligten, 2. Vermeiden aller Abnormitäten.

„Ab und zu ist es bei Fluorrückfällen auch ratsam und lohnend, das genitale Reinlichkeitsbedürfnis des Mannes zu kontrollieren und zu schärfen" (Menge, S. 320).

Fluorkranke Frauen mit besonders reichen und langen Schamhaaren, die beim Geschlechtsverkehr leicht mit in die Scheide eingeschleppt werden können, sollen die Haare kurz halten.

Bei manchen Frauen mit langen hypertrophischen Nymphen wird gelegentlich mit einem Schlag die Neigung zu Fluorrückfällen coupiert, wenn die langgelappten kleinen Labien, die gleichfalls beim Geschlechtsverkehr mit in das Scheidenrohr eingeschleppt werden, reseziert werden (Menge).

Auch lange, aus dem Scheideneingang heraushängende, Hymenallappen und losgerissene Scheidenwandzipfel müssen abgetragen werden.

Eine zu enge Scheide muß durch eine gründliche Erweiterung mit einem Trélatschen Speculum für den Geschlechtsverkehr geeigneter gemacht werden.

Zur Besserung des Allgemeinzustandes dienen a) die Verabreichung von Calcium, b) allgemeine hygienische Maßnahmen, c) die Bäderbehandlung.

a) Kalktherapie. Ein ausgezeichnetes und unentbehrliches Hilfsmittel bei der Behandlung des Fluor vaginalis ist eine systematische innere Kalktherapie (Menge, S. 313).

Esch[1] hat darauf hingewiesen, daß die Kalktherapie beim Fluor auch in der Volksmedizin eine Rolle spielt. So wird in Pommern an manchen Orten der Fluor albus bei jungen Mädchen in der Weise behandelt, daß zerriebene Hühnereischalen in Bier genommen werden. Die alten Ärzte haben auch Kalkwasser gegen den Fluor verordnet.

Als Beispiele für die Verordnung von Calcium seien angeführt:

1. Rp.
Calcium lacticum-Kompretten M. B. K. Nr. L
    DS. 3 × täglich 2 Kompretten in Milch,
    Zuckerwasser, Himbeersaft u. ä. nach
    dem Essen.

2. Rp.
Calc. carbonic. praecipitat. pur. 10,0
    DS. 3 × täglich 1 Messerspitze voll dem
    Essen beigemengt oder in Milch usw.
    nach dem Essen.

3. Rp.
Calc. lact. 10,0
Aq. fontan. ad. 120,0
Sirup. Rub. Idaei ad 150,0
    MDS. 3 × tägl. 1 Eßlöffel voll nach dem Essen.

4. Rp.
Calc. chlorat. 20,0
Aq. dest. ad 100,0
    MDS. 3 × tägl. 1 Teelöffel in einem Weinglas
    voll Zuckerwasser, Himbeersaft, Milch u. ä.

Die Kalktherapie hat sich nach Menge (S. 313f.) namentlich bei unterernährten und anämischen Fluorkranken ausgezeichnet bewährt. Sie führt nicht nur zu Eiweiß- und Fettansatz, sondern sie vermindert auch zu starke Regelblutungen. Außerdem setzt sie

---

[1] Esch: Arch. f. Gynäkol. Bd. 125, S. 457.

auch die Übererregbarkeit des Nervensystems herab und sie vermindert durch „Abdichtung der Gefäßwände" auch die Transsudation und Exsudation durch die Genitalwände.

Im allgemeinen kommt man mit der täglichen Verabreichung von 3—4 g eines Kalksalzes vollkommen aus. Größere Dosen können zuweilen Magenbeschwerden und Verstopfung veranlassen (Menge).

Viel größerer Wert als auf die Anwendung großer Dosen ist auf eine längere Dauer der Verabreichung des Mittels zu legen.

Kontraindiziert ist die Kalktherapie bei fetten Personen, da sie die Fettablagerung steigern kann.

b) Allgemeine hygienische Maßnahmen. Über die allgemeinen hygienischen Maßnahmen lassen sich keine bestimmten Vorschriften machen, da sie den Besonderheiten des einzelnen Falles angepaßt werden müssen. „Ein fettes genitalhypoplastisches Individuum muß natürlich anders angepackt werden wie ein asthenisches oder schlecht ernährtes, anämisches oder gar tuberkulöses. Die ganze Lebensweise, die Ernährung, die körperliche und geistige Arbeit müssen den jeweiligen Verhältnissen angepaßt werden. Unerläßlich ist besonders für Stubenhocker und für in geschlossenen Räumen arbeitende fluorkranke Frauen und Mädchen ein genügender Aufenthalt im Freien, in der Luft und der Sonne, für Träge das vorsichtige Betreiben einer angemessenen physikalischen Körperkultur, für Erschöpfte ein größeres Ausmaß an Ruhe, für Obstipierte die diätetische Regelung der Verdauung. Schon diese Maßnahmen begünstigen einen normalen Ablauf des Gesamtstoffwechsels" (Menge 1925, S. 311).

Der Einwand, daß die Durchführung der allgemeinen Maßnahmen oft an der Macht der äußeren Verhältnisse scheitert, kann nur sehr bedingt gelten. „Viel hinderlicher pflegen der Mangel an gutem Willen, die Indolenz und die Energielosigkeit der Kranken zu sein, welche den Arzt zur Verzweiflung bringen können. Bei einer zielsicheren psychischen Führung gelingt es aber ausnahmslos, die Kranken zur Befolgung einer systematisch betriebenen Allgemeinbehandlung zu bringen, besonders wenn man darauf hinweist, daß neben der Gesundheit auch Anmut, Jugendlichkeit, Schönheit und weibliche Anziehungskraft auf dem Spiele stehen" (Menge, S. 311).

Zu diesen allgemein-hygienischen Maßnahmen gehört als außerordentlich wichtiger Faktor auch eine zweckmäßige Badekur.

c) Bäderbehandlung. Die besten Erfolge einer Badekur bei Fluorkranken sieht man in Sol- und Moorbädern [Menge (1925, S. 313)].

Die Solbäder sind nach Menge[1] besonders dann zu empfehlen, wenn die Fluorkranken zugleich an Menorrhagien leiden.

Die Moorbäder kommen namentlich bei Genitalhypoplasie und Oligomenorrhoe in Betracht.

Bei Adipositas verbindet man mit den Bädern eine Trinkkur und zwar läßt man neben einer Eisenquelle auch einen Salzbrunnen gebrauchen, da dieser die Verdauung regelt und einen guten Stuhlgang erzeugt. Bei entsprechender Diät und körperlicher Betätigung erreicht man so neben der Erhöhung des gesamten Stoffwechsels eine langsame Entfettung und eine Anregung der Ovarialtätigkeit.

---

[1] Menge: Arch. f. Gynäkol. Bd. 125, S. 312.

Ist aus irgendwelchen Gründen ein Badeaufenthalt nicht möglich, dann kann man auch zu Hause die Bäderbehandlung durchführen, vorausgesetzt, daß eine Vollbadewanne zur Verfügung steht. Sitzbäder sind nicht zu empfehlen, da ihre Wirkung bei weitem nicht an die der Vollbäder heranreicht. (Menge [1]).

Künstliche Solbäder werden in der Weise gemacht, daß man 1—5 kg Mutterlauge (aus Kreuznach, Koesen, Bad Wittekind in Halle a. S.), einem Vollbad [2], das bis an den Hals reicht, zusetzt und dann noch $1/2$—1 kg Kochsalz hinzufügt.

Zur Herstellung von Moorbädern gibt man auf ein Vollbad $1/2$—1 kg Moorsalz oder 1—2 kg Moorlauge (Franzensbader Moorlauge, Franzensbader Moorsalz, Mattoni Moorsalz, Mattoni Moorlauge). Anfangs zwei Bäder wöchentlich, später 3—5. Dauer 10—30 Minuten. Temperatur 34—36°.

Sehr mit Recht hat Menge [3] darauf hingewiesen, daß sich bei den Kuren in Badeorten bedauerlicherweise zuweilen immer noch der starke Betätigungsdrang mancher Badeärzte gerade Fluorkranken gegenüber als Übelstand bemerkbar macht. „Wenn sich ein Frauenarzt nach einer genauen Analyse des Falles und nach reiflicher Überlegung dazu entschließt, unter Verzicht auf jede Lokaltherapie einer Kranken in einem Badeorte die Segnungen der allgemein wirkenden Heilfaktoren zuteil werden zu lassen, so sollte sein Heilplan von dem Badearzt, der sich vielleicht auch gynäkologische Kenntnisse erworben hat, durch die Anwendung einer genitalen Lokaltherapie nicht durchkreuzt werden. Es gibt noch immer Badeärzte, die ihre Aufgabe, bei solcher Sachlage lediglich die Badekur zu überwachen und zu leiten und dem Kräftemaß der Kranken anzupassen, total verkennen. Selbst wenn man den Fluorkranken Einführungsbriefe für den Badearzt mitgibt, in denen ausdrücklich um die Unterlassung jeglicher Lokaltherapie ersucht wird, kann man es erleben, daß ihnen Scheidenspülungen mit Quellwasser vorgeschrieben, oder täglich Ichthyolglycerintampons in die Scheide eingeschoben werden, oder daß sie innerlich massiert werden, oder daß sie gar kürettiert zurückkehren. Derartige badeärztliche Entgleisungen habe ich wiederholt, selbst bei Virgines intactae, erlebt" (Menge [4]).

Eine sehr wichtige Regel bei der Bäderbehandlung des Fluors in Kurorten ist die, daß die Badekur nicht auf eine zu kurze Zeitspanne komprimiert wird. „Die aus alten Zeiten stammende, traditionelle vierwöchige Kurdauer ist in der Regel völlig unzureichend. Damit in dieser kurzen Frist eine bestimmte Zahl von Bädern erreicht wird, schiebt man die Bäder viel zu dicht zusammen. Körperlich und seelisch erschöpft, unzufrieden, müde und abgespannt, noch magerer und anämischer als sie zuvor waren, und oft auch mit verstärktem Fluor kehren dann die Kranken nach Hause zurück. Wenn in der Regel auch nach einigen Wochen der Aufstieg und die günstige Einwirkung auf den Fluor nachfolgt, so ist die Kompression der Kurzeit und ihre vorübergehende ungünstige Auswirkung doch äußerst unzweckmäßig" (Menge).

Das Gleiche gilt natürlich auch für die häuslichen Badekuren.

Über das Wesen der Bäderwirkung gehen die Anschauungen heute noch weit auseinander. Infolgedessen soll hier nicht näher auf die individuell verschiedenen und ständig sich wandelnden Ansichten eingegangen werden. Es darf aber wohl als sicher gelten, daß die Bäderwirkung die Resultante verschiedener Komponenten ist.

Schon die sexuelle Ruhe, die Trennung vom Ehemann und den Kindern, von häuslichen und sonstigen Sorgen wirken auf viele Frauen außerordentlich wohltätig ein. Immerhin läßt sich dadurch aber nicht die rasche und sichere Wirkung der balneotherapeutischen Maßnahmen bei Kindern und solchen Erwachsenen erklären, bei denen diese Schädlichkeiten wegfallen.

---

[1] Menge: Arch. f. Gynäkol. Bd. 125, S. 311.
[2] Auf ein Vollbad für Erwachsene rechnet man durchschnittlich 250 Liter Wasser.
[3] Menge: Arch. f. Gynäkol. Bd. 125, S. 311.
[4] Menge: Arch. f. Gynäkol. Bd. 125, S. 311f.

Auch die Luft- und Lichtwirkungen, besonders im Hochgebirge und an der See, können — so groß ihre Bedeutung auch anzuschlagen ist — nicht allein für die gute Beeinflussung des Fluors verantwortlich gemacht werden, da sonst die Erfolge der häuslichen Badekuren schwer zu erklären wären.

Im Vordergrunde der Wirkung scheint also die eigentliche Badewirkung zu stehen. Jedenfalls dürfen die besonders guten Ergebnisse der Bäderbehandlung in Kurorten „nicht auf einen besonderen Genius loci therapeuticus allein bezogen werden" (Menge, S. 313).

Die Erfolge dieser Mengeschen Therapie des Fluor vaginalis sind, wie wir auf Grund reicher eigener Erfahrungen bestätigen können, ganz ausgezeichnet.

Freilich erfordert die Behandlung viel Zeit, Aufmerksamkeit und Geduld.

Versager dieser Therapie kommen vor, und sie sind noch interessanter als die Erfolge. Man kann ohne Übertreibung behaupten, daß für die Mißerfolge nicht die Methode, sondern daß der Arzt oder die Patientin verantwortlich zu machen sind.

Wenn das Lapisbad in quantitativer und qualitativer Hinsicht richtig ausgeführt wird, dann beruhen nach unseren Erfahrungen Versager häufig darauf, daß ein uteriner Fluor übersehen wurde. Ein vermehrter uteriner Zufluß läßt sich nicht immer bei der Einstellung der Portio im Speculum erkennen. Sein Vorhandensein und seine Bedeutung für den Mißerfolg des Lapisbades geht aber zur Genüge daraus hervor, daß der Fluor vaginalis rasch verschwindet, wenn die Cervix behandelt wird. Auf diese Weise hat sich uns das Versagen des Lapisbades mehrfach als wertvolles diagnostisches Hilfsmittel für den Nachweis einer uterinen Hypersekretion erwiesen.

Leider ist der Fluor cervicalis zuweilen sehr viel hartnäckiger als ein unkomplizierter, d. h. nicht durch Zufluß von oben her unterhaltener, Fluor vaginalis. In diesen Fällen kann das Lapisbad versagen, wenn es nicht gelingt, die uterine Hypersekretion zu bekämpfen.

Neben der Kontrolle seiner eigenen diagnostischen und therapeutischen Technik muß man selbstverständlich immer auch an eine Durchbrechung des Behandlungsprinzips durch die Kranken denken.

Dabei macht man gar nicht so selten die Erfahrung, daß die Patientinnen wohl die ärztlichen Vorschriften genau befolgen, daß diese aber zu allgemein waren und daß sie zu wenig auf den besonderen Fall eingingen. Selbstverständlich kann man nicht an alle verschiedenen Möglichkeiten denken. Wenn man aber beim Versagen der Therapie näher nach der Ursache des Mißerfolges sucht, dann ist es oft geradezu erstaunlich, wie groß die Unkenntnis von Selbstverständlichkeiten der körperlichen, geschlechtlichen oder allgemeinen Hygiene bei den Kranken ist. So ist man — um nur ein Beispiel zu nennen — oft überrascht, in welchem Zustande sich das „Mutterrohr" befindet, wenn man es sich zeigen läßt und noch überraschter ist man, wenn man die verschiedenen Zwecke erfährt, denen dieses eine Rohr oft dienen muß.

Auch dieses Suchen nach den Ursachen der Mißerfolge erfordert sehr viel Mühe und Geduld. Man geht dabei oft in die Irre, denn nicht jedes Moment, das man bei der Patientin für das Scheitern der Therapie verantwortlich macht, braucht die Schuld zu tragen. Erst wenn mit der Beseitigung der vermuteten Ursache auch der Ausfluß schwindet, ist ihre ätiologische Bedeutung erwiesen.

Die ausgezeichneten Erfolge des Lapisbades werden auch von anderer Seite (Köhler, Halban, Albrecht u. a.) bestätigt.

R. Köhler (S. 124) hat darauf hingewiesen, daß auch an der Halbanschen Klinik das Lapisbad zur Fluorbehandlung verwendet wird, und daß die Erfolge dieser Behandlungsmethode „ganz vorzügliche" sind. Nach mannigfachen tastenden Versuchen mit allen neu angegebenen Mitteln ist Halban immer wieder zu dieser Methode zurückgekehrt, da er mit keinem anderen Verfahren bessere Resultate erzielte.

Einer besonderen Besprechung bedarf noch die Behandlung des Fluors Gravider und des virginellen Fluors.

Den Fluor in der Gravidität behandelt Menge (1925, S. 320) in der gleichen Weise wie den essentiellen Fluor vaginalis. Er betont nur, daß für das Lapisbad der Scheide ein besonders großer Trélatspiegel notwendig ist.

P. Zweifel (1908) hat zur Behandlung des Fluors Gravider Spülungen mit 0,5%iger Milchsäure empfohlen. Diese Spülungen mit Milchsäure wirken nach unseren Erfahrungen sehr gut. Bei ihrem Aussetzen macht sich aber der Fluor rasch wieder bemerkbar. Die Spülungen müssen also bis zum Ende der Schwangerschaft fortgesetzt werden.

Bei dem Fluor albus der Virgo „ist jede örtliche Behandlung nicht nur widersinnig und überflüssig, sondern auch schädlich und daher streng kontraindiziert" (Menge [1]).

Hier kommt allein die kombinerte Bäder- und Kalktherapie, sowie die sonstige auf allgemeine Kräftigung abzielende Behandlung und die Abstellung von hygienischen Schädlichkeiten in Betracht.

Das Gleiche gilt für den ausgesprochenen Fluor flavus der Virgines. Man muß in diesen Fällen nur daran denken, daß der Fluor flavus in der Regel aus einem Fluor albus durch äußere Reizmomente, wie Masturbation u. a. m., entstanden ist, und man muß neben der Allgemeinbehandlung auch diese Übelstände abzustellen versuchen. In der Regel gelingt es dann auch, ohne jede örtliche Behandlung, aus dem Fluor flavus zunächst wieder einen Fluor albus herzustellen und endlich auch diesen völlig zu beseitigen (Menge [2]).

Ist es bei einer Virgo aber zu Wandveränderungen, also zu einer Kolpitis, gekommen, dann müssen die erkrankten Wandstellen örtlich — mittels des Lapisbades — angegangen werden. Derartige Fälle sind bei Virgines im ganzen selten.

Gegenüber dem Lapisbad von Menge treten alle anderen Formen der lokalen Fluorbehandlung vollkommen an Bedeutung zurück. Gleichwohl sollen wenigstens die wichtigsten von ihnen erwähnt werden.

Die gebräuchlichsten Verfahren sind:
1. die Spülbehandlung,
2. die Trockenbehandlung (Nassauer),
3. die lokalbiochemische Behandlung.

Man kann diese Methoden nicht besser charakterisieren, als dies Menge (1925) in seinem großen Referat „Über den Fluor genitalis des Weibes" getan hat:

„Alle diese Behandlungsmethoden können auf Erfolge hinweisen. Wären sie gänzlich erfolglos, dann wären sie wohl längst wieder eingesargt. Ihre Erfolge sind aber nicht immer, ja nicht einmal häufig, Dauererfolge, oft nur Erfolge rein symptomatischer Art. Das zeigen deutlich die immer wiederkehrenden Modifikationen und Neuvorschläge" (Menge, S. 322).

„Bei isolierter Anwendung können diese Methoden nur dann einen Dauererfolg bringen, wenn sie bei Fluorfällen angreifen, die allein auf exogenen Einwirkungen basieren. Aber auch dann ist ihnen ein Dauererfolg nur beschieden, wenn die Scheidenwand anatomisch nur wenig alteriert ist."

„Ist der Fluor vaginalis von pathologischen uterinen Zuflüssen abhängig, kann das Behandlungsergebnis nur gut ausfallen, wenn zunächst die uterinen Zuflüsse beseitigt werden. Außerdem dürfen die morphologischen Wandstörungen noch nicht zu weit fortgeschritten sein. Beruht der Fluor vaginalis auf einer pathologischen Steigerung der Wanddurchlässigkeit für Transsudat, dann ist von ihnen ein Dauererfolg nur zu erwarten, wenn sie mit einer zweckmäßigen Allgemeinbehandlung kombiniert werden, vorausgesetzt, daß auch dann noch nicht zu ausgiebige anatomische Wandläsionen vorliegen" (Menge, S. 322).

---

[1] Menge: Arch. f. Gynäkol. Bd. 125, S. 310.
[2] Selbst die anscheinend so harmlosen Scheidenspülungen können sehr schaden, da sie die Aufmerksamkeit der Kranken in unnötiger Weise auf das Genitale hinlenken (Arch. f. Gynäkol. Bd. 125, S. 310).

„Daß alle diese Methoden erfolgreich sein können, weist auf eine gemeinschaftliche Wirkungskomponente hin, die Adstriktion. Bei den Spülungen handelt es sich um die Berieselung der Scheidenwand mit schwachen Lösungen von Desinfektions- oder Gerbmitteln, die nebenbei eine vorübergehende Abschwemmung der bakteriochemisch wirkenden Reizstoffe und der Fluormassen und damit neben einer Adstringierung der Scheidenhaut auch eine allerdings recht transitorische Auslöschung des Symptoms „Fluor" bedingen. Bei der Trockenbehandlung kommt es gleichfalls durch die Adsorptionswirkung der Bolus alba zu einer schwachen Adstringierung der Scheidenhaut, welche durch Zusätze von gerbenden Substanzen noch gesteigert werden kann. Gleichzeitig werden vorübergehend die bakteriochemisch wirkenden Reizsubstanzen gebunden und der Fluor aufgesaugt, somit wieder transitorisch das Symptom „Fluor" gelöscht. Bei der lokalbiologischen Therapie, zu der neben der Bacillosanbehandlung auch die Einführung von saurer Milch, von Hefepräparaten und von Zucker, ferner auch die Spülungen mit Milchsäure gehören, handelt es sich abermals im wesentlichen um die adstringierende Wirkung der Milchsäure.

Alle diese Methoden müssen aber versagen, wenn man mit einem Adstringens der kranken Wand gegenüber nicht mehr auskommt, wenn man zur Sprengung des Circulus vitiosus eine Ätzwirkung nötig hat. Die Unzulänglichkeit des adstringierenden Einflusses kommt um so stärker zum Vorschein, je kürzer die Substanz in der Scheide bleibt, je ungleichmäßiger sie sich ausbreitet, je rascher auch bei längerem Verweilen die Wirkung des Mittels verpufft.

Das sind die wichtigsten Mängel dieser Behandlungsmethoden, welche hinreichend erklären, weshalb ihr Erfolg so häufig nicht lange anhält oder sogleich mit dem Aufhören ihrer Anwendung erlischt" (Menge 1925, S. 322).

Alle diese Behandlungsmethoden werden von den meisten Ärzten viel zu hoch eingeschätzt. Dies dürfte einmal darin seinen Grund haben, daß sie viel weniger Aufwand an Mühe und Zeit erfordern, als ein gründliches Baden und Auswaschen der ganzen Scheide mit einer geeigneten Ätzlösung. Zweitens haben sie den scheinbar großen Vorteil, daß sie von den Patientinnen selbst zu Hause ausgeführt werden können und ihnen dadurch Geld und Zeit zu sparen scheinen. Endlich glauben Arzt und Patientin durch sie den oft unbequemen und lästigen Anforderungen der Allgemeinbehandlung enthoben zu sein.

Die Spülbehandlung des Fluors.

Die Spülungen bewirken eine rein mechanische Entfernung des angesammelten Scheideninhalts, also der Flüssigkeit, der Bakterien, Leukocyten, Epithelien.

Ein gewisser therapeutischer Effekt ist dieser Maßnahme sicher nicht abzusprechen.

Es ist heute wohl allgemein anerkannt, daß eine übermäßige uterine Sekretion die Scheidenschleimhaut reizen und damit zur Ursache eines vaginalen Fluors werden kann. Die Reizwirkung, die eine vermehrte Sekretion ausübt, erkennt man ja am deutlichsten aus den entzündlichen Erscheinungen (intertriginöses Ekzem usw.), die man beim Fluor häufig auf der äußeren Haut in der Umgebung des Genitale findet.

Ferner ist es sehr wohl möglich, daß beim Zerfall von Leukocyten, Epithelien und Bakterien toxische Zerfallsprodukte entstehen, die einen Reiz auf die Scheidenschleimhaut ausüben. Werden diese Noxen von Zeit zu Zeit durch eine Spülung entfernt, dann ist die Zeit ihrer schädlichen Einwirkung zum mindesten verkürzt, und es ist besser, als wenn sie dort stagnieren.

Zu den Spülungen werden meist leicht adstringierende Mittel benützt wie Zincum sulfuricum, Cuprum sulfuricum, Formalin, Alaun, essigsaure Tonerde u. a. m.

Spülungen mit reinem Wasser oder mit „Kräutertee" sind nach Fritsch[1] grundsätzlich zu vermeiden. Sie erweichen die Oberfläche, und die zurückbleibende Flüssigkeit wirkt weiter macerierend. Man unterhält den Ausfluß, er hört oft von selbst auf, sobald die Spülungen eingestellt werden (Fritsch).

Die meisten Spülmittel werden in $^1/_2$—1%iger Lösung verwendet. Ihre Verordnung erfolgt am besten in der Form von Stammlösungen oder Pulvern, von denen ein Eßlöffel oder ein Kaffeelöffel auf ein Liter Wasser die gewünschte Konzentration ergibt.

Als Beispiele für derartige Verordnungsformen seien angeführt:

Rp.
    Alumin. ust. 150,0
      DS. Zu Spülungen
        1 Eßlöffel auf 1 Liter Wasser.

Rp.
    Zinc. sulfur. 10,0
    Aq. dest. ad 150,0
      MDS. Zu Spülungen
        1 Eßlöffel auf 1 Liter Wasser.

Rp.[2]
    Cupr. sulfur.
    Alumin. crud. āā 15,0
    M.f.p. Divide in partes aequales Nr. XV
      DS. Zu Spülungen
        1 Pulver auf 1 Liter Wasser.

Rp.
    Natr. carbonic. 150,0
      DS. Zu Spülungen
        1 Eßlöffel auf 1 Liter Wasser und
        dann noch 1—2 Löffel Kölnisch
        Wasser hinzufügen.

Rp.
    Cupr. sulfur. 10,0
    Aq. dest. ad 150,0
      MDS. Zu Spülungen
        1 Eßlöffel auf 1 Liter Wasser.

Rp.
    Formaldehyd. solut. 50,0
      DS. Zu Spülungen
        $^1/_2$ Kaffeelöffel voll auf 1 Liter Wasser.

Rp.[2]
    Zinc. sulfur.
    Alumin. crud. āā 25,0
      M.f.p. DS. Zu Spülungen
        1 Kaffeelöffel auf 1 Liter Wasser.

Rp.[2]
    Kal. hypermangan. 5,0
    Aq. dest. ad 200,0
      DS. Zu 1 Liter Wasser soviel hinzufügen
        bis die Lösung weinrot ist.

Rp.
    Spiritus saponatus 150,0
      DS. 1 Eßlöffel auf 1 Liter Wasser. Eventuell
        1 Eßlöffel Kölnisch Wasser hinzufügen.

Rp.
    Acid. lactic. 100,0
    Aq. dest. ad. 300,0
      MDS. Zu Spülungen
        1 Eßlöffel auf 1 Liter Wasser.[3]

Die Wirkung der Spülungen besteht in der Hauptsache darin, daß sie das pathologische Sekret aus der Scheide entfernen. Außerdem wirken die adstringierenden Mittel auch leicht gerbend auf die Schleimhaut und sie können dadurch vorübergehend vielleicht auch den Flüssigkeitsdurchtritt durch die Scheidenwand vermindern.[4]

Andererseits können die Scheidenspülungen aber auch schaden. Dies geht zur Genüge aus der längst bekannten Tatsache hervor, daß häufig erst im Anschluß an sog. hygienische

---

[1] Fritsch: Die Krankheiten der Frauen. 12. Aufl. S. 108.
[2] Aus Köhler in Halban-Seitz Bd. II. S. 122.
[3] Siehe Seite 244.
[4] Über den Einfluß der Scheidenspülungen auf die Scheidenflora siehe Polano, Zeitschr. f. Geb. u. Gyn. Bd. 70, S. 394, 1912 — E. Zweifel, Monatsschr. f. Geb. u. Gyn. Bd. 39, S. 459, 1914 — Kamniker und Schmid, Wien. klin. W. 1925, S. 621.

Spülungen ein Ausfluß entsteht, und daß dieser beim Aussetzen der Spülungen sofort verschwindet.

Diese schädliche Wirkung der Spülungen dürfte verschiedene Gründe haben. Einmal werden durch sie auch die normalen Scheidenkeime abgeschwemmt, die Reaktions- und Pufferungsverhältnisse, überhaupt die ganze physikalisch-chemische Struktur des Scheideninhaltes werden verändert, auch das Epithel kann geschädigt werden.

Außerdem kann man gegen die Scheidenspülungen einwenden, daß Spülungen mit **hypertonischen** Lösungen eine Transsudation aus der Scheidenwand und damit eine Sekretvermehrung zur Folge haben, während **hypotonische** Lösungen zur Quellung und Auflockerung des Epithels führen (Loeser [1]).

Allerdings dürften sich diese Schädigungen nicht so sehr bei seltenen und kurzdauernden Scheidenspülungen geltend machen, sondern bei **Dauerspülungen**, bei denen eine Viertelstunde lang und länger größere Flüssigkeitsmengen durch die Scheide laufen. Immerhin beweist aber der Fluor, der bei täglichen Scheidenspülungen entsteht, daß auch kurze Spülungen zur Schädigung führen können, wenn sie nur häufig genug vorgenommen werden.

Scheidenspülungen und besonders Dauerspülungen können auch zu einer **thermischen** Schädigung der Scheidenwand führen. Allerdings sind derartige Schädigungen nur dann zu erwarten, wenn die äußeren Genitalien durch eine Spülbirne vor zu hoher oder niedriger Wärme geschützt werden. Andernfalls gestattet die außerordentlich große Sensibilität der Genitalien ganz von selbst keine zu großen Temperaturextreme.

Da die Spülungen, auch wenn sie als Dauerspülungen gemacht werden, häufig doch nicht den erwarteten Erfolg brachten, suchte man die verschiedenen antiseptischen und adstringierenden Mittel in einer Form zu verabreichen, die eine länger dauernde Einwirkung auf die Scheidenwand versprach.

Zu diesem Zwecke werden die betreffenden Medikamente mit leicht zerfließlichen Massen (Seife, Kakaobutter, Gelatine, Agar usw.) vermischt und in der Form von sog. „Globuli vaginales" in die Scheide gebracht.

Man erwartet von diesen, daß sie bei Körperwärme zerfließen, sich auf die ganze Oberfläche der Scheide verteilen und hier lokale und, durch Resorption, vielleicht auch Fernwirkungen entfalten.

Einer nachhaltigen Wirkung dieses Verfahrens stehen aber, ebenso wie bei den Spülungen, die anatomischen Verhältnisse der Scheide entgegen, ferner die bekannte Tatsache, daß ölige Suspensionen eines Desinfiziens doch schwächere Wirkung zeigen, als wässerige Lösungen gleicher Konzentration (Köhler).

Einen weiteren Versuch, die Wirkungsmöglichkeit der Medikamente zu erhöhen, bedeuten die **Spumanpräparate**.

Bei diesen ist einer Präparatenmasse, die das Medikament enthält, Natrium bicarbonicum und Acidum tartaricum beigegeben. Kommen diese Präparate mit einer Flüssigkeit, also auch mit dem Fluor, in Berührung, dann entwickelt sich Kohlensäure. Diese soll das Medikament in alle Nischen und Buchten der Scheide pressen und überall verteilen.

Nach unseren eigenen Erfahrungen ist das Lapisbad sowohl den Globuli als auch den Spumanpräparaten weit überlegen.

Trockenbehandlung des Fluor vaginalis.

Im Jahre 1909 empfahl Nassauer die Trockenbehandlung des Fluor vaginalis. Er ging dabei von dem Prinzip der äußeren Wundbehandlung aus, feuchte Wunden auszutrocknen. Diese austrocknende Wirkung läßt sich mit jedem indifferenten Pulver erzielen.

---

[1] Loeser: Zentralbl. f. Gynäkol. 1920, S. 424 u. 420.

Nassauer verwendete hierzu ursprünglich (1909) die Bolus alba, die schon von Stumpf (1898) zur Wundbehandlung und zur Behandlung von Darmerkrankungen empfohlen und von Georgi mit Erfolg bei Cervixkatarrhen, von Höpfel bei einem jauchenden Portiocarcinom verwendet worden war.

Später empfahl Nassauer die Bolus alba mit Zusätzen von essigsaurer Tonerde (Lenicetbolus), Holzessig, Wasserstoffsuperoxyd, Perubalsam, Ichthyolpuder, Teer, Jod, Argentum nitricum, Vasenolpuder, da die einfache Bolus in der Scheide einen üblen Geruch annimmt.

Neben der Unschädlichkeit und der austrocknenden Wirkung des verwendeten Mittels mußte an die Pulverbehandlung des Fluor vaginalis noch die Forderung gestellt werden, daß das verwendete Pulver in alle Buchten und Falten der Scheidenschleimhaut gelangt.

Zu diesem Zwecke gab Nassauer ein Gebläse an, das er als „Siccator" bezeichnete (Abb. 89).

Dieser Apparat besteht aus einer Glasbirne, die nach dem einen Ende konisch zuläuft, so daß sie bequem in die Scheide eingeführt werden kann. Auf ihrer Oberfläche trägt die Birne vier Längsfurchen, die von der Spitze bis zum größten Umfang verlaufen [1]. Diese vier Längsrinnen haben den Zweck, einen Teil der eingeblasenen Luft wieder entweichen zu lassen und einer gefährlichen Druckerhöhung in der Scheide vorzubeugen. Beim Einführen der Birne in die Scheide legt sich die Schleimhaut in die Rillen ein und verschließt sie. Sobald in der Scheide ein bestimmter Luftdruck herrscht, werden diese Schleimhautfalten abgehoben, und sie lassen, wie Ventile, die Luft entweichen.

Von der Mündung aus verläuft im Innern der Birne ein Glasrohr. Dieses erweitert sich an dem entgegengesetzten Ende der Birne zu einem kleinen Glasbehälter, der Pulverkammer, die etwa 2—3 Messerspitzen Pulver aufnehmen kann. Dieses Reservoir ist durch einen durchbohrten Pfropf verschließbar.

Die Technik der Trockenbehandlung gestaltet sich nach Nassauer nun folgendermaßen:

In die Pulverkammer des Siccators werden 1—2 Messerspitzen Pulver gebracht. Dann wird der durchbohrte Pfropf mit dem Gummigebläse aufgesetzt. Die Glasbirne wird in die Scheide eingeführt und mit der einen Hand fest gegen den Scheideneingang gedrückt. Mit der anderen Hand wird „3, 4, 5 mal hintereinander" ein kräftiger Druck auf das Gummigebläse ausgeübt.

Nach der Einblasung in die Scheide müssen auch die äußeren Genitalien (Schamlippen, Vulva, Klitoris) mit dem Pulver bestäubt werden. Die Austrocknung dieser Teile trägt sehr viel dazu bei, um das Gefühl des Ausflusses verschwinden zu lassen. Außerdem bringt sie entzündliche Erscheinungen an diesen Partieen rasch zum Abheilen.

Bei starkem Ausfluß muß diese Einblasung dreimal täglich vorgenommen werden. Die Patientin muß sich selbst einen Siccator anschaffen, nachdem man sich überzeugt hat, daß sie imstande ist, ihn — in liegender Haltung — richtig zu gebrauchen. Nach einigen Tagen wird eine gründliche Spülung mit mehreren Litern Kamillentee oder einem anderen Spülmittel (Lysoform u. a.) gemacht.

Die Trockenbehandlung des vaginalen Fluors läßt sich mit Erfolg bei jauchenden Portiocarcinomen verwenden, wenn man die Salicylsäuretherapie nach Zweifel (siehe S. 229) nicht anwenden kann oder will, ferner in den Fällen, in denen man rasch einen, wenn auch nur vorübergehenden Erfolg erzielen will, z. B. bei Patientinnen, die schon lange an Fluor behandelt wurden, und die nun mißtrauisch und resigniert sich in die neue Behandlung begeben.

Bei diesen Patientinnen kann man sich durch einen raschen symptomatischen Erfolg häufig das Vertrauen erwerben, und man kann sie dann leichter für das heilende Lapisbad und die dazu gehörige systematische Allgemeinbehandlung gewinnen.

Weiter hat die Bolustherapie den Vorteil, daß die Pulvermassen in der Scheide den Geschlechtsverkehr sehr erschweren und so — wenigstens zuweilen — das Verbot des Congressus in wirksamer Weise unterstützen.

Von Wichtigkeit ist, daß man bei der Trockenbehandlung zwei Punkte im Auge behält:

1. Man darf die Bolusmassen nicht zu lange in der Scheide lassen, sonst verbacken sie zu einer „bröckeligen oder schmierigen Masse", die einen Fremdkörperreiz setzt.

---

[1] An dem ursprünglichen Modell (Münch. med. Wochenschr. 1909, S. 756) fehlten diese vier Rillen. Die Veröffentlichung von Hamm (Münch. med. Wochenschr. 1915, Nr. 44) hat Nassauer veranlaßt, diese zweifellos ausgezeichnete Einrichtung anzubringen.

Menge (S. 324) berichtete von einer derartig „trocken" behandelten Patientin, die „ebenso amüsant wie drastisch schilderte, wie die aus ihrer Scheide herausbröckelnden Bolusmassen auf den Parkettböden ihrer Wohnräume zertreten und verschleppt wurden".

Man muß also alle 2—3 Tage die durchfeuchteten, verklumpten und in ihrer Adsorptionsfähigkeit erschöpften Bolusmassen durch eine einfache Scheidenspülung entfernen.

2. Man darf von der Bolusbehandlung keine Dauererfolge erwarten.

Selbstverständlich sind auch bei ihr in manchen Fällen Erfolge nicht ausgeschlossen, besonders wenn sie mit einer entsprechenden Allgemeinbehandlung verbunden wird. Nassauer hat aber schon selbst darauf hingewiesen, daß seine Methode „oft nur die Möglichkeit" bietet, das Symptom des Ausflusses zu besiegen, und daß sie stets wieder angewendet werden muß, wenn die Pulverwirkung erschöpft ist.

Im Laufe der Jahre sind verschiedene Modifikationen der Pulverbehandlung angegeben worden (Mendel, Linnartz u. a., siehe auch Literatur bei Nassauer). Soweit diese Vorschläge überhaupt nachgeprüft worden sein mögen, scheinen sie keine besseren Resultate ergeben zu haben als die Originalmethode von Nassauer. Es erübrigt sich deshalb, näher auf diese Modifikationen einzugehen.

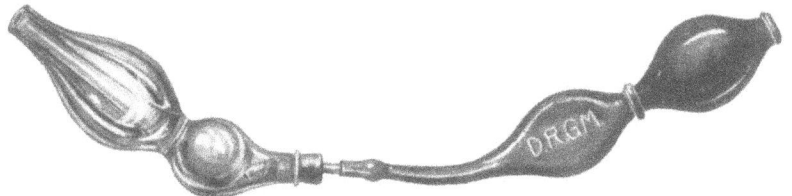

Abb. 89. „Siccator" von Nassauer. (Münch. med. Wschr. 1916.)

Nach Loeser[1] wirkt die Pulvertherapie der Biologie der Scheide direkt entgegengesetzt. Wenn man feste Substanzen in die Scheide bringt, entsteht eine verstärkte Sekretion. Wenn nun auch die eingeführten Pulver flüssigkeitsbindend wirken, und wenn sich dadurch auch erreichen läßt, daß die Frauen „für einige Stunden ihr Fluorleiden vergessen", so wird doch diese symptomatische kurze Besserung mit einer kausalen Verschlechterung erkauft.

Die biologische Behandlung des Fluors.

Die biologische Therapie des Fluors geht zurück auf die Untersuchungen Döderleins über das Scheidensekret.

Döderlein nahm dabei u. a. auch das Problem in Angriff, die Infektionsgefahr, die Graviden mit pathologischem Scheidensekret nach der Geburt droht, durch die Umwandlung des pathologischen in normales Scheidensekret zu bekämpfen.

Bei diesen Überlegungen ging Döderlein von der Tatsache aus, daß in der Scheide, in die bei den „verschiedensten täglichen Vorkommnissen des Lebens zahlreiche, verschiedenartige Mikroorganismen hineingelangen, nur eine ganz beschränkte Anzahl von Keimen vorkommt". Diese Erkenntnis führte ihn zu dem Gedanken, „ob nicht die Scheidenbacillen oder die von ihnen gebildete Säure einen therapeutisch verwertbaren Schutz in der Bekämpfung pathogener Keime gewähren kann". Eine Stütze für diese Ansicht ergaben die Züchtungsversuche im Reagensglas.

Da nun Döderlein weiterhin bei pathologischem Scheidensekret durchweg schwach saure, neutrale oder alkalische Reaktion gefunden hatte, so suchte er die Umstimmung des pathologischen Scheidensekrets durch Säurezufuhr zu erzielen.

---

[1] Loeser: Zentralbl. f. Gynäkol. 1920, S. 424.

Den natürlichen Verhältnissen entsprechend mußte dabei als die geeignetste Säure die Milchsäure erscheinen, da diese von den Scheidenbacillen sowohl in der Scheide als auch in Nährlösungen gebildet wird.

Die Milchsäure mußte aber auch deshalb als besonders geeignet erscheinen, weil sie eine sehr schwache organische Säure ist, und weil sie als normaler Bestandteil des normalen Scheideninhalts von der Scheide sehr gut und ohne die mindeste Reaktion dauernd ertragen wird.

Döderlein (1892, S. 78) wählte deshalb zu seinen Scheidenspülungen bei Schwangeren eine 1%ige Milchsäurelösung.

„Hierdurch waren die physiologischen Verhältnisse der Scheide gewahrt und war sicher ausgeschlossen, daß durch die Säure pathologische Veränderungen in der Scheide hervorgerufen werden. Wohl aber war vorauszusetzen, daß alle im pathologischen Sekrete vorhandenen Keime zugrunde gehen, soweit sie einen den Scheidenbacillen entsprechenden Säuregrad nicht ertragen" (S. 77).

Nach P. Zweifel soll diese Konzentration zu stark sein, da er in dem von mehreren Frauen gesammelten Scheideninhalt nur 0,5% Milchsäure fand.

Die Herstellung der 0,5%igen Milchsäurelösungen kann in der Weise erfolgen, daß man 5 ccm Acid. lact. auf einen Liter Wasser gibt.

Diese Verordnung ist aber wegen der sirupartigen Dickflüssigkeit der reinen Milchsäure unzweckmäßig. Zweifel[1] hat deshalb empfohlen, die reine Milchsäure mit ebensoviel Wasser verdünnt als Stammlösung zu verschreiben und dann die entsprechenden Verdünnungen herzustellen, z. B in folgender Weise:

Rp. Acid. lactici
Aq. dest. āā 100,0
10 ccm auf 1 Liter Wasser zu Spülungen.

Da nun aber die Abmessung von 10 ccm ein graduiertes Meßglas voraussetzt und da sie infolgedessen im Haushalt auf Schwierigkeiten stößt, so empfiehlt es sich, die Milchsäure vielleicht einfacher in folgender Weise zu verordnen:

Rp. Acid. lactici 100,0
Aq. dest. 200,0
1 Eßlöffel auf 1 Liter Wasser. Zu Spülungen.

Man verordnet also eine 33%ige Lösung. Gibt man dann einen Eßlöffel (= 15 ccm) dieser Mischung auf 1 Liter Wasser, dann erhält man eine 0,5%ige Lösung.

Gegen diese Art von Scheidenspülungen läßt sich einwenden [Naujoks und Behrens (1926)], daß die relativ schwache Lösung in der Scheide schon nach wenigen Minuten durch das Sekret verdünnt und durch die alkalische Reaktion des Scheidensekretes neutralisiert wird, so daß eine nachhaltige Wirkung nicht eintreten kann.

Naujoks und Behrens haben deshalb an Stelle der reinen Milchsäure ein Milchsäurepuffergemisch empfohlen, das, trotz der Verdünnung mit dem Scheidensekret, stets den gleichen Säuregrad beibehält.

Ein derartiges Milchsäurelactatpuffergemisch wird von der chemischen Fabrik C. H. Böhringer (Ingelheim) unter dem Namen „Normolactol" in den Handel gebracht[2].

Dieses wird in folgender Weise angewendet:

Am ersten Tage wird die Scheide im Speculum mit einem Wattetupfer trocken gewischt, dann wird die gut entfaltete Schleimhaut mit einem in die konzentrierte Lösung getauchten Wattebausch abgerieben, die überschüssige Flüssigkeit wird sorgfältig abgetupft und entfernt. Am nächsten Tage kann diese Maßnahme, wenn keine Spur von Reizung oder Entzündung zu bemerken ist, noch einmal

---

[1] P. Zweifel: Zentralbl. f. Gynäkol. 1913, S. 1447.
[2] Die Selbstherstellung des Puffergemisches ist nicht ganz einfach, da weder Milchsäure noch Natriumlactat in genau vorgeschriebener, konstanter Zusammensetzung im Handel zu haben sind (Naujoks und Behrens).

wiederholt werden. Dann darf die konzentrierte Lösung aber nicht mehr angewendet werden, da der Zweck der konzentrierten Lösung eine leichte Ätzwirkung (ähnlich dem Argentumbad) ist.

In den folgenden Tagen wird die konzentrierte Lösung 3—4 mal verdünnt (2—3 Teile Leitungswasser und ein Teil der konzentrierten Lösung), einige Kubikzentimeter werden in das eingeführte Milchglasspeculum eingegossen und mit einem kleinen Tupfer über die ganze Scheide verteilt, so daß die Schleimhaut überall mit dem Medikament ausgiebig in Berührung kommt. Austupfen wird vermieden, damit beim Herausziehen des Speculums möglichst viel Flüssigkeit in der Vagina zurückbleibt. Der Zweck der verdünnten Lösung ist eine Säuerung des Scheideninhalts und zwar genau in der Intensität (Wasserstoffionenkonzentration), die für die normale Scheide charakteristisch ist.

Diese Behandlung wird 6—8 Tage lang täglich vorgenommen. Meistens ist dann schon ein befriedigender Erfolg zu verzeichnen. Unter Umständen muß die Behandlung nach einigen Wochen noch einmal wiederholt werden.

Die Milchsäurepuffertherapie darf nicht wahl- und kritiklos in allen Fällen von Ausfluß angewendet werden.

Am besten eignen sich für sie „die Fälle von rein vaginalem Fluor mit niedrigem Säuregrad (p_H = 5—6) und Reinheitsgrad III, bei leichter oder mittelschwerer Entzündung der Vaginalwand" (Naujoks und Behrens).

Von der Behandlung mit Normolactol sind also auszuschließen:

1. Alle Fälle von nicht vaginalem Fluor, also z. B. alle Fälle von cervicalem, korporealem, tubarem Fluor. Hierher gehören also auch die meisten Fälle von Fluor bei Adnexerkrankungen.

2. Die Fälle von vaginalem Fluor mit hohem Säuregrad (etwa p_H 4). In diesen Fällen besitzt das Scheidensekret schon seinen optimalen Säuregehalt, und wenn dabei trotzdem Fluor besteht, dann läßt sich durch die Zufuhr von Milchsäure des gleichen Acidiätsgrades natürlich keine Änderung erwarten.

In der Praxis ist im allgemeinen die p_H-Bestimmung des Scheideninhaltes nicht durchführbar, man wird sich hier im allgemeinen auf die Prüfung mit Lackmuspapier beschränken müssen. Da dabei im allgemeinen nur die Feststellung möglich ist, ob der Scheideninhalt „stark sauer" oder „schwach sauer" reagiert, so kommen für die Normolactoltherapie in erster Linie die Fluorfälle mit schwach saurer Lackmusreaktion in Betracht. Da aber eine starke potentielle Acidität noch durchaus kein Beweis für eine entsprechend niedrige (p_H = 4 und weniger) aktuelle Acidität ist, so kann man beim Fehlen anderer Kontraindikationen zunächst einmal einen tastenden Versuch mit Normolactol machen.

Ein wertvolles Hilfsmittel kann dabei das bakteriologische Bild der Vagina bilden. Findet man in dem gefärbten Ausstrich nur die charakteristischen Scheidenbacillen, also den sog. Reinheitsgrad I, dann spricht dies — im allgemeinen wenigstens — für normale Aciditätsverhältnisse, und diese erfahren dann durch das Milchsäurepuffergemisch keine Änderung.

Zusammenfassend läßt sich also sagen, daß man in der Praxis bei ausgesprochen saurer Reaktion und bei reiner Stäbchenflora des Scheideninhaltes einen Versuch mit der Normolactolbehandlung machen kann, daß man sich von diesem Versuch aber nicht allzuviel versprechen darf.

3. Die Normolactolbehandlung versagt endlich auch bei sehr starker Entzündung der Scheidenschleimhaut; „bei ausgesprochener Kolpitis können die Argentumätzungen nicht entbehrt und nicht übertroffen werden" (Naujoks und Behrens).

Zur Erzielung einer dauernden Milchsäurewirkung in der Scheide wurden Behandlungsmethoden empfohlen, bei denen ständig Milchsäure neu erzeugt wird. Dadurch sollen Verluste an Milchsäure rasch ausgeglichen, und der Milchsäurespiegel soll dauernd auf konstanter Höhe erhalten werden.

Hierher gehören

1. die Hefebehandlung, 2. die Zuckerbehandlung, 3. die Behandlung mit Milchsäurebakterien.

1. Die Hefebehandlung[1]. Die Hefebehandlung des Fluor vaginalis wurde 1899 von Th. Landau in die gynäkologische Therapie eingeführt.

---

[1] Die Hefe wurde schon im Altertum zur Behandlung des Ausflusses verwendet. In den Werken des Hippokrates (De natura muliebri, Kap. XXXIII, S. 355) findet sich Weinhefenasche als Spülmittel angegeben. („Man brenne Weinhefe, werfe sie in Wasser, mache hierauf mit dem Wasser eine Spülung...".)
Weitere Angaben über die Verwendung der Hefe im Altertum finden sich bei Dioscurides (ed. C. Sprengel, Lipsiae 1829, Buch V, Kap. 131) und bei Plinius, Historia naturalis. Lib. XXII, 82.

Landau verwendete dickflüssige Bierwürze, die er frisch aus einer Bierbrauerei bezog. Von dieser dickflüssigen Hefekultur wurden nach der Entfaltung der Scheide 10—20 ccm mit einer Spritze in den Scheidengrund eingespritzt, dann wurde die Scheide mit einem Tampon verschlossen. Dieser wurde nach 24 Stunden entfernt. Nach 2—3 Tagen wurde, ohne daß Scheidenspülungen vorgenommen wurden, die Behandlung wiederholt.

Bei mehr als der Hälfte der in dieser Weise behandelten (40) Patientinnen schwand dauernd der Ausfluß. In den übrigen Fällen trat er nach dem Aussetzen der Behandlung wieder auf, oder es wurde überhaupt kein Erfolg erzielt.

Die „antagonistische und antikatarrhalische" Wirkung der Hefe läßt sich nach Landau durch folgende Möglichkeiten erklären:

1. Direkte mechanische Verdrängung der den Katarrh unterhaltenden Mikroorganismen durch Überwucherung.

2. Wasserentziehung oder Entziehung von sonstigen Nährstoffen, die die vorhandenen Mikroorganismen zum Leben brauchen.

3. Wirkung von Stoffwechselprodukten der Hefe, entweder

a) direkt die vorhandenen Mikroorganismen schädigend und tötend (fermentative Wirkung),

b) ihre den Katarrh unterhaltenden Toxine neutralisierend,

c) die Reaktion des Nährbodens ändernd, sei es, daß die in der Scheide vorhandene Säure verstärkt, sei es, daß eine andere Säure produziert wird, wodurch den ersten Mikroorganismen ein Gedeihen unmöglich gemacht wird.

Die Verwendung frischer Hefe zur Behandlung des Fluor vaginalis leidet unter der Unbeständigkeit des Materials und außerdem darunter, daß die Beschaffung umständlich und nicht überall durchführbar ist.

Um diesen Übelständen abzuhelfen, hat man haltbare Hefedauerpräparate (Levurinose Blaes, Xerase, Biozyme u. a.) hergestellt.

Die Hefebehandlung mit diesen Präparaten erfolgt in der Weise, daß das betreffende Pulver mit einem Pulvergebläse (z. B. dem Siccator Nassauers) in die Scheide gebracht wird. Dann wird die Scheide durch einen Wattetampon verschlossen. Nach 6—9 Stunden wird eine gründliche Scheidenspülung vorgenommen[1]. Am gleichen oder am nächsten Tage wird neues Pulver in die Scheide gebracht. Diese Behandlung wird bis zur Heilung fortgesetzt.

Die Erfolge mit den Dauerpräparaten sollen besser sein als bei dem Landauschen Originalverfahren. Loeser[2] hat aber gegen die Hefetherapie eingewendet, daß die Hefe, besonders in der Paarung mit Zucker, schließlich alle Scheidenkeime verdrängt. Außerdem gibt es Hefearten, die reizen und Ausfluß hervorrufen. Vor allem verhindert die Hefe aber eine Anreicherung der normalen Scheidenflora, da diese in der Hefekultur nicht gedeiht.

Der wichtigste Faktor, der vielleicht die bessere Wirkung der Dauerpräparate erklärt, scheint der nicht unbeträchtliche Zuckerzusatz zu sein, den sie fast alle enthalten (Köhler).

2. Zuckerbehandlung. Kuhn (1912) schlug vor, die Säurebildung in der Scheide durch die Einführung von Zucker nachhaltiger zu beeinflussen, als dies durch Milchsäurespülungen möglich ist.

Eigene Versuche hatten Kuhn gezeigt, daß es gelingt, durch Einbringen von Zuckersirup, reinem Traubenzucker, Milchzucker und Galaktose die Titrationsacidität des Scheideninhalts wesentlich zu erhöhen. Außerdem besitzt der Zucker auch antibakterielle Eigenschaften (Kuhn, Levy, Blumenthal und Marxer, Levy und Blumenthal[3]). Die Stärke und Raschheit dieser Wirkung ist um so größer, je konzentrierter die Zuckerlösung ist, sie kann aber auch bei verhältnismäßig geringerer Konzentration ausreichen, um „degenerative Veränderungen" der Keime herbeizuführen.

---

[1] Spülungen sind vorteilhaft, da die ausgegorene Hefe einen guten Nährboden für Bakterien abgibt; infolgedessen ist ihre Entfernung angezeigt.

[2] Loeser: Zentralbl. f. Gynäkol. 1920, S. 425.

[3] Kuhn: Morphol. Beiträge usw. „Zur Leichenfäulnis". Arch. f. Hyg. 1892, Tabelle S. 69. — Levy, Blumenthal und Marxer: Abtötung und Abschwächung von Mikroorganismen usw. Zentralbl. f. Bakteriol., Parasitenk. u. Infektionskrankh. Bd. 42, H. 3, 1906. — Dieselben: Experimentelle Unters. über Tuberkulose. Zentralbl. f. Bakteriol., Parasitenk. u. Infektionskrankh. Bd. 46, 1. Abt., H. 3, 1908. — Levy und Blumenthal: Über die bactericide Wirkung des Zuckers. Immunisierung vermittels trockener, durch Galaktose abgetöteter Typhusbacillen. Med. Klinik. 1906, Nr. 16.

Die Zuckerbehandlung des Fluors wird nach Köhler in der Weise durchgeführt, daß die Scheide zunächst ausgewaschen wird, dann wird der Zucker eingebracht und für 24—48 Stunden mit einem Tampon zurückgehalten. Hierauf wird eine Spülung gemacht und die Behandlung wiederholt. Die Erfolge der Zuckertherapie werden als gut bezeichnet (Loeser[1]).

Auch Nassauer[2] und Stephan[3] berichteten über Heilwirkung des Milchzuckers bei der Fluortherapie.

Loeser[4] hat aber gegen die Zuckertherapie eingewendet, daß alle in der Scheide vorhandenen Keime sich schließlich an das stark saure Medium gewöhnen, und daß sie säureresistent werden. Außerdem werden aber häufig so hohe Säuregrade entwickelt, daß die einzig und allein für die Therapie brauchbaren Scheidenbacillen selbst stark geschädigt werden und zugrunde gehen.

Nach Asch[5] leistet beim Fluor Vorzügliches die schon von Fritsch empfohlene Glycerintamponade der Scheide, besonders in der Kombination mit Alumnol (2%).

Diese wird in der Weise vorgenommen, daß das obere Drittel der Scheide vollkommen mit reichlich getränkter Watte ausgefüllt wird (man braucht etwa 50—60 ccm Flüssigkeit). Dann wird unter allmählichem Zurückziehen der Speculumplatten trockene lockere Watte nachgestopft, bis alle herausgepreßte Flüssigkeit aufgefangen ist. Die Tampons bleiben 2—3 mal 24 Stunden liegen. Sie kommen von selbst allmählich in die Vulva, und sie werden dann von der Patientin entfernt. Eine zweimalige, höchstens dreimalige, Anwendung genügt nach Asch stets zur Beseitigung des Fluors.

3. Die Behandlung mit Milchsäurebakterien. Loeser[6] suchte den Fluor vaginalis durch eine „örtliche vaginale Impfung mit einem Mikroorganismus" zu heilen, „der durch seine biologischen Eigenschaften, wie auch durch die chemischen Vorgänge, die er kraft dieser Eigenschaften entwickelte, die normalen latenten Scheidenmikroorganismen in ihrem Kampfe gegen die unerwünschten Außenkeime, die stets den lästigen Fluor erzeugten, unterstützte".

Der nächstliegende Gedanke, Reinkulturen von Scheidenbacillen in die fluorkranke Scheide zu bringen, erwies sich als unausführbar, da die Scheidenbacillen stets bald zugrunde gingen. Loeser verwendete deshalb Milchsäurebakterien. Diese werden, zusammen mit Milchzucker, als Pulver oder als Tabletten unter dem Namen „Bacillosan" von der Chemischen Fabrik Güstrow i. Mecklenburg in den Handel gebracht.

Die Bacillosanbehandlung des Fluors wird in der Weise durchgeführt, daß man 3 g Bacillosanpulver oder 2 Bacillosantabletten in das hintere Scheidengewölbe bringt[7].

Diese Behandlung wird etwa zweimal wöchentlich vorgenommen. Später genügt es, alle 8—14 Tage einmal zwei Tabletten einzuführen. Spülungen unterbleiben.

Loeser fand, daß in manchen Fällen unter der Bacillosanbehandlung aus der Mischflora eine reine Scheidenbacillenflora geworden war. In einer Anzahl von Fällen dauerte die Herstellung der normalen Bakterienflora, mit der regelmäßig ein Schwinden des Fluors eintrat, bedeutend länger, in anderen Fällen war sie überhaupt nicht zu erreichen. Loeser (S. 428) betonte deshalb, daß heilende Wirkung von der Bacillosantherapie nur dort zu erwarten ist, wo der Fluor auf einer Verunreinigung von außen beruht. Nur in diesen Fällen kann das Medikament kausal wirken.

Die Nachprüfungen der Methode (Naujoks, Wolfring, Benthin[8], Nassauer[9], Schröder[10], Stephan[11], v. Jaschke und Salomon[12]) ergaben verschiedene Resultate.

---

[1] Loeser: Zentralbl. f. Gynäkol. 1920, S. 425.

[2] Nassauer: Münch. med. Wochenschr. 1921, Nr. 27.

[3] Stephan: Zentralbl. f. Gynäkol. 1921, Nr. 43.

[4] Loeser: Zentralbl. f. Gynäkol. 1920, S. 425.

[5] Asch: Arch. f. Gynäkol. Bd. 125, S. 444.

[6] Loeser: Zentralbl. f. Gynäkol. 1920, S. 426.

[7] Es tritt dann zunächst eine Steigerung der Scheidensekretion ein, da die hypertonische Zuckerlösung, die sich allmählich bildet, flüssigkeitsanziehend auf die Scheidenwand wirkt.

[8] Benthin: Med. Klinik. 1921, Nr. 31 u. 32.

[9] Nassauer: Münch. med. Wochenschr. 1921, Nr. 27.

[10] Schröder: Zentralbl. f. Gynäkol. 1921, Nr. 38 u. 39.

[11] Stephan: Zentralbl. f. Gynäkol. 1921, Nr. 43.

[12] v. Jaschke und Salomon (Zentralbl. f. Gynäkol. 1922, S. 55) wiesen aber nach, daß in dem

Naujoks fand in 30 Fällen von Fluor „neben einer ganzen Reihe von schönen und schnellen Heilungen" „eine Anzahl absoluter Mißerfolge und einige nicht voll befriedigende Ergebnisse".

Er stellte folgende Kontraindikationen der Bacillosantherapie auf:
1. cervicaler Fluor,
2. sehr reichlicher eitriger Ausfluß oder starke Entzündungserscheinungen der Schleimhaut,
3. Minderwertigkeit des Nährbodens (völliges Fehlen von Glykogen in den Scheidenepithelien).

Wolfring[1] kam zu dem Schlusse, daß das Bacillosan eine Behandlungsmethode darstellt, „die auch nach den hochgespanntesten Forderungen und bei der objektiv durchgeführten genauesten Kontrolle etwa $^3/_4$ aller Vaginitisfälle zur Heilung bringt".

v. Jaschke und Salomon[2] erbrachten dann aber den Nachweis, daß in Bacillosan, das nach Angaben der Fabrik vollkommen einwandfrei hergestellt war, entweder überhaupt keine lebenden Milchsäurebacillen vorhanden waren, oder weit weniger Keime, als sich nach den Angaben der Fabrik darin befinden sollten. Ferner wiesen sie auch darauf hin, daß ein Präparat, das lebende Mikrobien enthält, dauernden Änderungen unterworfen sein muß, wenn es unter gewöhnlichen Lebensbedingungen aufbewahrt wird. Nach ihren Erfahrungen besitzt das Bacillosan keine Konstanz, und es ist deshalb für die Praxis ungeeignet.

Menge[3] war mit der Bacillosantherapie im allgemeinen viel weniger zufrieden als mit der Spül- und Trockenbehandlung, „die wenigstens den Vorzug einer regelmäßigen, wenn auch vergänglichen Löschung des Fluorsymptoms besitzt". „Die Kontrollen Loesers, die den Nachweis liefern sollen, daß in dem Präparat zahlreiche lebende Milchsäurebakterien vorhanden sind, sind in ihrer Anlage verfehlt. Wenn man zu diesem Nachweis zunächst eine Zwischenaussaat in Bouillon vornimmt, so kann ein einziger noch lebender Milchsäurebacillus ein Untersuchungsergebnis erzeugen, das eine völlig falsche Vorstellung über das bakterielle Verhalten des Ausgangsmaterials vermittelt" (Menge).

Zimmermann hat in der Henkelschen Klinik neben guten Erfolgen auch Mißerfolge der Bacillosantherapie gesehen, und er hat diese auf die Inkonstanz der Bacillosanpräparate zurückgeführt.

Zimmermann hat dann selbst Reinkulturen von Milchsäurebacillen (Stämme: Hüppe und Grotefeld) in Milch gezüchtet. Das beste Wachstum ergab sich in Viertelmilch (1 Teil Milch und 3 Teile Wasser). Diese wurde nach halbstündigem Kochen mit einer Öse einer Bouillonreinkultur der betreffenden Milchsäurebacillen geimpft. Schon nach 1—2 Tagen war der Gehalt an Milchsäurebakterien außerordentlich groß, und er nahm auch bei Aufbewahrung in Zimmertemperatur weiterhin zu. Die Bakterien bleiben monatelang am Leben.

Die Behandlung geschah in der Weise, daß etwa 10—20 ccm der bakterienhaltigen Milch in die Scheide eingegossen, oder daß 1—2 stark mit der Milch getränkte Tampons eingelegt wurden.

Die Erfolge waren in einer großen Zahl von verunreinigten Fällen ausgezeichnet. Oft war schon nach kurzer Behandlung dauernd ein reines Scheidensekret erreicht, und der Fluor war dauernd geschwunden.

Die Überlegenheit der in Milch gezüchteten Stämme über das Bacillosan dürfte auf ihrer Zahl, Wachstumsfähigkeit und Säureproduktion sowie darauf beruhen, daß gleichzeitig mit ihnen Säure eingeführt wird.

Auch Schweitzer[4] hat auf die Mißerfolge in der biologischen Bekämpfung des Fluors hingewiesen. Er hat vergebens Milchsäurebakterien aus der Scheide oder aus saurer Milch in die Scheide gebracht.

Heynemann[5] hat darauf hingewiesen, daß es überhaupt ausgeschlossen erscheint, durch Einbringung eines bestimmten Keimes, z. B. des Döderleinschen Scheidenbacillus, die Scheidenflora ent-

---

Bacillosan gar keine lebenden Milchsäurebacillen vorhanden waren, da sie durch einen technischen Fehler in der Fabrik abgetötet worden waren. v. Jaschke und Salomon vermuteten deshalb, daß der Milchzucker der wirksame Faktor war, soweit daneben nicht auch suggestive Einflüsse und die Trockenbehandlung eine Rolle spielten.

[1] Wolfring: Zentralbl. f. Gynäkol. 1921, S. 818.
[2] v. Jaschke und Salomon: Zentralbl. f. Gynäkol. 1922, S. 56.
[3] Menge: Arch. f. Gynäkol. Bd. 125, S. 323.
[4] Schweitzer: Arch. f. Gynäkol. Bd. 125, S. 450.
[5] Heynemann: Arch. f. Gynäkol. Bd. 125, S. 444.

scheidend ändern zu wollen. Sind die Wachstumsbedingungen für ihn günstig, dann ist er, wenigstens meist, auch ohne Einimpfung in reichlicher Menge vorhanden. Sind die Bedingungen für ihn ungünstig, dann führt auch das Einbringen von Reinkulturen in die Scheide nicht zum Ziele, selbst wenn man gleichzeitig möglichst günstige Wachstumsbedingungen in der Scheide zu schaffen sucht.

Auf die zahllosen Modifikationen der Spül- und Trockenbehandlung des Fluor vaginalis, die außerdem noch angegeben worden sind und täglich neu angegeben werden, soll hier nicht eingegangen werden, da sie alle keinen Vergleich mit dem Lapisbad von Menge aushalten.

Anhang.
Die Behandlung des nervösen und psychogenen Fluors.

Bei der Behandlung des „nervösen" Fluors muß man sich der Tatsache bewußt sein, daß dieser meist nur eine periodische Erscheinung ist. Meist verschwindet er mit dem Abklingen des nervösen Zustandes von selbst wieder. Gleichwohl wird man natürlich auch hier die Frauen behandeln, schon um eine Fixierung an die Psyche zu verhindern. Wir selbst sind bisher in allen diesen Fällen mit 1—2 Lapisbädern, einigen dazwischen geschalteten Milchsäurespülungen und mit Calcium lacticum dreimal täglich ausgekommen. Diese Therapie ist in diesen Fällen nicht nur suggestiv wirksam, sondern sie schützt auch die Scheide vor den Folgen einer cervicalen Hypersekretion.

Bei stärkerer psychischer Erregung empfiehlt sich außerdem die Zugabe von Gelonida antineuralgica oder von Treupelschen Tabletten.

Zur Behandlung des psychogenen Fluors ist nach Walthard eine „kausale Psychotherapie" am geeignetsten. Die Suggestivtherapie ist nach Walthard „auf diejenigen Patientinnen zu beschränken, welchen es an der zum Erfolg einer kausalen Psychotherapie nötigen Intelligenz für die Aufklärungen des Arztes über die Beziehungen seelischer Vorgänge zu den Körperfunktionen und an der nötigen ethischen Kraft zur Bekämpfung ihres Krankheitsbedürfnisses gebricht" (Walthard).

Nach unseren, allerdings nicht sehr großen, Erfahrungen bilden derartige Kranke allerdings die überwiegende Mehrzahl. Das bedeutet durchaus keinen Vorwurf für die betreffenden Patientinnen. Im Stadium der psychischen Alteration fehlt ihnen eben die Krankheitseinsicht und die Kraft, ihre krankhafte Gemütsverfassung zu bekämpfen. Intelligente Kranke geben dies sogar direkt zu.

In allen diesen Fällen ist nach unseren — wie schon erwähnt, nicht sehr großen — Erfahrungen eine kluge und individualisierende Suggestivtherapie meist sehr wirksam.

Diese braucht durchaus nicht als „Behandlung" in Erscheinung zu treten. Schon „die bewußte Verwertung des Vertrauensschatzes" (v. Jaschke[1]), über den man als Arzt verfügen muß, genügt vielfach. Sie ist vielleicht sogar das Allerwichtigste. Daran ändert auch nichts die Tatsache, daß sie zweckmäßig mit irgendwelchen anderen suggestiven Maßnahmen verbunden wird, denn wohl jede Kranke hat den Wunsch, daß „etwas" mit ihr „geschieht".

So ist es uns z. B. gelungen, im Verlaufe von 8 Tagen einen psychogenen Fluor bei einer Virgo dadurch zum Verschwinden zu bringen, daß dreimal im Abstande von zwei Tagen 1 ccm steriler physio-

---
[1] v. Jaschke: Arch. f. Gynäkol. Bd. 125, S. 460.

logischer Kochsalzlösung intramuskulär in den Oberschenkel injiziert wurde [1]. Dabei wurde der Kranken nur mitgeteilt, daß es sich um ein Mittel handle, das den Körper umstimmen würde [2].

Löwenstein sah bei der Behandlung des psychogenen Fluors sehr gute Erfolge von Alkoholinjektionen (40%ig) in die Portio.

Löwenstein ging ursprünglich von einer kurzen amerikanischen Mitteilung aus, nach der diese Fälle mit Erfolg durch 40%ige Alkoholinjektion in die Substanz der Portio geheilt werden können.

Schon der erste Fall zeigte ein überraschendes Ergebnis. Ein junges Mädchen, das fürchtete, von seinem Bräutigam angesteckt zu sein, litt seit einigen Jahren an Fluor. Der Kranken konnte auf das bestimmteste versichert werden, daß keine Ansteckung vorliege, und daß sie wieder gesund würde, und nach zwei Alkoholinjektionen war sie von ihrem Fluor dauernd geheilt.

Diesem Erfolge reihten sich im Laufe der Zeit mehrere andere an. Rückschauend kam Löwenstein aber zu dem Schlusse, daß nicht die lokale Behandlung, sondern die Suggestivtherapie der ausschlaggebende Faktor war.

Über die Erfolge der Psychoanalyse bei psychogenem Fluor fehlen uns eigene Erfahrungen. Glaubt man aber, nicht ohne diese Methode auskommen zu können, dann gehören, wie v. Jaschke sehr richtig betont, diese Kranken in die Hände eines Psychiaters von Fach. Es darf aber nicht unerwähnt bleiben, daß so ausgezeichnete Kenner der weiblichen Psyche wie v. Jaschke und Albrecht direkt vor der psychoanalytischen Behandlung des Fluors warnen.

v. Jaschke [3] hat darauf hingewiesen, daß die Psychoanalyse meist viel mehr Schaden als Nutzen stiftet. Nach Albrecht [4] kann die psychoanalytische Behandlung nach Freud als psychosexuelles Trauma zur Ursache eines Fluors werden.

B. Pathologie der Scheidenwand.
I. Entzündungen der Scheide.
Vorbemerkungen.

Eine übersichtliche und erschöpfende Darstellung der Lehre von der Kolpitis ist bei dem gegenwärtigen Stande unseres Wissens unmöglich. Sowohl die Ätiologie als auch die pathologische Anatomie und die Klinik harren noch einer, auch nur einigermaßen befriedigenden, Erklärung.

Zunächst trotzt schon der Entzündungsbegriff selbst hartnäckig einer scharfen Definition. Nun ist es bekanntlich eine Eigenschaft aller biologischen Begriffe, „daß sie sich nicht so definieren lassen, wie etwa körperlich sichtbare Gegenstände, weil sie eben nach allen Richtungen hin fließende Übergänge in verwandte Begriffe darbieten" (Huebschmann). Gerade in der Lehre von der Scheidenentzündung macht sich aber der Mangel einer scharfen Definition des Entzündungsbegriffes ganz besonders fühlbar. Vor allem ist es ein Symptom, dessen eindeutige Zuordnung oft Schwierigkeiten bereitet: der Fluor vaginalis. Dieser kann die Folge einer Entzündung sein, er braucht es aber nicht zu sein. Er ist wohl immer der Ausdruck einer Gewebsschädigung, im einzelnen Falle läßt sich aber durchaus nicht immer entscheiden, ob und wieweit bei ihm entzündliche Vorgänge im Spiele sind.

Außerdem leidet die Lehre von der Kolpitis aber auch darunter, daß der Begriff der „Ursache" von den einzelnen Autoren verschieden aufgefaßt und angewendet wird. Dadurch ist in der Wertung der ätiologischen Momente eine gewisse Unsicherheit entstanden, die auch auf klinischem Gebiete vielfach störend hervortritt.

Aus diesen Gründen dürfte es sich empfehlen, den Entzündungsbegriff und den Ursachenbegriff kurz etwas näher zu erläutern.

---

[1] Selbstverständlich ist nicht auszuschließen, daß der Fluor auch ohne die Einspritzungen verschwunden wäre. Da er aber schon seit 8 Wochen bestand, so ist der Erfolg immerhin auffallend.

[2] Diese Angabe erschien im Hinblick auf die Untersuchungen E. F. Müllers auch nicht unberechtigt. Außerdem kann man daran erinnern, daß es Grumach (Münch. med. Wochenschr. 1927, S. 1093) gelang, durch suggestive Einspritzungen von Kochsalzlösung Warzen zu beseitigen.

[3] v. Jaschke: Arch. f. Gyn. Bd. 125, S. 460.

[4] Albrecht: Arch. f. Gyn. Bd. 125, S. 456.

1. Entzündungsbegriff.

Wohl die meisten pathologischen Anatomen betrachten heute die Entzündung als einen komplexen Vorgang, der sich am Blutgefäßbindegewebsapparat abspielt. So legt z. B. Borst [3] den Hauptakzent in dem „entzündlichen Gesamtreaktionskomplex" auf die vaskuläre Reaktion, denn „sie allein ist diejenige, die jenen Symptomenkomplex erzeugt, der von jeher mit dem Worte Entzündung gemeint war, und für den auch das Wort Entzündung allein zutrifft. Entzündung ist daher eine eigenartige Reaktion des Gefäßapparates auf pathologische Reize mit dem Charakter der Schädigung. Diese an sich physiologische Reaktion nimmt infolge der Schädigung pathologische Formen an. Die vaskuläre Reaktion ist Teilglied eines größeren lokalen (und allgemeinen) Reaktionskomplexes, der den Charakter eines umfangreichen Abwehrmechanismus an sich trägt."

B. Fischer [1] definiert die Entzündung als „Reaktion des Gefäßbindegewebsapparates auf lokale Gewebsschädigungen".

Weitgehende Meinungsverschiedenheiten herrschen aber darüber, ob die Gewebsschädigung, die dem entzündlichen Prozeß vorausgeht, zum Entzündungsvorgang zu rechnen ist oder nicht.

Lubarsch (S. 569) glaubt, daß die degenerativen Gewebsstörungen, die der entzündlichen Reaktion vorausgehen, nicht von dem Entzündungsbegriff getrennt werden dürfen. Marchand (S. 112) erscheint es dagegen zweckmäßiger und richtiger „die degenerativen Parenchymveränderungen, die als unmittelbare Folge der schädigenden Ursache auftreten, von dem Entzündungsvorgang als solchem zu trennen". Ganz besonders nachdrücklich hat sich auch Huebschmann in diesem Sinne ausgesprochen. Huebschmann rechnet die Gewebsschädigung — durch Bakterien, abnorme Temperaturen, Chemikalien — nicht zur Entzündung, sondern er hält sie „für eine notwendige Voraussetzung, für die eigentliche Ursache der Entzündung". Die Gewebsschädigung „muß also begrifflich durchaus von der Entzündung getrennt werden".

Diese begriffliche Trennung erscheint auch für das Kolpitisproblem von Bedeutung. Gerade in der Scheide ist vielfach Gelegenheit zu einer Gewebsschädigung durch Bakterien, chemische Stoffe u. a. m. gegeben. Solange sich die Gewebsschädigung nur auf die oberflächlichen Epithellagen beschränkt, wie z. B. bei einer leichten Ätzung mit Argentum nitricum usw., braucht sie durchaus nicht immer zur Entzündung zu führen.

Auch in der Lehre von der Scheidenentzündung wird man also trennen dürfen:
1. die Vorgänge der Zell- und Gewebsalteration,
2. ihre Folgezustände, d. h. die Reaktion des Gefäßbindegewebsapparates.

Die Einwirkung von Bakterien, Chemikalien und anderen Schädlichkeiten hat degenerative Veränderungen an den Zellen und den Geweben zur Folge.

Eine Entzündung der Scheide entsteht aber nur dann, wenn die Abbauprodukte von Zellen, Geweben oder von Bakterien an den Blutgefäßbindegewebsapparat gelangen, und wenn sie hier eine krankhaft gesteigerte Funktion der Blutgefäße und des Bindegewebes auslösen.

Die Erkenntnis, daß eine Kolpitis stets eine Schädigung des Blutgefäßbindegewebsapparates zur Voraussetzung hat, ist außerordentlich wichtig.

Sie erklärt, warum weder die Floraänderung noch die Nährbodenverschlechterung als solche eine Kolpitis zur Folge haben müssen. Sie läßt es auch verständlich erscheinen, daß die „harmonische Symbiose" zwischen Flora und Scheidenwand weitgehend gestört sein kann, ohne daß es zu einer Entzündung der Scheide kommt. Sie stellt ferner die Ätiologie auf eine breitere Basis als ihr die rein infektiöse Theorie gewährt. Sie läßt die Möglichkeit zu, daß auch mechanische, chemische, thermische und andere Schädigungen eine Kolpitis hervorrufen können und zwar nicht nur dadurch, daß sie die Widerstandskraft der Scheidenwand gegen die Bakterien schwächen. Sie können auch zur direkten Ursache einer Vaginitis werden, dadurch, daß sie zur Bildung von cellulären Abbauprodukten führen. Voraussetzung ist nur, daß die Zerfallsprodukte, ebenso wie natürlich auch die Bakterien und ihre Toxine, an dem Blutgefäßbindegewebsapparat der Scheide angreifen können, sei es nun, daß sie durch eine Verletzung oder irgendeine sonstige Alteration des Epithels dahin gelangen [3].

---

[1] Borst: Ziegl. Beitr. Bd. 63, 1916.
[2] Fischer, B.: Verhandl. dtsch. pathol. Ges. Bd. 19, S. 5, 1923.
[3] Unentschieden ist es heute noch, ob die Noxen durch das Epithel hindurch bis in die Tunica propria selbst gelangen müssen, oder ob nicht schon die Reizung der Nervenendigungen im Scheidenepithel genügt, um eine „entzündliche" Reaktion am Blutgefäßbindegewebsapparat auszulösen.

2. Der Ursachenbegriff.

Obwohl kaum ein anderer Begriff im täglichen Denken der Menschen eine so große Rolle spielt als der Ursachenbegriff, sucht man in der Literatur doch vergebens nach einer allgemein anerkannten philosophischen oder naturwissenschaftlichen Definition des Begriffes der Ursache. Im Gegenteil: dieser Begriff wird zwar durchaus nicht in sehr verschiedener Weise gebraucht, aber um so verschiedener sind die Definitionen [B. Fischer (1919), Huebschmann].

Unter dieser Unklarheit über den Begriff der „Ursache" leidet ganz besonders auch die Lehre von der Ätiologie der Entzündung.

„Soll sich hier die ätiologische Forschung nicht in unfruchtbare und uferlose Spekulationen verlieren, dann empfiehlt es sich, den Ursachenbegriff in der gleichen Weise — nämlich nach dem natürlichen Sprachgebrauch — anzuwenden, wie es heute wohl die meisten Naturforscher tun, und wie dies unter den Pathologen besonders Lubarsch[1] und B. Fischer[2] (1919) getan haben" (Huebschmann).

Lubarsch bezeichnet als Ursache eine nach den wechselnden Erfordernissen einer bestimmten Fragestellung hervorgehobene Bedingung eines Geschehens, durch die unter Vernachlässigung oder selbstverständlicher Voraussetzung anderer Bedingungen das gesetzmäßige Abhängigkeitsverhältnis von Ereignissen ausgedrückt werden soll.

Lubarsch kommt hier also zu dem Schlusse:

1. Daß der Ursachenbegriff ganz eng mit der Fragestellung verknüpft ist, und daß ein Gegensatz zwischen kausalem und konditionalem Denken überhaupt nicht besteht, sondern daß er künstlich konstruiert ist.

2. Daß für den Begriff der Ursache die Wertung der Bedingungen Voraussetzung ist.

„Der Ursachenbegriff dient uns vor allem dazu, die verschiedene Wertigkeit der zu einem Geschehen notwendigen Bedingungen zum Ausdruck zu bringen. Gerade die Wertung dieser Bedingungen ist eine der wesentlichsten Aufgaben der naturwissenschaftlichen Forschung" [B. Fischer (1913)].

In dieser Wertung der Bedingungen liegt der „Unterschied zwischen der Ursache eines Geschehens und den oft sehr zahlreichen Bedingungen, die zum Zustandekommen dieses Geschehens notwendig und an ihm oft in ganz gleicher Weise und als gleich notwendig beteiligt sind" [B. Fischer (1913)].

Der Inhalt des Ursachenbegriffes ergibt sich — nach B. Fischer (1913) — mit voller Klarheit aus einem Beispiel des täglichen Lebens: „Ein Mensch wird im freien Felde erschossen aufgefunden. Obwohl nun der Vorgang selbst — das Abfeuern der Schußwaffe, die Schußrichtung, die Entfernung, die Durchschlagskraft und Art des Geschosses usw. — in allen Fällen derselbe ist, obwohl alle wesentlichen Faktoren dieses Ereignisses in verschiedenen Fällen ganz dieselben sind, bezeichnen wir doch je nach den näheren geringfügigen Nebenumständen als Ursache des Todes des Erschossenen ganz verschiedene Dinge, z. B. Kriegsfall, Mord, Fahrlässigkeit des Schützen, Geisteskrankheit des Schützen, Fahrlässigkeit eines Dritten (z. B. bei Absperrungsmaßregeln) usw. Also ganz verschiedene Dinge können die Ursache desselben Vorganges sein, und es läßt sich auch leicht zeigen, daß auch umgekehrt ganz derselbe Vorgang in den Augen zweier verschiedener Beobachter, Beurteiler verschiedene Ursachen hat und mit Recht".

Die Frage nach der Ursache dieses Todesfalles wird natürlich ganz verschieden beantwortet werden müssen, je nach dem Gesichtswinkel, dem Standpunkt des Fragestellers. Für die Naturwissenschaft wichtig sind nur die gesetzmäßigen Ursachen des ganzen Vorganges, also z. B. die Mechanik des Gewehrs und die sämtlichen bei dem Schuß zusammenwirkenden chemischen und physikalischen Kräfte und Gesetze, die Lage des Schußkanals usw. Ganz anders lautet die Antwort nach den Ursachen, wenn der Fragesteller vom juristischen oder sozial-politischen Standpunkte ausgeht. Während im letzteren Falle einzelne „Faktoren im Bereiche der natürlichen Begebenheit" als die Ursache des Geschehens mit Recht angesehen werden müssen, ist die naturwissenschaftliche Fragestellung überhaupt nur an den „Gesetzen der idealen oder platonischen Ideen" interessiert. Ihr Erkenntnisbedürfnis ist mit der Aufdeckung dieser Gesetzmäßigkeiten und Ursachen befriedigt.

„Im täglichen Leben bezeichnet man also als Ursache eines Vorganges, eines Geschehens denjenigen an seinem Zustande beteiligten Faktor, der für unser Verständnis des Vorganges oder für unser Handeln der wichtigste ist. Bei einem Unglücksfall ist derjenige Faktor für uns die Ursache, dessen mögliche oder gebotene Änderung oder Verhinderung das Unglück verhütet hätte" (B. Fischer).

---

[1] Lubarsch: Dtsch. med. Wochenschr. 1919, S. 1.
[2] Fischer, B.: Münch. med. Wochenschr. 1919, S. 985.

Aber auch dann, wenn zahlreiche Faktoren in gleicher Weise an einem Geschehen beteiligt sind, hat man das Recht, je nach der Fragestellung eine oder einzelne dieser Bedingungen als Ursache herauszugreifen. „Schon das Gesetz von der Ökonomie des Denkens verbietet es uns, bei jedem Vorgang alle daran beteiligten, auch die für uns unwichtigen Faktoren zu analysieren, wir müßten ja dann zur Erklärung jedes einzelnen Geschehens geradezu eine Analyse des Weltganzen vornehmen, da ja doch alle Bedingungen eines Geschehens faktisch untrennbar damit zusammenhängen und in die Faktoren des Weltganzen überleiten" [B. Fischer (1913)].

B. Fischer gelangt also zu folgender Begriffsbestimmung:

„Ursache eines Geschehens im naturwissenschaftlichen Sinne wie im allgemeinen Sprachgebrauch ist derjenige zu seinem Zustandekommen notwendige Faktor oder Faktorenkomplex, der entweder
  a) für unser Verständnis (theoretische Erklärung),
  b) oder für unser Handeln (praktische Erklärung) der wichtigste ist".

„Wir ersehen schon hieraus, daß je nach dem von uns in den Vordergrund gestellten Gesichtspunkte wir ganz verschiedene Faktoren, Bedingungen als Ursache eines und desselben Vorganges bezeichnen müssen und dürfen. Daraus ergibt sich auch, daß mit dem Fortschritt der Wissenschaft die Probleme der kausalen Erforschung andere werden können, ja vielfach andere werden müssen" (B. Fischer).

Ätiologie der Scheidenentzündungen.

J. Veit[1] brachte die Ursachen der Scheidenentzündung auf die einfache Formel: „Die Ursache der Kolpitis liegt stets in einer Infektion."

Auch die chemischen Schädigungen der Scheide — z. B. die Ätzwirkung des cervicalen Sekretes (Küstner[2]) — betrachtete Veit nicht als die direkte Ursache einer Entzündung, sondern er sah in ihnen nur die Vorbedingung zur Entfaltung der Tätigkeit der Mikroorganismen.

Es muß dahingestellt bleiben, ob diese Ansicht von Veit richtig ist. Allerdings ist es gerade bei der Kolpitis meist unmöglich, eine Bakterienwirkung auszuschließen, da die Scheide eben nie keimfrei ist. Man kann also immer im Zweifel darüber sein, ob entzündliche Veränderungen die Folge oder die Ursache einer pathologischen Scheidenflora sind. Ganz ähnlich liegen die Dinge z. B. auch bei der Darmschleimhaut. Auch hier kann man die pseudomembranöse Enteritis bei Vergiftungen (z. B. bei der Quecksilbervergiftung) darauf zurückführen, daß die Darmschleimhaut durch die chemische Schädigung für eine pathogene Wirkung der Bakterien disponiert geworden ist (Herxheimer[3]).

Man darf aber doch nicht vergessen, daß nicht — wie Veit angenommen hatte — alle Entzündungen infektiöser Natur sind. Es sei hier nur erinnert an die urämische Perikarditis, an die Entzündungen der Haut nach physikalischen und chemischen Schädigungen (Senföl, Kälte, Hitze, Salvarsandermatitis, Strahlendermatitis) sowie an die sog. angioneurotischen und neurogenen Entzündungen (Pemphigus neuroticus).

So beobachtete Marchand[4] an der Biermerschen Klinik in Breslau einen Kranken, „der während einer schweren mit Bewußtlosigkeit verbundenen Hirnerkrankung kurz vor dem Tode an beiden Händen große Pemphigusblasen mit klarem Inhalt bekam bei Ausschließung einer äußeren Ursache. Die Sektion ergab sehr zahlreiche, noch ziemlich frisch eingewanderte Cysticerken im ganzen Gehirn." Ähnliche Blasenbildung an den Händen ohne stärkere Rötung in der Umgebung sah Marchand an der Leiche eines an einer Gehirnkrankheit gestorbenen Kranken der med. Klinik zu Leipzig.

---

[1] Veit, J.: Handb. d. Gynäkol. 2. Aufl. Bd. 3, S. 162.
[2] Küstner, O.: Kurzes Lehrb. d. Gynäkol. 2. Aufl., S. 79.
[3] Herxheimer: Grundriß d. pathol. Anat. 19. Aufl. Allg. Teil, S. 112.
[4] Das Folgende ist entnommen aus Marchand in Marchand-Krehl Bd. 4, 1, S. 110f.

Kreibich[1] berichtete über mehrere von ihm selbst und von anderen beobachtete Fälle von teils spontan, teils experimentell entstandenen angioneurotischen Entzündungen, darunter befanden sich auch einige, die durch Suggestion entstanden waren. Dahin gehören u. a. die merkwürdigen Fälle von Heller und Schultz[2] (Blasenbildung auf der Haut im hypnotischen Zustand durch Auflegen eines kalten Markstücks mit Suggestion einer Verbrennung) und von Doswald und Kreibich[3] (Rötung und Blasenbildung nach Berührung mit einem kalten Zündholz unter der Suggestion der Verbrennung.)

„So große Skepsis auch auf dem Gebiete der Suggestion geboten ist, so ist doch an der Zuverlässigkeit dieser und anderer ähnlicher Versuche bei ihrer exakten Ausführung nicht zu zweifeln. Namentlich ist der von Doswald und Kreibich beschriebene Versuch, in welchem die unter ihren Augen durch Suggestion in der Hypnose entstandenen Blasen auf der Haut nach 24 Stunden excidiert und histologisch untersucht wurden, beweisend. Die Blase erwies sich als „colliquativ", das Epithel als nekrotisch, ohne Kernfärbung, dicht von polynucleären Leukocyten durchsetzt, die darunter befindliche Cutis im Zustande der Entzündung, mit kleinzelligen Infiltrationen längs den Gefäßen; Bakterieninfektion war nicht vorhanden. Ähnlich verhielt sich die Veränderung in einem zweiten Falle. Die Verfasser betrachten dies als „vasodilatatorische Hyperämie und anämisierendes Ödem" des Papillarkörpers mit konsekutiver Nekrose des Epithels, teilweise auch der Cutis und entzündlicher Schädigung der Gefäßwand.

Es kam hier wohl nur in Frage, ob es sich in diesen Fällen um primäre neurotrophische Störungen (Cassirer[4]) oder um eine vasomotorische mit nachfolgenden Ernährungsstörungen der Haut (Kreibich[5]) handelt. Jedenfalls stehen beide in innigem Zusammenhang" (Marchand).

In der Scheide sind derartige Entzündungen noch nicht bekannt. Soll die „Vaginitisätiologie" aber „dieselbe" bleiben, „wie die aller übrigen Entzündungen im menschlichen Körper" (Veit, S. 167), dann erscheint die rein infektiöse Theorie heute zu eng. Sie betont einseitig den Scheideninhalt, und sie berücksichtigt nicht die Möglichkeit, daß primäre Veränderungen der Scheidenwand eine entzündungsauslösende Rolle spielen können.

Diesen Fehler vermeidet — bis zu einem gewissen Grade — R. Schröder in seiner Lehre von der Ätiologie der Kolpitis.

Schröder (Lehrb. S. 166) geht von dem Begriffe der „harmonischen Symbiose von Scheideninhalt und Scheidenwand" aus.

Normalerweise besteht zwischen den Döderleinschen Scheidenbacillen und der Scheidenwand „eine völlig ausgeglichene Symbiose". Die Scheidenbacillen bilden aus den ihnen von der Scheidenwand gebotenen Nährsubstanzen Säure. Durch diese und durch „ihre eigene Lebenstätigkeit" wehren sie anderen Keimen den Zutritt in die Scheide.

Treten Veränderungen des Nährbodens ein, oder findet ein starker Fremdkeimimport von außen statt, dann „erlahmt die Fähigkeit der Vaginalbacillen"; andere Keime gewinnen Siedlungsmöglichkeiten und sie können schließlich die Scheidenbacillen vollkommen verdrängen. Die Symbiose zur Scheidenwand ist jetzt gestört, es treten Reizzustände auf, und je nach der Abwehrkraft der Scheidenwand finden sich alle Übergänge von der nur wenig oder gar nicht angegriffenen völlig ungereizten Scheide bis zur schweren Scheidenentzündung.

Die harmonische Symbiose zwischen Scheidenwand und Scheideninhalt kann nach Schröder (S. 178) in folgender Weise gestört werden:

„A. Der Keimimport ist vermehrt:

1. Durch weites Klaffen der Vulva infolge alter Dammrisse I—III°.
2. Durch Inversionen und Prolapse der Scheide.
3. Durch abnorme Kommunikationen mit den Nachbarorganen, insbesondere dem Darm.
4. Durch häufiges Einbringen nicht aseptischer Fremdkörper (Spülrohre, Spülflüssigkeiten, Kohabitationen, Masturbationen).
5. Durch Sekretabfluß entzündeter Gewebe der oberen Genitalwege (submuköse Myome, Polypen, Carcinome, Ulcera usw.).

---

[1] Kreibich: Die angioneurotische Entzündung. Wien 1905.
[2] Heller und Schultz: Münch. med. Wochenschr. 1901, Nr. 41.
[3] Doswald und Kreibich: Monatsschr. f. prakt. Dermatol. Bd. 43, Nr. 11, 1906.
[4] Cassirer: Die vasomotorisch-toxischen Neurosen. Berlin 1912, S. 864.
[5] Kreibich: Die angioneurotische Entzündung. Wien 1905.

B. Der normale Nährboden der Scheidenhöhle hat Änderungen erfahren:
1. Durch übermäßige Neutralisation infolge zu starker Cervixsekretion (Cervixkatarrh, Ectropium cervicis, Erosionen) oder abnorme Sekrete pathologischer Bildungen (besonders zerfallender oder oberflächlich entzündeter Tumoren).
2. Durch Zufluß von Flüssigkeiten (Harn) oder Inhaltsmassen aus den Nachbarorganen (Darmfistel).
3. Durch Schädigungen der Scheidenwand infolge
    a) Macerationswirkung starken Cervixschleims,
    b) Druck von Fremdkörpern,
    c) Verletzungen,
    d) durch tägliche Scheidenspülungen mit ätzenden oder nicht gleichgültigen Mitteln.
4. Durch ungenügende Funktion, insonderheit in bezug auf die Glykogenbildung und gleichzeitig verringerte Widerstandskraft der Scheide
    a) als Folge allgemeiner Körperschwäche infolge zehrender Krankheiten (Tuberkulose, Chlorose, Carcinom),
    b) als Folge ungenügender Ovarialstimulation (Infantilismus, sekundäre Schrumpfungszustände, z. B. in Kombination mit spitzwinkeligen Anteflexionen), auch kombiniert mit ungenügender Zyklusfunktion des Ovars (besonders Amenorrhoe und zu seltene Regel)."

Auch die Einteilung von R. Schröder läuft aber letzten Endes auf die Infektionstheorie hinaus. Die Änderungen des Nährbodens in der Scheide begünstigen die Ansiedlung einer Mischflora, eine „Floraverschlechterung", und diese führt, wenn die „Abwehrkraft der Scheidenwand" erlahmt ist, zu entzündlichen Reizzuständen. Die Änderung des Nährbodens ist also nur ein „Realisationsfaktor"[1] im Sinne von Roux, der „Determinationsfaktor" (Roux) ist aber auch hier die Infektion. „Erfolgt durch eines oder meist mehrere kombiniert wirkende Momente der Floraverschlechterung schließlich ein voller Zusammenbruch der harmonischen Symbiose von Scheideninhalt und Scheidenwand, dann entwickelt sich das Bild der echten Vaginitis als das Zeichen der Körperabwehr gegen den feindlich gewordenen Scheideninhalt" (R. Schröder, S. 178f.).

Nach R. Schröder hat also jede Kolpitis eine Störung der harmonischen Symbiose von Scheidenwand und Scheideninhalt zur Voraussetzung.

Auch diese Formulierung der Kolpitisätiologie ist unseres Erachtens zu eng. Es ist nämlich auch die Möglichkeit denkbar, daß eine „Störung der harmonischen Symbiose" nicht die Ursache, sondern die Folge einer Kolpitis ist.

Bringt man z. B. in eine Scheide, in der sich nur Döderleinsche Scheidenbacillen befinden, einen kleinen mit Crotonöl getränkten Wattebausch, dann entsteht eine sehr lebhafte Entzündung, ohne daß sich zunächst die Scheidenflora ändert. Im Anschluß an die entzündliche Exsudation kann dann eine Mischflora in der Scheide auftreten. Diese verschwindet aber wieder bei der Ausheilung der Entzündung. Die Ursache der Kolpitis ist hier also einzig und allein in der chemischen Reizwirkung des Crotonöls zu suchen. Die Floraverschlechterung ist nur die Folge, nicht die Ursache der Entzündung. Allerdings sind die Verhältnisse in den meisten Fällen nicht so durchsichtig. In der Regel findet man bei der „gewöhnlichen" Kolpitis eine Mischflora in der Scheide, und es läßt sich dann nicht entscheiden, in welchem kausalen Abhängigkeitsverhältnis die Floraverschlechterung und die Entzündung stehen. Es kann aber kein Zweifel darüber bestehen, daß Scheidenentzündungen auch ohne die Mitwirkung von Bakterien zustande kommen können.

Wir unterscheiden also bakterielle und nicht bakterielle Scheidenentzündungen.

Die bakteriellen Scheidenentzündungen lassen sich in zwei große Gruppen zerlegen, nämlich Scheidenentzündungen, deren Erreger wir kennen und Scheidenentzündungen, bei denen es nicht gelingt einen bestimmten Erreger nachzuweisen.

Die Scheidenentzündungen die sich einwandfrei auf bestimmte Keime (Gonokokken, Streptokokken, Staphylokokken, Pneumokokken, Diphtheriebacillen) zurückführen lassen, sind verhältnismäßig sehr selten. In den meisten Fällen muß es dahingestellt bleiben,

---

[1] „Realisationsfaktoren" sind nach Roux Bedingungen eines Geschehens, die zwar notwendig sind, die aber die Art des Geschehens nicht bestimmen. „Determinationsfaktoren" sind Bedingungen, die nicht nur notwendig sind, sondern die Art des Geschehens bestimmen.

ob die gesamte bunte Mischflora, die meist in der Scheide vorhanden ist, oder ob nur einzelne ihrer Angehörigen die Entzündung ausgelöst haben.

Als nicht bakteriell muß man die Scheidenentzündungen bezeichnen, die durch physikalische (Licht, Röntgenstrahlen), chemische, thermische Schädigungen der Scheide ausgelöst werden. Ist in diesen Fällen eine Mischflora in der Scheide vorhanden, dann kann sie die Entzündung verstärken und unterhalten. Die eigentliche primäre Ursache der Entzündung sind aber die vorausgegangenen, nicht bakteriellen Schädigungen der Scheide.

Bakterielle Scheidenentzündungen.
1. Bakterielle Scheidenentzündungen ätiologisch **klarer** Natur.
   α) Gonorrhoische Scheidenentzündung (Colpitis gonorrhoica),
   β) Streptokokkenkolpitis,
   γ) Staphylokokkenkolpitis,
   δ) Kolpitis durch den Diplococcus pneumoniae,
   ε) Diphtherie der Scheide.
2. Bakterielle Scheidenentzündungen **unklarer** und fraglicher Natur.
   α) Übergangskatarrh der Scheide Neugeborener,
   β) die meisten Fälle von serös-eitriger Kolpitis (Colpitis simplex, Fluor mit Schädigung der Scheidenwand),
   γ) Kolpitis bei Infektionskrankheiten.

Nicht bakterielle Entzündungen.
Scheidenentzündungen nach physikalischen, chemischen, thermischen Schädigungen.

Eine scharfe Trennung dieser beiden Formen ist in der Praxis nicht immer möglich. Sie wird besonders dadurch erschwert, daß Scheidenentzündungen vielleicht auch durch eine Kombination von bakteriellen und nicht bakteriellen Schädigungen zustande kommen können. So lassen sich z. B. die Scheidenentzündungen, die nach oraler Quecksilbervergiftung beobachtet werden, dadurch erklären, daß das Quecksilber die Scheidenwand erst für die Einwirkung der Bakterien empfänglich macht. Die Kolpitis wäre dann vielleicht nicht eingetreten, wenn keine Keime in der Scheide vorhanden gewesen wären.

Je nach dem Gesichtspunkt, den man hier in den Vordergrund der Betrachtung rückt, kann man die chemische Schädigung oder die Scheidenflora als Ursache der Kolpitis bezeichnen. Für den Praktiker wird die Sublimatvergiftung, für einen Anhänger der infektiösen Ätiologie die Scheidenflora zur Ursache der Kolpitis.

Da es aber auch Fälle gibt, in denen Entzündungen sicher ohne bakterielle Mitwirkung entstehen können, z. B. die Crotonölkolpitis, so erscheint die Trennung zwischen den bakteriell und den nicht bakteriell entstehenden Formen durchaus berechtigt.

Neben der bakteriellen oder nicht bakteriellen Schädigung der Scheidenwand spielt bei der Entstehung einer Kolpitis noch ein anderes Moment eine wichtige Rolle — die verschiedene Entzündungsbereitschaft der Scheide.

Kyrle (Bd. 2, S. 3) hat nachdrücklich darauf hingewiesen, daß für jeden Entzündungsprozeß auch eine „Entzündungsbereitschaft" des Gewebes notwendig ist [1].

Der Empfänglichkeit und Bereitschaft des Gewebes kommt bei jeder Entzündungsreaktion die größte Bedeutung zu. Vor allem gilt dies für an und für sich nicht zu starke Reize. Kyrle erinnert dabei „an gewisse, durch Einwirkung chemischer Agenzien auf die Haut hervorgerufene Entzündungsprozesse, die bei dem einen ausgelöst werden, bei einem zweiten aber trotz völlig gleicher Schädigung nicht zustande kommen". „Die Empfänglichkeit für den Entzündungsreiz ist bei beiden offensichtlich verschieden."

---
[1] S. 5: „Die Entzündungsbereitschaft stellt einen integrierenden Faktor bei jedem Entzündungsvorgang dar".

„Dabei unterliegt die Entzündungsfähigkeit gar nicht selten beträchtlichen Schwankungen."
„Ein Individuum, das heute auf einen bestimmten Reiz nicht anspricht, kann ein andermal mit starken Entzündungserscheinungen antworten."

Den großen Einfluß, den die Entzündungsbereitschaft gerade auch bei den entzündlichen Erkrankungen der Scheide besitzt, erkennt man am deutlichsten bei der gonorrhoischen Entzündung der Scheide.

Bekanntlich unterscheiden sich die Gonokokken von fast allen anderen Keimen dadurch, daß ihre Anwesenheit allein schon zur Infektion genügt. „Es bedarf hier nicht des geringsten Entgegenkommens des Körpers, wie Disposition, Erkältung, sonstige Schädigung, wie Verwundung, um den Ausbruch der Krankheit zu erzeugen. Kommen Gonokokken auf die Schleimhaut der Harnröhre, des Uterus und der Tuben, des Rectums, der Nase, der Mundhöhle, besonders bei Neugeborenen, oder auf die Conjunctiva, so ist die blenorrhoische Entzündung die unabweisliche Folge, sofern nicht gleichzeitig Gifte wie Argentum nitricum bei der Verhütung der Blenorrhoea neonatorum appliziert worden sind" (Döderlein[1]).

Die Scheide der Erwachsenen erkrankt dagegen nicht an Gonorrhoe, selbst wenn das gonokokkenhaltige Sekret, das aus der Cervix abfließt, sie monatelang berieselt; der Scheide fehlt also normalerweise jede Entzündungsbereitschaft für Gonokokken.

Unter bestimmten Bedingungen aber, nämlich bei Kindern, bei Graviden und im Klimakterium, sei es, daß dieses spontan eintrat oder künstlich (durch Operation) herbeigeführt wurde — also anscheinend beim Wegfall gewisser Funktionszustände des Ovariums — kann es zu gonorrhoischen Infektionen der Scheide kommen. Hier ist die Schleimhaut entzündungsbereit.

Eine wechselnde Entzündungsbereitschaft darf man sicher auch für die nicht bakteriellen Kolpitiden annehmen.

Bakterielle Entzündungen.

1. Bakterielle Scheidenentzündungen ätiologisch klarer Natur.

a) Gonorrhoische Scheidenentzündung.

Schon in seiner Monographie über den Mikroorganismus der gonorrhoischen Schleimhauterkrankungen (1887) hat Bumm darauf hingewiesen, daß — entgegen der bis dahin herrschenden Ansicht — die Scheide geschlechtsreifer Frauen ganz außerordentlich selten gonorrhoisch erkrankt.

Zu diesem Schlusse führen nach Bumm klinische und experimentelle Beobachtungen.

Die klinische Beobachtung lehrt (Bumm[2]), daß in allen Fällen von chronischer Gonorrhoe die Scheide ein völlig normales Aussehen zeigt. Ihr Sekret kann neben anderen Bakterienarten Gonokokken enthalten, diese sind aber nur von der Cervix oder von der Harnröhre her beigemischt. Schließt man durch einen Gazepfropf die Beimischung des Cervicalsekretes aus, dann verschwinden die Gonokokken aus der Scheide. Außerdem ergibt auch die histologische Untersuchung ausgeschnittener Schleimhautstückchen, daß die Scheidenwand keine entzündlichen Erscheinungen zeigt.

---

[1] Küstner: Lehrb. d. Gynäkol. 2. Aufl. S. 387.
[2] Bumm: In Veit, Handb. d. Gynäkol. Bd. 2, S. 53.

Dagegen könnte man nun einwenden, daß in derartigen chronischen Fällen von Cervix- und Uterusgonorrhoe eine früher vorhandene gonorrhoische Vaginitis bereits abgelaufen ist.

Selbst wenn man aber bei frischer gonorrhoischer Infektion die Scheide untersucht, läßt sich keine spezifische Erkrankung der Scheide nachweisen. Zwar findet man in diesen Fällen häufig Rötung, Schwellung der Schleimhaut und eitriges Sekret, besonders bei jüngeren Personen und Nulliparen mit zarter Schleimhaut in der ersten Zeit post infectionem. Der Abschluß des Cervixeiters durch den Tampon zeigt aber auch hier gewöhnlich, daß man es nicht mit einer selbständigen, auf Gonokokkeninvasion beruhenden Erkrankung, sondern nur mit einer sekundären Vaginitis zu tun hat, die durch den Reiz des stagnierenden Cervixeiters herbeigeführt wurde.

Noch wichtiger als die klinische Beobachtung ist aber der experimentelle Beweis, daß sich die Scheidenschleimhaut den Gonokokken gegenüber refraktär verhält. Dieser Beweis wurde schon im Jahre 1880 in der Klinik für Haut- und Geschlechtskrankheiten in Würzburg unter v. Rinecker geführt. In die Scheide gesunder Frauen wurde gonokokkenhaltiger Eiter gebracht, und er wurde dort 12 Stunden gelassen. Trotzdem gelang es in keinem Falle, eine spezifische Erkrankung der Scheide zu erzeugen.

Auf Grund dieser Beobachtungen hatte Bumm ursprünglich das Vorkommen einer echt gonorrhoischen Vaginitis bei Erwachsenen geleugnet.

Weitere Erfahrungen zeigten ihm aber, „daß ausnahmsweise sich auch bei Erwachsenen ein Zustand des Scheidenepithels erhält, welcher die Gonokokkeninvasion und damit die Ausbildung einer wirklich gonorrhoischen Vaginitis gestattet".

Auf diese Tatsache wies Bumm schon im Jahre 1897 in der 1. Auflage des Veitschen Handbuches (Bd. 1, S. 474) hin. Bumm erwähnt auch, daß er damals schon über fünf derartige Beobachtungen verfügte.

Ohne Kenntnis der Befunde von Bumm hatte auch Mandl (1897) Untersuchungen über die Frage der Vaginitis gonorrhoica begonnen.

Mandl ging so vor, daß er bei gonorrhoekranken erwachsenen Frauen, die an einer Vaginitis litten, kleine Stückchen der Scheidenschleimhaut excidierte und mikroskopisch untersuchte. Dabei gelang es ihm in drei Fällen, einwandfrei das Vorkommen einer echten Colpitis gonorrhoica nachzuweisen.

Gleichzeitig mit der Veröffentlichung von Mandl erschien auch eine Arbeit von Döderlein (1897), in der dieser einen weiteren einwandfreien Beweis für das Vorkommen einer gonorrhoischen Vaginitis erbrachte.

Es handelte sich um eine Patientin, bei der Döderlein wegen einer ascendierten Gonorrhoe die Totalexstirpation des Uterus und der Adnexe vorgenommen hatte. Vier Monate nach der Operation klagte die Patientin, die sich im übrigen vollkommen gesund fühlte, über etwas brennenden Ausfluß. Die Scheide war schon bei leiser Berührung schmerzhaft, sie fühlte sich heiß an, beim Einführen des Speculums erwies sich die Schleimhaut als sehr empfindlich, gerötet, leicht blutend und sie war mit dünnflüssigem, rein eitrigem Sekret bedeckt. Bei der mikroskopischen Untersuchung des Sekretes fanden sich in diesem ausschließlich Gonokokken.

In der 2. Auflage des Veitschen Handbuches (S. 54) berichtete Bumm, daß er bereits 12 Fälle von Vaginitis gonorrhoica beobachtet habe. Leider machte Bumm aber — ebensowenig wie früher — keine Angaben darüber, ob es sich in diesen Fällen um schwangere, klimakterische oder kastrierte Frauen handelte (Menge, in Finger, S. 334).

Soweit wir sehen, war Menge (in Finger, S. 337) der erste[1], der darauf hingewiesen hat, daß eine wirkliche Colpitis gonorrhoica bei Erwachsenen nur vorkommt

1. in der Gravidität, 2. im Klimakterium, 3. nach Kastration.

Die Möglichkeit einer gonorrhoischen Infektion der Scheidenwand bei Graviden führte Menge darauf zurück, daß in der Gravidität „die Scheidenwand besonders stark durchfeuchtet ist, so daß das ganze Epithellager locker gefügt erscheint, und eine rege Desquamation der oberflächlichen Zellen stattfindet". Bei klimakterischen und kastrierten Frauen wird „die ganze Scheidenwand atrophisch und das Epithellager verdünnt und empfindlich".

Außerdem findet sich auch nach Menge (l. c.) eine Colpitis gonorrhoica „ganz ausnahmsweise auch einmal bei solchen geschlechtsreifen, nicht schwangeren Frauen, bei denen durch einen anhaltenden, besonders starken gonorrhoischen Eiterabfluß aus dem Uterus das Scheidenepithel chemisch gereizt und angeätzt wird, so daß — wie bei der Schwangeren — eine vermehrte Desquamation der verhornten Zellen zustande kommt und dem Gonokokkus den Weg zu den tieferen Zellagen des Scheidenepithels freigemacht wird".

Als Grund dafür, daß die Scheidenschleimhaut gonorrhoischer Frauen so außerordentlich selten gonorrhoisch erkrankt, werden hauptsächlich drei Momente angeführt

1. die Epithelstruktur der Scheide, 2. die Reaktion des Scheidensekretes, 3. die bakteriellen Verhältnisse des Scheidensekretes.

1. Epithelstruktur. Bekanntlich erkrankt die unverletzte äußere Haut mit ihren mehrfachen Lagen „dichtgefügter, harter, verhornter und trockener Zellen, deren Zwischenräume nicht von Gewebsflüssigkeit, sondern von Hauttalg ausgefüllt sind" (Menge, S. 336), ganz außerordentlich selten an Gonorrhoe [2].

Infolgedessen liegt es nahe, die relative Seltenheit der gonorrhoischen Kolpitis auf den mehrschichtigen Epithelbelag der Scheide zurückzuführen.

Es muß allerdings dahingestellt bleiben, ob das rein mechanische Moment die große Rolle spielt, die man ihm bisher allgemein zugesprochen hat.

Wäre einzig und allein die Dicke des Epithels maßgebend dafür, daß die Gonokokken nicht eindringen können, dann müßte man die Gonokokken gelegentlich wenigstens in den obersten Schichten des Scheidenepithels finden, ohne daß es dabei zu einer Entzündung der Scheidenwand kommen würde. Derartige Beobachtungen liegen aber bis heute anscheinend noch nicht vor. Außerdem nimmt in der Gravidität die Dicke des Epithels zu, und gerade die Gravidität disponiert zu Colpitis gonorrhoica.

Man muß also wohl annehmen, daß nicht die Dicke des Epithels als solche, sondern, daß seine physikalisch-chemische oder biologische Struktur den Gonokokken Widerstände bietet, die sie beim Cylinderepithel nicht finden.

2. Reaktion des Scheidensekretes. Menge (1897, S. 138) machte die Erfahrung, daß sauer reagierende Nährböden „dem Gonokokkus Neißer nicht sonderlich" behagten. Menge sah „schon einen sehr schwachen Säuregehalt des Nährbodens" für seine Kulturversuche mit Gonokokken „immer verhängnisvoll werden".

Diese Beobachtungen führten Menge (in Finger, S. 337) zu dem Schlusse, daß „auch die Reaktion des Vaginalsekretes" in dem refraktären Verhalten der Scheide gegenüber den Gonokokken eine Rolle

---

[1] Allerdings hatte Sänger schon im Jahre 1889 die Überzeugung ausgesprochen, daß eine gonorrhoische Kolpitis entstehe, „wenn das Epithel sehr zart ist und vorübergehend oder dauernd eine Verdünnung erfährt, welche das Eindringen der Gonokokken gestattet, so im Kindesalter, bei jugendlichen Personen, im Greisenalter, bei Schwangeren, ferner nach zahlreichen eigenen Beobachtungen bei vielen Erwachsenen mit zarter Haut, zarten Schleimhäuten (rothaarigen Personen)".

[2] Neuerdings hat man an der äußeren Haut gonorrhoische Follikulitiden (Jesionek, Cronquist) und auch Geschwüre (Salomon, Thalmann) beobachtet (zit. nach Wagner in Halban-Seitz, S. 404). Liebe (Dtsch. med. Wochenschr. 1921, S. 1590) berichtete über einen Fall von bläschenförmigen gonorrhoischen Eruptionen bei einem Neugeborenen.

spielt. Da nun aller Wahrscheinlichkeit nach das Epithel vor dem Einbruch der Gonokokken „erst einige Zeit" „gewissermaßen belagert werden muß" [Menge (1897, S. 129)], so nahm Menge an, daß in dieser Zeit die Gonokokken „durch die widerwärtigen Sekretverhältnisse" geschädigt werden können. Insbesondere scheint Menge dabei die saure Reaktion des Scheideninhalts im Auge gehabt zu haben, da er ausdrücklich betonte, daß z. B. eine Gastritis gonorrhoica „wegen der stark sauren Reaktion des Magensaftes ausgeschlossen sein" dürfte. Den gleichwohl möglichen Einwand, daß es beim Neugeborenen und Kind trotz der sauren Reaktion des Scheideninhaltes zu einer gonorrhoischen Vaginitis kommen kann, lehnte Menge mit der Begründung ab (in Finger, S. 337), daß „bei zarten und dünnen Epithelschichten der Gonokokkus rasch im Epithel Unterschlupf findet, und dann den ihn schädigenden Einwirkungen des das Epithel bespülenden Sekretes entzogen ist".

Neuere Untersuchungen haben die Beobachtung von Menge bestätigt, daß die Gonokokken sehr empfindlich gegen die Reaktion des Nährbodens sind, und daß ihnen alkalische Nährböden besonders zusagen.

Das Wachstumsoptimum der Gonokokken liegt bei p_H 7,3—7,6 (Erickson, Albert, Cook und Stafford, Porcelli[1]). Aber auch bei einer Reaktion von p_H 6,4—8,8 können die Gonokokken lange Zeit lebensfähig bleiben (Torrey und Buckell, zit. nach Wagner ib.).

Die Milchsäure des Scheidensekretes an sich bietet aber, wie wir heute wissen, keinen Schutz gegen Gonokokken (Wagner, S. 401). Nach Lorentz[2] zeigen die Gonokokken auf Milchsäurenährböden sogar ein ganz besonders gutes Wachstum[3].

Die Beobachtung Zweifels, daß im Scheidensekret gonorrhoisch Kranker der Milchsäuregehalt stark reduziert ist, führt Lorentz auf einen starken Verbrauch der Milchsäure durch den Gonokokkus zurück.

3. Bakterielle Einflüsse des Scheidensekretes. Von verschiedenen Seiten (Wertheim, Menge) ist darauf hingewiesen worden, daß es eine Eigentümlichkeit des Gonokokkus sei, „keine anderen Keime neben sich zu dulden" [Menge (1897, S. 194f.)], und daß der Gonokokkus „jeder Symbiose mit anderen Bakterien möglichst aus dem Wege geht" (Menge in Finger, S. 338). „Er verträgt sich mit andersartigen pflanzlichen Keimen in ein und demselben Nährmedium in der Regel so schlecht, daß er entweder nach und nach alle anderen Mikrobien aus dem Felde schlägt, oder daß er selbst nach kurzer Zeit aus dem Nährmedium verschwindet" (Menge ib., S. 338)[4].

Allerdings gab Menge (S. 354) zu, daß bei den akuten und erst recht bei den chronischen gonorrhoischen Schleimhautaffektionen neben den Gonokokken gelegentlich auch andere, manchmal sogar zahlreiche Keime in dem Entzündungsprodukte vorkommen. „Es ist ja ganz natürlich und den Ausführungen über die Abneigung des Gonokokkus Neißer gegen jegliche Symbiose auch durchaus nicht widersprechend, wenn in dem Exsudate solcher Gewebe, welche mit der Außenwelt oder mit bakterienhaltigen Körperhöhlen in breiter Verbindung stehen, vereinzelte oder auch zahlreiche andere Keime vorhanden sind, die, in irgendeiner Weise, fortgesetzt in das Entzündungsprodukt eingetragen werden. Es handelt sich aber bei diesem Befunde nicht um eine Exsudatsymbiose, sondern um eine mechanische Vermengung des gonorrhoischen Eiters mit Keimen der Außenwelt oder mit Keimen des Darmes, also um eine Pseudoexsudatsymbiose. In solchen Exsudatmassen spielt sich dann ein beständiger Kampf zwischen den Gonokokken und den eingetragenen Keimarten ab" (Menge).

Alle die angeführten Momente — Epithelstruktur, Reaktion, bakterielle Einflüsse — erklären nicht in befriedigender Weise, warum die Colpitis gonorrhoica fast ausschließlich in der Kindheit, in der Gravidität, im Klimakterium und nach der Kastration vorkommt.

---

[1] Porcelli: Zit. nach Wagner in Halban-Seitz, S. 393.

[2] Lorentz: Münch. med. Wochenschr. 1919, Nr. 18 u. 1922, Nr. 49. — Dermatol. Wochenschr. 1923, Nr. 39.

[3] Lorentz setzte zu 100 ccm alkalischem Fleischwasserpeptonnutroseagar 2 ccm einer 1%igen Milchsäurelösung hinzu, und er erhielt auf diesem Nährboden ein zehnfach kräftigeres Wachstum der Gonokokken als sonst.

[4] Menge leitete daraus den Schluß ab, „daß der Einbruch des Gonokokkus in das Scheidenepithel auch durch die Lebensäußerungen der unter physiologischen Verhältnissen im Scheidensekrete vegetierenden pflanzlichen Mikroorganismen erschwert wird".

Bei allen diesen Zuständen handelt es sich um Phasen im Leben der Frau, die durch das Ruhen oder den Ausfall der Ovarialfunktion — genauer Follikelreifung — charakterisiert sind.

Auf diesen merkwürdigen Zusammenhang ist bisher anscheinend noch nicht hingewiesen worden. Nachdem aber durch die Untersuchungen von Allen und Doisy, Stockard und Papanicolaou, Zondeck und Aschheim u. a. der enge Zusammenhang zwischen der Scheide und dem Ovarium erwiesen wurde, ist die Bindung der Colpitis gonorrhoica an gewisse Funktionszustände des Ovariums doch auffallend. Es erscheint durchaus möglich, daß der Ausfall der Ovarialfunktion in irgendeiner Weise den normalen Schutzmechanismus des Scheidenepithels ändert und dadurch erst eine Entzündungsbereitschaft setzt.

Ebenso wie die Gonokokken können gelegentlich wohl alle pathogenen Infektionserreger eine Kolpitis erzeugen. Allerdings sind unsere Kenntnisse in dieser Hinsicht noch außerordentlich spärlich.

β) **Streptokokkenkolpitis (Erysipel der Scheide).**

Eppinger[1] fand bei einer 35jährigen Taglöhnerin, die an puerperalem „Vaginalerysipel" starb, die Scheidenschleimhaut bis zum Fornix hinauf auffallend geschwellt, hier und da grob gerunzelt und überall hochrot. An der hinteren Wand der Scheide, 2 cm oberhalb der hinteren Commissur bis zur Mitte der Scheidenlänge hinauf war ein fingerbreiter oberflächlicher Substanzverlust, der von geschwelltem und hier und da zu kleinsten Bläschen abgehobenem Epithel umsäumt wurde. Der Grund des Substanzverlustes war stark gerötet und von einem weißlichen, dünnen Belag überzogen. Die Epitheldecke war im ganzen verdickt, feuchter, leicht abziehbar, das subepitheliale Bindegewebe erschien gequollen, feuchter und sehr gerötet, an der Innenfläche des linken Labium majus war die Epidermis in Form bis bohnengroßer Blasen abgehoben. „Mikroskopisch zeigte sich Quellung, Vergrößerung, Lückenbildung in der Epitheldecke, mit Vakuolenbildung an der Oberfläche und Verbreiterung, Blutüberfüllung der Papillen infolge einer zelligen Infiltration, welche strichweise, ungleichmäßig in die Tiefe bis an die Grenze der Muscularis sich fortsetzte (die Kettenmikrokokken des Erysipels waren damals kaum bekannt). Auch die tieferen Gefäße der Vagina zeigten eine beträchtliche Dilatation, die Muskelschichten blieben aber allenthalben völlig frei, und die Cervix und das Corpus uteri waren mit einer völlig intakten und wohlgebildeten Schleimhaut ausgekleidet. Auch Matthews Duncan hat eine erysipelatöse Kolpitis erlebt und betont, daß daraus zuweilen eine Paracolpitis dissecans entstehe" (zit. nach v. Winckel l.).

Menge (1897, S. 135) betonte, daß er bei derartigen, mehr oberflächlichen Wundinfektionserkrankungen nie Phlegmonen und Abscesse beobachtet habe, „weil selbst bei septisch infizierten Wöchnerinnen diese Erkrankungsform sehr selten ist, obwohl häufig infektiöses Material über die bei der Geburt entstandenen kleinen Läsionen der Schleimhaut fließt." Menge kommt deshalb zu dem Schlusse, „daß die Scheidenwand zu bakteriellen Entzündungen überhaupt nicht übermäßig geneigt ist".

Über die pseudomembranöse Streptokokkenkolpitis siehe bei „Pseudomembranöse Kolpitis".

---
[1] Eppinger: Prager Zeitschr. f. Heilk. Bd. 3, 1882. — Zit. nach Winckel, Lehrb. d. Frauenkrankh. 2. Aufl., 1890, S. 183.

γ) Staphylokokkenkolpitis.

Menge (1897, S. 134) sah bei seinen Versuchen über die Selbstreinigung der Scheide eine ganz akute Entzündung der Scheidenwand, die durch den Staphylococcus pyogenes aureus hervorgerufen war.

„Ungefähr 20 Stunden nach einer Staphylokokkenübertragung in das Scheidensekret einer Frau, welches den Bacillus vaginalis Döderlein und außerdem fast nur Epithelien und mäßig zahlreiche Leukocyten enthielt, entstand eine fleckige Rötung der vorher gleichmäßig blassen Schleimhaut, die sich allmählich weiter ausdehnte, bis die einzelnen Flecken konfluierten, und eine gleichmäßig diffuse, ziemlich starke Injektion der ganzen Vaginalschleimhaut resultierte, die mit einer Schwellung derselben Hand in Hand ging.

Zugleich stellte sich eine vermehrte Scheidensekretion ein, welche mikroskopisch etwa 28 Stunden nach der Übertragung sich schon so geändert hatte, daß die ursprünglich vorhanden gewesenen zahlreichen Epithelien fast völlig durch Leukocyten, und die Döderleinschen Scheidenstäbchen fast völlig durch Staphylokokken ersetzt waren.

Der entzündliche Zustand der Schleimhaut, der auch von einer Änderung der Sekretreaktion begleitet war, die aus einer sauren zu einer ausgesprochen alkalischen geworden war, fing nach etwa 90 Stunden an, sich wieder zurückzubilden.

Ungefähr 120 Stunden nach der Übertragung war mit dem bloßen Auge die Scheidenwand wieder als eine normale zu erkennen. Doch enthielt das Scheidensekret zu dieser Zeit noch immer zahlreiche Staphylokokken, die erst allmählich wieder aus der Scheide durch die übrigen Sekretbewohner, nachdem der entzündliche Prozeß völlig zum Stillstand gekommen war, verdrängt wurden. Die subjektiven Beschwerden der Patientin waren nicht erhebliche, aber doch deutliche, da die Patientin unaufgefordert angab, daß sie ein Brennen in der Scheide verspüre und einen Ausfluß aus der Scheide bemerke, an dem sie bisher niemals gelitten habe. Beide Symptome bildeten sich in kurzer Zeit vollkommen zurück. Die Temperatur der Patientin war stets eine normale.

Während sich also gewöhnlich die Selbstreinigung des Scheidensekretes lediglich im Sekret vollzieht, ohne daß das Scheidengewebe irgendwie beteiligt wird, da es durch den Epithelpanzer völlig geschützt liegt, war bei diesem einen Falle infolge einer kleinen, unabsichtlich herbeigeführten Läsion des Epithels eine akute Endokolpitis entstanden".

Über die pseudomembranöse Staphylokokkenkolpitis siehe bei „Pseudomembranöse Kolpitis".

δ) Pneumokokkenkolpitis.

Calandra konnte bei einem Falle von Kolpitis im eitrigen Sekret mikroskopisch, kulturell und durch den Tierversuch Pneumokokken in Reinkultur nachweisen. Da eine Verschleppung auf dem Blutwege nicht in Frage kam, nimmt Calandra eine Infektion von außen an.

Chapple[1] berichtete über zwei Fälle von Vulvovaginitis mit Pneumokokken bei Kindern.

ε) Diphtherie der Scheide.

Über die Diphtherie der Scheide s. S. 296.

2. Bakterielle Scheidenentzündungen unklarer Natur.

In der überwiegenden Mehrzahl der Fälle von Kolpitis wissen wir nicht, ob sie durch einen oder durch mehrere Infektionserreger ausgelöst sind, ja, ob sie überhaupt bakterieller Natur sind.

---

[1] Lancet 1912, I, S. 1685, Frommel 1914, S. 72.

Schröder, Hinrichs und Keßler (S. 155) fanden bei 19 Fällen von Kolpitis niemals eine Reinkultur irgendeiner pathogenen Keimart, wohl aber konnten sie ein „Überwiegen bestimmter Keimsorten, besonders von Streptokokken in Symbiose mit anderen Stäbchen oder Kokken" feststellen. „Ein spezifischer Erreger der Kolpitis existiert demnach nicht".

In 9 Fällen versuchten Schröder, Hinrichs und Keßler den Erreger der Kolpitis dadurch in dem Bakteriengemisch festzustellen, daß der Agglutinationstiter des Serums der Patientin gegen die in Reinkultur aus der Scheide gezüchteten Stämme bestimmt wurde.

Im Gegensatz zu ähnlichen Untersuchungen Sternbergs, der Agglutinine im Serum gesunder Frauen gegen die in ihrer Scheide vorhandenen Streptokokken und Staphylokokken nachweisen zu können glaubte, fanden Schröder, Hinrichs und Keßler, daß die betreffenden Keime schon in den Kontrollen und im Normalserum Spontanverklumpung zeigten.

Zu diesen ätiologisch unklaren, bakteriellen Scheidenentzündungen gehört weitaus die Mehrzahl aller Fälle von serös-eitriger Kolpitis (Vaginitis simplex, Fluor mit Schädigung der Scheidenwand). Außerdem sind hierher auch zu rechnen der sog. „Übergangskatarrh der Neugeborenen" (Knapp, v. Jaschke, Salomon) und die Kolpitis bei Infektionskrankheiten.

a) Der Übergangskatarrh der Scheide bei Neugeborenen (Vulvovaginitis desquamativa neonatorum, v. Jaschke).

Untersucht man systematisch die Genitalien neugeborener Mädchen, dann findet man fast regelmäßig am 2.—3. Tage in der Vulva reichlich schleimiges bis kleisterartiges Sekret (v. Jaschke). Dieses quillt aus der Scheide hervor, gelegentlich sieht man auch aus der Hymenalöffnung einen kleinen Schleimpfropf herausragen (v. Jaschke). Nach einigen Tagen wird das Sekret dünnflüssiger und schließlich verliert es sich ganz.

Nach Knapp kann man sogar an diesem Ausfluß die Kinder des 2. Lebenstages leicht von allen anderen Neugeborenen unterscheiden.

Gleichzeitig findet man fast immer auch eine mehr oder weniger deutliche Schwellung der äußeren Genitalien. Die großen Labien treten deutlicher hervor als in späteren Lebenswochen, sie fühlen sich saftreicher an, und sie sind durch das kleisterartige Sekret oft leicht verklebt. Auch die kleinen Labien und die Klitoris sind geschwollen. Manchmal ist die Schwellung dieser Teile sogar so stark, daß sie sich zwischen den großen Labien hervordrängen.

Mikroskopisch besteht das Sekret aus abgestoßenen Epithelien mit mehr oder weniger zahlreichen Leukocyten und aus Bakterien, unter denen die Kokkenformen vorherrschen.

Vahle betonte, daß das Sekret vollständig dem Cervicalschleim der Erwachsenen entspricht, daß es „also wohl auch als in die Scheide ausgestoßenes Cervicalsekret angesprochen werden muß".

Knapp wies dagegen auf Grund zahlreicher Beobachtungen an Leichen darauf hin, daß dieses Sekret ausschließlich aus der Scheide stammen muß. Knapp ist es niemals gelungen, im Cervicalkanal frischtoter Neugeborener derartige Sekretmengen nachzuweisen. Er fand vielmehr in der Regel die Scheide bis zum Scheidengewölbe hinauf von Sekret erfüllt, so daß die Portio in das Sekret vollkommen eintauchte.

Auch v. Jaschke und Salomon nehmen an, daß das Sekret aus der Scheide stammt.

v. Jaschke (S. 101) betrachtet den ganzen Vorgang nur als eine Teilerscheinung der Desquamation, die man auch an den verschiedensten anderen Stellen der Körperoberfläche Neugeborener beobachten kann, und er bezeichnet ihn deshalb als Vulvovaginitis desquamativa neonatorum.

Salomon führte die vermehrte Sekretion auf eine Reizung der zarten kindlichen Scheidenschleimhaut durch die einwandernden Mikroorganismen zurück. Er setzte diesen „physiologischen Katarrh" der Vulva und der Scheide am 2.—3. Tage in Parallele zu dem „physiologischen Übergangskatarrh" des Darmes am 3.—5. Tage [1].

β) Kolpitis bei Infektionskrankheiten.

Bei den verschiedensten Infektionskrankheiten — Typhus, Febris recurrens, Dysenterie, Cholera, Febris exanthematica, Pneumonie, Masern, Scharlach, Variola — hat man wiederholt Scheidenentzündungen beobachtet.

Wir wissen heute noch nicht, ob diese Entzündungen durch die spezifischen Krankheitserreger, durch irgendwelche Toxine von ihnen u. a. m. hervorgerufen werden, oder ob die gewöhnlichen Scheidenkeime dabei im Spiele sind.

So nimmt z. B. Stolz (S. 3) an, daß die Scheidenentzündungen beim Typhus abdominalis nur selten direkt durch Typhusbacillen, sondern meist durch andere Keime — Streptokokken, Staphylokokken, Bacterium coli — hervorgerufen werden. Menge (1925, S. 302) führt den vaginalen Fluor, der nicht so selten bei akuten Infektionskrankheiten auftritt, darauf zurück, „daß mit dem subepithelialen Gewebssaft auch Toxine in das Scheidenrohr übertreten, und daß diese Substanzen schon bei ihrem Durchtritt durch das Epithel oder auch erst vom Vaginalsekret aus reizend auf die Scheidendeckzellen einwirken und Epitheldefekte veranlassen". Schottmüller, der bei Typhus zuweilen einen „Katarrh der Scheide" fand, läßt es dahingestellt, ob dieser mit einer lokalen Wirkung der Typhusbacillen zusammenhängt. Jedenfalls konnte Schottmüller nicht so selten Typhusbacillen aus der Scheide züchten.

Auch sonst ist über die Kolpitis bei Infektionskrankheiten wenig bekannt. Vielleicht ist sie häufiger als man bisher annimmt. Sie tritt aber gegenüber der Schwere des allgemeinen Krankheitsbildes wohl meist in den Hintergrund. Nur in ihrer schwereren, der pseudomembranösen oder ulcerierenden Form, gewinnt sie meistens klinische Bedeutung. Es sei deshalb auf den entsprechenden Abschnitt (S. 284) verwiesen.

Nicht bakterielle Scheidenentzündungen.

Ebenso wie im Bereiche des übrigen Körpers nicht alle Entzündungen durch Bakterien ausgelöst werden, ebenso kann auch die Scheidenschleimhaut durch andere als bakterielle Schädigungen entzündlich gereizt werden.

Allerdings ist es gerade in der Scheide meist außerordentlich schwierig, die nicht bakterielle Natur einer Entzündung zu erkennen. Da in der Scheide stets Keime vorhanden sind, so ist immer der Einwand möglich, daß die angenommenen nicht bakteriellen Entzündungsursachen die Scheidenschleimhaut für die Einwirkung der Mikroorganismen empfänglich gemacht haben. In manchen Fällen mag dies auch zutreffen. So ist es z. B. auffallend, daß bei Quecksilbervergiftung an der Scheide ganz ähnliche Entzündungen vorkommen wie an dem ebenfalls bakterienhaltigen Darm.

---

[1] Normalerweise entleert das Neugeborene in 24 Stunden 2—3 mal Stuhl. Am 3.—5. Tage beobachtet man aber nicht selten, daß 4—5, gelegentlich auch mehr Stuhlentleerungen erfolgen. Diese haben dann fast immer das Aussehen „dyspeptischer" Stühle, sie sind schleimig, bröcklig und mehr oder weniger dünn. Dieser „Übergangskatarrh" ist eine physiologische Erscheinung. Wenn er fehlt, und wenn nur spärliche, schleim- und wasserarme, dunkelgelbe oder braune Stühle erfolgen, dann handelt es sich meist um unterernährte Kinder (v. Reuß, S. 213).

Die Ursache dieses Übergangskatarrhs ist noch nicht ganz klar. Höchstwahrscheinlich lösen die Ansiedlung der definitiven Darmflora oder der Übergang von der kolostralen zur Milchnahrung leichte Reizerscheinungen aus.

Gleichwohl hieße es, die Ätiologie der Kolpitis zu sehr einengen, wollte man die Möglichkeit einer Scheidenentzündung durch nicht bakterielle Schädigungen vollkommen leugnen.

Wenn man z. B. bei einer Kolpitis neben Trichomonaden nur Döderleinsche Scheidenbacillen in der Scheide findet (Schmid und Kamniker), dann erscheint die bakterielle Entstehung der Kolpitis zum mindesten doch fraglich. Es wäre dann die Hilfshypothese notwendig, daß die Döderleinschen Scheidenbacillen unter dem Einfluß der Trichomonaden entzündungserregende Eigenschaften bekommen.

Auch ein Vergleich mit vielen Entzündungen der äußeren Haut, z. B. mit der Salvarsandermatitis, der Strahlendermatitis, der angioneurotischen und neurogenen Dermatitis u. a. lehrt, daß die Möglichkeit einer nicht bakteriellen Scheidenentzündung zugegeben werden muß.

Für die klinische Wertung einer Kolpitis haben die Erörterungen über die Rolle der Scheidenkeime nach der Einwirkung anderer entzündungserregender Noxen nur untergeordnete Bedeutung. Tritt im Anschluß an eine nicht bakterielle Schädigung der Scheide eine Kolpitis auf, dann wird für den Kliniker eben diese Schädigung zur Ursache der Kolpitis.

Derartige Schädigungen können 1. physikalischer, 2. chemischer Natur sein.

1. Zu den Entzündungen infolge physikalischer Schädigungen gehören die Kolpitiden nach Verbrennungen, nach Lichteinwirkung, nach Röntgen- und Radiumbestrahlungen der Scheide.

2. Chemische Schädigungen der Scheide wurden beobachtet nach der Einwirkung von Sublimat, Chlorzink, Chromsäure, Karbollösung, Ammoniak, Alaun, Lysol, Arsen, Senfmehl, Ichthyolglycerin, Eisenchlorid u. a. m. (s. S. 278).

Pathologische Anatomie der Scheidenentzündungen.

Vorbemerkungen.

Die Lehre von der pathologischen Anatomie der Kolpitis hat in den letzten 30 Jahren kaum Fortschritte gemacht. Dies ist um so auffallender, als die Lehre von den entzündlichen Erkrankungen anderer Organe, z. B. der äußeren Haut, außerordentlich gründlich und eingehend bearbeitet wurde. Zum Teil mag dieses mangelnde Interesse darauf beruhen, daß es sich bei der Kolpitis um eine klinisch nicht sehr eindrucksvolle Erkrankung handelt, zum Teil sind daran aber auch äußere Schwierigkeiten schuld. Schon die makroskopische Beurteilung, ob eine Kolpitis vorhanden ist, ist durchaus nicht leicht. Nicht so selten ergibt die mikroskopische Untersuchung excidierter Scheidenstückchen eine ausgedehnte kleinzellige Infiltration, obwohl die Scheide makroskopisch vollkommen gesund erschien. Ferner kann man gelegentlich, selbst in Reihenschnitten eines derartigen Stückchens, immer nur eine subepitheliale kleinzellige Infiltration unter einem anscheinend ganz normalen Epithel finden. Mit einem derartigen Befund läßt sich nur sehr wenig anfangen, da man nicht weiß, wie die Verhältnisse in der übrigen Scheidenwand liegen. An einem anderen Stückchen, das man aus der gleichen Scheide excidiert hat, lassen sich vielleicht überhaupt keine entzündlichen Veränderungen nachweisen. Weiterhin läßt sich oft nicht entscheiden, ob es sich um eine beginnende oder um eine abklingende Entzündung handelt. Aus allen diesen Gründen ist es heute unmöglich, eine erschöpfende und einigermaßen befriedigende Übersicht über die pathologische Anatomie der Kolpitis zu geben.

Schon die Einteilung der verschiedenen Kolpitisformen stößt auf gewisse Schwierigkeiten.

Bekanntlich kann man zwei Hauptformen der Entzündung unterscheiden:

1. die exsudative Entzündung — bei dieser treten die Exsudationsvorgänge in den Vordergrund,

2. die produktive Entzündung — bei dieser treten die proliferativen, die Gewebsneubildungsvorgänge in den Vordergrund des morphologischen Geschehens.

Die exsudativen Entzündungen werden wieder — nach Lubarsch — in folgender Weise eingeteilt:

a) die seröse exsudative Entzündung,
b) die katarrhalisch-schleimige Entzündung,
c) die hämorrhagische Entzündung,
d) die eitrige Entzündung,
e) die pseudomembranöse Entzündung.

Von diesen verschiedenen Entzündungsformen ist die exsudative Entzündung der Scheide allgemein bekannt. Auch produktive Entzündungen scheinen vorzukommen. Man kann zu ihnen wenigstens — soweit wir sehen — diejenigen Formen der Kolpitis rechnen, bei denen es zur Bildung papillärer Wucherungen (Colpitis papillosa) kommt.

Von den verschiedenen Formen der exsudativen Entzündung ist die eitrige Entzündung am bekanntesten. Sie gilt — abgesehen von den pseudomembranösen Formen — geradezu als die Scheidenentzündung schlechthin.

Über das Vorkommen einer serösen Kolpitis ist noch wenig bekannt. An ihrer Existenz — zum mindesten als Vorstadium der eitrigen Form — ist aber wohl nicht zu zweifeln. Bekanntlich sind die serösen Entzündungen durch ein dünnflüssiges Exsudat mit nur spärlichen zelligen Elementen charakterisiert. Da es aber auch einen nichtentzündlichen vaginalen Fluor gibt, so kann der Nachweis einer serösen Kolpitis oft recht schwierig sein. Ganz besonders gilt dies für die Fälle, in denen ausgesprochene entzündliche Erscheinungen der Scheidenwand zu fehlen scheinen. Menge[1] hat darauf hingewiesen, daß beim Fluor vaginalis nach dem Lapisbad auf der Scheidenwand häufig vereinzelte oder zahlreiche streifige oder rundliche, oft nur punktförmige Epitheldefekte zum Vorschein kommen. Diese entziehen sich bei der makroskopischen Betrachtung dem Nachweis und erst nach dem Einwirken der Lapislösung werden sie durch ihre weiße Farbe sichtbar. Man darf also wohl mit Sicherheit annehmen, daß mancher vaginale Fluor bei anscheinend intakter Scheidenwand doch entzündlichen Ursprungs ist. Der Nachweis ist freilich nicht immer leicht. Wenn das Lapisbad keine entzündlichen Defekte nachweist, dann bleibt zur Differentialdiagnose nur die Probeexcision übrig. Auch diese kann aber zu Täuschungen führen, da nicht die ganze Scheidenschleimhaut entzündet zu sein braucht.

Eine katarrhalische Entzündung im strengen Sinne des Wortes gibt es in der Scheide nicht, da diese keine Drüsen besitzt. R. Schröder (1927) hat vor kurzem den Begriff des „Desquamativkatarrhs" in die Lehre von der Pathologie der Scheide eingeführt. Er schildert diesen in folgender Weise: „Die Scheidenwand ist dick, es findet eine reichliche Desquamation statt, die Scheide enthält hohe Säurewerte und eine reine Bacillenflora. Der Inhalt in dieser Scheide ist etwas vermehrt, rein weißlich, wässerig, weil infolge vermehrter Desquamation und Autolyse der desquamierten Zellen, also einfach durch Vermehrung des Autolysenmaterials, auch eine vermehrte Flüssigkeit zustande kommt".

---

[1] Menge: Arch. f. Gynäkol. Bd. 125, S. 301.

Irgendwelche Angaben über den histologischen Befund in diesen Fällen macht Schröder nicht.

Zu den hämorrhagischen Entzündungen der Scheide kann man die Colpitis senilis rechnen.

a) Die serös-eitrige Form der Kolpitis (Kolpitis s. Vaginitis simplex).
1. Makroskopisches Verhalten der Scheidenwand.

Makroskopisch kann die serös-eitrige Form der Kolpitis unter verschiedenen Bildern auftreten.

Die Scheidenschleimhaut kann im ganzen lebhaft gerötet und geschwollen sein, die Schleimhautfalten sind dick und plump, die Einsenkungen zwischen ihnen erscheinen vertieft (Colpitis catarrhalis sive purulenta, Aschoff).

Häufig sieht man auf der diffus geröteten Schleimhaut und zwar vorzugsweise auf den Firsten der Schleimhautfalten mehr oder weniger zahlreiche stecknadelkopf- bis hirsekorngroße dunkelrote Knötchen, die meist von einem roten Hof umgeben sind (Colpitis granularis, Colpitis nodularis, Aschoff)[1].

Menge (Finger II, S. 431) scheint es zweifellos, daß nahe Beziehungen zwischen der Colpitis granularis und der Gonorrhoe bestehen, da man die Colpitis granularis „doch bei weitem am häufigsten bei gonorrhoisch infizierten Frauen, namentlich bei Schwangeren", findet, in deren Cervicalsekret Gonokokken nachzuweisen sind.

„Immerhin muß zugegeben werden, daß die Colpitis granularis auch bei Graviden vorkommt, welche keine objektiv nachweisbaren Anhaltspunkte für eine vorausgegangene gonorrhoische Infektion bieten. Es ist wohl denkbar, daß die granuläre Form der Colpitis chronica der anatomische Ausdruck verschiedenartiger chemisch bedingter Reizzustände der Scheidenwand ist, daß sie daher in Komplikation mit einem in der Schwangerschaft bestehenden Cervicaltripper lediglich als paragonorrhoische Gewebsveränderung aufzufassen ist" (Menge).

Nach Bumm[2] hat die Vaginitis granularis „mit der Tripperinfektion nichts zu tun, wenn sie gelegentlich auch einmal mit Cervixgonorrhoe kombiniert vorkommen kann. Man forsche in dem oft recht reichlichen und rein eitrigen Sekret der Vaginitis granulosa nach Gonokokken, und man wird sie in der Mehrzahl der Fälle vermissen; man verimpfe dieses Sekret auf empfängliche Schleimhäute, und man wird nur negative Resultate erhalten". Zu dem Schlusse, daß die granulöse Scheidenentzündung nicht als spezifisch gonorrhoische Infektion angesehen werden darf, war auf Grund rein klinischer Beobachtung auch schon Martineau gekommen.

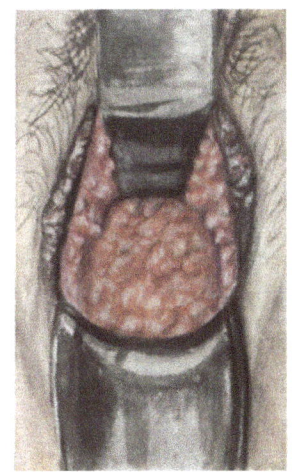

Abb. 90. Colpitis granularis.

Neben Knötchen oder auch ohne diese findet man häufig kleine rundliche oder unregelmäßige rote, samtartige, oft von hämorrhagischen Höfen umgebene Substanzverluste (erosive Geschwüre, Colpitis erosiva, Aschoff).

---

[1] Nach Zweifel (Arch. f. Gynäkol. Bd. 12, S. 43) hat zuerst Déville (Arch. génér. de Méd. Bd. 5, p. 317, 4. Serie, 1844) auf die „Vaginite granuleuse" aufmerksam gemacht.
[2] Bumm: In Veit, Handb. d. Gynäkol. 2. Aufl., Bd. 2, S. 55.

Menge[1] hat darauf hingewiesen, daß man oberflächliche Epitheldefekte der Schleimhaut häufig erst entdeckt, wenn man die entfaltete Scheidenwand einige Zeit mit 2%iger Argentum nitricum-Lösung in Berührung gebracht hat. Die Epitheldefekte heben sich dann durch ihre weiße Farbe deutlich von der übrigen, grau gefärbten, Schleimhaut ab.

Verschiedene Autoren (Kaufmann, Aschoff) erwähnen neben dem Vorkommen von Knötchen und Geschwüren auch die Bildung von Bläschen im Epithel (Vaginitis vesiculosa, Kaufmann, Colpitis granularis cystica, Aschoff).

Zuweilen findet man die entzündete Scheidenschleimhaut mit „papillären, warzigen Gebilden" bedeckt (Colpitis papulosa, Neumann). Diese sind teils derber — sie gleichen dann harten Warzen (Kaufmann) —, teils sind sie weicher und verästelt, so daß sie aussehen wie spitze Kondylome.

Nach Menge (Finger II, S. 431) finden sich diese papillären Wucherungen vorzugsweise bei der Genitalblenorrhoe der Frau und besonders Schwangerer. Hier können innerhalb der ganzen Scheide vom hymenalen Ring bis zur Portio überall kleinere und größere Büschel von spitzen Kondylomen aufschießen. Staut sich in diesen Bildungen das eitrige Entzündungsprodukt, so kommt es zur fauligen Zersetzung des Eiters. Es geht dann aus der Scheide „ein ekelhaft süßlich riechender Abfluß ab".

Es ist heute noch nicht entschieden, ob es sich in diesen Fällen um „echte" spitze Kondylome handelt. Tatsache ist aber, daß man häufig gleichzeitig auch ganz die gleichen Gebilde an den äußeren Genitalien findet.

Über die pathologische Anatomie der „**chronischen Kolpitis**" ist heute nur sehr wenig bekannt.

Bumm[2] betonte, daß er nie eine chronische Gonorrhoe der Vagina gesehen habe. „In allen Fällen von chronischer Gonorrhoe der Cervix zeigt die Scheide ein durchaus normales Aussehen". Auch Menge (Finger, S. 374) schreibt, daß eine chronische Colpitis gonorrhoica bei Erwachsenen nicht vorzukommen scheint[3]. „Höchstwahrscheinlich gibt es aber eine chronische Scheidengonorrhoe bei kleinen Mädchen. Über die hierbei nachweisbaren grob anatomischen Verhältnisse ist jedoch nichts bekannt".

Bei der „grauen oder braunen Fleckung" — Colpitis maculosa, Aschoff —, die man zuweilen auf der Schleimhaut findet, handelt es sich wohl nicht so sehr um eine chronische Entzündung, als vielmehr um Ausheilungsvorgänge. Diese braunen Flecken, die sog. Hallerschen Flecken[4], können so zahlreich sein, daß die ganze Scheide wie getigert aussieht. An der Leiche zeigen diese Flecken eine schmutzige, schwärzliche Färbung (Pseudomelanose, Aschoff).

Neumann[5] hat auch eine Colpitis atrophica beschrieben. Diese ist dadurch charakterisiert, daß die Wülste geschwunden sind, die Falten sind verstrichen, die Ober-

---

[1] Menge: Arch. f. Gynäkol. Bd. 125, S. 301.

[2] Bumm: In Veit, Handb. d. Gynäkol. Bd. 2, S. 55.

[3] „Doch findet man bei der chronischen Uterusgonorrhoe der Erwachsenen, besonders Schwangerer, recht häufig die sog. Colpitis granularis. Sie ist, wie auch von Bumm betont wird, wohl niemals der anatomische Ausdruck einer echten Scheidengonorrhoe, sondern ebenso wie das spitze Kondylom eine durch chemische Reizwirkung ausgelöste paragonorrhoische Gewebserscheinung" (Menge).

[4] v. Haller, Albrecht: Elementa physiol. corpor. human. Tom. 7, Pars 2, liber 28, p. 77. Bernae 1765. „In vagina primum maculae rotundae, lividae, incerta a causa frequenter reperiuntur, in ea nempe parte, quae levis est et utero propior".

[5] Neumann: Arch. f. Dermatol. u. Syphilis. Bd. 21, S. 633.

fläche der Schleimhaut ist abgeflacht, anämisch, mattweiß glänzend, „wie mit Sehnenflecken besetzt". Stellenweise sieht man erweiterte Blutgefäße. Die Scheide ist der Länge und der Breite nach geschrumpft. Die Sekretion ist gering.

2. Mikroskopisches Verhalten der Scheidenwand bei der serös-eitrigen Kolpitis.

Histologisch findet man bei der „Colpitis acuta diffusa" (Neumann) in der Tunica propria der Scheidenschleimhaut zahlreiche Rundzellen. Diese liegen anfangs mehr in der Umgebung der stark erweiterten subepithelialen Gefäße. Später ist die

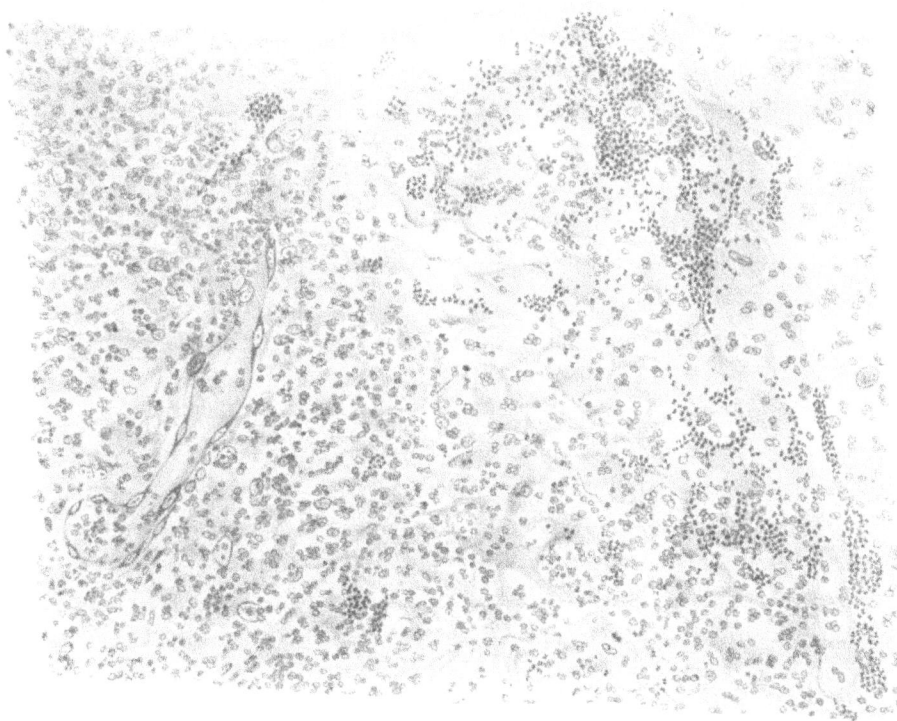

Abb. 91. Schnitt durch die Scheidenschleimhaut bei Colpitis gonorrhoica. Zeiß, Apochr. homog. Immers. 2 mm, Apertur 1,30, komp. Okul. 6. (Nach Mandl, Mschr. Geburtsh. Bd. 5.)

kleinzellige Infiltration mehr diffus. Sie kann so dicht sein, daß von dem Bindegewebe kaum noch etwas zu sehen ist. Ganz besonders stark ist die Infiltration meist auch im Bereiche der Papillen. Diese erscheinen vergrößert, geschwollen und verbreitert. Gegen das intermuskuläre Bindegewebe hin nimmt die kleinzellige Infiltration allmählich ab. Das Epithel kann bis zur Oberfläche hin von Rundzellen durchsetzt sein. Häufig erscheint es auch, besonders an den Stellen kleinzelliger Infiltration, verdünnt und verschmälert.

Eine ausführliche Schilderung des histologischen Befundes bei der Colpitis gonorrhoica verdanken wir Mandl[1] (Abb. 91).

---
[1] Mandl: Monatsschr. f. Geburtsh. u. Gynäkol. Bd. 5, S. 29f.

Das subepitheliale Bindegewebe war in diesem Falle bis in die Tiefe reichlich mit Rund- und Eiterzellen infiltriert. Das Epithel zeigte ein verschiedenes Verhalten. Neben Stellen, an denen es vollkommen intakt war, fanden sich andere Partieen, an denen es bedeutend verdünnt war. An anderen Stellen waren zwischen den obersten Zellagen massenhaft Eiterzellen vorhanden. Endlich fanden sich auch Stellen, an denen die obersten Zellagen abgestoßen waren, und endlich solche, an denen das Epithel vollkommen fehlte, so daß der entzündlich infiltrierte Papillarkörper frei zutage lag. Sowohl an der Oberfläche, als auch durch die ganze Dicke des Epithels hindurch fanden sich „in den Interstitien der Epithelien Gonokokken, bald in Häufchen, bald in breiteren oder schmäleren Zügen". An vielen Stellen waren Gonokokken aber auch im subepithelialen Bindegewebe nachzuweisen. Hier lagen sie teils intracellulär, teils extracellulär. An den Stellen, an denen nach Verlust des Epithels der Papillarkörper bloß zutage lag, waren sie auffallend tief in das subepitheliale Gewebe eingedrungen (Abb 91).

Bei der Colpitis granularis findet man im papillären und subpapillären Gewebe umschriebene Anhäufungen von lymphoiden Zellen. Das Epithel ist an diesen Stellen meist ebenfalls stark von Rundzellen durchsetzt, häufig fehlt es vollkommen, so daß das kleinzellig infiltrierte Stroma direkt an das Lumen grenzt (erosive Geschwüre).

Das histologische Bild der Colpitis chronica ist nach Neumann[1] dadurch charakterisiert, daß die oberen Lagen des Epithels bandartige Streifen von verhornten Zellen bilden, in denen die Kerne ganz geschwunden oder — soweit sie noch vorhanden — geschrumpft und horizontal gelagert sind. Die oberen Lagen des Rete sind rarifiziert. Zwischen den Papillen bildet das Rete dichte Lagen von in die Tiefe ragenden, zapfenförmigen Fortsätzen. In diesen sind die Stachelzellen besonders entwickelt (Hyperplasie der Stachelzellen). Die Papillen sind vergrößert. Meist entsprechen mehrere Papillen einem Knötchen. Die Rundzellen bilden in der Tunica propria teils umschriebene, stellenweise scheiben- und kreisförmig angeordnete Herde, teils Infiltrate längs der Gefäßwand. Stellenweise sind sie „bereits spindelförmig in die Länge gezogen". Die Tunica propria hat im Breitendurchmesser erheblich zugenommen. Stellenweise findet man auch in der Muskulatur kleinzellige Infiltration.

Bei der Colpitis atrophica (Neumann) ist die „Hornschicht" verbreitert, sie bildet bandartige Streifen von horizontal gelagerten, abgeplatteten Zellen. Die Retezellenschicht ist verschmälert, dicht unterhalb des Epithels findet sich eine dichte Lage von Rundzellen. Das Cutisgewebe ist geschrumpft, es besteht aus dicht verfilztem Bindegewebe und aus einzelnen Bindegewebszellen „ohne Zellwucherung". Die elastischen Fasern treten „mehr in den Vordergrund". Die Blutgefäße erscheinen komprimiert, sie verlaufen stellenweise von der Tiefe gegen die Oberfläche parallel, und sie bilden arkadenförmige Bogen. Sie sind verschmälert, ihre Wandungen sind verdünnt, von Rundzellen infiltriert. Stellenweise sind sie derart verengt, daß ihr Lumen ganz geschwunden ist. Während die Gefäße in den oberen Lagen atrophisch sind, sind sie in den tieferen verbreitert. Die Papillarschicht verläuft fast in gleicher Flucht mit dem Epithel. Diese Veränderungen finden sich in der Scheide von noch nicht zu alten Individuen (also nicht im Senium!).

---

[1] Neumann: Arch. f. Dermatol. u. Syphilis. Bd. 21, S. 627.

Der Glykogengehalt der Scheidenwand ist bei der Kolpitis vermindert [Schröder, Hinrichs und Keßler (S. 139)]. Es gibt aber auch Ausnahmen.

Die chemisch-quantitative Bestimmung des Glykogens ergab, daß der durchschnittliche Glykogengehalt der Scheidenwand 0,48 mg pro 1 qcm Scheidenwand beträgt (gegen durchschnittlich 2,28 mg in der normalen Scheidenwand). Berechnet auf die Gesamtoberfläche der Scheidenwand findet man bei Kolpitis 18—20 im Höchstfall 83 mg, während man in der normalen Scheidenwand Gesamtmengen von 200, 250 und selbst 300 mg Glykogen findet (Schröder, Hinrichs und Keßler).

Im Bereich von chronisch-entzündlichen Veränderungen kommt es zu einem Schwund der elastischen Fasern. Dieser Schwund besteht nach Speiser „nicht darin, daß das elastische Faserwerk — z. B. der subepitheliale Streifen — einfach abgebaut wird, sondern es kommt durch den Reiz der Entzündungsprodukte offenbar sehr oft zu einer Kräuselung und Verklumpung der gekräuselten Fasermassen". „Dann erfolgt wahrscheinlich eine Quellung und Homogenisierung der noch gut färbbaren verklumpten Massen. Schließlich nehmen diese homogenen hyalinen Schollen die Elasticafärbung nur noch wenig an und endlich verschwinden sie dann ganz" (Abb. 92).

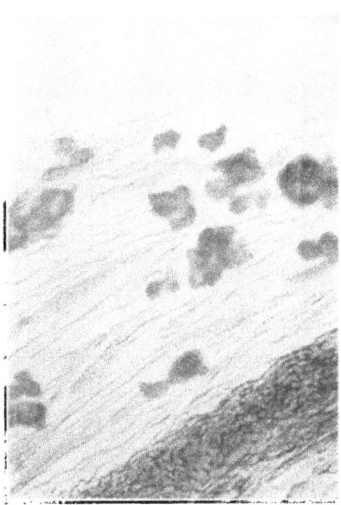

Abb. 92. Homogenisierung der Faserklumpen; noch gute Färbbarkeit. (Nach Speiser, Zbl. Gynäk. 1926.)

Zuweilen findet man stellenweise einen bogenförmigen Verlauf des subepithelialen Streifens, der dann meist stark gekräuselt und ausgefranst ist. Speiser erklärt diese Erscheinung so, daß es im Anschluß an umschriebene entzündliche Prozesse zu einer Gewebsneubildung an diesen Stellen kommt. Durch das Wachstum des Granulationsgewebes wird der subepitheliale Streifen in die Tiefe gerückt. Dadurch scheint er seinen normalen physiologischen Funktionen entzogen und dies ist vielleicht der Grund, daß man frühzeitig Degenerationserscheinungen gerade an diesen bogenförmigen Streifenteilen sieht.

Speiser sah auch in einigen seiner Präparate, daß der subepitheliale Streifen, der meist knapp unter dem Epithel verläuft, an manchen Stellen vom Epithel entfernt war, und daß er sich dann wieder konvergierend dem Epithel näherte. Zum Teil bestand an diesen Stellen zwischen Epithel und abgerückter Elastica eine stärkere Rundzelleninfiltration, zum Teil fehlte diese. Speiser faßt solche Stellen als „Orte abgelaufener lokaler Entzündungsprozesse" auf.

Bei chronisch-entzündlichen Prozessen kann es nach Speiser aber auch, sogar trotz hohen Alters der Kranken, zu einer Neubildung von elastischem Gewebe kommen.

3. Der Scheideninhalt bei serös-eitriger Kolpitis.

Der Scheideninhalt besteht bei der akuten Kolpitis aus einer wässerig-eitrigen bis rein eitrigen Flüssigkeit.

Ihre Menge wechselt. Zuweilen ist der Scheideninhalt so reichlich, daß er beim Einführen des Speculums aus allen Buchten und Vertiefungen zwischen den Falten hervorquillt. Nicht so selten ist er auch von einzelnen oder zahlreichen Gasblasen durchsetzt, und er sieht dann schaumig aus.

Ganz besonders reichlich ist nach Menge[1] der Scheideninhalt bei der Colpitis gonorrhoica.

Da die erkrankte Gewebsfläche eine große Ausdehnung besitzt, ist — abgesehen von der Endometritis puerperalis gonorrhoica — bei keiner anderen Schleimhautgonorrhoe des Weibes die Eiterproduktion so stark wie bei der akuten Colpitis gonorrhoica. Namentlich Schwangere können große Eitermengen aus der tripperkranken Schleimhaut verlieren (Menge).

Die Menge des Scheideninhaltes ist bei der Kolpitis aber durchaus nicht immer vermehrt (Schröder, Hinrichs und Keßler).

So konnten Schröder, Hinrichs und Keßler unter 27 Fällen 17mal eine Sekretmenge von weniger als 0,5 g gewinnen, in den übrigen 10 Fällen schwankte die Menge des gewonnenen Sekretes zwischen 0,6 und 1,8 g (Abb. 93).

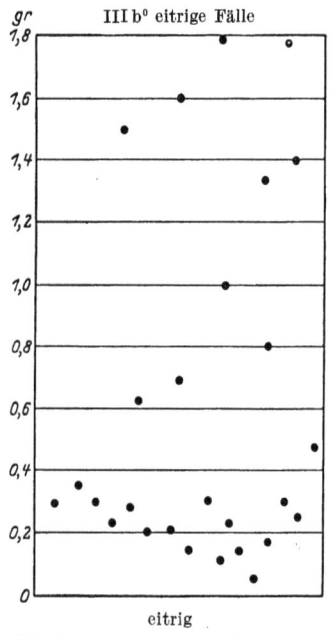

Abb. 93. Die erfaßbaren Mengen des Scheideninhalts bei Fluor mit Wandschädigung. (Nach Schröder, Hinrichs und Keßler.)

Umgekehrt konnten Schröder, Hinrichs und Keßler (S. 110) bei Flora I gelegentlich „reichlich flüssige Massen in Mengen bis zu 1,6 g" feststellen. Nach ihrer Ansicht entsteht „diese reichliche weißliche, milchsuppenähnliche Masse, die stark sauer ist und lediglich Scheidenbacillen und Epithelien in großer Menge enthält", „durch eine pathologisch erhöhte Desquamation der Scheidenepithelien" mit nachfolgender Autolyse. Schröder spricht in diesen Fällen von einem „Desquamativkatarrh". Scheidenfluor deckt sich also nicht immer mit pathologischem Sekret, sondern es kann „auch einmal normales Scheidensekret in vermehrter Menge vorhanden sein" und „eine abnorme Feuchtung an der Vulva" hervorbringen (Schröder, Hinrichs und Keßler, S. 110).

Morphologisch ist der entzündliche Scheideninhalt durch seinen Gehalt an Leukocyten charakterisiert. Die Zahl der abgestoßenen Plattenepithelien erscheint vermehrt. Bakteriologisch findet man fast immer eine bunte Mischflora.

Die aktuelle Reaktion des Scheidensekretes schwankte in den Beobachtungen von Schröder, Hinrichs und Keßler (S. 120) durchschnittlich zwischen p_H **5,8—6,5** (normal 4,0—4,7), sie lag also noch im Bereiche der sauren Reaktion. Zu ähnlichen Werten gelangte Naujoks (Arch. f. Gynäk. Bd. 125, S. 447).

Der Eiweißgehalt des Scheidensekretes betrug in den Fällen von Schröder, Hinrichs und Keßler 6% (gegen 2—2,5% normal). Dieser hohe Eiweißgehalt ist wohl durch den „Zufluß des eiweißhaltigen Eiters" bedingt.

Der Gehalt des Scheidensekretes an Traubenzucker (oder genauer an reduzierender Substanz) ist bei Kolpitis stark herabgesetzt, er beträgt durchschnittlich 3,3 mg (berechnet auf 1 g Scheideninhalt) gegenüber 6,65 mg normal, oder in Prozenten: $1/2$—1% (gegen $1\frac{1}{2}$—4% normal).

Auch der Glykogengehalt ist wesentlich herabgesetzt, er beträgt nach Schröder, Hinrichs und Keßler durchschnittlich 6,8 mg auf 1 g Scheideninhalt berechnet, (gegenüber 33,7 mg normal).

Über den Glykogengehalt der Scheidenwand s. S. 271.

Im Gegensatz zu der verminderten Menge an Kohlehydraten (Glykogen und Traubenzucker) ist der Gehalt des Scheidensekretes an diastatischem Ferment erheblich vermehrt.

---

[1] Menge: In Finger, Handb. f. Gynäkol. Bd. 2, S. 430.

Die diastatische Kraft (= die Zahl der Kubikzentimeter 1%iger Stärkelösung, die von 1 g Scheideninhalt in 24 Stunden abgebaut werden) kann Werte von 300 und darüber erreichen, während sie in ganz normalen Fällen (d. h. bei weißlich-bröckeligem Scheideninhalt mit Scheidenbacillen) durchschnittlich nur 92 beträgt.

4. Klinik der serös-eitrigen Kolpitis.

1. Befund. Der klinische Befund zeigt bei der serös-eitrigen Kolpitis alle Übergänge von einer makroskopisch normalen Schleimhaut bis zu den schwersten, auch auf das äußere Genitale übergreifenden, entzündlichen Erscheinungen.

Die ersten Anfänge und die leichten Formen einer Kolpitis lassen sich nur an dem Auftreten von Leukocyten im Scheideninhalt erkennen.

Der Nachweis, daß die Leukocyten aus der Scheidenwand stammen, läßt sich dadurch erbringen, daß man nach einer Scheidenspülung auf die Portio eine dicht schließende Silber- oder Aluminiumkappe aufsetzt.

Selbst wenn es schon zu Epitheldefekten gekommen ist, kann die Scheide makroskopisch ganz normal erscheinen. Erst wenn man auf die entfaltete Scheidenwand einige Zeit 2%ige Höllensteinlösung einwirken läßt, kann man die streifigen, rundlichen, oft nur punktförmigen Epitheldefekte an ihrer weißen Färbung erkennen [Menge (1925, S. 301)].

Bei den schwereren Formen der Kolpitis ist die Scheidenschleimhaut tiefrot; zwischen den geschwollenen Falten quillt überall Eiter hervor. Nach dem Abspülen oder Abtupfen des Sekrets findet man meist zahlreiche Erosionen.

Von der Scheide aus kann die Entzündung auch auf die äußeren Genitalien übergreifen. Der Hymen oder seine Reste sind geschwollen, auch die kleinen Labien sind gerötet und ödematös, ihre Innenfläche zeigt Substanzverluste. Das ganze äußere Genitale ist mit übelriechendem Sekret und mit Eiterborken bedeckt.

2. Symptome. Die örtlichen Symptome sind bei der Kolpitis sehr verschieden. Viele Kranke klagen überhaupt nicht über Beschwerden, obwohl eine ziemlich erhebliche Kolpitis vorhanden ist. Der Ausfluß ist dann das einzige Symptom, das die Patientinnen zum Arzt führt.

In anderen Fällen — besonders bei der Colpitis gonorrhoica — sind aber sehr heftige und quälende Beschwerden vorhanden.

„Neben dem Gefühl von Hitze, Spannung und Brennen an den äußeren Teilen besteht eine Empfindlichkeit des ganzen Unterleibes, welche das Gehen kaum gestattet. Nicht nur Druck auf den Unterleib, sondern auch Niesen, Husten, ja lautes Sprechen machen Schmerzen. Fieber ist regelmäßig vorhanden und kann an mehreren Tagen nacheinander unter leichtem Frösteln bis auf 39° C steigen" (Bumm[1]).

Es ist nicht ganz leicht, die in der Scheide entstehenden „Entzündungssensationen" (Menge) richtig zu bewerten, weil immer zu gleicher Zeit eine vestibulare Gonorrhoe vorhanden ist, die mit ihrem heftigen Brennen die Beschwerden der Scheidengonorrhoe überlagert (Menge[2]).

Ebenso wie die örtlichen Symptome sind auch die Allgemeinerscheinungen bei der Kolpitis recht verschieden. Vielfach leidet das Allgemeinbefinden überhaupt nicht.

---
[1] Bumm: In Veit, Handb. d. Gynäkol. 2. Aufl. Bd. 2, S. 54.
[2] Menge: In Finger, Handb. d. Gynäkol. Bd. 2, S. 430.

Bei stärkerem oder länger dauerndem Ausfluß treten aber fast immer die schon erwähnten (S. 216) Erscheinungen auf: Abgeschlagenheit, Schwächegefühl, Mattigkeit, Nervosität u. a. m.

Bei der Colpitis gonorrhoica besteht gewöhnlich eine erhöhte Körpertemperatur und ein ausgesprochenes Krankheitsgefühl. Dauert die starke Eiterung längere Zeit, so leidet auch der allgemeine Ernährungszustand der Kranken (Menge, l. c.).

3. Verlauf. Der Verlauf der serös-eitrigen Kolpitis ist außerordentlich verschieden. Unter geeigneter Behandlung heilen manche Fälle rasch ab. Andere Fälle trotzen monatelang jeder Behandlung, oder es treten, nach vorübergehender Besserung, immer neue Rezidive auf.

Der Grund für das refraktäre Verhalten mancher Scheidenentzündungen ist entweder darin zu suchen, daß die auslösende Ursache nicht beseitigt wird, oder daß die Entzündung durch immer neue Schädigungen unterhalten wird.

Der Nachweis dieser beiden Momente stößt häufig auf sehr große Schwierigkeiten. So manche Kolpitis heilt erst ab, wenn ein bis dahin übersehener uteriner Fluor beseitigt ist, in anderen Fällen findet man Trichomonas vaginalis im Scheideninhalt (s. S. 347), oder dauernder Geschlechtsverkehr, unzweckmäßige Spülungen u. a. m. lassen die Scheidenschleimhaut nicht zur Ruhe kommen.

Gelingt es, diese entzündungsauslösenden Schädigungen aufzufinden und zu beseitigen, dann heilt die Kolpitis meist rasch ab, im anderen Falle kann sie sich monatelang hinziehen.

Die gonorrhoische Kolpitis gelangt bei typischem Ablauf nach 3 bis höchstens 4 Wochen regelmäßig zur Heilung (Bumm[1]). „Das Höhestadium der Entzündung wird 6—10 Tage nach der Infektion erreicht, von da an nimmt die Rötung und Schwellung der Schleimhaut ziemlich rasch ab, die erodierten Stellen überhäuten sich, das Sekret wird ärmer an weißen Blutzellen, reicher an Epithelien und deshalb mehr weißlich und körnig. Gleichzeitig schwindet die Empfindlichkeit der erkrankten Teile. Zuletzt sind nur noch im Scheidengewölbe gerötete, stärker sezernierende Stellen, welche aber ebenfalls bald ein normales blasses Aussehen gewinnen" (Bumm).

Im Bakterienbild des Scheidensekretes verschwinden nach und nach die vorher in Reinkultur vorhandenen Gonokokken fast vollkommen. Nur in einzelnen Sekretpartieen sind sie noch in größerer Zahl nachzuweisen (Menge, in Finger S. 430).

Leichte Rezidive im Anschluß an die Menstruation sah Bumm zweimal, sie waren auf das Scheidengewölbe beschränkt. In den anderen Fällen beteiligte sich die Scheide nicht mehr an der Entzündung, obwohl die Gonorrhoe der Cervix noch lange fortbestand.

5. Therapie der serös-eitrigen Kolpitis.

Das beste Mittel zur Beseitigung einer serös-eitrigen Kolpitis ist die wiederholte gründliche Behandlung der erkrankten Scheidenwand mit 3—5%iger Argentum nitricum-Lösung (Lapisbad nach Menge).

Ist bei einer ganz frischen Entzündung die Gegend des Scheideneingangs infolge einer akuten Vulvitis verschwollen und sehr schmerzhaft, dann ist eine sofortige Behandlung der Scheide nicht möglich. Man hält dann zweckmäßig die Kranken einige Tage im Bett

---

[1] Bumm: In Veit, Handb. d. Gynäkol. Bd. 2, S. 55.

und läßt Umschläge mit Kamillentee oder essigsaurer Tonerde machen. Gleichzeitig empfiehlt es sich, zur Entfernung des oft reichlichen Sekretes die Vulva mehrere Male am Tage mit reizlosen Lösungen (Kamillentee u. dgl. abzurieseln).

Spülungen sind in der Behandlung einer serös-eitrigen Kolpitis zur Entfernung der oft reichlichen aufgestauten und übelriechenden Sekretmassen nicht zu entbehren.

Zu den Spülungen nimmt man am besten Milchsäure (0,5%ig), Alaun (Alumin. usti 2 Eßlöffel auf 1 Liter Wasser), Wasserstoffsuperoxyd, Chlorzink- oder Kupfersulfatlösungen (3%ig) u. a. m. (s. S. 240).

Bei den Spülungen bedient man sich eines Irrigators mit einem gewöhnlichen gläsernen Scheidenrohr als Ansatz. Vor dem Gebrauch von Spülansätzen, die den Scheideneingang völlig verschließen („Ladies friend" Okklusivspülrohre u. a.) ist zu warnen. Beim Verschluß des Scheideneinganges können nämlich die Spülflüssigkeit und die von ihr aufgewirbelten Exsudatmassen (Menge, S. 741) nicht nach außen abfließen. Es kommt zu einer Auftreibung des ganzen Scheidenrohres und schließlich zu einem nicht unbeträchtlichen Überdruck. Dieser kann schließlich zu einer Verschiebung des infektiösen Scheideninhaltes in den Uterus und über diesen hinaus mit allen ihren deletären Folgen führen.

Im allgemeinen kommt zwar eine derartige Verschiebung des Scheideninhaltes in die Uterushöhle hinein nicht zustande, weil die Scheidenwände sehr elastisch sind, und weil der zähe Cervicalschleim die Cervix ziemlich fest verschließt.

Menge (S. 471) erlebte es aber doch bei mehreren Patientinnen, daß sich unmittelbar nach einer Scheidenspülung, die mit völliger Verschließung des Scheideneingangs und unter hohem Druck durchgeführt wurde, unter shockartigen Initialerscheinungen eine beiderseitige akute Salpingitis und Perisalpingitis entwickelte. Dies ließ sich nur so erklären, „daß die eingespritzte Lösung und die aufgewirbelten Scheidensekretmassen durch den Uterus und durch die Tuben hindurch bis auf die Beckenserosa vorgedrungen waren". Derartige alarmierende Erlebnisse zeigen einwandfrei, „daß auch eine hydromechanische Verschleppung gonorrhoischen Eiters aus der Scheide, der Cervix und der Uteruskörperhöhle bis in die Tuben und in die Bauchhöhle hinein in gleicher Weise zustande kommen kann" (Menge).

Sind in der Scheide ausgesprochene papilläre Excrescenzen vorhanden, dann müssen diese, bevor man an die eigentliche Wandbehandlung herangeht, entweder durch chirurgische Abtragung oder durch energische Verätzung mit konzentrierten Ätzsubstanzen oder durch Vereisung oder auch durch kleine Dosen von Röntgenstrahlen (Röntgentiefenbestrahlungen) beseitigt werden. Vor der Entfernung dieser Gebilde ist eine erfolgreiche Behandlung des Wandbodens ausgeschlossen (Menge [1]).

Das Lapisbad wird in der bereits S. 231 angegebenen Weise ausgeführt. Auch die übrigen zur Unterstützung des Lapisbades angegebenen Vorschriften und Verhaltungsmaßregeln gelten selbstverständlich für die Behandlung der Kolpitis.

b) Die pseudomembranöse Kolpitis.

Vorbemerkungen.

Als „pseudomembranös bezeichnet man Entzündungen, bei denen es an der Oberfläche von Schleimhäuten (oder serösen Häuten) „zur Bildung hautartiger, aus Fäden und Netzen bestehender Beschläge kommt. Es handelt sich dabei immer um die Verbindung von Nekrosen der Gewebsteile mit Ausschwitzung von Flüssigkeiten aus den Blutgefäßen, die unter dem Einfluß des abgestorbenen Materials eine mehr oder weniger feste und ausgedehnte Gerinnung eingehen" (Lubarsch, S. 596).

Die Pseudomembranen entstehen nicht nur durch exsudative Vorgänge (Fibrinbildung), sondern zugleich auch durch Nekrose eines Teiles der Schleimhaut selbst.

Dabei unterscheidet man
a) oberflächliche Formen, die sog. croupösen Entzündungen,
b) tiefe Formen, die sog. diphtherischen, oder besser verschorfenden Entzündungen.

---

[1] Menge: Arch. f. Gynäkol. Bd. 125, S. 315.

Bei allen Formen der pseudomembranösen Entzündung geht das Oberflächenepithel zugrunde. Diese Epithelnekrose „ist eine notwendige Einleitung der ganzen fibrinösen Exsudation; denn erhaltenes Epithel hindert die Fibrinauflagerung". Manchmal finden sich noch Reste Epithels unter dem Fibrin erhalten. Man muß dann annehmen, daß das Fibrin zwischen solchen Stellen ausgetreten und in halbgeronnenem Zustande über sie hinübergeflossen ist (Herxheimer, S. 144).

Bei der croupösen Entzündung ist nur die Epithelschicht nekrotisch. Infolgedessen lassen sich die croupösen Membranen leicht (z. B. schon durch einen Wasserstrahl) von ihrer Unterlage ablösen [1]. Die dann bloßliegende Schleimhaut besitzt kein Epithel mehr, da dieses zugrunde gegangen ist, sie „ist aber sonst intakt".

Bei der tiefergreifenden Form, der diphtherischen oder verschorfenden Entzündung, fällt außer dem Epithel auch die übrige Schleimhaut in größerer oder geringerer Tiefe der Nekrose anheim. Dadurch entstehen dicke, weißliche, starre Pseudomembranen. Diese lassen sich entweder überhaupt nicht oder nur mit Gewalt von ihrer Unterlage abreißen, und es bleibt dann ein mehr oder weniger tiefgreifender Substanzverlust der Schleimhaut zurück [2].

Mikroskopisch bestehen die croupösen Membranen in der Hauptsache aus Fibrin. Dieses ist teils in feineren und dickeren netzförmigen Fasern angeordnet, teils bildet es schollige und balkige, oft vielfach anastomosierende, Massen (hyalines Fibrin). In dieses Maschenwerk sind meist mehr oder weniger reichlich Leukocyten eingeschlossen.

Die diphtherischen Membranen bestehen neben Fibrin auch aus der nekrotischen Schleimhaut. Man findet dann neben Fibrinfäden und -balken auch gelockerte und gequollene Bindegewebsfasern, nekrotische Blutgefäße, weiße und rote Blutkörperchen. Schließlich kann die ganze Schleimhaut in eine kernlose, schollige, körnige oder auch mehr homogen-balkige, von Leukocyten und Fibrin durchsetzte „schorfartige" Masse [3] umgewandelt sein, in der die Gewebsstruktur entweder überhaupt nicht oder nur noch ganz undeutlich erkannt werden kann.

Bei der Zersetzung der nekrotischen Membranen durch Fäulniserreger kommt es zur Gangrän der Scheide.

Die Abstoßung der Schorfe erfolgt durch eitrige Demarkation. An der Grenze des lebenden Gewebes gegen das abgestorbene Gewebsstück hin kommt es zur Ansammlung von Leukocyten und Phagocyten (Herxheimer, S. 117). Diese bewirken eine Loslösung der Schorfe von dem lebenden Gewebe. Nach der spontanen Ablösung der Schorfe bleiben mehr oder weniger tiefgreifende Substanzverluste — Geschwüre — zurück. Diese heilen unter Narbenbildung aus.

Pseudomembranöse Entzündungen sind in der Scheide nicht allzu selten. Man findet sie z. B. häufig bei puerperalen Streptokokkeninfektionen der Scheide, bei der echten Diphtherie der Scheide u. a. m.

Ganz ähnliche Pseudomembranen findet man in der Scheide aber auch nach der Einwirkung von Ätzmitteln (Sublimat u. a. m.) auf die Schleimhaut. In diesen Fällen handelt es sich — zunächst wenigstens — nicht um Entzündungen, sondern um lokalen Gewebstod, um Nekrosen.

Da diese aber eine demarkierende Entzündung auslösen, ist ihre scharfe Trennung von der pseudomembranösen Kolpitis praktisch unmöglich.

---

[1] Diese leichte Ablösbarkeit der croupösen Membranen gilt allerdings nur für Schleimhäute, deren Epithel eine Basalmembran besitzt. An den Plattenepithel tragenden Teilen (also z. B. auch an der Epiglottis und den Stimmbändern) haften die Membranen fester, da sie wegen des Fehlens einer Basalmembran direkt dem Schleimhautbindegewebe aufliegen (Herxheimer, S. 145).

[2] Lubarsch (in Aschoff, S. 597f.) unterscheidet neben der oberflächlichen „croupösen" und der tiefen „verschorfenden", diphtherischen Form noch als Zwischenform die „diphtheroide Entzündung". „Hier sind größere Bezirke der serösen Haut oder Schleimhaut in die Nekrose mit einbezogen, also z. B. mehrere Epithelschichten, eventuell auch die oberste Bindegewebslage der serösen Haut oder Schleimhaut."

[3] Bei der diphtherischen Entzündung besteht das geronnene Exsudat nur zum Teil noch aus einem Maschenwerk feiner Fibrinfasern, in der Hauptsache bilden gröbere hyaline Balken und festere Schollen die Grundlage, in der Leukocyten, rote Blutkörperchen, abgestoßene und abgestorbene fixe Gewebszellen eingelagert sind (Lubarsch, S. 598).

Ursachen der pseudomembranösen Kolpitis.

Die Ursachen der pseudomembranösen Scheidenentzündungen lassen sich in vier große Gruppen einteilen:

1. Mechanische, 2. thermische, 3. chemische, 4. infektiös-toxische Schädigungen.

Außerdem gibt es aber auch pseudomembranöse Entzündungen der Scheide, deren Ätiologie vollkommen unklar ist.

1. Mechanische Schädigungen.

Unter den mechanischen Schädigungen, die zu pseudomembranösen Entzündungen der Scheide führen können, sind zunächst die Fremdkörper (s. S. 431) zu nennen. Auch im Anschluß an Verletzungen der Scheide durch Instrumente, Spülrohre u. a. können sich die entstandenen Wunden mit dünneren oder dickeren Membranen bedecken. Zu diesen Traumen gehören auch die Verletzungen der Scheide bei der Spontangeburt. Auch diese können, ebenso wie die operativ entstandenen Verletzungen, zur Bildung von pseudo-membranösen Belägen Veranlassung geben.

2. Thermische Schädigungen.

Thermische Schädigungen der Scheide entstehen meist im Gefolge zu heißer Spülungen (über 50°, Labhardt, S. 1278). Je nach der Temperatur der Flüssigkeit und der Dauer ihrer Einwirkung kann man alle Übergänge zwischen oberflächlichen Schädigungen und tiefen Nekrosen finden (Labhardt).

Engelhorn (1915) berichtete über einen Fall von Colpitis crouposa bei einer 6—8 Wochen graviden Frau, die sich zum Zwecke der Abtreibung heiße Lysolspülungen gemacht hatte.

Magid[1] hatte einige Male Gelegenheit, Frauen zu untersuchen, die kurz vorher heiße Scheidenspülungen zur Schwangerschaftsunterbrechung gemacht hatten. In der Regel ließ sich ein Erythem der Scheidenschleimhaut feststellen (Verbrennung 1. Grades). Einige Male „kam es sogar zu einer Blasenbildung".

Erhebliche Verbrennungen der Scheide können auch bei der Verschorfung von Portiocarcinomen mit dem Thermokauter oder mit dem Glüheisen entstehen. Dabei braucht das glühende Metall durchaus nicht mit der Scheidenwand selbst in Berührung zu kommen. Schon die strahlende Hitze kann Verbrennungen zur Folge haben. Man muß deshalb bei derartigen Eingriffen nicht nur Specula aus schlechten Wärmeleitern (z. B. Holz) verwenden, sondern man muß auch mit diesen die Scheide nach allen Richtungen hin schützen.

3. Chemische Schädigungen.

Chemische Schädigungen der Scheidenschleimhaut können durch alle Stoffe bewirkt werden, die imstande sind, eine Ätzwirkung zu entfalten.

Man versteht darunter Stoffe, die mit dem Eiweiß der Zellen Verbindungen eingehen, und die durch diese „Koagulation" die Zellen töten.

Hierher gehören in erster Linie die Halogene, Oxydationsmittel, Säuren, Alkalien und die Salze der Schwermetalle.

Derartige Stoffe können aus Versehen, in verbrecherischer Absicht, bei therapeutischen Maßnahmen und aus anderen Gründen in die Scheide gelangen.

---

[1] Magid: Zentralbl. f. Gynäkol. 1926, S. 537.

Manche dieser Stoffe können die Scheide aber auch schädigen, wenn sie von anderen Stellen aus (per os, oder von der äußeren Haut aus) in den Körper aufgenommen werden.

Man muß deshalb — aus theoretischen und praktischen Gründen — bei den chemischen Schädigungen der Scheide zwei verschiedene ätiologische Gruppen unterscheiden:

α) Schädigungen infolge **intravaginaler** Aufnahme von chemischen Substanzen,

β) Schädigungen nach **extravaginaler** Aufnahme von chemischen Substanzen.

α) Schädigungen nach **intravaginaler** Aufnahme von chemischen Substanzen.

Schädigungen der Scheide sind nach Einverleibung der verschiedensten chemischen Substanzen beobachtet worden, so nach **Sublimat** [Kaufmann[1], Sticker, Röthler, und Winkler, Schildecker (3 Fälle), Pompe van Meerdervort, Vollmer, Joers, Thoret, Stubowski, Holtermann, Cronin, Michel und Barthélemy, Liegner, B. Fischer (1913, 1914), Begger, Magid u. a.], **Chlorzink** (Füth), **Chromsäure** (Farkas), **Karbollösung** (Foerster), **Ammoniak** (v. Neugebauer), **Alaun** (Chrobak, Breisky), **Lysol** (Labhardt), **Arsen** (Haberda [2]), **Senfmehl** (Heydrich), **Ichthyolglycerin** (Fabricius, Engländer), **Liquor ferri sesquichlorati** (Barnes, Tissier), **Persil** (Dierks) u. a.

Häufig bleibt die Art des angewendeten Mittels unklar, sei es, daß die Patientin keine Angaben machen kann (Scheffzek, Geipel und Lehmann), sei es, daß es nicht gelingt, die Substanz zu analysieren (Gellhorn).

Da alle diese Beobachtungen nicht nur in klinischer, sondern auch in didaktischer und forensischer Hinsicht von Bedeutung sind, so möge kurz etwas näher auf sie eingegangen werden.

Sublimat: Wir konnten bis zum Jahre 1926 insgesamt 16 Fälle zusammenstellen, in denen Sublimatpastillen oder Oxycyanatpastillen in Substanz in die Scheide eingeführt wurden [3] [Kaufmann[4], Sticker [5]* (1899), Röthler und Winkler * (1911), Schildecker * (1912, 3 Fälle), Pompe van Meerdervort * (1913), Vollmer * (1917), Joers * (1921), Thoret * (1923), Stubowski * (1923), Holtermann * (1925), Cronin, Liegner (1926), Michel und Barthélemy (zit. nach Liegner), Magid].

Der Grund für die Einführung der Pastillen war verschieden:

5 mal als Abortivmittel (Vollmer, Schildecker, 3 Fälle, Magid).
3 „ als antikonzeptionelles Mittel (Thoret, Stubowski, Holtermann).
2 „ als Prophylaktikum gegen luische Infektion (Joers, Sticker).
1 „ aus Selbstmordabsichten (Röthler und Winkler).
2 „ versehentlich (Pompe van Meerdervort) bei Sublimatspülung, Liegner an Stelle von Spumanstäbchen.
1 „ aus therapeutischen Gründen, um die Abheilung einer Gonorrhoe zu beschleunigen (Cronin).
2 „ fehlen Angaben über den Grund des Einführens (Kaufmann, Michel und Barthélemy).

---

[1] Kaufmann: Lehrb. d. spez. Pathologie, 7./8. Aufl. S. 1319 u. 1321.

[2] Haberda: Wien. klin. Wochenschr. 1897.

[3] Über tödliche Vergiftungen nach Sublimatspülungen berichteten B. Fischer (1913, 1914), Schieck (Arch. f. klin. Med. Bd. 133), Sexton (Journ. of the Americ. med. assoc. Bd. 78, S. 1445), Begger, J. D. (München 1923).

[4] Kaufmann: Lehrb. d. spez. Pathologie, 7./8. Aufl. S. 1319 u. 1321.

[5] Die mit * bezeichneten Fälle wurden von Holtermann (Zentralbl. f. Gynäkol. 1925, S. 2133) zusammengestellt.

Die Menge des eingeführten Sublimats schwankte, soweit Angaben darüber vorliegen, zwischen 0,25 g und 3 g [1].

In allen Fällen von längerer Sublimateinwirkung auf die Scheide kommt es lokal zu Nekrosen und zu Geschwürsbildungen. Außerdem findet man häufig auch am Scheideneingang und im Vestibulum nekrotisch-ulceröse Veränderungen und ein mehr oder weniger hochgradiges Ödem der Vulva. Diese Veränderungen sind darauf zurückzuführen, daß die Scheide auf die Einführung des Ätzmittels zunächst mit einer vermehrten Transsudation antwortet, so daß ein Teil des gelösten Sublimats zum Scheideneingang herausgeschwemmt wird und so an die äußeren Genitalien gelangt.

Die Allgemeinerscheinungen unterscheiden sich nicht von den Symptomen der Sublimatvergiftung, die auf anderem Wege (per os, intravenös usw.) erfolgt ist. Im Vordergrund des klinischen Bildes stehen die Nierenerkrankung, die Stomatitis und die hämorrhagische Kolitis.

Der Tod wird fast immer durch Urämie bedingt. Von den 16 oben erwähnten Patientinnen

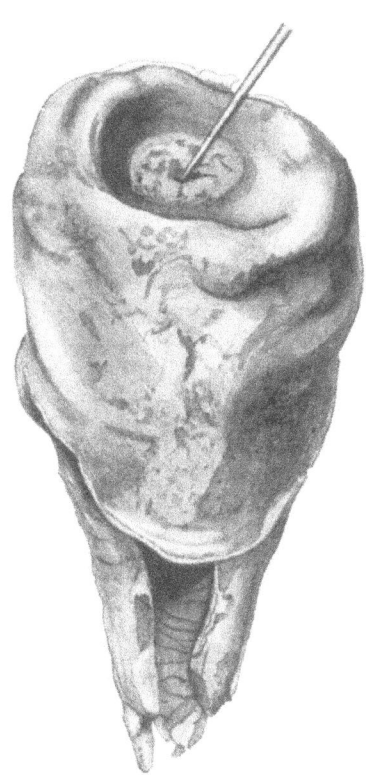
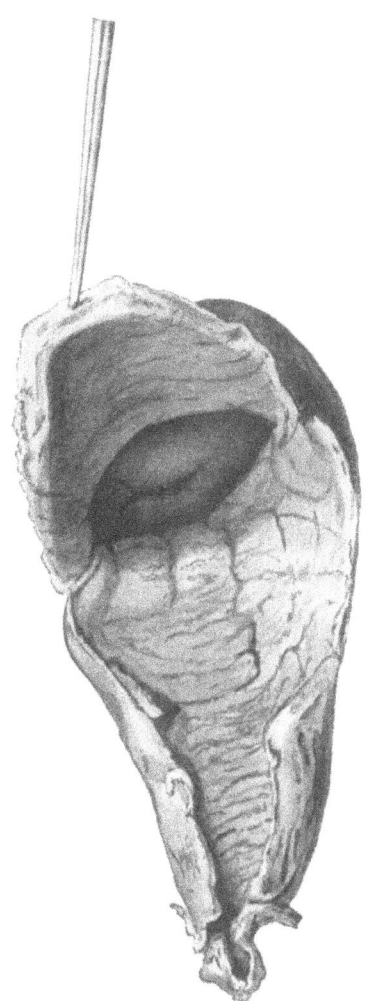

Abb. 94. Mit Chlorzinklösung verätzte Scheidenwand. (Aus Füth, Arch. Gynäk. Bd 115.)

sind 13 gestorben, nur 3 von ihnen überlebten die Vergiftung (Stubowski, Pompe van Meerdervort, Holtermann).

Die Zeit, die zwischen dem Einführen der Sublimatpastillen und dem Tode verstrich, war außerordentlich verschieden, und sie stand durchaus nicht in direkter Abhängigkeit von der Menge der eingeführten Sublimatmenge. So trat im Falle Röthler-Winkler der Tod erst 3 Wochen nach Einführung von 3 g Sublimat ein, im Falle von Thoret dagegen nach Einführen von 0,5 g Sublimat schon nach 7 Tagen.

---

[1] Die kleinste letale Dosis beträgt nach Poulsson 0,18 g resorbiertes Sublimat, nach Kionka genügt unter Umständen 0,1 g zur tödlichen Vergiftung.

Chlorzink. Füth (1922): Ein Dienstmädchen (früher Puella publica), die bei einem Dermatologen bedienstet war, behandelte sich selbst durch Einlegen von Protargoltampons in die Scheide. Eines Tages tränkte sie den Tampon aus Versehen mit 50%iger Chlorzinklösung. Gleich nach dem Einführen des Tampons verspürte sie heftiges Brennen in der Scheide. Es gelang ihr aber nicht, den Tampon zu entfernen. Dieser wurde erst am nächsten Vormittag um 11 Uhr von einem Arzt entfernt. Die ganze Scheide und Portio waren mit einem weißen Ätzschorf bedeckt. 7 Tage nach der Verätzung ließ sich bei einer Untersuchung in Narkose die ganze verätzte Scheidenwand entfernen.

Die von der Schleimhaut entblößte Portio und Scheide „lag wie das Negativ zu diesem Ausguß frei zutage". Die Wandung des Ätzschorfes war (am gehärteten Präparat) an der dünnsten Stelle etwa $1/2$ cm dick. Die Heilung erfolgte ohne Verwachsung und Stenosenbildung.

Carbolsäure. Foerster[1]: Brand der Gebärmutter und Scheide nach intrauteriner Behandlung und Spülungen mit heißer Karbollösung; $1^1/_2$ Eßlöffel auf 1 Liter Wasser. Bildung einer Kloake, in die Blase und Mastdarm mündeten. Die Patientin beging dann Selbstmord durch Einnehmen von Carbolsäure.

Chromsäure. Farkas[2] berichtete über eine junge Frau, bei der infolge von Lokalbehandlung mit Chromsäure im vorderen Scheidengewölbe ein talergroßes, belegtes, carcinomatös aussehendes Geschwür entstanden war, das schon nahe am Durchbruch in die Blase stand. Der behandelnde Arzt hatte die immer größer werdende Ulceration für ein Carcinom gehalten und immer energischer mit Chromsäure geätzt. Reinhaltung der Wunde ohne jede weitere Behandlung führte schnell zur Heilung.

Ichthyolglycerin. Fabricius[3] demonstrierte eine große Menge von Membranen, die von einer 30 jährigen Patientin stammten, die an heftigen dysmenorrhoischen Beschwerden und starken Blutungen litt. Ein Arzt führte ihr deshalb vor und nach der Periode Tampons mit 5%igem Ichthyolglycerin in die Scheide ein. Von dieser Zeit an bemerkte Patientin den Abgang von Membranen, und sie sammelte diese. Von dem Tage an, an dem keine Tampons mehr eingeführt wurden, gingen keine Membranen mehr ab. Mikroskopisch bestanden die Membranen nur aus geschichtetem Plattenepithel.

Engländer: Eine Patientin, bei der sich im Anschluß an eine Diszision des äußeren Muttermundes (wegen Sterilität) ein ziemlich großes parametranes Exsudat entwickelt hatte, wurde mit Ichthyolkugeln (à 0,20) behandelt. Nach 6 Wochen Heilung. Einige Zeit später glitt plötzlich „etwas" aus der Scheide ohne Blutungen und ohne Schmerzen heraus. Die nähere Betrachtung ergab, daß es sich um ein röhrenförmiges, einen Finger langes, dünnes Gebilde handelte, das „einen förmlichen genauen Abguß der Scheide" darstellte. Auf der Innenfläche des Gebildes waren Querfalten (Columnae rugarum) und Reste von Ichthyol zu sehen. Die nekrotische Membran bestand ausschließlich aus dem Scheidenepithel. Die mikroskopische Untersuchung wurde zwar nicht ausgeführt, die Dünnheit der Membran und das Fehlen jeglicher Blutung ließen nach Engländer aber „fast sicher eine Abstoßung in tieferen Schichten der Scheidenwand ausschließen".

Ammoniak. v. Neugebauer[4] erwähnt in dem Referat über die Arbeit von Engländer, daß er bei einer Patientin ein handschuhfingerartiges Gebilde — die nekrotisierte Schleimhaut — aus der Scheide entfernen konnte. Die Patientin hatte zu Abtreibungszwecken ein Glasspeculum in die Scheide eingeführt und in dieses Ammoniaklösung eingegossen.

Alaun. Chrobak[5] erwähnte in einer Diskussionsbemerkung zu Fabricius (1907), daß es „besonders in früheren Zeiten, wo man mit dem Alauntampon und ähnlichem behandelte", „etwas gewöhnliches" war, „daß ganze Abgüsse der Schleimhaut der Vagina abgingen". Auch Breisky (S. 707) schreibt, daß membranöse Epithelschorfe „gar nicht selten in Folge der Alaunanwendung zustande kommen".

Tilt[6] berichtete über den Abgang einer dünnen, nur aus Plattenepithelien bestehenden Haut, bei einer Frau, die sich 5 Tage vor Eintritt der Periode Alaun in die Scheide eingespritzt hatte (zit. nach Cohnstein, S. 72).

---

[1] Foerster: Zentralbl. f. Gynäkol. 1901, S. 287.
[2] Farkas: Frommels Jahresber. 1893, S. 183.
[3] Fabricius: Geburtsh.-gynäkol. Ges. in Wien. 20. Nov. 1906. Ref. Zentralbl. f. Gynäkol. 1907, S. 245.
[4] v. Neugebauer: Frommels Jahresber. 1907, Nr. 16, S. 148.
[5] Chrobak: Zentralbl. f. Gynäkol. 1907, S. 247.
[6] Tilt: On uterine and ovarian inflammation. London 1862, S. 260.

Lysol. Labhardt[1] beobachtete eine Verätzung der Scheide und der Portio nach Spülung mit zu konzentrierter Lysollösung. Nähere Angaben fehlen.

Arsenik[2]. Mangar erzählt, daß im 18. Jahrhundert ein Bauer in Finnland seine drei Frauen in der Weise umbrachte, daß er ihnen nach dem Geschlechtsverkehr Arsenik in die Scheide einführte. Weiterhin wurde im Jahre 1799 eine 40jährige Frau von ihrem Manne ebenfalls in dieser Weise getötet.

Brisken (1864) berichtete über eine junge Frau, die sich zum Zwecke der Abtreibung Arsenik in die Scheide einführte und nach 3 Wochen zugrunde ging.

Haberda fand eine Veröffentlichung aus Rußland aus dem Jahre 1890: Hier wurde einer Prostituierten von einem Manne gewaltsam Arsenik in die Scheide eingeführt. Die Frau starb nach 8 Tagen; bei der Autopsie wurden in der Scheide in einem Knäuel von Roßhaaren zahlreiche Arsenikkristalle gefunden.

Haberda (1896) berichtete über folgende eigene Beobachtung:

Bei einem 25jährigen Dienstmädchen, das mit Erbrechen und Schwäche erkrankt und unter den Erscheinungen einer Peritonitis verstorben war, fand sich im Rectum handbreit über dem Anus eine guldenstückgroße Stelle, an der die Rectumschleimhaut hämorrhagisch infiltriert und oberflächlich stellenweise nekrotisch war. An den großen Labien bestand ein enormes Ödem. Die Scheide war durch eine $1/2$ cm dicke, fibrinöse Membran über ihrer Mitte ganz abgeschlossen. Rechts im Scheidengewölbe fand sich in der überall fest anhaftenden, bis in die Cervix reichenden Exsudatmembran ein Papierpropf eingeschlossen, aus dem beim Öffnen weiße Körnchen herausfielen. Diese erwiesen sich als Arsenik (0,4 g). Die Scheidenschleimhaut war stark entzündet, ihre Falten waren stark geschwollen, das Septum rectovaginale war stark infiltriert und bis an die beschriebene Stelle in der Mastdarmschleimhaut von Blutungen durchsetzt. Wahrscheinlich handelte es sich um einen Selbstmordversuch. Gravidität war nicht vorhanden, es fanden sich aber die Zeichen einer vorausgegangenen Entbindung.

Oxalsäure. Piering: Eine 27jährige Patientin führte aus Selbstmordabsicht etwa 20 g Kleesalz (saueres oxalsaueres Kalium) mit einer Ballonspritze in die Scheide ein. Sofort stellten sich heftige Schmerzen in der Scheide, der Vulva und auch im Hypogastrium ein, außerdem auch großes Angstgefühl, Kopfschmerzen und Herzklopfen. Der zugezogene Arzt machte sofort eine gründliche Spülung. Gleichwohl trat eine intensive Vaginitis mit Ausstoßung von Schleimhautfetzen ein. Die Heilung erfolgte unter Ausbildung einer sehr erheblichen Scheidenstenose.

Liquor ferri sesquichlorati. Barnes[3] fand nach Einspritzung von Liquor ferri sesquichlorati einen zusammengerollten Abguß der Scheide im hinteren Scheidengewölbe. Eine ähnliche Beobachtung machte Tissier[4]: Am 17. Tage nach einer Scheidentamponade mit Eisenchlorid ging ein 6 cm langes und 2 cm breites Stück Schleimhaut ab.

Persil. Dierks beobachtete eine schwere Scheidenverätzung bei einer Gravida, die sich zu Abtreibungszwecken eine Scheidenspülung mit einer konzentrierten Persillösung gemacht hatte. — Persil besteht aus 72 % Kernseife, 15,5 % kalz. Soda, 10 % Perborat und 2,5 % Wasserglas.

β) Schädigungen nach extravaginaler Aufnahme chemischer Substanzen.

Pseudomembranöse und gangränöse Entzündungen der Scheidenschleimhaut können — wie schon erwähnt wurde — nicht nur dadurch entstehen, daß gewisse chemische Substanzen direkt auf die Scheidenschleimhaut gebracht werden, sondern auch dadurch, daß diese Stoffe auf irgendeinem anderen Wege (per os, von der Haut aus) in den Körper gelangen.

Derartige, indirekt entstandene, pseudomembranöse und grangränöse Kolpitiden und Geschwürsbildungen wurden bisher fast ausschließlich bei Quecksilberbehandlung beobachtet [Neubeck (1902), Asch (1907), Bartsch (1907), Orth[5] (1912), Wolffenstein (1913), Hammer (1919, 5 Fälle)], sie scheinen aber auch nach Aufnahme anderer chemischer Substanzen — Schwefelsäure (Barsonkoff) — vorkommen zu können.

---

[1] Labhardt: Halban-Seitz, Bd. III, S. 1277/78.

[2] Nach Haberda: Zentralbl. f. Gynäkol. 1896, S. 1280.

[3] Barnes: Clinical history of the med. and surg. diseases of women. 1873, p. 259, zit. nach Cohnstein, S. 72.

[4] Tissier: Gaz. des hôp. civ. et milit. 1869.

[5] Orth: Charité-Ann. Bd. 37, S. 191, 1912; zit. nach Kaufmann, S. 1321.

In dem Falle von Neubeck (1902) handelte es sich um eine 36jährige Frau, die innerhalb von 9 Tagen 0,25 g Hydrargyrum salicylicum in den üblichen Dosen erhalten hatte. Die Patientin erkrankte an einer schweren Quecksilbervergiftung mit Enteritis, Stomatitis, scarlatiniformem Exanthem und Nephritis. Drei Wochen nach Beginn des Exanthems kam es zur Gangrän der Scheide mit Perforation der hinteren Scheidenwand in das Rectum und Exitus.

Asch[1] beobachtete eine Patientin, die 5 Monate vorher eine Lues acquiriert hatte, und die seit 2 Monaten mit intraglutäalen Einspritzungen von Hydrargyrum salicylicum behandelt wurde. Einige Wochen nach Beginn der Behandlung fand sich ein weißgelblicher, schmieriger Belag der ganzen Scheide. Behandlung außerhalb mit Campherwein. Als Asch die Patientin zum ersten Male sah, war das ganze Scheidenrohr und das Parakolpium in ein bretthartes, schwarzes Rohr mit trockener Oberfläche umgewandelt. Scharfe Demarkationslinie am Introitus. Allgemeine Mattigkeit, elendes Aussehen, kein Fieber. Nach Ausstoßung schmieriger Gewebsfetzen große Höhle, Mastdarmscheidenfistel, drohender Durchbruch nach der Blase. Zeichen beginnender Peritonitis. Die Patientin ist 8 Tage nach der Demonstration gestorben (S. 1206).

In dem Falle von Bartsch (1907) handelte es sich um eine 23jährige Stickerin, die wegen einer sekundären Lues in das Krankenhaus aufgenommen wurde. An den äußeren Genitalien fanden sich sehr übelriechende, breite, nässende Papeln, am Stamm ein papulöses Exanthem, die Tonsillen waren mit Plaques belegt; außerdem fand sich auch eine Polyskleradenitis inguinalis et cervicalis. Neben einer lokalen Behandlung des Mundes und der Genitalien erhielt die Patientin im Laufe von 4 Wochen (23. 11.—26. 12.) Injektionen von Hg-salicyl.-Vasenol (10%) in regelmäßigen Abständen von 3 Tagen, beginnend mit $1/_2$ Pravazspritze, dann stets eine ganze, im ganzen 1,15 Hg˙ salicyl. Die Lueserscheinungen waren nach 10 Tagen fast vollkommen verschwunden. Der Urin war frei von Eiweiß. Am 22. 12. trat eine Kolpitis „mit scheußlichem Fötor" ein. Diese besserte sich durch lokale Behandlung mit Ichthyoltampons. Am 29. 12. wurde die Patientin auf eigenen Wunsch entlassen. Am 15. 1. Wiederaufnahme. Die Labien waren stark geschwollen und dunkelblaurot bis schwarz verfärbt, aus der Scheide stießen sich sehr übelriechende Gewebsfetzen ab. Außerdem bestanden Diarrhöen. Am 31. 1. kam die Patientin unter den Zeichen einer Hg-Kachexie ad exitum. Die Autopsie ergab neben alten tuberkulösen Herden in der Lunge: Myokarditis, Cyanosis lienis et hepatis, Colitis ulcerosa, Nephritis parenchymatosa gravis, Periurethritis, Periproktitis, Abscessus paravaginalis, Fistula vesicovaginalis et rectovaginalis, Necrosis musculi glutaei sinistri.

Wolffenstein: Eine 22jährige Arbeiterin bemerkte im März 1912 eine wunde Stelle am Genitale. Ein Arzt verabreichte ihr in der Zeit vom 5. 3.—30. 3. 8 Injektionen von insgesamt 0,75 g Hg. salicyl. Später erhielt die Patientin noch eine Spritze Mercinol (0,07) und bis zum 14. 4. drei Spritzen Calomel à 0,1 in 4tägigen Zwischenräumen. Am 15. 4. wurde die Patientin wegen Stomatitis und Schmerzen in der rechten Brustseite in das Krankenhaus eingewiesen. Luische Erscheinungen waren zu diesem Zeitpunkt nicht nachweisbar. Die WaR. war negativ. Es bestand eine mäßig starke Stomatitis. Bei einer Speculumuntersuchung am 18. 4. war die Scheide vollkommen normal. Am 29. 4. wurde folgender Befund in der Scheide festgestellt: Die vordere Seite der Scheide, die Portio und die hintere Scheidenwand waren, 2—3 cm hinter dem Introitus beginnend, von einem dicken, graugrünen, schmierigen, gangränösen Belag überzogen, der einen außerordentlich üblen Geruch verbreitete. Unter dem Belag blutete die Schleimhaut leicht. Die mikroskopische Untersuchung von Teilchen des gangränösen Belages ergab außer zahlreichen großen, teils schon degenerierten Eiterzellen eine außerordentlich reiche Flora von Kokken, anscheinend Staphylokokken und Streptokokken und kurzen uncharakteristischen Stäbchen. In den nächsten Tagen stießen sich die Schleimhautfetzen zum Teil ab, die Gangrän hatte aber auf den Introitus vaginae übergegriffen. Dieser war mit grauen Belägen bedeckt. Im Urin ließen sich noch Spuren von Hg nachweisen. Unter Scheidenspülungen trat zunächst eine sehr langsame Besserung ein. Erst 7 Wochen nach Beginn der Scheidengangrän kam es zu einer deutlichen und rasch fortschreitenden Besserung und im Verlaufe von 8 Tagen stießen sich die Beläge vollkommen ab. Im weiteren Verlaufe der Heilung kam es zu erheblicher Narbenbildung und Verengerung der Scheide, so daß der untersuchende Finger kaum mehr eindringen konnte.

Hammer (1919) berichtete über 5 Fälle von pseudomembranöser Kolpitis bei Quecksilberbehandlung. Im ersten Falle handelte es sich um eine 34jährige Kellnerin, die an Gonorrhoe litt. Da gleichzeitig die WaR. positiv war, wurde eine Schmierkur (4,0) begonnen. Der Urin war frei von Eiweiß und Zucker. Nach der 28. Einreibung traten Fieber (39,8°), Erbrechen, Durchfall, Schmerzen im ganzen Leib und übelriechender Fluor auf. Unter rascher Verschlechterung des Allgemeinbefindens erfolgte vier Tage später der Exitus.

---

[1] Asch: Zentralbl. f. Gynäkol. 1907, S. 1205.

Die Autopsie ergab: Ödem beider Labien, besonders rechts. Hier waren auch Abscœßfisteln vorhanden. Nekrotisierende, diphtherische Entzündung der Vagina mit Fisteln in die Labien. Portio hochgradig ödematös, übelriechend, in eine nekrotische, sulzige Masse verwandelt. Endometrium mißfarbig. Im Rectum und in der Flexura sigmoidea fingerdicke ödematöse Schwellung, zahlreiche diphtherische Beläge und flache Geschwüre. Cystitis mit Hämorrhagien und Schleimhautnekrose. Beide Nieren auf $^1/_4$ verkleinert, graurot, Oberfläche gleichmäßig granuliert.

Fall 2. 51jährige Fabrikarbeiterin, die 11mal geboren und eine Fehlgeburt durchgemacht hatte. Die Patientin kam mit einem indurierten Ulcus der linken kleinen Schamlippe, papulösem Exanthem, Angina specifica und Skleradenitis in das Krankenhaus. Nach 20 Einreibungen und nach einer Salvarsaninjektion trat reichlich dünnflüssiger, übelriechender Ausfluß aus der Scheide auf. Im hinteren Scheidengewölbe fand sich ein gangränöses Geschwür. Nach Aussetzen der Einreibungen reinigte sich dieses rasch, und die Kur konnte dann ungestört zu Ende geführt werden.

Fall 3. 23jährige Schauspielerin, Mutter von 2 Kindern, kam mit einem Ulcus der linken kleinen Schamlippe „ohne Spirochäten" und Skleradenitis in das Krankenhaus. WaR. negativ. Nach 4 Einreibungen trat Temperatursteigerung bis 39,8° auf. 2 Tage später stellte sich ein rasch vorübergehendes scarlatinöses Exanthem am Rücken ein. Nach der 9. Einreibung wurde die WaR. positiv. Nach der 21. Injektion, nachdem das Geschwür an der kleinen Schamlippe schon fast vollkommen verheilt war, trat neben einer Gingivitis mercurialis ein schmierig belegtes, übelriechendes Ulcus am hinteren Umfang des Orificium urethrae externum auf. Ähnliche flächenhafte Ulcerationen fanden sich an den seitlichen Scheidenwänden und im rechten Scheidengewölbe. Die Geschwüre reinigten sich rasch. Während dieser ganzen Zeit bestanden unregelmäßige Temperatursteigerungen.

Fall 4. 43jährige Vpara (Haushälterin) mit einem lebenden Kind. Die Patientin kam mit einem serpinginösem, papulo-pustulösem Syphilid der Regio pubis und mit einem gummösen Ulcus am rechten inneren Knöchel in das Krankenhaus. WaR. negativ. Nach der 21. Einreibung zeigte sich eine kleine mißfarbene Stelle unterhalb des Muttermundes. Mehrere Tage nach der 35. Einreibung zeigten sich Fötor e vagina und Schmerzen beim Urinieren. In der Vulva fand sich eine oberflächliche Erosion, an der Portio und in der Scheide fanden sich zahlreiche mißfarbene Geschwüre. Unter Behandlung mit Jodoformpulver reinigten sich diese rasch, sie brauchten aber doch etwa 3 Wochen zur vollständigen Heilung.

Fall 5. 26jährige Anlegerin, Ipara. Wegen Papeln an den großen und kleinen Labien, sowie an den Mundwinkeln Schmierkur. Nach 18 Einreibungen stellten sich Schwierigkeiten beim Urinieren ein. Der Scheideneingang und die hintere Commissur waren grünlich verfärbt und aashaft stinkend. Die Gangrän beschränkte sich auf die obersten Partieen der Schleimhaut, und sie heilte rasch und ohne Fieber ab.

Hammer vermutet, daß die von ihm beobachtete Häufung der Fälle auf die Trockenbehandlung der Scheide mit einer Mischung von Talkum und Skobiose (geröstetes, feingesiebtes Sägemehl) zurückzuführen ist. Er nimmt an, daß diese Trockenbehandlung „im Verein mit der Spiegeleinführung und dem wegen des anhaftenden Pulverschleimes nötig werdenden schärferen Auswischen, vielleicht das Zustandekommen oberflächlicher Scheidenerosionen begünstigt hat, an denen dann die toxische Hg-Wirkung den Angriffspunkt fand".

Über Colpitis dissecans nach oraler Aufnahme von **Schwefelsäure** berichtete Barsonkoff: Es handelte sich um eine Kranke, die wegen einer Vergiftung mit Schwefelsäure in die Klinik aufgenommen wurde. Acht Tage nach der Aufnahme in die Klinik trat eine leichte Blutung aus der Scheide auf, und vier Tage später konnte Barsonkoff aus der Scheide ein zylindrisches, nekrotisches Stück entfernen. Patientin stellte energisch jede vaginale Manipulation in Abrede.

Das Stück bestand aus der ganzen Dicke der Scheidenwand und einem Teil des darunter befindlichen Zellgewebes. Barsonkoff nimmt an, daß es sich um eine Colpitis dissecans handelte.

Die pseudomembranösen und gangränösen Entzündungen, und die aus ihnen entstehenden Geschwürsbildungen in der Scheide nach Einverleibung von Quecksilber sind wohl in Parallele zu setzen mit den analogen Vorgängen an der Darmwand. Auch hier kann es im Anschluß an Quecksilbervergiftungen, von der Haut oder von der Scheide aus, zu diphtherischen und gangränösen Entzündungen mit Geschwürsbildung kommen.

Es liegt natürlich der Gedanke nahe, daß das Quecksilber, das im Blute kreist, an den betreffenden Stellen der Darm- und Scheidenwand ausgeschieden wird, und daß es sich hier infolgedessen in einer toxischen Konzentration anhäuft. Der quantitative chemische Beweis für die Richtigkeit dieser Annahme steht, soweit wir sehen, heute noch aus. Auffallend ist aber die Tatsache, daß diese nekrotischen Prozesse nur an bakterienhaltigen Schleimhäuten auftreten. Es ist deshalb nicht ausgeschlossen, daß die Mikroorganismen, ,,sobald die Schleimhaut durch chemisch-mechanische oder entzündliche Einwirkungen lädiert ist, ihre pathologischen Eigenschaften entfalten und diphtherische Entzündungen auslösen können" (Herxheimer, S. 589).

Um eine ähnliche Kombination von chemischen und bakteriellen Schädigungen handelt es sich wohl auch in den Fällen von pseudomembranöser Kolpitis, die man bei **jauchenden Tumoren des Uterus** und bei der Einwirkung zersetzten Urins bei **Blasenscheidenfisteln** beobachten kann (Kaufmann, S. 1321).

4. Infektiöse Schädigungen.

Pseudomembranöse Kolpitiden können durch verschiedene Infektionserreger hervorgerufen werden, so durch **Diphtheriebacillen** (s. Diphtherie der Scheide S. 296), durch **Streptokokken** (Widal, Bumm), durch **Staphylokokken** (Lockyer), durch **Bacterium coli** (Stevens); ferner hat man sie beobachtet bei **Typhus** [A. Martin (1881), Dobbert, Bazzocchi und Zaccaria, Curschmann, Liebermeister, Barsonkoff, Spillmann (zit. nach Stolz) u. a.], **Febris recurrens** (Ernst Fraenkel), **Dysenterie** (Klebs, Eppinger, Geipel), **Cholera** (Virchow, Klautsch, Willigk, Rebaudi), **Febris exanthematica** (Orlowa), **Pneumonie** (Sserdjukoff), **Masern, Scharlach, Variola.**

Streptokokken. Schon im Jahre 1872 hatte Waldeyer[1] in diphtherischen Auflagerungen an der Uterusinnenfläche ,,Kettenkokken" zwischen den Eiterkörperchen und den zum Teil nekrotischen Gewebselementen nachgewiesen.

Auch Widal fand in derartigen Fällen Kettenkokken. Außerdem konnte er diese auch in einem Falle nachweisen, in dem nirgends Eiter, dagegen überall, von der Vulva bis zum Cavum uteri, ferner auf dem Peritoneum und in den Uterusvenen nur fibrinöse Membranen und Gerinnsel angetroffen wurden. Diese Beobachtungen führten Widal zu dem Schlusse, daß die sog. ,,puerperale Diphtherie" mit der gewöhnlichen Rachendiphtherie nur das äußere Aussehen gemeinsam hat, daß sie im Gegensatz zu dieser aber von den gleichen Streptokokken erzeugt wird, die auch die übrigen Formen des Puerperalfiebers hervorrufen. (,,Le streptocoque pyogène suffit à lui seul pour produire les formes cliniques diverses et les lésions anatomiques les plus variées de l'infection puerpérale à porte d'entrée utérine. Nous établirons que ce streptocoque est la cause des formes avec suppuration, des formes pseudo-membraneuses, des formes septicémiques sans lésions appréciables à l'oeil nu, qu'il est cause encore de la phlegmatia alba dolens". ,,La fausse membrane fibrineuse est un produit de néoformation qui pour être beaucoup plus rarement observé que le pus au cours de l'infection puerpérale n'en offre pas moins d'intérêt. Elle a tout l'aspect de celle que l'on rencontre dans la diphthérie légitime et se présente soit associée à diverses suppurations soit à l'état pur sur la vulve, le vagin, la muqueuse utérine, les séreuses".)

Widal stellte deshalb eine ,,diphtherische" Form der puerperalen Streptokokkeninfektion auf (,,l'infection puerpérale à forme diphthérique").

Die Befunde Widals wurden dann später von Döderlein (1892)[2] und von Bumm (1895) bestätigt (s. S. 290).

Staphylokokken. Pseudomembranöse Beläge durch Staphylokokken sah Lockyer[3].

Bacterium coli commune. Stevens erhob bei einer Gravida mens. V, die seit 4 Tagen über Brennen in der Vulva und über Ausfluß klagte, folgenden Befund:

---

[1] Waldeyer: Arch. f. Gynäkol. Bd. 3, S. 293.

[2] Döderlein brachte in P. Zweifel, Vorlesungen über klinische Gynäkologie 1892, das Bild einer ,,Endometritis puerperalis diphtheritica", um den ganz außerordentlich großen Reichtum von Streptokokken in den nekrotischen Schleimhautresten zu zeigen.

[3] Lockyer: Transact. of the Obst. Soc. Vol. 43. p. 304. 1901.

Die Schleimhaut der Vulva war lebhaft gerötet und geschwollen, die unter Hälfte der Scheide war von einer $^1/_8$ inch dicken, nicht sehr zähen, gelblichen Membran bedeckt, die am Scheideneingang scharf abschnitt. Die Membran ließ sich leicht und ohne Blutung von ihrer Unterlage abheben.

Mikroskopisch bestand die Membran aus nekrotischen („broken-down") Epithelien, Leukocyten, Fibrin und außerdem fanden sich in ihr kurze, dicke Stäbchen. Bakteriologisch wurde aus einem Stückchen der Membran Bacterium coli commune in Reinkultur gezüchtet.

Außer dem Umstand, daß die Patientin an einer Analfissur behandelt worden war, konnten weitere Anhaltspunkte für die Ursache der Erkrankung nicht gefunden werden.

Typhus. Nach Schottmüller[1] stellt sich bei Typhus zuweilen ein Katarrh der Scheide ein. Es ist noch nicht sicher, ob dieser mit einer lokalen Wirkung der Typhusbacillen zusammenhängt. Jedenfalls lassen sich aber nicht so selten aus der Scheide Typhusbacillen züchten (Schottmüller).

Schottmüller ist der kulturelle Nachweis von Typhusbacillen mehrfach gelungen, wenn während des 1. oder 2. Stadiums eines Typhus die Menses auftraten (und ebenso, wenn es im Verlaufe eines Typhus zum Abort oder zur Geburt kam). „Es liegt ja auf der Hand, daß hierbei Typhusbacillen mit dem Blut ausgeschieden werden müssen und zweifellos findet auch eine Vermehrung der Bacillen in der Vagina statt. So bietet das Menstrualblut auch eine Quelle der Übertragung des Typhus (s. Beobachtung 12 und Abb. 16 und 18)" (Schottmüller).

Pseudomembranbildung und Nekrosen der Scheidenschleimhaut wurden bei Typhus wiederholt beobachtet [A. Martin (1881), Dobbert[2], Curschmann, Liebermeister, Barsonkoff, Spillmann (zit. nach Stolz)].

Typhöse Geschwüre der Scheide beschrieben Schottmüller und Herbert Spencer.

In einer Beobachtung, über die A. Martin[3] berichtete, bestand während eines schweren Typhus profuser Ausfluß. Später entleerte sich aus der Scheide ein übelriechendes zylindrisches Gebilde. Dieses bestand aus der Cervix und dem oberen Teil der Scheide. Im Anschluß daran entstand eine 7—8 cm lange Scheidenstenose mit Hämatometra. Spaltung der Narbe. Die Patientin wurde später gravid. Unter der Geburt mußte eine narbige Striktur gespalten werden (v. Rabenau[4]).

Dobbert berichtete über eine 45jährige Patientin, die wegen Abdominaltyphus ins Krankenhaus aufgenommen wurde. Nach drei Tagen traten die Menses ein. Etwa zwei Wochen später wurde aus den Genitalien eine blutig tingierte Flüssigkeit entleert, die in den folgenden Tagen einen eiterähnlichen Charakter annahm. Bei einer Scheidenspülung wurde ein etwa 8 cm langes Gewebsstück aus der Scheide herausgespült. Dieses wurde aber nicht näher untersucht.

Bei der Autopsie wurde neben den Zeichen des Typhus noch folgender Befund erhoben: „Die Scheidenschleimhaut ist von schmutziger, fast schwarzer Farbe, mit diphtherischem Belag bedeckt. An der linken hinteren Seite ein 8 cm langer und 2 cm breiter Substanzverlust, dessen Oberfläche Eiterung darbietet, und an dessen oberem Ende sich im hinteren Scheidengewölbe eine Perforationsöffnung befindet, durch die die Scheide mit der Bauchhöhle communiciert."

Curschmann[5] erwähnt, daß man im Verlaufe des Typhus „nicht selten Ödem der kleinen Schamlippen, Decubitalgeschwüre an den großen und kleinen Labien, sowie am Eingang der Vagina, schmerzhafte Erosionen an der Mündung der Urethra, letztere gar nicht selten als Ursache von Ischurie" sieht. „Auch ein während des Abdominaltyphus ziemlich häufig auftretender, nicht gonorrhoischer Fluor albus, dessen genauere bakteriologische Untersuchung noch gemacht zu werden verdient, soll hier erwähnt werden."

Liebermeister[6] erwähnt kurz, daß „bei einem jungen Mädchen ein umfangreiches Stück der Zwischenwand zwischen Vagina und Rectum in continuo abgestoßen wurde, und die große Rectovaginalfistel ohne Operation vollständig verheilte", daß „ferner eine 74jährige Frau zugrunde ging infolge eines großen Abscesses zwischen Rectum und Vagina, der ins Rectum perforierte und zu profusen Blutungen führte".

---

[1] Schottmüller in Bergmann und Staehelin, Handb. d. inn. Med. Bd. I, 2, S. 1010 und S. 1103.

[2] Dobbert: S. bei Vag. dissecans, Bazzocchi und Zaccaria: Ann. di ost. e. gin. 1901, p. 460.

[3] Martin, A.: Zentralbl. f. Gynäkol. 1881, S. 617.

[4] v. Rabenau: Zentralbl. f. Gynäkol. 1883, S. 108.

[5] Curschmann: Der Unterleibstyphus, in Nothnagel, Handb. d. spez. Pathol. u. Therap. Bd. 3, 1; S. 183, 1902.

[6] Liebermeister: In v. Ziemssen, Handb. d. spez. Pathol. und Therap. Bd. 2, S. 192.

Barsonkoff[1] beobachtete drei Fälle von Nekrose der Scheide bei Typhus und zwar alle drei im Beginn der 4. Woche, als die Temperatur anfing abzufallen.

Schottmüller (1925) beobachtete an der Vulva und namentlich am Introitus vaginae häufig bis markstückgroße, runde Geschwüre der Schleimhaut, die den Darmgeschwüren außerordentlich ähnlich sahen.

Schottmüller faßt diese Geschwüre als „spezifisch typhös" auf, und er nimmt an, daß sie lymphogen entstanden sind. Ihre Deutung als Decubitalgeschwüre lehnt Schottmüller ab.

Auch Herbert Spencer[2] erwähnte kurz, in einer Diskussionsbemerkung zu Stevens, daß er bei Typhuskranken oberflächliche Geschwürsbildung an der Vulva und in der Scheide gesehen habe.

Typhus recurrens. Ernst Fraenkel[3] hat einen Fall von Gangrän der Scheide nach Typhus recurrens gesehen. Die ganze vordere Scheidenwand war zerstört, die Blase umgestülpt und prolabiert, die beiden Ureterenmündungen lagen frei zutage, so daß v. Heidenhain seinerzeit an ihnen Beobachtungen über die Sekretionsgeschwindigkeit der Nieren machen konnte.

Dysenterie. Im Jahre 1876 hat Klebs[4] darauf aufmerksam gemacht, daß bei Dysenterie eine „diphtheritisartige Veränderung" der Scheide vorkommt. „Die ganze Oberfläche erscheint dabei von zahlreichen kleinen, runden Geschwüren gleichsam ausgefressen." Stellenweise können die Geschwüre zusammenfließen, so daß nur kleine Schleimhautinseln übrig bleiben.

Klebs beobachtete die dysenterischen Geschwüre der Scheide nie bei akuter Dysenterie, sondern nur dann, wenn die Dysenterie „in chronischer Form sämtliche oder den größten Teil der Insassen von Krankenhäusern", besonders auch von Irrenhäusern, befiel. Die ersten Anfänge des Prozesses hat Klebs nicht gesehen.

Später (1882) hat sich dann Eppinger auf Grund von 12 eigenen Beobachtungen eingehend mit der „Dysenteria vaginae (Colpitis dysenterica)" beschäftigt. Im Jahre 1920 berichtete Geipel über drei Fälle von „Erkrankungen der Genitalien bei Ruhr".

Von diesen Veröffentlichungen fallen die Beobachtungen von Klebs (1876) und Eppinger (1882) in die Zeit von der Entdeckung der Ruhrbacillen [Shiga (1898), Kruse (1900/1901)]. Geipel, der seine Beobachtungen während der Ruhrepidemie von 1917 sammelte, machte keine Angaben über die Art der Erreger. Es muß also dahingestellt bleiben, inwieweit bei allen diesen Beobachtungen echte Ruhrbacillen oder Angehörige der Pseudo- und Paradysenteriegruppe im Spiele waren[5].

Cholera. Klautsch [1894 (l. c. S. 891)] erwähnt kurz, daß schon Virchow[6] und nach ihm Andere diphtherische Entzündungen der Scheide von verstorbenen Cholerakranken beobachteten. Auch Klautsch selbst hat in Hamburg zwei derartige Fälle gesehen; er macht aber keine näheren Angaben.

Willigk[7] beobachtete unter 134 Choleraleichen 5 Fälle von diphtherieähnlicher Erkrankung der Scheide.

Rebaudi[8] berichtete über eine nekrotisch-ulceröse Kolpitis mit Ausgang in Scheidenstenose nach Cholera. Leider war das Original[9] nicht zu erhalten.

---

[1] Barsonkoff: La Gynécologie. T. III, p. 248.

[2] Spencer, Herbert: Transact. of the ophth. soc. of the Kingdom. London, Vol. 41, p. 230.

[3] Fraenkel, Ernst: Zentralbl. f. Gynäkol. 1907, S. 1206.

[4] Klebs: Handb. d. pathol. Anat. Bd. 1, 2; S. 954.

[5] Die echten Ruhrbacillen (Bacterium dysenteriae, Shiga-Kruse) sind plumpe gramnegative Stäbchen, die sich morphologisch und kulturell von den Typhusbacillen nur dadurch unterscheiden, daß sie unbeweglich sind.

Die Pseudodysenteriebacillen unterscheiden sich von den echten Dysenteriebacillen dadurch,

1. daß sie durch Dysenterieserum nicht (oder ganz wenig) agglutiniert werden (umgekehrt werden die echten Dysenteriebacillen nicht durch Pseudodysenterieserum agglutiniert),

2. daß sie Mannit unter Säurebildung zersetzen (Rötung von Mannit-Lackmusbouillon),

3. daß sie Indol bilden.

Die Paradysenteriebacillen sind beweglich, coliähnlich und sie lassen sich nur schwer von dem Bacterium coli unterscheiden.

[6] Virchow: Lit. nach Klautsch entweder: Medizin. Reform. 1848, Sept. Nr. 12, oder Handb. d. spez. Pathol. Bd. 1.

[7] Willigk: Prager Vierteljahrsschr. Bd. 10, 1853, zit. nach Klebs Bd. 1, 2, S. 955.

[8] Rebaudi: Frommels Jahresber. 1912, S. 105.

[9] Rebaudi: Pathologica Genova 1912, Nr. 92.

Ebenso wie bei der Dysenterie nimmt man auch bei der Cholera an, daß die Infektion der Scheide vom Anus her erfolgt (Kaufmann, S. 1321).

Fleckfieber. Orlowa berichtete über eine 23jährige Frau, bei der sich nach Fleckfieber eine gangränöse Entzündung des kleinen Beckens entwickelte, die zu weitgehenden Veränderungen des ganzen Genitalapparates (Atresia vaginae) und seiner Nachbarorgane führte.

Rübsamen [1] hat im Jahre 1916 gelegentlich einer Fleckfieberepidemie im Kriege unter 7 Frauen einmal ein ausgesprochenes Exanthem der Vagina gesehen.

Croupöse Pneumonie. Sserdjukoff: Bei einer 19jährigen Frau, die seit $1^{1}/_{2}$ Jahren verheiratet war, trat nach einer typischen croupösen Pneumonie eine Scheidenatresie auf, die 3,25 cm hinter dem Introitus vaginae begann, und die zwei, nur für dünne Sonden durchgängige, Öffnungen zeigte.

Masern. Die Masern werden fast in allen Hand- und Lehrbüchern der Gynäkologie zu den Erkrankungen gerechnet, bei denen es zu einer pseudomembranösen Entzündung und zur Gangrän der Scheide kommen kann. Schon Stolz hat aber darauf hingewiesen, daß eine Beteiligung der Genitalorgane bei den Masern außerordentlich selten zu sein scheint, da sie in der Literatur kaum erwähnt wird.

Wir selbst konnten nur folgende kasuistische Angaben finden:

Menge (-Krönig S. 135), sah in der Kinderklinik von v. Ranke in München [2] mehrere Fälle von Noma der kindlichen weiblichen Genitalien im Anschluß an eine Masernepidemie.

Gindeß [3] beschrieb einige Fälle von Vulvovaginitis aphthosa bei 5 Kindern. 3 Fälle traten als Komplikationen bei Masern auf.

Scharlach. Nach Kaufmann [4] können bei Scharlachdiphtherie sehr schwere pseudogangränöse und nekrotisierende Kolpitiden vorkommen.

Stolz beobachtete eine Patientin, die in ihrem 12. Lebensjahre Scharlach durchgemacht hatte. Während der ganzen Erkrankung wurden niemals genitale Symptome bemerkt. Im 16. Lebensjahr traten Herzbeschwerden, Blutandrang gegen den Kopf und Leibschmerzen auf. Diese wiederholten sich von Zeit zu Zeit, ohne daß aber eine Regelmäßigkeit in ihrem Auftreten aufgefallen wäre. Im 18. Lebensjahre wurde die Patientin zum ersten Male untersucht, und sie wurde medikamentös behandelt. Im 21. Lebensjahr wurden eine Atresie der Scheide, Hämatokolpos, Hämatometra und Hämatosalpinx festgestellt. Die narbige Membran wurde excidiert. Die Beschwerden dauerten in veränderter Form noch ein Jahr fort, sie hörten dann aber mit dem allmählichen Eintritt regelmäßiger Menstruationen auf. Im 27. Lebensjahr bestand noch ein narbiger, für 2 Finger durchgängiger Ring an der Grenze des mittleren und oberen Drittels der Scheide.

Stolz schließt aus seiner Beobachtung, daß die oft schweren Kolpitiden beim Scharlach (und bei anderen Infektionskrankheiten) meist, bei den übrigen schweren Allgemeinerscheinungen, vollständig unbemerkt bleiben, und daß ihre Feststellung häufig erst nachträglich aus ihren Folgezuständen (Hämatokolpos, Hämatometra) möglich ist.

Variola. Nach Stolz entwickelt sich gleichzeitig mit der Pockeneruption der Haut, oder noch etwas früher, auch auf der Scheide ein entsprechender Ausschlag. Es entstehen hier aber keine eigentlichen Pusteln, sondern — infolge von Maceration der obersten Schichten — kleine, zuweilen durch Confluenz größere, Geschwüre. Selten werden in der Scheide croupöse und pseudodiphtherische Prozesse oder gar Phlegmonen mit stärkerer Schwellung der Gewebe, großen Schmerzen und hohen Temperatursteigerungen gesehen. In schweren Fällen kann die Gangrän auch ohne jede vorausgegangene Entzündung einsetzen (Hofmeier). Als Folgen können sich in der Scheide narbige Stenosen und Atresien ausbilden. Schenk [5] demonstrierte bei einer 30jährigen Igravida mens. VII eine Scheidenstenose, die nach einer im 18. Lebensjahre durchgemachten Variola entstanden war.

Malom beobachtete bei einer 24jährigen Ipara eine narbige Stenose der Scheide (der Vulva und des Uterus), die teils durch Variola, teils durch Lues entstanden war. Durchschneiden der Narben, Wendung, Perforation des nachfolgenden Kopfes. 6 Stunden p. p. starke Blutung. Atonie? Exitus an Anämie.

Nach Kaufmann [6] können bei Variola sehr schwere pseudomembranöse und nekrotisierende Kolpitiden vorkommen.

---

[1] Rübsamen: Zentralbl. f. Gynäkol. 1920, S. 274.

[2] v. Ranke: Zur Ätiologie und pathol. Anatomie des nomatösen Brandes. Jahrb. f. Kinderheilk. Bd. 27, 3. 1888, S. 309.

[3] Gindeß: Wratschebnaja Gaseta 1907 (?), Nr. 47; Ref. Frommel 1908, S. 130.

[4] Kaufmann: Lehrb. d. spez. Path. 7./8. Aufl. S. 1321.

[5] Schenk: Prager med. Wochenschr. 1902, Nr. 35.

[6] Kaufmann: Lehrb. d. spez. Path. S. 1321.

Geipel[1] fiel es auf, daß bei der Pockenepidemie 1918, im Gegensatz zu früheren Epidemien (Curschmann), keine Efflorescenzen auf der Scheidenschleimhaut beobachtet werden konnten. Er führte dies auf eine Wirkung des gesteigerten Impfschutzes zurück.

Pseudomembranöse Scheidenentzündungen unbekannter Ätiologie.

Gellhorn (1901) berichtete über eine 50jährige Patientin, die an heftigen Myomblutungen litt. Um diese zu stillen, führte die Kranke im Verlaufe von 6 Wochen 9mal Suppositorien („.... a patent medicine, in the form of suppositories") in die Scheide ein. 72 Stunden nach Einführen der Suppositorien machte die Patientin stets, entsprechend der gedruckten Vorschrift, eine Scheidenspülung, um den Rest der Substanz zu entfernen. Dabei entleerte sich jedesmal eine weiße Membran.

Diese 9 Membranen, die die Patientin aufbewahrt hatte, besaßen durchaus die Form der Scheide einschließlich des äußeren Muttermundes.

Mikroskopisch bestanden sie aus 3—4 Lagen von Epithel. Die Fibrinfärbung fiel negativ aus, es handelte sich also um echte Membranen und nicht um Pseudomembranen. Kleinzellige Infiltration fehlte.

Die wirksame Komponente der Suppositorien blieb trotz chemischer Untersuchung unklar.

Scheffzek[2] beobachtete eine 26jährige Gravida, die mit stinkendem Ausfluß erkrankte, der an Menge und Geruch zunahm.

Vier Tage später Aufnahme in die Klinik. Der Fundus uteri stand in Nabelhöhe, der Leib war etwas druckempfindlich. Die Speculumuntersuchung ergab, daß die Portio mit graugrünen, schmierigen, nekrotischen Fetzen bedeckt war. Einige Tage später wurde, unter Wehen, ein bräunlicher Gewebsfetzen ausgestoßen. Dieser hatte die Form und die Größe eines Tassenkopfes. In seinem Grunde fand sich ein für zwei Finger durchgängiges Loch. Das Gebilde stellte das Scheidengewölbe einschließlich des unteren Teiles des Uterus dar. Bald darauf erfolgte die spontane Ausstoßung der Frucht. Am 5. Wochenbettstage kam die Patientin „unter septischen Erscheinungen" ad exitum.

Die Autopsie ergab, daß die äußeren Genitalien und der Introitus vaginae intakt waren. $7/8$ der Scheidenschleimhaut fehlten. An der vorderen Wand fehlte auch ein großer Teil der Scheidenmuskulatur und des paravaginalen Gewebes. An einzelnen Stellen wurde die vordere Scheidenwand fast ganz von der Harnblase gebildet. Die Blasenschleimhaut zeigte an dieser Stelle „beginnende Diphtherie". In der hinteren Scheidenwand hielt sich der Defekt in der Hauptsache in der oberen Schicht der Muskulatur. Im hinteren Scheidengewölbe fand sich eine über markstückgroße Perforationsöffnung nach der freien Bauchhöhle zu. Die Portio fehlte größtenteils. Die Oberfläche des Stumpfes war unregelmäßig wie die Oberfläche des Vaginalgeschwürs. Die Placentarstelle war diphtherisch belegt. Jauchig zerfallene Thromben in den Uterusvenen. Septische Veränderungen an Herz, Milz, Leber und Nieren.

Über die auslösende Ursache der Verätzungen erwähnt Scheffzek nichts.

In der Diskussion zu dem Vortrage von Scheffzek bemerkte Heydrich, daß er „etwas Ähnliches" gesehen habe. Die Frau hatte sich zum Zwecke der Abtreibung Senfmehl in die Scheide gebracht.

In einer Beobachtung von Geipel und Lehmann handelte es sich um eine Gravida mens. III, die etwa 8 Tage nach „Spülungen" (zum Zwecke der Abtreibung), in schwerkrankem Zustande, fiebernd, mit schmierig belegter nekrotisierender Scheidenschleimhaut teilweise gangränöser Portio vaginalis und schmutzigbraunem Ausfluß in die Klinik eingeliefert wurde. Kein Erbrechen, keine Anurie, nur Durchfall. Ohne besondere Erscheinungen nach $1^{1}/_{2}$ Tagen Exitus.

Bei der Autopsie fand sich eine diphtherische Endometritis und Vaginitis. Der Uterus war von einer grünlichen, zusammenhängenden Membran ausgekleidet. In dem unteren Drittel der Scheide lagen zusammengeballte Membranfetzen. In der vorderen Hälfte wurde der Belag durch mehrere dreieckige, von der Vulva aufsteigende, gut erhaltene Schleimhautinseln von 3—4 cm Länge unterbrochen. Im Dickdarm fanden sich, von der Valvula Bauhini an abwärts, grünliche, quer verlaufende Schorfe, die freigebliebene Schleimhaut war intensiv gerötet und geschwollen. Die Rinde der etwas vergrößerten Nieren war verwaschen und ungleichmäßig gefärbt. Mikroskopisch waren die Glomeruli unverändert, die Harnkanälchen waren erweitert und mit Zylindern und zerfallenen Epithelien gefüllt.

Dem ganzen Bilde nach handelte es sich um „eine Sublimatvergiftung, jedenfalls durch Einspritzen einer konzentrierten Lösung in die Uterushöhle hervorgerufen".

Niedermeyer (1928) sah eine sehr heftige akute Kolpitis, nach Coitus condomatus auftreten. Er führte diese auf stark reizende Substanzen zurück, die anscheinend dem Gummi anhafteten.

---

[1] Geipel: Zentralbl. f. Gynäkol. 1920, S. 274.
[2] Scheffzek: Zentralbl. f. Gynäkol. 1910, S. 481.

Rother (1928) glaubt derartige Kolpitiden in anderer Weise erklären zu können. Die Hyperämie des Genitale beim Coitus hat seiner Ansicht nach eine Vermehrung des durch die Scheidenwand austretenden Transsudates zur Folge [Rother: Zbl. Gynäk. 1925, S. 1357]. Dieses ist in erster Linie für den Abbau des Glykogens in der Scheide verantwortlich zu machen. Gesteigerte Umwandlung von Glykogen in Zucker hat eine vermehrte Säurebildung zur Folge. Wird diese Säure beim Coitus condomatus nicht durch das Sperma neutralisiert, dann kann sie zur Ursache einer akuten Kolpitis werden.

Über weitere ätiologisch unklare Fälle von pseudomembranösen Entzündungen der Scheide berichteten Charlotte Riebes (1911) und Hofbauer (1922).

In dem Falle von Charlotte Riebes handelte es sich um eine 24jährige Patientin, die an rezidivierender Membranbildung in der Scheide litt. Während des Aufenthaltes der Patientin in der Universitäts-Frauenklinik in München wurden zweimal derartige Anfälle beobachtet. Bei der Aufnahme der Patientin am 3. November (1910) — am 3. Tage nach Aufhören der letzten Menstruation — fand sich auf der vorderen Scheidenwand ein weißlicher membranöser Belag, der auch auf die seitlichen Scheidenwände überging. Die Membranen hafteten ziemlich fest. Nach dem Abziehen blieb eine leicht blutende Wundfläche zurück. Im oberen Drittel der Scheide waren die Wände narbig verwachsen, so daß die Portio nicht sichtbar war. Die narbige Partie war aber für den Finger durchgängig.

Am 14. November kehrte die Periode wieder und sie dauerte bis zum 22. November. Am 23. November war die ganze Scheide mit Ausnahme der hinteren Wand von einem weißen, diphtherieartigen, festhaftenden Belag bedeckt. Vom Tage vor Beginn der Periode bis zur Ausstoßung der Membranen litt die Patientin an krampfartigen Leibschmerzen und an brennenden Schmerzen in der Scheide. Fieber war nie vorhanden.

Mikroskopisch bestanden die Membranen aus Fibrin, Leukocyten, Plattenepithelien und verschiedenen Bakterien. Die kulturelle Untersuchung auf Diphtherie- und Tuberkelbacillen fiel negativ aus.

Hofbauer machte folgende Beobachtung: Eine Gutsbesitzersgattin kam im 7. Schwangerschaftsmonat mit der Klage, daß sie seit etwa einer Woche ein brennendes Gefühl in der Scheide verspüre. Bei der Untersuchung fanden sich der Introitus vaginae, die ganze Scheide und die Portio bedeckt mit grünlich-gelben, membranösen Auflagerungen, die fest auf der Unterlage hafteten. Das Scheidensekret war gelblich-schmierig. Im Scheidenabstrich fanden sich Kokken und Stäbchen. Bei der kulturellen Untersuchung der Beläge fanden sich Streptokokken, Staphylokokken, keine Gonokokken, keine Diphtheriebacillen.

Da alle ätiologischen Anhaltspunkte für die Entstehung der Erkrankung fehlten, so kam Hofbauer auf den Gedanken an eine exogene Übertragung. Die Angaben der Patientin, daß sie sich an den Arbeiten auf dem Gut und gelegentlich auch am Melken beteilige, veranlaßten Hofbauer, durch einen Veterinär die Kühe des Gutes untersuchen zu lassen. Dabei ergab sich der überraschende Befund, daß mehrere Tiere die Erscheinungen des infektiösen Scheidenkatarrhs zeigten. Das Blut der Tiere agglutinierte Bangsche Abortbacillen.

Auf Grund des klinischen und bakteriologischen Befundes bei der Kranken, der Feststellung eines infektiösen Scheidenkatarrhs mehrerer Tiere und einer Euterentzündung bei einer Kuh rechnet Hofbauer mit der Wahrscheinlichkeit eines ursächlichen Zusammenhanges.

Pathologische Anatomie der pseudomembranösen Scheidenentzündung.

1. Makroskopischer Befund.

Das Aussehen der Scheide bei Colpitis pseudomembranosa ist verschieden je nach dem Alter und dem Verlaufe des Prozesses.

Über den makroskopischen Befund im Beginn der Erkrankung ist verhältnismäßig wenig bekannt, da die ersten Stadien häufig der Beobachtung entgehen.

Nach Klebs (1, 2, S. 955) erscheint bei der „sekundären Diphtherie" im Verlaufe akuter Infektionskrankheiten die Scheidenschleimhaut stark gerötet, von Ekchymosen durchsetzt, und sie trägt an ihrer Oberfläche, gewöhnlich gruppenweise, kleinere, sog. kleienartige Auflagerungen von graugelber Farbe. Es handelt sich hier um „Nekrosen der oberflächlichsten Schicht", die „von zahlreichen einzelnen Punkten ausgehen, später aber auch zu größeren zusammenhängenden Flächen zusammenfließen können.

Auf der Höhe der Erkrankung findet man die Scheide ganz oder zum Teil ausgekleidet mit weißen, weißlich-gelben oder grauen Belägen. Diese können nur lose an ihrer Unterlage haften, so daß sie sich leicht abwischen oder abspülen lassen (croupöse Form); sie können aber auch mit dem darunterliegenden Gewebe so verfilzt sein, daß sie sich überhaupt nicht abziehen lassen, oder daß bei ihrer Entfernung ein mehr oder weniger tiefgreifender Substanzverlust entsteht (diphtherische oder verschorfende Form). Zwischen diesen beiden Formen gibt es, oft in der gleichen Scheide, fließende Übergänge.

Kommt es zu einer jauchigen Zersetzung der Pseudomembranen durch Fäulniserreger, also zur Gangrän, dann werden die Beläge mißfarben, schwarzgrünlich bis schwarz und sie verbreiten einen äußerst üblen Geruch.

Bei ausgedehnten und tiefgreifenden Nekrosen können Durchbrüche nach der Blase, dem Rectum, der Bauchhöhle hin erfolgen.

Die Heilung einer pseudomembranösen Kolpitis erfolgt in der Weise, daß sich die Membranen zuerst an den Rändern von der Unterlage abheben. Es zeigt sich dann eine rote Granulationsfläche. Diese reinigt sich allmählich von den anhaftenden Fetzen. So entsteht ein Geschwür, das sich allmählich überhäutet, das aber noch jahrelang als Narbe sichtbar bleibt.

Nach größerer Ausdehnung der pseudomembranösen Kolpitis führt die Narbenbildung nicht so selten zu einer mehr oder weniger ausgebildeten Stenosierung. Diese Narbenstenosen der Scheide können die Kohabitation unmöglich machen, sie können ferner zu schweren Geburtshindernissen werden.

Verwachsen die ihres Epithels beraubten gegenüberliegenden Scheidenwände miteinander, dann entsteht eine Atresie der Scheide.

Derartige Narbenatresien der Scheide sind beobachtet worden nach Typhus (A. Martin), Scharlach (Stolz, eigene Beobachtung), Diphtherie (Weiß).

Diese Atresien können zur vollkommenen Obliteration eines kürzeren oder längeren Stückes des Scheidenrohres führen (vollkommene Narbenatresien der Scheide) mit allen den sich daraus ergebenden Folgen (Sterilität, Hämatokolpos, Hämatometra, Hämatosalpinx). Der Verschluß kann aber auch unvollkommen sein. Man findet dann (eigene Beobachtung) eine mehr oder weniger dicke bindegewebige Membran, die von einer oder von mehreren Öffnungen durchbohrt ist (unvollkommene Narbenatresien der Scheide). Durch diese Öffnungen kann sich das Menstrualblut, wenn auch nur unvollkommen, entleeren. In diesem Falle kann auch eine Infektion des über der Atresie gestauten Blutes erfolgen. Außerdem können diese unvollkommenen Narbenatresien schwere Geburtshindernisse bilden, wenn es durch die feinen Öffnungen hindurch zu einer Konzeption gekommen ist.

Bei der puerperalen Streptokokkenkolpitis findet man nach Bumm[1] anfangs nur einen leichten Belag, der „wie ein grauer Hauch oder Schleier" die Wunden am Damm, abgeschürfte Stellen der Scheide, die Wunden des Cervicalkanals und der Portio überzieht.

Seltener sind die Fälle, in denen der Belag in so dicker Schicht auftritt, daß man von wirklichen „Membranen" sprechen kann. Dabei kann man gelegentlich beobachten, wie der Belag „so zu sagen, unter den Augen" dicker wird, und wie er auf die Umgebung, vom Halskanal auf die Portio, vom Dammriß auf die Vulva übergreift.

Die Farbe wechselt zwischen einem glänzenden Weiß, Weißgelb, Grauweiß, Grau mit bräunlichen Flecken und Rändern, schmutzig Graubraun bis Grünlich. Die gleiche Farbenskala, die man bei verschiedenen Personen antrifft, kann der Belag auch im Einzelfalle durchlaufen. Die ursprünglich weiße Membran wird gelblich, mit zunehmender Erweichung nimmt sie eine schmutzige Farbe an.

In rein weißen oder in weißgrauen Membranen findet man nur Streptokokken. Mehr gelbliche Farbtöne sind auf eingewanderte Leukocyten zurückzuführen, die oft recht zahlreich von der Reaktionszone

---

[1] Bumm: Zeitschr. f. Geburtsh. u. Gynäkol. Bd. 33, S. 127.

aus in die Membranen eindringen. Bräunliche Flecken und Ränder sind auf Blutbeimischungen zurückzuführen. Mißfarbene Membranen zeigen regelmäßig an der Oberfläche ein Gemisch von Fäulniskeimen (Bumm, S. 129 f.).

Da, wo die Membranen mehr oder weniger weiß sind, ist der Ausfluß serös oder serös-eitrig und er riecht eigentümlich fad und unangenehm. Bei schmutzig-grauem Belag ist immer stinkender Ausfluß vorhanden.

Bei der Colpitis dysenterica unterscheidet Eppinger (1882) pathologisch-anatomisch zwei verschiedene Stadien:

1. das Stadium der oberflächlichen Nekrose (croupöses Stadium),
2. das Stadium der tiefgreifenden Nekrose (Stadium der Verschorfung).

Im ersten Stadium der Colpitis dysenterica findet man auf der geröteten, geschwollenen und nässenden Schleimhaut weiße, kleienförmige, flockige, schüppchenförmige Beläge [1].

Diese finden sich fast ausschließlich in der unteren Hälfte der Scheide (Eppinger). Sie können aber auch bis in das Scheidengewölbe reichen und auf die Portio übergreifen (Geipel).

Die kleienartigen Beläge können auch zu größeren, fleckigen, weißen bis gelblichgrauen Membranen zusammenfließen. Ihr Verhalten zu der Unterlage ist verschieden. Teils können sie leicht abgewischt und abgespült werden, teils haften sie fester an, so daß nach ihrer Entfernung ein oberflächlicher Substanzverlust entsteht.

Mit dem Auftreten croupöser Beläge und ihrer Abstoßung, unter Erosionsbildung, kann der ganze Prozeß abgeschlossen sein (Eppinger, 1882, S. 49).

Meist schreitet die Nekrose aber nach der Tiefe zu fort. Es entstehen dann weiße (Eppinger) gelbliche oder graue (Geipel) Schorfe (verschorfende Entzündung).

Diese sitzen so fest auf ihrer Unterlage, daß sie nicht von ihr abgehoben werden können. Erst mit fortschreitender Demarkation werden sie allmählich von dem übrigen Gewebe abgelöst.

Nach der Abstoßung der Schorfe entstehen Geschwüre (Ulcera dysenterica) [2].

Entsprechend der Vielheit der dysenterischen Beläge findet man in der Regel auch zahlreiche Geschwüre. Diese sind rundliche (Klebs) bis leicht ovale (Geipel), mehr oder weniger tiefgreifende [3] Substanzverluste von Stecknadelkopfgröße und darüber (3—7 mm, Geipel).

Sie können so zahlreich sein, daß die ganze Oberfläche der Schleimhaut „gleichsam ausgefressen" erscheint (Klebs). Stellenweise können die Geschwüre zusammenfließen, so daß nur kleine Schleimhautinseln übrig bleiben (Klebs).

Die Geschwürsränder sind durchweg scharf (Eppinger) „wie mit einem Locheisen ausgeschlagen" (Geipel), überhängend und unterminiert (Eppinger), aber nicht wallartig aufgeworfen.

Der Geschwürsgrund zeigt, je nach der Dauer des Bestehens, ein verschiedenes Aussehen. In frischen Geschwüren ist er meist noch mit einer dünnen, nekrotischen, oft von Blutungen durchsetzten Schicht belegt, in gereinigten Geschwüren wird er von Granulationen gebildet.

Narbenstadien nach Abheilung dysenterischer Geschwüre sind heute noch nicht bekannt.

2. Mikroskopischer Befund bei pseudomembranöser Kolpitis.

Wie schon erwähnt wurde (S. 276), ist die oberflächliche (croupöse) Form der pseudomembranösen Entzündung dadurch charakterisiert, daß nach dem Untergang des Epithels eine Ausscheidung von Fibrin auf die epithelentblößte Oberfläche der Schleimhaut erfolgt.

---

[1] Im Darm ist die Ruhr im Beginn (und zuweilen auch im ganzen weiteren Verlauf) durch einen intensiven Katarrh (Hyperämie, ödematöse bis blutigseröse Durchtränkung und kleinzellige Infiltration) charakterisiert (vgl. Kaufmann, S. 609). Dieses „katarrhalische Stadium" ist in der Scheide bisher allein nicht beobachtet worden, sondern immer zusammen mit dem nächsten Stadium, dem der oberflächlichen Nekrose (croupösen Membranbildung). Schon Eppinger (1882, S. 49) hat aber darauf hingewiesen, daß wohl auch die dysenterische Erkrankung der Scheide durch ein katarrhalisches Stadium eingeleitet wird, „auf das alsbald oberflächliche Schüppchenbildung" folgt.

[2] Jauchiger Zerfall (Gangrän) dysenterischer Schorfe ist in der Scheide — im Gegensatz zum Darm (Colitis dysenterica gangraenosa) — bisher anscheinend nicht beobachtet worden.

[3] Geipel beobachtete bis zu 12 mm tiefe Geschwüre, in deren Grund die Muskulatur bloß lag.

Bei der tiefen (diphtherischen, verschorfenden) Form fällt auch die Tunica propria der Scheide in größerer oder geringerer Tiefe der Nekrose anheim, und es bilden sich Pseudomembranen, die aus einem Filz von Fibrin und nekrotischem Gewebe bestehen.

Zwischen den beiden Formen gibt es verschiedene Übergänge, nicht nur in der Ausdehnung der Nekrose, sondern auch in der Menge des entzündlichen Exsudats. So entsteht eine große Mannigfaltigkeit der Befunde im einzelnen Falle und diese wird noch dadurch vermehrt, daß in manchen Fällen, z. B. in den Fällen von chemischer Ätzwirkung, die reine Nekrose zunächst im Vordergrunde des mikroskopischen Bildes steht, während die entzündlichen Erscheinungen zurücktreten.

Schon aus diesem Grunde ist es nicht möglich, ein gemeinsames Bild der pseudomembranösen Kolpitis zu zeichnen. Dazu kommt aber noch hinzu, daß die, bis heute vorliegenden, mikroskopischen Befunde sehr spärlich sind.

Histologisch findet man bei der diphtherischen Streptokokkeninfektion der Scheide (und des Uterus) nicht, wie Widal angenommen hatte, einen fibrinösen Belag („néoformation fibrineuse"), sondern nekrotisches Gewebe (Bumm[1]). Fibrinfärbungen fallen, wie schon Bumm nachwies, in der Regel negativ aus[2].

Die Gewebsnekrose reicht verschieden weit in die Tiefe. An der Oberfläche kann nur ein schmaler, oft nur bis zu 0,1 mm breiter (Bumm), Saum nekrotischen Gewebes vorhanden sein. (Makroskopisch findet man in diesen Fällen nur einen leichten, grauen Anflug der Scheide.) An anderen Stellen dringt die Nekrose zackig etwas weiter gegen das lebende Gewebe vor. In den Fällen, in denen dicke Membranen vorhanden sind, ist die Nekrose ausgedehnter, sie reicht oft weit in die Tiefe. Bei Bakterienfärbungen findet man die Streptokokkenketten teils am freien Saum der Membranen, teils in Furchen und Spalten, in den Membranen.

Bei der Colpitis dysenterica bestehen nach Eppinger die kleienförmigen Beläge des croupösen Stadiums aus vergrößerten, geschwollenen, auseinander gedrängten und in Nekrose begriffenen Epithelien.

Häufig hängen die „Schüppchen" mit dem übrigen Oberflächenepithel nur noch auf einer Seite zusammen. Auf der anderen Seite sind sie vom Epithel losgelöst, und der Rand des Schüppchens ist nach aufwärts gekrempelt. „Dadurch kommt das Aussehen der Schüppchen und nicht etwa eine einfache Fleckung zustande" (Eppinger, S. 50) (Abb. 95).

Zwischen den Epithelien und an der Basis der Schüppchen sah Eppinger (S. 51) „unregelmäßige, aber höchst zarte Straßen von Mikrokokken und größere Mikrokokkenmassen".

Neben den kleienförmigen Belägen findet man häufig auch oberflächliche Substanzverluste (Erosionen). Hier fehlt das Epithel in seiner ganzen Dicke, und es liegen die nackten Papillen zutage. Diese zeigen stark erweiterte und gefüllte Gefäße und sie sind von zahlreichen Rundzellen durchsetzt.

Die übrige Scheidenschleimhaut bietet das Bild einer starken Entzündung. Auch hier sind die Capillaren, besonders in den Papillen, stark erweitert und prall mit

---

[1] Bumm: Zeitschr. f. Geburtsh. u. Gynäkol. Bd. 33, S. 128.
[2] Die weißen Beläge auf der Serosa „septischer" Uteri bestehen dagegen fast nur aus Fibrin. „Die Ausschwitzung von Fibrin am Peritoneum kann bei der Neigung dieser Haut, auf alle möglichen Reize mit fibrinöser Entzündung zu reagieren, nicht Wunder nehmen" (Bumm).

Blut gefüllt. Das ganze Bindegewebe ist von Rundzellen durchsetzt. Die Epithelien sind vergrößert und gequollen. Die Grenze zwischen dem Epithel und dem Bindegewebe ist unscharf.

Das Stadium der Schorfbildung ist histologisch dadurch charakterisiert, daß die Nekrose auch auf das Schleimhautbindegewebe übergreift.

An diesen Partieen fehlt jede Gewebsstruktur, man „sieht nichts als zwischen auseinandergedrängten Bindegewebsfaserzügen" eingelagerte krümelige Massen und in diesen nur hin und wieder einige Kerne.

An der Oberfläche der Schorfe findet man zuweilen Schichten „formloser", aber doch noch erkennbarer Epithelien. Meist ist aber die Nekrose so stark, daß die Struktur der einzelnen Epithelien vollkommen geschwunden ist, die Epithelien sind „zu förmlich glasigen und hyalinen Schollen, Schichten und Blättern" verschmolzen (Eppinger). Geipel fand den Schorf auch von Bakterien, die in Klumpen zusammenlagen, durchsetzt.

An der Grenze der Schorfe nach dem lebenden Gewebe hin befindet sich eine deutliche Demarkationszone.

Diese liegt, je nach der Ausbreitung des Prozesses in verschiedener Tiefe; an den Rändern des Schorfes erreicht sie aber stets die Papillarschicht. Histologisch findet man in der Demarkationslinie einen dichten Wall von Eiterzellen und Kerntrümmern (Geipel), sowie erweiterte Gefäße (Eppinger).

Abb. 95. Dysenteria vaginae. Epitheliale Nekrose. a Abgehobenes oberflächliches Epithel, b Monadinenmassen, c Fußepithel. (Hartnack Okul. 3, Obj. X à l'imersion.) (Nach Eppinger.)

Nicht so selten sieht man auch in den unteren, an die Demarkationslinie angrenzenden, Partieen des Schorfes thrombosierte Gefäße. Je ausgesprochener diese Thrombosen sind und je tiefer der Schorf greift, „desto eher kann zunächst Pigmentbildung im Schorfe selbst und eine reichliche hämorrhagische Infiltration der Demarkationslinie und der angrenzenden unbeteiligten Gewebe eintreten, so daß in solchen Fällen der Schorf durch einen blutroten Streifen abgesetzt erscheint" (Eppinger).

Die histologische Untersuchung der Geschwüre ergibt, daß in den frischen Stadien der Geschwürsgrund von der Demarkationszone gebildet wird. Dieser liegt häufig noch eine feine, dünne Schicht blassen, nekrotischen Gewebes auf. In der Demarkationsschicht endigen „von unten aufsteigende und wie abgesetzte Gefäßstümpfe", die an ihrem Ende mit Fibrin erfüllt sind.

Der Grund der gereinigten Geschwüre besteht aus einem zell- und gefäßreichen Granulationsgewebe, das häufig mit einer leichten Eiterschicht bedeckt ist.

Diagnose der pseudomembranösen Scheidenentzündungen.

Die Diagnose einer pseudomembranösen Kolpitis ist an und für sich nicht schwierig, wenn man die Scheidenwand von weißen, weißgrauen, oder auch mißfarbenen Membranen bedeckt findet.

Sehr viel schwieriger ist die Frage zu beantworten, ob es sich um entzündliche Pseudomembranen oder um einfache (nicht entzündliche) Gewebsnekrosen, also z. B. um Verbrennungsschorfe, Ätzschorfe usw. handelt. Dieser Entscheid ist meist auch mikroskopisch nicht möglich, da auch die Gewebsnekrosen eine reaktive demarkierende Entzündung auslösen.

In der Regel können nur die Anamnese oder sonstige objektive Befunde Aufschluß über die Entstehung und damit über die Ursache der Membranbildung geben.

Dabei geht man zweckmäßig von den verschiedenen ätiologischen Möglichkeiten aus.

α) **Mechanische Schädigungen** lassen sich in der Regel leicht erkennen, wenn man Fremdkörper (Pessare usw.) in der Scheide findet, oder wenn man hört, daß Fremdkörper vor kurzem entfernt wurden.

Außerdem wird man sich erinnern, daß gelegentlich auch unzweckmäßige Spülrohre (z. B. zerbrochene Glasspülrohre) zu Verletzungen der Scheide führen, die sich dann pseudomembranös belegen können.

β) **Thermische Schädigungen** wird man dann annehmen dürfen, wenn man hört, daß „heiße Spülungen" gemacht wurden.

Bei der ätiologischen Wertung heißer Spülungen ist es aber angezeigt, nach etwaigen Zusätzen, besonders auch von Hg-Präparaten (Sublimat, Oxycyanat usw.) zu den Spülungen zu fragen. Bei der außerordentlich hohen Temperaturempfindlichkeit der äußeren Genitalien dürfte für die Kranke nach einer heißen Spülung oft das Gefühl der „Verbrennung" im Vordergrunde stehen, während die Scheidenveränderungen vielleicht, ganz oder teilweise, die Folge von Zusätzen zu den heißen Spülungen sind.

γ) **Chemische Schädigungen.** An die Möglichkeit chemischer Schädigungen wird man immer denken müssen, wenn man hört, daß, von der Patientin selbst oder von fremder Hand, irgendwelche Manipulationen (Spülungen, Einlagen usw.) vorgenommen wurden [1].

Ergibt die Anamnese keine sicheren Anhaltspunkte für das verwendete Mittel, dann empfiehlt es sich, immer und in erster Linie, an die Möglichkeit einer Schädigung durch Quecksilberpräparate zu denken und auf die Symptome einer Hg-Vergiftung zu achten (Speichelfluß, Stomatitis, Kolitis, blutige Stühle, Verminderung der Harnmenge bis zur völligen Anurie).

Da die Scheidenveränderungen aber auch durch die extravaginale Einverleibung von Quecksilber entstanden sein können, ist die Anamnese auch nach dieser Richtung hin (Schmierkur, Einspritzung von Hg-Präparaten, gewerbliche Hg-Vergiftungen) eingehend zu vervollständigen.

Auch nach extravaginaler Einverleibung von anderen Substanzen (Schwefelsäure, Barsonkoff) scheinen pseudomembranöse und gangränöse Kolpitiden vorkommen zu können.

δ) **Infektiöse Schädigungen.** Neben den chemischen Schädigungen muß man immer auch an die Möglichkeit einer infektiösen Entstehung der Pseudomembranen denken.

---

[1] Dabei ist nicht ausschließlich an kriminelle Eingriffe zur Schwangerschaftsunterbrechung zu denken. Auch unzweckmäßige „therapeutische" Ätzungen und Einlagen können zu schweren Entzündungen der Scheide führen (siehe die Beobachtungen von Farkas, Fabricius, Engländer).

In praktischer Hinsicht steht hier an erster Stelle die Diphtherie. Man sollte deshalb nie unterlassen, sich über das Vorkommen von Diphtherieerkrankungen in der näheren und weiteren Umgebung der Kranken zu informieren. Eine sichere Diagnose ist natürlich nur durch den einwandfreien bakteriologischen Nachweis von Diphtheriebacillen möglich.

Auch in den Fällen, in denen man puerperale Scheidenwunden membranös belegt findet, sollte man immer die Möglichkeit einer Diphtherie im Auge behalten, wenn auch hier meist andere Keime (Streptokokken) im Spiele sind (Streptokokkendiphtherie).

Von großer Wichtigkeit ist es, bei Belägen oder Geschwürsbildungen in der Scheide, an die Möglichkeit eines Typhus zu denken.

Gerade der Typhus wird häufig übersehen, wenn er sich nur durch unklares Fieber oder vieldeutige Verdauungsbeschwerden manifestiert. Zur Sicherung der Diagnose dient neben einer eingehenden Anamnese und klinischen Untersuchung die Impfung von Blut in Galleröhrchen.

Neben dem Typhus ist bei Diarrhöen auch an die Möglichkeit einer Dysenterie zu denken [1].

Therapie der pseudomembranösen Scheidenentzündungen.

Eine kausale Therapie der pseudomembranösen Kolpitis ist nur in wenigen Fällen möglich. An erster Stelle stehen hier die Diphtherie und die Quecksilbervergiftung.

Über die Behandlung der Scheidendiphtherie s. S. 307.

Bei der Kolpitis infolge von Quecksilbervergiftungen (Sublimat usw.) besteht die erste und wichtigste Aufgabe — wenigstens in frischen Fällen — darin, die Resorption des Quecksilbers möglichst zu verhindern, d. h. also, die noch nicht zur Resorption gelangten Hg-mengen aus der Scheide zu entfernen. Dies erreicht man am besten durch ausgiebige Spülungen mit Kochsalzlösungen, da die Quecksilberalbuminate in NaCl-Lösungen leicht löslich sind.

Unter den allgemeinen therapeutischen Maßnahmen erscheint vor allem ein Versuch mit intravenöser Traubenzuckerinfusion (Stubowski [2]) empfehlenswert.

Außerdem wird man versuchen, durch Diuretica die Harnsekretion in Gang zu halten. Über die Nierendekapsulation liegen bisher noch keine Erfahrungen vor.

Von allen diesen Maßnahmen darf man sich aber keinen allzu großen Erfolg versprechen. Die Therapie steht der Quecksilbervergiftung fast machtlos gegenüber. Alle Maßnahmen, die man zur Verhütung der schweren Giftwirkungen getroffen hat, haben sich als wirkungslos erwiesen. Auch die intravenöse Verabreichung von Natriumthiosulfat, die von dermatologischer Seite empfohlen wurde, hat bei Hg-Vergiftungen von der Scheide aus versagt (Liegner).

Liegner hat deshalb empfohlen, „die Scheide so hoch wie möglich zu entfernen, mit ihr das sie umgebende Bindegewebe und das Rectum, soweit es in den lokalen Einwirkungsbezirk des Quecksilberpräparates fällt. In

---

[1] Blutige Durchfälle finden sich auch bei Hg-Vergiftung.
[2] Stubowski: Dtsch. med. Wochenschr. 1923, S. 1486.

diesem Falle wäre die Anlage eines Anus sacralis die notwendige Folge der Rectumausrottung".

Bei Verätzungen durch Carbolsäure empfehlen sich Spülungen der Scheide mit Milch oder Kalkwasser, bei Chromsäureverätzungen spült man am besten mit Lösungen von Soda oder von Magnesium carbonicum.

In den meisten übrigen Fällen empfiehlt es sich, das erkrankte Organ ganz in Ruhe zu lassen und den Heilungsprozeß nicht zu stören. Dazu gehört in erster Linie, daß die Kranken zu Bett liegen. Bei reichlichem Ausfluß kann man durch Spülungen mit leicht adstringierenden Lösungen für eine Entfernung des angesammelten Sekretes sorgen. Diese Spülungen müssen aber vom Arzt selbst vorgenommen werden, damit die erkrankte Schleimhaut beim Einführen des Spülrohres nicht verletzt wird.

Eine sehr wichtige, aber sehr schwierige, therapeutische Aufgabe ist die Verhütung von Narbenstenosen und -atresien. Selbstverständlich kann dieses Bestreben erst nach völliger Reinigung der Geschwürsflächen einsetzen.

Man wird in diesen Fällen versuchen, durch Einlegen von Gazestreifen, die mit Salbe bestrichen sind, zum mindesten eine vollkommene Atresie der Scheide zu verhüten, damit wenigstens das Menstrualblut abfließen kann. Die Entstehung einer Stenose läßt sich häufig nicht vermeiden man muß dann später versuchen, sie durch Bougieren oder durch chirurgische Eingriffe zu beseitigen.

c) Die Diphtherie der Scheide.

Unter den pseudomembranösen Entzündungen der Scheide spielt eine ganz besonders wichtige Rolle die echte — durch den Diphtheriebacillus hervorgerufene — Diphtherie, da sie nicht nur die Kranken selbst, sondern auch ihre weitere Umgebung gefährdet.

Da die Diphtheriebacillen erst im Jahre 1884 von Löffler entdeckt wurden, müssen alle vor dieser Zeit veröffentlichten Fälle bei der wissenschaftlichen Betrachtung ausscheiden [1].

Das Gleiche gilt auch für die Fälle, die zwar nach dem Jahre 1884 veröffentlicht wurden, bei denen aber der einwandfreie Nachweis der echten Diphtheriebacillen nicht erbracht wurde. Es ist zwar durchaus zuzugeben, daß sich unter dieser rein klinischen Kasuistik manche Fälle von echter Scheidendiphtherie befinden mögen. Ganz besonders berechtigt erscheint diese Vermutung dann, wenn sich bei einem Individuum mit Rachendiphtherie diphtherieähnliche Membranen in der Scheide finden [2]. Der zwingende Beweis läßt sich aber im einzelnen Falle eben nur durch den sicheren Nachweis echter Diphtheriebacillen führen.

---

[1] Schon aus den Beschreibungen von Trousseau (Clinique méd. de l'Hôtel Dieu de Paris 1861, p. 349) läßt sich mit der größten Wahrscheinlichkeit schließen, daß die Rachendiphtherie sich gelegentlich auf die Genitalien ausbreiten kann (Bumm: Zeitschr. f. Geburtsh. u. Gynäkol. Bd. 33, S. 135).

Den experimentellen Wahrscheinlichkeitsbeweis für diese Möglichkeit erbrachte Letzerich. Dieser übertrug Material von diphtherischen Membranen auf die Scheide (und in die Konjunktiven) nichtgravider Kaninchen, und er konnte dann eine diphtherische Scheidenentzündung feststellen.

[2] So berichtete Fitzgerald (1895) über folgende Beobachtung: Bei einer Erstgebärenden war im Anschluß an eine Zangenoperation ein kleiner Dammriß entstanden. Am folgenden Tage traten Übelsein, Halsschmerzen und Rötung des Rachens auf. Am 8. Tage 39,4°. Auf der nicht verheilten Dammwunde fand sich eine schmutzig-weiße Membran.

Am 6. Tage war nach dem Abfall der Nabelschnur eine gleiche Membran auf dem Nabel des Kindes sichtbar. Dieses hatte, ebenso wie die Mutter, eine Rachendiphtherie und es starb. Bei der Mutter trat in der 9. Woche p. p. eine Paraplegie (beider Beine?) auf, die 9 Wochen dauerte. Heilung. Eine bakteriologische Untersuchung wurde nicht gemacht.

Die meisten bisher veröffentlichten Fälle von echter Scheidendiphtherie wurden bei **Wöchnerinnen** beobachtet [Erhardt und Favre (1908)[1] 2 Fälle], Fitzgerald (1895), Bumm (1895), Nisot (1895), Brinkmann (1896, 2 Fälle), Williams (1898), Hassenstein (1899), Favre (1899), Piassetzky (1900), Lop (1904), Raw (1904), Freund (1905, 2 Fälle), Ungaro (1906), Orband (1906), Treuthardt (1908), Cuthbertson (1908 [2]), Fabre und Bourret (1911)]. In einem von Benthin (Zentralbl. f. Gyn. 1929, S. 113) beobachteten Fall von Scheidendiphtherie fehlen leider alle näheren Angaben.

Bei **Kindern** wurde Scheidendiphtherie bisher viel seltener beschrieben [Silberstein (1900), Biró, Erikson (1903), Klimenko (1913), Kobrak (1914), Hirsch (1918), Leendertz (1920), Biberstein (1921)].

Davis berichtete über Scheidendiphtherie bei einer **Graviden** [3], Goodman über Vulva- und Scheidendiphtherie bei einer **nicht graviden Erwachsenen.**

Pathologische Anatomie.
1. Makroskopischer Befund bei echter Scheidendiphtherie.

Makroskopisch findet man bei der Scheidendiphtherie die Scheide ganz oder teilweise mit glatten, gänzenden, weißen bis grauen Membranen bedeckt. Diese haften im Beginn der Erkrankung so fest an ihrer Unterlage, daß sie sich nur unter Verletzung des darunterliegenden Gewebes abziehen lassen.

Die nicht diphtherisch belegte Schleimhaut zeigt häufig eine entzündliche Rötung.

Bei der diphtherischen Infektion puerperaler Wunden greift die Membranbildung auch bald über die verletzten Stellen hinaus auf die unverletzte Schleimhaut über.

Eine nicht ganz seltene Komplikation der Scheidendiphtherie ist die Gangrän (Kaufmann, Fischer, Frl. Kühn [4]).

---

[1] Ehrhardt und Favre (Nouvelles arch. d'obstétr. et de gynécol. 1890, zit. nach Bourret) berichteten 1890 über eine Epidemie (33 Fälle) von puerperaler Diphtherie, die sich an der Maternité in Paris ereignete.

Nur bei zwei Kranken wurden die Membranen bakteriologisch untersucht und in diesen beiden Fällen wurden Löfflersche Diphtheriebacillen gefunden. In den übrigen Fällen wurde keine bakteriologische Untersuchung ausgeführt. Der Schluß, daß es sich um Diphtherie handelte, wurde nur per analogiam und aus dem epidemischen Charakter der Erkrankung gezogen [„L'analogie des productions membraneuses et la notion d'épidémicité (tous les cas s' étaient déclarés entre le 2 et le 21 mars) paraît aux auteurs un argument suffisant pour conclure à une identité d' origine de tous les cas" Bourret].

[2] Cuthbertson: Journ. of the Americ. med. assoc. 19. Sept. 1908.

[3] P. Davis [Transact. of the Philadelphia obstetr. soc. März 1900. (The Americ. gynaecol. a. obstetr. Journ. Vol. 16, p. 376, 1900)]: „Some month ago one of my clinical assistants was asked to see a young woman ill in a lodging-house. It was supposed, that the case was one of threatened early abortion. Upon examination it was found, that the patient was in the early month of pregnancy. There was reason to believe that attempts had been made to empty the uterus. There was upon the vaginal mucous membrane a foreign membrane, diphtheritic in character. The patient had the constitutional signs of septic infection. She was removed to the Municipal Hospital, when diphtheria of the vagina was diagnosticated. She went through her pregnancy, however, without interruption and was subsequently delivered of a living child.

We sometimes see a diphtheritic membrane in the vagina in cases of septic infection, but diphtheria of the vagina from which the patient makes a recovery must be a rare occurence.

[4] In dem viel zitierten Falle von Freymuth und Petruschky handelte es sich um eine Vulvitis mit Diphtheriebacillen.

Kaufmann[1] sezierte in Basel ein 1½jähriges Kind mit Vulvovaginitis gangraenosa (Noma genitalium). Die Labien waren zum großen Teil, der Hymen war fast ganz zerstört, die Scheide war ulceriert und mit schmierigem Belag bedeckt. Aus der Scheide wurden Diphtheriebacillen rein gezüchtet. Auch aus dem Rachen, der nur noch gerötet war und körnig aussah, der wohl aber die primäre Lokalisationsstelle der Infektion gebildet hatte, konnten Diphtheriebacillen gezüchtet werden. Der Fall war auch deshalb von Interesse, weil ursprünglich der Verdacht bestanden hatte, daß es sich um eine kriminelle Zerstörung des Genitale handle.

Fischer (1902) zeigte die Präparate von einem 1¼jährigen Kind, das an gangränöser Diphtherie der Scheide gestorben war. Das Kind wurde wegen einer Vulvovaginitis gonorrhoica poliklinisch behandelt. Nach 10 Tagen wurde es wegen Diphtherie der Vulva aufgenommen, nach weiteren 3 Tagen verstarb es ganz plötzlich. Die Sektion ergab eine ausgedehnte gangränöse Diphtherie der ganzen Vulva und Vagina bis zum Muttermund. Auf beiden Gaumenmandeln waren seichte Geschwüre ohne Belag vorhanden, auf der Rachenschleimhaut fand sich noch ein leichter Belag. Abstrichpräparate von der Scheide zeigten massenhaft Diphtheriebacillen und Streptokokken (bei der ersten Untersuchung des eitrigen Ausflusses aus der Scheide waren nur Gonokokken in Reinkultur vorhanden gewesen). In den Mandelgeschwüren wurden nur spärliche Diphtheriebacillen gefunden.

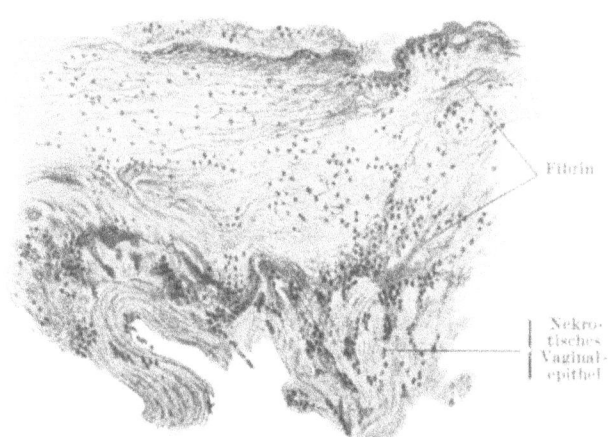

Abb. 96. Membran bei echter (bacillärer) Diphtherie im Puerperium, dem Scheidengewölbe entnommen. Diese besteht aus einem feinsten Netz von Fibrinfäden, das oberflächlich noch von einer Schicht amorphen Fibrins bedeckt wird. Die untere Fläche zeigt die Reste des nekrotischen Scheidenepithels.
(Nach Bumm, Z. Geburtsh. Bd. 33, 1895.)

Im Anschluß an eine leichte Halsdiphtherie, die klinisch keine Symptome gemacht hatte, hatte sich hier also eine schwere diphtherische Erkrankung der Vulva und der Scheide entwickelt.

Frl. Kühn berichtete (1921) aus der Universitäts-Frauenklinik in Breslau über folgende Beobachtung: Bei einer Patientin mit beiderseitiger Adnexentzündung wurde während des Klinikaufenthaltes eine bakteriologisch bestätigte Rachendiphtherie beobachtet, „tags darauf traten gleichartige Beläge in der Scheide auf. Am 10. Tage, unter schwersten Allgemeinerscheinungen, Ausstoßung des ganzen Scheidenrohres mit angrenzenden Teilen der Blase und des Mastdarmes — Exitus".

Die Bakterienfärbung „am ausgestoßenen Präparat" ergab „an der Schleimhautseite des Schnittes zahlreiche Staphylo- und Streptokokken, in den tiefen Schichten, den Diphtheriebacillen sehr ähnliche Stäbchen (Gramfärbung, Lagerung, Form)"[2].

2. Mikroskopischer Befund bei echter Scheidendiphtherie.

Über den mikroskopischen Befund bei der Scheidendiphtherie ist heute noch sehr wenig bekannt.

Nur Bumm entfernte ein Stückchen des Scheidenbelages zur mikroskopischen Untersuchung.

---

[1] Kaufmann: Lehrb. d. spez. Path. 7./8. Aufl. S. 1320.

[2] Biberstein (Zentralbl. f. Gynäkol. 1921, S. 1582) machte in der Diskussion dazu folgende Bemerkung: „Wenn der zur Diskussion stehende Fall eine Diphtherie der Scheide ist, bietet er in der Tat sehr auffällige Besonderheiten, d. i. der foudroyante infauste Verlauf und der histologische Befund; dieser widerspricht geradezu den bisher bei der Hautdiphtherie — und Parallelen sind hier anzunehmen — erhobenen Befunden insofern, als im vorliegenden Falle die verdächtigen Stäbchen gerade in den tiefen Schichten zu finden gewesen sein sollen, während andere Untersucher sicherer Fälle (in dem hier besprochenen sind kulturell nie Bacillen nachgewiesen worden) die Diphtheriebacillen dort vermißt und nur in den oberen Schichten gefunden haben (Marschalko, Deutschländer)".

Diese ergab, daß die Hauptmasse der Membranen aus feinsten, vielfach gekreuzten und zu einem Netz verschlungenen Fibrinfäden bestand. Zwischen diesen fanden sich in mehr oder weniger dichter Anordnung Zellen mit gut gefärbten Kernen. Stellenweise fand sich auch „ein amorpher Niederschlag von Fibrin oder eine Beimischung von roten Blutkörperchen". An der Stelle, an der die Membran von ihrer Unterlage abgelöst worden war, lag eine Schicht „nekrotischer, glasig und undurchsichtig gewordener Epithelien". Zwischen diesen fanden sich, teils einzeln, teils in Haufen, Leukocyten. Das ganze Bild stimmte ganz auffallend mit den Abbildungen von Membranen der Rachendiphtherie überein, wie man sie in den Lehrbüchern der pathologischen Anatomie abgebildet findet (Bumm) (Abb. 96).

Diphtheriebacillen konnte Bumm in den Schnitten trotz aller Mühe nicht darstellen, obwohl sie sich aus den tieferen Schichten der Membranen „stellenweise in großer Menge" hatten züchten lassen.

Übertragung der echten Scheidendiphtherie.

Bei der Frage nach der Übertragung einer Scheidendiphtherie sind zu unterscheiden 1. die Infektionsquelle, 2. der Infektionsweg.

Dabei sind folgende Möglichkeiten denkbar:

a) die Infektionsquelle und der Infektionsweg sind bekannt,
b) die Infektionsquelle ist bekannt, der Infektionsweg ist unbekannt,
c) Infektionsweg und Infektionsquelle sind unbekannt.

Infektionsquelle und Infektionsweg sind dann klar zu erkennen, wenn die geburtsleitenden Personen (Arzt, Hebamme) mit Diphtheriekranken in Berührung gekommen sind, sich hier mit Diphtheriebacillen infiziert und diese, bei der inneren Untersuchung oder bei operativen Eingriffen, in die Genitalien der Kreißenden übertragen haben.

So war in den Fällen von Bumm und Nisot die puerperale Diphtherie darauf zurückzuführen, daß die betreffenden Ärzte auch gleichzeitig diphtheriekranke Kinder behandelten. In der Beobachtung von Hassenstein wurde die Entbindung von einer Hebamme geleitet, deren Kinder an Diphtherie litten, in dem Falle von Raw war die Hebamme sogar selbst diphtheriekrank.

In der Regel läßt sich der Infektionsweg einer genitalen Diphtherie aber nicht in dieser klaren und durchsichtigen Weise erfassen. Häufig ist zwar eine Infektionsquelle nachzuweisen, der Weg, den die Erreger zum Genitale genommen haben, läßt sich aber nur mehr oder weniger deutlich ahnen. Dabei ergeben sich folgende Möglichkeiten für die Lokalisation der Infektionsquelle und damit auch für die Länge und die Deutlichkeit des Infektionsweges.

Der Infektionsherd kann liegen:

a) in den Kranken selbst,
b) in ihrer näheren Umgebung,
c) in ihrer weiteren Umgebung.

Es erscheint leicht verständlich, daß es bei Kranken, die an einer Rachen- oder sonstigen Diphtherie leiden, gelegentlich auch zur Entwicklung einer Vulva- und Scheidendiphtherie kommen kann. Diese Kombination wurde mehrfach bei Kindern (Schröder, Biro, Hirsch, Fall 2), aber auch bei Erwachsenen (Goodmann) und Wöchnerinnen (Fitzgerald) beobachtet. Der Infektionsweg ist in diesen Fällen nicht ganz klar. Man kann natürlich in erster Linie an eine Übertragung durch die Hände denken, daneben muß aber noch die Möglichkeit einer spontan vom Rectum her ascendierenden Infektion offen bleiben.

Noch einigermaßen zu erkennen, aber schwerer nachzuweisen, ist der Infektionsweg in den Fällen, in denen in der näheren Umgebung der Patientin Diphtherieerkrankungen vorgekommen sind.

So sind schon wiederholt Fälle beobachtet worden, in denen Gravide, die ihre diphtheriekranken Kinder pflegten, im Wochenbett an einer puerperalen Diphtherie erkrankten (Brinkmann, Ungaro, Williams). Auch bei Mädchen, deren Geschwister an Rachendiphtherie erkrankt waren, hat man Scheidendiphtherie beobachtet (Leendertz, Hirsch, Fall 1). Bei puerperaler Diphtherie der Mutter können die Neugeborenen vollkommen verschont bleiben (H. W. Freund, Fall 2), sie können aber auch eine schwere Nasen-Rachendiphtherie bekommen, an der sie zugrunde gehen (H. W. Freund, Fall 1).

Auch Diphtherieerkrankungen, die unter dem gleichen Dach vorgekommen sind (Erhardt und Favre — Diphtherieendemie in der Maternité in Paris; Piassetzky — Diphtherieerkrankungen in dem von der Wöchnerin bewohnten Haus; Silberstein — diphtherische Vulvovaginitis bei einem $4^1/_2$jährigen Mädchen nach mehreren Diphtheriefällen in dem gleichen Hause), spielen bei der Entstehung der Scheidendiphtherie eine Rolle.

Ganz unklar ist der Weg bei Scheidendiphtherie bisher in den Fällen geblieben, in denen nur in der weiteren Umgebung der Kranken — in entfernten Vierteln der gleichen Stadt usw. — Diphtherieerkrankungen vorkamen, ohne daß sich eine Übertragung durch Mittelspersonen nachweisen ließ (H. W. Freund, Fall 1; Treuthardt).

Endlich sind Fälle von Scheidendiphtherie beobachtet worden, in denen keine Infektionsquelle festzustellen war (H. W. Freund, Fall 1; Lop, Fabre und Bourret).

Man könnte, wenigstens in einem Teil dieser Fälle, daran denken, daß die betreffenden Frauen die Diphtheriebacillen in ihrer Scheide beherbergten. Es scheint aber, daß dieses Ereignis sehr selten ist. Lönne und Schugt konnten — entgegen den Angaben von Broer, Wauschkuhn u. a.) — in sehr gründlichen Untersuchungen an der Göttinger Universitäts-Frauenklinik (300 Scheidenabstriche bei 110) Frauen niemals Diphtheriebacillen nachweisen, dagegen fanden sie in $45^0/_0$ der Scheidenabstriche Pseudodiphtheriebacillen.

Inkubationszeit. Die Inkubationszeit der puerperalen Diphtherie schwankt nach den bisherigen Beobachtungen zwischen drei (Bumm, Nisot) und sieben (Ungaro) Tagen.

Symptome und Befund bei der echten Scheidendiphtherie.

Bei den Symptomen der Scheidendiphtherie ist zu unterscheiden zwischen allgemeinen und örtlichen Erscheinungen. Diese letzteren können subjektiver und objektiver Natur sein.

1. Allgemeinerscheinungen.

Im Gegensatz zur Rachendiphtherie können bei der unkomplizierten Scheidendiphtherie Allgemeinerscheinungen vollkommen fehlen, oder sie können wenigstens so in den Hintergrund treten, daß sie übersehen werden.

Ganz besonders gilt dies von der Scheidendiphtherie der Kinder. Hier werden, in nahezu allen bisher veröffentlichten Fällen, Allgemeinerscheinungen (Fieber, Mattigkeit, Abgeschlagenheit usw.) verhältnismäßig selten erwähnt.

Nur in der Beobachtung von Silberstein erkrankte das $4^{1}/_{2}$ jährige Kind mit hohem Fieber. Bei der Untersuchung fand sich ein Ödem des Mons veneris und der großen Labien, sowie eine starke Rötung des Vestibulums und Introitus vaginae. Erst am nächsten Tage waren in der Gegend des Hymens ein gelblicher fester Belag und auf der Höhe der einen großen Schamlippe ein kleines nekrotisches Geschwür aufgetreten.

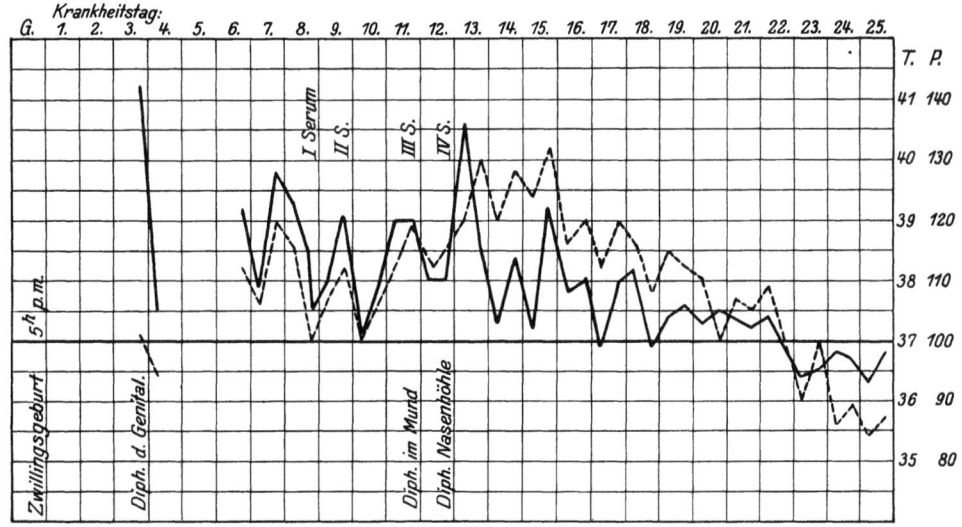

Abb. 97. Nach Bumm: Z. Geburtsh. Bd. 33, 1895.

Bei der puerperalen Diphtherie ist dagegen Fieber häufig das erste Zeichen der Erkrankung.

Die Temperatur kann schon von Anfang an sehr hoch sein — fast immer über 39^0 und bis zu $41,2^0$ (Bumm) — sie kann aber auch nur mäßige Grade erreichen (Hassenstein $38,8^0$).

Über den Fiebertypus der Scheidendiphtherie lassen sich keine zuverlässigen Angaben machen. Zum Teil fehlen in der Literatur nähere Angaben, außerdem aber wird die Temperaturkurve, auch nach Feststellung der Diphtherie, durch die sofort einsetzende Serumtherapie beeinflußt.

Als Beispiel einer derartigen Temperaturkurve bei puerperaler Scheidendiphtherie möge die Temperaturkurve in der Beobachtung von Bumm dienen (Abb. 97).

Für die ersten 5 Tage — bis zur sicheren Feststellung der Scheidendiphtherie — ist die Kurve unvollständig. „Die erste Injektion war von einem bedeutenden Abfall der Wärme und der Pulsfrequenz gefolgt, welche am folgenden Tage wieder stiegen, um auf die 2. Injektion abermals abzufallen. Da der folgende Tag (10. p. part.) keine Temperaturerhöhung brachte, wurden die Injektionen ausgesetzt und erst am 11. Tage, als die Temperatur sich von Neuem auf 39 erhob, die 3. Injektion verabreicht. Abermals Abfall der Temperatur auf 38. Die Pulskurve kreuzt sich jetzt zum ersten Male, indem der Puls bei einer Temperatur von 38 auf 112 stehen blieb. Am 12. Tage 4. Injektion, die jedoch keinen Abfall der Temperatur bringt. Dieselbe steigt vielmehr auf 40,6, während gleichzeitig der Puls sehr frequent (130), klein und schwach wird. Von da ab bleibt die Pulslinie dauernd über der Temperaturlinie und erst, als die Rekonvalescenz schon lange angebahnt war, am 24. Wochenbettstage, stellte sich das normale Verhältnis wieder her."

Auch der Puls kann schon im Beginn der puerperalen Scheidendiphtherie sehr hohe Werte erreichen (120 Schläge in der Minute, Piassetzky), er kann aber auch im Vergleich zu dem hohen Fieber verhältnismäßig wenig beschleunigt sein (Orland).

Über das Verhalten des Pulses im weiteren Verlaufe der Erkrankung ist noch sehr wenig bekannt. Aus der Beobachtung von Bumm ergibt sich aber, daß der Puls von der Serumtherapie günstig, von auftretenden Komplikationen ungünstig beeinflußt wird.

Das Allgemeinbefinden scheint auch bei der Scheidendiphtherie Erwachsener im allgemeinen wenig zu leiden, es kann sogar in einem auffallenden Kontrast zu der vorhandenen hohen Temperatur stehen (Nisot[1]). Bei Komplikationen (Rachen-, Nasendiphtherie) können sich allerdings sehr bedrohliche Erscheinungen (Schwächezustände, Delirien) anschließen (Bumm).

2. Örtliche Erscheinungen.

Subjektive örtliche Erscheinungen. Wie schon erwähnt wurde, stehen bei der **puerperalen** Scheidendiphtherie Allgemeinsymptome, und zwar vor allem das Fieber, vollkommen im Vordergrund des Symptomenbildes. Nur verhältnismäßig selten findet sich in den bisher beschriebenen Fällen die Angabe, daß die betreffenden Frauen über Schmerzen an den äußeren Genitalien klagten (Williams, Hassenstein, Piassetzky). In allen diesen Fällen war neben der Scheide auch die Vulva erkrankt. Umgekehrt scheinen aber auch bei ausgedehnter Diphtherie der Vulva lokale Beschwerden vollkommen fehlen zu können. Es muß allerdings dahingestellt bleiben, ob die betreffenden Autoren sie nicht erwähnten, da Schmerzen in der Vulva bei Frischentbundenen etwas ganz Gewöhnliches sind, oder ob tatsächlich keine lokalen Beschwerden vorhanden waren.

Das Fehlen von Schmerzen bei der lokalisierten Scheidendiphtherie erklärt sich zwanglos aus der geringen oder fehlenden Schmerzempfindlichkeit der Scheide. Unklar bleibt dagegen das Fehlen von Beschwerden bei der Diphtherie der äußeren Genitalien, da diese außerordentlich schmerzempfindlich sind.

Gerade im Hinblick auf die so häufigen Klagen Frischentbundener über Schmerzen an den äußeren Genitalien ist die Tatsache nicht ohne Interesse, daß bei der Scheidendiphtherie Schmerzen an den äußeren Genitalien erst in den späteren Wochenbettstagen auftreten können (Williams am 13., Hassenstein am 6. Wochenbettstage, Piassetzky: einige Tage post partum).

Bei der Scheidendiphtherie der **Kinder** treten die subjektiven örtlichen Erscheinungen viel mehr in den Vordergrund als die Allgemeinerscheinungen.

Das häufigste Symptom sind Schmerzen bei der Harnentleerung (Schröder, Erikson, Leendertz).

Diese Schmerzen können so heftig sein, daß die Kinder den Urin so lange als möglich zurückhalten. Infolge dieser Urinverhaltung (Silberstein) kann sogar die Entleerung des Harns mit dem Katheter notwendig werden (Erikson). Urinbeschwerden finden sich allerdings nur dann, wenn Entzündungserscheinungen an der Vulva vorhanden sind. Fehlen diese, dann kann die Scheidendiphtherie so symptomlos oder wenigstens symptomarm

---

[1] Die Kranke, über die Bumm berichtete, fühlte sich dagegen beim Auftreten des Fiebers nicht wohl, und sie klagte besonders über Kopfschmerz. Zu den Kopfschmerzen gesellte sich am 6. Wochenbettstage auch Somnolenz.

verlaufen, daß sie klinisch überhaupt nicht in Erscheinung tritt. Gelegentlich können dann erst narbige Stenosen auf eine frühere diphtherische Infektion der Scheide hindeuten (Weiß).

In anderen Fällen (Hirsch, 2 Fälle) waren Blutungen aus der Scheide das erste und einzige Symptom einer Scheidendiphtherie bei Kindern.

Über zwei derartige Beobachtungen berichtete Hirsch (1918): In dem ersten Falle handelte es sich um ein 8jähriges Mädchen, das vor $3^1/_2$ Jahren an einer Scheidenentzündung gelitten hatte. Diese war mehrfach rezidiviert (Ausfluß). 5 Wochen vor der Klinikaufnahme war wieder etwas Ausfluß aufgetreten. Die Untersuchung ergab ein kräftiges, gut genährtes Kind. Die Vulva und die Urethralmündung waren deutlich gerötet. Im Abstrich des spärlichen Scheidensekretes und des Urinsediments wurden keine Gonokokken gefunden. Bei der Entlassung wurde der Mutter des Kindes die Anweisung gegeben, bei stärker auftretendem eitrigem Ausfluß sofort Ausstrichpräparate des Eiters zur Untersuchung einzusenden. Dieser Weisung wurde $^3/_4$ Jahre später, anfangs April 1916, entsprochen, nachdem laut brieflicher Mitteilung in der letzten Zeit wieder stärkerer Ausfluß eingetreten war.

Im Ausstrichpräparat fanden sich diesmal reichlich Eiterzellen, eine Anzahl extracellulär gelagerter, grampositiver Diplokokken neben zahlreichen, im ganzen Präparate vorherrschenden, grampositiven Stäbchen, die nach Aussehen und Lagerung als höchst verdächtig auf Diphtheriebacillen angesprochen werden mußten. Nach der Aufnahme des Kindes in die Klinik am 12. April 1916 konnte die Anamnese dahin erweitert werden, daß vor etwa 14 Tagen das nunmehr $8^1/_2$jährige Kind „zum ersten Male die Periode gehabt habe". Es habe sich mehrere Tage hintereinander, ganz wie bei der Periode, mäßig stark Blut aus der Scheide entleert. Nach Abklingen der Periode sei der Ausfluß stärker gewesen und er sei jetzt wieder im Rückgange. Eine Schwester des Kindes sei vor drei Wochen an „Halsentzündung" gestorben.

Die Untersuchung ergab, wie das erste Mal, leichte Rötung mit nur mäßigem Sekretbelag, in dem, im Hygienischen Institut, kulturell Diphtheriebacillen nachgewiesen wurden. Im übrigen normale, dem Alter entsprechende Körperbeschaffenheit, keinerlei Symptome von Frühreife. Nach intramuskulärer Schutzimpfung mit 2000 I.-E. Diphtherieserum und Anordnung von Sitzbädern wurde das Kind aus der klinischen Behandlung entlassen. „Die Blutung au der Vagina hat sich laut brieflicher Mitteilung vom 31. Dezember 1916 innerhalb der seitdem verflossenen 9 Monate nicht wiederholt. Auch sonst soll sich keine nennenswerte Absonderung mehr bemerkbargemacht haben."

„Epikritisch ist der Fall wohl folgendermaßen zu deuten: Die Pseudomenstruation war der Ausdruck einer günstig verlaufenden frischen Vaginaldiphtherie (vergleichbar dem blutigen Schnupfen der Nasendiphtherie) auf dem Boden einer älteren, rezidivierenden, nicht spezifischen Vulvovaginitis. Die gleichzeitig erkrankte und verstorbene Schwester hatte offenbar keine gewöhnliche, sondern eine diphtherische Halsentzündung" (Hirsch).

Eindeutiger, weil während der Blutung der Untersuchung zugänglich und durch Obduktion völlig geklärt, ist der zweite Fall. Er betrifft ebenfalls ein 8jähriges Mädchen, das nach mehrtägigem Krankenlager am 20. Dezember 1916 mit schwerster maligner Diphtherie in die Klinik aufgenommen wurde Schwerste Prostration. Starke Blutungen aus Mund und Nase. Nur geringe Temperaturerhöhung (37,5°. C). Kleiner, weicher, unregelmäßiger, sehr verlangsamter Puls (52); Cyanose der Wangen und Lippen. Auf den Tonsillen, dem weichen Gaumen und der Uvula ausgedehnte nekrotische und blutende penetrant riechende, diphtherische Beläge. Vereinzelte Ekchymosen an Stirn, Brust und Armen. Über beiden Lungen großblasiges Rasseln. Herz nach links mäßig verbreitert, Herzaktion sehr unregelmäßig, kein Geräusch. Ordination: 8000 I.-E. Diphtherieserum, Adrenalin, Campher. Am 21. Dezember traten zu den schon genannten Symptomen starke Blutungen aus der Scheide. Die Inspektion ergab ein blutig-schmieriges Gerinnsel am Introitus vaginae; ein Ausstrichpräparat davon zeigte neben Erythrocyten reichlich Leukocyten und Fibrin sowie massenhaft Diphtheriebacillen, einer Reinkultur vergleichbar. Am 22. Dezember Exitus letalis.

„Obduktionsdiagnose: Septische hämorrhagische Diphtherie der Tonsillen und der Nase, Diphtheriebeläge des Magens und des Vaginaleinganges. Blutungen in die Nasen-, Lippen- und Magenschleimhaut, subendokardiale, paratracheale, perifollikuläre Milz-, Nierenbecken-, Vaginal- und Hautblutungen. Blutiger Inhalt in Darm und Magen. Trübe Schwellung der Leber und Nieren. Blutaspiration mit hämorrhagischer Bronchopneumonie beiderseits paravertebral."

Die bakteriologische Untersuchung des Herzblutes ergab weder Diphtheriebacillen noch sonstige pathogene Bakterien. Die Kultur blieb steril.

„Wir haben also auch hier eine lokale Vaginaldiphtherie vor uns mit Blutungen aus der Vagina, allerdings diesmal als Teilerscheinung einer schweren allgemeinen hämorrhagischen Diphtherie. Klinisch bedeutungsvoller ist der erste Fall, da bei ihm die Vaginalblutung das einzige beobachtete klinische Symptom der Diphtherie darstellt" (Hirsch).

Die Ursache dieser Blutungen ist nicht ganz klar. Am nächsten liegt die Annahme, daß sie die Folge einer ganzen oder teilweisen Lösung der Membranen von ihrer Unterlage sind. Dagegen scheint zunächst der Umstand zu sprechen, daß sich in dem ersten Falle von Hirsch nur „eine leichte Rötung der Vulva mit mäßigem Sekretbelag" (mit Diphtheriebacillen) fand. Bedenkt man aber, daß die Blutung schon 14 Tage vorher erfolgt war, dann erscheint es doch nicht ganz ausgeschlossen, daß in diesem Falle ein Zusammenhang zwischen der Abstoßung der Membranen und der Blutung bestand. Der etwa 14 Tage später erhobene lokale Befund würde dann ein postdiphtherisches Stadium mit noch positivem Bacillenbefund darstellen.

Objektive örtliche Erscheinungen (Befund). Bei der typischen Scheidendiphtherie ist die Scheide bedeckt von glänzenden weißen, weißgrauen oder grauen Membranen. Diese können die ganze Scheidenwand bedecken, sie können auch auf die Portio und selbst in den Cervicalkanal hinein übergreifen (Bumm, Treuthardt), es kann aber auch — besonders bei gleichzeitiger Diphtherie der Vulva — nur der Scheideneingang ergriffen sein. Bei der Wochenbettsdiphtherie können nur die puerperalen Wunden diphtherisch belegt sein. Häufig greift die Membranbildung dann aber — im Gegensatz zu den pseudomembranösen Gewebsnekrosen bei Streptokokkeninfektionen — auch bald auf die nicht verletzten Stellen der Scheidenschleimhaut über (Walthardt).

Ist neben der Scheide auch die Vulva diphtherisch erkrankt, dann sind die äußeren Genitalien oft mehr oder weniger stark geschwollen (Schröder, Silberstein, Erikson, Leendertz, Goodman). Das Ödem kann sich bis auf den Mons veneris ausdehnen (Silberstein).

Zuweilen findet man bei Kindern auch nur eine starke entzündliche Rötung der Vulva und der Scheide und erst einige Zeit später Membranen (Leendertz).

Ebenso wie bei der Diphtherie des Rachens, der Nase und des Kehlkopfes (Kobrak), kann auch bei der Scheidendiphtherie, besonders der der Kinder, die **Membranbildung vollkommen fehlen**.

Das einzige Symptom der Erkrankung ist dann ein eitriger Ausfluß mit einer mehr oder weniger ausgesprochenen Schwellung und blauroten Färbung der Scheidenschleimhaut.

Über zwei derartige Beobachtungen berichtete Kobrak.

In dem ersten Falle handelte es sich um ein 9jähriges Mädchen, das über schmerzhaften Ausfluß aus der Scheide klagte. Das Gehen war infolge der Schmerzen etwas behindert, das Allgemeinbefinden war nicht gestört, die Temperatur war normal. Der Hymen und der sichtbare Teil der Scheide waren geschwollen und blaurot gefärbt. Aus der Scheide entleerte sich gelbes Sekret. Membranen oder Geschwüre waren nicht vorhanden. Die mikroskopische Untersuchung des Eiters ergab vereinzelte Stäbchen und Kokken, keine Gonokokken. Da Kobrak durch die blaue Färbung des Hymens und der Scheide an das Aussehen des Gaumens der Diphtheriekinder erinnert wurde, schickte er Material in das Institut für Infektionskrankheiten. Hier wurden kulturell Diphtheriebacillen festgestellt. Nach der Injektion von Immunserum (2000 I.-E.) verschwand im Verlaufe von drei Tagen die Eiterung fast vollkommen, nach 10 Tagen waren normale Verhältnisse vorhanden.

In dem zweiten Falle handelte es sich ebenfalls um ein 9jähriges Mädchen. Dieses klagte über Schmerzen in der Scheide beim Wasserlassen. Die Harnröhrenöffnung war leicht gerötet, an einer Stelle des Hymens fand sich eine erbsengroße, blaurote, etwas geschwollene Stelle. Der ganze Befund machte zunächst den Eindruck einer Verletzung. Ausfluß war nicht vorhanden. Einige Tage später kam das Kind mit reichlichem Ausfluß wieder. Der Hymen und die sichtbare Scheidenschleimhaut waren jetzt verdickt und blaurot, und es bestand reichlich serös-eitriger Ausfluß. Beläge waren nicht vorhanden. Im Ausstrichpräparat fanden sich spärlich dünne Stäbchen, keine Gonokokken. Im Hygienischen Institut in Berlin wurden Diphtheriebacillen einwandfrei festgestellt. Nach Einspritzen von Immunserum Heilung.

Die diphtherischen Scheidenmembranen haften im Beginn der Erkrankung in der Regel fest an ihrer Unterlage (Bumm, Nisot). Beim Versuche, sie abzulösen, blutet es.

Im späteren Stadium der Erkrankung werden die Membranen abgestoßen, und es entstehen diphtherische Geschwüre oder granulierende Stellen (Favre), die sich allmählich überhäuten.

Über die Zeit, die zwischen dem Auftreten und der Abstoßung der Membranen vergeht, lassen sich aus der bisher vorliegenden Kasuistik keine ganz sicheren Anhaltspunkte gewinnen, da meist das erste Auftreten der Membranen zeitlich nicht genau festgelegt werden kann.

In dem Falle von Nisot wurde schon am 4. Krankheitstage eine Membran ausgestoßen. Bumm berichtet, daß in seiner Beobachtung die Membranen am 9. Wochenbettstage (= 6 Tage nach der Feststellung der Erkrankung) anfingen, sich zu lösen.

Eine allgemeine Regel für den Zeitpunkt der Lösung läßt sich aus der heute vorliegenden Kasuistik noch nicht feststellen. Er dürfte wohl von verschiedenen Faktoren, wie von der Tiefe der Membranbildung, von der Reaktionsfähigkeit der Gewebe u. a. m. abhängig sein.

Eine nicht unerhebliche Rolle scheint bei der Lösung der Membranen das Einsetzen der Serumtherapie zu spielen. Die meisten Autoren, bei denen wir Angaben darüber finden konnten (Nisot, Schröder, Brinkmann, Favre, W. H. Freund), hatten den Eindruck, daß die Einspritzung von Heilserum die Abstoßung der Membranen beschleunigte.

Mehrfach findet sich die Angabe, daß bei Kranken mit Scheidendiphtherie die Leistendrüsen geschwollen waren (Williams, Leendertz).

Derartige Schwellungen der regionären Lymphdrüsen sind bekanntlich auch bei der Rachendiphtherie keine Seltenheit. Soweit wir sehen, ist die Frage, ob es sich dabei stets um eine Infektion mit Diphtheriebacillen oder mit anderen Keimen oder überhaupt stets um eine Infektion handelt, heute noch nicht entschieden.

Außer der Schwellung der Leistendrüsen und dem bereits erwähnten Ödem der äußeren Genitalien sind bei der Scheidendiphtherie bisher keine krankhaften Veränderungen in der weiteren Umgebung beobachtet worden.

Insbesondere haben viele Autoren (Bumm, Nisot, Brinkmann, H. W. Freund, Hassenstein) ausdrücklich darauf hingewiesen, daß sich bei der Untersuchung keine entzündlichen Erscheinungen am Uterus und an den Parametrien nachweisen ließen.

Bumm betonte sogar, daß „der gänzliche Mangel von Entzündungserscheinungen in der Umgebung des Uterus" beim Vorhandensein von Membranen in der Scheide einer Wöchnerin eine gewisse differentialdiagnostische Bedeutung besitze, da „bei septischen Prozessen mit so starker Belagbildung die Peritonitis fast nie" fehle.

Lop machte die interessante Feststellung, daß von dem Auftreten der diphtherischen Membranen an die puerperale Involution des Uterus keine Fortschritte mehr machte. Erst im Anschluß an die Seruminjektionen bildete der Uterus sich rasch vollkommen zurück.

Von den Komplikationen der Scheidendiphtherie wurde die Gangrän bereits erwähnt. Eine weitere, wichtige Komplikationsmöglichkeit sind sekundäre Infektionen anderer Schleimhäute (Bumm, Gourfin).

Bei der von Bumm beobachteten Wöchnerin trat am 11. Tage eine Rachendiphtherie, am 12. Tage eine Nasendiphtherie auf. In dem Falle von Gourfin trat bei einem 5jährigen Mädchen eine Bindehautdiphtherie auf.

Auch postdiphtherische Nachkrankheiten sind bei der primären Scheidendiphtherie nicht selten.

Williams beobachtete nach Diphtherie der Vulva und des untersten Teiles der Scheide bei einer Wöchnerin Lähmungen an beiden Beinen. Diese traten wenige Wochen nach der Abheilung des lokalen Krankheitsprozesses auf, sie gingen dann allmählich aber wieder zurück. Auch Nisot beschrieb eine vorübergehende Parese der Beine und ein Ödem der Malleolen. Ware beobachtete bei einem 4jährigen Mädchen mit Vulvadiphtherie am 20. Krankheitstage eine leichte Parese der Gaumenmuskulatur.

Paresen der verschiedensten Nervengebiete fanden sich in dem Falle von Leendertz (1920): Am 12. Tage der Behandlung (30. Krankheitstag) fiel auf, daß das Kind Urin unter sich ließ. Von jetzt an bestand eine Inkontinenz. Bis zu einem gewissen geringen Füllungsgrade konnte das Kind den Urin halten, dann ging er spontan ab. Am 48. Krankheitstage trat auch Incontinentia alvi auf. Am 31. Tage der Behandlung (49. Krankheitstag) begann das Kind sich beim Trinken zu verschlucken und es konnte nicht mehr richtig sprechen. Die Stimme bekam einen stark näselnden Klang. Die Gaumenbögen und die Uvula hingen beim Intonationsversuch schlaff herab. Gleichzeitig wurde eine beiderseitige Abducensparese bemerkt. Beim Blick nach der Seite gingen die Bulbi beiderseits nicht so weit wie normal, und es entstanden in der Endstellung nystagmusähnliche, horizontale, langsame Bewegungen. Eine Akkommodationsparese ließ sich mit Sicherheit nicht nachweisen. Ptosis war beiderseits angedeutet. Der Augenhintergrund war normal. Die Pupillen reagierten. Weiterhin stellten sich eine ausgesprochene Ataxie, sowie eine Schwächung beider Beine mit Verlust der Patellarreflexe ein. Das Kind konnte sich nicht mehr allein auf den Füßen halten, beim Gehen entstanden ausfahrende Bewegungen wie bei einem Tabiker. Keine vollständige Lähmung. Allmählich gingen sämtliche Lähmungserscheinungen zurück.

Die Diphtherie hatte hier also zu folgenden Nachkrankheiten geführt: Blasenlähmung, Lähmung des Mastdarms; Paresen des Gaumensegels, der Nervi abducentes, der Oculomotorii; Ataxie der Beine.

Als örtliche Folgezustände einer Scheidendiphtherie wurden beobachtet Narbenstenosen der Scheide (Bruns), Atresie der Scheide (Weiß[1], Forßner[2]).

Diagnose der echten Scheidendiphtherie.

An die Möglichkeit einer Scheidendiphtherie sollte man in allen Fällen denken, in denen man auf der Scheidenschleimhaut oder auf Scheidenwunden weißliche, graue oder mißfarbene Beläge findet.

Wenn eine derartige Membranbildung auch die verschiedensten Ursachen haben kann, so wird man mit der Möglichkeit einer primären oder sekundären Diphtherie doch so lange rechnen müssen, ehe das Gegenteil nicht einwandfrei erwiesen ist.

Die Wahrscheinlichkeitsdiagnose ist nicht so schwierig, wenn gleichzeitig andere Schleimhäute (Rachen, Nase, Bindehaut) diphtherisch erkrankt sind.

Einen wichtigen diagnostischen Hinweis kann auch das Herrschen einer Diphtherieendemie geben, oder die Angabe, daß in der Familie oder in der näheren Umgebung der Kranken Diphtherieerkrankungen vorgekommen sind.

Selbstverständlich können alle diese Erwägungen nur zur Vermutungsdiagnose einer Scheidendiphtherie führen. Die sichere Diagnose kann nur durch den bakteriologisch einwandfreien Nachweis echter Diphtheriebacillen gestellt werden.

Dieser Nachweis ist so verantwortungsvoll und folgenschwer, daß er nur von einwandfreier fachmännischer bakteriologischer Seite gestellt werden darf. Die Aufgabe des

---

[1] Weiß: Prag. med. Wochenschr. 1878, Nr. 21.
[2] Forßner: Acta med. scandinav. Bd. 59, S. 690, 1923.

Praktikers ist erledigt, wenn er die Vermutungsdiagnose auf Diphtherie gestellt und Abstriche an ein Hygienisches Institut oder an eine bakteriologische Untersuchungsanstalt eingeschickt hat.

Es soll deshalb an dieser Stelle auch nicht näher auf die bakteriologische Diphtheriediagnose eingegangen werden.

Therapie der echten Scheidendiphtherie.

Sobald eine Scheidendiphtherie nachgewiesen ist, oder sobald auch nur ein begründeter Verdacht vorliegt, ist das gegebene Verfahren die intramuskuläre Einspritzung von Diphtherieheilserum (in den Oberschenkel).

Über die Dosis gehen die Ansichten auseinander.

Göppert[1] empfiehlt als Anfangsdosis (auch bei Neugeborenen) 3000 A.-E., bei ernsteren Fällen beginnt er mit 4000—6000 A.-E.

In ernsteren Fällen wird diese Dosis nach 12—24 Stunden wiederholt. Beim Fortschreiten der Krankheit kann noch am 3.—8. Tage eine Einspritzung nötig werden.

Vor der ersten Serumeinspritzung muß — wegen der Gefahr eines anaphylaktischen Shocks — festgestellt werden, ob die Kranken schon irgend einmal in ihrem Leben eine Einspritzung von Pferdeserum erhalten haben.

Göppert geht in diesen Fällen so vor, daß er zunächst 1—2 Teilstriche Serum intracutan einspritzt. Tritt innerhalb der nächsten Stunde eine fünfmarkstück- bis handtellergroße Rötung auf, dann ist dies eine „Mahnung, daß etwas passieren könnte. Man spritzt jetzt alle Stunden subcutan ein, und zwar 2, darauf 4, dann 10 Teilstriche, schließlich den Rest" (Göppert).

Biberstein[2] machte die Erfahrung, daß Diphtherieserum allein — auch intravenös und in großen Dosen — die Scheide nur langsam bacillenfrei machte. „Bacillen sind bis zum völligen Schluß der Ulcera nachweisbar, können also Toxin produzieren und Infektionsquelle werden".

Dagegen gelang es ausnahmslos, mit Eukupin und Vuzin die Herde in spätestens 48 Stunden bacillenfrei zu machen.

Die Behandlung der Scheide erfolgt in der Weise, daß Mulldrains mit 2,5%igem Eukupinalkohol (Eucupin. basic. 2,5 Alkohol; ad 100,0) oder mit 1%iger Vuzinvaseline. (Vucin. bihydrochlor. 1,0, Vaselin. americ. flav. 100,0) eingelegt werden.

Die Geschwüre an der Vulva werden mit 5%igem Eukupinalkohol ausgewischt und **dann** mit 1%iger Vuzinvaseline verbunden.

Leendertz tamponierte bei einem 5½jährigem Kinde, das an Diphtherie der Scheide und der Vulva litt, die Scheide locker mit einem Streifen aus, der in Diphtherieheilserum getränkt war. Die Geschwüre an der Vulva wurden mit in Serum getränkter Gaze verbunden. Nach 2 Tagen waren die Geschwüre gereinigt. Nach Abheilung der Geschwüre entleerte sich aus der Scheide noch eine Zeitlang klares, geruchloses Sekret, in dem keine Diphtheriebacillen nachgewiesen werden konnten.

d) Colpitis emphysematosa.

Im Jahre 1861 beobachtete C. Braun mit Luft und Flüssigkeit gefüllte Cystchen in der Scheide. Braun erwähnt seine Beobachtung bei der Beschreibung zweier Fälle von Pemphigus des Gebärmutterhalses, die von Joulin[3] publiziert wurden, kurz mit folgenden Worten[4]:

„C. Braun demonstrierte heuer in der Klinik einen ähnlichen Zustand an einer mit Hypertrophia corporis papillaris vaginae behafteten Schwangeren, bei welcher zahlreiche erbsengroße, elastische Blasen

---

[1] Göppert: In v. Bergmann-Stähelin, Handb. d. inn. Med. Bd. 1, S. 306.
[2] Biberstein: Zentralbl. f. Gynäkol. 1921, S. 1583.
[3] Joulin: Gaz. des hôp. civ. et milit. 1861, Nr. 40.
[4] Zeitschr. d. Gesellsch. Wien. Ärzte. Bd. 2, S. 182, 1861.

über die ganze Vaginalportion und das hintere Laquear sich ausbreiteten, die durch das Speculum blaßgelb, glatt erschienen, beim Einstechen mit dem Bistouri mit einem Geräusch platzten und einige Tropfen limpide, blaß-gelbliche, nicht zähe Flüssigkeit auslaufen ließen. Nach Entleerung der Bläschen fand eine wiederholte Füllung derselben nicht mehr statt. Außer einer prophusen Blenorrhoe hielt die Patientin sich nicht für krank."

Erst v. Winckel (1871) gebührt aber das große Verdienst, nicht nur diese eigentümliche Erkrankung — ohne Kenntnis der Beobachtungen von C. Braun — entdeckt und eingehend beschrieben, sondern auch eine Klärung ihrer formalen und kausalen Entstehungsbedingungen versucht zu haben [1].

v. Winckel berichtete im Jahre 1871 über 3 Gravide, bei denen er in der Scheidenschleimhaut zahllose kleine Cysten gefunden hatte.

Die erste Beobachtung Winckels stammte schon aus dem Jahre 1867 (24. Okt.), die zweite, ähnliche Beobachtung wurde schon wenige Wochen später (5. Nov. 1867) gemacht, dann „vergingen mehrere Jahre, ohne daß eine der beschriebenen auch nur einigermaßen ähnliche Schleimhauthyperplasie vorkam". Erst im Januar 1871 wurde die dritte Beobachtung gemacht.

Schon in seinem ersten Fall fiel es v. Winckel auf, daß „mitunter beim Anstechen der kleinen Blasen ein Geräusch hörbar" war, „wie wenn Gase mit der Incision austräten und dann war kein flüssiger Inhalt zu erkennen". v. Winckel achtete damals weniger auf diese Erscheinung, und er wurde erst wieder an sie erinnert, als sein Assistent Dulitz in dem 3. Falle eine ähnliche Beobachtung machte.

Auf Grund klinischer Beobachtung und mikroskopischer Untersuchungen nahm v. Winckel verschiedene Entstehungsursachen für die Cysten an.

1. Einen Teil der Cysten führte v. Winckel auf Blutergüsse in die Schleimhaut zurück.

In seinem ersten Falle fand er nämlich (S. 407f.) einige Male „mehrere dicht nebeneinanderstehende Blutergüsse, an deren Stelle am nächsten Tage eine stärkere Prominenz und ein dünner, noch rötlich durchscheinender Inhalt, später Cysten mit dem klaren Inhalte, wie alle übrigen" auftraten.

2. Manche Cysten besaßen ein Endothel und verhältnismäßig viel Serum. Wegen dieser Wandbeschaffenheit, des Sitzes und der Größe glaubte v. Winckel sie „mit großer Bestimmtheit" als Follikelcysten ansprechen zu dürfen.

---

[1] Nach Eisenlohr, Nagashima u. a. soll schon Huguier (Mém. de la soc. de Chirurgie de Paris. Bd. 1, p. 326ff., 1847) das gleiche Krankheitsbild gekannt haben. Diese Ansicht hat unseres Erachtens aber wenig Wahrscheinlichkeit für sich.

Huguier teilte die „Kystes muqueux folliculaires des parois du Vagin" in zwei Gruppen ein, in die „Kystes folliculaires superficiels" und in die „Kystes muqueux folliculaires profonds".

Von diesen beiden Formen kommen, der ganzen Beschreibung nach, nur die „Kystes folliculaires superficiels" für einen Vergleich mit der Colpitis emphysematosa in Betracht. Nach Huguier (S. 328) schwankt die Größe dieser Gebilde zwischen der eines großen Hanfkorns und der einer Haselnuß, im allgemeinen sind sie erbsengroß („Leur volume varie depuis celui d'un gros grain de chènevis jusqu' à celui d'une noisette. Je ne leur ai jamais vu dépasser cette dimension; leur volume ordinaire est celui d'un gros pois"). Die Cysten sind teils durchsichtig, farblos und kristallhell, teils sind sie weißlich, perlgrau, braun, braungelb, graugrün (S. 328) „... les uns sont clairs, incolores, transparents comme du cristal"; „... les autres sont blanchâtres, d'un gris perle, bruns, d'un brun jaunâtre, ou d'un vert glauque"). Häufig verschwinden die Cysten spontan („La rupture et la guérison spontanée, ou sous l'influence de simples froissements, sont beaucoup plus fréquentes dans les Kystes folliculaires superficiels que dans les autres").

Alle diese Angaben lassen sich auf die cystischen Gebilde bei der Colpitis cystica übertragen. Wenn Huguier dann aber schreibt, daß die Cysten meist nur in der Einzahl oder höchstens bis zu dreien vorhanden sind („Le plus souvent ils sont uniques: il n'est pas rare cependant d'en trouver deux ou trois sur la même personne") und daß sie stets eine fadenziehende, dicke und viscöse Flüssigkeit enthalten („Quelle que soit la couleur du liquide qu'ils renferment, ce liquide est toujours filant, épais et visqueux, quelquefois même pultacé"), dann schließt das zwar nicht aus, daß es sich um Cysten einer Colpitis cystica gehandelt hat, es geht daraus aber hervor, daß Huguier das Charakteristische des ganzen Prozesses, die Vielheit der Cysten und ihren Gasgehalt nicht erkannt hat. Es läßt sich deshalb auch nicht entscheiden, ob er überhaupt einen Fall von Colpitis emphysematosa beobachtet hat.

3. Andere Cysten erinnerten v. Winckel an die Abbildung und Beschreibung von Henles „konglobierten Drüsen" und es erschien ihm „bei der bedeutenden Menge der vorhandenen Cysten" nicht unwahrscheinlich, daß sie zum Teil vergrößerte konglobierte Drüsen waren.

Am wahrscheinlichsten erschien v. Winckel aber folgende Entstehung der Cysten.

Durch die zahlreichen, ziemlich dicht stehenden, hyperplastischen Schleimhautpartieen, wie sie sich bei Graviden finden, werden einzelne Buchten gebildet, die durch Verkleben ihrer Öffnung nach der Scheide hin und durch darauffolgende Ansammlung des Sekrets ausgedehnt und zu Cysten werden, „ein Vorgang, der bei akuter Schwellung der hyperplastischen Stellen und starker Sekretion, d. h. bei akutem Vaginalkatarrh, wohl möglich ist". „Erklärt würde dadurch der Umstand, daß die Cysten immer in der Mitte oder auf der Höhe solcher Plaques zu sitzen schienen; erklärt ferner, daß bisweilen ein Geräusch beim Anstechen derselben entstand, als ob Luft austräte, weil durch die anfangs breite Communication dieser Säcke mit dem Vaginalrohr wohl eine kleine Luftblase in ihnen eingeschlossen werden konnte. Denn bekanntlich wird durch Pilze und Vibrionen das Vaginalsecret manchmal schaumig weiß, reich an Luftblasen, resp. Gasen und das Eindringen einzelner derselben in solche Säcke wäre nicht undenkbar. Endlich würde dadurch auch am einfachsten das spurlose Verschwinden der Cysten nach der Geburt erklärt: zum Teil werden sie von den Kindesteilen zerdrückt, zerstört sein, zum Teil mit der Abnahme der Hyperämie von selbst geschrumpft, zum Teil aber auch durch Verkleinerung ihrer Umgebungswülste eröffnet, entleert, auseinandergezerrt sein."

Zu dieser Vermutung, daß viele Cysten durch die Verklebung von Schleimhautfalten entstehen, scheint auch der Umstand beigetragen zu haben, daß v. Winckel Cysten fand, die mit Plattenepithel ausgekleidet waren.

In ätiologischer Hinsicht machte v. Winckel auf „den starken Vaginalkatarrh" aufmerksam, den er in allen seinen drei Fällen fand. „Die wichtigste Prädisposition" erblickte er aber in der mit der Gravidität eintretenden Hyperämie und Hyperplasie der Scheide, „und gerade deswegen, um den Proceß quasi als einen physiologischen Exceß zu bezeichnen, schien der Name **Colpohyperplasia cystica** am zweckmäßigsten."

Weitere Fälle wurden veröffentlicht von Kaltenbach (1873)[1], Eppinger, (1873), C. Schröder (1874), Breisky (1875)[2], Schmolling (1875), Näcke (1879), Chénevière (1877), Breisky (1877)[3], Lambl (1877)[4], P. Zweifel (1877), C. Ruge (1878), Eppinger (1880)[5], Lebedeff (1881), Hückel (1883), Gervis (1884)[6], Chiari (1885),

---

[1] Kaltenbach: Arch. f. Gynäkol. Bd. 5, S. 144.

[2] Breisky: Korrespondenzbl. f. Schweizer Ärzte. Bd. 5, S. 430, 1875.

[3] Breisky: Arch. f. Gynäkol. Bd. 11, S. 354, Fußnote und S. 355, Fußnote.

[4] Lambl: Arch. f. Gynäkol. Bd. 11, S. 355, Fußnote.

[5] Eppinger: 6 Fälle. Von diesen 6 Fällen wurde Fall 1 im Jahre 1873 veröffentlicht, Fall 2 ist identisch mit dem einen Fall von Chénevière [Eppinger (1880, S. 377)].

[6] Henry Gervis, M. D.: Case of cystic degeneration of the Cervix uteri (London Obst. Transact. Vol. 26, 144, 1884]:

„The following case, which was recently under notice at St. Thomas's, presented a uterine condition of sufficient rarity to make it, I think, deserving of a short record. N. J. aet. 45, was admitted into Adelaide Ward, Juli 4 th, 1883. She had nine children, the youngest aged 5. The catamenia had ceased between three and four years ago. In the spring of this year she had noticed that the abdomen began to enlarge, and lately she had had some occasional dyspnoea. She consulted a medical man, who, under the impression there was some abdominal tumour, advised her entering the hospital. Examination of the abdomen, however, led to the conclusion that the enlargement was due to fat, chiefly in the abdominal wall possibly to some extent also in the omentum. On examining the uterus in the course of the investigation, the cervix gave the finger the impression of being studded with numerous distended follicles, and on using the speculum, the entire vaginal aspect of the cervix was seen occupied with close-set, tense, glistening vesicles, varying in size from a millet to a hemp-seed. There was no accompanying congestion, no endocervicitis, no leucorrhoea, no tenderness. The woman had in fact no uterine symptoms, whatever, and the examination was made in the first place simply with reference to the abdominal enlargement. On puncturing these little retention-cysts, as one believed them to be, to our surprise nothing but air escaped from any of them; they simply collapsed with an audible noise. I did not on this occasion open them all, but left some purposely for further observation. In the course of a week I again examined the cervix with the speculum. The vesicles which had been punctured were not discoverable, but those left unpunctured

Kümmel (1888)[1], Piering (1888), Takahasi (1888), Eisenlohr (1888), Kleinwächter (1889)[2], Ostermair (1889), Klein-Strauß (1891), G. E. Herman (1891)[3], Wright (1892)[4], Fedorowskaja-Wiridarskaja (1897), Lindenthal (1897), Jackson und

---

continued unchanged. These were now similarly treated, and with corresponding results. On a third examination at the end of another week the cervix looked perfectly healthy, showing only some slight cicatricial traces of the punctures. The uterus itself, I should add, was otherwise normal in bulk, position and mobility. As regards the pathology of the case, I can only speak suggestively. The cysts appeared too distinct and firm to represent, as I venture to think, any form of submucous emphysema, even if such a condition were possible. I can only suppose them to represent follicles, which had become distended in the usual way and from which the fluid contents had somehow been absorbed. But why, after such absorption, the vesicles had not collapsed but continued firm and tense is difficult to understand. The case in my experience is unique, and therefore of interest, although its importance is probably slight".

G. E. Herman (Lancet. 1891, p. 1253) will die Beobachtung von Gervis nicht zur Vaginitis emphysematosa gerechnet wissen, da sich die gashaltigen Cysten nur an der Portio und nicht auch in der Scheide fanden.

[1] Kümmel, Virch. Arch. 1888, S. 407.
[2] Kleinwächter: Zeitschr. f. Geburtsh. u. Gynäkol. Bd. 16, S. 45 (Fall 9).
[3] Nach G. E. Herman (1891) wurde bis zum Jahre 1891 in England kein Fall von Colpitis emphysematosa beobachtet oder wenigstens veröffentlicht.
[4] In dem Falle von H. E. Wright läßt sich nicht mit Sicherheit entscheiden, ob es sich, wie der Autor annimmt, um „Emphysematous vaginitis" handelte. Die betreffende Mitteilung von Wright (Lancet 1892 Bd. 2, p. 87 f.,) lautet:

„Dr. Herman in The Lancet of June 6th, 1891 describes a case of what he calls emphysematous vaginitis, and he remarks upon the rarity of this disease in England within the past few weeks. I have had a case in my practice here which seems to be closely allied to Dr. Herman's especially to those cases which he quotes from German literature. Although I did not verify the presence of gas in the vesicles, it is quite possible it may have existed in some of them, as I did not pay particular attention to the point. The following are notes of the case:

Mrs ..., aged twenty-seven, had been under my care for endocervicitis and erosion of the os uteri for nearly three months. On Sept. 2nd she came to me to have the last application of nitrate of silver made to the cervix, and on passing Ferguson's speculum I noticed the vagina was studded with white spots, some of the size of a hempseed, others that of a small pea. The spots were milky white and about a third of an inch apart. A close examination showed them to be vesicles, and in adjusting the speculum some of the vesicles were ruptured and a watery, opaque fluid exuded. The ruptured vesicles left small pits in the mucous membrane. The cervix was quite free from the vesicles, which were most abundant in the upper two-thirds of the vagina, the lower third and the vulva being unaffected. I had never seen such a condition of the vagina before and I have a large practice in diseases of women. The milk-white spots suggested the oidium albicans, but closer examination clearly showed the spots to be true vesicles. The patient and her husband were surprised when I informed them of the condition of the vagina, which apparently had given rise to no special symptoms. I applied the nitrate of silver as usual to the cervix and left the vagina alone. Three days after this the husband came to me and said that his wife complained of an irritating watery discharge from the vagina and some burning of the passage and itching of the vulva. I prescribed without again seeing the patient, some borax and glycerine, to be used in warm water as an injection two or three times a day. I heard nothing more of my patient for about ten days, when her husband came to consult me about himself. He said, „I have got the same complaint which my wife has just had. It came on a few days after I had connexion with her, which was the day before she came to you". I had advised him not to have intercourse with his wife until the vagina should have regained its healthy condition. On examining the husband, I found the whole surface of the glans penis excoriated in small spots or patches; there were no vesicles, but the condition of the glans was very suggestive. I must mention that the irritation and soreness of the penis had existed for one week prior to this visit. There was slight redness of the orifice of the urethra and occasionally some slight burning in passing urine. There was no discharge, either water or pus. I prescribed a lead lotion and in a few days he was quite well. I regret that I did not examine some of the vesicles for the oidium albicans, as their milky whiteness and rapid disappearance after using a lotion of borax and glycerine convince me that I might have been successful in my search".

Wright (1898), Zacharias (1907), Nowicki (1909), Waldstein (1911), Schmincke (1913), Roman (1913), Eugen Albrecht (1903), Kleinhans (1913), Werner (1919), Goldberg (1921), Nagashima (1924), Siegert (1926) u. a.

Wie schon erwähnt wurde, bezeichnete v. Winckel die von ihm zuerst eingehend beschriebene Erkrankung als **Colpohyperplasia cystica.** Von späteren Autoren wurde eine Reihe anderer Bezeichnungen vorgeschlagen: **Vaginitis emphysematosa** [Zweifel (1877)], **Emphysema vesiculare** [Schmolling (1875)], **Emphysem der Scheidenschleimhaut, Luftcysten der Scheide** (Schröder[1]), **Emphysema vaginae** (Eppinger[2]), **Pneumatosis vaginae** (Nowicki[3]), **Gascysten der Scheide** (Chiari, S. 98), **Vaginales Emphysem** [Hitschmann und Lindenthal (1901)], **Colpitis vesicula-emphysematosa** (Ruge).

Von allen diesen verschiedenen Vorschlägen ist die Bezeichnung **Vaginitis (Colpitis) emphysematosa** wohl am meisten verbreitet.

1. Makroskopischer Befund bei Colpitis emphysematosa.

Makroskopisch ist die Colpitis emphysematosa charakterisiert durch das Vorhandensein zahlreicher größerer und kleinerer Bläschen und Cysten in der Scheidenschleimhaut.

Die Cysten können — gleichmäßig oder mehr gruppenweise[4] — über die ganze Scheidenschleimhaut, vom Scheideneingang bis zum Scheidengewölbe verteilt sein [P. Zweifel (1877), eigene Beobachtungen], sie können sich aber auch nur in der oberen Hälfte der Scheide finden [v. Winckel (1871), Breisky (1875), Chénevière u. a.].

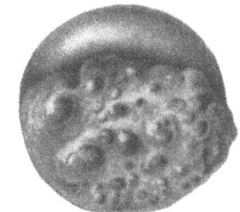

Abb. 98. Nach Chénevière, Arch. Gynäkol. Bd. 11. 1877.

Auch die Portio und die Muttermundslippen können von der Cystenbildung ergriffen sein (Näcke, Chénevière u. a.).

Die einzelnen Cysten können mehr oder weniger weit über das Niveau der Schleimhaut hervorragen und „fast gestielt" sein [v. Winckel (1871, S. 406)], sie können aber auch im Niveau der Schleimhaut selbst liegen.

Die Größe der Cysten schwankt von Stecknadelkopf- bis Erbsen- oder Kirschkerngröße. Ausnahmsweise wurden auch bohnengroße [Eppinger (1880), Chiari] und haselnußgroße [Lindenthal (1897, S. 40), P. Zweifel (1887), Breisky l. c.] Cysten beobachtet.

Die Farbe der Cysten ist verschieden. Bald erscheinen sie hell, durchscheinend und glasig, „rein weiß" (Breisky[5]), bald schimmert ihr Hohlraum grau, blaugrau (Ostermair), blauschwarz (Gebhard), grauschwarz („greyish-black", Herman) oder stahlgrau (Näcke) durch das Epithel hindurch. Gelegentlich erscheinen die Cysten auch blaßgelb (Ostermair) oder gelb (Kleinwächter).

Die Zahl der Cysten schwankt von einigen wenigen bis zu einer kaum zählbaren Menge.

---

[1] Schröder: Dtsch. Arch. f. klin. Med. Bd. 13, S. 539.
[2] Eppinger: Zeitschr. f. Heilk. Bd. 1, 1880.
[3] Nowicki: Virchows Arch. f. pathol. Anat. u. Physiol. Bd. 198, S. 143.
[4] Nach Chénevière in Gruppen von 4—10.
[5] Breisky: S. Chénevière, Arch. f. Gynäkol. Bd. 11, S. 352.

v. Winckel (1871, S. 411) und Schmolling zählten „auf einem Flecke von etwa Talergröße" bis zu 20 Stück.

Die Konsistenz wird von den meisten Autoren als prall-elastisch angegeben (Chénevière u. a.), von anderen als weich (Veit[1], Breisky[2]), „härtlich" [v. Winckel (1871, S. 411)] oder elastisch fluktuierend [v. Winckel (1871, S. 406)].

Der Inhalt der meisten Cysten besteht aus **Gas,** daneben finden sich aber auch Cysten mit flüssigem Inhalt.

Die gasförmige Natur des Bläscheninhalts läßt sich schon daraus vermuten, daß die Bläschen beim Anstechen einfach zusammenfallen, ohne daß Flüssigkeit aus ihnen austritt. Die Cysten erscheinen also leer. Häufig hört man beim Anstechen der Cystchen aber auch ein Geräusch, „wie wenn Gase austräten" [v. Winckel (1871)] oder ein feines „Zischen" (P. Zweifel).

Zuweilen genügt schon das Einführen eines Speculums, um die Cysten mit einem knackenden Geräusch zum Platzen zu bringen (Schmolling, Näcke). Eröffnet man die Cysten unter Wasser, dann kann man direkt sehen, wie Gasblasen entweichen.

Gelegentlich kann man beobachten, wie beim Anstechen einer Cyste gleichzeitig auch mehrere andere in der Umgebung zusammenfallen [Chénevière (S. 353), Lindenthal (1897, S. 41)].

Neben den unversehrten findet man zuweilen auch eröffnete Bläschen [Eppinger (1880), Chiari, Kümmel, Eisenlohr].

Man sieht dann [Eppinger (1880, S. 390)] stecknadelkopf- bis höchstens mohnkorngroße, streng runde Substanzverluste, die blasse, scharf abgesetzte, gewöhnlich leicht unterminierte, wie zerrissene Ränder haben. Diese umschließen eine lochartig vertiefte Basis, aus der am frischen Präparat meist schaumige, klare Flüssigkeit teils aussickert, teils sich auspressen läßt. Weder die Ränder noch die Basis dieser Substanzverluste, die wie feinste, grübchenartige Einsenkungen der obersten Schleimhautschicht aussehen, zeigen eine Spur von entzündlicher Reaktion.

Die Scheidenschleimhaut zeigt häufig eine mehr oder weniger lebhafte Rötung. Sie kann aber auch unverändert sein oder sie kann, bei Graviden, die typische bläuliche Färbung aufweisen. Waldstein fand in einem seiner Fälle neben Gascysten auch papilläre Excrescenzen in der Scheide „wie bei Vaginitis granulosa".

Der Scheideninhalt ist meist vermehrt und häufig von Gasblasen durchsetzt.

Die Art des Gases, das sich in den Cysten findet, ist heute noch nicht bekannt.

Zweifel (1877) konnte im Scheidensekret bei Colpohyperplasia cystica Trimethylamin nachweisen[3].

---

[1] Veit: Handb. d. Gynäkol. Bd. 3, 1; S. 198.
[2] Breisky: Arch. f. Gynäkol. Bd. 11, S. 352.
[3] Den Nachweis des Trimethylamins im Scheidensekret führte Zweifel in folgender Weise:

Zweifel war es in seinen drei Fällen aufgefallen, daß das Scheidensekret einen Geruch verbreitete, der ihm „dem eigentümlichen Geruche der Häringslake zu entsprechen" schien. Dieser Geruch schwand vollkommen nach dem Eingießen von Wasser oder von verdünnter Salzsäure in die Scheide. Die Untersuchung der chemischen Reaktion des Scheidensekretes mit Curcumapapier ergab in dem einen Falle eine leichte Braunfärbung, die aber beim Trocknen wieder abblaßte. „Dies deutete auf ein alkalisch reagierendes Gas hin und der Geruch der Häringslake machte es wahrscheinlich", daß es sich hier wie dort um „die gleiche gasförmige Verbindung" handelte, „nämlich das Trimethylamin". Den eigentlichen chemischen Nachweis des Trimethylamins suchte Zweifel durch die Darstellung von kristallisierbaren Doppelver-

Trimethylamin ist ein Ammoniakmolekül (NH$_3$), in dem die 3 H-Atome durch CH$_3$-Gruppen ersetzt sind.

$$N{\Large\lneq}\begin{matrix}H\\H\\H\end{matrix} \qquad\qquad N{\Large\lneq}\begin{matrix}CH_3\\CH_3\\CH_3\end{matrix}$$

Ammoniak   Trimethylamin.

Die Entstehung des Trimethylamins verlegte Zweifel in „die drüsigen Gebilde der Vagina", die damals v. Preuschen[1] u. a. gefunden haben wollten. Zweifel nahm an, daß die Luftbläschen in der Scheidenwand durch Verschluß der Drüsenmündungen entstünden. „Dieser Verschluß der Drüsenausführungsgänge kann ohne einen lokalen Entzündungsprozeß nicht gedacht werden, und von diesem Gesichtspunkte aus dürfte wohl auch die Benennung dieser Affektion als Vaginitis emphysematosa gerechtfertigt erscheinen". „Der entscheidende Versuch", das Trimethylamin „auch in den Luftbläschen nachzuweisen" hat Zweifel (1877) „aus äußeren Gründen kein positives Resultat ergeben".

Gegen die Annahme von Zweifel, daß Trimethylamin in den Cysten vorhanden ist, wurden verschiedene Einwände erhoben (Klauser und Welponer, Eppinger).

Klauser und Welponer wiesen darauf hin, „daß Trimethylamin ebenso leicht absorbierbar wie Ammoniakgas ist (1 cbm Wasser nimmt 1 Liter Gas auf)". Da nun Zweifel feststellte, daß beim Anstechen der Cysten unter Wasser eine Gasblase aufstieg, so kann es sich ihrer Ansicht nach nicht um Trimethylamin gehandelt haben.

Diesen Einwand nahm auch Eppinger (1880, S. 412f.) auf. Nach seiner Ansicht kann Trimethylamin „absolut nicht in Form von Gasblasen im menschlichen Organismus vorkommen", da es in Wasser und demnach also auch in den Körperflüssigkeiten außerordentlich leicht löslich ist. Eppinger suchte dies durch folgende Überlegungen zu beweisen:

Trimethylamin wird von Wasser ebenso leicht absorbiert wie Ammoniak. 1 ccm Wasser absorbiert bei 38° 485 ccm — also beinahe $^1/_2$ Liter — Ammoniak. Selbst wenn also 485 ccm Trimethylamin in allen Cysten vorhanden wären, dann würde 1 ccm Wasser (Gewebsflüssigkeit) hinreichen, sie zu absorbieren. Infolgedessen kann Trimethylamin gar nicht in der Scheide in gasförmigem Zustande vorkommen.

Dagegen wandte P. Zweifel (1887, S. 366) ein, daß jede größere Gasmenge, die sich unter großer Spannung in eine Flüssigkeit entleert, eine nachweisbare Blase bildet, selbst wenn die Flüssigkeit an und für sich eine große Absorptionsfähigkeit für das betreffende Gas besitzt.

Weiter sprechen nach Klauser und Welponer gegen die Anwesenheit von Trimethylamin „die von den Chemikern gemachten Angaben über den Siedepunkt dieses Stoffes bei 9,3° C, nach anderen bei 4—5° C. Es müßte dann, mit Berücksichtigung der Körpertemperatur, der Gasinhalt sich unter dem außerordentlichen Drucke vieler Atmosphären befinden, und man könnte dann die Frage aufwerfen, wie es denn möglich sei, daß die dünne durchscheinende Cystenwand einer solchen Spannung Widerstand leisten könne".

Dagegen wandte P. Zweifel (1885, S. 362) ein, daß in den Cysten nur kleine Gasmengen vorhanden seien.

Klauser und Welponer untersuchten dann selbst in einem Falle das Gas mehrerer Bläschen, das sie mit einer, zum Teil mit Wasser gefüllten, Pravazschen Spritze entnommen hatten, im Eudiometer. Sie kamen dabei zu dem Schlusse, daß das in den Cysten vorhandene Gas „ein Gemenge von Sauerstoff und Stickstoff ist". Der Sauerstoffgehalt war um 4% geringer als in der atmosphärischen Luft. Gleichwohl nahmen Klauser und Welponer an, daß das Gas der Bläschen aus der atmosphärischen Luft stammt. Den niedrigen Sauerstoffgehalt erklären sie durch Absorption des Sauerstoffs durch die Gewebe.

Dagegen wandte aber Zweifel (1885) ein, daß sich beim Anstechen der Bläschen das Eindringen von Luft nicht mit Sicherheit vermeiden läßt. Einwandfrei ließe sich der Nachweis des Gases nur dadurch erbringen, daß Cysten uneröffnet ausgeschnitten und erst unter dem Eudiometer eröffnet würden [Zweifel (1885)].

---

bindungen zu erbringen. „Mit einer ganz verdünnten Lösung von Salzsäure wurde durch Eingießen in ein Fergussonsches Speculum die Scheidenwand überall bespült, die so gewonnene Flüssigkeit eingeengt und mit Natronlauge der Destillation unterworfen. Das Destillat wurde in einem Liebigschen Apparate zur Kohlensäureabsorption in verdünnter Schwefelsäure aufgefangen, dieser Lösung frisch gefälltes Aluminiumoxyd hinzugesetzt, abfiltriert und zur Krystallisation hingestellt. Das Aluminiumoxydhydrat war durch Ausfällen des käuflichen Alauns mit Ammoniak und vollständiges Auswaschen mit heißem Wasser hergestellt worden. Es entstanden in der Schale genau dieselben Krystalle, wie in einer Controllprobe, bei welcher chemisch reines Trimethylamin ganz gleich behandelt wurde."

[1] v. Preuschen: Zentralbl. f. med. Wissenschaften. 1874, S. 773.

Zweifel (1885) konnte später zeigen, daß Trimethylamin auch in der Scheide gesunder Schwangeren vorkommt.

Endlich glaubte P. Zweifel (1887), in Gemeinschaft mit Hilger, in einem Falle von Colpitis emphysematosa den Nachweis erbringen zu können, daß Trimethylamin auch in den Gascysten enthalten ist.

Zweifel (1887, S. 367) ging dabei so vor, daß er die Scheide in einem Milchglasspeculum mit 2%iger Salzsäurelösung gründlich auswusch. „Dieser Verfahren wurde zweimal wiederholt, um alle in der Scheide befindlichen Amine zu absorbieren. Diese Spülflüssigkeiten wurden weggegossen, um ausschließlich den Inhalt der Blasen zu untersuchen". „Die Prof. Hilger übergebene etwa 50 ccm schwach salzsaure Flüssigkeit war gelb gefärbt". Der Nachweis des Trimethylamins und dessen Isolierung wurden in folgender Weise durchgeführt. „Die vorliegende Flüssigkeit wurde bei Temperaturen zwischen 70^0 und 80^0 im Wasserbade allmählich zur Trockne gebracht, der erhaltene Rückstand mit absolutem Alkohol ($99{,}5\%$) wiederholt extrahiert und die erhaltene Lösung einige Zeit stehen gelassen. Es schied sich beim Stehen nichts ab, was für die vollkommene Abwesenheit von Ammonchlorid sprach".

„Die so erhaltene alkoholische Lösung, welche nur schwach gefärbt war, lieferte auf Zusatz von alkoholischer Platinchloridlösung braunrote, krystallinische Ausscheidung, welche sofort abfiltriert wurde. Der Niederschlag gab schon in der Kälte beim Übergießen mit einem Tropfen Kalilauge den charakteristischen Trimethylamingeruch, die Platinbestimmung ergab die Zahl $37{,}24\%$ Platin. Das Trimethylaminplatinchlorhydrat verlangt $37{,}16\%$ Platin. Das Filtrat der so erhaltenen Platinchloridfällung wurde nun mit größeren Mengen alkoholischer Platinchloridlösung versetzt und stehen gelassen. Es trat noch reichliche Fällung ein, welche nur vereinzelt krystallinische Struktur erkennen ließ, überhaupt keinen einheitlichen Charakter zeigte. Die Gesamtmenge dieses Niederschlages wurde mit siedendem Wasser übergossen, dem einige Tropfen Salzsäure zugesetzt waren und nun mit Schwefelwasserstoff zerlegt. Nach Trennung des ausgefällten Platinsulfides ergab sich eine Flüssigkeit, welche beim Verdunsten eine gelbliche Masse lieferte und beim Übergießen mit Kalilauge in der Kälte keinen Trimethylamingeruch lieferte, dagegen denselben reichlich erkennen ließ, wenn einige Zeit unter Wasserzusatz gekocht wurde".

„Infolge dieser Thatsache ist die Annahme gerechtfertigt, daß neben Trimethylamin auch Cholin (Trimethyläthoxyliumhydrat) in der Flüssigkeit vorhanden war, ja, es ist nicht unwahrscheinlich, daß das vorhandene Trimethylamin, über dessen Gegenwart kein Zweifel herrschen kann, aus Cholin gebildet wurde".

Lindenthal (1897, S. 41) ließ die Art des in den Cysten enthaltenen Gases offen. Er erwähnt aber, daß es ihm einmal gelungen ist, bei Eröffnung einer großen subcutanen Gasblase, die bei einem Meerschweinchen nach Impfung mit Fraenkelschen Gasbacillen[1] entstanden war, durch Annäherung eines brennenden Zündhölzchens eine dumpfe Explosion und ein geringes Brennen mit schwach bläulicher Flamme festzustellen, „was auf die Anwesenheit von Wasserstoff hinweist".

Wie schon erwähnt wurde (S. 312), finden sich neben den gashaltigen auch mit Flüssigkeit gefüllte Cysten.

v. Winckel bemerkte ausdrücklich, daß in seinen Fällen „die größte Mehrzahl der Cysten nur mit hellem, dünnflüssigem Serum gefüllt" war. Für v. Winckel standen auch nicht der Gasgehalt im Vordergrund, sondern die „enorme Menge" der Cysten, ihr „oberflächlicher Sitz" und ihre „Größe" (oder genauer Kleinheit). Aus diesem Grunde führte v. Winckel auch nicht den Gasgehalt der Cysten in die Nomenklatur ein, sondern er sprach einfach von „Colpohyperplasia cystica".

Auch spätere Autoren [Schmolling (1875), Näcke (1876), Breisky (1877), P. Zweifel (1877), Eppinger (1880), Ostermair (1889)] betonten, daß sie Cysten mit flüssigem Inhalt fanden.

Schmolling konnte bei der gleichen Graviden gelegentlich der ersten Untersuchung „Luft" nachweisen, bei späteren Untersuchungen „zeigten die angestochenen Cysten nicht mehr die Erscheinung des Luftentweichens, sondern entleerten eine geringe Menge dem Serum ähnlicher Flüssigkeit".

Nach Näcke enthalten die meisten Cysten Luft, „manche" auch seröse Flüssigkeit.

Breisky[2] fand in verschiedenen Cysten einige Tropfen einer hellen, serösen Flüssigkeit.

Auch P. Zweifel (1877, S. 38) betonte, daß „neben der Luft in den Bläschen noch etwas zäher Schleim vorhanden war.

---

[1] Siehe dazu S. 332f.
[2] Breisky: Zit. nach Chénevière, Arch. f. Gynäkol. Bd. 11, S. 352.

Eppinger (1880) beobachtete in einem Falle (Fall 5) Cysten, die mit „schaumiger Flüssigkeit" gefüllt waren.

Ostermair fand in einzelnen Cysten eine leicht gelblich gefärbte Flüssigkeit.

Im Laufe der Zeit trat aber der Gasgehalt der Cysten immer mehr in den Vordergrund des Interesses. Dies kam auch in der Nomenklatur zum Ausdruck: „Luftcysten der Scheide, Emphysem der Scheidenschleimhaut" [C. Schröder (1874)], „Emphysema vesiculare" [Schmolling (1875)], „Vaginitis emphysematosa" [P. Zweifel (1877), „Emphysema vaginae [Eppinger (1880)], „Gascysten der Scheide" [Chiari (1885)], „Pneumatosis vaginae" (Nowicki), „Vaginales Emphysem" [Hitschmann und Lindenthal (1901)].

Schließlich wurde, besonders in den neueren Lehr- und Handbüchern, die Ansicht vertreten, daß sich bei der Colpitis cystica nur gashaltige Cysten fänden.

Wenn nun auch der Gasgehalt der Cysten von dem größten theoretischen Interesse ist, so wäre es doch falsch, wenn man die einwandfreien Beobachtungen von flüssigkeitsgefüllten Cysten nicht beachten würde. Man würde dabei einen Befund vernachlässigen, der vielleicht nur eine Phase in dem ganzen pathologischen Geschehen bedeutet, der aber unter Umständen für die Erklärung des Verlaufes von großer Wichtigkeit sein kann.

Die Ursache für das Vorkommen flüssigkeitsgefüllter Blasen bei der Colpitis cystica ist heute allerdings noch nicht klar. Theoretisch sind zwei Möglichkeiten denkbar:

1. die Hohlräume enthalten zuerst Flüssigkeit, und später entwickelt sich in ihnen Gas,
2. die Hohlräume enthalten zuerst Gas, und später dringt in sie Flüssigkeit ein.

Beide Ansichten haben ihre Vertreter gefunden[1], etwas Sicheres ist heute aber noch nicht bekannt.

2. Histologischer Befund bei Colpitis emphysematosa.

Betrachtet man einen mikroskopischen Schnitt durch die Scheidenschleimhaut bei Colpitis emphysematosa mit schwacher Vergrößerung, dann erkennt man, daß die Tunica propria der Schleimhaut von mehr oder weniger zahlreichen größeren und kleineren Hohlräumen durchsetzt ist. Diese sind teils rundlich, teils länglich oder unregelmäßig, zum Teil bilden sie auch nur langgestreckte, schmale Spalträume (Abb. 99).

Nach Eppinger (1880, S. 376) stellen die einzelnen Bläschen keine geschlossenen Gebilde dar, sondern sie kommunizieren miteinander. So konnte Eppinger z. B. in Serienschnitten nachweisen, daß ein in der Muskulatur gelegener Hohlraum „nur die letzte Fortsetzung" einer im obersten Teil des submukösen Gewebes gelegenen Cyste war. Die Blasenräume bilden also ein Lakunensystem [Eppinger (1880, S. 376)]. Chiari erwähnt (S. 93), daß viele Cystchen „untereinander und mit den größeren Cystchen durch schmale Gänge rosenkranzartig zusammenhängen". Auch Lindenthal (1897), Kümmel u. a. wiesen auf die Kommunikation einzelner Bläschen hin.

Die Bläschen können in der Hauptsache subepithelial liegen, es können aber auch die tieferen Schleimhautschichten bis in die obersten Muskellagen hinein von Cysten und Spalten

---

[1] So nahm z. B. Näcke (S. 467) an, „daß die Luft sich aus dem serösen Inhalt der Follikelcysten bilde". Eppinger (1880, S. 415) erklärte das Vorhandensein von Flüssigkeit in den Cysten dadurch, daß bei der Resorption des gasförmigen Inhaltes „förmlich ex vacuo" Gewebsflüssigkeit in die Cysten eintritt. In diesem Sinne läßt sich auch die Angabe Schmollings verwerten, daß er bei den gleichen Graviden anfangs gashaltige, später flüssigkeitshaltige Cysten fand. Lindenthal führte die Anwesenheit von Blutkörperchen und Serum auf das Einreißen von Gefäßen zurück, die man oft in den Septen zwischen zwei Hohlräumen beobachtet.

durchsetzt sein. Schon bei der Betrachtung mit bloßem Auge macht dann der Schnitt einen wabenförmigen, maschigen, durchlöcherten Eindruck.

Liegen die Bläschen dicht unter dem Epithel, dann wölben sie dieses mehr oder weniger weit nach dem Scheidenlumen zu vor. Das Epithel kann an diesen Stellen so abgeplattet und verdünnt sein, daß es nur noch als eine schmale homogen gefärbte Membran erscheint [Eppinger (1880, S. 380)].

Eppinger (1880, S. 396) beobachtete in einem Falle (6) auch gashaltige Hohlräume in der Muskulatur und im „perivaginalen" Zellgewebe. Da sich in den Hohlräumen aber auch „Ballen septischer Mikrokokken" fanden, muß es dahingestellt bleiben, ob es sich hier nicht um eine postmortale Gasbildung handelte.

Auch Chiari (S. 94f.) sprach schon die Vermutung aus, daß „die Gascysten dieses Falles in genetischer Beziehung eine ganz eigenartige Stellung gegenüber denen der anderen Fälle" einnehmen.

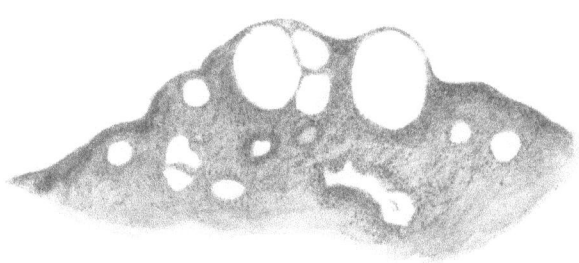

Abb. 99. Bläschenemphysem der Scheide. Lupenvergrößerung. (Nach Nowicki, Virchows Arch. Bd. 198.)

Nicht so selten findet man die Hohlräume von bindegewebigen Septen durchsetzt. Diese enthalten häufig Blutgefäße (Abb. 100). Reißen derartige Septen ein, dann kann es zu Blutungen in die Hohlräume kommen.

Bei größeren Cysten ist das Oberflächenepithel der Scheidenschleimhaut emporgehoben. Zwischen dem Epithel und dem cystischen Hohlraum kann aber noch eine schmale Bindegewebsschicht vorhanden sein, die sich nach der Kuppe der Blase zu immer mehr verjüngt [1]. Schließlich kann sie — anscheinend durch Druckatrophie oder durch Auseinanderweichen der Bindegewebsfasern — ganz verschwinden, so daß an dieser Stelle die Basalschicht des Epithels direkt an den cystischen Hohlraum grenzt.

Neben den größeren Cysten, die direkt unter dem Epithel liegen, findet man gelegentlich auch kleine subepitheliale Spalträume [„Lymphräume" Chiari, S. 95 und 91, Lindenthal (1897, 1899), Hitschmann und Lindenthal (1901, S. 175) [2]]. Unter Umständen kann man auch beobachten, daß diese durch das verdünnte und eingerissene Epithel hindurch mit dem Scheidenlumen in Verbindung stehen (Abb. 101).

Der Bau der Cystenwand zeigt ein verschiedenes Verhalten. Viele Hohlräume werden nur von **Bindegewebe** begrenzt [Eppinger (1873, 1878, 1880), Schmolling (1875), C. Ruge (1878), Chiari (1885), Kümmel (1888), Ostermair (1889), Eisenlohr, Gebhard, Lindenthal, Hitschmann und Lindenthal, Nowicki, Roman (1913), Waldstein (1911), eigene Beobachtung]. „Man gewinnt beim Anblicke dieser Blasen unwillkürlich den Eindruck, als wenn einfach eine gewaltsame Raumbildung geschaffen worden wäre" [Eppinger (1880, S. 376)].

---

[1] In dieser Bindegewebsschicht, die sich zwischen dem Epithel und dem Cystenhohlraum befindet, können auch Blutgefäße verlaufen. Diese Tatsache erklärt die schon von K. Schröder (1874) gemachte Beobachtung, daß manche Bläschen nach dem Anstechen ziemlich stark bluten.

[2] Das Epithel erscheint dann von seiner Unterlage abgehoben, und zwischen ihm und der Tunica propria findet man unregelmäßige Hohlräume. Diese sind oft nur durch ein dünnes bindegewebiges Septum von einem benachbarten Hohlraum getrennt, oft sind sie auch durch zarte Bindegewebsstränge gleichsam in Fächer geteilt [Lindenthal (1897, S. 39)].

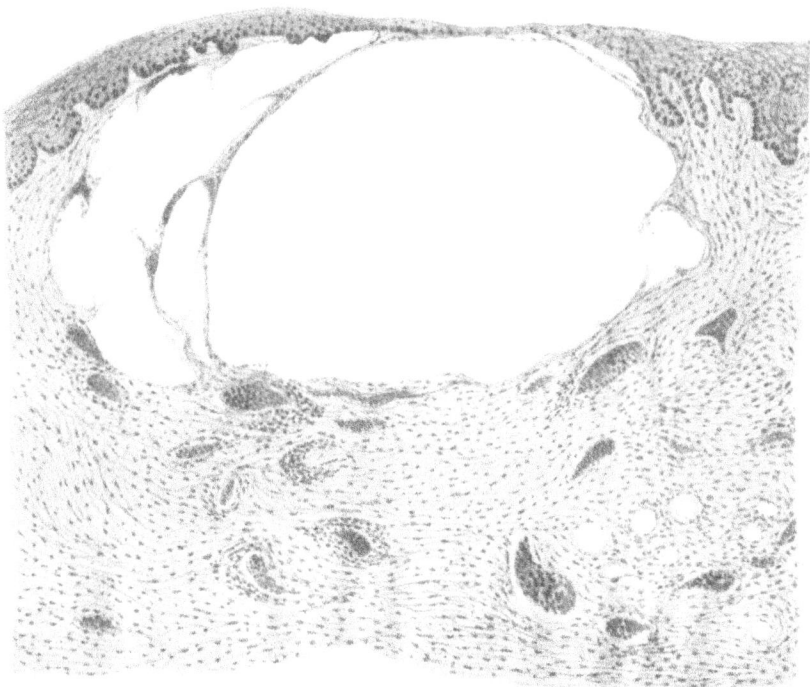

Abb. 100. Colpitis emphysematosa. (Eigenes Präparat.) Cyste mit blutgefäßhaltigen bindegewebigen Septen.

Nach Eppinger wird die Begrenzung der Hohlräume nicht so selten zum Teil von der Außenfläche eines dicht angelagerten Gefäßes gebildet (ebenso Eisenlohr, S. 110). Selbst wenn man aus manchen Schnitten den Eindruck gewinne, daß die Hohlräume nur von Bindegewebe umgeben seien, komme in Serienschnitten „das angelagerte wie nackte Gefäß zum Vorschein".

Überhaupt nahm Eppinger (1880, S. 384) an, daß der „Lieblingssitz der Luftblasen an den Verlauf der Gefäße gebunden ist, so daß diese regelmäßig an einer oder der anderen Seite der Luftblasen mit entsprechend gedehntem und der Form der Luftblase angepaßtem Verlaufe" gefunden werden.

In anderen Cysten, besonders in den spaltförmigen Hohlräumen, ist die Wand von flachen **Endothelien** ausgekleidet [Chiari (1885), Eisenlohr (1889), Lindenthal, Hitschmann und Lindenthal (1901), Nowicki (1909), Gebhard, Roman (1913), Waldstein (1911), Kümmel (1888)].

Das Endothel kann die ganze Wand des Hohlraumes bedecken, es kann aber auch nur an einzelnen Stellen vorhanden sein.

Die meisten Autoren [Chiari, Nowicki, Lindenthal, Hitschmann und Lindenthal (1901)] fassen die endothelbekleideten, cystischen Hohlräume als erweiterte Lymphgefäße auf.

Man kann demnach bei der Colpitis emphysematosa zwei verschiedene Arten von Hohlräumen finden (Nowicki), nämlich

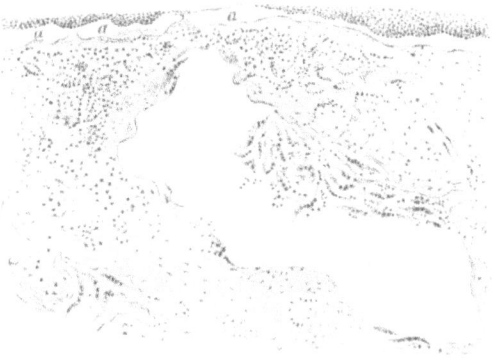

„Abb. 101. Gascyste mit abgeplatteten, an einer Stelle agglomerierten Riesenzellen. Bei a ein subepithelialer Lymphraum, der sich durch eine Epithellücke in die Vagina öffnet. Aus Präp. Nr. 3278. Kleist. Obj. 4, Okul. 3."
(Nach Chiari.)

1. **erweiterte Lymphgefäße.**

Diese sind ganz oder stellenweise mit Endothel bedeckt und sie können Riesenzellen enthalten.

2. **Erweiterte Gewebsspalten.**

Diese zeigen weder Endothelauskleidung noch Riesenzellen.

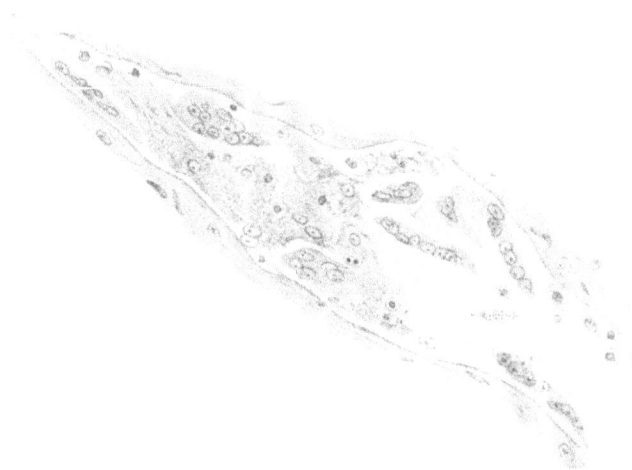

Abb. 102. Gewebsspalte mit Riesenzellen, feingranulierter Gerinnungsmasse und gequollenen Endothelien. Kleist, Obj. 8 a. Okul. 3. (Nach Chiari.)

Die meisten Bläschen erscheinen in den mikroskopischen Schnitten leer. Gelegentlich ist aber auch ein Teil des Hohlraumes von Blutkörperchen und geronnenem Serum erfüllt (Eppinger).

Häufig — aber nicht immer [Chiari, Hitschmann und Lindenthal (1901, S. 174), Zacharias] — findet man in diesen Hohlräumen auch **Riesenzellen** (Chiari, Ostermair, Eisenlohr, Lindenthal, Nowicki, Waldstein[1]).

Besonders reich an Riesenzellen sind die kleineren, meist mehr in der Tiefe gelegenen Spalträume von länglicher oder unregelmäßiger Gestalt.

Diese können geradezu „vollgepfropft" erscheinen von Riesenzellen und von „einer fein granulierten Gerinnungsmasse mit eingestreuten lymphoiden Elementen" (Chiari, S. 91) (Abb. 102).

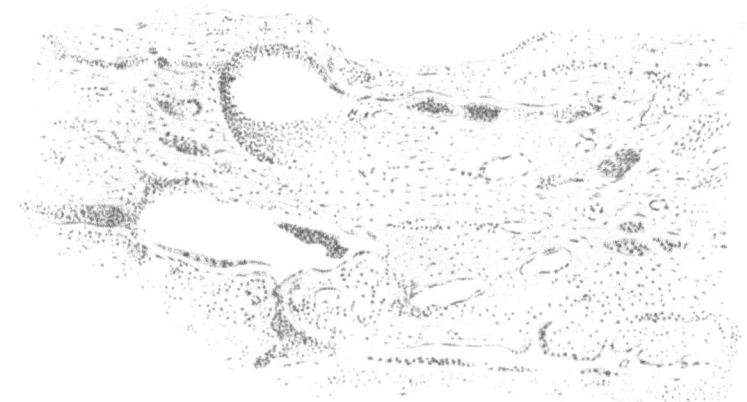

Abb. 103. Kleinste Gascystchen und mit diesen zusammenhängende Gewebsspalten mit lymphoiden Zellen, Riesenzellen und gewucherten Endothelien (bei a), Reich, Obj. 4, Okul. 3. (Nach Chiari.)

---

[1] Schon Eppinger (1880, S. 394) hatte Gebilde beobachtet, die ihm den Eindruck von Riesenzellen machten. Er nahm aber an, daß es sich „um zusammengebackene" und gequollene Epithelien handelte.

Chiari erbrachte dann (1885) den Beweis, daß es sich tatsächlich um Riesenzellen handelt, und er konnte diesen Beweis auch an den Präparaten erbringen, von denen Eppinger seine Schnitte angefertigt hatte.

Nach Nowicki (S. 154) fehlt in derartigen Spalträumen das Endothel vollkommen, oder es bekleidet wenigstens nicht mehr die ganze Innenfläche. Außerdem erscheinen die Endothelien stark gequollen, sie besitzen mitunter „mehrere Kerne" und es entstehen so fließende Übergänge zu den Riesenzellen (Chiari, S. 91).

Auch größere Cysten findet man häufig streckenweise von abgeplatteten oder kugeligen Riesenzellen ausgekleidet (Abb. 104).

Die Form der Riesenzellen ist verschieden. In den kleineren Spalten bilden sie große rundliche, ovale oder unregelmäßig konturierte Elemente mit homogenem oder feinkörnigem, zuweilen rein bräunlichem (Chiari, S. 91) Protoplasma und zahlreichen, bis zu 10 und mehr (Eisenlohr, Lindenthal), Kernen (Abb. 105).

Diese liegen entweder in den zentralen Teilen der Zelle oder unregelmäßig zerstreut, oder sie liegen ganz in der Peripherie, wie bei dem Typus der sog. Langhansschen Riesenzellen.

In der Wand der größeren cystischen Hohlräume sind die Riesenzellen platt und häufig zu schmalen Streifen ausgezogen (Eisenlohr, Chiari, Nowicki, S. 160) (Abb. 106).

Formal werden die Riesenzellen auf die Endothelien der Lymphgefäße zurückgeführt [Chiari, Nowicki (S. 161 f.), Lindenthal (1897, S. 40), Hitschmann und Lindenthal, Waldstein].

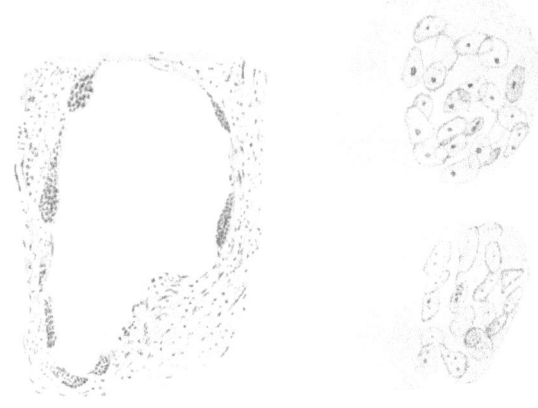

Abb. 104. Abb. 105.

Abb. 104. Gascyste mit abgeplatteten Riesenzellen an der Innenfläche. Reich, Obj. 4, Okul. 3. (Nach Chiari.)

Abb. 105. Kugelige Riesenzellen aus einer Gascyste. Mus.-Präp. Nr. 3800. Reich, Obj. 8 a, Okul. 3. Aus Z. f. Heilk. Bd. 6, Tafel IV, Abb. 3. (Nach Chiari, Über die Gascysten der menschlichen Scheide.)

Nowicki (S. 161 f.) konnte in seinen Fällen feststellen, daß mit dem Schwinden des Endothelbelages die Zahl der Riesenzellen zunahm. In den Spalten, in denen nur eine Riesenzelle vorhanden war, fand sich meist gut erhaltenes Endothel, und die Riesenzelle bildete seine Fortsetzung. In den Spalten dagegen,

Abb. 106. Einzelne an die Wand gepreßte Riesenzellen einer Gascyste. Mus.-Präp. 3800. Reich, Obj. 8 a. Okul. 3. (Nach Chiari.)

in denen mehrere Riesenzellen vorhanden waren, oder in denen sie sogar frei im Lumen lagen, war kein Endothelbelag mehr vorhanden. Als weiteren Beweis für die Entstehung der Riesenzellen aus den Endothelien führte Nowicki die Tatsache an, daß in Spalten, „welche wahrscheinlich von Gas durch das Zerreißen des Gewebes gemacht wurden, die also keinen Endothelbelag trugen, auch Riesenzellen fehlten".

Waldstein nimmt an, daß vereinzelte Riesenzellen auch aus Bindegewebszellen entstanden sein können.

Kausal werden die Riesenzellen allgemein als Fremdkörperriesenzellen aufgefaßt (Nowicki, Gebhard, Nagashima).

Nagashima fand „in den meisten Fällen" bei der Färbung mit Giemsalösung oder mit Löfflers Methylenblau Bakterien und zwar „kleine Kurzstäbchen", „die in Beziehung zu den Riesenzellen standen". „Einige Male hatte man den Eindruck, als ob in dem Protoplasma der Riesenzellen diese Stäbchen nachzuweisen seien."

Riesenzellen können aber auch vollkommen fehlen [Chiari, eigene Beobachtung, Hitschmann und Lindenthal (1901), Kümmel (1888)].

Das Bindegewebe in der Umgebung der Cysten zeigt teils gute Kernfärbbarkeit, teils bildet es einen mehr oder weniger breiten, homogenen oder hyalinen Saum [Hitschmann und Lindenthal (1901, S. 174)].

Häufig ist die Umgebung der Cysten mehr oder weniger stark mit Rundzellen infiltriert. Die Capillaren sind erweitert (Hückel, Gebhard, S. 528). Auch unmittelbar unter dem Epithel, also in der obersten Schicht der Tunica propria, findet man Rundzelleninfiltration in wechselnder Stärke und Menge [Nagashima, Hückel, Lindenthal (1897) u. a.[1]].

Lindenthal beobachtete teils in der nächsten Umgebung der Cysten, teils direkt unter dem Epithel, umschriebene Nekrosen des Bindegewebes. An diesen Stellen nahmen die Zellkerne bei der Doppelfärbung mit Hämatoxylin-Eosin entweder nur das Eosin an, oder sie färbten sich überhaupt nicht mehr.

Die Blutgefäße der Tunica propria — insbesondere auch die Capillaren — sind stark erweitert und prall mit Blut gefüllt (Eppinger, Chiari, Hückel, Nowicki, Gebhard, Lindenthal, Hitschmann und Lindenthal). Stellenweise kann es auch zu kleinen Blutaustritten in das Gewebe kommen (Lindenthal, Hitschmann und Lindenthal, Waldstein, Lebedeff, Nagashima u. a.). An einzelnen Stellen erscheint das Bindegewebe auch ödematös durchtränkt (Eppinger, Nagashima).

Von verschiedenen Autoren [Eppinger (1880), Eisenlohr, Ostermair, Hückel, Lindenthal (1897, 1899), Hitschmann und Lindenthal (1901, S. 175), Aichel, Nagashima] wurden bei der Colpitis emphysematosa auch Wucherungserscheinungen des Scheidenepithels (atypische Epithelwucherungen) beschrieben. Dieses ist häufig verdickt [Lindenthal (1897, S. 39)] und es bildet unregelmäßige zapfenartige, kolbige oder schlauchförmige Fortsätze, die mehr oder weniger weit in die Tunica propria, gelegentlich sogar bis nahe an die innere Muskelschicht [Eppinger (1880, S. 383)], vordringen.

Schon Eppinger (1880, S. 383) unterschied bei diesen Epithelwucherungen zwei verschiedene Formen, nämlich

1. solide, zapfenartige oder kolbige Epithelstränge,
2. hohle Epitheleinstülpungen, also Epithelschläuche, die entweder einen spaltförmigen, gleichdicken oder „einen oben wie gehalsten, in der Tiefe etwas breiteren, also schlauchförmigen Raum" umschlossen.

Eine Bedeutung für die Entstehung der Cysten legte Eppinger diesen Epithelwucherungen nicht bei; er betonte nur (S. 411), daß sie eine epitheliale Auskleidung der Cysten vortäuschen könnten, wenn sich eine Cyste dicht an sie anlagert.

Lindenthal (1897, S. 39) beschreibt Einsenkungen der Epithelschicht in Form von nur leicht muldenförmigen bis zu langgestreckten, schlauchförmigen Vertiefungen. Diese münden gegen die Oberfläche hin frei aus, und sie enthalten abgestoßene Epithelien, Detritus und Bakterien. Manchmal nähern

---

[1] Lindenthal (1897, S. 39 und 40) sah in seinem ersten Falle auch kleine Abscesse in der Submucosa. In diesen fanden sich zahlreiche Streptokokken.

sich die Wandungen dieser Vertiefungen an der Oberfläche so sehr, daß scheinbar geschlossene Hohlräume entstehen. An Schnitten, die die Schleimhaut mehr schräg oder fast parallel zur Oberfläche getroffen haben, sieht man dann auch mitten im Epithel Querschnitte solcher schlauchförmigen Einsenkungen, die man für Cysten halten könnte, wenn ihre Entstehung nicht durch die eben erwähnten Befunde festgestellt wäre. „Es handelt sich bei diesen anscheinenden Cysten nur um die sog. Schleimhautkrypten, die mehr oder minder tief sind und je nach der Schnittrichtung, in der sie getroffen wurden, ihre freie Kommunikation mit der Vagina erkennen lassen oder mitten im Epithel zu liegen scheinen". „Von diesen also nur scheinbaren Cysten sind die bereits erwähnten teils nur in die Papillen, teils in die Submucosa sich hineinerstreckenden allseitig geschlossenen Hohlräume zu unterscheiden. Hier handelt es sich um wirkliche Cysten...."

Auch Lindenthal (1897) betonte, „daß der ganze Proceß in keinem Zusammenhang steht mit den anderweitigen, rein hyperplastischen Veränderungen der Schleimhaut, die wohl gleichzeitig aus anderen Ursachen vorhanden sein können, aber keine notwendigen Begleiterscheinungen des auch isolirt auftretenden Emphysems sein müssen".

Aichel[1] machte auf die Ähnlichkeit dieser atypischen Epithelwucherungen mit beginnendem Plattenepithelkrebs aufmerksam. „Die Zellen werden protoplasmareicher, der Kern ist vergrößert, die wuchernden Zellen können die Zellen des Oberflächenepithels um das Fünffache an Größe übertreffen". „Das Epithel bricht in Lymphbahnen ein, erzeugt Krebsperlen", und es kann zum zentralen Zerfall der Zapfen kommen. „Letztere Erscheinungen sind keine Eigentümlichkeiten des Karzinoms, sondern das Ergebnis rasch wuchernden Epithels".

Diese Epithelwucherungen sind also kein Carcinom trotz der histologischen Ähnlichkeit, „sondern das glänzendste Vorbild der Natur zu den Versuchen Fischers am Kaninchenohr mit Scharlachrot, bei denen die gleichen Bilder erzeugt wurden". Nach Aichel ist es „der Druck, der das Epithel zum Wuchern in die Tiefe veranlaßt; der Druck, unter dem das Gas in den Cysten der Colpitis emphysematosa steht — der Druck, unter dem in den Versuchen Fischers und seiner Nachuntersucher das Öl längere Zeit bei den anatomischen Verhältnissen des Kaninchenohres erhalten bleibt (die Versuche mißlingen, wenn das Öl unter nicht genügendem Druck eingespritzt wird)".

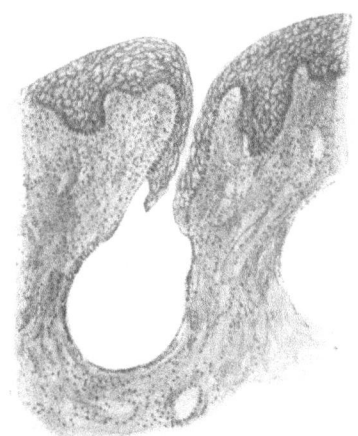

Abb. 107. Mit dem Lumen der Vagina nach Durchbruch des Epithels kommunizierendes Gasbläschen. Reichert 2 (Verkleinerung um $^1/_3$.) (Nach Nowicki, Virchows Arch. Bd. 198.)

Die Epithelwucherungen sind charakteristisch für das Ausheilungsstadium der Colpitis emphysematosa; im Beginn der Erkrankung werden sie nicht gefunden (Aichel[2]). Aichel nimmt an, daß das Epithel infolge des von den Gascysten ausgeübten Druckes in das Bindegewebe eindringt, die Gascysten eröffnet und mit Plattenepithel ausfüllt.

Nagashima fand in allen seinen Fällen das Scheidenepithel auffallend dick. Ferner bildete es häufig zapfenförmige Fortsätze, die tief in die Propria eindrangen. Die subepitheliale elastische Faserschicht war an den Stellen der Epithelproliferation durchbrochen und zerstört. Um die in die Tiefe gewucherten Epithelmassen herum bemerkte man Spalträume, die die gewucherten Epithelzapfen begleiteten und sie rundlich oder ringförmig oder halbmondförmig umschlossen. In der Mitte dieser Epithelnester waren die Kerne ziemlich chromatinarm, sie nahmen nur schwach Kernfarbstoffe auf, und die Zellen selbst waren gebläht. Zum Teil war das Epithel im Zentrum auch völlig kernlos „und eingeschmolzen". Die ursprünglich soliden Zellzapfen waren dann in Hohlräume und Bläschen umgewandelt. Ihre Wand bestand aus einer mehrschichtigen Plattenepithellage. Manchmal ging die Einschmelzung und Bläschenbildung so weit, daß auch an einigen Stellen das Randepithel völlig verschwunden war. Es fand sich dann ein Hohlraum, der unmittelbar an das umgebende Bindegewebe angrenzte.

Ganz ähnliche Bilder wie Nagashima hatte auch schon Nowicki[3] gesehen und abgebildet. (Abb. 107.)

---

[1] Aichel: Monatsschr. f. Geburtsh. u. Gynäkol. Bd. 33, S. 398.
[2] Aichel: Zentralbl. f. Gynäkol. 1913, S. 465.
[3] Nowicki: Virchows Arch. f. pathol. Anat. u. Physiol. Bd. 198.

Nowicki führte diese Bilder aber darauf zurück, daß die Bläschen nach dem Scheidenlumen hin durchgebrochen waren. „Wenn so ein Fall stattgefunden hat, so sehen wir das Epithel frei und wie eingezogen in das Lumen des Bläschens hängen, und es bildet dann scheinbar eine teilweise Auskleidung, welche — abhängig von seiner Einstülpung — immer dünner wird, bis sie schließlich aus zwei oder einer Schicht Epithel besteht".

Bei Bakterienfärbungen (nach Weigert und Löffler) wurden von verschiedenen Autoren [Eppinger (1873), Eisenlohr, Klein, Carmargo, Lindenthal (1897, 1899), Hitschmann und Lindenthal (1901), Nagashima] Mikroorganismen teils in den cystischen Hohlräumen selbst, teils im interstitiellen Bindegewebe nachgewiesen.

Hitschmann und Lindenthal (1901) haben in den Bläschen kulturell und mikroskopisch Fraenkelsche Gasbacillen gefunden, und sie haben die Ansicht ausgesprochen, daß die Colpitis emphysematosa durch diese Bakterien verursacht wird (siehe S. 333).

Es ist nun eine auffallende Tatsache, daß alle positiven Bakterienbefunde an Leichenmaterial erhoben wurden. In dem einzigen Falle, in dem Hitschmann und Lindenthal die Bacillen in einem exzidierten Gewebsstückchen nachzuweisen suchten, ist ihnen dieser Versuch — kulturell und mikroskopisch — mißlungen. Hitschmann und Lindenthal erklären sich diesen negativen Befund in der Weise, daß intra vitam nur spärliche Bacillen vorhanden sind, und daß auch durchaus nicht alle Cysten keimhaltig zu sein brauchen. Erst nach dem Tode setze eine lebhafte Vermehrung der anaeroben Keime ein.

Wir selbst konnten in gramgefärbten Serienschnitten durch ein lebenswarm fixiertes Scheidenstückchen ebenfalls, weder in den cystischen Hohlräumen noch im Gewebe, irgendwelche Mikroorganismen nachweisen. Auch hier ist natürlich zuzugeben, daß das untersuchte Stückchen nur einen sehr kleinen Teil der veränderten Scheide darstellt. Gleichwohl erscheinen die negativen Befunde an den intra vitam entnommenen und lebenswarm fixierten Stückchen so auffallend, daß Nachuntersuchungen an derartigem Material dringend nötig sind, ehe man mit Sicherheit die Fraenkelschen Gasbacillen als Erreger der Colpitis emphysematosa anspricht.

3. Die Entstehung der Cysten bei der Colpitis emphysematosa.

a) Formale Genese.

Es gibt kaum einen geweblichen Bestandteil der Scheide, der nicht als Ausgangspunkt der Cysten bei der Colpitis emphysematosa angesprochen worden wäre.

Stellt man alle die histologischen Gebilde zusammen, die für die formale Genese der Cysten herangezogen wurden, dann ergibt sich folgende Übersicht:

1. Scheidendrüsen (v. Winckel, C. Schröder, Hückel),
2. verklebte „hyperplastische Schleimhautpartien" (v. Winckel, Schmolling),
3. Lymphgefäße, „Lymphangiektasien" (Klebs, Spiegelberg, Chénevière, Chiari, Nowicki),
4. Bindegewebsspalten (Ruge),
5. Lymphfollikel,
6. Blutgefäße (Lebedeff, Jacobs),
7. Blutergüsse (v. Winckel).

1. Scheidendrüsen. Schon v. Winckel (1871) hatte die Vermutung ausgesprochen, daß ein Teil der Cysten aus Drüsen der Scheidenschleimhaut entsteht, da ihn manche Cysten an die Abbildung und Beschreibung von Henles „konglobierten Drüsen" erinnerten.

C. Schröder (1874) fand an der Innenfläche eines exstirpierten Cystchens eine epitheliale Auskleidung. „Das Epithel bestand aus meist platten, sehr unregelmäßig großen Zellen, unter denen sich aber auch ziemlich große, mehr kugelige Zellen mit sehr zartem, feinkörnigem Protoplasma und schönen bläschenförmigen Kernen (anscheinend frische, in der Bildung begriffene Bläschen) fanden". Auch C. Schröder erschien es am wahrscheinlichsten, daß sich die Cystchen aus Scheidendrüsen entwickeln.

Eine Stütze schien die Auffassung von der Entstehung der Cysten aus Scheidendrüsen durch die Arbeiten von v. Preuschen (1874, 1877) zu erhalten. Dieser fand bei 36 weiblichen Leichen 6 mal Cysten und 4 mal Drüsen in der Scheide. Nach diesen Befunden schien es berechtigt, die Cysten bei der Colpitis emphysematosa als Retentionscysten von Scheidendrüsen zu erklären.

P. Zweifel setzte sich auch schon in seiner ersten Arbeit über „Vaginitis emphysematosa" (1877) und in seinen weiteren Veröffentlichungen zu dieser Frage (1881, 1887) nachdrücklich für die Entstehung der Cysten aus Scheidendrüsen ein. Diese Annahme schien ihm auch am zwanglosesten die Anwesenheit von Trimethylamin in den Cysten zu erklären. Da nämlich bei Crataegus oxyacantha Trimethylamin aus dem Blütenboden ausgeschwitzt wird, und da bei einer anderen Pflanze — Chenopodium vulvaria — besondere Drüsenorgane Trimethylamin absondern, dachte P. Zweifel an die Möglichkeit, daß auch die Scheidendrüsen Trimethylamin bilden können. Normalerweise entweicht nach Zweifel dieser gasförmige Stoff sofort nach seiner Entstehung, bei Verschluß der Ausführungsgänge dehnt er aber die Drüsen aus, und er verwandelt sie so in Gascysten.

Von den anderen Autoren, die sich mit der formalen Genese der Colpitis emphysematosa beschäftigt haben, trat nur noch Hückel (1883) für die Entstehung der Cysten aus Scheidendrüsen ein. Hückel sah in seinem Präparate an einzelnen Stellen drüsenartige Einstülpungen des Oberflächenepithels in die Tunica propria und er glaubte auch Übergangsbilder von diesen zu den Cysten finden zu können.

Die Ansicht, daß die Bläschen bei der Colpitis emphysematosa Retentionscysten von Scheidendrüsen sind, ist heute allgemein verlassen, da die Scheide keine Drüsen besitzt [1].

Die Befunde von Plattenepithel in den Cystchen (v. Winckel, C. Schröder u. a.) und das angebliche Vorkommen von Scheidendrüsen erklären sich zwanglos durch die schlauchförmigen Einstülpungen des Oberflächenepithels [Eppinger (1880), Eisenlohr, Hückel, Ostermair, Lindenthal (1897, 1899), Aichel, Nagashima], die gerade bei der Colpitis emphysematosa so häufig sind.

Der Befund von C. Schröder [Zenker (1874)] von teils „platten, sehr unregelmäßig großen", teils ziemlich großen, mehr kugeligen Zellen läßt sich wohl so deuten, daß der Hohlraum mit abgeplatteten Epithelien oder mit Endothelien ausgekleidet war.

2. Verklebung von „hyperplastischen Schleimhautpartien". v. Winckel erblickte „die wichtigste Prädisposition" für die Entstehung der kleinen multiplen Cysten bei der „Colpohyperplasia cystica" in der Schwangerschaftshyperplasie der Scheide. Durch diese Hyperplasie entstehen zahlreiche, nahe beieinander liegende Schleimhautfalten und zwischen ihnen tiefe Buchten. Verkleben die Öffnungen dieser Buchten, „ein Vorgang, der bei akuter Schwellung der hyperplastischen Stellen", „d. h. bei akutem Vaginalkatarrh" sehr wohl möglich ist, dann entstehen Hohlräume, und diese können — durch die gleichzeitig vermehrte Sekretion — zu Cysten erweitert werden. Außerdem kann „durch die anfangs breite Kommunikation dieser Säcke mit dem Vaginalrohr wohl eine kleine Luftblase in ihnen eingeschlossen werden".

Eine Stütze für die Richtigkeit dieser Ansicht scheint v. Winckel darin erblickt zu haben, daß er in den Cysten Plattenepithel fand. Es bedarf keiner weiteren Erörterung, daß eine einfache „Verklebung" der Schleimhautfalten, etwa durch Sekret, kaum lange dem Druck des unter ihr angesammelten Gases standhalten würde. v. Winckel scheint also, wenn er darüber auch keine näheren Angaben macht, doch einen wirklichen geweblichen Verschluß durch Verschmelzung des Epithels angenommen zu haben.

Eine derartige Verklebung ist nun, wie wir heute wissen, an epithelbekleideten Flächen nicht möglich. Damit verliert die Hypothese Winckels sehr an Wahrscheinlichkeit.

Die ihr zugrunde liegenden histologischen Befunde — mit Plattenepithel ausgekleidete Hohlräume — lassen sich zwanglos aus den schon mehrfach erwähnten schlauchförmigen Einstülpungen des Scheidenepithels erklären.

---

[1] Auf diese Tatsache hatte Eppinger (1878, S. 408) schon im Jahre 1878, also kurz nach Erscheinen der Arbeit v. Preuschens hingewiesen. Eppinger hatte sehr eingehende Untersuchungen über die Anatomie der menschlichen Scheide gemacht und nie Drüsen gefunden. Allein bis zum Jahre 1873 hatte er bei 65 weiblichen Personen verschiedenen Alters zahlreiche mikroskopische Schnitte untersucht, und er war dabei zu dem Schlusse gekommen, daß die Vagina keine Drüsen besitzt.

Eine der Hypothese von v. Winckel sehr ähnliche Anschauung vertrat Schmolling (1875). Dieser führte die Cysten auf die drüsenähnlichen Einsenkungen des Scheidenepithels, die sog. „Krypten" zurück. Unter gewissen Umständen könne es zu einer Verklebung ihrer Öffnungen nach der Scheide zu kommen. Da nun die abgeschlossene Schleimhautpartie weiter Sekret produziere, so komme es zu einer cystischen Erweiterung der Krypte. Befand sich vor der Verklebung in der Krypte eine Luftblase, dann veranlasse die Luft eine fortlaufende Zersetzung der eingeschlossenen Flüssigkeit, und so wandle sich der ursprünglich flüssige Inhalt der Cyste allmählich in Gas um [1].

Allerdings fand Schmolling in den Cysten keinen Epithelbelag, er führte dies aber darauf zurück, daß das ursprünglich vorhandene Epithel sich durch fortschreitende chemische Zersetzung allmählich in eine serumähnliche Flüssigkeit verwandelt habe.

3. Lymphgefäße (Lymphangiektasien). Schon im Jahre 1876 sprach Klebs [2] die Vermutung aus, daß die Cysten nichts anderes als erweiterte Lymphräume sind.

Im Jahre 1878 schrieb Spiegelberg [3]: „Mitunter führt der Vaginalkatarrh zur Bildung zahlreicher, gedrängt stehender und oberflächlich gelegener Cystchen — Colpohyperplasia cystica —, welche nach der Geburt spurlos verschwinden. Sie sind Lymphgefäßektasien, eine Deutung, auf welche man bislang nicht gekommen ist, und die bei dem Mangel drüsiger Gebilde in der Scheide, den Veränderungen der Lymphgefäße derselben in der Schwangerschaft, doch so nahe liegt, und welche die Beschaffenheit und das Verhalten der Cystchen doch so einfach erklärt".

Während es Klebs und Spiegelberg aber mehr um eine „Deutung" der Cysten zu tun war, suchte Chiari den morphologischen Beweis für die Entstehung der Gascysten aus Lymphräumen zu erbringen.

Für die Richtigkeit seiner Ansicht führte Chiari folgende Momente an:

1. Im Bindegewebe fand er Spalträume, die „vollgepfropft" waren mit Riesenzellen und einer fein granulierten Gerinnungsmasse mit eingestreuten lymphoiden Elementen. „Mit den Blutgefäßen, deren Endothelien normal waren, hatten diese Spalträume nichts zu tun. Sie erinnerten vielmehr an ausgedehnte Lymphcapillaren, und es machte öfter den Eindruck, als ob sie hie und da eine Endothelauskleidung besäßen".

2. „Die nach ihrer Lage an der Wand Endothelien entsprechenden Zellen schienen aber durchwegs verändert, nämlich stark gequollen zu sein, hatten mitunter mehrere Kerne und gingen ohne scharfe Grenze in die einzelnen Riesenzellen über, so daß man sofort die Vorstellung bekam, die früher erwähnten Riesenzellen in den Spalträumen, wie auch die ihnen augenscheinlich gleichwertigen Riesenzellen in den Gascysten seien aus Endothelien entstanden".

3. In seinen beiden Fällen fand Chiari reichlich follikelartige Rundzellenanhäufungen (lymphfollikelartige Bildungen). Diese lagen teils, wie schon Eppinger nachgewiesen hatte, nur den Gascysten an, teils enthielten sie aber auch „centrale, mit Serum oder aber Gas erfüllte und von spärlichen Resten des lymphoiden Gewebes durchzogene Hohlräume", ferner zeigten sie an ihrer Peripherie „einen förmlichen Kranz von schön ausgeprägten vielkernigen Riesenzellen" (Chiari, S. 90).

In der unmittelbaren Umgebung der lymphfollikelartigen Knötchen fanden sich „an Lymphcapillaren erinnernde, lediglich mit lymphoiden Zellen erfüllte Kanäle" (Chiari, S. 91).

---

[1] Schmolling suchte sich auch den verschiedenen Inhalt der Cysten zu erklären: „Der Cysteninhalt bleibt unverändert ein dem Serum ähnlicher, wenn ursprünglich keine Luftbläschen bei der Entstehung mit eingeschlossen waren; er wird zum größten Teil aus Luft und nur zum geringsten aus Flüssigkeit bestehen, wenn eine Zersetzung mit Gasentwicklung durch retinierte Luft in den Cysten erfolgt, und nur wenig Flüssigkeit übrig geblieben ist; es wird nur Luft in den prall gespannten Bläschen sein und dann natürlich beim Anstechen mit deutlichem Geräusch entweichen, wenn die geringe Flüssigkeit verschwunden ist".

Gegen die Ansicht von Schmolling hat Eisenlohr folgendes eingewendet:

1. Gegen die Annahme, daß aus dem flüssigen Inhalt der Cysten Gas entstehe, spricht eine Beobachtung, die Schmolling selbst machte. Dieser machte nämlich in seinem Fall 2 die Feststellung, daß aus Gascysten flüssigkeitsgefüllte Cysten wurden.

2. Es gibt Fälle, in denen sich keine Epithelwucherungen und doch sehr zahlreiche Cysten finden.

3. Die Hypothese Schmollings kann das Vorkommen von Cysten in der Muskulatur nicht erklären.

4. Es ist sehr unwahrscheinlich, daß Epithelzellen in der kurzen Zeit, in der gewöhnlich das Scheidenemphysem verläuft, spurlos verschwinden.

[2] Klebs: Handb. d. path. Anat. Bd. 1, 2, S. 966.
[3] Spiegelberg: Lehrb. d. Geburtsh. 1878, S. 304.

Alle diese Feststellungen führten Chiari (S. 97) zu dem Schlusse, daß die Gascystenbildung in der Scheide „mit einer pathologischen Veränderung des Lymphapparates in Zusammenhang" steht, und „daß die Gascysten in pathologisch präformierten dilatierten Räumen des Lymphsystems" sich entwickeln [1].

Die Angabe von Chiari, daß sich in der Tunica propria der Scheide bei Colpitis emphysematosa endothelbekleidete Hohlräume finden, wurde von verschiedenen Seiten bestätigt [Kümmel (1888), Lindenthal, Nowicki u. a.]. Hitschmann und Lindenthal (1901, S. 176) konnten auf Serienschnitten auch direkt den Übergang einer mit Riesenzellen ausgekleideten Lymphcapillare in einen großen cystischen Hohlraum verfolgen.

Es kann demnach wohl kein Zweifel darüber bestehen, daß sich die Lymphgefäße an der Bildung der Cysten bei der Colpitis emphysematosa beteiligen. Allerdings ist die Frage noch nicht geklärt, ob in den Lymphgefäßen der primäre Ausgangsort für die Gasbildung zu suchen ist, oder ob die Gasbildung zuerst in den Gewebsspalten erfolgt, und ob sie von hier aus die Lymphgefäße in Mitleidenschaft zieht.

4. Gewebsspalten. Während v. Winckel (1871) und C. Schröder (1874) angenommen hatten, daß die Cysten mit Epithel ausgekleidet sind, betonte Eppinger schon im Jahre 1873, daß sich das Gas „in gewaltsam gebildeten Räumen der oberflächlichsten Bindegewebsschichten der Vagina" ansammelt [zit. nach Eppinger (1880)]. Über die Art dieser Räume sprach Eppinger sich damals nicht näher aus. Es gebührt deshalb, wie auch Eppinger anerkannte, C. Ruge (1878) das Verdienst, als erster darauf hingewiesen zu haben, daß die Cysten bei Colpitis emphysematosa nichts anderes als Hohlräume im Bindegewebe, also erweiterte Gewebsspalten sind.

Eppinger bezeichnete es dann (1880 S. 401) „als eine prinzipielle Eigenschaft der Luftblasen", daß „sie niemals eine zellige Auskleidung, ja, niemals eine selbständige Wandung besitzen".

Der Befund von C. Ruge wurde später von den verschiedensten Seiten bestätigt (Chiari, Nowicki, Ostermair, Kümmel, Eisenlohr, Lindenthal, Hitschmann und Lindenthal u. a.).

Allerdings findet man neben den Cysten, die „keine selbständige Wand" besitzen, deren Innenraum also direkt an das Bindegewebe grenzt, auch Hohlräume, die von Endothel ausgekleidet sind (Chiari, Eisenlohr, Nowicki, Lindenthal, Hitschmann und Lindenthal, eigene Beobachtung).

Man muß demnach wohl annehmen, daß an der Cystenbildung sowohl Bindegewebsspalten, als auch Lymphgefäße beteiligt sein können.

---

[1] „Die Auskleidung der Gascysten mit denselben Riesenzellen, welche man in den Lymphcapillaren ähnlichen Spalträumen der Mucosa vaginae fand, die mit der zunehmenden Größe der Gascysten abnehmende Zahl der Riesenzellen in ihnen, die Anordnung der Gascysten entlang den Blutgefäßen, neben welchen ja die sie umspinnenden Lymphbahnen zu suchen sind, das constante gleichzeitige Vorkommen von lymphfollikelartigen Anhäufungen lymphoider Zellen, das übrigens in anderen Fällen bereits auch klinisch von Breisky constatiert wurde, und das Vorhandensein mit lymphoiden Zellen angefüllter, als Lymphcapillaren zu deutender Gänge in der Mucosa sprechen entschieden dafür, daß die Gascysten in pathologisch präformierten Lymphräumen des Gewebes sich bildeten. Ich möchte diese pathologisch präformierten Räume als Lymphcapillaren ansprechen, die mit gewucherten und zum Teil zu Riesenzellen umgewandelten Endothelien erfüllt zu den späteren Gascysten werden". H. Chiari: Zeitschr. f. Heilk. Bd. 6, S. 97, 1885.

Die Frage aber, welches dieser beiden Hohlraumsysteme als der primäre Sitz der Gasentwicklung angesehen werden muß, ist heute noch nicht geklärt.

Hitschmann und Lindenthal beantworten (1901, S. 177) diese Frage in folgender Weise: „Sind die Bakterien, welche Menge, Krönig und wir als normale Scheidenbewohner kennen gelernt haben, vielleicht durch einen Schleimhautriß in die Gewebe gelangt, und finden sie daselbst günstige Bedingungen zu ihrer Vermehrung, so producieren sie daselbst Gas; dieses Gas verbreitet sich zunächst in den präformierten Lymphräumen, erweitert dieselben bis zur Cystenbildung. Ist die Gasentwicklung bis zu einem Punkte gediehen, wo die Lymphräume nicht mehr erweiterungsfähig sind, dann reißt die zarte Wand derselben an einem weniger widerstandsfähigen Punkte ein, das angrenzende Gewebe wird auseinandergedrängt, es kommt zur Bildung von Hohlräumen mitten im Gewebe oder mitten im Epithel, die keine eigenen Wandungen besitzen".

Es ist nicht recht ersichtlich, warum Hitschmann und Lindenthal annehmen, daß das Gas „sich zunächst in den Lymphräumen" verbreiten soll. Bei der Betrachtung eines histologischen Schnittes durch die Scheidenschleimhaut erscheint es viel wahrscheinlicher, daß die Bakterien, die durch einen Schleimhautriß in die Gewebe eingedrungen sind, zunächst in die Bindegewebsspalten gelangen, und daß sie von hier aus erst in die Lymphgefäße eindringen.

Da aber über den Zusammenhang zwischen den Saftspalten des Bindegewebes und den Lymphspalten noch nichts Näheres bekannt ist, ist ein sicherer Entscheid nicht möglich.

Nagashima erklärt sich die Entstehung der Cysten in folgender Weise:

Bei bestimmten Entzündungen der Scheidenschleimhaut kommt es zu Wucherungen des Plattenepithels. Dieses wird dicker, und es sendet zapfenförmige Fortsätze in die Tiefe. Im Bereiche dieser Epithelsprossen geht das elastische Gewebe zugrunde, insbesondere zeigt die subepitheliale Elastica deutliche Unterbrechungen. Normalerweise spielt nun die subepitheliale elastische Faserschicht „die Rolle einer Schutzvorrichtung gegen das Eindringen von Bakterien". Wird sie durch Epithelwucherungen zerstört, dann können Bakterien in die Tunica propria eindringen. Bei Zerstörung oder teilweisem Schwund des oberflächlichen Epithelbelages wird das Eindringen der Bakterien vom Scheidenlumen her noch erleichtert. In den Epithelzapfen können die Bakterien eine Einschmelzung der zentralen Abschnitte und damit eine Hohlraumbildung bewirken. „Je nach der Stärke des Wachstums und der Virulenz der Bakterien werden die Epithelzapfen teilweise oder ganz aufgelöst und schließlich in cystenartige Gebilde umgeformt.

Sind die Bakterien mit dem Epithel in die Tunica propria vorgedrungen, dann können sie, namentlich bei völliger Auflösung der Epithelnester und der subepithelialen Elastica, in die Tunica propria eindringen und sich hier in den Lymphspalten ausbreiten.

Bei ödematöser Durchtränkung und Hyperämie der Tunica propria wird ihr Wachstum und ihre Ausbreitung gefördert[1], durch entzündliche Reaktion der Gewebsabschnitte wird es gehemmt. Auch die Riesenzellen dienen zur Verteidigung gegen die Bakterien. Man findet sie deshalb besonders zahlreich in den Spalträumen, da hier die Bakterien frisch eingedrungen sind.

Überall da, wo sich Bakterien finden, sowohl in den zentral aufgelösten Epithelzapfen, als auch in den Spalträumen der Tunica propria, können sie Gas bilden und dadurch die betreffenden Gewebsabschnitte cystisch erweitern.

Nagashima verlegt also die primäre Entstehung der Cysten in das Epithel. Von hier aus sollen die Bakterien nach Einschmelzung des Epithels sekundär in die Lymphbahnen der Tunica propria gelangen, und sie sollen hier zur Cystenbildung führen.

5. Lymphfollikel. Die Ansicht, daß die Cysten bei der Colpitis emphysematosa aus Lymphfollikeln entstehen, wurde zuerst von Näcke (1876) ausgesprochen. Näcke, der sich nicht durch histologische Untersuchungen ein eigenes, selbständiges Urteil zu bilden versuchte, schloß sich zunächst der Ansicht v. Winckels an, daß die Gascysten wahrscheinlich keine einheitliche Ätiologie besitzen. Er fährt dann

---

[1] Der Kombination von Stauungserscheinungen und Ödem der Scheidenwand bei der Colpitis emphysematosa schreibt Nagashima eine große Bedeutung zu, da in allen seinen Fällen schwere Herzveränderungen mit Kreislaufstörungen bestanden. „Teils waren diese Herzerkrankungen die eigentliche Todeskrankheit, teils bildeten sie als sekundäre Erscheinungen die letzte Todesursache. Jedenfalls ist ein Zusammenhang zwischen Stauung und dem Auftreten der Colpitis emphysematosa nicht zu leugnen. Vielleicht könnte man daran denken, daß bei der Stauung infolge der Zirkulationsstörung eine chemische Änderung des Gewebssaftes zustande kommt, die die Entwicklung von pathogenen Bakterien begünstigt" (Nagashima).

aber fort: „Die meisten scheinen als Follikelcysten angesprochen werden zu müssen, namentlich jene, die in dem oberen Teile der Scheide sich befinden, wo gerade nach den Erfahrungen Löwensteins [1] sich die meisten Lymphfollikel befinden sollen" [2]. „Für den Follikel der Cysten würde namentlich das in mehreren Fällen von Winckel und Schröder gefundene Endothel [3] derselben, ferner ihre Anordnung [3] und ihre Oberflächlichkeit [3] sprechen. Schwer freilich würde dann der Luftinhalt derselben zu erklären sein, und man müßte annehmen — wogegen sich starke Bedenken erheben —, daß aus dem serösen Inhalte ein gasförmiger sich gebildet habe." Gleichwohl kam Näcke zu dem Schlusse, „daß die Luft sich aus dem serösen Inhalte der Follikelcysten bilde".

Die Hypothese von Näcke ist ziemlich allgemein abgelehnt worden [4]. Schon Eppinger (1880, S. 410) betonte, daß „Follikel, d. h. circumscripte Anhäufungen lymphoider, in einem zartesten Bindegewebsreticulum suspendierter Zellen, in der Vagina" „höchst variable Gebilde" sind, „nicht nur in Bezug auf Vorkommen, sondern auch in Bezug auf die Ausbreitung und Anzahl". Eppinger selbst konnte nur in einer seiner Beobachtungen (Fall 5), „echte Follikel" in der Scheidenwand nachweisen, „und gerade in diesem Falle konnte ebenso deutlich gezeigt werden, daß die Luftblasen sich unbeschadet der Follikel gebildet und dort, wo sie in der Nähe oder knapp neben denselben vorkamen, die Follikel einfach beiseite geschoben hatten. Es wäre doch nur ein zu großer Zufall, daß in einem anatomisch gründlich untersuchten Falle sich die Follikel der Vagina ganz passiv verhalten und in anderen das Substrat der Luftbildung abgegeben haben sollten".

Außerdem hat Eppinger (1880, S. 410) auch entschieden die Ansicht zurückgewiesen, daß die „mit Serum gefüllten Hohlorgane" (Lymph-)Follikel seien, „aus denen sich durch Umwandlung des Seruminhaltes in Gas das Emphysem entwickeln" könnte. „Diese Ansicht fällt so ziemlich mit dem Umstande zusammen, daß Follikel und Drüsen als homologe Gebilde aufgefaßt wurden."

Besonders eingehend beschäftigte sich Chiari (1885, S. 99) mit dem Problem der lymphfollikelähnlichen Bildungen in der Scheide, da nach seiner Ansicht die Gascysten aus Lymphgefäßen entstehen. Chiari untersuchte im Laufe mehrerer Monate systematisch die Scheide bei allen weiblichen Leichen. Dabei konnte er „als einen ziemlich häufigen Befund sowohl bei jüngeren als älteren Individuen die lymphfollikelartigen Bildungen konstatieren". „Sie sind meist schon mit freiem Auge als kleine graue Pünktchen zu erkennen und lagern vorzüglich in dem oberen Abschnitte der Vagina namentlich an der hinteren Wand". Diese „wurden bereits mehrfach beschrieben (Löwenstein, v. Winckel, Toldt u. a.)" [5].

---

[1] Löwenstein: Centralbl. f. med. Wissensch. 1871, Nr. 25.

[2] Aus diesem Hinweis auf Löwenstein geht hervor, daß Näcke mit „Follikeln" Lymphknötchen und nicht etwa Drüsenfollikel meinte.

[3] Im Original nicht gesperrt gedruckt.

[4] Nur Kleinwächter (Zeitschr. f. Geburtsh. u. Gynäkol. Bd. 16, S. 46f.) nahm an, daß vereiterte Lymphfollikel die Entstehung von Gascysten veranlassen oder doch begünstigen, da er bei einer Graviden auch kleine gelbe Cystchen mit gelbem, eitrigem Inhalt beobachtet hatte. Angaben über die histologische Untersuchung dieser gelben Cysten fehlen.

Auch Piering, der endothelausgekleidete und riesenzellenhaltige Cystchen in lymphfollikelähnlichen Gebilden fand, nahm an, daß die Cysten im lymphatischen Apparat und speziell in den Lymphbahnen der Follikel entstehen.

[5] „Löwenstein (Die Lymphfollikel der Schleimhaut der Vagina. Zentralbl. f. med. Wissensch. 1871, Nr. 25) schildert das häufige Vorkommen von Lymphfollikeln in der Vaginalschleimhaut und betont, daß dieselben in ihren wesentlichen Charakteren mit den solitären Drüsen des Dünndarmes übereinstimmen, weswegen sie mit vollem Rechte als identische Gebilde betrachtet werden können. Weiter hebt er hervor, daß noch eine andere Ähnlichkeit der Vaginalschleimhaut mit der des Dünndarmes existiere, indem auch sie in ihren Lücken und Maschen mit zahlreichen lymphoiden Elementen erfüllt ist. v. Winckel (Die Pathologie der weiblichen Sexualorgane. Leipzig 1878, cit. bei Ruge, Zeitschr. f. Geburtsh. u. Gynäkol. Bd. 4, S. 133) sagt, daß es verständlich sei, daß in der Vagina bei chronischem Catarrh die adenoide Substanz sich ganz gewaltig vermehren könne, indem sie normalerweise adenoide Follikel ähnlich den Solitärfollikeln des Darmes enthalte. Solche Entzündungen soll man Colpitis follicularis nennen. Den wirklichen Follikeln (autorum) recht ähnliche Gebilde schildern Ruge und Eppinger bei ihrer Colpitis granularis resp. Colpitis miliaris et herpetiformis. Und in neuester Zeit schreibt Toldt „Nicht selten beobachtet man circumscripte, follikelähnliche Einlagerungen adenoiden Gewebes in der Vagina, jedoch in äußerst schwankender Zahl und Verbreitung. Während sie manchen Personen völlig zu fehlen scheinen, findet man sie in der Regel ganz vereinzelt in den verschiedensten Bezirken der Schleimhaut verteilt" [zit. nach Chiari (1885, S. 99)].

Chiari schienen sie „fast immer mit Catarrh der Vagina kombiniert zu sein", sie „machten immer den Eindruck pathologisch neugebildeter Dinge", wie Chiari „das seinerzeit auch von den follikelartigen Herden in der Schleimhaut des harnleitenden Apparates annahm [1]. „Oft trugen sie in ihrer Mitte einen kleinen punktförmigen Substanzverlust, durch den man eine Schweinsborste eine ganze kurze Strecke weit in die Vaginalwand einführen konnte. Bei der mikroskopischen Untersuchung verhielten sie sich ganz so wie die lymphfollikelartigen Bildungen in den Fällen von Gascystenbildung und waren auch durchzogen und umgeben von lymphcapillarartigen, mit lymphoiden Zellen gefüllten Gängen, die sich sehr leicht von den meist stark ausgedehnten Blutgefäßen unterscheiden ließen. Die punktförmigen Öffnungen in den Follikeln waren die Eröffnungsstellen von ektatischen Lymphräumen, hatten also dieselbe Genese wie die kleinen Substanzverluste der Vaginalschleimhaut in den Fällen von Gascysten".

„In einer kleinen Prozentzahl dieser Fälle nun" fand Chiari „bei der mikroskopischen Untersuchung auch hier in den lymphcapillarartigen Spalten die schönsten Riesenzellen oft in mächtigen Massen eingeschlossen, wie das Abb. 13 zeigt. Man sieht in derselben eine lymphcapillarartige Gewebsspalte, in der neben lymphoiden Zellen und endothelartigen gequollenen blassen Zellen auch große kugelige vielkernige Protoplasmaklumpen — deutliche Riesenzellen — lagern. An dieser Stelle machte es gleichfalls den Eindruck, als ob die Riesenzellen aus den Endothelien durch Quellung derselben und Kernvermehrung in ihnen, etwa auch durch Verschmelzung mehrerer Zellen entstanden wären" (Chiari).

Durch diese Befunde wurde Chiari noch mehr in seiner Anschauung „über die Entwicklung der vaginalen Gascysten in pathologisch präformierten Lymphräumen bestärkt".

Die Angaben Chiaris wurden später von Nowicki bestätigt (1909, S. 164).

Dieser fand in seinen Präparaten aus der Scheide und dem Darme [2] mehrmals Veränderungen in diesen Knötchen. Innerhalb des lymphatischen Gewebes waren gewöhnlich in größerer Menge feine Gasbläschen ohne Auskleidung. Auf Grund von Serienschnitten gelangte Nowicki zu der Überzeugung, „daß diese Bläschen in Verbindung mit den namentlich in der Nähe der Knötchen sich befindenden Spalten waren". Außer den Bläschen fand Nowicki hier auch Riesenzellen. „Die in den Lymphknötchen eingebetteten Bläschen sind wahrscheinlich infolge des durch die feinen lymphatischen Spalten, welche sich namentlich in der Umgebung der Knötchen befinden, eingedrungenen Gases entstanden. Da diese Bläschen sich miteinander verbinden, so können sie mit den gleichzeitig erweiterten Spalten große Cysten formieren. In diesen sind dann die Riesenzellen vorhanden. Die Bildung von Bläschen in den Lymphknötchen könnte man für einen sekundären Vorgang erachten und zwar dank der vielen lymphatischen Spalten in ihrer Umgebung. Gegen die ausschließliche Bildung der Bläschen aus den Knötchen spricht unter anderem ihre Dislokation auch in den tieferen Schichten, wie z. B. in der Scheide" (Nowicki).

Es ist heute wohl allgemein anerkannt, daß „Lymphknötchen" oder besser „lymphfollikelähnliche Gebilde" nicht zum Bilde der normalen Scheide gehören, sondern daß sie, ebenso wie im Endometrium, die Folgen von Entzündungszuständen sind.

Aus den Untersuchungen von Eppinger u. a. geht zur Genüge hervor, daß „Lymphknötchen" bei der Colpitis emphysematosa vollkommen fehlen können.

Außerdem sprechen die mikroskopischen Befunde — entgegen der nur makroskopisch gewonnenen Vermutung Näckes — durchaus nicht dafür, daß die Lymphknötchen den Mutterboden für die Gascysten darstellen. Die histologischen Bilder zeigen vielmehr, daß etwa vorhandene Lymphfollikel in der Scheidenwand sich nur „passiv" (Eppinger) an den Gasansammlungen beteiligen, sei es, daß sie überhaupt in toto von dem Gase verdrängt werden, sei es, daß das Gas in die von ihnen eingenommenen Bindegewebsräume eindringt und sie auseinandersprengt.

Da die lymphfollikelähnlichen Bildungen nichts anderes als umschriebene Rundzellenanhäufungen im subepithelialen Bindegewebe sind, so kann natürlich auch das Gas in die von ihnen eingenommenen Gewebsspalten eindringen und diese erweitern. Als ausschließ-

---

[1] Chiari: Wien. med. Jahrb. 1881.
[2] Bei der Pneumatosis intestini.

licher oder auch nur bevorzugter Ort der primären Gasentwicklung können die Lymphknötchen aber nicht betrachtet werden.

6. Entstehung der Bläschen aus Blutgefäßen. Jacobs[1] nahm an, daß die Gasbläschen der Scheide aus Blutgefäßen, und zwar vor allem aus den Venen entstehen. Er fand in seinen Präparaten die Gefäße teils verengt, teils thrombosiert, und in ihnen „eine gewisse Art von Vakuolen" (zit. nach Nowicki), die nach seiner Anschauung den Ausgangspunkt für die Bläschen bilden. Aus den Vakuolen sollen allmählich kleine Höhlen entstehen, in denen sich rote Blutkörperchen und Leukocyten finden. Bei der Größenzunahme der Bläschen werden die roten Blutkörperchen und Leukocyten an die Gefäßwand gedrückt. Das Gefäßendothel quillt auf, in der Adventitia bilden sich kleinzellige Infiltrate. Endlich reißt die Tunica media und das Bläschen ist fertig. Das Bersten erklärt Jacobs durch die Veränderungen in dem eigentlichen Zellgewebe und durch den gesteigerten inneren Druck.

Jacobs verlegt die Entstehung der Cysten also in die Blutgefäße. Es dürfte aber kaum zweifelhaft sein, daß er die gleichen Bilder sah, die auch Eppinger in seinen Präparaten fand, und die er in sehr viel einfacherer und ansprechenderer Weise deutete (siehe weiter unten).

7. Blutergüsse [Blutungen (v. Winckel, Lebedeff)]. v. Winckel (1871, S. 407f.) sah einige Male „dicht nebeneinanderstehende Blutergüsse" auf den Schleimhautfalten. Am folgenden Tage fanden sich an diesen Stellen „eine stärkere Prominenz und ein dünner noch rötlich durchscheinender Inhalt". „Später" waren hier „Cysten mit dem klaren Inhalt", wie er sich in den übrigen Bläschen fand, nachzuweisen. v. Winckel sprach deshalb die Vermutung aus (S. 412), daß ein Teil der Cysten aus Blutergüssen zu entstehen „schien".

Diese von v. Winckel nur vermutungsweise geäußerte Ansicht suchte Lebedeff zu einer neuen Theorie auszubauen.

Lebedeff fand in seinen beiden Fällen, neben einer außerordentlich starken Erweiterung der Gefäße — besonders auch der Capillaren —, teils Papillen mit frischen Blutergüssen und schönem Fibrinnetz, teils Papillen, in denen das Bindegewebe und das Fibrinnetz verschwunden war, und die Blutkörperchen in eine feinkörnige Masse verwandelt waren. Auf Grund dieser Beobachtungen stellte sich Lebedeff die Entwicklung der Gascysten in folgender Weise vor:

Den Ausgangspunkt bildet eine Stauungshyperämie der Scheide. Diese führt allmählich zu einer maximalen Erweiterung der Gefäße und zwar zunächst der Venen, schließlich auch der Capillaren. Schon dadurch, noch mehr aber dann, wenn sich noch Thrombose eines größeren Venenstammes dazu gesellt, kommt es zum Austritt von roten Blutkörperchen, vor allem im Bereich der Papillen. In diesen Blutergüssen kommt es dann zu regressiven Vorgängen und dabei auch, unter nicht näher bekannten Bedingungen, zur Bildung von Gas.

Gegen die Angabe von Lebedeff, der selbst zugab, daß seine Hypothese noch weiterer Beweise bedürfe, läßt sich zunächst einwenden, daß in der ganzen pathologischen Physiologie keine derartige Umwandlung von roten Blutkörperchen in Gas bekannt ist (Eisenlohr, S. 122). Außerdem geht aus den eingehenden Untersuchungen Eppingers (1880) aber auch hervor, daß die histologischen Befunde Lebedeffs einer einfacheren, zwangloseren und überzeugenderen Deutung fähig sind.

Eppinger hatte an der Scheide eines 17jährigen „klappenkranken" Mädchens ähnliche Beobachtungen wie Lebedeff gemacht. Auch er hatte eine Stauungshyperämie gefunden, so stark, „daß die ungewöhnliche Weite und schraubenartige Windung der Capillaren bis unter die Epitheldecke fast cavernöse Räume vortäuschte".

Wie Lebedeff, so sah auch Eppinger Blutergüsse in der Nähe von Cysten. Auch die feinkörnige Masse, sowohl um die Capillaren herum, als an der Wand der Cysten, bemerkte Eppinger. Während Lebedeff der Meinung war, die Blutergüsse wandelten sich später in Gas um, konnte Eppinger Anzeichen für diesen Vorgang nirgends entdecken. Das Vorkommen jener feinkörnigen Masse innerhalb der Cysten erklärte Eppinger in folgender Weise: „das häufig in der Zwischenwand zweier Cysten sich vorfindende Blutgefäß muß mit der Vergrößerung der Cysten stärker gedehnt und komprimiert werden als zuvor; je nachdem nun die Vergrößerung der Cysten rapid oder langsam verläuft, hat das Gefäß Zeit zum Obliterieren oder nicht; in letzterem Falle wird es einreißen, was einen leichten Bluterguß zur Folge haben muß; die zerfallenen Blutkörperchen sind die restierende feinkörnige Masse".

Die Gascysten entstehen also „nicht aus Blutergüssen, sondern die Entstehung der Cysten ruft die Blutergüsse hervor" (Eppinger).

---

[1] Jacobs: Zit. nach Nowicki, Virchows Arch. f. pathol. Anat. u. Physiol. Bd. 198, S. 165.

β) Kausale Genese der Gascysten.

Der Frage, warum es zur Bildung von Gascysten in der Scheidenwand kommt, läßt sich erst dann nähertreten, wenn man weiß, woher das Gas in den Cysten stammt.

Hier sind zwei Möglichkeiten denkbar:

1. Das Gas ist von außen in die Scheidenwand gelangt (exogener Ursprung des Gases),

2. es ist in der Scheidenwand selbst entstanden (endogener Ursprung des Gases).

1. Exogener Ursprung des Gases. v. Winckel, der als erster die Frage zu beantworten suchte, woher das Gas in der Scheidenwand stammt, erklärte sich den Vorgang in folgender Weise: Durch die hyperplastischen Schleimhautfalten werden Buchten und Recessus gebildet. In diese kann leicht eine Luftblase eintreten, da nicht so selten im Scheidensekret durch Pilze und Vibrionen Gasblasen gebildet werden. Wenn nun die Eingangsöffnung zu einer derartigen Bucht verklebt, dann kann die Luftblase nicht mehr entweichen, und es ist eine Luftcyste entstanden.

Gegen diese Ansicht von v. Winckel konnte der Einwand erhoben werden, daß sie nicht erklärt, warum beim Anstechen der Bläschen das angesammelte Gas unter Druck entweicht. Würde einfach eine Luftblase durch die Verklebung von Scheidenfalten eingeschlossen, dann würde sie damit nicht unter erhöhtem Druck stehen, und sie könnte, wenn sie plötzlich freigelassen wird, nicht mit Zischen entweichen.

Schmolling, der, ähnlich wie v. Winckel, die Cysten auf die Verklebung der Mündungen von drüsenähnlichen Einsenkungen des Scheidenepithels zurückführte, nahm deshalb an, daß die eingeschlossene Luft eine fortlaufende Zersetzung der gleichzeitig eingeschlossenen Flüssigkeit zur Folge habe, und daß sich so der erhöhte Druck erkläre, unter dem das Gas in den Cysten steht.

Eppinger vertrat den Standpunkt, „daß das in den Luftblasen des vaginalen Emphysems enthaltene Gas von außen eingedrungene Luft ist, die durch die Vagina zunächst aspiriert und vermittels kleiner epithelialer Einrisse in vorbereitete Spalträume des interstitiellen Bindegewebes längs der Gefäße eingepreßt wird" [Eppinger (1880, S. 414)]. Zu diesem Schlusse gelangte Eppinger anscheinend deshalb, weil er schon bei seiner ersten Beobachtung von Emphysema vaginae (1873) das Gas durch Lerch hatte analysieren lassen. Dieser stellte fest, daß das Gas „eine der atmosphärischen Luft gleiche Zusammensetzung hatte" [Eppinger (1880, S. 371)].

Der Ansicht von Eppinger schlossen sich Chénevière, Chiari sowie Klauser und Welponer an. Chénevière übernahm die Hypothese von der exogenen Abstammung des Gases von Eppinger, ohne sie näher zu prüfen. Klauser und Welponer glaubten dagegen durch die chemische Analyse den Nachweis erbracht zu haben, daß der gasförmige Inhalt der Cysten tatsächlich atmosphärische Luft war (s. S. 313).

Gegen die Ansicht von Eppinger ist folgendes einzuwenden:

a) Es ist durchaus nicht einwandfrei bewiesen, daß in den Cysten atmosphärische Luft enthalten ist. Mit der allergrößten Wahrscheinlichkeit handelt es sich bei den Analysen vielmehr um Untersuchungsfehler [P. Zweifel (1885)].

b) Es erscheint unmöglich, daß in die Scheide, die ein nach außen offenes Rohr darstellt, Luft von außen unter einem so hohen Druck aspiriert werden kann, daß sie in die Tiefe der Schleimhaut gelangt (P. Zweifel, Lebedeff u. a.). Außerdem erfordert das Einpressen von Luft in die tiefsten Schichten der Scheidenwand einen Kraftaufwand, der sich schwerlich erklären läßt (Lebedeff).

c) Selbst wenn man Luft mit Gewalt in die Scheidenschleimhaut einpreßt, entsteht nie das Bild des Emphysema vaginae (Näcke)[1].

d) Würden die Gascysten durch das Einpressen von Luft entstehen, dann müßten sie plötzlich auftreten. Die Beobachtung lehrt aber, daß sie sich allmählich entwickeln (Eisenlohr).

Die Lehre von der exogenen Herkunft des Gases ist heute wohl allgemein verlassen.

2. Endogene Entstehung des Gases. Die Ansicht, daß bei der Colpitis emphysematosa das Gas von außen, vom Scheidenlumen her, in die Scheidenwand eindringt, entbehrt — wie soeben ausgeführt

---

[1] Näcke (Arch. f. Gynäkol. Bd. 9, S. 461) suchte experimentell Luftcysten in der Scheide zu erzeugen. Er injizierte bei Kaninchen mittels einer Pravazschen Spritze Luft in die Scheidenschleimhaut. Dabei konnte aber nie ein dem Emphysema vaginae ähnliches Bild, sondern höchstens eine einzige Luftblase erzeugt werden. Diese kollabierte nach dem Herausziehen der Kanüle sofort wieder.

wurde — jeder Stütze. Noch viel unwahrscheinlicher — und deshalb überhaupt noch nicht erörtert — ist die andere Annahme, daß das Gas irgendwo im Körper gebildet und nur in der Form von Gasembolien in der Scheide abgelagert wird.

Man gelangt demnach per exclusionem zu dem Schlusse, daß das Gas in der Scheidenwand selbst gebildet wird.

Die Entstehung von Gas in der Scheidenwand selbst ist in verschiedener Weise denkbar. Bei dem gegenwärtigen Stand unseres Wissens sind vor allem drei Möglichkeiten zu erwägen. Das Gas könnte entstehen:

a) mechanisch, d. h. durch Freiwerden im Körper absorbierter Gase,
b) chemisch, durch irgendwelche chemische Reaktionen,
c) durch Bakterieneinwirkung.

a) **Rein mechanische Entstehung des Gases.** Ein Beispiel von rein mechanischer „Entbindung" im Körper absorbierter Gase kennen wir von der Caissonkrankheit her. Diese kann bekanntlich dann auftreten, wenn Arbeiter, die bei Brückenbauten in den Caissons unter einem Druck von 3—4 Atmosphären und darüber arbeiten, plötzlich wieder dem gewöhnlichen atmosphärischen Druck ausgesetzt werden. Nach den Untersuchungen von Heller, Mayer und v. Schrötter findet bei plötzlichem Übergang aus der hochgespannten Luft in die gewöhnliche Atmosphäre eine Entbindung von Gas und zwar fast ausschließlich von Stickstoff statt, der unter dem hohen Druck von dem Blute bis zur Sättigung aufgenommen und auch von den Geweben absorbiert wurde. Unter dem gewöhnlichen Druck wird dieser Stickstoff im Blute frei und er diffundiert auch aus den Geweben in gasförmigem Zustand in das Blut über. Die so in der Gefäßbahn vorhandenen Gasblasen können durch Gasembolie (Hoche) zu Störungen der Herz- und Lungentätigkeit, sowie zu cerebralen und spinalen Lähmungen und zu Erweichungsherden führen (vgl. Kaufmann)[1].

In der Scheidenwand ist von den Vorbedingungen zu einer ähnlichen Gasentbindung (Absorption unter erhöhtem Druck mit nachfolgender Verminderung des Druckes) nichts bekannt. Infolgedessen ist die Möglichkeit einer derartigen Entstehung des Gases bisher überhaupt noch nicht in Betracht gezogen worden.

b) **Chemische Entstehung des Gases.** Eine weitere Möglichkeit wäre die, daß das Gas als Folge irgendeiner chemischen Reaktion entsteht. An diese Möglichkeit dachten K. Schröder, Zweifel, Näcke. Da aber in der ganzen pathologischen Physiologie bisher kein derartiger Vorgang bekannt ist, so besitzt diese Annahme keine sehr große Wahrscheinlichkeit.

So gut wie allgemein wird heute angenommen, daß das Gas von lebenden Mikroorganismen erzeugt wird, daß es also einer Infektion der Scheidenwand seine Entstehung verdankt.

c) **Die bakterielle Entstehung des Gases.** Geschichtliches: Schon im Jahre 1876 sprach Klebs[2] die Ansicht aus, daß die Entwicklung des Emphysema vaginae „mit Infektionszuständen zusammenzuhängen" scheine. Zu dieser Vermutung gelangte Klebs, als er „in den gashaltigen Blasen von Eppingers Fall 6" zahlreiche Mikrokokken und Bakterien entdeckte.

Eisenlohr suchte dann (1888) den Nachweis zu erbringen, daß die Gasbildung bei der Colpitis emphysematosa überhaupt nur durch Bakterienwirkung zustande kommt.

Es gelang ihm in einem Falle von Emphysem der Scheide nicht nur Mikroorganismen im Schnitte nachzuweisen[3], sondern er konnte sie auch züchten. Die Untersuchung der ersten (auf Gelatine angelegten) Kulturen im hängenden Tropfen ergab zwei verschiedene Arten von Mikroorganismen, nämlich

1. kleine ovale Kokken mit lebhaften, kurzen, stoßartigen Bewegungen,
2. kurze, stäbchenförmige, an den Enden abgerundete Bakterien. Über die Beweglichkeit dieser Keime macht Eisenlohr keine Angabe.

Da es bei der Weiterzüchtung nicht gelang, die beiden Formen zu trennen, nahm Eisenlohr an, daß es sich nur um eine Art von Mikroorganismen und zwar um Kokken handle, und daß diese nur durch ihre verschiedene Anordnung Bacillen vortäuschten.

---

[1] Kaufmann: Lehrb. d. spez. path. Anat., 7./8. Aufl. Bd. 2, S. 1557.
[2] Klebs: Handb. d. path. Anat. Bd. 1, Abt. 2, S. 967.
[3] In den Schnitten fanden sich Bakterien in großer Menge teils in Capillaren, teils im Bindegewebe.

In Stichkulturen (Agar und Gelatine) bildeten die Mikroorganismen Gas. Gleichzeitig stellte Eisenlohr fest, daß die Kokken sich auch bei Abschluß des Sauerstoffs entwickelten, da sie auch in den tiefen Partieen der Stichkultur angingen. Versuche bei Kaninchen und Meerschweinchen durch Impfung in die Scheiden- und Rectumschleimhaut, sowie auch durch subcutane und intraperitoneale Einverleibung Emphysem zu erzeugen, mißlangen. Gleichwohl kam Eisenlohr zu dem Schlusse, daß das Scheidenemphysem durch die von ihm beschriebenen Kokken hervorgerufen werde.

Schon kurze Zeit nach ihrer Veröffentlichung wurden die mühsamen Untersuchungen Eisenlohrs fast vollkommen durch den einfachen Einwand Kümmels entwertet, daß die beschriebenen Bakterien möglicherweise erst postmortal in die Cysten eingewandert waren.

Im Jahre 1888 konnte G. Klein ebenfalls „Kurzstäbchen" aus den Cysten bei Colpitis emphysematosa züchten. Von den angelegten Kulturen blieben zwei Agarstrichkulturen und die beiden Agarstichkulturen steril. Auf der dritten Agarstrichkultur und auf den beiden Gelatineplatten entwickelten sich neben (gelben) Kolonien von Staphylokokken auch „massenhaft" andere Kolonien. Diese erschienen auf Agar graugelblich, trocken und gelappt; in Gelatine, die nicht verflüssigt wurde, wurden die Kulturen nicht über stecknadelkopfgroß. In der Tiefe erschienen sie „grau und rundlich, aber nicht scharf kreisförmig, sondern am Rande etwas buckelig, gekörnt". Ausstriche ergaben, daß es sich um „sehr kleine Bakterien" handelte, „welche nur etwas länger als breit, also oval" waren, „und abgestumpfte Enden" zeigten. In Agarstichkulturen dieser „Kurzstäbchen" traten entlang dem Impfstich „einige", bis höchstens erbsengroße Gasbläschen auf. Bei der Weiterzüchtung und in Gelatinestichkulturen wurde keine Gasbildung mehr beobachtet. 14 Tage später wurde wieder Cysteninhalt von der gleichen Patientin verimpft. Auch dieses Mal gingen neben „gelben Kolonien" die grauen, langsam wachsenden Kurzstäbchenkolonien an. Gasentwicklung konnte dieses Mal in Stichkulturen überhaupt nicht beobachtet werden. In mikroskopischen Schnitten durch ein excidiertes Scheidenstückchen fanden sich erst nach längerem Suchen Stäbchen, hie und da in kleinen Häufchen, etwas reichlicher in erweiterten Lymphgefäßen und in dem angrenzenden infiltrierten Bindegewebe.

Gleichwohl kam Klein zu dem Schlusse: „Im Zusammenhalt mit Eisenlohrs Untersuchungen sind diese Kurzstäbchen trotz des noch ausstehenden Tierversuches mit großer Wahrscheinlichkeit als die Erreger der Colpitis emphysematosa anzusehen".

Im Jahre 1891 fand auch Camargo[1] in drei Fällen in mikroskopischen Schnitten durch die Scheidenwand bei Colpitis cystica Bakterien. Er hielt diese für identisch mit den von Eisenlohr beschriebenen Mikroorganismen. Kulturversuche machte Camargo nicht.

Eine bessere Stütze erhielt die Lehre von der bakteriellen Genese des Gases bei Colpitis emphysematosa erst durch Lindenthal (1897).

Lindenthal konnte aus einer Gasblase bei Colpitis emphysematosa ein streng anaerobes, grampositives, unbewegliches Stäbchen züchten, das in zuckerhaltigen Nährböden (Agar und Bouillon) reichlich Gas bildete[2]. Kapseln und Sporen konnten an den Bacillen nie nachgewiesen werden. Wurden Meerschweinchen mit einer halben bis einer Öse einer Reinkultur subcutan unter die Bauchhaut geimpft, dann entstand ein hämorrhagisches, von Gasblasen durchsetztes Ödem, und die Tiere gingen im Verlaufe von 12—30 Stunden zugrunde. Bei der Sektion zeigte sich die Haut durch Gasblasen und blutig-seröse Flüssigkeit von der Muskulatur abgelöst. Die Muskulatur war morsch, oft zu einem rötlichen Brei umgewandelt und reichlich von Gasblasen durchsetzt. In ihr und in der Ödemflüssigkeit ließen sich mikroskopisch und kulturell die anaeroben Stäbchen in Reinkultur nachweisen.

Lindenthal rechnete die von ihm gefundenen Stäbchen zur Gruppe der Bacillen des malignen Ödems. Er ließ es aber dahingestellt, ob es sich nur um eine neue Varietät oder um eine neue Art der anaeroben Ödembacillen handelte.

Er erwog auch, ob die von ihm gefundenen Stäbchen nicht identisch mit dem Bacillus phlegmones emphysematosae Eugen Fränkels sein könnten. Er glaubte diese Identität aber ablehnen zu müssen, da Eugen Fränkel bei seinen Gasbacillen eine Kapsel und einmal Sporen gesehen hatte, und da die Fränkelschen Gasbacillen nicht pathogen für Mäuse sind.

---

[1] Camargo: Thèse de Genève. 1891 (zit. nach Lindenthal).

[2] Außerdem konnte Lindenthal auch teils in den Blasen, teils im Gewebe selbst, reichlich Streptokokken nachweisen. In den Kulturen gingen die Streptokokken nicht an. Lindenthal nahm deshalb an, daß die anaeroben Stäbchen „die Lebensfähigkeit der Streptokokken beeinträchtigt hatten".

„Von dem Bacillus phlegmones emphysematosae E. Fränkels unterscheidet er sich durch den Mangel der von Fränkel beschriebenen Kapsel, von Sporen, die Fränkel allerdings nur einmal beobachtete, durch die Pathogenität für Mäuse" [Lindenthal (1897)].

Schon im Jahre 1899 erklärten aber Hitschmann und Lindenthal den von Lindenthal bei der Colpitis emphysematosa gefundenen Erreger als identisch mit dem Bacillus phlegmones emphysematosae von Eugen Fränkel [Hitschmann und Lindenthal (1897, S. 196, 197, 198; 1901, S. 172)].

Nachdem Hitschmann und Lindenthal zu der Überzeugung gekommen waren, daß die Colpitis emphysematosa durch den gleichen Bacillus erzeugt wird, der postmortal die Schaumorgane erzeugt, suchten sie folgende drei Fragen zu beantworten:

„1. Steht in Fällen, in welchen die Colpohyperplasia cystica im Leben entstanden ist, der Prozeß nach dem Tode still, oder schreitet die Bildung der Bläschen in der Scheidenschleimhaut ähnlich wie die Gasbildung in den Geweben bei Gangrène foudroyante nach dem Tode noch fort?

2. Gibt es Fälle von Colpohyperplasia cystica, die rein postmortal entstanden sind?

3. Gibt es histologische Merkmale, welche die sub 1 und 2 gestellten Fragen entscheiden lassen?"[1]

1. Die erste Frage beantworteten Hitschmann und Lindenthal in folgender Weise:

„Da auch bei der Gangrène foudroyante dieselben Erreger ätiologisch in Betracht kommen, und bei dieser Erkrankung die Gasbildung post mortem fortschreitet, können wir annehmen, daß auch die Cystenbildung in der Scheide noch ihren weiteren Fortgang nimmt".

2. Bei der Frage, ob die Colpohyperplasia cystica rein postmortal entstehen kann, kamen Hitschmann und Lindenthal (1901, S. 173) zu dem Schlusse, daß diese Möglichkeit „theoretisch zugegeben werden muß"[2].

3. Histologische Anhaltspunkte für die rein postmortale Entstehung der Colpitis emphysematosa gibt es nicht. Dagegen gibt es zwei sichere Kriterien für die intravitale Entstehung des Prozesses, nämlich das Vorhandensein

a) von Blutungen,
b) von Riesenzellen.

Hitschmann und Lindenthal sind sogar geneigt, für die Fälle von Colpohyperplasia emphysematosa, in denen sich keine Blutungen und keine Riesenzellen finden, eine postmortale Entstehung anzunehmen[3].

Es muß dahingestellt bleiben, ob diese Vermutung richtig ist. Wir selbst konnten auf Serienschnitten durch ein ziemlich großes Stückchen Scheidenwand, das einer lebenden Gravida mit Colpitis emphysematosa entnommen und lebenswarm in Zenkerscher Lösung fixiert worden war, weder Riesenzellen noch Blutungen nachweisen.

Die abweichenden Befunde von Eisenlohr und Klein erklären sich nach Lindenthal (1897, S. 42) in folgender Weise[4]:

„Was nun den anscheinenden Widerspruch Eisenlohrs betrifft, der erstens Kokken fand und zweitens beim Tierversuche keine Resultate erzielte, so glaube ich, diesen in folgender Weise lösen zu können: er beschreibt Kokken, die äußerst klein und oval sind, deren Längsdurchmesser den queren nur um ein Geringes übertrifft; liegen diese Kokken dicht nebeneinander, so täuschen sie leicht Stäbchen vor; in hängenden Tropfen sah er kleine ovale Gebilde mit lebhaften, kurzen, stoßartigen Bewegungen und

---

[1] Im Original nicht gesperrt gedruckt.

[2] „Nachdem wir heute wissen, daß bei den Schaumorganen und bei der Colpohyperplasia cystica dieselben Bakterien als Erreger wirken, und nachdem wir nachgewiesen haben, daß die Schaumorgane nach dem Tode entstehen, so muß theoretisch dieselbe Möglichkeit auch für die Gascysten in der Scheide zugegeben werden" [Hitschmann und Lindenthal (1901, S. 173)].

[3] Die in vielen Fällen vorhandene Rundzelleninfiltration lassen Hitschmann und Lindenthal (1901, S. 180) außer Betracht, da diese „nicht durch die Anaeroben, sondern durch die häufig in der Scheide gefundenen Kokken bedingt ist oder auch, wenn diese fehlen, ein zu häufiger Befund in der Scheide der geschlechtsreifen Frau" ist.

[4] Lindenthal: Zur Ätiologie der sogenannten Colpohyperplasia cystica. Wien. klin. Wochenschr. 1897, S. 42.

stäbchenförmige, mit abgerundeten Enden von der doppelten Größe der ovalen Formen, über deren Beweglichkeit er nichts äußert. Nach meiner Meinung handelt es sich bei Eisenlohr um eine Mischkultur der anaeroben Stäbchen mit aeroben Kokken, die er nicht trennen konnte, da er über die Lebensbedingungen der beiden Arten nicht aufgeklärt war. Er versuchte dieselben zu trennen, indem er aerobe Platten anfertigte, in denen die anaeroben Stäbchen natürlich nicht aufgingen, so daß er der Ansicht war, es nur mit einer Art zu tun zu haben. Die aus dieser Kultur gewonnenen Bakterien nun benützte er zu seinen Tierversuchen und zu seinen Gasbestimmungen. Die Tierversuche fielen negativ aus, die Gärungsversuche positiv; es kann nun sein, daß er zu letzteren noch Mischkulturen benützte, wo das Gas von den gesehenen Stäbchen produziert wurde, es ist aber auch möglich, daß er diese bereits mit Reinkulturen anstellte, in denen die anaeroben nicht mehr vorhanden waren; in diesem Falle hatte er eben nicht pathogene Kokken unter den Händen, die imstande waren, Zucker und Eiweiß zu vergären, wie wir ja solche kennen. Ich kann mir natürlich nicht erlauben, aus der dürftigen Beschreibung einen Schluß auf eine bestimmte Art zu ziehen.

Was die Ergebnisse der Untersuchung Kleins betrifft, so ist es ganz klar, daß er bei seinen zwei Kulturversuchen jedesmal bloß die aeroben Verunreinigungen kultivierte, während die eigentlichen Erreger, die anaeroben Bacillen, nicht aufgingen. Daß es ihm in einem Falle gelang, eine, wenn auch nur sehr spärliche Gasentwicklung zu beobachten, beweist gar nichts; vielleicht hatte sich ein oder das andere anaerobe Stäbchen erhalten und die wenigen, gesehenen Gasbläschen erzeugt; für seinen Befund ist es sogar unwahrscheinlich, daß die gezüchtete Verunreinigung einem gasbildenden Bacterium angehörte, da er mit der Reinkultur seiner zweiten Untersuchungsreihe niemals Gas erzeugen konnte. In den Schnitten fand er spärlich Stäbchen, die er mit den von ihm kultivierten identifizierte. Ob dies tatsächlich der Fall war, oder die Stäbchen den von mir gefundenen entsprechen, kann ich nicht entscheiden.

Ich gestehe aber die Möglichkeit zu, daß Eisenlohr und Klein dieselben Bacillen gesehen haben wie ich, im Verein mit Kokken, wie dies auch in meiner ersten Beobachtung der Fall gewesen ist".

Die Entstehung der Colpitis cystica erklären Lindenthal (1897, S. 41) und Hitschmann und Lindenthal (1901, S. 177) in folgender Weise:

Gelangen Fränkelsche Gasbacillen „vielleicht durch einen Schleimhautriß" in die Gewebe und finden sie hier günstige Vermehrungsbedingungen, dann bilden sie Gas. Dieses Gas „verbreitet sich zunächst in den präformierten Lymphräumen und es erweitert diese zu Cysten". Ist die Gasentwicklung so groß geworden, daß die Lymphräume nicht mehr erweiterungsfähig sind, dann reißt ihre zarte Wand an einem weniger widerstandsfähigen Punkte ein, das angrenzende Gebiet wird auseinandergedrängt, es kommt zur Bildung von Hohlräumen — mitten im Gewebe oder mitten im Epithel — die keine eigenen Wandungen besitzen. Am widerstandsfähigsten sind die Gefäße. Diese zerreißen nur dann, wenn der Druck des Gases eine gewisse Höhe erreicht hat. Bevor dies geschieht, wühlt sich das Gas seinen Weg längs des Gefäßes. Dieses kann dann auf eine längere Strecke die Begrenzung der Cysten bilden, oder es durchzieht von allen Seiten vom Gewebe losgelöst als einzelner Strang den Hohlraum. Steigt der Druck weiter, so kann es zur Zerreißung des Gefäßes und zur Blutung in den Hohlraum kommen. Das Serum und die geformten Elemente sinken infolge ihrer Schwere an den tiefsten Punkt der Cyste und sie werden dort durch den Druck des Gases an die Wand gepreßt. In anderen Fällen kommt ein Gefäß zwischen zwei Hohlräume zu liegen, die unter annähernd gleichem Drucke stehen und das Gefäß allseitig komprimieren. Dann kann es zur Verödung des Gefäßes kommen, bevor es zerreißt, oder es bleibt als bindegewebiger Strang bestehen.

Dringt aus einem erweiterten Lymphraum, der unter hohem Druck steht, und „in dem Bacillen sind, die ununterbrochen neues Gas produzieren, nach Zerreißung der Endothelschicht dieses durch die entstandene Lücke in einen Gewebsspalt bis zu einem Orte, wo das Gewebe nachgiebiger ist, so kommt es dort zur Bildung eines zweiten Hohlraumes, von dem aus in ähnlicher Weise wieder ein dritter, vierter usw. entstehen kann, so daß schließlich eine Reihe kommunizierender Cysten vorhanden ist, von denen die erste vielleicht einem Lymphraum entspricht, die anderen aber bloß im interstitiellen Gewebe liegen; in dem ersten Hohlraum liegen die Bacillen, die das Gas produzieren, die anderen können vollständig frei sein von Bakterien, so daß man derartige Hohlräume vollständig erfolglos auf Erreger des Gases untersucht. Schneidet man nun aus dieser Reihe der kommunizierenden Blasen eine an, so entweicht das Gas aus allen und es kollabiert eine ganze Reihe von Cysten".

Aus der Entstehung zahlreicher gashaltiger Hohlräume von einem Infektionsherd aus erklären sich Hitschmann und Lindenthal (1901, S. 178) die Tatsache, daß „in einzelnen Fällen von Colpohyperplasia cystica die bakteriologische Untersuchung in der Kultur, wie auch in den Gewebsabschnitten ein negatives Resultat haben kann".

Die Lehre Hitschmanns und Lindenthals von der ätiologischen Bedeutung der Fränkelschen Gasbacillen für die Entstehung der Colpitis emphysematosa scheint heute allgemein angenommen zu sein, wenigstens stößt man, soweit wir sehen, in der ganzen Literatur nirgends auf einen Zweifel.

Gleichwohl muß man sich darüber klar sein, daß diese Lehre trotz der außerordentlich gründlichen und schönen Untersuchungen von Lindenthal (1879, 1899), sowie von Hitschmann und Lindenthal (1901), noch nicht so gefestigt ist, als es vielleicht auf den ersten Blick erscheint.

Hitschmann und Lindenthal haben selbst darauf hingewiesen, daß die pathologisch-anatomischen Veränderungen bei der Colpitis emphysematosa in keinem vergleichbaren Verhältnis zu den Veränderungen stehen, wie sie sonst von den Fränkelschen Gasbacillen (Gasbrand des Uterus, der Muskulatur) hervorgerufen werden. Die Gasentwicklung ist außerordentlich gering, sie ist auf die Scheidenschleimhaut beschränkt. Die sonst für Gasbacilleninfektionen so außerordentlich empfindliche Muskulatur wird überhaupt nicht ergriffen. Auch nach dem Tode findet man kein Übergreifen des Prozesses auf die Muskulatur, ebenso bleibt die Bildung von Schaumorganen aus. Die Cystenbildung ist auch nicht von einem „Brand" des umgebenden Gewebes begleitet. Findet sich überhaupt eine Nekrose, dann ist diese „minimal" [Hitschmann und Lindenthal (1901, S. 179)].

Auffallend ist weiter auch die klinische Gutartigkeit des Prozesses.

Alle diese Abweichungen von dem sonstigen, durchaus gleichförmigen Bild der Gasbacilleninfektion sind außerordentlich auffallend. Gleichwohl könnten sie keinen Zweifel an der ätiologischen Bedeutung der Fränkelschen Gasbacillen aufkommen lassen, wenn diese stets in den Cysten und in ihrer Umgebung nachzuweisen wären. Dies scheint aber nicht der Fall zu sein. Soweit wir sehen, ist es bisher nur Waldstein gelungen, in Scheidenstückchen, die bei Lebenden excidiert wurden, Bacillen nachzuweisen. Aus der Beschreibung Waldsteins geht aber nicht hervor, daß es sich um Fränkelsche Gasbacillen handelte. Abgesehen davon, daß jede Angabe darüber fehlt, ob die Stäbchen anaerob, grampositiv und unbeweglich waren, ist auch der Ausfall des Tierexperiments nicht eindeutig [1].

Ebenso unbestimmt sind die Angaben von Zacharias. Dieser konnte aus der Cystenflüssigkeit „zwei nicht gasbildende Organismen züchten, dagegen gelang es nicht, in den mikroskopischen Schnitten der Cystenwand Bakterien nachzuweisen".

Einwandfreie Fränkelsche Gasbacillen wurden bisher nur in Stückchen nachgewiesen, die von Leichenmaterial stammten. In dem einzigen ihrer Fälle, in dem Hitschmann und Lindenthal (1901, S. 176) Gewebsstückchen untersuchten, die einer Lebenden entnommen waren, gelang ihnen weder der histologische noch der kulturelle Nachweis von Fränkelschen Gasbacillen. Auch wir selbst konnten in Serienschnitten durch ein lebenswarm fixiertes Scheidenstückchen keine Mikroorganismen auffinden. Hitschmann und Lindenthal erklären derartige negative Befunde damit, daß sich die Erreger nicht in allen Cysten zu finden brauchen.

---

[1] Da die Reinzüchtung der Stäbchen nicht gelang, wurden gashaltige Stücke der Scheidenschleimhaut der Meerschweinchen subcutan implantiert. „Dies hatte zur Folge, daß sich um die Implantationsstelle ein leichtes, subcutanes Emphysem entwickelte; es entleerte sich auch aus den Stichkanälen schaumiges Sekret; die Tiere waren dadurch einige Zeit scheinbar etwas leidend, doch erholten sie sich nach 3—4 Tagen vollständig und blieben am Leben."

Gleichwohl dürfte es keine übertriebene Skepsis sein, wenn man behauptet, daß die Lehre von der ätiologischen Bedeutung der Fränkelschen Gasbacillen für die Colpitis emphysematosa noch weiterer Stützen bedarf.

Dies ergibt sich aus den widersprechenden bakteriologischen Befunden, die andere Autoren erhoben haben.

Eugen Albrecht (1903) fand in den Bläschen Bacterium coli. Roman (1913) konnte „unter vielen anderen Bakterien" auch den Bacillus phlegmones emphysematosae nachweisen. Schmincke konnte die ätiologische Bedeutung des Fränkelschen Gasbacillus nicht bestätigen.

E. Werner (1919) glaubte in seinem Falle „die Eisenlohrschen Kurzstäbchen" nachweisen zu können. Er entnahm ein uneröffnetes Bläschen, wusch es in Alkohol ab und beschickte „mit aseptisch gewonnenen Stückchen" von ihm „Schrägagar, Menschenblutserum, Ascitesflüssigkeit und Bouillon". „Ein Stück wurde in Agar versenkt, der Nährboden mit Paraffin überschichtet. Auf den festen Kulturen wuchsen Staphylokokken und Bacterium coli. In der Agar-Stichkultur kam es nicht zur Kultur- und Gasbildung. Auf der Oberfläche der Bouillon bildete sich nach zweimal 24 Stunden eine feine, hauchartige, leicht pergamentartige Kultur. Die Bouillon trübte sich in toto. Im flüssigen Nährboden fanden sich Staphylokokken und ganz vereinzelt die noch näher zu beschreibenden Bakterien. Die feste Kultur war eine Reinkultur von sehr kleinen, oft paarweise, in diesem Falle jedoch mit großen Zwischenräumen gelagerten Bakterien. Sie hatten längliche Form, waren aber nicht viel länger als breit". „Ein Weiterzüchten dieser Kultur gelang nicht".

„Eine weitere Klärung durch Anlegung neuer Kulturen, durch Anfertigung von Schnittpräparaten zwecks Nachweises der Bakterien im Gewebe war nicht möglich, da Patientin sich der Behandlung entzog".

„Die oben angegebenen Befunde über die Reinkultur hatte" Werner „vor Einsicht in die Arbeiten von Eisenlohr und Klein, also unbeeinflußt, erhoben. Sie entsprechen in jeder Hinsicht genau den Angaben der genannten Autoren. Daß bei dem „einen einzig möglichen Kulturversuch ein Züchten der Bakterien im Agarstich nicht gelungen ist, verbietet nicht, sie als die Erreger und identisch mit den Eisenlohrschen Kurzstäbchen anzusehen. Auch Klein und Eisenlohr ist es nicht gelungen, in jeder Agarkultur ein positives Resultat zu erzielen. Eisenlohr nennt seine Bakterien äußerst kleine Gebilde von ovaler Gestalt, deren Längendurchmesser den queren nur um ein Geringes übertrifft. Er hat sie in Bouillon und Agar züchten können, mit und ohne Abschluß von Sauerstoff. Klein hat seine Befunde voll und ganz bestätigt. Auch nach seinen Feststellungen sind die Bakterien fakultative Anaerobier. Beide haben die kulturell nachgewiesenen Bakterien auch in Schnittpräparaten nachgewiesen".

„Mit den Erregern der Gasphlegmone, dem Fränkelschen Bacillus, dem Bacillus des malignen Ödems, den Fäulniserregern sind die Eisenlohrschen Kurzstäbchen in nichts identisch" (Werner).

Nagashima konnte — besonders in kleineren Cysten — mit der Färbung nach Giemsa oder Löffler stets kurze und stäbchenförmige Bakterien nachweisen. Über die Art der Bakterien konnte Nagashima keine näheren Angaben machen, da nur in einem seiner Fälle eine genauere bakteriologische Untersuchung vorgenommen wurde. In diesem Falle fanden sich Bacillus lactis aerogenes und hämolytische Streptokokken.

4. Klinik der Colpitis emphysematosa.

Eine praktische Bedeutung kommt der Colpitis emphysematosa nach dem gegenwärtigen Stand unseres Wissens nicht zu.

Gleichwohl ist die Kenntnis der Erkrankung auch für den Praktiker wichtig, um ihn vor Fehldiagnosen zu bewahren.

Außerdem sind einige Nebenbefunde, die bei der Colpitis emphysematosa erhoben worden sind, nicht ohne Wichtigkeit.

Schon den ersten Autoren, die sich mit der Colpitis emphysematosa beschäftigten, fiel auf, daß sich die Erkrankung vorzugsweise bei Graviden fand.

Über den Zeitpunkt der Schwangerschaft, an dem die Colpitis emphysematosa auftritt, lassen sich keine zuverlässigen Angaben machen. Die meisten Graviden, bei denen sie bisher beobachtet wurde, befanden sich am Ende der Schwangerschaft. Die Erkrankung wurde aber auch schon im 5. (Schmolling), 7. (Schmolling, Siegel), 8. (Näcke) Schwangerschaftsmonate beobachtet.

Soweit wir sehen, wurde zuerst von Chénevière und Breisky (1877) darauf hingewiesen, daß die Colpitis emphysematosa auch bei Nichtgraviden vorkommt[1]. Diese Tatsache wurde von späteren Untersuchern [Ruge (1878), Eppinger (1880), Lebedeff (1881), Hückel (1883), Chiari (1885), Eisenlohr (1888), Herman (1891), Jackson und Wright, Nowicki (1909), Nagashima (1924), Werner (1919), Goldberg (1921)] bestätigt.

Von verschiedenen Autoren [v. Winckel, Zweifel (1877), K. Schröder (1874), Lebedeff u. a.] wurden neben der Colpitis cystica dicker eitriger Ausfluß (K. Schröder, Näcke), „starker Vaginalcatarrh" (v. Winckel) oder eine erhebliche Hyperämie der Scheidenschleimhaut [K. Schröder (1874)] festgestellt.

Schon Eppinger (1880, S. 397f.) betonte aber, daß nicht nur makroskopisch, sondern auch im histologischen Bild entzündliche Erscheinungen vollkommen fehlen können.

„Die Annahme, daß Catarrhe zu Emphysemen disponierende Anlässe geben, steht somit auf schwankendem Boden, und damit ist zum großen Teil der gangbaren Anschauung, daß das Emphysem der Vagina zu entzündlichen Veränderungen derselben gerechnet werden sollte, die Basis vollständig entzogen" (Eppinger).

Eppinger fiel auf, daß bei allen seinen Kranken Stauungserscheinungen in der Scheide vorhanden waren. Diese waren teilweise so hochgradig, daß die erweiterten Capillarschlingen „ein förmliches, cavernöses Convolut" bildeten. Diese Stauungserscheinungen hatten teils eine lokale Ursache, wie starke Schwangerschaftshyperämie, Varizen, teils handelte es sich aber auch um allgemeine Zirkulationsstörungen (Herzfehler, chronisches Emphysem u. a. m.).

Ferner fiel Eppinger auf, daß die Scheidenschleimhaut ödematös war, und er betrachtete das Stauungsödem als „eine regelmäßige Begleiterscheinung, und wahrscheinlich ein prädisponierendes Moment des vaginalen Emphysems."

Auch Nowicki (1909) betonte, daß bei Colpitis emphysematosa „sehr häufig Herzfehler und andere Veränderungen, die sich gewöhnlich durch allgemeine Zirkulationsstörungen auszeichnen" vorhanden sind[2].

Nowicki selbst konnte unter seinen 7 Fällen 4mal Lungenemphysem mit Hypertrophie des rechten Herzens und mit allgemeinen, manchmal sogar lange andauernden Stauungserscheinungen nachweisen. In dem 5. Falle handelte es sich ebenfalls um einen nicht kompensierten Herzfehler, in zwei weiteren Fällen um Tuberkulose, im letzten Fall endlich um Amyloidosis mit allgemeinem Ödem.

Nagashima berichtete aus dem Pathologischen Institut der Universität Berlin über 6 Fälle von Colpitis emphysematosa. In allen Fällen handelte es sich um Nichtgravide, die an den verschiedensten Erkrankungen verstorben waren (1. Mitralstenose, Mitralinsuffizienz und akute Herzschwäche, 2. allgemeine Wassersucht, 3. Nephritis parenchymatosa, 4. Meningitis, 5. Lungentumor, 6. Aorteninsuffizienz, Meningitis luica).

In allen 6 Fällen fanden sich „schwere Herzveränderungen mit anschließenden Kreislaufstörungen". „Teils waren diese Herzerkrankungen die eigentliche Todesursache, teils bildeten sie als sekundäre Erscheinungen die letzte Todesursache. Jedenfalls ist ein Zusammenhang zwischen Stauung und dem Auftreten der Colpitis emphysematosa nicht zu leugnen. Vielleicht könnte man daran denken,

---

[1] Siehe Chénevière: Arch. f. Gynäkol. Bd. 11, S. 355.
[2] Nach Nowicki (Virchows Arch. f. pathol. Anat. u. Physiol. Bd. 198, S. 145) machten vor ihm auch Jacobs (Sborník lékářsky 1888 und Obrzut (Dziemik V. Zjazdu lek. i przyr. polskich. Nr. 5, 1888), auf das Vorkommen von Colp. cyst. bei Zirkulationstörungen aufmerksam.

daß bei der Stauung infolge der Zirkulationsstörung eine chemische Änderung des Gewebssaftes zustande kommt, die die Entwicklung von pathogenen Bakterien begünstigt" (Nagashima).

Roman beobachtete eine Colpitis cystica bei einer Gravida, die unter den „Erscheinungen des Lungenödems mit schwerster Herzinsuffizienz" in die Klinik gebracht wurde (Kleinhans)[1].

Hückel fand Colpitis cystica bei zwei über 50 Jahre alten, nichtgraviden Frauen, von denen die eine an Pneumonie, die andere „an chronischem Bronchialkatarrh" gestorben war.

Alter der Kranken. Die Colpitis emphysematosa findet sich am häufigsten bei Frauen im Alter von 20—40 Jahren und hier macht sich wieder eine gewisse Häufung in der Zeit zwischen dem 30. und 40. Jahr bemerkbar. Jenseits des 50. Lebensjahres scheint die Erkrankung seltener zu sein. Immerhin wurde sie auch bei einer 68jährigen (Eppinger) und selbst bei einer 76jährigen Frau (Nowicki) festgestellt. Die jüngste bisher beobachtete Patientin mit Colpitis emphysematosa war 15 oder 17 Jahre alt (Eppinger)[2].

Häufigkeit. Die Frage, wie häufig die Colpitis emphysematosa ist, läßt sich schwer beantworten.

Nagashima fand in 3804 Sektionsprotokollen von weiblichen Leichen der Charité in der Zeit von 1911—1920 nur dreimal (0,078%) Colpitis emphysematosa notiert. Es ist aber kaum anzunehmen, daß sich aus Sektionsprotokollen zuverlässige Angaben über die wirkliche Häufigkeit der Colpitis emphysematosa gewinnen lassen, da die Erkrankung sich meist nur am Ende der Schwangerschaft findet, und da sie im Wochenbett verschwindet.

Verlauf. Über den Beginn der Colpitis emphysematosa ist wenig bekannt, da die Erkrankung selbst keine Symptome macht, und da sie infolgedessen meist nur durch Zufall entdeckt wird.

Aus einer Beobachtung von Werner geht aber hervor, daß die Colpitis emphysematosa sehr rasch auftreten kann.

E. Werner nahm bei einer 27jährigen Nichtgraviden, bei der er Spirochäten in der Cervix und der Scheide gefunden hatte, täglich Sekretentnahmen vor. Dabei bemerkte er eines Tages in der Mitte der vorderen Scheidenwand fünf hirsekorn- bis erbsengroße Bläschen. Am folgenden Tag war über die Hälfte und nach weiteren 24 Stunden die ganze vordere Scheidenwand von der Cervix bis zur Urethralmündung erkrankt. „Eng gedrängt, ohne Zwischenräume, lag Bläschen an Bläschen".

Etwas besser sind wir — wenigstens bei Graviden [3] — über den Verlauf unterrichtet. Schon v. Winckel machte die Entdeckung, daß die Bläschen im Wochenbett bald verschwinden.

Über die Zeit, nach der die Cysten im Wochenbett nicht mehr nachweisbar sind, gehen die Angaben etwas auseinander.

v. Winckel konnte sie am 15., Zweifel (1877) am 12. Wochenbettstage nicht mehr nachweisen. Chénevière fand am 10. Tage und Breisky (Chénevière [4]) am 15. Tage post partum die Scheide normal.

Nach K. Schröder (1874) sind die Cysten am stärksten im Anfang der zweiten Woche des Puerperiums entwickelt, und sie bilden sich dann schnell zurück. Auch Schmolling beobachtete, daß die Bläschen am 7. Wochenbettstage nicht nur nicht kleiner, sondern eher noch größer geworden waren. Erst am Ende der zweiten Woche des Puerperiums wurde ihre Zahl geringer.

---

[1] Kleinhans: Prager med. Wochenschr. 1913, S. 455.

[2] Auf Seite 381 bezeichnet Eppinger (1880) die Pat. als 17 Jahre alt, später bezeichnet er sie aber wiederholt (S. 397, 398) als 15jährig.

[3] Über den Verlauf der Colpitis emphysematosa bei Nichtgraviden liegen anscheinend noch keine näheren Beobachtungen vor.

Goldberg berichtet, daß er die Erkrankung bei einer Nichtgraviden „über 2 Jahre lang" beobachtet habe.

[4] Chénevière: Arch. f. Gynäkol. Bd. 11, S. 352.

Schmolling erklärt auch, warum v. Winckel diese Tatsache nicht entdeckte. v. Winckel untersuchte nämlich seine drei Wöchnerinnen nicht am Ende der 1. und Anfang der 2. Wochenbettswoche, sondern viel später, nämlich die eine am 43. Tage, die andere am 15. Tage, die dritte am 25. Tage p. p. Schmolling konnte in seinem ersten Falle (der zweite wurde nicht untersucht) am 17. Tage des Wochenbetts keine Cysten mehr entdecken.

Lebedeff fand, daß bei seiner Graviden während der Entbindung die meisten Gascysten platzten, so daß am Tage nach der Entbindung nur noch wenige im rechten hinteren Scheidengewölbe vorhanden waren. „Aber schon am 3. und 4. Tage nach der Geburt erschienen sie wieder und in noch größerer Menge als vor der Geburt".

Die Beendigung der Schwangerschaft ist aber durchaus nicht immer die unumgängliche Voraussetzung für die Rückbildung der Cysten. Diese können schon vor der Niederkunft kleiner und spärlicher werden.

So berichtete Chénevière über eine Gravida, bei der am Tage ihrer Aufnahme in die Klinik eine Colpohyperplasia cystica festgestellt wurde. Bis zum 12. März nahmen die Cysten an Zahl und Größe zu, von da an wurden sie bis zur Niederkunft am 23. März immer kleiner und spärlicher.

Als die Wöchnerin 11 Tage nach ihrer Niederkunft zum ersten Male untersucht wurde, zeigte sich, daß die Affektion im Vergleich zu dem Befunde in der Schwangerschaft bedeutend zugenommen hatte. Außerdem erschienen manche Gruppen von Cysten mehr oberflächlich und wie gestielt. Am 8. Mai — also am 46. Tage nach der Niederkunft — befanden sich in der Scheide noch zwei kleinere und eine größere Cyste. Die Erkrankung hatte in diesem Falle zwei Acmen, eine 11 Tage vor der Geburt und eine zweite 13 Tage nach dieser.

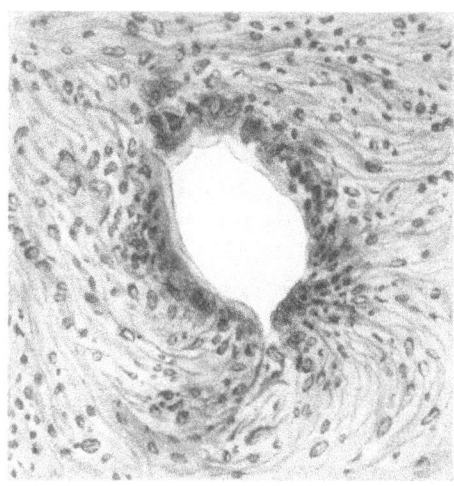

Abb. 108. Vernarbendes Gasbläschen. Scheidenpräparat. Reichert 5.
(Nach Nowicki, Virchows Arch. Bd. 198.)

Über die Ursache des raschen Verschwindens der Bläschen lassen sich nur Vermutungen äußern. Man kann annehmen, daß ein Teil von ihnen bei der Geburt „zerdrückt" wird [Zweifel (1877)], wenn auch der Beweis für diese Ansicht noch aussteht. Bei den tiefer gelegenen Hohlräumen zum mindesten müssen aber auch noch andere Momente eine Rolle spielen. Über diese ist heute noch nichts bekannt.

Auch die feineren morphologischen Vorgänge bei der Rückbildung der Bläschen sind heute noch dunkel.

Man kann dabei wohl zwei Prozesse unterscheiden:

1. die Ausheilung der oberflächlichen, nach dem Scheidenlumen zu eröffneten Bläschen,

2. die Ausheilung der in der Tiefe gelegenen uneröffneten Bläschen.

Über die beiden Vorgänge ist noch so gut wie nichts bekannt.

Nur Nowicki bringt — ohne ausführlichere Beschreibung — die Abbildung eines „vernarbenden" in der Tiefe gelegenen Gasbläschens.

Nowicki weist dabei auf das „unregelmäßige Lumen", die „unebenen Grenzen", den Kernreichtum des unmittelbar angrenzenden Bindegewebes und das unregelmäßige Vordringen des Bindegewebes in das Innere des Bläschens hin. „Es macht den Eindruck, als wenn das Bläschen verschrumpfen würde, wobei wir nicht selten an seinem Lumen kleinzellige Infiltration gewahren".

Narbige Herde, die man als Residuen ehemaliger Bläschen hätte ansprechen können, konnte Nowicki nicht mit Sicherheit nachweisen.

Nach Aichel[1] kommt die Heilung in der Weise zustande, daß das Oberflächenepithel der Scheide „auf weite Entfernungen" in das Bindegewebe eindringt, die tiefliegenden Gascysten eröffnet und mit Plattenepithel ausfüllt. Oft entleert sich dabei das Gas dem Zapfen entlang unter Berstung des Epithels der Oberfläche, das dem Zapfen unmittelbar anliegt.

5. Diagnose der Colpitis emphysematosa.

Die Diagnose der Colpitis emphysematosa ist nicht schwierig, wenn man nur die Erkrankung kennt, und wenn man auf sie achtet.

Schon bei der digitalen Untersuchung fühlt sich die Scheidenwand häufig rauh und körnig an. Allerdings ist der palpatorische Befund an und für sich noch nicht beweisend, da man bei der granulären und papillären Kolpitis einen ähnlichen Tasteindruck bekommen kann.

Matthews Duncan[2] gab an, daß man bei Colpitis emphysematosa Gasknistern verspüre („the gas is displaceable, and gives an emphysematous feeling"). Diese Angabe wurde von keinem weiteren Autor bestätigt.

Der sichere Nachweis der Colpitis emphysematosa kann nur durch die direkte Betrachtung der Scheidenwände im Speculum erbracht werden. Auch hier kann die Affektion einem ungeübten Auge leicht entgehen, wenn die Cystchen in der Ebene der Schleimhaut liegen und nur als durchscheinende Stellen erkennbar sind.

Im allgemeinen sind sie aber mehr oder weniger erhaben, und dann ist der Befund der zahlreichen, graublauen bis stahlgrauen, hanfkorn- bis höchstens haselnußgroßen Bläschen so charakteristisch, daß er mit keiner anderen Erkrankung verwechselt werden kann.

Schwierigkeiten können dann entstehen, wenn nur eine oder wenige Cysten vorhanden sind. Man kann dann im Zweifel sein, ob es sich um eine beginnende oder um eine verschwindende Colpitis emphysematosa oder um kleine andere Scheidencysten handelt.

In diesem Falle gibt es verschiedene Mittel, um der Diagnose näher zu kommen. Am einfachsten ist es, die betreffenden Cysten anzustechen, und zwar am besten unter Wasser oder irgend einer anderen Flüssigkeit. Sieht man dann eine Gasblase entweichen, dann ist die Diagnose sicher. Entweichen keine Gasblasen, dann ist eine Colpitis emphysematosa nicht mit Sicherheit auszuschließen, da die Cystchen auch Flüssigkeit enthalten können. In einem derartigen Falle wird dann häufig das weitere Aufschießen von Bläschen bei einer Graviden oder ihr völliges Verschwinden bei einer Wöchnerin wenigstens eine Wahrscheinlichkeitsdiagnose ermöglichen.

6. Therapie der Colpitis emphysematosa.

Im Hinblick auf die Harmlosigkeit der Erkrankung ist eine Behandlung unnötig.

Nicht so selten wird man aber — besonders bei Graviden — gezwungen sein, den gleichzeitig vorhandenen Fluor zu behandeln. Nach Veit (Handbuch III, 1., S. 201) ist

---

[1] Aichel: Zentralbl. f. Gynäkol. 1913, S. 465.
[2] Matthews Duncan: Clinical Lectures 4. ed. p. 181.

das sicherste Mittel das Einlegen von Wattetampons, die mit Glycerin getränkt sind. Allerdings ist die längere Fortsetzung einer derartigen Behandlung in der Gravidität nicht unbedenklich wegen der Gefahr einer unzeitigen Unterbrechung der Schwangerschaft.

Nach Nagashima spielen Stauungszustände, besonders bei Herzerkrankungen mit Kreislaufstörungen, eine wichtige Rolle bei der Entstehung der Colpitis emphysematosa. Es wäre deshalb die Feststellung von Interesse, inwieweit in diesen Fällen eine Besserung der Zirkulationsstörung mit einer Rückbildung der Bläschen Hand in Hand geht.

Außerdem darf man vielleicht aber noch auf eine Methode — ausgiebige Waschungen der Scheide mit 2%iger Salzsäurelösung im Milchglasspeculum — hinweisen, die bisher zwar noch nicht direkt empfohlen wurde, deren Wirksamkeit sich aber aus einer Beobachtung von Zweifel[1] ergibt.

Zweifel wollte bei einer Patientin mit Colpitis emphysematosa den Nachweis erbringen, daß die Cysten Trimethylamin enthalten. Um „alle in der Scheide befindlichen Amine zu absorbieren" wusch Zweifel die Scheide im Milchglasspeculum mit 2%iger Salzsäurelösung aus. Schon beim ersten Eingießen der Salzsäurelösung verschwanden die kleinen Bläschen vollkommen und die größeren Cysten wurden kleiner. Als die Salzsäurelösung zum dritten Male eingegossen wurde, waren nur noch einige der größten Blasen übrig geblieben. Diese wurden (zur Gewinnung des in ihnen enthaltenen Gases zwecks chemischer Untersuchung) angestochen. „Nach dem Abgießen der Salzsäurelösung verschwand die Colpitis emphysematosa vollständig und auf immer".

Auch das Anstechen der Bläschen genügt häufig, um sie dauernd zum Schwinden zu bringen (Gervis, Herman).

e) Colpitis senilis.

Die Colpitis senilis (Colpitis vetularum)[2] ist eine ätiologisch noch unklare Erkrankung der Scheide.

Sie tritt nur auf, wenn die Funktion der Ovarien entweder spontan — im Verlaufe der natürlichen Altersinvolution — oder artifiziell — durch operative Eingriffe, Röntgenbestrahlungen — wegfällt[3].

1. Makroskopischer Befund bei Colpitis senilis.

Die Scheide zeigt bei der Colpitis senilis meist die Zeichen der senilen Atrophie. Sie ist verkürzt und verschmälert, die Scheidengewölbe sind stark abgeflacht, oder sie sind vollkommen verschwunden. Die Scheidenwände sind glatt und oft wie straff gespannt, Falten sind kaum zu sehen, oder sie sind nur angedeutet. Die Farbe der Scheidenwände ist blaßgelblich bis gelbrötlich. Meist sieht man auch größere und kleinere unregelmäßige, rote, hämorrhagische Flecken. Die Scheidenwand kann dann ein sehr buntes Aussehen darbieten.

Außerdem findet man — meist im oberen Drittel der Scheide — zahlreiche mehr oder weniger große, flache, unregelmäßige Epitheldefekte mit blassem bis dunkelrotem Grund.

Nicht so selten sind auch die vom Epithel entblößten Scheidenwände miteinander verklebt. Bei der Heilung einer Colpitis senilis kann es dadurch zu einer vollkommenen

---

[1] Zweifel: Arch. f. Gynäkol. Bd. 31, S. 367.
[2] Vetula = die Greisin von vetulus, ziemlich alt (Diminutivum von vetus, alt).
[3] Das Bild der Colpitis senilis kann auch schon bei ganz jungen Frauen auftreten, wenn ihnen die Eierstöcke entfernt wurden (Vital Aza).

Verwachsung und Obliteration des oberen Scheidendrittels mit Sekretstauung im Uterus (Hydrometra, Pyometra) kommen [1].

Der Scheideninhalt ist bei Colpitis senilis meist dünnflüssig, wässerig, hellgrau (Flatau), zuweilen auch etwas blutig.

Nach Flatau reagiert das Sekret in den oberen Teilen der Scheide fast ausnahmslos alkalisch. Erst im unteren Abschnitt, da wo die Scheide oft wegen mangelnden Dammschlusses klafft, reagiert das Sekret sauer. Flatau glaubt daraus den Schluß ziehen zu dürfen, daß die saure Reaktion des Sekretes „erst eine Folge der chemischen Einwirkung der Luft" ist.

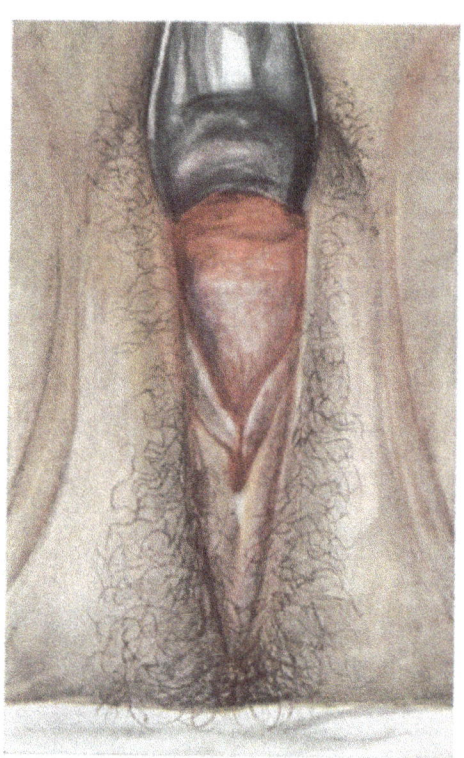

Abb. 109. Colpitis senilis.

Untersucht man gefärbte Sekretausstriche mikroskopisch, dann sieht man „nur Epithelien, Leukocyten und vereinzelte Erythrocyten, und zwar in den buntesten Stadien der Entartung bis zum vollkommenen Zerfall. Die Fülle und Dichtigkeit der epithelialen Aufschwemmung in dem dünnflüssigen Sekret ist so groß, daß eine Suche nach besonderen Bakterienarten ganz vergeblich ist". „Also der bakterioskopische Reinheitsgrad spielt gar keine Rolle". „Neben den Epithelien der Scheide sieht man in Fällen, in denen Epitheldefekte, also Geschwüre vorhanden sind, auch rote und weiße Blutkörperchen" (Flatau).

2. Mikroskopischer Befund bei Colpitis senilis.

Histologisch findet man nach Flatau und Herzog folgenden Befund:

Das Epithel ist entweder in normaler Stärke erhalten (Abb. 110), oder es ist von der gefäßarmen, subepithelialen Bindegewebsschicht abgehoben.

Die Abhebung kann nur die obersten Epithellagen betreffen (Abb. 111), „wie bei der Blasenbildung der äußeren Haut", es können aber auch „die obersten Faserlagen des subepithelialen Gewebes" „samt dem Epithel abgelöst" sein (Abb. 112). Dabei kann es hier und da zu kleinen Blutungen kommen.

Dicht unter dem Epithel findet man in der obersten Lage des subepithelialen Bindegewebes teils diffuse, teils knötchenförmige Anhäufungen von einkernigen Wanderzellen. Das Epithel kann an derartigen Stellen reichlich von Wanderzellen durchsetzt, stärker

---

[1] Außer der vollkommenen Obliteration findet man bei alten Frauen sehr häufig auch Stenosen des oberen Scheidendrittels. Diese können in drei verschiedenen Hauptformen auftreten: 1. als zylindrische, 2. als trichterförmige, 3. als ringförmige Stenosen. Über ihre formale und kausale Genese ist noch nichts bekannt. Praktisch können sie, ebenso wie die Obliteration, große Bedeutung gewinnen, wenn sich hinter ihnen ein Carcinom der Portio, der Cervix oder des Corpus uteri entwickelt. Dieses kann dann lange verborgen bleiben, und außerdem ist auch das Einlegen von Radium sehr erschwert. Auch bei Blutungen aus dem Carcinom kann die Behandlung auf sehr große Schwierigkeiten stoßen.

gequollen und abgehoben sein. Auch in den tieferen Lagen findet man hier und da perivasculäre Rundzelleninfiltrate.

Die subepitheliale Bindegewebsschicht ist in ein zellarmes, fibröses Gewebe mit spärlichen Gefäßen umgewandelt. Die subepitheliale Elasticalage ist größtenteils verschwunden, im übrigen sind die elastischen Fasern gleichmäßig vermehrt [1]. Die Muskelschicht ist stellenweise von einem derbfibrösen Gewebe ersetzt. Auch zwischen den Muskelfasern findet man breitere und kernärmere Bindegewebszüge.

Neumann (S. 633f.) hat bei der Colpitis senilis außerdem noch folgende Befunde erhoben:

Der Papillarkörper ist abgeflacht, das Stratum Malpighi ist verschmälert, das Epithel bildet nach außen besondere Streifen, von denen sich schuppenartig die Plattenzellen ablösen. Die Blutgefäße in den oberen Cutispartien sind geschlängelt und blutreich, das Cutisbindegewebe verläuft wellenförmig, es ist geschrumpft und stellenweise dicht mit Rundzellen infiltriert. Die Cutis ist verschmälert, die Muskulatur erscheint infolgedessen mehr in die Höhe gerückt. Auch sie zeigt einen mehr wellenförmigen Verlauf, ihre Kerne sind teilweise geschrumpft, teils ganz geschwunden. Einzelne Muskelfibrillen erscheinen breiter und dicker.

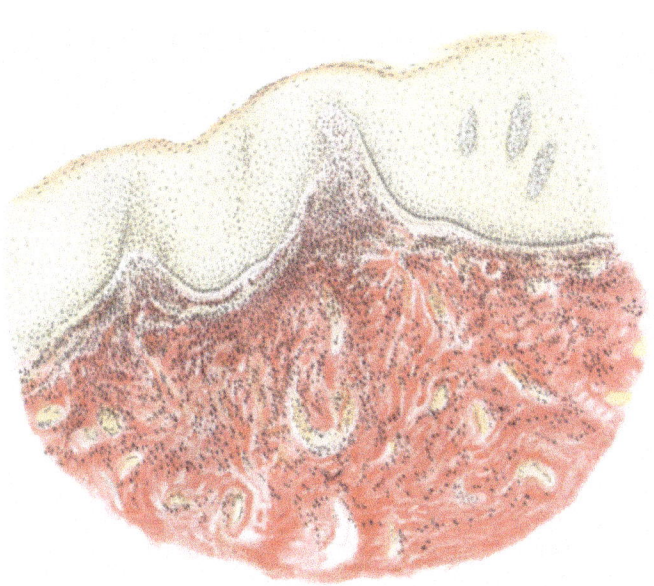

Abb. 110. Chronisch-entzündliche Veränderungen unter dem Epithel mit Neubildung von Blutgefäßen und faserigem Bindegewebe.
(van Giesonfärbung, Reichert Obj. 4, Okul. 4.)
(Nach Flatau und Herzog, Arch. Gynäk. Bd. 127.)

Die Entstehung der Colpitis senilis ist heute noch nicht geklärt. Nach Flatau handelt es sich ausnahmslos nicht um eine primäre Entzündung, sondern um Veränderungen, die auf Ernährungsstörungen beruhen. Diese betrachtet Flatau als „die oft überstürzten und dann eben als Krankheit imponierenden Folgen der postklimakterischen, senilen Involution und Degeneration".

Flatau schlug deshalb vor, „daß der falsche und irreleitende Name „Colpitis vetularum" verschwinde und daß an seine Stelle die Bezeichnung „Colpodystrophia postclimacterica desquamativa" gesetzt werden solle.

Zur Begründung seiner Ansicht stützte sich Flatau auf den klinischen und pathologisch-anatomischen Befund.

Klinisch ist nach Flatau von Bedeutung, daß die Erkrankung von dem Aufhören der ovariellen Funktionen und von der postklimakterischen senilen Involution und Degeneration abhängig ist. „Der bakterioskopische Reinheitsgrad" spielt dagegen, nach Ansicht Flataus, keine Rolle, es handelt sich also nicht um eine rein bakterielle Infektion, „die doch nur bei ganz wenigen bestimmten Gruppen echter Kolpitiden, also Entzündungen, als Hauptursache angesehen werden" kann.

---

[1] Novak (Arch. f. Gynäkol. Bd. 125, S. 451) hat darauf hingewiesen, daß sich die gleichen Veränderungen der elastischen Fasern auch in der senil-atrophischen Haut finden. „Es handelt sich bei dieser scheinbaren Vermehrung des elastischen Gewebes nicht um eine hochwertige Elastica, sondern um ein minderwertiges Gewebe, welches ein ähnliches Verhalten gegenüber Farbstoffen besitzt wie die echte Elastica und von den Histologen als Elazin bezeichnet wird".

Die chronisch-entzündlichen Veränderungen, die Herzog sowohl im subepithelialen Bindegewebe als auch in den tieferen Schichten gefunden hatte, betrachtete Flatau nicht als primär, sondern er nahm an, daß sie erst sekundär „nach Berstung des entarteten Epithels, dessen Abhebung usw." entstanden sind.

Geht man aber an die histologischen Befunde Herzogs unvoreingenommen heran, dann wird man doch zweifelhaft, ob sich die Ansicht Flataus halten läßt.

Wäre die Anschauung Flataus von der sekundären Entzündung primär „ernährungsgeschädigter" Bezirke richtig, dann müßte die entzündliche Infiltration an den Stellen, die am meisten in ihrer Ernährung

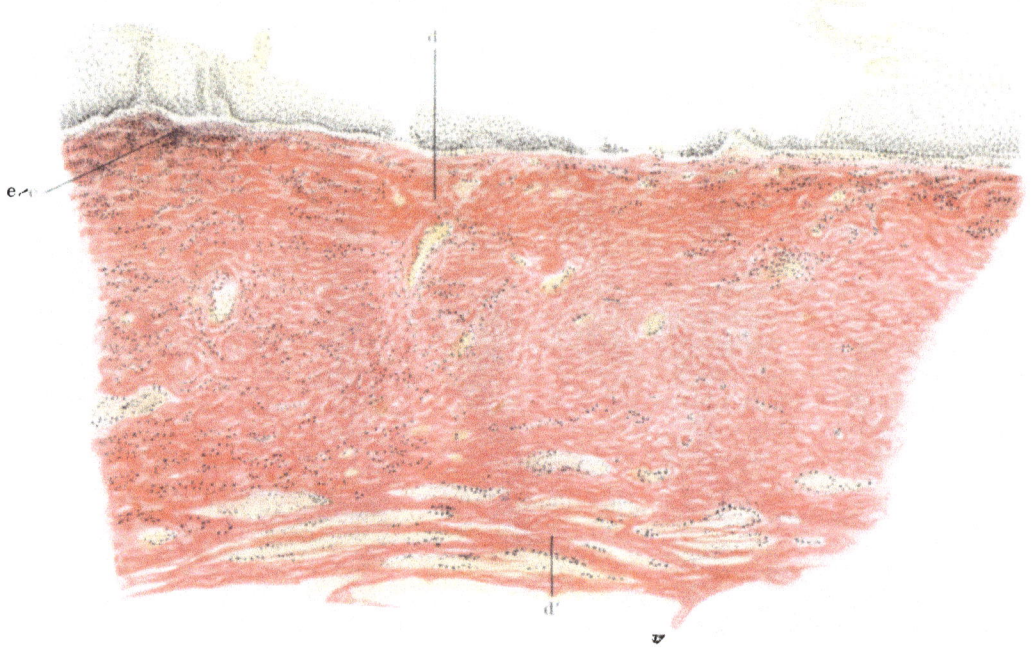

Abb. 111. Das Plattenepithel ist großenteils abgestoßen. Das subepitheliale Bindegewebe ist verbreitert und insbesondere durch Neubildung faserigen Bindegewebes stark verdichtet. (d); d′ Vermehrung des faserigen Bindegewebes zwischen der Muskulatur. e dicht unter dem Epithel sich abspielende, chronisch-entzündliche Veränderungen mit Lymphocyteninfiltraten. (van Giesonfärbung, Zeiß Objektiv a, Okul. 1.)
(Nach Flatau und Herzog, Arch. Gynäk. Bd. 127.)

geschädigt sind, nämlich an den Geschwüren (Epitheldefekten) und in ihrer Umgebung, am größten sein. Aus der histologischen Beschreibung Herzogs geht aber hervor, daß sich chronisch entzündliche Veränderungen auch unter dem intakten Epithel und in den tieferen Schichten des subepithelialen Bindegewebes finden. Ferner konnte Herzog stellenweise auch eine starke Infiltration der Papillen und eine reichliche Durchsetzung des Epithels mit Wanderzellen feststellen.

Herzog (S. 118) betrachtete auch selbst „die hochgradige", mit starker Vermehrung der kollagenen und elastischen Fasern einhergehende Verdickung der subepithelialen Bindegewebsschicht und die stellenweise vorhandene fibröse Umwandlung der Muskulatur als „das Resultat chronisch-entzündlicher Veränderungen". Er begründete seine Ansicht damit, daß sowohl in den oberflächlichen, als auch in den tieferen Lagen erhebliche „adventitielle und perivasculäre Zellvermehrungen" vorhanden waren. Herzog nimmt „also langsam, schleichend verlaufende, chronisch-entzündliche Prozesse als Ursache der schließlich fibrösen Umwandlung" an. Er fährt dann fort: „Die fibröse Umwandlung führt ferner, wie aus der Befundsbeschreibung hervorgeht, zu vielfacher, im einzelnen etwas unterschiedlicher Epithelabhebung und -abstoßung. Im allgemeinen scheinen diese letzteren weniger durch die chronischentzündlichen Veränderungen unmittelbar bedingt, als erst die Folge der schließlichen fibrösen Umwandlung mit den schlechteren Haft- und Ernährungsbedingungen zu sein". Einige Zeilen weiter spricht Herzog dann noch einmal von der „chronisch-entzündlichen Entstehung der fibrösen subepithelialen Bindegewebsverdickung".

Herzog nimmt also, wie aus seinen Ausführungen ganz klar hervorgeht, folgende zeitliche und kausale Reihe in der Entstehung der pathologisch-anatomischen Veränderungen an:

Chronisch-entzündliche Veränderungen [1],
|
fibröse Verdickung des subepithelialen und intermuskulären Bindegewebes,
|
Epithelabhebung und -abstoßung.

Flatau hat die Entzündungsherde nicht als primär, sondern als „erst nach Berstung des entarteten Epithels, dessen Abhebung usw. sekundär entstanden", angesprochen.

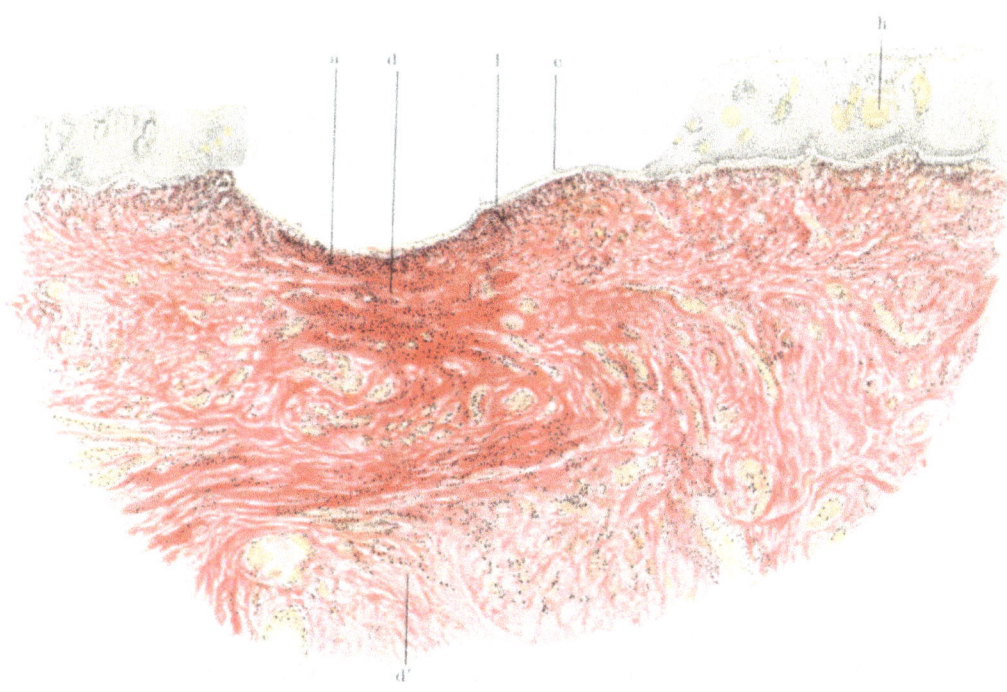

Abb. 112. Bei a fehlt das Epithel völlig, bei e ist eine dünne Lage von Epithel erhalten geblieben, zum Teil wohl neugebildet; d starke Vermehrung und Verdichtung des faserigen Bindegewebes; d' Vermehrung des kollagenen Bindegewebes zwischen den Muskelbündeln, l chronisch-entzündliche Veränderungen unter dem Epithel; h kleine Blutungen in benachbarten Papillen. (van Giesonfärbung, Leitz Obj. 2, Okul. 1.)
(Nach Flatau u. Herzog, Arch. Gynäk. Bd. 127.)

Der Beweis, daß die entzündlichen Veränderungen, die man bei der Colpitis senilis findet, nicht primärer Natur sind, ist unseres Erachtens bis jetzt noch nicht erbracht. Es ist zwar möglich, daß Ernährungsstörungen irgendwelcher Art bei ihrer Entstehung eine Rolle spielen. Solange aber nicht bewiesen ist, daß diese Ernährungsstörungen den entzündlichen Erscheinungen vorausgehen, solange liegt kein zwingender Grund vor, den eingeführten Namen Colpitis senilis durch „Kolpodystrophie" zu ersetzen.

Nach Fritsch steht die Colpitis senilis im Zusammenhang mit der Endometritis atrophicans alter Frauen.

„Heilt man auch die Vaginitis, so rezidiviert sie eben deshalb immer wieder, weil das von oben kommende Uterussekret macerierend einwirkt. Die Einwirkung ist deshalb

---

[1] Die Ursache der chronisch-entzündlichen Veränderungen sieht Herzog vor allem in „konstitutionellen Faktoren, wie das auch bei den Ekzemen der Haut der Fall ist, mit denen die vorliegende Scheidenveränderung histologisch und klinisch nahe Verwandtschaft zeigt. Und in diesem Sinne werden auch das Lebensalter an und für sich mit seinen mehr oder weniger allgemeinen Gewebsveränderungen und nicht zuletzt die lokale Konstitution der Genitalien bzw. der Scheide eine Rolle spielen. Bei der letzteren kommt wiederum die innersekretorische Abhängigkeit von den Eierstöcken in Betracht, die ja im höheren Alter infolge des funktionellen Ausfalles der Ovarien verständlich, vielleicht aber auch bei den Frühfällen der Erkrankung im Spiele ist".

eine intensive, weil die dünne atrophische Epithelschicht der schrumpfenden, schlecht ernährten Vagina alter Frauen keine Regenerationskraft besitzt, so daß nach Maceration des Epithels kleine erosive Geschwüre zurückbleiben. Diese epithelberaubten Stellen haben die Tendenz der Verklebung und Schrumpfung, welche da, wo das Sekret zunächst sich befindet und die Epitheldecke am dünnsten ist — im Scheidengewölbe — am meisten in die Erscheinung tritt" (Fritsch).

3. Symptome der Colpitis senilis.

Die Colpitis senilis kann vollkommen symptomlos verlaufen. Nicht so selten findet man sie als Nebenbefund auf dem Sektionstisch, oder man entdeckt sie bei Frauen, die aus irgendwelchen anderen Gründen zur gynäkologischen Untersuchung kommen.

Vielleicht erklären diese schleichenden, symptomarmen Formen das Vorkommen der Stenosen, die man so häufig im oberen Scheidendrittel alter Frauen findet.

Das häufigste Symptom, das die Kranken mit Colpitis senilis zum Arzte führt, ist Ausfluß. Dieser ist nicht selten so reichlich, daß er an der Vulva und an der Innenfläche der Oberschenkel zu intertriginösem Ekzem führt.

Neben dem Ausfluß besteht meist auch ein mehr oder weniger quälender Juckreiz an den äußeren Genitalien. Dieser kann seinerseits wieder durch das beständige Scheuern und Kratzen an den Genitalien zur Ursache einer Vulvitis (pruriginosa) werden. Da der Juckreiz das einzige Symptom einer Colpitis senilis sein kann, muß man beim Pruritus alter Frauen auch die Scheide genau besichtigen.

Statt des eitrigen Ausflusses findet man nicht so selten auch dauernde oder zeitweise Blutungen. Da es sich dabei fast immer um Blutungen handelt, die erst nach der Menopause auftreten, können sie leicht ein Carcinom vortäuschen. Auch bei der Betrachtung im Speculum können die ulcerierten Stellen der Scheidenwand von ungeübten Augen für ein Carcinom gehalten werden. In Zweifelsfällen muß selbstverständlich eine Probeexcision vorgenommen werden. Bei Stenosen des oberen Scheidendrittels muß man immer an die Möglichkeit denken, daß sich — auch bei gleichzeitiger Colpitis senilis — oberhalb der Stenose wirklich ein Carcinom entwickelt hat.

4. Therapie der Colpitis senilis.

Über die Therapie der Colpitis senilis gehen die Ansichten auseinander. Littauer (1923, S. 31) haben sich Spülungen mit $\frac{1}{4}\%$igen Chlorzinklösungen sehr bewährt.

Wir selbst haben Gutes von dem Lapisbad nach Menge gesehen. Flatau lehnt dieses dagegen vollkommen ab, da „es das Übel nur noch schlimmer" mache.

Flatau selbst empfiehlt die Verwendung von Zinkpaste oder Lassarscher Paste.

Diese verwendet er in folgender Weise: Nach Trockenwischen der Scheide mit einem Stieltupfer wird ein etwa halbwalnußgroßes Stück Paste mit dem Finger gründlich und gleichmäßig in die Scheide eingerieben.

Die Paste haftet sehr fest. Man kann sich nach 3—4 Tagen davon überzeugen, daß immer noch große Teile der Paste die Scheidenwände bedecken. Die allererste Wirkung ist die, daß die Kranke ihr lästiges Symptom, den Ausfluß, sofort verliert. „Aber die Pastenbehandlung wirkt nicht nur zeitlich und symptomatisch. Setzt man sie (zweimal wöchentlich) etwa 3 oder 4 Wochen lang fort, so wird man den degenerativen Prozeß überraschend gebessert finden. Die kleinen und feinsten Sprünge und Zerreißungen des Epithels sind geheilt, es blutet also nicht mehr. Jedenfalls habe ich den Eindruck gewonnen, daß die Schutzdecke der Lassarschen Paste das Epithel der Scheide widerstandsfähiger macht. Rückfälle kommen natürlich vor, können aber ebenso schnell wieder beseitigt werden" (Flatau).

„Da es sich bei der Colpodystrophia desquamativa nicht eigentlich um eine Erkrankung sui generis, sondern um eine lokale Auswirkung der fehlenden Ovarialfunktion handelt, so ist es einleuchtend, daß eine wirklich ätiologische Therapie im allgemeinen nicht gut durchgeführt werden kann. Die selbst reichliche Zufuhr von Ovarialpräparaten per os — theoretisch so berechtigt — hat keinen ersichtlichen Erfolg gehabt. Ist aber Colpodystrophia desquamativa Folge einer chirurgisch oder strahlentherapeutisch ausgeschalteten Eierstocksfunktion bei jüngeren Frauen, so könnte der Versuch der Homoioimplantation von Eierstockssubstanz in die Bauchdecken einen Erfolg versprechen" (Flatau).

f) Trichomonas-Colpitis. [1]

1. Morphologie der Trichomonas vaginalis.

Die Trichomonas vaginalis wurde 1837 von Donné[2] entdeckt. Sie gehört zu den Protozoen und zwar zu der Klasse der Flagellaten[3].

Wie bei anderen Flagellaten, z. B. bei Trichomonas intestinalis, muß man auch bei der Trichomonas vaginalis unterscheiden zwischen der **vegetativen Form** (dem Flagellatenstadium Bensen), und der **Dauerform** (Cysten, Bensen).

Die **vegetative Form** der Trichomonas vaginalis besitzt eine Größe von 8—18 : 12—30 μ (Bensen). Die Größe der einzelnen Parasiten ist also recht verschieden. Zuweilen sind sie kaum so groß wie ein polynukleärer Leukocyt (13 μ), meist sind sie fast 2—3 mal so groß.

Die Gestalt der Trichomonas vaginalis ist rund, länglich, nierenförmig, spindelförmig. Manche Individuen sind an dem einen Ende schmal, an dem anderen breit, zuweilen finden sich auch seitliche Ausstülpungen.

Am Vorderende des Tieres liegen zwei, in ihrer Größe etwas verschiedene Basalkörner (Abb. 114).

Von dem einen dieser Basalkörner (Blepharoblast) entspringen drei gleich lange Geißeln. Diese sind in ihrem basalen starren Drittel häufig miteinander verklebt. Außer-

---

[1] Über die Berechtigung von Trichomonas-Colpitis zu sprechen s. S. 358 ff.

[2] Donné: Récherches microscopiques sur la nature du mucus. Paris 1837. Über die Etymologie des Wortes Trichomonas („trico-monas" Donné, S. 21) schreibt Donné (S. 27): „Je les ai nommés trico-monas, suivant l'avis de M. Dujardin qui leur trouve de l'analogie par leur appendice flagelliforme avec les monas, et par leurs cils avec les tricodes; ils diffèrent des uns et des autres par la réunion de ces deux organes, et aussi par l'aspect de leur corps et leur manière d'être; ils forment vraiment une espèce particulière d'infusoires qui mérite le nom de vaginale, puisque c'est seulement dans le vagin qu'ils ont été jusqu'à présent rencontrés".

[3] R. Hertwig teilt die Protozoen in folgender Weise ein:
  I. Klasse: Rhizopoden (Wurzelfüßler),
  II. Klasse: Flagellaten (Geißelinfusorien).
        Diese besitzen eine oder mehrere Geißeln zur Fortbewegung und Nahrungsaufnahme.
    1. Ordnung Autoflagellaten: Trichomonas vaginalis,
    2. Ordnung: Dinoflagellaten,
    3. Ordnung: Cystoflagellaten.
  III. Klasse: Ciliaten (Infusorien),
  IV. Klasse: Sporozoen.

dem verläuft von diesem Basalkorn auch eine feine Fibrille (Rhizoplast) nach dem Kerne zu.

Von dem anderen Basalkorn aus zieht die undulierende Membran zu dem entgegengesetzten Körperende. In ihrem freien Rande verläuft die sog. Saumgeißel, am Körper selbst dient der undulierenden Membran eine Basalfibrille als Unterlage. Die Saumgeißel kann mit einem freien Teil als Schleppgeißel den Körper des Tieres nach

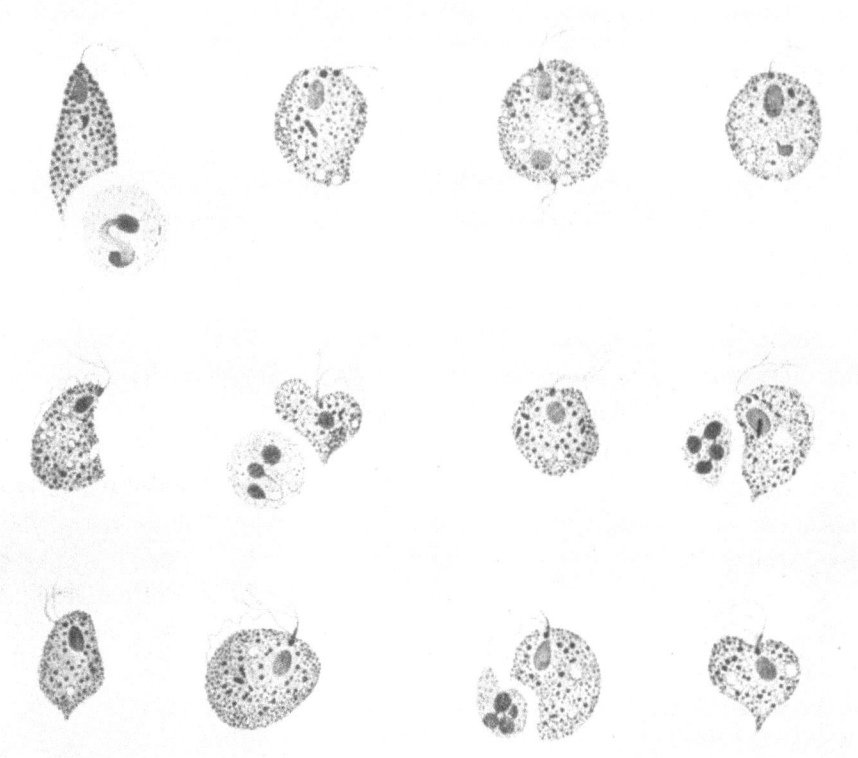

Abb. 113. Trichomonas vaginalis. (Nach Hoehne, Zbl. Gynäk. 1916.)

hinten überragen. Neben den Basalkörnern und nach hinten von ihnen geht ein hakenförmiges Cytostom in den Körper des Tieres hinein.

Außerdem verläuft im Innern des Tieres der sog. Achsenstab. Über seine Bedeutung gehen die Ansichten noch auseinander; wahrscheinlich hat er die Aufgabe eines formgebenden Elementes, eines Skelettes (v. Prowazek, Hartmann, Rodenwaldt, S. 82).

Der Kern ist rund, bis oval; er besitzt immer eine sehr deutliche Kernmembran. Im Innern des Kernes liegt, von einem hellen, achromatischen Hof umgeben, das Karyosom.

Das Protoplasma ist grobkörnig. Schon im frischen, ungefärbten Präparat kann man bei Immersionsvergrößerung deutlich zahlreiche Körnchen sehen, so daß die Zelle aussieht, als ob sie mit Staub bedeckt wäre (Schmid und Kamniker). Außerdem erkennt man noch stark lichtbrechende kleine Kügelchen. Diese machen den Eindruck von Hohlräumen, sie sind unregelmäßig angeordnet und ihre Zahl wechselt. Mit Sudan III gibt eine große Zahl von ihnen deutliche Fettreaktion.

Die Beobachtung der lebenden Parasiten bietet ein außerordentlich vielgestaltiges Bild[1].

Die Geißeln sind im unverdünnten Sekrettropfen in ununterbrochener Bewegung. Bei näherer Beobachtung erkennt man, daß die Geißeln zuerst seitwärts schlagen, dann machen sie eine kreisförmige Bewegung zur Mitte hin und sie krümmen sich dabei mit ihren freien Enden gegen den Blepharoblasten zu. Dadurch wirbeln sie ununterbrochen Bakterien, Zelltrümmer u. a. gegen den Zelleib heran. Die undulierende Membran zeigt dauernd eine Wellenbewegung, die vom Kopf zum

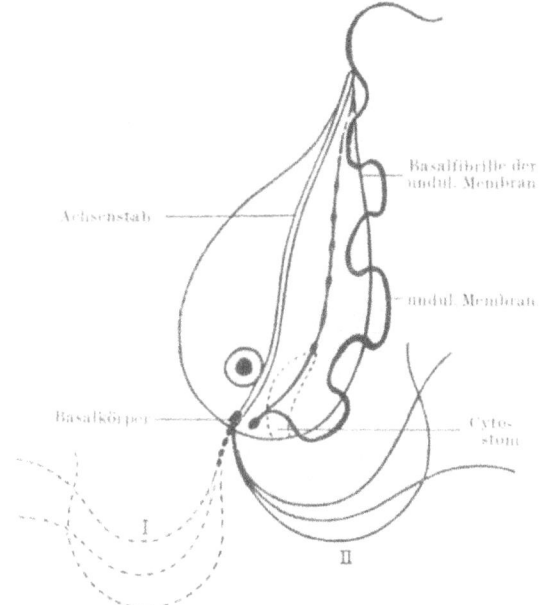

Abb. 114. Schematische Darstellung der Trichomonas vaginalis. (Nach Rodenwaldt.)

Schwanzende des Tieres verläuft. Die Schnelligkeit dieser Bewegung ist verschieden, bei Ruhe ist sie langsamer, bei Ortsveränderungen ist sie sehr viel schneller.

Wird das Scheidensekret mit einem Tropfen physiologischer Kochsalzlösung verdünnt, dann sieht man die Geißeln nicht immer in Bewegung. Die Zelle ist, wenn sie ihren Platz nicht verläßt, bis auf die ununterbrochene Wellenbewegung der undulierenden Membran vollkommen in Ruhe. Kommt aber durch die Flüssigkeitsströmung ein Bacterium, Zellstück u. dgl. in die

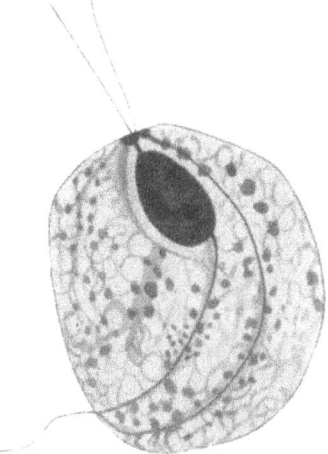 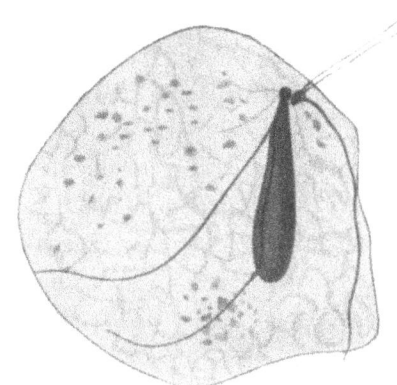

Abb. 115. Trichomonas vaginalis.   Abb. 116. Trichomonas vaginalis.
Vegetative Formen.
(Nach Bensen, Arch. Protistenkde. Bd. 18.)

---

[1] Die nachfolgende Beschreibung ist der Arbeit von Schmid und Kamniker entnommen.

Nähe des Tieres, dann sieht man, wie die Geißeln, die bis jetzt nicht sichtbar waren, ruckartig aus dem Protoplasmaleib gegen den sich annähernden Fremdkörper hervorschnellen und die oben angeführte fischende Bewegung ausführen. Den gleichen Vorgang kann man beobachten, wenn die Trichomonade selbst den Platz verläßt und sich durch Eigenbewegung irgend einem kleinen Fremdkörper nähert. Durch diese in ziemlich rascher Folge ausgeführten fischenden Geißelschläge werden kleine Stückchen von Zellen, Fettröpfchen usw. in die Gegend der beiden Blepharoblasten gebracht. Ist dies gelungen, dann verschwinden die kleinen Fremdkörper durch den oben beschriebenen Spalt (Mundspalt?) zwischen den beiden Blepharoblasten. Mit ihnen verschwinden auch die Geißeln. In diesem Zustand bleibt nun die Zelle solange, bis wiederum, entweder durch Eigenbewegung der Trichomonade oder durch den Flüssigkeitsstrom, eine Annäherung zwischen den Parasiten und Fremdkörpern eintritt. Schmid und Kamniker nehmen an, „daß die sich nähernden Fremdkörper einen Reiz auf die Zellen ausüben, dadurch werden reflektorisch die Geißeln ausgeworfen, um auf denselben Reiz hin ihre fischende Wirbeltätigkeit auszuüben". Die Tatsache, daß man in unverdünnten Sekrettropfen niemals Zellen findet, bei denen die Geißeln eingestülpt und in Ruhe sind, glauben Schmid und Kamniker darauf zurückführen zu können, daß in diesen Tropfen Bakterien und Detritus viel dichter angeordnet sind. „Dadurch wird ein ununterbrochener Reiz auf die Geißeln ausgeübt, der sie dauernd in Bewegung hält". Die Fortbewegung der Trichomonaden ist nach Schmid und Kamniker „im großen und ganzen unabhängig vom Geißelschlag, da die Tierchen sowohl mit eingezogenen als auch mit fischenden Geißeln ihren Ort aktiv verlassen können. Schmid und Kamniker glauben vielmehr, daß sich die Tiere nur mit der undulierenden Membran fortbewegen, daß aber die wirbelnden Geißeln die Bewegung etwas, wenn auch nicht wesentlich, unterstützen. Die Wellenbewegung der undulierenden Membran spielt „die Rolle eines Motors, ähnlich den Schaufelrädern eines Schiffes". Bei der Fortbewegung führen die Trichomonaden, namentlich bei Richtungsänderungen, oftmals weitgehende Gestaltsveränderungen aus. „Diese Formveränderung ist ganz ähnlich der Bewegung des Leibes der Fische beim Schwimmen. Auch sonst unterliegt der Zelleib der Trichomonaden einem regen Formwechsel. Wenn sie sich zwischen Epithelien oder Leukocyten einzwängen, passen sie ihre Gestalt ganz der Umgebung an". Neben der bis jetzt geschilderten Art der Fortbewegung kann man im Nativpräparat auch Protoplasmaausstülpungen (Pseudopodien) erkennen, mit denen die Tiere langsame amöboide Ortsveränderungen ausführen. Schmid und Kamniker konnten diese Vorgänge jedoch nur in Tropfen beobachten, die durch Verdunsten flüssigkeitsärmer geworden waren. Sonst sahen Schmid und Kamniker pseudopodienartige Fortsätze des Protoplasmas nur bei phagocytären Vorgängen. Schmid und Kamniker konnten nicht selten wahrnehmen, wie Protoplasmafortsätze der Trichomonaden versuchten, Leukocyten zu umklammern. Im Trockenpräparat sah man dann öfters an der Berührungsstelle eine Verschmelzung der Trichomonaden mit dem Leukocytenkörper. Bakteriophagie konnte nicht im lebenden Zelleib, wohl aber im Trockenpräparat nachgewiesen werden. „Zusätze von wasserentziehenden Flüssigkeiten wie Aceton, Glycerin, ferner konzentrierte Säuren (Essigsäure), Laugen (Kalilauge), brachten die Parasiten zur Schrumpfung oder Quellung und zum Absterben" (Schmid und Kamniker).

Im gefärbten Ausstrich ist das Aussehen der Trichomonas noch vielgestaltiger als im Nativpräparat. Man kann äußerst unregelmäßige Protoplasmakörper von der absonderlichsten Gestalt finden. Ihre Größe schwankt im Ausstrich noch viel mehr als im Nativpräparat. Geißeln sind in den meisten Fällen zu sehen. Sie lassen die verschiedensten Schlagphasen erkennen. Vielfach sind sie zusammengewunden. Die beiden Blepharoblasten sind meist deutlich zu erkennen. Um die undulierende Membran zu sehen, muß man meist eine größere Anzahl von Exemplaren durchmustern. ,,Manchmal fehlen Geißeln vollständig, sie sind dann entweder abgerissen oder eingezogen. Ab und zu sieht man sie über den Zelleib geschlagen als feine, stärker rot gefärbte [1] Linien. Schwanzfortsatz und Achsenstab sind in den seltensten Fällen zu erkennen. Der Achsenstab ist meist nur angedeutet und nicht scharf abgegrenzt. Trotzdem sind die Trichomonaden bei einiger Übung nicht schwer zu erkennen. Der Protoplasmaleib zeigt ausnahmslos eine wabige Struktur, er ist fast regelmäßig von Vakuolen durchsetzt. Vielfach findet man in diesen kleinen Hohlräumen Bakterien (Abb. 117). Phagocytierte Bakterien sind aber nicht immer regelmäßig im Zelleib zu finden, auch dann nicht, wenn das Sekret eine sehr reiche Bakterienflora aufweist. Der Kern ist längsoval, meist flaschen- oder birnenförmig. Er liegt exzentrisch in der Nähe des Geißel-

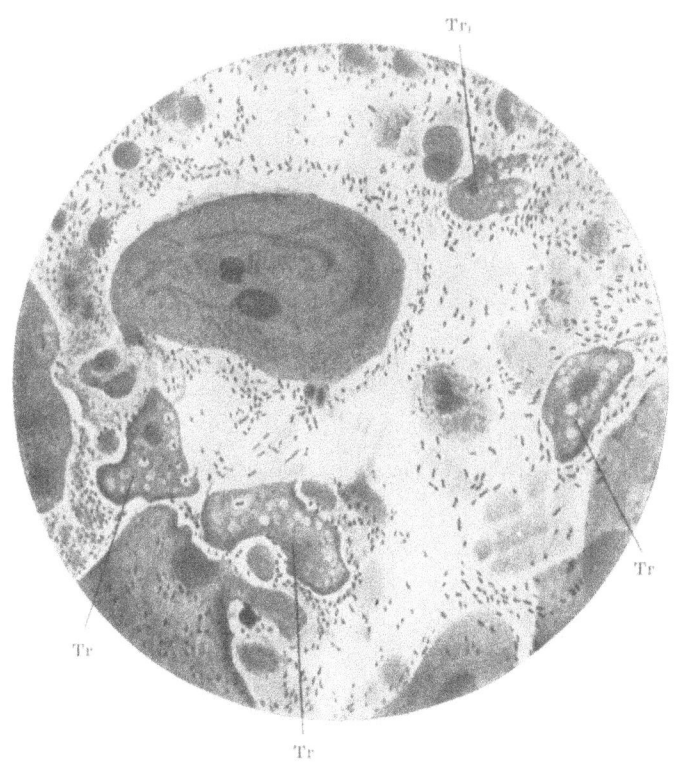

Abb. 117. Trichomonas vaginalis (Tr). Die beiden unteren Exemplare mit phagocytierten Bakterien, an einer Stelle gramnegative Kokken knapp vor dem Einschluß (Tr₁). (Nach Schmid und Kamniker.)

ansatzes. Er färbt sich deutlich dunkler; bei der Gramfärbung kann man häufig ein deutliches Kerngerüst erkennen. Die Mundspalte, das Cytostom ist nicht selten als blasser, schmaler, wenig oder gar nicht gefärbter Streifen zu erkennen, der zwischen den beiden Blepharoblasten entspringt, und der gegen die der Membran gegenüberliegende Kernseite hinzieht. Die Phagocytose läßt sich im Trockenpräparat in allen Einzelheiten beobachten. Namentlich findet man Bakterien und Leukocyten im Zelleib. Dabei kann man beobachten, wie sich die Zellmembran der Leukocyten, die der Trichomonas angelagert ist, auflöst, so daß die gegenseitigen Grenzen nicht mehr sichtbar sind. In einem anderen Stadium sieht man, wie sich die pseudopodienartigen Fortsätze des Trichomonadenplasmas um einen Leukocyten fast vollständig geschlossen haben" (Schmid und Kamniker).

---

[1] Über die Färbemethoden s. S. 357.

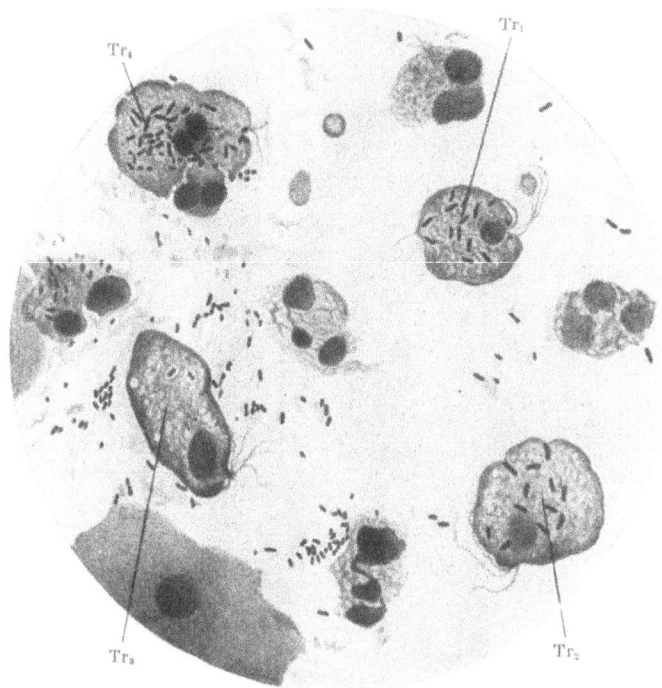

Abb. 118. (Tr₁) Saumgeißel, 3 Geißeln, die eben ein Zellstückchen heranwirbeln, Blepharoblasten, Tr₂ Saumgeißel, 2 Geißeln, 1 unsichtbar, 2 grampositive Stäbchen knapp nach dem Einschluß. Tr₃ Phagocytierte Bakterien, 3 Geißeln, Saumgeißel. Tr₄ Phagocytose eines Leukocyten. (Schmid und Kamniker.)

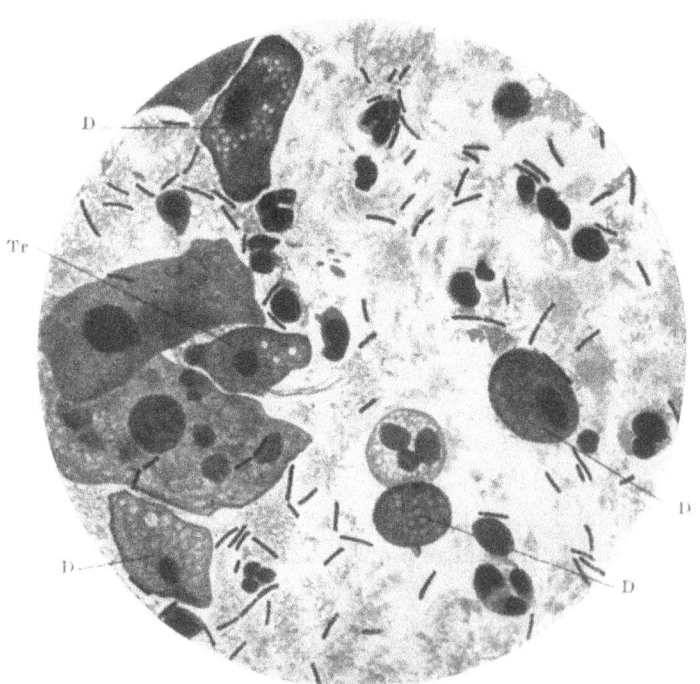

Abb. 119. Vaginalbacillen, Trich. vag. (Tr), Dauerformen (D), Leukocyten. (Schmid und Kamniker.)

Morphologie der Trichomonas vaginalis. 353

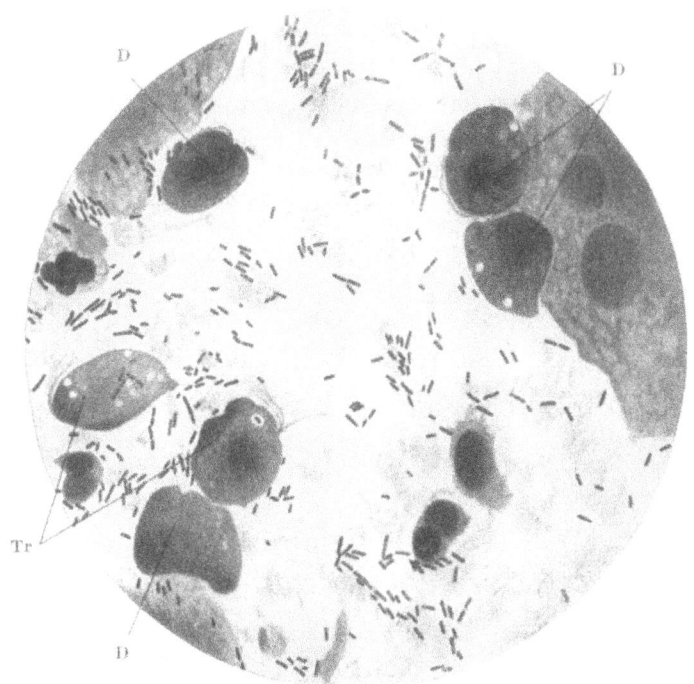

Abb. 120. Trich. vag. (Tr.) Dauerformen mit und ohne Saumgeißel.

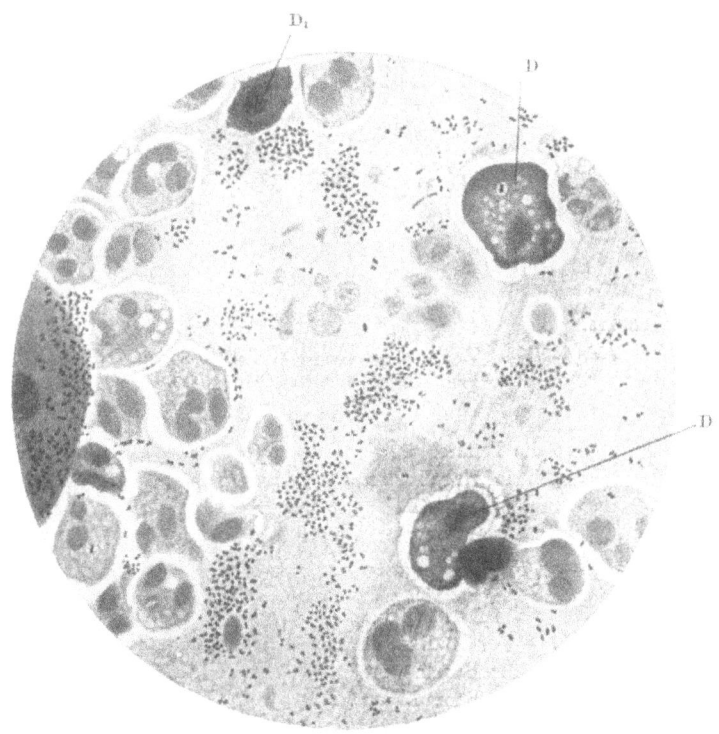

Abb. 121. Dauerformen (D) nach Applikation von Jodtinktur, D_1 mit starker Schrumpfung.
Abb. 117—121. Nach Schmid und Kamniker, Arch. Gynäk. Bd. 127.

Die **Dauerform** (Cystenform) läßt sich nicht im Nativpräparat, sondern nur im gefärbten Ausstrich erkennen. Sie ist dunkler gefärbt als die vegetative Form, die Geißeln fehlen, der Zellkern ist undeutlich und verwaschen. Vakuolen sind im Protoplasma anfangs noch vorhanden, später sind sie vollkommen verschwunden (Abb. 120—124).

Schmid und Kamniker konnten sehr schön die Bildung von Dauerformen (Cysten) in zwei Fällen beobachten, in denen sie — zur Beseitigung der Trichomonaden — die Scheide mit Jodtinktur bestrichen. Schon am nächsten Tage waren Dauerformen vorhanden, dieser Zustand hielt etwa 5 Tage an, dann traten wieder vegetative Formen mit Geißeln auf.

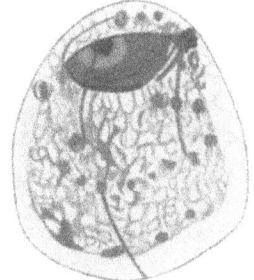
Abb. 122.

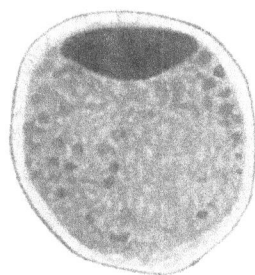
Abb. 123.

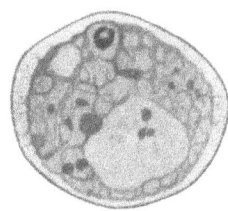
Abb. 124.

Abb. 122—124. Trichomonas vaginalis. Encystierungsvorgänge.
Nach Bensen, Arch. Protistenkde. Bd. 18.

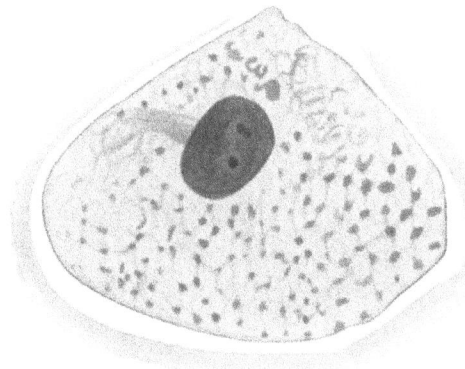
Abb. 125.

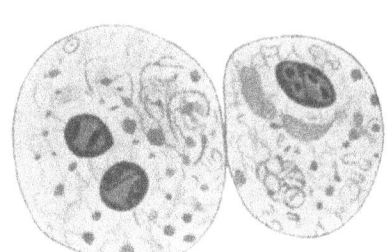
Abb. 126.

Abb. 125/126. Trichomonas vaginalis. Amöboidformen.
Nach Bensen, Arch. Protistenkde. Bd. 18.

Bensen (S. 124) schildert die Entstehung der Cysten (Dauerformen) in folgender Weise:

Der noch mit Geißeln versehene Flagellat sondert eine Schleimhülle ab, „in der das verdichtete Protoplasma wie etwas eingeschrumpft liegt" (Bensen). Der große, ovale, etwas aufgeblähte Kern wird in seiner Struktur undeutlicher. Man kann aber noch einen Teil der durch ihn verlaufenden Fibrille und in einem helleren Teil einen großen Chromatinbröckel erkennen. Ferner „sieht man die zusammengeschmolzenen vorderen Basalkörner und Reste der vorderen umgeklappten Geißeln, außerdem den Achsenstab und die Saumgeißel noch gut erhalten" (Bensen).

Auf einem weiter vorgeschrittenen Stadium sind der Achsenstab und die Geißeln fast vollkommen verschwunden, der Klumpen der vorderen Basalkörner ist noch erhalten, der Kern ist etwas kleiner geworden, aber noch oval. In ihm erkennt man in einem hellen Hofe ein großes deutliches Karyosom oder Centriol.

Das Protoplasma ballt sich mehr nach der Mitte zusammen, die Hülle verdickt sich, das ganze Tier nimmt mehr Cystenform an. Zwischen der äußeren Cystenwand und dem inneren Protoplasmakörper tritt eine vollkommene Sonderung ein.

Der ovale Kern wird noch kleiner, und seine Konturen werden weniger scharf. Schließlich wird der Kern immer kleiner, bis er in der fertigen Cyste als kleiner, runder, bläschenförmiger, von einem hellen Hof umgebener Körper erscheint, der dem kugeligen, körnigen Protoplasma aufliegt.

Neben der vegetativen Form (dem Flagellatenstadium) und der Cystenform unterscheidet Bensen auch noch eine **Amöboidform** (Abb. 125, 126).

Bei dieser sind Basalkörner, Geißeln und Achsenstab verschwunden. Das Protoplasma hat aber sein körniges Aussehen behalten. Das ganze Tier gleicht dann in seiner Form und in seinen Bewegungen außerordentlich einer echten Amöbe.

Die Größe der Amöboidformen ist, ebenso wie die der Geißelformen, sehr verschieden. Entsprechend sind auch die unregelmäßig gestalteten chromatinreichen Kerne sehr verschieden groß.

Im Innern des Kernes befindet sich ein Karyosom mit einem Centriol. Dieses leitet die Durchschnürung des Kernes ein, die den auf diesem Stadium häufig zu beobachtenden Teilungsvorgängen vorausgeht.

Es ist noch nicht mit Sicherheit entschieden, ob aus der Cyste die Amöboidformen hervorgehen, oder ob die Entwicklung nicht vielleicht umgekehrt verläuft, so daß das Flagellatenstadium nicht den Anfang, sondern das Ende der Vorgänge innerhalb der Cyste darstellt (Bensen, S. 124f.). Nach Bensen verläuft die Entwicklung wahrscheinlich in der Weise, daß aus dem Flagellatenstadium die Cyste und aus dieser die Amöboidform entsteht.

Über die Fortpflanzung der Trichomonas vaginalis (Kopulation, Autogamie) ist heute noch sehr wenig bekannt. Bei der Trichomonas intestinalis kommt eine einfache Längsteilung der vegetativen Form vor (Rodenwaldt). Bei der Trichomonas vaginalis ist diese, soweit wir sehen, bisher noch nicht beschrieben worden. Nach Bensen kommt es auf dem Stadium der Amöboidform häufig zu Teilungsvorgängen. Pohl (1926) hat neuerdings einen „Generationswechsel" bei Trichomonas vaginalis beschrieben. Dieser Generationswechsel tritt ein, wenn man die Tiere in ein Gemisch von Blutserum (1 Teil) und Lockescher Lösung (4 Teile) bringt. Nach Encystierung der reifen Tiere wird, anscheinend durch parthenogenetische Teilung, eine junge, offenbar zweigeschlechtliche Generation gebildet. Durch Kopulation dieser Individuen wird ein zweiter, zweigeschlechtlicher Generationswechsel eingeleitet.

2. Biologie der Trichomonas vaginalis.

Die Trichomonas vaginalis ist bisher fast ausschließlich in der Scheide beobachtet worden.

Nur in ganz seltenen Ausnahmefällen ist sie in der weiblichen Harnblase (Arnold, Baatz Flaskamp, A. Seitz) und in der männlichen Harnröhre (Miura) oder Harnblase (Marchand, Dock) gefunden worden.

Die Gründe für diese biologische Bindung der Trichomonas vaginalis — oder genauer ihrer Geißelform — an die Scheide sind heute noch vollkommen dunkel.

Nach Haußmann, Hoehne u. a. sind die Trichomonaden von der sauren Beschaffenheit des Scheidensekretes abhängig. Sie verschwinden, wenn die saure Reaktion bei der Menstruation abnimmt (Haußmann, Hoehne u. a.).

Schröder und Loeser (S. 31) fanden bei Trichomonas-Colpitis sowohl saure, als amphotere, als auch neutrale Reaktion, und „immer unabhängig von der Reaktion mehr oder weniger reichlich Trichomonaden, jedoch scheinen diese bei alkalischer oder amphoterer Reaktion besser oder zahlreicher sich zu vermehren". Nach Flaskamp (1925 S. 425) gedeiht die Trichomonas vaginalis in der Scheide „am besten bei niedrigem Säuretiter".

Die Frage, ob die Trichomonas vaginalis ihrerseits den Säuretiter des Scheidensekretes beeinflussen kann, steht heute noch offen.

Für niedere Temperaturen ist die Trichomonas vaginalis sehr empfindlich. Die untere Wärmegrenze beträgt für sie etwa 16—18°.

Haupt konnte trichomonadenhaltiges Scheidensekret nicht mehr mit Erfolg in die Scheide gesunder Frauen übertragen, wenn dieses unter 16—18° C, also auf Zimmertemperatur abgekühlt worden war. Die obere Temperaturgrenze scheint nach Flaskamp (1925 S. 424) bei 41° zu liegen.

Die Frage, wie die Trichomonas vaginalis in die Scheide gelangt, läßt sich heute noch nicht beantworten.

Früher nahm man vielfach an, daß die Trichomonas vaginalis aus dem Darm in die Scheide verschleppt wird, d. h. daß sie identisch ist mit der Trichomonas intestinalis. Auf Grund neuerer Untersuchungen ist man aber in dieser Ansicht doch wankend geworden (Lit. bei Bensen). Die meisten Autoren (Bensen, Hoehne u. a.) stehen heute wohl auf dem Standpunkt, daß die Trichomonas vaginalis und die Trichomonas intestinalis nicht identisch sind, sondern „daß es sich um zwei verschiedene Arten handelt" (Bensen).

Damit wird aber die Frage nach der Herkunft der Trichomonas vaginalis wesentlich schwieriger.

Nach Hoehne[1] läßt sich nur das negative Moment behaupten, daß die Kohabitation bei der Übertragung kaum eine Rolle spielt, daß also die Parasiten nicht durch den Mann auf die Frau übertragen werden.

Auf Veranlassung von Hoehne untersuchte Giesecke das Präputialsekret von 45 Soldaten, und er fand dieses frei von Trichomonaden.

Auch A. Seitz untersuchte ohne Erfolg das Präputialsekret und den Urin von Männern, bei deren Frauen sich Trichomonas vaginalis fand. Auch im Stuhle dieser Frauen ließen sich nie Trichomonaden nachweisen.

Flaskamp (1925)[2] glaubt die Frage nach der Herkunft der Trichomonaden dahin beantworten zu können, „daß es sich entweder um Verschleppung aus dem Munde oder Darm handelt, oder aber um Einwanderung durch Waschungen, Spülungen und Bäder". Der Einwurf, daß die Darmtrichomonas nicht identisch mit der Trichomonas vaginalis sei, ist nach Flaskamp nicht stichhaltig, da „erfahrungsgemäß die Protozoen und speziell die Trichomonas vaginalis über größtes Anpassungsvermögen verfügen". Flaskamp betrachtet die Trichomonas vaginalis lediglich als eine „Standortsvarietät".

Soweit wir sehen, ist aber bei allen diesen Untersuchungen über die Herkunft der Trichomonas vaginalis nur die Geißelform und allenfalls noch die Amöboidform berücksichtigt worden. Über das Vorkommen der Cystenform außerhalb des Körpers liegen anscheinend noch keine Untersuchungen vor. Dies dürfte wohl darauf beruhen, daß es heute noch nicht gelingt, sie zu erkennen. Es erscheint aber sehr wohl möglich, daß erst ihr Nachweis uns nähere Aufklärung über die Herkunft der Trichomonas vaginalis bringt.

Zum mikroskopischen **Nachweis** der Trichomonas verreibt man einen Tropfen Scheidensekret mit einem Tropfen physiologischer Kochsalzlösung auf einem Objektträger. Nach Auflegen eines Deckgläschens untersucht man das Präparat mit Ölimmersion. Sind Trichomonaden im Scheidensekret vorhanden, dann erkennt man diese bei einiger Übung leicht an ihrem lebhaften Geißelschlag.

Dieser Geißelschlag kann so kräftig sein, „daß z. B. eine Spirochaeta refringens, die ins Bereich der Geißeln kommt, glatt durchschlagen wird. Man sieht daher auch — bei der Untersuchung im Dunkelfeld — wie in der Umgebung eines derartigen Protozoons Reste von Spirochäten herumstrudeln" (O. Meyer).

Schon bei mittelstarken Vergrößerungen kann man die Trichomonas vaginalis häufig durch ihre eigentümlich ruckartigen Bewegungen von den anderen Zellen des Scheidensekretes unterscheiden [Hoehne (1916, S. 11)]. Achtet man aber nur auf die Bewegung des ganzen Körpers, dann können — nach Schröder und Loeser — viele Trichomonaden der Aufmerksamkeit entgehen. Schröder und Loeser ziehen deshalb die Ölimmersion den Trockensystemen vor.

Noch leichter lassen sich die Trichomonaden im Dunkelfeld nachweisen (Haupt, O. Meyer). Man findet dann, besonders in den Randpartien des Präparates, die Trichomonaden einzeln oder zu mehreren beisammen.

---

[1] Hoehne: Zentralbl. f. Gynäkol. 1916, S. 13.
[2] Flaskamp: Arch. f. Gynäkol. Bd. 125, S. 424.

Überträgt man etwas trichomonadenhaltiges Scheidensekret in etwas physiologische Kochsalzlösung, der 1—2 Tropfen 2%iger Neutralrotlösung zugesetzt sind, dann färben sich sofort die Kerne und Granula der Leukocyten und die Kerne der Plattenepithelien. Die lebenden Trichomonaden bleiben dagegen ungefärbt. Dadurch und durch ihre lebhaften Bewegungen heben sie sich scharf von ihrer gefärbten Umgebung ab. Die von den Trichomonaden aufgenommenen Bakterien nehmen die Farbe an, und sie sind in dem durchsichtigen Zelleibe der Parasiten leicht zu erkennen (O. Meyer).

Auch in einem vorsichtig, d. h. ohne Quetschung der leicht verletzbaren Protozoen, angefertigten Tuschepräparat nach Burri erkennt man nach Hoehne sehr gut die Umrisse der Trichomonaden einschließlich des Geißelapparates. O. Meyer berichtet dagegen, daß er trotz verschiedenartiger Versuche mit dieser Methode keine so befriedigenden Resultate erzielt habe, daß er sie der Dunkelfelduntersuchung und der Färbung mit Neutralrot gleichstellen möchte. Auch Littauer[1] gelang es nicht, die Trichomonaden im Tuschepräparat darzustellen.

Im fixierten und gefärbten Ausstrichpräparat ist der Nachweis der Trichomonas meist sehr schwierig, da der protoplasmareiche Zelleib der Trichomonaden unter dem Einfluß der Fixierungsflüssigkeit seine Form stark verändert (Hoehne).

Schmid und Kamniker haben aber (1926) darauf hingewiesen, daß ihnen der Nachweis der Trichomonas in allen Fällen durch einfache Gramfärbung[2] mit Karbolwasser-Gentianaviolett gelang. Es erfordert allerdings einige Übung, bis man die Parasiten regelmäßig erkennt. Doch lassen sich mit dieser Methode alle Einzelheiten, wie Granulierung des Protoplasmas, Vakuolenbildung, Geißeln usw. sehr gut darstellen.

Die kulturelle Züchtung der Trichomonas vaginalis ist sehr schwierig (Hogue, Lynch, Ohira und Noguchi).

Schmid und Kamniker haben (ebenso wie Hogue, Lynch, Ohira und Noguchi) gute Resultate mit 10 Teilen physiologischer Kochsalzlösung und 1 Teil Blutserum erzielt. Auch in 10 Teilen Nephritikerharn und 1 Teil Blutserum gelang es, die Parasiten zur Vermehrung zu bringen.

Die Kulturen haben kein charakteristisches Aussehen. Trübung, Häutchenbildung usw. hängen von den Begleitbakterien ab. Die Haltbarkeit der Kulturen ist sehr gering. Die Reinkultur ist Schmid und Kamniker nicht gelungen.

Über die **Häufigkeit** der Trichomonas vaginalis im Scheidensekret gehen die Angaben auseinander (vgl. Tab. S. 358).

Es muß allerdings dahingestellt bleiben, ob diese Zahlen ein einwandfreies und richtiges Bild von der Häufigkeit der Trichomonas vaginalis geben. Da die Trichomonaden, oder genauer ihre Geißelformen, vorübergehend aus der Scheide verschwinden können — z. B. 3 bis 8 Tage vor und nach der Menstruation und nach Anwendung antiseptischer Mittel (O. Meyer) —, ist bei einem einmaligen negativen Befund nicht auszuschließen, daß sich bei längerer Beobachtung doch Trichomonaden gefunden hätten.

O. Meyer fiel auf, daß sich Trichomonaden vorzugsweise bei solchen Patientinnen fanden, die es an der nötigen Sauberkeit fehlen ließen. Allerdings möchte O. Meyer nicht soweit gehen, und die Trichomonaden als „unbedingte Folgeerkrankung vernachlässigter Körperpflege" hinstellen. Auch Schmid und Kamniker konnten feststellen, daß sich die Parasiten bei Frauen, die keinen besonderen Wert auf größte Reinlichkeit legten, zwar häufiger fanden, daß sie gelegentlich aber auch im Scheidensekret von Frauen vorkamen, die den Körper gut zu pflegen gewohnt waren.

---

[1] Littauer: Zentralbl. f. Gynäkol. 1923, S. 32.
[2] Über die Fixierung machen Schmid und Kamniker keine Angaben.

	Zahl der untersuchten Fälle		Zahl der Fälle, bei denen Trichomonas vaginalis gefunden wurde		Prozentsatz der Fälle, in denen Trichomonas vaginalis gefunden wurde	
	Nichtgravide	Gravide	Nichtgravide	Gravide	Nichtgravide	Gravide
					%	%
Haußmann	100	200	?	75	40	37
Hoehne	104	102	29	35	fast 28	34
A. Seitz	?	?	?	?	20	25
Schröder u. Loeser [1]	2183		120			
O. Meyer [2]	147		68		46	
Liß	—	405	—	79	—	19,5
Wille	183		74		40	
Schmid u. Kamniker		239		50		243,5

3. Klinik der Trichomonas-Colpitis.

Nach Donné, der die Trichomonas vaginalis entdeckte, findet sich diese nie bei ganz normalem Scheideninhalt, sondern nur in stark eitrigem Scheidensekret [3].

Auch Kölliker und Scanzoni [4] kamen auf Grund ihrer Untersuchungen zu dem Schlusse, „daß das Vorkommen der Trichomonas sich an eine gewisse Alteration des Vaginalschleimes knüpft, und daß dieselbe ihre größte Entwicklung in einem entschieden pathologischen Sekrete gewinnt".

Ebensowenig wie Donné und Kölliker und Scanzoni konnten andere Untersucher (Haußmann, Marchand, Miura, Dock, Arnold, Blochmann u. a.) Anhaltspunkte finden, die irgendwie auf die Pathogenität dieser Flagellaten hindeuteten. Die Trichomonas vaginalis wurde allgemein als harmloser Scheidenparasit angesehen. Noch im Jahre 1912 schrieb Rodenwaldt, „daß wir in Trichomonas vaginalis, welche bei 30—40% aller Frauen in völliger Gesundheit gefunden wird, eine sicher nicht pathogene Art vor uns haben".

Im Jahre 1916 erschien eine Arbeit von Hoehne, in der dieser betonte, daß die Trichomonas nicht der harmlose Schmarotzer sei, für den man sie bis dahin gehalten hatte. Sie könne vielmehr zum Erreger einer typischen Colpitis purulenta werden, und demgemäß müsse man auch von dem Krankheitsbild einer Trichomonaden-Colpitis sprechen [5].

Hoehne gelang es in vielen Fällen von äußerst hartnäckigen, den üblichen therapeutischen Mitteln gegenüber refraktären oder leicht rezidivierenden, ätiologisch unklaren,

---

[1] Schröder und Loeser untersuchten alle „nur irgend auf Kolpitis verdächtigen Poliklinik-Patientinnen".

[2] Unter den 147 Patientinnen von O. Meyer befanden sich 18 Gravide. Bei 12 von diesen (= 75%) wurden Trichomonaden gefunden.

[3] Donné (1837, S. 21): „on ne le trouve jamais dans le mucus vaginal pur; le mélange de la matière purulente est nécessaire à son existence".

[4] Scanzoni: Beiträge zur Geburtskunde und Gynäkologie. Bd. 2, S. 137. Würzburg 1855.

[5] Allerdings betonte Hoehne (S. 11) selbst ausdrücklich, daß er nur den indirekten Beweis führen könne. „Ein direkter Beweis für die pathogene Bedeutung der Trichomonas vaginalis läßt sich aber zur Zeit noch nicht erbringen, weil wir mit unseren jetzigen Hilfsmitteln noch nicht imstande sind, die Trichomonaden in Reinkultur zu züchten", und weil „Übertragungsversuche auf die gesunden Schleimhäute von Versuchstieren bisher fehlgeschlagen sind".

eitrigen Scheidenkatarrhen große Mengen von Trichomonas vaginalis nachzuweisen. Er konnte ferner feststellen, daß bei erfolgreicher Behandlung der Kolpitis die Protozoen aus dem Scheidensekret verschwanden, daß sie aber bei Rezidiven der Scheidenentzündung regelmäßig wieder erschienen.

Die Veröffentlichung Hoehnes löste eine Diskussion aus, deren Ergebnis im umgekehrten Verhältnis zu ihrer Intensität steht. Der Streit drehte sich in der Hauptsache um die Frage, ob die Trichomonas vaginalis als pathogen, d. h. also als direkter oder indirekter Erreger einer Kolpitis angesehen werden muß [Hoehne (1916, 1921), Stephan (1921, 1922), Flaskamp (1925), A. L. Schmid (1925), Gragert, Liß, Traugott, Wille, Littauer (1923)], oder ob sie nur ein harmloser Schmarotzer ist, der besonders gut in dem pathologischen Scheidensekret bei Kolpitis gedeiht [Schröder und Loeser (1919), Loeser (1920, 1922), Schröder (1921), Wolfring (1921), O. Meyer (1926), O. Neumann, Haupt (1924)].

Zur Begründung seiner Ansicht von der Pathogenität der Trichomonas vaginalis hatte Hoehne folgende Punkte angeführt:

1. mit der Beseitigung der Trichomonaden schwinden der Ausfluß und die Entzündungserscheinungen, die ursprüngliche Flora des Scheideninhaltes bleibt dagegen bestehen,

2. mit der Rückkehr der Trichomonaden bei einem Rezidiv stellen sich sofort wieder die eitrige Sekretion und die Entzündungserscheinungen ein,

3. auch in den Fällen, in denen nur wenige Trichomonaden vorhanden sind, enthält das Scheidensekret stets Leukocyten.

Gegen die Annahme von Hoehne ließ sich nun anführen (Schröder und Loeser, Schröder, Wolfring):

1. Die Trichomonas vaginalis kommt fast ausschließlich bei stark verunreinigtem Scheidensekret vor. Da nun bei diesem entzündliche Veränderungen der Scheidenwand an und für sich häufig sind, so läßt sich nicht entscheiden, ob die Trichomonaden oder ob die Bakterien die Entzündung ausgelöst haben.

2. Die Trichomonas vaginalis kann sich auch in einem stark verunreinigten Scheidensekret ohne gleichzeitige Kolpitis finden (Schröder und Loeser).

3. Die Identität der Bakterienflora vor und nach Beseitigung der Trichomonaden und der Entzündungserscheinungen spricht nicht gegen die Möglichkeit einer bakteriellen Genese der Kolpitis. Die Bakterien können durch die Behandlung in ihrer Virulenz geschwächt, oder die Widerstandskraft der Gewebe kann erhöht worden sein.

Diese Einwände veranlaßten Hoehne (1921)[1], die Trichomonas nicht mehr als den direkten, sondern als indirekten Erreger der Kolpitis aufzufassen. Hoehne nahm jetzt an, daß „die Trichomonaden an sich nicht jenen Fluor mit seinen konsekutiven Entzündungserscheinungen in der Scheide und an den äußeren Genitalien hervorrufen, daß vielmehr bei ihrem reichlichen Vorhandensein durch ihre biologischen Eigenschaften den von außen einwandernden Keimen erst die Möglichkeit zu einem üppigen Wachstum gegeben wird" (Stephan)[2]. Es handelt sich „um eine Symbiose zwischen Trichomonaden und

---

[1] Hoehne: Sitzungsbericht der Frühjahrsversammlung des Ärztevereins des Regierungsbezirkes Stralsund vom 29. Mai 1921 (zit. nach Stephan).

[2] Stephan: Zentralbl. f. Gynäkol. 1921, S. 1566.

den mannigfachen entzündungserregenden Bakterienmassen in dem Sinne, daß die Trichomonaden von diesen Keimen leben und somit an deren Züchtung ein vitales Interesse haben" (Stephan).

Auch gegen diese modifizierte Anschauung Hoehnes von der bedingten Pathogenität der Trichomonas vaginalis wurden verschiedene Einwände erhoben. Zunächst ließ sich nicht beweisen, daß die Trichomonas vaginalis den von außen einwandernden Keimen erst die Möglichkeit zu einem üppigen Wachstum gibt. Ebensogut könnte umgekehrt die verunreinigte Bakterienflora erst die Trichomonas vaginalis zur Ansiedlung und Vermehrung befähigen (Schröder und Loeser).

Weiter wurde eingewendet, daß Trichomonaden in der Scheide vorkommen können, ohne daß sie die Scheidenflora verändern.

Schröder und Loeser erblicken in der verunreinigten Bakterienflora die „primäre Noxe" für die Kolpitis, „weil ja auch sonst Trichomonaden in geringer Anzahl in der Scheide wohnen, ohne bei den Reinheitsgraden I und II irgend eine Kolpitis hervorzurufen. Erst bei dem Substratwechsel wuchert die Trichomonas ins Unermeßliche".

Haupt suchte die Lehre von der bedingten Pathogenität der Trichomonas vaginalis dadurch zu widerlegen, daß er trichomonadenhaltiges Scheidensekret auf die „normale Scheidenschleimhaut" übertrug.

Zu diesen Versuchen wählte Haupt als Spenderinnen Frauen, deren Scheidensekret den 2.—3. Reinheitsgrad aufwies, um auch die Bakterien mit zu übertragen, die für eine Symbiose mit den Trichomonaden in Betracht kommen. „Schon nach 8 Tagen waren im Sekret der Empfängerinnen große Mengen von Trichomonaden zu finden, jedoch „ohne irgendwelche Reizerscheinungen seitens der Scheide und ohne Veränderungen des Sekretes". Die sich über 5—8 Wochen erstreckende Beobachtung ergab auch weiterhin „keinerlei Anzeichen von Entzündung oder nur Reizung der Schleimhaut trotz reichlicher Vermehrung der Parasiten" (Haupt).

Aus diesen Versuchen glaubte Haupt den Schluß ziehen zu dürfen, daß die Trichomonas vaginalis nicht als direkter Erreger einer Kolpitis in Frage kommt.

Der Haupteinwand gegen die modifizierte Lehre von Hoehne ist also der, daß die Trichomonas vaginalis in der Scheide vorkommen kann, ohne daß Entzündungserscheinungen oder Ausfluß vorhanden sind. Dieser Einwand ist aber nicht zwingend, weil in der Scheide auch einwandfreie Kolpitiserreger (Streptokokken, Staphylokokken u. a.) ohne gleichzeitige Kolpitis gefunden werden können. Auch an das Vorkommen von pathogenen Keimen auf anderen gesunden Schleimhäuten, z. B. im Munde, kann man hier hinweisen. Die Pathogenität eines Krankheitserregers ist eben nicht nur von seinen Eigenschaften, sondern auch von dem Zustand der Gewebe und Organe abhängig.

Schröder und Loeser haben auch mehrfach auf „das Gleichgewicht zwischen der natürlichen Resistenz des Genitalgewebes und den mehr oder minder pathogenen vaginalen Mikroorganismen" hingewiesen. Sie betonten aber, daß dieses Gleichgewicht gestört sein kann, ohne daß Trichomonaden vorhanden sind, und daß andererseits Trichomonaden vorhanden sein können, ohne daß dieses Gleichgewicht nachweisbar gestört ist. Infolgedessen erschien es ihnen wahrscheinlicher, daß nicht die Trichomonas vaginalis eine pathologische Umstimmung des Scheideninhaltes bewirkt, sondern daß umgekehrt eine pathologische Umstimmung des Scheideninhaltes die Ansiedlung und Vermehrung der Trichomonas vaginalis begünstigt.

Aber auch Schröder und Loeser waren sich darüber klar, daß ein wichtiges Glied in der ganzen Beweisführung noch fehlt: die Übertragung einer Reinkultur von Trichomonas vaginalis in die gesunde Scheide. „Solange nicht nachgewiesen ist, daß eine Reinkultur von Trichomonas vaginalis in der Scheide pathologische Veränderungen hervorruft", solange „liegt kein Grund vor, diese sonst gänzlich harmlosen Flagellaten als pathogen anzusehen" [Schröder und Loeser (1919, S. 35)].

Damit war die Ansicht, daß die Trichomonas vaginalis nicht doch pathogen sein kann, zwar nicht widerlegt, die ganze Erörterung war aber auf einem toten Punkt angelangt. Hier setzten nun die schönen und gründlichen Beobachtungen von A. L. Schmid und Kamniker ein.

A. L. Schmid und Kamniker (1926) haben bei ihren eingehenden Untersuchungen über die Trichomonas vaginalis 5 Fälle gefunden, in denen neben den Trichomonaden nur Döderleinsche Scheidenbacillen vorhanden waren. Obwohl sich also die Trichomonaden in einem Sekret vom I. Reinheitsgrad fanden, bestand doch brennender und beißender eitriger Ausfluß, die Frauen klagten über Jucken, und es bestanden Entzündungserscheinungen in der Scheide und an den äußeren Genitalien.

Noch wichtiger war aber eine weitere Beobachtung von Schmid und Kamniker: Bei einer Frau, die an brennendem und juckendem Ausfluß und an heftigen Entzündungserscheinungen in der Scheide litt, fand sich im hinteren Scheidengewölbe reichlich gelbliches, dünnflüssiges Sekret, und in diesem war eine Reinkultur von Trichomonas vorhanden.

Es kann wohl kein Zweifel darüber bestehen, daß die Trichomonaden in diesen Fällen die Ursache des Ausflusses und der Vulvovaginitis waren. In diesem Sinne spricht auch die Tatsache, daß durch die Therapie Ausfluß und Entzündungen rasch schwanden. Die Annahme, daß die Trichomonaden in dem ganzen Krankheitsbild nur eine untergeordnete Rolle gespielt haben sollten, ist in diesen „Fällen viel zu weitliegend, denn Konstitution, nervöse Komponenten usw., die manchmal in solchen zur Erklärung herangezogen werden, sind doch viel weniger glaubwürdig in Fällen, wo überall ein gemeinsames Drittes vorhanden ist, nämlich die Trichomonas vaginalis" (Schmid und Kamniker).

Schmid und Kamniker kamen deshalb zu dem Schlusse: „Die Trichomonaden sind zumindest in einer großen Reihe von Fällen pathogen", und sie „sind für das Zustandekommen von Entzündungserscheinungen am äußeren Genitale und in der Scheide sowie für den damit verbundenen Fluor verantwortlich zu machen".

Die Frage, ob es mehr oder weniger virulente Stämme gibt, lassen Schmid und Kamniker offen, da es bisher noch nicht möglich war, Reinkulturen zu gewinnen. Es erscheint ihnen aber nicht ausgeschlossen, daß auch bei der Trichomonas Virulenzunterschiede vorkommen, da diese auch bei anderen Protozoen beobachtet werden. Über die Ursachen der Virulenzsteigerung und Virulenzverminderung lassen sich nur Vermutungen äußern. Schmid und Kamniker nehmen an, „daß vorerst eine Schädigung des Scheidenepithels vorangehen dürfte, ehe die Trichomonaden pathogen werden dürften. Ob dies jetzt durch Maceration der Epithelien bei der Menstruation geschieht, oder ob Abschürfungen bei Scheidenspülungen, beim Coitus usw. gesetzt werden, wird sich in einzelnen Fällen nicht feststellen lassen".

Klinisch ist die Trichomonas-Colpitis charakterisiert durch ein fast durchweg sehr reichliches, meist dünnflüssiges und häufig schaumiges Sekret von gelblicher Farbe.

Die schaumige Beschaffenheit des Scheidensekretes kann bei der Trichomonas-Colpitis fehlen, und sie kann bei Fluor ohne Trichomonaden im Scheidensekret sehr ausgesprochen sein (O. Meyer). Diese Tatsache erklärt sich daraus, daß der Gasgehalt des Scheidensekretes nicht durch die Trichomonas vaginalis, sondern durch den Micrococcus gazogenes alcalescens hervorgerufen wird (Schröder und Loeser) (Abb. 127).

In einer Minderzahl von Fällen kann der Scheideninhalt „dem normalen, rein weißen homogenen Vaginalsekret von salben- oder schmalzartiger Konsistenz gleichen. In solchen Fällen sind aber die Trichomonaden nie reichlich vorhanden, und eine mikroskopische Prüfung der betreffenden Vaginalsekrete läßt immer einen anormalen Gehalt an Leukocyten erkennen" (Hoehne).

Die Reaktion des Scheidensekretes ist bei der Trichomonas-Colpitis meist sauer (Hoehne, Füth u. a.), sie kann aber auch amphoter und alkalisch sein (Schröder und Loeser, Schmid und Kamniker).

Die Schleimhaut der Scheide und des Vestibulums ist diffus oder fleckig gerötet.

Nach Schmid und Kamniker ist die Rötung am Scheideneingang immer diffus, in der Scheide selbst und an der Portio ist sie zuweilen auch fleckig. Die Portio blutet manchmal leicht, ohne daß eine deutliche Erosion besteht. Schröder und Loeser sahen „rote Stippchen und kleine Ulcera auf der Portioschleimhaut". Nach Entfernung des Scheidensekretes zeigt sich, daß das Cervixsekret im Gegensatz zur Gonorrhoe meist rein glasig und nicht eitrig ist (Schröder und Loeser, A. Seitz).

Außerdem können auch kleine, oberflächliche Geschwüre der Schleimhaut vorhanden sein. Gelegentlich, besonders bei Graviden, findet man „Wucherungen in Form von feinkörnigen Prominenzen, von flachen Warzen oder von spitzen Kondylomen" (Hoehne). Auch mehr oder weniger ausgebreitete Blutungen in den Papillarkörper der Schleimhaut kommen vor, vor allem bei klimakterischen Frauen.

An den äußeren Genitalien, in den Schenkelfalten und am Damm findet sich häufig, besonders in schweren Fällen, eine lebhafte entzündliche Rötung (intertriginöses Ekzem).

Flaskamp[1] und Pitterlein fanden bei 10—15% der von ihnen untersuchten Trichomonasträgerinnen eine ausgesprochene Cystitis. Außerdem klagte ein Teil der Frauen über Beschwerden beim Urinieren, ohne daß sich objektive Veränderungen an der Blase nachweisen ließen (Pitterlein).

Bei der cystoskopischen Untersuchung zeigte sich eine lebhafte Rötung und eine starke Gefäßinjektion des Trigonums. Außerdem fielen die geringe Kapazität der Blase (Pitterlein), die Empfindlichkeit der Schleimhaut und ihre Neigung zu Blutungen auf (Flaskamp).

Subjektiv klagen die Kranken teils mehr über Ausfluß, teils mehr über Jucken und Brennen an den äußeren Genitalien und im Scheideneingang.

Der Ausfluß wird als scharf, brennend, beißend, ätzend geschildert. Er kann die Patientinnen sehr belästigen und in ihrer Tätigkeit hindern.

In anderen Fällen treten die Klagen über Ausfluß sehr zurück. Flaskamp fand, daß ein Drittel der Kranken nicht über Ausfluß klagte, obgleich objektiv alle Kranken Fluorsymptome aufwiesen. Die Gründe hierfür liegen sicher in dem mangelhaften Fluorempfinden eines großen Teiles der Frauen.

Vielfach geben die Frauen an, daß sie wegen ihres Ausflusses schon lange erfolglos behandelt wurden. Die Erfolglosigkeit der Behandlung veranlaßte sie, die verschiedensten Ärzte aufzusuchen. Der Erfolg war aber immer gleich, die Beschwerden blieben bestehen, der Ausfluß wurde durch die Behandlung zwar

---

[1] Flaskamp: Arch. f. Gynäkol. Bd. 125, S. 424.

geringer, er trat aber schon nach kurzer Zeit wieder von neuem und oft mit erhöhter Stärke auf (Schmid und Kamniker).

Das Brennen und der Juckreiz können so heftig und so quälend sein, daß sie einen unwiderstehlichen Drang zum Kratzen und Scheuern auslösen, und daß sie häufig selbst den Schlaf stören.

Zu dem ständigen Juckreiz, dem starken Ausfluß, der öfters gestörten Nachtruhe kommt dann häufig noch die Furcht dazu, daß dem Krankheitsbild eine Geschlechtskrankheit zugrunde liegt und damit der Verdacht auf eine mögliche Untreue des Gatten (Schmid und Kamniker). Diese Vermutungen drücken die Kranken seelisch stark nieder und machen sie äußerst gereizt und nervös.

Der Kräftezustand solcher Frauen ist auch bei guter sozialer Stellung vielfach schlecht. Erst mit der Besserung des Ausflusses erholen sich diese körperlich heruntergekommenen, nervösen Frauen zusehends.

Schröder und Loeser haben darauf hingewiesen, daß die Kranken verhältnismäßig oft über Übelkeit, allgemeines, unbestimmtes Unbehagen, Gefühl von Völle und Druck im Unterleib klagen.

Ein Einfluß der Trichomonas-Colpitis auf den Ablauf und den Charakter des Menstruationszyklus oder ein Zusammenhang mit gewissen Menstruationsanomalien läßt sich nicht nachweisen (Schröder und Loeser).

O. Meyer fiel auf, daß ein großer Teil der Patientinnen

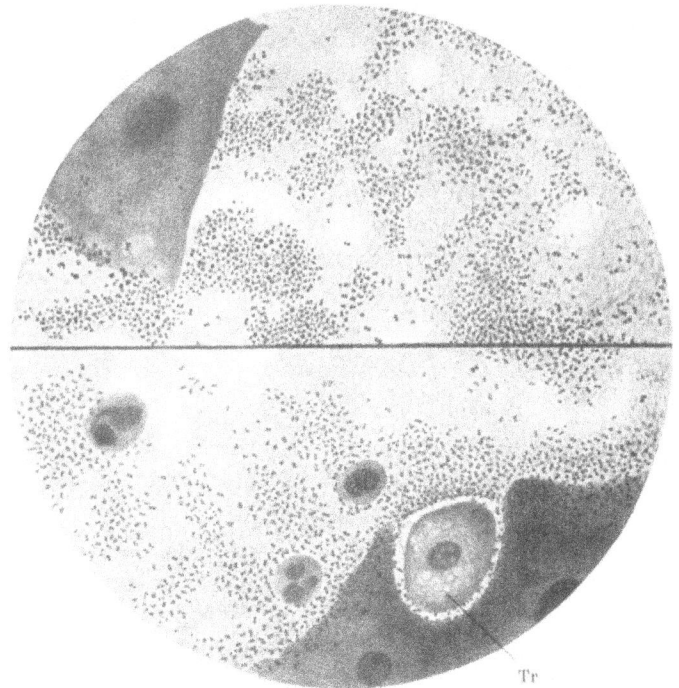

Abb. 127. Oben Micrococc. gazog., Epithelien ohne Leukocyten, kein Fluor; unten Trich. vag. (Tr), Micrococc. gazog., Leukocyten. (Nach Schmid und Kamniker, Arch. Gynäk. Bd. 127.)

mit Trichomonaden in der Scheide spontan unregelmäßigen Ablauf der Menses oder Einsetzen der Periode nach dem 15. Lebensjahre angab. O. Meyer schloß daraus und aus weiteren gleichzeitig vorhandenen konstitutionellen Anomalien „verschiedener Art" auf eine „nicht vollwertige Anlage" der betreffenden Patientinnen. Er hält es nicht für ausgeschlossen, „daß der minderwertigen Anlage zumindest eine prädisponierende Rolle zukommt".

Außerdem machte O. Meyer die Beobachtung, daß die Trichomonaden kurz vor und nach der Menstruation aus dem Scheidensekret verschwanden. Selbst bei Patientinnen, die zahlreiche Trichomonaden beherbergten, waren diese „während eines Zeitraumes von 3—8 Tagen vor Eintritt der Menses bis ungefähr zum gleichen postmenstruellen Termin" nicht nachzuweisen. Nach wenigen Tagen waren sie aber in gleicher Menge wie früher vorhanden.

Ein Zusammenhang zwischen der Trichomonas-Colpitis und anderen gynäkologischen Affektionen läßt sich nicht nachweisen (Schröder und Loeser, A. Seitz). Von Wichtigkeit ist aber, daß neben der Trichomonas-Colpitis auch eine Cervix- und Urethralgonorrhoe vorhanden sein kann. Man muß deshalb in jedem Falle auch nach Gonokokken suchen.

Über das Alter der Kranken mit Trichomonas-Colpitis liegen, soweit wir sehen, nur Untersuchungen von Schröder und Loeser vor. Diese fanden bei 120 Patientinnen mit Trichomonas-Colpitis folgende Altersverhältnisse:

15—19 Jahre . . . . 15 Patientinnen
20—29 „   61   „
30—39 „   25   „
40—49 „   17   „
50 und 53 Jahre . . . . je 1 Patientin.

Die Zeit vom 20. bis zum 30. Jahre scheint also besonders bevorzugt zu sein.

Die Anwesenheit der Trichomonaden ist immer mit einer Veränderung des Scheideninhaltes verbunden. Stets findet man zahlreiche Leukocyten. Selbst in den seltenen Fällen, in denen neben den Trichomonaden nur Döderleinsche Scheidenbacillen vorhanden sind, ist der Leukocytengehalt vermehrt (Schmid und Kamniker).

„Der Grad des Eiterkörperchengehaltes und die Menge des Vaginalsekretes laufen genau parallel der Trichomonadenzahl" (Hoehne).

Wiederholt fand Hoehne (S. 10) neben den Trichomonaden „Soor, Leptothrixfäden und Oidium albicans [1]".

Mit dem Verschwinden der Trichomonaden (bei geeigneter Behandlung) ändert sich der ganze Charakter des Scheideninhaltes. In wenigen Tagen kann an die Stelle eines massenhaften Eiters ein vollkommen normales Scheidensekret treten (Hoehne u. a.). Die Bakterienflora kann dabei ganz unverändert bleiben.

Selbst bei Anwesenheit größter Mengen von Trichomonaden kann der Leukocytengehalt des Fluors auffallend gering sein.

Neben dem erhöhten Gehalt des Scheidensekretes an Leukocyten findet man bei der Anwesenheit von Trichomonaden fast immer auch eine Mischflora (Schröder und Loeser, Neumann, O. Meyer u. a.).

Nach Schröder und Loeser handelt es sich immer um „die bunteste Symbiose der verschiedenartigsten Vaginalkeime" und zwar stets „Reinheitsgrade der Stufe III—IV". Auch Schmid und Kamniker sahen „alle möglichen Scheidenbewohner. Meist waren es äußerst zarte gramnegative Kokken, die in größeren oder kleineren Haufen, manchmal in Rasenform angeordnet waren". Bei genauerem Zusehen konnten Schmid und Kamniker feststellen, „daß es sich nicht um eine einheitliche Gruppe handelt, sondern um ein Gemenge von gramnegativen zarten Kokken, welche ab und zu Semmelformen aufwiesen, jedoch viel kleiner als Gonokokken waren, und daneben kleine Kokkobacillen zu zweit". Meist handelte es sich um den Micrococcus gazogenes alcalescens (Abb. 127).

Auf „das fast regelmäßige Vorkommen des Micrococcus gazogenes alcalescens" im trichomonashaltigen Scheidensekret haben zuerst Schröder und Loeser hingewiesen. Sie fanden ihn einige Male sogar in Reinkultur, und sie führten auf seine Anwesenheit den Gasgehalt des „Trichomonadensekretschaumes" zurück.

Es gibt aber auch Fälle, in denen sich neben den Trichomonaden nur Döderleinsche Scheidenbacillen im Scheideninhalt finden (Schmid und Kamniker, Flaskamp).

Auch in diesen Fällen sind meist reichliche Leukocyten vorhanden. Schmid und Kamniker (S. 371f.) berichteten ausführlich über 5 derartige Beobachtungen. Sie fanden in allen ihren Fällen stets zahlreiche Leukocyten, Ausfluß und Entzündungserscheinungen, dagegen war das Scheidensekret nicht schaumig.

---

[1] Oidium albicans gilt heute als identisch mit Soor (s. S. 377).

Nur in einem einzigen Falle waren vereinzelte Gasbläschen vorhanden; diese sind aber wahrscheinlich artifiziell bei der Entfaltung der Scheide entstanden (Schmid und Kamniker). Man wird in solchen Fällen aber auch an die Anwesenheit der gasbildenden Varietät des Scheidenbacillus, des Bacillus vaginalis gazogenes (Maunu af Heurlin) denken müssen (Schmid und Kamniker).

Nach Flaskamp besteht — im Gegensatz zu Schröder — kein direktes Abhängigkeitsverhältnis zwischen dem Reinheitsgrad der Scheide und dem Trichomonadengehalt. Flaskamp verfügt über Fälle, „deren mikroskopisches Bild einwandfrei den Anforderungen des ersten Reinheitsgrades" entsprach, bei denen es aber von Trichomonaden geradezu „wimmelte".

„Wenn allerdings in der Mehrzahl der Fälle ein höherer Reinheitsgrad vorlag, so liegt der Grund in der „relativen Pathogenität"[1] der Trichomonaden."

Außerdem machte Flaskamp aber auch die Beobachtung, daß höhere Reinheitsgrade nur spärliche oder gar keine Trichomonaden aufwiesen. Flaskamp glaubt darin eine weitere Stütze gefunden zu haben, daß die Trichomonaden „ein selbständiges Dasein führen, unabhängig vom Reinheitsgrad".

A. Seitz wies 1919 darauf hin, „daß der Befund von Trichomonas vaginalis in der Scheide Schwangerer bei Vermehrung und Veränderung des Sekretes nicht als vollkommen harmlos anzusehen ist: er ist vielmehr als Hinweis aufzufassen, daß gleichzeitig Mikroorganismen in erhöhter Zahl anwesend sind, die verhältnismäßig oft pathogenen Charakter besitzen".

Zu diesem Schlusse kam Seitz durch folgende Beobachtungen: „Von drei Gebärenden mit trichomonadenhaltigem Scheidensekret, bei denen die Geburt operativ beendigt werden mußte, machten zwei ein glattes Wochenbett durch. Die dritte hatte bei der Aufnahme eine äußerst starke Kolpitis mit zahlreichen papillären und kondylomartigen Excrescenzen und massenhaften Trichomonaden in dem reichlichen Sekret. Bei noch stehender Blase wurde wegen rachitisch platten und schräg verengten Beckens der klassische Kaiserschnitt ausgeführt. Die Frau ging an einer eitrigen Peritonitis zugrunde; im Peritonealeiter und auf dem Endometrium fanden sich Streptokokken in Reinkultur. Eine innere Untersuchung war im Hinblick auf den zu erwartenden Kaiserschnitt in den letzten Wochen ante partum unterlassen worden".

Von den Frauen mit spontan beendeter Geburt, die intra partum größtenteils vaginal untersucht worden waren, zeigte fast die Hälfte Störungen des Wochenbettsverlaufes wie fötide Lochien, Temperatur über 37,5° oder Endometritis.

Liß[2] untersuchte dann systematisch den Einfluß der Trichomonas-Colpitis auf die Wochenbettsmorbidität.

Er fand
von 326 Frauen ohne Trichomonas im Scheidensekret fieberten im Wochenbett 15,3%
von 79 Frauen mit Trichomonas im Scheidensekret fieberten im Wochenbett 29,1%
    Von den Frauen ohne Trichomonaden im Scheidensekret fieberten
die spontan Entbundenen Nichtuntersuchten in 14,6%
die spontan Entbundenen Untersuchten in 11,8%
die operativ Entbundenen in 27,9%
    Von den Frauen mit Trichomonaden im Scheidensekret fieberten
die spontan Niedergekommenen Nichtuntersuchten in . . . . 20 %
die spontan Niedergekommenen Untersuchten in 39,1%
die operativ Entbundenen in 66,7%

Diese Feststellungen führten Liß zu dem Schlusse, daß „intra graviditatem eine Trichomonaden-Colpitis durchaus kein gleichgültiger Befund ist". „Der Trichomonadeneiter kann gewissermaßen als Indikator für die Anwesenheit zahlreicher, häufig pathogener bzw. pathogen gewordener Mikroorganismen gelten" (Gragert)[3].

---

[1] Unter „relativer Pathogenität" versteht Flaskamp „die Überwucherung der Scheidenflora durch Trichomonaden", „insbesondere, wenn Faktoren, die durch den Mutterboden bedingt, z. B. Sinken des Säuretiters durch Erkrankung der Scheide, mitsprechen".

[2] Liss: Monatsschr. f. Geburtsh. u. Gynäkol. Bd. 64, S. 31, 1923.

[3] Gragert: Monatsschr. f. Geburtsh. u. Gynäkol. Bd. 64, S. 37.

Gragert[1] untersuchte die Wochenbettsmorbidität bei Frauen mit Trichomonas-Colpitis, die vor ihrer Niederkunft (mit der von Hoehne angegebenen Methode) behandelt worden waren, und bei Frauen, die nicht behandelt worden waren.

Durch die von Hoehne angegebene Therapie gelang es von 55 Frauen mit ausgesprochener Trichomonadeneiterung bis zur Geburt 39 trichomonadenfrei zu machen. In den übrigen 16 Fällen gelang dies nicht, teils weil die Erkrankung rezidivierte, teils weil die Zeit bis zur Geburt nicht zur Beseitigung des eitrigen Fluors ausreichte.

Dabei ergab sich folgendes:

1. Die Gesamtmorbidität der (55) ante partum behandelten Fälle von Trichomonas-Colpitis betrug 16,4% (gegen 29,1% Morbidität bei den unbehandelten Fällen Liß).
2. Die Gesamtmorbidität der ante partum behandelten und trichomonadenfrei gewordenen Fälle betrug 7,7%.

Auch Schmid und Kamniker[2] kamen zu dem Schlusse, daß das Vorkommen von Trichomonas vaginalis im Scheidensekret Gravider einen sehr großen Einfluß auf den Verlauf des Wochenbettes hat.

Von Graviden mit Trichomonas fieberten

bis 38°	13,80%
über 38°	10,35%

Von Graviden ohne Trichomonas fieberten

bis 38°	9,60%
über 38°	4,80%

Im Gegensatz zu Liß und Gragert fand O. Neumann (S. 317) an der Pankowschen Klinik, daß von 74 Frauen mit Trichomonas vaginalis (und 3. Reinheitsgrad) nur 3 = 7,05% ein mehrtägiges Fieber aufwiesen, während von 72 trichomonadenfreien Patientinnen (mit 3. Reinheitsgrad) 5 = 6,94% fieberten.

Ferner erkrankten von 14 operativ entbundenen Frauen mit 3. Reinheitsgrad, aber ohne Trichomonas vaginalis, 2 = 14,28%, im Wochenbett, während von 8 Patientinnen mit Trichomonaden und 3. Reinheitsgrad 1 = 1,5% erkrankte.

Auf Grund dieser Feststellungen sprach Neumann den Trichomonaden eine pathogene Bedeutung für die Wochenbettsmorbidität ab. „Denn eine Steigerung der Morbidität im Wochenbett, wie sie von der Hoehneschen Schule berichtet wurde, ließ sich weder nach den unkomplizierten Spontangeburten, noch nach den operativen Entbindungen feststellen, auch nicht dann, wenn man im Sinne von Stephan die Trichomonaden als Indikator für die Anwesenheit von pathogenen Keimen auffaßt".

Neumann wies darauf hin, daß die Trichomonaden auch ohne jede Behandlung aus dem Scheidensekret verschwinden können.

Neumann untersuchte bei 34 Graviden mit 3. Reinheitsgrad vom 6. Monat ab das Scheidensekret fortlaufend etwa alle 14 Tage. Dabei zeigte sich, daß von diesen 34 Frauen nur noch 14 am Ende der Gravidität einen 3. Reinheitsgrad aufwiesen.

Bei 25 von diesen 34 Frauen fanden sich im Scheidensekret Trichomonaden. Am Ende der Schwangerschaft waren bei 15 von diesen 25 Frauen die Trichomonaden verschwunden. In 60% dieser Fälle war also die Selbstreinigung der Scheide von Trichomonaden eingetreten.

4. Diagnose der Trichomonas-Colpitis.

Die Anwesenheit von Trichomonas vaginalis kann mit einer gewissen Sicherheit vermutet werden, wenn man reichliches, dünnflüssiges, schaumiges, gelbliches Scheidensekret findet.

Entscheidend ist aber nur der mikroskopische Nachweis der Parasiten selbst (siehe S. 356).

---

[1] Gragert: Monatsschr. f. Geburtsh. u. Gynäkol. Bd. 64, S. 38.
[2] Schmid und Kamniker: Arch. f. Gynäkol. Bd. 127, S. 377.

5. Therapie der Trichomonas-Colpitis.

Eine rationelle Therapie der Trichomonas-Colpitis muß nach Hoehne (1916, S. 116) zwei Aufgaben erfüllen:

1. sie muß alle Trichomonaden in der Scheide sicher abtöten,
2. sie muß die Neuansiedlung von Trichomonaden verhüten.

Diesen beiden Forderungen wird weitaus am besten folgende, von Hoehne angegebene Therapie gerecht:

Man wäscht in einem Speculum — und zwar besser in einem Rinnenspeculum als in einem Röhrenspeculum — die ganze Scheide von der Portio bis zum Introitus sorgfältig mit einem in 1°/$_{00}$ige Sublimatlösung getauchten Wattebausch aus. Dann wird die Scheide getrocknet und mit 10%igem Borax-[1] oder Soda-Glycerin gleichmäßig bestrichen. Das überflüssige Glycerin wird aus dem Scheidenlumen durch Tupfen entfernt. Zum Schluß werden auch das Vestibulum und die Interlabialfurche mit der Sublimatlösung abgerieben und mit Boraxglycerin bestrichen.

Diese Behandlung wird an vier aufeinanderfolgenden Tagen oder in vier auf eine Woche verteilten Sitzungen, d. h. also jeden 2. Tag ausgeführt. „Oft sind dann schon normale Scheidenverhältnisse mit normalem, nur wenige Eiterkörperchen aufweisendem Sekret von rein weißer Farbe und salbenartiger Konsistenz erzielt" [Hoehne (1916)]. Die Bakterienflora selbst wird durch diese Therapie in der Regel weder quantitativ, noch qualitativ geändert (Hoehne).

Um aber einen Dauererfolg zu erreichen, muß nach Absetzen der Sublimatbehandlung noch längere Zeit hindurch in passenden Zwischenräumen die Boraxglycerinlösung möglichst gleichmäßig in der Scheide verteilt werden, anfangs mindestens einmal täglich, dann einen Tag um den anderen, dann zweimal in der Woche. Sollte wieder Fluor auftreten, dann müssen die Waschungen sofort wieder häufiger ausgeführt werden.

Die Nachbehandlung mit Boraxglycerin geschieht in der Weise, daß man das Medikament mit einer Spritze in die Scheide bringt. Hoehne hat zu diesem Zweck eine 5 ccm fassende Metallspritze mit leicht gebogenem, gut 10 cm langem, also tief in das hintere Scheidengewölbe reichendem, am Ende mit einem dicken Knopf versehenem Ansatz konstruieren lassen. Hoehne hat die Anwendung dieser Spritze ganz besonders auch bei hochgraviden Frauen empfohlen, „bei denen man im Interesse der Asepsis die Scheidenmanipulationen auf ein Mindestmaß beschränken muß".

Hoehne widerrät aber, den Patientinnen die Spritze zur Selbstbehandlung in die Hand zu geben, da dem Instrument trotz seiner „Ungeeignetheit für etwaige intrauterine Manipulationen doch eine ominöse Bedeutung beigelegt werden" könnte.

Um aber den Patientinnen zu ermöglichen, wenigstens zeitweilig die Glycerinlösung unabhängig vom Arzt und in wirksamer Weise in die Scheide bringen zu können, empfiehlt Hoehne große 3 ccm fassende Gelatinekapseln in der Apotheke vorrätig halten zu lassen. Da die Kapseln bei längerer Einwirkung der Borax- und Sodaglycerinlösung aufgeweicht werden, müssen die leeren Capsulae gelatinosae operculatae und die 10%ige Borax- oder Soda- Glycerinlösung getrennt verschrieben werden. Die Patientinnen

---

[1] Natr. carbonic. 20: Glycerin 200.
Borax 20: Glycerin 200, also 10%ig, — oder auch 20%ig.

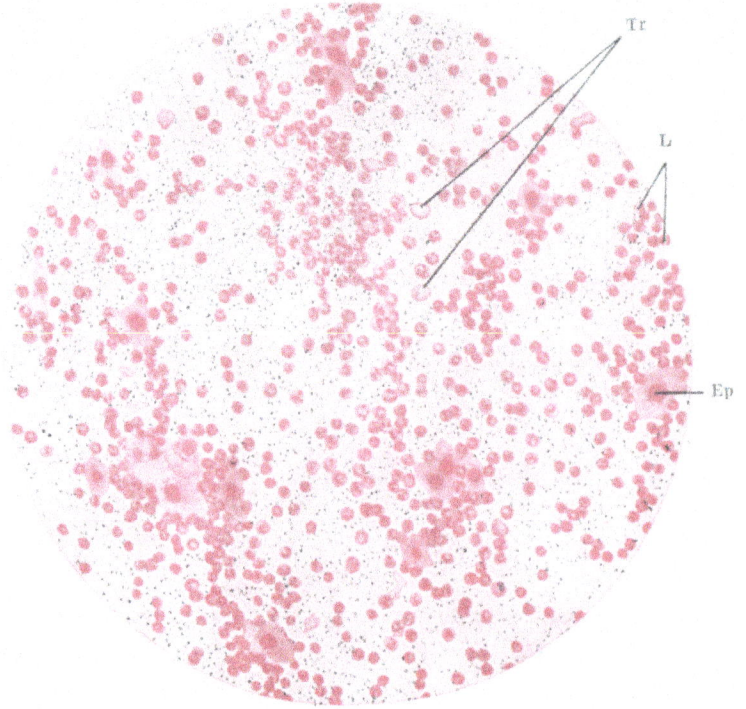

Abb. 128. Erklärung siehe Abb. 129.

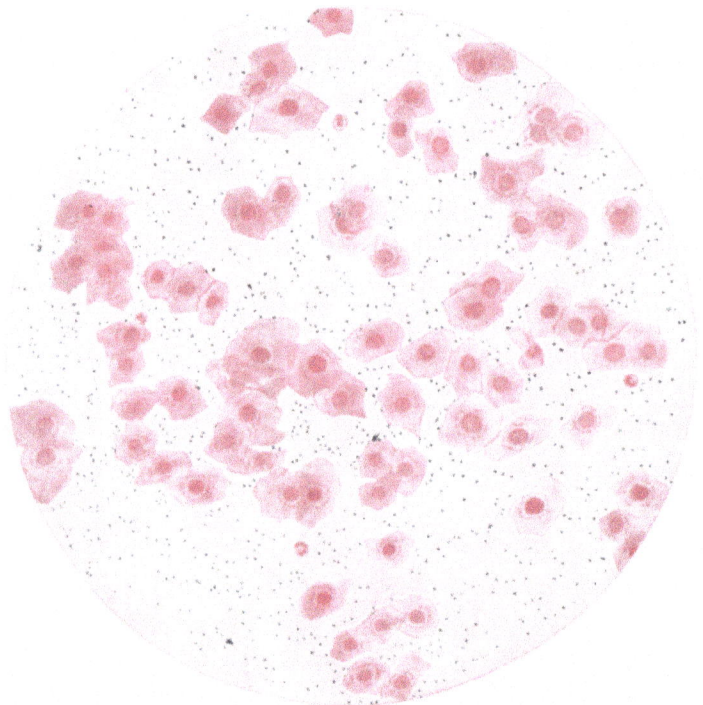

Abb. 128/129. Veränderung des Vaginalsekretes durch geeignete Behandlung der Trichomonas-Colpitis. In dem zur Illustration gelangten Falle (42 jährige IV-Gravida; mens. Ende V) verwandelte sich innerhalb von vier Behandlungstagen das reichliche, eitrige Vaginalsekret in ein spärliches epitheliales Sekret. Die bei der gewählten Vergrößerung nur angedeutete Bakterienflora hat sich wohl quantitativ, aber nicht qualitativ verändert. Im Ausstrich sowohl wie in der Kultur (Bouillon, aerobe und anaerobe Blutagarkultur) wurden vor und nach der Behandlung genau dieselben Bakterienarten gefunden. Ausstrichpräparat nach Gram gefärbt. Ep. abgeschilferte Plattenepithelzellen, L. Leukocyten, Tr. Trümmer von Trichomonas vaginalis. Zeiß: Komp.-Okul. 4; Obj. 8,0 mm; Tubusl. 160 mm.
(Nach Hoehne, Zbl. Gynäk. Bd. 40. 1916.)

müssen die Lösung erst unmittelbar vor dem Gebrauch selbst in die Kapseln füllen, und diese dann im Liegen tief in das hintere Scheidengewölbe schieben. Nach einer mindestens $1/2$ stündigen Ruhelage mit geschlossenen Beinen ist die Gelatine sicher geschmolzen, und die Glycerinlösung ist in der ganzen Scheide gut verteilt.

Nach A. Seitz wird die Sublimatauswaschung der Scheide von manchen Patientinnen, solange die Scheidenschleimhaut akut entzündlich erkrankt ist, als sehr schmerzhaft empfunden. Hier wurde zunächst durch Zinc. sulf. oder H_2O_2-Spülungen eine Herabsetzung der Schmerzhaftigkeit erzielt.

Um den Patientinnen zur Nachbehandlung ein bequem anwendbares Präparat in die Hand zu geben, ließ Seitz Styli - Spuman mit Natrium bicarbonicum anfertigen. Bei ihrer Anwendung verschwanden die Trichomonaden nach 5—10 tägiger Behandlung aus dem Scheidensekret.

In der 2. Woche behandeln Schmid und Kamniker jeden 4. Tag. An den behandlungsfreien Tagen lassen sie 2 g Boraxglycerin (10%ig) in einer Scheidenkugel aus Kakaobutter abends vor dem Schlafengehen möglichst tief in die Scheide einführen. Am nächsten Morgen nehmen die Patientinnen ein Sitzbad, um die lästigen Ausflußerscheinungen, die von den Scheidenkugeln herrühren, zu beseitigen.

Wenn die Parasiten 8 Tage lang im Ausstrich nicht mehr nachweisbar sind, fügen Schmid und Kamniker sofort eine Behandlung mit Milchsäurespülungen an.

An Stelle der Milchsäure verwendeten sie mit ausgezeichnetem Erfolge auch folgende Mischung:
    Zinc. sulf.
    Alum. crud. āā
    DS. 1 Kaffeelöffel auf 1 Liter Wasser.

Die Erfolge der von Hoehne angegebenen Therapie sind ausgezeichnet. Zuweilen erlebt man aber doch recht hartnäckige Rezidive.

Es wurden deshalb auch verschiedene andere Methoden angegeben. So empfahl Wille (1918) an Stelle der Sublimatlösung auch noch folgende Lösung zur Reinigung und Desinfektion der Scheide:
    Borax 20,0
    Acid. carbolic. liquefact. 30,0
    Formalin 15,0
    Aq. dest. 1000,0.

Zur Nachbehandlung bedient Wille sich der Trockenbehandlung mit folgendem Pulver:
    Natrium bicarbonicum
    Bolus alba āā

Dieses Pulver wird mit dem „Siccotubus" (Wille[1]) in die Scheide gebracht.

Küster (1917) schließt an die Sublimatwaschung der Scheide eine 24stündige Tamponade mit 12%igem Alumnolglycerin an. Dieses Verfahren wird in Zwischenräumen von 2 Tagen ausgeführt. Die adstringierende Wirkung des Alumnols ist nach Küsters Erfahrungen besser als die erweichende Wirkung der Soda.

Rodecurt[2] sah ausgezeichnete Erfolge von den Yatren-105-Pillen, die von den Behringwerken für die orale Behandlung der Amöbenruhr und der Darmtrichomonaden in den Handel gebracht werden. Man legt jeden 2. Tag 1—2 Yatren-105-Pillen in die Scheide ein. Schon nach einer Pille verschwinden manchmal alle Erscheinungen der Trichomonas-Colpitis. Nur in vereinzelten sehr schweren Fällen mußten bis zu 14 Tagen jeden 2. Tag 1—2 Pillen in die Scheide eingeführt werden.

g) „Vaginitis exfoliativa".

Als Vaginitis exfoliativa — „Exfoliation der Epithelschicht" (Klebs) — bezeichnet man eine „seltene Affektion, welche durch periodische, unter dysmenorrhoischen Beschwerden erfolgende Abstoßung epithelialer Membranen von der Scheidenschleimhaut charakterisiert wird" (Breisky, S. 707).

---
[1] Wille: Med. Klinik. 1912, Nr. 5.
[2] Zentralbl. f. Gynäkol. 1929, S. 2083.

Nach Cohnstein, dessen Zusammenstellung wir folgen, hat zuerst Farre[1] über 3 Patientinnen berichtet, bei denen Scheidenmembranen abgestoßen wurden. Die erste Membran war dreieckig und beträchtlich größer als die nichtgravide Uterushöhle. Die zweite Membran war zylindrisch, sie besaß an ihrem oberen Ende eine der Cervix entsprechende Einbuchtung und an ihrer Innenfläche Erhebungen, die den Scheidenfalten entsprachen. Die dritte Membran war „von gleicher Form und Beschaffenheit, auch sie besaß an ihrem oberen Ende eine Einstülpung, die der Cervix uteri mit den Muttermundslippen entsprach.

Tyler Smith[2] bezeichnete das Krankheitsbild als „epitheliale Vaginitis" oder als „vaginale Dysmenorrhöe mit Abgang epithelialer Membranen". In einem seiner Fälle handelte es sich um eine 32jährige, sterile Frau, die jahrelang an Neuralgien und Hysterie gelitten hatte. Die Menses waren spärlich und schmerzhaft; fast bei jeder Menstruation gingen Fetzen ab, häufig auch per rectum. Die ganze Scheide war gerötet, ihre Oberfläche war von abgestoßenen Epithellagen wie von nassen Papierstücken bedeckt. In einem anderen Falle klagte die 36jährige Patientin, die einmal vorzeitig geboren hatte, über ein unangenehmes Gefühl im Hypogastrium, Incontinentia urinae und Schmerzen im Rectum. Es fand sich eine „Ulceration der Portio vaginalis; Scheidenteil und Scheide sehr gefäßreich. Abgang der Fetzen bei der Menstruation" (Cohnstein).

Barnes gibt die Abbildung einer „Exfoliated mucous membrane of the vagina" aus Thomas' Museum.

Beigel[3] fand bei einer 30jährigen Frau, die unregelmäßig menstruiert war, und die an Metritis chronica, Katarrh des Collum und der Scheide litt, im hinteren Scheidengewölbe einen zusammengerollten Schleimhautfetzen von halbkugelförmiger Gestalt. Die Membran hatte die äußere Bekleidung der Cervicalportion und des Scheidengewölbes gebildet. Derartige Membranen stießen sich alle paar Tage ab. In einem zweiten Falle, in welchem die Diagnose einer Dysmenorrhoea membranacea gestellt war, handelte es sich gleichfalls um die Produkte einer „exfoliativen Vaginitis und Cervicitis".

Einen weiteren Fall beschrieb Leopold[4]. Die 30jährige Kranke, die viermal geboren hatte, litt infolge eines Uterusmyoms an profusen, dreiwöchentlich wiederkehrenden Blutungen. Gleichzeitig gingen unter starken Schmerzen Hautstückchen ab, die zum Teil aus der Uterushöhle, zum Teil von der Portio oder aus der Scheide stammten.

Auch G. und F. E. Hoggan[5] berichteten über dysmenorrhoische Membranen, die aus der Scheide stammten.

J. Williams[6] beschrieb folgende Beobachtung: Eine Patientin, die einige Monate vorher eine Pneumonie durchgemacht hatte, klagte über den Abgang von Membranen aus der Scheide während und auch außerhalb der Menses. Der Uterus war nicht vergrößert, das linke Ovarium war klein, aber bei Berührung empfindlich; außerdem bestanden Dyspnoe, Übelkeit, Erbrechen kaffeesatzähnlicher Massen. Die Menses waren spärlich und unregelmäßig. Die ausgestoßenen Membranen bestanden teils nur aus Scheidenepithel, teils fand sich neben Scheidenepithel auch Decidua. Die zwischen zwei Perioden ausgestoßenen Stücke stammten fast ohne Ausnahme aus der Scheide; die während der Menses ausgestoßenen dagegen teils aus der Scheide, teils aus dem Uterus. Die Scheidenmembranen bestanden aus einer opaken, weißen, dichten Masse. Sie wurden bald in einzelnen Fetzen, bald als Ganzes ausgestoßen, und sie bildeten dann einen genauen Abguß der Scheide mit ihrer medianen Raphe und den Querrunzeln. Die uterinen Membranen wurden nie als vollkommener Abguß der Gebärmutter entleert, sondern bildeten unregelmäßig geformte Stücke von bräunlicher Farbe.

---

[1] Farre: Arch. of Med. Bd. 2, S. 71. 1858.
[2] Smith, Tyler: The Pathol. and Treatment of Leucorrh. p. 57, 66, 153. sq. 1885.
[3] Beigel: Die Krankheiten des weiblichen Geschlechtes. Bd. 2, S. 362.
[4] Leopold: Arch. f. Gynäkol. Bd. 10, S. 294.
[5] Hoggan, G. und F. E.: Arch. f. Gynäkol. Bd. 10, S. 302.
[6] Williams, J.: Transact. of the Obst. Soc. of London. Vol. 19, p. 138.

Bei einer Patientin Guyenots[1], die zweimal geboren hatte, und die an schwerer Dysenterie litt, wurden in unregelmäßigen, von der Menstruation ganz unabhängigen Zwischenräumen unter heftigen, wehenartigen Schmerzen Häute aus dem Uterus und der Scheide ausgestoßen. Die in acht bis zehn Krisen ausgestoßenen Membranen erreichten den Umfang zweier Fäuste. — Guyenot bezeichnete die Affektion als „Vaginite épithéliale avec endométrite membraneuse".

Ähnliche Beobachtungen sollen auch Delore und Vannoni gemacht haben.

Bei Graily Hewitt[2] findet sich die kurze Bemerkung, daß unter gewissen Umständen die Auskleidung der Scheide sich in Form dünner, durchsichtiger Schichten ablösen und in bedeutenden Quantitäten abgehen kann.

Nach der Ansicht von Cohnstein gehört auch eine Beobachtung Winckels, die dieser als Colpitis gummosa bezeichnete, hierher. Diese unklare Erkrankung der Scheide wird später ausführlich auf S. 406 erwähnt.

Cohnstein (1881) berichtete auch über eine eigene Beobachtung:

Es handelte sich um eine 32 jährige unverheiratete Lehrerin. Die anämische, schlecht genährte Patientin litt seit Jahren an hochgradiger Hysterie.

Die Menses traten zuerst im 17. Lebensjahre auf. Seit dem 16. Jahre, also noch vor Eintritt der Menses, will die Patientin den Abgang von Häuten aus der Scheide bemerkt haben.

Cohnstein entdeckte in der Scheide „eine Menge blasser, feuchter, unregelmäßiger Läppchen". Er hielt diese für „Rückstände von Ceratpapier", da er früher die Beobachtung gemacht hatte, „daß die Patientin die ihr verordneten, bekanntlich in Wachspapier verabfolgten Scheidensuppositorien in die Vagina geschoben hatte, ohne die Umhüllung zu entfernen".

Die Untersuchung ergab, daß es sich um „Häute" von 1—4 cm Länge und 1—2 cm Breite handelte, die aus großen einkernigen Plattenepithelien bestanden, zwischen denen stellenweise zusammengedrängte Blutkörperchen lagen. „Außer diesen Epithelmembranen wurden zeitweise fibrinöse Häute von weißgrauer Farbe, gekochter Stärke nicht unähnlich, entleert." Diese bestanden aus Fibrin, roten und weißen Blutkörperchen, Pflasterepithel und Fettröpfchen. Cohnstein fährt dann fort:

„Die weiteren Beobachtungen fasse ich dahin zusammen:

1. Die Vaginalschleimhaut ist aufgelockert, schlaff, graurötlich, stellenweise des Epithels beraubt, zeigt wenig Falten; das Sekret ist dünnflüssig, milchähnlich.

2. Die Häute lösen sich von der mittleren Partie der Scheide, von der vorderen und hinteren Wand gleichmäßig. Fornix, Scheidenteil und Scheideneingang scheinen unbeteiligt. Die Schleimhaut unter den abgelösten Lappen ist nicht abnorm gerötet, nicht blutend, aufgelockert, zeigt zahlreiche, stärker prominierende Papillen als die übrige Schleimhaut.

3. Die Ablösung der Häute erfolgt sehr häufig, durchschnittlich wöchentlich zweimal; dazwischen treten aber auch Pausen von vier bis sechs Wochen ein, in denen nichts abgeht. Gewöhnlich fehlen an den Tagen, an welchen die Sekretion besonders stark war, die Membranen und umgekehrt war zur Zeit umfangreicher Hautabscheidung keine Durchnässung der Wäsche bemerkbar. Letztere wurde hauptsächlich veranlaßt durch die Hypersekretion der Bartholinschen Drüsen.

4. Die Lappen finden sich gewöhnlich schon abgelöst in der Scheide vor. Anhaftende Portionen können mit dem Finger, vollständiger noch mit der Pinzette abgezogen werden. Die Ablösung erfolgt ohne jede Empfindung und Blutung.

5. Der Uterus ist an der Bildung dieser Membranen ganz unbeteiligt, wenigstens ging auch nach Einführung eines soliden Intrauterinstäbchens, das der Kontrolle halber eingelegt wurde, die Bildung und Ablösung der Häute in der früheren Weise vor sich.

6. Der pathologisch-anatomische Befund läßt eine Vaginitis exfoliativa catarrhalis und fibrinosa annehmen. Wir haben im vorliegenden Falle ähnliche Verhältnisse, wie sie bisweilen bei Dysmenorrhoea membranacea vorkommen; Membranwechsel zwischen endometritischen und fibrinösen Häuten."

---

[1] Guyenot: Ann. de Gynéc. Tome 3, Mai 1875.

[2] Hewitt, Graily: Diagnose, Pathologie und Therapie der Frauenkrankheiten. S. 54. 1869.

Griffith[1] beobachtete bei einer 39jährigen Patientin den Abgang von Membranen, am reichlichsten zur Zeit der Periode, aber auch in den Intervallen. Sie glichen diphtherischen Belägen. An den Stellen, an denen die Membranen gesessen hatten, war die Schleimhaut gerötet, aber unversehrt. Auch aus dem Rectum gingen Membranen, aber in verhältnismäßig geringer Zahl, ab. Während der folgenden sechs Jahre traten ein pustulöser Ausschlag und tiefe Geschwürsbildung am linken Arm und auf der linken Gesichtshälfte auf. Der Ausschlag verschlimmerte sich immer zur Zeit der Periode.

Die mikroskopische Untersuchung der Membranen zeigte eine strukturlose Grundsubstanz, in die Epithelien und Kerntrümmer eingebettet waren. Hie und da waren die Zellen geschichtet. Bakterien wurden nicht gefunden. Die Abgüsse enthielten keinen Schleim.

Charakteristisch für die sog. „Vaginitis exfoliativa" ist also der Abgang von zusammenhängenden Epithelfetzen. Über eine Beteiligung des Schleimhautbindegewebes ist, soweit wir sehen, bis heute nichts bekannt, ferner fehlen auch sichere Angaben darüber, ob bei dieser Erkrankung das Scheidenepithel in seiner ganzen Dicke abgestoßen wird, oder ob die Ablösung innerhalb des Epithels erfolgt und nur mehr oder weniger zahlreiche Epithellagen betrifft, während der basale Rest des Epithels im Zusammenhang mit dem Bindegewebe bleibt.

Infolgedessen muß es auch dahingestellt bleiben, ob es sich bei dem ganzen Prozeß wirklich um eine Entzündung, also eine „Vaginitis" handelt, oder ob nicht eine einfache Nekrose ohne jede Beteiligung des Blutgefäßbindegewebsapparates vorliegt.

Die Ausstoßung der Membranen kann in „unregelmäßigen, von der Menstruation ganz unabhängigen, bald kürzeren, bald längeren Intervallen" erfolgen (Cohnstein, S. 77). Die Menstruation ist in diesen Fällen gewöhnlich spärlich und unregelmäßig.

Ätiologisch ist der ganze Prozeß noch vollkommen unklar.

h) Die Gangrän der Scheide.

Unter Gangrän („feuchter Brand"), im Gegensatz zum „trockenen Brand" (Mumifikation), versteht man die Zersetzung abgestorbenen Gewebes durch Fäulniserreger.

Morphologisch ist die Gangrän charakterisiert durch
1. das mißfarbene, schmutziggrüne bis schwarze Aussehen des nekrotischen Gewebes,
2. durch das Auftreten von flüssigen, übelriechenden Zersetzungsprodukten.

Gangrän der Scheide kann sich sowohl an einfache Gewebsnekrosen als auch an entzündliche Pseudomembranbildung anschließen.

So wurde Scheidengangrän beobachtet nach Schädigung der Scheide durch die verschiedensten chemischen Substanzen (s. S. 278 f.), nach Quecksilbervergiftungen [Bartsch, Wolffenstein, Hammer (s. S. 282)[2]], bei Diphtherie der Scheide [Kaufmann, Fischer, Frl. Kühn (s. S. 298)] und nach infektiösen nekrotisierenden Scheidenentzündungen anderer Ätiologie (s. S. 290 f.).

Gelegentlich bleibt die Ursache einer Scheidengangrän aber auch dunkel, wie z. B. in einer Beobachtung von Scheffzeck (s. S. 288). Über ähnliche Fälle von ätiologisch unklarer Gangrän der Scheide berichteten Hamernik und Obré.

---

[1] Zitiert nach Charlotte Riebes: Über einen Fall von Pseudodiphtherie der Vagina. S. 10. Inaug.-Diss. München 1911.

[2] In einem von Bauer (Dtsch. med. Wochenschr. 1907, S. 1154) beobachteten Fall von Scheidengangrän mußte die Frage offen bleiben, ob die Lues oder das Quecksilber ätiologisch verantwortlich zu machen war.

In dem Falle von Hamernik[1] kam es bei einer Syphiliskranken zur gangränösen Zerstörung der Scheide und der Cervix mit Durchbruch nach der Blase hin. — In dem Falle von Obré[2] handelte es sich um ein 14jähriges Mädchen, das an Blutungen aus der Scheide zugrunde gegangen war. Die Scheidenschleimhaut war erweicht, an einzelnen Stellen war sie von der Muskulatur abgelöst.

Zwei der Gangrän sehr ähnliche Erkrankungen der Scheide sind die Noma und die sog. Perivaginitis phlegmonosa dissecans.

Die Noma der Scheide wurde, nach Klebs[3], zuerst von Isnard 1818 erwähnt. Richter[4] setzte die Fälle von Noma der Scheide in Parallele zur Stomatitis gangraenosa, da nicht selten neben der Noma der Wange ähnliche Bildungen in der Scheide vorkommen. Wahrscheinlich sind diese durch direkte Übertragung entstanden (Klebs, l. c.).

Leider läßt sich aus diesen kurzen Bemerkungen nicht ersehen, ob es eine isolierte Noma der Scheide gibt, oder ob die Scheide erst sekundär im Anschluß an eine Noma der Vulva in Mitleidenschaft gezogen wird. Über die Noma der Vulva sei auf den Abschnitt von Kehrer in diesem Handbuch verwiesen[5].

i) Perivaginitis phlegmonosa dissecans.

Als Perivaginitis phlegmonosa dissecans wird eine in vieler Hinsicht unklare Erkrankung der Scheide bezeichnet [Marconnet (1865), Minkewitsch (1867), Bizzozero (1875), Liebermeister, Wiegandt (1876), Zirkunhenko (1879), Tschernischeff (1880), Dobbert (1890), Chanutin (1891), Bröse (1892), Weber (1896), Busse (1898), Bodenstein (1898) (2 Fälle), v. Lingen (1899), Müllerheim (1901), Kleinhans (1903), Acconci (1905), Kretschmar (1910), Kolter (1923), Zikmund (1924)].

Geschichte: Im Jahre 1865 beschrieb Marconnet[6] in Moskau zwei Fälle einer „besonderen Form der Entzündung der Vagina, die nirgendswo beschrieben wird". Marconnet bezeichnete das Krankheitsbild als **Perivaginitis phlegmonosa dissecans.**

In dem ersten Falle handelte es sich um eine 20jährige Magd, die wegen Schmerzen im Unterleib und Blutungen in das Krankenhaus aufgenommen wurde. Aus den Genitalien entleerte sich übelriechender blutiger Eiter. Einige Tage später ging unter sehr starker Blutung ein sackförmiges Gebilde ab. Die nähere Untersuchung ergab, daß es sich um die Scheide und die Portio handelte.

Die mikroskopische Untersuchung ergab, daß die Wände des Sackes aus Mucosa und Muscularis bestanden. Durch Einlegen von Charpie wurde eine Scheidenstenose verhindert. Heilung.

Der zweite Fall war dem ersten ganz ähnlich. Nähere Angaben fehlen.

Minkewitsch[7] beobachtete in Tiflis eine Prostituierte, die in bewußtlosem Zustande mit „Fieber typhoider Natur" und starkem Durchfall in die Klinik gebracht wurde. Die äußeren Genitalien waren mit einer dicklichen, schmutzfarbenen, stinkenden Masse belegt. Bei der Untersuchung der Scheide schien es „als ob dort ein fremder Körper wäre". Vier Tage später fiel während des Stuhlganges aus der Scheide ein stinkendes, gangränöses Gebilde. Dieses hatte die Form eines hohlen Zylinders, und es bestand aus der Scheidenwand und der Portio. Einige Tage später kam die Kranke ad exitum. Bei der Autopsie, die

---

[1] Hamernik: Prager Vierteljahrsschr. Bd. 10, S. 1. 1853. Zit. nach Klebs S. 956.
[2] Obré: Brit. med. Journ. 16. Mai 1857. Zit. nach Klebs S. 955.
[3] Klebs: Handb. d. pathol. Anat. Bd. 1, 2, S. 955.
[4] Richter: Schmidts Jahrb. Suppl. Bd. 5, S. 114.
[5] Den von Kehrer zusammengestellten Fällen müssen noch einige Fälle von Ranke (Zur Ätiologie und pathologischen Anatomie des nomatösen Brandes. Jahresber. f. Kinderheilk. Bd. 27, 3, S. 309. 1888) hinzugefügt werden. Vgl. auch Menge in Menge-Krönig S. 135.
[6] Marconnet: Virchows Arch. f. pathol. Anat. u. Physiol. Bd. 34.
[7] Minkewitsch: Virchows Arch. f. pathol. Anat. u. Physiol. Bd. 41. 1867.

nur auf die unteren Abschnitte des Abdomens beschränkt wurde, zeigte sich, daß die hintere Blasen- und die vordere Mastdarmwand vollkommen zerstört waren.

Die Ursache des ganzen Prozesses blieb vollkommen unklar. Minkewitsch dachte in erster Linie an eine heftige phlegmonöse Entzündung des paravaginalen Bindegewebes. Gleichzeitig wies er aber auch darauf hin, daß der ganze Prozeß „die Folge einer Thrombose oder Embolie gewisser Gefäße" sein könne.

Eine weitere Beobachtung veröffentlichte Wiegandt[1] in St. Petersburg. Auch hier wurde ein schlauchförmiges 7 cm langes Gebilde ausgestoßen. Dieses bestand aus der Schleimhaut und der Muskelschicht der Scheide. Die Kranke genas, es bildete sich aber eine ziemlich erhebliche Scheidenstenose aus. Später wurde die Patientin gravid, sie entzog sich aber der weiteren Beobachtung.

In seiner Arbeit über Metritis dissecans erwähnt Syromjatnikoff[2] eine Beobachtung von Zirkunhenko: Eine 35 jährige Frau erkrankte mit Ausfluß, Fieber und sehr heftigen Schmerzen bei der Urinentleerung. Bei der Aufnahme in die Klinik — 6 Tage nach Beginn der Erkrankung — waren die äußeren Genitalien geschwollen, die Schleimhaut des Scheideneinganges war gangränös, bei der Digitaluntersuchung erschien die ganze Scheide uneben und geschwollen, aus ihr entleerte sich braune stinkende Flüssigkeit.

Drei Tage später wurde beim Husten ein schmutziggraues, 10 cm langes, sackförmiges Stück ausgestoßen. Dieses bestand aus der ganzen Scheide und der Portio. Die mikroskopische Untersuchung ergab, daß die 3—5 mm dicke Wand des Sackes aus Schleimhaut, submukösem Bindegewebe und einer geringen Anzahl von glatten Muskelfasern bestand. Die Epithelien waren in körnige Gebilde verwandelt, die sich stark mit Hämatoxylin färbten, das Bindegewebe bildete eine amorphe Masse, die Gefäßlumina waren teils leer, teils mit zerfallenen Thromben ausgefüllt.

Die Kranke erholte sich bald, es hatte sich aber eine Scheidenstenose gebildet. Als nach einigen Wochen der Versuch gemacht wurde, die Stenose mittels Laminaria zu erweitern, trat eine Peritonitis auf, die nach einigen Tagen zum Tode führte. Die Autopsie ergab einen Abszeß im hinteren Scheidengewölbe, der nach dem Peritoneum zu durchgebrochen war.

Tschernischeff (1880) berichtete über 2 Fälle von Perivaginitis phlegmonosa dissecans. In dem einen Falle handelte es sich um eine 42 jährige Fabrikarbeiterin, die an Typhus abdominalis erkrankte. In der 4. Krankheitswoche wurde unter heftigen Blutungen ein häutiger Zylinder ausgestoßen, der aus Scheidenschleimhaut und der Muskulatur, sowie aus der Portio bestand. Die Patientin verließ das Krankenhaus vor vollständiger Heilung. — In dem zweiten Falle handelte es sich um eine 38 jährige Köchin, die seit 3 Wochen an einer unklaren fieberhaften Krankheit litt. Beim Stuhlgang wurde ein zylindrisches Gebilde ausgestoßen, das aus der Portio und dem Scheidenrohr bestand. Bei der Heilung bildete sich eine Scheidenstenose aus, die Kranke verließ aber vorzeitig die Klinik.

Dobbert (1890) beobachtete eine Tuberkulosekranke, die an einem schweren Typhus abdominalis litt. In der vierten Woche trat übelriechender Ausfluß aus den Genitalien auf, in der fünften Woche wurde ein 8 cm langes Gewebsstück aus der Scheide ausgestoßen. Wenige Tage darauf starb die Kranke. Die Autopsie ergab eine Perforation des Scheidengewölbes nach der Bauchhöhle hin.

Chanutin[3] berichtete über eine 35 jährige Patientin, die an Nephritis, katarrhalischer Pneumonie und Enteritis litt. Am 2. Tage des Krankenhausaufenthaltes löste sich ein 10 cm langes nekrotisches Scheidenstück ab, das aus der Portio und hauptsächlich der rechten Scheidenwand bestand. Chanutin bezeichnet seine Beobachtung deshalb als Paravaginitis phlegmonosa dissecans partialis. Die Kranke wurde nach 3½ Monaten geheilt, aber mit einer Verengerung des Scheidenlumens, entlassen.

In der deutschen Literatur berichtete zuerst Bröse über Paravaginitis dissecans. Dieser beobachtete eine 28 jährige Frau mit croupöser Pneumonie. Im Verlaufe der Erkrankung stellte sich anfangs blutiger, später übelriechender Ausfluß ein. Am 14. Krankheitstage ging aus der Scheide ein übelriechendes 13½ cm langes und 6½ cm breites Gewebsstück ab. Im Speculum zeigte sich eine große Geschwürsfläche, die fast das ganze obere und mittlere Drittel der Scheide einnahm, und die auch auf die Portio übergriff. An einer Stelle des ausgestoßenen Stückes waren deutlich netzförmig angeordnete Muskelfaserzüge zu erkennen. Die Kranke genas.

Weber (1896)[4] veröffentlichte die Krankengeschichte einer 38 jährigen Patientin, die im Verlaufe einer fieberhaften Erkrankung ein zylindrisches, nekrotisches Gewebsstück unter heftigen Blutungen

---

[1] Wiegandt: Petersburger med. Wochenschr. 1876, Nr. 37. Zit. nach v. Lingen.

[2] Syromjatnikoff: Arch. f. Gynäkol. Bd. 18, S. 158.

[3] Chanutin: Bolnitschn. gaset. 1891, Nr. 32—34. Zit. nach v. Lingen: Arch. f. Gynäkol. Bd. 59, S. 598.

[4] Weber: Ann. de Gyn. 1897, Februar; (nach Veit, Shurnal akusch. 1896, Nr. 12). Zit. nach v. Lingen: Arch. f. Gynäkol. Bd. 59, S. 598.

aus der Scheide ausstieß. Die mikroskopische Untersuchung ergab, daß es aus den Gewebselementen der Scheidenwand bestand. Die Kranke genas, behielt aber eine Scheidenstenose.

Bizzozero [1] berichtete über eine 38 jährige Frau, die an katarrhalischer Bronchitis litt. Es wurde ein sackförmiges Stück Scheidenwand samt der Portio ausgestoßen.

Eine Beobachtung von Hermann [2] war uns leider nicht zugängig.

v. Lingen (S. 599) erwähnt auch zwei Beobachtungen von Liebermeister [3].

Diese beiden Beobachtungen von Liebermeister lassen nicht mit Sicherheit erkennen, ob es sich wirklich um eine Perivaginitis phleg. diss. gehandelt hatte. (Siehe S. 285.) In beiden Fällen war Typhus abdominalis vorausgegangen. Bei der einen Patientin erfolgte nach Bildung einer Rectumscheidenfistel Heilung. Die andere Patientin ging zugrunde. Es hatte sich ein Absceß zwischen Rectum und Scheide gebildet, und dieser war nach dem Rectum zu durchgebrochen.

Busse (1898) berichtete über eine 39 jährige Patientin, bei der sich im Anschluß an ihre 6. Niederkunft (manuelle Placentarlösung) eine Scheidenatresie gebildet hatte. Die „durch lockere Verwachsungen" hervorgerufene Atresie wurde stumpf mit dem Finger gelöst. Im Anschluß daran trat eine heftige Blutung auf. Diese wurde durch Ätzung mit Liquor ferri sesquichlorati und Tamponade gestillt. Nach einem halben Jahr kam die Patientin mit einer neuen Atresie wieder. Die Verwachsungen wurden wieder stumpf gelöst. Die Blutung war aber so stark, daß die Scheide fest mit Jodoformgaze tamponiert wurde, die mit Liquor ferri sesquichlorati und zum Teil auch mit Zinc. chlorat. getränkt war. Die Tamponade blieb 3 Tage liegen. Einige Tage später fühlte sich die Scheide „sehr derb", „wie Leder" an. Weiterhin trat dann jauchiger Ausfluß aus der Scheide auf. Bei der Betrachtung der Scheide zeigten sich überall kleine Substanzverluste, aus denen die Jauche hervordrang. In den nächsten Tagen konnte mit dem Finger festgestellt werden, daß die Scheidenwand auf weite Strecken hin unterminiert war, und schließlich ließ sich das Scheidenrohr, das an seiner Innenfläche braunschwarz und pergamentartig trocken, und außen von dünnflüssigem übelriechendem Eiter bedeckt war, in toto herausnehmen. Die Patientin genas, es trat eine narbige Scheidenatresie ein.

Busse erwähnt, daß auch Mammack einen ganz ähnlichen Fall von Ausstoßung der Scheide nach Anwendung von Eisenchlorid beobachtete.

Bodenstein (1898) berichtete über 2 Beobachtungen: 1. 28 jährige Patientin, die über heftige, ins linke Bein ausstrahlende Schmerzen in der linken Unterbauchgegend klagte. Temperatur 38,7°. In der Mitte der linken Scheidenwand fand sich eine walnußgroße, wenig fluktuierende, sehr schmerzhafte Geschwulst, die diffus teigig-weich in das benachbarte Gewebe überging. Einige Tage später wurde die ganze Scheidenschleimhaut vom Introitus bis ins hintere Scheidengewölbe hinauf abgestoßen. Nur die obere rechte Scheidenecke und die Portio waren noch mit unversehrter Schleimhaut bedeckt. Bei der Heilung zeigte die Scheide Tendenz zur Stenosenbildung. Diese wurde mit Tamponade und Dilatation bekämpft. 2 Jahre später fand sich in der Mitte der linken Scheidenwand eine weißglänzende, strahlige, aber dehnbare Narbe. Oberhalb des Introitus fand sich eine ringförmige narbige Stenose (für 2 Finger durchgängig). — 2. 31 jährige Frau. Links, etwa 3 cm oberhalb des Introitus, eine taubeneigroße, glatte, umschriebene Vorwölbung. Scheidenschleimhaut normal, über dem Tumor verschieblich. Defäkation schmerzhaft. Schmerzen im Unterleib, die ins linke Bein ausstrahlen. Diagnose: Paravaginaler Absceß. Bei der Incision — 8 Tage später — entleerte sich eine große Menge übelriechenden Eiters. Der Finger gelangte in eine gänseeigroße, mehrkammrige Höhle und von hier, in der Mitte zwischen Scheide und Rectum, in zwei weitere große Höhlen. Heilung. Geringe Narbenbildung.

v. Lingen [4]: Eine 39 jährige Patientin, die nach zweimonatiger Amenorrhöe 2½ Monate lang an Blutungen gelitten hatte, kam mit Klagen über Rückenschmerzen, Schmerzen im Epigastrium und Fieber. — Die ganze Portio und die oberen ⅔ der Scheide waren in eine schmutziggraue, weiche, gangränöse Masse verwandelt. Schmutziggraue, jauchige, stinkende Absonderung. Am 3. Tage wurde beim Tamponwechsel ein 10 cm langes gangränöses Stück, das der Scheide nebst der Portio entsprach, abgestoßen. Heilung. Die Patientin entzog sich der weiteren Beobachtung.

Über die Beobachtung von Müllerheim (1901) findet sich nur folgendes kurzes Referat:

Hr. Müllerheim demonstriert das Präparat einer Perivaginitis dissecans; es ist jener eigentümliche Vorgang, bei dem sich die Vagina in Zusammenhang mit der Portio vaginalis aus ihrer Umgebung löst und als ein schlauchförmiges Gebilde in toto spontan ausstößt. Das Vaginalrohr ist 13 cm lang, 8 cm

---

[1] Bizzozero: Ann. de Gyn. 1875, p. 235. Zit. nach v. Lingen: Arch. f. Gynäkol. Bd. 59, S. 599.
[2] Hermann: Jahresber. d. Leistungen u. Fortschritte d. ges. Med. Bd. 2, S. 712. 1887.
[3] Liebermeister: Ziemssens Handb. d. spez. Pathol. u. Therapie. Bd. 2.
[4] v. Lingen: Arch. f. Gynäkol. Bd. 59, S. 603.

breit, 0,5—1,2 cm dick. Die Ursache war ein umfangreiches gangränöses Ulcus vulvae. Die Patientin war ikterisch, benommen, septisch. Gleichzeitig mit dem Vaginalschlauch hatte sich ein talergroßes Stück der Blasenwand abgestoßen. Die ausgedehnte Blasenscheidenfistel wurde später durch Operation geheilt. Um eine Verwachsung des Wundkanales zu verhüten, wurde die Höhle manuell und instrumentell dilatiert und mit ölgetränkten Tampons ad maximum tamponiert. Vollkommene Heilung.

Kleinhans (1903) [1] sah eine Scheidenstenose und darüber eine Mastdarmscheidenfistel. Da dieser Befund nach einer Pneumonie erhoben wurde, nimmt Kleinhans an, daß es sich um die Folgen einer Perivaginitis phlegmonosa gehandelt hat.

Kretschmar [2] berichtete über folgende Beobachtung: Eine 32jährige, seit 7 Jahren steril verheiratete, stets gesunde Frau erkrankte im Anschluß an die Menses plötzlich mit Schüttelfrost, hohem Fieber und schweren Allgemeinerscheinungen ohne lokale Symptome. Nach drei Tagen stellte sich sanguinolenter, übelriechender Ausfluß ein. Befund: Gangrän der Portio und der angrenzenden Gewölbszone. Corpus uteri und Adnexe normal. Am neunten Tage wurde die Scheide mit Ausnahme des untersten Viertels, aber einschließlich eines Teiles der Portio nekrotisch ausgestoßen. Sie hatte Trichterform. Die der Portio entsprechende Öffnung war knapp für 2 Finger durchgängig, die dem Introitus zugewandte bequem für 3. Die Höhe des Trichters betrug an der hinteren Wand 12, an der vorderen 8 cm; die Breite am Portioteil $5^1/_2$, am Scheidenteil 10 cm. Die Dicke schwankte zwischen 0,8 und 0,4 cm. Von der Nekrose waren Schleimhaut, Submucosa und Muscularis betroffen. Das Präparat sah braunrot aus, die Schleimhautfläche war glatt, die Trennungsfläche dagegen rauh und zottig.

Die Heilung erfolgte in kurzer Zeit durch Epithelisierung der Wundhöhle von dem erhaltenen Scheidenrest aus unter nur geringer Stenosenbildung im Scheidengewölbe.

Kolter (1923) berichtete über einen Fall von Colpitis dissecans im Verlaufe eines Typhus abdominalis.

Über die Beobachtung von Zikmund finden sich in dem uns zugänglichen Referat keine näheren Angaben.

Die kritische Verwertung dieser Fälle wird, wie schon Kretschmar (1910) betonte, dadurch erschwert, daß sie größtenteils aus früherer Zeit stammen, und daß infolgedessen weder ihre Beschreibung noch die Technik ihrer Beobachtung unseren gegenwärtigen Anforderungen entspricht.

Das Charakteristische der Erkrankung besteht darin, daß entweder die ganze Scheide samt der Portio oder wenigstens ein größeres Stück der Scheidenwand durch eine demarkierende Eiterung abgestoßen wird.

Der ganze Prozeß zeigt also fließende Übergänge zur gangränösen und nekrotisierenden Kolpitis.

Ebenso wie diese Formen der Kolpitis hat man auch die Perivaginitis phlegmonosa dissecans beobachtet nach chemischen Verätzungen der Scheidenwand (mit Eisenchlorid, Ichthyol), ferner bei Typhus, Pneumonie, Nephritis.

v. Lingen hat die Vermutung ausgesprochen, daß die Fälle, in denen es zur Ausstoßung der Portio und des ganzen Scheidenrohres kommt, auf eine Embolie oder Thrombose der entsprechenden Gefäßgebiete, d. h. also des Ramus vaginalis der Arteria oder Vena uterina zurückzuführen sind.

v. Lingen erinnerte dabei an eine Beobachtung von Herxheimer [3]:

Dieser fand bei einer Frau, die an chronisch-hämorrhagischer Nephritis verstorben war, neben einer Herzhypertrophie, Lungeninfarkten u. a. m. auch eine „Infarzierung mit Gangrän der Scheide, der Portio vaginalis, des unteren Teiles des Rectums, der Blase und des Perineums, Gangrän im Douglasschen Raum und Peritonitis". Die rechte Arteria

---

[1] Kleinhans: Zit. nach Frommels Jahresber. 1903, S. 291 u. 294.

[2] Kretschmar: Über spontane Scheidengangrän (Paravaginitis phlegmonosa dissecans) und ihre Ätiologie. Monatsschr. f. Geburtsh. u. Gynäkol. Bd. 33, S. 393.

[3] Herxheimer: Virchows Arch. f. pathol. Anat. u. Physiol. Bd. 104, H. 1.

hypogastrica war an ihrer Ursprungsstelle durch einen reitenden Embolus verstopft, links waren die Arteria uterina, die Arteria vaginalis, die Arteriae haemorrhoidales externae und die Arteria haemorrhoidalis media, sowie die Arteria perinealis thrombosiert.

Klinisch ist die Perivaginitis phlegmonosa dissecans charakterisiert durch hohes Fieber und schwere Allgemeinerscheinungen. Erst in der Mitte der ersten Krankheitswoche tritt blutiger, übelriechender Ausfluß auf. Dieser zeigt den Beginn der Gangrän an. Gegen Ende der zweiten Woche wird die gangränöse Scheide, oft einschließlich der Portio, ausgestoßen. Das untere Scheidendrittel bleibt meist verschont.

Beim Fernbleiben von Komplikationen (Fisteln, Parametritis) erfolgt schnelle Heilung unter mehr oder weniger erheblicher Stenosenbildung (Kretschmar).

II. Die Pilzerkrankungen der Scheide.

Abgesehen von den Spaltpilzen kommen in den weiblichen Genitalien nur wenige Pilze, d. h. chlorophyllfreie, pflanzliche Lebewesen vor, nämlich das Oidium albicans, der Erreger des Soors und die sog. Leptothrix vaginalis.

Pruska berichtet, daß er in den weiblichen Genitalien auch Streptothrix gefunden habe.

Pathogene Schimmelpilze (Mucor mucedo, Aspergillus glaucus, Penicillium glaucum u. a.), die in der Lunge, der Nase, dem Ohr und anderen Organen oft schwere Erkrankungen hervorrufen können, scheinen in der Scheide überhaupt nicht vorzukommen [1]. Auch die Pilzerkrankungen der äußeren Haut (Favus, Erythrasma, Sporotrichosen) sind in der Scheide bisher nicht beobachtet worden.

Eine Aktinomykose der Scheide wurde bisher noch nicht beschrieben, wenn man von dem gelegentlichen Durchbruch aktinomykotischer Abscesse des kleinen Beckens nach der Scheide hin absieht (vgl. Nürnberger) [2].

a) Soor.

Der Soorpilz wurde 1839 von Langenbeck bei einem Typhuskranken entdeckt und für die Ursache des Typhus gehalten. 1841 erkannte Berg in ihm den Erreger der Schwämmchen. Von Berg stammen auch die ersten positiven Übertragungsversuche des Soors von kranken Kindern auf gesunde Säuglinge. Robin, der 1847 eine genaue Beschreibung des Pilzes gab, zählte ihn zu den Oidien, und er bezeichnete ihn als Oidium albicans. Diesen Namen hat der Soorpilz bis zum heutigen Tage am treuesten bewahrt (Plaut).

Im Jahre 1877 gelang Grawitz die Reinzüchtung des Soorpilzes und die Übertragung der Reinkulturen auf Kaninchen und junge Hunde. Kehrer (1883) wiederholte die Kulturversuche von Grawitz, er beschrieb wichtige morphologische und physiologische Eigenschaften des Pilzes, und er konnte ihn auch in der Luft der Krankenzimmer nachweisen.

Plaut (1885, 1887) konnte den Nachweis erbringen, daß der Soorpilz identisch ist mit der sog. Monilia candida Hansen und mit der Monilia candida Bonorden.

---

[1] Haußmann übertrug Penicillium glaucum, Aspergillus glaucus, Microsporon furfur, Botrytis cinerea, Mucor mucedo, Mucor stolonifer in die Scheide. Nach spätestens 48 Stunden waren die Pilze nicht mehr im Scheidensekret nachzuweisen.

[2] Nürnberger: In Halban-Seitz. Bd. V, 1, S. 230ff.

Die Stellung des Soorpilzes im botanischen System ist noch unklar. Nach Plaut (1913, S. 51) ist „wohl kaum ein Pilz so sehr Wandlungen in seiner systematischen Stellung ausgesetzt gewesen" als der Soorpilz, und es bleibt auch heute nichts anderes übrig, als „die Frage über die Stellung des Soorpilzes in der Botanik noch in suspenso zu lassen".

Sowohl in den Soorplaques als auch in den Kulturen tritt der Soorpilz morphologisch in zwei verschiedenen Formen auf.

1. in der Form von Fäden (Hyphen von ἡ ὑφή oder τὸ ὕφος das Gewebe), Hyphensoor (Hieckel),

2. in der Form von rundlichen, hefeähnlichen Zellen (Conidien von ὁ κόνις der Staub oder ἡ κόνις die Nisse), Conidiensoor (Hieckel), Soorhefe.

Die Soorfäden sind verschieden lang und dick, sie sind doppelt konturiert, in ihrem Innern enthalten sie Einschlüsse (Tröpfchen, Körnchen, Vakuolen). Die Gesamtheit der miteinander zusammenhängenden Fäden wird als Mycelium (ὁ μύκης der Pilz) bezeichnet.

Die Conidien, Hefezellen (Soorhefe), sind etwa 5—6 μ lang und 4 μ breit, sie sind also leicht oval, und sie „sind in nichts von anderen Hefezellen zu unterscheiden, weder durch die Fortpflanzung noch dem äußeren Aussehen nach" (Plaut, S. 45)[1].

Neben den Mycelfäden und den Hefezellen findet man — in den Soorplaques und in den Kulturen — auch noch Sporen (Dauersporen). Diese sind kugelige Gebilde, etwa 3 mal so groß als die Conidien, und sie sind von einer dicken, stark lichtbrechenden Membran umgeben. Sie entstehen am Ende oder im Verlaufe der Mycelfäden dadurch, daß das Protoplasma benachbarter Zellen in einer einzigen Zelle zusammenströmt. Die protoplasmafreien Zellen neben der Spore, die sich mit einer festen Membran umgeben hat, sterben ab. Dadurch wird die Spore frei, und sie kann unter geeigneten Bedingungen wieder auskeimen[2].

Die beiden Hauptformen des Soors — der Hyphensoor und der Conidiensoor — sind nur die Endglieder einer sehr vielgestaltigen Reihe.

Nach Fischer und Brebeck findet man in den Soorplaques zwei verschiedene Varietäten des Soorpilzes,

1. die gewöhnliche, großsporige Form, die Bierwürzegelatine verflüssigt,

2. eine seltenere, kleinsporige Form, die Bierwürzegelatine nicht verflüssigt.

Epstein konnte bei der Prüfung seiner Soorstämme — bei der Züchtung auf Bierwürzeagar — im allgemeinen drei verschiedene Gruppen unterscheiden:

1. Bei der ersten Gruppe kam es überhaupt nicht zur Hyphenbildung, sondern nur zur Bildung von Conidien (Conidiensoor). Auch bei monatelanger Weiterzüchtung und Beobachtung und trotz der Anwendung von Nährmedien, die sonst die Fadenbildung begünstigen, wie Zusatz von Gummi arabicum, Rohrzucker oder Dextrin traten nie Hyphen auf.

Wurden derartige Soorpilze aber Kaninchen intravenös injiziert, dann waren schon nach 48 Stunden neben reichlichen Conidien auch Mycelien vorhanden. Der aus den Organen rein gezüchtete Pilz zeigte aber wieder nur reines Conidienwachstum.

2. Bei der zweiten Gruppe trat nach anfänglich reinem Conidienwachstum — gewöhnlich erst am 7.—9. Tage — kulturell mäßige Fadenbildung auf. Für diese Stämme trifft die Beobachtung von Linossier und Roux zu, daß der Soor in Bierwürze zuerst in Conidien und — wenn aller Zucker verbraucht ist — in Hyphen wächst. Das Hyphenwachstum steht aber auch dann hinter dem überaus reichlichen Conidienwachstum wesentlich zurück.

3. Die dritte Gruppe war durch ein Vorherrschen des Hyphenwachstums gegenüber dem Conidienwachstum ausgezeichnet. Hier kam es meist schon am 2., spätestens aber am 3. Tage zur Fadenbildung, und diese beherrschte das mikroskopische Bild.

---

[1] Als „Hefen" (Hefepilze, Sproßpilze) werden diejenigen Fadenpilze bezeichnet, die sich normalerweise durch Sprossung fortpflanzen.

[2] Der Unterschied zwischen Conidien und Sporen besteht darin, daß die Conidien äußerlich von dem Vegetationskörper des Pilzes (dem Mycel) abgegliedert werden dadurch, daß ein Pilzfaden (Hyphe) in mehrere Stücke zerschnürt wird. Die Sporen entstehen dagegen im Innern des Vegetationskörpers. Die Conidien sind also Ektosporen, die Sporen im eigentlichen Sinne sind Endosporen.

Die Tendenz zur Faden- oder Conidienbildung ist also nur bis zu einem gewissen Grade vom Nährboden abhängig, letzten Endes ist sie an die Varietät gebunden und vererbbar (Epstein, S. 154).

Auch hinsichtlich ihrer **Tierpathogenität** scheinen die einzelnen Soorvarietäten sehr verschieden zu sein. So erwiesen sich die von Stöcklin bei Angina und die von Frisch und Paltauf bei Blasensoor isolierten Formen nicht als pathogen, sie veranlaßten — intravenös injiziert — bei Tieren keine Krankheitserscheinungen (Plaut, S. 50f.).

Döderlein (1892, S. 34) konnte dagegen pathogene Stämme aus der Scheide züchten. Er injizierte eine Aufschwemmung von Soor, der aus der Scheide reingezüchtet worden war, zwei Kaninchen subcutan. In beiden Fällen entstand eine lokale Eiteransammlung, in der reichlich Mycelfäden vorhanden waren [1].

Allerdings ist die Reaktion, die der Soorpilz bei subcutaner Injektion hervorruft, so gering, daß die Schwellung leicht übersehen und nur bei direktem Aufschneiden der Injektionsstelle entdeckt wird (Döderlein).

Vorkommen des Soorpilzes. Der Soorpilz ist außerordentlich weit verbreitet. Er wurde gefunden: in der Luft (Kehrer, Roux und Vallat, Lebrun), im Sauerkraut (Grawitz), an den Brustwarzen stillender Mütter (Berend, Moro, Kehrer, Engel, Comby, Epstein [2]), in der Kuhmilch (Escherich), an Schnullern (Kehrer), Warzenhütchen (Kehrer), Trinkgefäßen (Kehrer), Badeschwämmen (Kehrer), am Bettzeug und an Gegenständen in der Umgebung soorkranker Kinder (Kehrer), im Badewasser (Engel, Kehrer), im Genitale von Graviden und Müttern (Hausmann, Guidi) [3], in den Stühlen gesunder und soorkranker Kinder (Escherich [4], Kehrer, Klempner, Chiray und Saxtory, Moro), an unreinen Fingern (Berg, Kehrer), an Blasinstrumenten (Jacobitz und Kayser).

Soorpilze können in der Scheide gesunder Frauen vorhanden sein, ohne irgendwelche Erscheinungen zu machen (latenter Soormikrobismus [5], latenter Soor der Scheide), es kann aber auch zur Bildung von Pilzrasen auf der Scheidenschleimhaut kommen (manifester Soor der Scheide, Scheidensoor).

1. Latenter Soor der Scheide.

Soorpilze scheinen schon bei der ersten Keimbesiedelung in die Scheide Neugeborener gelangen zu können.

Salomon [6] fand schon 18 Stunden nach der Geburt den Soorpilz in der Scheide. Da es sich aber nur um einen einmaligen Befund handelte, so muß es dahingestellt bleiben, ob nicht eine zufällige Verunreinigung der Kultur vorlag. Auffallend ist jedenfalls die Tatsache, daß Salomon weder bei diesem Kind noch bei den 11 anderen, die er von der Geburt bis zum 10. Tage post partum untersuchte, jemals wieder Soorpilze in der Scheide fand.

---

[1] Kulturversuche mit diesem Eiter ergaben im Reagensglas wieder die Umwandlung der Mycelfäden in Conidien.

[2] Epstein konnte zeigen, daß sich die Soorpilze nie primär an den Brüsten finden, sondern daß sie dorthin erst sekundär von dem infizierten kindlichen Mund aus übertragen wurden.

[3] Guidi: „Mughetto-micologia e metastasi del mughetto". Firenze 1896. (zit. nach Epstein, S. 130).

[4] Escherich: Die Darmbakterien. Stuttgart 1896.

[5] Als „latenten Soormikrobismus" bezeichnete A. Epstein (1880) das Vorkommen von Soorpilzen in der Mundhöhle ganz gesunder Kinder. E. Epstein fand ihn bei mehr als der Hälfte (52,8%) aller gesunden Kinder im Alter von 6 Tagen bis 6 Wochen.

[6] Salomon: Zeitschr. f. Geburtsh. u. Gynäkol. Bd. 86, S. 298, Tab. 1, Fall 2.

In der Scheide von Säuglingen und Mädchen scheint der Soorpilz, wenn er überhaupt vorkommt, sehr selten zu sein.

Für eine Infektion der Scheide ist aber — wenigstens bei Säuglingen — sicher Gelegenheit gegeben, da beim latenten Soor des Mundes die Keime sich auch im Stuhl der Kinder finden (Epstein)[1]. Es scheint also auch hier das Selbstreinigungsvermögen der Scheide eine Rolle zu spielen.

Nach E. Epstein findet sich latenter Soor der Mundhöhle bei 52,8% aller gesunden Kinder im Alter von 6 Tagen bis 6 Wochen. Von der 6. Woche an wird der Soorpilz im Munde gesunder Kinder etwas seltener, er bleibt aber trotzdem auch bei Kindern, die älter als ein Jahr sind, ziemlich weit verbreitet (35,8%) (Abb. 130).

Bei 86 Kindern mit latentem Soor der Mundhöhle konnte E. Epstein (S. 165) 64 mal den gleichen Soorstamm auch im Darm nachweisen. In 17 Fällen war der Soorpilz nur im Munde, aber nicht im Darm vorhanden, in 5 Fällen wurden Soorpilze nur im Darm nachgewiesen.

In der Scheide nichtgravider Erwachsener finden sich Soorpilze in etwa 1 bis 2% aller Fälle (Haußmann).

Haußmann (1870, S. 109) fand bei „weit über 1000" Nichtgraviden 11 mal Soorpilze in der Scheide, und er berechnete daraus ein Prozentverhältnis von 1—2%. Neuere Untersuchungen über die Häufigkeit des Soorpilzes in der Scheide Nichtgravider scheinen nicht vorzuliegen.

van de Velde (1907) fand in den gesunden Genitalien keine „Blastomyceten", häufig sah er diese dagegen bei akuten Entzündungen der Cervixschleimhaut, die von Kolpitis und Vulvitis begleitet waren.

In der Scheide Gravider finden sich Soorpilze recht häufig.

Die statistischen Angaben gehen auseinander. Haußmann (1870, S. 109) fand bei „wenig über 200" Graviden 27 mal Soorpilze in der Scheide, und er berechnete daraus ein prozentisches Verhältnis von 11%. In der Scheide Gravider findet sich der Soorpilz nach Haußmann also 5—10 mal so häufig als in der Scheide Nichtgravider. Steffeck fand in Kulturen, die er aus dem Scheidensekret Schwangerer anlegte, 6 mal (= 20,6%), Winter (1888) in 20 Fällen 4 mal (= 20%) Soorkolonien.

Döderlein (1892, S. 24) konnte im normalen Scheidensekret von 50 gesunden Schwangeren 18 mal, also in 36% der Fälle, kulturell Soorpilze nachweisen.

Diese Zahlenunterschiede erklären sich wohl dadurch, daß Döderlein seiner Häufigkeitsberechnung nur gesunde Schwangere zugrunde legte, während die übrigen Autoren die Trennung von Schwangeren mit normalem und pathologischem Scheidensekret nicht vornehmen.

Aus den Untersuchungen Döderleins geht hervor, daß man bei etwa $1/3$ aller Graviden mit normalem Scheidensekret Soorpilze in der Scheide findet.

Die Gründe für das häufige Vorkommen von Soorpilzen in der Scheide Gravider sind heute noch nicht klar.

Von Interesse ist in diesem Zusammenhang aber die Tatsache, daß auch in der Mundhöhle Gravider der latente Soormikrobismus häufiger ist als in der Mundhöhle Nichtgravider (Epstein).

Epstein (S. 166) fand Soorpilze in der Mundhöhle[2]

bei 56 nichtgraviden Frauen (Schwestern, Ärztinnen) . . . . 18 mal = 32,1%
„ 47 Graviden . . . . 27 „ = 57,4%
„ 187 Wöchnerinnen des 1.—10. Tages . . . . 91 „ = 48,5%
„ 93 Frauen in der 2.—6. Woche nach der Niederkunft . . . . 47 „ = 50,5%

---

[1] A. Vogel (Henle und Pfeuffers Zeitschr. f. rationelle Med. Bd. 8, S. 317f., 1857) hat bei soorkranken Kindern an den Genitalien die gleichen Pilze gefunden wie im Mund. Haußmann (S. 105) führte dies auf Verschleppung durch die Wärterinnen oder auf Übertragung durch den Stuhlgang zurück.

[2] Die Untersuchungen wurden in der Weise ausgeführt, daß Mund und Rachen mit einem Diphtheriewattebäuschchen ausgewischt wurden. Mit den Bäuschchen wurden Bierwürzeagarplatten bestrichen, und diese wurden in den Brutschrank gebracht.

Bei den Müttern ist in der 2.—6. Woche post partum der latente Soor des Mundes also fast genau so häufig (50,5%) wie bei gesunden Kindern der entsprechenden Zeit (52,8%).

Der latente Soormikrobismus des Mundes hält sich dann bei den Frauen bis zum Ende des ersten Jahres nach der Niederkunft in seiner Frequenz ungefähr auf der gleichen Höhe. Später nimmt er allmählich wieder ab. (Abb. 136.)

Die Soorkurve verläuft also bei Mutter und Kind nahezu parallel. Fortlaufende Untersuchungen, die gleichzeitig bei Mutter (Mundhöhle, Brustwarze) und Kind (Mund, Darm) von der Geburt an vorgenommen wurden, ergaben, daß Soorpilze immer zuerst in der mütterlichen Mundhöhle vorhanden sind, dann treten sie im Munde des Kindes auf, und erst nachher werden sie im kindlichen Darm und an der Brust der Mutter gefunden. Waren Soorkeime im Munde der Mutter nicht vorhanden, so blieb auch die Besiedlung der Mundhöhle des Kindes aus (Epstein). Bei Mutter und Kind fand sich jedesmal die

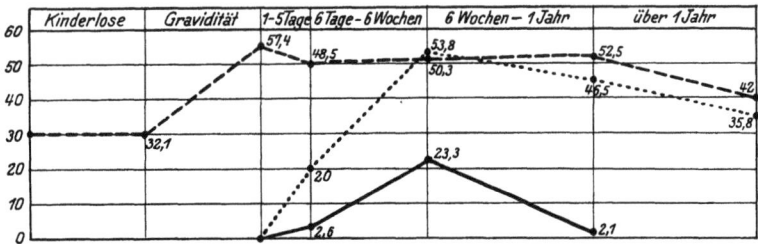

Abb. 130. —— Zahl der Soorfälle. ····· Latenter Soormikrobismus der Kinder. –·–·– latenter Soormikrobismus der Mütter. (Nach Epstein, Jb. Kinderheilk. Bd. 104. 1923.)

gleiche Soorvarietät. Auf Grund dieser Beobachtungen kommt Epstein zu dem Schlusse, daß die Soorinfektion des Säuglings vom Munde der Mutter her — durch Tröpfcheninfektion, Küssen usw. — schon in den ersten Lebenstagen stattfindet.

Für den Nachweis des latenten Soors der Scheide kommen hauptsächlich zwei Methoden in Betracht:

1. die Untersuchung von Ausstrichpräparaten,
2. der kulturelle Nachweis.

In Ausstrichpräparaten, die mit Methylenblau gefärbt sind, lassen sich die Soorconidien nur sehr schwer oder überhaupt nicht von den Zellkernen unterscheiden und auch die Mycelien, die zwischen den Epithelzellen liegen, werden durch die intensive Färbung verdeckt. Infolgedessen wird der Soorpilz bei Färbung der Scheidenausstriche mit Methylenblau leicht übersehen. Wesentlich bessere Bilder erhält man, wenn man kurze Zeit mit einer stark verdünnten Lösung von Karbolfuchsin färbt. Die ovalen Conidien lassen sich dann deutlich von den runden Zellkernen unterscheiden.

Am besten eignet sich zum Nachweis des Soorpilzes im Scheideninhalt die Färbung mit Methylgrün-Pyronin [Littauer (1895, 1923)]. Mit diesem Farbstoff färben sich Zellkerne grün bis blaugrün, das Protoplasma und die Bakterien leuchtend rot, die Conidien und Mycelien in einem violetten Mischton, „so daß im wahren Sinne des Wortes sich keine Conidie und kein Mycel verstecken kann" [Littauer (1923)].

Zum kulturellen Nachweis des Soors streicht man das Scheidensekret auf 3%igem Bierwürzeagar aus (Epstein)[1].

---

[1] Die Bierwürze bezieht man aus Brauereien. Sie entsteht dadurch, daß das zerkleinerte („geschrotete") Malz mit Wasser gemischt und einer bestimmten Temperatur ausgesetzt wird. Dabei bilden sich verschiedene, in Wasser lösliche Stoffe: Maltose, Isomaltose, Dextrin, Eiweißkörper, Säuren, Salze, Fett). Mit Bierwürze versetzter Agar oder Gelatine ist ein saurer Nährboden, auf dem besonders die Schimmelpilze und die Hefe gut gedeihen.

Im Verlaufe von 2—3 Tagen bildet sich (bei Brutschranktemperatur) ein dichter Rasen, der sich aus einzelnen, etwa 1—2 cm großen, fettig glänzenden, wachsartigen, weißen bis hellgelben, kuppenartigen, später mitunter konfluierten Kolonien zusammensetzt.

2. Manifester Soor der Scheide. Scheidensoor.

Nicht alle Frauen, die Soorpilze in ihrer Scheide beherbergen, erkranken an manifestem Soor, d. h. es kommt bei ihnen nicht zur Ansiedlung des Pilzes auf der Schleimhaut, zur Bildung von Soorplaques in der Scheide.

Über das Häufigkeitsverhältnis zwischen dem latenten und dem manifesten Soor der Scheide ist heute noch wenig bekannt. Wir konnten in der Literatur nur die Angabe von Littauer (1895) finden, daß er im Verlaufe von 2 Jahren bei 6 Frauen Hefezellen allein und bei 30 Frauen Conidien und Mycel nachweisen konnte. Bei 18 von den 30 Frauen fanden sich punktförmige, bis flächenhafte, weißliche, wegwischbare oder schwach haftende Auflagerungen auf der Vulva- oder Scheidenschleimhaut.

Von den Kindern mit latentem Soor der Mundhöhle erkrankt nur etwa die Hälfte an manifestem Soor. Dabei findet sich die Soorkrankheit des Mundes nie in den ersten vier Lebenstagen. Sie tritt frühestens am 5. Tage auf. Von da an nimmt ihre Frequenz rasch zu. Sie erreicht in der zweiten Woche ihren Höhepunkt (45,9%), in der dritten Woche sinkt sie schon auf 17,7% und in der vierten Woche auf 12,9% ab (Epstein).

Die Gründe, warum die Soorpilze sich in dem einen Falle nur im Scheideninhalt aufhalten, während sie in dem anderen Falle sich auf der Schleimhaut selbst ansiedeln, sind heute noch unbekannt.

Auch bei den Kindern wissen wir nicht, warum der latente Soor der Mundhöhle plötzlich manifest wird, „sicher ist nur, daß jede Erkrankung des Kindes in diesem Sinne wirken kann" (Epstein, S. 164). „Das Kind, das mit Soorpilzen infiziert worden ist und diese latent im Munde hat, ohne soorkrank zu sein, zeigt Soorbereitschaft. Erkrankt es, wobei die Erkrankung durchaus nicht in der Mundhöhle lokalisiert sein muß, kommt es unter dem Einfluß irgendeiner Schädigung zu einer Verminderung der Resistenz, so wird der latente Soor manifest. Nach der Besserung des Allgemeinbefindens, nach Heilung der Soorplaques, verschwinden die Soorpilze aus der Mundhöhle meist nicht, sondern sind hier oft noch monatelang nachweisbar. Es bleibt also Soorbereitschaft und Neigung zu Rezidiven bestehen" (Epstein).

Irgendwelche jahreszeitlichen Schwankungen lassen sich bei dem Soor der kindlichen Mundhöhle nicht nachweisen.

v. Herff (1895, 1916) und Labhardt[1] sind der Ansicht, daß sich der Soor der Scheide fast ausschließlich bei Graviden findet, außerdem wird er nach v. Herff besonders in den Sommermonaten beobachtet. Veit[2] konnte sich auf Grund seiner Beobachtungen der Ansicht v. Herffs nicht anschließen. Der Soorpilz „verlangt zu seinem Wachstum, daß der Nährboden Kohlehydrate oder Zucker enthält, und so finden wir ihn besonders bei Frauen, welche an Diabetes leiden und bei Schwangeren, deren Harn zufällig Zucker enthält. Die kleinen Mengen von zuckerhaltigem Harn, welche an der Vulva bleiben oder in die Scheide gelangen, genügen zur Entwicklung des Soors" (Veit)[3].

---

[1] Labhardt: Halban-Seitz, III, S. 1275.
[2] Veit: Handb. d. Gynäkol. Bd. 3, 1; S. 181.
[3] Veit: Handb. d. Gynäkol. Bd. 3, 1; S. 166.

Befund bei Scheidensoor.

Das Aussehen einer soorkranken Scheide gleicht in vielfacher Hinsicht dem einer an Soor erkrankten Mundhöhle (v. Winckel)[1]. Man findet auf der Schleimhaut stecknadelkopf- bis linsengroße, weißliche bis weißlichgelbe Flecken. Diese können sich bis zum Scheidengrund erstrecken und sie können auch die Muttermundslippen überziehen. Gelegentlich findet man auch dicke, membranartige, filzige Auflagerungen, die an Diphtherie erinnern (Giulini, Vasilescu, Littauer). Die übrige Scheidenschleimhaut zeigt entweder keine Veränderungen (v. Winckel, Haußmann, Veit)[2], oder sie ist mehr oder weniger lebhaft gerötet (E. Martin, L. Mayer, Haußmann).

Die kleinen weißlichen Plaques lassen sich bald leichter, bald schwieriger von ihrer Unterlage abwischen. Nach ihrer Entfernung ist meist ein kleiner oberflächlicher Substanzverlust sichtbar.

Untersucht man die entfernten Massen unter dem Mikroskop — am besten nach Zusatz von etwas Kalilauge —, dann erkennt man deutlich ein dichtes, verfilztes Geflecht breiter Pilzfäden und zwischen diesen Haufen von Conidien.

Der Scheideninhalt kann bei der Soormykose der Scheide grauweiß und schleimig sein, meist ist er aber schleimig-eitrig oder fast rein eitrig, schmutziggelb und von Gasblasen durchsetzt. Die Reaktion ist stark sauer. Häufig findet man in dem Scheideninhalt auch massenhaft die Trichomonas vaginalis (Haußmann, S. 100).

Neben dem Soorpilz kann sich auch Leptothrix in der Scheide finden (L. Mayer, Haußmann, S. 101). Haußmann fiel es auf, daß er bei 10 derartigen Patientinnen 8 mal „nur sehr spärliche oder ganz kleine Mycelien, sowie immer nur einzelne Fruchtfäden oder spärliche Keimschläuche, von dicken Leptothrixbündeln gänzlich umschnürt" fand. (Abb. 131).

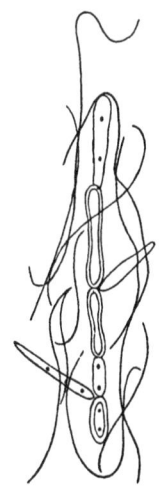

Abb. 131. Leptothrix vaginalis, einen gegliederten Fruchtfaden von Oidium albicans der Scheide umschnürend. Vergr. 500. (Nach Haußmann, Die Parasiten der weiblichen Geschlechtsorgane. 1870).

Er zog daraus den Schluß, daß die Entwicklung des Oidium albicans „von der Leptothrix vaginalis fast regelmäßig gehemmt" wird, ebenso wie auf anderen Substraten Aspergillus glaucus und zahlreiche andere Pilze allmählich verdrängt werden, wenn sich neben ihnen Penicillium glaucum zu entwickeln beginnt.

Pathologische Histologie des Scheidensoors.

Untersuchungen über die Histologie der soorkranken Scheidenschleimhaut liegen — soweit wir sehen —, bis heute noch nicht vor. Nach Veit[3] wächst der Soorpilz nur auf der Oberfläche der Scheidenepithelien; „er klebt nur den Epithelien an und geht nicht in die Tiefe". Über histologische Untersuchungen berichtet Veit aber nicht.

In Analogie mit der Soorerkrankung anderer Schleimhäute (Mund, Rachen, Oesophagus usw.) darf man wohl annehmen, daß der Soorpilz auch in der Scheidenschleimhaut mehr oder weniger weit in das Epithel eindringt. Der histologische Beweis für die Richtigkeit dieser Annahme steht aber noch aus.

Die Untersuchungen bei der Soorerkrankung anderer Schleimhäute haben gezeigt, daß die Fäden des Soorpilzes gelegentlich — wenn auch selten — in das submuköse Gewebe

---

[1] Winckel: Lehrb. d. Frauenkrankh. S. 192.
[2] Veit: Handb. d. Gynäkol. Bd. 3, 1; S. 166 u. S. 181.
[3] Veit: Handb. d. Gynäkol. Bd. 3, 1; S. 166.

(Virchow)[1], ja selbst bis in die Blutgefäße (E. Wagner[2], Heller[3], Parrot[4], Vogel)[5] und Chylusgefäße (Buhl)[6] vordringen können.

Symptome des Scheidensoors.

Subjektiv klagen die Frauen meist über das Gefühl von Hitze in der Scheide und über sehr lebhaftes Jucken und Brennen an den äußeren Genitalien.

Diese Symptome treten besonders stark hervor „bei jeder Verschiebung der Schleimhautflächen" (Haußmann), also beim Gehen, beim Geschlechtsverkehr, bei Untersuchungen usw. Auch während der Nacht kann sich das Jucken und Brennen ganz plötzlich einstellen, es kann die Patientin aus dem Schlafe wecken und einen fast unerträglichen Grad erreichen.

Zuweilen steigern sich die Symptome anfallsartig, die Kranken können dann sehr erregt werden, und sie haben das unwiderstehliche Gefühl zum Reiben und Kratzen. Im Anschluß an diese Anfälle können große Abspannung und selbst Schwächeanfälle eintreten.

Meist sind von der Soorerkrankung auch die Innenflächen der kleinen Labien und die Falten und Buchten um die Harnröhrenmündung herum ergriffen. Durch das heftige Reiben und Scheuern entstehen Epitheldefekte an der Schleimhaut der äußeren Genitalien. Trifft der ausfließende Urin derartige Stellen, dann kann die Urinentleerung außerordentlich schmerzhaft werden.

Über Ausfluß wird beim Soor der Scheide nicht immer geklagt, obwohl der Scheideninhalt in der Mehrzahl der Fälle an Menge zunimmt. Dies mag wohl mit dem subjektiv verschiedenen Fluorempfinden der Frauen zusammenhängen (Haußmann, S. 100).

Verlauf des Scheidensoors.

Die Dauer der Erkrankung beträgt nach v. Winckel[7] in akuten Fällen 8—10 Tage, oft wird das Leiden aber auch chronisch und es rezidiviert. Es kann dann 3—4 Wochen dauern. Bei Graviden hat v. Winckel selbst monatelangen Bestand beobachtet.

Im Wochenbett verschwinden die Soorpilze in der Regel spontan aus der Scheide.

v. Winckel (S. 193) und Haußmann (S. 115) nehmen an, daß sie beim Durchtritt des Kindes durch die Scheide abgestreift werden, und daß die stark alkalische Reaktion des Wochenflusses ein neues Wachstum verhindert. Döderlein (1892, S. 28) hat aber darauf hingewiesen, daß die alkalische Reaktion des Wochenflusses als solche kein störendes Moment für die Entwicklung des Soorpilzes abgeben kann. Bringt man nämlich Soorpilze in die vordere Augenkammer oder in das subcutane Zellgewebe von Kaninchen, dann können sie sich hier — trotz der alkalischen Reaktion — nicht nur vermehren, sondern sie können auch zur Zerstörung des Gewebes führen.

---

[1] Virchow: Handbuch d. Pathologie u. Therapie. Bd. 1, S. 358. Erlangen 1854.
[2] E. Wagner: Jahrb. f. Kinderheilk. N.F. 1868 S. 50, (zit. nach Haußmann).
[3] Heller: Tagebl. d. 62. Vers. dtsch. Naturforsch. u. Ärzte. 1889, S. 342. Dtsch. Arch. f. klin. Med.. Bd. 55, S. 123, 1895 (zit. nach Plaut).
[4] Parrot: Arch. d. physiol. T. 2, 1869 (zit. nach Plaut).
[5] Vogel: Allg. Zeitung f. Chirurg. 1842—1847 (zit. nach Plaut aus Kehrer).
[6] Buhl: Centralbl. f. d. med. Wissensch. 1868. Berlin, Nr. 1, S. 3 (zit. nach Haußmann).
[7] v. Winckel, Lehrbuch der Frauenkrankh. S. 192.

Diagnose des Scheidensoors.

Die Diagnose des Scheidensoors ist meist nicht schwierig, wenn man auf der Schleimhaut kleine weiße Stippchen entdeckt, die ziemlich fest haften, so daß sie mit einem Tupfer nur schwer weggewischt werden können. Häufig entsteht dann an ihrer Stelle ein kleiner Substanzverlust.

Bringt man ein derartiges Stippchen auf einen Objektträger und betrachtet man es nach Zusetzen eines Tropfens 10%iger Kalilauge unter dem Mikroskop, dann erkennt man deutlich die Pilzrasen mit ihren breiten Mycelfäden und den kleinen ovalen Conidien.

Schwieriger kann die Diagnose sein, wenn sich in der Scheide größere Plaques (Pilzrasen) finden. Diese können dann sehr an diphtherische Beläge erinnern (Giulini, Littauer). Auch hier kann die mikroskopische Untersuchung leicht den Befund klären. Selbstverständlich wird man aber in zweifelhaften Fällen sich bis zur Klärung der bakteriologischen Diagnose so verhalten, als ob es sich um Diphtherie handelte.

Prognose des Scheidensoors.

Der Soor der Scheide ist ein unangenehmes Leiden, das zuweilen äußerst quälende subjektive Beschwerden macht. Seine Prognose ist aber gut. Unter einer geeigneten Behandlung schwinden die Pilze meist rasch aus der Scheide. Rezidive kommen vor und sie können zuweilen recht hartnäckig sein. Es scheint aber, daß dabei immer noch irgendwelche andere Komplikationen eine Rolle spielen.

So fand v. Winckel (S. 193) bei einer Dame der höheren Stände, deren Mann Diabetiker war, eine sehr hartnäckige, mehrere Jahre nacheinander rezidivierende Soormykose der Scheide. v. Winckel nimmt an, daß in diesem Falle die so außerordentlich hartnäckige Erkrankung durch den Mann unterhalten wurde, da man bei diabeteskranken Männern fast regelmäßig Soorpilze zwischen Praeputium und Glans findet (Friedreich)[1].

Selbstverständlich muß beim Soor der Scheide, ebenso wie beim Soor der Vulva, der Urin der Kranken wiederholt auf Zucker und Eiweiß untersucht werden.

Allgemeininfektionen durch den Soorpilz wurden beim Rachensoor mehrfach beobachtet (Zenker[2], Ribbert[3], Schmorl[4], Pineau[5], Guidi[6], Heubner[7]). Beim Scheidensoor sind sie bisher anscheinend noch nicht beschrieben worden.

Therapie des Scheidensoors.

Zur Behandlung des Scheidensoors empfiehlt Haußmann (S. 141) eine Lösung von Cuprum sulfuricum 3,75:200 aq. dest. 2mal täglich in die Scheide einzuspritzen.

Dadurch läßt sich nach seinen Erfahrungen der Soor in höchstens 8 Tagen beseitigen, „während die Entzündungserscheinungen zuweilen erst in dem doppelten Zeitraume

---

[1] Friedreich: Virchows Arch. f. pathol. Anat. u. Physiol. Bd. 30, S. 476.

[2] Zenker fand als erster Soormetastasen im Gehirn eines alten heruntergekommenen Mannes, der an Rachensoor gelitten hatte.

[3] Ribbert: 12 Tage altes Kind. Außer Soor des Rachens, der Mandeln, des Oesophagus und des Larynx in beiden Hemisphären miliare Abscesse, die vereinzelte Soorfäden enthielten.

[4] Schmorl: 10jähriges, an Typhus gestorbenes Mädchen mit Rachensoor. Soormetastasen in einer Niere und in der Milz.

[5] Pineau: Soorhaltiger Gehirnabsceß im linken Schläfenlappen bei einer 37jährigen luischen Patientin, die an fötider Bronchitis, Lungentuberkulose und Jacksonscher Epilepsie gelitten hatte.

[6] Guidi: 6 Fälle von Soormetastasen bei Säuglingen.

[7] Heubner: 16 Monate altes Kind mit Soor der Tonsillen und mit Nierenmetastasen.

weichen". Nach v. Winckel[1] lassen sich die Pilzrasen schon durch häufige Spülungen mit warmem oder kühlem Wasser beseitigen, man muß aber immer 1—2 Liter zur Spülung nehmen. Außerdem empfiehlt v. Winckel[1] Spülungen mit Cuprum sulfuricum 1,5—2 : 100, Salicylsäurelösungen 1—2 : 1000, Karbollösungen 2%ig, Sublimatlösungen 1—2 : 1000. Wenn lebhaftes Brennen trotz häufiger Injektionen bleibt, kann man durch laue Sitzbäder, nachts besonders durch Bestreichen des Introitus vaginae mit Salicyl- oder Karbolvaseline Erleichterung verschaffen. Außerdem empfiehlt es sich, durch milde Abführmittel für reichliche Stuhlentleerung zu sorgen und eine knappere, magere Diät mit Vermeidung von Spirituosen für 6—8 Tage zu verordnen.

Veit sah gute Resultate durch Waschungen der Scheide mit 1%iger Borsäurelösung und Einlegen eines mit Borsäure getränkten Tampons. Gleichzeitig müssen aber auch die äußeren Genitalien stets mit Borsäure behandelt werden.

Hoehne (1916, S. 116) verwendet die von ihm angegebene Therapie der Trichomonaskolpitis auch beim Scheidensoor.

Labhardt (S. 1275) geht so vor, daß er die Pilzrasen sorgfältig von der Schleimhaut abwischt, und daß er dann die Scheide mit 1‰igem Sublimat oder mit einer 2%igen Argentum nitricum-Lösung pinselt. Meist genügt eine einmalige Behandlung.

Littauer (1923) sah ausgezeichnete Erfolge vom Pyoktanin. Mit einer 10%igen Lösung dieses Farbstoffes wird die Schleimhaut in Abständen von 2 Tagen solange bepinselt, als sich Soor mikroskopisch nachweisen läßt. Makroskopisch ist der weiße Belag fast immer nach 1—2maligem Pinseln verschwunden; im mikroskopischen Bild lassen sich die Pilze zuweilen länger nachweisen. Ein Nachteil dieser Methode besteht allerdings darin, daß die Frauen „wie mit Kopiertinte beschmiert" aussehen, und daß die Wäsche arg beschmutzt wird[2]. Durch mehrfaches Waschen lassen sich die Flecke allerdings wieder aus der Wäsche entfernen.

Nach Abstoßung des Soorrasens finden sich an der Schleimhaut der Vulva öfters oberflächliche Epitheldefekte. Diese rufen zuweilen starkes Brennen hervor. Das souveräne Verfahren ist hier, nach Littauer, die Bepinselung mit 10%iger Höllensteinlösung.

Nach Beendigung der Behandlung läßt Littauer noch eine Zeit lang Sitzbäder mit Abkochungen von Eichenrinde machen.

b) Leptothrix.

Als Leptothrix vaginalis (Haußmann) werden lange, unverzweigte Fäden bezeichnet, die man gelegentlich im Scheideninhalt findet.

Nach Haußmann wurde die Leptothrix zuerst von van Leeuwenhoek[3] entdeckt. Diese Entdeckung wurde aber vergessen, und erst von Donné (1837) wurde die Leptothrix wieder in den weiblichen Geschlechtsorganen nachgewiesen. Buehlmann[4] fand sie dann auch in der Mundhöhle (siehe auch Robin[5]). In dem Streit über die Deutung der von Donné gleichfalls entdeckten Trichomonas vaginalis fiel die Entdeckung der Leptothrix aber von neuem der Vergessenheit anheim, und sie wurde erst durch Köllicker und Scanzoni[6] rehabilitiert.

---

[1] v. Winckel: Lehrbuch d. Frauenkrankh. S. 194.
[2] Es empfiehlt sich auch, die Patientin darauf aufmerksam zu machen, daß sie nach Beendigung der Behandlung bei der Entfernung des Pyoktanins vorsichtig sind.
[3] van Leeuwenhoek: Arcana naturae detecta, Delphis Batavorum 1695, p. 42—46.
[4] Buehlmann: J. Müllers Arch. f. Anat. u. Physiol. Berlin 1840, S. 442—445.
[5] Robin: Histoire naturelle des végétaux parasites. Paris 1853.
[6] Scanzoni: Beitr. z. Geburtsk. Bd. 2, S. 128f., 1854.

Außer Köllicker und Scanzoni haben auch L. Mayer[1], E. Martin[2], Frankenhäuser, v. Winckel[3], Hallier die Leptothrix in der Scheide gefunden.

Über die Stellung dieser Gebilde im botanischen System ist noch sehr wenig bekannt. Mit einigen anderen Arten (Cladothrix, Streptothrix)[4] werden sie zu einer Gruppe, den Fadenbakterien [Trichobakterien, Desmobakterien (Lehmann und Neumann)] oder den Fadenpilzen [Trichomyceten (Petruschky)] zusammengefaßt.

Nach Lieske (1921) finden sich unter der Gattungsbezeichnung „Leptothrix" in der Literatur recht verschiedene Organismen vereinigt. „Der bekannteste und einzige wirklich genau untersuchte Organismus aus der Gattung Leptothrix ist das überall verbreitete Eisenbakterium Leptothrix ochracea Kützing. Weiter sind in der Literatur unter dem Namen Leptothrix saprophytisch im Munde des Menschen lebende fadenförmige Bakterien beschrieben, die aber morphologisch und physiologisch bisher nur ungenügend untersucht wurden. Sie sollen ebenfalls von einer dünnen Scheide umgeben sein".

„Solange nicht weitere genaue Untersuchungen über diese Organismengruppe vorliegen, kann nur der einzige, bisher wirklich genau untersuchte Vertreter derselben, das Eisenbakterium Leptothrix ochracea als Typus der Gattung Leptothrix angesehen werden. Der Organismus besteht aus kettenförmig zusammenhängenden Bakterienstäbchen, die von einer deutlichen, mehr oder weniger dicken Gallertscheide umgeben sind. Die Fäden weisen weder eine echte noch eine falsche Verzweigung auf. Die einzelnen Stäbchen können als begeißelte Schwärmer aus der Scheide austreten" (Lieske, S. 2).

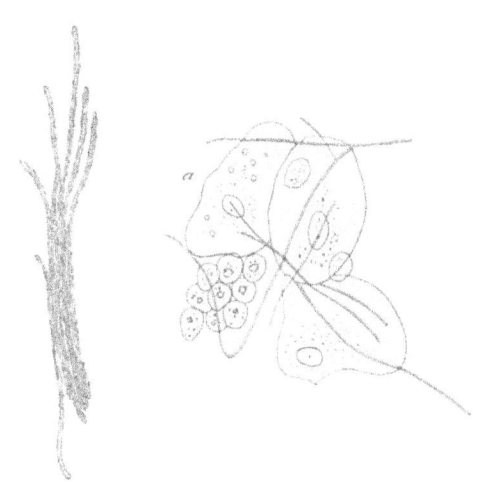

Abb. 132.   Abb. 133.

Abb. 132. Ein Bündel von Leptothrixfäden, etwas zu rauh an ihrer Außenfläche gezeichnet; die zwischen und neben ihnen gelagerten Schleimkörperchen sind nicht abgebildet. Vergr. 500.

Abb. 133. Leptothrix vaginalis in Verbindung mit den Plattenepithelien und Schleimkörperchen der Scheide. Vergr. 400.

(Nach Haußmann.)

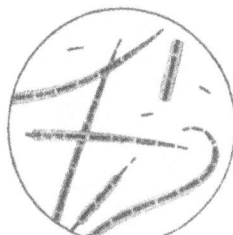 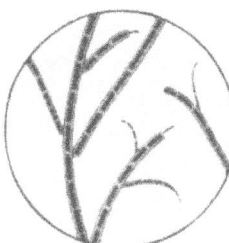 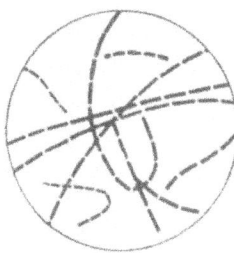 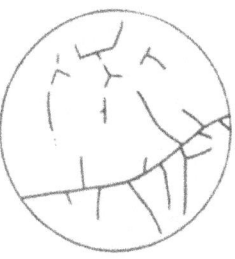

Abb. 134. Leptothrix.   Abb. 135. Cladothrix.   Abb. 136. Streptobacillus.   Abb. 137. Aktinomyces (kurz- und langfädig).

(Nach Lieske, Morphologie und Biologie der Strahlenpilze. 1921.)

---

[1] Mayer, L.: Monatsschr. f. Geburtsk. Bd. 20, S. 2f., 1862.

[2] Martin, E.: Virchows Arch. f. pathol. Anat. u. Physiol. Bd. 11, S. 460, 1856.

[3] v. Winckel: Berlin. klin. Wochenschr. 1866, Nr. 23. — Die Pathologie und Therapie des Wochenbettes. 2. Aufl., S. 208. Berlin 1869.

[4] Leptothrix ($\lambda\varepsilon\pi\tau\acute{o}\varsigma$ dünn, fein, $\dot{\eta}\ \vartheta\varrho\iota\xi$ das Haar): lange, steife, wenig gekrümmte, unverzweigte Fäden (Abb. 134).

Cladothrix ($\dot{o}\ \varkappa\lambda\acute{\alpha}\delta o\varsigma$, der junge Trieb, das Reis): Fäden mit unechter, falscher Verzweigung. Diese entsteht dadurch, daß einzelne Zellen als begeißelte Schwärmer aus der umhüllenden Scheide austreten, sich an älteren Fäden festsetzen und dort zu neuen Fäden auswachsen (Abb. 135).

Streptothrix ($\sigma\tau\varrho\varepsilon\pi\tau\acute{o}\varsigma$, gedreht, gewunden): feine, gewundene Fäden mit reichlicher, echter Verzweigung. Vielfach werden Pilze als „Streptothrix" bezeichnet, die nichts anderes als Strahlenpilze sind [Lieske (1921)].

„Die Leptothrix ‚kennen wir heute nicht besser, als sie 1870 Haußmann' beschrieb."
Diese Worte Littauers aus dem Jahre 1905 gelten leider auch heute noch.

Nach Haußmann (S. 51) tritt die Leptothrix bald in vereinzelten Fäden auf, die zwischen den Plattenepithelien und Leukocyten gelegen sind, bald in größeren, schon dem unbewaffneten Auge sichtbaren Flocken und Büscheln.

Echte Verzweigung findet sich an den Leptothrixfäden nicht, doch beobachtet man häufig durch winkliges Aneinanderlegen zweier Fäden falsche Astbildung (Verästelung, Pseudodichotomie).

Betrachtet man eine größere Zahl von Leptothrixfäden nach Zusatz von mittelstarker Jodjodkalilösung bei stärkerer Vergrößerung, dann erkennt man nach Haußmann

a) Fäden, deren Protoplasma sich durch den Jodzusatz gleichmäßig gelblich bis grünlich färbt und nur zuweilen einzelne stark lichtbrechende runde Körnchen zeigt. Diese Fäden bilden die weitaus überwiegende Mehrzahl,

b) Einzelne Fäden, die in ungleichen Abständen kürzere oder längere ungefärbte Vakuolen enthalten, während der übrige Inhalt gelb bis grünlich erscheint,

c) Fäden, die in ihrem Verlaufe 1—2, selten mehr, runde, die Peripherie etwas überragende Knoten zeigen,

d) Ganz ausnahmsweise gegliederte Fäden, deren einzelne Stücke von ihrem Anfang an nach der Spitze hin an Umfang zunehmen.

Unter vielen Beobachtungen hat Haußmann nur zweimal einen solchen Faden zwischen den übrigen Fäden verlaufen gesehen.

Die Länge der Fäden ist sehr verschieden, sie schwankt zwischen 5,5—250 μ, die mittlere Länge beträgt ungefähr 33—66 μ (Haußmann, S. 53).

Die Schwankungen der Breite sind viel geringer. Diese beträgt durchschnittlich 0,75—1,1 μ.

Der Querschnitt der Fäden ist drehrund, ihr Ende ist „schön abgerundet" (Haußmann, S. 53), an „zerbrochenen" Fäden erscheint es dagegen scharf abgeschnitten.

Zwischen den Leptothrixfäden liegen nach Haußmann ovale Sporen, einzeln oder in Häufchen von 20 und mehr beisammen; „nie jedoch von einer Kapsel eingeschlossen, wie dies von anderen, später zu erwähnenden Sporen gilt". Auch den Leptothrixfäden selbst sitzen sie zuweilen auf, sie lösen sich jedoch auf Zusatz einer Flüssigkeit leicht von ihnen wieder ab. Jod färbt sie nach längerer Einwirkung grünlichgelb.

Haußmann (S. 54) fand die Leptothrix vaginalis in dem Scheidensekrete von Schwangeren etwa in 14%, bei Nichtgraviden etwa in 10%.

Die Leptothrix scheint bei Graviden also etwas häufiger zu sein als bei Nichtgraviden. Sie kann aber auch schon in der Scheide weniger Tage alter Kinder vorkommen (Haußmann).

Littauer fand die Leptothrix in zwei Jahren nur sechsmal, also sehr viel seltener als Haußmann.

In fast allen Fällen, in denen sich Leptothrix vaginalis im Scheidensekret fand, konnte Haußmann „eine etwas vermehrte Absonderung" und zahlreiche Leukocyten feststellen.

Beschwerden empfinden nach seinen Beobachtungen die Frauen nur dann, wenn gleichzeitig Infektionskatarrhe oder andere Pilze ein Brennen nach dem Harnen verursachen.

Littauer fand einmal so zahlreiche Pilze, daß er den Eindruck einer Reinkultur gewann, gleichwohl war die Frau vollkommen beschwerdefrei: In zwei weiteren Fällen schien es ihm jedoch, als ob ein Pruritus mit der Fadenpilzerkrankung in Zusammenhang stünde.

Nach „Einspritzungen von Metallsalzen, wie Cupr. sulf., Aq. Plumbi usw." verschwindet die Leptothrix aus der Scheide. Ihre Entfernung „erfordert jedoch eine weit größere Zeit als die irgend eines anderen Parasiten der weiblichen Geschlechtsorgane und sichert nur dann vor einem selbst nach einem Jahre eintretenden Rückfalle, wenn die Schleimhaut inzwischen dauernd zur Norm zurückgeführt worden ist" (Haußmann, S. 57).

c) Streptothrix.

Im Jahre 1914 berichtete Pruska auf dem 5. Kongreß tschechischer Naturforscher in Prag über das Vorkommen von Streptothrix in den weiblichen Genitalien während der Geburt und im Wochenbett.

„In der Klinik Rubeska fand man bei 20 Fällen Streptothrix sub partu 4mal in der Eihöhle, 12mal in der Vagina und 6mal in den Lochien. Es muß angenommen werden, daß Streptothrix in dem weiblichen Genitale eine Infektion erzeugen und auf diese Weise Fieber verursachen kann. Unter dem Material des Autors fieberten 12(?) Fälle, 7 sub partu, 10 in puerperio. Bei ihnen fanden sich aber außer Streptothrix auch noch andere Bakterien. Als alleinige Ursache des Fiebers ist sie in jenen Fällen anzusehen, in denen sie in Reinkultur aufging; dies war 3mal sub partu und einmal in puerperio der Fall. Bei 2 Fällen, in denen Streptothrix ebenfalls in Reinkultur aufging, bestand kein Fieber, eine Erfahrung, die auch mit anderen, zweifellos pathogenen Mikroben gemacht wird."

Leider fehlen in dem kurzen, uns zugängigen Referat alle Angaben über die Morphologie des Pilzes, vor allem auch über seine Unterschiede gegen Leptothrix.

III. Syphilis.

Die Scheide scheint sehr viel seltener von Syphilis befallen zu werden als die äußeren Genitalien und als die Portio.

Verhältnismäßig noch am häufigsten sind bisher **Primäraffekte der Scheide** beschrieben worden; **sekundärsyphilitische Erscheinungen** sind wesentlich seltener, und auch die **tertiäre Lues** der Scheide „zählt keineswegs zu den häufigen Befunden" (Rille).

a) Das Primärstadium.

1. Primäraffekte der Scheide.

Die Häufigkeit der Primäraffekte in der Scheide läßt sich aus folgender Zusammenstellung von Schröder und Kuhlmann erkennen:

Autor	Zahl der Primäraffekte an den weiblichen Genitalien	Primäraffekte der Scheide	
		Zahl	%
Neumann [1]	800	4	0,5
Fournier [2]	249	1	0,4
Martineau [3]	128	2	1,5
Klink [4]	332	1	0,3
Mauriac [5]	292	3	1,0
Glück [6]	136	2	1,5
Summa	1937	13	= 0,87

[1] Neumann: Wien. med. Wochenschr. 1895; S. 643, 684, 727, 774, 830.

[2] Fournier: Soc. de dermat. et syph. 1895, S. 10 (zit. nach Schröder und Kuhlmann).

[3] Martineau: Zit. nach Winternitz in Finger, Handbuch d. Geschlechtskrankheiten. Bd. 3.

[4] Klink: Rev. des sciences méd. 15. Avril 1878; zit. nach v. Winckel, Handb. d. Geburtsh. Bd. 2, 1, S. 609 und 611.

[5] Mauriac: Zit. nach Winternitz, l. c.

[6] Glück: Wien. med. Presse. 1888, S. 2 (zit. nach Schröder und Kuhlmann).

Von insgesamt 1937 Primäraffekten der weiblichen Genitalien saßen also 13 (= 0,87%) in der Scheide.

Außer diesen 13 Fällen konnten Schröder und Kuhlmann noch folgende Beobachtungen aus der Literatur zusammenstellen Rille[1], 21 Fälle; Schönfeld[2], Bockhardt[3], Winternitz[4], Chaleix-Vivie[5], Littauer[6], je einen Fall; Oppenheim[7], 3 Fälle; Glasstein[8], 5 Fälle.

Nach Winternitz (S. 1927) haben außerdem auch Ricord, Richet, Gosselin, Reder, Zeißl, Kaposi, Bäumler, Rosenthal, Glück Primäraffekte in der Scheide gesehen.

Die Ursache für die Seltenheit des syphilitischen Primäraffektes in der Scheide ist heute noch dunkel. Nach Rille könnte die Seltenheit bedingt sein: ,,1. durch die größere Festigkeit des vaginalen Plattenepithels, 2. durch den schützenden Überzug, welchen die an den Vaginalkolumnen und im Fornix lagernden Sekretmassen bilden, und welche gleich dem Sperma das Virus vielleicht verdünnen oder chemisch unwirksam machen, ferner 3. durch die Verschiebbarkeit der Vaginalwände".

Winternitz (S. 1927) führt die relative Seltenheit der Primäraffekte in der Scheide auf ,,die Weite und Dehnbarkeit des Vaginalrohres gegenüber der Enge des Introitus (Fournier, Barbiani), die Festigkeit des Vaginalepithels, das reichliche saure Sekret der Vagina (Barbiani) noch vermehrt durch das Sperma (Rille), die Seltenheit von Fissuren in der Vaginalwand (Fournier)" zurück.

In seinem Aussehen unterscheidet sich der Primäraffekt der Scheide nicht wesentlich von den Initialsklerosen an anderen Körperstellen. Nach Rille handelt es sich um glatte und ebene oder höchstens leicht vertiefte, stets scharf umschriebene, rotbraun glänzende Substanzverluste, die eine geringe Menge seröser Flüssigkeit absondern, oder die von einer dünnen, weißlichgelben, fibrinähnlichen, schwer abstreifbaren Exsudatschicht bedeckt sind. In der Mehrzahl bilden die Primäraffekte der Scheide oberflächliche, leicht verschiebliche und leicht faltbare Infiltrate (,,Pergamentsklerosen", Rille).

Die Form ist unregelmäßig, sternförmig; sie ist den Falten der Scheide angepaßt, in denen die Sklerose sitzt (Wolff und Mulzer)[9].

Meist sind die Primäraffekte in der Scheide sehr klein. In der Regel sind sie nicht über linsengroß (,,Chancre nain" der Franzosen, Wolff und Mulzer)[10]. Wegen ihrer Kleinheit und wegen ihres Sitzes in den Columnae rugarum können die Primäraffekte der Scheide leicht übersehen werden.

Rille hat aber auch bohnengroße und zweimal sogar mehr als markstückgroße Primäraffekte in der Scheide beobachtet.

Bockhardt sah an der hinteren Scheidenwand ein kreisrundes, markstückgroßes Geschwür mit tiefer Induration. Winternitz (S. 1928) fand am Übergang des unteren in das mittlere Drittel der Scheide ,,eine in die Schleimhaut der hinteren Vaginalwand eingelagerte", ihr Niveau nur wenig überragende, ungefähr guldengroße Sklerose.

Zuweilen ist in der Scheide nur ein Primäraffekt vorhanden, in manchen Fällen findet man aber auch zahlreiche — bis zu 6 (Rille) — Geschwüre. Außerdem sind meist gleichzeitig auch am äußeren Genitale und an der Portio Primäraffekte vorhanden.

---

[1] Rille: Dtsch. med. Wochenschr. 1904, S. 624.
[2] Schönfeld: Zit. nach Winternitz, l. c.
[3] Bockhardt: Monatsschr. f. prakt. Dermatol. Bd. 4, S. 12, 1885.
[4] Winternitz: In Finger, Handbuch der Geschlechtskrankheiten. Bd. 3.
[5] Chaleix-Vivie: Bull. méd. St. Vincent de Paul. Bordeaux 1900.
[6] Littauer: Zentralbl. f. Gynäkol. 1907, S. 1088.
[7] Oppenheim: Atlas der venerischen Affektion der Portio vaginalis uteri und der Vagina. Wien und Leipzig 1908.
[8] Glasstein: Medicina Nr. 18 (Russisch), zit. nach Schröder und Kuhlmann (Angabe des Jahrganges fehlt).
[9] Wolff und Mulzer: Bd. 1, S. 257.
[10] Wolff und Mulzer: Bd. 1, S. 257.

In 11 Fällen von Rille (1897) saß nur zweimal ein Primäraffekt allein in der Scheide, neunmal bestanden gleichzeitig Primäraffekte an der Portio und an den äußeren Genitalien. In zwei Fällen waren je 3 Primäraffekte in der Scheide vorhanden.

In der Scheide selbst sitzen die Primäraffekte am häufigsten an der Hinterwand (Rille). Nach Oppenheim finden sie sich im oberen Drittel der Scheide — entsprechend den meist gleichzeitig vorhandenen Portiosklerosen — gewöhnlich an der vorderen Scheidenwand, im mittleren und unteren Drittel sitzen sie in der Regel an der hinteren Scheidenwand.

Beim Sitz des Primäraffektes im distalen Drittel der Scheide sind die Leistendrüsen geschwollen. Sitzt der Primäraffekt dagegen in den kranialen Zweidritteln der Scheide, dann findet sich keine Schwellung der Leistendrüsen. Es werden dann die retroperitonealen Lymphdrüsen ergriffen. Da diese aber der Palpation nicht zugänglich sind, „so mangelt bei Sklerosen im rückwärtigen

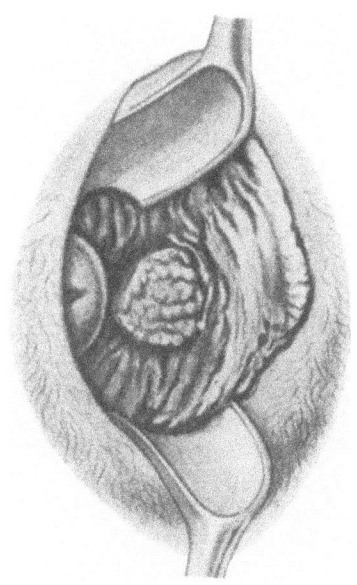
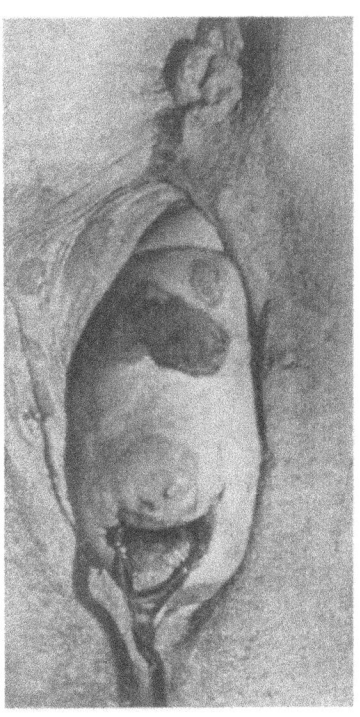

Abb. 138.   Abb. 139.
Abb. 138. Sclerosis vaginae (Henning). (Nach Halban-Seitz, Bd. V, 1. Teil.)
Abb. 139. Syphilitischer Primäraffekt in der Vagina bei Prolapsus uteri. Innsbrucker Klinik.
(Nach Ritter, Dtsch. med. Wschr. 1904.)

Scheidenteil oder an der Portio die sonst fast pathognomonische Drüsenschwellung scheinbar vollständig" [Matzenauer (1925, S. 522).

Differentialdiagnostisch sind nach Winternitz (S. 1928) beim Primäraffekt der Scheide gegenüber dem Ulcus molle wichtig: der flache Rand, das geringe seröse Sekret oder der geringe speckige Belag, das Fehlen eines Entzündungshofes, die Schmerzlosigkeit beim Druck des eingeführten Scheidenspiegels und der Nachweis der Spirochaeta pallida. „Zackiger unterminierter Rand, gelbes Sekret, ein deutlicher Entzündungshof, Schmerzhaftigkeit und Ducreybacillen kennzeichnen das Ulcus molle" (Winternitz).

Da die Primäraffekte der Scheide meist nur klein sind, und da sie nur oberflächliche Infiltrate darstellen, so ist ihre Dauer gewöhnlich nur kurz. Auch ohne spezifische Lokalbehandlung überhäuten sie sich relativ rasch; ein mehr als 3—4 wöchiger Bestand gehört zu den Ausnahmen (Rille).

„Gerade diese Kurzlebigkeit ist wohl der Hauptgrund, wenn noch bis auf den heutigen Tag die extreme Seltenheit der primären Vaginalsyphilis behauptet wird. Wahrscheinlich dürfte so mancher unaufgeklärte Fall von rezenter Syphilis beim Weibe, in welchem zwar ein eben zur Eruption gelangtes, den Spaltrichtungen der Haut gemäß angeordnetes Exanthem (d. h. eine Krankheitsdauer von mindestens 9 Wochen seit der Infektion), aber kein Primäraffekt und keine Drüsenschwellung nachgewiesen werden kann, als vaginale Syphilisinfektion zu deuten sein" (Rille).

2. Primäraffekte der Portio.

An der Portio vaginalis sind Primäraffekte wesentlich häufiger als in der Scheide.

Fournier[1] sah von 248 Primäraffekten der weiblichen Genitalien 13 (= 11,4%) an der Portio, Mraček[1] fand, daß von 437 Primäraffekten der weiblichen Genitalien 24 (= 5,5%) an der Portio saßen. Nach Winternitz berechnete Rasumow ihre Häufigkeit zu 0,94%, Klink zu 2,4%, Sigmund zu 7,8%, Oppenheim (-Finger) zu 9—10%, Neumann zu 15%, Matzenauer zu 21% der weiblichen Sklerosen. Nach einer neueren Statistik von Matzenauer (1926, S. 522) machen die Portiosklerosen 15% aller bei Frauen gefundenen Primäraffekte aus.

Während also die Scheide in noch nicht 1% Sitz der Primäraffekte ist, beträgt die Häufigkeit an der Portio 5—10% oder mehr.

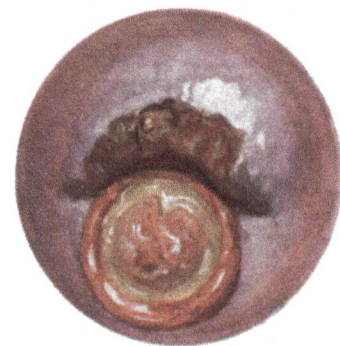

Abb. 140. Primäraffekt an der Portio. (Nach Stoeckel Lehrbuch der Gynäkologie.)

Die Primäraffekte der Portio können an der vorderen oder an der hinteren Muttermundslippe sitzen, sie können den Muttermund aber auch kreisförmig umgeben.

Nach Winternitz (S. 1935) sind in 53% beide Lippen rings um das Orificium ergriffen (Schwartz, Neumann), dabei ist gewöhnlich die vordere Lippe stärker in Mitleidenschaft gezogen; in 27% ist die vordere Lippe allein (Neumann, v. Zeißl), in 18% die hintere Lippe allein ergriffen (Neumann).

Von den 24 Primäraffekten der Portio, die Mraček sah, saßen

an der vorderen Lippe 8
an der hinteren Lippe 4
an beiden Lippen 4
ringförmig um den Muttermund herum 7
auf der ektropionierten Schleimhaut 1
im Cervicalkanal 1

Von den 19 Fällen von Schwartz befanden sich 15 in der nächsten Nähe des Orificium uteri externum, 4 erreichten dieses nicht (zit. nach Heitzmann, S. 222).

In einzelnen Fällen können isolierte Primäraffekte auch im Cervicalkanal selbst sitzen (Förster, Scanzoni, Kiwisch, Courti, zit. nach Mraček, Heitzmann)[2].

Ihre Feststellung ist meist erst dann möglich, wenn nach Zerstörung „des Saumes der Muttermundslippen das Geschwür zu Tage tritt" (Heitzmann, S. 222). In anderen Fällen wird man nach Heitzmann vermutungsweise zur Annahme eines Ulcus im Collum gedrängt, wenn z. B. kurz nach Eingehen der Ehe „ohne sonstigen plausiblen Grund" ein eitriger Ausfluß aus der Cervix auftritt, und wenn sich dann bei der Sondenuntersuchung „eine ganz lokale Erkrankung der Cervicalschleimhaut annehmen läßt, indem die Frauen bei Berührung einer gewissen, ganz circumscripten Stelle am Endometrium colli nicht nur jedesmal Schmerz äußern, sondern auch von dieser Stelle aus bei leisester Berührung der Sonde leicht bluten".

---

[1] Zit. nach Ehrmann 1912, S. 963.
[2] Zit. nach Winternitz (S. 1935).

Der Primäraffekt an der Portio ist meist nur in der Einzahl vorhanden; zwei oder mehrere primäre Geschwüre sind selten (Rille).

Neben einer Portiosklerose können gleichzeitig Primäraffekte in der Scheide und an den äußeren Genitalien vorhanden sein.

Die Form der Sklerosen ist verschieden. Je weiter vom Orificium entfernt, desto regelmäßiger ist sie kreisförmig (Rille); in anderen Fällen sind die Substanzverluste halbmondförmig bis unregelmäßig eckig (Abb. 141), oder sie umgeben konzentrisch den äußeren Muttermund.

Nach Winternitz (S. 1936) erscheinen die Primäraffekte der Portio „als (fast reine) Erosionen oder speckig diphtherisch belegte" Ulcera von 1 cm bis selten über Talergröße.

Das Aussehen ist in typischen Fällen durchaus charakteristisch (Rille). Es besteht ein flacher Substanzverlust, dessen Oberfläche braunrot glänzt oder grauweiß bis graugelb belegt ist.

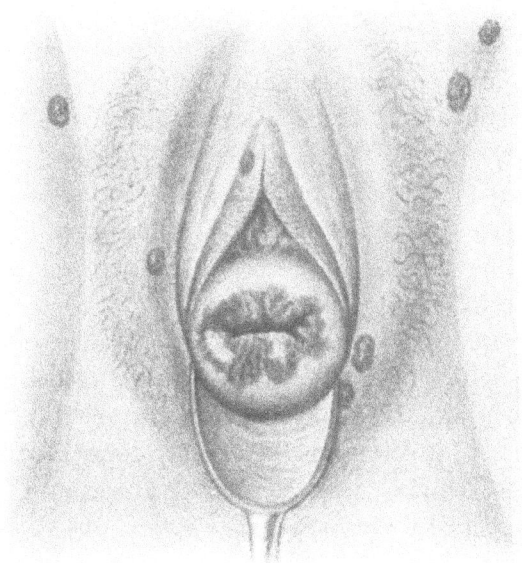

Abb. 141. Erodierte Sklerose der Portio im Rückgang. — Papeln. (Nach Matzenauer, aus Halban-Seitz, Bd. V, 1.)

Der Belag haftet fest an der Unterlage und er ist nur schwer abstreifbar. Der Geschwürsrand liegt meist im Niveau der übrigen Schleimhaut, zuweilen ist er leicht erhaben und durch eine scharf abgesetzte, braunrot glänzende Linie begrenzt (Rille). Die Geschwürsfläche sondert seröse Flüssigkeit ab. Da sich diese aber dem Cervix- und Scheidensekret beimengt, so macht sie sich nicht bemerkbar (Rille). Nach Winternitz (S. 1936) ist die Farbe „rosig, rötlich oder mattbraun bei den reinen oder schon gereinigten Sklerosen, grau mißfarbig mit kleinen Blutpunkten bei den sog. diphtheritischen"; der Rand ist „scharf, ganz flach, seltener dicker und steil aufgeworfen".

Die Konsistenz der Primäraffekte ist hart bis knorpelhart.

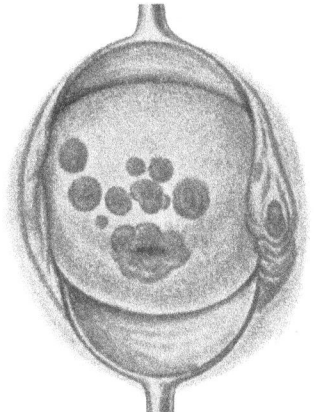

Abb. 142. Papeln an der Portio. (Nach Oppenheim aus Halban-Seitz, Bd. V, 1.)

„Nicht selten erscheint die Portio hochgradig vergrößert. Fournier und Schwartz (1873) haben nicht mit Unrecht diesen Zustand dem Oedema indurativum des äußeren Genitale an die Seite gestellt" (Rille). Matzenauer (1926, S. 523) hat darauf hingewiesen, daß sich dieses „Oedema indurativum der Portio" namentlich bei Graviden und Multiparen findet. Die Portio kann dabei über apfelgroß werden und dunkelblaurot aussehen.

„Gangrän und Phagedän" von Primäraffekten der Portio (Bernutz, Rollet, Rille, Neumann) sind selten. Sie können sich in der Gravidität und bei Kachexie finden (Winternitz). Heitzmann (S. 225) beobachtete „einen phagedänischen harten Schanker" 3 Monate nach einem Abort.

Subjektive Erscheinungen fehlen vollkommen; weder spontan noch bei Berührung besteht die geringste Empfindlichkeit. Die Schwellung der Leistendrüsen, die beim Primäraffekt der äußeren Genitalien so außerordentlich charakteristisch ist, fehlt bei den Sklerosen der Portio, da die Cervix zum Stromgebiet der Glandulae hypogastricae gehört.

Zuweilen findet sich aber auch bei isolierten Primäraffekten der Portio eine Leistendrüsenschwellung; „dann ist sie natürlich durch Anastomosen der Lymphgefäße begründet" (Rille).

Die Dauer der Primäraffekte an der Portio ist meist nur kurz. Auch ohne Behandlung heilen die Geschwüre in kurzer Zeit (bisweilen schon in 2—3 Wochen, Rille) ab. Zuweilen kann die Sklerose aber noch beim Ausbruch eines Rezidivexanthems vorhanden sein [Rille (Abb. 141)].

Bei Maceration durch Katarrh, häufigen Geschlechtsverkehr, Stauung durch Lageveränderungen des Uterus und bei sehr großen Primäraffekten kann die Heilung lange (2—5 Monate, Mraček) dauern (Winternitz).

Bei der Ausheilung der Primäraffekte an der Portio bilden sich zarte, unscheinbare Narben, die meist nach kurzer Zeit überhaupt nicht mehr sichtbar sind. Ausnahmsweise kann aber auch eine scharf abgesetzte Narbe noch nach länger als einem Jahr vorhanden sein (Rille).

Nicht selten treten an der Stelle des früheren Primäraffektes später Erosionen auf, die zuweilen hartnäckig wiederholt rezidivieren und die als „Sklerosenrezidiv in situ" anzusehen sind [Matzenauer (1926, S. 523). Diese Geschwürsrezidive — chancre redux, Rille — spielen in der Verbreitung des Syphilis eine außerordentlich wichtige Rolle (Rille, Matzenauer).

An der Klinik Matzenauers kamen im Laufe eines Jahres 19 Frauen, die früher einmal Portiosklerosen überstanden hatten, wegen anderer Affektionen neuerlich in Behandlung; von diesen 19 Frauen zeigten 13 Erosionen an der Stelle der Sklerose.

Eine weitere gelegentliche Folgeerscheinung ausgebreiteter Primäraffekte der Portio ist eine Verengerung des Cervicalkanals. Diese findet sich namentlich bei den Sklerosen, die ringförmig den Muttermund umgeben, und die in den Cervicalkanal hineinreichen, „und insbesondere sind es die während der letzten 2—3 Schwangerschaftsmonate (Doléris) am Collum entstandenen, welche durch die Stauung hypertrophisch und sklerös geworden sind" (Winternitz).

Ebenso wie diese noch floriden Primäraffekte können auch ihre Narben unter Umständen „ein schweres Hindernis für Geburten, Menstruation und Konzeption abgeben" (Winternitz, S. 1937). Zu den gleichen Störungen können auch papulo-erosive Plaques (Blanc) und tertiäre Manifestationen führen (Winternitz, S. 1937).

„Wenn auch der gravide Uterus meistens diese Hindernisse, und zwar bei umschriebener Starrheit der Portio überwindet (Doléris) — Neumann verzeichnet 3 Fälle mit ausgedehnten geschwürigen Primäraffekten am Muttermund und im Cervicalkanal, bei welchen die Geburt normal verlief — so sind doch genügend Fälle bekannt geworden, wo die Portio trotz langer vergeblicher Wehen sich völlig ungenügend eröffnete, eventuell tief einriß (Puech), und wo erst chirurgische Eingriffe — multiple kleine (Maygrier) oder einzelne tiefe Einschnitte in den Cervix bis zur Vaginalinsertion (Blanc) oder Zangenextraktionen gemacht werden mußten, ohne daß jedesmal die Entwicklung eines unverkleinerten (lebenden) Kindes oder die Erhaltung des mütterlichen Lebens (Fasola) gelang."

„Neben älteren (nach Neumann nicht sicheren) auf Primäraffekte bezogenen Fällen (Putégnat, Mewis) von Cervixrigidität sind von Chiarleoni, Chiara, Martinetti, Welponer, Neumann, Doléris, Fasola, Bigot, Mesnard, Blanc, Maygrier, Le Camus, Bidone, Puech, v. Woerz, zit. bei Matzenauer) hierher gehörige Fälle berichtet worden.

Welponer: 28 Stunden nach dem Blasensprung Cervix nur 3 cm weit, kreuzergroße speckig belegte Sklerose an der Vorderlippe (an der Vagina zwei, an dem Bartholinischen Ausführungsgang ein Ulcus), Aden. univ. Incision, Einriß des rigiden Cervicalgewebes bis zur Scheideninsertion.

Doléris: In 15 Fällen 7 Incisionen, 5 Zangen, Perforation und Wendung.

Blanc: Ungenügende Erweiterung des Collum einer Drittgebärenden, laterale Incision, Zange.

Maygrier: Gebärende mit papulöser Lues, trotz 35 stündiger Arbeit Rigidität der Cervix, Tarnier, Basotrib.

In Fasolas zweitem Falle starb bei unbehobener Rigidität nach Embryotomie die Mutter, die Cervix zeigte Sklerose und syphilitische Endarteriitis.

Bei der Patientin Puechs, einer Neunzehnjährigen im 7. Schwangerschaftsmonat, zerriß das Collum bis zur Vagina.

In zwei Fällen Neumanns mußte Discision und Zange gemacht werden.

Bidone: Erweiterung der knorpelharten Cervix unmöglich, Fieber, Sectio caesarea und Oophorektomie.

Bigot: Collumchancre, 30stündige nutzlose Wehen, Incisionen.

Mesnard: 32jährige Frau, sekundäre Lues, zahlreiche harte Knöpfe um das Orificium colli; wegen unvollständiger Dilatation vier Incisionen des Collum.

Zaharescu: (1910) 28jährige Frau, einmal normal geboren, zwei Aborte; zum vierten Male schwanger, eine narbige Verwachsung des inneren Muttermundes muß digital gelöst, und letzterer erweitert werden. Maceriertes Kind. Wa.R. der Mutter — usw.

Durch den Verschluß des Ostiums infolge einer Cervicalsklerose oder einer luetischen Infiltration und Narbe kann aber auch eine Hämatometra (Lichtenstern, zit. Meyer, l. c.) entstehen" (Winternitz, S. 1937f.).

Differentialdiagnostisch kommen bei Primäraffekten der Portio in Betracht: 1. Erosionen, 2. der sog. Herpes der Portio, 3. tertiär-syphilitische Ulcera, 4. Ulcera mollia, 5. Zerfallende Papeln, 6. tuberkulöse Geschwüre.

Die Unterscheidung von einfachen Erosionen und von Primäraffekten der Portio kann, wie allgemein betont wird, ganz außerordentlich schwierig, ja man kann wohl sagen, unmöglich sein. Nur bei dem ständigen Gedanken an die Möglichkeit eines Primäraffektes wird man gelegentlich auf Abweichungen von dem gewöhnlichen Aussehen der einfachen Erosionen aufmerksam werden. Man wird dann versuchen müssen, durch die mikroskopische Untersuchung von Reizserum oder durch Probeexcision die spezifische Natur des Prozesses zu erkennen.

Nach Winternitz (S. 1938) unterscheidet sich die erosive Sklerose am Muttermund von der einfachen (katarrhalischen) Erosion durch das Verhalten des Randes. Dieser ist beim Primäraffekt scharf, bei der gewöhnlichen Erosion findet sich dagegen ein allmählicher Übergang in die normale Schleimhaut. Außerdem sitzt die Sklerose (und ihre Narbe) meist an der vorderen Muttermundslippe, die einfache Erosion an der hinteren Muttermundslippe.

Leichter ist die Vermutungsdiagnose eines Primäraffektes, wenn die „Erosion" mit einem grauweißen, festhaftenden pseudomembranösen Belag bedeckt ist, oder wenn man in einiger Entfernung vom äußeren Muttermund flache, rundliche, braunrote oder gelblichweiße Substanzverluste findet.

Der Herpes genitalis der Portio findet sich meist nur unmittelbar vor oder nach der Menstruation. Er ist charakterisiert durch „dunkelrote oder grauweiß belegte, zunächst stecknadelkopfgroße Erosionen, die alsbald zu linsengroßen oder noch umfänglicheren, polyzyklisch konturierten Substanzverlusten zusammenfließen. Sie überragen aber nirgends das normale Niveau und ermangeln jedweder Infiltration. Unbedingt beweisend ist der als Rest der Bläschendecke allerdings nur selten zu beobachtende, fetzige, weißliche Epidermissaum an der Peripherie der Erosionen" (Rille).

Das Ulcus molle ist an der Portio selten (Winternitz, S. 1928). Es unterscheidet sich von dem Primäraffekt durch seinen zackigen, unterminierten, von einem deutlichen Entzündungshof umgebenen Rand und durch den gelben, eitrigen Belag. Weiter ist differentialdiagnostisch der Nachweis der Ducrey-Unnaschen Bacillen von Bedeutung.

Geschwürige Papeln sind erhaben, Primäraffekte sind flach (Winternitz).

Die sehr seltenen tuberkulösen Geschwüre der Portio sind grau belegt, sie haben scharfe, unterminierte Ränder, im Grunde des Geschwürs und in seiner Umgebung findet man kleine, gelbe, hanfkorngroße Knötchen (Winternitz). Außerdem sind fast immer auch weitere Zeichen einer Urogenitaltuberkulose vorhanden.

Geschwüre in der Umgebung des Muttermundes haben schon wiederholt, besonders wenn gleichzeitig das Collum geschwollen und verdickt war, chirurgische Eingriffe wegen Carcinomverdacht, veranlaßt (Fälle von Rostaine und Druelle). Neißer[1] beobachtete eine Patientin, die mit Blutungen, Leibschmerzen und grünlichem Ausfluß aus der Scheide erkrankte. Die Probeexcision aus der verdickten, aber nicht geschwürigen Portio ergab mikroskopisch das Bild eines Rundzellsarkoms. Ein syphilitisches Exanthem, das kurze Zeit nach der Exstirpation des Uterus auftrat, zeigte, daß die Erkrankung der Portio ein Primäraffekt gewesen war.

b) Sekundärstadium.
1. Sekundär-syphilitische Erscheinungen an der Scheide.

Der Eintritt der Syphilis in das Sekundärstadium ist klinisch gekennzeichnet durch das Auftreten des ersten Hautausschlages. Dieser tritt gewöhnlich in der 9. Woche post infektionem auf in Form von Flecken, Knötchen oder Pusteln (makulöses, papulöses, pustulöses Exanthem).

Die ersten Efflorescenzen pflegen an der seitlichen Brust- und Bauchwand, sowie in den Cubitalbeugen meist an symmetrischen Stellen sichtbar zu werden. „Bei einem normalen Verlauf treten Exantheme immer an diesen Stellen zuerst auf; hier wird man immer Efflorescenzen finden, wenn überhaupt ein Exanthem vorhanden ist" [Matzenauer (1925, S. 525)]. „In mehreren Tagen ist der ganze Schub des Hautausschlages gewöhnlich vorüber, und es ist eine seltene, bereits atypische Erscheinung, wenn durch mehrere Wochen hindurch fortwährend noch Nachschübe auftreten" [Matzenauer (1925, S. 526)].

Etwa 3 Monate nach dem Ausbruch des ersten Hautausschlages stellt sich in der Regel das erste Rezidivexanthem ein, nach weiteren 3 Monaten folgt das zweite und nach wieder 3 Monaten das dritte Rezidiv[2].

---

[1] Neißer: Zit. nach Meyer, Dtsch. med. Wochenschr. 1913, Nr. 4.

[2] Nach Engel-Reimers (Die Geschlechtskrankheiten. Hamburg, Lucas Gräfe und Sillem 1908, S. 33) zeigt die Frühsyphilis in typischen Fällen folgenden Verlauf:

Erste Inkubation, vom Momente der Infektion bis zum Auftreten des Primäraffektes) 3—4 Wochen

Zweite Inkubation (vom Auftreten des Primäraffektes bis zum Ausbruch des ersten Exanthems) 6—8 Wochen

1. Rezidivexanthem 3 Monate nach dem Ausbruch des ersten Exanthems,

2. Rezidiv 3 Monate später,

3. Rezidiv 3 Monate später,

} 1 Jahr

4. Rezidiv 6 Monate später,

5. Rezidiv 9 Monate später.

} 2 Jahre

In den schwereren Fällen wiederholen sich die Schübe zunächst noch alle 3 Monate; die Krankheitserscheinungen sind hartnäckiger, es treten destruktive Prozesse mit dauernden Substanzverlusten und bleibenden Narben auf. Die kürzeste Dauer der Frühsyphilis beträgt 1—1½ Jahre, die längste 3—4 Jahre. Es können aber auch noch nach 5—7 Jahren Plaques érosives auftreten.

Die Rezidive können in der Form von generalisierten Hautausschlägen auftreten [1], sie können sich aber auch nur auf lokale Affektionen beschränken, ganz besonders bevorzugt sind hier die Genitalien und die Mundhöhle.

In der Scheide und an der Portio sind sekundär-syphilitische Exantheme außerordentlich selten.

Makulöse Exantheme scheinen in der Scheide nur ganz ausnahmsweise vorzukommen.

Nach Rille läßt sich „nicht in Abrede stellen, daß ein Analogon der subcutanen Roseola besonders bei virginaler, zarter Beschaffenheit der Vagina möglich wäre. Nachgewiesen ist ein derartiges Exanthem an der Vagina ebensowenig wie an den tiefen Rachenpartien". Trotz jahrelanger, dieser Frage zugewendeter Aufmerksamkeit konnte Rille makulöse Syphilide der Scheide nie einwandfrei feststellen. Auch Matzenauer (1925, S. 530) betonte, daß rein makulöse Efflorescenzen an der Scheide nicht zu sehen sind, wohl aber ausnahmsweise an der glatten, sonst gleichmäßig gefärbten Schleimhaut der Portio.

Winternitz (S 1928f.) macht über das makulöse Syphilid in der Scheide folgende Angaben: „Flecke und Papeln sind in der Gegend der Hymenalkarunkel, im unteren und oberen Drittel der Vagina selten, noch viel seltener aber im mittleren Drittel.

Fournier [2] „berechnet 9 vaginale auf 522 vulväre Syphilide, die vaginalen gehören dem vaginalen Ostium (also eigentlich noch der Vulva) und der oberen Vaginalampulle an; am Hymenalring überwiegen die erosiven und ulcerösen Formen, Papeln findet er nicht oder sehr selten" (Winternitz).

„Die Flecke sind linsen- bis hellergroß, röter als die Schleimhaut der Vagina oder zentral grau verfärbt, einzelstehend oder auch in kleinen Gruppen, seltener in diffuser, ringförmiger Ausdehnung; makulöse Herde im oberen Vaginaldrittel und in der Ampulle werden manchmal im Beginne des Sekundärstadiums (neben vereinzelten oder gruppierten Flecken der Vaginalportion) als Vorläufer von Papeln angesehen" (Winternitz).

Morgan, v. Zeißl, Finger, J. Heitzmann, Breisky, J. Neumann (Syphilis, l. c. 668) haben, gleichzeitig mit Hautsyphiliden, fleckweise (erosive) und diffuse Rötungen der Scheidenschleimhaut beobachtet — Erythema vaginae syphiliticum.

Heitzmann (S. 194) schildert dieses Erythem in folgender Weise:

„Zunächst ist die Schleimhaut nur ganz diffus gerötet, hyperämisch, aber ohne deutliche Schwellung, ohne Ödem. Bald tritt jedoch eine mehr oder weniger ausgebreitete Partie inmitten der diffusen Rötung besonders hervor, indem die Röte daselbst eine viel intensivere wird, und indem die Grenzen dieser Partie sich von der Umgebung, welche mehr ein bläulichrotes Kolorit zeigt, scharf abheben. Gewöhnlich ist das vordere Drittel der Vagina der Sitz eines solchen partiellen ringförmigen Erythems. Gleichzeitig findet man nicht selten eine ähnliche Erscheinung an der Portio. Diese Stellen — in seltenen Fällen sind es mehrere kleinere, scharf voneinander getrennte Flecke — zeichnen sich durch große Empfindlichkeit und bedeutende Vulnerabilität aus. Das Epithel ist daselbst zum Teile abgeschilfert, zum Teile so zart, daß ein leichtes Darüberstreifen (beim Indagieren) genügt, die ganzen Flächen bluten zu machen.

---

[1] „Die Rezidivexantheme pflegen denselben Charakter beizubehalten, den das Erstlingsexanthem gezeigt hat, derart, daß nach einem makulösen Erstlingsexanthem eine Rezidivroseola zu folgen pflegt, aber nicht ein papulöses oder pustulöses Rezidivexanthem" [Matzenauer (1925, S. 527)].

[2] Fournier: Traité, Fasz. Bd. 2.

Das Erythem schwindet entweder in kurzer Zeit (8—10 Tagen) ganz spontan, oder es kommt an den erkrankten Partien zu einer eigentümlichen Trübung, oder endlich es gehen aus den erythematösen Stellen Papeln hervor. Das Erythem rezidiviert aber außerordentlich leicht und oft. Daß es sich da nicht etwa um eine Kombination mit virulentem Katarrh (Tripper) handle, beweist das spontane Schwinden auch ohne irgendwelche Behandlung. Das Sekret des syphilitischen Erythems ist auch kein gelbes, eiterähnliches, wie beim Tripper, sondern ein mehr wässeriges oder milchiges, wie beim einfachen Katarrh, aber nicht so reichlich wie bei diesem. Selbstverständlich kommen zufällige Kombinationen sowohl mit einfachem, wie mit virulentem Katarrh vor; ja sie sind so häufig, daß man das Erythem auch als syphilitisch-katarrhalische Schleimhautentzündung bezeichnet hat.

Ein eigentümliches Aussehen bekommt die Vaginalschleimhaut im Spiegelbilde dadurch, daß ihre Oberfläche von einer größeren Anzahl so eigentümlich saturiert roter (Farbe der Erdbeeren), dabei ganz circumscripter Flecke bedeckt ist.

Bei der Regeneration des Epithels kommt es zuweilen zu einer wuchernden Produktion junger Epithelzellen, welche in dicken Lagen übereinander geschichtet, die früher roten Flecke nunmehr weißlich-trübe, opak erscheinen lassen. Solche Stellen machen den Eindruck, als wäre man mit einem Lapisstift über sie hinweggefahren. Unstreitig ist hier der Anlauf zu einem Krankheitsprozesse genommen, welcher mit der Psoriasis linguae oder jener an der äußeren Haut Syphilitischer vorkommenden Psoriasis syphilitica analog ist, nur daß infolge der andauernden Blähung der kranken Partien durch das vermehrte Scheidensekret keine Eintrocknung der obersten Lagen, folglich auch keine Abschuppung wahrnehmbar ist. Die abgestoßenen noch succulenten Epithelien sind dem Sekret beigemengt.

Das syphilitische Erythem kommt nicht allein bei noch rezenter Infektion, sondern auch infolge der häufigen Rezidive als Begleiterscheinung späterer syphilitischer Affektionen an den Genitalien vor.

Begünstigt wird das Wiederkehren des syphilitischen Scheidenkatarrhs durch schädliche lokale Einflüsse, insbesondere durch häufige Kohabitationen, durch Mißhandlung der Schleimhaut mit starken Adstringentien, durch mechanische Insulte bei vorgenommenen Injektionen, durch unzweckmäßige oder schadhafte Apparate usw." (Heitzmann).

Oppenheim (S. 29) betonte, daß er nie „ein diffuses syphilitisches Erythem" gesehen habe. „Die Möglichkeit einer derartigen syphilitischen Vaginitis und einer diffusen syphilitischen Erkrankung der Portioschleimhaut muß jedoch zugegeben werden. Die Frage nach der Existenz derartiger diffuser syphilitischer Katarrhe könnte durch Spirochätennachweis endgültig gelöst werden".

Billoir[1] unterscheidet bei den Syphiliden der Scheide flache und erhabene Erosionen (Syphilides érosives und papulo-érosives), Papeln mit Rissen (Plaques muqueuses en rhagade), diphtherische und geschwürige Syphilide. Diese letzteren treten nach Jahren auf, sie sind ziemlich groß (Frankstück), sie besitzen erhabene, härtliche Ränder, und sie sitzen in der Mitte der Vagina.

Rötung der Schleimhaut mit Epitheldefekten — Vaginitis erythematosa syphilitica — sah Micucci[2] bei einer Patientin mit makulo-papulösem Exanthem. Mikroskopisch fand sich eine entzündliche hyperplastische Endo- und Mesovasculitis. Courty sah graue plaqueähnliche Trübungen auf dem roten Grund der Scheidenschleimhaut (zit. Joseph, l. c., 189). Neumann fand dagegen unter 6000 Fällen niemals ein makulöses Exanthem der Scheide.

---

[1] Billoir: Zit. nach Winternitz (S. 1929).
[2] Micucci: Zit. nach Winternitz (S. 1929).

Papulöse Exantheme der Scheide hat Rille „in einigen Fällen (einmal bei einer Schwangeren)" gesehen. Nach Matzenauer (1925, S. 530) kann man papulöse Efflorescenzen „gelegentlich einmal finden, gleichzeitig mit einem auch sonst sehr reichlichen dichten Hautausschlag, als Teilerscheinung einer heftigen universellen Erstlingseruption".

„Etwas häufiger, aber gleichwohl auch recht selten" (Matzenauer) finden sich Papeln als Rezidiverscheinung und zwar immer gleichzeitig mit Papeln am äußeren Genitale.

Makroskopisch erscheinen die Papeln als einzelstehende, kleinlinsengroße, rotbraun glänzende, meist leicht erodierte Stellen, die im Niveau der übrigen Schleimhaut liegen oder nur wenig darüber hervorspringen (Matzenauer). In anderen Fällen — namentlich in der Gravidität — zeigen die papulösen Efflorescenzen einen bläulich-weißen, speckig glänzenden Belag, und sie gleichen dann vollständig den Papeln der Mundschleimhaut oder des Zungenrückens (Rille). Am deutlichsten erkennt man die Efflorescenzen an der Portio und im Fornix vaginae (Abb. 142 und 143).

Nach Heitzmann (S. 195ff.) kommen Papeln (breite Kondylome) „wenn auch nicht eben häufig, sowohl an der Schleimhaut der Vagina, wie auch an der Portio vaginalis vor".

Im Beginne bemerkt man nur etwa linsengroße, rote, flach erhabene Stellen, die meist in Gruppen beieinander stehen, die aber bald zusammenfließen. Dadurch entstehen teils größere Plaques, teils gewundene „Konfigurationen". Diese Papeln heilen meist außerordentlich rasch ab. Bei Katarrh der Schleimhaut, beim Einwirken schädlicher Momente, insbesondere „des eitrigen Sekretes einer Blenorrhoe" wuchern die Papeln sowohl in der Fläche als auch in die Höhe. Ihre Oberfläche wird erodiert und sie bluten leicht. Wenn mehrere flache, erodierte Papeln dicht beisammen stehen, sieht die Scheide rotgefleckt aus.

Häufiger ist eine andere Veränderung der Papeln — die opake Trübung. Die Oberfläche der Papeln erscheint dann eigentümlich weißlich und perlmutterartig (Plaques opalines). Der perlmutterartige Glanz tritt besonders deutlich dann hervor, wenn die Schleimhautoberfläche durch die Einwirkung von Kupferlösung trocken wurde (Heitzmann). Wenn einmal die Epitheldecke in dieser Weise verdickt ist, dann schwinden die Papeln in der Regel nicht mehr so rasch. Selbst wenn bereits das Infiltrat der Papel geschwunden ist, bleiben diese milchig trüben, opaleszierenden Stellen noch lange kenntlich.

Ist statt einer Verdickung eine Abschilferung des Epithels erfolgt, und wirken weitere ungünstige Momente auf die bloßgelegten Schleimhautpapillen im Bereiche der Papeln ein, dann wuchern diese bisweilen „in einer ähnlichen Weise wie die spitzen Warzen. Dadurch werden die Plaques zu drusigen oder warzigen Vegetationen umgewandelt". Diese nehmen jedoch „nie die Form von maulbeerartigen Excrescenzen" an, sondern sie ähneln mehr den „Granulationen" der follikulären Erosionen, „d. h. die Papillen wuchern weniger in die Höhe als vielmehr in die Breite, schwellen an der Oberfläche knopfartig an und platten sich gegenseitig ab, so daß die Papeln ein eigentümlich facettiertes Aussehen zeigen" (Heitzmann, S. 197f.).

Zerfallende Papeln erscheinen anfangs wie mit einem zarten diphtherischen Belag bedeckt. Sie sind schmutzig-grau, ihre Oberfläche ist rauh, zernagt. Der Zerfall geht von der Mitte aus. Er kann hier schon weit vorgeschritten sein, während die Peripherie noch unverändert ist. Die zerfallenden Papeln können dann sehr große Ähnlichkeit mit Primäraffekten haben.

Nach Oppenheim (S. 33) zeigen die Papeln in der Scheide meist die lentikuläre, erodierte Form. Diphtherische Papeln sind sehr selten, hypertrophische diphtherische Papeln hat Oppenheim nie in der Scheide, sondern nur an der Portio gesehen.

In besonders vernachlässigten Fällen kann man auch elevierte, luxurierende und miteinander konfluierende, an der Oberfläche zerfallende und mit einem diphtheroiden Belag bedeckte Papeln im Fornix und an der Portio und übergreifend auf den Muttermund finden [Matzenauer (1925, S. 520).

Über eine derartige Beobachtung von „Papulae exulceratae vaginae" berichtet Oppenheim.

2. Sekundär-syphilitische Erscheinungen an der Portio.

An der Portio sind sekundär-syphilitische Erscheinungen sehr selten.

Bei dem **makulösen** Exanthem der Portio sieht man, nach Oppenheim (S. 25), zahlreiche stecknadelkopf- bis fast linsengroße Flecken von scharfen Konturen und von einer eigentümlich violettroten Farbe. Die Flecken sind von einem unversehrten, glatten, glänzenden Epithel überzogen. Die kleineren Efflorescenzen liegen vollkommen im Niveau der umgebenden Schleimhaut, die größeren ragen über ihre Umgebung plateauartig hervor, sie sind also im Begriff, in Papeln überzugehen. Die zwischen den Flecken liegende Schleimhaut ist unverändert (Abb. 143).

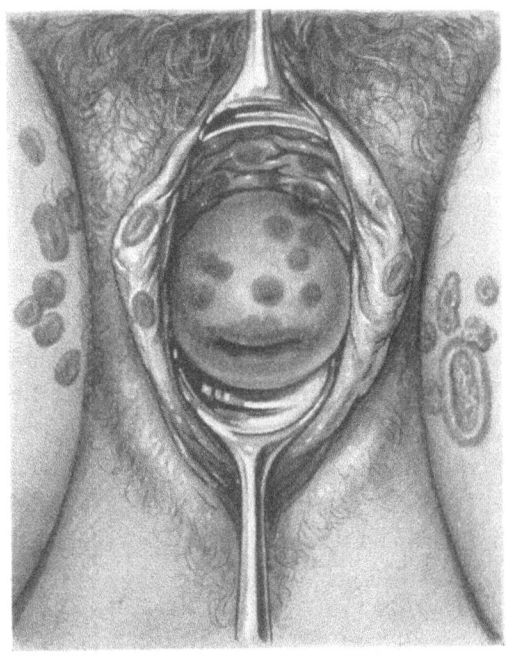

Abb. 143. Papulae erosae der äußeren Genitalien; Exanthema papulosum der Portio und der Scheide. (Nach Oppenheim, Atlas der venerischen Affektionen 1908.)

Bemerkenswert sind nach Oppenheim der violettrote Farbenton der Flecke, die scharfen Konturen, die intakte Oberfläche und die papulösen Erhebungen. Diese gestatten die Differentialdiagnose gegenüber anderen fleckigen Affektionen der Portio.

Die **Papeln** der Portio sind nach Oppenheim (S. 25f.) hanfkorn- bis über erbsengroße, scharf begrenzte, kreisrunde oder ovale, plateauartig erhabene, rotbraun glänzende Efflorescenzen. Ihre Oberfläche kann unversehrt sein (nicht erodierte, lentikuläre Papeln, Oppenheim) oder sie ist vom Epithel entblößt (lentikuläre, erodierte Papeln, Oppenheim).

In der Umgebung der einzelnen Papeln zeigt die Schleimhaut keine Veränderungen (Abb. 142 und 143).

Die Abstoßung des Epithels erfolgt zuerst im Zentrum und dann erst an der Peripherie. Man findet dann Efflorescenzen, deren dunkelrotes, erodiertes, leicht grubig vertieftes Zentrum von einem roten, erhabenen Ring umgeben ist (Abb. 142, die äußerste Papel links).

Durch Zusammenfließen einzelner linsengroßer Papeln können größere polyzyklisch konturierte Efflorescenzen entstehen, deren Oberfläche ebenfalls wieder intakt oder erodiert sein kann (konfluierende, nicht erodierte oder erodierte Papeln, Oppenheim).

Durch Zusammenfließen von Papeln um das Orificium uteri externum herum kann das Bild einer Erosion entstehen (Abb. 144).

Die Oberfläche der Papeln kann auch geschwürig zerfallen oder diphtherisch belegt sein (exulcerierte, diphtherische Papeln).

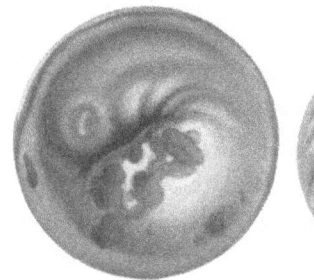 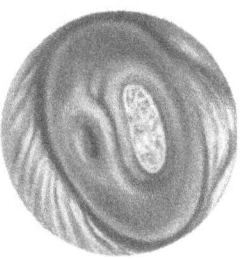

Abb. 144. Abb. 145.
Abb. 144. Papulae lenticulares partim confluentes portionis vaginalis. (Nach Oppenheim.)
Abb. 145. Exulcerierte Papeln der Portio vaginalis. (Nach Oppenheim.)

Die Oberfläche erscheint dann höckerig, uneben, sie ist mit einem gelbweißen oder grauweißen, mehr oder weniger festhaftenden Belag bedeckt. In der Umgebung finden sich schmale Entzündungshöfe (Abb. 145).

Sind die papulösen Efflorescenzen stark über die Oberfläche erhaben, dann spricht man von hypertrophischen Papeln.

Die hypertrophischen Papeln finden sich meistens auf Erosionen und auf der ektropionierten Cervixschleimhaut. Sie bilden hier stark erhabene, knopfartig aufsitzende Efflorescenzen mit überhängenden Rändern. Sie können konfluierend den ganzen Muttermund umgeben und sich auch in das Innere des Cervicalkanals hinein erstrecken. Ihre Oberfläche ist glatt, gewöhnlich weiß, diphtherisch belegt. Die Papeln können an ihrer Oberfläche aber auch stark sezernieren und sie gleichen dann ganz den nässenden und diphtherischen Schleimhautpapeln am äußeren Genitale und in der Mundhöhle (Abb. 146).

Auch auf Primäraffekten der Portio können sich Papeln entwickeln (Oppenheim, S. 27f., S. 31, Taf. XIV, Fig. 38 u. 40).

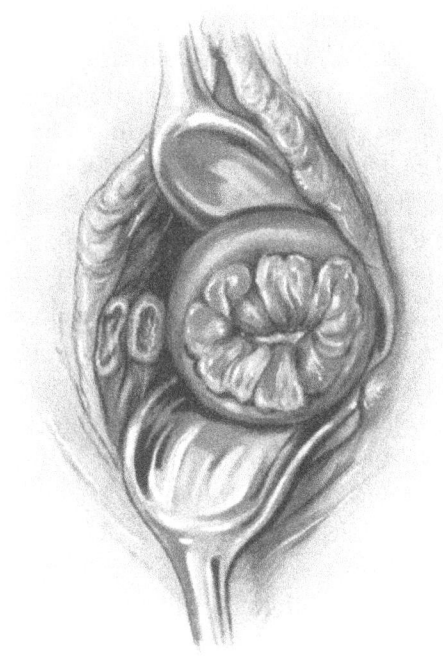

Abb. 146. Papulae hypertrophicae diphtheriticae in ectropio portionis vaginalis. Papulae exulceratae vaginae (Nach Oppenheim.)

Differentialdiagnostisch kommen — nach Oppenheim S. 29 — bei den **Maculae syphiliticae** der Portio in Betracht:

1. Maculae gonorrhoicae, 2. beginnende spitze Kondylome, 3. geplatzte Herpeseruptionen.

Die Maculae gonorrhoicae sind heller, unregelmäßiger und weniger scharf begrenzt.

Beginnende spitze Kondylome erscheinen als hellrote, hirsekorngroße, etwas erhabene Flecken. Bei weiterer Größenzunahme ist ihre Oberfläche nicht mehr glatt, sondern feindrusig.

Erosionen, die aus geplatzten Herpesbläschen entstanden sind, bilden seichte rote Substanzverluste, die von einem feinen, lebhaft roten Entzündungssaum umgeben sind und die bei Berührung leicht bluten.

Bei den lentikulären (erodierten und nicht erodierten) **Papeln** kommen differentialdiagnostisch nur spitze Kondylome in Betracht. Der Unterschied zwischen beiden besteht darin, daß die Oberfläche der Papeln immer glatt ist, während die spitzen Kondylome warzig zerklüftet sind.

Die lentikulären ulcerierten Papeln unterscheiden sich von Ulcera mollia dadurch, daß ihre Grenzen nicht zackig und buchtig, sondern rund sind; die Ränder sind nicht unterminiert, der Belag ist mehr fibrinös als eitrig. Außerdem sind im Sekrete der Papeln stets Spirochäten nachzuweisen.

Bei den hypertrophischen, exulcerierten und diphtherischen Papeln der Portio kommen differentialdiagnostisch in Betracht: Ulcera mollia, Primäraffekte, Ulcera aphthosa und Condylomata acuminata.

Die Ulcera mollia haben zackige Konturen, unregelmäßige, unterminierte Ränder, einen drusigen, wie angenagten Grund und einen gelbeitrigen Belag. Das Ulcus molle elevatum, mit dem die hypertrophischen Papeln am leichtesten verwechselt werden können, ist mehr eitergelb gefärbt, es hat eine wabenartige, poröse Oberfläche und meist sind Entzündungserscheinungen in seiner Umgebung stärker ausgeprägt.

„Trotz dieser Unterscheidungsmerkmale sind wir manchmal nicht in der Lage, sofort eine Diagnose zu stellen, besonders dann, wenn früher Syphilis vorausgegangen war. Wir müssen uns dann an die Begleitumstände halten. Ulcera venerea an den äußeren Geschlechtsteilen, speziell um die Afteröffnung und an der hinteren Commissur, sprechen für die Diagnose Ulcera venerea der Portio; ebenso syphilitische Eruptionen an den Genitalien und an anderen Körperstellen für Syphilis, wenn auch nicht ganz beweisend, da ja beide Affektionen gleichzeitig vorkommen können. In diesen Fällen sind wir oft genötigt, Inokulationen vorzunehmen. Inokulabilität entscheidet für die Diagnose Ulcera venerea; auch der Nachweis des Ducrey-Bacillus oder der Spirochaeta pallida muß in diesen zweifelhaften Fällen versucht werden" (Oppenheim S. 32).

„Sklerosen der Portio sind in der Regel solitär, haben eine glatte Basis und braunrote Farbe; wenn sie diphtherisch belegt sind, kann man oft noch einen schmalen braunroten Saum um den Belag erkennen. Die Portio ist dabei hart und derb und zeigt in frischen Fällen keine Entzündungserscheinungen.

Ulcera aphthosa sind niemals erhaben, besitzen einen grauweißen, festhaftenden Belag, unregelmäßige Ränder und starke Entzündungserscheinungen in der Umgebung.

Condylomata acuminata sind himbeerartig, hahnenkamm- oder blumenkohlähnlich, von mehr roter Farbe, bluten leicht bei Berührung und sitzen nicht so breitbasig auf" (Oppenheim, S. 32).

Rille, der trotz jahrelanger Beobachtung eines großen Krankenmaterials nur viermal breite Kondylome an den Muttermundslippen beobachten konnte, beschreibt diese als

„linsengroße, scharf umschriebene, bläulichweiße, kreisrunde, leicht über das Niveau der Schleimhaut elevierte Efflorescenzen". In ihrem Aussehen gleichen sie ziemlich genau den Plaques muqueuses der Mund- oder Rachenschleimhaut.

Die Heilung der lentikulären erodierten Papeln erfolgt vom Zentrum aus. Das heller oder normal gefärbte Zentrum ist dann von einer kreisrunden, schmalen, braunroten Zone infiltrierter und erhabener Schleimhaut umgeben.

Die Heilung der hypertrophischen Papeln erfolgt ebenfalls vom Zentrum aus gegen die Peripherie. Als Endprodukt entsteht eine diffuse, öfters aber eine umschriebene Leukoplakie (Oppenheim, S. 32). Zuweilen heilen die Papeln aber auch spurlos ab.

c) Tertiäres Stadium.
1. Tertiär-syphilitische Erscheinungen an der Scheide.

Die tertiäre Syphilis der Scheide tritt in zwei Formen auf, nämlich 1. als Gummen, 2. als Geschwüre.

Die **Gummiknoten** der Scheide sind außerordentlich selten (Winternitz). Sie sind scharf umschriebene, ziemlich derbe, schmerzlose Knoten (Rille). Wenn sie an der hinteren Scheidenwand sitzen, können sie auch vom Rectum aus getastet werden.

Barthélemy beobachtete eine taubeneigroße, harte, glatte, ovale, nicht fluktuierende, sehr wenig schmerzhafte Geschwulst an der hinteren Scheidenwand. Der Knoten war auch vom Rectum aus zu tasten und er verschwand unter spezifischer Behandlung. Lang berichtete über ein apfelgroßes Gumma der Scheide, das sich als besonders hartnäckig erwies und das deshalb exstirpiert wurde.

In manchen Fällen treten die Gummen der Scheide als diffuse, starre Infiltrate auf, mit glatter (nicht gefalteter), geröteter oder eitrig-fibrinös belegter Oberfläche. Sie finden sich namentlich an der hinteren Scheidenwand, und sie sind dann auch vom Rectum aus zu tasten (Winternitz).

Fournier beschrieb als „Gumma vaginale en infiltrats diffus" plattenförmige, diffuse, über große Strecken der Scheide ausgebreitete, sehr derbe, später ulcerierende Infiltrate.

Als „gommes scléreuses" bezeichneten Fournier und Barthélemy harte, derbfibröse, knorpelähnliche, lange nicht ulcerierende Infiltrate der hinteren Scheidenwand, die erst auf intensive, langdauernde Behandlung — 6 Jahre in einem rezidivierenden Falle von Barthélemy — schwinden. Sie sind schmerzlos und sie werden nur zufällig entdeckt.

Die umschriebenen und die diffusen Gummen der Scheide und ebenso die gummösen Infiltrationen, die vom Introitus vaginae oder von der Urethra auf die Scheide übergehen, zerfallen in der Regel bald zu **Geschwüren** (Ulcera gummosa).

Oppenheim (S. 36) hat „das echte circumscripte Gumma der Vagina überhaupt nicht als Knoten, sondern nur als Ulcus gummosum gesehen".

Tertiär-syphilitische Geschwüre können anscheinend aber auch entstehen, ohne daß eine gummöse Infiltration vorausging. Leider konnten wir in der Literatur nichts darüber finden, ob hier histogenetische Verschiedenheiten vorhanden sind, oder ob ein gummöses Vorstadium vorausging, das sich aber dem Nachweis entzog.

Schröder und Kuhlmann konnten aus der Literatur 14 Fälle von tertiär-syphilitischen Geschwüren zusammenstellen (Fournier, 4 Fälle; Ehrmann, 5 Fälle; Oppenheim, 2 Fälle; Verchère, Bartholmy, Zeißl, Bollag und Pawloff je 1 Fall).

Zu diesen Fällen kommt noch eine Beobachtung von Samaja hinzu: „Bei einer 72jährigen Frau entwickelte sich ein Ulcus in der Vagina an der Rückwand, das zuerst als Carcinom gedeutet wurde; bei der rectalen Untersuchung stellte man einen stark nußgroßen, im Septum rectovaginale entwickelten Tumor fest, der nach der Anamnese für luetisch gehalten werden mußte und auch auf entsprechende Behandlung hin verschwand. Dann entwickelte sich eine Rectovaginalfistel. Bei der späteren Sektion wurde außerdem noch ein Korpuscarcinom gefunden, das aber keinerlei Zusammenhänge mit dem Gumma aufwies. Die Infektion der Frau lag etwa 40 Jahre zurück."

Die tertiär-syphilitischen Geschwüre sitzen meistens im unteren Drittel der Scheide. Sie entstehen hier durch Übergreifen von luischen Ulcerationen der Fossa navicularis und der hinteren Commissur. Seltener finden sich die Ulcera im mittleren Drittel und ganz selten im Scheidengewölbe (Schröder und Kuhlmann).

Tertiär-syphilitische Geschwüre der Scheide können auch durch Zerfall von Gummen des Septum rectovaginale und der Rectumschleimhaut entstehen. Dabei kann es zur Bildung von Rectumscheidenfisteln kommen (Dittrich, Wilks, Lécorché, Gold, Ehrmann, Neumann, Fournier, Quénu und Hartmann, Rille, Matzenauer, Sabatier; Lit. bei Winternitz).

Das Aussehen der tertiär-syphilitischen Geschwüre in der Scheide wird verschieden geschildert. Nach Rille sind sie meist relativ klein und wenig charakteristisch, so daß die Diagnose oftmals nur per exclusionem oder ex juvantibus gestellt werden kann. Gewöhnlich zeigen sie eine unregelmäßige Begrenzung, einen etwas unterminierten Rand und einen nur wenig absondernden Grund. Das Sekret ist honig- oder gummiartig, selten eitrig (Rille). Im Scheidengewölbe haben die Geschwüre meist sichelförmige Form.

Oppenheim schildert das Ulcus gummosum als verschieden großen, scharf begrenzten Substanzverlust mit steilen, scharfen, wie mit dem Locheisen ausgestanzten Rändern. Der Geschwürsgrund ist grob, uneben, gelb speckig belegt, stellenweise tiefer zerklüftet. Entzündungserscheinungen in der Umgebung des Geschwüres fehlen (Abb. 147).

Nach Winternitz (S. 1930) sind die tertiär-syphilitischen Geschwüre namentlich bei alten Prostituierten (Viennay) häufig. Sie treten einzeln oder in Gruppen auf, sie besitzen Heller- bis Pflaumengröße, durch Zusammenfließen können sie größer werden. Sie sind nicht schmerzhaft. Ihre Form ist rundlich, halbkreis- oder sichelförmig (Barthélemy), die Ränder sind erhaben, scharf, hart, der Geschwürsgrund ist verschieden tief, braun, eitrig belegt. Öfter, vor allem bei längerer Dauer, verlieren die Geschwüre ihr charakteristisches Aussehen (Fournier), sie werden dann chancreähnlich. Bei der Verabreichung von Jodkali heilen die Geschwüre rasch ab.

Ehrmann (zit. nach Winternitz, S. 1931) beobachtete eine Kombination von vaginalen und periurethralen gummösen Infiltraten und Geschwüren.

Von der hinteren Commissur bis zum mittleren Drittel der Scheide fand sich ein talergroßes, speckig belegtes Geschwür, das nach oben in eine lange Fissur auslief. $^1/_2$ Jahr später war ein periurethrales walzenförmiges Infiltrat vorhanden, dieses war durch die vordere Scheidenwand zu fühlen. Auch das Orificium urethrae war derb infiltriert. Das untere Ende der Columna rugarum war erheblich geschwollen, in der Mitte der hinteren Scheidenwand fanden sich talergroße Geschwüre. Um diese herum waren finger- und hahnenkammartige Wucherungen vorhanden, zwischen den Geschwüren war die Schleimhaut gewulstet.

Die Zahl der tertiär-syphilitischen Geschwüre in der Scheide kann 1—4 betragen Schröder und Kuhlmann).

Durch Zusammenfließen mehrerer Ulcera können größere, tiefe, unregelmäßige Geschwürsflächen mit Abhebung der Scheidenwand und mit Fisteln entstehen. „In einem solchen Falle ist die Diagnose ohne Schwierigkeit, weil das Krankheitsbild infolge der Veränderungen am äußeren Genitale, welches eine Art von stabilem Ödem und elephantiastische Verdickung zeigt, ungemein charakteristisch ist" (Rille).

So berichtet z. B. Ehrmann (zit. nach Winternitz, S. 1933) über folgende Beobachtung:
„6 Jahre alte Infektion. Ödematöse Schwellung des rechten Labiums, linksseitige Bartholinitis. Im Introitus vaginae, rechterseits, 3 cm in die Vagina sich hinein erstreckend, ein talergroßes, nekrotisch belegtes Geschwür in derb infiltrierter Peripherie, das gegen das Hymen in eine glatte, frische Narbe übergeht. Das untere Ende der Columna rug. ant. verdickt, das ganze untere Drittel derselben in eine walzenförmige kleinfingerdicke, mit erbsengroßen, papillomartigen Wucherungen besetzte Geschwulst umgewandelt. An der Stelle der Car. myrtif. sowie nach außen vom Vaginalgeschwür mehrere fingerförmige, hellrote, bis 2 cm lange, $1/_2$ cm breite durchscheinende, wie ödematös sich anfühlende Excrescenzen. Urethralostium in ein halbkreuzergroßes, speckig belegtes, zerfallenes Geschwür umgewandelt. Die Perinealfalte von einem kraterförmigen, mit unterminierten Rändern versehenen Geschwür ausgehöhlt. Vergrößerung der Afterfalten, drusige Excrescenzen der Rectalschleimhaut.

Zeißl berichtet über folgende Kombination: Gummöse Ulceration der Harnröhre mit Kommunikation in die Vagina. Exulceration des Vestibulums, gummöse Geschwüre der Vagina mit Durchbruch ins Rectum. Fortsetzung der Geschwürsbildung der Nymphen auf Labien, Perineum und After".

Gelegentlich beobachtet man auch fortschreitenden — phagedänischen — Zerfall der Scheidengeschwüre.

Fournier sah phagedänische Geschwüre, die große Teile der Vulva, der Scheide und des Afters zerstörten, so daß eine große Kloake entstand.

Barthélemy beobachtete den foudroyanten Zerfall eines Scheidengummas, das vom sub- und retropubischen Zellgewebe aus die Vulva, Klitoris, Urethra und die Columna rugarum anterior zerstörte und das erst nach 10 monatiger Behandlung stillstand.

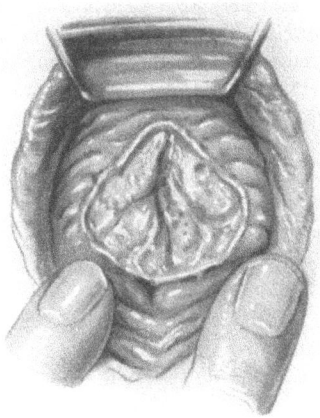

Abb. 147. Gumma exulceratum vaginae. (Nach Oppenheim.)

Auf derartige ausgedehnte Geschwüre sind wahrscheinlich manche Fälle von straffer, narbiger Atresie der ganzen Scheide (Fall von Fournier, Beobachtungen von Winternitz an der Pickschen Klinik) zu beziehen (Winternitz, S. 1933). Auch bei der Heilung kleinerer tertiär-syphilitischer Ulcera können Narbenstenosen der Scheide entstehen. Matzenauer (1925, S. 536) sah in zwei Fällen von anscheinend primären gummösen Geschwüren der Scheide eine ringförmige Striktur.

In dem einen Falle bestand die Lues seit $3^1/_2$ Jahren. Aus einem Gumma, das an der Grenze zwischen dem unteren und dem mittleren Drittel der Scheide saß, entwickelte sich eine ringförmige Striktur. Unter 4wöchiger spezifischer Behandlung ging diese erheblich zurück. In dem anderen Falle fand sich eine schwielige Striktur der Scheide bei einer Kranken, die seit 11 Jahren an Lues litt. Vor und hinter ihr war an der hinteren Scheidenwand ein über kronengroßes, bogenförmig begrenztes, flaches, glattes, dunkelrotes Infiltrat vorhanden, das sich in den seitlichen Teilen allmählich verlor. Das Septum rectovaginale selbst war nicht nennenswert infiltriert.

Differentialdiagnostisch kommen bei den tertiär-syphilitischen Ulcera der Scheide — nach Winternitz (S. 1933) — in Betracht: 1. geschwürige Papeln, 2. Ulcera mollia, 3. tuberkulöse Geschwüre.

Von den geschwürigen Papeln[1] sind die tertiär-syphilitischen Ulcera verschieden durch die Anamnese, das Fehlen von Spirochäten im Sekret, durch die Abwesenheit von papulösen Ausschlägen an der Portio und an der Vulva, durch die weniger sichere Seroreaktion; morphologisch durch den Mangel einer eigentlichen papulösen Infiltration.

Gegenüber den Ulcera mollia ist der Rand härter, die Menge des weniger eitrigen und mehr speckig nekrotischen Sekretes ist geringer, das Sekret läßt sich nicht auf den Träger überimpfen.

---

[1] Zit. nach Winternitz, S. 1934.

Bei den tuberkulösen Geschwüren ist der Geschwürsrand unregelmäßig, zackig, weich, der Geschwürsgrund ist käsig. Meist finden sich Zeichen örtlicher oder allgemeiner Tuberkulose.

An dieser Stelle muß noch eine eigenartige Beobachtung v. Winckels (Lehrb. d. Frauenkrankh. S. 195 ff.) erwähnt werden, die dieser als Colpitis gummosa bezeichnete.

Da dieser einzig dastehende Fall schon lange zurückliegt, so besteht die Gefahr, daß er in Vergessenheit gerät. Schon aus diesem Grunde, aber auch deshalb, weil ähnliche Beobachtungen noch nicht veröffentlicht wurden, möge die Mitteilung v. Winckels wörtlich wiedergegeben werden:

„Die 28jährige Brünette, um welche es sich handelt, deren Eltern leben und gesund sind, hat sieben gesunde Geschwister, aber 4 in früher Jugend verloren; sie war als Kind gesund, bekam im 15. Jahr eine Schwellung beider Beine, welche sich unter ärztlicher Behandlung verlor. Mit dem 16. Jahr erkrankte sie an 4wöchentlich wiederkehrenden Schmerzen im Kreuz und Unterleib, die 8 Tage anhielten. Im 17. Jahr merkte sie zuerst weißen Fluß, der nicht völlig wieder verschwand. Im 19. Jahr bekam sie auf Gesicht und Armen einen Ausschlag, gegen welchen allgemeine Einreibungen mit einer Salbe gebraucht wurden. Unmittelbar nachdem der Gesichtsausschlag verschwunden war, erkrankte das linke Auge, welches, wie wir sehen werden, noch heutzutage schwer afficirt ist. 20 Jahre alt, hat Patientin, wie ein Arzt derselben attestirt hat, an einem Magengeschwür gelitten; sie hat Blut erbrochen, die Krankheit hat $^3/_4$ Jahr gedauert und unmittelbar nach derselben ist, ebenfalls nach ärztlichem Attest, eine 6 Wochen dauernde Unterleibsentzündung eingetreten, worauf ihr die Haare ausfielen, die jedoch bald wieder wuchsen. Erst im 22. Jahre zeigten sich in halbjährigen Pausen Blutungen aus den Genitalien, verbunden mit den bis dahin periodischen Kreuzschmerzen. Mit 25 Jahren machte Patientin eine Halsentzündung durch. Gesund hat sich Patientin nie gefühlt; sie hat auch nicht gearbeitet, weil sie sich unfähig dazu fühlte. Seit 1874 will dieselbe wegen ihres Augenleidens in ärztlicher Behandlung gewesen sein, schon damals sollen sich den jetzigen ähnliche häutige Massen aus dem Auge abgestoßen haben.

1870 will Patientin zum ersten Mal eine Cohabitation ausgeführt haben, dieselbe soll sehr schmerzhaft gewesen sein und soll der schon früher bestandene Ausfluß darnach stärker geworden sein, aber nur wasserhell und schleimig. Der Ausschlag bestand schon 3 Monate vor der Cohabitation. Daß sie jemals Geschwüre an den Genitalien gehabt habe, stellt Patientin bestimmt in Abrede. Vor einem Jahr hat sie sich wegen stärkerer Leib- und Kreuzschmerzen und wegen des weißen Flusses von einem Gynäcologen behandeln lassen; der weiße Fluß soll alsdann aufgehört haben, der jetzige Zustand etwa im August 1877 eingetreten sein. Fehlgeburten oder rechtzeitige Entbindungen hat Patientin nicht durchgemacht.

Am 14. resp. 21. October 1878 constatirte ich bei derselben folgenden Status präsens: Brünette, mittelstarkes Kopfhaar, oberflächliche, blasse ovale Stirn- und Wangennarben. Das linke Auge geschlossen, Lider mäßig geröthet und geschwollen, das untere Lid nach innen umgestülpt, so daß seine Wimpern die Cornea berühren. An seiner Innenfläche befindet sich eine milchweiße, leicht abziehbare Membran. Die Conjunctiva bulbi ist geschwollen, bildet am Cornealrand einen halbbogenähnlichen prominenten Saum und ist nach innen unten ebenfalls mit einem abziehbaren milchweißen Belage bedeckt, an den übrigen Stellen bis an den Rand der Cornea stark geröthet und mit dilatirten Gefäßen versehen. Der am stärksten afficirten Stelle der Conjunctiva entsprechend ist die Hornhaut infiltrirt grau, getrübt. Die Pupille ist erweitert, verzogen, deform. Unter der abgezogenen Membran näßt die Conjunctiva. Das Abziehen selbst ist der Patientin schmerzhaft. An der Stelle, wo die Haut sich befindet, welche abgezogen, sich stets in einigen Tagen wieder bildet, ist dieselbe fast wie Horn trocken. Das rechte Auge ist gesund.

An der rechten Tonsille findet sich eine rundliche, flache, etwas grau erscheinende Stelle, wo das Gewebe verändert zu sein scheint. Uvula und Gaumenbögen sind wenig geröthet.

Vulva bis an den Mons veneris ein wenig geröthet, in der linken Schenkelfalte kleine Erosionen. Schamlippen nicht geschwollen, trocken. Rima geschlossen. Sobald die Nymphen auseinander gezogen werden, sieht man einen grauweißen, zum Theil fest anhaftenden, zum Theil membranös ausgestoßenen Belag, welcher oberhalb der Urethra beginnend in diese und auf die vordere Vaginalwand, ferner seitlich auf die Innenfläche der Nymphen in die Scheide, bis an die hintere Commissur und nun durch das ganze Vaginalrohr bis zum Scheidentheil hinauf geht. Außen endet er scharf am Frenulum und dem Rande der Nymphen, nach oben reicht er bis zum Vaginalgewölbe, nur eine kleine erbsengroße weiße Partie wurde einmal festsitzend an der hinteren Mutterlippe, nicht am Saum des Muttermundes gefunden. Das Orificium externum ist ganz glatt, es besteht gar kein cervicaler Fluor, die Sonde ist leicht im Speculum einzuführen, erweist die gewöhnliche Länge des Uterus und zeigt aus demselben entfernt keinerlei Spuren von Häuten. Der Scheidenbelag ist stellenweise mehrere Millimeter dick, er läßt sich überall mit der Pincette abziehen, die dann sichtbaren Schleimhautpartien sind blaßröthlich; die Einführung des Speculums und Fingers ist sehr schwer; selbst wenn letztere stark eingeölt sind, hindern die massenhaften Beläge, welche von ihnen abgeschabt werden, ihr Vordringen, dabei entstehen lebhafte Schmerzen; indeß geht kein Blut ab, überhaupt besteht keine Spur von flüssiger Absonderung, sondern die Affection macht auf den ersten Blick den Eindruck eines colossalen Scheidencroups. Dem Gefühl nach gleicht sie jenen Veränderungen, welche durch starke Aetzungen mit Alaun oder Liquor ferri sesquichlorati in der Scheide bewirkt werden.

Die Reaktion des Secretes ist intensiv sauer. Die Temperatur ist durchaus nicht erhöht, in Vagina und Rectum 37,2° C. Die mikroskopische Untersuchung der abgezogenen Massen ergab: zahlreiche zellenähnliche Fettkörper, welche zum Theil nadelartige Krystalle einschlossen, die Körper zerfielen bei Aetherzusatz in feine Tröpfchen, lösten sich dann ganz auf. Ferner fanden sich dichte Lagen von zum Theil verhornten, epidermisartigen Plattenepithelien.

Um nun auch das Gewebe der Schleimhaut selbst genau untersuchen zu lassen, excidirte ich dicht hinter den Carunculis rechts hinten ein besonders stark belegtes Stück. Herr Medizinalrat Dr. Birch-Hirschfeld hatte die Güte, dasselbe zu prüfen und erhob folgenden Befund: Das Epithel zeigte sich sehr bedeutend verdickt, die epidermisartigen oberen Lagen lösten sich vielfach in zusammenhängenden Lamellen membranös ab; auch das Epithelstratum, welches dem Rete Malpighi entspricht, zeigte sehr große Zellen und bedeutende Verdickung. Der Papillarkörper plump hypertrophisch; die Submucosa enorm verdickt, mit sehr zahlreichen dickwandigen Gefäßen, zwischen denselben dichteste Infiltration des Gewebes durch rundliche und spindelförmige Zellen, so daß man den Eindruck eines Bildes erhält, wie es Schnitte aus frischen gummösen Wucherungen ergeben.

Wir beobachteten nun weiter bei der Patientin, daß schon innerhalb 2—3 Tagen an den Stellen, wo von uns größere Membranen abgezogen waren, sich immer wieder neue bildeten und zwar konnten wir in der Nähe der Fossa navicularis interna deutlich erkennen, daß sich dabei zuerst kleine, graue, stecknadelkopfgroße Knötchen in reichlicher Anzahl bemerklich machten, die bald zu größeren Membranen confluirten.

Höchst interessant war ferner, daß sich bei der Patientin am 16. Oktober 1879 etwas Blutabgang aus der Vulva einstellte, den man zwei Tage fand, und der nur tropfenweise erfolgte. Als wir dann am 19. October wieder das Speculum einführten, sahen wir nun die ganze Vagina gefüllt mit einer mocrähnlichen, schwarzen Masse, ähnlich den durch Liquor ferri sesquichlorati gebildeten Blutgerinnseln, nur viel trockener. Durch Ausspülen mit 2% Carbolwasser wurden diese Massen entfernt, und von da an wurden wieder genau dieselben Massen von den Vaginalwänden täglich in mehr oder weniger großen Mengen abgestoßen. Die Membranen gingen indeß nicht spontan nach außen ab, weil sie zu trocken waren, sondern saßen stets in dicken Schichten aufeinander im Vaginalrohr.

Die Patientin hat in $4^1/_2$ wöchentlicher Beobachtung bisher kein einziges Mal gefiebert. Ihre Hauptklagen waren die Augenschmerzen und die Kreuz- und Leibschmerzen. Die Membranen der Conjunctiva und Vagina gleichen sich in jeder Beziehung.

Ich habe die Patientin in jener Zeit mehreren Spezialcollegen, welche mich damals besuchten, wie Hecker (München) und Mandelstamm (Moileff) vorgestellt, beide hatten ebenfalls nie Aehnliches gesehen.

Hier fragt es sich nun: Läßt sich beweisen, daß die Patientin auch nur mit Wahrscheinlichkeit luetisch gewesen ist, resp. diese Affection ein Symptom ihrer Lues ist? Indem wir die Möglichkeit einer luetischen Erkrankung zugeben, müssen wir doch behaupten, daß folgende Momente gegen dieselbe sprechen: Die Patientin hat keinerlei charakteristische Symptome von Lues, d. h. weder Narben am Gaumen, an der Vulva, in der Vagina, noch am Orific. uteri gehabt, noch Schwellung der Leisten- oder anderer Drüsen, noch Knochenauftreibungen resp. Narben, ist auch weder anämisch, noch mangelhaft ernährt zu nennen. Der von ihr erwähnte Hautausschlag ist schon aufgetreten, ehe sie zum ersten Mal geschlechtlichen Verkehr gehabt hat, und die mit der Vaginalerkrankung für identisch zu haltende Augenkrankheit ist unmittelbar nach Beseitigung jenes Ausschlages aufgetreten. Endlich hat die Patientin längere Zeit antisyphilitische Medicamente, namentlich auch Jodkali bekommen, ohne daß die Localerkrankungen dadurch beseitigt oder auch nur gebessert worden sind.

Indessen verdächtig ist doch der erwähnte Ausfall der Haare und der anatomische Befund ist ein solcher, daß wir die Affektion am besten als Colpitis gummosa bezeichnen, da weder einfacher Croup, noch Diphtherie vorliegt.

Meiner früheren Aufforderung an Collegen, welche etwa schon solche Fälle erlebt hätten, oder von ähnlichen Beobachtungen wüßten, mir behülflich zu sein, zu der Beantwortung der Frage, ob diese Erkrankung wirklich eine specifische sei oder nicht, ist bisher Niemand nachgekommen, ich muß daher annehmen, daß außer mir an der Lebenden noch Niemand eine solche oder ähnliche Erkrankung gesehen hat.

Die verschiedenen antiluetischen Kuren, welche wir im Laufe der seit jener Publication vergangenen 5 Jahre bei der Patientin in Anwendung brachten, waren: Einreibungen mit grauer Salbe bis zur beginnenden Salivation; später Jodkalium bis fast zum Jodismus; dann Sublimatinjectionen hypodermatisch und endlich Jodoform in Substanz und in Vaselinesalbe auf das ganze Vaginalrohr applicirt. Wir ließen der Patientin zwischen diesen einzelnen Kuren immer monatelange Pausen, in denen sie beim Gebrauch von Roborantien sich aufs Neue erholte und schritten zu einer neuen Kur immer nur, wenn sie wieder mehr Beschwerden hatte, und wenn namentlich die Schmerzen in dem linken Auge, dessen Cornealtrübung immer weiter fortschritt, die Kranke öfter zu uns führten. Wir haben sie zur Ausführung dieser Kuren immer in die Klinik aufgenommen und die Dosen der einzelnen Mittel streng controlirt. Allein all unsere Mühe war vergebens. Einige Male schien es, als wenn nach dem längeren Gebrauch des Jodoforms die Einführung des Spiegels etwas leichter und weniger schmerzhaft geworden wäre; aber dieser Erfolg war nur sehr kurz vorübergehend. Nur wenn die Pausen zwischen den Menstruationen größer waren, erholte sich die Patientin sichtlich, wie denn überhaupt ihre Ernährung eine verhältnismäßig gute, der Panniculus adiposus zeitweise ein nicht unerheblicher war.

Wenn keine Spuren von secundärer oder tertiärer Syphilis auch in den ganzen 5 Jahren von uns gefunden wurden, so könnte das ja durch die energische Anwendung der vorhin genannten antiluetischen Mittel wohl bewirkt worden sein; indessen waren doch die Pausen zwischen diesen Kuren $1/2$—$3/4$ Jahre, also lange genug, um eine Eruption der latenten Syphilis wieder zu gestatten; der locale Befund wurde durch dieselben nicht im mindesten geändert. Ich neige mich daher immer mehr der Ansicht zu, daß es sich hier nicht um eine von ihr acquirirte luetische, sondern um eine **scrophulöse, vielleicht hereditär luetische Erkrankung** handle, und nehme das letztere an, weil sie schon seit früher Jugend so oft leidend war, und weil der anatomische Befund den luetischen Affectionen am nächsten steht.

Erwähnen muß ich nur noch, daß ich im Laufe der Jahre wiederholt die neue Entwicklung der Membranen im Scheideneingang und an der Innenfläche der Nymphen in folgender Weise beobachtet habe: Zuerst entstanden stecknadelkopfgroße, runde, weißgraue, wie angeätzte Stellen, welche bald confluirten und jene zusammenhängenden Epithellager bildeten. Während der Proceß aber am linken unteren Augenlid mit einer entschiedenen Schrumpfung und dadurch bedingten Entropiumbildung fortschritt, konnte von der Vagina aus nach keiner Richtung hin eine tiefere Gewebserkrankung in der langen Zeit nachgewiesen werden. Auch dieser Umstand spricht wohl nicht für eine luetische gummöse Form, da bei der großen Ausdehnung und Intensität es dann doch wohl an einer Stelle zur Schwellung gekommen wäre. Glücklicherweise blieb das rechte Auge der Patientin verschont, nur traten in größeren Pausen Injection der Conjunctiva und ödematöse Schwellung seiner Lider, aber meist von kurzer Dauer, auf".

Eine Perivaginitis gummosa beobachtete Birch-Hirschfeld[1]. Es handelte sich um die Leiche einer 54jährigen Frau, bei der sich außer charakteristischen Narben am Gaumen, auch alte Lebergummata fanden. Die Scheide war verengt, ihre Oberfläche war glatt und blaß, das submuköse und das perivaginale Zellgewebe war „förmlich gummös induriert", so daß das Organ ein dickwandiges Rohr darstellte. Auch die mikroskopischen Befunde entsprachen der Annahme, daß es sich um eine syphilitische Perivaginitis handelte.

2. Tertiär-syphilitische Erscheinungen an der Portio.

An der Portio sind **Gummen** äußerst selten (Lebert[2], Heitzmann, Rode[3], Mraček[4], Neumann).

Heitzmann (S. 226) berichtet über folgende Beobachtung:

Bei einer hochgradig kachektischen Frau von 54 Jahren, die zahlreiche Aborte und Frühgeburten durchgemacht hatte, fand sich „eine ganze Auswahl von Spätformen der Lues": am Rücken waren große Geschwüre mit wulstigen, strahligen Narben vorhanden, dazwischen fanden sich einzelne frischere nierenförmige Geschwüre; an beiden Vorderarmen war ein kleinpapulöses Syphilid (Lichen syphiliticus) vorhanden, Zahnfleisch und Mandeln wiesen „die charakteristischen Veränderungen" auf, das Kopfhaar war fast

---

[1] Birch-Hirschfeld: Lehrbuch der pathologischen Anatomie. Leipzig 1877, S. 1161, Anmerkung.
[2] Lebert: Zit. bei Heitzmann, S. 228.
[3] Rode: Zit. bei Neumann.
[4] Mraček: Zit. bei Neumann.

vollkommen ausgefallen, an seiner Grenze gegen die Stirn zu war eine tiefe Narbe vorhanden, die von einer früheren Knochennekrose herstammte. „Die wegen der Vollständigkeit vorgenommene Untersuchung mit dem Speculum ergab neben den gewöhnlichen Erscheinungen der senilen Atrophie der Vagina" folgenden Befund:

„Das Scheidenteil war ungewöhnlich voluminös, rings um den namentlich nach rechts hin stark lacerierten Muttermund fand man eine Gruppe von vier größeren, nebst einigen kleinen, knorpelharten Protuberanzen, welche sich vom übrigen Gewebe deutlich differenzieren ließen. Die Oberfläche der Knollen war vollkommen glatt, die mäßig gerötete Schleimhaut darüber sogar etwas verschiebbar. Über dem einen Knoten (rechts unten) sah man eine ziemlich starke, bläulich durchscheinende Vene sich verästeln. Außerdem ragte aus dem Orificium eine intensiv rote, weiche, polypöse Wucherung hervor. Weder diese noch die harten Knoten verursachten der Frau irgendwelche Beschwerden.

Anfangs wurde dem Befunde keine besondere Bedeutung beigelegt; die Knoten wurden für kleine intramurale Fibrome gehalten, wie sie nicht selten in der Gebärmutter anzutreffen sind, wenn sie auch gerade im Scheidenteile derselben isoliert entschieden seltener vorkommen als im Körper. Eine weitere Verwechslung wäre noch mit der sog. knolligen Schrumpfung (vgl. Abb. 5 und 6 auf Taf. VIII) möglich gewesen.

Die Frau klagte auch über keine Erscheinungen, wie Ausfluß, Blutungen usw., so daß nach Entfernung des Zellpolyps die Frau einige Zeit nicht weiter mit dem Spiegel untersucht wurde. Erst später, als die Allgemeinbehandlung bereits 4—5 Wochen fortgesetzt war, untersuchte ich gelegentlich wieder mit dem Speculum; nun fand ich die Tumoren auffällig kleiner und beim Indagieren weicher. Bei der fortgesetzten Beobachtung schwanden dieselben vollständig, ohne weitere Spuren zu hinterlassen. Die Portio war nun nahezu vollkommen verstrichen, wie man sie bei älteren Frauen gewöhnlich antrifft. Wie lange die Knollen bestanden haben mochten, blieb unbekannt; von der ersten Untersuchung bis zum Schwinden war ein Zeitraum von etwa 8 Wochen verstrichen. Später konnten bei derselben Patientin Gummata in der Leber nachgewiesen werden, was mich in Anbetracht des Verlaufes der Tumoren in der Portio zur Überzeugung brachte, daß hier Gummata im Scheidenteile vorhanden waren. Ich begründe diese Annahme mit dem gleichzeitigen Vorhandensein anderweitiger Erscheinungen einer vorgeschrittenen Syphilis, auf das Schwinden der Knollen während der antisyphilitischen Behandlung, endlich auf die Identität mit den Erscheinungen bei gummösen Geschwülsten in anderen Organen. Da ferner weder die Knollen bei der Schrumpfung nach langdauernder chronischer Metritis, noch intramurale Fibrome eine ähnliche regressive Metamorphose eingehen, andererseits die diesen charakteristischen Symptome vollkommen fehlten, so blieb auch per exclusionem keine andere Annahme zulässig."

Oppenheim (S. 33f.) berichtete über folgende Beobachtung von v. Neumann:

An der vorderen Muttermundslippe fand sich ein nußgroßer, kugelig vorspringender, fluktuierender Tumor, der von verdünnter, in der Mitte gelblich durchscheinender Schleimhaut bedeckt war.

An der hinteren Muttermundslippe war ein etwa kreuzergroßes, tiefes Geschwür mit speckig gelbem Belag vorhanden. Die weithin unterminierten Ränder des Geschwürs waren scharf, wie mit dem Locheisen ausgeschlagen. Von den Seiten her zogen zu den Rändern einige erweiterte Venen.

Es handelte sich um „ein fluktuierendes, nicht perforiertes Gumma der vorderen Lippe und ein exulceriertes der hinteren Cervikallippe" (Abb. 148).

Wesentlich häufiger als die Gummiknoten sind die **gummösen Geschwüre** der Portio (Duparque, Feodoroff, Deprès, Despeyroux, Barré, A. Martin, Naudin, Doléris, Berkeley-Hill, Fournier, Mauriac, Neumann, Wolter, Spinelli, La Torre, Rille, Madlener, Oppenheim, Laffont; zit. nach Winternitz, S. 1941).

Nach Oppenheim (S. 35) bilden die Ulcera gummosa der Portio scharfrandige, manchmal nierenförmige Geschwüre, die ziemlich weit in die Tiefe reichen. Die Ränder sind in der Regel weithin unterminiert, sie fallen steil ab und sie erscheinen wie mit dem Locheisen ausgeschnitten. Der Grund ist speckig belegt. Entzündliche Erscheinungen in der Umgebung fehlen. Die Heilung erfolgt unter Bildung einer strahligen, derben Narbe, die Neigung zur Schrumpfung zeigt. An ihrer Oberfläche ist das Epithel verdickt und leukoplakisch verändert.

Winternitz (S. 1941) schildert die gummösen Geschwüre der Portio in folgender Weise:

„Die gummösen Geschwüre sind von Kronen- bis Mandelgröße (Fournier), selten das ganze Collum bis ins Scheidengewölbe einnehmend, rund, oval oder nierenförmig, mit scharfem, an einer Seite wallartigem, an der anderen abgeflachtem Rand, mit mehr oder weniger tiefem, schleimig (Rille), eitrig oder speckig belegtem, höckerigem Grund, auf einer oder beiden Lippen in der Nähe des Ostiums gelegen, aber für gewöhnlich nicht in den Cervicalkanal reichend (nach Barthélemy bildet in zwei Drittel der Fälle das Ostium cervicale den Mittelpunkt der Geschwüre). Die Farbe der Geschwürsränder ist livid schmutzigrot oder -braun, selten narbig weiß (Oppenheim, Laffont). Die Portio ist bei kleinen Geschwüren in ihrer Größe wenig geändert, bei größeren bedeutend voluminöser und härter. Während jene Geschwüre, welche die eben genannten Merkmale haben, gummösen Geschwüren der Haut entsprechend und bei sorgsamer Beobachtung sowie Berücksichtigung von Krankengeschichte und sonstigen Erscheinungen als luetische Geschwüre erkannt werden können, ähneln vereinzelte, die auf den Cervicalkanal übergreifen und mit Vergrößerung, Verhärtung von Portio und Uterus sowie Blutungen aus der Cervix verlaufen (Wolter, Spinelli, La Torre), Portiocarcinomen und haben schon wiederholt Operationen veranlaßt. Sie können auch tatsächlich in manchen Fällen in Carcinom übergehen (Neumann, Franceschini)".

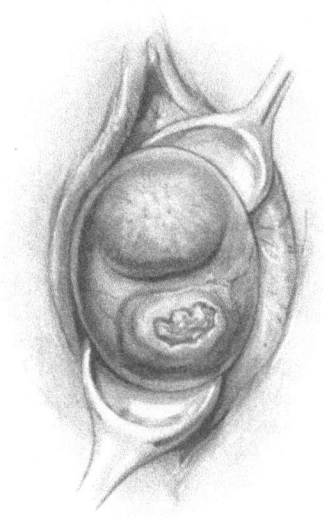

Abb. 148. Gumma portionis vaginalis.
(Nach Oppenheim.)

Differentialdiagnostisch kommen bei den Ulcera gummosa der Portio in Betracht: 1. Ulcera mollia, 2. Primäraffekte, 3. Papeln, 4. tuberkulöse Geschwüre, 5. Carcinome[1].

Die Ulcera mollia sind meist multipel, sie zeigen zackige, buchtige, meist flache Ränder, einen eitrigen, leicht abwischbaren Belag und lebhafte Entzündungserscheinungen in der Umgebung.

Die Primäraffekte der Portio bilden braunrote, scharf kreisrund begrenzte, gewöhnlich seichte und glatte Geschwüre, deren Ränder im Niveau der übrigen Schleimhaut liegen und nicht unterminiert sind. Auch bei geschwürigem Zerfall erscheinen die Primäraffekte als scharf begrenzte, von nicht unterminierten Rändern umgebene Substanzverluste mit glattem Grund.

Papeln an der Portio sind erhabene, scharf kreisrund begrenzte, meistens multiple, plateauartig erhabene Efflorescenzen, die oberflächliche, teils glatte, teils feindrusige, eitrig-fibrinös belegte Substanzverluste zeigen können. Die Ränder sind nicht unterminiert.

Die tuberkulösen Geschwüre haben zackige, buchtige, zugeschärfte, unterminierte Ränder. Ihr Grund ist uneben; an einzelnen Stellen erkennt man in ihm hirsekorn-

---
[1] Die folgenden Ausführungen sind — soweit nichts anderes angegeben ist — entnommen aus Oppenheim, S. 36.

große, graue Knötchen. Diese kann man gelegentlich auch in der Umgebung der anscheinend noch gesunden Schleimhaut auffinden. Die tuberkulösen Geschwüre sind meistens seicht und mehr flächenhaft; auf Berührung sind sie sehr schmerzhaft. Meist sind gleichzeitig die Zeichen vorgeschrittener allgemeiner Tuberkulose vorhanden.

Anfangsstadien der Portiocarcinome sind „nicht immer leicht und erst durch mikroskopische Untersuchung von luetischen Geschwüren (gummösen und großen, wuchernden, übelbelegten Sklerosen) zu unterscheiden" (Winternitz, S. 1943).

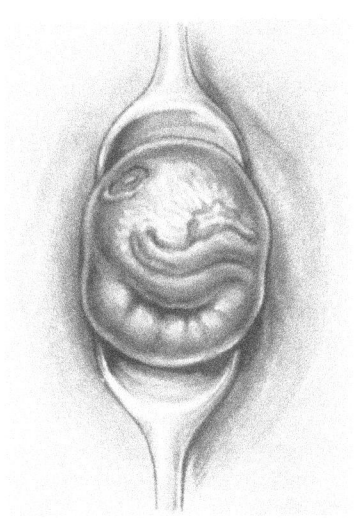 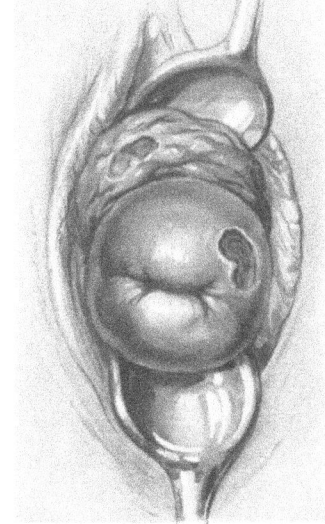

Abb. 149. Gummata exulcerata partim cicatrisantia portionis vaginalis. Abb. 150. Gummata exulcerata in reparatione vaginae et portionis vaginalis.
(Nach Oppenheim.)

Therapie der luischen Scheiden- und Portioerkrankungen.

Da die allgemeine Behandlung der Syphilis nicht Sache des Gynäkologen ist, so sollen hier nur die lokalen Maßnahmen bei luischen Erkrankungen der Scheide und der Portio besprochen werden.

Bei Primäraffekten empfiehlt es sich, die Scheide zweimal täglich mit dünnen Sublimatlösungen (1:1000) zu spülen. Dann kann man — um die Reinigung der Primäraffekte zu beschleunigen — Tampons einführen, die mit grauer Salbe bestrichen sind. Diphtherischer Zerfall kann durch Ätzungen mit Kupferlösung oder mit konzentrierter Carbolsäurelösung beschränkt werden.

Bei den papulösen Erscheinungen der Scheide und der Portio handelt es sich nur darum, sekundäre Infektionen nach Möglichkeit durch häufige antiseptische Spülungen und Einführung von Jodoformtampons fernzuhalten.

Beim Vorhandensein gummöser Geschwüre kann man Tampons, die mit grauer Salbe oder mit 10%iger weißer Präcipitatsalbe bestrichen sind, in die Scheide einführen.

Selbstverständlich ist bei allen luischen Erscheinungen in der Scheide oder an der Portio eine Allgemeinbehandlung der Syphilis unumgänglich notwendig.

IV. Ulcus molle.

Das Ulcus molle der Scheide ist selten. In der Regel sind beim weiblichen Geschlecht die großen und kleinen Schamlippen, die Umgebung der Harnröhre oder die Gegend der hinteren Commissur ergriffen. Vom Introitus vaginae aus kann die Erkrankung sekundär auch auf die untersten Abschnitte der Scheide übergreifen. Diese sekundäre Beteiligung der Scheide ist aber ebenso selten wie das primäre Ulcus molle der Scheide (Tomasczewski). Etwas häufiger findet sich das Ulcus molle an der Portio vaginalis. Selbst dabei erkrankt die Scheide aber in der Regel nicht, obwohl das ständig herabfließende Sekret des Geschwürs häufig die äußeren Genitalien sekundär infiziert (Tomasczewski).

Eine neuere Statistik über die Lokalisation des Ulcus molle an den weiblichen Genitalien konnten wir nicht finden. Auch Tomasczewski bringt in seiner ausgezeichneten Monographie über das Ulcus molle nur eine ältere Zusammenstellung von Debauge[1].

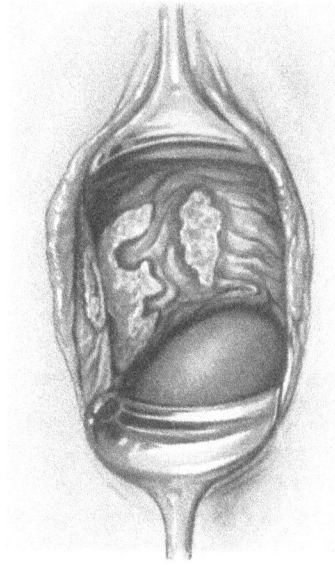

Abb. 151. Ulcera venerea elevata vaginae. (Nach Oppenheim.)

„Statistique de Debauge (de Lyon) 206 cas, femmes.

Fourchette, fosse naviculaire	78
Grandes lèvres	19
Petites lèvres	16
Méat urinaire (de ces 21 chancres 19 se prolongeaient dans l'urèthre)	21
Voisinage du méat	2
Vestibule	4
Clitoris	1
Entrée du vagin (immédiatement en dehors des caroncules myrtiformes, entre ces caroncules et les petites lèvres	17
Vagin en arrière des caroncules	7
Col utérin	1
Marge de l'anus	25
Sillon interfessier	5
Périnée	5
Face interne des cuisses	5
Hypogastre	2"

Unter diesen 208 (nicht wie es in der Überschrift heißt 206) Fällen saßen die Ulcera mollia also 166 mal (79,8%) am Genitale selbst („Fourchette … bis „Col utérin" einschließlich) und in diesen 166 Fällen war 7 mal (= 4,2%) die Scheide hinter den Carunculae myrtiformes erkrankt[2].

Aus der Tabelle läßt sich aber nicht entnehmen, ob es sich um primäre Ulcera mollia oder nur um ein sekundäres Übergreifen handelte.

Das typische Ulcus molle ist ein mehr oder weniger tiefer Substanzverlust mit scharfen, oft unterminierten, unregelmäßigen, zackigen, von einem roten Hof umgebenen

---

[1] Im Literaturverzeichnis von Tomasczewski findet sich nur „Debauge, Traitement du chancre simple et des bubons chancreux par la cautérisation au chlorure de zinc. Thèse de Paris 1858".

[2] Auch Schröder und Kuhlmann (S. 159) erwähnen die Tabelle von Tomasczewski. Sie schreiben: „Danach fanden sich unter 266 Fällen von Ulcera mollia 65 = 31,5% an den Genitalien, wovon 7 mal (= 3,4%) die Vagina befallen war". Es scheint, daß sich hier einige Druckfehler eingeschlichen haben. Nach Tomasczewski handelt es sich nicht um 266, sondern nur um 206 (in Wirklichkeit 208) Fälle. Zählt man in der Tabelle die Fälle von „Fourchette …" bis „Vagin en arrière des caroncules" zusammen, dann erhält man 165 (nicht 65 Fälle). Rechnet man die nächste Rubrik „Col utérin" (1 Fall) hinzu, dann ergibt sich, daß von 208 Fällen das Ulcus molle 166 mal am Genitale saß. Unter diesen 166 Fällen war 7 mal (= 4,2%) die Scheide hinter den Carunculae myrtiformes befallen.

Rändern. Der Geschwürsgrund ist uneben, buchtig und meist gelblich-speckig belegt. Die Ränder und der Geschwürsgrund sind weich.

Bei der Berührung und oft auch schon spontan sind die Geschwüre äußerst schmerzhaft (Heitzmann). Zuweilen ist nur ein Ulcus molle vorhanden, im weiteren Verlaufe pflegen aber fast stets neue Geschwüre aufzutreten.

Durch das Zusammenfließen zweier oder mehrerer Geschwüre entstehen oft große, von buchtigen und zackigen Rändern begrenzte Geschwürsflächen.

Nach Heitzmann (S. 208) sitzen die Ulcera mollia gewöhnlich am Introitus vaginae und an der hinteren Commissur; „in der Scheide selbst sind sie fast nur im vordersten Drittel und zwar häufiger an der vorderen Wand anzutreffen". Ausnahmsweise sah Heitzmann sie auch im hinteren Scheidengewölbe. Hier riefen sie Abklatschgeschwüre an der hinteren Muttermundslippe hervor.

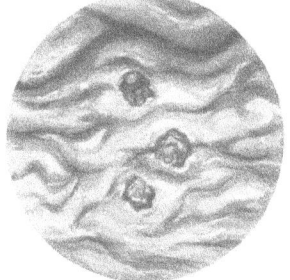

Abb. 152. Ulcera venerea vaginae in reparatione. (Nach Oppenheim.)

Von der typischen Form des Ulcus molle kommen gelegentlich Abweichungen vor. Am bekanntesten und häufigsten ist das Ulcus molle elevatum. Dieses ist dadurch charakterisiert, daß es nicht im Niveau der übrigen Schleimhaut liegt, sondern daß es seine Umgebung überragt. Die Ursache dieser Erscheinung ist ein „zu stark entwickeltes Granulationsgewebe in der Mitte des Geschwürs, während der Geschwürsbelag noch deutlich vorhanden ist"; es handelt sich also gewissermaßen um „einen vorzeitigen Heilungsprozeß" (Stümpke, S. 80).

Durch Mischinfektionen kann es zu einem jauchigen oder brandigen Zerfall des Ulcus molle kommen (Ulcus molle gangränosum). Die Umgebung des Geschwürs verfärbt sich kirschrot (Tomasczewski), das Geschwür selbst bedeckt sich mit einem graugrünen oder graubräunlichen Belag. In anderen Fällen fehlt dieser Belag, und der mißfarbene Geschwürsgrund sondert reichlich übelriechendes, dünnflüssiges, bräunliches, jauchiges Sekret ab. Die Gangrän greift oft rasch in die Tiefe, so daß in kurzer Zeit ausgedehnte Partien zerstört werden. Schließlich kann sich auch eine tödliche Allgemeininfektion anschließen.

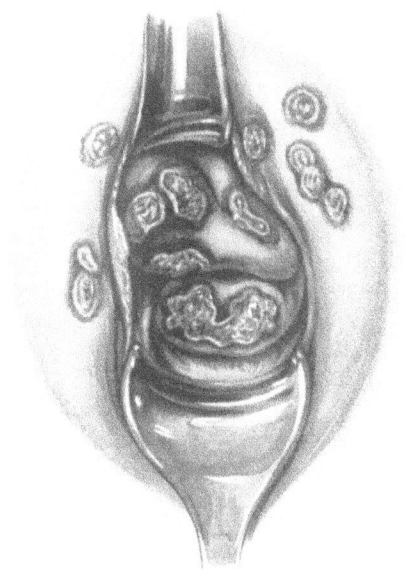

Abb. 153. Ulcera mollia an den äußeren Genitalien, an der vorderen und hinteren Scheidenwand (hier konfluierend). (Nach Heitzmann.)

Vielfach wurde neben dem Ulcus molle gangränosum, dem gangränösen Schanker, auch ein Ulcus molle phagedänicum, phagedänischer Schanker, unterschieden: „Bei dem gangränösen Schanker sollte der akute, mit intensiven allgemeinen Zerfallserscheinungen einhergehende Gewebsprozeß im Vordergrund stehen, während der phagedänische Schanker sich vielfach auf das subcutane Gewebe beschränke (Chancre décorticant Ricords)" oder „mehr einen „molekularen" Zerfall erkennen" lasse (Stümpke).

Es muß aber dahingestellt bleiben, „ob dieser sogenannte phagedänische Schanker als Morbus sui generis aufrecht erhalten werden kann, ob nicht vielmehr Identität oder wenigstens sehr starke Wesensverwandtschaft mit dem Ulcus molle gangränosum vorliegt" (Stümpke).

Jedenfalls werden, wie Stümpke betont, in der Literatur die „mikroskopischen Befunde und sonstigen Eigentümlichkeiten", die als charakteristisch für das Ulcus molle gangränosum gelten, auch bei Ulcerationen erwähnt, die als phagedänisch bezeichnet werden.

Hierher möchten wir auch die Tatsache rechnen, daß sowohl beim Ulcus molle gangränosum (zit. nach Stümpke) als auch beim Ulcus molle phagedänicum (zit. nach Tomasczewski) mehrfach die gleichen Keime, nämlich fusiforme Bacillen und Spirochäten gefunden wurden. Es scheint also, daß auch hier, ebenso wie bei ähnlichen Erkrankungen (Hospitalbrand, Noma) die „fusospirilläre Symbiose" im Sinne der Plaut-Vincentschen Angina eine Rolle spielt.

Die eigentlichen Erreger des Ulcus molle, die Ducrey-Unnaschen Bacillen findet man in den gangränösen Geschwüren nicht mehr [Matzenauer (1900), Rona]. Das Ulcus molle wird also „an den Stellen, an denen die Gangrän hinzutritt, zerstört" (Frei, S. 8). Infolgedessen läßt sich auch durch Überimpfen von diesen Geschwüren aus kein weicher Schanker mehr erzeugen[1].

Gangränöse Genitalgeschwüre mit fusiformen Bacillen und Spirochäten können aber auch entstehen, ohne daß ein Ulcus molle vorausgegangen ist [Rona (1916), Tomasczewski (S. 661)]. Bei einem voll entwickelten Ulcus gangränosum ist also nur selten der Entscheid möglich, ob sich die Mischinfektion auf ein Ulcus molle aufgepfropft hat.

Unter diesem Gesichtspunkt muß eine Beobachtung von Gördes betrachtet werden, die dieser als „Ulcus molle gangränosum vaginae" bezeichnete.

Es handelte sich um ein junges Mädchen, das über heftige Schmerzen in der Scheide klagte. Das Leiden bestand angeblich seit 3—4 Wochen, in den letzten Tagen waren die Schmerzen aber so schlimm geworden, daß die Kranke kaum mehr gehen konnte. Der letzte Geschlechtsverkehr hatte vor 5 Wochen stattgefunden.

Beide große Schamlippen waren stark ödematös geschwollen. Zwischen ihnen ragten „schwarzgraue Fetzen hervor, die sich beim Auseinanderdrängen der Labien als Teile der in ihrem ganzen Umfange gangränös erscheinenden Scheidenwände erwiesen. Das ganze verbreitete einen geradezu aashaften Geruch. Dabei bestand eine Gravidität mens. IV."

Eine genauere Untersuchung war wegen der sehr starken Schmerzen erst in Narkose möglich. Dabei zeigte sich, daß fast das ganze Scheidenrohr, teilweise in einer Dicke von mehr als 1 cm, gangränös war. Nur rechts hinten befand sich ein schmaler Streifen, der zwar auch schon leicht verfärbt, aber noch nicht vollkommen gangränös war. An den übrigen Stellen ließ sich fast das ganze Scheidenrohr in großen, bis 5 cm breiten Fetzen mit Schere und Pinzette leicht entfernen.

Die Scheide wurde dann mit dem scharfen Löffel bis zum gesunden Gewebe ausgeschabt. Die Blutung war dabei verhältnismäßig unbedeutend.

Die Portio selbst war nicht gangränös, aber blaugrau verfärbt. „Nach außen hin hatte der zerstörende Prozeß am Introitus vaginae Halt gemacht".

Am Tage nach der Operation trat fast vollkommene Anurie ein. Am folgenden Tage schwere Benommenheit, am übernächsten Tage kam die Kranke 2 Stunden nach Ausstoßung der Frucht ad exitum.

---

[1] Vor völliger Zerstörung des Ulcus molle durch die Mischinfektion kann die Überimpfung noch ein positives Resultat ergeben (Frei, S. 8).

Bei der „nicht eingehend gemachten" Autopsie zeigte sich, daß die Uterusinnenfläche stark mit diphtherieähnlichen Massen belegt war; beide Nieren waren um mehr als das Doppelte vergrößert. „Der komatöse Zustand war also zweifellos urämischer Natur gewesen"[1].

Eine weitere wichtige Komplikation des Ulcus molle ist die Mischinfektion mit Spirochaeta pallida, d. h. die Kombination von Ulcus molle und syphilitischem Primäraffekt (Chancre mixte).

Ein Chancre mixte kann auf dreifache Weise zustande kommen (Tomasczewski):

1. Die Ansteckung mit dem Ulcus molle und dem Syphiliserreger erfolgt gleichzeitig. Nach einem 2—3tägigen Inkubationsstadium entwickelt sich dann zunächst ein typisches Ulcus molle und nach 2—3 Wochen tritt im Grunde und an den Rändern dieses weichen Schankers ein hartes syphilitisches Infiltrat auf.

Die Infektionsquelle ist in diesen Fällen entweder ebenfalls ein gemischter Schanker oder das Ulcus molle eines sekundär Syphilitischen.

2. Die Ansteckung mit dem Erreger des Ulcus molle und der Syphilis erfolgt zweizeitig. Dabei sind zwei Möglichkeiten denkbar:

a) Zuerst erfolgt eine Infektion mit Ducrey-Unnaschen Bacillen, und das Ulcus molle bildet dann die Eintrittspforte für die Spirochaeta pallida.

b) Zuerst wird eine Syphilis erworben, und der Primäraffekt wird zur Eintrittspforte für die Ducrey-Unnaschen Bacillen.

Die Infektionsquelle ist in beiden Fällen nicht einheitlich, d. h. es kommen zwei verschiedene Personen als Infektionsquelle in Betracht.

Wiederholt wurde in den letzten Jahren auch eine Mischinfektion von Ulcera mollia mit Diphtheriebacillen beobachtet (Stümpke, S. 80 u. a.).

„Das klinische Bild ist in diesen Fällen durchaus nicht immer charakteristisch für diphtherische Gewebsläsionen, vielmehr können die äußeren Symptome einer derartigen Komplikation ein völlig indifferentes Krankheitsbild bieten; am häufigsten findet man noch schlaffe, schmierig belegte Geschwüre, deren Haupteigenschaft offenbar in dem hartnäckigen Verlauf und dem Widerstand gegen jede Therapie zu sehen ist" (Stümpke).

Eine der wichtigsten und häufigsten Komplikationen beim Ulcus molle des Mannes ist die Infektion der abführenden oberflächlichen Lymphbahnen (Lymphangitis) und der Leistendrüsen (Bubo ex ulcere molli). Beim weiblichen Geschlecht ist die Lymphangitis sehr selten; sie beschränkt sich auf die Lymphbahnen, die in der Haut der großen Schamlippen verlaufen (Tomasczewski, S. 700).

Ätiologie des Ulcus molle.

Der Erreger des Ulcus molle ist der Bacillus Ducrey-Unna.

Da über die Bezeichnung und über die Morphologie dieses Bacillus vielfach Unklarheit herrscht, dürfte eine kurze Schilderung seiner Entdeckung nicht ungerechtfertigt erscheinen.

Im Jahre 1889 berichtete Ducrey, daß es ihm gelungen war, im Eiter von Inokulationsschankern ausschließlich und regelmäßig kurze gramnegative Stäbchen nachzuweisen. Diese färbten sich mit den üblichen Bakterienfarbstoffen nur an den Polen stärker. Sie fanden sich mehr oder weniger reichlich, meist in Gruppen gelagert und oft in Eiterzellen eingeschlossen. Versuche, diese Stäbchen auf den gebräuchlichen Nährböden zu züchten, mißlangen.

Damit „war der Nachweis erbracht, daß sich im Eiter des Ulcus molle regelmäßig und in ausreichender Menge ein morphologisch und tinktoriell wohl charakterisierter Mikroorganismus findet, der

---

[1] Es erscheint nicht ausgeschlossen, daß es sich um eine Jodoformvergiftung handelte, da es in der Krankengeschichte beim Auftreten von Anurie und Benommenheit heißt: „Wegen der Möglichkeit einer Jodoformintoxikation wird abends der Jodoformgazetampon durch einen solchen von Watte ersetzt".

in klinisch ähnlichen Affektionen fehlt und auf den gebräuchlichen Nährböden kein Wachstum zeigt" (Tomasczewski, S. 619).

Der zwingende Beweis für die ätiologische Bedeutung dieses nur im Schanker **eiter** vorhandenen Bacillus war damit aber noch nicht erbracht (Welander, Indien und Strauß u. a.).

Im Jahre 1892 konnte Unna, der damals gerade an dem Schankerkapitel seiner "Histopathologie" arbeitete, "einen ganz eigenartigen, bis dahin noch von niemand gesehenen Bacillus" (Delbanco) und zwar einen Kettenbacillus im Schanker **gewebe** selbst durch Färbung mit polychromem Methylenblau nachweisen. Unna, der den Bacillus, wie er zu sagen pflegte (Delbanco), "bei der Arbeit" fand, konnte gleichzeitig zeigen, daß die histologisch nachweisbaren Wirkungen auf die Haut vollkommen mit den klinischen Eigenschaften des weichen Schankers übereinstimmten.

"In den Tagen dieser folgenschweren Entdeckung, als Unna seinen Schülern den Befund gerade demonstrierte, meldete sich ein junger Kollege aus den Vereinigten Staaten, Dr. Pusey, um das Laboratorium zu sehen und Unna um eine Empfehlung an die Pariser Dermatologen zu bitten: „Ich kann Ihnen eine eigene Art von Visitenkarte mitgeben", antwortete Unna lächelnd, indem er ihm das demonstrierte Präparat mit den schönsten Bacillenketten gab. „Ich bin sicher, daß Sie dieses Präparat bei meinen Pariser Kollegen gut einführen wird".

In der Tat demonstrierte Dr. Pusey in der Sitzung der Société française de Dermatol. et Syphilis vom 9. Juni 1892 den Unnaschen Bacillus des weichen Schankers, nachdem Emile Vidal den mitgesandten Bericht gelesen hatte" (Delbanco).

Unnas Entdeckung wurde bald von verschiedenen Seiten bestätigt (Literatur bei Tomasczewski, S. 620). Gleichzeitig gelang es, Übergänge zwischen den Bacillen des Eiters und den Ketten des Gewebes aufzufinden. Im Jahre 1895 haben sich dann sowohl Unna als auch Ducrey "gleichzeitig dahin ausgesprochen, daß die Bacillen des Eiters und die Ketten des Gewebes nur verschiedene „Phasen" desselben Mikroorganismus seien" (Tomasczewski).

Im **Eiter** des Ulcus molle findet sich also der **Ducrey**sche Bacillus, im **Gewebe** der **Unna**sche Kettenbacillus.

Die Unterschiede zwischen diesen beiden Erscheinungsformen ergeben sich aus der folgenden Tabelle, die wir aus einer Arbeit von Delbanco[1] zusammenstellten.

	Eiterbacillen (Ducreysche Bacillen)	Gewebsbacillen (Unnas Streptobacillus)
Länge	1,48 μ	$1\frac{1}{4}$—2 μ (im allgemeinen etwas feiner und oft länger als der Eiterbacillus)
Struktur	abgerundete Ecken	scharfe Ecken
	Doppelpunktbacillen (nur wenige Bacillen sind homogen gefärbt, die meisten haben in der Mitte eine ungefärbte Stelle und an dieser eine leichte Einschnürung, so daß der ganze Bacillus Biskuit- oder 8-Form besitzt (= Doppelpunktfärbung)	Stets homogen gefärbt. Eine ganz feine linienartige Farblücke tritt auf, sobald der Bacillus eine größere Länge erreicht. (Vorbereitung der Querteilung — Homogene Färbung)
Formation	Stäbchen mit abgerundeten Ecken	Ketten, die aus einzelnen Bacillen mit scharfen Ecken zusammengesetzt sind
Verhalten zu den Leukocyten	finden sich auch intracellulär	nie intracellulär

Über die Ursache dieser großen Verschiedenheit des gleichen Erregers im Gewebe einerseits und im Eiter andererseits ist heute noch nichts bekannt.

---

[1] Delbanco: Arch. f. Dermatol. u. Syphilis. Bd. 129, S. 247 f.

Ätiologie des Ulcus molle. 417

Bei der großen Verschiedenheit der beiden Formen und im Hinblick auf die historische Entwicklung der Frage ist es vollkommen unrichtig, wenn in der Literatur vielfach von einem Ducreyschen Ketten-

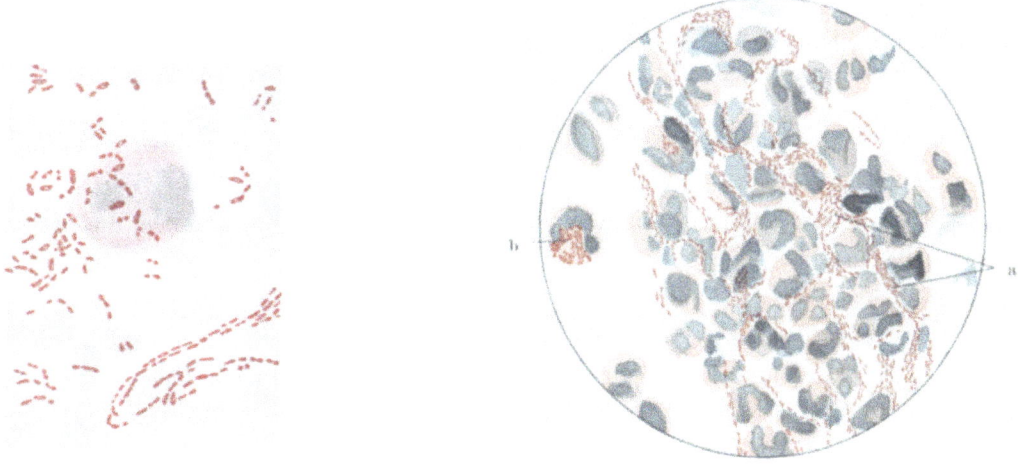

Abb. 154. Abb. 155.
Abb. 154. Streptobacillen im Ulcus molle-Ausstrich. Schiffchenformen. Methylgrün. Pyronin. Originalvergrößerung 900. Zeichnerisch auf das Doppelte vergrößert.
Abb. 155. Streptobacillen im Ulcus molle-Ausstrich. a in Zügen, b intracellulär. Methylgrün-Pyronin. (Vergr. etwa 700.)

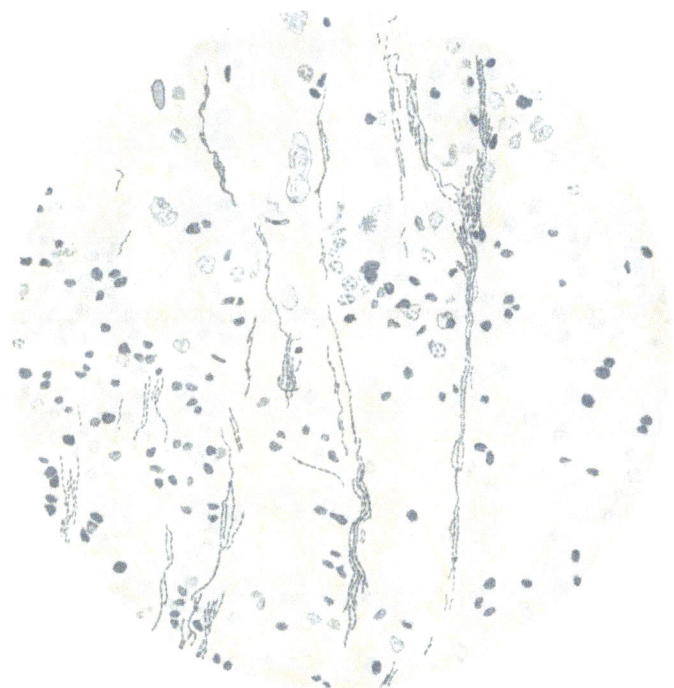

Abb. 156. Streptobacillen im Ulcus molle-Schnitt. Polychromes Methylenblau, Tannin-Orange. (Vergr. 900.)
(Nach Frei. Aus Hanbbuch d. Haut- u. Geschlechtskrankheiten. Bd. 21. Berlin: Julius Springer 1927.

bacillus die Rede ist. „Niemals hat Ducrey einen Kettenbacillus entdeckt und beschrieben. Sein Verdienst ist die Entdeckung des Doppelpunktbacillus im Eiter des weichen Schankers". „Der Ausdruck „Kettenbacillus Ducrey" ist die wahre contradictio in adjecto". „Der Ducreysche Bacillus gewann erst Ansehen und Stellung im System der pathophoren Bakterien durch die Entdeckung des Streptobacillus durch Unna (Delbanco).

„Wer die Identität beider annimmt, darf, wenn er den Namen des oder der Entdecker mit nennen will, sprechen von dem Bacillus Ducrey-Unna des weichen Schankers oder von dem Bacillus Ducrey, oder von dem Streptobacillus Unna, allenfalls — die Identität immer vorausgesetzt — von dem Streptobacillus Unna-Ducrey. Der Streptobacillus Ducrey aber bedeutet ein historisches Plagiat" (Delbanco).

Zum Nachweis der Ducrey-Unnaschen Bacillen wurden zahlreiche Methoden angegeben [eine ausführliche Zusammenstellung findet sich bei W. Frei (1927)].

Es seien hier nur die Verfahren geschildert, die für den praktischen Bedarf vollkommen genügen.

Zum Nachweis der Bacillen im Eiter eines Ulcus molle ist die Färbung von Ausstrichpräparaten vollkommen ungeeignet, da sich im Eiter stets auch zahllose andere Bakterien finden. Man geht deshalb am besten so vor, daß man nach dem Vorschlag von Nicolle und Colombini (zit. nach Frei, S. 12) die Ausstriche nicht mit dem Oberflächeneiter anlegt, sondern mit kleinen Gewebsbröckeln, die man nach leichtem Abtupfen der Oberfläche durch vorsichtiges Abschaben des Geschwürsgrundes gewinnt.

Die Ausstriche werden mit Methylgrün-Pyronin gefärbt. Findet man dann „Bacillen in typisch fischzugartiger Anordnung, d. h. in dicken Bündeln von langen Ketten, dann wird man die klinische Diagnose ohne weiteres bestätigen können" (Frei, S. 18).

Sind nur einzelne und kürzere Ketten vorhanden, dann spricht ihr gramnegatives Verhalten für Ulcus molle. Fehlen Ketten vollkommen, dann ist eine sichere Diagnose nicht möglich, da Verwechslungen mit anderen gramnegativen Keimen vorkommen können.

Zum Nachweis der Unnaschen Streptobacillen im Gewebsschnitt fixiert man die excidierten Stückchen am besten in 10%igem Formalin. Die Schnitte werden mit Unnas polychromem Methylenblau und Tannin-Orange oder mit Methylgrün-Pyronin gefärbt.

Auf den kulturellen Nachweis kann hier nicht eingegangen werden.

Histologie des Ulcus molle.

Über die Histologie des Ulcus molle in der Scheide selbst liegen, soweit wir sehen, bisher noch keine Untersuchungen vor.

An der Haut zeigt das Ulcus molle folgenden Bau (Kyrle)[1]: Das Stratum papillare und reticulare sind von Rundzellenmassen erfüllt, „ja geradezu durch sie ersetzt". Gegen die Tiefe zu klingt die Infiltration allmählich ab. Man findet dann nur mehr erweiterte Gefäße und da und dort Zellanhäufungen in ihrer Umgebung; eine gleichmäßige Überschwemmung des Gewebes mit Entzündungselementen fehlt hier (Abb. 157).

Diese Beschränkung der Infiltration auf den obersten Cutisabschnitt ist für den ganzen Prozeß charakteristisch. Sie erklärt auch verschiedene seiner klinischen Eigentümlichkeiten, so z. B. die verhältnismäßige Oberflächlichkeit der Substanzverluste und das damit zusammenhängende Ausbleiben von Narbenbildung.

---
[1] Kyrle: Bd. 2, S. 135.

Im Geschwürsgrunde lassen sich bei geeigneter Färbung regelmäßig gramnegative Stäbchen nachweisen, „die hier in langen, vielzeiligen Kettenzügen den größten Teil des entzündlichen Infiltrates durchziehen, Gewebs-Lymphspalten und Lymphgefäße erfüllen, die Blutgefäße dagegen freilassen" (Tomasczewski).

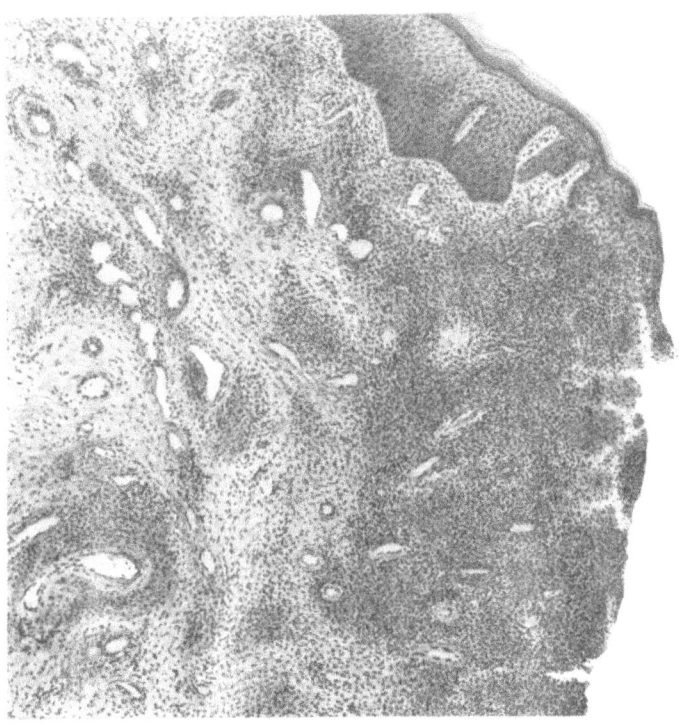

Abb. 157. Ulcus venereum s. molle. Vergr. 42. Akut entzündliche Infiltration, am stärksten im obersten Cutisanteile entwickelt, gegen die Subcutis zu allmählich abklingend. Starke Gefäßerweiterung. Der Entzündungszustand reicht über den Geschwürsbereich hinaus.
(Aus Kyrle, Vorlesungen über Histobiologie der menschlichen Haut, Bd. 2. Berlin: Julius Springer 1927.)

Nähere Einzelheiten über den histologischen Befund und über die Histogenese der Geschwürsbildung finden sich bei Unna (Histopathologie, S. 435ff.) und bei Frei (1927, S. 21ff.).

Übertragung des Ulcus molle.

Die Übertragung des Ulcus molle kommt fast ausschließlich direkt durch den Geschlechtsverkehr mit Personen zustande, die an Ulcus molle leiden.

Auch eine indirekte Übertragung durch Kleider, Instrumente u. a. m. erscheint möglich.

So berichtete Hilden (zit. nach Tomasczewski), daß ein Mädchen, das bei einem Maskenfest die Kleider eines nachgewiesenen Kranken trug, sich mit Ulcus molle infizierte.

Auch durch „Autoinokulation" können Ulcera mollia entstehen, d. h. dadurch, daß ein Kranker, der an Ulcus molle leidet, sich an anderen Stellen des Körpers weiche Schankergeschwüre „inokuliert" (Literatur bei Stümpke, S. 83).

Viel erörtert wurde die Frage, ob es auch klinisch gesunde Bacillenträger gibt, und ob durch diese die Erkrankung übertragen werden könne.

So berichtete z. B. Bruck[1] über folgende Beobachtung:

„Ein Ehemann kommt aus der Gefangenschaft zurück, verkehrt am Tage seiner Ankunft mit seiner Frau und bemerkt schon am nächsten Tage eine wunde Stelle am Glied. Am dritten Tage nach dem Verkehr kommt er in meine Beobachtung, und es läßt sich ein typisches Ulcus molle am äußeren Präputialblatt feststellen.

Im Ausstrich aus den Randpartien: Streptobacillen. Extramatrimonieller Verkehr, zu dem der einen sehr zuverlässigen Eindruck machende Herr auch aus äußeren Gründen gar keine Gelegenheit hatte, wird aufs strikteste negiert. Die Ehefrau wird sofort von mir untersucht, leugnet ebenfalls jeden außerehelichen Verkehr, macht aber einen durchaus nicht so zuverlässigen Eindruck als der Gatte. Bei der gründlichsten Inspektion der äußeren Genitalien, der urethroskopischen Untersuchung der Harnröhre, genauesten Durchmusterung der Vagina und Cervix läßt sich auch nicht die Spur eines Ulcus molle oder auch nur einer Erosion entdecken. Auch extragenitale Geschwüre kommen nicht in Betracht. Im Sekret der Vagina keine Eiterkörperchen und eine uncharakteristische saprophytische Flora, im Cervicalsekret nur Schleim, keine Leukocyten, keine Gonokokken, nur einige dicke Kokken (grampositiv). Im Sekret der Vulva und des Orificium urethrae ergibt die Färbung mit polychromem Methylenblau und die Gramfärbung typische Streptobacillen, die die übrige Bakterienflora bis auf einzelne dicke Kokken und Stäbchen fast völlig verdrängt haben. Das nach Reinigung der Mündung entnommene Sekret des Harnröhreninnern erweist sich frei von Eiterkörperchen und Streptobacillen. Zur Verifikation der Streptobacillen werden nun einerseits Kulturen, andererseits Autoinokulationen angelegt. Auf der gewöhnlichen Agarplatte wachsen zahlreiche grampositive Kokken und plumpe grampositive Stäbchen, keine Streptobacillen, auf der Menschenblutagarplatte lassen sich nach vorausgegangener Beimpfung von Blutagarkondenswasser nach Stein zahlreiche typische Streptobacillenkolonien isolieren und in Reinkultur weiterimpfen. Auf der linken Seite des Oberschenkels wird eine Autoinokulation mit Sekret aus der Vagina (im Speculum entnommen), auf der rechten Seite mit Sekret des Orificium urethrae angelegt und beide Stellen mit sterilem Mull bedeckt.

Nach 48 Stunden ist die Stelle links reaktionslos abgeheilt, rechts haben sich zwei kleine Ulcera mollia entwickelt, die in den ersten 6 Tagen beobachtet werden und Tendenz zum Weiterschreiten haben. Nach 8 tägigem Bestand werden sie durch Behandlung mit Carbolsäure und Jodoform rasch zur Abheilung gebracht.

Der Patientin werden sodann tägliche Sagrotanwaschungen und Zwischenlagen mit Europhenpuder verordnet. Bei der Nachkontrolle nach 4 Wochen werden keine Streptobacillen mehr gefunden. Die nach 5 Wochen bei Mann und Frau vorgenommene Wa.R. ergibt ein negatives Resultat. Das Ulcus des Mannes ist nach 14 Tagen ohne Komplikation abgeheilt. Der nach 5 Wochen wieder aufgenommene eheliche Verkehr ist ohne weitere Störungen verlaufen.

Wir haben in diesem Falle den wohl einwandfreien und mit unseren früheren Beobachtungen, sowie denen von A. Sommer und F. Lesser übereinstimmenden Nachweis erbracht, daß eine weiche Schankerinfektion des Mannes durch eine klinisch völlig gesunde Frau, die jedoch in ihrem Vulvasekrete Streptobacillenträgerin ist, herbeigeführt werden kann. Wann und wie die Streptobacillen auf die Vulva gelangt sind, muß dahingestellt bleiben. Am wahrscheinlichsten ist aber wohl, daß entgegen den Angaben der Frau doch eine extramatrimonielle Infektion während der Gefangenschaft des Gatten stattgefunden hat, ohne daß die Frau ulcus-molle-krank geworden ist".

Allgemeine Anerkennung haben die mikroskopischen „Bacillenbefunde an klinisch erscheinungsfreien Frauen, die als Infektionsquellen für Ulcera mollia in Frage kamen" (Frei, S. 17), aber nicht gefunden. So schrieb Frei (l. c):

„Man hat bei einer Anzahl solcher Fälle mikroskopisch in Vulva und Urethra „massenhaft" Streptobacillen „fast in Reinkultur" nachweisen können, während sie bei den gleichen Personen im Vaginal- und Cervixsekret im allgemeinen fehlten (Bruck, Sommer, F. Lesser, Scherber). Zwar hat keiner der genannten Autoren nähere Angaben über die morphologischen Eigenschaften dieser Bacillen gemacht, doch geht aus Ausdrücken wie „typische Streptobacillen", „gramnegative Bacillen vom Typus der Ducreyschen Bacillen", sowie aus der Sicherheit der Diagnose wohl hervor, daß es sich um Bacillen

---

[1] Bruck: Arch. f. Dermatol. u. Syphilis. Bd. 129, S. 171.

in Kettenformation gehandelt hat. Eine solche Anordnung an der Oberfläche der Schleimhaut steht insofern zu dem uns vom Ulcus her bekannten Verhalten der Streptobacillen in einem gewissen — wenn auch erklärbaren — Widerspruch, als wir dort, wie besprochen, Kettenbildung nur in der Tiefe des Gewebes, aber nicht an der Oberfläche kennen. Leider hat man sich bei der Mehrzahl dieser Beobachtungen auf die mikroskopische Untersuchung beschränkt, und nur in einem Fall von Bruck ist der Befund bisher durch Inokulation und Kultur kontrolliert und bestätigt worden. Wenn auch das mikroskopische Verfahren als Einzelmethode ausreicht, um im Rahmen des bereits Erforschten, Gesicherten Untersuchungen vorzunehmen, so ist es doch für sich allein ebensowenig wie das Kulturverfahren, mit dem analoge Befunde erhoben worden sind (Brams, Saelhof, s. S. 53), oder wie etwa die Inokulation vor Entdeckung der Streptobacillen beweiskräftig genug, um wissenschaftlich noch unbearbeitete Probleme zu lösen. Man wird vielmehr in solchen Fällen sämtliche zur Verfügung stehende Methoden vereint zur Anwendung bringen müssen".

Die **Inkubationszeit**, also die Zeit zwischen der Infektion und dem Auftreten der ersten klinisch nachweisbaren Erscheinungen, beträgt im allgemeinen 2—3 Tage.

Gelegentlich können aber auch 5—8, ja 10 Tage vergehen, ehe sich ein kleines Ulcus molle entwickelt (Tomasczewski).

Die **Dauer der Erkrankung**, d. h. die Zeit vom Auftreten der Erosion bis zur Heilung beträgt normalerweise 5—6 Wochen (Heitzmann).

Da aber in der Scheide häufig durch „Autoinokulation" neue Geschwüre auftreten, so kann sich die Heilung auch sehr viel länger hinziehen.

Diagnose des Ulcus molle.

Nach Oppenheim (S. 10) können Ulcera mollia der Scheide verwechselt werden mit Ulcera aphthosa, traumatischen Geschwüren, Primäraffekten, Papeln, Gummata und tuberkulösen Geschwüren.

Differentialdiagnostisch sind folgende Momente von Wichtigkeit (Oppenheim, l. c.):

„Das Ulcus aphthosum der Vagina ist glatt, hat einen mehr grauweißen Belag, geringere Entzündungserscheinungen der Umgebung, ist nicht vertieft, nicht eleviert und nicht inokulabel. Der Belag ist beim Ulcus aphthosum nicht oder nur sehr schwer abstreifbar.

Traumatische Geschwüre haben je nach dem einwirkenden schädlichen Agens eine verschiedene Tiefe, keine unterminierten Ränder, die Beläge sind mehr weiß, festhaftend, die Geschwüre sind meist solitär, haben sehr heftige reaktive Entzündungserscheinungen in der Umgebung.

Der Primäraffekt der Vagina ist rund oder oval, besitzt eine glatte Oberfläche, keine unterminierten Ränder, keine oder nur geringe Entzündungserscheinungen in der Umgebung und eine braunrote Farbe.

Papulöse Efflorescenzen sind, wenn sie ulceriert sind, gewöhnlich rund, plateauartig erhaben, mehr weißlich belegt und zeigen ebenfalls keine höhergradigen Entzündungserscheinungen der umgebenden Schleimhaut und keine unterminierten Ränder.

Gummata der Vagina haben steil abfallende, scharfe, gewöhnlich runde Ränder, keine Entzündungserscheinungen in der Umgebung und besitzen einen speckigen Belag der Basis.

Tuberkulöse Geschwüre sind grau belegte, unregelmäßige, von zugeschärften und weit unterminierten Rändern umgebene Geschwüre, die in der Umgebung kleine, hirsekorngroße Knötchen zeigen und stets schmerzhaft sind".

Therapie des Ulcus molle.

Bei der Seltenheit der Ulcera mollia in den tieferen Genitalabschnitten hat der Gynäkologe wohl kaum Gelegenheit, größere Erfahrungen über die Behandlung dieser Geschwürsformen zu sammeln. Er ist deshalb auf die Angaben in den Lehr- und Handbüchern der Haut- und Geschlechtskrankheiten angewiesen. Aber auch hier ist die Auswahl bei der großen Zahl der angegebenen Mittel und Modifikationen nicht ganz leicht.

Im Anschluß an die Ausführungen von Schäffer, Stümpke u. a. über die Therapie des Ulcus molle überhaupt läßt sich für die Behandlung der Geschwüre in der Scheide vielleicht folgendes Vorgehen empfehlen:

Zunächst werden der Wundgrund und die unterminierten Ränder sorgfältig mit Acidum carbolicum liquefactum geätzt.

Diese Ätzung wird nach Schäffer in der Weise ausgeführt, daß zunächst ein Wattebausch, der mit 10—20%iger Novokainlösung getränkt ist, 5 Minuten lang auf das Geschwür aufgelegt wird. Dann wird mittels eines Wattestäbchens 1 Tropfen reiner Carbolsäure auf den Wundgrund gebracht. Nach etwa einer Minute wird dann der Wundgrund energisch mit Carbolsäure geätzt. Dabei ist vor allem auf die zerklüfteten Partien und auf die unterminierten Ränder des Geschwürs zu achten.

Die Ätzung wird täglich oder jeden zweiten Tag vorgenommen, bis der Geschwürsgrund gereinigt ist, d. h. bis rötliche Granulationen an die Stelle des gelblich-eitrigen Belages getreten sind.

Nun wird die Geschwürsfläche mit Jodoform behandelt. Um die Jodoformwirkung zu erhöhen, wird das Geschwür zunächst sorgfältig mit Sublimatlösung 1:1000 gereinigt.

Dann macht man eine ausgiebige (mehrere Liter!) Spülung der Scheide mit 0,5%iger warmer oder noch besser heißer Kaliumpermanganatlösung. Nun wird mit einem spitzen Wattestäbchen Jodoform kräftig auf die Geschwürsfläche gebracht. Auch dabei sind wieder die unterminierten Partien besonders zu berücksichtigen, da das Geschwür sonst an diesen Stellen fortschreitet.

Zum Schlusse wird dann ein mit Campherwein getränkter Jodoformgazestreifen in die Scheide eingeführt.

Ist der Geschwürsgrund stark zerklüftet, dann verwendet man an der Stelle des Jodoformpulvers besser einen Brei von Jodoform und Glycerin oder eine 10%ige Lösung von Jodoform in Äther-Alkohol (Jodoform 2,0, Äther sulf., Alkohol āā 20,0, S. 2mal tägl. mit Wattestäbchen auftragen).

Diese Jodoformbehandlung wird zweimal täglich vorgenommen. Es empfiehlt sich deshalb, wenn irgend möglich, die Kranken in klinische Behandlung aufzunehmen.

Wird Jodoform nicht vertragen oder wird es von den Kranken wegen seines Geruches abgelehnt, dann verwendet man ein Ersatzmittel (Xeroform, Airol, Boluphen, Isoform[1];

---

[1] Isoform darf man nicht zu lange benützen, da sonst eine Verätzung des Wundgrundes eintritt (Schäffer).

Isoform 1,0 Calc. phosphor. 9,0). Am besten hat sich nach Schäffer Europhen (āā mit Acid. boric.) bewährt.

Ist das „Bild des akuten Geschwürs mehr oder weniger geschwunden" (Stümpke), dann muß die Behandlung geändert werden. Es kommt jetzt darauf an, die Granulationsbildung zu fördern und die Epithelisierung zu ermöglichen. Man kann dazu Argentum nitricum-Perubalsam-Salbe (1,0:10,0:100,0) nach Neißer oder auch indifferente Salben und Pasten verwenden.

Sehr gute Erfolge zeigen in diesen Fällen auch die Licht- und Röntgenbehandlung.

Für die Röntgenbestrahlung empfiehlt Stümpke 2 bis höchstens 3mal im Abstand von 5—6 Tagen $^1/_6$—$^1/_7$ der H.E.D. zu verabreichen.

Wegen der Behandlung der Bubonen sei auf die Spezialwerke verwiesen.

V. Verletzungen der Scheide[1].

Die Verletzungen der Scheide lassen sich in zwei große Gruppen einteilen:
a) in die offenen Verletzungen — Wunden,
b) in die geschlossenen Verletzungen — submuköse Verletzungen.

a) Die Wunden (offenen Verletzungen) der Scheide.

Alle Wunden werden bekanntlich nach chirurgischen Gesichtspunkten in drei große Gruppen eingeteilt:

1. Schnittwunden (und Stichwunden), 2. Quetschwunden, 3. Rißwunden. Daneben werden noch Wunden unterschieden, die durch Quetschung **und** Zerreißung entstanden sind (Schußwunden, Kratzwunden).

Auf die Wunden der Scheide läßt sich diese Einteilung nur schwer anwenden; meist handelt es sich hier um kombinierte Wunden. Noch am klarsten läßt sich der Wundtypus bei den Schnittwunden der Scheide erkennen.

Zu den Schnittwunden gehören die Verletzungen der Scheide, die bei operativen Eingriffen (vordere und hintere Kolporrhaphie, Scheidendammschnitt usw.) gesetzt werden. Außerdem können Schnittwunden der Scheide gelegentlich auch durch zerbrochene gläserne Spülrohre, beim Entfernen zerbrochener Glas- oder Porzellanpessare u. a. m. entstehen. Charakteristisch für die Schnittwunden sind die scharf durchtrennten, glatten Ränder und Flächen und das Fehlen jeder Schädigung der Wundränder.

Eine gewisse Ähnlichkeit mit den Schnittwunden besitzen die Stichwunden.

Auch bei ihnen sind die Ränder scharf und ihre Umgebung zeigt keine Schädigung, im Gegensatz zu den Schnittwunden sind sie aber stets schmal und tief.

Stichwunden der Scheide entstehen hauptsächlich bei Abtreibungsversuchen. Sie kommen dadurch zustande, daß irgendwelche, mehr oder weniger spitzen Gegenstände, die in den Uterus eingeführt werden sollen, ihren Weg verfehlen.

Infolgedessen finden sich diese Verletzungen meist im hinteren, gelegentlich auch im vorderen Scheidengewölbe. Werden zu den Abtreibungsversuchen Nadeln, spitze

---

[1] Die chemischen, thermischen usw. Traumen der Scheide wurden schon bei den Entzündungen der Scheide erwähnt.

Spritzenansätze u. Ä. verwendet, dann entstehen meist typische Stichwunden. Nicht so selten werden aber auch stumpfe und zackige Gegenstände, z. B. Holzstücke, zur Abtreibung benützt. Diese bewirken dann eine Quetschung und Zerreißung der Scheidenwand. Die Wundränder sind unregelmäßig, gezackt, zerfetzt und nicht so selten finden sich auch Blutaustritte in ihrer Umgebung. Noch deutlicher erkennt man diese kombinierte Wundform bei den sog. „Pfählungsverletzungen", bei denen dickere stumpfe Gegenstände (Stiele von Heugabeln u. Ä.) in die Scheide eindringen.

Die Pfählungsverletzungen kommen hauptsächlich in landwirtschaftlichen und hauswirtschaftlichen Betrieben vor, z. B. beim Abrutschen von einem beladenen Heu- oder Erntewagen in einen Gabelstiel oder in eine Wagendeichsel, beim Sturz von einem Baum auf einen Gartenzaun, oder von einem Fenstergesims auf einen Bettpfosten u. a. (A. Mayer).

Ihrer Ausdehnung und Schwere nach lassen sich die Pfählungsverletzungen der Scheide in fünf Gruppen teilen (A. Mayer):

1. Oberflächliche Verletzungen von Damm, Scheide und Mastdarm ohne Eröffnung des Peritoneums.

2. Oberflächliche Verletzungen von Scheide, Darm oder Blase mit tiefen extraperitonealen Wunden im Gebiete von Scheide, Uterus, Harnröhre.

3. Eröffnung des Peritoneums ohne Organverletzung.

4. Eröffnung des Peritoneums mit Verletzung intraperitonealer Organe (Darm usw.).

5. Totale Aufspießung, wobei der Fremdkörper das Abdomen an einer höheren Stelle wieder verläßt.

Rißverletzungen der Scheide entstehen, wenn die Scheidenwand durch stumpfe Gewalteinwirkung über ihre Elastizitätsgrenze hinaus gedehnt und gezerrt wird. Man findet derartige Verletzungen im Anschluß an Geburten, besonders nach operativen Eingriffen.

Auch im Anschluß an den Geschlechtsverkehr werden Rißverletzungen der Scheide beobachtet (Coitusverletzungen der Scheide).

Über die Coitusverletzungen der Scheide liegt eine große Kasuistik vor. Obwohl diese jährlich durch zahlreiche neue Beobachtungen vermehrt wird, ist sie klinisch wenig interessant.

Pathologisch-anatomisch finden sich entweder Längsrisse in der Scheidenwand oder mehr oder weniger tiefe Einrisse im hinteren Scheidengewölbe. Risse in der vorderen Scheidenwand oder im vorderen Scheidengewölbe scheinen sehr selten zu sein (Neugebauer).

Seitlich können die Risse mehr oder weniger weit in das Parakolpium und in das Parametrium hinein vordringen. Die Eröffnung der Excavatio recto-uterina scheint bei den Coitusverletzungen aber verhältnismäßig selten zu sein.

Der Entstehungsmechanismus der Coitusverletzungen bleibt vielfach unklar.

In erster Linie hat man wohl an ein Mißverhältnis zwischen der Scheide und dem Membrum virile zu denken.

Dieses Mißverhältnis kann durch eine physiologische Enge der Scheide (bei Kindern) oder durch pathologische Verengerungen (Hypoplasie, Stenosen und Strikturen nach Verätzungen, Verbrennungen, Entzündungen, Operationen u. a. m.) bedingt sein. Unterstützend dürfte in manchen Fällen auch eine gewebliche Schwäche (Atrophie, Hypoplasie, puerperale Auflockerung, Neugebauer) wirken.

Da Coitusverletzungen aber auch bei Deflorierten vorkommen, hat man auch andere Momente zu ihrer Erklärung herangezogen, wie abnorme Stellungen beim Geschlechtsverkehr, Manipulationen infolge sexueller Verirrungen (Veit) u. a. m.

Rossi (1927) teilte die Coitusverletzungen der weiblichen Genitalien ätiologisch in folgender Weise ein:

Männliche Ursachen:
Abnorme Größe des Membrum virile, zu großes Ungestüm beim Geschlechtsverkehr (besonders in der Trunkenheit), Einführen des Gliedes in falscher Richtung.

Weibliche Ursachen:
Alter: Präpubertät, Senium.

Besondere Zustände: Puerperium, Lactationsperiode.

Mißbildungen oder Entwicklungsstörungen des Hymens (Hymen imperforatus, biforis, cribriformis, zu dicker oder zu derber Hymen, zu kleine oder exzentrische Öffnung im Hymen); der Scheide (Kürze, Enge, Hypoplasie, Septumbildung, Stenosierung, Verdopplung, Atresie der Scheide); der Vulva und des Scheideneinganges (Urethra, Klitoris); des Dammes (Hypoplasie); ungünstige Stellung der Scheide und der Vulva.

Lageanomalien des Uterus: Retroversio-flexio, Anteversio-flexio.

Zustand der benachbarten Organe: Übermäßige Ausdehnung des Rectums durch Kotmassen; Folgezustände von entzündlichen Erkrankungen der Vulva und der Scheide: Tuberkulose, Syphilis, Gonorrhöe, Diphtherie.

Entzündungen und Geschwülste: Folgezustände puerperaler Entzündungen (Puerperalgeschwüre, Parametritis). Collumcarcinom mit Infiltration der Scheidenwände. Primäre Scheidencarcinome.

Folgezustände nach Operationen: Totalexstirpationen, Scheiden-Dammplastiken. Kolpotomien, Fisteloperationen.

Folgezustände nach Traumen: Verbrennungen, Verätzungen, Geburtszerreißungen.

Unzweckmäßige Stellungen der Frau: Positio more quadrupedum, Reitsitz auf dem Manne, der auf einem Stuhle sitzt.

Nervöse Ursachen: Scheidenspasmus (Warmann)[1].

Alle diese Entstehungsmöglichkeiten haben in der Hauptsache forensisches Interesse.

Für die gynäkologische Behandlung ist die Entstehungsursache einer Coitusverletzung in der Regel ohne Bedeutung. Ein eingehendes Befragen nach den vorangegangenen sexuell-erotischen Erlebnissen ist deshalb zum mindesten überflüssig. Es kann, wie wir uns mehrfach überzeugen konnten, ohne Nachteil für die Kranken unterlassen oder wenigstens auf ein Minimum beschränkt werden.

Auch durch indirekte Traumen können Zerreißungen der Scheide oder der Scheidengewölbe entstehen. Hierher gehören plötzliche erhebliche Steigerungen des intraabdominellen Druckes, z. B. schweres Heben (Rommel), „eine plötzliche Dislokation des Beckenbodens und eine gewaltsame Dehnung des Gewebes über seine Elastizitätsgrenze hinaus" (A. Mayer), Körpererschütterungen, z. B. Fall auf das Gesäß (Esau, Trillat, Rieländer), besonders bei gleichzeitigem Prolaps (Füth).

A. Mayer (1917) hat folgende Fälle von indirekten Scheidenverletzungen aus der Literatur zusammengestellt:

Fall Rommel: „Eine 38jährige Sechstgebärende — letzte Geburt vor 8 Monaten — hebt morgens einen schweren Kessel mit Schweinefutter vom Herd herunter. Einen besonders intensiven Schmerz will sie dabei nicht verspürt haben. Danach hat sie mit geringem Appetit tags zuvor gekochte Bohnen gegessen und ist dann mit der elektrischen Bahn in etwa anderthalb Stunden nach Hannover gefahren, um Einkäufe zu machen. Dort fühlte sie sich aber bald unwohl, deswegen ging sie nach der Heimkehr etwa 4 Uhr abends zu Bett. Nach etwa einer Stunde zeigte sie ihrem Manne eine apfelgroße, blaurote Geschwulst zwischen den Beinen. Es trat dann Erbrechen auf und die Geschwulst wurde immer größer. Der hinzugezogene Arzt fand ein mannskopfgroßes Konvolut von Darmschlingen vorgefallen; eine Schlinge war gangränös und schwarz verfärbt, im Mesenterium zeigten sich mehrere Risse. Reposition der Darmschlingen. Exitus. Bei der Sektion fand sich an der hinteren Vaginalwand ein 4 cm breites, kreisrundes Loch, das man klinisch wegen der vorgefallenen Darmschlingen nicht hatte feststellen können. Im Bereich der Rißränder fehlten ulceröse Prozesse oder Tumoren, die den Riß etwa begünstigt hätten. Der Riß im Mesenterium kam wohl dadurch zustande, daß die Patientin am Darm zog".

Fall Esau: „Eine 61jährige Frau, bei der vor 10 Jahren der Uterus vaginal exstirpiert wurde, rutschte auf einem Balken aus und fiel rittlings auf ihn. Sie merkte an einem leichten Schmerz, daß an

---

[1] Warmann: Zbl. Gynäk. **1897**, 736.

den Geschlechtsteilen etwas gerissen sei, erhob sich aber, stieg eine Leiter herab und ging über den Hof hinein in das Haus, wo sie ohnmächtig wurde. Nach dem Erwachen aus der Ohnmacht empfand sie heftige Leibschmerzen, und es zeigte sich jetzt, daß Darmschlingen aus der Scheide heraushingen. Bei der 10 Stunden nach dem Vorfall vorgenommenen Operation fand man zwischen den Oberschenkeln ein mannskopfgroßes Paket von Dünndarmschlingen mit mehreren oberflächlichen Einrissen. Das mitvorgefallene Mesenterium zeigte eine größere Anzahl von bis zu 6 cm langen Quer- und Längsrissen mit blutig imbibierten Rändern; die linke große Labie trug ein großes Hämatom. Im Blindsack der Scheide saß ein 6—7 cm langer, von links oben nach rechts unten verlaufender Riß; die Rißränder waren glatt, etwa 1 cm dick. Laparotomie. Heilung. Bei der Entlassung zeigte sich bei starkem Pressen ein leichter Prolaps der Scheide, der auch vorher schon bestand".

Fall Trillat: „Ein 14jähriges Mädchen fiel von einer hochgeschwungenen Schaukel auf die Gesäßgegend. Sie konnte sich sofort wieder erheben, blutete aber stark aus der Vagina. Hymen und äußere Genitalien waren intakt. In Narkoseuntersuchung fand sich eine zirkuläre Abreißung der Scheide etwas oberhalb der Vulva, ebenso war die Urethra quer durchtrennt".

Fall Rieländer: „Ein 12jähriges Mädchen fuhr beim Rodeln mit großer Schnelligkeit gegen einen mäßig dicken Baum, so daß sie bei gespreizten Schenkeln mit den Geschlechtsteilen gegen den Baum anprallte. Sie blieb bewußtlos liegen und blutete stark aus den Geschlechtsteilen. Bei der Untersuchung fand sich eine ausgedehnte Quetschung der großen Labien, die Klitoris ist zerfetzt, die Harnröhre ist auf etwa 1 cm Tiefe aus ihrem Zusammenhang herausgelöst und torquiert, ebenso ist die Scheide an ihrem unteren Ende zirkulär abgerissen".

Auch Sampler[1], Fehling[2], Rokitansky[3], Grenser[4], Rommel, Grapow[5] [zit. nach Kermauner (1908)] haben über derartige Scheidenzerreißungen berichtet.

Ätiologisch macht Kermauner (1908, S. 560) in erster Linie Atrophie, Elastizitätsschwund, Unnachgiebigkeit der Scheidenschleimhaut verantwortlich. Nach A. Mayer (1917, S. 21) hängt die Ausdehnung der indirekt entstandenen Verletzungen oft von der Brüchigkeit des Gewebes ab.

„Da diese durch Überdehnung und Platzen entstandenen Verletzungen die Elastizität des Gewebes stark in Anspruch nehmen, so kommen sie am ehesten und am ausgedehntesten vor bei mangelhafter Elastizität, also bei jugendlicher Unterentwicklung, seniler Schrumpfung (Grapow, Esau), bei chronisch entzündlichen Veränderungen, z. B. bei Prolapsen (Vogel, Fehling, Füth), bei postpartalen Hämatomen (Samples), bei carcinomatöser Degeneration oder endlich bei Ascites (Grenser), der das Scheidengewölbe stark vorwölbt und spannt" (A. Mayer).

Zu den Rißverletzungen infolge indirekter Traumen sind auch die sog. „Decubitalgeschwüre" der Scheide und der Portio beim Vorfall zu rechnen.

Diese wurden lange Zeit auf direkte Schädigungen der Schleimhaut, durch Scheuern der Kleider und Oberschenkel mit gleichzeitiger Infektion und Gewebsnekrose, zurückgeführt.

Kermauner (1908) hat aber darauf hingewiesen, daß es sich hier nicht um Decubitalgeschwüre, sondern um Rißverletzungen der oberflächlichen Schleimhautschichten handelt.

Für diese Annahme sprechen nach Kermauner nicht nur das Alter der Kranken (senile Atrophie der Schleimhaut), das reine Aussehen und die große Heilungstendenz der Geschwüre, sondern auch ihre Gestalt und die Beschaffenheit der Ränder. Die Gestalt ist sehr oft länglich-schlitzförmig. Die Ränder zeigen nur dann, „wenn der Vorfall noch längere Zeit nach der Entstehung des Geschwüres unbeachtet getragen wurde, einen

---

[1] Sampler: Ref. Schmidts Jb. 1871, zit. nach Kermauner (1908).
[2] Fehling: Arch. Gynäk. 6, 103.
[3] Rokitansky: Lehrbuch der pathologischen Anatomie, 3. Aufl., Bd. 3, S. 515.
[4] Grenser: Mschr. Geburtsk. 9, 73 (1857).
[5] Grapow: Zbl. Gynäk. 1896, 106.

1—2 mm breiten Epidermisierungsstreifen, nie mehr; und wenn man den Vorfall reponiert erhält und die Heilung kontrolliert, so fällt sofort auf, daß die Ränder wallartig überhängen, während die Ulceration sich verkleinert; es schiebt sich, ohne daß die Epidermisierung an sich bemerkbare Fortschritte machen würde, die Schleimhaut, welche für den vergrößerten Vorfall nicht mehr ausgereicht hatte, nicht genug dehnungsfähig und deshalb geborsten war, wieder über dem scheinbaren Substanzverlust zusammen, bis die Epidermisränder sich berühren; nur ein schmaler, oft kaum mehr sichtbarer Narbenstreifen zeigt noch in einer Linie das Bild des ursprünglichen Risses. Ein derartiger Heilungsvorgang wäre nicht gut denkbar, wenn es sich wirklich um ausgedehntere, durch Nekrose entstandene Substanzverluste handeln würde." (Kermauner.)

Die Rißverletzungen der Scheide bei Prolaps treten nach Kermauner in zwei typischen Formen auf

1. als isolierte Scheidenrisse,
2. als Scheidenrisse, die auch auf die Portio übergreifen.

Zwischen diesen beiden Formen finden sich aber alle möglichen Übergänge.

Die isolierten Scheidenrisse sind, wie schon erwähnt wurde, länglich-schlitzförmig.

Die Risse, die auf die Portio übergreifen, sind in ihrer Konfiguration viel mannigfaltiger und unregelmäßiger.

Die Entstehung der isolierten „Riß- oder Berstungsgeschwüre" der Scheide hat man sich nach Kermauner so vorzustellen, „daß aus irgendeiner Veranlassung das Volumen des Vorfalles rasch zunimmt, rascher als dies die senilatrophische, wenig dehnbare Schleimhaut verträgt, und daß dadurch auf der Oberfläche Kontinuitätstrennungen gesetzt werden. Für die Details des Vorganges gibt uns die Beschaffenheit und die Topographie der bleibenden Ulcerationen die nötigen Hinweise. Erfolgt die Berstung durch eine plötzliche Vermehrung des Druckes von oben, durch Anstrengung der Bauchpresse, vielleicht noch dazu bei gefüllter Blase, oder durch plötzliche Verschiebung des Inhalts, etwa beim Sitzen, durch einen Stoß, so muß dieselbe, gemäß rein physikalischen Prinzipien auf der Seite der größten Konvexität lokalisiert sein. Ist eine große Cystocele vorhanden, was ja gewöhnlich der Fall ist, so wird der Riß meist einen Teil der vorderen Scheidenwand einnehmen; und zwar muß er sagittal verlaufen, wenn die volle Blase den Vorfall besonders in querer Richtung spannt".

Die Berstungsgeschwüre an der Portio entstehen nach Kermauner dadurch, daß die Portio oder das Collum uteri „durch ein in kurzer Zeit anwachsendes Ödem zu massig, in allen Dimensionen zu groß geworden ist und förmlich aus dem umkleidenden Scheidensacke herausgedrängt wird". Die Scheide wird dabei in Form von Lappen, die nach der Portio hin konvex sind, die im übrigen aber sehr verschiedene Umrisse zeigen können, von ihrem Ansatzpunkte abgelöst.

Bleibt der Vorfall längere Zeit vor der Vulva liegen, nehmen das Ödem und die Spannung der Scheide weiter zu, dann können in verschiedenen Richtungen neue Risse auftreten.

Bei längerem Bestehen können die charakteristischen Merkmale durch Entzündungserscheinungen und wuchernde Granulationen verwischt werden.

Klinische Bedeutung der offenen Scheidenverletzungen.

Für die klinische Wertung der Scheidenverletzungen sind, wie schon Veit (S. 274f.) betonte, drei Momente von Bedeutung:

1. die Blutung,
2. die Verletzungen von Nachbarorganen,
3. die Infektion.

Die **Blutung** kann selbst bei sehr erheblichen Scheidenverletzungen oft außerordentlich gering sein, sie kann aber in anderen Fällen sehr erhebliche Grade annehmen. Selbst nach Coitusverletzungen sind tödliche Fälle von Verblutung beobachtet worden. [Eine Zusammenstellung derartiger Fälle findet sich bei Neugebauer (1899, S. 398f.).]

Die Stärke der Blutung ist natürlich bis zu einem gewissen Grade von der Größe der durchrissenen Gefäße abhängig. Selbst wenn größere Gefäße verletzt sind, brauchen aber nicht immer sehr starke Blutungen aufzutreten, wenn die Gefäßstümpfe sich zusammenziehen und einrollen. Umgekehrt können bei Bluterinnen schon kleine Einrisse zur Verblutung führen (Bordmann)[1].

Außerdem ist die Stärke der Blutung auch von „dem momentanen Blutgehalt der Gewebe" [A. Mayer (1917, S. 23)] abhängig. Infolgedessen können Scheidenverletzungen zur Zeit der Menstruation oder in der Gravidität zu recht erheblichen Blutungen führen.

Bei perforierenden Scheidenverletzungen ist zu bedenken, daß neben äußeren Blutungen auch innere vorhanden sein können: in die Bauchhöhle hinein aus verletzten Darm- oder Mesenterialgefäßen (Brunzel), oder in das Beckenbindegewebe hinein in Form von Hämatomen [A. Mayer (1917, S. 23)].

Im Vordergrund des klinischen Interesses steht die Frage nach der **Verletzung von Nachbarorganen,** da von ihr in allererster Linie die Prognose und die Therapie abhängig ist.

Verletzt können sein die Blase, das Rectum, das Peritoneum, der Darm und andere Organe der Bauchhöhle. Häufig findet man neben den Zerreißungen der Scheide auch Verletzungen (Risse, Blutergüsse) an den äußeren Geschlechtsteilen.

Die Verletzungsmöglichkeit von Nachbarorganen ist bei den verschiedenen Arten der Scheidenverletzungen verschieden.

Bei den einfachen Coitusverletzungen entstehen meist Risse in der Scheidenwand, Verletzungen des Peritoneums sind selten und Verletzungen intraperitonealer Organe dürften kaum je vorkommen. Bei den Abtreibungsverletzungen ist eine Beteiligung der Blase, des Rectums, des Bauchfells und des Darmes sehr viel häufiger. Die schwersten Verletzungen intraperitonealer Organe beobachtet man bei den Pfählungen.

A. Mayer (1917, S. 21) teilt die Pfählungsverletzungen je nach ihrer Ausdehnung und Schwere in fünf Gruppen ein:

1. Oberflächliche Verletzungen an Damm, Scheide und Mastdarm ohne Eröffnung des Peritoneums.
2. Oberflächliche Verletzungen von Scheide, Darm oder Blase mit tiefen, extraperitonealen Wunden im Gebiet von Scheide, Uterus, Harnröhre.
3. Eröffnung des Peritoneums ohne Organverletzungen.
4. Eröffnung des Peritoneums mit Verletzung intraperitonealer Organe (Darm usw.).
5. Totale Aufspießung, wobei der Fremdkörper das Abdomen an einer höheren Stelle wieder verläßt.

---

[1] Bordmann: Zit. nach Neugebauer 1899, S. 229.

Im allgemeinen richten sich Art und Ausdehnung der tiefliegenden Verletzungen bei **mechanischer direkter Gewalteinwirkung** nach Form und Größe des Fremdkörpers und nach dem Grade seines Eindringens. Die Besichtigung des Fremdkörpers kann daher dem Arzt oft gute Anhaltspunkte über die ungefähre Ausdehnung der Wunde geben. Ist z. B. ein per vaginam eingedrungener Gabelstiel in größerer Ausdehnung, als es der Scheidenlänge entspricht, rundherum blutig, so darf man vermuten, daß er bis in die Bauchhöhle vorgedrungen sein mußte.

Auch die Angaben von Laien können unter Umständen recht brauchbar sein. So berichtete A. Mayer (1917, S. 20) über folgende Beobachtung:

„Eine 24 jährige Frau, die einmal geboren hatte, fiel am 7. August 1916 abends beim Abrutschen von einem geladenen Wagen in den Stiel einer am Wagen lehnenden Gabel. Der Stiel drang durch die Scheide ein und wurde vom Vater der am Boden liegenden Verletzten herausgezogen. Nach der sehr guten Beschreibung der Hebamme war der Stiel etwa 30—35 cm weit rundherum blutig, er war also wahrscheinlich sehr tief eingedrungen und mußte schon danach das Peritoneum verletzt haben. In der Tat fand ich bei der Untersuchung im linken Scheidengewölbe ein etwa 2—3 cm im Durchmesser haltendes Loch mit unregelmäßigen zerfetzten Rändern. Durch das Loch kam der untersuchende Finger in die freie Bauchhöhle und konnte unmittelbar unter den sehr dünnen Bauchdecken gefühlt werden. Merkwürdigerweise war weder am äußeren Genitale, noch sonst an der Scheide, noch an der Blase irgendeine Verletzung entstanden. Der Gabelstiel ging an der linken Cervixkante hinter der Blase und vor dem Ureter durch. Bei der vorgenommenen Laparotomie fand sich ein ebenfalls 2—3 cm im Durchmesser haltendes Loch im Ligamentum latum nach vorn von der Mitte des linken Ligamentum rotundum. Das Loch führte in eine kleine, etwas blutig imbibierte intraligamentäre Höhle und mündete nach unten in die Scheide. Sonst fand sich keine Verletzung, weder an den Genitalien noch am Darm. Das Loch wurde mit Peritoneum übernäht und die darunterliegende Wundhöhle mit einem Gazestreifen nach der Scheide drainiert; danach erfolgte glatte Heilung.

Besonders zu erwähnen ist noch, daß bei der Verletzung eine ganz junge Schwangerschaft in den allerersten Tagen bestanden hat und durch den Unfall nicht gefährdet wurde. Die Periode, die sonst alle 4 Wochen kam, war zuletzt vom 10—15. Juli 1916. Bei der am 8. August gemachten Laparotomie fiel freilich außer einer geringen Vergrößerung des Uterus nichts auf. Außer der Blutung direkt nach dem Unfall ist aber seit der letzten normalen Periode vom 10.—15. Juli eine Genitalblutung nicht wieder eingetreten, so daß die Frau sich später selbst schwanger glaubte. In der Tat konnte am 1. Oktober eine Gravidität im 2.—3. Monat mit Bestimmtheit festgestellt werden. Der Ehemann war zuletzt vom 23.—25. Juli aus dem Felde in Urlaub; für die Konzeption kommt darum nur dieser Termin in Betracht. Demnach muß zur Zeit des Unfalles die Gravidität schon bestanden haben, ohne daß sie durch den Unfall unterbrochen wurde. Die Verletzte kam später unter unserer Leitung rechtzeitig mit einem ganz normalen Kinde spontan nieder."

Die **Infektionsgefahr** hängt im allgemeinen ab von der Art der eingebrachten Keime, von der Art des befallenen Gewebes (Bindegewebe, Peritoneum), von der Beschaffenheit der Wunde und von der Widerstandsfähigkeit der Kranken.

„Blutergüsse ins Gewebe, die den Keimen gute Ansiedlungsbedingungen schaffen, enge und unregelmäßige Buchten, die den Sekretstrom nach außen hemmen, Zurückbleiben von Fremdkörpern — Kleidungsstücke, Grashalme usw. — in den Wunden und vor allem die Verletzungen von Peritoneum und Darm steigern die Infektionsgefahr enorm. Besonders gefährlich sind darum tiefgehende Pfählungsverletzungen mit Eröffnung der Bauchhöhle oder gar mit Darmläsionen". [A. Mayer (1917, S. 23)].

Selbst nach den schwersten Verletzungen mit groben Beschmutzungen des Peritoneums kann aber glatte Heilung eintreten (A. Mayer (1917, S. 23)].

Als Beweis für diese Tatsache stellte A. Mayer (1917, S. 23) folgende Fälle aus der Literatur zusammen:

„James berichtet über eine 27 jährige III Para, die in den Stiel einer Heugabel hineingefallen war.

Die Gabel drang durch die Vagina ein, ging zwischen Rectum und Uterus durch bis zum Rippenrand. Trotz der schweren Verletzung trat Genesung ein.

Fall Brunzel: „Eine 42jährige Frau hatte sich beim Herabrutschen von einem Heuhaufen den Stiel einer unten aufrechtstehenden Heugabel in den Unterleib mit solcher Wucht eingetrieben, daß der Stiel in der Magengrube von hinzueilenden Frauen unter der Bauchhaut gefühlt wurde. Mit vereinten Kräften und unter einiger Mühe wurde der Stiel, der durch die Vagina eingedrungen war, wieder herausgezogen. Der etwa 48 Stunden später hinzugekommene Arzt fand starken Kollaps mit kaum fühlbarem Puls und rein costaler Atmung. Die Bauchdecken waren straff gespannt, eingezogen und überall sehr empfindlich. Es bestand Flankendämpfung auf beiden Seiten. Der Katheter entleerte etwas blutigen Urin. Aus der Vagina floß blutige Flüssigkeit. Bei der inneren Untersuchung gelangte man durch einen über fingerlangen Riß mit zerfetzten Rändern im vorderen Scheidengewölbe in die klaffend eröffnete leere Blase und von da durch einen gleich großen, mehr quergestellten Riß der Blasenwand am Fundus in die eröffnete Bauchhöhle, wo man die vorliegenden Därme fühlte.

Bei der vorgenommenen Laparotomie fand sich in der Bauchhöhle überall massenhaft urinös-blutige Flüssigkeit. Das Peritoneum war im Stadium starker Reaktion und zeigte allenthalben zwischen den geröteten und geblähten Darmschlingen Fibrinniederschläge. An verschiedenen Stellen des Darmes finden sich fünf Rißwunden, die zum Teil noch durch vorquellende Schleimhaut einigermaßen verschlossen sind und in querer Richtung vernäht werden. Das Mesenterium des Sigmas ist durchstoßen, der Dickdarm aber selbst unverletzt geblieben. Unterbindung einer blutenden Arterie. Naht des Mesenterialschlitzes, Naht der Blasenwunde. Drainage der Bauchhöhle durch die Scheide nach außen, Schichtnaht der Bauchdecken.

Nach anfänglich schwerem Verlauf trat glatte Heilung ein, nur die Blasennaht ging am 10. Tage infolge Nekrose der zerfetzten Wundränder wieder auf."

b) Die geschlossenen Verletzungen der Scheide.

Geschlossene Verletzungen der Scheide kommen dadurch zustande, daß bei der Einwirkung stumpfer Traumen nicht die Scheidenschleimhaut selbst, sondern das unter ihr liegende Gewebe verletzt wird.

Da dabei meist auch zahlreiche Gefäße zerrissen werden, so entsteht im Anschluß an derartige Traumen meist ein Bluterguß, der die Maschen des Bindegewebes und die Muskulatur auseinanderdrängt (**Haematoma vaginae**).

Hämatome der Scheide sind außerhalb des Wochenbettes sehr selten (Veit), besonders auch im Vergleich zu den Hämatomen der Vulva. Sie können durch die verschiedensten Gewalteinwirkungen entstehen, besonders auch bei Pfählungen. Nicht so selten bleibt die Ursache der Hämatome aber unklar.

Klinisch erscheinen die Hämatome als bläulich oder dunkelblaurot gefärbte, schwappende bis prall-elastische, fluktuierende, meist kaum schmerzhafte Vorwölbungen der Scheidenwand.

Zuweilen findet man an einer Stelle auch eine kleine Verletzung der Scheidenschleimhaut. Veit (S. 276) erklärt diese Fälle in der Weise, daß „das Trauma direkt außen eine kleine Öffnung setzt und in der Tiefe gleichfalls eine Vene eröffnet, aber daß der Weg von der Vene bis zu den äußeren Verletzungen durch irgendwelche Zufälligkeiten verlegt wird".

Die Gefahren der Scheidenhämatome bestehen hauptsächlich darin, daß sie infiziert werden, und daß es dadurch zur fortschreitenden Infektion kommt. Ganz besonders ist diese Gefahr der Infektion natürlich dann gegeben, wenn, neben dem Bluterguß in der Tiefe, kleine Kontinuitätstrennungen der Scheidenschleimhaut vorhanden sind.

Aus Hämatomen der Scheide können sich unter Umständen auch epithellose Cysten entwickeln.

Therapeutisch empfiehlt es sich in der allerersten Zeit nicht zu incidieren, weil die Quelle der Blutung dann noch nicht geschlossen ist und weil oft in überraschend kurzer Zeit spontane Heilung eintritt (Veit). Wird der Bluterguß nach einigen Tagen kleiner und immer kleiner, dann ist überhaupt jeder weitere Eingriff unnötig. Sollte ausnahmsweise die Blutansammlung an Ausdehnung zunehmen, dann bleibt nichts weiter übrig, als den Sack zu eröffnen, die Blutkoagula auszuräumen, blutende Gefäße, soweit dies möglich ist, zu unterbinden und die Höhle fest mit steriler Gaze auszustopfen. Auch bei der Vereiterung eines Blutergusses muß selbstverständlich die Abszeßhöhle breit eröffnet werden.

Bei tangentialer Einwirkung stumpfer Gewalten auf die Scheide kann es unter Umständen vielleicht auch zur Bildung von Lymphextravasaten kommen.

Thorn hat angenommen, daß derartige, traumatisch entstandene, geschlossene Ansammlungen von Lymphe bei der Entstehung von Scheidencysten eine gewisse Rolle spielen. Diese Annahme erscheint durchaus nicht unwahrscheinlich. Soweit wir sehen, sind sichere traumatische Lymphextravasate der Scheide bisher aber noch nicht beschrieben worden.

An der äußeren Haut sind subcutane Losreißungen mit nachträglicher Ansammlung von Lymphe nicht allzu selten. Sie wurden hier zuerst von Morell-Lavellée unter dem Namen „Décollement de la peau" beschrieben. Nach Lexer (II, S. 7) weisen diese traumatischen Lymphextravasate verschiedene Abweichungen von den Blutergüssen auf. Vor allem kommt die Schwellung erst allmählich, oft innerhalb mehrerer Tage zustande, während das Hämatom unmittelbar aufzutreten pflegt. Die Haut zeigt selten eine Verfärbung. Den Inhalt bildet reine, nicht geronnene Lymphe, manchmal mit geringer Blutbeimengung. Da die zerrissenen Lymphgefäße sich nicht durch Thromben verschließen, hält die subcutane Lymphorrhagie so lange an, bis der Druck des Extravasates dem der intravasculären Lymphe gleichkommt. Weil dieser aber sehr niedrig ist, können niemals pralle, fluktuierende Anschwellungen auftreten wie bei Hämatomen, sondern nur schlaffe Erhebungen der Haut, die sich durch Lagewechsel in ihren unteren Teilen vergrößern, in den oberen verflachen und beim Anschlagen mit dem Finger eine deutliche Wellenbewegung bis zum Rande und von da zurück aufweisen („Undulation". Lexer).

VI. Fremdkörper.

Fremdkörper können aus den verschiedensten Ursachen und auf verschiedene Weise in die Scheide gelangen.

Knauer teilt die Ursachen für das Eindringen von Fremdkörpern in die weiblichen Genitalien in fünf Gruppen ein:

a) Fremdkörper, die zu therapeutischen Zwecken in die Genitalien eingeführt, oder die bei therapeutischen Behandlungen unbeabsichtigt zurückgelassen werden.

b) Fremdkörper, die zu antikonzeptionellen Zwecken eingeführt werden.

c) In verbrecherischer Absicht eingeführte Fremdkörper.

d) Fremdkörper, die in masturbatorischer oder böswilliger Absicht und aus anderen Gründen eingeführt werden.

e) Fremdkörper, die aus der Umgebung in die Geschlechtsteile durchbrechen oder einwandern und Fremdkörper, die zufällig von außen in die Geschlechtswege gelangen.

a) Fremdkörper, die zu therapeutischen Zwecken in die Scheide eingeführt, oder die bei therapeutischen Handlungen zurückgelassen werden.

Unter den Fremdkörpern, die zu therapeutischen Zwecken in die Scheide eingeführt werden, spielen die wichtigste Rolle die Pessare.

Störungen durch Pessare können entstehen:
1. bei falscher Pessarwahl,
2. bei falscher Pessarpflege.

1. Von einer falschen Pessarwahl kann man dann sprechen, wenn Pessare eingelegt werden, die nach ihrer Form, ihrer Größe und ihrem Material ungeeignet und unzweckmäßig sind.

Störungen infolge unzweckmäßiger Form der Pessare sind heute verhältnismäßig selten geworden. Früher spielten sie keine geringe Rolle. Ganz besonders berüchtigt ist hier das Zwank-Schillingsche Flügelpessar geworden. (Vgl. z. B. die Beobachtung von Basset.) Heute werden wohl fast allgemein nur noch die Modelle von Hodge, Fritsch und Thomas verwendet, und diese sind so konstruiert, daß durch ihre Form wohl kaum Störungen hervorgerufen werden können.

Leichter können durch die Größe der Pessare Schädigungen ausgelöst werden.

Man darf wohl annehmen, daß der Druck zu großer Scheidenpessare eine anämische Nekrobiose der Scheidenwand zur Folge hat. Dieser verfällt zunächst das Epithel, dann aber auch das Bindegewebe und die Muskulatur, soweit sie in dem Bereich der Druckzone liegen. Dieser Decubitus kann noch verstärkt werden, wenn es zur Infektion der entstandenen Substanzverluste kommt. Durch die entzündliche Infiltration der Ränder können oft tiefe, rinnenförmige Ulcerationen in der Scheide entstehen. Diese liegen beim Hodge-Pessar meist seitlich, beim Thomas- und Smith-Pessar vorwiegend im hinteren Scheidengewölbe (O. Küstner S. 197).

Im weiteren Verlaufe kann es dann zur Entwicklung eines oft mächtigen Granulationsgewebes kommen, das an den Stellen des stärksten Druckes das Pessar oft vollkommen umwächst.

Schädigungen der Scheide durch ungeeignetes (z. B. chemisch reizendes) Pessarmaterial sind heute selten geworden. Durch Zerbrechen von Porzellan- oder Glaspessaren können unter Umständen aber recht erhebliche Verletzungen der Scheide entstehen.

Ungleich häufiger als durch eine unzweckmäßige Pessarwahl beobachtet man heute Störungen durch eine falsche Pessarpflege.

2. Eine richtige Pessarpflege hat nach O. Küstner drei Forderungen zu erfüllen:
1. Regelmäßige Ausspülungen der Scheide zur Reinhaltung des Pessars.
2. Sorge für regelmäßigen Stuhlgang, um eine Verschiebung des Pessars durch harte Kotmassen zu verhindern.
3. Regelmäßiger Wechsel des Pessars.

„So einfach die Verhaltungsmaßregeln sind, welche die Trägerin eines Pessars zu befolgen hat, so werden sie doch nicht selten mißachtet; die periodischen Ausspülungen vorzunehmen, langweilt die Kranken, sie werden immer seltener gemacht, allmählich ganz unterlassen" (O. Küstner[1]). Auch das regelmäßige Erscheinen beim Arzt zum Wechseln des Pessars wird von vielen Patientinnen als störend, lästig und unnötig empfunden und schließlich ganz vermieden.

Die Pessare können dann Jahrzehnte in der Scheide liegen bleiben ohne Störungen zu veranlassen, und es dürfte wohl auch so manchen Fall geben, in dem das Pessar der Kranken in das Grab folgte.

In den meisten Fällen kommt es, bald früher, bald später, aber doch zu Störungen.

Diese können alle Übergänge zeigen von einem einfachen „Reizkatarrh" bis zu den schwersten Zerstörungen der Scheide und ihrer Umgebung.

---

[1] O. Küstner in Veits Handbuch, 2. Aufl., Bd. 1, S. 197.

In ihrer einfachsten Form äußert sich die Fremdkörperwirkung der Pessare durch Ausfluß.

Dieser kann verschiedene Ursachen haben. Zunächst scheint schon die Druckwirkung als solche —, unterstützt vielleicht durch leichte Verschiebungen des Pessars bei der Füllung der Blase, beim Stuhlgang, beim Atmen usw. — einen erhöhten Flüssigkeitsdurchtritt durch die Scheidenwand auslösen zu können. Man muß dies wenigstens daraus schließen, daß die Pessare oft schon nach kurzem Liegen einen nicht unerheblichen wässerigen bis eitrigen Ausfluß hervorrufen, der nach ihrer Entfernung ohne jede weitere Maßnahmen schwindet. Über die feineren morphologischen Vorgänge an der Scheidenwand ist heute allerdings noch nichts bekannt.

Bei längerem Liegenbleiben eines Pessars können sich an seiner Oberfläche Niederschläge von Kalksalzen und Tripelphosphat bilden [1].

Die Scheidenwände werden dadurch noch mehr gereizt und wund, der Ausfluß wird blutig, schleimig-eitrig und infolge fauliger Zersetzung des Sekrets oft mißfarbig, jauchig, übelriechend (Knauer).

Die harten, zackigen und unregelmäßigen Niederschläge können ihrerseits wieder einen Druck auf die Scheidenwand ausüben und einen Decubitus hervorrufen.

Druck und Infektion können schwere Zerstörungen der Scheidenwand zur Folge haben.

F. Neugebauer hat 364 Fälle von schweren Pessarschädigungen aus der Literatur gesammelt, darunter:

42 Blasenscheidenfisteln,
37 Mastdarmscheidenfisteln,
13 Fälle von Perforation der Blase und des Mastdarmes,
2 Harnleiterscheidenfisteln,

1 Harnleiterblasenfistel,
3 Perforationen der Harnröhre,
1 Dünndarmperforation,
3 Fälle von Eröffnung der Excavatio recto-uterina,
11 Fälle von Eindringen des Pessars in den Uterus.

Das klinische Bild der Pessarschädigung schildert O. Küstner (l. c. S. 198) in folgender Weise:

„Die ersten Anzeichen eines beginnenden Decubitus bestehen in Schmerzen und stärkerem eitrigem Ausfluß. Es wird ein Brennen in der Scheide empfunden, wogegen vorher das Pessar überhaupt nicht gefühlt wurde; Ausfluß bestand bis dahin nicht oder nur schleimigen Charakters, jetzt ist er eitrig geworden, auch finden sich Blutspuren darin. Werden diese Symptome unbeachtet gelassen, so steigern sie sich entsprechend der Zunahme der Ulceration, schließlich tritt Fieber hinzu; liegt auch jetzt noch der schädigende Fremdkörper weiter in der Vagina, dann mag die nächste Etappe in der Stufenleiter der Symptomsteigerung der unwillkürliche Abgang von Urin oder Faeces, oder Flatus das Zeichen des erfolgten Durchbruches sein. In einigen Fällen ist Exitus infolge Fortschreitens der Infektion der Decubituswunde unter den Erscheinungen von Peritonitis und progredienter parametrischer Eiterung erfolgt (Neugebauer, 13 Fälle)."

Die Therapie der Pessarschädigungen ist je nach der Stärke und der Ausdehnung der Veränderungen verschieden. In allen Fällen muß zunächst das Pessar entfernt werden.

---

[1] Die Angabe, daß die Niederschläge aus Tripelphosphat bestehen können, findet sich schon bei Winckel (Lehrbuch der Frauenkrankheiten, Leipzig 1886, S. 211), und sie wurde von hier anscheinend auch in die neueren Lehrbücher übernommen. Angaben über die nähere chemische Zusammensetzung fehlen.

Selbst bei einem noch so einfachen Reizkatarrh, und wenn das Pessar auch erst kurze Zeit liegt, muß unter allen Umständen die Scheide genau mit Specula untersucht werden. Man ist dann oft erstaunt, wie rasch sich die Zeichen der Druckschädigung auch in Fällen ausbilden, in denen das Pessar eben groß genug ist, um nicht aus der Scheide herauszufallen.

„Schon eine unbedeutende Exkoriation verbietet das Weitertragen des Pessars, kein Ausspülungs-, kein Ätzverfahren ist imstande, einen noch so kleinen flachen Decubitus auszuheilen, solange das Pessar liegt. Ist der Decubitus entdeckt, so ist häufig ein rein passives Verhalten vollständig genügend, ihn schnell zum Ausheilen zu bringen. Sobald das Pessar entfernt ist, verflachen sich die tiefsten Rillen in wenigen Tagen, weil sofort die Ränder abschwellen, und in weiteren wenigen Tagen pflegt Überhäutung eingetreten zu sein. Man kann den Heilungsvorgang durch dünne desinfizierende Ausspülungen unterstützen.

Ist der Decubitus geheilt, so verbietet die zunächst dünne Behäutung die Wiederaufnahme der Pessartherapie — zunächst. Man muß längere Zeit, Monate verstreichen lassen, ehe man sie wieder riskieren kann. Die einmal gedrückten Stellen bleiben ein Locus minoris resistentiae. Wird dann die Pessartherapie wieder begonnen, so ist mit doppeltgeschärfter Aufmerksamkeit auf die Möglichkeit des Wiederentstehens des Decubitus zu achten, ist ganz besonders sorgfältige Pflege des Pessars zu empfehlen. In manchen Fällen ist es unmöglich, die Pessartherapie fortzusetzen; schon wenige Tage, nachdem ein neueingelegtes Pessar in der Scheide verweilt, tritt wieder Decubitus an der alten Stelle ein. Auch gibt es empfindliche Vaginen, welche zum Decubitus geradezu disponieren, das sind ganz besonders die älterer klimakterischer Frauen. In solchen Fällen kann die Wiederaufnahme der Pessartherapie geradezu kontraindiziert, die operative Behandlung der Deviation indiziert sein" (O. Küstner in Veits Handbuch der Gynäkologie, S. 198).

Auf sehr erhebliche Schwierigkeiten kann die Entfernung der Pessare stoßen, wenn diese von Granulationen umwachsen, oder wenn sie in das umgebende Gewebe eingedrungen sind.

Es bleibt dann nichts anderes übrig, als das Pessar in der Scheide zu zertrümmern und stückweise zu entfernen.

Bei den ringförmigen Pessaren aus Hartgummi, Celluloid, Holz usw. eignet sich zu diesem Zwecke am besten die Giglische Drahtsäge.

Bei ihrer Anwendung ist aber zu beachten, daß das Durchsägen des Ringes an einer Stelle selbstverständlich nicht genügt. Am empfehlenswertesten ist es, zunächst zwei Gigli-Sägen an zwei möglichst voneinander entfernten Punkten — die eine etwa im Scheidengewölbe, die andere in der Nähe des Scheideneingangs — um den Ring herumzuführen. Nach der Durchtrennung dieser beiden Stellen gelingt es meist leicht, die beiden Bruchstücke einzeln zu entfernen.

Sollte diese Methode ausnahmsweise nicht zum Ziele führen oder nicht möglich sein, dann bleibt nichts anderes übrig, als das Pessar durch eine kräftige Knochenzange und dgl. in noch kleinere Teile zu zertrümmern.

Das Gleiche gilt für die Entfernung der neuerdings zuweilen gebrauchten Porzellanpessare.

Da bei der Zertrümmerung in diesen Fällen oft sehr scharfe Kanten und Spitzen entstehen, muß man außerordentlich vorsichtig vorgehen, um keine Verletzungen der Scheidenwände zu setzen.

Bei den unbeabsichtigt zurückgelassenen Fremdkörpern handelt es sich meist um Gaze- oder Wattetupfer, Gazestreifen u. a. m. Diese können auch von oben, von der Bauchhöhle her, in die Scheide gelangen (z. B. bei Totalexstirpationen, Kaiserschnitten usw.).

In der Regel äußert sich ihre Anwesenheit durch einen starken, meist sehr übelriechenden Ausfluß, der nach Entfernung der schwarz gefärbten, einen äußerst unangenehmen Geruch verbreitenden Gebilde, in der Regel rasch verschwindet.

Gelegentlich können derartige Fremdkörper aber auch Jahre und Jahrzehnte in der Scheide verweilen, ohne daß sie besondere Beschwerden machen.

b) Zu antikonzeptionellen Zwecken eingeführte Gegenstände.

Zur Konzeptionsverhütung werden häufig Okklusivpessare aus weichem Gummi benützt. Diese bestehen aus einem federnden Stahlring, an dem eine Gummikappe befestigt ist.

Liegen diese Pessare einige Zeit, ohne gereinigt zu werden, dann entsteht ein sehr übelriechender, eitriger oder mißfarbiger Ausfluß. Außerdem findet man meist eine starke Reizung der Scheidenschleimhaut.

In gleicher Weise wirken auch die früher vielfach üblichen Schwämmchen.

c) In verbrecherischer Absicht eingeführte Fremdkörper.

In verbrecherischer Absicht werden Fremdkörper meist zu Abtreibungszwecken in die Scheide eingeführt.

Sie können dann den Händen entgleiten, oder es können Teile von ihnen abbrechen. Außerdem können durch sie auch Verletzungen, besonders des hinteren Scheidengewölbes, gesetzt werden.

d) In masturbatorischer Absicht, zur Steigerung des Wollustgefühles, in böswilliger Absicht und aus anderen Gründen eingeführte Fremdkörper.

Zu masturbatorischen Zwecken werden die allerverschiedensten Gegenstände benützt. Diese können den Händen entgleiten und dann „in ganz gleicher Weise", „wie bei dem Einführen der Pessarien leicht zu beobachten ist, ruckweise in das Vaginalgewölbe" gelangen [v. Winckel (1886, S. 210)].

Ausführliche Zusammenstellungen derartiger Gegenstände, finden sich bei J. Dieffenbach (1890), F. L. Neugebauer (1897), Odefey (1902), Albertin (1905), W. Otto (1919/20)[1].

Klinisch haben alle diese Gegenstände gemeinsam, daß sie „je nach ihrem Umfang, ihrer Oberfläche und der durch sie bewirkten Spannung der Scheidenwände zunächst

---

[1] J. Dieffenbach, Inaug.-Diss. Berlin 1890. — Neugebauer, Die Fremdkörper des Uterus. Leipzig 1897 und Arch. f. Gynäkol. Bd. 43. — Odefey, Inaug.-Diss. Kiel 1902. — Albertin, Province méd. 1905. Nr. 11. — W. Otto, Inaug.-Diss. Köln 1919/20.

Katarrhe, dann Ulcera, ja sogar Perforationen unter Umständen bewirken können" [v. Winckel (1886, S. 210)].

Die Zahl der Fälle, in denen Gegenstände aus masturbatorischen Gründen in die Scheide eingeführt worden sind, ist, wie Knauer mit Recht betonte, „natürlich noch viel größer, als nach der sehr reichen Kasuistik geschlossen werden kann, da nur die Fälle bekannt werden, in denen der Fremdkörper vom Arzt entfernt wurde".

e) Fremdkörper, die aus der Umgebung in die Scheide durchbrechen oder einwandern, oder die zufällig von außen in die Scheide gelangen.

Fremdkörper im engeren Sinne können gelegentlich aus der Blase oder aus dem Mastdarm nach Perforation des Septum vesico- oder recto-vaginale in die Scheide eindringen.

Bei weiterer Fassung des Begriffes „Fremdkörper" gehören hierher: „aus Abscessen der Nachbarorgane in das Genitale durchbrechender Eiter, dann Faeces und Harn, die bei Kot- und Urinfisteln die Geschlechtsteile überschwemmen, ferner der sich gelegentlich durch die Geschlechtsteile nach außen entleerende Inhalt von Geschwülsten" (Dermoide, extrauterine Fruchtsäcke), „endlich in die Geschlechtswege durchbrechende Parasiten der Geschlechtsorgane oder des Beckenbindegewebes" (Knauer).

Von außen her können Fremdkörper zufällig bei Pfählungsverletzungen in die Scheide eindringen. Auf diese Weise können abgebrochene Stücke des Pfahles, Stoffetzen, auch Heu- und Strohteile in die Scheide gelangen.

Gelegentlich können auch **tierische Organismen** von außen in die Scheide eindringen.

An erster Stelle stehen hier die Eingeweidewürmer.

Schon in den Schriften des Hippokrates wird das Vorkommen von Würmern in den weiblichen Genitalien erwähnt. (De morbis mulierum II. Edit. Kühn Tom. II, p. 853. „ἐπὴν γυναικὸς ἐν τῷ αἰδοίῳ, ἢ ἐν τῷ ἀρχῷ ἀσκαρίδες γένωνται, λύγου καρπὸς μίσγεται ἢ φύλλα καὶ βοὸς χολὴ παραμίσγεται ὅσον ὀβολός." Wenn in den weiblichen Genitalien oder im After Würmer entstehen, vermischt man die Frucht oder die Blätter des Lygosstrauches mit dem sechsten Teil einer Drachme Ochsengalle).

Später berichteten dann — nach Haußmann — Rodericus a Castro[1] (1662), Scharf[2] (1693) und Lentilius[3] (1712) über das Vorkommen von Würmern in den weiblichen Genitalien.

Eine ausführliche kasuistische Zusammenstellung bis zum Jahre 1860 findet sich — nach Haußmann — bei Davaine[4].

Verhältnismäßig am häufigsten wurde **Oxyuris vermicularis** in der Scheide nachgewiesen.

Dies hängt wohl damit zusammen, daß diese überhaupt der häufigste Darmparasit ist (Goebel).

Oxyuren wurden in der Scheide gefunden von Simons, Heller, Westphalen, Spitzer (1892), Kehrer (1919), Klee[5].

---

[1] Rodericus a Castro: De universa mulierum medicina novo et antehac a nemine tentato ordine opus absolutissimum. Hamburg 1662, Pars II, lib. II, cap. XXXIII, p. 336: „Ascarides ii, ut plurimum sunt et in pudendo aut uteri collo, recto intestino non absimili frequenter versantur, aut etiam ex intestino in vulvam irrepunt."

[2] Scharf: Miscellaneorum medico-physicorum sive ephemeridum germanicarum annus nonus. Norimbergae 1693. Observatio VII, p. 44.

[3] Lentilius: Miscellaneorum etc. 1712. Appendix fol. 201.

[4] Davaine: Traité des entozoaires et des maladies vermineuses de l'homme et des animaux domestiques. Paris 1860, p. 756f.

[5] Vix (1860) hat in der Scheide Geisteskranker Oxyureneier mit mehr oder weniger weit entwickelten Embryonen nachgewiesen.

Simons behandelte eine 42 jährige V-para, die seit etwa einem halben Jahre an schwach blutig gefärbtem Ausfluß, zeitweisem Urindrängen, Kreuzschmerzen und Appetitmangel litt. Die Untersuchung ergab einen alten Dammriß 2. Grades, einen linksseitigen Cervixriß, eine Erosion, Retroversio-flexio mobilis und Perimetritis chron. post.

Außerdem fiel Simons ein eigentümlicher, aromatischer Geruch des Fluors auf, sowie die blaßlivide Farbe der Erosion. Die Scheide selbst zeigte normales Aussehen.

Bei dem zweiten Besuch einige Tage später fiel wieder der aromatische Geruch des milchigen, dicklichen Sekretes auf. Außerdem bot sich nach Einführen des Glasspeculums folgender Anblick: Auf der Portio, und zwar am äußeren Rande der Erosion, haftete im Bogen gekrümmt, ein auffallend großes, sicher $1^{1}/_{2}$ cm langes, „also wohl weibliches Exemplar" von Oxyuris vermicularis. Dieses schlüpfte in schleunigsten aalartigen Windungen über die gut $2^{1}/_{2}$ cm breite Muttermundslippe, und es verschwand in dem ektropionierten Muttermund.

Nach etwa 1 Minute drang Simons mit einer geschlossenen Kugelzange $2^{1}/_{2}$ cm tief in den Cervicalkanal ein und es gelang ihm, ein zweites, auffallend kleines Exemplar des Parasiten zu entfernen.

Spitzer berichtete über ein 12 jähriges Mädchen, das an chronisch nässendem Ekzem der Labien und des Dammes litt, und das außerdem zahlreiche blutende Kratzwunden an den Nates aufwies. Bei der Ausspülung der Scheide mit schwacher Kaliumpermanganatlösung wurde ein Knäuel von Oxyuren herausgeschwemmt. Damit war der von den Eltern gehegte Verdacht einer Notzucht widerlegt worden.

Heller fand ein Oxyurenweibchen im Scheidengewölbe. Westphalen sah ein Oxyurenweibchen im Muttermund.

Kehrer (Zbl. Gynäk. 1920, 273) erwähnte kurz in einer Diskussionsbemerkung, daß er zweimal, darunter einmal gleich nach der Geburt, Oxyuren im unteren Teil der Scheide gefunden habe.

Klee beobachtete eine 59 jährige Frau mit beginnendem Carcinom der hinteren Muttermundslippe. Bei der mikroskopischen Untersuchung eines excidierten Stückchens fand sich inmitten eines umfangreichen Entzündungsherdes, umgeben von einem Mantel nekrotischen Gewebes, eine weibliche Oxyuris mit zahlreichen Eiern. Im Stuhle der Patientin wurden ebenfalls Oxyuren nachgewiesen.

Der Grund, warum „trotz der unmittelbaren Nähe des Digestionstraktes und des Urogenitalsystems, trotz des Fehlens jeglichen Hindernisses, ja trotz mannigfacher Vorschubleistung durch mechanische Momente" (Tschamer) die Oxyuren in den weiblichen Genitalien so verhältnismäßig selten vorkommen, ist nicht ganz klar.

Tschamer nimmt an, daß die Erklärung 1. in den anderen Ernährungsbedingungen; 2. in dem anderen Milieu zu suchen ist.

Wenn auch noch nicht feststeht, ob die Oxyuren ihre Nahrung aus den unverbrauchten Nährstoffen des Kotes oder aus der Darmwand selbst beziehen, so sind sie anscheinend doch in ihrer ganzen Existenz so auf das Leben im Darm abgestimmt, daß jeder andere Aufenthalt auch eine Verschlechterung ihrer Ernährungsbedingungen bedeutet.

Das Milieu dürfte nach Tschamer insofern eine Rolle spielen, als die Parasiten an den alkalischen Darmsaft gewöhnt sind und deshalb vielleicht durch das saure Scheidensekret am Einwandern verhindert werden.

Von der Scheide aus können die Oxyuren auch in die freie Bauchhöhle gelangen.

Hier wurden sie schon wiederholt, allerdings immer in eingekapseltem Zustand, gefunden (Marro, Chiari, Kolb, Schneider, Strada, R. Schröder).

Marro[1] beschrieb 1901 eine Oxyureneier enthaltende Cyste auf der Tube. Es handelte sich um eine in der Irrenanstalt zu Turin verstorbene Frau, bei der sich im Abdomen, außer den Residuen einer Peritonitis adhaesiva und einer großen Ovarialcyste, zwei kleinere Eitercysten befanden. Die eine dieser kleinen Cysten lag unmittelbar beim Morsus diaboli. Ihre Wand war etwa 2 mm dick. Die mikroskopische Untersuchung des gelblichen körnig-breiigen Inhaltes ergab neben Cholesterinkristallen und Fettdetritus zahlreiche Eier von Oxyuris vermicularis.

Marro nahm an, daß ein Oxyurenweibchen durch den Uterus in die Tube gelangt und hier von entzündlichem Bindegewebe umhüllt worden sei. In der so entstandenen Cyste seien aber nur die Eier wegen ihrer großen Widerstandsfähigkeit zur Beobachtung gekommen.

---

[1] Marro: Arch. Sci. med. **25** (1901), zit. nach Tschamer.

Chiari[1] fand bei der Obduktion einer 42jährigen Frau, die an einer Hirnmetastase nach Mammacarcinom zugrunde ging, am Beckenperitoneum zehn zerstreute, teils gestielte, teils breit aufsitzende, reiskörnerähnliche Knötchen von 4—7 mm Länge und 4—5 mm Dicke. Durch die mikroskopische Untersuchung wurde einwandfrei Oxyuris vermicularis festgestellt.

Schneider[2] fand bei der Obduktion einer 32jährigen Frau, die an einer diffusen eitrigen Peritonitis (nach abdominaler Totalexstirpation infolge beiderseitiger Pyosalpinx) verstorben war, am Stumpf des linken Ligamentum infundibulo-pelvicum eine harte knötchenförmige Verdickung des Peritoneums von 2 mm Durchmesser. Die mikroskopische Untersuchung ergab, daß es sich um ein reifes Oxyurenweibchen mit einer Anzahl von Eiern handelte.

Strada[3] beobachtete auf der Hinterseite des Uterus drei weißliche, harte Knötchen. Bei der Untersuchung im Mikroskop erwiesen sich diese als eingekapselte reife Oxyurenweibchen.

R. Schröder[4] (1923) berichtete über drei Fälle von Oxyuriasis der Bauchhöhle.

In dem ersten Falle fanden sich Oxyureneier in etwa erbsengroßen, am Netz adhärenten Knötchen, deren Hauptmasse aus Detritus und Granulationsgewebe bestand.

Im zweiten Falle saß auf dem Peritoneum der Excavatio recto-uterina ein etwa bohnengroßes Granulationsknötchen. In diesem fanden sich die Chitinhülle eines Oxyurenweibchens und viel Oxyureneier. Keine Adhäsionen in der Umgebung.

Bei einer dritten Patientin saß ein haselnußgroßer Knoten in der vorderen Rectumwand. Der Uterus war durch ausgedehnte Adhäsionen mit ihm fixiert. Der Knoten enthielt zentral einen Abszeß mit buchtigen Höhlen, der von außen her die Muskularis perforiert hatte und bis in die Submucosa des Rectums vorgedrungen war. Im Abszeßeiter vielfach Oxyurisieier. Die Mucosa recti war intakt. „Es kann damit zweifelsfrei angenommen werden, daß in allen drei Fällen Oxyurisweibchen durch den Genitalkanal aufwärts in den Bauch gewandert sind und hier ein verschiedenartiges Schicksal erlebten und verschieden hochgradige Schäden anrichteten."

In die freie Bauchhöhle können die Oxyuren aber auch vom Darm aus, durch die Darmwand hindurch, gelangen[5].

Auffallend ist die Tatsache, daß Oxyuren bisher anscheinend nur in der Bauchhöhle von Frauen gefunden worden sind. Es liegt deshalb die Annahme nahe, daß die Parasiten in den meisten Fällen ascendierend von der Scheide aus durch die Tuben in die Bauchhöhle gelangten.

Die Richtigkeit dieser Annahme mußte so lange dahingestellt bleiben, bis Tschamer (1919) der Nachweis von lebenden Oxyuren in der Tube gelang.

Es handelte sich um eine 31jährige Patientin, die mit einem walnußgroßen Epitheliom an der hinteren Muttermundslippe in die Klinik kam. Bei der Besichtigung des totalexstirpierten Uterus und der Adnexe fiel der schnurgerade Verlauf der im übrigen vollkommen normalen Tuben auf. Beim Aufschneiden der rechten Tube fanden sich zwischen Isthmus und Ampulle zwei zwirndünne Oxyuren. Eines der Tiere war 12 mm lang, das zweite war etwas kleiner. Nach Größe und Form handelte es sich in beiden Fällen um Weibchen. Das größere Tier schlängelte sich ziemlich lebhaft längs der Tube, etwas gegen die Ampulle zu, auf der Schleimhaut weiter, kroch dann auf den peritonealen Überzug und fiel von hier in das blutig gefärbte Wasser auf dem Präparatenteller. Das kleinere Tier schlüpfte sofort auf die peritoneale Seite, und es fiel dann gleichfalls in die Flüssigkeit auf dem Präparatenteller. Oxyureneier konnten in der Tube nicht nachgewiesen werden.

Auf eingehendes Befragen gab die Patientin an, daß sie schon seit Jahren an „zwirndünnen" Würmern litt. Knapp vor ihrem Eintritt in die Klinik hatte sie sich auswärts einer Santoninkur unterzogen. Erst am Tage der Aufnahme in die Klinik verschwand das bis dahin vorhandene Jucken am Anus.

---

[1] Chiari: Prag. med. Wschr. **1902**, Nr 19. Die gleiche Beobachtung wurde später eingehend von Kolb [Zbl. Bakter., Orig. **36**, 197 (1902)] veröffentlicht.

[2] Schneider: Zbl. Bakter., Orig. **36**, 1907 (1902).

[3] Strada: Arch. Sci. med. **31**, No 21 (1907), zit. nach Tschamer.

[4] Schröder: Zbl. Gynäk. **1923**, 135.

[5] Wagener: (Dtsch. Arch. f. klin. Med. **81**; Virchows Arch. **182** [1905]), Edens: (Zbl. Bakter. **1906**, 4) haben darauf hingewiesen, daß sich die Oxyuren in die Darmschleimhaut einbohren können.

Mertens nimmt an, daß die Oxyuren imstande sind, pathogene Keime durch die Tuben in die Bauchhöhle zu verschleppen, und daß auf diese Weise eine eitrige Peritonitis entstehen kann. Diese Möglichkeit ist theoretisch denkbar. Der Beweis für die Richtigkeit dieser Annahme ist bisher aber noch nicht erbracht.

Über das Verhalten der Scheide bei der Anwesenheit von Oxyuren ist noch wenig bekannt. In dem Falle von Simons bestand Ausfluß, die Scheidenwand selbst war aber normal. In der Beobachtung von Spitzer war bei dem 12jährigen Mädchen ein chronisch nässendes Ekzem der Labien und des Dammes vorhanden.

Man wird wohl annehmen dürfen, daß eine länger dauernde Anwesenheit von Oxyuren in der Scheide einen Reiz auf die Scheidenwand ausübt, und daß es dann zu Ausfluß und wohl auch zur Entzündung der Scheidenwand kommen kann.

Außerdem scheint aber auch schon die Oxyuriasis des Darmes allein bei Frauen Ausfluß und Kolpitis auslösen zu können, ohne daß es gelingt, die Parasiten oder ihre Eier in der Scheide nachzuweisen.

Auf diesen „Ausfluß bei Oxyuriasis" hat besonders Löwenstein nachdrücklich hingewiesen.

Das klinische Bild ist nach Löwenstein (S. 251) im großen und ganzen das der Vaginitis: heftigste Entzündungserscheinungen der Scheidenschleimhaut mit Absonderung von dünnem, weißem bis gelbem schleimig serösem Sekret. Einigermaßen charakteristische Bilder fand Löwenstein bei Frauen, die mehrfach geboren und einen Dammdefekt mit klaffender Vulva hatten. Hier fand sich ganz besonders das äußere Drittel der Scheide von der Entzündung eingenommen, während die tieferen Teile normale Verhältnisse zeigten.

Aus den Ausführungen Löwensteins geht nicht mit Sicherheit hervor, ob er in diesen Fällen auch eine Einwanderung der Oxyuren in die Scheide annimmt.

Wenn man die mannigfachen Begleiterscheinungen einer Helminthiasis betrachtet (blasse Gesichtsfarbe, umränderte Augen, Appetitlosigkeit abwechselnd mit Heißhunger, Übelkeit, Kolik, Auftreibung des Leibes, ständiges Jucken am Anus, evtl. auch an den Genitalien, in der Nase usw.), dann erscheint es nicht ausgeschlossen, daß die Kolpitis oder wenigstens der Fluor die Folge der gesamten Körperstörungen sein können, ohne daß die Oxyuren selbst in die Scheide eindringen.

Jedenfalls sollte man in allen Fällen von Ausfluß und Kolpitis auch auf eine Oxyuriasis des Darmes achten und diese therapeutisch angehen [1].

Man ist dann oft überrascht von dem Erfolg, nicht sowohl was die Besserung der subjektiven Beschwerden anlangt, als auch von dem geringen Befund, der später, z. B. in Gestalt eines geringen Cervicalkatarrhs, übrig bleibt (Löwenstein). Nicht selten ist aber die Patientin endgültig von ihrem lästigen Leiden befreit.

Die Therapie hat bei dem Ausfluß infolge von Oxyuriasis zwei Aufgaben zu erfüllen: Sie muß

1. die Infektion der Scheide,
2. die Infektion des Darmes bekämpfen.

Zur Bekämpfung der Scheideninfektion empfiehlt Löwenstein das Einlegen eines Tampons, der mit einem sauren Lösungsmittel, z. B. mit essigsaurer Tonerde oder 2%igem Alumnolglycerin getränkt ist, dann wird die Scheide mit trockener Watte ausgestopft. Dadurch wird erreicht:

1. ein Abschluß der Scheide gegen das weitere Eindringen von Oxyuren,
2. eine Abtötung der in der Scheide etwa vorhandenen Oxyuren.

---

[1] „Nur selten wird der Arzt von der Patientin die Angabe erhalten, daß sie auch an Würmern leide. Wertvoll genug ist es schon, wenn man durch Befragen die Antwort erhält, sie habe früher einmal Würmer bemerkt oder auch gelegentlich einen kleinen Wurm im Stuhl beobachtet" (Löwenstein).

Ein solcher Tampon soll nach Löwenstein nicht länger als ein- bis zweimal 24 Stunden liegen. Löwenstein wechselt dann mit einer saueren Salbe ab, die mittels eines Röhrenspeculums in den oberen Scheidenabschnitt gebracht wird und hier 4—6 Tage liegen bleibt.

Hand in Hand mit dieser Behandlung der Scheide geht die Bekämpfung der Darmparasiten.

Die Behandlung der Oxyureninfektion des Darmes hat nach Goebel drei Gesichtspunkte zu berücksichtigen:

1. Verhinderung der Reinfektion,
2. Entfernung der Parasiten aus dem Dickdarm,
3. Abtötung der jungen Brut im untersten Dünndarm.

Die Verhinderung der Reinfektion geschieht in der üblichen Weise durch sorgfältiges Reinhalten der Aftergegend, wenn möglich durch sorgfältige Waschung nach jeder Stuhlentleerung, gründliches Reinigen der Hände nach jeder Defäkation, Kurzhalten der Fingernägel und genaueste Pflege des Nagels und des Nagelfalzes. Außerdem versucht man durch Aufstreichen von grauer Salbe, weißer Präcipitatsalbe oder von Vermiculinsalbe auf die Aftergegend, die abends auskriechenden Weibchen abzutöten. Zweckmäßig setzt man diesen Salben zur Ausschaltung des Juckreizes 10% Anästhesin zu (Ochsenius)[1].

Zur Entfernung der Parasiten aus dem Dickdarm dienen Einläufe.

Zu diesen verwendet man einen halben Liter Wasser von Zimmertemperatur mit Zusatz von einem Eßlöffel 1%iger essigsaurer Tonerde oder einem Eßlöffel Essig oder von zwei Gelonida Aluminii subacetici, oder man nimmt eine Abkochung von 1—2 Knoblauchzwiebeln in $1/2$ l Wasser.

Zur Abtötung der jungen Brut im untersten Dünndarm dienen wurmabtreibende Mittel.

Diese Maßnahme ist mindestens ebenso wichtig als die Prophylaxe der Neuinfektion und die Entfernung der Parasiten aus dem Dickdarm, da sich die Oxyuren im untersten Dünndarm fortpflanzen können (Goebel)[2].

Zur Bekämpfung der Oxyuriasis wurden zahlreiche Mittel empfohlen: Santonin, Naphthalin, Benzolnaphthol, Thymol, Extractum filicis maris, Aluminium subaceticum (als Estontabletten oder als Gelonida alumin. subacet.), Oxymors[3] und zahlreiche Mittel unbekannter Zusammensetzung. Alle diese Mittel erfüllen ihren Zweck nicht ganz befriedigend. Verhältnismäßig noch am besten hat sich nach Goebel das Santonin bewährt.

Im einzelnen empfiehlt Goebel folgende Methode:
Man verabreicht an 3—5 aufeinanderfolgenden Tagen morgens nach dem Frühstück

    Santonin
    Kalomel āā 0,025—0,075
    Sacch. alb. 0,3.

Außerdem wird 8 Tage lang gegen Abend ein Einlauf von 1—2 l kühlen Wassers mit Zusatz von 1—2 Eßlöffeln essigsaurer Tonerde gemacht. Ferner wird abends der After mit grauer Salbe eingeschmiert.

---

[1] Ochsenius: Münch. med. Wschr. 1921, 778.

[2] Nach der alten Leuckartschen Lehre kommt die Oxyuriasisinfektion dadurch zustande, daß die embryonenhaltigen Eier durch den Mund aufgenommen werden und in den Magen gelangen. Hier verlassen die Embryonen unter der Einwirkung des Magensaftes die Eischale, und sie entwickeln sich im Darm zu geschlechtsreifen Würmern. Goebel (Monatsschr. f. Kinderheilk. Bd. 22, 1921 — Ergebn. d. inn. Med. und Kinderheilk. Bd. 22, S. 106, 1922) hat nun den experimentellen Nachweis erbracht, daß auch ohne Magenpassage aus den im Darm abgelegten Oxyureneiern direkt geschlechtsreife Würmer hervorgehen können. „Sicher spielt für die Erhaltung der Parasiten im Darmkanal die fortwährende Reinfektion mit Eiern durch den Mund eine große Rolle, aber notwendig scheint sie nicht zu sein" (Goebel). Würde die Oxyuriasis nur durch die Aufnahme von Eiern erfolgen, dann müßten die Verhütung der Reinfektion und die Einlaufbehandlung allein zur Heilung führen können, da dann die Zuwanderung von den oberen Darmabschnitten von selbst ein Ende finden müßte, wenn keine neuen Eier durch den Mund in den Magen gelangen. Wenn sich aber die Oxyuren im Darm durch an Ort und Stelle abgelegte Eier erhalten, aus denen sich neue geschlechtsreife Individuen entwickeln, dann ist die Anwendung von wurmtötenden oder wurmtreibenden Mitteln eine dringende Notwendigkeit.

[3] Oxymors ist Alumin. acetico-benzoicum. Das Mittel, dem ein Laxans beigegeben wird, dient per os zur Abtötung der Parasiten, namentlich im Dünndarm, während die mit dem Klysma verabfolgte Dosis die Dickdarmparasiten unschädlich macht und herausschwemmt. Diese etwa 8 Tage dauernde Kur wird in Zwischenräumen von 14 Tagen bis 4 Wochen je nach der Menge der zutage geförderten Parasiten mehrmals wiederholt.

Einige Tage nach Beendigung der Kur wird ein großer Einlauf gemacht. Kommen noch Oxyuren zutage, dann wird die Kur wiederholt. Außerdem wird selbstverständlich sorgfältig auf die Verhütung der Reinfektion geachtet.

Ascaris lumbricoides wurde in der Scheide gefunden von Leuckart (Bd. 2, S. 345) und Haußmann.

Haußmann sah auch Eier von Ascaris lumbricoides im Scheideninhalt.

Nacken[1] und Hofstätter[2] fanden je eine Ascaris in einer Tube.

Über die Veränderungen der Scheide durch Askariden ist heute noch nichts bekannt. Auch Ausfluß und Kolpitiden sind bisher noch in keinen kausalen Zusammenhang mit der Anwesenheit von Askariden im Darm gebracht worden. Bei dem schon (S. 439) geschilderten Einfluß der Helminthiasis auf den Allgemeinzustand erscheint es aber nicht ausgeschlossen, daß in diesen Fällen ein Fluor mit der Beseitigung der Eingeweidewürmer verschwinden kann.

Therapeutisch gibt man in diesen Fällen Santonin (S. 440) oder Oleum Chenopodii (gutt. VIII in Geloduratkapseln) in folgender Weise: Am 1. Tag vormittags dreimal stündlich eine Kapsel mit heißem Kaffee, 2 Stunden nach der letzten Kapsel 1½ Eßlöffel Ricinusöl. Am übernächsten Tag wird das gleiche Verfahren wiederholt.

Von sonstigen tierischen Organismen sind in der Scheide gefunden worden: **Eier von Taenia solium** (Haußmann S. 35), **Fliegenlarven** [Bergmann[3], Hole (1899)], **Krätzemilben** [Haußmann (S. 28)[4]], **Blutegel** (Gaifami[5], Giambalvo[6], Rossi, Agrifoglio).

Rossi berichtete über einen eigenen Fall und über eine Beobachtung von Morelli.

In dem Falle von Rossi handelte es sich um ein achtjähriges Bauernmädchen, das im August 1911 in einem Graben badete. Kurze Zeit danach setzten heftige Blutungen aus dem Genitale ein, die während der ganzen Nacht andauerten. Die Eltern brachten deshalb das Kind in die Klinik. Auf Grund der Anamnese sprach Rossi die Vermutung aus, daß es sich um einen Blutegel in der Vagina handeln könnte. Diese Ansicht wurde durch die Speculumuntersuchung bestätigt. An der Portio fand sich ein Blutegel, der sich leicht mit einer Pinzette entfernen ließ.

In dem Falle von Morelli handelte es sich um eine 51jährige Virgo vom Lande, die im August 1917 Wäsche wusch und dabei bis an die Hüften im Wasser stand. Am Tage danach trat eine Blutung aus dem Genitale auf, die 11 Tage lang ununterbrochen andauerte. Die Patientin, die sich seit 5 Jahren in der Menopause befand, war darüber in großer Sorge. Der zugezogene Arzt vermutete bei der sehr anämischen Kranken eine maligne Neubildung, und er ordnete deshalb die Überführung in die Klinik an. Hier ging bei einer warmen Scheidenspülung ein großer Blutegel ab. Zur Behebung der schweren Anämie war bei der Kranken noch ein zweimonatiger Krankenhausaufenthalt notwendig. In beiden Fällen gehörten die in der Scheide gefundenen Blutegel der Spezies „Haemopis vorax" (Pferdeblutegel) an. Diese Blutegelart setzt sich nie an der äußeren Haut, sondern nur an Schleimhäuten fest. Auch beim Menschen ist sie schon wiederholt nach dem Trinken von verunreinigtem Wasser im Rachen, Kehlkopf usw. gefunden worden. Ihre Ansiedlung in der Scheide manifestiert sich nur durch Blutungen; irgendwelche Schmerzen oder sonstige Sensationen fehlen vollkommen.

In dem Falle von Agrifoglio handelte es sich um eine 28 Jahre alte Frau, die seit 5 Tagen blutete. Der zugezogene Arzt verschrieb Blutstillungsmittel. Erst als die Blutungen nach 4 Tagen nicht aufhörten, stellte er die Portio im Speculum ein. An ihr fand sich ein Blutegel, der sich nicht mit den

---

[1] Nacken: Zbl. Gynäk. **1920**, 346.

[2] Hofstätter: Wien. klin. Wschr. **1927**, 878.

[3] Nach Haußmann (S. 11) berichtete im Jahre 1844 ein Wundarzt Bergmann (Zeitschrift vom Verein für Heilkunde in Preußen, Berlin 1844, S. 175), daß er aus der Scheide einer Frau neun Schmeißfliegenlarven (Musca vomitoria) entfernte. Diese hatten sich nach seiner Angabe an der hinteren Scheidenwand festgefressen und sehr heftiges Jucken an den äußeren Genitalien hervorgerufen.

[4] Da sich am übrigen Körper der Frau Zeichen von Krätze fanden, so nahm Haußmann an, daß die Krätzemilben durch den Geschlechtsverkehr in die Scheide gelangten. Haußmann betonte auch, daß ein derartiger Befund unter Umständen forensische Bedeutung gewinnen könne.

[5] Gaifami: Policlinico Sez. prat. **1916**, fasc. 25, 787; zit. nach Rossi.

[6] Giambalvo: Morgagni, **63**, No 35, 555. (1921); zit. nach Rossi.

Fingern, sondern erst durch Spülung mit einem antiseptischen Mittel entfernen ließ. Die Patientin hatte 14 Tage vorher in einem Fluß gebadet und sich dabei hingesetzt.

Die Blutegel können lange in der Scheide verweilen, ehe sie entdeckt werden; so in dem Fall von Gaifami 15 Tage, in dem von Morelli 13 Tage und in der Beobachtung von Giambalvo 3 Monate. In diesem letzteren Fall fand sich der Blutegel in der (zweiten) Tamponade, die zur Stillung einer Genitalblutung ausgeführt worden war. Die Diagnose wurde in den vier bisher beobachteten Fällen nur einmal (in dem oben erwähnten Fall von Rossi) gestellt. Gaifami dachte bei der Palpation und einer flüchtigen Speculumuntersuchung an einen Polypen, Morelli an einen Tumor, Giambalvo an eine Placenta praevia, da die betreffende Patientin im 5. Monat gravid war [1].

Zu den Fremdkörpern, die zufällig von außen in die Scheide gelangen, kann man auch die **atmosphärische Luft** rechnen.

Normalerweise liegen die vordere und die hintere Scheidenwand bekanntlich dicht aneinander, und sie sind nur durch einen capillaren, mit Scheidensekret gefüllten Spalt voneinander getrennt. Beim Entfalten der Scheide mit Specula dringt die äußere Luft in die Scheide ein. Beim Herausnehmen der Specula wird sie dann durch das Zusammenfallen der Scheidenwände wieder aus der Scheide verdrängt.

Unter bestimmten Umständen kann die Luft aus der Scheide aber auch unter einem lauten hörbaren Geräusch entweichen. Diese Erscheinung wird als Garrulitas vulvae [2] bezeichnet.

Verhältnismäßig häufig kann man die Garrulitas vulvae beobachten, wenn die Scheide in Knieellenbogenlage der Patientin entfaltet wurde.

Eine derartige Beobachtung führte Marion Sims zur Erfindung des nach ihm benannten Speculums.

Da diese historisch interessante Beobachtung heute ziemlich in Vergessenheit geraten ist, so möge die Schilderung von Marion Sims [3] im Wortlaut folgen:

„Im Dezember 1845 ritt eine Dame auf einem Pony in der Umgegend der Stadt Montgommery in Alabama, woselbst ich damals wohnte. Das Pferd scheute plötzlich und ging durch. Die Dame fiel und stieß mit dem Becken auf den Boden. Ich sah sie bald darauf; ihre Schmerzen waren außerordentlich heftig. Außer der vom Falle herrührenden Kontusion klagte sie über Tenesmus im Rectum und der Blase. Bei der Untersuchung fand ich eine vollständige Retroversio uteri. In Vorlesungen und Büchern war mir gesagt worden, daß die beste Methode, eine frische Luxation dieses Organs zu reduzieren, darin bestehe, die Kranke in die Knielage zu bringen und dann auf den Uterus durch das Rectum und die Vagina zu wirken. Besagte Dame wurde mit einem Bettuche bedeckt auf ihrem Bette in jene Lage gebracht. Ich führte dann einen Finger in die Vagina ein, bewirkte dadurch aber nichts. Da ich den Finger nicht in das Rectum einführen wollte, weil diese Prozedur unangenehm ist, und wo es möglich, stets vermieden werden sollte, brachte ich den Mittel- und Zeigefinger in die Vagina. Während ich mich bemühte, den Uterus in seine Lage zurückzubringen, gewahrte ich plötzlich, daß ich weder dieses Organ noch die Wandungen der Vagina erreichen konnte, da meine Finger im Becken sich nach allen Seiten hin bewegten, ohne etwas zu berühren oder von irgend etwas anderem berührt zu werden, als von dem sie umschließenden Scheideneingange. Nachdenkend und verwundert über den Grund dieser Anomalie erklärte mir die Patientin, daß sie von den Symptomen, über die sie wenige Momente vorher noch so heftig geklagt hatte, erlöst sei. Unter diesen Umständen, die mir nicht erklärlich waren, war ein fernerer Dienst meinerseits nicht mehr erforderlich. Ich ersuchte die Patientin daher sich zu legen; von dem Schmerz sowohl als von der unnatürlichen Lage, die sie eingenommen, völlig erschöpft, warf sie sich rasch auf die Seite. Da entwich plötzlich ein Luftstrom aus der Vagina, welcher mein Dilemma löste und die Reduktion des dislozierten Uterus, der nunmehr in seiner normalen Lage gefühlt wurde, erklärte. Und welches war diese Erklärung? Als sich die Patientin in der eben beschriebenen Lage befand, hätte es, bei der natürlichen Neigung der Beckeneingeweide, gegen die Regio epigastrica zu fallen, keiner bedeutenden Vis a tergo bedurft, um in einem frischen Falle das gewünschte Resultat zu bewirken. Ein Finger war

---

[1] Nach Rossi: Zbl. Gynäk. **1924**, 983.

[2] Garrulus, geschwätzig.

[3] Marion Sims: Klinik der Gebärmutterchirurgie usw. Deutsch herausgegeben von Hermann Beigel, Erlangen 1870, S. 14f.

jedoch nicht lang genug, das Organ aufwärts zu stoßen, auch waren es die beiden Finger nicht; als ich sie aber zusammen einführte, erhielt die Hand während der verschiedenen Manipulationen und Versuche zufällig eine Drehung mit der Fläche nach unten, so daß die breite Dorsalfläche der beiden Finger mit der Scheidencommissur in Berührung kam, das Perineum aufhob und den Sphincter erweiterte, wodurch es der Luft möglich wurde, unter der Palmarfläche der Finger in die Scheide zu dringen, woselbst sie durch ihren mechanischen Druck von 15 Pfunden auf den Quadratzoll den Kanal plötzlich wie einen Ballon auftrieb, und der Uterus durch den Druck allein in seine natürliche Lage zurückgebracht wurde.

Zur selben Zeit hatte ich eine Patientin mit einer Blasenscheidenfistel, die ich mir nicht recht klar machen konnte. Ich brachte die Patientin in obige Lage und benützte einen im rechten Winkel gebogenen Löffelstiel zum Öffnen der Scheide und Erheben des Perineums, um der Luft Eingang zu gestatten, wodurch mir eine vollkommene Ansicht nicht nur der Fistel, sondern der ganzen Scheide wurde. Hiernach drängte sich das Instrument von selber auf."

Bei starker Bauchdeckenerschlaffung kann es auch im Wochenbett zur mechanisch bedingten Garrulitas vulvae kommen (Kleinwächter, Taussig, Kośmniski).

Veit (III, 1 S. 202) führte einen Teil der Fälle von Garrulitas vulvae auf die Anwesenheit von gasbildenden Keimen in der Scheide zurück. Veit nimmt an, daß diese Keime aus dem Darm in die klaffende Scheide gelangen. Es gelang ihm auch aus dem schaumigen Scheideninhalt einer Patientin, die über Austritt von Gas aus der Scheide klagte, einen gasbildenden Keim zu züchten. Nähere Angaben über diesen Keim macht Veit nicht.

Da wir heute wissen, daß der Bacillus gazogenes alcalescens eine schaumige Beschaffenheit des Scheideninhalts bedingen kann, so liegt es nahe an diesen Keim zu denken.

VII. Geschwüre der Scheide.

Vorbemerkungen.

Geschwüre sind so gut wie immer [1] die Folge einer umschriebenen örtlichen Oberflächennekrose.

Die Geschwürsbildung ist also nur eine sekundäre Erscheinung, sie ist nur ein Symptom, das die ätiologisch verschiedensten Formen der Gewebsnekrose begleitet.

Je klarer die Ursache und die Entstehung der Gewebsnekrose bekannt ist, desto mehr erscheint die Geschwürsbildung nur als Phase eines übergeordneten Krankheitsprozesses (z. B. einer Tuberkulose). Je dunkler die Ursache des krankhaften Geschehens ist, das zur Oberflächennekrose führt, desto mehr tritt die Geschwürsbildung als solche in den Vordergrund des klinischen Bildes.

Dieser psychologisch leicht verständlichen Erscheinung begegnet man auch bei den Geschwüren der Scheide. Es gibt kaum eine Erkrankung der Scheide, bei der nicht mehr oder weniger tiefgreifende Oberflächendefekte auftreten können.

Die Geschwürsbildung erscheint hier aber nur als ein Stadium in dem Ablauf des übrigen Krankheitsprozesses. Sie erhält ihre formale und kausale Erklärung erst durch ihn, und ihre richtige Würdigung ist nur im Rahmen des ganzen übrigen Krankheitsbildes möglich.

Hierher gehören die kleinen Epitheldefekte beim Fluor vaginalis, die diphtherischen, urämischen, toxischen, traumatischen, infektiösen, thermischen Ulcera, die Geschwüre nach Strahlenschädigung der Scheide, die Geschwürsbildungen bei der Colpitis senilis, die carcinomatösen

---

[1] Eine Ausnahme machen die traumatisch entstandenen Geschwüre.

und sarkomatösen Ulcera, die geschwürigen Defekte bei anderen Neubildungen der Scheide (Chorionepitheliom), die tuberkulösen und luischen Geschwüre; die Ulcera mollia.

Alle diese Geschwürsbildungen werden bei den entsprechenden Erkrankungen der Scheide besprochen. Außer ihnen gibt es noch verschiedene andere Ulcera der Scheide, deren Ursache und Entstehung noch wenig geklärt ist[1]. Infolgedessen lassen sich diese Geschwürsbildungen nur schwer in das Schema der übrigen Erkrankungen der Scheide einordnen, und es erscheint zweckmäßiger, sie in einem eigenen Abschnitt zusammenzufassen.

Es sind dies:

a) das Ulcus rotundum simplex,
b) die Ulcera aphthosa,
c) das Ulcus varicosum,
d) das sog. Ulcus phagedaenicum (Clarkesches Geschwür).

a) Ulcus rotundum simplex.
1. Geschichtliches.

Im Jahre 1884 beschrieb Zahn unter dem Namen „Ulcus rotundum simplex vaginae" eine eigenartige Geschwürsbildung in der Scheide.

Bei der Sektion einer 76jährigen Frau, die sich wegen Aphasie und Kontraktur der rechten Extremitäten seit 6 Jahren im Spital befunden hatte, fand sich im oberen Teil der hinteren Scheidenwand ein ungefähr 20 centimes-stückgroßes, kreisrundes Geschwür mit scharfen, steil abfallenden Rändern, die ebenso wie die übrige Scheidenschleimhaut blaß und nicht infiltriert waren.

Der Geschwürsgrund war stark hyperämisch, und er war mit einem dünnen Eiterbelag bedeckt. Nach Entfernung des Eiterbelages war der Geschwürsgrund vollkommen eben. Die mikroskopische Untersuchung ergab außer einem stark kleinzellig infiltrierten Bindegewebe nur noch eine ziemliche Anzahl von meist fettig entarteten glatten Muskelfasern.

Da sich dieses Geschwür „sowohl nach seiner Beschaffenheit als nach seinem Verhalten gegenüber seiner Umgebung" ganz wie ein „einfaches rundes Magengeschwür" verhielt, so

---

[1] Ätiologisch, also ihrer kausalen Entstehung nach, lassen sich die Scheidengeschwüre etwa in folgender Weise einteilen:
  A. Mechanische Schädigungen.
      a) Druckgeschwüre.
      b) Rißgeschwüre.
  B. Chemische Schädigungen.
  C. Thermische Schädigungen.
  D. Strahlenschädigungen.
  E. Infektiöse Schädigungen.
      Diphtherie,   Masern,
      Typhus,   Tuberkulose,
      Cholera,   Lues,
      Scharlach,   Ulcus molle.
  F. Trophische Schädigungen.
      Colpitis senilis,
      Ulcera nach Arteriitis obliterans,
      Ulcus varicosum,
      Ulcus carcinomatosum,
      Ulcus sarcomatosum.

bezeichnete Zahn die Geschwürsbildung als „einfaches rundes Scheidengeschwür" („Ulcus rotundum simplex vaginae").

Die Ursache dieser Geschwürsbildung suchte Zahn in dem „Mangel an arteriellem Blutzufluß". Bei der Präparation hatte sich nämlich gezeigt, daß die Arteria uterina und die Arteria vaginalis stark sklerotisch verdickt waren. Der Arterienast, der gegen das Geschwür hinzog, war vollkommen verschlossen.

Im Jahre 1889 berichtete Zahn über einen neuen Fall von Ulcus rotundum simplex vaginae.

In der Scheide einer 51 Jahre alten Frau, die an Morbus Addison und an chronischer Lungentuberkulose zugrunde gegangen war, fand sich an der Hinterwand ein 2 cm langer und 1 cm breiter ovaler,

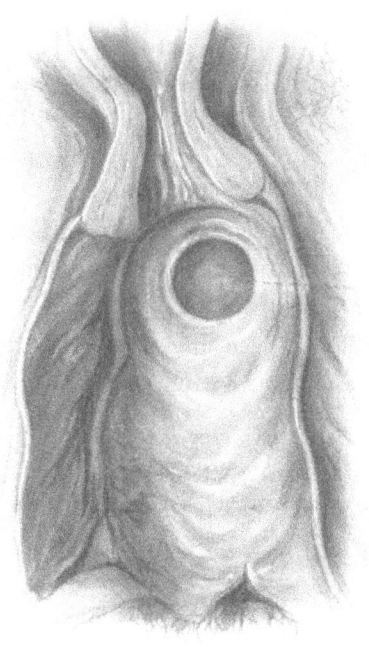 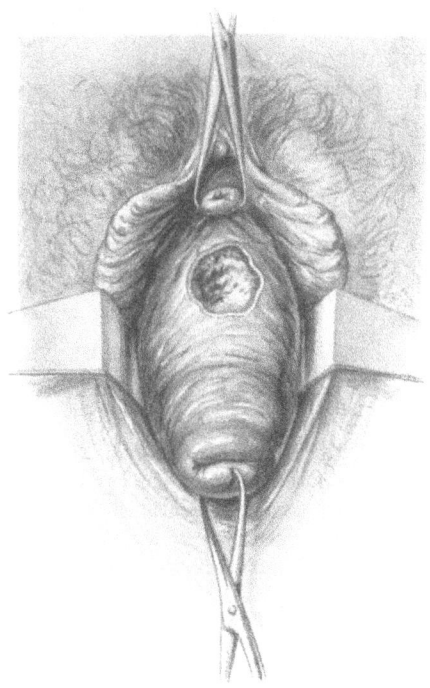

Abb. 158.   Abb. 159.

Abb. 158. Uterus und Scheide von vorn geöffnet. Ulcus vaginae, darüber gegen die hintere Muttermundslippe zu zwei durch die Lagerung bedingte Falten. Die Schleimhaut des Fundus uteri ist stark hyperämisch.
(Nach Zahn, Virchows Arch. Bd. 95.)
Abb. 159. Ulcus rotundum der Scheide. (Nach v. Skowronski, Zbl. Gynäk. 1895.)

brauner „Fleck", dessen „leicht gelockerte, wie brüchige Oberfläche" etwas tiefer lag als die umgebende Schleimhaut. Gegen diese zu war der Rand des Fleckes fast durchweg scharf abgesetzt. Außerdem fand sich in der Scheide noch eine größere Anzahl, stellenweise in Gruppen angeordneter, stecknadelkopfgroßer und etwas größerer Flecke, in deren Mitte zuweilen eine deutliche Vertiefung vorhanden war.

Diese Beobachtung unterscheidet sich nach Zahn von dem ersten Falle zunächst dadurch, daß das Geschwür „eigentlich erst im Werden" war. Die Schleimhaut war „noch nicht abgestoßen, sondern erst nekrotisch und nur in ihrer obersten Schicht im Zerfall begriffen". Weiterhin fehlte die Obliteration der zuführenden Arterie. Außerdem waren in dem zweiten Falle zahlreiche Pigmentflecke teilweise mit zentraler Geschwürsbildung vorhanden. Eines dieser kleinen Geschwüre hatte sogar schon einen Durchmesser von 2 : 3 mm. Zahn nahm deshalb an, „daß zwischen dem großen Geschwür und den punktförmigen Erosionen ein prinzipieller Unterschied nicht besteht".

Da in diesem Falle eine Obliteration der zuführenden Arterie fehlte, so schloß Zahn, daß auch eine Blutstauung infolge entfernter gelegener Zirkulationsstörungen (besonders bei senilen Herzveränderungen) eine Rolle bei der Entstehung des einfachen runden Scheidengeschwürs spielen könne.

In seiner zweiten Veröffentlichung (1889) betonte Zahn, es sei ihm nichts darüber bekannt geworden, daß seit seiner ersten Arbeit (1884) jemand „ein gleiches oder auch nur ähnliches Geschwür, sei es beim Lebenden oder an der Leiche" beobachtet habe.

Schon im Jahre 1887 war aber eine Arbeit von Browicz: „Über das runde Geschwür der Vaginalportion der Gebärmutter und der Scheide (das sog. Clarke'sche corrodirende Geschwür)" erschienen.

Browicz hatte bei einer 59jährigen Frau, die an allgemeiner Arteriosklerose litt und die an Pneumonie verstorben war, an der Portio einen rundlichen Herd und in der Scheide 8 ähnliche, scharf begrenzte, graue bis braunschwarze, glatte Herde gefunden. Die mikroskopische Untersuchung ergab, daß diese Herde aus nekrotischem Gewebe bestanden. Die Blutgefäße in der Umgebung dieser Herde boten das typische mikroskopische Bild der Obliteration. Browicz rechnete das Ulcus rotundum zu den „Clarkeschen Geschwüren".

Die erste Beobachtung eines runden Scheidengeschwürs bei der Lebenden stammt von v. Skowroński (1895).

Weitere Fälle wurden mitgeteilt von Beuttner (1896, 2 Fälle), Beckmann (1897), Thomson (1904, 2 Fälle), Puech (1905), Vautrin (1905), Veit (1908)[1], Schröder und Kuhlmann (1922)[2].

2. Makroskopischer Befund beim Ulcus rotundum.

Das Ulcus rotundum simplex der Scheide ist ein meist kreisrunder, gelegentlich auch mehr ovaler Substanzverlust der Schleimhaut mit scharfen, wie mit dem Locheisen ausgestanzten Rändern.

Die Größe der Ulcera ist verschieden: ungefähr 20 centimes-stückgroß [Zahn (1884)], 1 cm lang und 2 cm breit [Zahn (1889)], 15 mm lang und 12 mm breit (Beuttner,

---

[1] Veit (Handb. d. Gynäkol. Bd. 3, 2. Aufl., S. 180, 1) erwähnt bei der Besprechung des Ulcus rotundum simplex nur kurz, daß er zweimal „etwas Ähnliches" gesehen habe, „beide Male handelte es sich um einen rein zufälligen Nebenbefund bei anderweitigen Genitalerkrankungen". Anatomisch untersuchte Veit nur den einen Fall; „hier bestand nebenbei senile Entzündung der Scheide".

[2] In der Literatur findet man vielfach (z. B. bei Beuttner, Schröder und Kuhlmann) die Angabe, daß auch Braithwaite (1892) zwei Fälle von rundem Scheidengeschwür beschrieben habe. Aus der Arbeit von Braithwaite läßt sich aber nicht mit Sicherheit entnehmen, daß es sich wirklich um runde Scheidengeschwüre handelte. Braithwaite schilderte den Befund, den er in seinem ersten Falle in der Scheide einer 55jährigen Frau erhob, folgendermaßen:

„I found an extensive and slowly spreading ulceration. This gradually extended almost round the whole lower part of the vagina. At first it consisted of four or five narrow ulcers occupying the bottom of the folds of the swollen and red mucous surface. The lower edge of each of these reached exactly to the lower margin of the true vagina, and they extended upwards to not quite half the length of the vagina on its posterior surface. These ulcers gradually coalesced, leaving, however, little tongues of undestroyed mucous membrane marking their original number. The edges were not excavated, but clear cut to the full depth of the ulceration. The mucous membrane appeared to be entirely destroyed and the tissues beneath laid bare. The surface was dry in appearance, the slight semi-purulent secretion upon it being hardly visible except by close inspection. The colour was a deep bluish — red .... There was not the least thickening of the edges of the ulceration or any up-growth whatever; either in the surface or in any neighbouring part. Having thus destroyed the lower half of the vagina except the anterior wall, the disease then remained perfectly stationary for about four months".

Noch viel weniger lassen sich die zweite und eine weitere Beobachtung von Braithwaite als Ulcus rotundum deuten. Es handelte sich um eine 66jährige Frau, bei der das ganze Scheidengewölbe und die hintere Muttermundslippe in eine große Geschwürsfläche verwandelt waren. Nach der Exstirpation erfolgte Heilung. Man könnte hier eher an das „corroding ulcer" von Clarke (Ulcus phagedaenicum, s. S. 458) denken.

Bei einer weiteren 51jährigen Patientin war eine unregelmäßige Geschwürsfläche vorhanden, die von der vorderen Muttermundslippe bis zur Harnröhrenmündung reichte.

Braithwaite reihte die von ihm beobachteten Geschwüre in keine der bis dahin beschriebenen Geschwürsformen ein.

Fall 1), von der Größe eines halben Kreuzers (v. Skowronski), 1 cm Durchmesser (Thomsom, Fall 1; Schröder und Kuhlmann), fingerkuppengroß (Thomson, Fall 2), 50 centimes-stückgroß (Vautrin).

Die Geschwüre sind meist flach, sie reichen bis höchstens zur Scheidenmuskulatur in die Tiefe [Zahn, Beckmann (le „fond est à peine au-dessous du niveau de la muqueuse vaginale"].

In den Fällen von v. Skowronski, sowie von Schröder und Kuhlmann war das Geschwür 2 mm tief.

Der Geschwürsgrund kann „ganz rein" (Thomson) oder nur von einem dünnen Eiterbelag [Zahn (1884), Vautrin] bedeckt sein. Meist ist er auch ziemlich eben [Beuttner Fall 1, Vautrin („sans anfractuosités")]. In anderen Fällen ist er braun, aufgelockert und brüchig [Zahn (1889)], grau bis braunschwarz (Browicz), uneben von einem grau-eitrigen, schlüpfrigen, schwer abstreifbaren, geléeartigen Belag und schlaffen, zerfallenden Granulationen bedeckt (v. Skowronski) oder gelblich-eitrig-speckig und nur wenig feucht (Schröder und Kuhlmann). Im Geschwürsgrund kann die Scheidenmuskulatur zutage liegen (Thomson).

Man darf wohl annehmen, daß es sich bei diesem verschiedenen Aussehen um verschiedene Phasen in der Entstehung und Heilung der Geschwüre handelt.

Die Geschwürsränder sind scharf, wie ausgestanzt, sie fallen steil zum Geschwürsgrund ab, sie können aber überhängen, so daß man eine Sonde mehrere Millimeter weit unter sie schieben kann (Beuttner). In anderen Fällen sind die Ränder nicht unterminiert (Schröder und Kuhlmann).

Die Ränder sind weich, nicht infiltriert [1], nicht gerötet, ein Entzündungshof in der Umgebung des Geschwürs fehlt.

Auch die übrige Scheidenschleimhaut kann ein vollkommen normales Aussehen zeigen [Zahn (1884)]. In anderen Fällen fanden sich eine „chronische atrophierende Vaginitis mit Ecchymosen und hämorrhagischen Erosionen" [Zahn (1889)], zahlreiche ecchymotische Erosionen (Beuttner), eine senile Entzündung der Scheide (Veit). Auch Narbenbildung, vielleicht als Folge eines abgeheilten Ulcus rotundum, wurde beobachtet [Zahn (1884)].

Das runde Scheidengeschwür kann in der Einzahl [Zahn (1884) [2], v. Skowronski, Thomson, Schröder und Kuhlmann) oder in der Mehrzahl [Zahn (1889,) Browicz, Beuttner, Vautrin] auftreten.

In den Fällen von Zahn (1889) und Beuttner fanden sich neben einem größeren Geschwür zahlreiche hämorrhagische Erosionen. Browicz sah in der Scheide 9 scharf begrenzte, graue bis braunschwarze Herde, Vautrin beobachtete neben einem 50 centimes-stückgroßen Geschwür ein weiteres linsengroßes Ulcus.

Die meisten bisher beobachteten Ulcera rotunda saßen an der Hinterwand der Scheide [Zahn (1889); Beuttner, 2 Fälle; Thomson, 2 Fälle; Beckmann, Schröder und Kuhlmann, Vautrin] und zwar fast durchweg links von der Mittellinie.

---

[1] Nur Schröder und Kuhlmann hatten den Eindruck, daß in der unmittelbaren Umgebung des Geschwürs eine leichte Verdickung vorhanden war.

[2] Dicht neben dem Geschwür fand sich noch eine kaum sichtbare lineare Narbe.

Auf die Tatsache, daß die Ulcera rotunda der Scheide meist auf der linken Seite der hinteren Scheidenwand sitzen, hat zuerst Beuttner hingewiesen [1]. Nur in dem Falle von Beckmann saß das Geschwür an der rechten Seite der hinteren Scheidenwand. Schröder und Kuhlmann fanden ein Ulcus rotundum in der Fossa navicularis. Ein rundes Geschwür an der vorderen Scheidenwand wurde bisher anscheinend nur von v. Skowronski beobachtet. Browicz fand ein größeres Geschwür rechts hinten an der Portio, außerdem waren „in der Scheide" 8 ähnliche Herde vorhanden. Der Fall von Puech war uns leider nicht im Original zugängig.

Zahn und Beuttner beobachteten neben frischen Ulcera rotunda auch zarte lineäre oder unregelmäßige Narben. Sie führten diese auf frühere Geschwüre zurück.

3. Mikroskopischer Befund beim Ulcus rotundum.

Das histologische Bild des Ulcus rotundum der Scheide ist je nach der augenblicklichen Entwicklungs- oder Heilungsphase verschieden. Allerdings sind die bisher vorliegenden Beobachtungen noch nicht zahlreich genug, um einen erschöpfenden Überblick über die einzelnen Phasen zu gestatten.

Wie bei jeder gutartigen Geschwürsbildung kann man auch beim Ulcus rotundum der Scheide 3 Phasen unterscheiden:

1. das Stadium der lokalen Gewebsnekrose,
2. das Stadium der Geschwürsbildung,
3. das Stadium der Heilung.

Über das Stadium der lokalen Gewebsnekrose ist noch wenig bekannt. Mehrfach wurden neben einem voll entwickelten Ulcus rotundum ältere Ecchymosen und Übergänge von diesen zur Geschwürsbildung gefunden [Zahn (1889), Beuttner, Browicz, Vautrin]. Zahn (1889) hat deshalb angenommen, daß der Gewebsnekrose eine hämorrhagische Infiltration vorausgeht.

Dem Stadium der lokalen (hämorrhagischen) Gewebsnekrose würde dann eine Beschreibung entsprechen, die Zahn in einem seiner Fälle (1889) gegeben hat. Zahn untersuchte allerdings nicht das Geschwür selbst, sondern nur „zwei braune Flecken" mit zentraler Vertiefung, die sich in der Umgebung des Geschwürs fanden.

Die mikroskopische Untersuchung ergab, daß im mittleren Drittel dieser braunen Flecken das Epithel fehlte. Entsprechend diesem Epitheldefekt zog ein kanalförmiger Substanzverlust in schiefer Richtung ziemlich weit in die Tiefe der Schleimhaut. Die Wand dieses Kanals war „wie zerfasert", und sie war mit braunem, feinkörnigem Blutpigment bedeckt. Das gleiche Pigment lag auch frei im Gewebe und in Zellen, die teilweise diffus braun gefärbt waren. Außerdem fanden sich „das Gewebe dicht erfüllend rings herum in Form eines mit der platten Fläche nach der Scheidenoberfläche zu gerichteten halbkugeligen Hofes noch viele solcher Zellen". Innerhalb dieser Zellanhäufung und vor allem in der Höhe der Geschwürsfläche war eine ziemliche Anzahl weiter, dünnwandiger, strotzend mit roten Blutkörperchen gefüllter kleiner Venen vorhanden.

---

[1] Die auffallende Lokalisation der Geschwüre erklärte Beuttner in folgender Weise: Einmal ergießt sich das „Uterussecret" vornehmlich über die hintere Scheidenwand, ferner ist der Uterus so gelegen, daß seine rechte Seitenkante mehr nach vorn gelegen ist, und daß infolgedessen, wenigstens beim Liegen, die linke Seitenkante tiefer tritt. „Ist nun das Uterussecret irgendwie pathologisch so verändert, daß es eine corrodierende Beschaffenheit angenommen hat (freie Säure), so könnte man annehmen, daß gemäß der anatomischen Lage des Uterus das Secret hauptsächlich der linken Uteruswand resp. Cervicalwand sich entlang ergießt und so immer dasselbe Vaginalgewebe in Mitleidenschaft zieht, das infolge entfernter oder näher wirkender Ursachen (Verstopfung bzw. Undurchgängigkeit kleiner Arterien) in seiner Vitalität schon so sehr geschwächt ist, daß es die corrodierende Wirkung des Secretes nicht zu paralysieren resp. zu neutralisieren vermag".

Gegen die Ansicht von Beuttner spricht die Tatsache, daß Vautrin ein Ulcus rotundum an der hinteren Scheidenwand links von der Mittellinie bei einer Frau beobachtete, der 10 Jahre vorher der Uterus exstirpiert worden war.

Ein etwas weiteres Stadium der Gewebsnekrose scheint in dem Falle von Browicz vorgelegen zu haben. Hier bestanden die Herde aus nekrotischem Gewebe. Der zellige Aufbau war an diesen Stellen ganz verschwommen. In der Peripherie der Herde ging das nekrotische allmählich in das gesunde Gewebe über.

Über das Stadium der Geschwürsbildung liegen mehrere Beobachtungen vor. Auch diese Beobachtungen zeigen anscheinend verschiedene Phasen.

Am reinsten scheint dem Stadium der Geschwürsbildung der erste Fall von Zahn zu entsprechen. Hier ergab die mikroskopische Untersuchung des Geschwürsgrundes außer einem stark kleinzellig infiltrierten Bindegewebe nur noch zahlreiche meist fettig entartete glatte Muskelfasern.

Einen etwas anderen Befund erhoben in ihrem Falle Schröder und Kuhlmann: Der Geschwürsgrund war mit Fibrin bedeckt. Unter dem Fibrin sah man Granulationsgewebe, das reichlich mit polynukleären Leukocyten durchsetzt war. Die Gefäße waren alle dünnwandig, nicht hyalin degeneriert; in ihrer Umgebung fand sich eine vermehrte Anhäufung von Rundzellen und polynukleären Leukocyten. Nach der Tiefe zu folgte die Scheidenmuskulatur; diese war durchsetzt von reichlichen Zügen von Entzündungszellen, die sich allmählich verloren. Das Epithel reichte bis hart an den Rand des Geschwüres heran. Unmittelbar vor der Geschwürsfläche fiel es schräg ab, um dann völlig zu verschwinden. In dem subepithelialen Bindegewebe sah man noch in der weiteren Umgebung eine Ansammlung von Lymphocyten.

Vielleicht darf man das Granulationsgewebe, das sich in diesem Falle fand, schon im Sinne einer beginnenden Heilung deuten.

Von verschiedenen Autoren wurden in der Umgebung des Geschwürs Gefäßveränderungen festgestellt.

Fast durchweg handelte es sich um endarteriitische Prozesse [Zahn (1889), Beckmann, v. Skowronski). Teilweise hatten diese zur vollkommenen Obliteration des Gefäßlumens geführt [Zahn (1884), Browicz].

Endarteriitische Veränderungen können aber auch vollkommen fehlen. Schröder und Kuhlmann konnten bei der Durchsicht einer lückenlosen Reihe von Serienschnitten einwandfrei feststellen, daß „eine Gefäßverstopfung im Sinne einer Embolie, einer Thrombose oder einer Gefäßobliteration irgendwelcher Art" nicht festzustellen war.

Über das Heilungsstadium liegen mikroskopische Untersuchungen bisher noch nicht vor.

4. Ätiologie des Ulcus rotundum.

Die kausale Genese des Ulcus rotundum der Scheide ist heute noch dunkel. Zahn (1884, 1889), Browicz, v. Skowronski, Beckmann fanden in ihren Fällen endarteriitische Veränderungen an den Gefäßen, und sie machten deshalb lokale Zirkulationsstörungen für die Entstehung des Ulcus rotundum verantwortlich.

In den beiden Fällen von Beuttner brachte die mikroskopische Untersuchung „keine weitere Aufklärung" über die Genese der Geschwüre. Beuttner fiel es aber auf, daß sowohl in seinen beiden Fällen, als auch in den beiden Beobachtungen von Zahn, Herzfehler mit Stauungserscheinungen vorhanden waren. Er kam deshalb zu dem Schlusse, daß die Geschwürsbildung „sowohl durch näher gelegene Zirkulationsstörungen (Arterien- und Venenveränderungen), als auch durch entfernter gelegene verursacht werden kann".

Gegen diese Annahme spricht aber die Beobachtung von Schröder und Kuhlmann.

Diese fanden ein Ulcus rotundum bei einer 41 jährigen Frau, die abgesehen von Senkungsbeschwerden und Ausfluß „völlig gesund" war. Die Durchsicht einer lückenlosen Reihe von Serienschnitten durch das Geschwür ergab nirgends irgendwelche Gefäßveränderungen.

Schon Zahn hatte an die Möglichkeit gedacht, daß neben den Gefäßstörungen auch andere Momente eine Rolle für die Entstehung des Ulcus rotundum spielen könnten.

Die Möglichkeit eines Traumas glaubte er mit Sicherheit ausschließen zu dürfen, da es sich z. B. in seinem ersten Falle um eine 76jährige Frau handelte, die schon seit 6 Jahren im Spital lag, und die während dieser Zeit nie per vaginam untersucht worden war. Auch Schröder und Kuhlmann konnten bei ihrer Patientin trotz genauesten Nachforschens anamnestisch kein Trauma nachweisen.

Zahn ließ aber die Möglichkeit offen, daß vielleicht eine „besondere Beschaffenheit des Vaginalsecretes, etwa das Vorhandensein einer freien Säure" bei der Bildung des runden Scheidengeschwürs eine Rolle spielt [1].

Auch Beuttner sprach die Vermutung aus, daß neben den Gefäßveränderungen „in gewissen Fällen ein verändertes corrodierendes Secret eine secundäre und gewiß nicht zu unterschätzende Rolle spielen kann".

Vautrin führte das runde Scheidengeschwür auf nervös-trophische Störungen zurück („.... j'ai tendance à attribuer la lésion à des troubles nerveux-trophiques, à une sorte de névrite infectieuse intéressant principalement quelques branches du sympathique pelvien").

5. Klinik des Ulcus rotundum.

Alter. Das Alter der Kranken, bei denen bisher runde Scheidengeschwüre beobachtet wurden, schwankte zwischen 22 und 76 Jahren (Tabelle).

Autor	Alter der Kranken	Autor	Alter der Kranken
Thomson (Fall 1)	22 Jahre	Zahn (1889)	51 Jahre
Thomson (Fall 2)	31 ,,	Beuttner (Fall 2)	58 ,,
v. Skowronski	37 ,,	Browicz	59 ,,
Vautrin	38 ,,	Beckmann	64 ,,
Schröder und Kuhlmann . . .	41 ,,	Zahn (1884)	76 ,,
Beuttner (Fall 1)	44 ,,		

Ein sicherer Schluß auf die Bevorzugung einer bestimmten Altersperiode läßt sich aus dieser kleinen Zahl von Fällen noch nicht ziehen.

Zahl der Geburten. Bei den bisher beobachteten Kranken mit Ulcus rotundum der Scheide handelte es sich — soweit Angaben vorliegen — um:

---

[1] Schon Klebs (Handb. d. pathol. Anat. Bd. I, S. 875, 1876) hatte die Ansicht ausgesprochen, daß das Ulcus corrodens von Clarke (Ulcus phagedaenicum) „nur von einer Corrosion seitens des veränderten Secrets, vielleicht unter Zuhilfenahme einer localen Zirculationsstörung, abgeleitet werden" kann.

0 parae . . . . . 2 mal (Thomson, Fall 1; Vautrin),
I parae . . . . . 0 „
II parae . . . . . 3 „ (v. Skowronski, Beckmann, Schröder und Kuhlmann),
III parae . . . . . 1 „ (Thomson, Fall 2).

Beziehungen zwischen der Geburtenzahl und der Entstehung des Ulcus rotundum lassen sich in dieser kleinen Zahl von Fällen nicht erkennen. Bei einer Virgo scheint bisher noch kein Ulcus rotundum beobachtet worden zu sein. Es muß aber dahingestellt bleiben, ob es sich nur um einen rein äußerlichen Zufall oder um eine biologische Regelmäßigkeit handelt.

Symptome. Das sog. Ulcus rotundum kann ohne jede subjektiven Symptome verlaufen, und es kann dann nur als zufälliger Nebenbefund entdeckt werden (Veit, Schröder und Kuhlmann).

Auf diese Symptomenarmut[1] ist es wohl auch zurückzuführen, daß fast die Hälfte der bisher beobachteten Ulcera rotunda bei Autopsien entdeckt wurde [Zahn (1884, 1889), Browicz, Beuttner, 2 Fälle].

In anderen Fällen wurde aber über mehr oder weniger erhebliche Beschwerden berichtet: unbedeutendes Schmerz- und Hitzegefühl im Unterleib, aber starke Kohabitationsbeschwerden (Thomson), heftiger Harndrang, Pollakisurie, Schmerzen bei der Harnentleerung, Drängen nach unten, schmerzhaftes Jucken an den Genitalien, das sich während des Gehens bedeutend steigerte (v. Skowronski), Ausfluß (v. Skowronski, Vautrin, Beckmann).

In der Beobachtung von v. Skowronski sind die Harnbeschwerden wohl darauf zurückzuführen, daß hier das Geschwür — im Gegensatz zu allen anderen bisher beschriebenen Ulcera rotunda — an der vorderen Scheidenwand saß.

Die Berührung des Geschwüres kann sehr schmerzhaft sein (v. Skowronski). In den anderen Arbeiten ist über dieses Symptom nichts bemerkt. Nur Vautrin erwähnt, daß seine Kranke bei der Berührung des Geschwürs ein leichtes Gefühl von Schmerz empfand. Die Kohabitationsbeschwerden, über die Thomson bei seiner einen Patientin berichtet, dürften wohl ebenfalls auf die direkte Reizung des Geschwürs zurückzuführen sein.

Verlauf. Über den Verlauf des runden Scheidengeschwürs ist noch sehr wenig bekannt.

Das Stadium der lokalen Gewebsnekrose scheint verhältnismäßig kurz sein zu können.

Vautrin sah während der Behandlung eines Ulcus rotundum ein zweites, etwa 1 cm großes Geschwür im Verlaufe von einigen Tagen entstehen.

Umgekehrt kann sich das Stadium der Geschwürsbildung recht lange hinziehen.

So berichtet Vautrin, daß bei seiner Patientin das Ulcus rotundum nach dreimonatiger lokaler Behandlung nur um etwa zwei Drittel kleiner geworden war. Ein zweites linsengroßes Geschwür war nach dieser Zeit verschwunden.

Prognose. Die Prognose des Ulcus rotundum scheint, soweit die spärlich vorliegende Kasuistik einen Schluß gestattet, gut zu sein.

Irgendwelche lebensbedrohliche Komplikationen (Infektion, spätere maligne Entartung, Blutungen) sind bisher noch nicht beschrieben worden.

Therapie. Bestimmte Vorschriften über die Behandlung des Ulcus rotundum lassen sich nicht machen.

---

[1] Vautrin spricht von einer „installation silencieuse" des Ulcus rotundum.

Vautrin berichtet, daß in seinem Falle Scheidenspülungen und Ätzungen des Geschwürs mit Argentum nitricum vollkommen erfolglos blieben. Betupfen mit Jodtinktur führte im Verlaufe von 3 Monaten zur völligen Vernarbung eines linsengroßen Geschwüres, ein 5 centimes-stückgroßes Ulcus hatte sich aber erst auf zwei Drittel seiner ursprünglichen Größe verkleinert. Zahn und Beuttner fanden (bei der Autopsie) neben frischen Ulcera rotunda auch Narben. Die Heilung war hier also ohne alle therapeutischen Maßnahmen erfolgt.

Im Hinblick auf diese Beobachtungen wird man sich von einer lokalen Therapie — mit Ausnahme der Excision — nicht allzuviel versprechen und ihren Erfolg nicht allzu hoch einschätzen dürfen.

Die Excision des Geschwürs erscheint im Hinblick auf die Möglichkeit einer Spontanheilung nicht unumgänglich notwendig. Sie kann aber in manchen Fällen — bei starken Schmerzen, Harndrang, Schmerzen bei der Harn- oder Stuhlentleerung, Brennen und Jucken am Genitale, Kohabitationsbeschwerden — doch erforderlich werden.

Auch bei Probeexcisionen erscheint es empfehlenswert, kleine und einzelne Geschwüre vollkommen zu exstirpieren.

Die Excision darf demnach als die Methode der Wahl gelten, sie darf aber nicht wahllos angewendet werden.

Das runde Scheidengeschwür scheint häufig bei älteren Frauen mit Herz- und Gefäßerkrankungen, Arteriosklerose, Tuberkulose [Zahn (1889)], Ulcus duodeni (Beuttner, Fall 2), Anämie (v. Skowroński) u. a. m. vorzukommen. In diesen Fällen wird man zweckmäßig von einem operativen Eingriff absehen.

b) Ulcera aphthosa.

Schon in den Werken des Hippokrates werden „Aphthen" der äußeren Genitalien erwähnt (ἢν ἀφθήσῃ τὰ αἰδοῖα) und von den Geschwüren (τὰ ἕλκεα) unterschieden [1]. Es läßt sich heute aber nicht mehr feststellen, was mit der Bezeichnung „Aphthen" gemeint wurde.

Heute wird die Bezeichnung „Aphthen" fast nur noch für gewisse pathologische Gebilde der Mundschleimhaut gebraucht, nämlich

1. für eine gewisse Form der Stomatitis — die sog. Stomatitis aphthosa,
2. für die sog. **Bednar**schen Aphthen.

Bei der Stomatitis aphthosa findet man auf der Mundschleimhaut stecknadelkopf- bis linsengroße, trübe, weiße oder gelbliche, scharf begrenzte, meist von einem roten Hof umgebene Flecken. Die Erkrankung kommt am häufigsten bei Kindern vor, sie wird aber auch bei Erwachsenen beobachtet. Bei manchen Frauen tritt sie bisweilen oder regelmäßig mit der Menstruation auf.

Histologisch handelt es sich um eine croupöse Entzündung, d. h. um die Abscheidung eines fibrinösen Exsudates an der Oberfläche der Mundschleimhaut mit Untergang des Epithels (Eugen Fraenkel) [2].

Als Bednarsche Aphthen werden kleine weißlichgelbe Plaques bezeichnet, die man bei Säuglingen häufig am harten Gaumen zu beiden Seiten der Mittellinie findet. Nach Eugen Fraenkel (l. c.) entstehen sie dadurch, daß Staphylokokken oder Streptokokken in das Epithel eindringen und dieses beetartig abheben. Nach Abstoßung des nekrotischen Epithels entsteht ein Geschwür.

---

[1] Nach Fasbender (1897, S. 242, Fußnote 5) findet sich der Ausdruck ἢν ἀφθήσῃ τὰ αἰδοῖα gleichlautend an folgenden vier Stellen: de nat. muliebr. Ed. Kühn II, S. 586 und 591: de mul. morb. I, Edit. Kühn II, S. 750; de mul. morb. II, Ed. Kühn II, S. 878.

[2] Fraenkel, Eugen: Virchows Arch. f. pathol. Anat. u. Physiol. Bd. 113.

An den Genitalien wurden verschiedene „aphthöse" Erkrankungen beschrieben, ohne daß es bis jetzt gelungen wäre, ein bestimmtes, wohlcharakterisiertes Krankheitsbild zu zeichnen.

Französische Autoren (Favre und Siredey, Labadie-Lagrave und Legueu) bezeichnen nach Parrot als „Vulvite aphtheuse" eine Erkrankung, die sich bei Kindern meist an Masern anschließt. Sie besteht in dem Auftreten von Bläschen, die nach 1—2 Tagen platzen und eine gelbliche, oft etwas blutige Flüssigkeit entleeren. Es entstehen dann kleine, runde, sehr schmerzhafte Geschwüre. Unter Pulverbehandlung heilen diese meist in 1—2 Wochen aus [zit. nach Labhardt (1924, S. 1208)].

Chmelar[1] beschrieb als „Aphthae epizooticae vulvae" eine Erkrankung, die er „während einer Maul- und Klauenseuche" beobachtete. Bei vier 16—19 jährigen Mädchen, die mit der Viehwartung beschäftigt waren, saßen an den geröteten großen und kleinen Labien zahlreiche, zum Teil geplatzte Bläschen. Unter Puderbehandlung und Sitzbädern heilten diese in 3—5 Tagen ab.

In der Scheide beschrieb Neumann (1889, S. 635) einen Fall von Colpitis aphthosa bei Maul- und Klauenseuche.

Bei einer 26 Jahre alten Magd war die Schleimhaut der Oberlippen mit festsitzenden, schmutzigbraunen Borken bedeckt. An der Innenfläche der Ober- und Unterlippe und am Gaumensegel fehlte das Epithel. Die Schleimhaut war gerötet, die Gefäße waren injiziert. Am Zungenrande, an der Schleimhaut des weichen Gaumens, an den Tonsillen und an der Uvula fanden sich zahlreiche punktförmige, hirsekorngroße, lichtgelb gefärbte Knötchen.

Die Innenfläche der kleinen Labien und der Vulva war mit zahlreichen teils punktförmigen, teils linsenförmigen mattgelben Membranen bedeckt. Diese waren an der Peripherie stellenweise bereits abgelöst, im Zentrum hafteten sie aber noch fest. An der Scheidenschleimhaut fanden sich teils punktförmige, miliare, mattweiß gefärbte, gewulstete Knötchen, teils linsengroße, „diphtherisch belegte" einzeln stehende und konfluierende Membranen. An manchen Stellen hatte sich der Belag bereits abgelöst, und es waren Substanzverluste entstanden.

Auch die Portio war von dichtgedrängten, punktförmigen, stellenweise auch hirsekorn- oder linsengroßen Effloreszenzen bedeckt. Außerdem bestand profuser eitriger Ausfluß. Die Temperatur betrug 39°. Weiter war das rechte obere Augenlid dunkel gerötet und ödematös, auch die Conjunctiva war injiziert, Aphthen fanden sich auf ihr aber nicht.

An den Oberschenkeln waren linsengroße, derbe, lividrot gefärbte Knoten vorhanden. Einzelne von ihnen waren in ihrer Mitte mit miliaren gelben Punkten besetzt. An den unteren Extremitäten fanden sich kreuzergroße Stellen von lividroter, stellenweise auch von gelblicher Farbe[2]. In den nächsten 4 Tagen nahmen die Effloreszenzen, namentlich in der Mundhöhle und in der Scheide, unter Ansteigen des Fiebers an Menge zu, während sich von den älteren Effloreszenzen die Membranen allmählich ablösten. Auch die Zahl und Größe der Erytheme an der Haut, namentlich an den Nates und an der hinteren Fläche der Oberschenkel, hatte zugenommen, während die älteren sich abflachten.

Die Substanzverluste am kleinen Labium zeigten noch einen lichtgelben Belag; an anderen Stellen hatten sich bereits Geschwüre bis zu Halbkreuzergröße gebildet. In der Scheide entstanden fortwährend neue Nachschübe.

Am 19. Tage der Erkrankung hatte die Schwellung der Mundhöhlenschleimhaut abgenommen, die aphthösen Membranen waren zum größten Teil abgestoßen, an den Unterschenkeln waren die Knoten ganz verschwunden. Die Temperatur betrug 38,6°. Zwei Tage später waren die Substanzverluste in der Scheide und in der Vulva größtenteils überhäutet, andere zeigten in der Mitte noch Granulationen.

Nach 24 tägiger Dauer der Erkrankung waren die Effloreszenzen an der Haut abgeblaßt. Die betreffenden Stellen waren zum Teil mit festhaftenden Borken bedeckt, zum Teil waren sie nur mehr durch eine braune Pigmentierung angedeutet. Sechs Tage später „war der Prozeß abgelaufen".

Im Jahre 1892 beschrieb Neumann einen weiteren „Fall von aphthöser Erkrankung der Vagina mit konsekutivem Erythema multiforme".

Es handelte sich um eine 22 Jahre alte Hilfsarbeiterin, die im 7. Monat gravid war. Die Zunge war belegt, an ihrem Rande sah man zahlreiche weißlich belegte Punkte. An der Innenfläche der kleinen Labien fanden sich „mehrere zehnkreuzerstück- bis talergroße drusige, unebene, gelblichweiß belegte Substanz-

---

[1] Chmelar: Ref. Zentralbl. f. Gynäkol. 1921, S. 1674.
[2] Nach Neumann (1892, S. 133) hatte dieses Hautexanthem „am meisten Ähnlichkeit" mit einem Erythema multiforme.

verluste", die, namentlich „an der Kontaktstelle beider Labien" vertieft erschienen. Stellenweise fanden sich „einzelne disseminierte, hanfkorngroße, gelblich gefärbte Exsudate", auch an der Scheidenschleimhaut fanden sich „gleiche Veränderungen", und es waren „zwei kreuzergroße, gelblichweiße Membranen von geschwellten geröteten Rändern eingeschlossen" vorhanden.

„Am Handrücken und den Vorderarmen schrotkorngroße, mit Eiterpunkten versehene Efflorescenzen. Ähnliche finden sich an den unteren Extremitäten und vereinzelt auch am Stamme. An ersteren stellen dieselben hell- und dunkelrot gefärbte Knollen von Halbhaselnußgröße dar, stellenweise über die Haut hervorragend mit glatter Oberfläche, stellenweise nur als Hautinfiltrate. Im weiteren Verlaufe nahm auch sowohl die Zahl und Größe der Efflorescenzen zu, zumal an den unteren Extremitäten und am Gesäße,

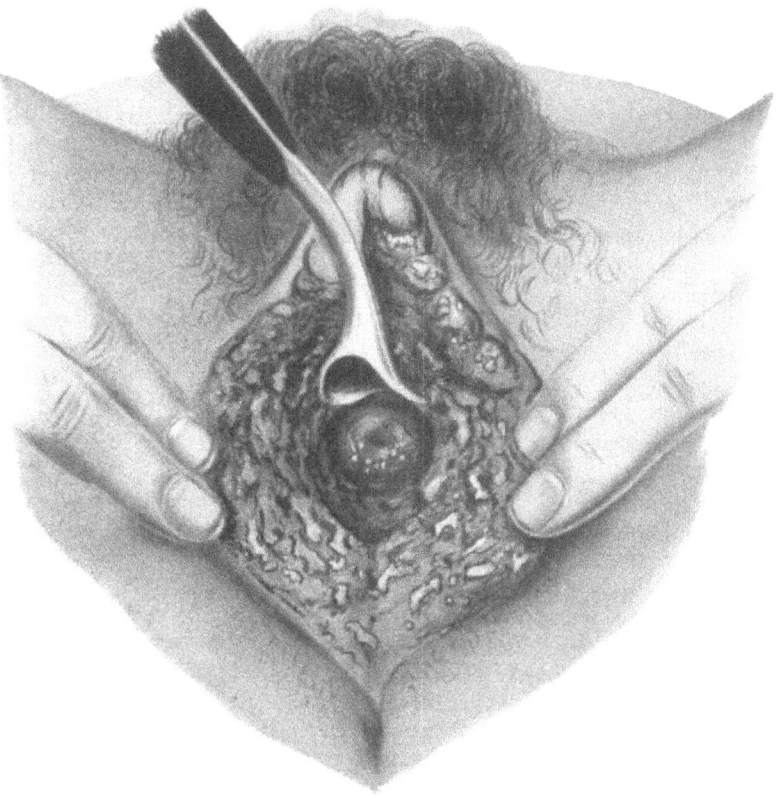

Abb. 160. Aphthöse Erkrankung des weiblichen Genitale (Vulva, Vagina, Portio vaginalis uteri) et membran. mucosae oris consequente Erythemate cutis. (Nach Neumann, Arch. f. Dermat. 21. 1889.)

und erreichten namentlich an letzteren Nußgröße; an den Unterschenkeln war die Mehrzahl glatt, lividrot gefärbt, nicht schmerzhaft beim Fingerdruck. Dazwischen waren andere mit eitrigen gruppierten Bläschen bedeckt; die Zahl der letzteren war namentlich an den Knollen des Gesäßes beträchtlich groß und konnte man im weiteren Verlaufe die verschiedenen Entwicklungs- und Rückbildungsstadien beobachten, so daß dunkelgefärbte Knoten, gruppierte eitrige Bläschen auf eleviertem Grunde, gleichwie gruppierte, den Bläschen entsprechende Borken zu finden waren".

M. Oppenheim (1908) hat Geschwüre der Scheide erwähnt, „die man gemeiniglich als **Ulcera aphthosa**" bezeichnet.

Da wir sonst nirgends etwas über diese Geschwüre finden konnten, so möge die Beschreibung von Oppenheim im Wortlaut folgen.

„Von der vorderen Muttermundslippe erstreckt sich in den vorderen Fornix ein biskuitförmiger Plaque von fast Doppelkreuzergröße. Die Ränder desselben sind scharf und unregelmäßig. Sie sind größtenteils umgeben von sehr schmalen, lebhaft roten Säumen, die sich ihrerseits scharf gegen die umgebende Schleimhaut abgrenzen. Der Plaque stellt eigentlich einen graugelbweißen Belag dar, welcher vollständig glatt ist, sich nicht ablösen läßt und im gleichen Niveau wie die umgebende Schleimhaut liegt.

An der Vaginalschleimhaut finden sich an den verschiedensten Stellen zum Teil runde, zum Teil unregelmäßig begrenzte, analog aussehende Plaques von verschiedenster Größe, dazwischen einzelne unregelmäßig begrenzte, zum Teil dunkelgerötete, zum Teil mattgelbliche Stellen der Schleimhaut, ohne Epitheldefekte.

Die histologische Untersuchung des Belages und einer kleinen excidierten Partie ergaben, daß es sich dabei um ganz oberflächliche, croupöse Entzündungserscheinungen der Schleimhaut handelt, wobei es zu einer Nekrose des Epithels und einer fibrinösen Exsudation ohne tiefere Gewebszerstörung kommt. Die Mucosa und die Submucosa zeigen dabei nur Entzündungserscheinungen verschiedenen Grades.

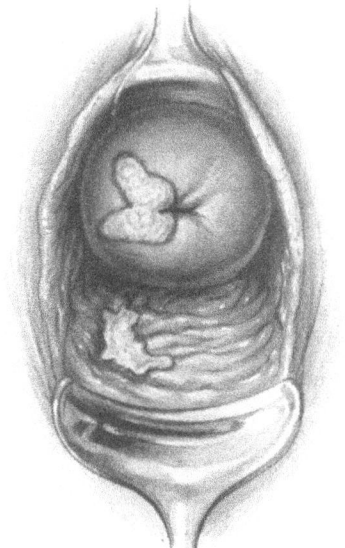

Abb. 161. Ulcera aphthosa (post herpetem) portionis vaginalis et vaginae. (Nach Oppenheim.)

Echte croupöse, respektive aphthöse Geschwürsbildung der Portio und Vagina haben wir sehr selten beobachtet. Bei einem Falle entstand die diphtheritische Entzündung im Anschlusse an eine Angina necroticans, wobei gleichzeitig Aphthen der Mundschleimhaut bestanden. Wohl die meisten der als Aphthen und Ulcera aphthosa der Genitalschleimhaut bezeichneten Fälle entstehen im Anschluß an Herpeseruptionen und an Epitheldefekte verschiedener Ursache.

Die Affektion gibt eine günstige Prognose und heilt ohne Narbenbildung aus.

Über die Ätiologie ist nichts Sicheres bekannt."

Differentialdiagnostisch kommen nach Oppenheim in Betracht: Ulcera mollia, erodierte syphilitische Efflorescenzen und syphilitische Primäraffekte.

„Das Ulcus venereum der Portio und Vagina hat einen eitrig-gelben, leichter wegwischbaren Belag, mehr unregelmäßige, zackige Ränder, stärkere Entzündungserscheinungen in der Umgebung und ist entweder deutlich unter dem Niveau der Haut gelegen, vertieft oder erhaben. Der Grund ist niemals glatt, sondern entweder fein drusig oder wie angenagt. Das Ulcus venereum ist inokulabel und zeigt im Abstrichpräparat Ducreysche Bacillen.

Papeln der Portio und Vagina können nur dann verwechselt werden, wenn sie exulceriert und diphtheritisch belegt sind. Sie sind immer eleviert und haben keine oder nur ganz geringe Entzündungserscheinungen in der Umgebung. Die Oberfläche ist weniger glatt, meistens fein drusig, die Konturen sind immer rund oder polyzyklisch; der Belag ist leichter entfernbar.

Primäraffekte der Portio sind, wenn sie diphtheritisch belegt sind, und nur dann kommen sie differentialdiagnostisch in Betracht, ebenfalls kreisrund oder polyzyklisch begrenzt, zeigen keine Entzündungserscheinungen in der Umgebung, führen zu Induration der Portio, sind meist einzeln und haben, exulzeriert, eine mehr unregelmäßige, höckerige Oberfläche. Der Belag, der eine mehr gelbe Farbe zeigt, ist leichter wegwischbar" (Oppenheim).

c) Ulcus varicosum.

Als „Ulcus varicosum" beschrieben Schröder und Kuhlmann folgende Beobachtung:

Bei einer 25jährigen Gravida mens. VIII.—IX. wurde — bei der inneren Untersuchung — an der hinteren Scheidenwand „ein im Zerfall begriffener Tumor" festgestellt. Die nähere Untersuchung ergab „im vorderen Drittel der hinteren Scheidenwand ein über dreimarkstückgroßes, unregelmäßig zerklüftetes, mit schwarzroten Knoten reichlich durchsetztes Ulcus, das einen schmierig-eitrig belegten Grund und erhabene, wenig infiltrierte Ränder" hatte. Die Umgebung war „außerordentlich blutgefäßreich".

Bei der Excision des Geschwürs trat eine sehr starke Blutung auf, die nur mit Mühe gestillt werden konnte.

Den mikroskopischen Befund schildern Schröder und Kuhlmann in folgender Weise:

„Histologisch wird der Bezirk des Ulcus beherrscht durch präformierte, mit geronnenem Blut gefüllte Räume. Bei genauerer Betrachtung kann man unterscheiden zwischen Räumen mit dünnen und solchen mit muskulösen, elasticareichen Wandungen. Die Größe dieser Räume ist ebenso wie ihre Form sehr verschieden. Man erkennt deutlich, daß es sich um Blutgefäße vorwiegend venöser Art handelt. Die Räume mit muskelreichen Wandungen enthalten meistens lediglich rote Blutkörperchen mit etwas Fibringerinnsel, während die zuerst beschriebenen, ihrer Wandung nach zweifellos venösen Räume Fibrin und rote Blutkörperchen in dichtem Netz zu kompakter Masse geballt beherbergen und von der Wandung her vor allem eine reichliche Durchsetzung mit fibrillärem Bindegewebe und neuen Gefäßen erkennen lassen. Diese Organisation ist an manchen Stellen so weit fortgeschritten, daß das ganze organisierte Gefäßlumen in Einzelabteilungen, die offenbar wiederum kleine Gefäßlumina darstellen, netzartig abgeteilt ist. An anderen Stellen sieht man kleine Gefäße völlig durch eine Art Bindegewebsknoten ausgefüllt, der nur noch bei genauerem Hinsehen Blutkörperchenschollen und -schatten in den Maschen erkennen läßt. Diese Gebilde haben fast Ähnlichkeit mit einem verödeten Glomerulus und seiner Kapsel, wobei eben der Glomerulus durch den vollorganisierten Thrombus und die Kapsel durch die Gefäßwand dargestellt wird.

Das zwischen den Gefäßbündeln liegende, interstitielle Bindegewebe zeigt zum Teil blutige Infarcierung und ist andererseits auch frei davon. Überall aber liegen reichlich mono- und polynucleäre Rundzellen, sowie einige Plasmazellen dazwischen. Die fixen Bindegewebszellen sind alle etwas protoplasmareich. Diese entzündlichen Infiltrate nahmen nach der Oberfläche hin stark an Menge zu. Die Oberfläche selber ist teils von den unmittelbar auf ihr mündenden, thrombosierten Gefäßen, teils aber auch von Fibrin, das reichlich mit Leukocyten durchsetzt ist, bedeckt.

In der weiteren Umgebung des Ulcus nimmt die entzündliche Infiltration dann ab. Die Gefäße der Umgebung zeigen keinerlei besondere Verdickungen der Wandungen, keine perivasculäre Entzündung. Es findet sich auch keine hyaline, bindegewebige Degeneration und auch keinerlei Zeichen, die histologisch für die Tuberkulose, Lues oder Aktinomykose zu verwerten wären.

Es handelt sich nach dem Gesagten zweifellos lediglich um einen Bezirk von thrombosierten Scheidenvenen, deren Thromben schon einer weitgehenden Bindegewebsorganisation anheimgefallen sind, aber infolge stark oberflächlicher Lage den Boden für eine Scheidenulceration gegeben haben".

Da Schröder und Kuhlmann diesen Befund bei keiner der ihnen bekannten Geschwürsformen unterbringen konnten, so nahmen sie an, daß „lediglich alte, ulcerierte Varixknoten" „dieses eigentümlich anmutende Bild des Ulcus hervorgerufen haben", und sie bezeichneten dieses als „Ulcus varicosum".

Schröder und Kuhlmann erwähnen, daß auch Unger in einer Sitzung der Gesellschaft für Geburtshilfe und Gynäkologie zu Leipzig (am 16. Dezember 1889) über eine ähnliche Beobachtung berichtete. Das Referat lautet:

„Herr Unger demonstrierte makro- und mikroskopische Präparate eines Falles von Ulcus vaginae auf teleangiektatischer Grundlage, herrührend von einer Frau, welche wegen einer mächtigen Blutung aus der Scheide in das Krankenhaus gekommen war und einige Tage darauf, nachdem dieselbe durch Tamponade gestillt worden war, starb. Bei der Sektion fand sich im oberen Scheidendrittel das betreffende, etwa markstückgroße Geschwür, aus dessen ektatischen und arrodierten Gefäßen die Blutung erfolgt war, sowie ein frischer Absceß des linken Lig. latum".

Es erscheint uns nicht ausgeschlossen, daß es sich sowohl in der Beobachtung von Schröder und Kuhlmann, als auch in dem Falle von Unger um ulcerierte Angiome handelte. Dafür spricht unseres Erachtens einmal der histologische Befund in dem Falle von Schröder und Kuhlmann. Außerdem erwähnen aber weder Schröder und Kuhlmann noch Unger, daß neben der blutenden Stelle Varizen in der Scheide zu sehen waren. Da nun aber in der Scheide Gravider oft mächtige Venenkonvolute vorhanden sind, ohne daß bisher jemals Geschwürsbildung beobachtet wurde, so erscheint es zum mindesten auffallend, daß in den Fällen von Schröder und Kuhlmann, sowie von Unger ein einzelner Varixknoten zur Ursache eines Ulcus geworden sein soll. Jedenfalls sollte bei allen scheinbar „varikösen" Geschwüren der Scheide auch die Möglichkeit, daß es sich um Angiome handelt, differentialdiagnostisch in Erwägung gezogen werden.

Hinselmann (1928) berichtete über ein „verstecktes sehr kleines Ulcus varicosum der Scheide". Es handelte sich um eine Frau, die — trotz Exstirpation des Uterus an dauernden Blutungen aus der Scheide litt. Bei der Kolposkopie gelang es in der hinteren Hälfte der Scheide einen feinen roten Punkt zu finden, aus dem es blutete. Nicht weit davon lag ein Varix. „Der rote Punkt war danach als Ulcus varicosum aufzufassen" (Hinselmann).

d) Ulcus phagedaenicum.

In nahezu allen größeren Abhandlungen über die Geschwüre der Scheide wird das „Ulcus phagedaenicum" erwähnt. Eine nähere Beschreibung dieses Geschwürs wird aber nirgends gegeben; es wird immer nur betont, daß Clarke (1821) die erste derartige Beobachtung veröffentlicht hat.

Bei der Durchsicht der Originalarbeit von Clarke und der spärlichen kasuistischen Veröffentlichungen, die sich an sie anschlossen, konnten wir nun zunächst feststellen, daß Clarke gar kein Geschwür der Scheide, sondern einen fortschreitenden zerstörenden Prozeß der Portio beschrieben hat. Außerdem ergab sich, daß die verschiedenen als Clarkesche Geschwüre bezeichneten Beobachtungen keine sichere kritische Sichtung und keine gemeinschaftliche Besprechung gestatten.

Es mögen deshalb die einzelnen Beobachtungen hier folgen:

Clarke, Charles Mansfield: „On the corroding ulcer of the os uteri"[1].

„This complaint usually occurs at that period of life at which the secretion of the menstruous fluid becomes naturally interrupted. The age at which this happens, it is well known, varies in different women. The author does not recollect having met with an instance of the disease before the age of forty, and it commonly takes place between that age and fifty-five.

It would be expected, à priori, that diseases of increased action would be especially likely to arise at this time, in consequence of the cessation of a long-continued secretion. Even when no change of structure takes place in the uterus, that viscus is commonly found of a larger size than it is usually met with in the unimpregnated state in an earlier period of life, and it is not until the balance of the constitution has been restored, that the organ is again brought back to its original size. It is not here meant, that any considerable degree of enlargement takes place, but just what might be expected to occur in a part to which the usual determination of blood is made, but from which the accustomed secretion has been removed.

When inflammation attacks a part, if its progress be not arrested, it sometimes happens, especially in situations where loose texture prevails, that abscess takes place. In situations possessing a firmer texture, it more usually happens that an extravasation of coagulating lymph is formed, occasioning a thickening of the part. The inflammation proceeding, ulceration takes place in the part so thickened. Sometimes, however, this is not the case, and the symptoms of inflammation retire when the arteries have effected this change of structure.

In other cases, especially where inflammation attacks membranes, the morbid action proceeds to another stage, in which the action of the absorbents produces what is termed ulceration, no intermediate thickening of the parts concerned having been effected; and this is the peculiarity of that disease which is called the corroding ulcer of the os uteri.

Is has been so much the custom with writers to have recourse to other languages to designate different diseases, that it may be thought that a better name might be given to this complaint than that of „the corroding ulcer of the os uteri". But as it is the object of the author to be understood, he prefers the above name. If another reason for employing this term should be expected, it is briefly this — that it was employed by the late Dr. Clarke, whose acuteness and talents were only equalled by the simplicity of his manners at the bed-side, and in the lecture room: and who strove, not to be admired, but to be useful.

When once ulceration has produced a breach of surface in a membrane, it frequently happens that such ulceration extends itself over continuous parts of such membrane, so as to enlarge its surface; in other instances the process involves the more deep-seated parts, causing an excavation, with no enlargement of the original boundary of the ulcer.

In the corroding ulcer of the os uteri, the membrane which covers it first takes on disease, and very shortly afterwards the ulcer extends to the whole circumference of the opening, and to the parts immediately beneath it; so that the natural shape of the os uteri is destroyed. Thence the ulceration proceeds to the cervix, and consumes it; so that, if the patient should die in this stage of the diasease, nothing will be found after death, but the body and the fundus of the uterus. Sometimes the disease does not stop here, but, before the patient is destroyed the absorbents employed in the process of ulceration will have taken up nearly the whole body of the uterus, so that very little more than the fundus will remain.

In the authors collection, there are three preparations showing the disease in all of these different stages.

---

[1] Clarke, Charles Mansfield: Observations on those Diseases of Females which are attended by discharges. London 1821, Part. II p. 185.

This does not happen in the carcinomatous ulcer, by which the patient is worn out before there is time for such a degree of absorption to have happened. If an examination be made per vaginam, the breach of surface may be readily distinguished, and the extent of the disease ascertained; but no hardness of the parts will be present, no thickening, no deposit of new matter.

If the body of the patient be inspected after death, there will appear abundant evidences of the destructive process, but no hardness, no thickening, no deposit of new matter; so that, during life, and after death, there is a tangible and visible difference between the corroding ulcer, and the ulceration of cancer. A manifest distinction between these two diseases will be met with also in the

Symptoms. Changes in the temperature of different parts of the body so frequently occur, that but little attention is usually paid to them. A sense of extraordinary heat in a part may be noticed; it may subside, and be forgotten: so, in this disease, a sense of warmth referred to the upper part of the vagina, may arrest the attention of the patient, but may not excite apprehensions respecting its cause, until either it has been greatly increased in degree, or accompanied by other symptoms.

It is not unusual with women to refer all extraordinary sensations, arising at the time of the cessation of the menses, to what they term „the change of life"; and to consider that, when they have thus accounted for their diseases, they have at the same time cured them.

The menstruous secretion, it has been already said, has ceased; in its stead a yellowish discharge escapes, perhaps trifling in quantity, and now and then mixed with a streak of blood; by degrees the sense of warmth is converted into a glowing heat, affecting the region of the uterus; and it is by no means uncommon with patients to state, that they feel „as if a hot coal was within them".

As this sensation of heat increases, so the quantity of the discharge increases, the ulceration extending more rapidly.

The perpetual drain necessarily diminishes the quantity of circulating blood; in consequence of which the countenance becomes pallid, and weakness of the whole system is produced. The effects of weakness upon the muscles, the arteries, the heart and the absorbent system, are too well known to need any description here. It will be sufficient to state that the effects of debility will be visible in the want of the due performance of the functions of these and other parts.

Supposing that this disease were carcinomatous ulceration, amongst an assemblage of other symptoms the most prominent would be, the lancinating pain, which invariably attends that complaint.

In the corroding ulcer, lancinating pain forms no part of the symptoms. By this assertion, it is not intended to convey a notion that a diasease so formidable as that which has been described can exist wholly without uneasiness; an ulceration of the leg will be attended with pain, but by no means comparable with that attendant upon cancerous ulceration of the scrotum or mammae.

It appears, then, that pain of an intense and acute kind is not a character of the corroding ulcer of the os uteri.

When a finger, introduced into the vagina, is made to pass over the ulceration, the patient does not complain of pain; she does not suddenly shrink from pressure, as when carcinomatous ulceration is present: but if asked what sensation she experiences, she will commonly reply that she has a sense of soreness.

From what has been said, the author trusts that a disease has been described of a distinct kind, being nevertheless allied to what has been called cancer in its termination, possessing uniformly a fatal tendency, although the corroding ulcer will last during a much greater length of time, unless attended by violent haemorrhages, which arise sometimes from the exposure of blood-vessels, the coats of which are destroyed by the ulcerative process.

Treatment. In no diasease is it more important to attend to the early symptoms, than in inflammation. By so doing the most frightful consequences are frequently prevented, and the safety of many organs thereby insured; as when this process attacks the brain, the eye, the lungs etc. It is true that the uterus perfoms no office in the constitution when menstruation has ceased; it remains an inactive and thenceforward a useless part, liable however to suffer materially from morbid changes, and to involve the constitution at the same time in destruction. When once the ulcerative process has commenced in this disease, the part attacked by it, never, as far as the author's experience has gone, recovers its healthy structure; but increased action of the blood-vessels of the os uteri, which could eventually terminate in ulceration, may probably be diminished or controlled, so that no ulceration may take place, and, by such a mode of treatment, much advantage is gained.

Whenever, therefore, a patient in whom the menstruous secretion has recently ceased, complains of an increase of heat in the lower part of the back, or of the abdomen, or in the parts of generation themselves, a prudent practitioner, foreseeing the probable result, will direct the loss of some blood from the neighbouring parts. The most precise mode of obtaining this blood will be by cupping; although, if the patient be averse to the operation, leeches may be applied, but, upon the whole, they do not afford the same certain and immediate relief, neither can the quantity of blood removed by them be so exactly estimated.

The operation of cupping should be repeated at the termination of a fortnight or three weeks; and if the sense of heat should continue, the further loss of blood should be directed. The only disadvantage which can arise from this practice will be a temporary weakness — a circumstance of no importance when compared with the magnitude of the complaint which it is the object of the treatment to remove.

General bleedings from the system will afford little or no relief; and will, as is well known, induce a greater degree of debility.

The immersion of the hips of the patient in warm water twice a day will be found highly serviceable; and the hip-bath will be the most convenient mode of employing this remedy. The heat of the water should be so regulated that it should not exceed 94°; neither should the temperature be such as to induce any feeling of chilliness. Some of the water in which the patient sits may be thrown into the vagina by a female syringe.

If this remedy be useful in the early stage of the complaint, it is no less so in that in which ulceration has taken place, as by means of it the parts will be kept clean, and the pus removed soon after it has been secreted. When the patient has not the means of procuring the convenience of the hip-bath, she may apply warm water by sponges to the lower part of the abdomen, and to the external organs of generation; and the use of the syringe with warm water will be still more essential than when more perfect modes of ablution can be attended to.

Saline purgatives, exhibited in very small doses, possess not only the power of allaying inflammation, by the watery secretions which they produce from the intestines, but they appear also to possess a specific power of tranquillizing the system, when in a state of disturbance and increased action, even when they produce very little sensible effect.

Twenty, thirty, or forty grains of magnesiae sulphas, or potassae sulphas, may be exhibited twice in each twenty-four hours; and the beneficial effect of these medicines may be still further increased by combining them with very moderate quantities of extractum conii, or extractum hyoscyami.

The neutral salts may be made more agreeable by the addition of a small quantity of some aromatic water; and, if nausea should be produced, four or five drops of tinctura opii may be added to each dose, instead of the other vegetable sedatives.

There can be no objection to the employment of sarsaparilla, or of any medicine supposed to produce an alterative effect, provided that such medicines are not found to derange the functions of the stomach, or in any way to impair the powers of the constitution.

There is too much reason to fear that both of these effects are unintentionally produced, when patients are desired to swallow a quart or three pints of decoctum sarsae in the course of each twenty-four hours.

An abstemious diet should be enjoined; and the food should be of such a nature as will neither form blood readily, nor stimulate the patient, nor oppress the stomach. Fish, puddings, boiled fruits and vegetables, will constitute the best kind of nourishment.

It need hardly be stated, that everything which can excite the action of the parts concerned should be studiously avoided.

Hitherto it has been supposed, that the disease has been in its infancy; but, let it be allowed that ulceration is proceeding and that the patient is already weakened by the quantity of the purulent discharge, what supports that ulceration but the inflammatory process? what remedies will be more serviceable than those which retard its so that, even in this second stage of the disease, the remedies applied to the first stage will be equally proper. At length, however, it may happen, that the patient may be so much weakened by the purulent secretion, as to render it probable that she may sink under its effects.

Mild astringent fluids, in the form of injection, may then be thrown into the vagina, the posture of the patient during the use of them being such as to favour their application to the seat of the disease.

In the progress of the ulceration, hemorrhage may arise; to restrain which, some stronger applications will be necessary, such as solutions of sulphas aluminae in decoctum corticis granati; or, if this should be inefficacious, solutions of cupri sulphas, or argenti nitras.

Small doses od acidum sulphuricum, given in equal parts of decoctum cinchonae and infusum rosae, will sometimes be found useful auxiliaries; and both in the early and in the latter stage of the disease, the patient should remain constantly in the horizontal posture, if she sets any value upon the continuance of life; and the necessity of attending to this latter direction should be enforced in the strongest manner by the practitioner".

Foerster (1854) erwähnt in seinem „Handbuch der speziellen pathologischen Anatomie" 1854 (S. 317) unter den „Geschwüren des Uterus" an erster Stelle das „Ulcus phagedaenicum, corrodens Clarke" mit folgenden Worten:

„Diese seltene Geschwürsform findet sich meist im späteren Alter ohne nachweisbare Ursachen; die Ulceration beginnt an der Vaginalportion oder im Cervix und breitet sich, Schicht für Schicht das Gewebe zerstörend, über den Cervix und den größten Teil des Körpers aus, ergreift zuweilen auch die Harnblase oder den Mastdarm und bewirkt Perforation desselben. Das Geschwür hat eine unregelmäßige Form, seine Basis ist zottig, mißfarbig, grünlich-schwarz, das umgebende Uterusgewebe etwas verdickt und verhärtet; die mikroskopische Untersuchung zeigt in der Basis keine Spur von Krebsgewebe und beweist so, daß der Prozeß auf Ulceration mit gangränösem Zerfall beruht. Aus dem Geschwür erfolgen häufig beträchtliche Blutungen; außerdem geht eiterartige Jauche mit nekrotischen Gewebsfetzen durch die Vagina ab. Die Kranken unterliegen dem Blut- und Säfteverlust, wenn nicht durch Kunsthilfe dem Übel zeitig Einhalt getan wird".

„In dem einzigen Falle, welchen ich zu beobachten Gelegenheit hatte, befand sich das Geschwür am Ostium internum und hatte einen Teil des Cervix und Mutterkörpers zerstört; die Kranke, eine junge, vor kurzem verheiratete Frau, erlag den beträchtlichen Blutungen; von Markschwamm oder Epithelialkrebs fand sich weder in der Basis des Ulcus noch im übrigen Körper eine Spur. Ein anderer Fall zeigte mir übrigens, wie vorsichtig man bei der Bestimmung der Natur eines solchen Ulcus sein muß, er betraf ein sehr ausgedehntes Geschwür, welches einen großen Teil der Cervix und Scheidengewölbes zerstört hatte und auf Mastdarm und Harnblase überzugehen begann, und welches alle Charaktere eines Ulcus phagedaenicum hatte, da sich mit

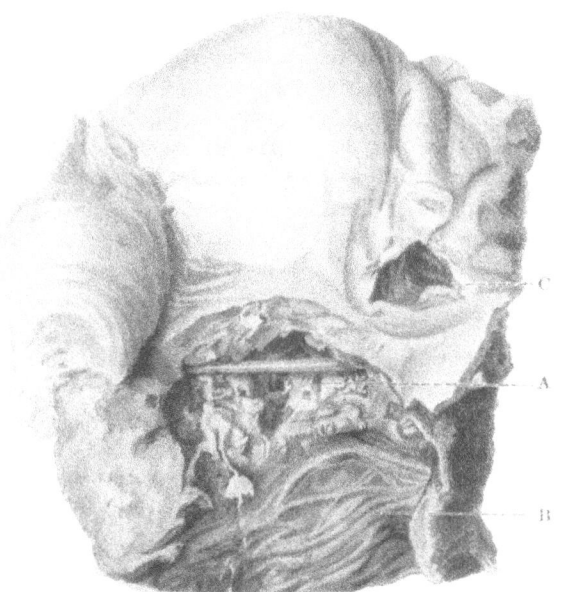

Abb. 162. „Korrodierendes Geschwür des os uteri".
A Ulcus corrodens, B Scheide, C Abszeßhöhle. (Nach Clarke.)

bloßem Auge keine carcinomatöse Basis erkennen ließ, und doch sah ich bei der mikroskopischen Untersuchung, daß die ganze Basis des Ulcus in der Dicke einer Linie zweifellos aus Krebsmasse bestand".

Klebs[1] erwähnt das „Ulcus phagedaenicum, corrodens (Clarke)" als „eine äußerst gefährliche, jedoch wegen ihrer Seltenheit wenig gekannte Form der Gangrän am Uterus".

Die Zerstörung geht dabei, ähnlich wie bei dem Carcinom, von der Cervix oder von der Portio aus. In einem Falle, den Klebs sezierte, konnte mit Bestimmtheit festgestellt werden, daß der Prozeß als ringförmige Zerstörung auf dem hervorragendsten Teil der Portio entstanden war. Klebs hält es für wahrscheinlich, daß manche Krebsgeschwüre irrtümlich zu dieser Form gerechnet werden. Klebs fährt dann (S. 874) fort:

„Der erste mikroskopisch untersuchte Fall ist von Foerster[2] kurz erwähnt worden und wahrscheinlich identisch mit einem von E. Martin beobachteten, von dem ich mündliche Mitteilung erhielt, bei Gelegenheit der Obduktion des folgenden Falls. Danach betraf der erstere die Frau eines Pfarrers, die an Blutungen aus der Scheide zugrunde ging, nachdem angeblich eine Kornähre in die Vagina eingedrungen war. Das Geschwür befand sich nach Foerster am Ostium internum und hatte einen Teil

---

[1] Klebs: Handbuch d. pathol. Anat. Bd. 1, 2. Abt., S. 873. Berlin 1876.
[2] Foerster: Handbuch, S. 318.

des Cervix und Mutterkörpers zerstört; jede Spur carcinomatöser Neubildung fehlte. Die Kranke war eine junge kürzlich verheiratete Frau.

Den zweiten Fall habe ich selbst an der Leiche einer jungen Person beobachtet, welche äußerst heftigen Uterinblutungen auf der gynäkologischen Abteilung der Charité (unter E. Martin) erlegen war. Der Körper war wohlgebildet, kräftig entwickelt, fettreich, alle Teile äußerst anämisch, ohne sonstige Veränderung. Die Vaginalportion war rundlich, ziemlich stark hervorragend, der äußere Muttermund eng. Rings um denselben, auf der Höhe der noch nicht getrennten Muttermundslippen, befand sich eine flache Ulceration von etwas fettigem Aussehen, in der Farbe nicht verschieden von den umgebenden Teilen, auf welcher vier Uterinarterien frei ausmündeten. Mit der Pinzette ließen sich von der Geschwürsfläche feine Fasern abheben, die bei der mikroskopischen Untersuchung sich als leicht verfettete Muskelfasern erwiesen. In dem Geschwürsgrunde war keine Spur des reaktiven, entzündlichen Prozesses, keine Lymphzellen, ebensowenig epitheliale Neubildung vorhanden. Das Epithel der Nachbarschaft war unverändert und setzte sich mit scharfem Rande gegen die Geschwürfläche ab.

Es entspricht dieses Verhalten vollkommen demjenigen des perforierenden Magen- und Duodenalgeschwürs und kann, wie dieses, nur von einer Corrosion seitens des veränderten Sekretes, vielleicht unter Zuhilfenahme einer lokalen Zirkulationsstörung, abgeleitet werden. Es wird diese Annahme sehr wesentlich unterstützt durch das Vorkommen analoger Prozesse in der eigentlichen Vaginalwand (s. unten)".

„Von Noma, Hospitalgangrän und den übrigen Formen septischer (mykotischer) Gangrän unterscheidet sich die Form durch das Fehlen jeder Infiltration, welche dem Zerfall vorhergeht. Es wäre in derartigen Fällen die Aufgabe der klinischen Beobachtung, die Reaktion des Vaginalsekrets festzustellen und den Gehalt desselben an Säuren, namentlich der Essig- und Buttersäurereihe".

Bei den Erkrankungen der Scheide erwähnt Klebs das Ulcus corrodens von Clarke nicht. Er schreibt nur (S. 955), daß die Gangrän der Scheide auftreten kann 1. als Noma, 2. als diffuse primäre Form, 3. bei Syphilis, 4. nach Ätzungen.

1. Noma der Scheide und der äußeren Genitalien findet sich nicht selten — wohl infolge von sekundärer Übertragung — neben Noma der Wangen. „Es ist noch nicht festgestellt worden, ob diese sekundären Herde ebenso wie die primären mit einer Verhärtung des Gewebes beginnen, welches dann erst in graue, schmutzige Massen zerfällt".

2. „Als diffuse primäre Gangrän der Vagina kann ein Fall von Obré[1] bezeichnet werden, in welchem bei einem 14 jährigen Mädchen Vaginalblutungen den Tod herbeiführten. Die Vaginalschleimhaut war sehr erweicht, an einzelnen Stellen von der Muscularis getrennt, letztere blaß, leicht abtrennbar, unter ihr viele Ecchymosen. Gefäßzerreißungen oder andere Verletzungen fehlten, ebenso Eiterbildung".

3. Als Beispiel einer Scheidengangrän bei Syphilis erwähnt Klebs (S. 956) einen Fall von Hamernik[2] „bei einer Syphilitischen mit gangränöser Zerstörung der Vagina, des Cervix und Perforation der Blase, eine Phagedäna, die sich vielleicht von einer syphilitischen Ulceration aus entwickelt hatte".

Klebs fährt dann fort: „Es können sich demnach ohne Verletzung der Oberfläche, sowohl wie von einer solchen ausgehend, progressive Gangränformen in der Vagina entwickeln, welche tiefgreifende und in ihren Folgen tödtliche Zerstörung der Vaginalwand bedingen".

Clarke und im Anschluß an ihn Foerster und Klebs bezeichneten das „Ulcus corrodens" also ausdrücklich als eine Erkrankung des Uterus.

Im Jahre 1887 erschien nun eine Arbeit von Browicz unter dem Titel: „Über das runde Geschwür der Vaginalportion der Gebärmutter und der Scheide (das sog. Clarke'sche corrodierende Geschwür)".

Aus dem uns zur Verfügung stehenden Referat läßt sich leider nicht ersehen, ob Browicz die Arbeit von Clarke im Original gelesen hat. In dem Referat findet sich aber der Satz: „Klebs vergleicht das Clarke'sche Geschwür mit dem runden Magengeschwür". Es erscheint deshalb nicht ausgeschlossen, daß dieser Vergleich Browicz veranlaßt hat, das Clarkesche Geschwür mit dem so grundverschiedenen Ulcus rotundum simplex von Zahn zu identifizieren[3]. v. Skowronski gab seiner Arbeit über ein Ulcus

---

[1] Obré: Brit. med. journ. 16. Mai 1857.
[2] Hamernik: Prager Vierteljahrsschrift. Bd. 10, 1, 1853.
[3] Auch Zahn selbst (1884) hatte sich über das Verhältnis des „Ulcus rotundum simplex" der Scheide zu der von Clarke (1821) beschriebenen Geschwürsbildung nicht ganz klar ausgesprochen. Er begann seine Arbeit mit dem Satze: „Im Uterus wurde von Clarke eine Art von Geschwür beobachtet, welches mit dem einfachen runden Magengeschwür große Ähnlichkeit hat, sich jedoch durch seinen raschen,

rotundum den Titel: „Über das runde Geschwür der Scheide (das sog. runde phagedänische Geschwür Clarke's)". Beuttner hat aber schon im Jahre 1896 betont, daß die Auffassung von Browicz und v. Skowroński nicht richtig ist.

In der späteren Literatur konnten wir nur eine Beobachtung finden, die als Clarkesches Geschwür angesprochen wurde. Es handelte sich um einen Fall von Vautrin (1905), den dieser (S. 543) mit folgender Bemerkung einleitete: „J' ai observé, il y a quelques années, un autre fait d'ulcération vaginale fort intéressant, et que je n'ai pu rattacher à une classification nosologique que quand j'ai eu connaissance de l'ulcère de Clarke. Malheureusement, je n'ai gardé sur la malade qui a fait l'object de mon examen que des détails trop résumés et insuffisants".

Vautrin schildert dann seine Beobachtung in folgender Weise:

„Il s'agissait d'une femme de 30 ans, mariée, et qui avait eu deux enfants bien portants. Pas d'avortement antérieur. La santé générale était bonne, et il n'existait chez cette patiente aucune trace de syphilis, ni de tuberculose. Elle vint me consulter pour des pertes, les règles étaient restées régulières et abondantes; mais l'état général avait subi quelques atteintes par les écoulements vaginaux, et il existait un degré d'anémie assez prononcée.

J'examinai au spéculum et je trouvai un col utérin gros, un peu dilacéré par les accouchements antérieurs, entr'ouvert, avec une légère éversion de la muqueuse endocervicale. La lèvre postérieure était saine, mais l'antérieure portait sur la partie juxtavaginale une ulcération irrégulière et séchiquettée, plus étendue transversalement que verticalement, et qui intéressait la muqueuse extérieure du col, depuis l'insertion du cul-de-sac vaginal antérieur jusqu'à l'extrémité inférieure de la lèvre. Cependant, entre la muqueuse endocervicale éversée et le bord inférieur de l'ulcération, il existait une languette de tissus sains d'environ 1 centimètre de largeur, de sorte que la lésion apparaissait comme développée sur la face antérieure du col et plutôt aux limites de l'insertion du cul-de-sac vaginal antérieur.

Cette ulcération avait des bords découpés, violacés et tuméfiés; le cul-de-sac vaginal antérieur semblait induré jusqu'à une distance de 1 à 2 centimètres. Le fond de l'ulcère était grisâtre, irrégulier, avec des lambeaux de tissus en voie de sphacèle et des anfractuosités où caillots sanguins se mélangeaient à un ichor purulent. Le bord supérieur de l'ulcération était décollé et miné par le processus ulcéreux.

En quelques jours et sous mes yeux, l'ulcération s'accrût sensiblement, me donnant l'idée d'un phagédénisme assez rapide. Je ne trouvais pas à l'affection les allures de la syphilis, ni celles de la tuberculose; je pensai plutôt à l'épithélioma, et après quelques attouchements à l'iode et par les caustiques, qui restèrent sans aucun effet utile, je me décidai sans autre forme de procès à amputer le col. Cette détermination me fut imposée par la marche envahissante de l'affection, qui, en trois semaines, avait gagné d'environ 1 centimètre vers le cul-de-sac vaginal, mettant à nu la face antérieure du segment inférieur de l'utérus, tandis que le pourtour de l'orifice cervical externe restait toujours indemne. Je pratiquai l'amputation sus-vaginale du col, en attachant à extirper sur la muqueuse vaginale toute la zone suspecte et indurée. Les suites de l'opération furent très favorables, et la cicatrisation fut obtenue en trois semaines, sans aucun incident.

Je m'attendais d'une part à ce que l'histologie pathologique confirmerait mon diagnostic d'épithélioma pavimenteux et d'autre part à ce que la récidive surviendrait sans trop tarder. Or il fut démontré par l'examen microscopique, dont je ne possède qu'une mention trop succincte, qu'il n'y avait aucune trace de lésion maligne ni de prolifération cellulaire, et qu'on ne trouvait que la caractéristique des lésions banales de l'inflammation et du sphacèle par oblitération vasculaire. D'ailleurs, depuis 1894, époque de l'opération, jusqu' à ce jour, aucune récidive n'est survenue, et l'opérée continue à jouir d'une santé parfaite."

---

destruierenden Verlauf einigermaßen von ihm unterscheidet und deshalb auch Ulcus phagedaenicum s. corrodens genannt wurde". Einige Zeilen weiter schrieb Zahn: „Klebs meint" die Ulcera phagedaenica „könnten von einer Corrosion seitens des veränderten Secrets, vielleicht unter Zuhilfenahme einer localen Circulationsstörung abgeleitet werden. Daß letzterer Umstand das Zustandekommen solcher Geschwüre bedingen kann, scheint mir folgender Fall, zwar nicht für den Uterus, wohl aber für die Scheide, zu beweisen".

Man kann also diese Zeilen von Zahn auch in der Weise deuten, daß er ein dem Clarkeschen Geschwür des Uterus ähnliches Geschwür der Scheide vor sich zu haben glaubte.

VIII. Neubildungen der Scheide. Geschwülste.

Bindesubstanzgeschwülste.

a) Reife homoiotypische gutartige Bindesubstanzgeschwülste.

Eigentliche Bindesubstanzgeschwülste.

1. Fibrom.

Vorbemerkungen.

Bis in die Mitte des vorigen Jahrhunderts hat man alle durch große Dichte und faserigen Bau ausgezeichneten Geschwülste unter der Bezeichnung der „Tumores fibrosi", „Corps fibreux", „Desmoide" (Joh. Müller)[1], „Fibroide" (Rokitansky)[2] zusammengefaßt. Insbesondere hat man aber, vor allem seit Bayle,[3] die heute als Myome bezeichneten Tumoren des Uterus geradezu als Typus der Bindegewebsgeschwülste hingestellt und von ihnen die „gangbare Vorstellung" (Virchow)[4] der „Fibrome" abgeleitet.

Im Jahre 1843 erbrachte J. Vogel[5] den Nachweis, daß die „Fibroide" des Uterus die gleiche Zusammensetzung haben wie die Uteruswand, daß sie also aus Muskulatur bestehen. Diese Feststellung hatte aber keine wesentlichen Änderungen der damaligen Anschauungen und der Nomenklatur zur Folge. Erst Virchow (1854)[6] hat die Geschwülste, in denen das Muskelgewebe „ein wesentlicher Antheil ist" als „Myome" bezeichnet, und er hat sie scharf von den „Bindegewebsgeschwülsten" getrennt. Für diese hat er später die von Verneuil (1856)[7] vorgeschlagene Bezeichnung „Fibrom" aufgenommen.

Als Fibrome darf man demnach nur Geschwülste bezeichnen, die aus Bindegewebe — also aus Bindegewebszellen und der von ihnen gebildeten fibrillären Zwischensubstanz — bestehen.

Diese Definition ist heute allgemein anerkannt. In der Lehre von den Neubildungen der weiblichen Genitalien wird sie aber nur beim Uterus beachtet.

Bei den Geschwülsten der Scheide und der Tube wird dagegen vielfach durchaus nicht streng zwischen Fibromen und Myomen geschieden. In zahlreichen Arbeiten werden in der Überschrift Scheidenfibrome angekündigt und im Text wird über Myome berichtet; umgekehrt werden in kasuistische Zusammenstellungen von „Myomen" oder von „Fibromyomen" der Scheide wahllos auch Fibrome mit aufgenommen.

Diese eigenartige und auf den ersten Blick befremdende Tatsache läßt sich nur verstehen, wenn man sich die geschichtliche Entwicklung der Lehre von den Fibromen und Myomen der Scheide vergegenwärtigt.

Im Jahre 1877 veröffentlichte Neugebauer eine Zusammenstellung von 35 „Fibromyomen" der Scheide. Die Arbeit Neugebauers leidet aber, wie schon Kleinwächter (1882) betonte, „an dem Fehler, daß er trotz dem Titel „Fibromyoma vaginae", den er gewählt, eine Reihe von Fällen mit einbezieht, die nicht zu den bindegewebigen und muskelhaltigen Tumoren gehören, so z. B. Kaschewarowas Rhabdomyoma myxomatodes, Spiegelbergs Fibrosarkom und andere. Die Folge davon ist, daß die Schlüsse, die er in seinem Resumé aus den von ihm zusammengestellten Fällen zieht, dem überschriebenen Titel nicht entsprechen, d. h. nicht auf die Myome und Fibrome der Vagina übertragen werden können".

---

[1] Müller, Joh.: Über den feineren Bau der Geschwülste. S. 60; zit. nach Virchow, Die krankhaften Geschwülste. Bd. III, 1, S. 108.

[2] Rokitansky: Handbuch der pathologischen Anatomie. Bd. 1, S. 251, 256; Bd. 3, 538. Wien 1842.

[3] Bayle, G. L.: Journ. de méd. chirurg. pharm. An. XI, Tome 5, p. 62. — Cruveilhier: Essai sur l'anat. pathol. Tome 1, p. 383, Paris 1816, zit. nach Virchow l. c., III, 1, S. 108.

[4] Virchow: Die krankhaften Geschwülste. Bd. 1, S. 292. Berlin 1863.

[5] Vogel, Jul.: Icones histol. pathol. Lips. 1843, Taf. IV, Fig. 5, 6 B, 7—8, Tab. 23, Fig. 10—11, zit. nach Virchow l. c., Bd. III, 1, S. 15.

[6] Virchow: in Virchows Arch. f. pathol. Anat. u. Physiol. Bd. 6, S. 553, 1854.

[7] Verneuil: Quelques propositions sur les fibromes ou tumeurs formées par les éléments du tissu cellulaire, avec des remarques sur la nomenclature des tumeurs. Gaz. méd. de Paris 1856, Nr. 5, p. 59, Nr. 7, p. 95, zit. nach Virchow l. c., Bd. 1, p. 290.

Kleinwächter (1882) versuchte deshalb „eine vollkommen chronologische Zusammenstellung aller publicierten Fälle von Fibromen, Myomen und Fibromyomen der Vagina, — soweit sie überhaupt möglich ist". Allerdings betonte er ausdrücklich, daß auch hier „Fälle aus dem vorigen und dem Anfang dieses Jahrhunderts" „unterlaufen", „bei denen eine genaue pathologisch-anatomische Diagnose des vorhanden gewesenen Neugebildes unmöglich bleibt und nur mit größter Wahrscheinlichkeit angenommen werden kann, daß sie in diese Reihe hineingehören". Kleinwächter stellte dann aus der Zeit von 1733 bis 1882 insgesamt 50 Fälle von „bindegewebigen und myomatösen Neubildungen der Vagina" zusammen, und er fügte ihnen (als Fall 51—53) drei eigene Beobachtungen (ein „reines Myom", einen „fibrösen Polypen" und ein „echtes Fibrom") hinzu.

Bei der Besprechung der pathologisch-anatomischen Verhältnisse versuchte Kleinwächter zwar eine Scheidung der verschiedenen Tumoren in drei Gruppen — „reine Fibrome", „Fibromyome" und „Myome" — durchzuführen. Schon Breisky (1886, S. 371, Fußnote) bezeichnete diesen Versuch aber als mißlungen, da Kleinwächter „eine Anzahl der älteren Fälle, über welche keine genügenden histologischen Aufschlüsse vorliegen, mit in die Gruppen untergebracht hat".

Gleichwohl wurde die Sammelstatistik Kleinwächters von allen späteren Autoren einfach übernommen, und alle später beobachteten Fibrome und Myome wurden einfach der Statistik Kleinwächters und ihren Fortsetzungen angereiht.

Auf diese Weise sind große Sammelstatistiken entstanden (R. R. Smith, Alfieri, R. Müller, Giesecke) in denen Fibrome und Myome wahllos durcheinander gewürfelt sind. Während aber Kleinwächter immer von bindegewebigen und myomatösen Neubildungen gesprochen hatte, wurden in den späteren Arbeiten sowohl die Fibrome als auch die Myome einfach als „Fibromyome" bezeichnet.

Dies hat zu einer solchen Verwirrung geführt, daß selbst in den neuesten Lehr- und Handbüchern keine scharfe Trennung zwischen den Fibromen und den Myomen gemacht wird.

Nun könnte man ja einwenden — und dieser Einwand ist auch gemacht worden —, daß die beiden „Geschwulstformen bezüglich ihres Charakters, der Ähnlichkeit der klinischen Symptome und ihrer gynäkologischen Behandlungsweise derart gleich" sind, „daß eine strenge Abtrennung der Fibrome von den Myomen vom klinischen Standpunkt sogar als unnötig erscheint" (R. Müller)[1].

Dieser Einwand ist aus theoretischen und praktischen Gründen unrichtig.

Es ist zwar durchaus zuzugeben, daß wir heute „rein klinisch" keinen Unterschied zwischen einem Myom und einem Fibrom machen können. Es ist aber durchaus nicht sicher, daß dies immer so sein wird. Sollte sich z. B. zeigen, daß die Myome der Scheide viel häufiger sarkomatös entarten als die Fibrome, dann würde auch vom sog. „rein klinischen" Standpunkt aus eine scharfe Trennung der beiden Geschwulstformen durchaus nicht mehr als unnötig, sondern sogar als dringend notwendig erscheinen.

Solange man aber die Fibrome mit den Myomen zusammenwirft, läßt sich diese prognostisch so außerordentlich wichtige Frage überhaupt nicht entscheiden.

Außerdem kann der Verzicht auf eine Trennung zwischen Fibromen und Myomen aber auch vom rein praktischen Gesichtspunkt aus verhängnisvoll werden. Wenn man sich einfach mit der Tatsache zufrieden gibt, daß ein fibröser oder „fibroider" Tumor vorhanden ist, dann wird man nur zu leicht auf eine histologische Untersuchung verzichten und manches Sarkom übersehen.

Der Verzicht auf eine scharfe Trennung der Fibrome und Myome der Scheide ist also in keiner Weise gerechtfertigt.

Es werden deshalb im folgenden alle nicht sicheren und einwandfreien Fälle ausgeschlossen, also alle Fälle, die zwar als Fibrome bezeichnet werden, bei denen aber überhaupt keine histologische Untersuchung gemacht, oder bei denen nicht ausdrücklich betont wurde, daß die betreffenden Geschwülste nur aus Bindegewebe bestanden.

Nicht berücksichtigt wurden folgende Fälle, die in der Literatur als Fibrome angesprochen werden: Traetzl[2], Tschanischin[3], Fenomenow[4], Gener[5], Selhorst[6], Gabszewicz[7], Cykowski[8],

---

[1] Müller, R.: Arch. f. Gynäkol. Bd. 102, S. 517.
[2] Traetzl: Allg. Wien. med. Zeitung. 1863, Nr. 30, zit. nach Kleinwächter 1882, S. 345.
[3] Tschanischin: Zit. in Veit, Handbuch d. Gynäkol. 1. Aufl. Bd. 1, S. 351.
[4] Fenomenow: Ref. Monatsschr. f. Geburtsh. u. Gynäkol. Bd. 19, S. 291.
[5] Gener: Zentralbl. f. Gynäkol. 1894, S. 392.
[6] Selhorst: Zit. nach Schrage, Inaug.-Diss. 1903.
[7] Gabszewicz: Ref. Monatsschr. f. Geburtsh. u. Gynäkol. Bd. 22, S. 836.
[8] Cykowski: Ref. Monatsschr. f. Geburtsh. u. Gynäkol. Bd. 22, S. 853.

Rosenberger[1], Amann[2], Rivett[3], Princetau[4], G. Braun (1885)[5], van Hoor (1926). Bei einer derartigen kritischen Sichtung bleiben verhältnismäßig wenige Fälle übrig.

Fibrome der Scheide wurden beschrieben von Wilson (1876), A. Martin (1878), Kleinwächter (1882, Fall 52 und 53), Caswell (1883), Hasenbalg (1892), Netzel (1892), Condamin (1894), Schrage (1903), Boldt (1906), Potherat (1906)[6], Fabricius (1907)[7], Hardouin (1908), Jacobée[-Dartigues (1908)][8], Gemmel-Murray (1909)[9], Rosenberger (1912), Stratz (1913), Kupferberg (1914, 2 Fälle), Amann (1915), — Durand-Wever (1917)[10], Cadenat (1921), Strachan (1926, 2 Fälle).

Nicht ganz klar ist eine Beobachtung von Scharpenack (1905)[11]. Dieser berichtete über eine Wöchnerin bei der „ein Fibroma molluscum der Scheide" zum Geburtshindernis wurde. Es handelte sich um eine 25jährige Frau, bei der von Kindheit an am ganzen Körper, namentlich am Rumpfe, zahlreiche Naevi pigmentosi und kleinere Fibrome vorhanden waren. Ein großes Fibroma molluscum erstreckte sich von der Beugeseite des linken Oberschenkels und von der linken Gesäßhälfte nach vorn über den Damm und die Vulva und es hing in einer Reihe von schlaffen Wülsten und Säcken herab. Es handelte sich um einen „typischen Fall" „eines großen Fibroma molluscum Virchow". Durch ihre große Ausdehnung wurde die Geschwulst zu einem absoluten Geburtshindernis. Die Patientin kam am Ende der Schwangerschaft als Kreißende in die Klinik. Wehen bestanden seit 24 Stunden. 1. Schädellage, Kind lebte, mittelgroß, Becken normal. Innere Untersuchung: Die Vagina war „in ihrem zweiten Drittel in ein starres, wie durch feste Bindegewebsmassen gemauertes Rohr verwandelt, das nur zwei Fingern den Durchtritt gestattete." „Der Muttermund war 3 markstückgroß, die Blase gesprungen, der Kopf stand beweglich zwei Finger breit oberhalb der Interspinallinie. Alle Versuche, die Scheide digital und durch Einlegen eines Kolpeurynters zu erweitern waren vergebens. Die Stenose der Vagina bildete ein absolutes Geburtshindernis." Da die Temperatur über 38° betrug und bald auf 40° stieg, da ferner Mekonium abging und die Herztöne des Kindes sich verschlechterten, wurde von einem Kaiserschnitt Abstand genommen. Nach Anlegung von „schrägen Incisionen" beiderseits „etwa da, wo normalerweise die Ränder der Columna rugarum posterior verlaufen würden", wurde das Kind leicht durch Perforation und Cephalokranioklasie entwickelt. Die befürchtete größere Blutung trat nicht ein, obwohl die rechte Scheidenincision bis in das paracervicale Gewebe und in das Septum rectovaginale weitergerissen war. Eine spätere Untersuchung ergab, daß der „Fibromring", der eine Wandstärke von 6 cm hatte, in seiner Kontinuität vollkommen wiederhergestellt war, obwohl der Riß nicht genäht, sondern nur tamponiert worden war.

Pathologische Anatomie der Scheidenfibrome.

Die bisher beobachteten Fibrome der Scheide schwankten in ihrer Größe etwa zwischen einer Linse und einer Orange.

---

[1] Rosenberger: Ref. Zentralbl. f. Gynäkol. 1905, S. 1589.

[2] Amann: Monatsschr. f. Geburtsh. u. Gynäkol. Bd. 33, S. 243, 7a u. 7b.

[3] Rivett: Proc. of the roy. soc. of med. Vol. 16, Nr. 9. Sect. of obstetr. and gynecol. 1923, p. 81.

[4] Princetau: Zit. bei Lerda, Zeitschr. f. Geburtsh. u. Gynäkol. Bd. 74, S. 853.

[5] Braun, G.: Zit. bei Müller, Arch. f. Gynäkol. Bd. 102, S. 522.

[6] Dieser Fall wurde von Mc. Farland als Sarkom in seine Liste aufgenommen, Jacobée rechnete ihn dagegen zu den Fibromen der Scheide. Er bezeichnet die Beobachtung von Potherat als „Tumeur fibreuse" und gibt folgenden histologischen Befund: „Abondant tissu conjonctif adulte fibrillaire infiltré d'une grande quantité d'éléments embryonnaires, disseminés partout, mais plus abondants au fur et à mesure que l'on se rapproche de la surface libre de la tumeur".

[7] Fabricius demonstrierte am 17. Dezember 1907 in der geburtsh.-gynäkol. Ges. in Wien (Ref. Zentralbl. f. Gynäkol. 1908, S. 1191f.) ein „Myofibroma vagina". Im Anschluß daran erwähnte er, daß er noch weitere drei Fälle beobachtet habe. In dem einen „handelte es sich um ein ungefähr hühnereigroßes cystisches gestieltes Fibrom der Scheide", in den beiden anderen Fällen um ein „Myofibrom" und „ein gefäßreiches Myom" der Scheide.

[8] Jacobée: Thèse de Paris. 1908, p. 59.

[9] Gemmel-Murray: Journ. obstetr. a. gynecol. of the Brit. Emp. 1909, Nr. 4.

[10] Über die Identität der beiden Fälle siehe Durand-Wever, S. 7.

[11] Diese Beobachtung wird in der Literatur (z. B. von Jamamoto u. a.) fälschlicherweise Füth zugeschrieben. Vgl. dazu aber Zentralbl. f. Gynäkol. 1905, S. 1328 u. 1396.

Im einzelnen finden sich in der Literatur folgende Angaben: linsengroß (A. Martin), himbeergroß (Strachan, Fall 1), kirschgroß (Strachan, Fall 2), taubeneigroß (Caswell), über walnußgroß (Stratz), kleinapfelgroß (Amann—Durand-Wever), hühnereigroß (Netzel, Fabricius), apfelgroß (Hasenbalg, Jacobée-Dartigues), truthenneneigroß (Condamin), faustgroß (Kleinwächter, Fall 53, Schrage), orangengroß (Wilson).

Cadenat erwähnt nur, daß der von ihm beobachtete Tumor 10 cm lang und 3 cm breit war, der apfelgroße Tumor Hasenbalgs maß 4,8: 3,9 cm, bei Rosenberger (1912) findet sich nur die Angabe, daß die Geschwulst 777 g schwer war; das eine von Kleinwächter beschriebene Fibrom (Fall 53) wog 207 g. Der Tumor von Potherat war 14 cm lang, 10 cm breit, 5 cm dick und 325 g schwer; das von Boldt beschriebene Fibrom zeigte folgende Maße: $1^1/_2: 1: 1^3/_4$ inches.

Natürlich haben diese Größenangaben nur einen relativen Wert insoferne, als sie nur die Größe der Geschwulst zu dem Zeitpunkte angeben, an dem die Geschwulst ärztlich festgestellt wurde.

Mehrfach findet sich die Angabe, daß die Geschwulst schon längere Zeit bestand (Hasenbalg, Netzel, Stratz, Condamin, Hardouin, Schrage, Cadenat), und daß die Geschwulst dementsprechend früher kleiner war. So bemerkte die Patientin von Condamin seit einem Jahre eine anfangs haselnußgroße, später truthenneneigroße Geschwulst in der Scheide. In dem Falle von Cadenat beobachtete die Kranke einen nußgroßen Tumor, der im Laufe der nächsten 6 Jahre allmählich größer wurde.

Die Form der Fibrome ist verschieden, je nachdem sie in der Scheidenwand selbst liegen [Boldt, Stratz, Amann—Durand-Wever, Condamin, Cadenat], oder ihre Basis zu einem Stiel ausgezogen haben, also zu Polypen geworden sind [A. Martin, Kleinwächter (Fall 52 und 53), Hasenbalg, Jacobée-Dartigues, Rosenberger (1912), Fabricius, Strachan (2 Fälle)].

Zwischen diesen beiden Formen gibt es alle Übergänge. Teils sitzen die Tumoren breitbasig ihrer Unterlage auf (Wilson), teils ist der Stiel kurz und dick, teils schmäler, „kleinfingerdick" (Hasenbalg, 2 cm dick Kleinwächter), zuweilen auch „fadendünn" (A. Martin). Auch die Länge des Stieles wechselt zwischen „ganz kurz" (Hasenbalg) und mehreren Zentimetern (3,5 cm, Kleinwächter, Fall 53).

Die polypösen Fibrome sind in der Regel „kolbig" (A. Martin), „birnenförmig" (Amann), rundlich („arrondie", Jacobée-Dartigues), „kugelig" (Kleinwächter, Fall 53). Die festsitzenden Tumoren bilden umschriebene rundliche, längliche oder nierenförmige (Potherat) Vorwölbungen der Scheidenwand.

Sitz der Neubildung kann sowohl die vordere als auch die hintere Scheidenwand sein. Nur einmal (Jacobée-Dartigues) findet sich in der bisher vorliegenden Kasuistik die Angabe, daß die Geschwulst von der seitlichen (rechten) Scheidenwand ausging.

In den Fällen, in denen sich nähere Angaben über den Sitz finden, ging die Neubildung 11 mal von der vorderen Scheidenwand aus (Kleinwächter, Fall 53; Caswell, Potherat, Boldt, Amann-Durand-Wever, Condamin, Hardouin, Schrage, Cadenat, Strachan, 2 Fälle), 6 mal [A. Martin, Wilson, Hasenbalg, Netzel, Rosenberger (1912), Stratz] von der hinteren Scheidenwand, einmal (Jacobée-Dartigues) von der seitlichen (rechten) Scheidenwand

Von dem Längsschnitt der Scheide aus betrachtet können die Tumoren unmittelbar hinter dem Scheideneingang sitzen, so im Septum urethro-vaginale (Amann-Durand-Wever, Condamin), an der Hinterwand dicht oberhalb des Introitus (A. Martin); außerdem aber auch in der Mitte der Scheide (Boldt), in den Scheidengewölben: seitlich (rechts, Jacobée-Dartigues), hinten (Stratz). Sie können aber auch fast die ganze Scheidenwand einnehmen (Potherat: „depuis le col utérin, distinct et indépendant jusqu' à quelques millimètres du méat uréthrale"). Eine Prädilektionsstelle läßt sich aus den spärlichen, bisher vorhandenen Angaben nicht nachweisen.

Über die Oberfläche der Fibrome liegen nur spärliche Angaben vor. Da die Tumoren mehrfach den Eindruck eines Prolapses machten, darf man wohl annehmen, daß ihr Aussehen nicht von dem der übrigen Scheidenschleimhaut abwich.

In dem Falle von Wilson war die Oberfläche des Tumors „gelappt", in dem Falle von A. Martin „sammetartig", in der Beobachtung von Amann-Durand-Wever war sie mit warzig-papillären Excrescenzen bedeckt.

Auch über die Farbe fehlen in den meisten Fällen nähere Angaben, sie dürfte sich also wohl nicht wesentlich von dem Aussehen der übrigen Scheidenschleimhaut unterschieden haben.

In einigen Beobachtungen wird das Aussehen der Oberfläche als hochrot (A. Martin), rot (Wilson), rosenrot (Kleinwächter, Fall 53), bläulich rot (Hasenbalg), bezeichnet.

Die Konsistenz ist verschieden: hart (Stratz), derb (A. Martin, Kleinwächter, Fall 53, Cadenat, Boldt), mäßig hart (Hasenbalg), „etwas weich" (Jacobée-Dartigues). Bei stärkerer ödematöser Durchtränkung können die Tumoren aber auch cystisch weich (Fabricius) erscheinen.

Mikroskopischer Befund bei den Scheidenfibromen.

Die Fibrome bestehen aus Bindegewebszellen und der von diesen gebildeten fibrillären Zwischensubstanz, sowie aus Blutgefäßen.

Nähere Untersuchungen über den Bau der Scheidenfibrome liegen heute noch nicht vor.

Klinik der Scheidenfibrome.

Lebensalter. Fibrome der Scheide scheinen so ziemlich in jedem Lebensalter vorkommen zu können. Man hat sie schon bei Neugeborenen gefunden (A. Martin), sie können also schon während des Embryonallebens entstehen, und man kann sie auch noch nach der Menopause beobachten.

Im einzelnen gibt die Verteilung der bisher beobachteten Fälle, nach dem Alter geordnet, folgendes Bild:

Neugeborenes (24 Stunden alt): A. Martin (1878).

5 Monate Strachan (Fall 1), 18 Monate Strachan (Fall 2), $2^1/_2$ Jahre Wilson, 30 Jahre Stratz, 32 Jahre Schrage, 33 Jahre Condamin, 35 Jahre Potherat, 38 Jahre Kleinwächter (Fall 53), Jacobée-Dartigues, 39 Jahre Cadenat, 42 Jahre Boldt, 45 Jahre Netzel, 48 Jahre Hardouin, 49 Jahre Hasenbalg.

Irgend ein Schluß auf die Bevorzugung eines bestimmten Alters läßt sich aus diesen kleinen Zahlen nicht ziehen. Außerdem darf man nicht vergessen, daß diese Zahlen nur das Lebensalter angeben, in dem die Tumoren zur ärztlichen Beobachtung und Behandlung gekommen sind. Viele von ihnen hatten inzwischen schon jahrelang bestanden: 1 Jahr (Kleinwächter Fall 53, Condamin, Schrage), 5 Jahre (Netzel, Hardouin), 6 Jahre (Cadenat).

Aber auch die Berücksichtigung dieser Zahlen gibt natürlich durchaus keine Anhaltspunkte für die Entstehungszeit der Tumoren, da diese damals in allen Fällen schon so groß waren, daß sie von ihren Trägerinnen bemerkt wurden.

Häufigkeit. Zahlenmäßige Angaben über die Häufigkeit der Scheidenfibrome lassen sich nicht machen. Aus der geringen Zahl der bisher veröffentlichten Fälle gewinnt man nur den allgemeinen Eindruck, daß die Fibrome seltene Neubildungen der Scheide sind.

Menstruation. Störungen der Menstruation werden bei den bisher beschriebenen Fällen von Fibromen der Scheide nur ganz ausnahmsweise erwähnt (Hasenbalg, Jacobée-Dartigues). Hasenbalg berichtete, daß bei seiner Patientin — einer 49jährigen Virgo, die seit einigen Monaten in der Tiefe der Scheide eine Geschwulst bemerkte — die

Menses in den letzten zwei Jahren bedeutend stärker geworden waren. Die Patientin von Jacobée-Dartigues litt seit Jahren an Metrorrhagien. In den letzten Monaten vor der Aufnahme in die Klinik waren die Blutungen viel stärker geworden. Jacobée spricht sich über die Möglichkeit eines Zusammenhanges zwischen den Metrorrhagien und dem Scheidentumor nicht näher aus, er betonte aber, daß die stärkeren Blutungen (der letzten Monate) von dem teilweisen ulcerierten Tumor ausgingen (la tumeur... occasionant les hémorrhagies ...). Irgend ein Einfluß der Scheidenfibrome auf die Menstruationsverhältnisse läßt sich also nicht nachweisen.

Selbst wenn man aber irgendwelche Menstruationsanomalien bei einem Scheidenfibrom finden sollte, könnte ein kausaler Zusammenhang erst dann angenommen werden, wenn nach der Entfernung der Neubildung normale Menstruationsverhältnisse eintreten würden. Dabei müßten aber psychische Momente mit Sicherheit ausgeschlossen werden können.

Wiederholt hat man dagegen bei Scheidenfibromen unregelmäßige Blutungen aus dem Genitale beobachtet (Amann-Durand-Wever, Condamin, Hardouin).

In allen diesen Fällen stammte die Blutung aus dem Tumor selbst (Geschwürsbildungen an seiner Oberfläche, Condamin, Hardouin) Ruptur einer oberflächlichen Vene (Amann-Durand-Wever).

Konzeption. Eine Verhinderung der Konzeption ist in den bisher beobachteten Fällen von Scheidenfibromen nicht beobachtet worden.

In einigen Fällen findet sich die Angabe, daß die Patientinnen kinderlos verheiratet waren (Netzel, Hardouin). In keinem dieser Fälle läßt sich aber die Sterilität mit der Neubildung in Zusammenhang bringen. Die Patientin von Netzel war schon 10 Jahre steril verheiratet, ehe sie eine Geschwulst in ihrer Scheide bemerkte und Hardouin betonte ausdrücklich, daß durch die Anwesenheit der Geschwulst in der Scheide der Geschlechtsverkehr nicht gestört war.

Geburten. Ein Zusammenhang zwischen der Geburtenzahl und dem Auftreten von Scheidenfibromen läßt sich in den bisher beobachteten Fällen nicht nachweisen.

Soweit sich aus den vorliegenden Angaben ersehen läßt, hatten unter den bisher beobachteten Fällen vier Kranke überhaupt noch nicht das geschlechtsreife Alter erreicht (A. Martin, Neugeborenes, Strachan, 5 und 18 Monate alte Mädchen; Wilson, 2½ Jahre altes Kind), in zwei Fällen handelte es sich um Virgines (Kleinwächter, Fall 53; Hasenbalg), 4mal um Nulliparae (Netzel, Caswell, Condamin, Potherat), zweimal um Zweitgebärende (Stratz, Schrage), einmal um eine Drittgebärende (Jacobée-Dartigues) und einmal um eine VIIIpara (Hardouin). Selbstverständlich sind diese Zahlen zu klein, um etwa den Schluß zu gestatten, daß bei Nulliparen Scheidenfibrome häufiger seien als bei Frauen, die schon geboren haben.

Vererbbarkeit. Über die hereditären Verhältnisse bei Scheidenfibromen ist heute noch nichts bekannt.

Symptome. Die Fibrome der Scheide können, besonders so lange sie klein sind, vollkommen symptomlos bleiben. Erscheinungen pflegen sie erst dann zu machen, wenn sie größer werden, oder wenn an ihnen sekundäre Veränderungen auftreten.

Mit zunehmender Größe werden die Tumoren häufig gestielt, sie senken sich dann meist nach dem Scheideneingang zu [1]. Sie verursachen dann ein gewisses Fremdkörpergefühl, Druckgefühl (Schrage) oder — besonders bei aufrechter Körperhaltung — ein Gefühl der Schwere (Cadenat). Bei körperlichen Anstrengungen können sie aus dem

---

[1] Gelegentlich können sie aber auch trotz ihres Stieles in der Scheide liegen bleiben (Jacobée-Dartigues).

Scheideneingang herausdrängen (Schrage)[1]. Später können sie auch dauernd außerhalb der Genitalien liegen (Kleinwächter, Schrage).

Infolgedessen wird die Anwesenheit eines Scheidenfibroms vielfach von den Patientinnen selbst zuerst festgestellt (Kleinwächter, Netzel, Hasenbalg, Condamin, Hardouin, Schrage, Cadenat).

Entwickeln sich die Tumoren in der Scheide selbst und erreichen sie hier ein größeres Volumen, dann können sie auch zu schweren Inkarcerationserscheinungen führen (Rosenberger).

Auf die Größe der Tumoren sind wohl auch verschiedene andere subjektive Beschwerden zurückzuführen, über die manche Patientinnen klagten: Schmerzen in den Genitalien (Kleinwächter), unbestimmte Beschwerden beim Gehen oder Sitzen (Caswell), Beschwerden beim Stuhlgang (Netzel), Rückenschmerzen (Stratz)[2], ständiger Harndrang (Boldt)[3], häufiger Harndrang und zeitweiliges Harnträufeln (Schrage). Beschwerden bei der Harnentleerung (Hardouin, Cadenat)[4].

Dabei spielt naturgemäß bis zu einem gewissen Grade der Sitz der Tumoren eine Rolle. So werden Stuhlbeschwerden sich in erster Linie dann einstellen, wenn die Tumoren an der Hinterwand der Scheide sitzen. Harnbeschwerden werden besonders leicht dann ausgelöst werden können, wenn sich die Neubildung in der vorderen Scheidenwand und vor allem im Septum urethro-vaginale entwickelt, aber auch dabei ist die Größe der Geschwulst von Bedeutung.

So verursachte in dem Fall von Cadenat die Geschwulst anfangs nur das Gefühl der Schwere, erst später, als sie größer geworden war, traten auch Beschwerden bei der Harnentleerung auf.

Die zweite Hauptquelle für die klinischen Symptome der Scheidenfibrome sind sekundäre Veränderungen.

Solange die Neubildung von unversehrter Scheidenschleimhaut überzogen ist, macht sie im allgemeinen nur durch ihre Größe Beschwerden. Erst wenn an der Oberfläche des Tumors Geschwürsbildungen oder Gefäßzerreißungen auftreten, können sich auch Blutungen und Ausfluß[5] einstellen.

Ganz besonders interessant ist eine Beobachtung von Amann (1915)-Durand-Wever. In diesem Falle setzten bei einer Frau plötzlich Blutungen aus dem Genitale ein. Diese waren so stark, daß die Patientin nach drei Wochen fast ausgeblutet in ärztliche Behandlung kam. Die Blutung stammte in diesem Falle aus einer zerrissenen Vene an der Oberfläche eines kleinapfelgroßen, mit warzig-papillären Erhebungen bedeckten Fibroms.

Diagnose. Die sichere Diagnose eines Scheidenfibroms ist nur durch die mikroskopische Untersuchung möglich. An die Möglichkeit eines Scheidenfibroms wird man aber in allen Fällen denken müssen, in denen man einen soliden Tumor findet, der in der Scheidenwand selbst liegt oder der ihr polypös aufsitzt. Die Konsistenz ist häufig, aber durchaus

---

[1] In der Beobachtung von Wilson (2½ jähriges Kind) trat bei einer Urinentleerung der orangengroße Tumor plötzlich aus der Scheide heraus.

[2] In diesem Falle muß es allerdings dahingestellt bleiben, inwieweit die Rückenschmerzen durch die Geschwulst selbst oder durch die gleichzeitig vorhandene Retroflexio uteri verursacht wurden. Nach der Entfernung der Geschwulst ließen die Rückenschmerzen sofort nach. Bei einer Nachuntersuchung 4 Wochen später lag der Uterus in Anteflexio.

[3] In dem Falle von Boldt war der ständige Harndrang das einzige Symptom der Neubildung.

[4] „La miction est difficile et se fait par à — coups" Cadenat.

[5] Über Ausfluß, der als „Fremdkörperwirkung" des Tumors auf die Scheidenwand zu deuten gewesen wäre, liegen bisher noch keine Beobachtungen vor.

nicht immer, derb, sie kann bei ödematösen Fibromen auch weich-elastisch und fast cystisch sein.

In der Regel sind die Fibrome auf ihrer Unterlage verschieblich. Über die Verschieblichkeit der sie überziehenden Scheidenschleimhaut lassen sich keine allgemeinen Regeln aufstellen. Von Einfluß dürfte wohl der Ort der Entstehung der Neubildung sein. Entsteht diese in den tieferen Partien der Tunica propria oder in der Muscularis, dann ist es durchaus möglich, daß sich die Scheidenschleimhaut über dem Tumor verschieben läßt. Entsteht die Neubildung im Stratum papillare oder dicht unter ihm, dann dürfte wohl von Anfang an die Schleimhaut auf ihm fixiert erscheinen. Auch durch entzündliche Vorgänge kann die Scheidenschleimhaut mit dem Tumor verlöten.

Zu warnen ist vor der Verwechslung eines Scheidenfibroms mit einem Descensus der vorderen oder hinteren Scheidenwand. Eine derartige Verwechslung dürfte in der Regel nur bei oberflächlicher Untersuchung und Betrachtung möglich sein. Es ist aber zuzugeben, daß gelegentlich gewisse Schwierigkeiten entstehen können, wenn es sich um die Kombination einer Cystocele oder Rectocele mit einem soliden Scheidentumor handelt. In diesen Fällen läßt sich das Vorhandensein eines Tumors neben einer Rectocele meist leicht feststellen, wenn man den Zeigefinger in das Rectum, den Daumen in die Scheide einführt und dann die hintere Scheidenwand auf ihre Dicke und Konsistenz prüft. Bei Cystocelen geht man in analoger Weise vor, indem man einen Katheter in die Blase einführt und dessen Spitze von der Scheide aus abtastet.

Therapie. Die Therapie der Scheidenfibrome besteht in ihrer operativen Entfernung. Näheres siehe bei „Myome".

2. Myxom.

Myxome, also Geschwülste, die außer dem blutgefäßführenden Stützgerüst durchweg und in allen Teilen aus Schleimgewebe zusammengesetzt sind [Borst (1902)[1]], scheinen in der Scheide sehr selten zu sein.

In der Literatur konnten wir nur zwei sichere Fälle finden, nämlich je eine Beobachtung von Thomas (1897)[2] und von Kaufmann[3].

In dem Falle von Thomas handelte es sich um ein 1 Jahr 9 Monate altes Kind, in dessen Schamspalte die Mutter eine blutende Masse entdeckt hatte („something showing from her parts, accompanied with bleeding"). Die Untersuchung ergab, daß aus der Scheide ein weicher, bröckeliger, blaßrötlicher, ulcerierter Tumor herausragte. Bei der Entfernung der Geschwulst zeigte sich, daß diese etwa walnußgroß war, daß sie mit einem breiten Stiel hoch oben von der vorderen Scheidenwand ausging, und daß sie zu einer erheblichen Erweiterung der Scheide geführt hatte. In seiner Form glich der Tumor einer Maulbeere oder einer Traube („The tumour was of a mulberry character, resembling most markedly a bunch of grapes"). Die Heilung erfolgte ohne jede Komplikation. Die histologische Untersuchung ergab, daß die Geschwulst aus Schleimgewebe bestand[4].

---

[1] Borst: Bd. 1, S. 126.

[2] Thomas: Brit. med. journ. 1897. Bd. 2, p. 1088,

[3] Kaufmann: Spezielle pathol. Anatomie. 7./8. Aufl., Bd. 2, S. 1323.

[4] „Dr. Warrington of the Pathologic Laboratory, examined the specimen and pronounced it to consist of myxomatous and mucous tissue".

Kaufmann sah ein fast kastaniengroßes, kolbig-polypöses, an Plasmazellen reiches Myxom der hinteren Scheidenwand bei einem 3jährigen Kinde.

3. Lipom.

Einwandfreie Beobachtungen über Lipome der Scheide liegen bisher noch nicht vor.

Nach Breisky beschrieb Pelletan (1810)[1] zwei Fälle von Lipomen im Septum recto-vaginale, die sich nach dem Scheidenlumen zu vorwölbten. Es fehlt in diesem Falle aber, wie schon Breisky betonte, der histologische Nachweis.

In dem einen Falle handelte es sich um eine etwa 40jährige Frau, bei der seit drei Jahren eine Geschwulst des Septum rectovaginale aus der Schamspalte hervorragte. Die zylindrische Geschwulst war 8 Zoll lang. Vom Mastdarm aus fühlte sie sich kugelig an. Sie war überall beweglich. Auch die sie bedeckende Scheidenschleimhaut, die an den tiefsten Stellen ulceriert war, ließ sich auf ihr verschieben. Schmerz war weder spontan noch bei Druck vorhanden, dagegen bestanden Ausfluß und profuse Menstruationen. Pelletan spaltete die Schleimhautdecke des Tumors der Länge nach und er schälte die Geschwulst stumpf aus. Die stark blutende Wundhöhle wurde mit Charpie ausgestopft. Die Kranke genas, die Menses waren später wieder normal. Die Geschwulst erwies sich nach Pelletans Angaben als ein Lipom.

Ein zweites Lipom exstirpierte Pelletan in gleicher Weise bei einem 17—18jährigen Mädchen. Die schmerzlose Geschwulst bestand seit zwei Jahren. Sie saß vollkommen verschieblich zwischen Scheide und Mastdarm. Sie war faustgroß, kugelig und oberflächlich ulceriert. Es bestand reichlich übelriechender Ausfluß.

Rollin[2] bemerkte zu diesen beiden Fällen: „C'est sur la foi de l'auteur que nous acceptons ces deux exemples comme des cas de lipomes du vagin. Il ne décrit pas leur aspect macroscopique, et ne donne aucun détail sur leur nature anatomique".

Rollin erwähnt dann, daß auch von Béraud (eine Literaturangabe macht Rollin nicht) ein Fall („un cas plus certain") von Scheidenlipom beschrieben worden sei. Es handelte sich um einen polypösen Tumor, der von der vorderen Scheidenwand ausging, und der eine Cystocele vortäuschte, der aber aus Fettgewebe bestand („Elle était formée par un repli de la muqueuse, doublée uniquement de graisse". Rollin, p. 15).

Außerdem berichtet Rollin (S. 4 und 15) — ebenfalls ohne Literaturangabe —, daß auch Clintock bei einem zweijährigen Kind ein eineinhalb Daumen langes Scheidenlipom beobachtet habe, das aus der Vulva heraushing[3].

Ein Lipom des paravaginalen Bindegewebes beschrieb Murray (1924).

4. Angiom.

Angiome der Scheide scheinen sehr selten zu sein. In der Literatur konnten wir nur 3 Fälle finden, nämlich die Beobachtungen von Waldstein, Fritsch und A. Seitz[4].

Waldstein[5] berichtete über eine seit ihrem 14. Lebensjahre regelmäßig menstruierte, 31jährige Frau, die vor einem Jahr am normalen Schwangerschaftsende niedergekommen war. Die Frau klagte darüber, daß sie zur Zeit der Menstruation durch ein „Gewächs" in der Scheide belästigt werde. Dieses schwelle während der Menstruation an, es rage aus der Vulva hervor und es löse ein Gefühl schmerzhafter

---

[1] Pelletan: Clinique chirurgicale. Tome 1, p. 203 und 206, Paris 1810, zit. nach Breisky, Die Krankheiten der Vagina in Billroth-Luecke, Handbuch der Frauenkrankheiten. 2. Aufl. Bd. 3, S. 740f.

[2] Rollin: Les tumeurs solides et primitives du vagin. Thèse de Paris 1905.

[3] Vielleicht handelt es sich um eine Stelle in Fleetwood Churchill: Traité pratique des maladies des femmes hors l'état de grossesse 1874, p. 164 (zit. nach Rollin). Rollin schreibt wenigstens (p. 16): „Fleetwood Churchill reproduit deux exemples de polypes du vagin, dont l'un lui a été fourni par M. Clintock". Leider war uns die Arbeit von Fleetwood Churchill nicht im Original zugängig.

[4] Vielleicht gehören hierher aber auch das „Ulcus varicosum" von Schröder und Kuhlmann und das „Ulcus auf teleangiectatischer Grundlage" von Unger (s. S. 457).

[5] Waldstein: Arch. f. Gynäkol. Bd. 58, S. 436.

Spannung aus. In der menstruationsfreien Zeit sei die Geschwulst nicht zu fühlen. Die Untersuchung ergab einen aus der Vulva hervorragenden bürzelförmigen, 3—4 cm langen, etwa kleinfingerdicken, weichen Tumor, der von normaler Schleimhaut überzogen war. Die Geschwulst ging von der Columna rugarum anterior, etwa 4 cm oberhalb der Vulva, aus.

Die mikroskopische Untersuchung ergab, daß der Tumor oberflächlich von Epithel überzogen war. Unter dem Epithel lag ein zarter, aus schlanken Papillen aufgebauter Papillarkörper. Die zentralen Geschwulstteile bestanden aus einem bindegewebigen Gerüst und aus außerordentlich zahlreichen Gefäßen. Die Gefäße — größtenteils handelte es sich um Capillaren — lagen teils dicht nebeneinander, teils waren noch Bindegewebssepta zwischen ihnen erhalten. Auffallend war der große Zellreichtum ihrer Wandungen und die Turgescenz der Zellen. Im Innern der Geschwulst fand sich ein großer, in Abkapselung begriffener, alter Blutherd. Ähnliche kleinere Herde — wahrscheinlich traumatischer Natur — fanden sich auch an anderen Stellen. Die Geschwulst erwies „sich somit als eine sehr gefäßreiche Bindegewebsgeschwulst, in der die Blutgefäße eine besondere Proliferationstendenz" zeigten.

Fritsch erwähnt in seinem Lehrbuch „Die Krankheiten der Frauen", 12. Aufl., S. 120 kurz, daß in der Scheide auch Angiome vorkommen. Er bringt auch die Abbildung eines mikroskopischen Schnittes durch eine derartige Neubildung.

Bei A. Seitz[1] findet sich nur die kurze Angabe: „Reine Hämangiome, bei denen der Tumor in ganzer Ausdehnung aus deren charakteristischen Zellelementen in mehr oder weniger typischer Ausbildung und Anordnung aufgebaut ist, kommen auch in der Vagina vor, wie unter anderen eine eigene Beobachtung zeigt". Nähere Angaben macht Seitz nicht.

An ein Angiom wird man immer denken können, wenn man in der Scheide einen dunkelblauroten Tumor findet. Die Beobachtung von Waldstein lehrt aber, daß die Scheidenschleimhaut über den Tumoren auch ein vollkommen normales Aussehen zeigen kann. Differentialdiagnostisch kommen vor allem Chorionepitheliome und angioplastische Sarkome in Betracht. Ein sicherer Entscheid ist selbstverständlich nur durch eine eingehende mikroskopische Untersuchung des exstirpierten Tumors möglich. Diese darf in keinem Falle versäumt werden, da die Chorionepitheliome und angioplastischen Sarkome der Scheide sehr viel häufiger sind, als die Angiome. Außerdem ist unter allen Umständen eine möglichst ausgiebige Untersuchung der Neubildung anzustreben, damit sarkomatöse Stellen nicht übersehen werden.

Geschwülste des Muskel- und Nervengewebes.
5. Myom.
Vorbemerkungen.

Wie schon erwähnt wurde (S. 464), hat erst im Jahre 1843 J. Vogel den Nachweis erbracht, daß die heute als „Myome" bezeichneten Tumoren des Uterus aus Muskulatur bestehen. Bis dahin wurden alle harten, soliden, faserigen Tumoren des Uterus und anderer Organe einfach als „Tumores fibrosi", „Corps fibreux", „Desmoide" (Joh. Müller), „Fibroide" (Rokitansky) bezeichnet.

Bei allen vor dem Jahre 1843 veröffentlichten faserigen Neubildungen läßt sich also nicht entscheiden, ob es sich um Fibrome oder um Myome handelte.

Auch nach der Entdeckung Vogels und nachdem Virchow den Unterschied zwischen den Muskelgeschwülsten, den „Myomen" (Virchow) und den Bindegewebsgeschwülsten, den „Fibromen", (Verneuil), in der Nomenklatur zum Ausdruck gebracht hatte, wurden die beiden Geschwulstarten nicht scharf auseinander gehalten.

Ganz besonders gilt dies von den Neubildungen der Genitalien (mit Ausnahme des Uterus).

Im Jahre 1882 veröffentlichte Kleinwächter eine Zusammenstellung von 50 „bindegewebigen und myomatösen Neubildungen der Vagina", aus der Zeit von 1733—1882, und er fügte ihnen drei eigene Beobachtungen (ein „reines Myom", einen „fibrösen Polypen" und ein „echtes Fibrom" als Fall 51—53) hinzu.

Kleinwächter war sich über die pathologisch-histologische Verschiedenheit der bindegewebigen und der myomatösen Neubildungen vollkommen klar. Er glaubte auch in zahlreichen Fällen seiner Kasuistik

---
[1] Seitz, A.: Arch. f. Gynäkol. Bd. 126, S. 489.

eine Trennung in „reine Fibrome", „Myome" und „Fibromyome" vornehmen zu können. Dabei brachte er aber, wie schon Breisky (1886, S. 371, Fußnote) betonte, „eine Anzahl der älteren Fälle, über welche keine genügenden histologischen Aufschlüsse vorliegen, mit in die Gruppen" hinein. Außerdem schwächte Kleinwächter die Bedeutung seiner pathologisch-histologischen Trennung weiter dadurch ab, daß er die Klinik dieser Neubildungen gemeinsam behandelte.

Die Arbeit Kleinwächters wurde zum Ausgangspunkt aller weiteren Veröffentlichungen über die Fibrome und Myome der Scheide. Dabei wurde die Kasuistik und Statistik Kleinwächters von allen späteren Autoren übernommen. Gleichgültig, ob sie über Fibrome oder über Myome der Scheide berichteten, stets reihten sie ihre Fälle der Statistik von Kleinwächter und deren Fortsetzungen an. Selbst Neubildungen, die nicht einmal histologisch untersucht worden waren, wurden hinzugefügt [z. B. durch Smith (1902) die Fälle von Emmet].

Besonderer Wert wurde dabei auf die Sammlung von kasuistischen Rekordziffern gelegt. So schrieb R. R. Smith im Jahre 1902: „The following is a full abstract of 47 cases occuring in the literature since Kleinwächter's paper. J believe it to include all the cases up to a recent date". Ein Jahr später schrieb Potel (1903): „Récemment Smith, dans une étude documentée, a pu ajouter à la liste des 53 observations réunies par Kleinwächter un nombre à peu près égal de 50 faits recueillis dans les diverses littératures, portant ainsi à la centaine le nombre des cas connus.

Cette liste est d'ailleurs loin d'être complète. Nous avons pu réunir au cours de nos recherches 134 indications bibliographiques comportant environ 160 observations."

Leider stehen zur Beurteilung der 160 von Potel gesammelten Fälle keine näheren Angaben, sondern nur ein Literaturverzeichnis zur Verfügung. In diesem finden sich aber zahlreiche Arbeiten aus der Zeit, in der man den Unterschied zwischen einem „Fibrom" und einem „Myom" noch nicht kannte, ferner Fälle von sicheren Fibromen, endlich aber auch ein Fall von Sarkom (Kaschewarowa-Rudnewa)[1]. Alfieri (1910) brachte die Zahl der angeblich bekannten Fälle auf 239 und Lerda[2] auf 260.

So wichtig eine möglichst erschöpfende Sammlung aller bekannt gewordenen Fälle auch ist, so wertlos ist sie, wenn sie ohne kritische Sichtung der einzelnen Beobachtungen erfolgt. Eine Kasuistik der Uterusmyome, in die auch die Schleimhautpolypen aufgenommen sind, würde wohl allgemein abgelehnt werden. Bei den Fibromen und Myomen der Scheide wird aber auf diese feinere Analyse verzichtet. Der Einwand, daß eine Trennung vom praktischen Standpunkt aus unnötig sei, ist nicht berechtigt. So wissen wir heute z. B. noch nicht, ob die Myome nicht häufiger sarkomatös entarten als die Fibrome.

Als „Myome" dürfen nur solche Neubildungen bezeichnet werden, die aus Muskulatur und Bindegewebe bestehen. Alle Fälle der Literatur, in denen diese Angabe fehlt, müssen ausscheiden. Der Entscheid kann nur durch die histologische Untersuchung erbracht werden. Diese ist schon deshalb unentbehrlich, weil auch die Sarkome häufig makroskopisch von einem Fibrom oder Myom nicht zu unterscheiden sind.

Vielfach findet man in der Literatur die Bezeichnung „Fibromyom" für die muskulären Neubildungen der Scheide, des Uterus, der Tube usw. Man versteht darunter Neubildungen aus Muskelgewebe, die aber sehr viel Bindegewebe enthalten.

Gegen diese Definition hat Mallory (1905) eingewendet, daß in den Myomen nur die Muskelzellen geschwulstmäßig wuchern, während das Bindegewebe nur die Stützsubstanz bildet. So wenig man z. B. bei einem Scirrhus von einem Fibrocarcinom spreche, ebensowenig sei es berechtigt die gewöhnlichen Myome als Fibromyome zu bezeichnen.

Wir möchten deshalb mit R. Meyer die Bezeichnung „Fibromyom" für „echte Mischgeschwülste und Kombinationsgeschwülste" reservieren, „in denen sich eine geschwulstmäßige Wucherung sowohl von Muskel- als Bindegewebszellen nachweisen läßt". Der größere oder geringere Bindegewebsreichtum eines Myoms soll dagegen in der von R. Meyer, Borst u. a. angenommenen Bezeichnung „Myoma purum", „Myoma molle" zum Ausdruck gebracht werden.

Bei einer kritischen Sichtung der Literatur fanden wir folgende Fälle von Myomen der Scheide:

---

[1] Mit dieser Beobachtung setzt sich Potel in folgender Weise auseinander: „Supposons que ces fibres striées soient plus nombreuses, et que le tissu connectif subisse la dégénérescence muqueuse, nous aurons le cas observé par M. Kaschewarowa". „La tumeur observée par Mme Kaschewarowa n'est donc pas autre chose qu'un rhabdomyome myomateux".

[2] Lerda: Zeitschr. f. Geburtsh. u. Gynäkol. Bd. 74.

Curling (1848)[1], Virchow (1855)[2], v. Scanzoni (1856)[3], Demarquay - Mussoud, Lebert (1861), Ulrich (1865)[4], Virchow (1867)[5], Beigel (1875)[6], Porro (1876), Neugebauer (1877)[7], Dahlmann (1880)[8], Herman (1880), Rochelt (1882), Kleinwächter (1882)[9] Gaye (1882, 2 Fälle)[10], Tédenat-Rocheblave (1884, 5 Fälle), Brabury (1885), Byford (1885), Breisky (1886), Ernst Fränkel (1887), Hastenpflug (1888, 3 Fälle), Meinert (1888), Donald (1889), Stumpf (1890), Hofmokl (1891), Straßmann (1891, Fall 2)[11], Olenin (1891)[12], Greene (1892), Elischer (1892), Lejars (1893), Wernitz (1894), Hume (1895), Schramm (1895), *Murphy (1896)[13], *Bidone (1896)[14], Godfrey (1896), Fritsch (1896)[15], Popoff (1896), Baury (1896, 2 Fälle)[16], Emmert (1897), Oliver (1897), Boutin (1898), Coe (1898), Maury (1898), Phillips (1899, 2 Fälle), Lawrence (1899), *Grusdeff (1900), Knauer (1901), Krönig (1901), Grundmann (1901)[17], Kerr (1902), Littauer (1902), Merkel (1902), Machenhauer (1902), Münchmeyer (1902), Smith (1902), Cykowski (1903), Potel

---

[1] Curling: Transact. of the path. soc. of London. Vol. 1, p. 301; zit. nach Virchow, Die krankhaften Geschwülste. Bd. 3, 1. Hälfte, S. 221.

[2] Virchow: Die krankhaften Geschwülste. Bd. III, 1, S. 221.

[3] Zit. nach v. Scanzoni: Lehrbuch der Krankheiten der weiblichen Sexualorgane. 4. Aufl., Bd. 2, S. 259, 1867.

[4] Ulrich: Zit. bei Virchow, Die krankhaften Geschwülste. Bd. III, 1, S. 221.

[5] Virchow: Die krankhaften Geschwülste. Bd. III, 1, S. 220.

[6] Beigel: Die Krankheiten des weiblichen Geschlechts. Bd. 2, S. 590, 1875.

[7] Neugebauer: Prager Vierteljahresschr. Bd. 2, S. 59, 1877; zit. nach Kiwisch 1882, S. 352.

[8] Dahlmann: Arch. f. Gynäkol. Bd. 15, S. 127.

[9] Kleinwächter: Fall 51, l.c., S. 357.

[10] Ein dritter Fall ist nicht zu verwerten. In diesem Falle fand sich in der hinteren Scheidenwand nahe der Portio ein kirschgroßer, praller, rundlicher Tumor, über den sich sowohl der Mastdarm, als auch die Scheidenwand leicht verschieben ließ. Alle näheren Angaben fehlen.

[11] In dem Falle 1 von Straßmann (1891) handelte es sich um eine 41jährige, seit 18 Jahren steril verheiratete Frau, die seit einigen Monaten zeitweise an stechenden Empfindungen zwischen Scheide und After litt. „Neben der Vagina auf der rechten Seite im Septum rectovaginale" fanden sich unter der Scheidenschleimhaut dicht beieinander zwei harte, kaum linsengroße Gebilde. Diese ließen sich nach Spaltung der Schleimhaut leicht und ohne Blutung aus dem Gewebe herausheben. Die Untersuchung ergab, „daß es sich um koncentrische Kalkansammlungen handelte". Da größere Gefäße und Varizen fehlten, nimmt Straßmann an, daß es sich nicht um Venensteine, sondern um „verkalkte Fibroide der Scheide" handelte.

[12] Olenin (zit. nach Frommels Jahresbericht 1891, S. 788): Bei einer 32jährigen Bäuerin wurden in mehreren Sitzungen 16 zum Teil gestielte, zum Teil flach aufsitzende myomatöse Geschwülste aus der Scheide entfernt. Von den Geschwülsten war eine faustgroß, zwei waren hühnereigroß, die übrigen waren kleiner. Die Tumoren waren hart, zum Teil gelappt, die Schnittfläche war weiß. Die mikroskopische Untersuchung ergab: Myoma laevi-cellulare proliferans.

* In den mit * gekennzeichneten Fällen waren nur der Titel, aber weder das Original noch ein näheres Referat zugängig.

[13] Murphy: Journ. of the Americ. med. assoc. Febr. 1896.

[14] Bidone: Rassegna d'Ostetr. e Gynecol. Juli 1896, p. 410.

[15] Fritsch erwähnt in seinem Lehrbuch „Die Krankheiten der Frauen" 1896, S. 73, daß er einige Male Vaginalmyome, die von anderen als Vorfälle gedeutet wurden und mit Pessarien behandelt wurden, leicht aus ihrem Bett enukleieren konnte.

[16] In einem dritten Falle von Baury fand sich in der Scheidenwand eine nußgroße Geschwulst. Diese wurde aber nicht entfernt.

[17] Es ist nicht ausgeschlossen, daß die Fälle von Krönig und Grundmann identisch sind, da die Patientin, über die Grundmann berichtet, von Krönig operiert wurde.

(1903, 2 Fälle), Swayne (1903), Cristalli (1903)[1], *Brewis (1904)[2], *Cordaro (1904)[3], *Duncan (1904),[4], Poirier (1904), Barbour (1906), Simpson (1906) Straßmann (1906), Mc Cann (1906), Matthaei (1906), *Routier (1906)[5], Amann (1907), Simon (1907), Swanton (1907)[6], Taylor (1907)[7], Fabricius (1907, 3 Fälle), *Cameron (1907)[8], Halban (1908), Jacobée (1908), *Gemmel-Murray (1909), Fabricius (1909), Schestopal (1909), *Alfieri (1910), Jamamoto (1910), *Pirani (1910), *Raimondi (1911), Desfosses (1911), Ahlström (1911), *Torggler (1912), Frank (1912), Dicke (1913), Lerda (1913), Müller (1914, 2 Fälle), Klein (1914), Ahlström (1915), 3 Fälle), Giesecke (1915), Werner (1916, 2 Fälle), Schmermund (1916, 3 Fälle)[9], Wiezynski (1917), Schneider (1917, 2 Fälle), Ellen Fischer (1919), Piccagnoni (1921), Ursu (1922), Khan (1922), Koerner (1922), Verga (1926), Tuberowsky (1926, 3 Fälle), Kohler (1928), A. Stein (1928).

Nicht berücksichtigt wurden folgende Fälle:

Mc. Clintock: Med. Times, Vol. 13, p. 473, London 1845; zit. nach R. R. Smith: Americ. journ. of obstetr. a. gynecol. Vol. 45, p. 146, 1902. Original nicht zugängig. In den Referaten fehlen Angaben über den histologischen Befund. — Parker, Thornton: Virg. med. Month. Vol. 13, p. 793, 1886, ref. bei R. R. Smith, Americ. journ. of obstetr. a. gynecol. Vol. 45, S. 147, 1902 und R. Müller, Arch. f. Gynäkol. Bd. 102, S. 523. Angaben über den histologischen Befund fehlen. — Stevens, E. B.: A peculiar vaginal tumor; removal. Obstetr. gaz. Cincinn. Bd. 9, p. 617, 1887, zit. nach Frommels Jahresbericht 1887, S. 405 und R. Müller, Arch. f. Gynäkol. Bd. 102, S. 523. Angaben über den histologischen Befund fehlen. — Cartledge, A. M.: A rare vaginal tumor. Americ. Pract. and News. Louisville 1888, p. 259, zit. nach Frommels Jahresbericht 1888, S. 478. — Cleveland 1893, zit. nach Frommels Jahresbericht 1893, S. 196. — Da Costa: Medical News. Vol. 2, p. 463, Philadelphia 1895; zit. nach R. R. Smith, Americ. journ. of obstetr. a. gynecol. Vol. 45, p. 153. Mikroskopische Untersuchung fehlt. — Williams: Boston med. a. surg. journ. Vol. 36, p. 47, 1897; zit. nach Smith l. c. Scheidentumor bei einem 1 Tag alten Neugeborenen. Der Tumor wurde nicht entfernt. Mikroskopischer Befund anscheinend nicht erhoben. Oliver: Edinburgh med. journ. Vol. 43, p. 634, 1897; zit. nach Smith l. c. Mikroskopischer Befund im Referat nicht angegeben. — Williams, W. R.: 1902, Myoma of the vagina. Lancet 1902. Bd. 2, p. 249, Nur kurze Übersicht; keine eigenen Beobachtungen. — Loumeau: Tumeur de l'urèthre. Gaz. hebdom. de la soc. méd. Bordeaux 1913, Januar; zit. nach Lerda, Zeitschr. für Geburtsh. u. Gynäkol. Bd. 74, S. 853. Original und Referat nicht zugängig. — Meadows: Transact. of the obstetr. soc. of London. Vol. 10, p. 191, 1868/69; zit. nach R. Müller, Arch. f. Gynäkol. Bd. 102, S. 561. — Rizzoli: Journal. de méd. de Bruxelles 1875; zit. nach R. Müller, Arch. f. Gynäkol. Bd. 102, S. 561 u. 519. — Collardot: Thèse de Paris 1881; zit. nach R. Müller, Arch. f. Gynäkol. Bd. 102, S. 519 u. 559. — Stover: Virginia medical monthly. Vol. 13, p. 793, 1886—1887; zit. nach R. Müller, Arch. f. Gynäkol. Bd. 102, S. 523 und S. 562. Stover soll die größte von den bisher operierten derartigen Geschwülsten aus der Scheide entfernt haben. — Simpson: (1887) Transact. of the obstetr. soc. of the London. Vol. 5, p. 121, 1887/88. — Macans: Zit. nach R. Müller, Arch. f. Gynäkol. Bd. 102, S. 526f. Literaturangabe fehlt. Müller gibt an: „Monatsschr. f. Geburtsh. u. Gynäkol. 1895, S. 835". In der (deutschen) Monatsschrift ist ein Referat über eine Arbeit von Macans aber nicht zu finden. — Bäcker (1893): Mikroskopischer Befund fehlt. — Lewers (1897): Fibroid tumour of the vagina. Transact. of the obstetr. soc. of London.

---

[1] Cristalli: Arch. di ostetr. e ginecol. Anno 10, p. 82, 1903.

[2] Brewis: Edinburgh ostetr. soc. 29. 2. 1904.

[3] Cordaro: Rass. d'obstetr. e ginecol. April 1904, ref. Zentralbl. f. Gynäkol. 1905, p. 722.

[4] Duncan: Brit. gynecol. soc. March. 1904.

[5] Routier: Bull. et. mém. de la soc. de chirurg. de Paris 1906, S. 830.

[6] Swanton: Lancet. 1907, Bd. 2, S. 162.

[7] Taylor (The Lancet 1907, Bd. 2, S. 163) bemerkte in der Diskussion zu dem Vortrage von Swanton, daß er viermal ähnliche Tumoren gesehen habe, darunter ein rezidivierendes Myom.

[8] Cameron: Brit. med. journ. 1907, 24. Aug.

[9] Schmermund berichtet über 4 Fälle. In seinem Falle 2 fehlen aber Angaben über die histologische Untersuchung. Infolgedessen wurde der Fall nicht mitgerechnet.

Vol. 29, p. 299, 1887. Die mikroskopische Untersuchung ergab „a fibroid tumor". „Microscopical examination showed that the growth was a fibroid tumour". — Baury-Routier (1896): Fall 2. Keine mikroskopische Untersuchung. Tumor nicht exstirpiert. — Die von Emmert durch Rundfrage gesammelten 11 Beobachtungen (R. Smith, Americ. journ. of obstetr. a. gynecol. Bd. 45, S. 154, 1902). Die Namen der einzelnen Beobachter bei R. Müller, Arch. f. Gynäkol. Bd. 102, S. 537, Nr. 1—11. Müller bezeichnet verschiedene dieser Tumoren als Fibromyome, während Smith schreibt: „No microscopial examination made". — Lloyd-Roberts (1908, ref. Gynäkol. Rundschau Bd. 4, S. 94, 1910) demonstrierte am 27. März 1908 in der Nordenglischen Gesellschaft für Geburtshilfe ein Fibrom der Vagina, das durch seinen Sitz die Urethra komprimiert und dadurch das Urinieren erschwert hatte. Original nicht zugänig. — Da Costa (1895): Zentralbl. f. Gynäkol. 1896, S. 798. — Griffith: Transact. of the obstetr. soc. of London. 1. Juni 1887. Ref. Zentralbl. f. Gynäkol. 1889, S. 877. Nur Angabe: „Fibroid" der Scheide. — Weir, P. A.: Brit. med. journ. 1900, Bd. 2, p. 222. — Barkley, A. H.: Surg., gynecol. a. obstetr. Vol. 13, p. 520, 1911. — Stevens: 1889 (Frommel 1887, S. 405): „a peculiar vaginal tumor". Nähere Angaben nicht zu finden.

Pathologische Anatomie der Myome.

α) Makroskopischer Befund.

Die Myome der Scheide sind meist rundliche, umschriebene Neubildungen.

Ihre Größe schwankte in den bisher beobachteten Fällen zwischen der eines Mandelkerns [Fabricius (1907)] und der einer Kokosnuß (Oliver).

Im einzelnen finden sich über die Größe der Myome in der Literatur folgende Angaben: mandelkerngroß [Fabricius (1907[1]), kirschgroß (Tuberowsky, Fall 3), kleindattelgroß (Breisky), dattelgroß (Elischer, Klein), haselnußgroß [Virchow (1867), Gaye, Fall 1], mandelgroß (Gaye, Fall 2, Jacobée), taubeneigroß (Tuberowsky, Fall 2), kleinnußgroß (Verga), nußgroß (Rocheblave-Tédenat, Fall 5, Byford-hickorynußgroß), nicht ganz walnußgroß (Phillips, Fall 1), walnußgroß (Rochelt, Herman, Poirier), kastaniengroß (Kleinwächter), pflaumengroß (Schramm, Werner, Fall 2). fast hühnereigroß [Straßmann (1891)], hühnereigroß (v. Scanzoni, Demarquay-Mussoud, Meinert, Greene, Lejars, Baury, Fall 2, Lawrence, Cykowski, Potel, Fall 1, Werner, Fall 1, Schmermund, 2 Fälle, Piccagnoni, Kohler), doppelthühnereigroß (Knauer), gänseeigroß (Wernitz, Merkel), truthenneneigroß (Neugebauer), kleinapfelgroß (Giesecke), apfelgroß [Beigel, Straßmann (1906), Dicke, Fabricius (1907, Fall 2, A. Stein,)], birngroß (Brabury), mandarinengroß (Rocheblave-Tédenat, Fall 1 und 4, Boutin, Desfosses, Lerda), halborangengroß (Coe), orangengroß [Ernst Fraenkel, Donald, Popoff, Fabricius (1909)], zitronengroß (Ursu), cricketballgroß (Barbour), faustgroß [Baury, Fall 1, Smith, Potel, Fall 2, Halban, Ahlström (1911), Frank] mannsfaustgroß (Machenhauer, Ellen Fischer), überfaustgroß (Ulrich), $1^1/_2$faustgroß (Jamamoto), zweifaustgroß [Virchow (1855)] kindskopfgroß (Stumpf, Hofmokl, Krönig, Grundmann, Simon), kokosnußgroß (Oliver)[2].

In einzelnen Fällen finden sich auch Maße und Gewichtsangaben. So war der von Maury beschriebene Tumor 3 inches lang, $1^1/_4$ inches breit, der von Philipps 5 inches lang und $3^1/_2$ inches breit. In dem Falle von Grundmann betrugen die Maße des Tumors 16:12:10 cm, in der Beobachtung von Giesecke 6:8:2,5 cm, in der von Hastenpflug (Fall 1) 15:11 cm, in der von Müller (Fall 1) $9^1/_2$: 6:4 cm, Tuberowsky (Fall 1) 6:3 cm, (Fall 2), 4:3 cm, Cordaro 10:12 cm, Ellen Fischer 12:7 cm, A. Stein 8:6,4,5 cm. Das von Littauer beschriebene Scheidenmyom besaß im fixierten Zustande $17^1/_2$ cm Umfang.

Das Gewicht der Tumoren betrug: Porro 332 g, Dahlmann 180 g, Halban 300 g, Maury 4 Unzen, Phillips $14^1/_2$ Unzen, Hastenpflug (Fall 1) 800 g.

Die Feststellung dieser Größenverhältnisse ist insofern von Bedeutung, als sie zeigt, in welcher Entwicklungsphase die Myome in ärztliche Behandlung kamen.

Teilt man die bisher beobachteten Scheidenmyome in solche unter Hühnereigröße und in solche über Hühnereigröße, dann ergibt sich, daß von insgesamt 68 Scheidenmyomen, deren Größe angegeben

---

[1] Fabricius (1907, Fall 3) beschrieb einen mannskopfgroßen Rezidivtumor nach Exstirpation eines apfelgroßen Myoms.

[2] Auch Weir beschrieb ein gut kokosnußgroßes (the size of a large cocoanut) „Fibromyom" der Scheide. Da aber alle Angaben über eine mikroskopische Untersuchung fehlen, so wurde diese Beobachtung hier nicht mit berücksichtigt.

ist, nur 19 unter Hühnereigröße, 49 dagegen über hühnereigroß waren. Die meisten Patientinnen mit Scheidenmyomen kommen also erst in ärztliche Behandlung, wenn die Neubildung über hühnereigroß ist.

Ihrer Form nach lassen sich die Scheidenmyome in zwei große Gruppen teilen:
1. in nicht gestielte,
2. in gestielte Myome.

Die gestielten Myome werden auch als polypöse Myome oder myomatöse Polypen bezeichnet.

Man könnte auch in der Scheide intraparietale (intramurale) und submuköse Myome unterscheiden. Es müßte dann aber erst festgelegt werden, was man unter „submukös" verstehen will. Bekanntlich wollte Gusserow[1] bei den Uterusmyomen nur die polypösen Myome als submukös gelten lassen, während Schröder-Hofmeier, Winter u. a. diese Bezeichnung schon anwenden, wenn die Tumoren mit dem größeren Teil ihres Umfangs die Schleimhaut vorwölben. Beim Uterus ist diese letztere Definition sicher zweckmäßiger, da die Uterusmyome schon auf diesem Stadium ihre ganz besondere klinische Note besitzen. Bei den Scheidenmyomen liegen die Dinge dagegen anders. Auch hier ist ein mehr oder weniger weites Vorspringen des Tumors in das Scheidenlumen von einer gewissen praktischen Bedeutung (z. B. bei der Kohabitation, bei der Geburt usw.). Ganz die gleichen Symptome können aber auch durch große intramurale Myome hervorgerufen werden. Von größerer klinischer Wichtigkeit ist dagegen das Moment der Stielbildung. Diese hat ein Herabtreten der Tumoren in die Vulva oder vor diese zur Folge, sie begünstigt so die mechanische Reizung und die Infektion der Neubildungen, andererseits erleichtert sie aber auch sehr die Operation. Aus diesen Gründen erscheint die Einteilung in nicht gestielte und gestielte Myome zweckmäßiger.

Zwischen den gestielten und den nicht gestielten Myomen gibt es verschiedene Übergänge. Wenn die Neubildung mit ihrem größten Umfange über das Niveau der Scheidenschleimhaut herausgetreten ist, dann wird das umgebende Gewebe allmählich zu einem immer längeren und immer dünneren Stiel ausgezogen.

Man findet dann Tumoren, die noch „breitbasig" der Scheidenwand aufsitzen [Emmert, Gaye (Fall 1), Straßmann (1891), Dicke, Cordaro, Jamamoto), und andere die mit einem dicken (Beigel) oder dünnen (v. Scanzoni) Stiel mit der Unterlage verbunden sind.

In dem Fall von Neugebauer besaß der truthenneneigroße Tumor eine 4 cm breite Basis, in zwei Beobachtungen von Rocheblave-Tédenat (Fall 1 und 4) war der Stiel daumendick, in einer Beobachtung von Cykowski kleinfingerdick (Tumor hühnereigroß).

Zahlenmäßige Angaben über die Länge des Stiels finden sich nur selten [Verga 5 mm, Rocheblave-Tédenat (Fall 4) 1 cm].

Die Möglichkeit einer so starken Ausziehung des Stiels, daß es zur Spontantrennung des Tumors kommt, muß theoretisch zugegeben werden, praktisch scheint sie bis heute noch nicht beobachtet worden zu sein.

Die nichtgestielten Myome sind häufig kugelig. Dabei kann eine größere oder kleinere Calotte sich nach dem Scheidenlumen zu vorwölben. Sie können aber auch eiförmig (Rocheblave-Tédenat, Fall 2), länglich-oval [Virchow (1855)], länglich (Klein, Werner, Fall 2, Tuberowsky, Fall 1,) walzenförmig (R. Müller, Fall 1), birnenförmig (Maury-Albarran, Cordaro), penisförmig (Dahlmann), flach (Münchmeyer) sein. In einer Beobachtung von Fabricius (1909) sah die Spitze des Tumors „wie die Portio" aus, „so daß man im ersten Moment den Eindruck hatte, der Uterus sei prolabiert".

Die gestielten Myome sind meist birnenförmig oder kugelig.

Zuverlässige Zahlen über die Häufigkeit der Stielbildung lassen sich schwer gewinnen, da viele Autoren keine Angaben darüber machen, ob die Tumoren in ihrem Falle einen Stiel besaßen.

---

[1] Gusserow: Vgl. R. Meyer in Veit, Handbuch d. Gynäkol. 2. Aufl. Bd. 1, S. 431.

Bei einer Zusammenstellung der Fälle, in denen angegeben ist, daß die Tumoren gestielt waren, und derjenigen, in denen ausdrücklich bemerkt ist, daß eine Stielbildung fehlte, fanden wir 37 nichtgestielte [1] und 9 gestielte Myome [2].

Über die Ursache der Stielbildung ist heute noch nichts bekannt.

Vermutlich werden verschiedene Momente dabei eine Rolle spielen, wie die Größe, die Wachstumsrichtung der Tumoren u. a. m. Von Interesse ist auch die Frage, ob der Sitz an der vorderen oder der hinteren Scheidenwand mehr zur Stielbildung prädisponiert. Auch diese Frage läßt sich heute noch nicht entscheiden.

So fanden wir, daß von 35 **nichtgestielten** Tumoren, bei denen der Sitz angegeben ist, 21 an der **vorderen** [Demarquay-Mussoud, Lebert, Rochelt, Herman, Rocheblave-Tédenat (2 Fälle), Breisky, Hastenpflug (Fall 2), Greene, Wernitz, Godfrey, Lawrence, Münchmeyer, Halban, Desfosses, Ahlström, Frank, A. Stein. Lerda, Klein, Schmermund (Fall 1)], 11 an der **hinteren** [Virchow (1855), Kleinwächter, Rocheblave-Tédenat, Ernst Fraenkel, Donald, Machenhauer, Poirier, Jacobée, Tuberowsky (2 Fälle), Kohler], 2 (Gaye, Fall 2, Potel, Fall 2) an der **rechten** und 1 [Fabricius (1907)] an der **linken** Scheidenwand saß. Von 6 gestielten Myomen gingen 3 (Porro, Rocheblave-Tédenat, Verga) von der vorderen, je 1 von der hinteren (Meinert), rechten (v. Scanzoni) und linken (Piccagnoni) Scheidenwand aus.

Die Oberfläche der Myome ist meist glatt, sie kann aber auch höckerig oder gelappt sein [Brabury, Wernitz, Halban, Ahlström (1911), Tuberowsky, Fall 1].

Die Scheidenschleimhaut, die die Neubildung überzieht, zeigt häufig keine besonderen Veränderungen. Zuweilen ist sie durch Unregelmäßigkeiten an der Oberfläche der Tumoren etwas höckerig und bucklig (Giesecke), oder sie ist infolge von Zirkulationsstörungen etwas ödematös oder bläulichrot gefärbt.

Nicht so selten kommt es zu entzündlicher Nekrose und zur Geschwürsbildung der bedeckenden Scheidenschleimhaut [Neugebauer, Dahlmann, Byford, Hastenpflug (Fall I), Stumpf, Lejars, Baury, Emmert, Lawrence, Knauer, Krönig, Grundmann, Littauer, Cykowski, Barbour, Jamamoto, Klein, Werner, (Fall 1)].

In der überwiegenden Mehrzahl der Fälle dürfte es sich hier um Dehnungsgeschwüre handeln. Als Vorstufen dieser Geschwürsbildung sind wohl die Fälle zu betrachten, in denen (wie in einer Beobachtung von Lerda) die Schleimhaut, die den Tumor überzieht, bläulich verfärbt, verdünnt und gespannt ist.

Begünstigend wirken an den Teilen der Neubildung, die aus der Scheide herausragen, auch mechanische Momente, so das Scheuern der Schenkel und Kleider. Die in der Scheide und in der Vulva vorhandenen Bakterien führen dann häufig zu gangränösen Entzündungen der Schleimhaut und der oberflächlichen Geschwulstpartien. Man findet dann größere oder kleinere Partien an der Oberfläche des Tumors — meist handelt es sich um die am weitesten distal gelegenen Stellen — von einem schmutzig-graugrünen (Hastenpflug, Fall 1, Jamamoto) Belage bedeckt, oder in eine jauchende und blutende Geschwürsfläche (Knauer) verwandelt.

Die Gangrän kann oft sehr rasch eintreten. In der Beobachtung von Porro war sie schon 3 Tage, nachdem der Tumor aus der Scheide heraus vor die Vulva getreten war, vorhanden.

Die Schleimhaut, die den Tumor überzieht, ist in der Regel über diesem **verschieblich**. Zuweilen findet sich aber auch die Angabe, daß die Schleimhaut über dem Tumor

---

[1] Virchow (1885), Demarquay-Mussoud, Lebert, Rochelt, Kleinwächter, Herman, Gaye (Fall 2), Rocheblave-Tédenat (Fall 2, 3 und 5), Breisky, Ernst Fraenkel, Hastenpflug (Fall 2), Donald, Greene, Wernitz, Godfrey, Lawrence, Machenhauer, Münchmeyer, Potel (Fall 2), Poirier, Fabricius (1907), Halban, Jacobée, Schestopal, Desfosses, Ahlström (1911), Lerda, Klein, Schmermund (Fall 1), Tuberowsky (3 Fälle), Frank, Stein, Kohler.

[2] v. Scanzoni (1856), Porro, Rocheblave-Tédenat (Fall 1 und 4), Meinert, Merkel, Cykowski, Piccagnoni, Verga.

nur wenig verschieblich (Hastenpflug, Fall 2, Halban, Tuberowsky, Fall 1), oder daß sie direkt mit ihm verwachsen war (Schestopal).

Eine Erklärung für diese mangelhafte Verschieblichkeit der Schleimhaut läßt sich nicht immer finden. Am nächsten liegt es, an eine Fixierung der Schleimhaut durch entzündliche Prozesse zu denken. Diese fehlten aber in den oben erwähnten Fällen anscheinend vollkommen. In den Fällen von Halban und Tuberowsky war die Oberfläche der Tumoren höckerig.

Über die Verschieblichkeit der Myome auf ihrer Unterlage findet man nur spärliche Angaben.

Die Konsistenz der Scheidenmyome ist recht verschieden: **hart** [Neugebauer, Rocheblave-Tédenat, Fall 5, Breisky, Baury, Fall 1, Kerr, Fabricius (1907), Verga, A. Stein), **derb** (Porro, Kleinwächter, Rocheblave-Tédenat, Fall 2, Hastenpflug, Fall 2 und 3, Baury, Fall 2, Potel, Fall 2, Cordaro, Matthaei, Halban, Schestopal, Dicke, Klein, Schmermund, Fall 3), **fest** (Tuberowsky, Fall 1), **derb-elastisch** (Rochelt), **elastisch** (Wernitz, Lerda, Tuberowsky, Fall 3), **weich-elastisch** (Coe), **weich,** [Donald, Phillips, Fall 1, Fabricius (1907, Fall 2), Desfosses „pateuse", Piccagnoni], **weich, fast cystisch** [Straßmann (1891), Münchmeyer, Jamamoto, Schmermund, Fall 1, Tuberowsky, Fall 2], **weich, fast fluktuierend** (Phillips, Fall 2).

Zuweilen ist die Konsistenz auch ungleichmäßig (Jamamoto). In einer Beobachtung von Werner (Fall 1) waren die oberflächlichen Partien der Geschwulst weich, die zentralen derb.

Auf den ersten Blick könnte es scheinen, als ob die Härte der Neubildung weitgehend von der Menge des vorhandenen Bindegewebes abhängig ist. Diese Vermutung trifft aber durchaus nicht für alle Fälle zu. Mehrfach wurden Scheidenmyome von harter, derber Konsistenz beschrieben, die histologisch fast nur aus glatten Muskelfasern bestanden (Kleinwächter, Rocheblave-Tédenat, Fall 5, Breisky, Baury-Albarran). Auch trotz Anwesenheit zahlreicher Blut- und Lymphgefäße können die Tumoren sich hart anfühlen (Neugebauer). Verga beschrieb sogar ein Fibromyoma cavernosum, das seiner Konsistenz nach den Eindruck eines harten Fibroms machte [1].

„Weiche" Konsistenz kann die Folge einer ödematösen Durchtränkung des Tumors sein (Münchmeyer, Jamamoto, Piccagnoni). Sie scheint aber von dieser nicht ausschließlich abhängig zu sein. Mehrfach findet sich wenigstens die Angabe, daß die Tumoren weich und fast fluktuierend waren (Phillips, Fall 1 und 2, Machenhauer, Schmermund, Fall 1), ohne daß von Ödem etwas erwähnt wird. Machenauer gibt an, daß sein weicher Tumor nur aus glatten Muskelfasern bestand, Schmermund (Fall 1) betonte sogar den auffallenden Bindegewebsreichtum seiner Geschwulst.

Es scheint also, daß die Konsistenz der Myome — abgesehen von ihrer mehr oder weniger großen Durchfeuchtung — weitgehend von dem kolloidchemischen Zustand ihrer Gewebsbestandteile (glatte Muskulatur und Bindegewebe) abhängig ist.

Auch die elastische Konsistenz dürfte von der Durchfeuchtung und von kolloidchemischen Verhältnissen abhängig sein. Lerda fand in seinem Tumor, dessen Konsistenz er als „elastisch" bezeichnete, reichlich elastische Fasern. Es muß dahingestellt bleiben, ob diese für die elastische Konsistenz der Neubildung verantwortlich gemacht werden dürfen. Verga, der in seinem Fibroleioangioma cavernosum ebenfalls reichlich elastische Fasern fand, verglich dieses, seiner Konsistenz nach, mit einem harten Fibrom.

Meist finden sich die Scheidenmyome nur in der Einzahl vor. Multiple Myome an verschiedenen Stellen der Scheidenwand sind von Olenin und Torggler (1912) beschrieben worden.

Olenin berichtete, daß er bei einer 32jährigen Patientin in mehreren Sitzungen 16 zum Teil gestielte, zum Teil flach aufsitzende Myome aus der Scheide entfernte. Da die mikroskopische Diagnose aber lautete: „Myoma laevicellulare proliferans", so muß es dahingestellt bleiben, ob es sich nicht um multiple Myome mit sarkomatöser Degeneration oder um Sarkommetastasen handelte. — Ein Referat über den Vortrag von Torggler war uns leider nicht zugänglich.

---

[1] Die naheliegende Vermutung, daß zahlreiche kavernöse Hohlräume thrombosiert waren, findet in der histologischen Beschreibung von Verga keine Bestätigung.

Mehrfach wurden Scheidenmyome beobachtet, die aus mehreren Knollen bestanden [Rocheblave-Tédenat, (Fall 2), Stumpf, Straßmann (1891), Coe, Grundmann, Barbour, Schestopal, Müller, (Fall 2), Werner, (Fall 2), Tuberowsky, (Fall 1)].

Rocheblave-Tédenat (Fall 3) beobachtete an der hinteren Scheidenwand drei einander berührende („contiguës") Myome von der Größe einer Nuß. Stumpf beschrieb ein kindskopfgroßes hartes Myom, dem unten noch eine zweite gänseeigroße, weiche, fluktuierende Geschwulst aufsaß. Die erste Geschwulst war von dunkelblauroter aber sonst intakter Schleimhaut überzogen. Über dem zweiten Tumor war die Schleimhaut mißfarbig gefleckt und sie zeigte beginnende Gangrän. In dem Falle von Straßmann (1891) saß auf einem hühnereigroßen Myom ein zweiter haselnußgroßer Tumor. In dem Falle von Grundmann befand sich auf der Mitte eines kindskopfgroßen Tumors eine zweite kleinere, hühnereigroße Geschwulst. Barbour fand auf einem cricketballgroßen Tumor drei vorspringende Knoten. Der von Schestopal beschriebene Tumor bestand aus zwei Knoten. Auch in dem einen Falle von Müller (Fall 2) bestand der Tumor aus zwei Knollen. Außerdem fanden sich an seiner Ansatzstelle zwei kleinere Knötchen. In dem Falle von Werner waren an der Basis der pflaumengroßen Geschwulst ein hirsekorngroßes und vier stecknadelkopfgroße Knötchen vorhanden. In dem Falle von Tuberowsky bestand das Myom aus zwei größeren Knoten, denen kleinere Knötchen aufgelagert waren.

In einigen Fällen findet sich die Angabe, daß nach der Entfernung eines Myoms später wieder ein Tumor aufgetreten sei [Neugebauer (1877), Fabricius (1907, Fall 3), Taylor (1907), Müller (Fall 2)].

Neugebauer exstirpierte bei einer 47jährigen Frau eine truthenneneigroße, harte Geschwulst, die breitbasig der vorderen Scheidenwand aufsaß. Schon kurze Zeit später trat in der Narbe wieder eine Neubildung auf. Nach zwei Monaten war ein 5 cm langer und 4 cm dicker Tumor entstanden. Dieser wurde exstirpiert, und die Patientin wurde geheilt entlassen. Die mikroskopische Untersuchung ergab ein Fibromyom, das von zahlreichen Blutgefäßen und erweiterten Lymphgefäßen durchzogen war. „An manchen umschriebenen Stellen scheint jedoch eine sarkomatöse Wucherung (Spindelzellensarkom) stattgefunden zu haben" [Kleinwächter (1882, S. 353)].

Fabricius (1907, S. 1192) berichtete nur kurz über „ein gefäßreiches weiches Myom der Vagina, das nach der ersten Operation „rezidivierte". Später kam die Patientin mit einem mannskopfgroßen Tumor wieder, der sich sowohl nach der Scheide als nach dem linken Lig. latum zu entwickelt hatte. Nach der Entfernung des Tumors blieb die Patientin gesund (Angaben über die Zeit der Operation und der Heilungsdauer fehlen). (Fabricius berichtete — am 17. Dezember 1907 — nur, daß der Mann der Patientin „im vorigen Jahre" mitteilte, daß seine Frau gesund sei.)

R. Müller (Fall 2) erwähnt, daß bei der Patientin, deren myomatöser Konglomerattumor dem pathologischen Institut in Straßburg zur Untersuchung übersendet wurde, „vor ungefähr zwei Jahren" „eine ähnliche Geschwulst entfernt worden war". In dem zweiten Tumor fiel Müller „die Durchsetzung des Tumors mit chromatinreichen, ovalen und rundlichen Kernen" auf. Er betrachtete diese als „Proliferationsstadien von Muskelkernen" und als „Jugendformen von Muskelfasern", da er an diesen Kernen auch Mitosen beobachtete. Die Möglichkeit, daß es sich hier um eine sarkomatöse Entartung gehandelt haben könnte, erwähnt Müller nicht.

Taylor[1] beobachtete ein Scheidenmyom, das nach der Exstirpation dreimal rezidivierte, obwohl die histologische Untersuchung nur Myomgewebe ergab („......... it recurred three times after removal, although on examination presenting the histological characters af a myoma").

Die Schnittfläche ist bei den muskelzellreichen Myomen rötlich-grau, mehr rosa, bei den bindegewebsreichen Tumoren grauweiß oder fast glänzendweiß. Zuweilen zeigt die Schnittfläche auch verschiedene Farbtöne.

So waren in dem von Boutin beschriebenen Myom die peripheren Partien braunrot, das Zentrum dagegen weiß. Im mikroskopischen Bild bestand die braunrote Zone in der Hauptsache aus Muskelfasern, die weiße aus Bindegewebe.

Die Schnittfläche besteht entweder aus einem gleichmäßigen streifigen, faserigen Geflecht von dichtverfilzten längs-, schräg- und quergetroffenen Faserbündeln, oder man erkennt eine Zahl von Einzelknoten, die aber meist nicht scharf voneinander abgegrenzt

---

[1] Taylor: Lancet. Bd. 2, p. 163, 1907.

sind. An den Stellen, an denen es zur Verjauchung des Tumors gekommen ist, findet man eine mehr oder weniger breite mißfarbene, nekrotische Randzone.

Der Saftgehalt der Schnittfläche ist verschieden; bei den weichen und ödematösen Geschwülsten ist er meist ziemlich groß, bei den harten, oft unter dem Messer knirschenden Tumoren, ist die Schnittfläche meist ganz trocken.

In der überwiegenden Mehrzahl der Fälle gehen die Myome von der vorderen Scheidenwand aus, sehr viel seltener sitzen sie an der hinteren Scheidenwand, und noch viel seltener findet sich in der bisher vorliegenden Literatur die rechte oder die linke Scheidenwand als Ausgangspunkt der Myombildung erwähnt.

In insgesamt 90 Fällen, in denen wir nähere Angaben über den Sitz der Myome finden konnten, war als Ausgangspunkt der Myombildung angegeben:

die vordere Scheidenwand in 61 Fällen [1],
„ hintere „ in 19 Fällen [2],
„ linke „ in 6 Fällen [3].
„ rechte „ in 4 Fällen [4].

Die vordere Scheidenwand war bisher also fast viermal so häufig der Ausgangspunkt eines Myoms als die hintere Scheidenwand. Bezieht man den Sitz der Myome auf den Längsschnitt der Scheide, dann können diese in der unteren oder in der oberen Hälfte der Scheide sitzen, sie können aber auch eine ganze Scheidenwand einnehmen.

In 33 Fällen, die wir aus der Literatur zusammenstellen konnten, saß das Myom:

in der unteren [5] Hälfte der Scheide 15mal [Beigel, Rochelt, Baury (Fall 1 und 2), Porro, Kleinwächter, Barbour, Herman, Lejars, Coe, Krönig, Fabricius (1909), Desfosses, Klein, Lerda];

in der oberen Hälfte der Scheide 12mal [Gaye (Fall 1 und 2), Kerr, Breisky, Elischer, Tédenat-Rocheblave (Fall 4), Hastenpflug (Fall 1 und 2), Hofmokl, Donald, Phillips, Machenhauer];

in der Länge der ganzen Wand 6mal (Dahlmann, Emmert, Lawrence, Ahlström, Maury, Münchmeyer).

Irgendwelche Schlüsse auf die Bevorzugung der oberen oder unteren Hälfte der Scheide lassen sich aus diesen kleinen Zahlen natürlich nicht ziehen.

---

[1] Vorn: Curling, Demarquay-Mussoud, Lebert, Beigel, Porro, Neugebauer, Dahlmann, Rochelt, Herman, Rocheblave-Tédenat (3 Fälle), Brabury, Byford, Breisky, Hastenpflug (Fall 2 und 3), Stumpf, Hofmokl, Straßmann, Greene, Lejars, Wernitz, Hume, Schramm, Godfrey, Popoff, Baury (2 Fälle), Emmert, Oliver, Coe, Maury, Phillips (2 Fälle), Lawrence, Krönig, Grundmann, Kerr, Münchmeyer, Potel (Fall 1), Matthaei, Halban, Fabricius (1909), Jamamoto, Desfosses, Ahlström (1911), Dicke, Lerda, Klein, Ahlström (1915), Giesecke, Werner (2 Fälle), Schmermund (3 Fälle), Verga, Tuberowsky (Fall 3), Ellen Fischer, A. Stein.

[2] Hinten: Virchow (1855), Kleinwächter (1882), Rocheblave-Tédenat (Fall 3), E. Fraenkel, Hastenpflug (Fall 1), Meinert, Donald, Boutin, Knauer, Littauer, Machenhauer, Smith, Poirier, Straßmann (1906), Jacobée, Ursu, Tuberowsky (Fall 1 und 2) Kohler.

[3] Links: Virchow (1867), Gaye (Fall 1), Elischer, Barbour, Fabricius (1907), Piccagnoni.

[4] Rechts: v. Scanzoni (1856), Gaye (Fall 2), Potel (Fall 2), Schestopal.

[5] In der Literatur findet sich mehrfach die Angabe, daß die Geschwulst 3 cm oder 5 cm vom Scheideneingang entfernt saß. Nach Waldeyer (Das Becken, S. 542) beträgt bei Erwachsenen die Länge der vorderen Scheidenwand 6,5–7,5 cm, die Länge der hinteren Scheidenwand 8–8,5 cm. Es wurden deshalb alle Tumoren, die bis zu 3 cm vom Scheideneingang entfernt waren, zur unteren Hälfte, alle übrigen zur oberen Hälfte gerechnet.

β) *Mikroskopischer Befund.*

Mikroskopisch bestehen die Myome aus glatten Muskelfasern und mehr oder weniger reichlichem gefäßhaltigem Bindegewebe.

Rocheblave-Tédenat fanden in einem Scheidenmyom (Fall 1) vereinzelte Muskelfasern, die eine deutliche Streifung zeigten, „ähnlich wie die Uterusmuskulatur gegen Ende der Gravidität" (l. c. p. 24: Les fibres musculaires lisses sont très volumineuses et quelques-unes présentent une striation très nette et comparable à celle des fibres utérines vers la fin de la grossesse")[1].

Außer in der Beobachtung von Rocheblave-Tédenat sind bisher nie quergestreifte Muskelfasern in Myomen der Scheide beschrieben worden. Sie wurden aber mehrfach (Kaschewarowa-Rudnewa, Hauser u. a.) in Sarkomen gefunden (Rhabdomyosarkome)[2].

Das Mengenverhältnis zwischen Bindegewebe und glatter Muskulatur ist in den einzelnen Fällen sehr verschieden. Bald finden sich Tumoren, in denen die Muskelfasern vollkommen überwiegen, und in denen das stützende fibrilläre Bindegewebe vollkommen in den Hintergrund tritt. Umgekehrt gibt es aber auch Myome, in denen man in dem außerordentlich reich entwickelten Bindegewebe nur vereinzelte glatte Muskelfasern findet [Meinert, Wernitz, Maury, Desfosses, Littauer, Rocheblave-Tédenat (Fall 2, 4 und 5), und Jacobée].

In den Fällen, in denen die Muskulatur überwiegt, spricht man von einem „Myoma molle", im Gegensatz zu dem „Myoma durum" oder Myoma fibrosum". Es wurde aber schon darauf hingewiesen, daß sich Konsistenz und anatomischer Bau durchaus nicht immer zu decken brauchen. Ein Myom, das fast nur aus Muskulatur besteht, kann einen sehr harten Eindruck machen, und umgekehrt kann ein sehr bindegewebsreiches oder ödematöses Myom eine weiche und fast cystisch-fluktuierende Konsistenz zeigen.

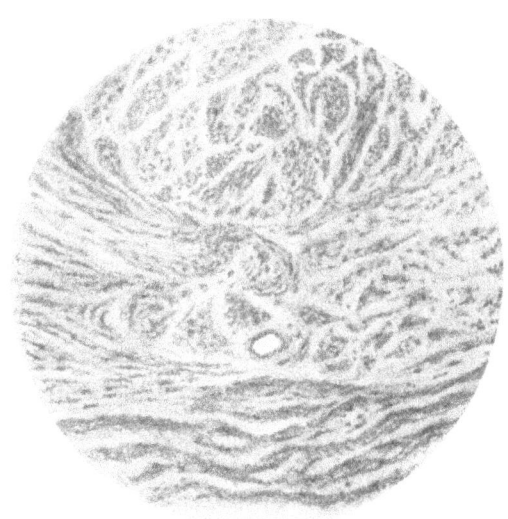

Abb. 163. Mikroskopischer Schnitt durch ein Myom der Scheide.
(Nach Lerda, Aus Z. Geburtsh. Bd. 74, 1913.)

---

[1] Nähere Angaben macht Rocheblave nicht. Jacobée (l. c. S. 30) bezeichnete die Beobachtung von Rocheblave-Tédenat als „Rhabdomyom" und er fügte hinzu: „D'ailleurs la striation des fibres musculaires lisses, loin d'être exceptionelle dans la région génitale serait un phénomène constant au cours de la grossesse. „Chez la femme", dit Ranvier, „et les femelles de chien et lapin, les fibres utérines présentent à la fin de la grossesse une striation évidente, bien qu'elle soit loin d'être aussi nette que sur les muscles striés ordinaires". Auch Nehrkorn fand im puerperalen Uterus Herde quergestreifter Muskulatur. Über die Herkunft dieser quergestreiften Muskelfasern gehen die Ansichten auseinander. Marchand (Verhandl. d. dtsch. pathol. Ges. 1899), v. Franqué (Zeitschr. f. Geburtsh. u. Gynäkol. Bd. 40. S. 183) u. a. nehmen an, daß quergestreifte Muskelfasern durch Metaplasie aus glatten Muskelfasern hervorgehen können.

Borst (Bd. 1, S. 226f,), R. Meyer (Ergebn. d. allg. Pathol. u. pathol. Anat. Bd. IX, 2, S. 638f.) haben darauf hingewiesen, daß ein derartiger Übergang von glatter in quergestreifte Muskulatur bis heute noch nicht einwandfrei festgestellt wurde. R. Meyer (ib.) hat außerdem betont, daß im graviden und puerperalen Uterus eine Abstammung der queren aus glatten Muskelfasern besonders leicht vorgetäuscht werden kann, „da man in der Gravidität nicht selten die glatten Muskelfasern stark vergrößert, insbesondere verbreitert und zuweilen sogar eine Längsauffaserung findet". Es handelt sich nach R. Meyer „hierbei um chronische Metritiden".

[2] v. Hoor (1926) beschrieb ein rezidivierendes „Fibromyom" der Scheide, in dem er „typische quergestreifte Muskelzellen" fand. Aus der Beschreibung von v. Hoor geht aber nicht mit Sicherheit hervor, ob es sich wirklich um ein Myom und nicht vielleicht doch um ein Sarkom handelte.

Die Muskelzellen liegen entweder dicht nebeneinander, oder sie sind zu Bündeln und Strängen zusammengefaßt, die sich innig nach den verschiedensten Richtungen hin wirr durchflechten [1]. Quergetroffene Bündel erscheinen als rundliche oder polygonale Felder (Abb. 163).

Häufig sind die Zelleiber größer als die der normalen Muskelzellen.

Die Kerne der Muskelzellen sind nach R. Müller stäbchen- bis spindelförmig, manchmal sehr schmal und chromatinreich, oft auch leicht gekrümmt. An den Stellen, an denen die Muskelbündel in der Längsrichtung getroffen sind, erscheinen die Kerne „fischzugartig" (R. Müller) angeordnet.

Das Bindegewebe ist in den an Muskelzellen reichen Myomen zart und wenig zellreich. Zwischen den einzelnen Muskelzellen bildet es ein feines Fibrillennetz. Die Kerne sind oval oder spindelig.

In den bindegewebsreichen Myomen ist das Bindegewebe häufig kernarm, die Intercellularsubstanz bildet dickere oder dünnere Fibrillen. Selbst sehr muskelarme Myome können aber ein lockeres Bindegewebe mit zahlreichen Sternzellen aufweisen (Meinert).

Nicht so selten ist das Bindegewebe an umschriebenen Stellen (Piccagnoni, R. Müller) oder in größerer Ausdehnung (Jamamoto, Tuberowsky, Fall 3 u. a.) ödematös.

Auf das Vorkommen von elastischen Fasern ist bei den Scheidenmyomen bisher nur wenig geachtet worden.

Lerda fand reichlich elastische Fasern in den oberflächlichen, fast nur von Bindegewebe gebildeten Schichten eines mandarinengroßen Myoms der vorderen Scheidenwand.

Verga konnte zahlreiche elastische Elemente zwischen den Muskelfasern seines „Fibroleioangioma cavernosum nachweisen".

Im Myombindegewebe, und zwar hauptsächlich in der Umgebung der Gefäße, fand Piccagnoni Mastzellen, ferner sah er im Stroma auch Plasmazellen.

Die Blutgefäße sind in den Myomen verschieden stark entwickelt.

Teils sind die Tumoren gefäßarm (Popoff, Potel, Fall 2, Tuberowsky, Fall 1), bald enthalten sie zahlreiche Gefäße (Demarquay-Mussoud, Meinert, Smith — „a vascular myoma" —, Boutin, Verga). In einer Beobachtung von Werner (Fall 1) war das Innere des Tumors sehr gefäßarm, in den peripheren Partien fand sich eine schmale, sehr gefäßreiche Randzone.

Zuweilen sind die Gefäße stellenweise lakunenartig erweitert (teleangiektatisches Myom, Boutin), oder größere Partien des Myoms zeigen einen geradezu kavernösen Charakter (Fibroleioangioma cavernosum", Verga).

Bei gestielten Myomen findet man im Stiel zuweilen große arterielle Gefäße (Merkel).

Über die Lymphgefäße in den Scheidenmyomen ist wenig bekannt.

---

[1] Sehr anschaulich schildert Verga in seinem Falle das Verhalten der Myommuskulatur:

„Oltrepassato il peduncolo ed entrati nella vera formazione nodulare la struttura regolare, generalmente a fasci paralleli fin qui mantenuta si perde completamente: si ha un intreccio irregolare, senza scopo, un groviglio di manipoli, di fasci di fibrocellule muscolari liscie, decorrenti ora diritte ora ondulate ora con aspetto vorticoso, risultando alle volte i fasci di poche strie di fibrocellule, altre volte di molte di esse e assai stipate. V'è complessivamente per questi elementi una irregolarità assoluta, là mancanza completa della tendenza di formare qualcosa di definito, si ha con evidenza l'impressione tumultuosa ed irregolare del neoplasma".

Popoff und Tuberowsky (Fall 1) betonten, daß die von ihnen beobachteten Tumoren sehr arm an Blutgefäßen, aber reich an Lymphgefäßen waren. Straßmann (1891) fand so zahlreiche erweiterte Lymphgefäße, daß er seine Neubildung als „lymphangiektatisches Myom" bezeichnete.

Gegen das umgebende Gewebe sind die Scheidenmyome häufig durch eine deutliche bindegewebige Kapsel abgesetzt (Phillips, Fall 2, Lerda, Giesecke u. a.). Die Kapsel kann aber auch nur undeutlich entwickelt sein (Tuberowsky, Fall 1), sie kann nur in Spuren an einzelnen Stellen angedeutet sein (Boutin), sie kann auch vollkommen fehlen (Rocheblave-Tédenat, Fall 2, R. Müller, Fall 2, Verga). Die Grenzen der Neubildung sind dann schon makroskopisch wenig scharf (Rocheblave-Tédenat, Fall 2), mikroskopisch sieht man von dem umgebenden Bindegewebe septenartige Fortsätze in den Tumor hineinziehen, und man kann einen kontinuierlichen Übergang der Scheidenmuskulatur in die Muskelbündel des Myoms nachweisen (R. Müller, Fall 2, Verga)[1].

Über regressive Veränderungen an den Scheidenmyomen ist wenig bekannt.

Nach R. Meyer[2] gehört — bei den Myomen des Uterus — schon ein starkes Überwiegen des Bindegewebes in das Gebiet der Entartung (fibröse Degeneration[3]). Ein starkes Vorherrschen des Bindegewebes wurde auch in Scheidenmyomen wiederholt beobachtet [Meinert, Stumpf, Wernitz, Maury, Desfosses, Littauer, Rocheblave-Tédenat (Fall 2, 4, 5), Jacobée].

Eine deutliche Atrophie des gesamten Tumors durch bindegewebige Induration ist bei den Scheidenmyomen bisher anscheinend nicht beobachtet worden.

Hyaline Degeneration des Bindegewebes scheint auch in den Scheidenmyomen keine Seltenheit zu sein (R. Müller, Tuberowsky, Fall 1 und 2).

Auch schleimige Degeneration des Bindegewebes wird wiederholt erwähnt (Tuberowsky, Fall 1 und 2, Grundmann).

Fettige Degeneration erwähnen Emmert und Rocheblave-Tédenat (Fall 3).

Den mikroskopischen Befund schildern Rocheblave-Tédenat (Fall 3) folgendermaßen: „La tumeur de droite a subi à son centre la transformation graisseuse, et se compose d'une coque fibro-myomateuse dont l'épaisseur varie selon les points de 4 à 9 millimètres, contenant une masse ayant la consistance du mastic de vitrier, jaune foncé en certains points, verdâtre en d'autres, dans laquelle on trouve des cristaux de cholestérine et du pigment sanguin."

Verkalkung in der Form von vereinzelten verkalkten Knötchen fanden Rocheblave-Tédenat (Fall 5).

Straßmann sprach zwei linsengroße „Kalkansammlungen", die er unter der Scheidenschleimhaut im Septum rectovaginale fand, als „verkalkte Fibroide" an (s. S. 475).

Auch nekrotische Herde im Innern der Tumoren wurden beobachtet (Boutin, Smith).

Eine recht häufige Erscheinung bei den Scheidenmyomen ist die Gangrän oberflächlicher Partien [Neugebauer, Dahlmann, Byford, Hastenpflug (Fall 1),

---

[1] "...... il nodo si è formato a spese esclusive della tonaca muscolo — connettivale o tonaca media della vagina. Si vedono infatti gli elementi di tale tonaca, normali, nel tratto di vagina ai lati del nodo neoplastico stirparsi ancora maggiormente nel peduncolo e poi improvvisamente proliferare e sollevare ....".

[2] Meyer, R.: in Veit, Handb. d. Gyn. Bd. 1, S. 443.

[3] Dabei „handelt es sich nicht um eine fibröse Entartung der Muskelzellen selbst, sondern nur um sekundäre Atrophie der Myomzellen, bedingt durch mangelhafte Ernährung, insbesondere auch durch den Druck des fibrösen Gewebes. Die ohnehin spärliche Blutversorgung wird durch die fibröse Induration noch erschwert und führt auch zu weiteren Entartungen des Stromas und Parenchyms" (R. Meyer l. c., S. 443).

Stumpf, Lejars, Baury, Emmert, Lawrence, Knauer, Krönig, Grundmann, Littauer, Cykowski, Barbour, Jamamoto, Klein, Werner (Fall 1)].

Mikroskopisch ist das Gewebe an diesen Stellen nekrotisch, es nimmt überhaupt keine Farben an, oder es ist ganz diffus gefärbt; außerdem findet sich eine starke kleinzellige Infiltration, die nach dem Innern des Tumors hin abnimmt (Jamamoto, Werner, Fall 1).

Besonders leicht entsteht die Gangrän an denjenigen Stellen der Tumoren, die aus der Vulva herausragen und hier mechanischen Insulten ausgesetzt sind. Nekrosen können sich aber auch an Tumoren finden, die nie bis vor die Schamspalte gelangt sind. So berichtete Werner (Fall 1) über ein hühnereigroßes Myom, das breitbasig von der vorderen Scheidenwand, etwa 1 cm von der Cervix entfernt, ausging. Auf der blauroten, zum Teil schmierig belegten Oberfläche war die Scheidenschleimhaut in ihrer ganzen Dicke durch Gangrän abgestoßen worden, und es war eine tiefe Ulceration entstanden.

Maligne Degeneration von Scheidenmyomen scheint beobachtet worden zu sein. Allerdings sind die Beschreibungen in den einzelnen Fällen nicht ganz klar.

So berichtete, wie schon erwähnt wurde (S. 481) Neugebauer über ein rezidivierendes „Fibromyom", das an manchen Stellen sarkomatöse Partien enthalten zu haben scheint.

Gornig (1895) beobachtete eine 56jährige Patientin, die wegen Druckgefühl und Schmerzen im Mastdarm und wegen Verstopfung in die Klinik kam. Bei der Untersuchung fand sich ein „weit über walnußgroßer" verschieblicher Tumor der hinteren Scheidenwand. Ein Schnitt durch den exstirpierten Tumor, der aus größeren und kleineren Läppchen bestand, zeigte „eine weiche, elastische Konsistenz und ein ziemlich brüchiges Gefüge", so daß makroskopisch ein Sarkom vermutet wurde. Die mikroskopische Untersuchung ergab „zwar das Bild eines Myoms, welches dem mikroskopischen Bau eines Uterusmyoms sehr ähnlich" sah, es waren aber manche Stellen vorhanden, die „dem Bilde eines Sarkoms so nahe" kamen, und die zeigten, „daß der zuerst gutartig gewesene Tumor schon anfing, in einen bösartigen überzugehen".

In dem schon erwähnten (S. 481) Falle von rezidivierendem Myom, den Fabricius beschrieb, fehlen alle näheren Angaben über den histologischen Befund.

R. Müller fand in einem seiner Fälle (Fall 2) eine Durchsetzung des Tumors „mit chromatinreichen ovalen und rundlichen Kernen". Er betrachtete diese als „Proliferationsstadien von Muskelkernen" und als „Jugendformen von Muskelfasern". Da bei der betreffenden Patientin schon ungefähr zwei Jahre vorher an der gleichen Stelle eine ähnliche Geschwulst entfernt worden war, so scheint es nicht ausgeschlossen, daß es sich um ein Sarkom handelte.

In der einen Beobachtung von Rocheblave-Tédenat (Fall 2) glich das mikroskopische Bild des Tumors einem typischen Sarkom („En certains points, l'aspect est celui d'un sarcome type").

Auch Poirier sah in seinem Falle stellenweise Bilder, die den Verdacht auf eine beginnende sarkomatöse Degeneration nahelegten. („Par places, on constate quelques éléments, qui pourraient laisser supposer un début de dégénérescence sarcomateuse, mais ils ne présentent ni dégénérescence nucléaire, ni karyokinèses").

Entstehung.

Formale Genese. Über die formale Genese der Scheidenmyome ist heute noch nichts bekannt. Bei ihrem Studium wird man aber wohl von der besser bekannten Entstehung der Uterusmyome ausgehen müssen, und es sei deshalb auf den entsprechenden Abschnitt dieses Handbuches verwiesen.

Während aber bei den Uterusmyomen die Feststellung des Mutterbodens — der Uterusmuskulatur — keine Schwierigkeiten macht, liegen bei der Scheide die Dinge anders. In der unmittelbaren Nachbarschaft der Scheide finden sich zahlreiche weitere Organe mit glatter Muskulatur — Portio, Blase, Urethra, Ureter, Rectum, Beckenbindegewebe — die alle ebenfalls Ausgangspunkte von Myomen werden können. Diese Myome können bei ihrem weiteren Wachstum sekundär in Berührung mit der Scheide gelangen, sie können die Scheidenwand mehr oder weniger weit vorbuchten und sie können dann ganz den Eindruck erwecken, als ob sie von der Scheidenmuskulatur selbst ausgegangen wären.

Allerdings sind diese Täuschungsmöglichkeiten durch Myome benachbarter Organe verschieden groß.

Myome des Uterus dürften wohl nur selten den Eindruck von reinen Scheidenmyomen machen.

Es sind hier zwei Möglichkeiten denkbar:

1. Ein polypöses Myom des Uterus gelangt in das Scheidenlumen und es verklebt hier sekundär mit der Scheidenwand. Derartige Fälle sind wiederholt beobachtet worden (Amann, Masson u. a., s. auch S. 496 und Abb. 165). Verwechslungen mit einem Scheidenmyom können in diesen Fällen aber nur dann vorkommen, wenn der Stiel, der nach dem Uterus hinzieht, nicht zu fühlen ist, oder wenn er durch Atrophie zugrunde gegangen sein sollte.

2. Ein Myom der Cervix wächst in der Scheidenwand nach unten.

So berichteten z. B. Potel-Dubar über folgende Beobachtung:

In der Vulva einer 36jährigen Patientin fand sich ein hühnereigroßer Tumor der vorderen Scheidenwand. Der Uterus stand tiefer als normal und er schien mit dem Tumor durch einen gänsekieldicken Strang verbunden („...... paraît relié à la tumeur par un cordon de la grosseur d'une plume d'oie"). Bei der Exstirpation ließ sich der Tumor sehr schwer von der Blase trennen und an seinem oberen Pol mußte ein fibröser Strang durchschnitten werden, der sich nach dem supravaginalen Teil der Cervix hin zu erstrecken und dort zu inserieren schien. („En haut, dissection d'un cordon fibreux qui s'étend jusqu' à la portion sus-vaginale du col, et qui paraît s'y insérer".) Potel nahm an, daß es sich um ein „Wandermyom" („myome migrateur") handelte, das von dem supravaginalen Teil des Collum uteri ausgegangen war, und das sich nach unten zu in der Scheidenwand entwickelt hatte. („Il s'agissait donc d'un myome migrateur développé primitivement dans la partie sus-vaginale du col utérin et qui peu à peu était descendu, dédoublant la paroi antérieure du vagin".)

Auch Rollin hat eine ähnliche Beobachtung gemacht (p. 23: „Nous avons observé récemment à l'hôpital Cochin, une malade portant une grosse masse fibromateuse utérine, dont deux petits fibromes paraissant isolés descendaient, l'un sous la paroi postérieure du vagin, en dédoublant la cloison rectovaginale, l'autre situé en avant et cheminant entre, la vessie et la paroi vaginale anterieure. Il ne saurait être question ici, en aucune façon de tumeur primitive du vagin. Certes l'erreur sera parfois possible, quand la tumeur n'aura plus de lien d'attache avec l'utérus, et fera pour ainsi dire corps avec le vagin, mais ces cas sont exceptionnels......")[1].

Wesentlich schwieriger kann unter Umständen der Entscheid werden, ob Tumoren, besonders in den oberen Partien der Scheide, vom Lig. latum oder von der Scheidenwand ausgegangen sind. So berichtete z. B. M. Banzet[2] über folgende Beobachtung:

„M. Banzet (de Paris) attire l'attention sur une forme rare de ces tumeurs, se développant dans l'espace sous-péritonéal pelvien. Il estime que leur origine se fait dans la portion supérieure, sus-aponévrotique du vagin. Chez la malade de M. Banzet, l'opération fut très laborieuse. En effet, la tumeur était enclavée dans le vagin et solidement fixée par des formations fibreuses très résistantes, paraissant accompagner latéralement les artères vaginales et faire partie en arrière des ligaments utéro-sacrés.

Ces tumeurs présentent de nombreuses analogies de siège avec certains fibromes de la portion supravaginale du col, avec les fibromes du ligament large ou ceux qui se développent aux dépens des formations fibro-musculaires des ligaments utéro-sacrés. Toutes ces tumeurs sont justiciables d'interventions abdominales. Au cours de l'incision, il faut éviter la vessie qui parfois remonte très haut dans le ventre. La libération de la tumeur peut être très difficile; certains auteurs ont eu recours à l'hystérectomie première, d'autres ont pratiqué l'hémisection utérine ou ont dû énucléer d'abord la tumeur. Dans son cas, M. Banzet

---

[1] Nach Rollin (Thèse de Paris 1905, p. 23) scheinen auch Paquet (Bull. méd. du Nord, 1882, p. 65) und Dubar (Statistique de l'Hôpit. de la Charité de Lille) ähnliche Fälle beobachtet zu haben. Der von Rollin erwähnte Fall von Dubar dürfte wohl mit dem oben erwähnten Falle von Potel-Dubar identisch sein.

[2] Banzet, M.: „Fibromes de la partie sus-aponévrotique du vagin". Presse méd., mercredi 24. Okt. 1923, Nr. 85, p. 892.

a pu enlever en bloc l'utérus et la tumeur, après avoir sectionné les formations ligamenteuses sus-indiquées. Les uretères peuvent être très modifiées dans leur trajet et leurs rapports. Pour les éviter, il faut placer les pinces et sectionner rigoureusement au ras de la tumeur".

Am schwierigsten und häufig unmöglich ist die Entscheidung über den Ausgangspunkt eines Myoms, wenn dieses in der vorderen Scheidenwand sitzt. Es ist dann durchaus möglich, daß die Neubildung von der Blase oder von der Urethra ausging, und daß sie sich nur nach der Scheide hin vorwölbte.

So berichtete z. B. Werner (Fall 1) über folgende Beobachtung: Bei einer 53jährigen Frau fand sich zwischen den Labien ein blauroter, zum Teil schmierig belegter, hühnereigroßer Tumor, der breitbasig in der vorderen Scheidenwand, etwa 1 cm von der Cervix entfernt, saß. Fast die ganze Geschwulst besaß keinen Überzug von Scheidenschleimhaut. An der Stelle, an der der Tumor die Ebene der Scheidenwand verließ, bildete diese um ihn einen bleistiftdicken, festen Ring. „Es bestand also ein scharf begrenztes rundes Fenster in der Vaginalwand, aus dem der Tumor herausragte".

Bei der Exstirpation konnte der Tumor überall leicht stumpf aus seiner Umgebung ausgelöst werden. Im Bereiche einer zehnpfennigstückgroßen Stelle an der Basis des Tumors war die Trennung nur mit dem Messer und nur unter Mitnahme einer Schicht der Blasenwand möglich, so daß hier die Blasenschleimhaut bloßlag. Werner glaubte deshalb, „den Tumor als ein von der Blasenmuskulatur ausgegangenes Myom bezeichnen zu müssen".

Über ein Myom der Urethra, das einem Scheidenmyom glich, berichtete Tillaux. Eine 29jährige Frau, die zweimal normal geboren hatte, bemerkte seit $1^1/_2$ Jahren — im Anschluß an eine Fehlgeburt — einen haselnußgroßen, harten, nicht schmerzhaften Tumor in der Vulva. In den letzten 5 Monaten hatte der Tumor an Größe zugenommen, er verursachte Beschwerden beim Gehen, und er machte jeden Geschlechtsverkehr unmöglich. Zwischen den Labien fand sich in der Gegend des Harnröhrenwulstes eine kleinhühnereigroße nicht gestielte, unbewegliche Geschwulst. Die Harnröhrenöffnung war zu einem langen, schmalen Spalt ausgezogen, der auf der linken Seite der Neubildung saß. Nach dem Einführen eines Katheters konnte man mit dem Finger von der Scheide aus den innigen Zusammenhang ("la fusion") der Neubildung mit der rechten Urethralwand feststellen („..... il est évident que le néoplasme occupe celle-ci et plus spécialement la paroi latérale droite"). Die Exstirpation gelang leicht. Die Urethra war nach der Operation intakt (nähere Angaben über den Zusammenhang des Tumors mit der Urethra macht Tillaux nicht). Nach Cadenat (S. 25) hat auch Lejars[1] einen Tumor des Septum urethro-vaginale beobachtet, bei dessen Exstirpation die Urethra in ihrer ganzen Ausdehnung frei zutage lag (F. M. Cadenat)[2].

Auch von anderen Autoren (Münchmeyer, Potel, Fall 1, Baury-Albarran) wurde berichtet, daß sich die Ablösung eines Scheidenmyoms von der Blase oder von der Urethra sehr schwierig gestaltete, ohne daß es möglich war, den Ausgangspunkt der Neubildung mit Sicherheit festzustellen.

Es erscheint deshalb sehr wohl möglich, daß so mancher Tumor, der als Myom der Scheidenwand bezeichnet wird, gar nicht von der Scheidenwand, sondern von der Blase oder von der Urethra ausging.

Diese Erkenntnis ist von praktischer und theoretischer Bedeutung. Praktisch ist sie deshalb von Wichtigkeit, weil sie die Aufmerksamkeit auf die Schwierigkeiten und Komplikationsmöglichkeiten lenkt, mit denen man unter Umständen bei der Exstirpation von Myomen der vorderen Scheidenwand rechnen muß. Auf theoretischem Gebiete hat sie zur Folge, daß alle Angaben über „Myome der vorderen Scheidenwand" mit einem gewissen „Fehler" behaftet sind, da man eben nie weiß, ob manche Scheidenmyome nicht Blasen- oder Urethralmyome sind. Man könnte nun versuchen, durch sorgfältiges Präparieren und eventuell auch durch mikroskopische Untersuchungen (über das Verhalten der Scheidenmuskulatur, Suchen nach Stielverbindungen), Klarheit zu gewinnen. Dieser Versuch wird aber häufig mißlingen, da es viele Myome des Septum urethrovaginale gibt, in denen „ein auffallend inniger Zusammenhang der Geschwulst weder mit der Scheide, noch mit der Harnröhre festgestellt werden kann" (Werner, Fall 2).

---

[1] Lejars: Leçons de chirurgie 1895.

[2] Cadenat, F. M.: „De même Lejars ayant observé une tumeur dont l'ablation avait laissé l'urètre dénudé sur toute sa longueur consacre une étude à ce qu'il nomme les corps fibreux de l'urètre". Gynécol. et obstétr. Tome 3, Nr. 1, p. 25, 1921.

Es wird daher vielfach nichts anderes übrig bleiben, als in derartigen Fällen nach dem Vorschlage von Baury und Rollin[1] und Lerda einfach von Myomen des Septum urethrovaginale zu sprechen, so unbefriedigend dieser Ausweg auch ist.

Die gleichen Überlegungen gelten auch für die Tumoren des Septum recto-vaginale.

Kausale Genese. Im Jahre 1911 hat L. Seitz[2] die Ansicht ausgesprochen, daß das Wachstum der Myome weitgehend durch die Funktion der Eierstöcke beeinflußt wird.

Zu dieser Ansicht gelangte Seitz durch folgende Überlegungen: Die Myome entwickeln sich erst, wenn das Ovarium seine volle Ausbildung erfahren hat. Vor der Pubertät ist bisher noch nie ein Myom beobachtet worden. Ebensowenig kommt es aber auch nach der Menopause zur Entwicklung von Myomen. Man kann vielmehr beobachten, daß die Myome, die aus der Zeit der Geschlechtsreife stammen, zugleich mit der Atrophie des Uterus eine Rückbildung erfahren. Aus diesen beiden Tatsachen muß man schließen, daß die Myombildung nur bei vollentwickelten und funktionsfähigen Ovarien vorkommt. Vor und nach diesem Zeitpunkte gibt es keine Myombildung.

Weiterhin ist man aber auch imstande, durch die Kastration, d. h. durch die Ausschaltung der Ovarialfunktion, das Wachstum der Myome künstlich zum Stillstand zu bringen. Wenn man nun die Erscheinungen, die sich an die Kastration anschließen, näher analysiert, dann kann man sich des Eindrucks nicht erwehren, daß mit der Entfernung der Ovarien etwas ausgeschaltet worden ist, das auf die Zellen gewisser Organe wachstumsfördernd wirkt. Es erscheint deshalb nach allem, was wir über die Ovarialfunktion im allgemeinen und unter pathologischen Verhältnissen im besonderen wissen, durchaus wahrscheinlich, daß ein vom Ovarium geliefertes Sekret auch den Anlaß zum Wachstum der Myome gibt.

Die von Seitz vermutete Dysfunktion der Ovarien bei Myomen konnte A. Mayer experimentell nachweisen. Zusammen mit Schneider konnte A. Mayer mittels des Abderhaldenschen Dialysierverfahrens zeigen, daß das Serum der meisten Myomkranken in der Mehrzahl der Fälle das eigene Ovarium abbaut. Der Abbau eines Organs durch das körpereigene Serum findet aber nur dann statt, wenn die innere Sekretion des Organs gestört ist, oder wenn eine anatomische Schädigung, die mit einer Organzerstörung einhergeht, vorliegt (Abderhalden, Lampé, zit. nach A, Mayer). Da es sich nun bei den Eierstocksveränderungen der Myompatientinnen nicht um Organzerstörungen handelt, so muß man aus dem positiven Ausfall der Reaktion auf eine Störung in der inneren Sekretion, also auf eine Dysfunktion des Ovariums, schließen. Weiter fand A. Mayer in jedem vierten Falle von Myom ausgesprochene Eierstocksveränderungen, ohne daß er besonders darauf achtete. Diese Zahl dürfte nach seiner Ansicht bei ad hoc ausgeführten Untersuchungen erheblich steigen. Ferner ist gerade bei den Myomen mit Eierstocksveränderungen die Sterilität im Vergleich zu den übrigen gynäkologischen Patientinnen doppelt so häufig als bei allen Myomen zusammen (Katz).

Später hat dann Seitz[3] seine Hypothese auf die Entstehung, nicht nur auf das Wachstum der Myome ausgedehnt.

Über das Verhalten der Ovarien bei den Myomen der Scheide ist heute noch nichts bekannt, da man kaum je Gelegenheit hat, sie untersuchen zu können.

Auch aus dem Verhalten der Menstruation bei Trägerinnen von Scheidenmyomen lassen sich noch keine Schlüsse ziehen. In den bisher vorliegenden Fällen werden wohl mehrfach Menstruationsanomalien beschrieben, diese lassen sich aber zwanglos auf andere Genitalaffektionen zurückführen.

Es ist nun vielleicht kein Zufall, daß ein Teil der Menstruationsanomalien, die man bei Scheidenmyomen beobachtet hat, auf gleichzeitig vorhandene Uterusmyome zurückgeführt werden kann.

Die Kombination von Scheidenmyomen mit Uterusmyomen wird in der Literatur mehrfach erwähnt [Virchow (1867),[4] Byford (1885), Hastenpflug (Fall 2, 1888), Oliver (1897), Machenhauer (1902), Potel (Fall 2, 1903), Amann (1907), Fabricius (1907, Fall 1), Lerda (1913), Ellen Fischer (1919)]. So auffallend dieses Zusammentreffen von Scheiden- und Uterusmyomen auch ist, so gestattet es heute doch wohl kaum schon weitgehende Schlüsse. Ebenso auffallend ist die Tatsache, daß in der überwiegenden Mehrzahl der Scheidenmyome keine Uterusmyome gefunden wurden. Darüber kann auch die Annahme nicht hinwegtäuschen, daß manche Uterusmyome in den Krankengeschichten nicht erwähnt wurden, oder daß sie wegen ihrer Kleinheit nicht festgestellt werden konnten.

---

[1] Rollin (Thèse de Paris 1905, p. 21): „Topographiquement les fibromes restent des tumeurs vaginales, juxta-ou sous-uréthrales, qu'on peut désigner sous le nom d'uréthro-vaginales".

[2] Seitz, L.: Münch. med. Wochenschr. 1911, S. 1281.

[3] Seitz: Arch. f. Gynäkol. Bd. 115, S. 1).

[4] In diesem Falle fand sich auch ein „Fibromyom" „des Eierstocks".

Es muß deshalb heute noch dahingestellt bleiben, ob die Zusammenhänge, die zwischen der Ovarialfunktion und der Entstehung der Uterusmyome zu bestehen scheinen, auch für die Scheidenmyome Geltung haben.

Klinik der Scheidenmyome.

Häufigkeit. Wenn auch heute schon eine nicht unerhebliche Zahl von Myomen der Scheide bekannt ist, so muß man sie doch wohl im großen und ganzen als seltene Tumoren bezeichnen.

So erwähnt z. B. Piccagnoni, daß sich unter mehr als 14000 gynäkologisch Kranken, die im Laufe von Jahren in der Geburtshilflich-gynäkologischen Klinik (Mangiagalli) in Mailand behandelt wurden, nur eine Patientin mit einem Scheidenmyom befand.

Alter der Kranken. Das Alter der Kranken schwankte in den bisher beobachteten Fällen zwischen 21 und 71 Jahren.

Das Alter betrug:

21 Jahre in den Fällen von Boutin,
23 ,, ,, ,, ,, ,, Beigel, Schestopal,
25 ,, ,, ,, ,, ,, Kerr, Müller, Werner,
26 ,, ,, ,, ,, ,, Porro, Ursu,
28 ,, ,, ,, ,, ,, Cykowsky, Tuberowsky,
29 ,, ,, ,, ,, ,, Kohler,
30 ,, ,, ,, ,, ,, Tédenat-Rocheblave, Coe, Barbour, Tuberowsky,
32 ,, ,, ,, ,, ,, Rochelt, Olenin, Oliver,
33 ,, ,, ,, ,, ,, Schmermund,
34 ,, ,, ,, ,, ,, Straßmann, Baury,
35 ,, ,, ,, ,, ,, Byford, Godfrey,
36 ,, ,, ,, ,, ,, Tédenat-Rocheblave, Donald, Phillips, Potel, Halban, Dieke, Müller,
37 ,, ,, ,, ,, ,, Breisky, Merkel,
38 ,, ,, ,, ,, ,, Kleinwächter, Tédenat-Rocheblave, Brabury, Schmermund,
40 ,, ,, ,, ,, ,, Demarquay-Mussoud, Herman, Tédenat-Rocheblave, Elischer, Lejars, Maury, Poirier, Verga, Tuberowsky,
41 ,, ,, ,, ,, ,, Tédenat-Rocheblave, Hastenpflug, Fabricius, Klein, Piccagnoni,
42 ,, ,, ,, ,, ,, Baury, Machenhauer, Matthaei,
43 ,, ,, ,, ,, ,, Dahlmann, Schmermund,
44 ,, ,, ,, ,, ,, Popoff, Ellen Fischer,
45 ,, ,, ,, ,, ,, Gaye, Hastenpflug, Desfosses,
46 ,, ,, ,, ,, ,, Emmert,
47 ,, ,, ,, ,, ,, Neugebauer, Gaye,
48 ,, ,, ,, ,, ,, Potel,
49 ,, ,, ,, ,, ,, Hofmokl, Wernitz, Phillips, Grundmann, Fabricius, Lerda,
50 ,, ,, ,, ,, ,, Ernst Fränkel, Jamamoto,
51 ,, ,, ,, ,, ,, Greene, A. Stein,
52 ,, ,, ,, ,, ,, Stumpf, Frank,
53 ,, ,, ,, ,, ,, Werner,
56 ,, ,, ,, ,, ,, Giesecke,
66 ,, ,, ,, ,, ,, Smith,
71 ,, ,, ,, ,, ,, Meinert.

Es erscheint auffallend, daß eine so verhältnismäßig große Zahl von Scheidenmyomen bei Frauen nach der Menopause gefunden wurde. Schlüsse auf das Auftreten oder auf das Wachstum der Scheidenmyome nach dem Klimakterium lassen sich aber aus den bisher beobachteten Fällen nicht ziehen.

Zahl der Geburten. Soweit sich aus den bisher beobachteten Fällen entnehmen läßt, scheinen Scheidenmyome bei Frauen, die geboren haben, häufiger zu sein als bei Nichtgebärenden.

So konnten wir aus der Literatur folgende Fälle zusammenstellen:

Virgines	waren	3 Kranke	(Potel, Halban, Fabricius),
Ledig	,,	5 ,,	(Rochelt, Kleinwächter, Philipps, Kerr, Ellen Fischer),
Steril verheiratet	,,	6 ,,	(Demarquay-Mussoud, Beigel, Herman, Byford, Philipps, Müller),
Nulliparae	,,	4 ,,	(Tédenat-Rocheblave, Hastenpflug, Straßmann, Elischer),
I parae	,,	6 ,,	(Breisky, Donald, Maury, Jamamoto, Giesecke, Werner),
II parae	,,	6 ,,	(Hastenpflug, Greene, Baury, Merkel, Schestopal, Tuberowski),
III parae	,,	5 ,,	(Grundmann, Machenhauer, Matthaei, Dicke, Schmermund),
IV parae	,,	2 ,,	(Cykowsky, Schmermund),
V parae	,,	1 ,,	(A. Stein),
VI parae	war	2 ,,	(Emmert, Frank),
VII parae	waren	2 ,,	(Oliver, Smith),
VIII parae	,,	1 ,,	(Ernst Fränkel,
IX parae	,,	2 ,,	(Neugebauer, Werner),
X parae	war	1 ,,	(Piccagnoni),
„pluriparae"	waren	5 ,,	(Tédenat-Rocheblave, Stumpf, Hofmokl, Godfrey, Lerda).

Aus dieser Zusammenstellung geht hervor, daß von 51 Frauen mit Scheidenmyomen 33 geboren und 18 nicht geboren hatten. Scheidenmyome scheinen demnach — wenn man aus diesen kleinen Zahlen überhaupt einen Schluß ziehen will — bei Frauen, die geboren haben, etwa doppelt so häufig zu sein, als bei Nulliparen.

Menstruation. Die Angaben über die Menstruationsverhältnisse bei den Kranken mit Scheidenmyomen lauten verschieden.

Neben regelmäßigen Menses (Breisky) wurden auch starke Menstrualblutungen (Herman, Hastenpflug, Fall 2), „unregelmäßige" Menses (Hastenpflug, Fall 1), häufige und schmerzhafte Menstruationen (Godfrey) beobachtet.

Bei einer näheren Analyse der einzelnen Beobachtungen zeigt sich aber, daß fast in allen Fällen die Menstruationsanomalien ungezwungen auf irgendwelche andere pathologische Zustände zurückgeführt werden können. Teils handelte es sich um Frauen, die nahe dem Klimakterium waren [Hermann (40 Jahre), Hastenpflug (Fall 1, 45 Jahre), Hastenpflug (Fall 2, 41 Jahre)], teils waren neben den Scheidenmyomen auch Uterusmyome vorhanden (Hastenpflug, Fall 2). Nur in der Beobachtung von Godfrey (35 jährige Mehrgebärende mit einem großen Myom der vorderen Scheidenwand) fehlt eine Erklärung für die häufigen Menstruationen.

Irgendwelche sicheren Zusammenhänge zwischen Scheidenmyomen und Menstruationsanomalien lassen sich demnach aus den spärlichen, bis heute vorliegenden Beobachtungen nicht erkennen.

Symptome. Die Scheidenmyome können, besonders solange sie klein sind, vollkommen symptomlos bleiben.

Sie sind deshalb wiederholt nur als Zufallsfunde bei der Autopsie [Kleinwächter, Rocheblave-Tédenat, Fall 2 und 5, Fabricius (1907, Fall 1), Tuberowsky, Fall 1—3)] festgestellt worden.

In dem Falle 1 von Gaye wurde ein haselnußgroßes Myom der linken Scheidenwand bei Blutungen post abortum entdeckt, die zweite Patientin von Gaye kam zur Untersuchung, da bei ihr die Menses ausgeblieben waren (Graviditätsamenorrhoe). In der Beobachtung von Fabricius (1907, Fall 1) handelte es sich um eine Patientin, bei der ein Uterus myomatosus festgestellt worden war. Als die Patientin zwei Jahre später wieder zur Untersuchung kam, fand sich in der linken seitlichen Scheidenwand ein mandelkerngroßes Myom. In dem ersten Falle von Tuberowsky wurde gelegentlich einer Abrasio eine Neubildung im kleinen Becken festgestellt, die zweite Patientin kam wegen Beschwerden infolge eines Dammrisses II.⁰, die dritte wegen einer „Eierstockserkrankung".

Subjektive und objektive Symptome treten bei den Scheidenmyomen in der Regel erst dann auf, wenn sie größer werden, oder wenn sich an ihnen sekundäre Veränderungen einstellen.

Schon bei verhältnismäßig geringer **Größe** können die Tumoren Störungen beim Geschlechtsverkehr hervorrufen (Demarquay-Mussoud, Beigel, Smith, Godfrey, Schramm, Müller, Fall 1, Phillips, Fall 1, Rocheblave-Tédenat, Fall 3, Poirier). Die Art der „Kohabitationsbeschwerden" wird von den einzelnen Autoren meist nicht näher angegeben. Aus manchen Angaben läßt sich aber ersehen, daß zuerst vom Ehemann abnorme Verhältnisse (Beigel) oder direkt eine Geschwulst (Rocheblave-Tédenat, Fall 3) beim Geschlechtsverkehr bemerkt wurden. Aber auch für die Frau kann der Geschlechtsverkehr durch die Anwesenheit eines Tumors schmerzhaft werden (R. Müller, Fall 1). Dabei dürfte es sich aber wohl in der Hauptsache nicht um Schmerzen handeln, die von dem Tumor selbst ausgehen, da die Scheidenmyome im allgemeinen nicht schmerzhaft sind, sondern um Schmerzen infolge der erschwerten Immissio penis.

Die Kohabitationsbeschwerden können das einzige Symptom eines Scheidenmyoms sein (Poirier).

Über die Größe der Tumoren beim Auftreten von Kohabitationsbeschwerden lassen sich keine allgemeinen Angaben machen, da sich mehrfach die Bemerkung findet, daß die Störungen beim Geschlechtsverkehr schon seit längerer Zeit bemerkt wurden. Immerhin ist bemerkenswert, daß schon walnußgroße (Philipps, Fall 1, Poirier) und pflaumengroße (Schramm) Myome Kohabitationsbeschwerden auslösten.

Werden die Tumoren größer, dann werden sie häufig von den Patientinnen selbst zuerst entdeckt (Neugebauer, Dahlmann, E. Fränkel, Stumpf, Wernitz, Brabury, Byford, Merkel, Maury, Greene, Godfrey, Popoff, Straßmann, Matthaei, Cykowski, Müller, Fall 1, Werner, Fall 1 und 2, Lerda, Rocheblave Fall 1, Baury, Fall 2, Boutin, Grundmann, Schmermund, Fall 3, Jamamoto, Piccagnoni).

Die Entdeckung erfolgt entweder zufällig, oder die Frauen haben das Gefühl, daß „unten etwas herausdrängt". Zuweilen tritt dieses Gefühl zum ersten Mal im Anschluß an körperliche Anstrengungen auf (Brabury, Baury, Fall 2). Die Geschwulst wurde von den meisten Patientinnen direkt als solche erkannt, mehrfach wurde sie aber auch für einen „Vorfall" gehalten (Stumpf, Wernitz, Matthaei, Werner, Fall 2, Baury, Fall 2).

Häufig war das Vorhandensein einer Geschwulst der Patientin schon jahrelang bekannt, ehe sie zum Arzt kam: 7 Jahre (Merkel), 8 Jahre (Popoff, Grundmann), 10 Jahre (Greene), 12 Jahre (Byford).

Die Beschwerden, die von den Patientinnen geklagt werden, sind verschieden: Gefühl von Druck im Becken (v. Scanzoni), von Schwere und Zerren in der Scheide (Rochelt, Potel, Fall 1, Rocheblave, Fall 4), ein ziehendes Gefühl in der Scheide (Emmert), Schwere im Unterleib (Schestopal), drängendes Gefühl nach unten (Müller, Fall 1, Schmermund, Fall 3, Werner, Fall 2), Drang nach unten und Beschwerden wie beim Vorfall (Müller, Fall 2), Senkungsbeschwerden (Werner, Fall 1, Giesecke), Fremdkörpergefühl (Werner, Fall 1, Lerda, Rocheblave-Tédenat, Fall 4), Kopf- und Rückenschmerzen (Godfrey), Kreuzschmerzen (Hastenpflug, Fall 1), Rückenschmerzen und Schmerzen im Unterleib (Schmermund, Fall 1), Kreuzschmerzen (Kohler). In dem Falle von Barbour glaubte die Patientin, an Hämorrhoiden zu leiden.

Sobald die Tumoren aus dem Scheideneingang heraus in die Vulva oder vor diese gelangen, führen sie auch zu Beschwerden beim Gehen, die sich mit dem zunehmenden Wachstum der Tumoren immer mehr steigern (Dahlmann, Popoff, Tuberowsky, Potel, Lejars, Baury, Fall 2, Schmermund, Fall 3, Jamamoto, Piccagnoni).

Eigentliche Schmerzen machen die Scheidenmyome nicht und auch bei der Betastung sind sie in der Regel nicht schmerzhaft.

Nur in der Beobachtung von Boutin(-Guillemet) — stark blutendes teleangiektatisches Myom bei einer Gravida mens. VII. — war jede Berührung der Geschwulst außerordentlich schmerzhaft („... le moindre attouchement arrache des cris à la malade").

Eine sehr häufige Begleiterscheinung der Scheidenmyome sind Beschwerden und Störungen bei der Harnentleerung.

Diese können sich äußern als Harndrang (v. Scanzoni, Giesecke, Werner, Fall 2, Lerda, Tédenat-Rocheblave, Fall 4), Gefühl von Druck auf die Blase (Phillips, Fall 2), Pollakisurie (Potel, Fall 2, Tédenat-Rocheblave, Fall 1), Schmerzen bei der Harnentleerung (Greene, Hastenpflug, Fall 1, Potel, Fall 1), Schwierigkeiten, den Harn zu entleeren (Smith, Dicke, Potel, Fall 2, Halban), vollkommene Harnverhaltung, so daß die Blase mit dem Katheter entleert werden muß (Porro, Smith, Godfrey, Baury, Fall 1), Incontinentia urinae (Merkel).

In den meisten dieser Fälle saßen die Tumoren an der Vorderwand der Scheide. Aber auch beim Sitz an der Hinterwand können größere Tumoren Schwierigkeiten bei der Harnentleerung bis zur Harnverhaltung (Smith) oder Schmerzen beim Wasserlassen (Hastenpflug, Fall 1) auslösen. Umgekehrt brauchen selbst hühnereigroße Tumoren der vorderen Scheidenwand nicht den geringsten Einfluß auf die Harnentleerung zu haben (Schmermund, Fall 3).

Stuhlbeschwerden scheinen bei Scheidenmyomen sehr viel seltener zu sein als Harnbeschwerden.

Gegenüber 21 Fällen, in denen Scheidenmyome Harnbeschwerden machten, fanden wir Stuhlbeschwerden nur 5mal erwähnt (v. Scanzoni, E. Fränkel, Hastenpflug, Fall 2, Schestopal, Barbour).

Man könnte zunächst vermuten, daß dies mit der geringen Häufigkeit von Myomen der hinteren Scheidenwand zusammenhängt. Berücksichtigt man aber den Sitz der Myome in den Fällen, in denen über Stuhlbeschwerden berichtet wurde, dann ergibt sich die auffallende Tatsache, daß in keinem dieser Fälle der Tumor an der Hinterwand der Scheide saß. In den erwähnten 5 Fällen saßen die Tumoren nämlich einmal an der vorderen Scheidenwand (Hastenpflug, Fall 2), zweimal (E. Fränkel, Barbour) an der linken und zweimal (v. Scanzoni, Schestopal) an der rechten Scheidenwand.

Auch zur Größe der Myome stehen die Stuhlbeschwerden durchaus nicht immer im direkten Verhältnis. So war in dem Falle von v. Scanzoni ein hühnereigroßer Polyp vorhanden, in dem Falle von E. Fränkel war der Tumor orangengroß, in dem Falle von Hastenpflug (Fall 2) handelte es sich dagegen nur um einen 1 cm² großen Tumor der vorderen Scheidenwand. Es läßt sich natürlich nicht entscheiden, ob die Stuhlbeschwerden, die in diesem Falle geklagt wurden, überhaupt auf den Scheidentumor zurückzuführen waren, oder ob sie nicht eine akzidentelle Erscheinung bildeten (es war gleichzeitig auch ein Uterus myomatosus vorhanden).

Kommt es zu **sekundären Veränderungen** der die Myome überziehenden Schleimhaut, dann stellen sich häufig Ausfluß und Blutungen ein.

Der Ausfluß ist in diesen Fällen blutig-serös (Baury, Fall 2), eitrig (Werner, Fall 1) bis jauchig (v. Scanzoni) und meist sehr übelriechend (Lawrence, Matthaei, Müller, Fall 1, Werner, Fall 1, Phillips, Fall 2).

Die Frage, ob bei den Scheidenmyomen Ausfluß auch ohne entzündliche Veränderungen der überziehenden Schleimhaut entstehen kann, ist schwer zu beantworten. Mehrfach findet sich die Angabe, daß trotz intakter Schleimhaut geringer Ausfluß (Rochelt, Giesecke, Rocheblave-Tédenat Fall 3), mäßiger Fluor (Breisky), blutig-seröser Ausfluß (Potel Fall 2), weißlicher Ausfluß (Rocheblave-Tédenat Fall 1) bestand.

In einigen dieser Fälle waren gleichzeitig andere Genitalerkrankungen vorhanden, die ebenfalls für den Ausfluß verantwortlich gemacht werden können (Cervixpolyp Giesecke, Uterus myomatosus Potel). In den anderen Fällen finden sich keine Angaben über irgendwelche Komplikationen.

Es läßt sich auch nicht entscheiden, ob die Tumoren selbst, etwa durch mechanische Reizung der Scheidenschleimhaut die auslösende Ursache des Fluors waren. Auszuschließen ist diese Möglichkeit natürlich nicht. Immerhin muß es aber auffallend erscheinen, daß in den Fällen, in denen die Schleimhaut über dem Myom intakt war, verhältnismäßig sehr selten das Vorhandensein von Ausfluß erwähnt wird.

Geschwürige Prozesse der die Myome überziehenden Scheidenschleimhaut können sehr erhebliche Blutungen zur Folge haben.

Meinert beobachtete bei einer 71jährigen Dame ein hartnäckig blutendes „Dekubitalgeschwür", das sich auf dem Pole eines hühnereigroßen, myomatösen Scheidenpolypen entwickelt hatte, der aus der Schamspalte hervorragte. Littauer berichtete über eine Patientin, die monatelang dauernd an heftigen Blutungen litt, so daß sie „fast ausgeblutet war". Die Quelle der Blutungen war „eine kleine Erosion" auf dem „vorspringenden Teil" eines großen Scheidenmyoms.

Auch von teleangiektatischen Myomen können schwere Blutungen ausgehen.

Boutin berichtete über eine 21jährige Gravida mens. VII., bei der plötzlich eine heftige Blutung aus dem Genitale auftrat. Zwischen den Labien bemerkte die Patientin ein Gebilde, das sie für einen Blutklumpen hielt. Sie suchte diesen zu entfernen; dabei wurde die Blutung aber so stark, daß die Kranke „buchstäblich im Blute schwamm". Die Untersuchung ergab, daß es sich um ein teleangiektatisches Myom der hinteren Scheidenwand handelte. In diesem Falle war die Blutung das erste Symptom des Scheidenmyoms.

Beziehungen der Scheidenmyome zu Schwangerschaft, Geburt und Wochenbett.

Über makroskopische und mikroskopische Veränderungen der Scheidenmyome in der Schwangerschaft liegen heute noch keine Beobachtungen vor.

Wir wissen also nicht, wie weit die Scheidenmyome an den Schwangerschaftsveränderungen der Scheide teilnehmen. Auch über die regressiven Veränderungen, die man an den Uterusmyomen nicht so selten in der Schwangerschaft und im Wochenbett beobachtet, ist bei den Scheidenmyomen nichts bekannt.

Cadenat (1921) führte die starken, stellenweise lakunenartigen Gefäßerweiterungen, die Boutin in seinem Falle bei einer 21jährigen Gravida mens. VII. beobachtete, auf die Schwangerschaft zurück.

Etwas besser sind wir über das klinische Verhalten der Scheidenmyome in der Gestationsperiode unterrichtet.

In der Schwangerschaft wurden mehrfach (Porro, Dicke, Boutin) Blutungen bei Trägerinnen von Scheidenmyomen beobachtet. Leider läßt sich nicht in allen Fällen entscheiden, ob die Blutung aus dem Myom oder aus dem Uterus stammte.

Mit Sicherheit kommt das Myom selbst nur in dem Falle von Boutin als Blutungsquelle in Betracht. In diesem Falle handelte es sich um eine I. Gravida mens. VII., bei der plötzlich, ohne daß die geringsten Beschwerden vorausgegangen wären, eine heftige Blutung aus der Scheide auftrat. Dabei bemerkte die

Patientin in der Vulva ein Gebilde, das sie für einen Blutklumpen hielt. Der Versuch, diesen zu entfernen, mißlang, und die Blutung wurde nur noch viel heftiger. Bei der Untersuchung fand sich zwischen den Labien eine mandarinengroße, rote, solide Geschwulst, die mit einem 4—5 cm langen Stiel von der hinteren Scheidenwand ausging. Mikroskopisch handelte es sich um ein teleangiektatisches Myom.

In dem Falle von Porro waren bei einer 26 jährigen I. Gravida im 9. Schwangerschaftsmonate drei starke Blutungen aus der Scheide erfolgt.

In dem Falle von Dicke handelte es sich um eine 36 jährige Patientin, die nach 3 monatiger Amenorrhoe seit 8 Tagen blutete. Bei der Untersuchung fand sich ein gut apfelgroßer Tumor des Septum urethrovaginale, der den Scheideneingang fast vollkommen verlegte. Aus der Scheide entleerte sich Blut. Nach der Exstirpation des Tumors ließ „sich die Gravidität feststellen. Muttermund für einen Finger durchlässig, Curettage".

Der Einfluß der Scheidenmyome auf die Geburt und der Einfluß der Geburt auf die Scheidenmyome ist weitgehend von der Größe und dem Sitz der Neubildungen abhängig.

Kleinere Tumoren brauchen die Geburt in keiner Weise zu hindern.

So erfolgte in einer Beobachtung von Werner (Fall 2) die Spontangeburt bei einem pflaumengroßen Myom der vorderen Scheidenwand. Neugebauer berichtet, daß seine Patientin schon nach der ersten Niederkunft eine kleine harte Geschwulst im unteren Teil der vorderen Scheidenwand bemerkte. Sie brachte dann noch 8 Kinder zur Welt. Erst im Alter von 47 Jahren kam sie wegen des Tumors, der inzwischen truthneneigroß geworden war, in ärztliche Behandlung. Auch in einer Beobachtung von Sawicki, über die Cykowski[1] berichtet, scheint trotz eines verhältnismäßig großen Scheidenmyoms Spontangeburt erfolgt zu sein. Es handelte sich um eine 28 jährige IV para, die schon vor $1^1/_2$ Jahren in der letzten Schwangerschaft einen hühnereigroßen Tumor in der Schamspalte bemerkte, der niemals Beschwerden machte.

Porro berichtete über eine Erstgravide, die im 10. (?) Monat in die Klinik kam, da seit einigen Stunden Anurie bestand. Die Harnröhre wurde durch einen großen derben Tumor, der fast die ganze Scheide ausfüllte, komprimiert. Unter kräftigen Wehen wurde 3 Stunden später der — 332 g schwere — Tumor, der mit einem Stiel am unteren Ende der vorderen Scheidenwand festsaß, ausgestoßen. Gleich darauf folgte die frisch abgestorbene 1840 g schwere Frucht.

Sitzen die Tumoren in der Scheide fest, dann können sie den Durchtritt der Frucht je nach ihrer Größe sehr erschweren oder vollkommen unmöglich machen (Virchow, Schestopal, Cordaro).

Virchow erwähnt in seiner „Geschwulstlehre" (221), daß sich in seiner Sammlung ein fast zwei Fäuste großes, länglich ovales, retrovaginales Myom befand, das die Geburt gehindert hatte. Die gewaltsamen Versuche, die Geburt zu beendigen, hatten eine Zerreißung der Scheide und einen Bruch des absteigenden Schambeinastes zur Folge. Die Patientin starb 4 Wochen später „an Nekrose und Vereiterung der Theile". Schestopal berichtete über eine 23 jährige II para, deren beide Geburten „schwer" gewesen waren. Bei der zweiten Niederkunft stellte der Arzt als Geburtshindernis eine Geschwulst in der Scheide fest. Das Hindernis wurde aber mit der Zange überwunden. Post partum traten keine Beschwerden auf.

In dem Falle von Cordaro füllte ein großes Myom, das breitbasig der linken Scheidenwand aufsaß, fast die ganze linke Beckenhälfte aus und es machte schwerste Geburtsstörungen. Die Patientin ging an Uterusruptur zugrunde.

Diagnose. Die Diagnose Scheidenmyom ist an drei Voraussetzungen geknüpft:

1. an die Feststellung eines Tumors überhaupt,

2. an den Nachweis, daß es sich um einen Tumor der Scheide handelt,

3. an den Nachweis, daß dieser Tumor ein Myom ist.

1. Alle soliden und cystischen Neubildungen der Scheide teilen sich in das Schicksal, daß sie häufig nicht als solche erkannt, sondern für einen „Vorfall" gehalten werden. Auch bei den Myomen der Scheide ist diese Fehldiagnose wiederholt vorgekommen (Fälle von Hofmokl, Desfosses, Dicke, Giesecke, Fritsch, Jamamoto, Barbour), und sie verleitete sogar zum Einlegen eines Pessars (Fälle von Hofmokl, Fritsch, Giesecke).

---

[1] Cykowski: Monatsschr. f. Geburtsh. u. Gynäkol. Bd. 22, S. 835.

Es ist durchaus zuzugeben, daß ein Scheidenmyom, besonders wenn es im unteren Teil der vorderen Scheidenwand sitzt, bei der bloßen Betrachtung einen Descensus vaginae vortäuschen kann. Dieser Eindruck kann noch verstärkt werden, wenn beim Pressen die Vorwölbung tiefer tritt. Bei einer sorgfältigen Abtastung des scheinbaren Vorfalles kann man aber in der Regel leicht feststellen, daß die Vorwölbung durch eine umschriebene, rundliche oder längliche, glatte oder höckerige Resistenz gebildet wird, die sich auch durch ihren Tasteindruck deutlich von der übrigen Scheidenwand unterscheidet.

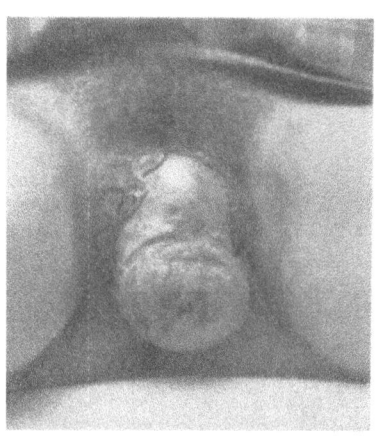

Abb. 164. Fibromyom der Vagina. (Nach Jamamoto.)

Schwierigkeiten können dann entstehen, wenn die Neubildung einem Vorfall aufsitzt, oder wenn sie nicht deutlich von ihrer Umgebung abgegrenzt ist. Auch in diesen Fällen kann man aber bei einiger Übung meist leicht eine Verdickung der Scheidenwand feststellen. Außerdem führt so gut wie immer die Untersuchung von der Blase oder vom Rectum aus zum Ziele. Führt man einen Katheter in die Blase ein, und tastet man seine Spitze von der Scheide aus ab, dann kann man leicht eine abnorme Dicke der dazwischenliegenden Gewebsschichten feststellen.

Noch einfacher gestaltet sich diese Feststellung bei der Differentialdiagnose zwischen Vorfall und Neubildung der hinteren Scheidenwand durch Einführen des Zeigefingers in das Rectum und des Daumens in die Scheide.

Die Untersuchung von der Scheide und vom Rectum aus sollte auch im Falle einer sicheren Diagnose nie versäumt werden, da die Scheidenmyome eine Ausziehung der Blase (Godfrey[1], Potel-Dubar) oder des Rectums zur Folge haben können. Diese kann unter Umständen operationstechnisch von Bedeutung sein. Aus diesem Grunde sollte man auch in jedem Falle von Scheidentumor prinzipiell die Cystoskopie und Rectoskopie vornehmen.

In der Regel sind die Scheidenmyome gegen ihre Umgebung verschieblich und zwar sowohl auf ihrer Unterlage, als auch gegen die überziehende Scheidenschleimhaut. Ausnahmen von dieser Regel kommen aber vor. Mangel an Verschieblichkeit ist kein Beweis gegen die Myomnatur eines Tumors.

2. Sehr schwierig kann der Entscheid sein, ob eine solide Neubildung in der Scheide ein wirklicher Scheidentumor ist, d. h. ein Tumor, der aus den Gewebselementen der Scheide hervorgegangen ist.

Ganz besonders gilt dies von den Neubildungen im Septum urethro-vaginale. Hier läßt sich häufig nicht mit Sicherheit feststellen, ob die Geschwulst von der Scheide, der Blase oder der Harnröhre ausgegangen ist. In eine ähnliche Verlegenheit kann man aber auch bei Tumoren im Septum recto-vaginale kommen. Auch Tumoren, die von den Elementen des Beckenbindegewebes ausgehen, wachsen nicht so selten nach der Scheide hin.

Selbst Verwechslungen zwischen Scheiden- und Uterusmyomen sind möglich.

Myomatöse Polypen des Uterus, die in die Scheide hereinhängen, können sekundär mit der Scheidenwand verkleben und so einen Scheidentumor vortäuschen.

---

[1] Hier fühlt man mit der Sonde „a cul-de-sac behind the internal orifice of the urethra".

Auf diese Möglichkeit hat schon Kiwisch[1] hingewiesen. Später haben Amann[2], Masson[3] u. a. über derartige Fälle berichtet (Abb. 165).

3. Der Nachweis, daß ein Scheidentumor ein Myom ist, kann nur durch die mikroskopische Untersuchung erbracht werden.

Diese muß sehr sorgfältig und gründlich ausgeführt werden, damit nicht sarkomatöse Stellen übersehen werden.

Prognose. Die Prognose der Scheidenmyome ist im allgemeinen gut[4]. Immerhin bestehen gerade bei den Myomen der Scheide verschiedene Komplikationsmöglichkeiten.

Zunächst gehört hierher die Gefahr der Nekrose und der Verjauchung. Diese ist bei den Scheidenmyomen wesentlich größer als bei den Uterusmyomen, da bei dem Keimgehalt der Scheide eine Infektion der Schleimhaut sehr viel leichter erfolgen kann, als bei den submukösen Myomen, solange diese noch im Cavum uteri liegen.

Weiter wird die Infektionsmöglichkeit dadurch erhöht, daß die Scheidenmyome sich häufig nach der Vulva zu vordrängen, und daß sie hier mechanischen Reizen (Scheuern der Kleider und Schenkel) ausgesetzt sind. Tödliche Infektionen von einem verjauchenden oder gangränösen Scheidenmyom aus sind anscheinend noch nicht beobachtet worden, immerhin muß aber mit dieser Möglichkeit gerechnet werden. Außerdem ist der jauchende und stinkende Ausfluß, der sich bei der Nekrose der Myome einstellt, psychisch und physisch für die Kranke schädlich.

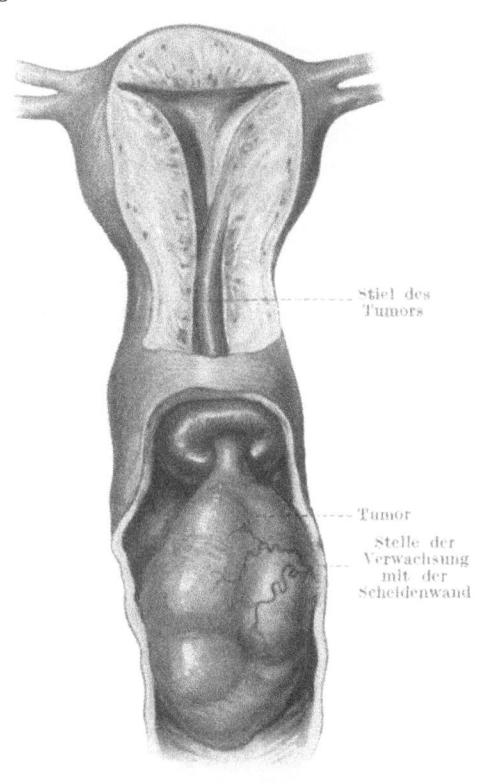

Abb. 165. Mit der Scheide verwachsenes Uterusmyom. (Nach Masson.)

Eine weitere erhebliche Gefahr besteht in den **Blutungen**, die von den Scheidenmyomen ausgehen können.

So beobachtete Littauer eine Patientin, die seit Monaten an heftigen, dauernden Blutungen gelitten hatte, und die in fast ausgeblutetem Zustande in die Klinik kam. Bei der Untersuchung fand sich als Blutungsquelle eine kleine Erosion an dem vorspringenden Teil des Tumors. Boutin berichtet über eine 21jährige Igrav., bei der im 7. Schwangerschaftsmonat eine foudroyante Blutung aus einem teleangiektatischen Scheidenmyom auftrat.

---

[1] Kiwisch: Bd. 2, S. 545.
[2] Amann: Münchener gynäkologische Gesellschaft 13. Januar 1908; ref. Monatsschr. f. Geburtsh. u. Gynäkol. Bd. 28, S. 601.
[3] Masson, Surgery, Gynaecology and Obstetrics Vol. 43. p. 648. 1926.
[4] Selbstverständlich kann man von der Prognose eines Scheidenmyoms erst dann sprechen, wenn man weiß, daß es sich auch wirklich um ein Myom handelt, d. h., wenn der Tumor exstirpiert und sorgfältig mikroskopisch untersucht wurde. Es ist nicht angängig, einen Scheidentumor einfach auf Grund seines makroskopischen Aussehens als „Myom" anzusprechen. Hinter einem anscheinend sicheren Myom kann sich ein Sarkom verbergen.

Endlich muß bei allen Scheidenmyomen mit der Gefahr einer malignen Degeneration gerechnet werden. Schon mehrfach wurden Fälle beschrieben, in denen sich in Myomen sarkomverdächtige Stellen und direkt sarkomatöse Partien fanden (s. Seite 486).

Therapie. Die Therapie der Scheidenmyome besteht in ihrer operativen Entfernung.

Über die Röntgentherapie liegen, soweit wir sehen, bis heute noch keine Beobachtungen vor.

Die Frage, ob man die Scheidenmyome auch dann operieren soll, wenn sie keine Beschwerden machen, ist unbedingt zu bejahen. Abgesehen davon, daß man die Diagnose eines Myoms, also einer gutartigen Neubildung, erst aus dem mikroskopischen Schnitt stellen kann, wurden schon wiederholt auch in scheinbar einfachen und harmlosen Myomen sarkomverdächtige oder wirklich sarkomatöse Partien gefunden. Außerdem besteht auch immer die Gefahr der Nekrose und Verjauchung der bedeckenden Schleimhaut oder des Tumors selbst. Aus diesen Gründen wird man auch bei Frauen jenseits des Klimakteriums nicht auf eine spontane Rückbildung des Tumors warten, ganz abgesehen davon, daß diese bis heute noch nicht erwiesen ist.

Selbstverständlich wird man aber bei Diabetes, schweren Herzfehlern usw. mit einem operativen Eingriff zurückhaltender sein müssen.

Die Entfernung der Myome gestaltet sich verschieden, je nachdem es sich um gestielte oder um nicht gestielte Tumoren handelt.

Bei den gestielten Tumoren kommt man in der Regel damit aus, daß man den Stiel an seiner Basis abklemmt, ihn durchtrennt, den Tumor distal von der Klemme abträgt und den Stumpf unterbindet oder umsticht.

Es ist aber dringend zu raten, daß man sich vorher davon überzeugt, ob sich von der Blase oder vom Rectum aus keine divertikelartige Ausbuchtung in den Stiel des Tumors hinein erstreckt. Die einfache Unterbindung des Stieles in der Absicht, die Spontanabstoßung des Tumors zu erreichen, ist heute wohl allgemein verlassen.

Bei großen Tumoren, die die ganze Scheide ausfüllen, kann es unter Umständen unmöglich sein, zum Stiel zu gelangen. In diesem Falle bleibt nichts anderes übrig, als den Tumor stückweise abzutragen (Morcellement). Das einfache Abdrehen des Tumors von seinem Stiel, das bei polypösen Uterusmyomen so außerordentlich zweckmäßig ist, ist bei Scheidenmyomen dringend zu widerraten, da dadurch Verletzungen der Blase und des Rectums entstehen können.

Die nichtgestielten Tumoren sind in der Regel so scharf von ihrer Umgebung abgegrenzt, daß ihre Exstirpation leicht gelingt.

Dabei muß man aber auf Komplikationen gefaßt sein. Abgesehen von stärkeren Blutungen, die ein geschulter Operateur wohl immer beherrscht, können Tumoren der vorderen Scheidenwand der Blasenschleimhaut anliegen (Münchmeyer, Werner, Fall 1, Potel, Fall 1, Baury-Albarran). Sie können auch mit der Blase so innig verwachsen sein, daß es bei der Operation zur Eröffnung der Blase mit nachfolgender Blasenscheidenfistel kommt (R. Müller, Fall 1). Ferner können die Tumoren so nahe an den Ureter heranreichen, daß dieser in das Operationsgebiet kommt (Halban, Desfosses). Die Tumoren des Septum urethro-vaginale können der Urethra so dicht anliegen, daß diese in einer Rinne des Tumors verläuft (Baury-Routier).

In erhöhtem Maße treten diese Schwierigkeiten natürlich dann in Erscheinung, wenn die Tumoren mehr diffus in ihre Umgebung übergehen, oder wenn sie strangartige Verwachsungen mit anderen Organen zeigen.

In der einen Beobachtung (Fall 2) von Gaye (-A. Martin) zeigte das mandelgroße bewegliche Myom, das dicht unter der Schleimhaut saß, bei der Exstirpation „nach dem Peritoneum hin eine Verwachsung", die eine Eröffnung des Peritoneums unvermeidlich machte. In dem einen Falle (1) von Potel war ein hühnereigroßes Myom der vorderen Scheidenwand durch einen bindegewebigen Strang mit der Portio verbunden, der die Trennung des Tumors von der Blase auf das äußerste erschwerte.

Schwierig zu entscheiden ist die Frage, wie man sich verhalten soll, wenn man bei einer Graviden ein Scheidenmyom findet. Bekanntlich brauchen operative Eingriffe an den äußeren Genitalien (Kolporrhaphien, Exstirpation von Scheidentumoren, Verschluß von Scheidenfisteln, Dehnung von Scheidenstenosen, Abtragung von spitzen Kondylomen u. a. m.) nicht zur Unterbrechung der Schwangerschaft führen (Schaeffer).

Es ist aber eine bekannte Tatsache, daß Operationen an den äußeren Genitalien und an der Scheide die Wehentätigkeit leichter in Gang bringen als operative Eingriffe am graviden Corpus uteri selbst (Bumm).

In 38 Fällen, in denen während der Schwangerschaft Operationen an den äußeren Genitalien vorgenommen wurden (Abtragen von Papillomen, Kondylomen, Tumoren, Eröffnung von Abscessen der Bartholinschen Drüsen) sah Lang in 15,8 % Unterbrechung der Schwangerschaft. Mit dieser Möglichkeit wird man also immer rechnen müssen, wenn man die Exstirpation eines Scheidentumors während der Gravidität in Erwägung zieht.

Andererseits besteht die Gefahr, daß die Tumoren rasch wachsen, und daß sie verjauchen und gangränös werden.

Es lassen sich deshalb nur schwer allgemeine Regeln aufstellen. Sind die Tumoren gestielt, oder sind sie gar schon vor die Vulva herausgetreten, dann wird man wohl in allen Fällen zu ihrer Entfernung schreiten. In diesen Fällen kommt man wohl immer mit der einfachen Unterbindung und Durchtrennung des Stiels aus.

Bei nicht gestielten Tumoren kann man vielleicht eher an ein Zuwarten denken. Man wird aber die Patientin in ständiger Kontrolle behalten, um bei etwaigen Komplikationen sofort eingreifen zu können.

Unter der Geburt wird man gestielte Tumoren ebenfalls, wenn irgend möglich, abtragen. Bei nichtgestielten Tumoren wird man sich nur dann abwartend verhalten, wenn die Neubildung noch klein ist. In zweifelhaften Fällen und bei größeren Tumoren kommt nur die rechtzeitige Schnittentbindung in Frage.

Eine Ausnahme machen nur die fieberhaften Fälle. Hier kann man schwanken zwischen der Exstirpation der Tumoren von unten mit nachfolgender Entbindung per vias naturales und der Totalexstirpation des Uterus nach vorheriger Schnittentbindung. Der endgültige Entscheid läßt sich hier nur von Fall zu Fall treffen.

6. Neurom.

Ein Neurom der Scheide ist, so weit wir sehen, bisher nur von Schmauch beschrieben worden.

Es handelte sich um eine Geschwulst, die bei einer 26jährigen Erstgraviden entfernt worden war. Die Patientin ging an Beckenphlegmone und Peritonitis zugrunde. Bei der Autopsie war an der Basis der linken großen Schamlippe in der Scheide ein walnußgroßer Knoten zu tasten. Außerdem fühlte man eine Anzahl kleinerer Knoten und derber Stränge in der linken Scheidenwand.

Bei der näheren Untersuchung ergab sich, daß der Knoten in der linken Schamlippe strangförmig mit einem weiteren walnußgroßen Knoten verbunden war. Die Scheidenschleimhaut war über ihm verschieblich. In der Umgebung dieser beiden größeren Tumoren waren kleinere Knoten vorhanden, und alle diese Anschwellungen waren durch „wurstförmig geschlängelte Stränge" miteinander verbunden. Die Größe der Knoten schwankte von Erbsen- bis Walnußgröße.

Der operativ entfernte Knoten war makroskopisch und mikroskopisch als Fibrom angesprochen worden. Erst die auffallenden Befunde bei der Obduktion — die durch Stränge verbundenen Knoten — erweckten den Verdacht, daß kein gewöhnliches Fibrom, sondern ein Rankenneurom vorliege. Bei der Herausnahme des Tumors zeigte sich, daß dieser aus mehr oder weniger großen derben Knoten zusammengesetzt war, die alle strangartig miteinander verbunden waren. Besonders deutlich kam das charakteristische Aussehen des Tumors nach der Entfernung des Bindegewebes, das die einzelnen Ranken umgab, zum Vorschein.

Auf dem Querschnitt durch einen kleinen Knoten zeigte das mikroskopische Bild zahlreiche scharf umschriebene, rundliche „Bündel fibrösen Gewebes, „die je nach ihrem Umfange verschiedenes Aussehen hatten. Die meisten wiesen ein unregelmäßiges Flechtwerk von lockerem Bindegewebe mit dunkel färbbaren Kernen auf. Zwischen den Bindegewebszellen fand sich eine durchscheinende, nicht färbbare Intercellularsubstanz. Reichliche Capillaren durchzogen in den älteren Ranken das lockere Gewebe. Nach der Peripherie zu nahmen die Fasern einen mehr konzentrischen Verlauf an, um sich schließlich durch eine deutliche, nach van Gieson dunkelrot gefärbte fibröse Schicht gegen die Umgebung und die anderen Knoten ziemlich scharf abzusetzen. In den größeren Querschnitten fiel im Zentrum bei Hämatoxylinfärbung eine Blaufärbung „als Zeichen einer Verschleimung" („myxomatösen Degeneration") auf. Die einzelnen Stränge waren durch ein lockeres Bindegewebe verbunden, das den Bau des gewöhnlichen subcutanen Zellgewebes zeigte und das reichlich Fettzellen enthielt. In dieses eingelagert fand man Quer- und Längsschnitte von ganz parallel verlaufenden, gegen die Umgebung scharf abgegrenzten Bündeln, die in ihrem regelrechten, welligen Verlauf mit den regelmäßig angeordneten länglichen Kernen schon in van Gieson-Präparaten durch ihre Gelbfärbung den Eindruck von nervösen Elementen machten. Die Weigertsche Markscheidenfärbung bestätigte die Richtigkeit dieser Vermutung. An einigen Präparaten konnte man erkennen, daß einzelne dieser regelmäßig welligen Fasern noch mit einem mehr oder weniger gut erhaltenem Markmantel umgeben waren. Deutlicher wurde der Gehalt an markhaltigen Nervenfasern dort, wo sich die feinsten Ranken in das Muskel- und Fettgewebe einsenkten. Dort stieß man noch auf Querschnitte von typischen markhaltigen Fasern, häufig waren aber auch die nervösen Elemente von dem gewucherten Endoneurium bereits an den Rand des Bündels gedrückt. „Innerhalb der Knoten selbst gelang es nicht, Bündel markhaltiger Nervenfasern nachzuweisen".

b) Bindesubstanzgeschwülste mit unvollkommener Gewebsreife. Heterotypische (maligne) Bindesubstanzgeschwülste.

Sarkom.

Vorbemerkungen.

Wenn man alle bisher bekannten Fälle von primären Scheidensarkomen nach dem Alter der Kranken zusammenstellt, dann ergibt sich eine sehr eigenartige Verteilung: bei Kindern bis zu 5 Jahren sind Scheidensarkome sehr häufig, bei Mädchen von 5 bis 15 Jahren sind sie auffallend selten, bei Erwachsenen zeigt ihre Zahl einen neuen, sehr erheblichen Anstieg.

Diese eigentümliche und auffallende Häufung der primären Scheidensarkome in den ersten Lebensjahren, das fast vollkommene Fehlen der Erkrankung im folgenden Jahrzehnt und die neue Häufung der Fälle bei den Erwachsenen fiel schon auf, als die Kasuistik noch wesentlich kleiner war als heute. Außerdem zeigte eine nähere Analyse der einzelnen Fälle, daß zwischen dem primären Scheidensarkom der Kinder und dem der Erwachsenen gewisse makroskopische und mikroskopische, vielleicht auch histogenetische Unterschiede bestehen.

Diese Beobachtungen veranlaßten verschiedene Autoren (Pick, Wilms, Veit u. a.), das Scheidensarkom der Kinder von dem Scheidensarkom der Erwachsenen zu trennen.

Gegen diese prinzipielle Trennung der beiden Sarkomformen wurde von anderer Seite aber immer wieder Einspruch erhoben (Westenberger, Kehrer, Welling u. a.).

Es wurde darauf hingewiesen, daß in den klinischen Erscheinungen und in dem ganzen Krankheitsverlaufe kein Unterschied besteht, daß die morphologische Verschiedenheit rein äußerlicher Natur sein könne, daß die Histogenese in beiden Fällen durchaus nicht verschieden zu sein brauche. Vor allem aber hat man betont, daß auch in den Zwischenjahren Sarkome vorkommen, und daß man im Zweifel sein könne, wo die Grenze zwischen dem Sarkom der Kinder und dem der Erwachsenen zu ziehen sei.

Gleichwohl stehen auch heute noch die meisten deutschen Gynäkologen (Stoeckel-Reifferscheid, v. Jaschke, Schröder u. a.) und pathologischen Anatomen (Aschoff, Kaufmann) auf dem Standpunkte, daß die beiden Formen getrennt werden müssen[1].

Auch wir selbst möchten an dieser Trennung festhalten. Es mag sein, daß sie sich später als unnötig und überflüssig erweist. Zur Zeit läßt sie sich zum mindesten aus unserer mangelhaften Einsicht in das Wesen der Erkrankung rechtfertigen.

Die gegebene Grenze zwischen dem Sarkom der Kinder und dem der Erwachsenen scheint uns das Auftreten der ersten Menstruation zu sein.

Wir haben also alle Fälle, die vor der Menarche beobachtet wurden, zum Scheidensarkom der Kinder, alle anderen zum Scheidensarkom der Erwachsenen gerechnet.

1. Das primäre Scheidensarkom der Kinder.

Primäre Scheidensarkome bei Kindern wurden beobachtet von: Heckford (1868), Kaschewarowa-Rudnewa (1872), Marsh (1874), Sänger (1880), Ahlfeld (1880), Demme (1881) — Gränicher (1888), Soltmann (1881), Hauser (1882), Smith (1883), Babes (1884), Steinthal (1888), Schustler (1888), Schuchardt-Frick (1888, 2 Fälle), Kolisko (1889, 3 Fälle), Marshall (1889), v. Herff (1890), Körner (1892), Holländer (1895), d'Arcy Power (1895), Bidone (1895), Braun (1896), Huguet-Ricard (1897), Waldstein (1899), Browne (1899[2]), Lea (1900), Straßmann-Starfinger (1900), v. Markowič (1901), Sweet (1901) — Mönckeberg (1907), Piéchaud und Guyot (1901), Rabé (1902), Lossen (1902), Wrede (1903), Le Dentu (1904), Marullaz (1904), Aubert (1905), Amann (1907), Kelly und Noble (1907), Holmes (1907), Deck (1907), Rosenbach (1908) — Starke (1910)[3], Gräfenberg (1908), Schiller (1909) Maclean (1909), Knoop (1910), Miller und Gard (1910), Mc Farland (1911), Eisenbrey (1915), v. Franqué (1915) — Welling (1917), Ebeler (1917), Kroemer-Paul Schmidt (1917), Himmelstrup (1918), Esch (1927)[4] — K. Adler (1928).

---

[1] In Amerika hat Mc Farland in einer ausgezeichneten zusammenfassenden Arbeit die Scheidensarkome in anderer Weise getrennt. Er unterscheidet die traubigen Sarkome („Cases of the Grape — like Form of Sarcoma of the Vagina or Sarcoma Botryoides Vaginae") und die nichttraubigen Sarkome. In jeder dieser beiden Gruppen erscheinen dann sowohl Sarkome von Kindern als auch von Erwachsenen.

[2] Browne: Zit. nach Monatsschr. f. Geburtsh. u. Gynäkol. Bd. 10, S. 248. Dieser Fall ist wohl identisch mit Brown [1900 (Baltimore Gynaecological Soc. 1900)] in der Tabelle von Mc Farland.

[3] In der Literatur werden die Veröffentlichungen von Rosenbach (1908) und von Starke (1910) als zwei verschiedene Fälle behandelt. Ein Vergleich der beiden Krankengeschichten zeigt aber, daß es sich um die gleiche Beobachtung handelt.

[4] Esch: Arch. f. Gynäkol. Bd. 132, S. 351.

Nicht berücksichtigt wurden 1. Ein Fall von Guersant[1]. In diesem Falle handelte es sich (zit. nach Pick[2]) um ein $3^1/_2$ jähriges Mädchen, bei dem sich im Scheideneingang eine 28 cm breite und 20 cm lange, gelappte, blumenkohlartige Geschwulst fand. Ihr Stiel füllte die Scheide vollkommen aus. Der Tumor wurde 4 Tage nach der Aufnahme ins Krankenhaus brandig. Am 8. Tage trat der Tod ein. Eine histologische Untersuchung des fungösen, von zahlreichen Gefäßen durchzogenen Tumors wurde nicht gemacht.

2. Ein Fall, den wir kurz bei Williams[3] erwähnt fanden. Die betreffende Stelle lautet:

„... a specimen preserved in the museum of St. Bartholomew's Hospital[4], which is thus described in the catalogue: „A larger cluster of polypoid growths removed from the walls of the vagina an from the nymphae of a child. They were of various sizes and shapes; the largest, about 3 inches in diameter, was attached to the upper wall of the vagina. The were soft and whitish, some being gelatinoid and almost pellucid. Histological examination revealed fibrocellular connective tissue".

The history of the patient was as follows: At birth a growth, „like a bunch of small grapes", was observed projecting from the vagina, to the rigth wall of which it appeared to be attached. It was ligatured and cut off when the child was only six weeks old. There was recurrence, but no further operation was done until the child was three years old, when the mass was again ligatured and cut off. This time recurrence was very rapid, for the tumours above described were removed only six weeks after the second operation. It was then recognised that the whole of the disease could not be exstirpated, especially in the vicinity of the urethra. The growths rapidly increased, and the child died of asthenia three months later".

Es nicht ausgeschlossen, daß schon d'Arcy Power diesen Fall erwähnt hat.

Angaben über den histologischen Befund macht Williams nicht.

3. In einem weiteren Falle, einer Beobachtung von Peyrache, läßt sich nicht mit Sicherheit entscheiden, ob es sich um ein primäres Sarkom der Scheide oder der Urethra handelte.

Peyrache berichtet über ein 8 Monate altes Mädchen, bei dem im Alter von $4^1/_2$ Monaten ein kleiner Tumor in der Vulva bemerkt worden war. Als das Kind im Alter von 8 Monaten in die Klinik gebracht wurde, fand sich vor der Vulva ein halbhühnereigroßer, unregelmäßig höckeriger, zum Teil blumenkohlähnlicher Tumor. Dieser war durch einen breiten Stiel an der vorderen Hälfte der Vulva befestigt. („Lorsqu'on cherche à soulever en masse toute la tumeur, on constate qu'elle est attachée par un large pédicule occupant toute la partie antérieure de la vulve".) Die kleinen Labien waren an ihrer Innenfläche mit dem Tumor verwachsen. Die äußere Harnröhrenmündung konnte nicht gefunden werden. Die Harnentleerung war aber nicht gestört. Auch bei dem Versuch, die Neubildung operativ zu entfernen, konnte die Harnröhrenmündung erst nach Abtragen der Tumormassen gefunden werden. Peyrache fährt dann fort: „On se rend compte que le mamelon dur sur lequel la tumeur reposait, est la colonne antérieure du vagin. Le méat urinaire est saisi entre des pinces et on réseque une partie de l'urèthre dégénérée (on la sectionne circulairement)".

Nicht ganz vier Wochen später war im Bereiche der Harnröhrenmündung („au niveau de l'orifice de l'urèthre") ein Rezidiv aufgetreten. 14 Tage später wurde die Neubildung, die aus zwei Lappen bestand, entfernt; gleichzeitig wurde auch der Teil der Urethra exstirpiert, an dem diese inserierten. Im Bereiche der vorderen Scheidenwand mußte ein Teil der Neubildung zurückgelassen werden. Vier Wochen später wurde ein neues großes Rezidiv an der Vulva entfernt. Im Anschluß daran wurde das Kind mit Röntgenstrahlen bestrahlt mit dem Erfolg, daß die Neubildung zwar nicht zurückging, aber doch auch wenigstens nicht weiterwuchs. Leider erlag das Kind bald darauf einer Masernbronchopneumonie.

Den Befund bei der Autopsie schildert Peyrache in folgender Weise:

„On enlève, par une incision circulaire, le périnée et la vulve, y compris le clitoris. On dissèque dans la profondeur les parties molles ainsi isolées et on enlève d'un seul bloc l'urèthre, la vessie, le vagin, l'utérus et ses annexes, et le rectum. On ouvre la vessie et on fait passer une sonde n⁰ 10 dans le canal de l'urèthre: on constate que l' urèthre est parfaitement perméable et on l'ouvre sur la sonde, dans toute son étendue. Il y a environ 2 centimètres entre l'orifice vésical et l'orifice externe de l'urèthre. La muqueuse est saine le long du premier centimètre; le second centimètre est constitué par un tissu scléreux, blanchâtre, a droite; à gauche, c'est un tissu plus épais, rosé, légèrement végétant; à la partie supérieure de l'orifice externe de l'urèthre sont des petites végétations constituées par cinq grains de la grosseur de fortes têtes d'épingles.

---

[1] Guersant: Journ. f. Kinderheilk. 1850, Nr. 14, S. 148.
[2] Pick: Arch. f. Gynäkol. Bd. 46, S. 216.
[3] Williams: Journ. of. obstetr. a. gynecol. of the Brit. Empire. Vol. 1, p. 400, 1902.
[4] „Vol. 3, 1862, p. 156", zit. nach Williams.

Le vagin est incisé sur toute sa longueur; sa muqueuse est saine: mais, au niveau de la partie antérieure de l'urèthre, la paroi vaginale se confond avec la paroi uréthrale. La dissection des parties molles qui entourent l'urèthre se fait très aisément, sauf au niveau de la portion antérieure qui est intimement adhérente au tissu cellulaire, lui-même très épaissi et induré".

Auf Grund der klinischen Beobachtung und des Sektionsbefundes kam Peyrache zu dem Schlusse, daß es sich in seinem Falle um ein Myxosarkom der Urethra handelte ("La tumeur examinée est un myxo-sarcome ayant pour point de départ la muqueuse uréthrale").

4. Nicht berücksichtigt wurde auch die Beobachtung von L. Pick[1]. Da Pick (S. 214) sie ausdrücklich als die erste Beobachtung "eines traubigen Sarkoms an der kindlichen Cervix" bezeichnet.

Pathologische Anatomie des primären Scheidensarkoms der Kinder.

a) *Makroskopischer Befund.*

Das primäre Scheidensarkom der Kinder tritt fast durchweg unter der Form von Polypen auf (polypöses Sarkom).

Bei den Erwachsenen erscheint das Scheidensarkom in zwei verschiedenen Hauptformen:
1. als umschriebener Knoten,
2. als diffuse, flächenhafte Infiltration.

Die Stielbildung ist bei den Erwachsenen eine Ausnahme, bei den Kindern ist sie die Regel. Umgekehrt scheint bei Kindern die knotige Form des Scheidensarkoms außerordentlich selten zu sein.

Nur Babes berichtete über ein "Endothelsarkom", das aus der Scheide eines 3jährigen Mädchens als walnußgroßer, beweglicher, gut ausschälbarer Tumor entfernt wurde, und das nach drei Jahren als Spindelzellensarkom rezidivierte.

In allen anderen bisher beobachteten Fällen trat das Scheidensarkom bei Kindern in der Form von Polypen auf, d. h. in der Form von Bildungen, die mit einem kürzeren oder längeren Stiel der Unterlage aufsaßen.

Die Ursache dieser Verschiedenheit zwischen dem Sarkom der Kinder und dem der Erwachsenen ist heute noch vollkommen in Dunkel gehüllt. Man könnte annehmen, daß das Scheidensarkom der Kinder in den oberflächlichen Partien der Schleimhaut, etwa in den Papillen entsteht, während das Sarkom der Erwachsenen meistens mehr in der Tiefe der Scheidenwand entspringt. Mit dieser Annahme ist aber nicht sehr viel gewonnen, da sie die verschiedene Wuchsform nicht erklärt, und da sie weiter die Frage nach der Ursache dieser örtlichen Verschiedenheit des Ausgangspunktes nicht befriedigend beantworten kann.

Die infiltrierende Form des Scheidensarkoms, d. h. die primäre, diffuse, flächenhafte Infiltration der Scheidenwand ohne Knoten- und Polypenbildung ist bisher beim Kind überhaupt noch nicht beschrieben worden.

Sehr häufig ist dagegen, besonders in den späteren Stadien der Erkrankung, eine diffuse, beetförmige, meist weit in die Tiefe reichende Infiltration der Scheidenwand an der Basis und in der weiteren Umgebung der polypösen Wucherungen.

Die sarkomatösen Polypen können in der Einzahl auftreten [Kaschewarowa-Rudnewa (1. Rezidiv), Demme-Gränicher (1. Rezidiv; beim 2. Rezidiv fanden sich zwei Tumoren), Hauser, Steinthal, Schuchardt-Frick (Fall 1), Huguet-Ricard, Waldstein, Lossen (1. Rezidiv), Sweet-Mönckeberg, Kroemer-Paul Schmidt].

Mindestens ebenso häufig, wenn nicht noch häufiger, findet man aber zu der Zeit, in der die Kinder in Behandlung kommen, mehrere oder sehr zahlreiche polypöse Wucherungen [Schuchardt-Frick (Fall 2), Kolisko (Fall 1 und 2), Holländer, Körner, d'Arcy-Power, Lea, v. Markowič, Gräfenberg, Schiller, Knoop, v. Franqué-Welling, Ebeler].

Nicht so selten wölbt sich dann nur einer dieser Polypen aus dem Scheideneingang hervor, und erst nach seiner Entfernung kommen hinter ihm noch mehr oder weniger zahlreiche andere zum Vorschein (Schustler, Ebeler).

---

[1] L. Pick, Arch. f. Gynäkol. Bd. 46, S. 195 ff.

Das Aussehen der Polypen ist verschieden. Die Oberfläche ist teils leicht höckerig, teils ist sie stärker gelappt, grobhöckerig, von zahlreichen seichteren und tieferen Furchen durchzogen.

Häufig besteht der polypöse Tumor aus mehr oder weniger zahlreichen kleineren, stecknadelkopf- bis linsengroßen und größeren, erbsen- bis weinbeergroßen, kürzer oder länger gestielten Polypen (Abb. 166 u. 167).

Die Stiele dieser rundlichen, beerenförmigen Gebilde können zu einem gemeinsamen Stamm vereinigt sein, oder sie können in verschiedener Höhe von diesem abgehen. So entstehen Bildungen, die einer Weintraube oder einer Blasenmole gleichen (traubiges Sarkom, Sarcoma botryoides[1]). Diese Ähnlichkeit kann noch größer werden, wenn es zu einer Flüssigkeitsansammlung (Ödem) im Inneren der „Beeren" kommt. Beim Anstechen der glaskugelartig durchscheinenden Blasen entleert sich dann reichlich Flüssigkeit.

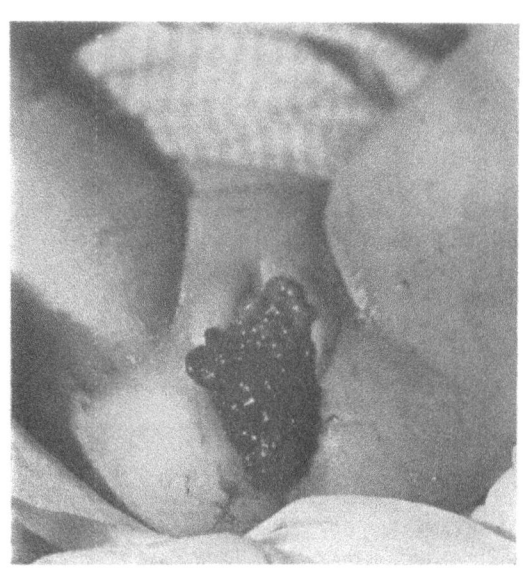

Abb. 166. Traubenförmiges Sarkom der Scheide bei einem zweijährigen Kinde. Ein etwa apfelgroßer Tumor von traubenförmiger Beschaffenheit ragt aus der Vulva heraus. (Nach Adler, Arch. Gynäkol. Bd. 133.)

Auch die zahlreichen größeren und kleineren Polypen, die man nicht selten in der Umgebung des „Primärtumors" (Kolisko) oder über die Scheidenwand verteilt findet, zeigen ein recht verschiedenes Aussehen. Neben flachen, höckerigen und breitaufsitzenden Wucherungen findet man auch feinwarzige, lappen- oder blattförmige, zottige, papilläre, keulenförmige bis kugelige Gebilde. Auch diese können durch Flüssigkeitsansammlung das typische Aussehen einer Beere gewinnen.

Die Bezeichnung „traubiges Sarkom" — „Sarcoma botryoides" — stammt von Pfannenstiel (1892). Pfannenstiel prägte diesen Namen für gewisse Sarkome der Cervix uteri, denen „die äußerst charakteristische weintrauben- und traubenmolenähnliche Beschaffenheit der Geschwulst" gemeinsam ist [Sarcoma colli uteri hydropicum papillare Spiegelberg (1879, 1880)].

Gleichzeitig wies Pfannenstiel darauf hin, daß auch in der Scheide von Kindern, dagegen nicht bei Erwachsenen „primäre traubige Sarkome" vorkommen [2].

Diese Bezeichnung wurde dann so allgemein aufgenommen, daß man aus der neueren Literatur vielfach den Eindruck gewinnt, als ob das primäre Scheidensarkom der Kinder überhaupt nur in traubiger Form auftrete. Diese Ansicht ist nicht richtig. Schon Pick (1894) wies darauf hin, daß in gewissen Fällen das Traubensarkom der kindlichen Scheide nichts „Traubiges" an sich hat.

---

[1] Von ὁ βοτρύς die Traube.

[2] Schon vor Pfannenstiel hatte aber Sänger (1880) betont, daß die einzelnen kleinen Polypen in seinem Falle von primärem Scheidensarkom bei einem Kinde wie „Weinbeeren" oder wie „Hydatidenblasen" aussahen. Hauser (1882) verglich das von ihm beschriebene polypöse Sarkom direkt mit einer „Traube". Kolisko (1889, S. 202) kam auf Grund der bis dahin beobachteten Fälle zu der Ansicht, daß das Scheidensarkom der Kinder im Beginn einen beerenartigen Polypen bildet, der „später durch Lappung der Oberfläche „traubig" aussieht". Gleichwohl gab er aber seiner Arbeit die Überschrift „Das polypöse Sarkom der Vagina im Kindesalter". Erst Pfannenstiel verwendete die traubige Wuchsform als Unterscheidungs- und Einteilungsprinzip.

Pick schloß sich dabei der Ansicht von Kolisko an, daß der primäre Tumor im Beginn beerenartig und erst später durch Lappung der Oberfläche traubig aussieht.

Pick (S. 216) ließ es aber dahingestellt, ob beim Scheidensarkom der Kinder „die charakteristische traubige Beschaffenheit" „stets und unter allen Umständen im weiteren Verlaufe vorhanden ist".

Mc Farland stellte folgende Fälle von nicht traubenförmigen Scheidensarkomen bei Kindern zusammen: Heckford (1869), Marshall (1889), Waldstein (1889, Haemangiosarcoma perivasculare), Straßmann - Starfinger (Lymphendothelioma sarcomatodes), Piéchaud und Guyot (1901), Marullaz (1904), Peyrache (1905), Holmes (1907), Amann (1907), Deck (1907).

Auch die Beobachtung von Kroemer - Paul Schmidt lehrt, daß selbst recht große Tumoren durchaus nicht „traubig" oder lappig zu sein brauchen [1]. Selbst wenn aber die Traubenform in der überwiegenden Mehrzahl der Fälle auftreten würde, so ist sie zu der Zeit, in der die Kinder zum Arzt gebracht

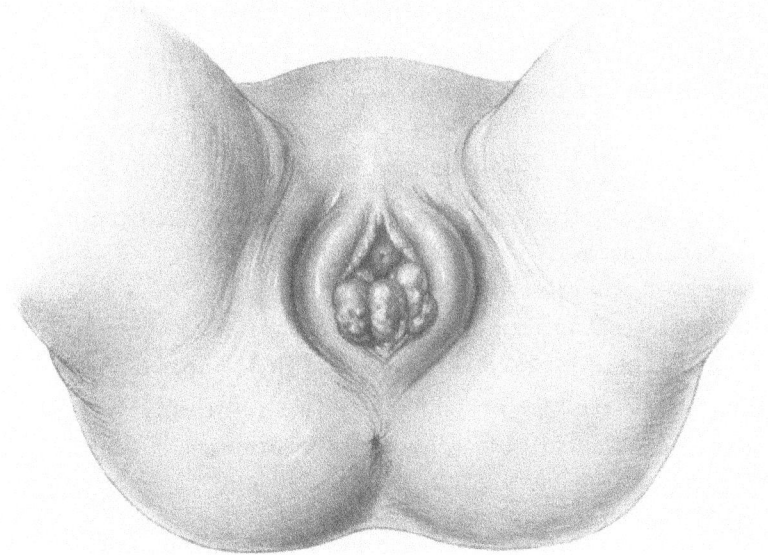

werden, doch häufig noch nicht vorhanden. Man findet vielmehr nur ein Gebilde, das durchaus einem „Schleimpolypen" gleicht.

Diese Erkenntnis ist wichtig, weil sonst Fehldiagnosen dadurch entstehen können, daß im Vertrauen auf die Traubenform des Sarkoms eine nicht traubige Neubildung der Scheide als gutartig angesprochen und vielleicht nicht einmal mikroskopisch untersucht wird.

Neben den polypösen Wucherungen findet man aber auch, wie schon erwähnt wurde, besonders in späteren Stadien eine ausgebreitete beetartige, oft weit in die Tiefe reichende diffuse Infiltration der Scheidenwand.

Das Aussehen der polypösen Wucherungen ist teils mehr schleimhautähnlich und fleischig, teils — infolge von Ödem — mehr glasig-gallertig und durchscheinend.

Die Farbe ist grau, graurötlich, zuweilen findet man auch durch Blutungen dunkelrot gefärbte Gebilde.

An den Stellen, an denen die polypösen Gebilde aus der Scheide hervorragen, kann ihre Oberfläche eitrig und schmierig belegt oder verjaucht sein.

Sitz:

In 31 Fällen, die wir aus der Literatur zusammenstellen konnten, war als Sitz der

---

[1] In manchen Fällen wird die Traubenform auch nur dadurch vorgetäuscht, daß mehrere, voneinander unabhängige Polypen, büschelförmig aus dem Scheideneingang hervorragen.

Geschwulst angegeben:

die vordere Scheidenwand 16mal (Kaschewarowa-Rudnewa, Marsh, Soltmann, Hauser, Steinthal, Schustler, Kolisko, Fall 1 und 2, Braun, v. Markowič, Amann, Schiller, Knoop, Welling, Kroemer-Paul Schmidt, Maclean),

„ hintere „ 10 „ (Schuchardt-Frick, Fall 2, Körner, d'Arcy-Power, Straßmann-Starfinger, Sweet-Mönckeberg, Piéchaud und Guyot, Rabé, McFarland, Ebeler, Westenberger),

„ linke „ 3 „ (Kolisko, Fall 2, Holländer, Waldstein),

„ rechte „ 2 „ (Demme-Gränicher, Schuchardt-Frick, Fall 1).

In dem Falle von Adler ging ein walnußgroßer Tumor von der vorderen, ein hühnereigroßer Tumor von der hinteren Scheidenwand aus.

β) Mikroskopischer Befund.

Ihrem histologischen Bau nach wurden die bisher beobachteten Sarkome der kindlichen Scheide bezeichnet als:

Rundzellensarkom (Sänger, Baiardi, Soltmann),

Spindelzellensarkom (Babes, Schustler, Rabé, McFarland, Eisenbrey),

Rund- und Spindelzellensarkom (Hauser, Schuchardt-Frick, Fall 1 und 2, Kolisko, Fall 2, Holländer, d'Arcy-Power, Braun, Wrede, Maclean),

Fibrosarkom (Marsh, Ahlfeld, Demme-Gränicher, Kolisko, Fall 1 und 3, Körner, Huguet-Ricard, Schiller),

Myxosarkom (Steinthal, Lea),

Rhabdomyom (Kaschewarowa-Rudnewa, Miller und Gard),

Rhabdomyosarkom (Marullaz),

Mischtumor (Amann, Sweet-Mönckeberg, Adler),

Lymph-Endothelioma sarcomatodes (Straßmann-Starfinger),

Haemangiosarcoma perivasculare (Waldstein).

In der weitaus überwiegenden Mehrzahl der Fälle handelt es sich also um ganz unreife Sarkome (Rund- und Spindelzellensarkome) oder um verhältnismäßig wenig differenzierte Sarkome von höherer Gewebsreife (Fibrosarkome, Myxosarkome, angioplastische Sarkome).

Wenn man von den angioplastischen Tumoren absieht, dann kehrt beim Scheidensarkom der Kinder im großen und ganzen also immer der gleiche Befund wieder, gleichgültig, ob es sich um knotige oder polypöse Formen handelt.

Gräfenberg hat nun darauf hingewiesen, daß die sarkomatösen Polypen ein charakteristisches und nahezu immer wiederkehrendes histologisches Verhalten zeigen. Dieses ist in der Hauptsache dadurch bedingt, daß sich unter dem Oberflächenepithel ein subepithelialer Gewebsstreifen — subepitheliale Zellschicht (Gräfenberg) — findet, der sich deutlich von dem übrigen, im Innern des Polypen gelegenen Stroma unterscheidet.

Die Polypen lassen sich also histologisch in 3 Schichten zerlegen:
1. das Oberflächenepithel,
2. die subepitheliale Zellschicht,
3. das Stroma.

Das Oberflächenepithel.

Die Oberfläche der polypösen Gebilde wird von dem Plattenepithel der Scheide überzogen. Dieses fehlt nur an den Stellen, an denen die Oberfläche geschwürig oder jauchig zerfallen ist. In der Regel ist dies aber nur an den Stellen der Neubildung der Fall, die sich aus der Scheide hervorwölben, und die hier mechanischen und chemischen Traumen (Reiben der Wäsche, Benetzung durch den Urin) ausgesetzt sind.

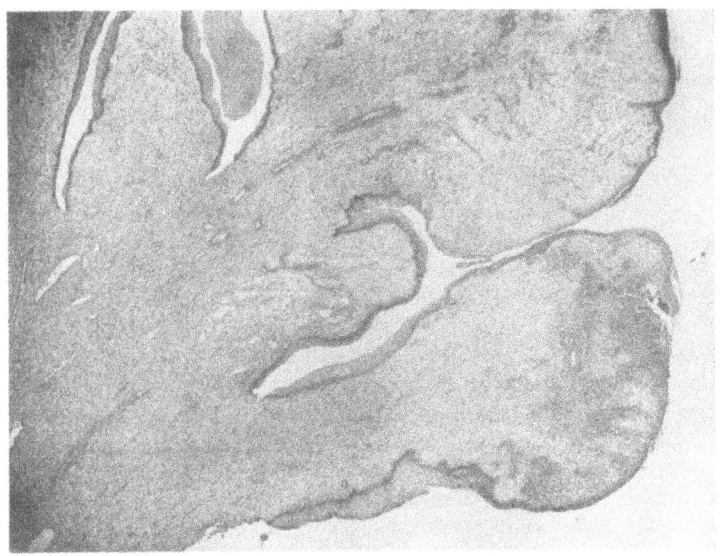

Abb. 168. Übersichtsvergrößerung. Hämatoxylin-Eosinfärbung. (Zeiß Mikrotar 35 mm, Auszug 45 cm, Vergr. 1:12.) Die Geschwulsttrauben sind mit einem Plattenepithelüberzug von verschiedener Dicke bedeckt. Starkes Ödem in den Randpartien. (Nach Adler, aus Arch. Gynäkol. Bd. 133.)

Schon kleine Geschwülste zeigen häufig eine stark gewellte und buchtige Oberfläche. Die Dicke des Epithels läßt dann ein wechselndes Verhalten erkennen. Dünne, aus zwei schmalen, flachen Kernreihen gebildete Stellen wechseln ab mit einem hohen geschichteten Epithel (Abb. 168).

Häufig zeigt die Oberfläche auffallende Wucherungserscheinungen (Hauser, Kolisko, Fall 2, Gräfenberg, Starke, Knoop u. a.).

Man sieht dann von der Oberfläche zapfenförmige Fortsätze und Sprossen oder lange epitheliale Zellbänder in die Tiefe ziehen. Diese epithelialen Zellstränge können sich stellenweise miteinander vereinigen. Es entstehen dann „epitheliale Septen" (Gräfenberg) in deren Alveolen das zum Teil ödematöse Sarkomgewebe gelegen ist. Außerdem findet, man in den Einsenkungen nicht selten kernlose Epithellamellen und konzentrisch geschichtete Epithelkugeln (Gräfenberg).

Die Entstehung der epithelialen Zellbänder läßt sich nach Gräfenberg (S. 283) in verschiedener Weise erklären:
  a) Wenn die hydropischen Dolden durch ihr rasches Wachstum sich einander nähern, können bei inniger Berührung zweier benachbarter epithelialer Oberflächen die Epitheldecken bisher

isolierter Polypen rein passiv zu einem anscheinend einheitlichen untrennbaren Epithelstrang verschmelzen. Die subepithelialen Sarkomzellen flankieren dann als zwei parallele kernreiche Gewebsstreifen den aus zwei Hälften entstandenen Epithelzug. Das Epithel spielt dann nur eine passive Rolle, die Oberflächendecke wird durch die Wucherung der Sarkomzellen mit in die polypösen Gebilde hineingezogen.

b) Die epithelialen Septen können durch ein aktives Tiefenwachstum des Oberflächenepithels gemeinsam mit der subepithelialen Zellanhäufung entstanden sein. Die oberen Schichten der Dolden schicken Sprossen in die Tiefe, dadurch entstehen homogene ungestielte Epithelzapfen die von schmalen subepithelialen Sarkomscheiden eingeschlossen sind.

Nach der ersten Annahme sind die Polypen primär vorhanden und ihre Grenzkonturen sind infolge mechanischer Einflüsse untereinander verschmolzen. Im zweiten Falle ist primär nur eine Muttergeschwulst vorhanden, und diese zerfällt durch das gleichzeitige Auswachsen epithelialer und subepithelialer Sprossen in zahlreiche Unterabteilungen.

Welling hat darauf hingewiesen, daß das Plattenepithel stellenweise auch gewisse Atypien zeigt, nämlich unregelmäßige Form und Schichtung der Zellen, unregelmäßige Abgrenzung gegen die oberflächlichen Bindegewebsschichten. Diese Atypien sind nach Welling aber „genau so zu bewerten wie ähnliche Epithelwucherungen bei spitzen Kondylomen".

Das eigenartige Verhalten des Oberflächenepithels war schon Hauser aufgefallen, und seine Schilderung ist auch heute noch von Interesse. Hauser[1] konnte in seinem Falle folgendes feststellen:

„Der ganze Tumor ist von einer Epithellage überzogen, welche ein sehr merkwürdiges Verhalten zeigt. An der Basis des Tumors und deren nächsten Umgebung finden wir eine dünne, nur 0,07—0,14 mm dicke, gleichmäßige Epithelschicht, welche sich in einer scharfen Linie gegen die Geschwulstmasse hin abgrenzt. Es besteht dieselbe aus 6—8 Zellenlagen, von welchen die untersten aus gleichmäßig geformten, cubischen Zellen mit großem, rundem, mit deutlichen Kernkörperchen versehenem Kerne gebildet werden, während die oberen Lagen aus mehr abgeplatteten Zellen bestehen, welche schließlich nach außen von einer ganz dünnen glänzenden Schicht verhornter Zellen begrenzt werden, in welchen keine Kerne mehr zu erkennen sind.

Je mehr man sich nun von der Basis der Geschwulst entfernt, um so mächtiger wird die Epithellage, und um so größer und mannigfaltiger gestalten sich die sie zusammensetzenden Zellen. Die Epithellage erreicht an vielen Stellen, insbesondere jenseits der Mitte des Tumors, eine Dicke von 0,4—0,6 mm, also nahezu eine 6—8fache Stärke gegenüber der Epithellage an der Basis.

Die einzelnen Zellen erreichen zum Teil fast die vierfache Größe und zeigen ganz unregelmäßig polygonale, oft zu Spitzen ausgezogene Formen, die verhornten Schichten fehlen gänzlich und an vielen Stellen gehen die Formen der untersten Zellenlagen so in die Formen der Geschwulstzellen über, daß oft schwer eine deutliche Grenze zu erkennen ist.

Sehr interessant ist das durch den papillären Charakter der Geschwulst bedingte Verhalten des Epithels. Indem nämlich die Geschwulstmassen an der ganzen Oberfläche des Tumors zu papillären Wucherungen hinneigen, wird der Epithelüberzug einerseits hervorgetrieben, andererseits aber entstehen zwischen den einzelnen Papillen tiefe, von Epithel ausgekleidete Thäler. Mit dem weiteren Wachstum der Papillen nun kommen schließlich die beiden, einander gegenüberliegenden Epithellagen miteinander in Berührung und verschmelzen schließlich. Dadurch entstehen die merkwürdigen, fast Carcinom vortäuschenden Bilder, indem man tief, bis zu 1 mm weit, in die Geschwulstmasse hineinragende, spitz endende Ausläufer der Epithellage sieht; ja an manchen Stellen findet man fast völlig abgeschnürt erscheinende Epithelzellengruppen, was jedoch nur auf die jeweilige Schnittführung zu beziehen ist.

Auch die Form der Zellen spricht bei diesen tief in die Geschwulst hineinragenden Ausläufern des Epithelüberzuges für die angegebene Entstehungsweise. Die Zellen erscheinen nämlich hier in der Richtung des Breitenwachstums der Geschwulstpapillen so außerordentlich stark abgeplattet, daß sie förmlich in große Spindelzellen umgewandelt werden.

Diese Stellen sind es besonders, wo die Grenze zwischen Geschwulstmasse und Epithelüberzug oft fast verwischt wird.

In den tiefsten Epithellagen findet man häufig kleine runde Lücken, in welchen Geschwulstzellen eingelagert sind; um dieselben herum sind die Epithelzellen ebenfalls stark abgeplattet, ähnlich

---

[1] Hauser: Virchows Arch. f. pathol. Anat. u. Physiol. Bd. 88, S. 172.

wie bei den Perlknoten des Carcinoms. Wahrscheinlich sind diese Gebilde als in querer Richtung getroffene kleine Geschwulstpapillen zu deuten.

Gegen das Ende des Tumors hin, wo die starke Jauchung stattfindet, ist derselbe kleinzellig infiltriert und seines Epithelüberzuges beraubt.

Die gesteigerte Entwicklung des Epithelüberzuges an den von der Basis entfernten Stellen mag als die Folge eines Reizzustandes aufzufassen sein; immerhin ist es merkwürdig, daß die obersten Lagen der enorm verdickten Zellenschichten nicht zur Verhornung gelangten, ja im Gegentheil, selbst in den äußersten Lagen noch in der Theilung begriffene Zellen mit zwei Kernen angetroffen werden".

Die subepitheliale Zellschicht.

Dicht unter dem Oberflächenepithel findet sich ein schmaler Gewebsstreifen, der aus zahlreichen dichtgedrängten Spindelzellen und Rundzellen zusammengesetzt ist (subepitheliale Sarkomzellenschicht", Gräfenberg, „subepitheliale Wucherungszone", Welling).

Dieses schmale subepitheliale Gewebsband begleitet die Kontur des Oberflächenepithels in allen seinen Windungen und Faltungen. Auch die epithelialen Zellbänder, die sich von dem Oberflächenepithel in die Tiefe einsenken, sind auf beiden Seiten von einer schmalen subepithelialen Sarkomzellenschicht eingefaßt.

Die subepitheliale Zellschicht ist nicht immer gleichmäßig stark ausgebildet; bald ist sie schmäler, bald etwas breiter; an manchen Stellen kann sie deutlicher hervortreten als an anderen (Welling).

Zuweilen findet man im Innern der Polypen isolierte Streifen und Haufen dichtgedrängter Sarkomzellen vom Typus der subepithelialen Zellschicht, anscheinend ohne Zusammenhang mit epithelialen Elementen. Das Studium von Serienschnitten zeigt aber, daß es sich in diesen Fällen nur um Tangentialschnitte durch die subepitheliale Zellschicht von Epithelsprossen handelt (Gräfenberg).

Neben Rund- und Spindelzellen kommen in der subepithelialen Zellschicht auch Riesenzellen vor (Gräfenberg). Während die Rund- und Spindelzellen in allen Teilen der Zellschicht vorhanden sind, lassen sich Riesenzellen nicht immer oder nur stellenweise nachweisen (Welling).

Gräfenberg fiel der Protoplasmareichtum der Sarkomzellen in der subepithelialen Zellschicht auf, und er betrachtete deshalb diese Schicht als die eigentliche Wachstumszone des Tumors. Er vermutete, „daß diese zellreiche Zone die jüngsten und kräftigsten Zellen birgt". Ähnlich erklärte auch Knoop die Bedeutung dieser Zellschicht. Er brachte sie in Zusammenhang mit der Wilmsschen Theorie des verstärkten Oberflächenwachstums, das zum Teil die traubige oder polypöse Form dieser Tumoren bedinge.

Beckmann (1913) fand die zellreiche subepitheliale Zone auch in einem traubigen Cervixsarkom. Er betrachtete diese „subepitheliale Proliferationszone" als ein wichtiges histologisches differentialdiagnostisches Kennzeichen. Die Anwesenheit dieser Zone soll gestatten, das traubige Cervixsarkom schon in frühen Entwicklungsstadien von einem gutartigen Schleimpolypen zu unterscheiden.

Dieser Ansicht von der diagnostischen Bedeutung der subepithelialen Sarkomzellenschicht hat sich auch Welling (1917) für die traubigen Sarkome der Scheide angeschlossen, „da ja Scheiden- und Cervixsarkom gleichzurechnen sind (Wilms, Kehrer)". Welling betont, daß in seinem Falle aus dem Bilde des Primärtumors die Diagnose nicht sicher gestellt wurde. Die fragliche Zellschicht war jedoch auch hier schon zu erkennen, wenn auch nicht in so ausgesprochenem Maße wie in den Rezidiven. Immerhin ließen sich Spindel- und Rundzellen in dieser Schicht nachweisen, vereinzelt sogar hier und da eine Riesenzelle. In dem Falle von Knoop konnte an der Primärgeschwulst ebenfalls die Diagnose, ob bös- oder gutartig, nicht gestellt werden. Die Sarkomzellenschicht war aber vorhanden[1]. Welling kommt deshalb zu dem Schlusse, daß die subepitheliale Sarkomzellenschicht schon in frühen Stadien sehr wohl diagnostisch zu verwerten ist, und daß ihr eine hohe differentialdiagnostische Bedeutung zukommt.

---

[1] Knoop beschreibt allerdings nur das Rezidiv. „Da er aber anfangs sagt, daß die Schnitte des Primärtumors die gleichen Bilder boten wie das Rezidiv, so ist doch anzunehmen, daß auch im Primärtumor die fragliche Zellschicht bestand" (Welling).

Das Stroma.

Das Stroma im Innern der Polypen besteht aus großen, runden bis spindligen Zellen mit großen, runden Kernen und schmalem, oft kaum sichtbarem Protoplasmaleib (Welling).

Die einzelnen Sarkomzellen können dicht aneinander liegen (Kolisko, Welling), sie können aber auch durch Ödem auseinandergedrängt sein.

Man findet dann im Innern der Polypen ein weitmaschiges, zellarmes Gewebe mit kleinen runden oder sternförmig verzweigten Zellen (Abb. 169).

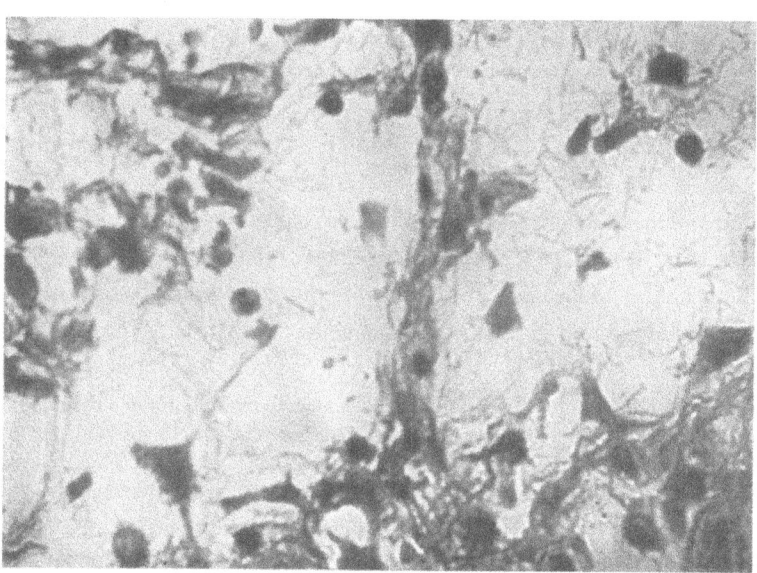

Abb. 169. Hämatoxylin-Eosinfärbung (Ap. 8 mm, Homal. Auszug 70 cm, Vergr. 1: 600). „In den ödematösen Partien sind die Bindegewebszellen sternförmig ausgezogen. (Aus Arch. Gynäkol. Bd. 133. Nach Adler.)

Außerdem sind hier zahlreiche weite Lymphgefäße vorhanden, und um diese herum liegen dicht gedrängte Stromazellen (Gräfenberg).

Für die Entstehung des Ödems wurden bisher ausschließlich mechanische Störungen der Gefäße verantwortlich gemacht (Torsionen oder Abknickungen der Stielgefäße oder Verengerung der Gefäße durch den Zug des pendelnden Polypen). Nach Pick (1894, S. 235) kann das aufgestaute Ödem auch einen rückwirkenden Druck auf die Gefäße ausüben.

Das weitmaschige Gewebe im Innern der Polypen kann in seinem Aussehen sehr an Schleimgewebe erinnern.

Mehrfach (Soltmann, Steinthal, Schustler) wurde auch Mucin chemisch in dem Stroma der Sarkome nachgewiesen, so daß man in diesen Fällen also von „Myxosarkomen" sprechen konnte.

Schon Pick (1894, S. 234) betonte aber, daß zwischen den myxomatösen und den ödematös gequollenen Geschwülsten des Bindegewebes durchaus keine scharfe und prinzipielle Trennung möglich ist, und daß fließende Übergänge zwischen den beiden Formen vorkommen.

Das Stroma der Polypen ist reich an kleinen Blutgefäßen. In ihren dünnen Wandungen findet man keine elastischen Elemente. Auch die größeren Gefäße besitzen keine elastischen Fasern in ihrer Wand und keine Muskulatur, sie sind deshalb trotz ihres sehr weiten Lumens als Capillaren zu bezeichnen (Gräfenberg).

Welling hat darauf hingewiesen, daß vielfach auch reichliche und weite Gefäße dicht unter dem Epithel liegen, so daß die Basalschicht des Plattenepithels vielfach dem Gefäßendothel unmittelbar anliegt.

Der Stiel der Polypen zeigt nach Gräfenberg das gleiche histologische Bild wie die übrigen Abschnitte. Der Aufbau kann aber durch eine diffuse Leukocyteninfiltration verwischt sein.

Eine besonders eingehende Beschreibung über die Basis der sarkomatösen Polypen verdanken wir Hauser. Dieser fand in seinem Falle folgendes:

„An Schnitten, welche der Basis des Tumors entnommen sind, kann man erkennen, wie das noch nicht sarcomatös infiltrierte submucöse Bindegewebe der Scheidenschleimhaut fast plötzlich in die Geschwulstmasse übergeht. Das submucöse Bindegewebe ist an dieser Stelle etwas gelockert und von

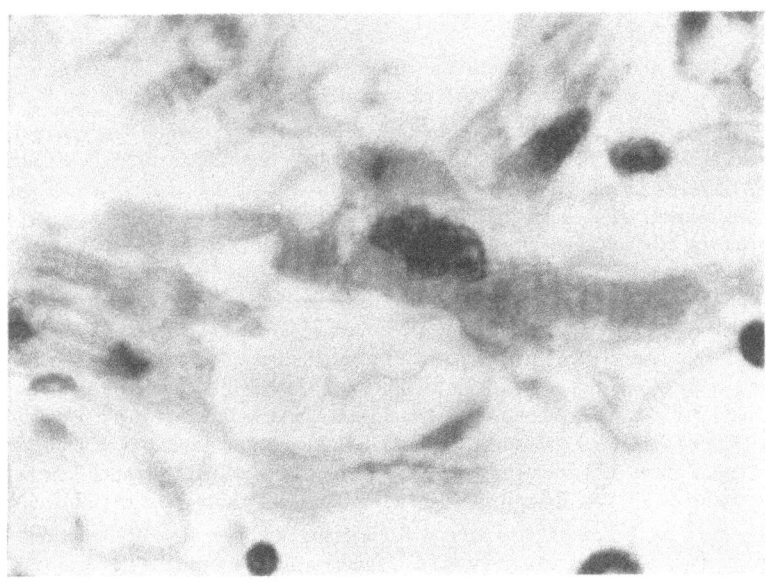

Abb. 170. Hämatoxylin-Eosinfärbung (Im. 3 mm, Homal, Auszug 55 cm, Vergr. 1:600). In einigen Muskelfasern deutliche Querstreifung. (Aus Arch. Gynäkol. Bd. 133. Nach Adler.)

zahlreichen, teils größeren, teils kleineren, oft stark gewundenen Gefäßen durchzogen; meist sind es dünnwandige Venen mit verhältnismäßig weitem Lumen. Außerdem sieht man noch zahlreiche zerstreute Bindegewebszellen und vereinzelte Fettzellengruppen.

Die Geschwulstmasse grenzt sich in einer ziemlich scharfen, unregelmäßig verlaufenden Linie, welche an feinen Schnitten schon mit bloßem Auge zu erkennen ist, gegen das submucöse Bindegewebe hin ab. Unter dem Mikroskop erscheint letzteres plötzlich durchsetzt von äußerst zahlreichen kleinen Rundzellen, welche mit den oben beschriebenen identisch sind. Spindelzellen sind an dieser Stelle weniger häufig; entfernt man sich weiter von der Basis, so bilden die Rundzellen immer dichtere Haufen und sind nun in der oben geschilderten Weise von Spindelzellen durchzogen, doch wird die Geschwulstmasse immer noch vorwiegend aus ersteren gebildet.

Je tiefer man aber in die Geschwulst eindringt, umsomehr nehmen die Spindelzellen überhand, so daß sie von der Mitte bis zum Ende hin die Hauptmasse der Geschwulst darstellen.

Das gleiche gilt von dem Gefäßreichtum des Tumors. Nach der Basis ist derselbe von äußerst zahlreichen, stark erweiterten, dünnwandigen Gefäßen, insbesondere Venen, durchzogen, während der Gefäßreichtum mehr und mehr abnimmt, je mehr man sich von der Basis entfernt".

Von verschiedenen Autoren (Kaschewarowa-Rudnewa, Hauser, Kolisko, 3 Fälle, Braun, Bidone, d'Arcy-Power, Wrede, Rosenbach-Starke, Deck, Welling, Eisenbrey, Sweet-Mönckeberg, Marullaz, Adler) wurden — allerdings meist nur an einzelnen Stellen der Neubildung — quergestreifte Muskelfasern gefunden. Kolisko sprach sogar die Vermutung aus, daß das Vorkommen von Muskelzellen ein Charakteristikum des kindlichen Scheidensarkoms sei (Abb. 170).

Von anderer Seite (Gräfenberg u. a.) konnten allerdings trotz sorgfältigen Suchens keine derartigen Elemente nachgewiesen werden. Dagegen läßt sich natürlich einwenden, daß der negative Befund so lange nichts beweist, als keine lückenlosen Reihenuntersuchungen vorliegen. Anderseits muß es aber dahingestellt bleiben, ob quergestreifte Muskelfasern wirklich ein konstanter Bestandteil des Scheidensarkoms der Kinder sind.

Über die Herkunft dieser Elemente gehen die Ansichten auseinander. Die einen Autoren (Hauser, Kolisko, Rosenbach - Starke, Marullaz) führen die quergestreiften Muskelfasern auf eine fetale Keimversprengung zurück, die anderen (Welling) nehmen an, daß sie von dem Musculus bulbocavernosus abstammen, und daß sie nur als zufälliger Nebenbefund zu betrachten sind.

Die Annahme einer fetalen Keimversprengung wird vor allem mit dem „embryonalen Charakter" der quergestreiften Muskelfasern begründet.

Borst[1] schildert das unentwickelte, an die embryonalen Vorstufen des quergestreiften Muskelgewebes erinnernde Zellmaterial in folgender Weise: „Selten findet man richtige, vollentwickelte, quergestreifte Muskelfasern; häufiger ist die Querstreifung in den schmalen Fasern und breiteren Bändern nur teilweise angedeutet, oder es ist neben der Querstreifung eine mehr oder weniger deutliche Längsstreifung vorhanden; ein Teil der Fasern zeigt nur Längsstreifung, ein anderer Teil ist überhaupt nicht gestreift, wieder ein anderer Teil der Fasern zeigt an einer Hälfte die Längs- an der anderen die Querstreifung. Vielfach finden sich unentwickelte Fasern in Form von oft sehr langen, oder auch kurzen und breiten Spindelzellen, deren Protoplasma teils granuliert oder homogen, teils glatt oder verschiedenartig gestreift sein kann". „An den Stellen stärkster sarkomatöser Degeneration finden sich vorwiegend ungestreifte, kurze und lange, schmale und breite, auch mehrkernige Spindelzellen; runde und ovale Zellformen sind häufig durch Querschnitte der bauchigen Spindeln vorgetäuscht; übrigens finden sich in den jüngeren Geschwulstherden gelegentlich massenhaft kleine und große, auch mehrkernige Rundzellen mit homogenem und granuliertem Protoplasma vor, die teilweise radiäre oder auch konzentrische Streifung im Protoplasma erkennen lassen; ferner kugelige, kubische, birnförmige Elemente, oft mit vielen Kernen".

Welling hat nun darauf hingewiesen, daß diese sog. embryonalen Kriterien durchaus keine Ausbildungs- und Wachstumsformen zu sein brauchen, sondern daß sie nur Degenerationserscheinungen sein können.

Welling fand an der Basis des Tumors zahlreiche dicke Bündel von normaler, vollentwickelter quergestreifter Muskulatur[2]. Diese stammte seiner Ansicht nach zweifellos vom Musculus bulbocavernosus her.

Verfolgte man den weiteren Verlauf der Muskulatur, so sah man, daß die dicken Bündel, die an der Basis vorhanden waren, sich nach dem Tumor hin strahlenförmig in dünne Bündel auflösten. Zwischen den Bündeln fand sich, abgesehen von spärlichem lockerem Bindegewebe, in der Hauptsache Tumorgewebe. Die Muskulatur war also auseinandergesprengt. Noch weiter gegen das Tumorinnere hin fanden sich nur ganz kleine Bündel, die zwar ihren Zusammenhang mit der „Stammuskulatur" verloren hatten, die aber ihre Herkunft von dieser ihrer ganzen Anordnung und Lage nach deutlich erkennen ließen. So entstand das Bild eingestreuter quergestreifter Muskelfasern im Innern des Tumors.

Außerdem ließ sich noch folgendes feststellen: An der Basis war die normale Querstreifung der Muskulatur sehr deutlich zu erkennen. Je weiter entfernt von der Basis die Muskulatur im Tumorgewebe lag, desto unvollkommener war die Querstreifung. Die am weitesten von der „Stammuskulatur" entfernten Fasern und Bündel zeigten eine Querstreifung nur noch in dünner günstiger Einzellage und bei sehr starker Beleuchtung. Oft ließen in dem gleichen Bündel einzelne Fasern noch eine Querstreifung erkennen, andere dagegen nicht mehr. Außerdem wurden auch die Muskelfasern immer schmäler und dünner. Die Kerne stellten sich vielfach in Reihen, teilweise am Rande, teilweise in der Mitte der Fasern.

Alle diese Erscheinungen an den quergestreiften Muskelfasern sind nach Welling nichts anderes als der Ausdruck einer degenerativen Atrophie. Die quergestreiften Muskelfasern sind also nicht ein „integrierender Bestandteil der Geschwulst", sondern nur ein Nebenbefund (Welling).

---

[1] Borst: Bd. 1, S. 225.

[2] Auch Kolisko, Hauser, Sweet - Mönckeberg und Wrede hatten in der Basis ihrer Tumoren quergestreifte Muskulatur gefunden.

Auch glatte Muskelfasern wurden wiederholt in den Scheidensarkomen der Kinder gefunden (Kaschewarowa-Rudnewa, Hauser, Kolisko, Sweet-Mönckeberg, Amann, Knoop, Welling).

Über die Herkunft dieser Elemente herrscht die gleiche Unsicherheit wie über die Abstammung der quergestreiften Muskulatur.

Man hat auch hier teils an eine fetale Keimversprengung [1], teils an eine Metaplasie, d. h. an eine Umwandlung von Bindegewebe in glatte Muskulatur gedacht. Welling hat aber darauf hingewiesen, daß die glatten Muskelfasern von der Scheidenmuskulatur abstammen, und daß sie erst bei dem Wachstum der Neubildung rein passiv in diese aufgenommen worden sein können.

Welling fand, daß auch die glatte Muskulatur — bei den oberen Scheidentumoren — an der Basis der Neubildung in umfangreichen Bündeln lag. Nach der Geschwulst hin fanden sich dann Bündel, die an der basalwärts gerichteten Seite noch scharf im Gefüge begrenzt waren, die tumorwärts dagegen fast vollkommen aufgefasert waren, und die in dünnen, strahlenförmigen Zügen ganze Geschwulstteile durchsetzten. Die Muskelzüge ließen sich bis dicht unter die Oberfläche verfolgen. Hier sah man nur noch einzelne vollkommen isolierte Muskelbündel.

Das Vorkommen von glatten Muskelfasern im Sarkomgewebe darf nach Welling also nicht als unmittelbarer und sicherer Beweis dafür betrachtet werden, daß diese von Anfang an in dem Sarkom vorhanden waren, oder daß sie gar erst in ihm entstanden sind.

Nach Borst muß es überhaupt dahingestellt bleiben, ob die langgestreckten, nicht gestreiften Fasern, die man in den Rhabdomyosarkomen gefunden hat, wirklich glatte Muskelfasern sind. Borst [2] hat mehrfach darauf hingewiesen, daß diese ungestreiften Elemente „sehr wohl als unvollständig entwickelte, ungestreifte Abkömmlinge des striozellulären Muskelgewebes gedeutet werden können", daß sie „eben indifferente Stadien der quergestreiften, aber nicht eigentlich glatte Muskelzellen" sind.

Die weitere Ausbreitung des Scheidensarkoms der Kinder.

Das Scheidensarkom der Kinder greift nicht so selten auf die Umgebung über; Metastasen in entfernten Organen sind bei ihm bisher aber noch nicht beobachtet worden.

Eine Ausnahme macht vielleicht die Beobachtung von Roello (s. S. 526).

Schon Pick (1894, S. 221) hat darauf hingewiesen, daß die Scheidensarkome der Kinder eine auffallende Neigung haben, auf die Blase überzugehen. Man findet dann eine mehr oder weniger diffuse Infiltration der Blasenwand oder polypöse Wucherungen in der Blase.

Das Übergreifen der sarkomatösen Wucherung auf die Blase ist bei den Sarkomen der vorderen Scheidenwand leicht verständlich. Es ist aber auch in Fällen beobachtet worden, in denen der Primärtumor an der hinteren Scheidenwand saß.

Ein Übergang der sarkomatösen Wucherung auf das Collum uteri wurde beobachtet von Körner, Marsh, Ahlfeld, Steinthal, Kolisko (Fall 1 und 3).

Das Septum recto-vaginale und das Rectum scheinen dagegen fast immer frei zu bleiben (Pick) [3], selbst bei ausgedehnten sarkomatösen Infiltraten des kleinen Beckens und selbst beim primären Sitz der Neubildung an der hinteren Scheidenwand (Schuchardt, Fall 2, Körner).

Nur in dem Falle von d'Arcy-Power war auch das Septum recto-vaginale infiltriert.

Pick sucht die Erklärung für das Freibleiben des Septum recto-vaginale und des Rectums in der „Verteilung der abführenden Blutgefäße", und er erinnert dabei an die Tatsache, daß die Weiterverbreitung der Sarkome gewöhnlich auf dem Blutwege erfolgt.

---

[1] Knoop nimmt mit Wilms und Kehrer (Monatsschr. f. Geburtsh. u. Gynäkol. Bd. 23) an, daß „ein in die Scheidenwand verlagertes embryonales Keimgewebe in Wucherung" gerät, „um später dann alle möglichen Differenzierungen einzugehen", darunter auch die Umwandlung in glatte Muskulatur.

[2] Borst: Bd. 1, S. 227, 1903; S. 167, 1924.

[3] Pick (1894, S. 224) sprach geradezu von einer „seltsamen Immunität des Rectums und des periproctalen Gewebes".

Die Lymphdrüsen scheinen dagegen etwas häufiger ergriffen zu werden, als dies sonst bei den Sarkomen im allgemeinen der Fall ist. Sänger und Ahlfeld beobachteten in ihren Fällen eine sarkomatöse Infiltration der Leistendrüsen. In dem Falle von Demme-Gränicher entwickelten sich nach zweimaliger Entfernung von Rezidiven haselnußgroße Schwellungen der Leistendrüsen.

Auch eine sarkomatöse Degeneration der Beckenlymphdrüsen wurde wiederholt beobachtet (Sänger, Ahlfeld, Demme-Gränicher, Welling).

Ein Übergreifen der sarkomatösen Neubildung auf das Peritoneum wurde bisher nur einmal — von Körner (1892) — beschrieben. In dem Falle von Sänger kam es zum Durchbruch in die Bauchhöhle mit eitriger Peritonitis.

Entstehung des Scheidensarkoms der Kinder.

Formale Genese. Über die Entstehung des kindlichen Scheidensarkoms sind im Laufe der Zeit verschiedene Ansichten geäußert worden.

Hauser sprach die Vermutung aus, daß die Scheidensarkome der Kinder ihre Entstehung einer embryonalen Keimverlagerung im Sinne der Cohnheimschen Geschwulsttheorie verdanken. Dieser Ansicht hat sich Kolisko angeschlossen und er hat dabei vor allem auf das Vorkommen von quergestreiften Muskelfasern hingewiesen.

Demgegenüber betonte Pick (1894, S. 238), „daß heterologe Gewebsbefunde nicht die Richtigkeit der Cohnheimschen Theorie erweisen", sondern daß sie umgekehrt nur durch diese eine plausible Erklärung finden.

Kolisko hat die Vorstellung von dem embryonalen Keim bei den traubigen Scheidensarkomen der Kinder noch im einzelnen dahin ausgebaut, daß die heterologen Teile (Muskelfasern) sich entweder aktiv an der Wucherung beteiligen können, oder daß sie von der Wucherung der homologen Elemente des Geschwulstkeims, dem Bindegewebe, vollkommen verdrängt werden, so daß dann Sarkome ohne jede Spur von heterologen Elementen entstehen.

„So einleuchtend diese Überlegung erscheint, so dürfen wir nicht vergessen, daß sie nur eine neue Hypothese zur greifbaren Gestaltung der bereits an sich hypothetischen Lehre von der embryonalen Anlage darstellt" [Pick (1894, S. 241)].

Ahlfeld suchte der Cohnheimschen Theorie eine gewisse morphologische Unterlage zu geben [1]. Er wies darauf hin, daß sich normalerweise in der 18. und 19. Woche eine auffallend starke papilläre Wucherung in der Scheide finde (Dohrn). Auf die Persistenz derartiger Papillarwucherungen glaubte Ahlfeld nicht nur die Entstehung, sondern auch die traubige Form des Sarkoms zurückführen zu können.

---

[1] Auch Kolisko hatte für den „latenten Keim" ein reelles makroskopisches Substrat im Auge (Pick, S. 243). In dem Falle von Demme war schon bei der Geburt eine erbsengroße Geschwulst bemerkt worden. Diese Neubildung blieb über 5 Jahre unverändert und gutartig, und dann erst verwandelte sie sich plötzlich in einen sarkomatösen Polypen. Kolisko denkt nun daran, daß „in allen Fällen ein ähnliches Verhalten stattgefunden hätte", und daß die Neubildungen anfänglich übersehen und erst bei stärkerem Wachstum entdeckt worden seien. Kolisko machte dabei auf die Analogie mit den angeborenen „Naevi" aufmerksam, die oft erst nach Jahrzehnten sarkomatös degenerieren.

Demgegenüber betonte aber Pick, daß nicht jedes Hautsarkom aus einem makroskopischen Naevus hervorgeht, und daß infolgedessen auch nicht jedes primäre Vaginalsarkom beim Kind aus einer vielleicht übersehenen, aber makroskopisch vorgebildeten Geschwulst hervorzugehen braucht. Umgekehrt braucht auch nicht jeder gutartige Polyp sarkomatös zu entarten.

Gegen diese Auffassung haben Kolisko und Pick eingewendet, daß die Primärform der Tumoren oft breitbasig und glatt ist. Außerdem können sich beim Übergreifen des Sarkoms auch in der Blase büschelige Polypen bilden, obwohl hier weder im fetalen, noch im postfetalen Leben Papillen vorhanden sind.

Wilms führte die Sarkome mit quergestreifter Muskulatur auf „ein junges, einem Schleimgewebe ähnliches Keimgewebe" zurück, und er nahm an, daß sich aus diesem „nach und nach verschiedene Elemente herausdifferenzieren" können.

Dieses unfertige „einer Granulationsmasse ähnliche Gewebe findet man nach seiner Ansicht in „der jüngsten Wachstumszone" der Neubildung, also in „der am Rande der Sarkome sich ausbreitenden Tumormasse". „Durchzogen von mehr oder minder reichlichen Gefäßen, zeigt das vermeintliche Granulationsgewebe den unbestimmbaren Charakter unfertiger, embryonaler Zellwucherung. Es ist unmöglich, den einzelnen rundlichen oder spindeligen, größeren oder kleineren Zellformen schon in diesem Stadium anzusehen, was aus ihnen sich bilden und differenzieren will".

An geeigneten Stellen der Geschwulstwucherung kann man nun feststellen, „wie aus diesem jungen, unfertigen Gewebe sich erst Rund- und Spindelzellen herausbilden. Ein Teil der Spindelzellen wird zur Anlage des Stützgerüstes der Geschwulst verwertet, ein Teil entwickelt sich zur glatten Muskulatur, die in Zügen die Neubildung durchzieht". Große spindelige Zellen endlich werden zu quergestreiften Muskelfasern. „Die eigentlichen Geschwulstelemente der polypösen Scheidensarkome, welche aus dem jungen Keimgewebe sich entwickeln, sind demnach verschiedene Formen des Bindegewebes, lockeres myxomatöses und derbes, fibröses Gewebe, glatte und quergestreifte Muskulatur" (Wilms).

Da nun „alle quergestreifte Muskulatur aus dem Myotom", den Ursegmenten, abstammt, so muß sie auch in den Scheidensarkomen durch Versprengung vom Myotom hergeleitet werden, und da auch die anderen Tumorelemente — die bindegewebigen Zellen und „die eigentlichen Sarkomzellen" — sich „gleichwertig mit der quergestreiften Muskulatur" „aus dem Mutterboden der Geschwulst, dem indifferenten Keimgewebe entwickeln, so ist es nicht anders denkbar, als daß auch diese Zellformen zugleich mit versprengt sind".

Da ferner die bindegewebigen Zellen des Sarkoms als Zellen des bindegewebigen Stützapparates mit der glatten Muskulatur und dem Myxomgewebe Produkte des Mesenchyms sind, so müssen Mesenchymzellen mit den Myotomzellen verlagert worden sein.

Das Myotom besitzt nun ursprünglich auch die Fähigkeit der Mesenchymbildung. Werden also Myotomzellen zu einer Zeit versprengt, in der sich das eigentliche Mesenchym noch nicht vom Myotom getrennt hat, so können aus einem solchen Myotomkomplex quergestreifte Muskulatur und alle Produkte des Mesenchyms, wie Bindegewebe, Myxomgewebe, glatte Muskulatur usw. hervorgehen.

Die Scheidensarkome mit quergestreiften Muskelfasern „entstehen demnach aus einem im frühesten Stadium fetaler Entwicklung bei der Bildung des Myotoms versprengten Zellkomplexe".

Wilms führt also die Scheidensarkome mit quergestreifter Muskulatur und die übrigen mesodermalen Mischgeschwülste der Genitalien auf die Ausschaltung eines gemeinsamen rundzelligen indifferenten Keimgewebes zurück, das die Fähigkeit besitzt, sich gleichzeitig in myxomatöses und fibröses Bindegewebe, Fett, Knorpel, Knochen, glatte und quergestreifte Muskulatur, Gefäße und Drüsen zu differenzieren.

Die Ursache der Keimverlagerung erblickt Wilms in dem Wachstum des Wolffschen Ganges.

Dieser wächst innerhalb des mittleren Keimblatts nach hinten, bis er sich mit der Kloakenwand vereinigt, und zwar findet man ihn da, wo die Ursegmente an die Seitenplatten angrenzen. Außerdem liegt er im embryonalen Leben normalerweise an den Stellen der Cervix und der Scheide, an denen die Tumoren entstehen (Abb. 171).

Ferner hat der Wolffsche Gang sehr nahe entwicklungsgeschichtliche Beziehungen zur Blase, da sich aus ihm der Ureter ausstülpt. So läßt es sich erklären, daß die Mischsarkome der Scheide mit Vorliebe an der vorderen Scheidenwand, in der Gegend der Ureteren sitzen und daß sie häufig nach der Blase, dagegen nie nach dem Rectum hin wuchern.

Aus diesen Erwägungen heraus kam Wilms zu dem Schlusse, daß sich „eine Verlagerung der frühzeitig vom Myotom und Sklerotom oder Mesenchym abgetrennten Zellkomplexe in die Region der Scheide und der Cervix" nur in Zusammenhang bringen läßt „mit dem in frühester Embryonalzeit vor sich gehenden Wachstum des Wolffschen Ganges nach hinten". Auf diese Weise werden die versprengten Zellkomplexe nach der Genitalregion verschoben.

Gegen die Hypothese von Wilms hat R. Meyer[1] eingewendet, daß nur die dorsale Muskulatur mit Sicherheit aus dem Myotom der Urwirbel hervorgeht, daß aber die Entstehung der quergestreiften Muskulatur in der ventralen Leibeswand und in den Extremitäten bisher nicht genügend aufgeklärt ist.

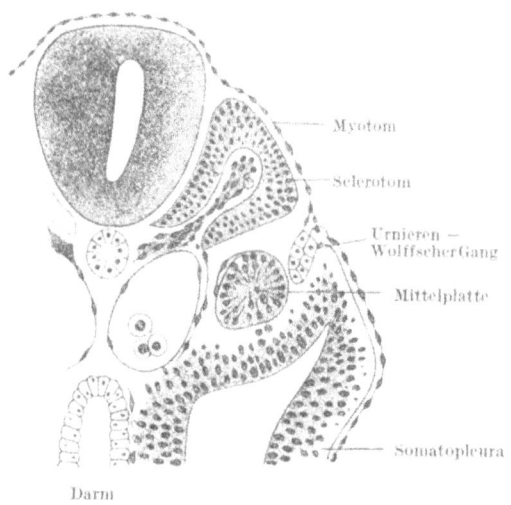

Abb. 171. Durchschnitt durch ein Ursegment aus dem hinteren Rumpfende eines drei Wochen alten menschlichen Embryos. (Aus Wilms, Die Mischgeschwülste.)

Weiter hat R. Meyer (l. c., S. 642) darauf hingewiesen, daß sich die strenge Lokalisation der Tumoren nicht mit der Annahme einer Keimausschaltung, (also mit einer Differenzierungshemmung) verträgt.

Wenn nämlich die Keimausschaltung das Primäre wäre, dann könnte sie an beliebiger Stelle vorkommen, „so daß wir ebensogut Mischgeschwülste am Bein wie in dem Urogenitalsystem haben müßten". „Es ist aber nicht der histologische oder der phylogenetische Charakter des Urogenitalsystems, welcher etwa die Mischgeschwülste zeitigt, sondern innerhalb des Genitalsystems sind sie an bestimmte Stellen gebunden, welche sämtlich sehr eng benachbart entstehen. Diese Lokalisation der Tumoren ist so streng, daß sie nur den der Niere am nächsten benachbarten Teil des Genitalstranges, nämlich Vagina und Cervix betrifft und das Corpus uteri verschont, obgleich das ganze Ursprungsgebiet des späteren Genitalstranges in jener Zeit der Nierennachbarschaft ein ganz unendlich kleines Terrain darstellt" (R. Meyer l. c., S. 644).

Da nun aber die mesodermalen Mischgeschwülste der unteren Körperhälfte so gut wie ausschließlich in den Nieren, in der Scheide und in der Cervix uteri, sowie im Vas deferens und im Blasenhals vorkommen, und da alle diese Teile aus einem außerordentlich engen,

---

[1] Meyer, R.: Ergebn. d. allg. Pathol. u. pathol. Anat. Bd. IX, 2, S. 637.

gemeinsamen Bezirk hervorgehen, so darf man nach R. Meyer wohl mit Sicherheit annehmen, daß die Mischgeschwülste ihre Entstehung einer gemeinsamen lokalen Entwicklungsstörung verdanken.

Eine derartige lokale Störung kann nach R. Meyer während der Entwicklung des Urnierenganges eintreten.

Der Urnierengang hat an seinem unteren Ende, in der Gegend des Nierenblastems und des unmittelbar anliegenden „Zwischenblastems" eine Strecke zwischen Ektoderm und Mesoderm nahe einer Stelle zu durchdringen, an der das Mesoderm noch nicht völlig in Nephroblastem [1] und in das Blastem der Beckenwand geschieden ist.

„Da nun individuelle Schwankungen in der Schnelligkeit des Wachstums des Urnierenganges vorkommen, und auch das Cölom mehr oder weniger tief reichen kann, so ist es sehr wohl möglich, daß der Urnierengang an dieser Grenze des Nephroblastems und des übrigen Mesoderms auf Keime stößt, welche noch nicht differenziert sind, oder auf solche, welche gerade in der Differenzierung begriffen, aber noch nicht scharf voneinander gesondert sind. Man müßte sich vorstellen, daß der Urnierengang nur um eine Spur verlagert an Mesodermkeime grenzt, welche nicht in das Urnierengebiet gehören. Es kommt dann nicht gleich zu einer zwangsweisen Verschleppung über große Strecken, sondern die Keime bleiben an Ort und Stelle mit dem Urnierengang verbunden, werden also nur verhindert, sich an ihren Bestimmungsort zu begeben und bleiben also, je nachdem entweder im Ursprungsgebiet der Niere oder kurz darüber im Ursprungsgebiet des Urogenitalstranges, liegen. Es geht hieraus hervor, daß die Tumoren in der Nähe des Urnierenganges liegen müssen, bzw. seinen eben genannten Derivaten; jedoch darf man nicht glauben, daß sie an die unmittelbarste Gefolgschaft des Urnierenganges gebannt wären, da die weitere Entwicklung mit allerlei Verschiebungen der Gewebe und Durchwachsung mit Bindegewebe verknüpft ist. Auch täuscht das später relativ bescheidene Gebiet des Wolffschen Ganges über die Interessensphäre des einstigen Urnierenganges, welcher die Niere ebenso wie den Genitalschlauch in ihrem Ursprungsgebiet beherrschte. Man ist also nicht genötigt, die Mischgeschwülste nur in der Seitenwand des Cervicovaginalkanals zu suchen. So gibt es auch einige solcher Tumoren an der hinteren Wand (Schuchardt, Frick), wie auch an der Seitenwand (Demme, Schuchardt, Kolisko) der Vagina. Wenn nun die große Mehrzahl der Tumoren in der vorderen Vaginalwand liegt, so deutet das freilich nicht auf den Verlauf des Wolffschen Ganges in der Vorderwand (Wilms), der wie wir wissen, die Seitenwand durchläuft. Es gibt jedoch sehr verschiedene Wege, diese Prädilektion der Tumoren zu deuten; erstens beweisen sie die Ursprungsstätte der versprengten Keime überhaupt nicht, wenn wir nicht gerade eine einzelne Zelle annehmen, oder eine kleine Zellgruppe, welche unbehindert und unentwickelt an Ort und Stelle liegen bleibt. Dies ist aber im höchsten Grade unwahrscheinlich, wie wir später noch erörtern werden. Wenn wir aber doch an eine oftmalige Entwicklung der Keime an ihrer Ursprungsstelle glauben dürften, so müssen wir an die Drehung des unteren Teiles des Wolffschen Ganges mit dem Ureter nach vorn erinnern, welcher also die ursprüngliche Lage der Keime völlig verschieben muß, so daß sie mit dem Ureter und Wolffschen Gange nach vorn geraten, also beim Mann an den Blasengrund, beim Weibe an die vordere Vaginalwand. So wäre denn die Prädilektionslage der Tumoren geradezu ein Prüfstein für die Hypothese einer mit der Entwicklung des Urnierenganges zusammenhängenden Gewebsstörung, wie es Wilms auch gewollt hat. Für die oben genannten Ausnahmen von der Regel, ebenso wie für die neben den Nieren sich entwickelnden Tumoren kann man aber getrost annehmen, daß sie aus gleichen Keimversprengungen entstanden sind, daß die Keime aber bei den vielen Gewebsverschiebungen verlagert, vielleicht auch zerstreut wurden und nun abseits zum Tumor auswachsen.

Betrachten wir also kurz unsere Hypothese, so hat man hiernach nicht mit einer primären Keimausschaltung im Sinne einer Differenzierungshemmung (Wilms) zu rechnen, sondern mit einer Ausschaltung aus dem Heimatsverbande im Sinne einer Versprengung, welche sich jedoch in ebenso ungezwungenen Bahnen vollzieht, wie die früher besprochenen Gewebsversprengungen; es werden nur eine oder mehrere durch ihre Grenzlage exponierte Zellen an ein Nachbargebiet abgetreten, dessen Verschiebungen sie ohne eigene besondere Wege zu gehen, mitzumachen gezwungen werden, so daß sie sich allmählich von ihrer Ursprungsstätte weit entfernen.

Wir haben also erstens den Vorteil, die besonderen Entwicklungsbedingungen der von den Mischtumoren heimgesuchten Urstätte berücksichtigt und glauben hiermit aufgeklärt zu haben, daß gemischte

---

[1] Unter „Nephroblastem" versteht R. Meyer (l. c., S. 646) „alle Arten der drei Nierenblasteme".

Mesodermkeime überhaupt nur hier am Urnierengange vorkommen, zweitens haben wir die „Keimausschaltung", also eine Differenzierungshemmung ohne vorangegangene Störung des Gewebszusammenhanges vermieden, welche niemals die Lokalisation erklärt, drittens haben wir einen höchst einfachen und natürlichen Versprengungsmodus angegeben, welcher, wenn nicht völlig, so doch ungefähr der Wirklichkeit nahe zu kommen Anspruch machen kann, und viertens hat die eben entwickelte Anschauung den großen Vorzug, daß sie Keimen der verschiedensten Differenzierungsstufen auf gleichem Wege die Versprengung gestattet. Denn an dieser mesodermalen Grenzschicht der Urniere und des übrigen Mesoderms können selbstverständlich sämtliche Differenzierungsstadien nebeneinander vorkommen. Diese Voraussetzung ist beinahe selbstverständlich, sie dürfte selbst für ein noch so enges Gebiet zutreffen; alles ist im Flusse und das Entwicklungstempo jeder einzelnen Zelle hängt von ihrer Lage ab" (R. Meyer l. c., S. 646f.).

Außerdem ist nach R. Meyer (S. 645) ein Transport von Keimen durch den Wolffschen Gang weder denkbar noch macht er die Lokalisation der Tumoren auf ein bestimmtes Gebiet verständlich.

„Schon das Losreißen aus dem Zellverbande ist eine schwierige Sache, wenn man sich nicht etwa eine stumpfe Gewalt vorstellt. Der Wolffsche Gang wächst möglichst eng an das Ektoderm geschmiegt". „Die Epithelgänge müssen sich die Stellen geringster Widerstandsfähigkeit aussuchen, niemals weichen sie von dieser Bahn ab, ein sicherer Beweis, daß die Gewalt ihres Wachstums nicht so bedeutend ist, um an beliebiger Stelle das Gewebe in gerader Linie zu durchdringen. In der Tat ist es ja auch nur eine Zelle an der Spitze des Ganges, welche sich teilt und die neugebildete Zelle vorschiebt. Von irgendeinem gewaltsamen Losreißen anderer Zellen kann dabei nicht die Rede sein. Aber selbst bereits losgelöste Zellen würde der Gang nicht mitschleppen; die unterste neuzubildende Zelle würde in der Richtung des geringsten Widerstandes unfehlbar an den losgelösten Keimen vorüberwachsen".

„Ein Komplex losgelöster Zellen ist zwar eine grundlose Hypothese, aber selbst diese angenommen, so wäre es doch ausgeschlossen, daß der Müllersche und Wolffsche Gang diese fremden Zellen durch die Gewebe hindurch vor sich hertreibe. Die Gänge schieben sich eben nicht von oben nach unten, wie manche anzunehmen scheinen, sondern sie wachsen durch Zellvermehrung, und die neuen Zellen würden anstandslos an den losgelösten Zellen vorüber immer in der Richtung des geringsten Widerstandes wachsen, nicht aber sich unnötige Widerstände schaffen können; das ist eine geradezu statische Unmöglichkeit" (R. Meyer, S. 552).

Besonders eingehend wurde auch die Frage erörtert, warum das Scheidensarkom der Kinder so häufig in Traubenform wächst. Ahlfeld führte die traubige Form auf die papillären Wucherungen der Scheidenschleimhaut in der 18. und 19. Woche (Dohrn) zurück. Auch Schuchardt[1] erblickte in dieser Papillarwucherung „die Prädisposition zur Entwicklung der papillären Sarkome".

Kehrer[2] führte die traubige Form auf ungleiche Wachstumsverhältnisse der einzelnen (oberflächlichen und tiefen) Gewebe und der Gefäße zurück. Ferner spielt nach seiner Ansicht die Stauung infolge von Gefäßabknickungen und Verlagerungen eine Rolle.

Diese Annahme erklärt nach Gräfenberg aber nicht die Tatsache, daß in der Uterushöhle nur selten traubige Sarkome gefunden werden, obwohl diese histologisch dem Bau der Schleimhautsarkome in der Cervix und in der Scheide entsprechen.

Nach der Ansicht von Gräfenberg (1908) spielt die Sprossenbildung des Oberflächenepithels, das „aktive Mitwuchern der Epitheldecke" eine nicht zu unterschätzende Rolle bei der Entstehung der Traubenform. Erst die Epithelsprossen bedingen in Gemeinschaft mit der subepithelialen Sarkomzellenschicht die Ausbildung der kleinen Polypen. „Für alle traubigen Sarkome ist in der gleichen Weise" „eine Wucherung von Sarkomzellen in Gemeinschaft mit dem Oberflächenepithel charakteristisch".

Allerdings wird dadurch, wie Gräfenberg (S. 288) selbst betont, nicht erklärt, warum die epitheliale Sarkomdecke an der Cervix, der Portio und in der Scheide eine größere

---

[1] Schuchardt: Verhandl. d. dtsch. Ges. f. Gynäkol. Bd. 5, S. 243, 1888.
[2] Kehrer: Monatsschr. f. Geburtsh. u. Gynäkol. Bd. 23, S. 762.

Proliferationstendenz besitzt als im Corpus uteri (denn im Corpus uteri sind traubenförmige Sarkome sehr viel seltener als an der Cervix und in der Scheide, obwohl sie histologisch den gleichen Bau haben).

Kausale Genese. Schwächlichkeit der Kinder scheint keinen Einfluß auf die Entstehung der Neubildung zu haben. Es wird im Gegenteil von zahlreichen Autoren (Sänger, Hauser, Amann, Gräfenberg, Knoop, Welling u. a.) betont, daß die Kinder besonders gut und kräftig entwickelt waren, und daß sie geradezu blühend aussahen.

Verhältnismäßig häufig findet sich die Angabe, daß die Erkrankung während oder im Anschluß an Infektionskrankheiten — Masern (d'Arcy-Power, Amann, Deck), Keuchhusten (Gräfenberg) — bemerkt wurde. Die Frage, inwieweit diese Krankheiten eine auslösende Rolle bei der Geschwulstentstehung spielen, läßt sich heute noch nicht beantworten.

Klinik des Scheidensarkoms der Kinder.

Lebensalter der Kinder. Das Scheidensarkom der Kinder ist am häufigsten bei Kindern bis zu 2 Jahren, dann sinkt die Häufigkeit ab, und zwischen dem 5. und dem 15. Lebensjahr gehören Scheidensarkome zu den allergrößten Seltenheiten.

In 47 Fällen von kindlichen Scheidensarkomen, bei denen wir Altersangaben finden konnten, ergibt sich folgende Verteilung auf die einzelnen Lebensjahre[1]:

0—1 Jahr 13$^1/_2$ Wochen Kroemer-Paul Schmidt,
          3$^1/_2$ Monate Mc Farland,
          6 „ Hauser, v. Markowič, Rosenbach-Starke,
          7 „ Schuchardt-Frick (Fall 1), Holländer,
          8 „ —
          9 „ —
         10 „ —
         11 „ Waldstein, Marullaz,
         12 „ Marsh, Kolisko (Fall 2),
1—2 Jahre 13 „ —
         14 „ d'Arcy-Power, Straßmann-Starfinger,
         15 „ Rabé, v. Franqué-Welling,
         16 „ Steinthal,
         17 „ Holmes,
         18 „ Soltmann, Kolisko (Fall 3), Amann, Deck,
         19 „ Sweet-Mönckeberg,
         20 „ —
         21 „ —
         22 „ —
         23 „ Piéchaud und Guyot,
         24 „ Schuchardt-Frick (Fall 2), Körner, Braun, Gräfenberg.
Kolisko (Fall 1) 1$^1/_2$ Jahre, Schiller 1$^1/_2$ Jahre, Lossen 2 Jahre, Esch-Adler 2 Jahre.
2—3 Jahre 2 Jahre 6 Monate Lea, Eisenbrey,
          2 „ 8 „ Sänger, Aubert,
      Ebeler, v. Herff, Miller und Guard.
3—4 Jahre Brown, Schustler, Ahlfeld, Le Dentu, Knoop,
4—5 „ Himmelstrup (4 Jahre),
5—6 „ —
6—7 „ —
7—8 „ —

---

[1] Soweit als möglich, wurde hier das Alter angeführt, in dem die Kinder in ärztliche Behandlung kamen, da der Zeitpunkt des ersten Auftretens der Symptome und des Todes nicht immer angegeben ist.

8—9 Jahre Huguet-Ricard,
9—10 „ —
10—11 „ —
11—12 „ —
12—13 „ —
13—14 „ —
14—15 „ —
15—16 „ Kaschewarowa-Rudnewa, Maclean.

Symptome. Das Scheidensarkom der Kinder bleibt häufig längere Zeit symptomlos, und es wird erst dann entdeckt, wenn die Neubildung aus der Vulva hervortritt.

Nähere Angaben darüber, wie lange die Neubildung schon bestand, ehe sie entdeckt wurde, lassen sich nicht machen, da ihr Beginn sich nicht feststellen läßt, und da die Wachstumsschnelligkeit nicht in allen Fällen gleich zu sein scheint.

Mehrfach (Sänger, Ahlfeld, Lea, Soltmann u. a.) hat man bei dem Auftreten der ersten klinischen Erscheinungen schon die ganze Scheide voll von Sarkommassen gefunden. Besonders eigenartig ist die Beobachtung von Demme-Gränicher. Hier wurde schon bei der Geburt eine erbsengroße Geschwulst zwischen den Labien bemerkt. Als das Kind 5 Jahre und 6 Monate alt war, war die Geschwulst so groß wie ein Pfirsichkern. Erst im Alter von 7 Jahren ging das Kind an der Neubildung zugrunde.

Die Geschwulst kann anfangs nur beim Schreien und Pressen der Kinder im Scheideneingang sichtbar werden (Hauser, Schuchardt-Frick, Fall 2, Sweet-Mönckeberg), später tritt sie in der Regel dauernd vor die Vulva.

Selbst dann können aber noch längere Zeit weitere Beschwerden — Störungen der Urinentleerung, Verschlechterung des Allgemeinzustandes fehlen — (Marsh, Schuchardt-Frick, Fall 1, Demme-Gränicher).

Zuweilen gehen aber dem Heraustreten der Geschwulst vor die Vulva kürzere oder längere Zeit Ausfluß oder Blutungen voraus.

Der Ausfluß kann schleimig, wässerig, zeitweise blutig sein (Lea), oder er ist gelblich und zeitweise mit Blut vermischt (Piéchaud und Guyot), rein eitrig (Schustler, Knoop, Aubert, Ebeler) oder mißfarbig und übelriechend (Sänger).

Der Ausfluß kann monatelang (Schustler, d'Arcy-Power, Ebeler) bestehen, ehe die Neubildung bemerkt wird, oder ehe weitere Symptome auftreten.

Der rein eitrige Ausfluß hat schon mehrfach zu Fehldiagnosen Veranlassung gegeben. So wurde in dem Falle von Aubert zunächst eine Vulvo-Vaginitis angenommen. Ebeler berichtete, daß in seinem Falle das Kind, das seit mehreren Monaten an eitrigem Ausfluß litt, früher auf Gonorrhoe behandelt worden war. Bei der Aufnahme in die Klinik konnten aber trotz mehrfacher Untersuchungen keine Gonokokken gefunden werden.

Blutungen als erstes Symptom der Neubildung wurden beobachtet von Kroemer-Paul Schmidt, Holländer, Straßmann-Starfinger, Waldstein, Amann, Gräfenberg. Zuweilen gingen mit dem Blut auch Gewebsbröckel ab (Amann, Gräfenberg, v. Markowič). Auch die spontane Abstoßung größerer Geschwulstteile wurde wiederholt beobachtet (Sänger, Piéchaud und Guyot, Braun).

Auch die Blutungen haben mehrfach zu Fehldiagnosen geführt.

In dem Falle von Sänger traten bei einem 3jährigen Kind nach der Spontanausstoßung einer kleinapfelgroßen Geschwulst Blutungen aus der Scheide auf. Die Mutter war durch diese Blutung sehr beunruhigt und sie suchte deshalb einen Arzt auf. Da dieser keinen geschlossenen Hymen fand, und da er einen anscheinend virulenten Ausfluß feststellte, so forschte er die Mutter nach der Möglichkeit eines Stuprums aus. Die Mutter, die längst schon einen derartigen Verdacht gehegt hatte — zuerst auf einen 19jährigen Epileptiker im Dorfe, dann auf einen 60jährigen Armenhausbewohner — stimmte sogleich bejahend bei. „Und in der Tat stellte es sich heraus, daß sich der merkwürdige Zufall begeben hatte, und das Kind nebst fünf anderen älteren Schulkindern von jenem Armenhäusler mißbraucht worden war" (Sänger). „Als aber die nachherige Untersuchung das Vorhandensein einer bösartigen Neubildung in der Scheide feststellte, war nicht nur die Angabe der Mutter, daß aus der Scheide des Kindes „etwas Fleischartiges" — jedenfalls ein losgestoßenes Stück der Geschwulst — abgegangen sei, wie auch die anderen Symptome völlig klar, sondern es konnte bei der Natur der Neubildung dann auch kaum einem Zweifel unterliegen, daß das Stuprum höchstens einen Zerfall, ein rascheres Wachstum derselben begünstigt habe, keinesfalls aber deren Ursache sei" (Sänger).

Waldstein berichtete über ein 15 Monate altes Kind, bei dem im Alter von 11 Monaten Blutungen aufgetreten waren. Die Mutter hatte deshalb ein Spitalsambulatorium aufgesucht. Hier wurde vermutet, daß sich das Kind durch einen Splitter am Genitale verletzt habe, da die Mutter angab, daß das Kind beim Spielen mit hölzernen Bausteinen ein Trauma erlitten habe.

Als weitere Symptome hat man bei Scheidensarkomen der Kinder gefunden: Schmerzen beim Urinieren und Abmagerung (Sänger), Auftreibung des Leibes durch eine Geschwulst, die das ganze kleine Becken ausfüllte (Ahlfeld), Abmagerung, Harnbeschwerden, Fieber (Soltmann), Störungen der Harnentleerung mit heftigen Schmerzen im Abdomen (Rabé).

Neben den Blutungen und dem Ausfluß stehen im Vordergrund des klinischen Bildes also Störungen der Harnentleerung. Diese äußern sich auch pathologisch-anatomisch in einer Erweiterung der Harnblase (Demme-Gränicher, Körner u. a.) und selbst in einer starken Hypertrophie der Blasenmuskulatur (Körner).

Für die Harnstauung in der Blase mit nachfolgender Wandungshypertrophie kommen nach Pick (1894) folgende Momente in Betracht:

1. Verlagerung des Orificium urethrae externum durch die aus der Scheide hervorgefallene Geschwulstmasse,
2. Kompression der Urethra und des Blasenhalses durch die die Scheide ausfüllenden Wucherungen,
3. sarkomatöse Infiltration und Stenosierung der Urethralwand und des Harnblasenhalses,
4. Verlegung des Orificium urethrae internum durch intravesicale Polypen,
5. Zug nach oben, der durch den hochgedrängten mit Blase und Harnröhre verlöteten Uterus an diesen Organen ausgeübt wird. Bei gleichzeitiger Ausziehung der Harnröhre wird diese „genau in derselben Weise" verschlossen, „wie das Lumen eines in die Länge gezogenen Schlauches verschwindet" [Pick (1894)].

Selbstverständlich können auch mehrere dieser Momente gleichzeitig zusammenwirken.

Durch die Rückstauung des Urins kann es zu einer Erweiterung der Ureteren und des Nierenbeckens[1] kommen. In der Regel schließt sich dann auch eine eitrige Cystitis, Pyelitis und Pyelonephritis an.

Das Fieber, das zuweilen beobachtet wird, ist entweder die Folge der ascendierenden Infektion der Harnwege, oder es rührt von eitrigem Zerfall und Verjauchung der Tumormassen her.

Verlauf. Über die ersten Wachstumsstadien des Scheidensarkoms der Kinder ist heute noch nichts bekannt, weil die Neubildung immer erst entdeckt wurde, wenn sie schon aus der Scheide hervorgetreten war, oder wenn sie durch Ausfluß und Blutungen die Aufmerksamkeit auf sich lenkte.

Es ist deshalb, wie schon Wilms (S. 103) betonte, nicht zu entscheiden, ob die Tumoren schon bei der Geburt vorhanden sind, oder ob sie erst nach kürzerer oder längerer Zeit aus einem bis dahin verborgenen Geschwulstkeim entstehen.

Sicher scheint aber zu sein, daß dem rapiden malignen Wachstum „ein vollkommenes Ruhestadium der Geschwulstkeime", oder „eine Spanne sehr langsamer, fast gutartiger Wucherung" vorausgehen kann (Wilms).

---

[1] Eine Erweiterung der Ureteren und des Nierenbeckens kann auch entstehen, wenn die Uretermündungen sarkomatös infiltriert sind, oder wenn sie durch sarkomatöse Blasenpolypen verlegt werden [Pick (1894)].

Zu diesem Schlusse berechtigt die Beobachtung von Demme-Gränicher. In diesem Falle wurde schon bei der Geburt eine erbsengroße Geschwulst zwischen den Labien bemerkt. Als das Kind 5 Jahre und 6 Monate alt war, zeigte die Neubildung die Größe eines größeren Pfirsichkerns. Erst im Alter von fast 7 Jahren ging das Kind an der Neubildung zugrunde.

Sobald das Stadium des rapiden Wachstums aber eingesetzt hat, ist der weitere Verlauf ziemlich gleichmäßig.

Neben dem Primärtumor, oder wenn dieser entfernt wurde, neben dem rasch auftretenden Rezidiv, schießen weitere Wucherungen auf, schließlich ist die Scheide von traubigen und beerenförmigen Polypen oder von zerfallenden Geschwulstmassen erfüllt. Sie kann dabei so stark gedehnt werden, daß sie auch von den Bauchdecken aus als großer, bis fast zum Nabel reichender Tumor fühlbar ist. Diesem sitzt dann in der Regel der Uterus als kleine knopfförmige Anschwellung auf. Die untersten Partien der Neubildung treten fast immer aus der Scheide heraus vor die Vulva. Hier sind sie mechanischen und chemischen Traumen ausgesetzt (Reibung der Oberschenkel und der Wäsche, Benetzung durch den Urin usw.). Die Folge ist ein geschwüriger oder jauchiger Zerfall der Oberfläche. Auch in der Scheide selbst kann der Zerfall erfolgen. Die Folge des Zerfalls sind eitriger, blutig-eitriger oder jauchiger, oft mit Geschwulstbröckeln vermischter Ausfluß. Nicht so selten sind auch erhebliche Blutungen.

Neben dem Wachstum nach der Scheide zu wuchert die Neubildung schon früh in die Tiefe, vor allem nach der Blase hin[1]. Die Blasenwand ist dann entweder stark infiltriert oder es finden sich in ihr polypöse Sarkomwucherungen.

Die Kompression der Urethra und des Blasenhalses durch die Tumormassen in der Scheide, die sarkomatöse Infiltration der Blasenwand, die Verlegung der inneren Harnröhrenmündung durch sarkomatöse Blasenpolypen u. a. m.[2], führen dann bald zur Erschwerung der Harnentleerung. Die mangelhafte Entleerung der Blase hat eine Rückstauung des Urins zur Folge mit oft enormer Erweiterung des Nierenbeckens und der Blase. Häufig schließt sich dann eine Cystitis, Pyelitis und Pyelonephritis an.

Die ascendierende Infektion der Harnwege ist eine sehr häufige Todesursache. In anderen Fällen gehen die kleinen Kranken im Anschluß an die operativen Eingriffe zugrunde, oder sie erliegen der Kachexie. In dem Falle von Sänger kam es zum Durchbruch der Neubildung in die Bauchhöhle mit eitriger Peritonitis.

Die Gesamtdauer der Erkrankung läßt sich nicht mit Sicherheit angeben, da sich der Zeitpunkt des Beginnes der Neubildung nicht bestimmen läßt.

Von dem Zeitpunkte an gerechnet, an dem die Neubildung zuerst in Erscheinung trat, schwankte der Krankheitsverlauf zwischen einigen Tagen bis zu einigen Jahren:

$1/2$ Woche Kroemer-Paul Schmidt,
1 Monat Kolisko (Fall 2),
$1^1/_2$ Monate Rabé, Gräfenberg,
2 ,, Sweet-Mönckeberg,
3—4 ,, Schuchardt-Frick,
4 ,, Kolisko (Fall 1),
5 ,, McFarland,
6 ,, Deck,
10 ,, Sänger, v. Markowič, Schustler,
12 ,, Soltmann, Lea, Knoop,

---

[1] Das Rectum bleibt dagegen auffallenderweise so gut wie immer verschont.
[2] S. S. 521.

14 Monate d'Arcy-Power,
16   „   Marsh,
20   „   Steinthal.

In dem Falle von Braun vergingen zwischen den ersten Symptomen der Neubildung und dem Tode 3 Jahre und 8 Monate. In der Beobachtung von Demme-Gränicher wurde schon bei der Geburt eine erbsengroße Geschwulst zwischen den Schamlippen bemerkt, aber erst im Alter von fast 7 Jahren ging das Kind an Sarkom zugrunde.

Bei dem Kinde, über das Esch und Adler berichteten, bemerkte die Mutter, schon als das Kind $^1/_2$ Jahr alt war, daß aus der Scheide Wucherungen herausragten. Diese wurden vom Arzt mehrfach abgetragen. Im Alter von 2 Jahren (Dezember 1926) wurde das Kind in die Klinik gebracht. Im August 1927 ist das Kind an einem Rezidiv gestorben.

Diagnose. Die Feststellung eines „Traubensarkoms" der Scheide ist leicht, wenn man in der Vulva eine Neubildung findet, die aus beerenartigen oder blasenförmigen Gebilden besteht, die mit kürzeren oder längeren Stielen von einem gemeinsamen Stamm ausgehen.

Findet sich aber nur ein einzelner, weicher, rötlicher, runder „Polyp", dann kann die Diagnose ganz außerordentlich schwierig sein. Man sollte deshalb in allen diesen Fällen das Gebilde entfernen und es einer gründlichen histologischen Untersuchung von sachverständiger Seite zuführen [1].

Klinisch ist häufig leider erst das Rezidiv „die sicherste und untrüglichste Correktur der Diagnose" (Pick).

Auch der — allerdings seltene — angeborene „Uterusprolaps" kann eine Geschwulst der Scheide vortäuschen, da er — ebenso wie der Vaginalprolaps (Abb. 172) — als runde rötliche Geschwulst zwischen den Labien hervortritt (Reuß).

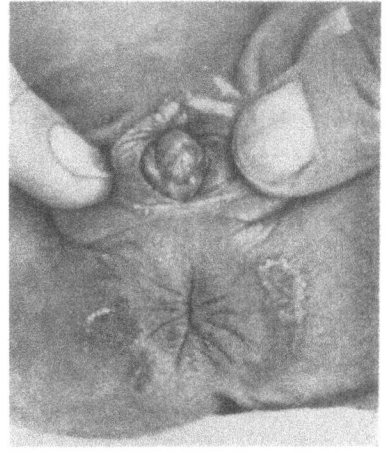

Abb. 172. Prolaps der vorderen Vaginalwand bei einem neugeborenen Kind. (Beobachtung von P. Helmreich, Univ.-Kinderklinik, Wien. Nach v. Reuß.)

Differentialdiagnostisch ist von Wichtigkeit, daß — von einer Ausnahme abgesehen (Rokitansky) — bisher stets gleichzeitig auch eine Spina bifida vorhanden war (v. Reuß) [2].

Blutungen aus der Scheide von Kindern sollten stets den Verdacht auf eine sarkomatöse Neubildung erregen.

Von den pathologischen Zuständen, die differentialdiagnostisch in Betracht kommen, lassen sich die Uterusblutungen bei Neugeborenen und die Menstruatio praecox wohl immer leicht an ihrer zeitlichen Beschränkung erkennen. Die Diphtherie der Scheide muß durch Einsendung eines Tupfers mit Scheidensekret an ein bakteriologisches Institut ausgeschlossen werden. Mit der Annahme von Verletzungen oder eines Stuprums darf man sich nicht ohne weiteres zufriedengeben, selbst wenn die Anamnese in diesem Sinne zu sprechen scheint (s. S. 520 f.).

Bei Ausfluß wird man in erster Linie wohl immer an eine Vulvovaginitis denken. Gelingt es dann aber nicht, durch den Nachweis von Gonokokken oder von Diphtheriebacillen die Ursache des Ausflusses zu klären, dann sollte immer auch eine bösartige Neubildung in den Kreis der diagnostischen Erwägungen gezogen werden.

---

[1] Bei der histologischen Untersuchung ist besonders auch auf das Vorkommen einer „subepithelialen Zellschicht" zu achten. Diese soll — nach Beckmann (1913) — schon in frühen Stadien die Unterscheidung eines Sarkoms von einem gutartigen Schleimhautpolypen gestatten.

[2] v. Reuß: In Halban-Seitz, Bd. VIII, 2 S. 746, hier auch Literatur.

An eine bösartige Neubildung der Scheide muß man auch in allen den Fällen denken, in denen bei kleinen Mädchen Störungen der Harnentleerung (Schmerzen oder starke Anstrengungen beim Urinieren, plötzliche Harnverhaltung, Harnträufeln — Ischuria paradoxa — u. a.) vorhanden sind.

Auch hinter einem Tumor im Abdomen kann sich ein Scheidensarkom verbergen. Dieser Tumor kann die gefüllte Blase sein (Sänger), es kann sich aber auch um die Scheide handeln, die durch Geschwulstmassen enorm ausgedehnt ist (Ahlfeld).

In allen diesen Fällen ist, wie schon erwähnt wurde, die Diagnose eines Scheidensarkoms nicht schwierig, wenn polypöse Tumoren aus der Scheide herausragen. Ist dies nicht der Fall, dann muß man versuchen, durch einen dünnen Ohrtrichter die Scheide dem Auge zugängig zu machen. Auch die Austastung der Beckenhöhle mit dem Finger vom Rectum her, wie sie E. Martin schon bei Neugeborenen zum Nachweis rachitischer Veränderungen übt, kann empfehlenswert sein.

Prognose. Die Prognose des kindlichen Scheidensarkoms ist außerordentlich trübe.

Von den gesamten in der Literatur niedergelegten Fällen sind bisher nur zwei dauernd geheilt geblieben, nämlich je ein Fall von Schuchardt-Frick und McFarland.

In dem Falle von Holländer ist, wie Veit und Knoop erwähnen, das Kind später doch an Rezidiv gestorben.

Therapie. Die Therapie hat sich bisher dem Scheidensarkom der Kinder gegenüber — mit Ausnahme zweier Fälle (Schuchardt-Frick, McFarland) — als vollkommen machtlos erwiesen.

Ursprünglich begnügte man sich mit der einfachen Exstirpation der Neubildung. Als sich aber zeigte, daß die Entfernung der Polypen auch in scheinbar gesundem Gewebe den tödlichen Verlauf nicht aufzuhalten vermochte, ging man immer radikaler vor und schließlich wurde von verschiedenen Autoren (Werth, Amann, Rabé) auch bei ganz kleinen Kindern, die abdominale Totalexstirpation ausgeführt[1].

Amann begründete dieses Vorgehen damit, daß das Scheidensarkom der Kinder mehr kontinuierlich auf die Umgebung übergreift, und daß Metastasen kaum je vorzukommen scheinen. Bei dieser Beschränkung auf die Beckenorgane erschien ihm die Möglichkeit einer Radikaloperation gegeben.

Demgegenüber haben aber v. Franqué-Welling sehr mit Recht betont, daß in allen bisher bekannten derartigen Fällen die Kinder im Anschluß an die Operation zugrunde gegangen sind, sei es infolge des schweren Eingriffes selbst, sei es infolge irgendeiner anderen Komplikation. Außerdem haben v. Franqué-Welling auch darauf hingewiesen, daß gerade in dem Falle von Schuchardt die Heilung nicht etwa durch die Radikaloperation erzielt wurde, sondern durch die Abtragung der Neubildung und durch die Excision des Teiles der Scheidenwand, dem der Tumor aufsaß. Die Radikaloperation ist also bis jetzt nicht durch einen einzigen Erfolg gerechtfertigt. Ihre durchaus negativen Resultate zeigen, daß sie ein zu schwerer Eingriff für den kindlichen Organismus ist. Eine Teiloperation scheint deshalb eher gerechtfertigt (Welling).

Auch die Radiumbehandlung (Welling, Ebeler, Adler) hat bis jetzt nicht gehalten, was man sich von ihr versprechen zu dürfen glaubte. Allerdings sind die Erfahrungen, die mit der Radiumtherapie beim Scheidensarkom der Kinder gesammelt

---

[1] In dem Falle von Holländer exstirpierte Israel den Uterus und die Scheide auf parasakralem Wege.

werden konnten, heute noch zu gering, um ein abschließendes Urteil über die Wertigkeit der Radiumtherapie zu gestatten[1].

Die Aussichtslosigkeit jeder Therapie darf aber nicht zu einem Verzicht auf jede ärztliche Tätigkeit überhaupt verleiten. Aus ihr erwächst im Gegenteil für den Arzt die unendlich wichtige Aufgabe, den kleinen Kranken ihr trauriges Schicksal durch alle nur möglichen symptomatischen Maßnahmen zu erleichtern.

Diese dürfen sich nicht etwa nur in der Verabreichung von Narcotica erschöpfen.

Eine ganz besondere Aufmerksamkeit ist den Störungen der Harnentleerung zu widmen. Erschwerung der Harnentleerung bis zur vollkommenen Harnverhaltung ist eines der häufigsten Symptome beim Scheidensarkom der Kinder. Durch die Sorge für die rechtzeitige schonende Entleerung der Harnblase können den kleinen Kranken viele Schmerzen erspart werden.

Zur symptomatischen Therapie ist auch die Abtragung gestielter und jauchender Teile der Neubildung zu rechnen, die vor der Vulva liegen. Selbstverständlich wird man sich dabei auf die einfachsten Eingriffe (Unterbindung und Druchtrennung des Stieles) beschränken.

Auch beim Auftreten stärkerer Blutungen soll man die Kinder nicht mit großen Unterbindungs- und Exstirpationsversuchen quälen, sondern man soll sich mit der Einführung eines mit Eisenchloridlösung getränkten kleinen Streifens begnügen.

Selbstverständlich erschöpfen diese kurzen Andeutungen aber bei weitem nicht das, was bei individuellem Eingehen auf die besonderen Verhältnisse des einzelnen Falles sonst noch getan werden kann.

2. Sekundäres Scheidensarkom der Kinder.

Über sekundäre Scheidensarkome der Kinder ist noch sehr wenig bekannt.

Die Möglichkeit einer sekundären sarkomatösen Erkrankung der Scheide ist besonders dann gegeben, wenn ein Uterussarkom vorhanden ist[2]. Allerdings läßt sich in diesen Fällen häufig nicht entscheiden, ob der Primärtumor in der Scheide oder im Uterus saß.

So berichtete — nach Ahlfeld[3] — Prof. Schmidt in der Sitzung der med. Gesellschaft in Leipzig am 30. Dezember 1879 von einem Kind, das weiche Polypen der Scheide aufwies. Das $1^1/_2$ Jahre alte Kind sei in Breslau in Behandlung gewesen. Dort habe man festgestellt, daß auch der Uterus an der Neubildung der Scheide beteiligt gewesen sei.

Auch in einem Falle von Smith[4] muß es dahingestellt bleiben, ob ein primäres Sarkom des Uterus oder der Scheide vorlag.

Es handelte sich um ein 4 Jahre altes Mädchen, bei dem wiederholt polypöse Geschwülste entfernt worden waren, die aus der Vulva hervorragten. Bei der Autopsie fanden sich an der Innenfläche und unter

---

[1] Welling erinnert an die Beobachtung von Reusch (Zentralbl. f. Gynäkol. 1916, Nr. 2). In diesem Falle fand sich bei einem 16 jährigen Mädchen ein gemischtzelliges Sarkom, das der hinteren Cervix- und der linken Scheidenwand breit aufsaß. Die Neubildung wurde mit der Schere und mit dem scharfen Löffel so weit als möglich entfernt. Dann wurden 50 mg Radium für 24 Stunden in die Cervix eingelegt. Schon nach 14 Tagen zeigten Uterus und Portio wieder einen vollkommen normalen Befund. Auch drei Monate später war der Genitalbefund noch durchaus normal. Freilich kann man auch in diesem Falle noch von keiner Dauerheilung sprechen.

[2] In einer Beobachtung von Peyrache (s. S. 502) handelt es sich vielleicht um ein sekundäres Scheidensarkom bei einem primären Sarkom der Urethra.

[3] Ahlfeld: Arch. f. Gynäkol. Bd. 16, S. 139.

[4] Smith: Americ. journ. of obstetr. a. gynecol. 1883, ref. Arch. f. Kinderheilk. Bd. 16, S. 188 und Journ. of. obstetr. April 1893, zit. nach Pick, Arch. f. Gynäkol. Bd. 46, S. 209 u. 211.

der Serosa des Uterus unregelmäßige Höcker und einige kleine polypenartige Wucherungen. In der Scheide waren höckerige Erhabenheiten und polypenartige Wucherungen vorhanden. Die mikroskopische Untersuchung ergab ein Rundzellensarkom.

Auch in einer Beobachtung von Gräfenberg läßt sich nicht feststellen, ob die Scheide oder der Uterus der Ausgangspunkt der Erkrankung war.

Über einen einwandfreien Fall von sekundärem Scheidensarkom bei Sarkom des Uterus (traubiges Sarkom der Cervix) berichtete Pick[1].

Bei einem ein Jahr alten Kind, das an Schmerzen im Unterleib und Erschwerung der Urinentleerung litt, traten „blutige Fleischteile" aus der Scheide hervor. Nach Entfernung dieser Geschwulstmassen stellte sich blutig-gelber stinkender Ausfluß ein. Wiederholt gingen dann noch „traubige Stücke" ab. Schließlich kam das Kind unter den Erscheinungen „völliger Erschöpfung" ad exitum. Bei der Autopsie fand sich ein großes, die ganze Scheide ausfüllendes traubenförmiges Sarkom, das von der hinteren Cervixwand (1 cm über dem äußeren Muttermund) ausging. Von hier aus setzte sich die Geschwulstbasis kontinuierlich über die hintere Muttermundslippe auf das hintere Scheidengewölbe fort und von hier verlief sie schräg nach unten und rechts bis fast zum Introitus. Längs dieser Basis erhoben sich mehrere hahnenkammähnliche parallele Geschwulstleisten. Auch sonst waren in der Scheide nur kleine, linsen- bis höchstens kirschgroße polypöse Wucherungen vorhanden. Außerdem fanden sich eine Pyometra, eine Peritonitis und eine ausgedehnte Infiltration der Parametrien und der Beckenlymphdrüsen.

Epikritisch faßte Pick (1894, S. 208) den Verlauf in folgender Weise zusammen: Die aus der hinteren Cervixwand hervorgehende traubige Geschwulst wucherte nach der Scheide hin und sie trat schließlich polypös aus der Schamspalte hervor. „Die nur partielle Abtragung des Polypen konnte naturgemäß keinen Radikalerfolg erzielen. Die jauchige Ulceration der Geschwulstmasse induzierte sodann einmal die Zersetzung des in der Blase stagnierenden Urins, wie auf der anderen Seite eine Infektion des Uterusinnern. Gleichzeitig schossen als regionäre Metastasen zahlreiche polypöse sarkomatöse Vegetationen in der Vagina auf, während die von der Cervix ausgehende Geschwulst in das peri- und paracervicale Gewebe infiltrierend vordrang. So kam es zur Bildung der mächtigen, die Ligg. lata substituierenden Masse."

„Die vor den Uterusausgang kugelventilartig vorgelagerte Geschwulstmasse, die dem Secrete der jauchenden sarcomatös degenerierten Uterusinnenfläche den Abflußweg verlegte, war das ätiologische Moment für die Bildung der Pyometra, zugleich durch die Anpressung der Urethra gegen die Schamfuge und die Verlegung ihrer Mündung für den dysurischen Symptomenkomplex. Die Pyometra nebst den in das Bauchfell eingewanderten hier weiterwuchernden Geschwulstkeimen bedingten die chronische Peritonitis, die im Verein mit dem durch die Jauchung erzeugten consumierenden Fieber den schließlichen Tod herbeiführte".

Die Frage, ob auch von Sarkomen anderer Körpergegenden aus bei Kindern Metastasen in der Scheide entstehen können, läßt sich heute noch nicht beantworten.

Soweit wir sehen, findet sich in der Literatur nur eine einzige Beobachtung — von Roello (1923) — in der neben einem Scheidensarkom noch an einer anderen Körperstelle Sarkom vorhanden war.

In der Beobachtung von Roello handelte es sich um ein 8 Monate altes Mädchen. Zwei Tage vor der Aufnahme in die Klinik fiel der Mutter auf, daß die äußeren Genitalien, besonders die kleinen Labien leicht gerötet und ödematös waren. Am folgenden Tage trat aus der Vulva eine birnförmige, leicht blutende Geschwulst heraus. Bei der Aufnahme in die Klinik fand sich vor der Vulva ein länglicher, fleischiger, etwa 10 cm langer Tumor, der mit einem dünnen Stiele von der antero-lateralen linken Scheidenwand ausging. Von einer Therapie wurde auf Wunsch der Mutter Abstand genommen. Nach etwa 8—9 Wochen wurde das Kind wieder in die Klinik gebracht. Die ganze Scheide war jetzt mit einem Tumor ausgefüllt, der mit einem breiten, kurzen Stiel vorn - seitlich links - an der Scheidenwand befestigt war. Im Urin fanden sich sehr spärliche Leukocyten. Die Neubildung wurde exstirpiert. Nach 4 Wochen war ein Rezidiv entstanden. Dieses wurde ebenfalls entfernt. Um diese Zeit fing das Allgemeinbefinden des Kindes an zu leiden, weiterhin trat ein neues Scheidenrezidiv auf und die Urinentleerung war erschwert. Die Palpation des Abdomens ergab, daß der untere Pol der rechten Niere vergrößert war. Das Scheidenrezidiv wurde wieder entfernt und es wurde mit der Strahlentherapie begonnen. Schon nach wenigen Tagen war die Scheide aber von neuen Tumormassen erfüllt.

---

[1] Pick: Arch. f. Gynäkol. Bd. 46, S. 195ff., 1894.

Genau 5 Monate nach dem Auftreten der ersten Symptome kam das Kind ad exitum.

Bei der Autopsie fand sich ein hühnereigroßer Geschwulstknoten in der Scheide. Auch die beiden Nieren waren von Sarkomgewebe durchsetzt. Außerdem fanden sich Geschwulstwucherungen auch in der Blase.

Roello nimmt an, daß die Sarkome in der Scheide und in den Nieren unabhängig voneinander entstanden sind.

3. Das Scheidensarkom der Erwachsenen.

Primäres Scheidensarkom.

Primäre Scheidensarkome bei Erwachsenen wurden beschrieben von Meadows (1869), Kaschewarowa-Rudnewa (1872), Spiegelberg (1872, 2 Fälle), Fränkel (1875), Mann (1875)[1], Baiardi (1880), Simmons (1884), Underhill (1885), Menzel (1885), Young (1885), Gervis (1886), Handfield-Jones (1886), Spadaro (1887), Parona (1887), Steinthal (1888)[2], Herzfeld (1889), Kalustow (1891), Wirtz (1891)[3] Gow (1891), Gatti (1892), Oliver (1892, 2 Fälle), Ter Neumann (1893), Münz (1894), Klien (1894), Senn (1895), Edebohls (1896), Rubeska (1896), Wathen (1896), Horn (1896, 2 Fälle), Amann (1897), Ashburn (1897), Morris (1898)[4], Alglave und Milian, Matthews (1898), Morestin (1898), Franke (1898), Jung (1899, 2 Fälle), Savage-Smallwood (1899)[5], O. Seitz (1900), Morris (1900), Schwartz (1900), Hoestermann (1901), Macnaughton-Jones (1902), Lossen (1902, 3 Fälle), Jellet und Earl (1904), Rollin (1905), Boldt (1906), Eggel (1906), Egorow, Jellet (1907), Becket-Overy (1907), Rosenberger (1908), Hartmann, Kehrer (1909), Favell (1910), Bland (1912)[6], Brooke (1912)[7], Graefe (1912), Tracy (1912, 2 Fälle)[8], Vireuque (1913)[9], Hellier-Miller (1913)[10], Dietrich (1919), Piccagnoni (1921), A. Seitz (1923), Dambrin (1923),

---

[1] Mann: Americ. of obstetr. Bd. 8, p. 541, zit. nach. McFarland.

[2] Es ist nicht ausgeschlossen, daß es sich in diesem Falle von „Angiosarkom" um ein Chorionepitheliom handelte, da die Neubildung $3^1/_2$—4 Monate nach Ausräumung einer Blasenmole entstand.

[3] In der sehr gründlichen und ausführlichen Zusammenstellung der bis zum Jahre 1911 veröffentlichten Scheidensarkome von McFarland (Americ. journ. of the med. sciences. Vol. 141, p. 581) erscheint die Beobachtung von Wirtz zweimal, nämlich als Wirtz (1891) und als Wirt (1892).

[4] In der Tabelle von McFarland findet sich Morris zweimal, nämlich 1. Morris 1900, 2. Morris 1908, „Practitioner II, S. 393, 1908". Nach Wilson (1902) erschien die Arbeit von C. A. Morris aber in „Practitioner Vol. 2, p. 593, 1898". Es scheint deshalb McFarland ein Versehen unterlaufen zu sein. Veit, Handbuch d. Gynäkol. 2. Aufl., Bd. III, 1, S. 305 zit.: „Morris, Am. Pract. 1898. Dec., and Lond. obstetr. Fr." — dies muß natürlich heißen Tr., Verf. — „Vol. 42, p. 144". Nach Veit handelt es sich also in den beiden Literaturstellen Morris (1898) und Morris (1900) um die gleiche Beobachtung. Uns selbst war „Practitioner 1908" leider nicht zugängig. Der in unserer Zusammenstellung angeführte Fall „Morris (1900)" bezieht sich auf Charles Morris, Transact. of the obstetr. soc. of London. For the year 1900, Vol. 40, 2, p. 144.

[5] Zit. nach McFarland. Dieser gibt als Literaturstelle an: Brit. med. journ. 1899. Bd. 2, S. 1281. Wir selbst konnten an dieser Stelle und überhaupt in dem betreffenden Bande eine Beobachtung von Savage-Smallwood nicht finden.

[6] Bland: Journ. of the Americ. med. assoc. Aug. 1912.

[7] Brooke: Journ. of the Americ. med. assoc. Vol. 59, Nr. 7.

[8] Tracy: In Frommels Jahresber. f. Geburtsh. u. Gynäkol. 1914 wird der Autor fälschlich „Trya" genannt.

[9] Vireuque: Des tumeurs malignes primitives du vagin. Arch. mens. d'obstétr. et de gynécol. Bd. 2.

[10] „Peritheliom", s. S. 535.

Tourneux (1923), Stefani (1923), Szamek (1923), Dellepiane (1924), v. Szathmáry (1927)[1], Mulzer 1927.

In diese Zusammenstellung wurden nicht aufgenommen die Fälle von v. Rosthorn, Ferrari, Hofmokl, Odebrecht, Potherat, Chaboux, Raschke.

1. In dem Falle von v. Rosthorn[2] fand sich ein Sarkom, das von der hinteren Muttermundslippe ausging, und das auch an dieser rezidivierte. v. Rosthorn rechnete die Neubildung zu den Sarkomen der Scheide, und er begründete seine Ansicht damit, daß „die Neubildung in keiner Beziehung irgend welche Analogien mit den primären Cervix- oder Collumsarkomen darbietet"; „alle diese Geschwülste zeigen traubige Form, sind ausgesprochen gestielt, einzelne werden mit Blasenmolen verglichen und zeigen stets einen polypoiden Charakter". Abgesehen davon stehe auch die Außenseite der Vaginalportion ihrem Baue nach der Scheidenwand viel näher. Damit erkläre sich auch „das rasche Übergreifen von der ursprünglichen Stätte auf die analogen Theile der Scheidenwandung und die Übereinstimmung in der Structur mit den eigentlichen primären Scheidensarkomen".

Wenn auch die Überlegungen v. Rosthorns durchaus überzeugend erscheinen, so läßt es sich doch andererseits nicht gut rechtfertigen, eine Neubildung, die ausgesprochen von der hinteren Muttermundslippe ausgeht, zu den Scheidengeschwülsten zu zählen. Bei einer konsequenten Durchführung dieses Prinzips müßten auch die übrigen Neubildungen der Portio (Polypen, Myome, Plattenepithelcarcinome usw.) zu den Neubildungen der Scheide gerechnet werden.

2. Ferrari, P., Mixoma peduńculato della vagina[3], war uns leider nicht im Original zugängig. Schon Veit[4] ließ aber die Frage offen, ob es sich um ein Sarkom handelte.

3. In dem Falle von Hofmokl handelte es sich so gut wie sicher um ein sekundäres Scheidensarkom. Infolgedessen wurde diese Beobachtung dort berücksichtigt.

4. Der von Odebrecht in der Gesellschaft für Geburtshilfe und Gynäkologie zu Berlin am 24. Januar 1890 demonstrierte Fall wurde in der Berliner klinischen Wochenschrift 1890, S. 805 als „Scheidensarkom", im Zentralblatt für Gynäkologie 1890, S. 165 und in der Zeitschrift für Geburtshilfe und Gynäkologie, Bd. 19, S. 300 als „Scheidencarcinom" bezeichnet.

Leider konnten wir nicht feststellen, ob es sich um ein Sarkom oder um ein Carcinom handelte.

5. In dem Falle von Potherat (1906) handelte es sich um ein Fibrom der Scheide (s. S. 466).

6. Chaboux: In Frommels Jahresber. f. Geburtsh. u. Gynäkol. 1907, S. 144 findet sich bei den Neubildungen der Scheide angegeben: „Chaboux, G.: De tumeurs malignes primitives du vagin". Thèse de Lyon 1906. In Wirklichkeit lautet der Titel der 1906 in Lyon erschienenen Inauguraldissertation von Gaston Chaboux aber: „Des tumeurs malignes primitives de la Glande de Bartholin". Über ein Sarkom der Scheide konnten wir hier keine Angaben finden.

---

[1] v. Szathmáry berichtete über eine 60jährige Frau, die sich seit 20 Jahren in der Menopause befand. 8 Monate vor Aufnahme der Kranken in die Klinik war zuerst seröser Ausfluß, dann „eine ständig anhaltende tropfenweise Blutung" aufgetreten. Den Untersuchungsbefund schilderte v. Szathmáry in folgender Weise: „Die Scheide ist mittelweit, ihre Wände sind entzündet; im hinteren Drittel sind die vorderen und hinteren Wände miteinander leicht trennbar verwachsen. Die getrennten Flächen sind an mehr oder minder großen Gebieten — bis zur Linsengröße — epithellos, leicht blutend, doch sind auffällige, die Oberfläche überragende Gewebsteile nicht zu sehen".

Die „blutenden, kaum auffallenden kleinen Epitheldefekte" wurden mit dem scharfen Löffel „gründlich" abgekratzt. Bei der mikroskopischen Untersuchung der „so gewonnenen kleinen stecknadelkopfhirsekorngroßen Gewebsstückchen" zeigte sich, daß das Gewebe „aus größtenteils runden, stellenweise jedoch ovalen, die Lymphocyten an Größe etwas überragenden Zellen" bestand. Die Zellen waren „gleichgroß, nur hie und da" waren „von den normalen abweichende polymorphe Zellen sichtbar, die an mehreren Stellen lebhafte Kernteilung" aufwiesen „und den Kriterien der Malignität in jeder Beziehung" entsprachen.

Es muß dahingestellt bleiben, ob es sich in diesem Falle wirklich um ein Sarkom und nicht vielmehr um eine Colpitis senilis handelte. Jedenfalls kann man bei Colpitis senilis genau die gleichen histologischen Befunde erheben, wie v. Szathmáry an den kleinen abgekratzten Gewebsstückchen in seinem Falle. Eine Probeexcision aus der Scheide wurde nicht gemacht.

[2] v. Rosthorn: Zur Kenntnis des primären Sarkoms der Portio vaginalis und der Vagina. Wien. klin. Wochenschr. 1889, S. 729.

[3] Ferrari, P.: Sala chirurg. d'osp. magg. di Bergamo. 1891, p. 179, zit. nach Frommels Jahresber. f. Geburtsh. u. Gynäkol. 1892, S. 623.

[4] Veit: Handb. d. Gynäkol. 1. Aufl. Bd. 1, S. 362.

7. **Raschke** (1903) berichtete über eine walnußgroße, leicht blutende Geschwulst der hinteren Scheidenwand bei einer 54jährigen Frau, er ließ es aber dahingestellt, ob es sich um ein Endotheliom oder um ein Hypernephrom handelte.

Pathologische Anatomie des Scheidensarkoms der Erwachsenen.

a) *Makroskopischer Befund.*

Makroskopisch tritt das Scheidensarkom der Erwachsenen in zwei verschiedenen Formen auf, nämlich:

1. als umschriebener, rundlicher bis ovaler Knoten, der mehr oder weniger weit in das Scheidenlumen hinein vorspringt — knotige Form,

2. als flächenhafte, starre Infiltration der Scheidenwand — infiltrierende Form.

Die knotige Form ist sehr viel häufiger als die diffuse, flächenhafte Infiltration.

Zwischen den beiden Formen gibt es gewisse Übergänge insofern, als bei der knotigen Form die Umgebung gelegentlich infiltriert sein kann.

1. Knotige Form. Bei der knotigen Form des Scheidensarkoms findet man einen oder mehrere rundliche bis ovale Geschwulstknoten in der Scheide.

Die Größe der Tumoren ist verschieden.

In den Fällen, in denen nur ein einziger Knoten vorhanden war, oder in denen neben dem Primärtumor noch kleinere Knoten saßen, findet sich auffallend häufig die Angabe, daß die Knoten walnuß- bis faustgroß waren.

Walnußgroß war der Knoten in den Fällen von Kaschewarowa-Rudnewa, Spiegelberg (Fall 1), Steinthal, Simmons, Morestin, Lossen, Rollin (anfangs nußgroß, später orangengroß), Graefe, Tracy (Fall 2), Piccagnoni. In anderen Fällen waren die Tumoren hühnereigroß (Baiardi, Herzfeld, Meadows), gänseeigroß (Wirtz, Münz, Kehrer), kleinapfelgroß (Klien), faustgroß (Jung, Fall 1, Eggel), mandarinengroß (Stefani).

Die Neubildung kann von glatter, intakter Scheidenschleimhaut überzogen sein (Spiegelberg, Fall 1, Herzfeld, Senn, Wirtz, Lossen, Piccagnoni), sehr viel häufiger fehlt aber an dem Teil der Geschwulst, der am weitesten in die Scheide hinein vorspringt, die Scheidenschleimhaut, und es findet sich eine eitrige, schmierig belegte oder jauchende, leicht blutende Geschwürsfläche.

Die Scheidenwand kann über dem Tumor verschieblich sein mit Ausnahme der ulcerierten Stellen (Rubeska). Die sarkomatösen Knoten wölben die Scheidenschleimhaut in der Regel mehr oder weniger weit vor, sie können aber auch ihrer Unterlage breitbasig (Menzel, Münz, Macnaughton-Jones), oder gestielt (Baiardi, Gow, Neumann, Klien, Horn, Fall 1, Graefe) aufsitzen. In einigen Fällen (Gatti, Lossen, Fall 3) wurden die Neubildungen auch direkt als „polypös" bezeichnet.

Die Konsistenz der Knoten ist hart (Jung, Fall 1, Tracy, Fall 1, Favell), derb (Steinthal), derb, fast hart (Tourneux), derb, „wie ein Keloid sich anfühlend" (Lossen, Fall 1), prall elastisch (Spiegelberg, Fall 1), weich elastisch, stellenweise teigig weich (Kehrer), weich (Menzel, Münz, Schwartz), weich elastisch, fast fluktuierend (Piccagnoni, Rollin).

In dem Falle von Senn hatte die weiche, elastische Konsistenz den vorher behandelnden Arzt zu der Annahme verführt, daß es sich um eine Cyste handle, und er hatte deshalb die Probepunktion ausgeführt.

In dem Falle von Rollin, in dem gleichzeitig Fieber bestand, war ursprünglich die Diagnose „vereiterte Scheidencyste" gestellt worden. Später, als die Geschwulst orangengroß war, war die Konsistenz fest, aber nicht so hart, wie ein Fibrom (Rollin).

Ist die Neubildung nach der Scheide zu durchgebrochen, dann findet man weiche, fetzige, zerklüftete, bröckelige, leicht zerreißliche Geschwulstmassen.

Solange die Knoten noch tiefer in der Scheidenwand liegen, unterscheidet sich ihre Farbe häufig nicht von dem Aussehen der Scheidenschleimhaut. Später können sie die verschiedensten Farbtöne zeigen: rötlich, stellenweise dunkelblaurot (Aglave und Milian), schwärzlich, brandig (Aglave und Milian), blaßgelblich (Wirtz), dunkelrot (Münz), gelblich durchscheinend (Kehrer), nekrotisch (Hartmann), rot (Klien), schwärzlich (Morestin), blauschwarz (Graefe), bläulich (Graefe), dunkelrot (Tracy, Fall 1), schwärzlich (Stefani), tiefschwarz („nero-seppia", Stefani).

Auf dem Durchschnitt zeigen die Tumoren ein homogenes markiges Aussehen von weißgrauer Farbe. Die Schnittfläche kann aber auch derbfaserig erscheinen (Jung, Fall 1). Die Tumoren sind dann makroskopisch nicht von einem Fibrom oder Myom zu unterscheiden. Sind Blutungen oder Erweichungsherde vorhanden, dann erhält die Schnittfläche durch das Nebeneinander von weißen, roten und gelben Stellen oft ein recht buntes Aussehen.

Bei den Melanosarkomen schwankt die Farbe von grauweiß über rauchgrau und ockergelb bis zu tiefschwarz (Stefani).

Als Sitz der Neubildung ist in den bisher beobachteten Fällen etwa gleich häufig die Vorder- und die Hinterwand angegeben.

Unter insgesamt 32 Fällen, in denen wir nähere Angaben über den Sitz der Neubildung fanden, war befallen:

die Hinterwand 17 mal (Kaschewarowa-Rudnewa, Simmons, Baiardi, Gervis, Oliver, Klien, Senn, Franke, Seitz, Hoestermann, Lossen, Fall 1, Boldt, Gow, Piccagnoni, Szamek, Tourneux, Dellepiane),

die Vorderwand 13 mal (Menzel, Handfield-Jones, Parona, Herzfeld, Kalustow, Wirtz, Münz, Jung, Fall 2, Macnaughton-Jones, Rollin, Graefe, Tracy, Fall 2, Spiegelberg, Fall 1),

die linke Seitenkante 1 mal (Dietrich),

die rechte Seitenkante 1 mal (Tracy, Fall 1).

2. Infiltrierende Form. Die infiltrierende Form des primären Scheidensarkoms ist, wie schon erwähnt wurde, sehr viel seltener als die knotige Form.

So fanden wir in 40 Fällen 35 mal die knotige Form[1] und nur 5 mal die infiltrierende Form (Spiegelberg, Fall 2, Fränkel, Franke, Kalustow, Boldt.

Bei der infiltrierenden Form ist die Scheidenwand in größerer oder geringerer Ausdehnung flächenhaft starr verdickt. Meistens überragt die Infiltration etwas das Niveau der Umgebung. Außerdem fand sich in allen bisher beobachteten Fällen auf der infiltrierten Scheidenwand ein größeres oder kleineres, von Granulationen bedecktes (Spiegelberg,

---

[1] Kaschewarowa-Rudnewa, Spiegelberg (Fall 1), Baiardi, Steinthal, Menzel, Herzfeld, Wirtz, Alglave und Milian, Gow, Meadows, Simmons, Neumann, Münz, Kehrer, Hartmann, Gatti, Klien, Senn, Rubeska, Horn (2 Fälle), Edebohls, Morestin, Jung (Fall 1 und 2), Schwartz, Hoestermann, Macnaughton-Jones, Lossen (Fall 1), Rollin, Eggel, Graefe, Tracy (2 Fälle), Piccagnoni.

Fall 2) oder nekrotisch-zerfallenes und stark jauchendes (Kalustow) Geschwür mit harter Basis und aufgeworfenen (Spiegelberg, Fall 2), unregelmäßigen (Fränkel) oder scharfen Boldt) Rändern (Ulcus sarcomatosum, Pick).

Die Kenntnis dieser Form der Scheidensarkome ist sehr wichtig, weil Verwechslungen mit anderen Erkrankungen der Scheide (Ulcus carcinomatosum, zerfallende und verjauchende Gummen u. a. m.), möglich sind.

Zwischen der knotigen und der infiltrierenden Form gibt es zuweilen Übergänge. Man findet neben einem diffusen, flächenhaften Infiltrat noch einen kleineren oder größeren Knoten (Spiegelberg, Fall 2). Auch an die typisch knotige Form des Sarkoms können sich später ausgedehnte Infiltrate der Umgebung anschließen.

Über eine besonders charakteristische Beobachtung dieser Art berichtet Dellepiane. In diesem Fall saß ein knotiges Sarkom breitbasig der hinteren Scheidenwand auf. Die Neubildung ging in eine diffuse Infiltration über, die ringförmig das untere Drittel der Scheide umgriff, und die das Scheidenlumen erheblich einengte. Auch das Septum recto-vaginale war verdickt und derb infiltriert.

β) *Mikroskopischer Befund.*

Die bisher beobachteten Scheidensarkome Erwachsener gehören in der überwiegenden Mehrzahl der Fälle zu den ganz unreifen Formen (Rundzellensarkome, Spindelzellensarkome). Höher entwickelte Sarkome sind verhältnismäßig selten. Unter ihnen fanden sich bisher gleich häufig Melanosarkome und angioplastische Sarkome. Die Zahl der bisher beschriebenen fibroplastischen Sarkome ist verhältnismäßig gering.

Unter 41 Fällen, in denen nähere Angaben über die gewebliche Zusammensetzung der Neubildung vorliegen, fanden sich:

Rundzellensarkome 10mal (Fränkel, Menzel, Handfield-Jones, Baiardi, Gervis, Gow, Lossen, Fall 3, Favell, Tracy, Fall 1 und 2.

Spindelzellensarkome 14mal (Kaschewarowa-Rudnewa, Simmons, Herzfeld, Wirtz, Gatti, Senn, Rubeska, Macnaughton-Jones, Rollin, Jung, Hoestermann, Dietrich, Piccagnoni, Tourneux).

Fibrosarkome 3mal (Spiegelberg Fall 1[1], Horn Fall 1, Dambrin).

Melanosarkome 7mal (Parona, Horn Fall 2[2], Matthews, Eggel, Boldt, Graefe, Stefani).

Angioplastische Sarkome 7mal (Steinthal, Kalustow, Klien, Alglave und Milian, Schwartz, O. Seitz, Franke).

Sarkome mit glatten Muskelfasern (myoplastische Sarkome) scheinen in der Scheide Erwachsener bisher noch nicht gefunden worden zu sein.

Quergestreifte Muskelfasern fanden in Scheidensarkomen Erwachsener Kaschewarowa-Rudnewa, Bidone und Waldstein.

Waldstein betonte in seinem Falle ausdrücklich, daß die „Muskelbündel gewiß nicht der Geschwulst selbst, sondern ihrer Umgebung" entstammten „und zwar wahrscheinlich dem Musculus ischiocavernosus oder Constrictor cunni, in deren Höhe die Geschwulst gelegen war".

Mehrfach wird das Vorkommen von Riesenzellen erwähnt: Menzel (Rundzellensarkom), Jung (Abb. 173), Hoestermann (Spindelzellensarkom), Kalustow (teleangiektatisches Sarkom).

---

[1] In seinem zweiten Falle bezeichnet Spiegelberg die Neubildung als „medulläres kleinzelliges Sarkom". Es findet sich aber keine Angabe darüber, ob es sich um ein Rund- oder Spindelzellensarkom handelte.

[2] In der Beobachtung von Horn handelte es sich nach Stefani nicht um ein echtes Melanosarkom, sondern um einen von Blutpigment durchsetzten hämorrhagischen Tumor.

Auffallend ist das Vorkommen von **Melanosarkomen** in der Scheide, da sich in dieser weder Melanoplasten noch Chromatophoren finden [1].

Stefani(1923), der sich eingehend mit dieser Frage beschäftigte, hat zunächst die Cohnheimsche Hypothese zur Erklärung herangezogen. Er nahm an, daß zu irgend einer Zeit der Entwicklung ektodermale Elemente, denen allein die Fähigkeit der Pigmentbildung zukommt, aus ihrem normalen Zusammenhang getrennt und in die Scheide verlagert würden.

Für eine derartige Absprengung und Verlagerung kommen seiner Ansicht nach zwei Möglichkeiten in Betracht: die ektodermalen Elemente können

1. durch den Wolffschen Gang verschleppt worden sein, da dieser im Laufe der Entwicklung innige Beziehungen zu dem Ektoderm gewinnt,

2. sie könnten von dem Ektoderm des Sinus urogenitalis stammen („,...... durante lo svolgimento di quei complicati processi embriologici, che avvengono in corrispondenza del seno urogenitale prima di arrivare alla sistemazione definitiva, possano elementi ectodermici (resti di membrana cloacale, placca urogenitale ectodermica) subire degli anormali spostamenti e per effetto di questi venire a rimanere inclusi nell' estremo inferiore della vagina").

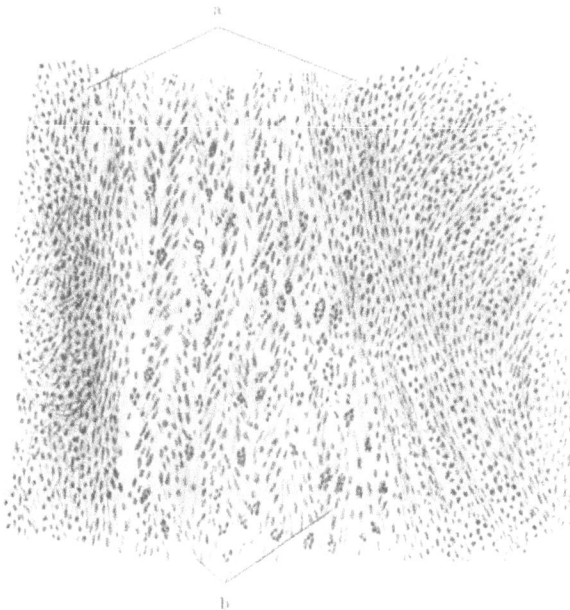

Abb. 173. Sarkom der Scheide. a) Spindelzelliges Tumorgewebe, b) Bindegewebszug mit zahlreichen Riesenzellen.
(Aus Jung, Monatsschr. f. Geburtsh. u. Gynäkol. Bd. 9.)

Histologisch unterscheiden sich die Melanosarkome der Scheide nicht nachweisbar von den gleichen Tumoren, die von anderen Körperstellen ausgehen.

Erwähnenswert ist die Tatsache, daß Stefani in seinem Falle nicht die Behauptung mancher anderen Autoren bestätigen konnte, daß die pigmenthaltigen Zellen vorwiegend um die Gefäße herum angeordnet sind („la pigmentazione è apparsa distribuita nelle cellule capricciosamente e indipendentemente dalla loro maggiore o minore vicinanza ai canali sanguigni").

Auch **angioplastische** Sarkome kommen, wie bereits erwähnt wurde, in der Scheide vor.

Als angioplastische Sarkome bezeichnet Borst (1919, S. 802f.; 1924, S. 141) alle sarkomatösen Neubildungen, in denen „genetische Beziehungen zwischen Gefäßen

---

[1] Nach Borst (1924, S. 158) bezeichnet man als Melanoplasten die pigmenthaltigen epithelialen Zellen der Haut (Epidermiszellen, Epithelien der Haarmatrix). Unter Chromatophoren versteht man die pigmenthaltigen mesenchymalen Zellen im Corium. Die Pigmentverteilung an den äußeren Genitalien schildert Stefani (1923) in folgender Weise:

„An den äußeren Genitalien befindet sich das Pigment in den tiefen Zellagen des Oberflächenepithels und in vielgestaltigen Chromatophoren des darunterliegenden Bindegewebes. Die Stärke der Pigmentierung ist nicht nur bei den einzelnen Individuen verschieden, sondern sie wechselt auch bei dem gleichen Individuum an den verschiedenen Stellen der äußeren Genitalien. Sie ist deutlich ausgesprochen am freien Rand der großen Schamlippen. Von hier aus nimmt sie allmählich nach dem Sulcus interlabialis hin ab. An der Außenfläche der kleinen Schamlippen nimmt sie wieder zu und am freien Rand der kleinen Labien erreicht sie ihren höchsten Grad. An der Innenfläche der kleinen Labien wird sie nach der Vulva zu allmählich geringer. Noch vor dem Scheideneingang und dem Hymen verschwindet sie zugleich mit den Talgdrüsen und den übrigen Charakteristica der vulvaren Decke vollkommen. Im Hymen, den Scheidenwänden, an der Portio und im Cervicalkanal haben wir niemals Zellen gefunden, die auch nur eine Spur von Pigment enthalten hätten."

und Tumorzellen bestehen in dem Sinne, daß die Gefäßwandzellen selbst, nämlich Endothelien und Perithelien (also Angioplasten), die Mutterzellen sind".

Die angioplastischen Sarkome (= sarkomartigen Angiome = Angioma sarcomatodes) sind also Neubildungen, die durch die heterotypische — sarkomatöse — Wucherung von Gefäßen entstehen. Sie sind das Gegenstück zu der homoiotypischen geschwulstmäßigen Gefäßneubildung — dem Angiom.

Mit den angioplastischen Sarkomen dürfen — begrifflich und mikroskopisch — nicht verwechselt werden:

1. Die seltene Kombination eines einfachen Angioms mit einem Sarkom = Angio-Sarcoma[1].

Der Unterschied zwischen einem angioplastischen Sarkom und einem Angio-Sarkom wird vielleicht noch leichter durch folgende Erwägungen verständlich:

Das Angiom entsteht durch eine gutartige (homoiotypische) geschwulstmäßige Wucherung von Gefäßen. Das die Gefäße begleitende Bindegewebe (Stroma) selbst zeigt kein geschwulstmäßiges Wachstum.

Zeigt dieses Bindegewebe ein gutartiges geschwulstmäßiges Wachstum, dann entsteht ein Fibro-Angiom. Degeneriert das Stroma maligne (= sarkomatös), dann besteht die Neubildung also aus einem gutartigen homoiotypischen einfachen Angiom und aus einem zwischen den Gefäßen wuchernden Sarkom = Angio-Sarkom.

Wuchern in einem Angiom die Gefäße maligne[2], oder entsteht eine Neubildung von Anfang an durch eine maligne Gefäßwucherung, dann entsteht eine Geschwulst, die durch eine maligne Wucherung von Gefäßen in einem nicht geschwulstmäßig wuchernden Stroma charakterisiert ist. Es entsteht gleichsam eine sarkomatöse Degeneration des Angiom-parenchyms (Angioma sarcomatodes).

Dem Angio-Sarkom entspricht also eine maligne Wucherung des Angiom-**Stromas** (= des Bindegewebes), dem Angioma sarcomatodes eine Wucherung des Angiom-**parenchyms** (= der Gefäße).

2. Sarkome mit sehr zahlreichen und stark erweiterten (aber nicht geschwulstmäßig wuchernden) Gefäßen = Sarcoma teleangiectaticum, s. cavernosum.

3. Sarkome, in denen sich die Geschwulstzellen hauptsächlich um die Gefäße herum gruppieren = Sarcoma perivasculare.

Diese Neigung der Geschwulstzellen, sich hauptsächlich in der nächsten Umgebung der Gefäße zu gruppieren, „ist in fast allen Sarkomen, besonders im Bereich der Wachstumszone", vorhanden: „es zeigt sich in diesem Verhalten wiederum ein verwandter Zug zwischen den Sarkomen und dem Granulationsgewebe, in welch letzterem die Gefäße ja ebenfalls von einem Mantel von jugendlichen Zellen umgeben sind" [Borst (1919, S. 802f.)].

Angioplastische Sarkome können ausgehen von den Blutgefässen und zwar sowohl den Endothelien als auch von den Perithelien und von den Lymphgefäßen.

Demgemäß unterscheidet man:

1. Hämangioendotheliome.

   a) Ausgangspunkt das Endothel der Blutgefäße = Hämangioendotheliome im engeren Sinn = **intravasculäre** Form der Hämangioendotheliome.

   b) Ausgangspunkt die Perithelien der Blutgefäße = Peritheliome = **perivasculäre** Form der Hämangioendotheliome.

2. Lymphangioendotheliome.

---

[1] Hier ist die Schreibweise „Angio-Sarkom" zu beachten. Die Bezeichnung „Angiosarkom" wird nach Borst (1919, S. 802) besser vermieden, da sie sehr verschieden angewendet wird: „teils bezeichnet man damit Sarkome beliebiger Art, die durch besonders starke Gefäßentwicklung, durch teleangiektatischen, kavernösen Habitus ausgezeichnet sind, teils wird darunter eine Kombination von Angiom mit Sarkom verstanden, teils endlich will man damit Sarkome benennen, in welchen die Geschwulstzellen die Neigung haben, sich hauptsächlich in der nächsten Umgebung der Gefäße zu gruppieren" (Borst, l. c.).

[2] Fälle von „maligner Entartung" typischer Angiome, also Übergänge von ihnen in angioplastische Sarkome sind von v. Hansemann u. a. beschrieben worden [Borst (1924), S. 143].

Nahezu alle diese verschiedenen Formen von angioplastischen Sarkomen sind in der Scheide von Kindern und Erwachsenen beobachtet worden. Die Neubildungen wurden unter verschiedenen Namen beschrieben, und sie wurden teils zu den Sarkomen gerechnet, teils wurden sie als eigene Geschwulstform (Endotheliom, Peritheliom) betrachtet.

Eine Zusammenstellung der Namen, unter denen die Tumoren veröffentlich wurden, ergibt:
Lymph-Endothelioma sarcomatodes (Straßmann),
Haemangiosarcoma perivasculare (Waldstein),
Endotheliom (Babes, Jellet, 1907),
teleangiektatisches Sarkom (Alglave und Milian),
Angiosarkom (Steinthal),
Lymphendotheliom (O. Seitz),
Sarcoma teleangiectodes seu angiomatosum haemorrhagicum (Kalustow),
Lymphangioendothelioma cavernosum haemorrhagicum (Klien),
Haemangioma sarcomatodes (A. Seitz),
teleangiektatisches Sarkom (Alglave und Milian),
angioplastisches Sarkom (Schwartz),
Lymphendotheliom (Gebhard),
Blutgefäßendotheliom (Franke),
Peritheliom (Verga, Morosowa, Hellier, Miller).

Unter diesen verschiedenen Tumoren befinden sich also:

1. Sarkome mit sehr zahlreichen und stark erweiterten (aber nicht geschwulstmäßig wuchernden) Gefäßen: Alglave und Milian, Kalustow, Schuchardt-Frick, (Fall 1), Münz, Piccagnoni u. a.

2. angioplastische Sarkome (sarkomartige Angiome) und zwar:

a) (Hämangio-)Endotheliome: Babes, Franke,

b) Lymphangioendotheliome: Straßmann-Starfinger, O. Seitz, Klien, Gebhard, Jellet (1907).

c) Peritheliome: Waldstein, Verga, Morosowa, Hellier, Miller,

Bei den bisher veröffentlichten angioplastischen Sarkomen der Scheide fehlen in einigen Fällen (Schwartz, A. Seitz) Angaben darüber, ob es sich um Endotheliome oder Peritheliome handelte. Schwartz bezeichnete seine Beobachtung einfach als „angioplastisches Sarkom", A. Seitz spricht von Haemangioma sarcomatosum.

A. Seitz schildert in seinem Falle von angioplastischem Sarkom den Bau seines Tumors in folgender Weise:

„Im allgemeinen besteht er aus großen, ein Netzwerk bildenden und symplasmatisch zusammenliegenden Zellen. Irgendein dem Tumor angehörendes Zwischengewebe ist nicht vorhanden. Wenn ein solches scheinbar vorhanden ist, besteht es aus den Wandelementen der Scheide. Es fehlt auch eine eigene Vascularisation. Die Tumorelemente besitzen eine ganz ausgesprochene Neigung, sich in Form von Strängen zu gruppieren und zwischen sich meist sehr deutliche Lumina zu bilden, die vielfach mit roten Blutkörperchen angefüllt sind. Die Gesamtheit dieser Eigenschaften charakterisiert den Tumor sehr deutlich als einen angioplastischen. An anderen Stellen ist das Bild ein wesentlich anderes insofern, als hier eine Anordnung der Tumorzellen zu soliden Strängen vorherrscht, die Zellen viel größer und unregelmäßiger sind und vielfach atypische Mitosen aufweisen; doch ist auch hier die Neigung zur Bildung der Lumina vielfach erkennbar. Diese beiden als typisch beschriebenen Stellen bedeuten nichts anderes als verschiedene Reifegrade einer und derselben Tumorart mesenchymaler Abkunft; eine fibrilläre Zwischensubstanz findet sich nirgends, sondern es handelt sich um ein reines Hämangiom, einen Tumor dessen Elemente ganz einseitig zu Angioplasten differenziert sind. Diese Eigenschaft ist auch an den Stellen niederer Gewebsreife unverkennbar. Auch hier fehlen Zellformen, die eine Differenzierung nach der Richtung des Fibroms, Myxoms oder des gewöhnlichen Sarkoms anzeigen".

Von den Hämangioendotheliomen der Scheide ist die Beobachtung von Babes nicht näher beschrieben worden. Es findet sich nur die Angabe, daß es sich um ein

„Endotheliom" handelte, das „bei oberflächlicher Betrachtung den Eindruck eines Spindelzellensarkoms machte".

In dem Falle von Franke fanden sich in einem bindegewebigen Stroma längere und kürzere Stränge von polymorphen, teils platten, teils kubischen Zellen. Die Stränge wiesen meistens ein Lumen auf, teilweise erinnerten sie auch an solide Drüsenkolben, so daß die Neubildung einem Adenom oder Carcinom ähnelte. Die Entstehung der Zellnester und -schläuche aus Endothelien ließ sich aber an einzelnen Stellen deutlich erkennen. Man sah dann ein längsgetroffenes Gefäß, dessen Intima aus langgestreckten, spindelförmigen, längsverlaufenden Endothelzellen und aus einer strukturlosen elastischen Innenhaut bestand. Nach außen schloß sich dann die Tunica media mit vereinzelten glatten Ringmuskelfasern an, und auf diese folgte die Adventitia mit ihren feinfaserigen längsgerichteten Bindegewebszügen, die ohne scharfe Grenze in das übrige Bindegewebe übergingen. An einer derartigen normalen Präcapillare begann, mitunter ziemlich plötzlich, das Endothel zu wuchern, so daß Stränge und schließlich, durch völlige Verlegung des Lumens, solide Zellzüge entstanden.

Die Lymphangioendotheliome [Straßmann-Starfinger, O. Seitz, Klien, Gebhard, Jellet (1907)[1]] unterscheiden sich mikroskopisch nicht wesentlich von den Hämangioendotheliomen. Man findet in ihnen die gleichen Zellnester, -stränge und -schläuche. Der Unterschied besteht nur darin, daß man bei den Hämangioendotheliomen in den Schläuchen Blut findet, in den Lymphangioendotheliomen dagegen eine helle lymphartige Flüssigkeit (Abb. 174—176).

Auch in den Lymphangioendotheliomen können aber bluterfüllte Zellschläuche vorhanden sein, wenn es zu Blutungen in die Neubildung gekommen ist (Borst)[2].

Als Peritheliome wurden die Beobachtungen von Waldstein, Verga, Morosowa, Hellier-Miller bezeichnet.

In dem Falle von Waldstein zeigte die Geschwulst einen alveolären Aufbau aus gleichförmigen epitheloiden Zellen, so daß sie anfangs für ein Carcinom gehalten wurde. Bei näherer Betrachtung zeigten die Zellen jedoch eine ganz bestimmte Anordnung um die reichlich vorhandenen Gefäße und derartige für Bindegewebszellen charakteristische Eigenschaften, daß sie mit Carcinomzellen nicht verwechselt werden konnten.

Der Oberfläche zugewandt sah man eine große Anzahl capillarer und präcapillarer Blutgefäße; diese waren zum Teil noch mit Blut gefüllt. Entlang den Gefäßen zogen Zellstränge, die je nachdem sie längs- oder quergetroffen waren, den Eindruck von Zellbalken oder „Zellröhren" machten. In ihrem Innern sah man die Gefäßlumina, die mit einem einfachen, bald zarten, bald gequollenen Endothelsaum ausgekleidet waren. In den tieferen Schichten des Tumors war dieses Verhältnis der Geschwulstzellen zu den Gefäßen nicht mehr so deutlich erkennbar. Hier waren die erwähnten alveolären Räume von breiten, bindegewebigen Bändern umsäumt. Die bindegewebigen Septa führten Gefäße, die aus den normalen Schichten zusammengesetzt waren und keinerlei pathologische Veränderungen zeigten. Die mikroskopische Untersuchung des zentralen Geschwulstteiles lehrte, daß dieser zum größten Teile aus Gefäßen aufgebaut war. Die feineren Gefäße bestanden aus einem zarten, aus Endothelzellen zusammengesetzten Ring, um den sich nach außen adventitielles Bindegewebe oder Geschwulstgewebe anschloß. Große Gefäße mit

---

[1] Aus den Abbildungen die dem Falle von Jellet (1907) beigegeben sind, gewinnt man den Eindruck eines teils soliden, teils drüsigen Carcinoms. Rowlette, der die Neubildung mikroskopisch untersuchte, schreibt aber: „The tumour is an endothelioma, the clear spaces being dilated lymphatics surrounded by proliferating masses of endothelium". Die adenocarcinomähnlichen Stellen erklärt Rowlette durch Ausfallen von Zellen in den Schnitten („Some of the cells have fallen away, so that the section resembles an adeno-carcinoma").

[2] Borst: Bd. 1, S. 337.

erhaltener Muscularis waren im Geschwulstinnern nicht nachweisbar. Die feinen, capillaren Gefäße lagen so dicht aneinander, daß Bilder entstanden, „ähnlich wie sie sich in Hämangiomen darbieten, nur mit dem Unterschiede, daß eine Vermehrung des Zwischengewebes augenfällig" war.

Morphologisch zeigten die Geschwulstzellen eine große Ähnlichkeit mit Epithelzellen; sie waren groß, besaßen einen großen blasigen Kern und ein fein granuliertes Protoplasma. Der Kern enthielt häufig

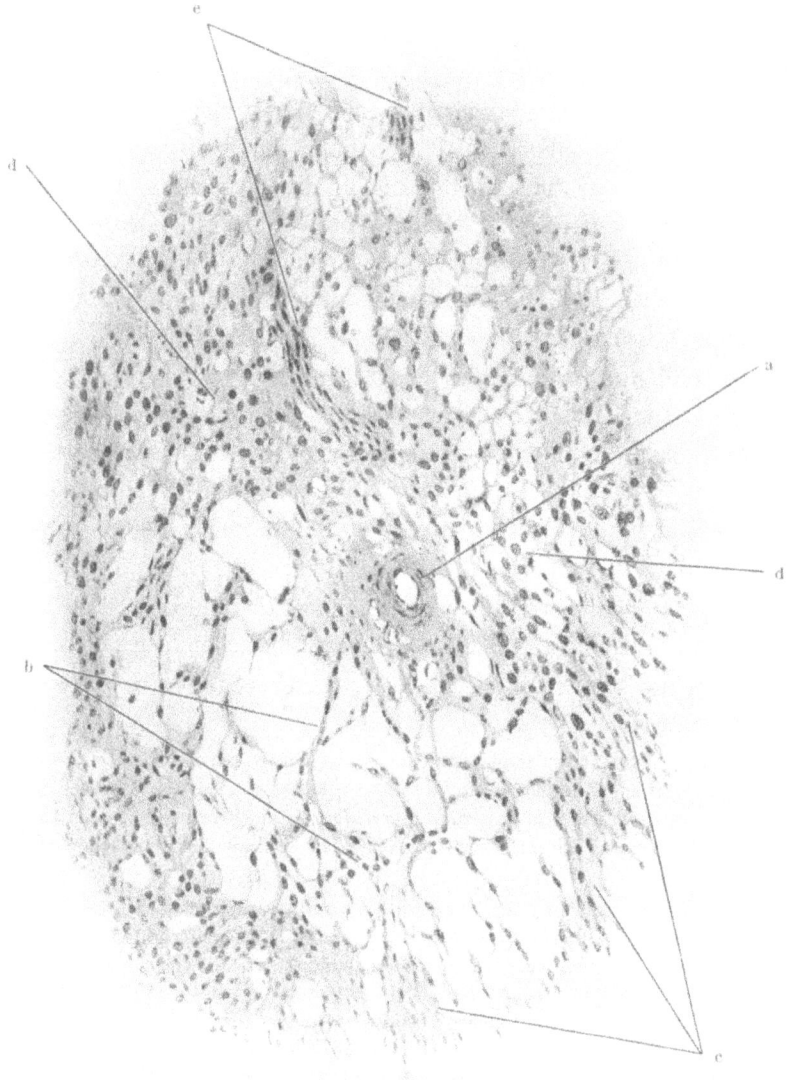

Abb. 174. Mittlere Vergrößerung: a) Arterie, b) dilatierte Lymphspalten, c) gewucherte, spindelige Lymphendothelien, d) Tumorgewebe mit Rund- und Epitheloidzellen, e) Lymphgefäß, auf dem Längsschnitt, ausgefüllt mit gewucherten, spindeligen Lymphendothelien. (Nach Seitz.)
(Aus Volkmann, Sammlg. klin. Vorträge, Neue Folge Nr. 280.)

Kernkörperchen. Die Zellen sandten zarte Fortsätze nach außen, durch die sie untereinander in Verbindung standen. Ein bindegewebiges Stroma war zwischen den einzelnen Zellen stellenweise in Form zartester Bündel erkennbar. „Wir haben es daher morphologisch mit epithelioiden Zellen zu tun, die ihre wahre Natur als Abkömmlinge von Bindegewebszellen bei genauerem Zusehen mit Sicherheit erkennen lassen."

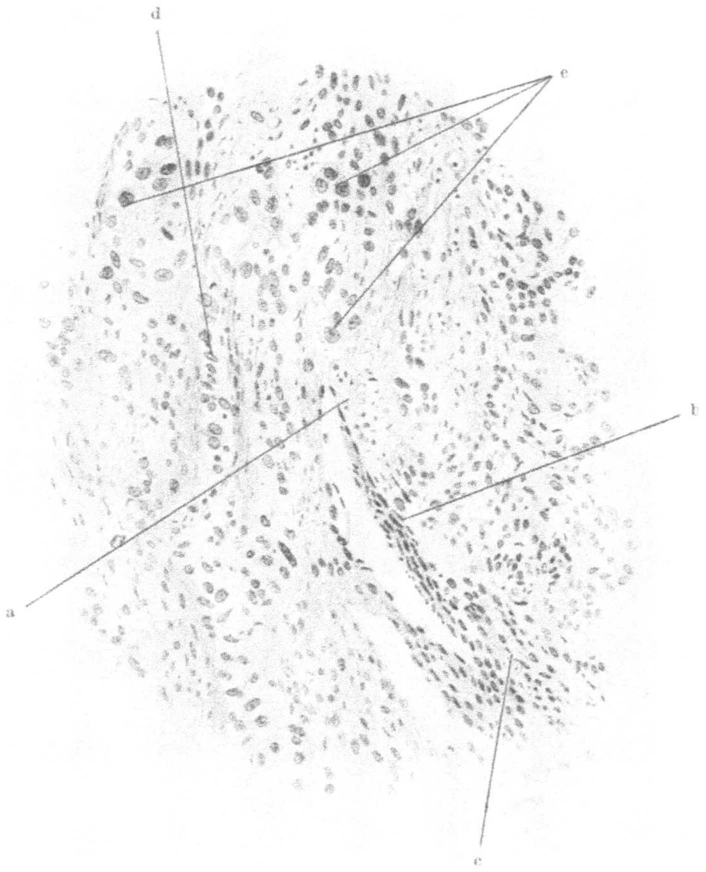

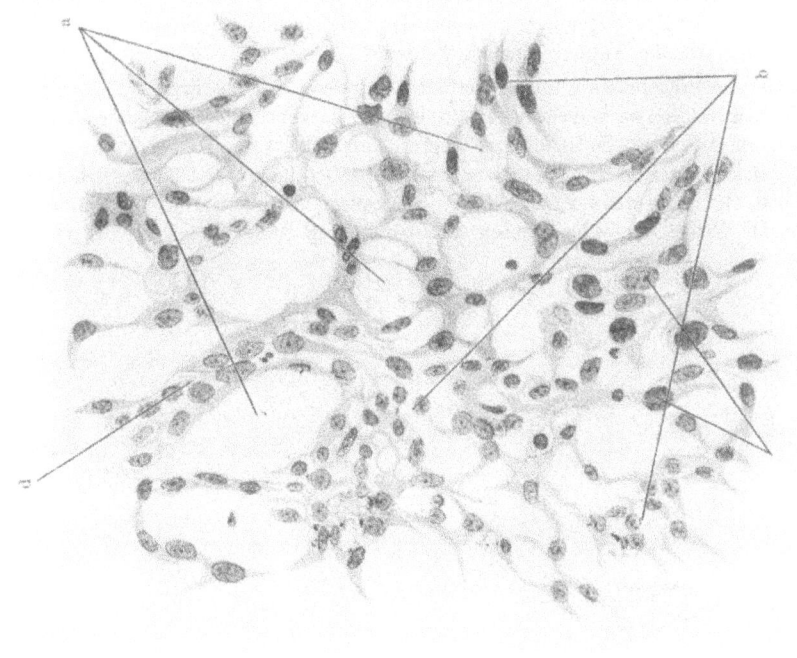

Abb. 175. Mittlere Vergrößerung: a) Intaktes Lymphendothel, b) Proliferation des Lymphendothels, c) Übergang des gewucherten Endothels ins umliegende Gewebe, d) Epitheloidzellenreihe, e) große Rundzellen. (Nach Seitz.)
(Aus Volkmann, Sammlg. klin. Vorträge, N. F. Nr. 280.)

Abb. 176. Starke Vergrößerung: a) z. T. dilatierte Lymphspalten mit glattem Endothel, b) gewucherte, ineinander verflochtene, spindelige Lymphendothelien, c) große Rundzellen, d) epitheloide Zellen. (Nach Seitz.)

"Durch den großen Gefäßreichtum, durch die Anordnung der Geschwulstzellen um die Gefäße werden wir nun aufgefordert auf den Zusammenhang, der jedenfalls zwischen den Gefäßen und der Geschwulst besteht, näher einzugehen." Der Zusammenhang zwischen den Gefäßen und den Geschwulstzellen konnte am besten an den Randpartien des Tumors studiert werden.

Man fand hier Gefäße (Präcapillaren) mit wohlerhaltenen inneren Schichten, dem Endothel und der Muscularis. Die Adventitia zeigte „an verschiedenen Stellen verschiedene Bilder, stellenweise normale;" ihre Elemente waren konzentrisch um die Gefäße geschichtet, ihre Zellen waren flachgedrückt und sie enthielten einen kurzen, spindelförmigen Kern. An anderen Stellen der Gefäßperipherie fanden sich allmähliche Übergänge dieser Zellen der Adventitia zu den Geschwulstzellen. Dieser Umwandlungsprozeß manifestierte sich in folgender Weise: Die Zellen wurden succulenter, ihre Breitendimension näherte sich der

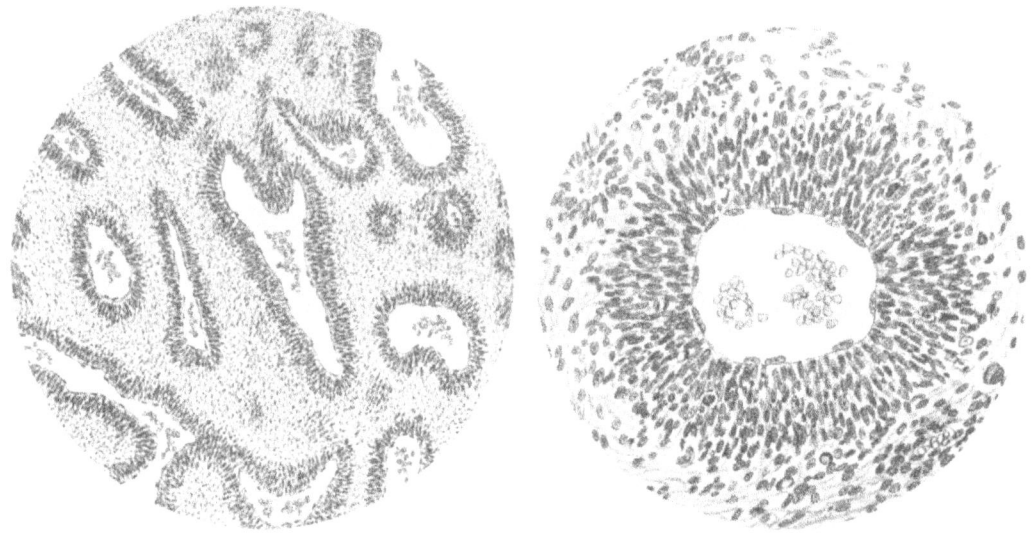

Abb. 177. Peritheliom, schwache Vergr.   Abb. 178. Peritheliom, starke Vergr.
(Nach Verga. Aus Rivista Italiana di Ginecologia Bd. V, H. 1.)

Längendimension, der Kern wurde annähernd rund, die Zellen gaben ihren zirkulären Verlauf auf, sie richteten sich radiär palisadenförmig gegen das Gefäßlumen auf. Noch weiter peripher gaben sie ihren Zusammenhang mit der Gefäßwand auf, und sie ließen diesen nur noch durch ihre Lage um die Gefäße vermuten. Derartige Bilder waren „äußerst zahlreich, in jedem Schnitte vielfach auffindbar." Noch häufiger gewann man Bilder, an denen der Übergang des normalen perivasculären Gewebes in Geschwulstgewebe an Capillaren ersichtlich war. An den Capillaren erschien die Capillarwand in ihrer ganzen Circumferenz oder auch nur teilweise von epitheloiden Zellen oder von Übergangsformen zu ihnen umgeben.

Waldstein fand in seinem Falle auch eine hyaline Degeneration der Gefäßwände und Glykogen in den Geschwulstzellen. Das Verhalten dieser Zellen schildert Waldstein in folgender Weise:

„Wir finden zahlreiche Geschwulstzellen, die in ihrem protoplasmatischen Leibe körnige bis schollige, mattglänzende, homogene Massen enthalten, welche bisweilen einen derartigen Umfang erreichen, daß sie den Zellkern an die Peripherie drängen, ihn derart abplatten, daß der Zelleib von der erwähnten scholligen Masse erfüllt erscheint, und nur in einem Segmente der Peripherie der Zellkern zu finden ist. Die Zellen gewinnen hierdurch in extremen Fällen ein Aussehen, wie wir es bei Fettzellen, den sog. siegelringförmigen Zellen, zu finden gewohnt sind. Tinktorell gelingt es nur schwer, der Natur dieser Zelleinschlüsse näherzutreten. Durch die für Glykogen charakteristischen Färbemethoden nach Langhans[1] und Lubarsch[2] ließ sich der Nachweis, daß es sich um Glykogen handelt, erbringen. Die erwähnten Zelleinschlüsse nahmen zwar die spezifischen Färbungen nicht in ihrer ganzen Ausdehnung und Intensität an, doch waren Teile derselben in der für Glykogen charakteristischen Weise gefärbt.

---

[1] Langhans: Virchows Arch. f. pathol. Anat. u. Physiol. Bd. 120, S. 65.
[2] Lubarsch: Virchows Arch. f. pathol. Anat. u. Physiol. Bd. 135, S. 149.

In dem Falle von Verga fanden sich in einem zum Teil kleinzellig infiltrierten und von Blutungen durchsetzten Bindegewebe zahlreiche Gefäße. Diese waren zum größten Teil von dichten, breiten Zellmänteln umgeben, die aus zylindrischen Elementen mit spärlichem Protoplasma und ovalen chromatinreichen Kernen bestanden.

Die radiär zum Gefäßlumen orientierten Zellen bildeten in 4—8 fachen Lagen Mäntel um die Gefäßlumina. Nach der Peripherie hin lagen sie lockerer aneinander, gleichzeitig verloren sie ihre radiäre Anordnung, sie stellten sich mit ihrer Längsachse tangential zum Gefäßlumen und sie gingen ohne scharfe Grenze in die Umgebung über. Im Bereiche der Zellmäntel waren zahlreiche Kernteilungsfiguren zu sehen.

Die Arbeit von Morosowa war uns leider nicht im Original zugängig. In dem kurzen Referat findet sich nur die Angabe, daß es sich um eine Scheidengeschwulst handelte, die 3 Jahre nach Uterusexstirpation wegen Carcinoma colli uteri entfernt wurde. Bei der mikroskopischen Untersuchung wurde die Neubildung als Peritheliom angesprochen.

In dem Falle von Hellier und Miller wird der histologische Befund in folgender Weise geschildert: „The tumour is divided up by broad strands of fibrous and connective tissue into irregular lobules composed of the cells of the tumour. In these lobules are numerous blood-vessels and in those vessels which are cut across the essential peritheliomatous structure of the tissues can be clearly seen. Here the cells can be seen to arise from the outer coats of the vessels, to radiate outwards like the spokes of a wheel, to blend with the cells coming in a similar manner from the neighbouring small vessels. The whole appearance somewhat resembles hepatic lobules. The tumour appears to be very vascular and from each little vessel the same radiating structure of cells is to be found, so that with the vascularity of the tumour there is also a highly cellular condition. Under a higher power the cells themselves are small and oval and resemble carcinoma cells. They lie close together but are supported by a fine stroma of connective tissue, which runs across between their long axes. There are numerous mitosing nuclei in the cells. Amongst the fibrous tissue are bands of unstriped muscle, an indication of the penetrative power of the tumour".

Die Rezidive der Scheidensarkome zeigen im allgemeinen den gleichen histologischen Befund wie die Primärtumoren.

Ausbreitung des primären Scheidensarkoms.

Bei der Weiterverbreitung des Scheidensarkoms ist zu unterscheiden:

1. das kontinuierliche Wachstum, d. h. das direkte Übergreifen auf die Umgebung,

2. das diskontinuierliche Wachstum, d. h. die Verschleppung von Geschwulstzellen nach anderen Orten des Körpers (Metastasenbildung).

1. In seinem lokalen kontinuierlichen Wachstum zeigt das primäre Scheidensarkom ein eigentümliches Verhalten. Weitaus am häufigsten breitet es sich, wenigstens anfangs, in der Scheide selbst aus. Es finden sich dann, schon wenn die Kranken in ärztliche Behandlung kommen, mehrere Tumoren, oder es schießen im Laufe der Krankheit neben dem Primärtumor oder neben dem Rezidiv zahlreiche weitere Knoten auf.

Wesentlich seltener scheint das primäre Scheidensarkom auf die nähere Umgebung überzugreifen: auf den **Uterus** (Wirtz, Lossen, Fall 1, Stefani), auf das **Septum recto-vaginale** (Fränkel, Morestin, Tracy, Fall 1, Dellepiane), auf das **Beckenbindegewebe** (Herzfeld, Jung, Fall 1 und 2, Edebohls, Tracy, Fall 1, Dietrich).

Über die Beteiligung des Uterus an der Neubildung macht Wirtz nur die kurze Angabe, daß bei der 17 jährigen Kranken „aus der Scheide und dem Uterus eine ganze Reihe bis zu gänseeigroßen Gewebsstücken entfernt" wurde. In dem Falle von Lossen (Fall 1) war bei der Kranken mehrere Jahre vorher die Portio wegen eines Cervixcarcinoms amputiert worden. An der hinteren Scheidenwand fand sich ein nußgroßer, ziemlich derber Knoten. Dieser wurde exstirpiert. Als die Kranke nach einiger Zeit wieder kam, war der Uterusstumpf sarkomatös degeneriert. Stefani fand in einem Falle von Melanosarkom der Scheide die vordere Muttermundslippe stark verdickt und stellenweise ulceriert. Die histologische Untersuchung ergab ein Sarkom, das im Gegensatz zu dem Scheidentumor nur verhältnismäßig wenige melaninhaltige Zellen aufwies.

Die sarkomatöse Infiltration des Septum recto-vaginale kann so stark sein, daß sie zu einer erheblichen Verengung des Rectums führt (Morestin), gelegentlich kann es auch zum Durchbruch der Neubildung nach der Scheide und nach dem Rectum hin und zur Bildung einer Rectumscheidenfistel kommen.

Bei der Ausbreitung der Neubildung auf das Beckenbindegewebe kann das kleine Becken so von Geschwulstmassen ausgefüllt sein, daß die Harn- und Stuhlentleerung auf das äußerste erschwert ist (Tracy, Fall 1). In dem Falle von Szamek hatte ein Sarkom das Septum recto-vaginale, die Scheide und die Urethra so vollkommen komprimiert, daß Ischuria paradoxa auftrat.

Auffallend ist die Tatsache, daß das primäre Scheidensarkom der Erwachsenen kaum je auf die Blase und auf die Urethra überzugreifen scheint, selbst wenn es, wie z. B. in dem Falle von Herzfeld, der vorderen Scheidenwand und hinteren Harnröhrenwand dicht aufsitzt. Dadurch unterscheidet es sich von dem Sarkom der Kinder. Dieses verschont fast immer das Rectum, es hat aber große Neigung, die Blase und ihre Umgebung, besonders auch die Ureteren in Mitleidenschaft zu ziehen. Infolgedessen sind urämische Symptome, Hydronephrose und Pyelonephritis bei Kindern ein sehr häufiger Befund; bei den Erwachsenen sind sie, soweit wir sehen, überhaupt noch nicht beschrieben worden.

2. Metastasen sind nicht häufig, sie können aber in den verschiedensten Organen vorkommen. Verhältnismäßig häufig findet sich in der Krankengeschichte die Angabe, daß eine Schwellung der Leistendrüsen vorhanden war (Spiegelberg, Fall 2, Baiardi, Horn, Fall 2, Herzfeld, Morestin, Dellepiane, Stefani).

Allerdings wurde nicht in allen Fällen der histologische Beweis dafür erbracht, daß es sich wirklich um Sarkommetastasen — und nicht um eine entzündliche Schwellung — handelte. Außerdem muß es auch dahingestellt bleiben, ob die sarkomatöse Erkrankung der Lymphdrüsen durch kontinuierliche oder diskontinuierliche Ausbreitung des Primärtumors erfolgte. Die iliacalen und lumbalen Lymphdrüsen (Baiardi, Stefani) scheinen seltener ergriffen zu werden. Gelegentlich können Metastasen aber auch in den Axillar- und Jugulardrüsen auftreten (Baiardi).

Außerdem wurden Metastasen beobachtet in den Lungen (Herzfeld, Stefani), Leber (Stefani), Pankreas (Stefani), Mesenterium (Stefani), der Muskulatur (Horn, Fall 2, Morestin), der Haut (Baiardi: Brust und Abdomen), linke Gesäßgegend, Außenseite des rechten Oberschenkels (Kalustow), linkes und rechtes kleines Labium (Horn, Fall 2).

Entstehung des primären Scheidensarkoms der Erwachsenen.

Formale Genese. Auf die Histogenese der primären Scheidensarkome soll hier nicht näher eingegangen werden, da sie so dunkel ist wie die Entstehung der Sarkome überhaupt.

In der überwiegenden Mehrzahl der Fälle dürften sie wohl aus dem Bindegewebe der Scheidenwand entstehen. Sehr viel schwieriger ist die Frage zu beantworten, wie oft in den bisher beobachteten Fällen die sarkomatöse Degeneration von den Blutgefäßen der Scheidenwand ausging. Es ist zwar eine Reihe von Sarkomen mit besonders starker Gefäßentwicklung beschrieben worden, im einzelnen Falle läßt sich aber schwer entscheiden, ob es sich wirklich um eine geschwulstmäßige Wucherung von Gefäßen, oder nur um eine begleitende Gefäßneubildung handelt.

Amann (1897)[1] glaubte in seinem Falle, die zum Teil „enorm großen, spindeligen Geschwulstzellen auf Lymphendothelien" zurückführen zu können.

In keinem dieser Fälle wissen wir aber, ob bei der ersten Entwicklung des Sarkoms eine allmähliche Umwandlung oder ein direkter Übergang normaler Gewebszellen in Geschwulstzellen stattfindet, oder ob unverbrauchtes embryonales Material, fehlerhaft differenzierte Gewebskeime, die sich innerhalb der sonst normal entwickelten Gewebe finden, oder endlich minderwertig ausgebildete ganze Gewebsbezirke den Ausgangspunkt der Sarkome bilden (Borst)[2].

Über die Entstehung der Melanosarkome s. S. 532.

Kausale Genese. Über die kausale Entstehung des primären Scheidensarkoms lassen sich heute nur negative Angaben machen, d. h. es läßt sich nur sagen, daß verschiedene Momente, denen man vielleicht eine ätiologische Bedeutung zuschreiben könnte (Lebensalter, Zahl der Geburten, Allgemeinzustand, Fehlen oder Vorhandensein der Menstruation), keine nachweisbare Rolle spielen.

Klinik des Scheidensarkoms Erwachsener.

Häufigkeit. Über die Häufigkeit des Scheidensarkoms lassen sich aus der Literatur keine sicheren Anhaltspunkte gewinnen.

Gurlt[3] fand bei 483 sarkomkranken Frauen nur einmal die Scheide sarkomatös erkrankt. Es muß aber dahingestellt bleiben, ob es sich um ein primäres oder um ein sekundäres Scheidensarkom handelte.

Die Beobachtung von Piccagnoni[4] ist nach Amodei der einzige Fall von Scheidensarkom, der in der Zeit von 1907—1920 unter rund 18 000 gynäkologisch Kranken des geburtshilflich-gynäkologischen Instituts in Mailand beobachtet wurde. R. Williams [zit. nach Schottlaender (1913, S. 490)] verzeichnete unter 648 sarkomkranken Frauen 4 Fälle (0,3%) von Scheidensarkom. „Auf die 29 Genitalsarkome berechnet, würde das die sicher viel zu hohe Prozentzahl von 6,8 ausmachen" (Schottlaender).

Alter. Das Alter der Kranken schwankte in den bisher beobachteten Fällen zwischen 16 und 82 Jahren.

16 Jahre	Handfield-Jones,		35 Jahre	Rubeska, Horn, Rollin,
17 „	Wirtz,		36 „	—
18 „	—		37 „	Boldt,
19 „	Simmons,		38 „	Herzfeld,
20 „	—		39 „	—
21 „	Dellepiane,		40 „	—
22 „	Graefe,		41 „	O. Seitz, Eggel,
23 „	Kalustow,		42 „	—
24 „	Dietrich, Schwartz,		43 „	—
25 „	Favell, Baiardi,		44 „	Macnaughton-Jones,
26 „	Tourneux,		45 „	—
27 „	—		46 „	—
28 „	—		47 „	Piccagnoni,
29 „	—		48 „	—
30 „	Fränkel,		49 „	Horn (Fall 2),
31 „	Parona,		50 „	Jung (Fall 1), Szamek,
32 „	Tracy (Fall 2),		51 „	Alglave und Milian,
33 „	—		52 „	Jung (Fall 2),
34 „	Gatti,		53 „	A. Seitz,

---

[1] Amann: Mikrosk.-gyn. Diagnostik S. 38.
[2] Borst: Geschwulstlehre. Bd. 1, S. 402.
[3] Gurlt: Zit. nach Gornig, J. D. Greifswald 1895.
[4] Piccagnoni: Policlinico, sez. chirurg. n. l. Vol. 28, 1921.

54 Jahre —
55 „   Gow, Franke, Tracy (Fall 1),
56 „   Klien,
57 „   Lossen (Fall 1),
58 „   Spiegelberg (Fall 2), Münz (1894),
        Hoestermann,
59 „   —
60 „   —
61 „   —
62 „   —
63 „   —
64 „   —
65 „   —
66 „   —
67 „   —

68 Jahre Stefani,
69 „   —
70 „   —
71 „   —
72 „   —
73 „   Lossen (Fall 3),
74 „   —
75 „   —
76 „   Young,
77 „   —
78 „   —
79 „   —
80 „   —
81 „   —
82 „   Senn.

Es scheint, als ob eine gewisse Verdichtung der Fälle auf das Alter von 50—60 Jahren fiele. Erst weitere Beobachtungen müssen aber zeigen, ob in diesem Alter wirklich der Kurvengipfel liegt. Nach dem 60. Lebensjahr ist die Wahrscheinlichkeit an Scheidensarkom zu erkranken geringer. Selbst im höchsten Lebensalter können aber Scheidensarkome vorkommen.

Zahl der Geburten. Ein Zusammenhang zwischen der Geburtenzahl und dem Auftreten von Scheidensarkom läßt sich aus den bisher vorliegenden Fällen nicht erkennen.

Unter den Sarkomkranken, bei denen wir nähere Angaben über die Geburtenzahl finden konnten, befanden sich:

0 parae 4 (Dellepiane, Dietrich, Boldt, Spiegelberg, Fall 2),
I   „   1 (Rubeska, 1 Geburt, 1 Abort; Schwartz),
II „   1 (Tourneux),
III „   —
IV „   3 (Spiegelberg, Fall 1, Kalustow, O. Seitz),
V   „   2 (Szamek, Alglave und Milian),
VI „   3 (Herzfeld, Menzel, Piccagnoni),
VII „   2 (Horn, Fall 2, Tracy, Fall 1),
VIII „ 1 (Hoestermann),
IX „   —
X   „   —
XI „   —
XII „   —
XIII „ —
XIV „   1 (Klien),
Vielgebärende 2 (Kaschewarowa-Rudnewa, Jung, Fall 1).

Der **Allgemeinzustand** der Kranken ist in dem Zeitpunkt, in dem sie in ärztliche Behandlung kommen, meist auffallend gut.

So finden sich in der Literatur folgende Angaben:
Kräftiger Körperbau, im Besitze einer blühenden Gesundheit (Kaschewarowa-Rudnewa),
klein und hager, aber gesund aussehend (Menzel),
Fettpolster gut entwickelt (Kalustow),
sehr korpulent von gesundem Aussehen (Kehrer),
kräftige Frau von gesundem Aussehen (Rubeska),
sehr guter Ernährungszustand, frisches Aussehen (Horn, Fall 1),
11 Monate nach der Entfernung des Primärtumors beim 1. Rezidiv „blühendes Aussehen" (Jung, Fall 1).

Nur ganz ausnahmsweise wird erwähnt, daß der Allgemeinzustand gelitten hatte, und daß eine Gewichtsabnahme eingetreten war (Macnaugthon-Jones).

Symptome. Die Symptome der Scheidensarkome beruhen teils auf der Tumorbildung als solcher, teils auf der besonderen Art der Tumorbildung.

1. Die Tumorbildung an und für sich erklärt eine Reihe von Symptomen, die teils seltener, teils häufiger in den Krankengeschichten wiederkehren. Hierher gehört zunächst die Tatsache, daß die Kranken häufig selbst ihre Neubildung entdecken (Menzel, Rollin, Tracy, Fall 1, Piccagnoni).

Voraussetzung ist dabei natürlich, daß die Tumoren verhältnismäßig tief sitzen, oder daß sie wenigstens bis in den Scheideneingang herabgetreten sind.

Die Neubildung kann zufällig entdeckt werden, oder die Aufmerksamkeit der Kranken wird erst durch irgendwelche sonstige Störungen (Blutungen, Drängen nach unten u. a. m.) auf das Genitale hingelenkt.

Auffallenderweise führt die Feststellung einer Geschwulst in der Scheide die Kranken durchaus nicht immer früh zum Arzt, besonders dann nicht, wenn keine weiteren Beschwerden vorhanden sind. So bestand in dem Falle von Rollin die Geschwulst schon 5 Monate, in dem einen Falle von Tracy seit einem Jahr, in der Beobachtung von Piccagnoni seit $1^1/_2$ Jahren, ehe die Kranken zur Behandlung kamen.

Der Grund für diese auffallende Erscheinung mag zum Teil auf der Scheu der Kranken vor einer ärztlichen Untersuchung beruhen, zum Teil ist er aber auch darauf zurückzuführen, daß die Patientinnen glauben, an einem „Vorfall" zu leiden.

Erst rasches Wachstum der Geschwulst, das Auftreten von Schmerzen, Blutungen, Fieber usw. führen die Kranken zum Arzt.

Ein weiteres Symptom, das ebenfalls mit der Geschwulstbildung als solcher zusammenhängt, ist das Gefühl des Drängens nach unten, das Gefühl der Schwere oder das eines Fremdkörpers in der Scheide (Baiardi, Münz, Kehrer). Diese Erscheinungen, die vielfach als „Vorfallbeschwerden" gedeutet wurden (z. B. Fall von Münz), können das erste Symptom der Neubildung sein. Sie können auch die Ursache sein, daß die Kranken selbst zuerst die Anwesenheit einer Geschwulst feststellen (Kehrer).

2. Die meisten anderen Symptome hängen aber mit der besonderen Art der Neubildung zusammen. Hierher gehören Blutungen, Ausfluß und Schmerzen.

Blutungen sind sehr häufig das erste Symptom der Neubildung (Spiegelberg, Fall 2, Steinthal, Kalustow, Klien, Morestin, Jung, Fall 2, Schwartz, Hoestermann). Sie schleichen sich in der Regel ganz allmählich ein. Zunächst sind sie nur leicht, und sie treten in Zwischenräumen auf, oder sie wechseln wenigstens in ihrer Stärke. So kann es monatelang gehen, bis plötzlich eine heftige Blutung auftritt, welche die Kranken zum Arzte führt. Auch bei der Untersuchung kann man sehr heftige Blutungen erleben, die ein sofortiges Eingreifen nötig machen (Klien).

In einigen Fällen traten die Blutungen im Anschluß an eine Fehlgeburt auf. In dem Falle von Steinthal stellten sich 14 Tage nach Ausräumung einer Blasenmole leichte, aber dauernde Blutungen aus der Scheide ein. Es erscheint nicht ausgeschlossen, daß es sich in diesem Falle um ein Chorionepitheliom der Scheide handelte. In der Beobachtung von Schwartz bestanden im Anschluß an einen Abort dauernd starke Blutungen.

Auch in den Fällen, in denen andere Symptome das Krankheitsbild einleiten, treten im weiteren Verlaufe häufig Blutungen auf.

Diese Blutungen können lebensbedrohlichen Charakter annehmen und gelegentlich zur direkten Todesursache werden.

Die Ursache der Blutungen und ihr frühzeitiges Auftreten beruhen wohl in erster Linie auf dem Gefäßreichtum der Sarkome und in der Brüchigkeit der Gewebe.

Ein weiteres, ebenfalls sehr häufiges Symptom ist Ausfluß. Mehrfach war dieser das erste Symptom der Erkrankung (Menzel, Horn, Fall 2, Jung, Fall 1, Macnaugthon-Jones, Piccagnoni). Der Ausfluß ist meist profus, anfangs fleischwasserähnlich, später mehr eitrig, häufig ist er auch mit Blut untermischt, oder Blutungen und gelblicher, eitriger Ausfluß wechseln miteinander ab. Bei geschwürigem Zerfall der Neubildung wird der Ausfluß in der Regel mißfarben, jauchig und übelriechend.

Gegenüber den Blutungen und dem Ausfluß tritt der Schmerz im allgemeinen an Häufigkeit zurück. Immerhin sind mehrere Fälle beobachtet worden, in denen mehr oder minder heftige Schmerzen das erste Symptom der Erkrankung bildeten (Lossen, Senn, Wirtz). Die Schmerzen werden teils als Kreuzschmerzen empfunden, teils tragen sie lanzinierenden Charakter. Nicht so selten stehen sie in zeitlichem und ursächlichem Zusammenhang mit Störungen der Harnentleerung (Münz, Wirtz, Menzel, Kalustow, Kehrer). Sie äußern sich dann in heftigem Harndrang, in Schmerzen bei der Harnentleerung, oder in einem schneidenden Gefühl beim Wasserlassen. Mehrfach wurde auch plötzlich einsetzende völlige Harnverhaltung beobachtet, die wiederholtes Katheterisieren nötig machte (Wirtz). Unter Umständen kann es dabei zum Bild der Ischuria paradoxa oder zu urämischen Symptomen (Kopfschmerz, Schwindel) kommen.

Stuhlbeschwerden (Verstopfung, Münz; Tenesmen, Senn) scheinen — ebenso wie beim Scheidensarkom der Kinder — verhältnismäßig selten zu sein.

Störungen der Schwangerschaft, der Geburt oder des Wochenbettes durch Scheidensarkome sind bisher anscheinend noch nicht beschrieben worden.

In dem Falle von Morris wurde ein Scheidensarkom im 6. Schwangerschaftsmonat exstirpiert, die Schwangerschaft ging ungestört weiter, und die Patientin war nach $2^1/_2$ Jahren noch geheilt. In der einen Beobachtung von Spiegelberg (Fall 1) wurde von der Hebamme intra partum eine Geschwulst in der Scheide festgestellt, die Geburt verlief aber ohne Störungen.

Ein Einfluß der Gravidität auf die Scheidensarkome läßt sich aus den bisher vorliegenden Beobachtungen nicht erkennen.

In dem Falle von Herzfeld hatte die Neubildung zwar auf das Beckenbindegewebe, die Darmbeinschaufel und auf die linksseitigen Leistendrüsen übergegriffen, in anderen Fällen (Fränkel, Baiardi) ließ sich eine Beschleunigung des Geschwulstwachstums durch die Gravidität aber nicht erkennen. In der Beobachtung von Baiardi traten die Metastasen in der Haut und in den Lymphdrüsen erst einige Zeit nach der Geburt auf.

Verlauf. In der Regel besteht das Scheidensarkom schon längere Zeit, ehe es klinische Erscheinungen macht.

Über die Zeit, die zwischen dem Beginn der Erkrankung und dem Auftreten der ersten Symptome verstreicht, lassen sich keine Angaben machen, da die ersten Anfänge sich nicht feststellen lassen.

In mehreren Fällen (Kaschewarowa-Rudnewa, Spiegelberg, Fall 1, Kehrer, Rubeska, Horn, Fall 1, Tracy, Fall 1) findet sich die Angabe, daß die Geschwulst, die sich später als Sarkom erwies, schon längere Zeit bestand.

Kaschewarowa-Rudnewa: Anfangs kleine warzenartige Geschwulst. Diese erreichte im Laufe von 2 Jahren die Größe eines Guldens.

Spiegelberg (Fall 1): Während der Niederkunft war von der Hebamme eine Geschwulst in der Scheide festgestellt worden. Diese war ein Jahr später walnußgroß.

Kehrer: Die Patientin bemerkte seit $1^1/_2$ Jahren eine Geschwulst in der Scheide.

Rubeska: Die Patientin bemerkte seit 3 Jahren eine Geschwulst in der Scheide. In den letzten 3 Monaten nahm diese rasch an Größe zu, und es stellten sich Blutungen und Ausfluß ein.

Horn (Fall 1): Vor 7 Jahren war die Patientin wegen einer Anschwellung an den Geschlechtsteilen, die ganz allmählich entstanden war, und die beim Gehen und Arbeiten gehindert hatte, operiert worden. Laut Bericht war die Operation leicht, und es konnte ein harter verschiebbarer Tumor aus dem mittleren Drittel der Scheide durch einfache Ausschälung entfernt werden. Nach der Operation war die Patientin 2 Jahre ganz wohl, dann fühlte sie, daß sich an der früheren Stelle wieder ein Knoten gebildet hatte; dieser wuchs so langsam, daß er die Patientin weder bei ihrer schweren Landarbeit noch beim Geschlechtsverkehr hinderte. Erst im letzten Vierteljahr traten merkliche Beschwerden auf; seit 7 Wochen war nach Bericht des zusendenden Arztes Ulceration an der Oberfläche aufgetreten.

Tracy (Fall 1): Vor einem Jahr hat die Patientin eine Geschwulst in der Scheide bemerkt.

Solange nicht histologische Befunde über die gleiche Geschwulst zu verschiedenen Zeiten vorliegen, wird man aus derartigen Beobachtungen wohl kaum den Schluß ziehen dürfen, daß die Sarkome oft Jahre zu ihrem Wachstum brauchen können. Viel näher liegt die Annahme, daß es sich in diesen Fällen ursprünglich um gutartige Neubildungen (Fibrome, Myome) handelte, und daß diese erst später sarkomatös entarteten. Diese Annahme läßt sich zwar ebenfalls nicht beweisen; das rasche Aufschießen der Rezidive spricht aber doch bis zu einem gewissen Grade dafür, daß die Scheidensarkome in der Regel rasch wachsen.

So war z. B. in dem Falle von Boldt (1906) 4 Wochen nach der Operation noch kein Anhaltspunkt für ein Rezidiv vorhanden. 14 Tage später fand sich aber eine ausgedehnte Infiltration in der Tiefe der linken Scheidenwand. In dem Falle von Graefe hatte sich 6 Wochen nach der Entfernung eines walnußgroßen Primärtumors ein neuer kastaniengroßer Tumor gebildet.

Werden die Scheidensarkome nicht schon vorher durch Zufall von den Kranken selbst entdeckt, dann machen sie Symptome, sobald sie eine gewisse Größe erreicht haben.

Das erste dieser Symptome kann Drängen nach unten, oder das Gefühl eines Fremdkörpers in der Scheide sein. (Baiardi, Münz, Kehrer). Diese subjektiven Empfindungen entstehen aber nur dann, wenn die Neubildung in den Scheideneingang herabreicht.

In den anderen Fällen sind fast immer Ausfluß und Blutungen das erste Symptom der Erkrankung.

Diese beiden Symptome sind so gut wie immer darauf zurückzuführen, daß die Scheidenschleimhaut über der Neubildung und diese selbst schon sehr bald geschwürig zerfallen.

Die Geschwürsbildung, an die sich häufig eine Verjauchung anschließt, kann schon erfolgen, wenn die Tumoren erst walnußgroß sind, und sie erfolgt um so sicherer, je größer die Neubildung wird. So erklärt sich die zunächst auffallende Tatsache, daß alle bisher beobachteten primären knotigen Scheidensarkome nur höchstens faustgroß waren, als sie in ärztliche Beobachtung kamen.

Ausnahmsweise kann der frühzeitige Zerfall der Neubildung und damit das Symptom der Blutung aber auch ausbleiben, und die Neubildung tritt dann ziemlich unvermittelt in Erscheinung (Wirtz, Szamek).

Gelangen die Kranken rechtzeitig in ärztliche Behandlung, dann können sie dauernd geheilt werden.

Gelingt die restlose operative Entfernung der Neubildung oder ihre Zerstörung durch die Strahlentherapie nicht, dann kommt es bald zum Rezidiv und zum Auftreten von Tochtergeschwülsten.

Die Rezidive pflegen meist schon kurze Zeit nach der Operation und zwar im Verlaufe von 14 Tagen bis 8 Wochen aufzutreten (Steinthal nach 14 Tagen, Münz nach 14 Tagen, Kaschewarowa-Rudnewa, Boldt nach 6 Wochen, Baiardi, Tracy, Fall 1, nach 8 Wochen). Es sind aber auch Fälle bekannt (Herzfeld), in denen das Rezidiv erst 8 Monate nach der Operation in Erscheinung trat, und es kann wohl kein Zweifel darüber bestehen, daß die Rezidive auch noch später auftreten können. Jedenfalls muß man mit der Annahme einer Dauerheilung sehr zurückhaltend sein.

Die Dauer der Erkrankung läßt sich zeitlich nicht genau festlegen, da der Beginn der Neubildung sich nicht feststellen läßt.

Es lassen sich deshalb nur Angaben über die Dauer der Erkrankung vom Auftreten der ersten Symptome an machen. Auch dabei müssen aber wohl die Fälle ausgeschieden werden, in denen die Kranken schon jahrelang eine Neubildung in der Scheide beobachtet hatten, da man hier nicht mit Sicherheit ausschließen kann, daß anfangs eine gutartige Neubildung bestand, die dann erst sekundär sarkomatös entartete.

Leider sind aber auch die verwertbaren Angaben über die Zeit, die zwischen dem Auftreten der ersten Symptome und dem Tode verstrich, sehr spärlich.

Immerhin läßt sich aus ihnen entnehmen, daß der Tod häufig bald nach dem Auftreten der ersten Symptome erfolgt (Kalustow: nicht ganz 6 Monate nach dem Auftreten der ersten Symptome, Wirtz: etwa 4 Monate, Münz: $8^1/_2$ Monate nachdem der Kranken die Neubildung aufgefallen war).

In anderen Fällen kann sich die Erkrankung aber auch über längere Zeit hinziehen.

So berichtete Jung (Fall 2) über eine Patientin, die mit einem ulcerierten Tumor der vorderen Scheidenwand, der in der Tiefe bis fast zum aufsteigenden Schambeinast reichte, in die Klinik kam. Sieben Monate nach der Exstirpation kam die Kranke mit einem Rezidiv wieder. Obwohl schon in diesem Falle und bei einer weiteren Operation die radikale Entfernung der Geschwulstmassen nicht gelang, war das Befinden der Patientin doch noch 14 Monate, nachdem sie zuerst in die Klinik gekommen war, so gut, daß sie eine Stunde weit gehen und Hausarbeit verrichten konnte.

Soweit sich aus den spärlichen Obduktionsbefunden entnehmen läßt, gehen die Kranken entweder an Kachexie zugrunde, oder sie erliegen einer Infektion von den verjauchten Tumormassen aus. Beim Durchbruch der infizierten und zerfallenen Geschwulstmassen nach der Bauchhöhle kann auch eine Peritonitis die Todesursache sein (Baiardi). Gelegentlich können auch starke Blutungen, direkt oder indirekt (Simmons, Schwartz), zur Todesursache werden.

Diagnose. Es gibt kaum eine Neubildung der Scheide — Fibrome, Myome, Angiome, Carcinome, Chorionepitheliome — mit der die Sarkome nicht verwechselt werden können.

Selbst Verwechslungen mit einem Descensus der Scheide sind schon vorgekommen und diese Fehldiagnose hat sogar zum Einlegen eines Pessars geführt (Fall von Kehrer). Mit den Fibromen und Myomen haben viele Scheidensarkome die umschriebene rundlich bis ovale, knotige Form, die harte bis derbe Konsistenz und die Verschieblichkeit auf der Unterlage gemeinsam. Ebenso wie die Fibrome und Myome können auch die Sarkome von intakter Schleimhaut überzogen sein und umgekehrt ist Geschwürsbildung auf dem unteren Pole von Fibromen und Myomen keine Seltenheit.

Außerdem können aber auch Fibrome und Myome sarkomatös degenerieren, so daß auch biologisch und histologisch fließende Übergänge nach dem Sarkom hin vorkommen.

Selbst bei der mikroskopischen Untersuchung von probeexcidierten Stückchen können Fehldiagnosen vorkommen. So erwähnt Jung (S. 384), daß in seinem Fall 1 von dem exstirpierten Primärtumor nur ein Stückchen zur Untersuchung entnommen, und daß aus diesem die Diagnose eines Fibromyoms gestellt wurde. Erst als die Patientin mit einem Rezidiv wiederkam, wurde durch genaue Untersuchung der Irrtum aufgeklärt.

Jung legte dabei ein großes Gewicht auf die Riesenzellen, die sich in dem Primärtumor fanden, die aber in dem einen untersuchten Stückchen anscheinend nicht vorhanden waren.

Derartige Täuschungen sind besonders in den Fällen erklärlich, in denen zunächst gutartige Neubildungen (Fibrome, Myome) später sarkomatös entarten. Es ist dann durchaus denkbar, daß die sarkomatösen Stellen nicht entdeckt, oder nicht richtig gedeutet werden. Man sollte sich deshalb nie mit der Untersuchung nur eines Stückchens begnügen, sondern man sollte stets mehrere Stellen untersuchen. Ganz besondere Aufmerksamkeit muß bei den gestielten Neubildungen auch dem Stiele selbst geschenkt werden.

Ebenso unsicher sind die Unterschiede zwischen dem Carcinom und dem Sarkom der Scheide.

Wenn auch das Carcinom häufig mehr papilläre, blumenkohlartige Wucherungen bildet, während die Sarkome mehr eine knotige Form zeigen, so können sich diese Unterschiede doch verwischen. Außerdem können aber auch sowohl das Carcinom, als auch das Sarkom in Form einer diffusen, bald geschwürig zerfallenden Infiltration auftreten. In beiden Fällen findet man dann Geschwüre mit angefressenen, teilweise unterminierten kallösen Rändern und unregelmäßigen, meist mißfarbenem Grund (Pick)[1]. Nur eine Probeexcision vermag in diesem Falle zu entscheiden, ob es sich um ein Ulcus carcinomatosum oder um ein Ulcus sarcomatosum handelt.

In diesen Fällen von unregelmäßiger, mißfarbig belegter Geschwürsbildung in der Scheide kommen differentialdiagnostisch auch zerfallene Gummen in Betracht (Dambrin).

Hier kann unter Umständen das mikroskopische Bild ein Sarkom vortäuschen, besonders wenn man auch Riesenzellen findet, und wenn man nur an die Möglichkeit eines Sarkoms denkt.

Eine große Ähnlichkeit kann auch zwischen einem Chorionepitheliom und einem Scheidensarkom bestehen, da die Sarkome nicht selten, ebenso wie die Chorionepitheliome, dunkelblaurote, leicht blutende Knoten bilden. Die Möglichkeit einer derartigen Verwechslung liegt besonders dann nahe, wenn aus der Anamnese hervorgeht, daß die Neubildung im Anschluß an eine Schwangerschaft zuerst bemerkt wurde.

Schwierig oder, besser gesagt, unmöglich wird die Diagnose eines Scheidensarkoms dann, wenn nur ein einziger Geschwulstknoten vorhanden ist. In diesem Falle können alle Kriterien, die für eine Bösartigkeit der Neubildung sprechen — fehlende Verschieblichkeit auf der Unterlage, Infiltration der Umgebung usw. — versagen. Nur der stete Gedanke, daß sich hinter jeder anscheinend auch noch so gutartigen Neubildung der Scheide ein Sarkom verbergen kann, wird hier vor schweren Fehldiagnosen bewahren, d. h. er wird zu einer Exstirpation der Neubildung führen, da diese allein eine mikroskopische Untersuchung gestattet.

---

[1] Pick: Arch. f. Gynäkol. Bd. 46, S. 254.

Findet man in der Scheide weiße, markige, bröckelige Geschwulstmassen, dann ist die Wahrscheinlichkeitsdiagnose, daß es sich um ein Scheidensarkom handelt, nicht schwer. Aber auch dann muß der sichere Beweis erst durch die mikroskopische Untersuchung erbracht werden, da auch das Scheidencarcinom einen ganz ähnlichen Befund darbieten kann.

Mit der Feststellung einer sarkomatösen Neubildung der Scheide ist die diagnostische Aufgabe noch nicht erschöpft. Es erhebt sich dann die nicht minder wichtige Frage, ob es sich um ein primäres oder um ein sekundäres Scheidensarkom handelt.

In erster Linie wird man dabei an die Möglichkeit eines Uterussarkoms zu denken haben, aber auch andere Sarkome des kleinen Beckens (z. B. Sarkome des Beckenbindegewebes) können sekundär auf die Scheide übergreifen. Metastasen von Sarkomen anderer Körpergegenden in der Scheide sind bisher anscheinend noch nicht beobachtet worden. Ihre Möglichkeit muß aber zugegeben werden.

Ganz besondere Vorsicht ist dabei bei den Melanosarkomen geboten. Wenn auch einzelne Melanosarkome der Scheide beobachtet wurden, an deren primärer Natur kaum zu zweifeln ist, so darf man daraus doch nicht ohne weiteres folgern, daß alle Melanosarkome der Scheide in ihr ihren Ausgangspunkt haben müßten. Jedenfalls muß unter allen Umständen nach weiteren ähnlichen Neubildungen auf der Haut (Naevi pigmentosi usw.), im Auge (Augenspiegeluntersuchung) usw. gefahndet werden.

Findet man neben einem Scheidensarkom noch andere sarkomatöse Tumoren, dann kann der Entscheid, ob die Neubildung in der Scheide primärer oder sekundärer Natur ist, unmöglich werden. Die Schwierigkeit eines derartigen Entscheides macht sich besonders auch dann geltend, wenn man neben einem Sarkom der Scheide auch ein Sarkom der Portio oder des Corpus uteri feststellt.

Prognose. Die Prognose des primären Scheidensarkoms ist nicht gut, sie ist aber auch nicht absolut ungünstig. Jedenfalls ist sie wesentlich günstiger als die Prognose des Scheidensarkoms der Kinder. Während bei diesem nur in zwei Fällen eine Heilung beobachtet wurde, liegen beim Scheidensarkom der Erwachsenen verschiedene Beobachtungen vor, in denen die Kranken nach der Operation noch nach Jahren vollkommen gesund waren.

Hierher gehören die Beobachtungen von

Rubeska	Heilung	noch	nach	10	Jahren
Handfield-Jones	,,	,,	,,	6	,,
Spiegelberg (Fall 1)	,,	,,	,,	4	,,
Jellet [Earl (1904)][1]	,,	,,	,,	4^1	,,
Morris	,,	,,	,,	$2^1/_2$	,,
Edebohls	,,	,,	,,	2	,,
Tourneux	,,	,,	,,	2	,,

Außerdem liegt in der Literatur auch eine Reihe von Beobachtungen mit kürzerer Beobachtungszeit vor:

Menzel: noch nach 8 Monaten gesund,
Gatti: völlige Heilung,
Horn (Fall 1): 7 Monate nach der Operation noch gesund,
Szamek: noch nach $1^1/_4$ Jahr Heilung,
Dellepiane: noch nach 1 Jahr Heilung.

Über die Abhängigkeit der Prognose von der Art, dem Sitz, der Ausdehnung der Neubildung u. a. m. lassen sich heute noch keine zuverlässigen Aussagen machen.

---

[1] Siehe Jellet: Journ. of obstetr. a. gynecol. of the Brit. Empire. Vol. 12, p. 285.

Soweit sich nähere Angaben finden, handelt es sich in den erwähnten Fällen von längerer Heilungsdauer um folgende Sarkomarten: Fibrosarkom (Spiegelberg), Rundzellensarkom (Handfield-Jones, Menzel), Spindelzellensarkom (Rubeska, Tourneux, Horn), Rund- und Spindelzellensarkom (Morris).

Von großer Bedeutung für die Prognose ist natürlich die Ausdehnung der Neubildung.

Ganz besonders gilt dies für die operative Entfernung der Tumoren. Hier ist bei einem umschriebenen sarkomatösen Knoten, der noch nicht auf die Umgebung übergegriffen und keine Metastasen gemacht hat, die Prognose gut.

Für die Strahlentherapie scheint die Prognose aber auch noch in Fällen gut zu sein, in denen die Neubildung schon weiter auf die Umgebung übergegriffen hat.

Therapie. Für die Behandlung des primären Scheidensarkoms kommt in Frage 1. die Operation, 2. die Strahlentherapie.

Von operativen Eingriffen ist nur dann eine Heilung zu erwarten, wenn die Neubildung noch so umschrieben ist, daß ihre restlose Entfernung gelingt. Infolgedessen kommen für die operative Entfernung nur solche Geschwulstknoten in Betracht, die noch nicht diffus mit der Umgebung verwachsen sind. Allerdings wird sich meist erst aus dem weiteren Verlauf, d. h. aus dem Auftreten oder Ausbleiben von Rezidiven die Entscheidung treffen lassen, ob die Entfernung der Neubildung restlos gelungen ist. Die Operation wird sich deshalb wohl immer nur auf eine möglichst gründliche Umschneidung und Entfernung der erkrankten Partien von der Scheide aus beschränken müssen.

Je weiter die Neubildung schon auf die Umgebung übergegriffen hat, desto ungünstiger sind die Aussichten auf eine radikale Entfernung. Auch von der Laparotomie dürfte nur in Ausnahmefällen ein Erfolg zu erwarten sein, da die Auslösung der weichen bröckeligen Geschwulstmassen nicht nur technisch schwierig, sondern auch vielfach unmöglich ist. Immerhin konnte Edebohls in einem Falle von Scheidensarkom, das sich bis in das linke Lig. latum erstreckt hatte, durch kombiniertes vaginales und abdominelles Vorgehen Heilung erzielen, die noch drei Jahre nach der Operation andauerte.

In allen Fällen, in denen die Neubildung schon soweit fortgeschritten ist, daß ihre radikale Entfernung unmöglich erscheint, tritt die Strahlentherapie in ihre Rechte.

Insbesondere gehören hierher die infiltrierende Form des Scheidensarkoms, ferner die knotige Form mit Infiltration der Umgebung, endlich auch die weiter fortgeschrittenen Tumoren, in denen es schon zur ausgedehnten Infiltration des Beckenbindegewebes gekommen ist.

Der erste Versuch, das primäre Scheidensarkom durch Strahlenbehandlung zu heilen wurde, soweit wir sehen, von Tracy (1912) gemacht. Der Erfolg blieb in diesem Falle aber aus.

Weitere Beobachtungen stammen von Dietrich (1919), Szamek (1923), Dellepiane (1924).

Wenn auch in keinem dieser Fälle etwas näheres über das weitere Schicksal der Kranken bekannt geworden ist, so sind doch die Primärheilungen so auffallend, daß sie allein schon die Anwendung der Strahlentherapie rechtfertigen.

Bestimmte Angaben über die Technik der Bestrahlung lassen sich nicht machen, da diese je nach der angewendeten Technik, dem Sitz, der Ausdehnung der Erkrankung, verschieden sein muß, und da wir heute auch noch nicht die „Sarkomdosis" beim primären Scheidensarkom kennen [1].

Sekundäres Scheidensarkom.

Bei allen bisher beobachteten sekundären Scheidensarkomen von Erwachsenen [Ahlfeld (1867), Sänger, Smith, Hofmokl [2], Lewers (1886) [3], Jung, Fleischmann (1915), Kunert, Rein, Spiegelberg, Winkler, Kleinschmidt, Mundé, Pfannenstiel u. a.] saß der Primärtumor im **Uterus**.

In einer Reihe dieser Fälle handelte es sich um traubige Sarkome der Cervix [Kunert, Rein, Spiegelberg (Fall 2), Winkler, Kleinschmidt, Mundé, Pfannenstiel, Literatur bei Pfannenstiel [4]].

Metastasen von Sarkomen anderer Körpergegenden in die Scheide sind bisher anscheinend noch nicht beobachtet worden.

Epitheliale Geschwülste.
a) Ausgereifte Formen der epithelialen Geschwülste (Fibroepitheliale Blastome).
1. Papillom.

Als Papillome werden Neubildungen bezeichnet, „die aus Bindegewebe und Epithel in der Weise aufgebaut sind, daß der Blutgefäßbindegewebsapparat verschieden gestaltete Auswüchse bildet, deren Oberfläche vom Epithel überkleidet wird" (Borst) [5].

Unter den papillären Neubildungen trifft man „großenteils auf Gewächse, die in das Gebiet der hyperplastischen Neubildungen und nicht unter die echten Geschwülste gerechnet werden müssen. Weder der Bau, noch das Wachstum vieler dieser Geschwülste, noch ihr Verhalten zur Umgebung erinnert an die größere Selbständigkeit, welche für alle echten Geschwülste so charakteristisch ist. Man hat mehr den Eindruck einer Hypertrophie der normalen Strukturen, von welchen die Geschwulst ausgeht, und wenn auch dabei kleinere Abweichungen von dem normalen Verhalten, wie z. B. Verzweigungen der Papillen, Änderungen in der Beschaffenheit des Epithelbelags usw. vorkommen, so sind diese Differenzen doch unbedeutend und vor allem auch nicht schwer ins Gewicht fallend, weil wir ähnliche Differenzen bei allen möglichen entzündlichen Vorgängen der betreffenden Körpergegenden beobachten; der qualitative Exceß des Wachstums ist jedenfalls ein sehr geringer" (Borst) [6].

Neben den hyperplastischen papillären Wucherungen gibt es aber auch echte, autonome Papillome.

Eine scharfe Trennung dieser beiden Formen ist häufig unmöglich. Dies gilt besonders auch für die papillären Wucherungen, die man in der Scheide beobachtet.

Die papillären Wucherungen, die in der Scheide vorkommen, lassen sich in drei große Gruppen einteilen:

α) in entzündliche papilläre Wucherungen,

β) in spitze Kondylome,

γ) in echte (autonome) Papillome.

α) Entzündliche papilläre Wucherungen.

Schon bei der Besprechung der Kolpitis wurde erwähnt, daß bei ihr gelegentlich umschriebene Papillarhypertrophien beobachtet werden, die entweder harten Warzen

---
[1] Beim Uterussarkom beträgt die Sarkomdosis 60—70 % der Hauteinheitsdosis (Seitz und Wintz).
[2] Hofmokl: Wien. med. Presse. 1891, S. 1229, zit. nach Veit, Handbuch d. Gynäkol. 1. Aufl., Bd. 1, S. 361.
[3] Lewers: Transact. of the obstetr. soc. of London. Bd. 28, p. 78.
[4] Pfannenstiel: Virchows Arch. f. pathol. Anat. u. Physiol. Bd. 127, S. 336.
[5] Borst: Bd. 2, S. 513.
[6] Borst: Bd. 2, S. 519.

gleichen, oder die weicher und baumartig verästelt sind, so daß sie wie spitze Kondylome aussehen (Kaufmann).

Neumann hat für diese Form der Scheidenentzündung die Bezeichnung Colpitis papulosa geprägt und er hat eine akute und eine chronische Form unterschieden.

Bei der Colpitis papulosa acuta sind nach Neumann die Scheidenfalten vertieft, die Wülste sind scharfkantig und geschwollen. Auf ihnen sitzen dunkelrote, meist hirsekorngroße, leicht blutende Knötchen.

Mikroskopisch findet man die Papillen vergrößert und von dicht gedrängten Rundzellen infiltriert. Die Rundzellen können auch „das Stratum Malpighi verdrängen", so daß sie „frei zutage liegen". Die Gefäßschlingen in den Papillen und überhaupt die Blutgefäße sind erweitert und voll von Blut; sie können bis in die Papillen hinein als weite geschlängelte Schläuche erscheinen.

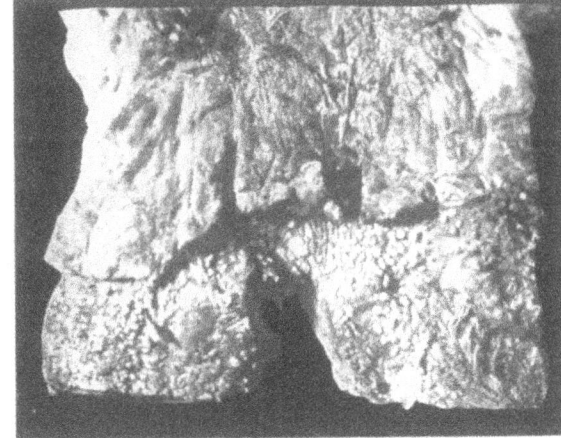

Abb. 179. Papilläre Wucherungen in der Scheide.
(Nach Kiesselbach, Monatsschr. f. Geburtsh. u. Gynäkol. Bd. 36.)

Den Knötchen entsprechend finden sich „stellenweise zusammengesetzte Papillen", die an ihrer höchsten Kuppe derart infiltriert sind, daß sie nur noch von einer dünnen Lage von verhornten Zellen vom Lumen getrennt sind. Das Rete ist an diesen Stellen vollkommen verschwunden. In der Umgebung der Knötchen sind dagegen die Retezellen und die Plattenzellschicht in normaler Weise erhalten.

Auch in den tieferen Cutislagen und in der Muskulatur findet sich kleinzellige Infiltration.

Bei der Colpitis papulosa chronica zeigen die Knötchen die gleichen histologischen Veränderungen wie bei der akuten Form. Auch hier ist das Epithel verdünnt, so daß die Rundzellen schon bei leichter Berührung frei zutage treten. Die Papillen sind vergrößert, man findet auch zahlreiche zusammengesetzte Papillen.

Abweichend von der akuten Form findet man, „daß auch die tieferen Lagen der Cutis in hohem Grade proliferieren". Die Gefäße sind erheblich erweitert; sie bilden in einzelnen Fällen geradezu „kavernöse Räume".

Diesen papillären Wucherungen bei Kolpitis ist bisher nur wenig Aufmerksamkeit geschenkt worden. Infolgedessen wissen wir über ihren histologischen Bau, ihre formale Entstehung, ihr Wachstum und ihr weiteres Verhalten noch so gut wie nichts [1].

Über eine eigenartige Form von papillären Wucherungen in der Scheide berichtete Kiesselbach:

Bei einer 19jährigen Patientin, die an Verblutung infolge von Placenta praevia gestorben war, hatte man schon intra vitam an der ganzen Scheidenwand kleine, hirsekorngroße, harte Excrescenzen gefühlt. Die Knötchen, die am Introitus vaginae saßen, zeigten weißliche Färbung.

---

[1] Die Arbeiten von Marchesi („Vaginite verrucosa ed epithelioma botulata della vagina" Rassegna internaz. della med. moderna. 1901, p. 345 und „Vaginite verrucosa". Arch. di ostetr. e. ginecol. 1900, p. 1) waren uns leider nicht im Original zugänglich.

Bei der Autopsie sah die Scheidenschleimhaut „wie eine schmutzigrote Fläche" aus. Auf dieser schienen „gleichsam zahlreiche dicht nebeneinander stehende, bis linsengroße Zuckertröpfchen aufgespritzt" (Abb. 179).

Bei der histologischen Untersuchung fiel zunächst das stark infiltrierte, sehr zellreiche Bindegewebe auf. Kiesselbach fährt dann fort:

„Besonders stark ist die Rundzelleninfiltration an den Stellen, wo stärkere Papillarwucherung auftritt, an einigen Stellen so intensiv, daß die übrige Gewebsstruktur verdeckt wird und kaum zu erkennen ist. An diesen Stellen ist die Rundzellenanhäufung knötchenförmig, in der Mitte am dichtesten, nach außen zu allmählich weniger dicht in die Umgebung auslaufend. Eine Kapsel besitzen diese Knötchen nicht, Keimzentrum ist nirgends nachzuweisen.

Das Bindegewebe ist außerordentlich stark vaskularisiert, es zeigt hochgradig erweiterte Gefäße; teilweise hat es den Anschein, als ob ausgetretenes Blut sich innerhalb der Bindegewebsmaschen befinde (Folge der Geburt).

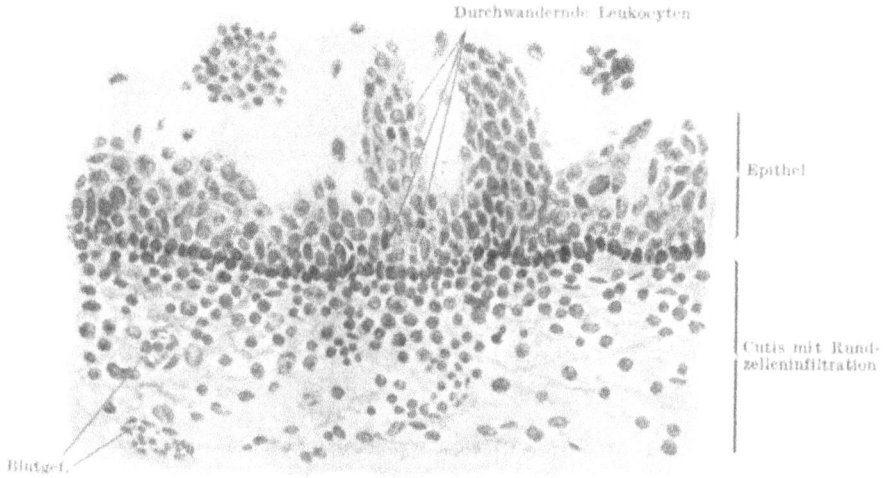

Abb. 180. Schnitt durch die Scheidenwand (Erklärung im Text).
(Nach Kiesselbach, Monatsschr. f. Geburtsh. u. Gynäkol. Bd. 36.)

Plasmazellen sind nicht zu sehen.

Die Papillen selbst zeigen eine sehr wechselnde Größe. Die Form zeigt auch Verschiedenheiten. Wir sehen große kolbige Verdickungen, daneben wieder kleinere, schlankere Papillen in der Anordnung von Handschuhfingerform, nirgends jedoch richtige dendritische Verzweigung. An vielen Stellen zeigen die größeren kolbigen Verdickungen an der Oberfläche noch einen Besatz von kleineren runden Papillomen. Neben der papillentragenden Fläche ist wieder solche, die kaum papilläre Form zeigt. Dieses Bindegewebe ist mit geschichtetem Plattenepithel bekleidet, welches an den meisten Stellen die Papillen einzeln überzieht. Dieses ist bis zu 18 reihig, jedoch an Reihenzahl sehr wechselnd; an manchen Stellen ist nur eine Schicht zylindrischer Epithelzellen vorhanden, an wieder anderen fehlt auch diese Basalschicht, so daß die Bindegewebszotten frei zutage treten. Das darf nun jedoch nicht so aufgefaßt werden, als ob hier das wuchernde Bindegewebe das Epithel verdrängt habe, in ähnlicher Weise wie das von Neumann (l. c.) beschrieben ist. Es müßten ja, sollte das zutreffen, die basalen Zylinderzellen zuerst, danach das Rete Malpighi verdrängt werden, bis das Bindegewebe dann schließlich auch die oberste platte Zellschicht verdrängen würde. In unserem Fall ist das vor der Geburt sicher in normaler Weise vorhanden gewesene Epithel zweifellos durch den Geburtsvorgang abgeschoben worden. Die oberste Epithelschicht zeigt an ganz wenigen Stellen Verhornung. Die Kerne sind bis in die oberste Schicht gut färbbar, ein Stratum granulosum ist nirgends zu sehen. Irgendwelche Atypie der Epithelzellenanordnung ist nirgends vorhanden. Mitosen sind an keiner Stelle zu sehen" (Abb. 180).

„Zwischen den einzelnen Epithelzellen sind jedoch zahlreiche Rundzellen zu erkennen in allen Schichten des Epithels, die offenbar auf der Durchwanderung durch das Epithel begriffen sind, wie dies ja schon normalerweise in geringerem Maße vorkommen kann. Diese sind meist einkernig, mit rundem, dunkel tingiertem Kern, der sie leicht von den Epithelzellen unterscheiden läßt".

Das ganze Bild bot also den Eindruck einer sehr starken Entzündung. Kiesselbach läßt aber die Frage, „ob entzündliche Hyperplasie, ob blastomatöser Vorgang", unentschieden.

Noch verwickelter liegen die Verhältnisse in einer weiteren Beobachtung von Kiesselbach.

Es handelte sich um eine 57jährige Frau, die an einer chronischen Phthise litt. Außerdem bestand seit längerer Zeit starker Fluor.

Bei der gynäkologischen Untersuchung fühlte sich die ganze Scheide samtartig an. Mit dem Finger ließ sich leicht Gewebe abbröckeln; dabei trat eine ziemlich starke Blutung auf. Im Speculum erschien die Scheidenschleimhaut „arrodiert". Die Parametrien und die Adnexe waren frei. Die Leistendrüsen waren beiderseits geschwollen.

Die Scheide wurde ausgekratzt und verschorft. Nach 14 Tagen zeigten die verschorften Stellen „glatte, weißglänzende Vernarbung". 10 Monate später ging die Patientin an Phthise zugrunde.

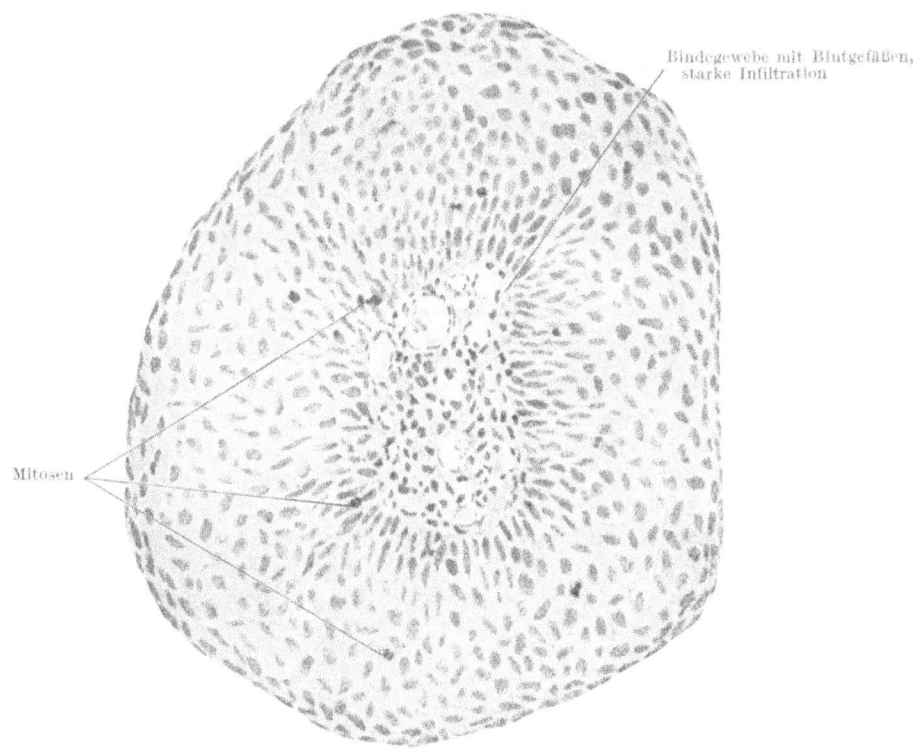

Abb. 181. Papillenzotte im Querschnitt (starke Vergrößerung).
(Nach Kiesselbach, Monatsschr. f. Geburtsh. u. Gynäkol. Bd. 36.)

Die histologische Untersuchung der abgekratzten Massen ergab walzenförmige, an den Enden zuweilen etwas kolbig verdickte Zotten. Dendritische Verzweigungen waren nirgends vorhanden. Der Stamm der Zotten bestand aus einem gefäßreichen, stellenweise infiltrierten Bindegewebe. An anderen Stellen war das Bindegewebe ödematös. Die Bindegewebspapillen waren überall von geschichtetem Plattenepithel überzogen, das bis zu 20 Zellagen aufwies. Die Zellen des Rete Malpighi zeigten verschiedene Größe. An den Stellen, an denen die Zellen größer waren, war das Epithel aber nicht dicker, da dann die Zahl der Zellagen geringer war. Die unterste Zellschicht zeigte im allgemeinen zylindrische Zellen, neben diesen fanden sich aber auch kubische Elemente (Abb. 181).

Das Protoplasma und der Kern dieser Zellen waren heller als bei den zylindrischen Zellen. Die Cylinderzellen reichten meist bis zur 6. Reihe. Häufig gingen auch Züge von Cylinderzellen bis dicht unter die Oberfläche. Hier waren sie ohne Übergang durch kubisches Epithel direkt von einer dünnen Lage platter Zellen bedeckt. Daneben fanden sich Stellen, an denen nur eine basale Cylinderzellschicht vorhanden war, nach oben zu folgte dann gleich kubisches Epithel, und dieses ging allmählich in die platte Zellform der Oberfläche über. Das Epithel war sehr reich an Kernteilungsfiguren. Diese fanden sich in der basalen Hälfte bis zur 10. Reihe.

Durchwandernde Leukocyten waren im Epithel nur spärlich zu sehen.

An dem bindegewebigen Bestandteil der Geschwulst waren auch hier entzündliche Erscheinungen vorhanden. Außerdem deuteten die zahlreichen Mitosen aber auch auf eine starke Proliferationstendenz des Epithels hin.

β) Spitze Kondylome.

Die papillären Wucherungen, die gelegentlich bei Kolpitis vorkommen, sind oft so baumartig verästelt, daß man geneigt ist, sie als spitze Kondylome anzusprechen. Auch über histologische Verschiedenheiten zwischen den entzündlichen Papillarhyperplasien in der Scheide und den spitzen Kondylomen ist, soweit wir sehen, heute noch nichts bekannt.

Kiesselbach glaubt aus der Beschreibung von Neumann (s. S.551) schließen zu dürfen, daß die entzündlichen Papillome durch den Schwund des Rete Malpighi an der Spitze der einzelnen Papillen charakterisiert sind, während bei den spitzen Kondylomen das Stratum Malpighi bekanntlich stark gewuchert ist. Erst weitere Untersuchungen müssen aber zeigen, ob hier ein durchgreifender morphologischer Unterschied besteht. Solange derartige Unterschiede nicht bekannt sind, wird man häufig nicht entscheiden können, ob baumartig verästelte Neubildungen in der Scheide echte spitze Kondylome oder nur kondylomähnliche Wucherungen sind.

Bis zu einem gewissen Grade berechtigt erscheint die Annahme von spitzen Kondylomen der Scheide, wenn auch an den äußeren Genitalien spitze Kondylome vorhanden sind. Aber auch in diesen Fällen kommt man über eine gewisse Wahrscheinlichkeit nicht hinaus, solange wir nicht imstande sind, die spitzen Kondylome mit Sicherheit von anderen ähnlichen Wucherungen zu unterscheiden.

Natürlich ist auch die Möglichkeit denkbar, daß die papillären Wucherungen in der Scheide bei Kolpitis identisch mit spitzen Kondylomen sind. Für die Richtigkeit dieser Annahme fehlt heute aber noch jeder Beweis.

Bekanntlich werden die spitzen Kondylome zusammen mit den Warzen und dem Molluscum contagiosum als „infektiöse benigne Epitheliome" bezeichnet.

Lipschütz[1] rechnet diese drei Erkrankungen zu den sog. „Einschlußkrankheiten der Haut".

Nach Lipschütz sind dies „Hautkrankheiten, bzw. mit charakteristischen Hautveränderungen einhergehende Allgemeininfektionen des Organismus, bei denen es im Hautepithel bzw. auch im Corium zum gesetzmäßigen Auftreten intracellulär gelegener, morphologisch, tinktoriell und strukturell wohl charakterisierter Gebilde, der sog. „Zelleinschlüsse" kommt. „Diese Zelleinschlüsse sind nach allgemeiner Anschauung (Paltauf, Prowazek, Paschen, Volpino, Lipschütz u. a.) nicht die Erreger, sondern spezifische Reaktionsprodukte der infizierten Zellen. Diese durch das Virus hervorgerufenen, neugebildeten Zellsubstanzen stellen mit den Erregern, die sie mantelartig umhüllen, die Zelleinschlüsse (Chlamydozoen nach Prowazek) dar. Die Erreger selbst sind in diesen Gebilden als „Elementarkörperchen" zu erkennen (Strongyloplasmen). Sie sollen auf niedrigster Entwicklungsstufe stehende Mikroben sein: nicht differenziert, enorm klein, rundlich und schwer färbbar. Nach ihrem färberischen Verhalten bestehen sie wahrscheinlich nur aus Kernsubstanz. Je nach dem Sitz der Zelleinschlüsse und ihrem Verhalten zu den Zellbestandteilen kann man die Einschlußkrankheiten der Haut in folgende Untergruppen einteilen (Lipschütz): 1. Cytooikongruppe (Zelleinschlüsse im Protoplasma), 2. Karyooikongruppe (Zelleinschlüsse im Kern), 3. Cytokaryooikongruppe (Zelleinschlüsse im Protoplasma und im Kern). Nach den Lipschützschen Untersuchungen gehört das Moll. contag. in die Cytooikongruppe, die beiden anderen benignen infektiösen Epitheliome in die Karyooikongruppe, und zwar sind die Kerneinschlüsse basophil" (Martenstein)[2].

Die Frage, ob man in den Strongyloplasmen die Erreger der genannten Affektionen zu sehen hat, ist aber noch keineswegs geklärt.

Während schon seit längerer Zeit bekannt ist, daß das Molluscum contagiosum [Juliusberg (1905)[3]] und die Warzen [Ciuffo (1907)[4], Serra (1908)][5], durch ein filtrierbares Virus übertragen werden[6],

---

[1] Lipschütz: Arch. f. Dermatol. u. Syphilis. Bd. 148, S. 201.
[2] Martenstein: Klin. Wochenschr. 1926, S. 563.
[3] Juliusberg: Dtsch. med. Wochenschr. 1905.
[4] Ciuffo: Giorn. ital. d. malatt. vener. d. pelle. Bd. 42, S. 12, 1907.
[5] Serra: Ib. 43, S. 11, 1908.
[6] Die Infektiosität der Warzen ist 1895 durch Übertragungsversuche von Jadassohn (V. Kongr. d. Dtsch. Dermatol. Gesellsch. Graz. 1895. Wien-Leipzig 1895, S. 497) bewiesen worden.

war die Infektiosität der spitzen Kondylome bis vor kurzer Zeit noch strittig. Erst durch die Übertragungsversuche von Waelsch[1], Habermann[2], Ziegler[3] und Frey[4] ist ihre infektiöse Genese erwiesen worden.

Waelsch und Fantl[5] impften Material von spitzen Kondylomen eines nicht venerisch kranken Mediziners auf die Beugeseite ihrer Vorderarme, ferner auf das Genitale einer Virgo. Es entstanden bei Waelsch Warzen an der Impfstelle nach $2^{1}/_{2}$ Monaten, bei der Virgo Condylomata acuminata nach der gleichen Zeit, bei Fantl nach 9 Monaten Warzen. Ziegler[6] hat nach der Methode von Waelsch Material von spitzen Kondylomen auf Ober- und Unterarme zweier Krankenpfleger verimpft. Nach einer Inkubationszeit von $1^{1}/_{2}$ Jahren entstanden warzenähnliche (klinisch und histologisch) Gebilde. Bei einem der Geimpften bestanden drei Jahre später zahlreiche große, teils gruppiert stehende Warzen an der Impfstelle und ihrer Umgebung. Der Beweis, daß es sich um ein filtrierbares Virus handelte, gelang erst Serra: „Er schickte Material von einem Patienten mit C.a. im Sulcus coron. und Papillomen der Regio suprapubica durch Chamberlandfilter und verimpfte das Papillomfiltrat sich selbst auf den Daumen, dem Spender auf die Innenfläche des Daumens und den Thenar der linken Hand, einem anderen Patienten in den Sulcus coron. und die Regio parietalis. Ergebnis: bei Serra Verrucae vulgares nach $5^{1}/_{2}$ Monaten, beim autoinokulierten Patienten ebenfalls Warzen, bei dem anderen Patienten negativer Erfolg. C.a.-Material nach Passage des Chamberlandfilters verimpft: bei einem anderen Patienten auf die Vorderseite des Unterschenkels und Fußes positiver Erfolg, es entstehen warzenähnliche Gebilde; bei der Übertragung auf die Regio suprapubica einer Patientin entstehen papillomähnliche Gebilde, bei einem dritten Patienten negativer Erfolg".

„Aus dem Prozentsatz der positiven Impfresultate bei den einzelnen Patienten schließt Serra, daß das Angehen der Impfung einmal vom Individuum abhängig ist, dann aber auch von der Impfstelle, da das Virus beim selben Patienten an verschiedenen Stellen verschieden leicht zu haften scheint. Die Inkubationszeit war 4—6 Monate. Über einen weiteren positiven Impferfolg berichtet auch Frey, der 11 Monate nach Verimpfung von C.a.-Material nach Waelsch plane Warzen auftreten sah. Tièche hat Waelsches Resultate nachgeprüft, und zwar mit negativem Resultat, was aber nicht gegen die Richtigkeit der positiven Impfversuche zu sprechen braucht".

„Im Jahre 1912 konnte Cronquist aus der Literatur nur 11 Fälle von nichtexperimenteller Übertragung von C.a. feststellen, von denen er 6 als nicht genügend beweiskräftig ansah. Auch in dieser Beziehung sprechen neuere klinische Beobachtungen für die Kontagiosität der C.a.: über familiäres Auftreten berichteten Heller (seit 8 Wochen C.a. bei gravider, nicht venerisch kranker Ehefrau, seit 14 Tagen C.a. am Sulcus coron. des Ehemannes), Lichtenstein (Ehemann seit 6 Jahren mit C.a. am Penis, Ehefrau bald nach Heirat zahlreiche C.a. (keine Gonorrhoe, aber Fluor), Waelsch (Übertragung vom Mann — Warzen bzw. Papillome an der Vorhaut — auf Frau zwei typische C.a. an der Portio. Keine Gonorrhöe bei beiden Partnern), Tièche (C.a. bei 4 jungen Wolfshunden eines Wurfs). Fälle von Selbstansteckung werden von Schoenhof (seit 3 Monaten C.a. im rechten Mundwinkel, seit 2 Wochen vereinzelte kleine flache Warzen an der rechten Wange) und Ullmann berichtet (bei der Operation wird ein Kind mit Kehlkopfpapillomen an der Mucosagrenze der Lippe geritzt, nach 3 Monaten entstehen hier mehrere plane Warzen, die sich dann im Gesicht verbreiten).

Arbeiten zur näheren Feststellung des Erregers liegen nicht vor, außer eingehenden cytologischen Untersuchungen von Lipschütz, der auf Grund dieser das C.a. als zu den Einschlußkrankheiten der Haut gehörig bezeichnet (Karyooikongruppe)".

„Es finden sich — besonders schön an paragenitalen, nicht sekundär infizierten C. a. — 4 Formen von Kernveränderungen: 1. Der Kern stellt eine homogene glasige Masse dar. 2. Die rundliche oder elliptische Kerneinschlußmasse ist deutlich von der sich anders färbenden Kernmembran zu unterscheiden. 3. Kondylomzellen, d. h. Zellen, bei denen die Kernoberfläche mehr oder minder regelmäßig gefältet, der Kern selbst häufig eigenartig homogen erstarrt, das Zellprotoplasma perinucleär vakuolisiert ist. 4. Zellen mit Kerneinschlüssen, die viel kleiner sind als die hellen Zellen der Nachbarschaft, der Kern dabei kompakt erscheinend. Die Verteilung der kerneinschlußführenden Zellen entspricht nicht genau der Akanthose, die Einschlüsse finden sich ziemlich regelmäßig in den zentralen Teilen der Epithelzapfen. Die Kerne mit Einschlüssen zeigen Neigung zur Amitose, zur Mitose sind sie nicht mehr fähig".

---

[1] Waelsch: Arch. f. Dermatol. u. Syphilis. Bd. 124, S. 625, 1917.

[2] Waelsch und Habermann: Ib. Bd. 147, S. 144, 1924.

[3] Ziegler: Zentralbl. f. Haut- u. Geschlechtskrankh. Bd. 2, S. 426, 1921.

[4] Frey: Schweiz. med. Wochenschr. 1924.

[5] Die nachfolgenden Ausführungen sind entnommen aus Martenstein: Die benignen infektiösen Epitheliome der Haut. Klin. Wochenschr. 1926, S. 565.

[6] Ziegler: Zentralbl. f. Haut- u. Geschlechtskrankh. Bd. 2. S. 426, 1921.

„Die von Lipschütz angenommene Erregernatur der Strongyloplasmen bedarf, wie bereits gesagt, noch bindender Beweise. Daß die von einer Reihe von Untersuchern in C.a. gefundenen **Spirochätenformen** (Sangiorgi und Fontana, Fontana und Sangiorgi, Lombardo, Scaglione u. a.) nur Saprophyten sind, wird wohl allgemein angenommen. Es werden im allgemeinen drei verschiedene Typen unterschieden (nach Favre und Civatte), darunter das Treponema callygyrum und minutum von Noguchi, das schwer von der Pallida zu unterscheiden ist. Scaglione gelang die Noguchi-Kultur nicht, ebensowenig eine Überimpfung auf Tiere (in Haut- und Hodentaschen). Da Lombardo in trockenem C.a. keine Spirochäten fand, dagegen bei feuchtem tieferes Eindringen derselben ins Epithel, in die Cutis und in das Lumen der Blut- und Lymphgefäße, so schließt er daraus, daß die Spirochäten die Nekrotisierung der C.a. verursachen" (Martenstein).

Nach Biberstein[1] und Martenstein gehören auch die Papillome des Kehlkopfes zu den benignen „infektiösen Epitheliomen", da es E.V. Ullmann[2] gelang, durch Übertragung filtrierten Papillommaterials neue Papillome zu erzeugen. Ullmann impfte Papillommaterial aus dem Kehlkopf mit Erfolg in seinen eigenen Oberarm, in den Rachen eines Hundes und in die Scheidenschleimhaut einer Hündin. Die Inkubationszeit dauerte drei Monate.

γ) Echte, autonome Papillome.

Neben den entzündlichen Papillarhypertrophien und den spitzen Kondylomen kommen in der Scheide auch Papillome vor, die sich in keiner dieser beiden Gruppen unterbringen lassen.

Es erscheint allerdings nicht ausgeschlossen, daß ein Teil dieser Gebilde entzündlicher Natur ist, oder daß es sich vielleicht um infektiöse Epitheliome — analog den Kehlkopfpapillomen — handelt. Da der Beweis für diese beiden Möglichkeiten sich nicht erbringen läßt, so sollen diese Gebilde im folgenden zu einer eigenen Gruppe zusammengeschlossen werden.

Papillome der Scheide wurden beschrieben von Müllerklein (1857), Marsh (1874), Crook, Billroth, Hallauer, Walter, Grimsdale, Marshall, Foulerton, Frankl (1914), Burkhardt (1917), Popov (1925), Baniecki (1928).

In dem Falle von Marsh[3] handelte es sich um ein zwei Jahre altes Mädchen[4]. Vor einem Jahr bemerkte die Mutter eine trübe, mißfarbene fleischähnliche Masse, etwa von der Größe einer Weinbeere in der Schamspalte. Blutung, Schmerz, Urinbeschwerden bestanden nicht. Als diese Masse sich rapid vergrößerte, wurde ein Arzt konsultiert, „welcher sie herabzog und an ihrer Basis abband, so daß sie in wenigen Tagen abfiel". In den nächsten zwei Monaten bildeten sich neue ähnliche Geschwülste, doch jetzt in Büschel- und Traubenform. Ihre Ligatur wurde nach und nach 6 mal vorgenommen. Nun „bestand völlige Incontinentia urinae, Schmerzanfälle und Tenesmus, gefolgt von geringer Blutung, sowie übelriechender Ausfluß aus der Vagina".

„Bei der Untersuchung in Narkose wurde ein großes Bündel polypenartiger Geschwülste genau innerhalb der Vulva gefunden. Einige füllten die Scheide, während von anderen gefühlt werden konnte, daß sie aus der Blase durch die Urethra heraustraten, welche soweit auseinandergezogen war, daß sie irrtümlich zuerst für die Vagina gehalten wurde. Die Geschwülste waren von verschiedener Größe, zwei oder drei entsprachen der einer Weinbeere, andere, keulenförmig und abgeplattet mit schmalen Stielen, hielten nicht mehr als 2—3 Linien im Durchmesser. Ihr Aussehen, abhängig von ihrem Blutgehalt, ging von der Blässe eines gewöhnlichen Nasenpolypen bis zum dunklen Purpur einer fast reifen Weinbeere. Alle schienen bedeckt von einer Schleimhaut. Von Bauchdecken und Rectum aus konnte eine unregelmäßige, feste Masse vom Umfange eines kleinen Hühnereies, welche Geschwulst von der hinteren Wand der Blase in ihre Höhle vorsprang, gefühlt werden. Von einem weiteren operativen Eingriff war, als in radikaler Weise unausführbar, abgesehen worden.

---

[1] Biberstein: Klin. Wochenschr. 1925, S. 638.

[2] Ullmann, E. V.: Wien. klin. Wochenschr. 1921, S. 599. — Monatsschr. f. Ohrenheilk. u. Laryngologie Bd. 55, S. 1715 u. Bd. 56, S. 844.

[3] Marsh: Polypoid growths in the bladder and vagina. Patholog. Transact. 1874, p. 178, zit. nach Pick 1894, S. 213.

[4] Die Schilderung dieses Falles ist entnommen aus Sänger, Arch. f. Gynäkol. Bd. 16, S. 61.

Unter zunehmendem Kräfteverfall starb das Kind vier Monate danach, 16 Monate nach Beginn, resp. Wahrnehmung der Krankheit in einem Alter von zwei Jahren und vier Monaten".

Nach Sänger[1] läßt sich die Neubildung vielleicht am besten als „Fibroma papillosum hydropicum" bezeichnen, allerdings lehnt er auch die Möglichkeit nicht ab, „daß die Geschwulst an einzelnen Stellen auch Übergänge" zu einem Sarkom gezeigt habe.

Müllerklein (1857) berichtete über eine 58jährige Frau, die seit einem Jahr an blutigem und schleimigem Ausfluß aus den Genitalien litt. Die gynäkologische Untersuchung der sehr heruntergekommenen und anämischen Patientin ergab ein hühnereigroßes „Blumenkohlgewächs", das mit einem einen Zoll dicken Stiele von dem obersten Teil der hinteren Scheidenwand ausging. Die Geschwulst wurde abgetragen, und die Patientin befand sich noch ein Jahr nach der Operation vollkommen wohl. Die mikroskopische Untersuchung der Neubildung ergab „den eigentümlichen Bau der Blumenkohlgewächse".

Die Arbeit von Crook[2] war uns leider nicht zugänglich. In dem Falle von Billroth[3] handelte es sich um ein 18 Monate altes Kind, das seit zwei Monaten an Ischurie, Eiter- und Blutabgang litt. Die Scheide war angefüllt von weichen, warzigen und gestielten, polypösen Wucherungen. Sarkom konnte nicht nachgewiesen werden.

Hallauer (1910) berichtete über ein vier Jahre altes Mädchen, das an der Vulva und im Scheideneingang zahlreiche kondylomartige Knollen zeigte. Die Neubildung war im Laufe einiger Monate — nach Aussage der Mutter infolge eines Traumas — entstanden. Gonorrhoe lag nicht vor. In der enorm vergrößerten und mit locker aufsitzenden Tumormassen ausgefüllten Scheide fanden sich zahlreiche erbsen- bis walnußgroße Knoten.

Das Präparat erinnerte sehr an eine Traubenmole. Mikroskopisch handelte es sich „um zweifellos gutartige Neubildungen, Papillome, die allseitig von geschichtetem Plattenepithel bedeckt" waren.

Der Bericht über die Beobachtung von Foulerton[4] lautet in deutscher Übersetzung:

„Ann L.... 46 Jahre alt, kinderlos, kam von selbst zur Behandlung wegen Schmerzen im Unterleib und wegen ungewöhnlich häufiger Harnentleerungen. Bei der Untersuchung fanden sich in der Scheide zahlreiche kleine gestielte Geschwülste. Diese füllten die Scheide so aus, daß der untersuchende Finger nur mit einiger Schwierigkeit an ihnen vorbei zur Cervix gelangen konnte. Die Patientin wurde in die Klinik aufgenommen, und am 4. Januar d. J. schritt ich zur Entfernung der Tumoren. Diese waren gestielt, und die meisten von ihnen hingen weit herab. Ihre Größe schwankte zwischen der einer Bohne und der einer großen Walnuß. Die Stiele waren etwa $^3/_4$ inch lang und verschieden dick. Einige von den Geschwülsten waren in größerer Ausdehnung mit der Scheidenwand verlötet, so daß nur dicht neben dem Stiel noch ein freier Zwischenraum vorhanden war. Im übrigen saß jede der einzelnen Neubildungen gesondert der Scheidenwand auf, drei von ihnen gingen von der Portio aus. Auch am Damm saß ein ähnlicher Tumor an einem kurzen Stiel. Die Patientin konnte keine näheren Angaben über die Entstehung ihrer Beschwerden machen, sie konnte nur angeben, daß ihr Mann ziemliche Schwierigkeiten beim Geschlechtsverkehr bemerkt hätte, und daß sie seit mehreren Jahren an einer großen Reizbarkeit der Blase litt. Mehr oder weniger starker Ausfluß aus der Scheide war stets vorhanden gewesen, solange die Patientin sich erinnern konnte. Mehr als zwanzig der geschilderten Geschwülste konnten auf mühselige Weise entfernt werden. Sie wurden mit der Schere abgeschnitten, und die ziemlich starke Blutung aus der Basis wurde mit einem Benzinthermokauter gestillt. Die Kranke war nach der Operation vollkommen beschwerdefrei, sie kam aber bald mit neuen Wucherungen wieder. Die Geschwülste wurden nicht mikroskopisch untersucht. Bei der Untersuchung mit bloßem Auge schienen sie aus einem bindegewebigen Stützgerüst zu bestehen, das von dicker, faltiger, unveränderter Scheidenschleimhaut überzogen war. Ihr Blutgehalt war reichlich. Ich vermute, daß sie gonorrhoischer Natur waren."

Baniecki[5] fand bei einer 51jährigen Frau, die an weißlichgelbem Ausfluß, zeitweisen unregelmäßigen Blutungen und Kreuzschmerzen litt, den Scheidengrund von einem blumenkohlförmigen Tumor ausgefüllt. Die Neubildung saß „besonders" dem letzten Drittel der hinteren Scheidenwand auf. Die histologische Untersuchung ergab, daß es sich um ein gutartiges Papillom handelte.

---

[1] Sänger: Arch. f. Gynäkol. Bd. 16, S. 63.
[2] Crook: Philadelphia med. and surg. Report. Bd. 32, p. 263, 1875, zit. nach Breisky, S. 739 und 793.
[3] Billroth: Chirurg. Klinik Wien 1871—1876. Berlin 1879, S. 360, zit. nach Breisky, S. 739 u. 793.
[4] Foulerton: Lancet. Bd. 2, S. 70, 1891.
[5] Baniecki: Zentralbl. f. Gynäkol. 1929, S. 1978.

Grimsdale (1900)[1] berichtete „über einen Fall von Papillom der Vagina, entfernt bei einer Witwe von 65 Jahren. Zwei Jahre vorher war ein Gewächs der Cervix entfernt worden, welches klinisch verdächtig auf Malignität war, bei der mikroskopischen Untersuchung sich aber als gutartig erwies. Der vorliegende Tumor verursachte 6 Monate lang blutigen Ausfluß. Er war eine hellrote, rundliche Schwellung, von der ungefähren Größe einer Erdbeere. Er ragte aus der Vaginalöffnung heraus und glich einer Urethralkarunkel. Er blutete leicht bei der Berührung. Seinen Ursprung nahm er von der vorderen Scheidenwand, nahe am Orificium externum urethrae, aber nicht davon ausgehend".

In dem Falle von Walter[2] handelte es sich um eine 37jährige Frau mit atypischen Blutungen. Diese gingen von einem kleinen, weichen Papillom der hinteren Scheidenwand aus. Mikroskopisch fanden sich keine Zeichen einer malignen Degeneration. Nach zwei Jahren trat ein Rezidiv ein. Histologisch wurde nun „reichliche Zellproliferation von einem fibrös-elastischen Zwischengewebe aus" festgestellt.

Marshall (1889)[3] exstirpierte ein kinderfaustgroßes „Papillom" aus der hinteren Scheidenwand eines $2^{1}/_{2}$jährigen Mädchens. Er beschreibt die Geschwulst als „protruding from the vagina and about of the size of a small „fist", dark in colour, with offensive odour and bloody discharge". Das Kind starb 8 Tage nach der Operation an Peritonitis. L. Pick (1894) bemerkte zu diesem Falle: „Bei den mangelnden Angaben über die histologischen Structurverhältnisse resp. den Obductionsbefund dürfte es schwierig sein, die Geschwulst überhaupt unter eine bestimmte Kategorie zu bringen".

In dem Falle von Burkhardt (1917) findet sich nur das kurze Referat: „Papillom an der hinteren Vaginalwand: Sitz an der Grenze zwischen oberem und mittlerem Drittel; histologisch gutartiges Papillom; bei der Trägerin keine Gonorrhoe nachweisbar". Alle näheren Angaben fehlen.

Frankl[4] (1914) beobachtete ein nußgroßes Papillom der Scheide, das nach Exstirpation eines gonorrhoisch erkrankten Uterus mit entzündlichen Konglomerattumoren am Scheidenstumpf entstanden war. Das histologische Präparat zeigte schlanke Bindegewebspapillen mit hohem, vielschichtigem Plattenepithel. Frankl bezweifelt, daß der Tubenstumpf an der Bildung dieses Papilloms irgendwie beteiligt ist[5]. „Es ist wohl durch einen entzündlichen Reiz, der auf die betreffende Vaginalpartie eingewirkt hat, entstanden."

Popov (1925) fand bei einem 2jährigen Kind zwischen den großen Schamlippen eine blumenkohlähnliche Geschwulst, die von der vorderen Scheidenwand unmittelbar hinter der Urethralöffnung ausging. Die Geschwulst wurde nach Unterbindung des Stieles entfernt. 9 Tage später wurde bei der Entfernung der Nähte die Elektrokoagulation des Stumpfes vorgenommen. Makroskopisch bestand die Geschwulst aus einzelnen Läppchen, die alle Farbentöne trugen, vom rein weißen bis zum dunkelroten, fast schwarzen, der den Eindruck eines gangränösen Zerfalls machte. Mikroskopisch: Papillom von typischem Bau, ohne atypisches Wachstum, mit zahlreichen Zellelementen nichtentzündlichen Charakters im Stroma. Nach 6 Monaten kam das Mädchen mit einem Rezidiv in Form von polypösen Wucherungen in der ganzen Scheide von Erbsen- bis Haselnußgröße. Die Scheidengewölbe waren ebenfalls infiltriert. Ein zur Untersuchung entferntes größeres Papillom erwies sich bei der mikroskopischen Untersuchung nach seinem Zellreichtum im Stroma als dem Fibrosarkom nahestehend.

Wenn man diese Fälle von „Papillomen" der Scheide betrachtet, dann sind die meisten von ihnen nicht einwandfrei beschrieben, beobachtet und untersucht worden. Es ist auch so gut wie sicher, daß verschiedene dieser „Papillome" nichts anderes waren als Sarkome. Die Beobachtungen von Müllerklein und Baniecki zeigen aber, daß in der Scheide echte Papillome vorkommen können.

---

[1] Grimsdale: The Liverpool medico-chirurgical Journ. Vol. 20, p. 334, 1900, zit. nach Kieselbach und nach Frommels Jahresber. f. Geburtsh. u. Gynäkol. 1901, S. 532.

[2] Walter: In Frommels Jahresber. f. Geburtsh. u. Gynäkol. 1902, S. 225 findet sich als Literaturstelle angegeben: „Walter, Recurring papilloma of the vagina. Journ. obstetr. a. gynecol. soc. Jan. Brit. Gyn. Aug."

[3] Marshall: Brit. med. journ. 1889, Bd. 1, p. 127.

[4] Frankl: Pathologische Anatomie und Histologie der weiblichen Genitalorgane in Liepmann, Kurzgefaßtes Handbuch der gesamten Frauenheilkunde. Leipzig. Bd. 2, S. 252, 1914.

[5] Nach Frankl sahen Fergusson und Young am Scheidenstumpfe nach Totalexstirpation ein Papillom und sie führten dieses auf die Tube zurück. Leider konnten wir an der angegebenen Literaturstelle („Edinburgh obstetr. soc. 1912") die erwähnte Beobachtung nicht finden.

2. Adenom.

Unter Adenomen versteht man fibroepitheliale Neubildungen, die vom Drüsenepithel ausgehen [Borst (1902), S. 537].

Auf den ersten Blick könnte es scheinen, als ob derartige Neubildungen in der Scheide überhaupt nicht vorkommen könnten, da die Scheide keine Drüsen besitzt. Die Erfahrung hat aber gelehrt, daß Neubildungen mit Drüsenschläuchen in der Scheide nicht ganz selten sind, und zahlreiche eingehende, mühevolle Untersuchungen haben drüsige Gebilde der verschiedensten Herkunft in der Scheidenwand nachgewiesen (S. 695).

Gleichwohl scheinen echte, autonome Adenome der Scheide sehr selten zu sein. In fast allen bisher beobachteten drüsenhaltigen Neubildungen der Scheide dürfte es sich nur um hyperplastische Drüsenwucherungen (Adenohyperplasien, R. Meyer) gehandelt haben.

Über „Adenome" und „Fibroadenome" der Scheide berichteten R. Meyer (1907), Moraller (1907 „Cystadenofibrom"), Bonney und Glendining [1910[1] („Adenomatosis vaginae" — dieser Ausdruck erscheint hier zum ersten Male in der Literatur)], Fievez (1908), Amann [1910[2] („Fornikales Fibroadenom")], Uffreduzzi [1911 („cistoadenoma papillifero"), Rosenstein (1913), Haultain [1911 („Adenom")], Amann [1915[3] („Fibroadenoma fornicale")], Stone [1913 („para-vaginales Adenofibrom")], H. Spencer (1923)[4].

In verschiedenen dieser Fälle geht aus der Beschreibung deutlich hervor, daß es sich nur um den gleichen Zustand handelte, den man heute als Adenofibrosis bezeichnet.

Hierher gehören die Fällen von Moraller, Bonney und Glendining, Amann (1910), Rosenstein (1913, 2 Fälle), Amann (1915)[5].

In dem Falle von Moraller fand sich im obersten Drittel der hinteren Scheidenwand eine Neubildung, die aus zahlreichen, teils dicht aneinander gelagerten Läppchen, teils aus mehr plumpen, papillenähnlichen Excrescenzen bestand. Diese Gebilde saßen der Scheidenschleimhaut zum Teil breitbasig, zum Teil polypös auf. Die Basis der Neubildung und die Scheidenwand in ihrer Umgebung fühlten sich derb an. Die rectale Untersuchung ergab, daß der Tumor bis zur Mitte der hinteren Scheidenwand reichte, ferner hatte er bereits auf die Vorderwand des Rectums und auf die Basis der Lig. lata übergegriffen. Die mikroskopische Untersuchung ergab, daß von dem Epithel der Scheidenschleimhaut drüsenartige Einsenkungen in das subepitheliale Gewebe ausgingen. In dem subepithelialen Gewebe fanden sich reichlich Drüsen und Cysten, die mit einem einschichtigen Cylinderepithel ausgekleidet waren. Etwa im mittleren Abschnitt der hinteren Cervixwand waren die äußeren Zweidrittel der Musculatur von zahlreichen drüsigen Gebilden durchsetzt. Neben längeren, dünnen, teilweise gabelig verzweigten Schläuchen fanden sich Quer- und Schrägschnitte von Drüsenschläuchen und cystischen Hohlräumen, die in cytogenes Gewebe eingelagert waren. Sie waren ausgekleidet von einschichtigen, verschieden hohen Cylinderzellen mit meist mittelständigem Kern. Genau die gleichen Epithelbildungen zeigte die Neubildung im hinteren Scheidengewölbe.

Amann (1910) fand im hinteren Scheidengewölbe einen knolligen Tumor, der breit mit der hinteren Cervixwand zusammenhing. Mikroskopisch fand sich ein „Fibroadenom zum Teil cystisch mit stark entzündlicher Infiltration". „Weiter ließen sich von der hinteren Serosafläche des Uterus bis zu dem Tumor

---

[1] Glendining: Proc. of the roy. soc. of med. Vol. 4. Obstetr. a. gynecol. Sect. p. 18.
[2] Amann: Monatsschr. f. Geburtsh. u. Gynäkol. Bd. 32, S. 507.
[3] Amann: Monatsschr. f. Geburtsh. u. Gynäkol. Bd. 42, S. 492.
[4] Außerdem erschien im Jahre 1911 eine Arbeit von Berry Hart mit dem Titel: „Adenoma vaginae diffusum (Adenomatosis vaginae), with a critical discussion of present views of vaginal and hymeneal development". Transact. of the Edinburgh obstetr. soc. Vol. 36, p. 160. In dieser Arbeit berichtet Berry Hart über keine eigene Beobachtung, sondern er stellte, im Anschluß an die Veröffentlichungen von Bonney und Glendining und Haultain, nur entwicklungsgeschichtliche Betrachtungen an.
[5] Die Fälle von Fievez, Uffreduzzi und Stone waren uns leider nicht zugänglich.

fortlaufend, an Menge und Ausbildung zunehmend, eine Umwandlung von Serosaepithel in Cylinderepithel, Einstülpung, Drüsenbildung und progressive Drüsenwucherung nachweisen".

Amann hat drei weitere Fälle dieser Art beobachtet. In dem einen Falle wurde die abdominale Exstirpation des Uterus, des oberen Teiles der Scheide und eines Stückes Rectumwand ausgeführt.

Die beiden anderen Fällen fühlten sich „klinisch wie weit vorgeschrittene Carcinome" an. Sie wurden 8 und 10 Jahre beobachtet ohne bemerkenswerte Änderung des Befundes.

In dem Falle 1 von Rosenstein (1913) saß im hinteren Scheidengewölbe ein harter, höckeriger Tumor, der bei der Berührung blutete. Auf der Höhe des Tumors fanden sich zwei erbsengroße, dunkelrote, leicht blutende Polypen. Bei der Exstirpation des Uterus war die Entfernung der Neubildung nicht vollkommen möglich, da der Tumor bis in die vordere Mastdarmwand reichte. Der Wundtrichter heilte nicht vollkommen zu. In der Mitte der Narbe blieb eine kleine Höhle, die „gelegentlich noch etwas blutete und trotz energischer Höllensteinätzung $^1/_2$ Jahr nach der Operation noch nicht geschlossen war".

In dem Falle 2 von Rosenstein fand sich bei einer Igravida mens. III im hinteren linken Scheidengewölbe ein kleinpflaumengroßer, harter, höckeriger Tumor, der an einer Stelle blutete. Wegen Carcinomverdacht war von anderer Seite eine Probeexcision vorgenommen worden. Die mikroskopische Untersuchung ergab ein von Deciduazellen durchsetztes Stroma. In diesem lagen Hohlräume, die teils von kubischem, teils von plattem, endothelähnlichem Epithel ausgekleidet waren.

Das „Fibroadenoma fornicale", über das Amann (1915) berichtete, entsprach mikroskopisch „genau den Bildern in dem Falle Renisch"[1]; „es handelte sich offenbar auch um eine Serositis fibroadenomatosa recto-cervicalis, welche zur Tumorbildung geführt hat" (Amann).

Wahrscheinlich gehört hierher auch eine Beobachtung von Leisewitz. Hier handelte es sich um eine 42jährige Patientin, bei der sich im hinteren Scheidengewölbe flache, derbe Vorbuckelungen fanden, die von glattem Scheidenepithel überzogen waren. Die gesamte Ausdehnung dieser Vorbuckelungen betrug etwa 3 cm, sie reichten bis dicht an die Portio und sie waren von ihr nicht sicher abzugrenzen. Auch mit dem Rectum war der Tumor unverschieblich verlötet.

Bei der mikroskopischen Untersuchung eines excidierten Stückchens fanden sich Drüsenschläuche, die von einem 1—2schichtigen, kubischen bis zylindrischen Epithel ausgekleidet waren. Daneben waren auch eine mit Plattenepithel ausgekleidete Cyste und an zwei Stellen „gewuchertes Plattenepithel in Nestern" vorhanden.

Um ein echtes Adenom der Scheidenwand handelte es sich vielleicht in einer Beobachtung von R. Meyer (1907)[2].

Dieser fand in seinem zweiten Falle von Carcinom der Ampulle des Gartnerschen Ganges in der rechten Scheidenwand ein Adenom des Gartnerschen Ganges.

Die innere querverlaufende Muskelschicht war in der rechten Scheidenwand „jäh unterbrochen durch einen eingelagerten longitudinalen Strang, welcher aus Drüsenkanälen, einzelnen kleinen Cysten und spindelzelligem Bindegewebe" bestand. Dieser Strang war auf den Querschnitten durchschnittlich etwa $^1/_2$ mm breit und etwa 3 mm lang und er hob sich ziemlich scharf von der Umgebung ab. Er lag dicht am lateralsten Ende der Scheidenschleimhaut etwas nach vorn und er näherte sich an einer Stelle dem Schleimhautstroma unmittelbar. Nach abwärts in der Vagina wurde das Drüsenkonvolut bald schmächtiger und mehr zerstreut, „nicht so scharf umgrenzt und zwischen Schleimhaut und Muscularis der Vagina eingeklemmt". Dort wo das Drüsenbündel am schärfsten umschrieben war, fand sich eine sehr schmale unvollkommen zirkuläre Schicht von Spindelzellen, die zum Teil vielleicht Muskelzellen waren. Im übrigen ließ sich auf den Querschnitten schlecht beurteilen, wie weit der Strang Muskel- oder Bindegewebe enthielt. Dicht neben den drüsigen Kanälen lag jedenfalls meist ein kerndichteres, dunkel gefärbtes, kurzspindeliges Bindegewebsstroma mit unregelmäßigen, meist kurzovalen Kernen. Weiter sah man einzelne schmale Muskelzüge mit schlanken, stäbchenförmigen Kernen, überwiegend aber Spindelzellen mit ovalen Kernen. Stärkere Muskelbündel waren jedenfalls nicht vorhanden. Die Kanäle waren nur zum Teil erweitert; von einem zentralen Hauptkanal konnte man nicht mit Sicherheit sprechen. Die Kanäle hingen meist untereinander zusammen, ihr Verlauf war gewunden, das Lumen teilweise zylindrisch, meist unregelmäßig ausgebaucht und schnell und häufig an Kaliber wechselnd. Man hatte auf dem Querschnitt nicht den Eindruck eines in großen Zügen verzweigten Kanalsystems, sondern ein kurzes Schlauchteilchen saß dem anderen aufgepflanzt; „der Vergleich mit Kakteen ist nicht unzutreffend, an welchen ein Blatt seitlich dem anderen

---

[1] S. Zeitschr. f. Geburtsh. u. Gynäkol. Bd. 70, S. 585.
[2] Meyer, R.: Zeitschr. f. Geburtsh. u. Gynäkol. Bd. 59, S. 252.

entspringt". Die längeren Schlauchteile mit etwas beständigerem Kaliber waren so gewunden, daß sie meist nicht in einer Ebene verliefen. Das Epithel war kubisch, einreihig mit leidlich regelmäßigen, rundlichen und kurzovalen Kernen, die den größten Teil der Zelle ausfüllten. Die Kerne waren gleichmäßig gut gefärbt und mit feinen kleinen Chromatinkörnchen versehen. Einzelne mäßig erweiterte Kanäle und Cystchen hatten „niedrigen Epithelsaum und Inhalt wie die in der Cervix".

Es läßt sich nicht mit Sicherheit entscheiden, ob es sich hier wirklich um ein echtes, autonomes Adenom handelte. Jedenfalls bezeichnete R. Meyer selbst an einer Stelle [1] das Gebilde als „Adenomatöse Hyperplasie des Gartner".

Schwer zu deuten ist die Beobachtung von Haultain (1911). Sie möge deshalb im Originaltext folgen: „In September 1896 I was consulted by Mrs. S., aet. 35, who complained of a copious watery discharge from the vagina and something protruding from the vulva. On examination I found a swelling of the anterior vaginal wall, which protruded slightly from the vulva and simulated a cystocele. It was hard and well defined—about the size of a walnut. The vaginal walls were of an intensely pink colour, and secreted freely a thin, watery discharge.

I removed the swelling on the anterior vaginal wall, which though apparently well defined was extremely difficult to enucleate. On section it presented the appearance of a fibro-adenoma. I intended to show it at the Obstetrical Society, but, unfortunately, my museum was burned and the specimen destroyed. I at the same time removed a portion of the vaginal wall and found it covered with an adenomatus structure, which closely resembled the appearance of a cervical erosion. Subsequently I thoroughly scraped the vagina and swabbed it with tincture of iodine, in the hope that I might destroy the glandular growth.

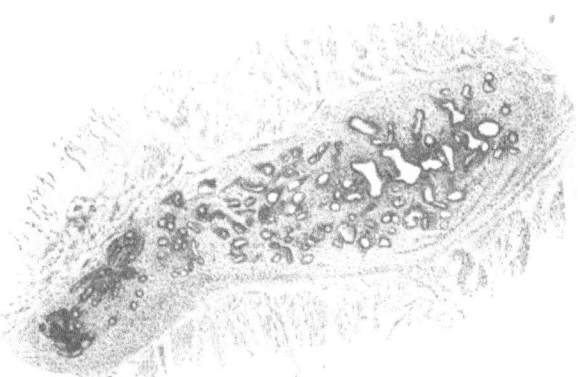

Abb. 182. Adenomatöse Hyperplasie des Gartnerschen Ganges. (Nach R. Meyer, Arch. f. mikroskop. Anat. Bd. 83, 1908.)

For some months she was much better, but returned later with the same watery discharge. As the vagina presented a similar appearance as before, I repeated the curetting and swabbed with pure carbolic. This, again, cured the discharge for a period of about eigtheen months, but it reappeared, and the vaginal walls presented the same pink appearance. As she was much averse to any further operative procedure, I recommended syringing with astringents such as alum and sulphate of copper, but these exercised very little beneficial effect.

I lost sight of her entirely until June last year (1910), when she again consulted me, complaining of severe heat in the vagina and frequency of micturition. On examination I now found the vaginal walls greatly thickened, of the same pinkish colour, and showing warty-like protuberances on the suface. I again excised a small portion of the vaginal walls for diagnsostic purposes, and found it to show, as the microscopic specimen demonstrates (see Plate), the same adenomatus character as previously, but very much more exaggerated, the glands now penetrating and replacing the squamous epithelial covering and dipping deeply into the muscular tissues. She was now soiling from eight to ten diapers a day with the thin, watery discharge, and said she had done so more or less for the last eight years. At no time had she complained of irregular haemorrhage, and there was no evidence of ulceration by examination. She gradually became weaker, and died of pure asthenia on the 15th March last.

Beyond considerable discomfort from her bladder, there was no great pain suffered. Unfortunately, post-mortem examination was refused.

There can be little doubt that the case was a typical example of a diffuse adenoma of the vagina, simple in its early stages, but eventually in the course of time, from penetrating the surrounding structures, becoming what might be termed adenoma malignum.

---

[1] Meyer, R.: Arch. f. mikroskop. Anat. Bd. 73, S. 792.

A similar case in its early stages has been described by Bonney, and was stated by him to be unique, so that the condition must be considered of great rarity.

In these days of thoroughly surgical interference I would not hesitate, if a similar case presented itself, to remove thoroughly the uterus and vagina, as it seems to me that, though simple in origin, all

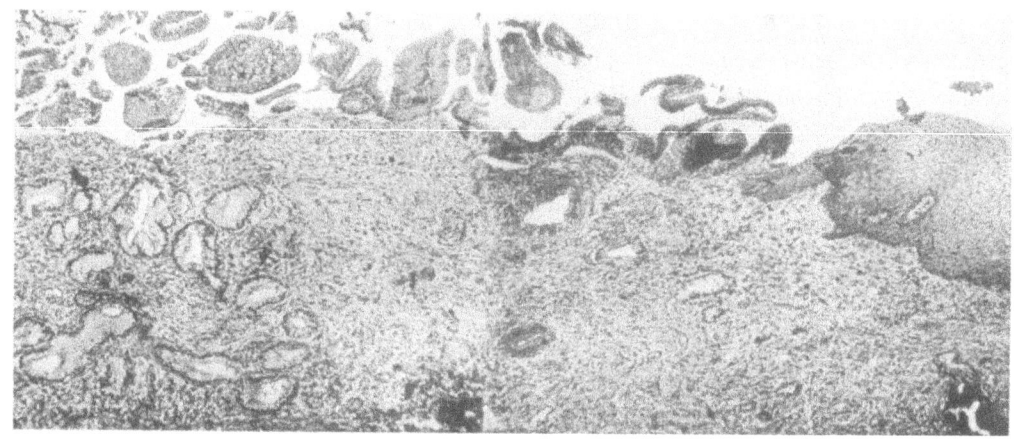

Abb. 183. „Diffuses Adenom" der Scheide.
(Nach Haultain, Trans. Edinburgh obstetric. Soc. 1911, Bd. 36.)

such cases must tend eventually to pursue the course which was followed in this instance. As to the origin of this extraordinary condition I am not prepared to give an opinion. Both Berry Hart and Bonney consider it to be due to some developmental anomaly associated with the Wolffian ducts. These, as is well known, are supposed to account for the formation of vaginal cysts, which, however, differ very much in the character of their epithelium from the case above described. This, as is shown in the microphotographs, is of a cylindrical type, resembling closely the lining of the cervical glands. It is possible, therefore, that the condition may be due to an exaggerated formation of cervical erosion spreading to the vaginal walls."

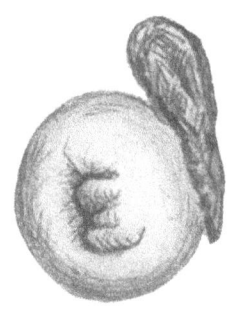

Abb. 184.
(Nach Herbert Spencer, J. Obstetr. Bd. 30, 1923.)

In dem Falle von Herbert Spencer (1923) fand sich bei einer 54 Jahre alten Frau, die seit etwa $^3/_4$ Jahren an zeitweisen Blutungen litt, im linken, hinteren Scheidengewölbe ein gut enteneigroßer, bei Berührung stark blutender Tumor von unregelmäßiger Oberfläche, der täuschend einem Portiocarcinom glich (Abb. 184). Der Tumor ließ sich leicht mit dem Finger entfernen. Die Patientin war $2^1/_2$ Jahre später noch vollkommen gesund.

Die mikroskopische Untersuchung ergab, daß die Oberfläche des stellenweise papillären Tumors von einem einschichtigen Cylinderepithel bedeckt war. Die Neubildung selbst bestand aus Drüsenschläuchen, die von einer einfachen Lage von Cylinderzellen ausgekleidet waren.

Die Drüsenschläuche lagen in einem fibromuskulären Stroma („set in a fibromuscular stroma which forms well-defined bands and areas in some parts of the tumour, in others is so scanty that the glands lie closely apposed"). Die Drüsenschläuche waren teils einfache Röhren („simple tubes"), teils waren sie von papillären Wucherungen erfüllt (Abb. 185 u. 186).

Zeichen von Malignität konnten nicht gefunden werden. An einer Stelle fand sich ein langer, mit einschichtigem Cylinderepithel ausgekleideter Kanal, in den andere Drüsenschläuche einmündeten.

Herbert Spencer bezeichnet seinen Fall als ein großes, gestieltes, gutartiges Adenom („a large pedunculated benign adenoma").

Eine Einreihung dieser Beobachtung von Herbert Spencer unter die übrigen bisher bekannten drüsigen Neubildungen der Scheide ist sehr schwierig. Jedenfalls zeigen die mikroskopischen Bilder keine Ähnlichkeit mit „endometrioiden Wucherungen".

Es kommen in der Scheide also adenomähnliche Bildungen vor, deren eindeutige Zuordnung zu anderen, bekannten und häufigeren Drüsenwucherungen unmöglich ist. Auch über ihre pathologische Wertigkeit läßt sich kein sicheres Urteil gewinnen. Es muß also dahingestellt bleiben, ob sie als drüsige Hyperplasien oder als echte Adenome anzusprechen sind.

In weitaus den meisten bisher bekannt gewordenen Fällen von drüsenhaltigen Neubildungen in der Scheide handelte es sich nicht um echte Geschwülste, sondern um heterotope (ortsungewöhnliche) Drüsenwucherungen vom Typus der sog. „Adenofibrosis" oder „Adenomyosis".

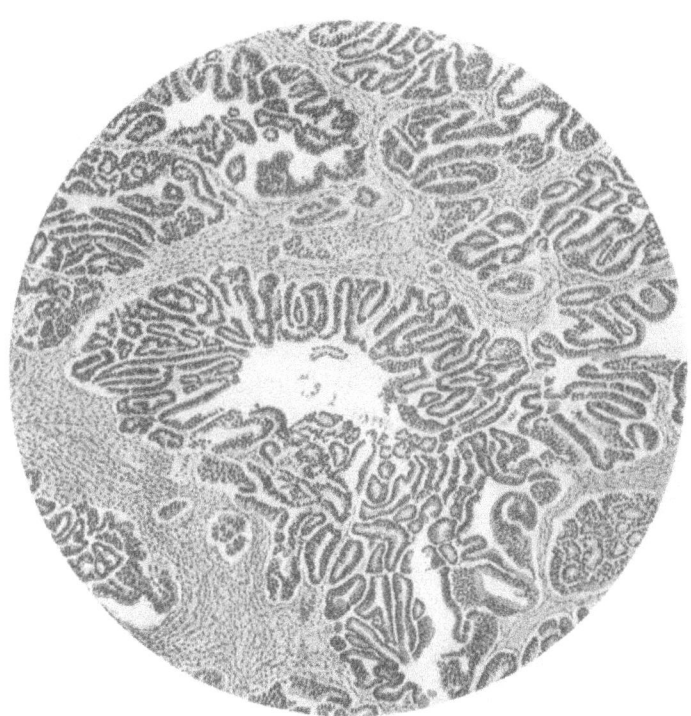

Abb. 185.
(Nach Herbert Spencer, J. Obstetr. Bd. 30, 1923.)

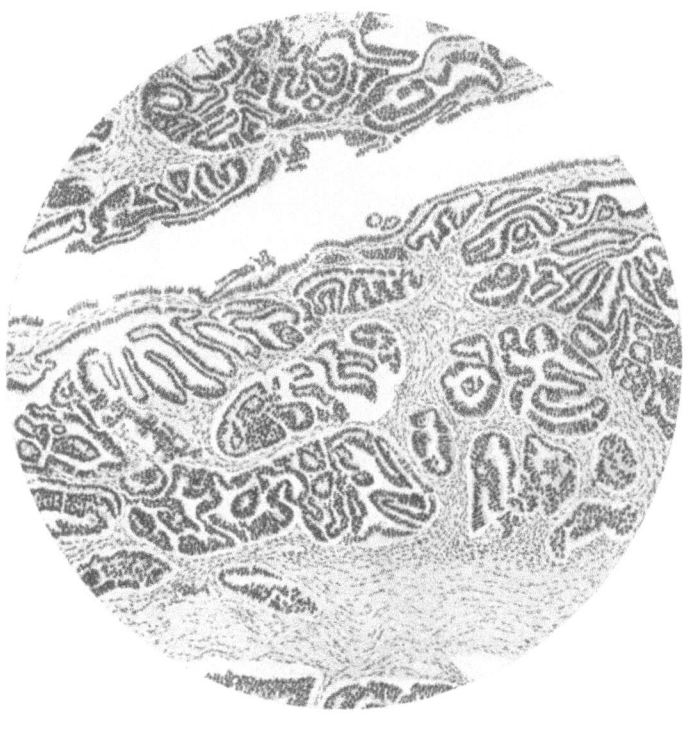

Abb. 186.
(Nach Herbert Spencer, J. Obstetr. Bd. 30, 1923.)

Adenomyom, Adenomyosis, Adenofibrosis.

Heterotope Drüsenwucherungen in der Scheide wurden — abgesehen von den schon erwähnten Fällen [Moraller, Bonney und Glendining, Amann (1910 und 1915), Rosenstein] — beschrieben von: v. Herff-Ito (1897), Pfannenstiel (1897), L. Pick (1899), Goßmann (1899), Schickele (1902), Kleinhans (1904), L. Pick (1904?), Füth (1903), v. Franqué (1903), R. Meyer (1905, 2 Fälle)[1], Sitzenfrey (1909), Horizontow (1909), Funke-Tilp (1910), Nadal (1911), Renisch (1912), Lockyer (1912), Stemmelen (1913), Bortkiewitsch (1914), Jacobs (1914), Jessup (1914), A. Mayer (1915), Cullen (1915), Stevens (1916), Kellog (1917), Heineberg (1919), Hinterstoisser (1920), Cullen (1920), Sampson (1921), Donald (1922), Shaw und Addis (1922), Whitehouse (1923), Goldstine und Fogelson (1924), Herly (1924), de Josselin de Jong und de Snoo (1925), Heim (1925), Hinselmann.

Unklar in ihrer histogenetischen Wertigkeit ist eine Beobachtung von Forßner über ein „Adenomyokystom" des hinteren Scheidengewölbes.

Forßner[2] berichtete über eine 60jährige Patientin, die seit zwei Tagen an Harnverhaltung litt, nachdem sie schon seit zwei Monaten Schwierigkeiten hatte, die Blase zu entleeren. Das ganze kleine Becken war von einem mannskopfgroßen, cystischen, prallen, fluktuierenden Tumor ausgefüllt, der um drei Querfinger die Symphyse überragte. Der fest fixierte Tumor hatte die Harnröhre ausgezogen und komprimiert. Die Exstirpation des Tumors, der fest mit der Cervix, dem hinteren Scheidengewölbe und dem Rectum verwachsen war, gestaltete sich sehr schwierig, und es mußten 4 cm Rectum reseziert werden. Der Tumor erwies sich als eine zweikammerige Cyste. Forßner nahm an, daß sie von dem Wolffschen Körper oder von dem Wolffschen Gang ausging.

Nomenklatur. v. Herff (1897) und Pfannenstiel (1897)[3], die über die ersten Fälle berichteten, sprachen die von ihnen in der Scheide beobachteten Neubildungen als „Adenomyome" im Sinne von v. Recklinghausen an (die große Monographie von v. Recklinghausen, „Die Adenomyome und Cystadenome des Uterus und der Tubenwandung" erschien 1896). Diese Bezeichnung behielten die Neubildungen noch lange Zeit bei [L. Pick (1899), Goßmann (1899), Schickele (1902), Füth (1903), v. Franqué (1903), Kleinhans (1904), L. Pick, R. Meyer (1905), Sitzenfrey (1909), Horizontow (1909), Nadal (1911), Stemmelen (1913), Bortkiewitsch (1914), Jacobs (1914), Jessup (1914), Cullen (1915, 1920), Herly (1924)].

Im Jahre 1904 wies R. Meyer[4] darauf hin, daß (im Uterus und in den Tuben) drüsige Bildungen „mit geringer Wucherung" der Muskulatur vorkommen, und er schlug vor, diese Neubildungen nicht als „Adenomyom", sondern als „Adenomyositis" zu bezeichnen. Später (1912) betonte Frankl[5], daß auch myoepitheliale Wucherungen ohne gleichzeitige Zeichen einer Entzündung vorkommen. Frankl empfahl deshalb in diesen Fällen nicht von „Adenomyositis", sondern von „Adenomyosis" zu sprechen.

Die weiteren Untersuchungen zeigten, daß an den drüsigen Wucherungen durchaus nicht immer die Muskulatur teilzunehmen braucht, sondern daß es auch „rein drüsige Wucherungen" — und ebenso — „reine Muskelwucherung" gibt [R. Meyer (1919)].

---

[1] Meyer, R.: Ergebn. d. allg. Pathol. u. pathol. Anat. Bd. IX, 2, S. 559 u. 615.
[2] Forßner: Ref. Frommels Jahresber. f. Geburtsh. u. Gynäkol. 1918, S. 43.
[3] Küstner hat in einer Diskussionsbemerkung (Monatsschr. f. Geburtsh. u. Gynäkol. Bd. 37, S. 245) darauf hingewiesen, daß er schon Ende der 80er Jahre eine diffuse Infiltration in der Scheide sah. Er hielt das Gebilde für eine Narbe und exstirpierte es. Der pathologische Anatom — R. Thoma — der es untersuchte, fand drüsige Einschlüsse; er bezeichnete es als Teratom.
[4] Meyer, R.: Zeitschr. f. Geburtsh. u. Gynäkol. Bd. 54, S. 192.
[5] Frankl: Zentralbl. f. Gynäkol. 1913, S. 907.

Schridde und Schoenholz (1924) schlugen für diese Wucherungen, die nur aus Drüsen und Bindegewebe bestehen, die Bezeichnung „Adenofibrosis" vor. Lauche (1925) wandte gegen die Bezeichnung „Adenomyosis" ein, daß die Muskulatur nicht als eigener Bestandteil der Wucherungen aufzufassen ist, sondern daß sie nur gelegentlich auf den Reiz des einwuchernden Epithels hin mit in Wucherung geraten kann. Lauche empfahl deshalb die Bezeichnung „Fibroadenomatosis".

H. Albrecht (1927) faßte „sämtliche hierher gehörigen genitalen und extragenitalen gutartigen heterotopen Epithelwucherungen" unter dem Sammelnamen „Adenosis" zusammen.

Durch die Untersuchungen amerikanischer und englischer Autoren [Cullen (1919, 1920), Casler (1919), Sampson (1921) u. a.] wurde in den letzten Jahren die Ähnlichkeit vieler heterotoper Epithelwucherungen mit der Uterusschleimhaut besonders in den Vordergrund des Interesses gerückt. Dies wurde auch in der Namengebung zum Ausdruck gebracht: „Endometriom" oder „Endometriomyom" [Blair Bell (1922)], „heterotopes Endometriom" [O. Frankl (1923)], „heterotope Wucherungen vom Bau der Uterusschleimhaut" [Lauche (1925)], „heterotope endometrioide Epithelwucherung" [Haeuber (1925)].

Diese Wandlung in der histologischen Wertung und in der onkologischen Klassifizierung der „Adenomyome" v. Recklinghausens blieb auch nicht ohne Einfluß auf die Benennung dieser Bildungen in der Scheide.

So finden sich in der Literatur die verschiedensten Bezeichnungen: „Vaginitis adenofibrosa" [R. Meyer (1905)[1]], „Parametritis und Paravaginitis posterior mit heterotoper Epithelwucherung" [R. Meyer (1909)[2]], „Parametritis posterior nodosa" und „Parametritis posterior diffusa" [R. Meyer (1909)[3]], „Fibroadenoma fornicale" [Amann (1915)], „Serositis fibroadenomatosa recto-cervicalis" [Amann (1915)], „Adenomyositis uteri et recti" (Renisch), „Adenomyositis recto-vaginalis" (R. Freund), „Adenomatosis vaginae" (Bonney und Glendining, Whitehouse), „Adenomyosis des Septum recto-vaginale (Cullen u. a.), „Adenofibrosis" oder „Adenomyosis retro-cervicalis" (H. Albrecht), „recto-cervicale, endometrioide Adenofibrosis" (H. Albrecht), „heterotope endometrioide Wucherungen" (Heim), u. a. m.

Schon die Menge dieser verschiedenen Bezeichnungen für die gleichen morphologischen Bildungen zeigt, daß eine befriedigende Einigung in der Namengebung bis heute noch nicht erzielt wurde. Infolgedessen ist eine Auswahl unter den zahlreichen Benennungen auch nicht ganz leicht.

Trotz der vielen Vorschläge werden die Begriffe „Adenomyom" und „Adenomyosis" am häufigsten gebraucht und neuerdings ist zu ihnen der analog gebildete Begriff der „Adenofibrosis" hinzugetreten. Es erscheint deshalb am empfehlenswertesten, sie bis auf weiteres beizubehalten.

Allerdings haben die Bezeichnungen „Adenomyosis" und „Adenofibrosis" den Nachteil, daß sich von ihnen keine guten Adjektiva bilden lassen. „Adenofibrös" ginge schließlich noch, aber „adenomyös" lautet doch so wenig schön, daß es kaum Eingang finden dürfte. Es bleibt also nichts weiter übrig, als nach anderen Adjektiva zu suchen, da man mit den Substantiva nicht immer auskommt. Wir verwenden im folgenden — neben adenofibrös — die Bezeichnungen „adenohyperplastisch" und „adenomyohyperplastisch". Allerdings läßt sich dagegen einwenden, daß der „hyperplaseogene" Charakter

---

[1] Meyer, R.: In Lubarsch-Ostertag, Ergebn. der allg. Path. und path. Anat. Bd. IX, 2, S. 559.
[2] Meyer, R.: In Zentralbl. f. Gyn. 1909, S. 907.
[3] Meyer, R.: Ib. S. 908.

dieser Gebilde noch nicht sicher erwiesen ist. Weniger schwerwiegend erscheint uns ein anderer Einwand, den man gegen die Verwendung von „Adenofibrosis" und „Adenomyosis" machen könnte. Man könnte nämlich einwenden, daß in diesen Bezeichnungen nicht der „endometrioide" Charakter der Neubildungen zum Ausdruck kommt. Nun kann man allerdings, wenn man will, von einer „Adenofibrosis" oder „Adenomyosis" „endometrioides" sprechen, obwohl dieses Epitheton auch nicht gerade sehr gut klingt. Es muß unseres Erachtens aber doch dahingestellt bleiben, ob die Ähnlichkeit mit der Uterusschleimhaut, die viele dieser Bildungen zweifellos zeigen, so in den Vordergrund gerückt werden muß, wie dies heute geschieht. Das „cytogene Stroma" und die zylindrischen Epithelien kannte man schon seit v. Recklinghausen. Man wußte aber auch, daß neben ihnen andere, durchaus nicht uterusschleimhautähnliche Stellen vorkommen. Es wäre möglich, daß es sich hier um Ausheilungsstadien handelt. Der Beweis, daß auch diese Bildungen histogenetisch oder morphogenetisch etwas mit „Uterusschleimhaut" zu tun haben, ist bis jetzt aber noch nicht erbracht. Es erscheint deshalb nicht gerechtfertigt, den Begriff des „Adenofibrosis" und „Adenomyosis" einfach durch den der „endometrioiden" Wucherungen zu ersetzen.

Wir verwenden im folgenden also die Bezeichnungen: „Adenomyom", „Adenomyosis" und „Adenofibrosis".

Da aber besonders über den „Adenomyom"begriff vielfach Unklarheit besteht, so soll die Abgrenzung dieser verschiedenen Benennungen kurz erläutert werden.

Als „Adenomyom" bezeichnet man eine Neubildung, die durch geschwulstmäßiges, autonomes „Miteinanderwuchern" (H. Albrecht, S. 316) von drüsigen und muskulären Elementen entsteht, also eine Neubildung, die sich aus einem Adenom und einem Myom zusammensetzt.

Von dem Adenomyom sind diejenigen Neubildungen zu trennen, die zwar auch aus drüsigen und **muskulären** Elementen bestehen, bei denen aber

a) nur der adenomatöse Bestandteil geschwulstmäßig wuchert — Adenoma myomatosum,

b) nur die Muskulatur geschwulstmäßig wuchert — Myoma adenomatosum.

Hierher gehören z. B. Myome mit einigen wenigen epitheltragenden Cysten, oder Myome mit geringfügigen drüsigen Einwucherungen von der Oberfläche her. Derartige Drüseneinwucherungen von der Oberfläche her wurden wiederholt bei subserösen Myomen beobachtet. Es handelt sich dabei um umschriebene, von der Serosa ausgehende drüsenähnliche Epithelheterotopien.

c) weder die adenomatöse noch die muskuläre Komponente geschwulstmäßig wuchert — Adenomyosis.

In der gleichen Weise unterscheidet man bei den Neubildungen, die aus Drüsenschläuchen und **Bindegewebe** bestehen

1. Das Fibroadenom (= Adenofibrom): geschwulstmäßiges Wachstum von Drüsen und Bindegewebe — Neubildung, die aus einem Fibrom und einem Adenom besteht,

2. das Fibroma adenomatosum: geschwulstmäßiges Wachstum nur des Bindegewebes — Fibrom mit Drüseneinschlüssen,

3. das Adenoma fibromatosum: geschwulstmäßiges Wachstum nur der Drüsen — Adenom mit reicher Bindegewebsentwicklung,

4. die Adenofibrosis: Neubildungen, in denen weder die drüsige noch die bindegewebige Komponente echtes, geschwulstmäßiges Wachstum zeigt.

Echte Adenomyome der Scheide sind, soweit wir sehen, bisher noch nicht beschrieben worden.

Mit der Bezeichnung **„Adenofibrosis"** werden Neubildungen zusammengefaßt, die durch nicht geschwulstmäßige (nicht autonome) Wucherung von Drüsenschläuchen und von Bindegewebe entstehen. Beteiligt sich an der Wucherung auch glatte Muskulatur, dann spricht man von **Adenomyosis.**

Sowohl bei der Adenofibrosis, als auch bei der Adenomyosis sind die Drüsenschläuche von einem kubischen bis zylindrischen Epithel ausgekleidet, das stellenweise einen Flimmerbesatz tragen kann. Außerdem werden die Drüsenschläuche häufig von „cytogenem Bindegewebe" umscheidet. Dadurch erhalten die betreffenden Stellen eine ausgesprochene Ähnlichkeit mit der Uterusschleimhaut (endometrioide Heterotopien).

Die Ähnlichkeit der endometrioiden Wucherungen mit der Uterusschleimhaut ist nicht nur histologischer, sondern auch funktioneller Art.

Die funktionelle Ähnlichkeit ergibt sich aus folgenden Tatsachen:

1. die endometrioiden Heterotopien können am menstruellen Zyklus teilnehmen [1]. Bei der Menstruation kommt es zu Blutungen in das Bindegewebe und in die Drüsenschläuche,

2. in der Gravidität erfährt das Stroma eine deutliche deciduale Umwandlung (Cullen, Amos, Lahm),

3. in der Menopause nehmen die endometrioiden Bildungen an der Altersinvolution teil (Sampson).

Die Adenofibrosis und Adenomyosis finden sich nur beim weiblichen Geschlecht und auch hier nur an gewissen Stellen:

1. im Bereiche der Genitalorgane (Ovarien, Tuben, Uterus, Scheide),

2. an gewissen Teilen des visceralen und parietalen Peritoneums (Excavatio recto-uterina, Excavatio vesico-uterina, Lig. latum, Lig. rotundum, Lig. ovarii proprium, an der Serosa des Rectums, der Flexura sigmoidea, des Dünndarms, des Wurmfortsatzes).

3. extraperitoneal in Laparatomienarben, am Nabel und in der Leistengegend.

Am Uterus und an den Tuben können die adenohyperplastischen Wucherungen sowohl von der Schleimhaut, als auch von der Serosa ausgehen. Dementsprechend unterscheidet man hier 1. eine Adenofibrosis und Adenomyosis interna und 2. eine Adenofibrosis und Adenomyosis externa.

Je nach der Lokalisation und dem Ausgangspunkt lassen sich die Adenofibrosis und Adenomyosis — im Anschluß an Albrecht — heute also in folgender Weise einteilen:

Adenofibrosis und Adenomyosis

I. des **Uterus.**
   a) Adenofibrosis (Adenomyosis) uteri **interna,**
   b) Adenofibrosis (Adenomyosis) uteri **externa.**

II. der **Tuben.**
   a) Adenofibrosis (Adenomyosis) tubae **interna,**
   b) Adenofibrosis (Adenomyosis) tubae **externa.**

III. der **Ovarien.**

IV. des **Peritoneums.**
   a) Serosa des kleinen Beckens,
      α) der Tuben (Adenomyosis tubae externa),
      β) des Uterus (Adenomyosis uteri externa),
      γ) der Excavatio vesico-uterina,
      δ) der Excavatio recto-uterina,
      ε) der Ligg. lata, ovarii propria, rotunda, sacro-uterina.
         Hierher gehört auch die sog. **Adenofibrosis (Adenomyosis) recto-cervicalis.** Bei dieser sind in wechselnder Stärke und Ausdehnung die hintere Cervixwand, die Tiefe der Excavatio recto-uterina und die vordere Rectumwand befallen. Auch die Scheide ist häufig in Mitleidenschaft gezogen.
   b) Serosa des Darmes.
      α) Rectum,
      β) Flexura sigmoidea,
      γ) Appendix,
      δ) Ileum.

---

[1] Kitai (Arch. f. Gynäkol. Bd. 124, S. 186) vermißte bei Adenomyosis uteri interna im prägraviden Stadium in den heterotopen Herden meistens die Zeichen der Funktion.

V. extraperitonealer Teile.
a) Nabel,
b) Leistengegend,
c) Laparatomienarben.

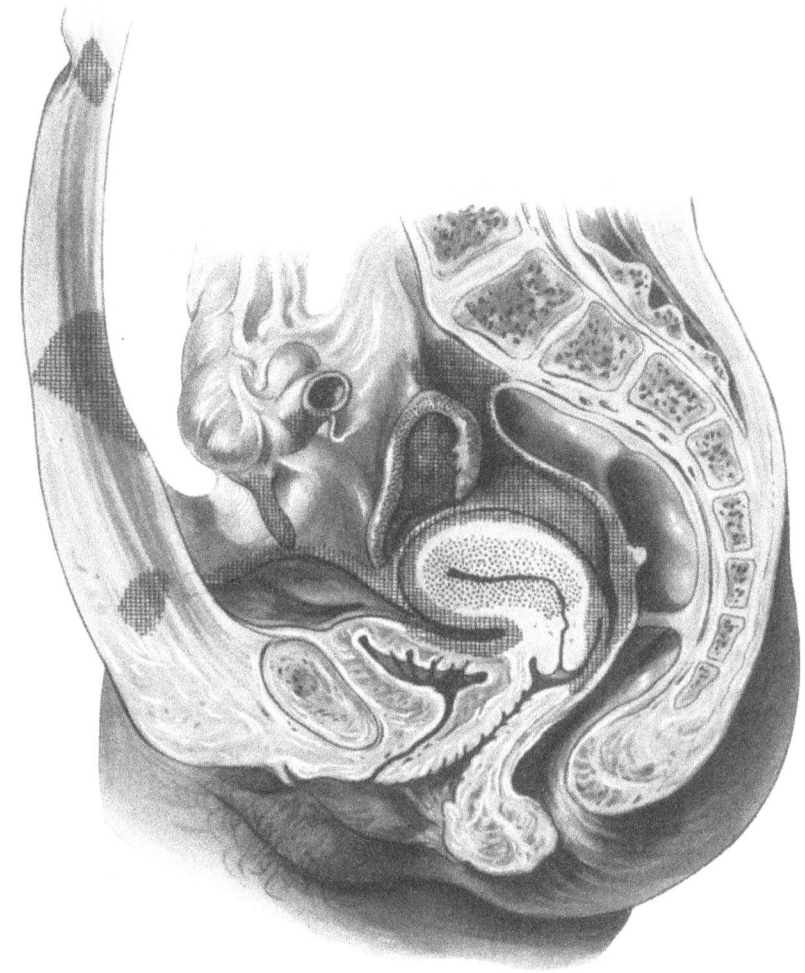

Abb. 187. Die Lokalisationen der Adenomyosis. Punktiert: Adenomyosis interna, gestrichelt Adenomyosis externa. (Nach Albrecht in Halban-Seitz Bd. 4.)

Die **Adenofibrosis und Adenomyosis der Scheide** erscheint in dieser Einteilung nicht, da die meisten Autoren (Cullen, Albrecht u. a.) sie nur als Folgeerscheinung einer Adenomyosis retro-cervicalis betrachten.

Es wäre von der größten Bedeutung, wenn diese Ansicht einwandfrei bewiesen wäre, da dann die seroepitheliale Genese aller Fälle von Scheidenadenomyosis sicher stünde[1]. Da nun aber auch von abgeschlossenen Resten des Urnieranganges Bildungen vom Typus der Adenomyosis ausgehen können, so muß man — zum mindesten theoretisch — bis auf weiteres allen epithelialen Elementen, die in der Scheiden-

---
[1] Mit Ausnahme der anscheinend seltenen Fälle, in denen die Adenomyosis retrocervicalis nur die Fortsetzung einer Adenomyosis interna des Uterus ist.

wand vorkommen können, die Möglichkeit einer adenohyperplastischen Wucherung zugestehen.

Außerdem ist durchaus nicht bei jeder Adenomyosis recto-cervicalis die Scheide beteiligt.

In vielen Fällen spielt sich die Erkrankung zwischen der Cervix und dem Rectum ab, ohne daß der Prozeß auf die Scheide übergreift (z. B. die Fälle von Sitzenfrey, Becker u. a.)[1]. In den Begriff des „Adenofibrosis retro-cervicalis" gehen also sowohl die oft mächtigen Geschwulstmassen ein, die sich oberhalb des Scheidengewölbes von der Cervix zum Rectum erstrecken können, als auch z. B. kleine adenomyomatöse Polypen der Scheide, wie sie von v. Herff-Ito beobachtet wurden.

So berechtigt nun auch die gemeinsame Betrachtung dieser topisch und formal so verschiedenen Bildungen vom theoretischen Standpunkt aus ist, dem Praktiker dürfte doch mehr gedient sein, wenn für ihn die besonderen Manifestationen der Adenofibrosis in der Scheide besonders hervorgehoben werden.

Die Adenofibrosis und Adenomyosis rufen, gleichgültig, welches ihr Ausgangspunkt ist, in der Scheide sehr vielgestaltige Veränderungen hervor. Diese können nicht nur morphologisch und klinisch, sondern auch symptomatisch verschiedene andere Krankheitsbilder vortäuschen und damit oft zu folgenschweren Fehldiagnosen Veranlassung geben.

Makroskopischer Befund bei der Adenomyosis der Scheide[2].

Eine Schilderung des „**makroskopischen Befundes**" stößt bei der Adenofibrosis und Adenomyosis der Scheide[3] auf gewisse Schwierigkeiten, da sich die Neubildung in vielen Fällen der Feststellung durch das Auge entzieht. Erst durch das Tastgefühl wird man häufig auf kleine Knötchen und Infiltrate in der Scheidenschleimhaut aufmerksam. Infolgedessen kann die Adenomyosis leicht dem Nachweis entgehen und sie erscheint seltener als sie tatsächlich ist.

Meist findet sich die Adenomyosis in der oberen Hälfte der hinteren Scheidenwand oder im hinteren Scheidengewölbe. Wir sahen derartige Bildungen aber auch in der Mitte der hinteren und seitlichen Scheidenwand. An der vorderen Scheidenwand scheint die Adenofibrosis und Adenomyosis außerordentlich selten zu sein.

Polster[4] berichtete, daß er in der Literatur bis September 1925 insgesamt 90 Fälle von endometrioiden Heterotopien des Septum recto-vaginale und nur 5 Fälle des Septum vesico-vaginale gefunden habe. Leider macht Polster keine Literaturangaben.

---

[1] Becker: Zentralbl. f. Gynäkol. 1920, S. 490.

[2] Ebenso wie man bei den echten Neubildungen scharf die Fibrome von den Myomen trennen muß, müssen auch die Adenofibrosis und die Adenomyosis auseinander gehalten werden. In der Praxis ist dies aber häufig leider unmöglich. In der Scheide liegen nun die Dinge so, daß „außer der Wucherung des Epithels und des begleitenden Bindegewebes" „auch eine Muskelwucherung im rectogenitalen Zwischengewebe nachweisbar" ist, „der gegenüber das lockere fibrilläre Bindegewebe und Fettgewebe innerhalb der Wucherung gegen die Norm zurücktritt" (R. Meyer, Zentralbl. f. Gynäkol. 1909, S. 908). Infolgedessen soll im folgenden der Einfachheit halber nur von „Adenomyosis" der Scheide gesprochen werden.

[3] Als Adenofibrosis und Adenomyosis der Scheide sind im folgenden nur diejenigen Fälle bezeichnet, in denen die Scheidenwand selbst an der Erkrankung beteiligt war. Diejenigen Fälle von „Adenomyosis" retrocervicalis", in denen sich die Erkrankung oberhalb des vorderen oder hinteren Scheidengewölbes abspielte, ohne die Scheidenwand in Mitleidenschaft zu ziehen, sind nur insoweit berücksichtigt worden, als für das Verständnis unumgänglich notwendig ist.

[4] Polster: Virchows Arch. f. pathol. Anat. u. Physiol. Bd. 259, S. 105.

Nach R. Meyer (1909) kann auch die ganze Scheidenschleimhaut mit kleinen Knötchen besetzt sein[1]. R. Meyer unterscheidet deshalb neben der knotigen auch eine diffuse Form der Scheidenadenomyosis. Zwischen diesen beiden Formen gibt es fließende Übergänge.

In den Frühstadien der Adenofibrosis retro-cervicalis findet man häufig an der hinteren Cervixwand über dem hinteren Scheidengewölbe einen kleinen — erbsen- bis kirschkerngroßen — harten, wenig beweglichen Knoten (Cullen).

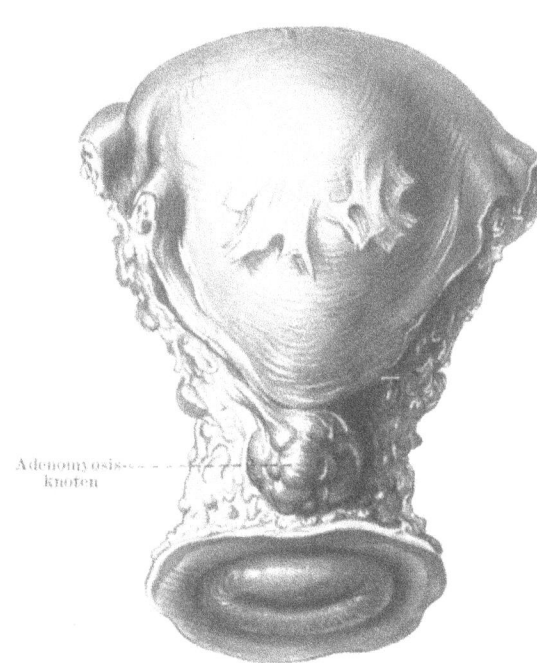

Abb. 188. Adenomyosis retro-cervicalis. (Nach Cullen, Arch. Surg. Bd. 1, 1920.)

Später werden die Tumoren pflaumen- bis hühnereigroß, selten größer. Der Grund, daß man nur selten größere Tumoren findet, ist nach A. Mayer[2] darin zu suchen, daß die Kranken wegen der häufig unerträglichen Schmerzen meist schon verhältnismäßig frühzeitig den Arzt aufsuchen.

Da das adenofibröse Gewebe diffus in die Umgebung hineinwuchert, so sind die Knoten nur selten scharf umschrieben, in der Regel verlieren sich ihre Grenzen undeutlich in der Nachbarschaft. Besonders wichtig ist dabei, daß die Wucherungen nicht so selten auch auf das Rectum übergreifen und daß sie dieses in die Neubildung einbeziehen.

Die Knoten sitzen meist dicht über dem hinteren Scheidengewölbe zwischen Cervix und Rectum und unterhalb der Excavatio recto-uterina, sie können aber auch tiefer zwischen dem obersten Teil der Scheide und dem Rectum sitzen. In der Excavatio recto-uterina findet man häufig perimetritische Verwachsungen. Diese können völlige Obliteration der Excavatio recto-uterina zur Folge haben.

Die Knotenbildung ist nicht immer deutlich ausgeprägt. Nicht so selten fühlt man nur ein diffuses Infiltrat. Dieses kann anfangs nur den Eindruck einer Verdickung zwischen den Ligg. sacro-uterina an der hinteren Cervixwand machen [A. Mayer (1915, S. 404)]. Später kann es auch auf das hintere Scheidengewölbe und auf das obere Drittel der hinteren Scheidenwand übergreifen. Häufig ist die Infiltration im Bereiche des hinteren Scheidengewölbes am stärksten, und sie geht diffus oder mit einer undeutlichen strangförmigen Resistenz nach oben in die hintere Cervixwand über. In der Regel ist dann auch die Scheidenwand fest mit der Neubildung verwachsen und nicht so selten fühlt man auch von der diffus infiltrierten Unterlage aus höckerige Erhebungen gegen die Scheidenwand zu vorspringen.

---

[1] Whitehouse beobachtete Cysten in der ganzen oberen Hälfte der Scheide (also vorn, hinten und seitlich). Vom rechten Scheidengewölbe reichten die Cysten kettenförmig bis fast zur Vulva.

[2] Mayer, A.: Monatsschr. f. Geburtsh. u. Gynäkol. Bd. 42, S. 438.

Besonders charakteristische und auffallende Veränderungen entstehen dann, wenn die Neubildung dicht unter der Scheidenschleimhaut liegt, oder wenn sie nach der Scheide

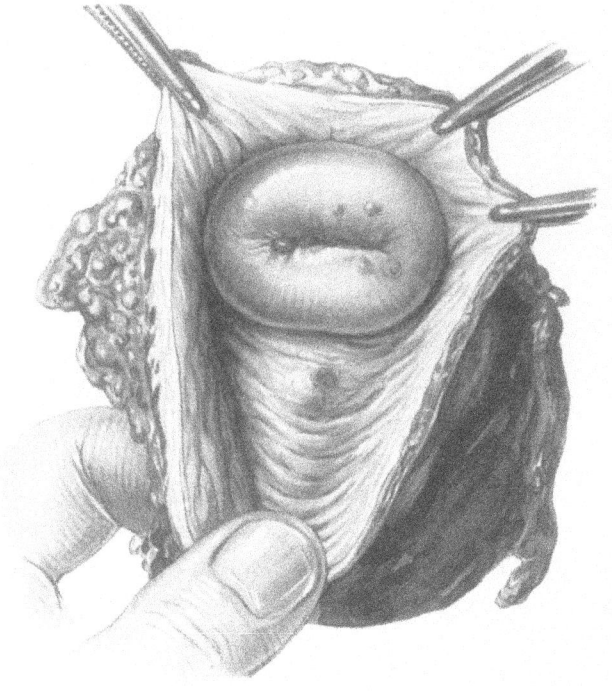

Abb. 189. Adenomyosis der Scheide. An der hinteren Scheidenwand dicht unterhalb der Portio ein kleiner dunkelblaurot durchscheinender Knoten.
(Nach Cullen, Arch. Surg. Bd. 1, 1920.)

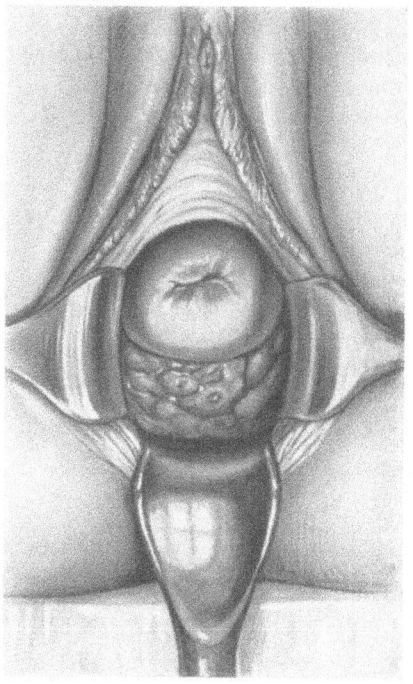

Abb. 190. Adenomyosis der Scheide. An der hinteren Scheidenwand flache bis höckerige Prominenzen, teilweise mit fistelförmigen Öffnungen.
(Nach Hinselmann, Z. Geburtsh. Bd. 91.)

zu durchgebrochen ist. Man findet dann — allein oder miteinander kombiniert —
1. glasige oder rötliche (Hinselmann), meist aber bläuliche bis schwärzliche Cysten.
2. Einzelne oder mehrere flache bis höckerige Prominenzen, deren Zentrum eine oft narbig eingezogene fistel- oder kraterförmige Perforationsöffnung zeigt, aus der sich häufig Blut entleert.
3. Weiche, polypöse oder läppchenförmige, papilläre, plumpe oder pilzförmige, dunkelblaurote, leicht blutende Erhabenheiten, die wie Granulationsgewebe aussehen können.

Sind derartige Gebilde sehr zahlreich, dann können sie den Eindruck einer weichen, ulcerierten, leicht blutenden Geschwulstmasse machen (Füth).

Gelegentlich kann man eine Kombination der verschiedenen Formen beobachten.

So konnten wir im hinteren Scheidengewölbe einer und derselben Patientin folgende Befunde feststellen:
1. Zwei nicht ganz erbsengroße, dunkelblauschwarze, durchscheinende Cysten, von denen die eine spitzkonisch über das Schleimhautniveau hervorragte, während die andere die Schleimhautoberfläche nur leicht vorwölbte,

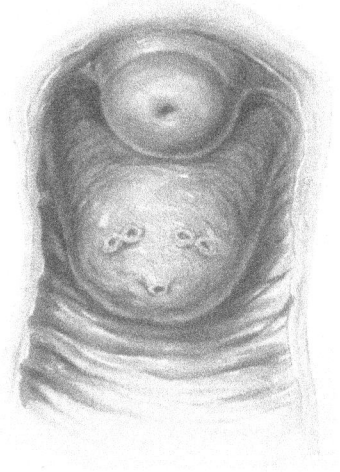

Abb. 191. Adenomyosis der Scheide.
(Aus Hinterstoisser Zbl. Gynäkol. 1920.)

2. eine etwa 3 mm hohe läppchenförmige polypöse Vorwölbung von der Farbe und Konsistenz der Scheidenschleimhaut,

3. eine etwa 5 pfennigstückgroße kraterförmig eingezogene Stelle, in deren Mitte ein blutender stecknadelkopfgroßer, kaum sichtbarer Granulationspfropf saß.

In einer Beobachtung von Labhardt[1] fand sich an der hinteren Muttermundslippe eine kleine, rote, granulationsartige, leicht blutende Wucherung. Die Untersuchung des exstirpierten Uterus ergab endometrioides Gewebe. Dieses zog von der Perforationsöffnung in der hinteren Muttermundslippe schräg nach außen und oben durch die Cervixwand in das rechte Parametrium. Hier endigte es in einem Tumorknoten, der bis fast zur seitlichen Beckenwand reichte. Da die Neubildung weder mit der Cervix- noch mit der Collumschleimhaut in Zusammenhang stand, so führte Labhardt sie auf eine kongenitale Heterotopie von Elementen des Müllerschen Ganges zurück.

Stade[2] beobachtete den Durchbruch einer retro-cervicalen Adenofibrosis in den Cervicalkanal.

In dieser Beobachtung ging von der Cervix in der Höhe des inneren Muttermundes nach hinten ein Tumor von der Größe und Form eines normalen Uterus ab. Dieser Tumor enthielt mehrere cystische, mit Schleimhaut ausgekleidete Hohlräume, und er kommunizierte mit dem Cervicalkanal: „So konnte bei Sondenuntersuchung die Täuschung eines retroflektiert liegenden Uterus und eines nach vorn liegenden Tumors aufkommen". Selbst die Abrasio hätte in diesem Falle uterusschleimhautähnliches Gewebe herausbefördert, so daß man auch aus diesem Befund den Uterus hätte hinten vermuten müssen.

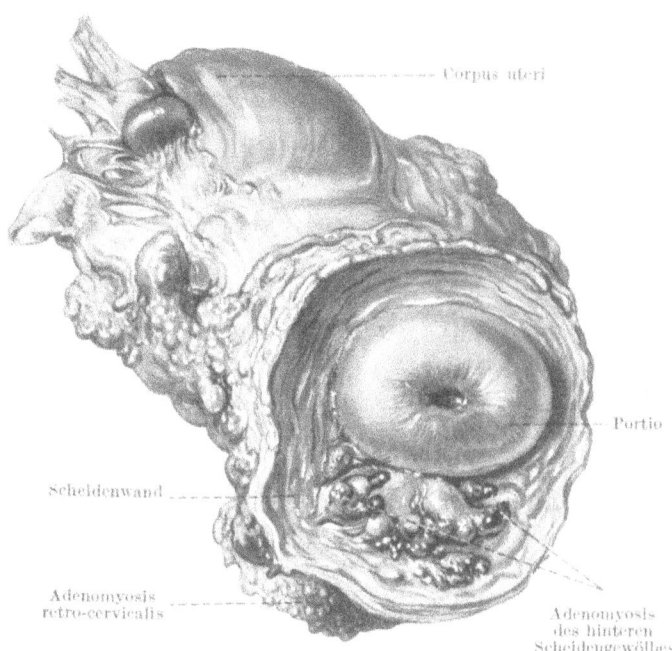

Abb. 192. Adenomyosis der Scheide.
(Nach Cullen, Hopkins Hosp. Bull. Bd. 28.)

Die Konsistenz der adenohyperplastischen Wucherungen in der Scheide ist verschieden. An den Stellen, an denen die Muskulatur und das Bindegewebe überwiegen, ist sie hart, an den Stellen, die in der Hauptsache aus cytogenem Gewebe und aus Drüsenschläuchen zusammengesetzt sind, ist sie weich. Infolgedessen kann die Konsistenz bei der gleichen Neubildung an verschiedenen Stellen wechseln.

Auf dem Durchschnitt bietet die Neubildung meist ein recht charakteristisches Bild. In einem weißlichen, grauen, graurötlichen, faserigen, streifigen und oft narbenähnlichen Grundgewebe finden sich regellos eingesprengt größere und kleinere dunkelblauschwarze oder bräunliche, unregelmäßige Felder und kleinere und größere Cystchen.

---

[1] Labhardt: Zeitschr. f. Geburtsh. u. Gynäkol. Bd. 66, S. 91.
[2] Stade: Berlin. klin. Wochenschr. 1912, S. 2338.

Die Grenze gegen das umgebende Gewebe ist unscharf. Häufig sieht man von der Neubildung aus feinere oder derbere, faserige oder narbige Gewebszüge strahlenförmig nach der Umgebung hinziehen.

Recht häufig geht die Neubildung auch diffus in andere benachbarte Organe über. Besonders häufig ist dies der Fall bei der Cervix.

Weniger häufig scheint das Rectum ergriffen zu sein, doch findet man auch hier alle Übergänge von einzelnen Drüsenschläuchen in der Rectumwand (Schickele), bis zu größeren, höckerigen Knoten, welche die vordere Mastdarmwand stark nach dem Lumen zu vortreiben (A. Mayer). Weiterhin kann die Neubildung auch auf die Ligg. sacro-uterina übergreifen.

In einer Beobachtung von A. Mayer waren diese auf 1—2 cm verdickt, sie umgriffen den Mastdarm als starre Zwingen. Ihre Unterfläche war sehr uneben und mit kleinen Knötchen besetzt, die stellenweise rosenkranzartig aneinandergereiht waren.

Auch auf die Ureteren kann die Neubildung übergreifen (Cullen)[1].

Wenn dann zur Zeit der Periode das Tumorgewebe anschwillt, dann kann es durch Umschnürung eines oder beider Uteren zur Rückstauung des Urins und zu Schmerzen in der Nierengegend kommen (Cullen, S. 223).

In gleicher Weise lassen sich die oft sehr heftigen menstruellen Schmerzen im Becken durch Umwucherung der Beckennerven erklären (Cullen, S. 223).

In der Regel sind die Knoten sehr druckempfindlich, auch bei der Kohabitation können sie sehr erhebliche Beschwerden machen. Zuweilen ist die Schmerzhaftigkeit der Knoten außerordentlich gering, oder sie fehlt ganz.

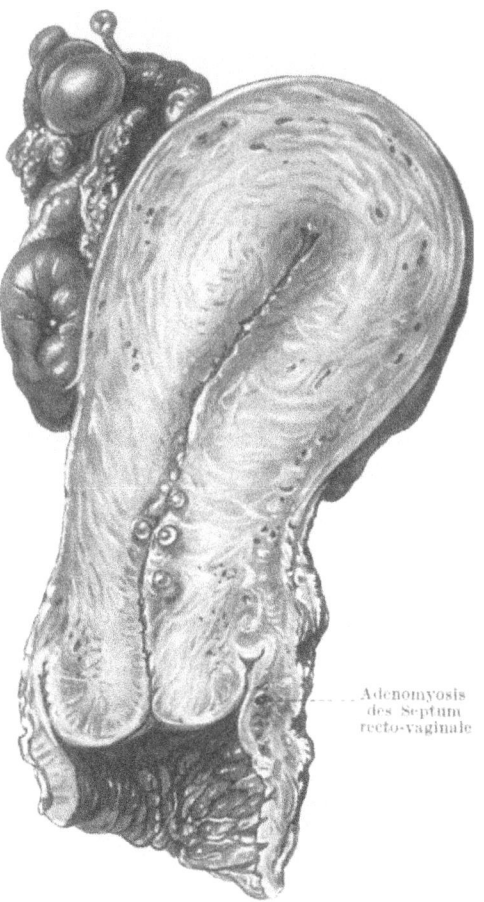

Abb. 193. Adenomyosis des Septum recto-vaginale. (Nach Cullen, Arch. Surg. Bd. 1, 1920.)

Unter den „Nebenbefunden" scheinen bei der Adenomyosis der Scheide Wucherungen an anderen prädisponierten Stellen außerordentlich häufig zu sein.

Nach der Ansicht von Cullen, Albrecht u. a. findet man bei der Adenomyosis der Scheide regelmäßig eine Adenofibrosis retro-cervicalis, also adenohyperplastische Wucherungen der Serosa an der Hinterfläche der Cervix und in der Excavatio recto-uterina.

Sehr häufig scheinen ferner gleichzeitig endometrioide Heterotopien in den Ovarien — in Form von Teercysten — vorzukommen.

Donald fand in 10 Fällen von retro-cervicaler Adenomyosis 7 mal Ovarialcysten mit schokoladeartigem Inhalt, Shaw und Addis konnten in ihren 6 Fällen sogar 5 mal den gleichen Befund erheben.

---

[1] Cullen: Arch. of surg. Vol. 1, p. 223.

Auch Josselin de Jong und de Snoo, sowie Cullen (1920, Fall 6 und 7) berichten, daß sie Schokoladecysten in den Ovarien fanden. Auch in früheren Zeiten, in denen man das Vorkommen von Uterusschleimhaut in den Schokoladecysten noch nicht kannte, findet sich mehrfach die Angabe, daß eine chronische Entzündung der Adnexe (Pfannenstiel), chronisch-entzündliche Adnextumoren (L. Pick, Fall 2), Adnextumoren (A. Mayer), doppelseitige Pyosalpingen und Ovarialabscesse (Sitzenfrey), im rechten Ovarium einige mit Blut gefüllte Hohlräume (Renisch), vorhanden waren.

Das gleichzeitige Vorhandensein von Uterusmyomen erwähnen: Pfannenstiel, Füth, Moraller, Cullen (1920, Fall 2, 6, 8, 10, Fall von Teeter und Ullmann). Füth betont in seinem Falle ausdrücklich, daß ein „Adenomyom" des Uterus vorhanden war.

Mikroskopischer Befund bei der Adenomyosis der Scheide.

Histologisch unterscheidet sich die Adenomyosis der Scheide nicht wesentlich von dem mikroskopischen Bild der übrigen Lokalisationen.

Man findet mehr oder weniger zahlreiche, mit einschichtigem Epithel ausgekleidete, schlauchförmige bis cystische Hohlräume. Diese grenzen teils direkt an das umgebende Gewebe an, das aus regellos angeordneten Muskel- und Bindegewebsfasern besteht, teils sind sie von spindelzelligem, „cytogenem" Bindegewebe „in sehr wechselnder Menge" (R. Meyer)[1] begleitet.

Die epitheliale Wucherung steht nicht immer im Vordergrund des histologischen Bildes. Sie kann neben der übrigen Gewebswucherung sehr zurücktreten (R. Meyer)[2].

Im einzelnen lassen sich an den verschiedenen Bestandteilen der Neubildung folgende Befunde erheben:

Drüsenschläuche: Die Drüsenschläuche finden sich teils einzeln und zerstreut, teils liegen sie in Gruppen beieinander. In diesem Falle werden sie häufig von einem gemeinsamen Mantel von cytogenem Bindegewebe umscheidet. Renisch zählte in einer solchen „Insel" dicht über dem hinteren Scheidengewölbe 26 Schläuche.

Zuweilen verbinden lange, sanftgeschwungene Kanäle in „Girlandenform" einzelne Inseln untereinander (Schickele). Nicht so selten sieht man an längsgetroffenen Schläuchen eine dichotomische Verästelung (Renisch).

Auch die einzelstehenden Drüsenschläuche können von cytogenem Gewebe umgeben sein, meist ist aber das sie umgebende Bindegewebe kernärmer und faseriger. Nicht so selten liegen sie auch „nackt" im fibromuskulären Grundgewebe.

Die Form der Drüsenschläuche ist sehr verschieden. Teils erscheinen sie kreisrund und oval, teils auch langgestreckt, dünn, mehrfach gebogen mit stellenweise spindeligen oder kugeligen Erweiterungen. Zuweilen verlaufen auch mehrere Schläuche parallel miteinander. Auf Querschnitten erscheinen sie dann alle in einer Reihe hintereinandergereiht („Gänsemarschstellung"). An anderen Stellen ist das Lumen der Drüsenschläuche zackig, unregelmäßig, oder mehr gleichmäßig erweitert. Ziemlich häufig trifft man erweiterte Hohlräume, die im Schnitt halbmondförmig erscheinen („Ampullen").

Der in das Lumen eingestülpte Teil („der Boden") dieser Ampullen wird meist von cytogenem Stroma gebildet, das Epithel der gegenüberliegenden Wand (des „Daches") grenzt dagegen meist direkt an das fibromuskuläre Grundgewebe.

---

[1] Meyer, R.: Zentralbl. f. Gynäkol. 1909, S. 908.
[2] Meyer, R.: Zentralbl. f. Gynäkol. 1909, S. 908.

In manchen größeren cystischen Erweiterungen ragt das zellreiche Gewebe mit dem ihm aufsitzenden Epithel in Form von größeren oder kleineren papillären Erhebungen, die selbst wieder zahlreiche Ein- und Ausstülpungen aufweisen können, in das Lumen hinein (Renisch).

Neben diesen verschiedenen Formen von Drüsenschläuchen findet man meist auch eine bis mehrere, größere, runde Cysten. Auch die Cysten sind meist nicht von cytogenen Mänteln, sondern von einem kernärmeren und faserigen Bindegewebe umgeben, oder ihr Epithel grenzt unmittelbar an das fibromuskuläre Grundgewebe.

Das Epithel der Drüsenschläuche ist stets einschichtig. An Stellen, an denen es cytogenem Gewebe aufsitzt, ist es zylindrisch, da wo es an fibrilläres Bindegewebe oder an Muskulatur angrenzt, ist es regelmäßig kubisch bis platt.

Besonders deutlich erkennt man diese verschiedenen Epithelformen in den „Ampullen". Hier trägt der von cytogenem Gewebe gebildete „Boden" meist hohes zylindrisches Epithel, „das Dach" wird dagegen meist von ganz niedrigen bis endothelartig platten Epithelien gebildet.

An den Stellen, die hohes Cylinderepithel tragen, sind die einzelnen Epithelien häufig schlank, schmal und so dicht aneinander gedrängt, daß die Kerne vielfach in einer Reihe stehen. Dadurch und durch Schrägschnitte kann eine Mehrschichtung des Epithels vorgetäuscht werden.

An den Teilungsstellen der Kanäle bildet das Epithel oft büschelförmige, in das Lumen hineinragende pseudopapilläre Vorsprünge.

Die Kerne befinden sich meist in der Mitte des Zelleibes. Je nach der Höhe des Epithels sind sie stäbchenförmig, rundlich-oval oder ganz plattgedrückt. Das Chromatin ist meist gleichmäßig verteilt. Häufig erkennt man deutlich ein Kernkörperchen. Von einzelnen Autoren wird angegeben, daß sie in dem Epithel Flimmerzellen beobachteten. Außerdem findet man in dem Epithel, das im allgemeinen sehr regelmäßig ist, zuweilen sehr schmale Zellen mit sichelförmig gekrümmtem, sehr stark gefärbtem Kern (Renisch). Ferner kann man im Epithel häufig durchwandernde Rundzellen entdecken, die von einem hellen Hof umgeben sind. Stellenweise kann die Durchwanderung so stark sein, daß die klare Zeichnung und Abgrenzung der einzelnen Epithelien vollkommen verwischt wird (Renisch). An der Basis der Zellen ist meistens eine zarte Basalmembran zu erkennen.

Der Inhalt der einzelnen Hohlräume ist sehr verschieden. Die engen Drüsenschläuche sind in der Regel leer, oder sie enthalten nur vereinzelte rote und weiße Blutkörperchen. Die größeren, besonders die cystisch erweiterten Hohlräume sind stark gefüllt mit grobkörnigen und scholligen, rotbraunen Massen, die von abgestoßenen Epithelien, Leukocyten, Erythrocyten und bräunlichen, pigmenthaltigen Zellen durchsetzt sind. Andere enthalten nur leicht mit Hämatoxylin bläulich gefärbten, schleimähnlichen Inhalt, wieder andere Blut.

Stroma: Das Stroma, das die Epithelschläuche „in sehr wechselnder Menge" (R. Meyer)[1] umscheidet, gleicht dem Bindegewebe der Uterusschleimhaut (cytogenes Bindegewebe).

Dieses umhüllt die Drüsenschläuche aber vielfach nicht als Mantel von allseitig gleicher Stärke. Es kann vielmehr auf der einen Seite des Drüsenschlauches viel breiter

---

[1] Meyer, R.: Zentralbl. f. Gynäkol. 1909, S. 908.

sein als auf der anderen. Besonders an den ampullären Auftreibungen der Drüsenschläuche wird der „Boden" oft durch ein mächtiges Polster von cytogenem Gewebe in das Lumen hinein vorgetrieben, so daß dieses halbmondförmig erscheint. Das Epithel des „Daches" grenzt dagegen direkt an das umgebende Bindegewebe oder an die Muskulatur an. Auch an den verschiedenen Stellen der gleichen Neubildung ist der cytogene Bindegewebsmantel oft recht verschieden stark entwickelt. Neben Stellen, in denen alle Drüsenschläuche von einem breiten cytogenen Mantel umgeben sind, befinden sich andere, in denen die Drüsenschläuche „nackt" in der Muskulatur liegen.

Das cytogene Gewebe kann bei den adenohyperplastischen Bildungen aber auch fehlen, oder es kann wenigstens sehr spärlich entwickelt sein (R. Meyer[1], Halban[2] u. a.). Wir selbst fanden in einem Falle von Adenomyosis der Scheide keine Spur von cytogenem Bindegewebe.

Unmittelbar um die Epithelschläuche herum besteht das cytogene Bindegewebe häufig aus länglichen, zirkulär und dichter angeordneten Zellen mit dunklen, sichelförmig gekrümmten Kernen. Die innerste Lage dieser Kerne ist platt und lang. Sie liegt der Basalmembran dicht an. Diese Kerne sind auch dort vorhanden, wo der Epithelschlauch direkt an die Muskulatur angrenzt, oder wo zwei Drüsenschläuche sich berühren (Renisch).

Die fibrilläre Intercellularsubstanz ist im allgemeinen wenig entwickelt. Stellenweise treten die Fibrillen mit den kleinen Gefäßen und mit den Capillaren in Verbindung. An der Peripherie der cytogenen Mäntel geht die Intercellularsubstanz direkt in das gewöhnliche fibrilläre Bindegewebe über. Häufig sieht man aber auch, wie das cytogene Gewebe „wie infiltrierend und aufspaltend" (Heim)[3] Ausläufer in die Bindegewebs- und Muskelinterstitien hinein vorschiebt, und wie es lange Drüsenschläuche nach sich zieht.

In dem zytogenen Stroma findet man häufig, aber durchaus nicht immer, Lymphocyten, einzeln oder in Haufen und auch Plasmazellen in verschiedener Form und Größe.

Außerdem findet man in dem cytogenen Gewebe — und zwar besonders häufig im Boden der Ampullen (Renisch) — nicht so selten frische und ältere Blutungen und strohgelbes bis bräunliches Pigment.

Die Blutungen werden auf die Beteiligung der endometrioiden Wucherungen an der Menstruation zurückgeführt (Lauche)[4].

Das Pigment liegt entweder in Form polymorpher Körner frei im Stroma, oder es befindet sich in größeren, runden Zellen, die mit feinsten, dunkelbraunen bis schwarzen Pigmentkörnern in wechselnder Menge erfüllt sind („Pigmentkörper").

Sitzenfrey[5] fiel in einem seiner Fälle von retrocervicaler Adenomyosis „das reichliche Vorhandensein von thrombotischen Pigmentmassen" auf. Die Betrachtung von Reihenschnitten ergab, daß die thrombotischen Pigmentmassen auf zwei verschiedenen Wegen in die Drüsenschläuche und Cystchen gelangt waren. Einmal waren die anliegenden Blutgefäße (Capillaren, Präcapillaren) direkt in die Drüsenlumina durchgebrochen. Das in die Drüsenräume ergossene Blut war hier geronnen („thrombosiert",

---

[1] Meyer, R.: Ergebn. d. allg. Pathol. u. pathol. Anat. Bd. 9, II, S. 618: „Die Adenomyome haben zum Teil in ihren drüsigen Bestandteilen einen charakteristischen Bau, zum anderen Teil gleichen sie mehr der Uterusschleimhaut; Übergänge zwischen beiden Formen gibts zur Genüge".

[2] Halban (Arch. f. Gynäkol. Bd. 124, S. 472): „Tatsache ist, daß wir das charakteristische Stroma durchaus nicht bei allen Schläuchen finden. Ich möchte darauf hinweisen, daß ich cytogenes Gewebe gerade bei den Lymphdrüseneinschlüssen nicht gesehen habe."

[3] Heim: Zentralbl. f. Gynäkol. 1925, S. 1762.

[4] Lauche: Zentralbl. f. Gynäkol. 1924, S. 2460f.

[5] Sitzenfrey: Zeitschr. f. Geburtsh. u. Gynäkol. Bd. 64, S. 573.

Sitzenfrey) und die Gerinnung setzte sich in das rupturierte Gefäß fort. An den Stellen, an denen die „thrombotischen Massen" der Drüsenwand anlagen, war das Cylinderepithel zugrunde gegangen.

Außerdem beobachtete Sitzenfrey in der Umgebung der Drüsenschläuche zahlreiche thrombosierte Gefäße. Dadurch litt die Ernährung der angrenzenden Wand des Drüsenraumes, es kam zu einem Verlust des Cylinderepithels an dieser Stelle und späterhin zu einem Schwund der bindegewebigen Scheidewand, so daß die

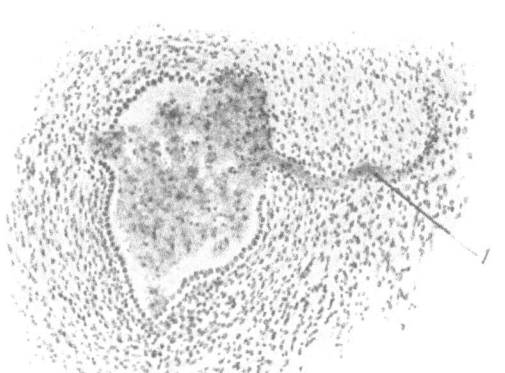
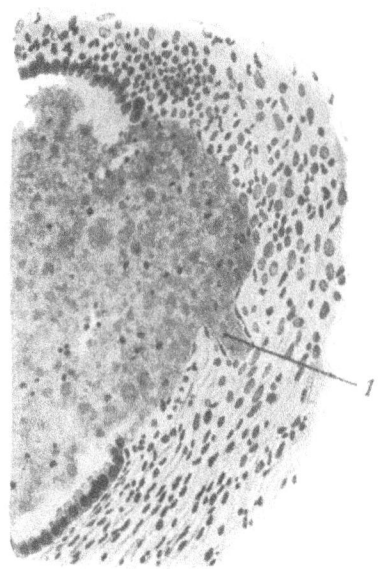

Abb. 194. Drüsenraum, zum Teil mit thrombotischen Pigmentmassen erfüllt. An jenen Stellen, an welchen die Pigmentmassen der Drüsenwand anliegen, fehlt der Epithelüberzug. 1 thrombosiertes Blutgefäß.

Abb. 195. Der gleiche Drüsenraum wie in der vorhergehenden Abb. „im nächsten Schnitt". 1 Einmündungs- oder Rupturstelle des thrombosierten Blutgefäßes.

(Nach Sitzenfrey, Z. Geburtsh. Bd. 64.)

Thromben, die dann meist schon in Organisation begriffen waren, frei in das Drüsen- und Cystenlumen hineinragten.

Bei der Durchsicht der Reihenschnitte gewann Sitzenfrey den Eindruck, „daß von den in die Drüsenräume gelangten organisierten Thromben aus eine vollständige Rückbildung der drüsigen Gebilde erfolgen kann". Dieser Eindruck wurde vor allem auch dadurch hervorgerufen, daß sich in den thrombosierten Bezirken nicht so selten randständige kurze Epithelstrecken fanden, die die letzten Überreste der drüsigen Gebilde darstellten.

Elastische Fasern finden sich im cytogenen Bindegewebe in der Regel nicht. Nur an den verhältnismäßig seltenen Stellen, an denen das cytogene Bindegewebe an größere Gefäße angrenzt, kann man dichtverfilzte und oft gequollene elastische Elemente nachweisen. Im Zentrum des

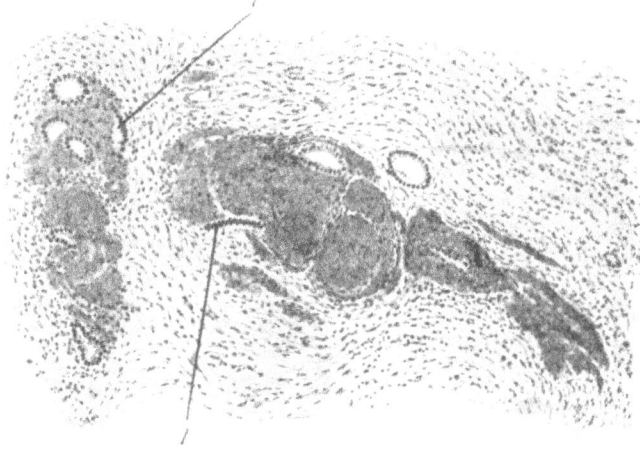

Abb. 196. Drüsenschläuche, umgeben von Blutaustritten und thrombosierten Gefäßen. 1 Überreste von Drüsenschläuchen.
(Nach Sitzenfrey, Z. Geburtsh. Bd. 64.)

Stromas erscheinen sie mehr in Form unregelmäßig geschlängelter feinster Fäserchen, die einzeln oder in kleinen Bündeln liegen (Renisch).

In der Schwangerschaft kann sich das cytogene Stroma in Decidua umwandeln. Auf diese Weise lassen sich die Fälle von „Decidua in der Scheide" (R. Freund, Ulesco-Stroganowa) erklären (Lauche) [1].

Das gewöhnliche fibrilläre Bindegewebe der Neubildung ist verdichtet und „meist starrer als in der Norm" (R. Meyer) [2]. Zuweilen ist es durch erweiterte Lymphgefäße aufgelockert. Im allgemeinen tritt das fibrilläre Bindegewebe aber gegenüber der Muskelwucherung in den Hintergrund (R. Meyer).

Muskulatur: Die muskuläre Komponente besteht aus glatten Muskelfasern. Die Muskelbündel sind in allen möglichen Richtungen getroffen, sie zeigen keine bestimmte Anordnung. Neben schleifenförmig gewundenen Zügen finden sich andere, die

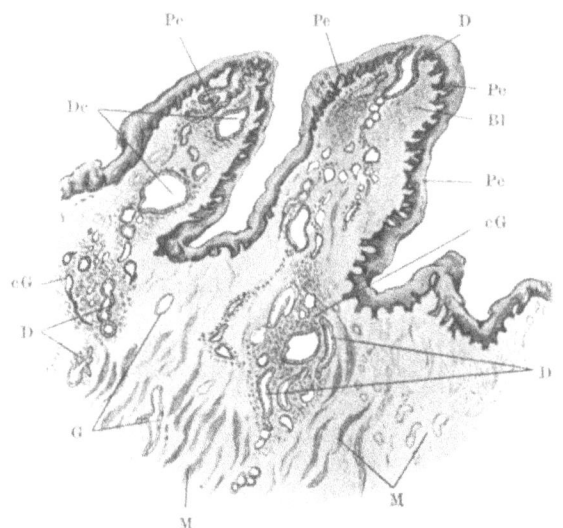

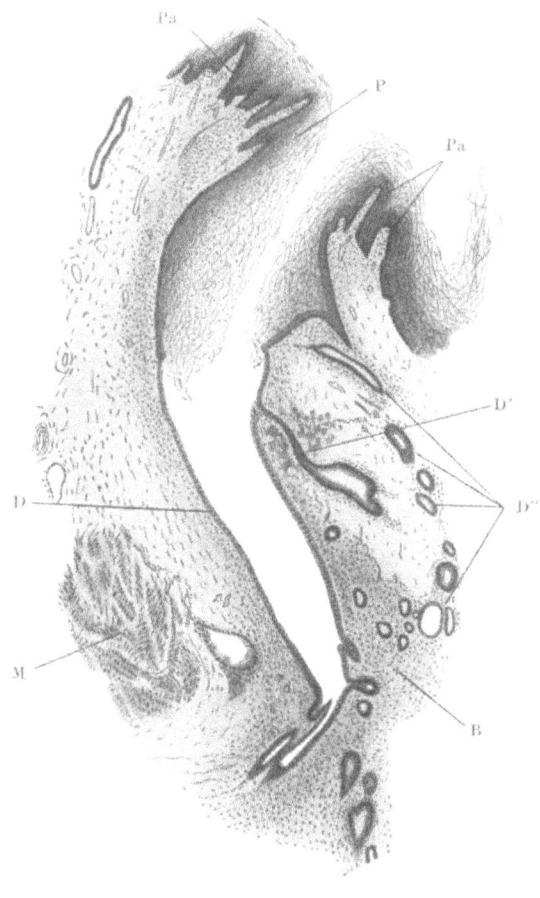

Abb. 197. Pe Plattenepithel, gesch.; D Durchschnitte von Adenomschläuchen; cG kernreiches Bindegewebe; D Drüsenschläuche im Zusammenhang mit dem Plattenepithel; Dc cystisch erweiterte Drüsenschläuche; M Muskelzüge; G Gefäße; Bl Blutaustritt.

Abb. 198. „Stelle aus einer Bucht zwischen zwei Läppchen". Pa Papillen, P geschichtetes Plattenepithel, D Drüsenschlauch, der in die Scheide mündet, D' von D abzweigender Drüsenschlauch, D" Drüsendurchschnitte, B kernreiches Bindegewebe, M glatte Muskulatur.
(Nach Kleinhans, Z. Geburtsh. Bd. 52.)

eine Strecke weit gerade verlaufen, und die sich dann pinselartig in feinere Bündel auflösen. Zwischen den Muskelfasern liegen schmälere und breitere Züge von Bindegewebe.

Eine röhrenartige Umscheidung der Drüsenschläuche durch die Muskelbündel ist nicht zu beobachten. Dagegen verdichtet sich oft das lockere fibrilläre Bindegewebe, das in den Muskelinterstitien vorhanden ist, in Zügen, die zirkulär zu den Drüsenschläuchen angeordnet sind. Auch in den Muskelinterstitien kann man teils einzelne, teils in Herden angeordnete Lymphocyten finden.

---

[1] Lauche: Zentralbl. f. Gynäkol. 1924, S. 2460.
[2] Meyer, R.: Zentralbl. f. Gynäkol. 1909, S. 908.

Über das Verhalten der **Nerven** in dem fibrösen und fibromuskulären Gewebe ist heute nur sehr wenig bekannt.

Renisch (S. 594) fiel in seinem Falle „ein relativ großer Reichtum an Nervenfasern" auf, Jacobs (S. 160) fand „ziemlich reichlich bindegewebig entartete Nerven".

Die **Blutgefäß**wände sind zuweilen verdickt (R. Meyer)[1].

Die vaginale Oberfläche der adenohyperplastischen Bildungen kann kontinuierlich von dem gewöhnlichen Plattenepithel der Scheide überzogen sein. Häufig brechen die Drüsenschläuche aber auch durch das Epithel hindurch (Abb. 197 u. 198).

<small>Kleinhans sah, wie eine dicke Lage geschichteten Oberflächenepithels drüsenschlauchähnlich eine Strecke weit in die Tiefe zog, dann plötzlich absetzte, während die basale Cylinderzellenschicht einen Schlauch bildete, der sich tief in das Gewebe einsenkte. Hier teilte er sich in dünnere, stark gewundene Schläuche.</small>

An den Stellen, an denen die Neubildung nach dem Scheidenlumen zu durchgebrochen ist, fehlt das Oberflächenepithel, und das drüsenhaltige Grundgewebe liegt nackt zutage.

Entstehung.
Formale Genese.

Die Lehre von der formalen Entstehung der Adenofibrosis und Adenomyosis zerfällt in 3 Unterabteilungen, nämlich in die Frage nach der Herkunft

α) des Epithels,

β) des Stromas und zwar

    1. des Bindegewebes,

    2. der Muskulatur.

α) Epithel.

Wenn man die verschiedenen Hypothesen über die Herkunft des Epithels bei der Adenofibrosis und Adenomyosis berücksichtigt, und wenn man außerdem noch die besonderen Verhältnisse der Scheide in Betracht zieht, dann ergeben sich für die Abstammung der Drüsenschläuche in adenohyperplastischen Wucherungen der Scheide sehr verschiedene Möglichkeiten.

Zunächst könnten von dem Scheidenepithel selbst, oder genauer, von seiner basalen Cylinderzellenschicht (Stratum basale s. germinativum) aus Drüsenschläuche gebildet werden. Eine derartige Entstehung von heterotopen Drüsenschläuchen ist bei der Tuben- und Uterusschleimhaut heute allgemein anerkannt (Adenofibrosis interna), aber auch bei der Scheide liegt sie durchaus im Bereiche der Möglichkeit. Sobald sie einwandfrei nachgewiesen ist, kann man auch von einer Adenomyosis interna der Scheide sprechen. Neben dem Epithel der Scheidenschleimhaut selbst können aber auch epitheliale Elemente in der Scheidenwand als Ausgangspunkt von adenohyperplastischen Wucherungen in Betracht kommen. Epitheliale Elemente können durch die verschiedensten pathologischen Vorgänge und von den verschiedensten Stellen her in die Scheide gelangt sein. Es kann sich um abnorm persistente Reste des Urnierenganges oder einer kongenitalen Erosion handeln, oder um verirrte Epithelien der Müllerschen Gänge, der Skeneschen Gänge, des Vestibulums, des Rectums, des Oberflächenepithels.

Adenohyperplastische Wucherungen der Scheide können aber nicht nur vom Scheidenepithel und den epithelialen Elementen in der Scheidenwand sondern auch von anderen Stellen ausgehen. Hierher gehört zunächst die Serosa, und zwar sowohl die

---

[1] Meyer, R.: Zentralbl. f. Gynäkol. 1909, S. 908.

Serosa der Excavatio recto-uterina, als auch die der Excavatio vesico-uterina. Über die Bedeutung der Serosa als Ausgangspunkt einer Adenofibrosis oder Adenomyosis stehen sich heute zwei Ansichten gegenüber: Die eine (R. Meyer u. a.) nimmt an, daß die Serosaepithelien selbst in die Tiefe wuchern und Drüsenschläuche bilden, die andere (Sampson) führt die endometrioiden Heterotopien, die von der Serosa auszugehen scheinen, auf ein sekundäres Auswachsen von implantierter Uterusschleimhaut zurück.

Neben der Serosa hat man auch das Gefäßendothel für die Entstehung drüsiger Neubildungen bei Adenofibrosis und Adenomyosis herangezogen. Eine weitere Ansicht geht dahin, daß die Adenofibrosis und Adenomyosis nur die Folge einer lymphogenen Metastasierung der Uterusschleimhaut ist (Halban).

Endlich muß auch noch die Möglichkeit in Betracht gezogen werden, daß gelegentlich auch eine Adenomyosis (interna) des Uterus oder Rectumdrüsen auf die Scheide übergreifen können.

Zusammenfassend läßt sich also sagen: Finden sich adenohyperplastische Wucherungen in der Scheide, dann kann ihre epitheliale — drüsige — Komponente abstammen:

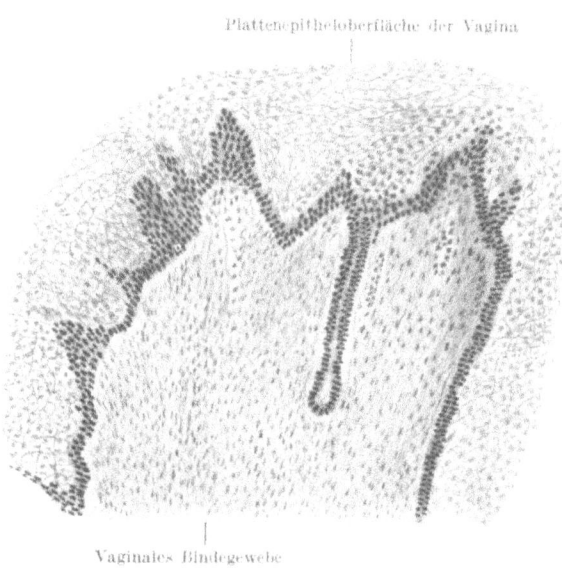

Abb. 199. Fetus am Ende des 7. Monats. Epithelialer Schlauch des Scheidenepithels. Querschnitt durch Vagina. (Nach R. Meyer.)

1. aus dem Scheidenepithel, oder genauer aus seinem Stratum basale,
2. aus epithelialen Elementen in der Scheidenwand,
3. von der Serosa,
4. vom Gefäßendothel,
5. von einer Implantation von Uterusschleimhaut auf die Serosa,
6. von lymphogen metastasierter Uterusschleimhaut,
7. von einer Adenomyosis interna des Uterus.

1. Vom Scheidenepithel selbst (= heterotope Wucherungen des Scheidenepithels). R. Meyer[1] hat nachgewiesen, daß das Stratum basale des Scheidenepithels nicht nur bei Feten und Neugeborenen, sondern auch bei Erwachsenen echte, schlauchförmige Drüsen bilden kann.

In der ersten Hälfte des Embryonallebens können die drüsigen Gebilde nach den Untersuchungen R. Meyers in folgender Weise entstehen: Das kubische Epithel, mit dem die Scheide in dieser Zeit ausgekleidet ist, treibt kleine kolbenartige Fortsätze in die Umgebung. In diesen Kolben kann die Auskleidung mit Plattenepithel ausbleiben, und es entstehen dann kleine Schläuche und Drüsen. In den letzten Monaten des Fetallebens sind gleichfalls Kolben- und Drüsenbildungen möglich: Diese sind aber auf eine „abnorme Begabung des Basalstratum, des fertigen Plattenepithels" zurückzuführen (Abb. 199).

---

[1] Meyer, R.: Zeitschr. f. Geburtsh. u. Gynäkol. Bd. 46. H. 1.

Auch bei der erwachsenen Frau können vom Stratum basale des Plattenepithels drüsenartige und schlauchartige, mit Cylinderepithel bekleidete Wucherungen ausgehen. (R. Meyer[1], Sitzenfrey)[2].

Auch adenofibröse und adenomyomatöse Wucherungen scheinen von dem Scheidenepithel oder von Scheidendrüsen aus entstehen zu können.

An eine Entstehung der adenofibrösen Wucherungen aus Scheidendrüsen dachten schon v. Herff-Ito und L. Pick.

Pick führte die Adenomyome des hinteren Scheidengewölbes auf den Wolffschen Körper zurück, er gab aber die Möglichkeit zu, „daß gelegentlich auch Scheidendrüsen an der Bildung von vaginalen Cystomyomen sich beteiligen, sei es mit, sei es ohne paroophorales Adenomyom".

Kleinhans (1904) sprach Scheidendrüsen als den alleinigen Ausgangspunkt von adenohyperplastischen Wucherungen an. Kleinhans sah in seinen mikroskopischen Schnitten Einstülpungen des Oberflächenepithels. Plötzlich hörte das Plattenepithel auf, und die basale Cylinderzellenschicht senkte sich schlauchförmig weiter in die Tiefe, und sie teilte sich hier in dünnere, stark gewundene Schläuche.

Die Ansicht von Kleinhans fand ihre Bestätigung durch Robert Meyer.

R. Meyer[3] konnte in einem Falle von diffuser Adenofibrosis feststellen, daß sich das Plattenepithel in die Tiefe senkte, und daß es dort Schläuche und Cysten mit kubischem oder zylindrischem Epithel bildete.

In einem weiteren Falle von „Adenomyom" aus dem obersten Teil der Scheide, das bis in die Rectummuskulatur übergegriffen hatte, beobachtete R. Meyer[4], daß die Drüsenschläuche nur an wenigen Stellen mit dem vaginalen Oberflächenepithel zusammenhingen, und daß sie sich von hier aus in die Tiefe verzweigten.

Bedenkt man nun (R. Meyer)[5], daß „die mit der Schleimhaut kommunizierenden Schläuche der Adenomyome sich sehr häufig peripher dendritisch in mehrere, zuweilen auch unzählig viele Äste zerteilen, so ist damit die Ausgangsstelle des Adenoms von der Schleimhaut unbedingt erwiesen". „Denn daß sich zahllose Äste aus der Peripherie" „dichotomisch vereinigen, um mit einem gemeinsamen Ausführungskanal sekundär" „durchzubrechen, ist zu abenteuerlich, um in mehreren Fällen glaubhaft zu wirken".

In sehr schöner und überzeugender Weise konnte auch Sitzenfrey[6] die Möglichkeit einer postfetalen Drüsenbildung aus dem Scheidenepithel demonstrieren.

Es handelte sich um eine 30jährige 0para, bei der v. Franqué wegen doppelseitiger Pyosalpingen und Ovarialabscesse die abdominale Radikaloperation ausführte. Im hinteren Scheidengewölbe fanden sich einige linsengroße Cysten. Diese wurden mit der betreffenden Scheidenpartie exstirpiert. Das entfernte Gewebsstück aus dem hinteren Scheidengewölbe wurde in Reihenschnitte zerlegt. Die genaue Durchmusterung der Schnitte ergab, „daß vom vaginalen Plattenepithel, und zwar von einer soliden, in ihrem Zentrum sogar verhornten Epitheleinsenkung durch isolierte Wucherung ihrer basalen Zellschicht ein aus einfachem Cylinderepithel gebildeter Drüsenschlauch ausgegangen ist, der weiterhin zur Bildung mehrerer untereinander kommunizierender, cystischer Hohlräume geführt hat, die sich in keiner Hinsicht von den Serosaschläuchen und -cysten unterscheiden".

---

[1] Meyer, R.: Ergebn. d. allg. Pathol. u. pathol. Anat. Bd. 9, II, S. 559ff. u. 615.

[2] Sitzenfrey: Zeitschr. f. Geburtsh. u. Gynäkol. Bd. 64. Auch Schleimdrüsen scheinen von der Scheidenschleimhaut gebildet werden zu können, da R. Meyer (Ergebn. d. allg. Pathol. u. pathol. Anat. Bd. 9, II, S. 600) derartige Drüsen gefunden hat, die mit dem Plattenepithel zusammenhingen. Möglicherweise sind die Schleimdrüsen aber auch auf eine Versprengung von Sinusepithel zurückzuführen (R. Meyer l. c., S. 600).

[3] Meyer, R.: Ergebn. d. allg. Pathol. u. pathol. Anat. Bd. 9, II, S. 559.

[4] Meyer, R.: Ergebn. d. allg. Pathol. u. pathol. Anat. Bd. 9, II, S. 615.

[5] Meyer, R.: Ergebn. d. allg. Pathol. u. pathol. Anat. Bd. 9, II, S. 621.

[6] Sitzenfrey: Zeitschr. f. Geburtsh. u. Gynäkol. Bd. 64, S. 576f.

An einer Stelle zeigte das Plattenepithel eine hirsekorngroße Verdickung, von der aus ein in seinem Inneren verhornter Epithelzapfen ausging. Nach 480 μ langem, parallel zur Oberfläche gerichtetem Verlauf hörte der Verhornungsprozeß im Zapfen auf, die basale Zellschicht hob sich von dem Ende des Hornkernes ab, und sie bildete einen schmalen Drüsenschlauch. Dieser wies an seinem Ursprung ein kurzzylindrisches,

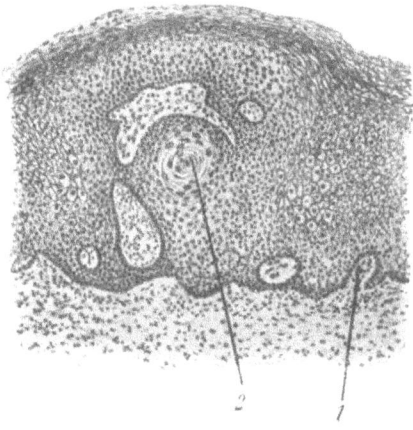

Abb. 200. Geschichtetes Plattenepithel im hinteren Scheidengewölbe. 1 Papillen der oberflächlichen Bindegewebslage. 2 Epithelzapfen im Inneren verhornt.

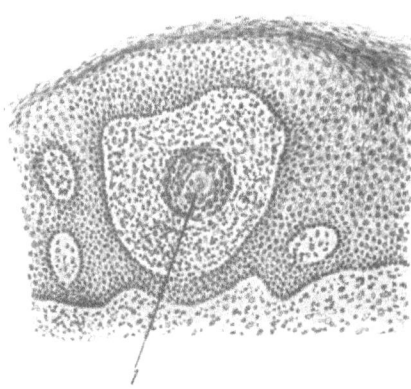

Abb. 201. 1 der Epithelzapfen in der bindegewebigen, stark leukocytär infiltrierten Papille.

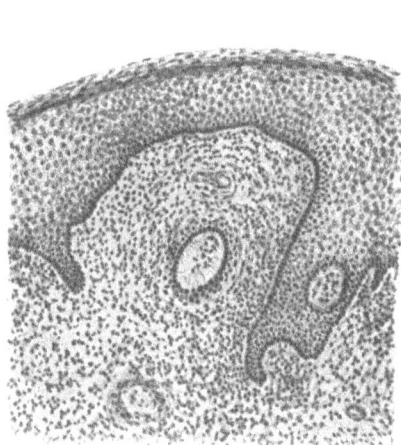

Abb. 202. Drüsenschlauch aus der Basalzellenlage des Epithelzapfens hervorgegangen.

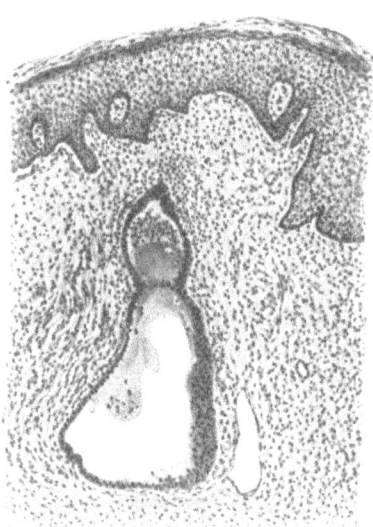

Abb. 203. Der Drüsenschlauch erweitert sich cystenartig.

(Nach Sitzenfrey, Z. Geburtsh. Bd. 64.)

mehr kubisches Epithel auf. Aber schon im nächsten Schnitt war das für die drüsigen Gebilde charakteristische Cylinderepithel vorhanden. Der Drüsenschlauch erweiterte sich bald zu einem cystischen Hohlraum, mit dem weitere Cystchen kommunizierten (Abb. 200—203).

Außerdem fanden sich in den äußeren Schichten der hinteren Uteruswand Drüsenschläuche eingelagert, deren Abstammung vom Serosaendothel nachgewiesen werden konnte. Sitzenfrey nahm deshalb an, daß die drüsigen Gebilde in diesem Falle zum Teil vom Serosaepithel, zum Teil von der Basalzellenschicht der Vaginalschleimhaut abstammten. Irgendwelche charakteristische Merkmale, die eine Unterscheidung der ausgebildeten Drüsenschläuche hinsichtlich ihrer Abstammung ermöglicht hätten, wurden nicht gefunden.

Auch A. Mayer[1] kam zu dem Schlusse, daß retrocervicale Knoten „aus Verlagerungen von Bestandteilen der Scheidenschleimhaut und zwar sowohl im embryonalen als auch im fertigen Zustand hervorgehen können".

Allerdings ist die Herkunft der epithelialen Elemente vom Scheidenepithel nur schwer zu beweisen. Der Zusammenhang der Drüsenschläuche mit dem Scheidenepithel und ihre Öffnung nach der Scheide ist kein sicheres Kriterium, da der Zusammenhang erst sekundär erfolgt sein kann.

2. Epitheliale Elemente in der Scheidenwand. Versprengte, also von ihrem Mutterboden abgetrennte epitheliale Elemente in der Scheidenwand können abstammen:

a) von den Müllerschen Gängen,
b) vom Urnierengang[2],
c) von Prostatadrüsen,
d) vom Vestibulum (Sinus urogenitalis),
e) vom Rectum,
f) vom Peritonealepithel[3].

Müllersche Gänge.

Die Versprengung von Epithelien der Müllerschen Gänge kann erfolgen:

a) Bei der **Anlage der Müllerschen Gänge.** Hierher rechnet R. Meyer zwei Fälle (R. Meyer und Ferroni) von kleinen cystischen Hohlräumen in der hinteren Scheidenwand.

R. Meyer[4] fand bei einem 4 monatigen Fetus im oberen Drittel der hinteren Scheidenwand eine median gelegene, mit einreihigem kubischem Epithel ausgekleidete Cyste zwischen der Schleimhaut und dem recto-vaginalen Zwischengewebe.

Ferroni beobachtete bei einem Fetus von 8 Monaten dicht unter der Excavatio recto-uterina, aber ohne Zusammenhang mit dem Peritoneum in der Mittellinie der peripherſten Schichten der Fornix vaginae einen großen Hohlraum, der mit einfachem kubischem Epithel bekleidet war, aber keine eigene Wand besaß.

Ferroni leitete diese Cyste vom Serosaepithel ab. Der Beweis für die Richtigkeit dieser Ansicht läßt sich nach R. Meyer aber nicht erbringen. „Die Lage allein beweist nichts, da der große Hohlraum, welcher anfangs mitten in der Wand gelegen haben mag, bei seiner Dilatation am leichtesten nach der Serosa zu wächst und wandert" (R. Meyer, l. c., S. 598).

R. Meyer (598) nimmt an, daß es sich in diesen beiden Fällen nicht um Einstülpungen des Coelomepithels, sondern um Absprengungen bei der Bildung der Müllerschen Gänge handelt.

Die Bevorzugung der Medianlinie erklärt sich „aus der Blöße, welche die Müllerschen Gänge im Genitalstrange vorn und hinten dem im Wege stehenden Mesenchym geben" (R. Meyer, S. 598).

---

[1] Mayer, A.: Monatsschr. f. Geburtsh. u. Gynäkol. Bd. 42, S. 410.

[2] Der Urnierenkörper scheidet als Mutterboden für versprengte Epithelien in der Scheidenwand aus, da das Gebiet der Urnierenkanälchen nur bis zu der Stelle herabreicht, an der sich der Urnierengang vom Cölomepithel entfernt. Unterhalb dieser Stelle, die später durch die Plica genito-inguinalis oder inguino-mesonephrica — das Lig. rotundum — markiert ist, sind keine Urnierenkanälchen mehr vorhanden. Die Plica inguino-mesonephrica ist also dauernd die „äußerste Grenze der Urniere" (R. Meyer, Ergebn. d. allg. Pathol. u. pathol. Anat. Bd. 9, II, S. 580).

Die Entstehung von Adenomyomen aus Urnierenresten im Bereiche des hinteren Scheidengewölbes, die Pick und v. Herff angenommen hatten, ist also unmöglich, weil der untere Urnierenpol nie so weit herabreicht (R. Meyer, Ergebn. d. allg. Pathol. u. pathol. Anat. Bd. 9, II, S. 582).

[3] Außerdem können sich in der Scheidenwand auch Schleimdrüsen finden. Ihre Herkunft ist schwer zu bestimmen. R. Meyer (Ergebn. d. allg. Pathol. u. pathol. Anat. 9, II, S. 600) hat in der Scheide Schleimdrüsen gefunden, die teils mit dem Plattenepithel zusammenhingen, teils auch isoliert in der Scheidenwand lagen. Die Abstammung der Schleimdrüsen vom Scheidenepithel ist also nicht auszuschließen. Möglicherweise handelt es sich aber auch um Versprengungen von Sinusepithel (R. Meyer, l. c., S. 600).

[4] Meyer, R.: Virchows Arch. f. pathol. Anat. u. Physiol. Bd. 167, S. 81.

Die große Verschiedenheit zwischen dem einfachen kubischen Epithel der Cyste und dem geschichteten Plattenepithel der Scheidenschleimhaut spricht nicht gegen eine Absprengung von den Müllerschen Gängen. Man muß nämlich bedenken, „daß eine so frühzeitige Lösung der Epithelien, wie wir sie annehmen, nicht in der Höhe der Fundstelle erfolgt sein muß. Selbst wenn man aber die Ursprungsstätte und die Fundstätte in das gleiche Niveau verlegt, so ist die Epithelverschiedenheit doch nicht ausschlaggebend". „Sehen wir doch selbst noch bei Erwachsenen die Cysten, welche aus neugebildeten Drüsen entstehen, mit einfachem Epithel ausgekleidet. Es mag also die Umwandlung in Plattenepithel aus besonderen Gründen gehemmt sein und später noch erfolgen, ebenso wie sie in einer sonst normal gestalteten, nur hypoplastischen Vagina vom Verfasser beobachtet und oben erwähnt wurde" (R. Meyer, l. c., S. 599).

Für die Annahme, daß die erwähnten epithelialen Gebilde bei der **Anlage** der Müllerschen Gänge versprengt wurden, sprechen nach R. Meyer (S. 599):

1. ihre Lagerung entfernt von der Schleimhaut,
2. ihre Vorliebe für die Medianlinie,
3. „daß wir nicht annähernd so wahrscheinliche Hypothesen anderer Art an diese Stelle zu setzen vermögen".

β) Im weiteren Verlauf der Entwicklung. Nicht nur bei der Anlage, sondern auch im weiteren Verlauf der Entwicklung können von der Scheidenschleimhaut Teile abgesprengt werden. Diese werden sich naturgemäß nicht so weit in die Tiefe entfernen, sondern sie werden oberflächlicher, also der Scheidenschleimhaut näher liegen (R. Meyer, S. 599).

Als eine derartige Absprengung in den späteren Monaten der Entwicklung faßt R. Meyer eine Beobachtung von Ferroni auf. Dieser fand bei einem Fetus von 7½ cm Länge eine kleine Cyste mit kubischem Epithel, die zum Teil in der Schleimhaut, zum Teil im Muskelbindegewebe lag.

γ) Im postfetalen Leben, im Anschluß an Traumen (traumatische Epithelversprengung). In der Regel treten die traumatischen Epithelversprengungen — im Anschluß an Scheidenrisse, operative Eingriffe an der Scheide usw. — erst dann in Erscheinung, wenn aus ihnen Cysten geworden sind (traumatische Epithelcysten, s. bei Cysten).

Es sind aber einige Fälle (Schickele, Walthard) von drüsigen, nicht cystischen Bildungen in der Scheide bekannt, in denen eine traumatische Entstehung zum mindesten sehr wahrscheinlich ist.

Schickele[2] berichtete über eine VI-Gebärende, bei der sich nach manueller Ausräumung eines Aborts eine eigentümliche Infiltration im Bereiche des medialen Randes des Musculus levator ani entwickelte. Die Anschwellung verursachte Neuralgien und sehr starke Schmerzen nach der Periode. Die Untersuchung der exstirpierten Gewebsstücke ergab, daß in schwieligem Gewebe, inmitten ausgedehnter Leukocytenanhäufungen zahlreiche, von kubischem bis zylindrischem Epithel ausgekleidete Drüsenschläuche lagen. Es waren die gleichen Bilder, „wie sie sich in den bekannten Infiltrationen des Septum rectovaginale unterhalb der Douglastasche finden". Die Annahme, daß es sich um „Verlagerungen aus früher Zeit" handelte, lehnte Schickele ab; auch eine Wucherung von Peritonealendothelien kam seiner Ansicht nach nicht in Betracht, da die Neubildung zu weit vom Peritoneum entfernt war. Ebensowenig fanden sich Anhaltspunkte für eine Entstehung aus Endothelwucherungen von Gefäßen. Am wahrscheinlichsten erscheint Schickele „der Zusammenhang mit einer Verletzung, bei der Ausräumung des Aborts entstanden, gefolgt von einer Entzündung".

Im Anschluß an die Mitteilung von Schickele berichtete Walthard[1] über eine Beobachtung, die vielleicht auch hierher gehört.

Walthard sagte damals: „Zum ersten Fall, welchen uns Herr Schickele demonstrierte, kann ich an der Hand einiger Farbenphotogramme einen ähnlichen Fall von Drüsen im Parametrium zeigen. Es handelt sich in diesem Falle um eine Dystopie des rechtsseitigen Müllerschen Ganges und eine rudimentäre Entwicklung desselben. Das Gewebe, in welchem diese Drüsenschläuche lagen, vermochte Menstrualblut abzusondern. Dieses Menstrualblut ergoß sich in ein kleines Scheidendivertikel, welches mit der Hauptscheide nur durch eine punktförmige Öffnung kommunizierte. Dadurch kam es regelmäßig zu Stagnationen

---

[1] Schickele: Monatsschr. f. Geburtsh. u. Gynäkol. Bd. 37, S. 382.
[2] Walthard: Monatsschr. f. Geburtsh. u. Gynäkol. Bd. 37, S. 383.

des Menstrualblutes im Scheidendivertikel. Es ascendierten Scheidenbakterien durch diese punktförmige Öffnung in das retinierte stagnierende Menstrualblut im Scheidendivertikel. Ihre Entwicklung führte zu Produkten, deren Resorption regelmäßig bei der Menstruation zu Temperatursteigerung (Febris menstruationis) und außerdem zu einem für die Patientin und deren Umgebung fast unerträglichen Geruch führte. Durch die Entfernung des Scheidendivertikels und der Drüsenschläuche konnte die Patientin geheilt werden".

Vom Urnierengang.

Bekanntlich verläuft der Urnierengang (Wolffscher Gang, Gartnerscher Gang) vom Epoophoron im Lig. latum unterhalb der Tube bogenförmig zum Uterus. Hier tritt er in der Höhe des inneren Muttermundes in die Muskelwand des Uterus ein und er zieht dann in der Uterusmuskulatur, seitlich durch die Cervix bis in die Portio, von hier durch die seitlichen Scheidengewölbe in die Scheide und dann in der seitlichen Scheidenwand zu seiner Ausmündung auf dem Hymen.

Während man früher annahm, daß der Kanal stets schon im obersten Teil der Scheide endige, ist es später gelungen (Klein, R. Meyer)[1] ihn auch bei Feten und Kindern in der seitlichen Scheidenwand bis zur Ausmündung im Hymen meist in Bruchstücken, in einigen Fällen aber auch in ununterbrochenem Verlaufe nachzuweisen. Vaßmer[2] konnte auch bei Erwachsenen einwandfreie Reste des Gartnerschen Ganges in der Scheide feststellen.

In diesen Fällen handelt es sich also um eine „abnorme Persistenz" (R. Meyer) von Teilen des Urnierenganges. Außer diesen können sich aber auch abgesprengte Reste des Urnierenganges in der Scheidenwand finden. Derartige Absprengungen können bei der Trennung des Wolffschen Ganges vom Müllerschen Gange vorkommen.

So fand R. Meyer[3] einen abnormen Zusammenhang zwischen dem rechten Wolffschen Gang und der Scheide.

Eine Adenomyosis der Scheide, die einwandfrei vom Urnierengang ausging, ist bisher noch nicht beschrieben worden.

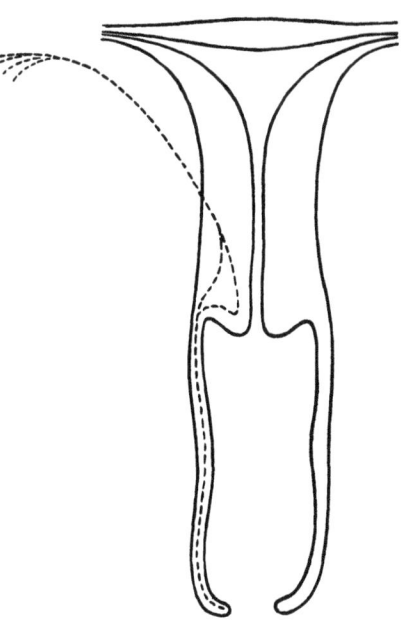

Abb. 204. Verlauf des Gartnerschen Ganges. (Nach R. Meyer.)

Von den Prostatadrüsen.

Absprengungen vom Epithel der Prostatadrüsen (s. S. 701) können sich schon bei Feten und Neugeborenen finden. Sie können größere Cysten bilden. Sie liegen in der vorderen Scheidenwand und meistens in der unteren Hälfte der Scheide.

Aus dem Vestibulum, also dem Sinus urogenitalis.

Aus der Fossa navicularis, also dem Vestibulum vaginae können Drüsenschläuche aufsteigen, und diese können entweder mit dem Vestibulum zusammenhängen, oder man findet sie als abgeschnürte Teilchen in der Scheidenmuskulatur oder im recto-vaginalen Zwischengewebe „im untersten Teil der Vaginalwand" (R. Meyer[4]).

Aus dem Rectum.

R. Meyer[5] hat Drüsengruppen gesehen, die von einer ventral gerichteten Bucht der Rectumschleimhaut aus in der Medianlinie den Sphincter internus durchsetzten und bis in die Nähe der Scheide reichten.

Von diesen verschiedenen epithelialen Elementen, die in der Scheidenwand vorkommen können, scheiden die versprengten Schleimdrüsen aus dem Sinusepithel, die

---

[1] Meyer, R.: Ergebn. d. allg. Pathol. u. pathol. Anat. Bd. 9, II, S. 535.
[2] Vaßmer: Arch. f. Gynäkol. Bd. 60, S. 1.
[3] Meyer, R.: Ergebn. d. allg. Pathol. u. pathol. Anat. Bd. 9, II, S. 584f.
[4] Meyer, R.: Ergebn. d. allg. Pathol. u. pathol. Anat. Bd. 9, II, S. 600.
[5] Meyer, R.: Ergebn. d. allg. Pathol. u. pathol. Anat. Bd. 9, II, S. 600.

Drüsenschläuche aus der Fossa navicularis, abgesprengte Teile der Skeneschen Drüsen (Prostatadrüsen) und die Rectumdrüsen für die Adenomyomfrage aus (R. Meyer, l. c., S. 601).

Peritonealepithel.

Neben den im folgenden Abschnitt erwähnten postfetalen heterotopen Wucherungen der Serosa können vielleicht auch angeborene Dystopien des Peritonealepithels zum Ausgangspunkt einer Adenomyosis der Scheide werden (R. Meyer)[1].

Zuckerkandl[2] nahm an, daß durch Verklebung der Excavatio recto-uterina, die ursprünglich bis zum Müllerschen Hügel hinabreicht, Reste des Peritonealepithels in das recto-vaginale Zwischengewebe eingeschlossen und hier zum Ausgangspunkt von Cysten werden können.

Nach R. Meyer[3] erlaubt die normale Entwicklung diese Annahme nicht, „jedoch ist eine pathologische Verklebung denkbar". Jedenfalls läßt sich nicht ausschließen, daß angeborene Dystopien des Peritonealepithels vorkommen, da „der Douglassche Raum im Foetalleben viel tiefer abwärts reicht und durch abnorme Verklebung des ziemlich stark zugespitzten kaudalen Endes sehr wohl Epithelien im recto-vaginalen Zwischengewebe verbleiben können" (R. Meyer)[4].

3. Serosa. Schon im Jahre 1898 konnte Iwanoff[5] zeigen, „daß die Drüsen in den Adenomyomen unter anderem durch Hineinwachsen des Epithels der Serosa in die Substanz der Fibromyome" gebildet werden.

Auch R. Meyer[6], Sames, Heine, Opitz[7], v. Rosthorn[8], Schottlaender[9], Sitzenfrey[10], Amann[11], Renisch, Tobler[12], Lauche[13] u. a. vertreten die Ansicht, daß die Serosa drüsenschlauchähnliche, mit Cylinderepithel bekleidete Einsenkungen in die Tiefe bilden kann (Seroepitheliale Genese der Adenomyosis).

Derartige Wucherungen der Serosa wurden ganz besonders auch für die Entstehung der Adenomyosis des Septum recto-vaginale herangezogen (R. Meyer[14], Sitzenfrey[15], Renisch, Lauche u. a.).

Lauche hat insbesondere darauf hingewiesen, daß an allen Stellen, an denen die Adenofibrosis vorkommt, die Serosa als Ausgangspunkt der Drüsenwucherungen angesehen werden kann. Dies gilt

---

[1] Meyer, R.: Zentralbl. f. Gynäkol. 1909, S. 909.

[2] Zuckerkandl: Zeitschr. f. urol. Chirurg. Bd. 31, 1891.

[3] Meyer, R.: Ergebn. d. allg. Pathol. u. pathol. Anat. Bd. 9, II, S. 600, Fußnote.

[4] Meyer, R.: Zentralbl. f. Gynäkol. 1909, S. 909.

[5] Iwanoff: Monatsschr. f. Geburtsh. u. Gynäkol. Bd. 7, S. 298f.

[6] Meyer, R.: Zeitschr. f. Geburtsh. u. Gynäkol. Bd. 54, S. 191 u. 193. — Ergebn. d. allg. Pathol. u. pathol. Anat. Bd. 9, II, S. 614 u. 620. — Virchows Arch. f. pathol. Anat. u. Physiol. Bd. 174, S. 270.

[7] Opitz: Zeitschr. f. Geburtsh. u. Gynäkol. Bd. 47, S. 140. — Monatsschr. f. Geburtsh. u. Gynäkol. Bd. 20, S. 1153.

[8] v. Rosthorn: Monatsschr. f. Geburtsh. u. Gynäkol. Bd. 20, S. 1151.

[9] Schottlaender: Monatsschr. f. Geburtsh. u. Gynäkol. Bd. 20, S. 1151.

[10] Sitzenfrey: Zeitschr. f. Geburtsh. u. Gynäkol. Bd. 64, S. 551.

[11] Amann: Zentralbl. f. Gynäkol. 1912, S. 1224 u. 1915, S. 525. — Monatsschr. f. Geburtsh. u. Gynäkol. Bd. 36, S. 590.

[12] Tobler: Frankfurt. Zeitschr. f. Pathol. Bd. 29.

[13] Lauche: Virchows Arch. f. pathol. Anat. u. Physiol. Bd. 243, S. 252.

[14] Meyer, R.: Zentralbl. f. Gynäkol. 1909, S. 909.

[15] Sitzenfrey: Zeitschr. f. Geburtsh. u. Gynäkol. Bd. 64.

nach ihm ohne weiteres für die subseröse Entwicklung von Drüsenschläuchen im Septum recto-vaginale, für die Knoten am Darm und am Lig. rotundum. Die extraperitoneale Adenofibrosis des. Lig. rotundum ist nach Lauche auf den Processus vaginalis peritonei zurückzuführen. Die Nabeladenome entstehen nach Lauche aus Resten des physiologischen Nabelschnurbruches.

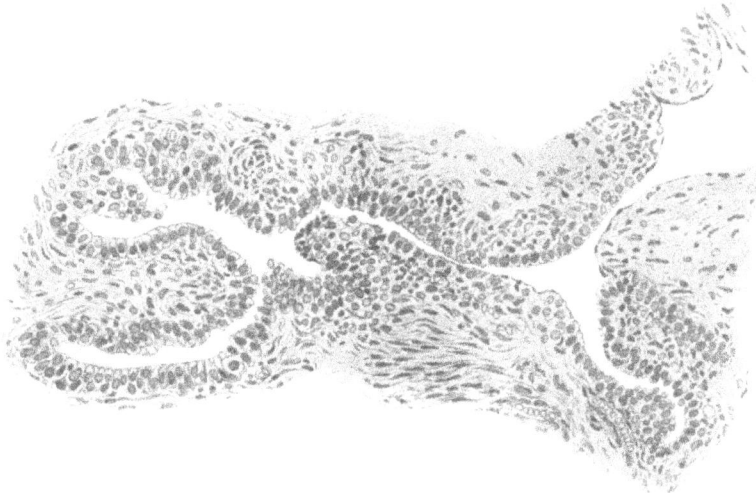

Abb. 205. Einstülpung der Serosa. Übergang des Endothels in Cylinderepithel.
(Nach Sitzenfrey, Z. Geburtsh. Bd. 64.)

Die naheliegende Frage, warum derartige Wucherungen der Serosa nur bei der Frau und nicht auch beim Manne vorkommen, beantwortete Lauche durch die Annahme, daß für die Wucherung die hormonale Einwirkung des Ovariums notwendig sei.

Die Lehre von der seroepithelialen Genese der Adenomyosis ist nicht unwidersprochen geblieben.

Gegen die Abstammung der uterusschleimhautähnlichen Bildungen von der Serosa hat man eingewendet (Halban)[1]:

1. daß niemals das Epithel der Pleura und des Endokards, die ebenfalls Abkömmlinge des Coelomepithels sind, eine derartige Umwandlung erfahren,

2. daß es auffallend erscheint, daß die Ovarialhormone aus der Serosa immer nur Uterus- und nicht auch Tuben-, Scheiden- und Cervixepithel erzeugen,

3. es ist auffallend, daß es beim Manne unter dem Einflusse der Hodenhormone nicht zur Umwandlung des Peritoneums in Prostataepithel kommt,

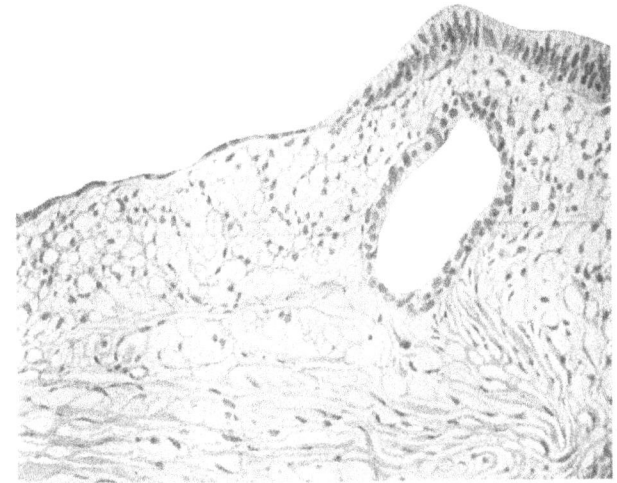

Abb. 206. Übergang des Serosaepithels des Uterus in Cylinderepithel.
(Nach Renisch, Z. Geburtsh. Bd. 70.)

4. es ist auffallend, daß die Ovarialhormone gerade nur in der Umgebung des Uterus und nicht auch höher oben, etwa an der Milz- oder Leberserosa, diese Umwandlung bewirken,

5. es ist noch nie gelungen, einwandfrei den Übergang des Serosaepithels in Uterusschleimhaut nachzuweisen.

Dadurch, daß die subserös entwickelten Schläuche nach der Bauchhöhle zu durchbrechen, können histologische Bilder entstehen, die einen scheinbaren Übergang des Serosaepithels in das Uterusepithel

---

[1] Halban: Arch. f. Gynäkol. Bd. 124, S. 459.

darstellen. Derartige Befunde dürfen aber nicht als Beweis für die Entstehung des Cylinderepithels aus dem Serosaepithel herangezogen werden (Halban, S. 471)[1].

Diese Einwände sind keine zwingenden Gegenbeweise für die Möglichkeit einer seroepithelialen Adenomyosis, und die Hypothesen, die man an ihre Stelle gesetzt hat (Sampson, Halban u. a.) lassen zum mindesten gleich schwerwiegende Gegengründe zu.

Immerhin ist zuzugeben, daß nicht alle zwischen Rectum und Scheide gelegenen adenohyperplastischen Wucherungen von der Serosa auszugehen brauchen. Es können die Scheidendrüsen und angeborene Versprengungen des Müllerschen Ganges als Ausgangspunkt in Betracht kommen (R. Meyer)[2].

4. Gefäßendothel. Schon im Jahre 1902 hat Borst[3] auf „die Zwitternatur des Endothels" hingewiesen, „das auf der einen Seite als Bildner von Bindesubstanz erscheint, auf der anderen Seite weitgehender epithelähnlicher Metamorphose fähig ist". Im Jahre 1903 hat dann Robert Meyer[4] gezeigt, daß auch die drüsenartigen epithelialen Hohlräume, die man nicht so selten beim Uteruscarcinom, aber auch sonst, in stark entzündeten Lymphdrüsen findet, durch Umwandlung des Endothels in Cylinderepithel entstehen[5]. Dieser Befund wurde später von Brunet[6], Sitzenfrey[7], Krömer[8], Pankow[9], Scheib[10] u. a. bestätigt.

---

[1] Auf diese Tatsache hat schon R. Meyer (Ergebn. d. allg. Pathol. u. pathol. Anat. Bd. 9, II, S. 620) mit den Worten hingewiesen, daß der Zusammenhang mit der Serosa kein zwingender Beweis für die Abstammung von Peritonealepithel ist, da auch sekundäre Durchbrüche ähnliche Bilder ergeben können.

[2] R. Meyer: Ergebn. d. allg. Pathol. u. pathol. Anat. Bd. 9, II, S. 615.

[3] Borst: Geschwulstlehre. Bd. 1, S. 292.

[4] Meyer, Robert: Zeitschr. f. Geburtsh. u. Gynäkol. Bd. 49, S. 554.

[5] Im Jahre 1897 fand Ries (Zeitschr. f. Geburtsh. u. Gynäkol. Bd. 37, S. 522f.) bei einem typischen Plattenepithelcarcinom der Cervix in den iliacalen Lymphdrüsen neben soliden Carcinomsträngen auch drüsenähnliche, mit hohem Cylinderepithel ausgekleidete Hohlräume. Da er außerdem ähnliche Drüsenschläuche im linken Lig. sacro-uterinum und Adenomyome der beiden Tubenwinkel fand, so betrachtete er im Anschluß an die Lehre v. Recklinghausens diese gesamten „abnormen Drüsenmassen" als Reste des Wolffschen Körpers. Dieser Deutung schloß sich auch Wülfing (Zeitschr. f. Geburtsh. u. Gynäkol. Bd. 44, S. 1) an, der in einem Falle von Portiocarcinom neben Adenomyomen der Tubenwinkel zahlreiche Drüsenschläuche in den carcinomfreien iliacalen Lymphdrüsen nachweisen konnte. Kermauner und Laméris (Hegars Beiträge Bd. 5, S. 87, 1901) fanden unter 33 Fällen von Uteruscarcinomen, in denen sie die Lymphdrüsen eingehend untersuchten, 5 mal teils spärliche, teils zahlreiche, zum Teil cystisch erweiterte und konfluierende Drüsenschläuche in iliacalen Drüsen. Auch Kermauner und Laméris führten diese Gebilde auf Reste des Wolffschen Körpers zurück. Wertheim (Zentralbl. f. Gynäkol. 1903, S. 105) konnte derartige drüsenartige Bildungen in den Lymphdrüsen bei 13 % seiner operierten Uteruscarcinome feststellen. Er lehnte die Ableitung dieser Gebilde vom Wolffschen Körper ab, und er faßte sie einfach als metaplastische Carcinommetastasen auf. In dieser Ansicht wurde er noch dadurch bestärkt, daß sich in 80 Leichen mit nicht carcinomatösem Uterus niemals ähnliche Bildungen fanden. R. Meyer (Zeitschr. f. Geburtsh. u. Gynäkol. Bd. 49, S. 554) gelang dann aber zum ersten Mal der Nachweis, daß derartige Schläuche und Cysten auch bei nicht carcinomatösen Kranken und nicht nur in den regionären Lymphdrüsen des Uterus vorkommen. Bei zwei Frauen, von denen die eine an Eklampsie, die andere an subakuter Peritonitis gestorben war, fand er nicht nur in den Lymphdrüsen des Beckens, sondern auch des Oberschenkels epitheliale Schläuche und Cysten (weitere Literatur bei Sitzenfrey, Zeitschr. f. Geburtsh. u. Gynäkol. Bd. 57, S. 419) (Abb. 207/8).

R. Meyer nahm an, daß längerdauernde entzündliche Reizzustände die Ursache derartiger Bildungen sind.

Diese Möglichkeit gab später auch Wertheim zu. Er fand ebenfalls ganz die gleichen Bildungen bei Eiterungsprozessen ohne Carcinom, und er ließ dann durch Falkner (Zentralbl. f. Gynäkol. 1903, S. 1496) mitteilen, daß die Drüsenschläuche nicht notwendigerweise nur mit dem Carcinom zusammenhängen müssen, sondern daß sie auch bei entzündlichen Prozessen vorkommen können.

[6] Brunet: Zeitschr. f. Geburtsh. u. Gynäkol. Bd. 56, S. 88.

[7] Sitzenfrey: Zeitschr. f. Geburtsh. u. Gynäkol. Bd. 57, S. 419.

[8] Krömer: Arch. f. Gynäkol. Bd. 73, S. 133f.

[9] Pankow: Arch. f. Gynäkol. Bd. 76, S. 424.

[10] Scheib: Klinische und anatomische Beiträge zur operativen Behandlung des Uteruscarcinoms. Habilitationsschrift, Berlin 1909.

Sitzenfrey[1] hat als erster die Vermutung ausgesprochen, daß die drüsigen Hohlräume bei der Adenofibrosis und der Adenomyosis gelegentlich auch von Lymphgefäßen abstammen können.

Sitzenfrey[2] konnte in einem Falle von Adenomyosis uteri et recti an einzelnen Drüsenschläuchen nicht nur den Übergang von Cylinderepithel in Endothel, sondern auch klappenartige Bildungen feststellen; „es wären vielleicht derartige Drüsenschläuche als Lymphgefäße anzusprechen, deren Endothel ja unter bestimmten Verhältnissen eine Umwandlung in Cylinderepithel erfährt" (Abb. 209).

Auch A. Mayer[3] denkt in einem seiner Fälle an eine Abstammung von Lymphgefäßen: „Das histologische Bild des retro-cervicalen Knotens bot auffallend wenig epitheliale Hohlräume, dagegen zahlreiche erweiterte Lymphgefäße aller Abstufungen mit verschieden hohem Endothel. In einem der wenigen epithelialen Hohlräume sah man das Epithel von ganz niedrigem endothelartigem Aussehen allmählich kubisch und dann zylindrisch werden, ins Lumen sprang ein schmales Segel wie eine Lymphgefäßklappe vor; das Ganze lag völlig unvermittelt im bindegewebigen Stroma des Knotens nud war sehr auf einen erweiterten Lymphraum verdächtig".

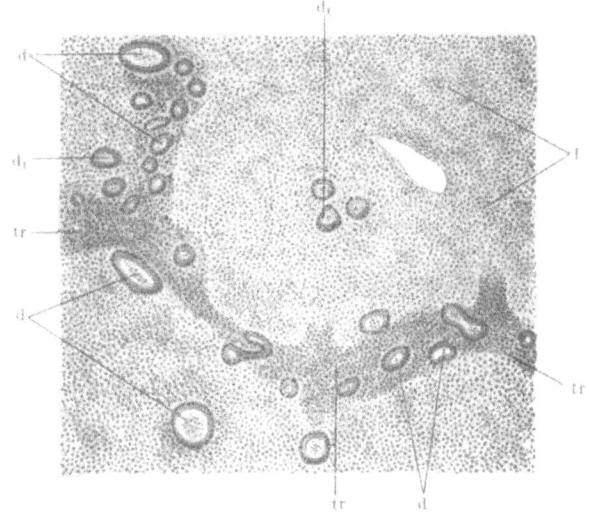

Abb. 207. Schnitt durch eine iliakale Lymphdrüse. l lymphatisches Gewebe in großzelliger, entzündlicher Hyperplasie, tr Trabekel, d Drüsen innerhalb der Trabekel, d_1 Drüsen im lymphatischen Parenchym.
(Nach Wülfing, Z. Geburtsh. Bd. 44.)

Auch Kermauner[4] hat sich noch neuerdings (1925) dahin ausgesprochen, daß manche Fälle von Adenomyosis vielleicht auf einer Wucherung von Lymphgefäßen beruhen.

Am Uterus gibt es Fälle, in denen die Herkunft der Drüsen und Schläuche nicht festgestellt werden kann. Für diese Fälle denkt Kermauner daran, „daß die Resorption irgend eines chemisch differenten Stoffes in den Lymphwegen selbst eine Art von Abwehrwucherung des Endothels und in weiterer Folge zur Verstärkung der Abwehrkräfte sogar auch eine Neubildung von cytogenem Gewebe auslöst". „Die Veränderungen sind also an Ort und Stelle entstanden, und zwar für einen bestimmten Zweck entstanden".

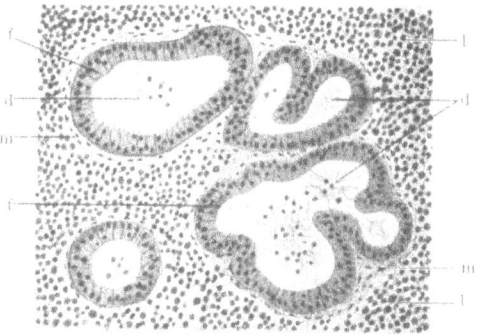

Abb. 208. Drüsige Gebilde in einem iliakalen Lymphknoten. d Drüsengänge, mit Cylinderepithel bekleidet; bei f Flimmerhaare; m Membrana propria der Drüsen; l lymphatisches Gewebe (großzellige, entzündliche Hyperplasie). (Nach Wülfing, Z. Geburtsh. Bd. 44.)

---

[1] Sitzenfrey: Zeitschr. f. Geburtsh. u. Gynäkol. Bd. 64, S. 552.
[2] Sitzenfrey: Zeitschr. f. Geburtsh. u. Gynäkol. Bd. 64, S, 552.
[3] Mayer, A.: Monatsschr. f. Geburtsh. u. Gynäkol. Bd. 42, S. 418.
[4] Kermauner: Zentralbl. f. Gynäkol. 1925, S. 663.

Opitz[1], Schottlaender[2], v. Rosthorn nahmen an, daß das Epithel der adenohyperplastischen Wucherungen von „Gefäßendothelien" abstammen könne, und zwar scheinen sie dabei die Blutgefäße im Auge gehabt zu haben. Auch Jacobs[3] erörterte die Möglichkeit, daß die Drüsenschläuche aus den „Gefäßendothelzellen" stammen, er konnte aber „nirgends eine Endothelwucherung feststellen".

5. Implantation von Uterusschleimhaut (Sampson). Sampson stellte die Hypothese auf, daß es bei der Menstruation zu einer rückläufigen Bewegung des Blutes in die Tube und durch diese in die Bauchhöhle kommen könne. Bei dieser Gelegenheit sollen auch abgestoßene Epithel- und Stromabröckel der Uterusschleimhaut in den Bauchraum gelangen und sich auf den Ovarien, sowie auf der Serosa des Uterus und der Excavatio recto-uterina implantieren können (primäre Knoten). Auf und in den Ovarien kommt es durch die Implantation und durch die Tiefenwucherung des Uterusepithels zur Bildung von sog. Schokoladen-

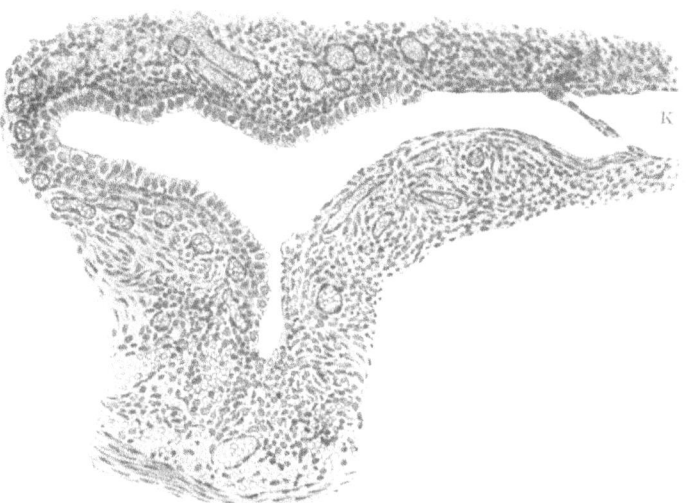

Abb. 209. Lymphgefäß (?) mit teilweiser Cylinderepithelauskleidung. K Klappe (?), auf beiden Flächen mit Endothelüberzug versehen. (Nach Sitzenfrey, Z. Geburtsh. Bd. 64.)

cysten. Diese können später nach der Oberfläche zu platzen. Dadurch kann es zu einer neuerlichen Aussaat von endometrioidem Gewebe auf das viscerale und parietale Peritoneum kommen (sekundäre Knoten). Sampson unterscheidet also primäre und sekundäre Knoten. Die ersteren entstehen durch direkte Implantation des Uterusepithels bei der Menstruation, die letzteren durch Platzen einer Schokoladencyste.

Die Möglichkeit einer retrograden Menstruation ist heute wohl ziemlich allgemein anerkannt. Sampson (zit. nach Albrecht, S. 294) sah wiederholt während der Menstruation Blut aus den abdominalen Tubenostien austreten. Außerdem fand er wiederholt nach vorausgegangener Abrasio nicht nur Blut, sondern auch freie Stromabröckel in den Eileitern. Endlich sind schon wiederholt (Sitzenfrey, Schiller, Werner, Frankl, Sampson) beim Korpuscarcinom Geschwulstpartikel in den Tuben gefunden worden. Vogt[4], der sich eingehend mit der Frage der retrograden Menstruation beschäftigte, hat auf die Möglichkeit der Erschlaffung und weiten Öffnung des uterinen Tubenendes bei hypoplastischen oder in ihrem Muskeltonus (durch Entzündungen, Myome usw.) geschädigten Uteri hingewiesen. Außerdem hat er, ebenso wie Sampson, auch die Möglichkeit antiperistaltischer Bewegungen der Tuben betont.

---

[1] Opitz: Monatsschr. f. Geburtsh. u. Gynäkol. Bd. 20, S. 1154. Die Epithelien der Tumoren können auch vom Gefäßendothel abstammen. Über die Häufigkeit konnte Opitz keine Angaben machen; ihm „ist der Nachweis dieser Abstammungsart nur einmal an Serienschnitten einwandfrei gelungen".

[2] Schottlaender: Ib. S. 1155.

[3] Jacobs: Hegars Beitr. Bd. 19, S. 160f.

[4] Vogt: Zentralbl. f. Gynäkol. 1924, S. 2401.

So klar und bestechend die Sampsonsche Hypothese im Hinblick auf das Vorkommen einer retrograden Tubenmenstruation auch ist, so darf man doch die Schwierigkeiten einer zwingenden Beweisführung nicht verkennen. Diese läuft letzten Endes darauf hinaus, „ob der Nachweis durch retrograde Menstruation verschleppter Schleimhautbröckel des Uterus und deren Implantations- und Wachstumsfähigkeit einwandfrei gelingt" (H. Albrecht S. 294).

Eine Reihe von Autoren (R. Meyer, Opitz, Menge, Halban[1], A. Fischel[2], Peham[3], Albrecht, A. Mayer u. a.) hält es für zweifelhaft oder ausgeschlossen, daß das nekrobiotische Uterusepithel, das bei der Menstruation abgestoßen wird, überhaupt implantationsfähig ist[4].

Zur Klärung dieser Frage wurden von verschiedenen Autoren (Stilling, Jacobson, Albrecht, Katz und Szenes) Transplantationsversuche mit Endometrium gemacht.

Diese Versuche haben nach Albrecht (S. 295) übereinstimmend die Transplantationsmöglichkeit des gesunden Endometriums erwiesen. Das anatomische und histologische Bild der Transplantate stellt aber etwas ganz anderes dar, als die endometrioiden Heterotopien beim Menschen. Die Implantate sind cystische und papilläre Wucherungen an der Oberfläche, sie können auch typische v. Recklinghausensche Formationen zeigen (Albrecht, S. 296), es fehlt ihnen aber jedes infiltrative Tiefenwachstum in das fremde Gewebe. Infolgedessen können diese Pfropfungsversuche, die überdies alle mit frischem, normalem Endometrium vorgenommen wurden, nicht als Beweis für die Sampsonsche Implantationstheorie herangezogen werden (Albrecht, S. 297).

Außerdem ist es ganz unmöglich, mit der Sampsonschen Hypothese die Fälle von extraperitonealer Adenomyosis des Nabels, der Bauchnarben und der Leistengegend zu erklären (Halban)[5].

6. Lymphogene Metastasierung von Uterusschleimhaut (Halban). Die auffallende histologische Gleichheit aller Wucherungen vom Bau der Uterusschleimhaut führte Halban (1925) zu dem Schlusse, daß diese Gebilde in allen ihren Lokalisationen eine anatomische und physiologische Einheit darstellen. Bei dieser Auffassung erschien es ihm naheliegend, auch eine gemeinsame Ursache für das heterotope Auftreten des „Uterus"-Epithels zu suchen.

Halban (S. 462) nimmt an, daß die drüsigen Bildungen als „echte Uterusschläuche" aufzufassen sind, „aber als Schläuche, welche sich von ihrem Mutterboden in der Mucosa uteri losgelöst haben, auf dem Wege der Lymphbahnen deportiert worden sind und sich in dem neuen Wirtsorgan hyperplastisch fortentwickeln".

Halban betrachtet also alle endometrioiden Bildungen als lymphogene Metastasen der Uterusschleimhaut[6]. Ihre Entstehung stellt sich Halban so vor, daß die Uterusschleimhaut zwischen den Muskellamellen in die Lymphspalten eindringt, und daß sie in diesen — nach Loslösung von ihrem Mutterboden — weiterverschleppt wird.

Für die Richtigkeit seiner Angaben führt Halban folgende Momente an:

---

[1] Halban: Arch. f. Gynäkol. Bd. 124, S. 461.
[2] Fischel, A.: Zentralbl. f. Gynäkol. 1925, S. 661.
[3] Peham: Zentralbl. f. Gynäkol. 1925, S. 390.
[4] Demgegenüber hat Lauche auf die Ergebnisse von Sekiba (Arch. f. Gynäkol. Bd. 121, S. 36) hingewiesen, der die epithelialen Elemente der Uterusschleimhaut bei der Menstruation oft noch leidlich gut erhalten fand, obwohl die Nekrobiose des infarcierten Stromas schon ziemlich weit fortgeschritten war.
[5] Halban: Arch. f. Gynäkol. Bd. 124, S. 461.
[6] „Die Adenofibrosis ist in allen ihren Lokalisationen hyperplastisches, deportiertes Uterusdrüsengewebe" (Halban, S. 475).

1. Bei dem charakteristischen Bild der Adenomyosis uteri durchbrechen die Drüsenschläuche die Uterusmucosa, sie gelangen in die Muskulatur und sie lassen sich in den Lymphspalten des Uterus bis unter die Serosa verfolgen (R. Meyer, Frankl, Lahm, Becker [1]).

Infolgedessen ist auch theoretisch die Möglichkeit gegeben, daß losgelöste Teile der Schläuche in den Lymphbahnen weiterwandern.

2. Den zwingenden Beweis für die Richtigkeit der Annahme, daß die losgelösten uterinen Drüsenschläuche auf dem Wege der Lymphbahnen weiterwandern, erblickt Halban in dem Vorkommen von uterinen Drüsenschläuchen in den regionären Lymphdrüsen (des Parametriums, der Iliacal-, Inguinal- und Sakralgegend).

Die Annahme von R. Meyer, daß es sich hier um Metaplasien des Lymphendothels handelt, ist nach Halban (S. 463) zuzugeben, aber durchaus nicht bewiesen.

3. Daß die Bildungen nur bei der Frau gefunden werden und nur im regionären Bezirk des Uterus.

4. Der Zusammenhang und die Kombination der heterotopen Wucherungen mit der Adenosis des Uterus.

Halban ist überzeugt, daß man bei eingehender Untersuchung viel häufiger eine Kombination der heterotopen Adenosis mit Adenosis des Uterus finden wird. Daß dies bisher nicht geschehen ist, spricht nicht gegen seine Ansicht, denn

1. wurde in den wenigsten Fällen der Uterus daraufhin untersucht,

2. ist zu bedenken, daß die Untersuchung des Uterus auch ein negatives Resultat ergeben kann, da die Adenosis durchaus nicht in allen Teilen des Uterus vorkommt und leicht übersehen werden kann. „Der negative Befund ist also, sofern nicht Serienschnitte durch das ganze Organ gemacht werden, niemals vollständig dafür beweisend, daß im Uterus keine Adenosis vorhanden ist".

Den feineren Mechanismus der Verschleppung läßt Halban offen — „ob dabei kleinere Schläuche im ganzen verschleppt werden, oder ob sich bei den hyperplastischen Vorgängen in denselben einzelne Teile derselben oder Zellverbände abschnüren, ob sie dabei aktiv vordringen oder vom Lymphstrom aspiriert werden, oder ob beide Mechanismen vorliegen, oder ob vielleicht bei den Regenerationsvorgängen in der Uterusschleimhaut Zellen oder Zellverbände resorbiert werden — alle diese Fragen muß ich unbeantwortet lassen" (Halban, S. 463f.).

Durch die Verschleppung von uterinem Drüsenepithel auf dem Lymphwege lassen sich nach Halban restlos und ungezwungen alle die verschiedenen Lokalisationsmöglichkeiten der Adenofibrosis und Adenomyosis — Ovarium, Mesosigmoideum, Appendix, Nabel, Narben nach Laparatomien, Lymphdrüsen, Septum recto-vaginale — erkären.

Halban bezeichnet deshalb das Krankheitsbild „in allen seinen Formen und Lokalisationen" als „Hysteroadenosis metastatica". Die etwa vorhandene Mitbeteiligung der Muskulatur oder des Bindegewebes kann durch die Bezeichnung „Hysteroadenomyosis" oder „Hysteroadenofibromatosis" zum Ausdruck kommen.

Gegen die Halbansche Hypothese von der lymphogenen Metastasierung der Uterusschleimhaut sind zahlreiche Einwände erhoben worden:

1. Es gibt sichergestellte Fälle von umfangreicher Adenomyosis interna ohne gleichzeitige Adenomyosis externa und umgekehrt (Adler) [2].

2. Es sind bisher noch niemals Uterusepithelien — sei es allein, sei es in Verbindung mit Stroma — innerhalb eines Lymphgefäßes beobachtet worden, „in der Art, daß man innen das verschleppte Endometrium, außen das auskleidende Lymphendothel erkennen würde". Bisher ist immer nur Vorwölbung des Endothels durch cytogenes Gewebe beobachtet worden (R. Meyer und Kitai). Dieses blieb aber stets außerhalb des Lymphgefäßes (R. Schiller) [3].

3. Es ist schwer vorstellbar, daß normale Uterusschleimhaut in die Lymphwege einbrechen und auf diesem Wege verschleppt werden sollte. Jedenfalls fehlt für diesen Vorgang noch jede Analogie (Peham) [4].

---

[1] Becker: Zentralbl. f. Gynäkol. 1920, S. 490.
[2] Adler: Zentralbl. f. Gynäkol. 1925, S. 660.
[3] Schiller, R.: Zentralbl. f. Gynäkol. 1925, S. 667.
[4] Peham: Zentralbl. f. Gynäkol. 1925, S. 390.

4. Wenn die Weiterverbreitung des Endometriums auf dem Lymphwege erfolgt, dann müßte die Adenomyosis etwa die gleichen Lokalisationen zeigen wie die Carcinom-Metastasen. Dies ist aber nicht der Fall (Adler, l. c.).

5. Die Voraussetzung Halbans ist das Vorhandensein von echtem Endometrium in Drüsen, Excavatio recto-uterina, Ovarium. Es wäre erst zu beweisen, ob diese Voraussetzung zutrifft. Die endometriumähnlichen Bildungen können auch vom Cölomepithel abstammen. An der Beckenserosa der Frau kann zuweilen Flimmerepithel auftreten (Adler l. c.).

Die morphologische Ähnlichkeit der Gebilde beweist durchaus noch nicht ihre genetische Gleichheit. So stammen z. B. Nebennierenzellen im Lig. latum nicht von der Nebenniere, sondern sie sind an Ort und Stelle entstanden (Fischel)[1].

6. Die Annahme, „daß sich ganze und zur Weiterentwicklung fähige, also lebenskräftige Stücke der Uterusschleimhaut ablösen können", ist ganz unvorstellbar (Fischel l. c., S. 661).

7. Sternberg[2] glaubt, daß „bei der physiologischen Epithelmauserung des Uterus einzelne unveränderte Epithelzellen sich aus dem Verbande lösen können, daß sie in die Saftspalten aufgenommen" und mehr oder weniger weit auf dem Lymphwege verschleppt werden können. „Die Annahme, daß ganze Drüsenschläuche oder gar Schleimhautteilchen wandern können", lehnt Sternberg ab.

Adler[3] hat alle diese Einwände in den Satz zusammengefaßt: „Halbans geistvolle Theorie ist nicht geeignet, das Rätsel der Adenomyosis restlos aufzuklären".

7. Adenomyosis interna des Uterus. Wolff[4] berichtete über zwei Beobachtungen von retrocervicaler Adenomyosis. In beiden Fällen war der Uterus retroflektiert, und im hinteren Scheidengewölbe fand sich ein mit Cervix und Rectum zusammenhängender kleinapfelgroßer Tumor.

Bei der mikroskopischen Untersuchung der exstirpierten Uteri fanden sich in beiden Fällen breite Bänder von Drüsenschläuchen, die von der Korpusschleimhaut aus die Uterusmuskulatur durchsetzten, und die in das Rectum eingedrungen waren.

Über eine ähnliche Beobachtung berichtete auch Becker[5].

Überblickt man zusammenfassend die verschiedenen Entstehungsmöglichkeiten, so lassen sich für jede der zahlreichen Hypothesen durchaus überzeugende Gründe und ebenso überzeugende Gegengründe anführen. Eine allgemein anerkannte Lehre von der Entstehung der Adenofibrosis und Adenomyosis gibt es heute noch nicht. Es läßt sich überhaupt noch nicht mit Bestimmtheit behaupten, daß in jedem Falle die gleichen morphologischen Elemente, etwa die Uterusschleimhaut (Sampson, Halban), als Ausgangspunkt der Neubildung anzusprechen sind. Jedenfalls müssen, gerade für die Adenomyosis der Scheide, die verschiedenen Hypothesen in Betracht gezogen werden.

β) Herkunft des Stromas.

Ebenso unklar wie die Abstammung der Drüsenschläuche ist bei der Adenofibrosis und Adenomyosis die Herkunft des sie begleitenden bindegewebigen und muskulären Stromas.

Auch für die Entstehung dieser beiden Komponenten lassen sich fast nur Hypothesen anführen, und diese sind abhängig von den Anschauungen über die Abstammung des Epithels.

1. Bindegewebe. R. Meyer[6] der sich wohl am eingehendsten mit dieser Frage beschäftigt hat, nahm früher an, daß das bindegewebige Stroma zum großen Teil autochthon aus dem intermuskulären, besonders aber aus dem perivasculären Bindegewebe entsteht. Als Beweis für seine Ansicht führte er an, daß man „solches Stroma, selbst sog. „cytogenes" ganz abseits von epithelialen Wucherungen und auch gänzlich ohne diese" findet.

---

[1] Fischel: Zentralbl. f. Gynäkol. 1925, S. 668.
[2] Sternberg: Zentralbl. f. Gynäkol. 1925, S. 663.
[3] Adler: Zentralbl. f. Gynäkol. 1925, S. 660.
[4] Wolff: Monatsschr. f. Geburtsh. u. Gynäkol. Bd. 39, S. 580. Die beiden Beobachtungen von Wolff sind identisch mit denen von Fries, J. D., Heidelberg 1914.
[5] Becker: Zentralbl. f. Gynäkol. 1920, S. 490.
[6] Meyer, R.: Veit, Handbuch d. Gynäkol. 2. Aufl. Bd. 1, S. 481.

Aus den neueren Untersuchungen von R. Meyer und Kitai[1] geht aber hervor, daß bei der Adenomyosis interna des **Uterus** das cytogene Bindegewebe von dem Stroma der Schleimhaut stammt.

R. Meyer und Kitai konnten zeigen (S. 2451), daß die Stromazellen zuerst einzeln in die Muskelbündel und zwischen die einzelnen Muskelfasern eindringen, daß sie sich dann massenhaft auf Kosten der Muskulatur vermehren und diese zerstören.

Als Folge dieses destruierenden Vordringens findet man Reste der Muskelfasern, die von der Peripherie her in die Schleimhautherde einstrahlen.

Mehr zentralwärts nehmen diese Reste der Muskelfasern immer mehr ab und schließlich verschwinden sie ganz. Dabei werden zuerst das Cytoplasma und die Kerne und dann erst die Myofibrillen aufgelöst.

Das zellige Stroma der Adenomyosis wirkt also histolytisch auf die Muskulatur (S. 2456).

Außerdem dringt das heterotope Schleimhautstroma auch unter Vorstülpung des Endothels in die Lymphgefäße ein, und es bildet in ihnen von Endothel überzogene, in das Lumen hineinragende Polypen[2]. Eine Arrosion des Endothels wurde nie beobachtet (S. 2452).

Auch eine Auflösung des elastischen Gewebes und zwar nicht nur in den Muskelinterstitien, sondern auch in den Gefäßwänden konnte Kitai nachweisen (S. 2460). „Mag das Epithel zuerst die Führung haben oder nicht, die histologische Wirkung des Stromas ist bahnbrechend und steht im Vordergrunde der Erscheinungen" (Kitai, S. 4260).

Die Frage nach der Herkunft des Stromas bei der Adenomyosis interna des Uterus ist heute also gelöst. Das heterotope Stroma ist nur die kontinuierliche Fortsetzung des Schleimhautstromas.

Vollkommen dunkel ist aber noch die Entstehung des Stromas bei der seroepithelialen Genese der Adenomyosis, also bei der Adenomyosis externa (des Uterus usw.).

Lauche hat in der Zeit, in der er noch die meisten Fälle von Adenofibrosis und Adenomyosis auf die Serosa zurückführte, die Ansicht vertreten, daß nur das subseröse Bindegewebe imstande sei, das Stroma zu bilden. Als Beweis für die Richtigkeit seiner Ansicht führte er an, daß nur das subseröse Bindegewebe die Fähigkeit der decidualen Reaktion besitze. Dagegen hat R. Meyer darauf hingewiesen, daß eine deciduale Umwandlung auch in der Tiefe des Ovariums und in den Lymphknoten vorkommen kann.

R. Meyer läßt die Frage unentschieden, „ob das subepitheliale Bindegewebe der Serosa ausschließlich oder wenigstens hervorragend befähigt ist, sich in das zellreiche Schleimhautstroma zu wandeln, oder ob tiefere Lagen das gleiche vermögen".

Nach Albrecht (S. 303) sprechen die Untersuchungsergebnisse Robert Meyers über die ausschlaggebende Bedeutung der Stromawucherung bei der Adenomyosis interna dafür, „daß auch bei der externa das subepitheliale zellige Stroma mit dem Epithel zugleich in die Tiefe wuchert".

Bei der Implantationstheorie läßt sich die Entstehung des Stromas auf zweifache Weise erklären:

1. könnte es von Schleimhautpartikeln stammen, die gleichzeitig oder zusammen mit dem Epithel aus dem Uterus verschleppt wurden,

2. könnte es aus dem autochthonen Gewebe auf den Reiz des einwuchernden Epithels hin entstehen (Sampson, Schwartz und Grossen).

Halban[3] erklärt bei seiner Hypothese der lymphogenen Metastasierung die Entstehung des Stromas in der Weise, daß „Epithel und angelagertes Stroma bei ihren innigen Beziehungen gemeinsam den Mutterboden verlassen und auswandern können".

2. Muskulatur. Die muskuläre Komponente der Adenomyosis wird heute wohl ziemlich allgemein auf eine Wucherung der an Ort und Stelle vorhandenen Muskulatur

---

[1] Kitai: Zentralbl. f. Gynäkol. 1924, S. 2449.
[2] Zentralbl. f. Gynäkol. 1924, S. 2452.
[3] Halban: Arch. f. Gynäkol. Bd. 124, S. 473.

zurückgeführt. Man darf wohl annehmen, daß der Reiz der einwuchernden Schleimhaut diese muskuläre Wucherung auslöst, da sie nur an den Stellen vorhanden ist, an denen die Schleimhaut vorwuchert (Albrecht, S. 304).

Halban (S. 473) hat „ganz hypothetisch" der Möglichkeit Ausdruck gegeben, „daß die glatte Muskulatur gelegentlich der Wanderung der Uterusschläuche aus dem Uteruskörper mitgerissen und gleichzeitig mit den Schläuchen transplantiert wird".

Kausale Genese.

Trotz sehr zahlreicher und scharfsinniger Untersuchungen und Überlegungen ist über die eigentlichen auslösenden Ursachen der Adenofibrosis und Adenomyosis heute noch recht wenig bekannt.

Es sei deshalb auf den entsprechenden Abschnitt in dem Kapitel von Robert Meyer verwiesen.

Klinik der Adenomyosis der Scheide.

Symptome. Cullen[1] hat das „typische" Krankheitsbild der Adenomyosis des Septum recto-vaginale klar und übersichtlich in folgenden großen Linien umrissen:

In den Frühstadien der Erkrankung kommen die Patientinnen mit Klagen über heftige Schmerzen unmittelbar vor und bei Beginn der Menstruation. Besonders heftig werden diese Schmerzen beim Stuhlgang. Bei der bimanuellen Untersuchung fühlt man in diesem Stadium der Erkrankung einen kleinen Knoten direkt hinter der Cervix. Wenn der Prozeß etwas weiter fortgeschritten ist, kann der größte Durchmesser des Knotens auch 2—3 cm betragen, die Neubildung kann das Rectum leicht vorwölben, und die vordere Rectumwand kann bereits auf mehrere Zentimeter verdickt sein. Zur Zeit der Menses kann dann auch etwas Blut aus dem Rectum abgehen.

Bisweilen zieht die Neubildung auch einen oder beide Ureteren in Mitleidenschaft. Bei der menstruellen Schwellung der Neubildung kann es durch Kompression der Ureteren zur Rückstauung des Urins und zu Schmerzen in der Nierengegend kommen.

Sind sensible Nerven in die Neubildung einbezogen, dann können sich als Folge der menstruellen Kongestion heftige Schmerzen im kleinen Becken einstellen.

Beim Durchbruch der Neubildung nach der Scheide zu können auch Blutungen zur Zeit der Menstruation vorhanden sein, selbst wenn das Corpus uteri schon vor Jahren exstirpiert wurde. Über eine derartige Beobachtung berichtete A. Mayer[2].

Wenn nichts geschieht, kann die Neubildung schließlich solche Dimensionen annehmen, daß die Kranken dem Blutverlust zusammen mit dem partiellen Darmverschluß erliegen.

In dieses Symptomenbild der Adenomyosis recto-vaginalis, wie es Cullen geschildert hat, müssen aber noch einige weitere Züge eingetragen werden.

Zunächst kann man bei der Adenomyosis der Scheide zwei Phasen unterscheiden:
1. das Stadium vor dem Durchbruch in die Scheide,
2. das Stadium nach dem Durchbruch in die Scheide.

Dabei muß das zweite Stadium durchaus nicht immer zwangsläufig eintreten, sei es, daß die Kranken schon früher in ärztliche Behandlung kommen, sei es, daß die Hauptwachstumsrichtung der Neubildung nicht nach der Scheide zu gerichtet ist.

---

[1] Cullen: Arch. of surg. Bd. 1, p. 223.
[2] Mayer, A.: Monatsschr. f. Geburtsh. u. Gynäkol. Bd. 42, S. 424.

Für die erste Phase der Erkrankung — **das Stadium vor dem Durchbruch in die Scheide** — ist bis zu einem gewissen Grade die Symptomentrias Algomenorrhoe[1], Schmerzen im Unterleib, Stuhlbeschwerden charakteristisch.

Diese an und für sich vieldeutige Symptomentrias erhält ihre spezifische Note dadurch, daß sie eine auffallende zeitliche Bindung an die Menstruation zeigt.

Dabei sind die einzelnen Symptome aber durchaus nicht immer alle gleichzeitig vorhanden. Es können eines oder zwei dieser Symptome fehlen oder nur rudimentär angedeutet sein. Sie können aber auch alle fehlen. Die Erkrankung wird dann nur durch Zufall gelegentlich einer anderen gynäkologischen Untersuchung entdeckt (v. Herff-Ito, Vorfall, Goßmann, Sterilität), oder die Kranken kommen überhaupt erst wegen der Beschwerden des zweiten Stadiums zur Untersuchung.

Soweit sich aus den bisherigen kasuistischen Angaben entnehmen läßt, scheint das früheste und häufigste Symptom des ersten Stadiums die Algomenorrhoe zu sein.

Die Algomenorrhoe kann sich äußern in Schmerzen in der rechten Unterbauchgegend [Cullen (1920, Fall 2)], oder in der Mittellinie oberhalb der Symphyse (Cullen, Fall 3), in Rückenschmerzen (Cullen, Fall 4), in einem ziehenden, dumpfen Gefühl im Leib (Cullen, Fall 4). Gelegentlich kann die Algomenorrhoe auch mit dysmenorrhoischen Symptomen (Erbrechen, Übelkeit usw.) kombiniert sein. Typus und Dauer der Menstruation können in diesen Fällen vollkommen ungestört sein.

Die Algomenorrhoe findet sich, wie auch Cullen betonte, schon bei kleinen Tumoren.

Über ihre Ursache lassen sich nur Vermutungen äußern. Sicher scheint zu sein, daß sie im Zusammenhang mit der menstruellen Anschwellung der Neubildung steht.

Es muß aber dahingestellt bleiben, ob die Schmerzen durch Druck auf Nerven entstehen, die im Bereiche der Neubildung verlaufen, oder ob ihnen eine andere Ursache zugrunde liegt. Auf das Verhalten der Nerven wurde bei der Adenofibrosis und Adenomyosis leider nur wenig geachtet. Immerhin fiel aber Renisch (S. 594) in seinem Falle ein großer Reichtum an Nervenfasern auf.

Die Schmerzen können aber nicht nur während der menstruellen Kongestion, sondern auch außerhalb dieser Zeit, also im Intermenstruum, vorhanden sein. Sie werden dann von den Kranken als Schmerzen im Unterleib, im Becken, im Kreuz, als Gefühl von Schwere im Leib, Ziehen nach abwärts usw. geschildert.

Ebenso wie die Algomenorrhoe können auch diese Schmerzen schon bei kleinen Tumoren auftreten.

So wurde z. B. bei der Patientin von Pick ein haselnußgroßer Tumor im hinteren Scheidengewölbe festgestellt, nachdem die Kranke schon seit einem halben Jahr über Unterleibsschmerzen geklagt hatte.

Auch für die Schmerzen, die außerhalb der Periode vorhanden sind, wird man wohl einen Druck der Neubildung auf Nervenäste verantwortlich machen dürfen. Auf diese Weise läßt sich wenigstens am zwanglosesten die Tatsache erklären, daß die Schmerzen bei kleinen Tumoren oft schon sehr hochgradig sind, während sie bei anderen in den Hintergrund treten oder ganz fehlen können. So ist uns bei der Durchsicht der Literatur und in unseren eigenen Fällen aufgefallen, daß die Schmerzen vollkommen fehlten, wenn die Neubildung vorzugsweise in der Scheidenwand saß, und wenn das Peritoneum der Excavatio recto-uterina nur wenig beteiligt war. Auch der Durchbruch nach der Scheide zu vollzieht sich nahezu immer ganz unbemerkt. Dies ist im Hinblick auf die mangelnde Sensibilität der Scheide auch leicht verständlich.

---

[1] Mit L. Seitz (Zentralbl. f. Gynäkol. 1922, S. 50) unterscheidet man zweckmäßig:

1. die Algomenorrhoe (τὸ ἄλγος der Schmerz), die „schmerzhafte" Periode, die mit lokalen Schmerzen und Krämpfen verbunden ist, die sich auf den Uterus und dessen Umgebung beschränken,

2. die Dysmenorrhoe (δυς = schlecht), die „schlechte Periode", bei der allgemeine Störungen (Mattigkeit, Appetitlosigkeit, Erbrechen, nervöse Reizbarkeit, Kopfschmerzen, Migräne) vorherrschen.

Eine häufige Begleiterscheinung der Adenomyosis des Septum recto-vaginale sind Stuhlbeschwerden.

Hier ist zu unterscheiden zwischen Schmerzen bei der Stuhlentleerung und Erschwerung der Stuhlentleerung.

Schmerzen bei der Stuhlentleerung können schon sehr frühzeitig, d. h. zu einer Zeit auftreten, in der die Neubildung noch klein ist. Sie sind dann meist an die Zeit der Menstruation gebunden. Aber selbst bei weit fortgeschrittenen Graden der Adenomyosis, wenn die Neubildung schon die Rectumwand erheblich vorwölbt, und die erkrankten Lig. sacrouterina das Rectum als starre Zwingen umfassen (A. Mayer), können die Schmerzen bei der Stuhlentleerung nur zur Zeit der Menstruation vorhanden sein (Lauche)[1].

Die Schmerzen bei der Stuhlentleerung scheinen demnach nicht so sehr von der Größe der Neubildung, als von ihrem Funktionszustand, nämlich der menstruellen Schwellung abzuhängen.

Über den feineren Mechanismus bei der Auslösung der Schmerzen lassen sich heute nur Vermutungen äußern.

Zur Erschwerung der Stuhlentleerung (Obstipation, Stenoseerscheinungen) kommt es dann, wenn die Neubildung das Lumen des Rectums erheblich eingeengt hat, wie dies z. B. in einer Beobachtung von R. Freund der Fall war.

Beim Einbruch einer retro-cervicalen Adenomyosis in das Rectum können auch Blutungen aus dem After auftreten. Diese Blutungen können — wegen der Beteiligung der endometrioiden Wucherungen an der Menstruation — nur zur Zeit der Menses vorhanden sein.

So berichtete Lauche[2] über folgende Beobachtung von Dr. Wittmers in Geldern: Eine 40jährige Dame mit Uterus myomatosus klagte zeitweise über Schmerzen beim Stuhl und über Blutungen aus dem Rectum bei der Menstruation. Rectoskopisch sah man kurz nach der Menstruation an der vorderen Rectumwand eine pfennigstückgroße, leicht blutende Stelle „nach Art eines hypertrophischen Lupus". Nach einigen Tagen war alles verschwunden. Bei der Operation fand sich in der Excavatio rectouterina, eine Fibroadenomatose die bis dicht unter die Mastdarmschleimhaut reichte, so daß ein 10 cm langes Darmstück reseziert werden mußte.

Die Symptome des ersten Stadiums werden nicht so selten überlagert oder ersetzt durch die Erscheinungen vorangehender anderer Erkrankungen (Adnexentzündung u. a. m.).

In derartigen Fällen muß es natürlich dahingestellt bleiben, inwieweit Schmerzen in und außerhalb der Periode auf die begleitende Erkrankung oder auf die Adenomyosis zurückzuführen sind.

Das zweite Stadium — das **Stadium des Durchbruches der Neubildung in die Scheide** ist charakterisiert durch das Auftreten von Blutungen.

Diese stammen aus der Neubildung selbst, oder genauer, aus dem uterusschleimhautähnlichen Gewebe.

Da dieses an dem menstruellen Zyklus teilnimmt, können die Blutungen periodischen Charakter haben. Sie treten dabei aber nicht in Erscheinung, da sich das Blut der menstruellen Blutung aus dem Uterus beimischt.

---
[1] Lauche: Zentralbl. f. Gynäkol. 1924, S. 2462.
[2] Lauche: Zentralbl. f. Gynäkol. 1924, S. 2462.

Ist dagegen der Uterus unter Zurücklassung eines Ovariums exstirpiert, dann können noch jahrelang Blutungen von menstruellem Typus vorhanden sein (Cullen, A. Mayer).

In der Regel bleibt die Neubildung nach dem Durchbruch in die Scheide aber nicht symptomlos. Es tritt vielmehr **bräunlicher oder blutiger Ausfluß** auf, oder es kommt zu **dauernden Blutungen**.

Die Ursache dieser Blutungen ist zum Teil vielleicht in einer Infektion der freiliegenden endometrioiden Schleimhaut durch die Scheidenkeime, zum Teil wohl in anderen Momenten (mechanische Reizung, Stauung u. a.) zu suchen.

Der bräunliche und blutige Ausfluß oder die Blutungen sind nicht so selten das erste Symptom, das die Kranken zum Arzte führt. Häufig sind sie aber auch das einzige Symptom. In diesem Falle ist also die ganze erste Phase der Erkrankung ohne jede Beschwerden verlaufen. In anderen Fällen entdeckt man bei näherem Befragen aber doch, daß schon vorher algomenorrhoische Symptome vorhanden waren, und daß die Kranken nur kein besonderes Gewicht auf sie legten.

Die Blutungen können sehr erhebliche Grade annehmen und sie können direkt zum Tode der Kranken führen (Cullen)[1].

Diagnose. Von der Diagnose der Scheidenadenomyosis gilt das Wort Cullens: „Many of you have undoubtedly seen them, but may not have recognized them".

Die Diagnose einer Adenomyosis der Scheide ist außerordentlich leicht, wenn man nur die Erkrankung kennt, oder wenn man wenigstens an sie denkt.

So sollte man in allen Fällen, in denen man in der Wand des oberen Drittels der hinteren Scheidenwand oder des hinteren Scheidengewölbes Knoten, Knollen, polypöse Gebilde, diffuse Resistenzen fühlt, immer sofort die Möglichkeit einer Adenofibrosis oder einer Adenomyosis in Erwägung ziehen. Ergibt dann die Betrachtung im Speculum eine umschriebene blauschwärzliche Verfärbung der Scheidenwand, oder das Vorhandensein eines granulationsgewebsähnlichen Propfes, oder einer fistelähnlichen Öffnung, dann wird man sich in der Diagnose „Adenofibrosis oder Adenomyosis" nur selten täuschen.

Natürlich kann es sich dabei nur um eine Wahrscheinlichkeitsdiagnose handeln, da gelegentlich auch Varizen oder Metastasen eines Chorionepithelioms ähnliche Bilder machen können. Es ist also in allen diesen Fällen unumgänglich notwendig, eine Probeexcision zu machen.

So fanden wir selbst einmal bei einer Patientin einen kirschgroßen, dunkelblauroten Knoten in der linken Scheidenwand. Die Wahrscheinlichkeitsdiagnose wurde auf Metastase eines Chorionepithelioms gestellt; die mikroskopische Untersuchung des excidierten Knotens ergab aber eine typische Adenofibrosis vom Bau der Uterusschleimhaut.

Schwieriger wird die Diagnose, wenn die Neubildung noch nicht in die Scheide durchgebrochen ist. Man kann dann läppchen-, warzen- oder polypenähnliche Gebilde finden, die von intakter Schleimhaut überzogen sind, und die den Eindruck von größeren oder kleineren Polypen machen. In anderen Fällen liegen in der Scheidenschleimhaut oder im Septum recto-vaginale erbsen- bis pflaumengroße Knoten, oder man fühlt nur eine diffuse Resistenz, die sich mit unscharfen Grenzen in die Umgebung verliert.

Eine sichere Diagnose der Adenofibrosis und Adenomyosis ist aber in mehrfacher Hinsicht von Wichtigkeit.

---

[1] Cullen: Arch. of surg. Bd. 1. S. 222.

Cullen[1] faßte die Bedeutung einer richtigen Diagnose der Adenofibrosis und Adenomyosis des Septum recto-vaginale kurz in dem Satz zusammen: „They are of unusual importance, and, if overlooked, will in time cause the patient to become a chronic invalid, and in some instances will undoubtedly lead to her death".

Recht häufig ist in den bisher beobachteten Fällen die Adenofibrosis und Adenomyosis der Scheide mit malignen Neubildungen verwechselt worden.

Eine derartige Fehldiagnose ist bei der Feststellung von unregelmäßigen, harten, wenig verschieblichen Knoten in der Scheidenwand oder bei einer derben, diffusen Infiltration, die auch die Nachbarorgane in Mitleidenschaft zieht, leicht verständlich.

Dieser Eindruck kann, wie in einer Beobachtung von Pfannenstiel, noch verstärkt werden, wenn ein gleichzeitig vorhandenes Adenomyom der Leistengegend Lymphdrüsenmetastasen vortäuscht. Selbst bei der histologischen Diagnose exzidierter Gewebsstückchen können Verwechslungen mit einem Carcinom vorkommen, wenn die feinsten Ausläufer der Drüsenschläuche als solide Zellstränge erscheinen (R. Meyer)[2].

Die Vorbuchtung der vorderen Rectumwand durch einen unregelmäßigen, höckerigen Tumor, oder durch eine derbe Infiltration, oder die Umfassung des Rectums durch hartes Gewebe, können leicht ein Rectumcarcinom vortäuschen. Diese Täuschung kann umso vollkommener sein, als bei der Adenomyosis des Septum recto-vaginale gelegentlich auch Blutungen aus dem Mastdarm vorkommen [Cullen (1920)].

Auch die Verschieblichkeit der Mastdarmschleimhaut ist kein sicheres Zeichen, sie kann bei der Adenomyosis fehlen und beim Carcinom vorhanden sein.

Die Differentialdiagnose kann in diesem Falle ganz außerordentlich schwierig sein, besonders dann, wenn wie in einer Beobachtung von R. Freund, der Haupttumor in der Rectumwand selbst sitzt. In diesem Falle hatte der behandelnde Arzt die Diagnose Rectumcarcinom gestellt und die Patientin ohne Erfolg mit Röntgenstrahlen behandelt.

Für eine Adenomyosis sprechen bis zu einem gewissen Grade der typische Sitz hinter der Cervix uteri, das Befallensein der vorderen Mastdarmwand, das Fehlen von Kachexie.

Beim Übergreifen einer retro-cervicalen Adenofibrosis auf die Ligg. sacro-uterina erscheint die Unterfläche dieser Bänder häufig uneben oder mit kleinen Knötchen besetzt. Diese Unebenheiten können eine knotige Tuberkulose der Excavatio recto-uterina vortäuschen.

Differentialdiagnostisch ist nach A. Mayer wichtig, daß bei der Tuberkulose die Knötchen meist kleiner und gleichmäßiger sind. Ferner sprechen derbe parametrane Infiltrate gegen Tuberkulose, da diese selten auf das Beckenbindegewebe übergreift. Gelegentlich kann die Feststellung einer Endometriumtuberkulose nach Probeabrasio das Bild klären.

Weiter hat A. Mayer auf eine Fehldiagnose aufmerksam gemacht, die unter Umständen von weittragender forensischer Bedeutung werden kann.

Die Durchbruchsöffnungen im hinteren Scheidengewölbe können, besonders wenn ein Abort vorausging, den Eindruck erwecken, daß ein krimineller Eingriff zum Zwecke der Schwangerschaftsunterbrechung vorgenommen wurde, und daß sich im Anschluß an die Perforation ein entzündliches Exsudat entwickelte.

---

[1] Cullen: Arch. of. surg. Bd. 1, S. 222.
[2] Meyer, R.: Ergebn. d. allg. Pathol. u. pathol. Anat. Bd. 9, II, S. 559.

Forensisch kann unter Umständen auch die Tatsache von Wichtigkeit sein, daß die Adenomyosis interna und externa des Uterus eine abnorme Brüchigkeit und Weichheit der Uteruswand zur Folge haben kann (A. Mayer), so daß das brüchige und schwammige Gewebe leicht mit der Curette perforiert werden kann (Volk).

Besonders leicht kann eine Adenomyosis dann mit einer malignen Neubildung verwechselt werden, wenn adenohyperplastische Wucherungen in einer Scheidennarbe nach Uterusexstirpation auftreten.

Über eine derartige Beobachtung berichtete A. Mayer.

Man muß also in allen Fällen, in denen einige Zeit nach einer Uterusexstirpation regelmäße oder unregelmäßige Blutungen aus der Scheide auftreten, oder in denen sich in der Scheide eine Geschwulstmasse bildet, auch mit der Möglichkeit einer Adenofibrosis oder Adenomyosis rechnen. Zur Differentialdiagnose ist natürlich die sachverständige mikroskopische Untersuchung exzidierten Gewebes unumgänglich notwendig.

Prognose. Die Prognose der Adenofibrosis und Adenomyosis der Scheide bezeichnet man am besten vielleicht als bedingt günstig. An und für sich sind ja die adenohyperplastischen Wucherungen im allgemeinen als gutartig anzusehen, gerade die Scheidenadenomyosis kann aber durch starken Blutverlust und die Verlegung des Darmes zum Tode führen (Cullen).

Das Wachstum der Tumoren erfolgt in der Regel außerordentlich langsam (Amann, R. Freund u. a.).

So berichtete Amann (1915)[1] über zwei Fälle, in denen er 15 und 18 Jahre vorher durch Probeexcision den fibromatösen Charakter fornikaler Tumoren nachgewiesen hatte. Da keine Störungen von Seite des Rectums oder des Uterus eintraten, wurde von einer Operation Abstand genommen, und in den langen, nach der Probeexcision vergangenen Jahren konnte trotz wiederholter Untersuchungen keine nennenswerte Veränderung an den Tumoren festgestellt werden.

In einem anderen, ebenfalls von Amann[2] erwähnten Falle, wurden bei einer Operation wegen Gebärmutterverlagerung auf der Serosa hinter dem Uterus kleine Knötchen festgestellt. Erst 9 Jahre später fand sich an der hinteren Cervixwand ein gut walnußgroßer höckeriger Tumor.

Auch im Hinblick auf die Therapie ist die Adenomyosis der Scheide nicht als absolut günstig zu betrachten. Da die Neubildung oft weit auf die Umgebung übergreift und die benachbarten Organe (Rectum, Ureteren) in Mitleidenschaft zieht, so sind oft sehr eingreifende Operationen nötig, bei denen unter Umständen die Ureteren sehr mühselig freigelegt werden müssen, und bei denen auch Verletzungen des Rectums zuweilen unvermeidlich sind.

Selbst bei der einfachen Excision umschriebener Knoten von der Scheide aus ist eine Eröffnung des Peritoneums leicht möglich, da sich häufig strangförmige Fortsätze nach der hinteren Cervixwand zu finden.

Maligne Degeneration scheint bei der Adenomyosis der Scheide bisher noch nicht beobachtet worden zu sein. Sie ist bekanntlich auch in den Fällen anderer Lokalisation selten, sie kommt aber doch gelegentlich vor.

---

[1] Amann: Monatsschr. f. Geburtsh. u. Gynäkol. Bd. 42, S. 497.
[2] Amann: Ib. S. 496.

Alle diese Momente lassen die Prognose der Adenofibrosis und Adenomyosis nicht so günstig erscheinen, als man bei der rein histologischen Wertung der Neubildung glauben könnte.

Therapie. Die Therapie der Erkrankung ist schwer auf eine allgemeine Formel zu bringen.

Cullen (1920)[1] empfiehlt in allen Fällen die Exstirpation der Neubildung. Er betont dabei, daß nur ausnahmsweise und nur in den ersten Stadien die Exstirpation von der Scheide aus möglich ist. Hängt die Neubildung mit der Cervix zusammen, dann muß nach seiner Ansicht stets der Uterus mit einer Scheidenmanschette durch Laparotomie entfernt werden.

So klar und einfach diese therapeutischen Richtlinien auch sind, so fällt es im einzelnen Falle doch nicht immer leicht, ihnen zu folgen. Vor allem ist dies der Fall bei jungen Frauen. Hier erscheint, besonders wenn die Beschwerden noch verhältnismäßig geringfügig sind, die Exstirpation des Uterus doch als ein zu heroischer Eingriff. Dazu kommt noch weiter das Bewußtsein, daß auch in unvollkommen operierten Fällen eine Rückbildung des Prozesses beobachtet wurde.

Wir haben uns deshalb in zwei von unseren Fällen, in denen die Patientinnen an dauernden Blutungen litten, mit gutem Erfolg darauf beschränkt, die Neubildung soweit als möglich von der Scheide aus zu exstirpieren.

Es ist aber durchaus zuzugeben, daß eine derartige unvollkommene Operation etwas sehr Unbefriedigendes hat.

Selbstverständlich muß man aber die Patientinnen, bei denen man sich nur auf eine derartige symptomatische Therapie beschränkte, weiterhin in ärztlicher Beobachtung behalten, damit beim Fortschreiten des Prozesses nicht kostbare Zeit versäumt wird.

Hat die Neubildung weit auf die Umgebung übergegriffen und die benachbarten Organe (Rectum, Ureteren) in Mitleidenschaft gezogen, dann ist ihre vollkommene Entfernung nur auf **abdominalem** Wege möglich. Wohl immer wird man dabei auch den Uterus exstirpieren müssen, da seine Hinterwand in der Regel von der Erkrankung ergriffen ist.

Die Operation kann durch breite flächenhafte Verwachsungen des Uterus und der Adnexe mit Darmschlingen, durch äußerst derbe Verwachsungen der Rückfläche des Uterus mit der Vorderwand des Rectums und vollkommene Obliteration der Excavatio recto-uterina, durch ausgedehnte Infiltration der Parametrien mit Einbettung der Ureteren in das Geschwulstgewebe usw. ganz außerordentlich erschwert sein. Sie kann viel schwieriger sein, als eine erweiterte Totalexstirpation des Uterus und der Adnexe bei Cervixcarcinomen [Cullen (1920, S. 225)].

Da sich dementsprechend aber auch die Prognose des Eingriffes verschlechtern muß, so sind wir in mehreren Fällen von retrocervikaler Adenomyosis anders vorgegangen. Wir haben uns auf die Bestrahlung der Ovarien beschränkt, da die adenohyperplastischen Wucherungen eine ausgesprochene Abhängigkeit von diesen zeigen. In allen unseren Fällen kam es nicht nur zu einem weitgehenden Rückgang oder

---

[1] Cullen: Arch. of surg. Bd. 1, S. 224.

völligen Schwund der Neubildung, sondern die Kranken wurden auch vollkommen beschwerdefrei [1].

Wenn das Rectum an der Neubildung beteiligt ist, geht man nach Albrecht (S. 370) am besten wohl so vor:

a) In den Fällen, in denen die Rectumwand nur in geringem Grade infiltriert ist, ist eine operative Entfernung des infiltrierten Teiles der Wand nicht nötig. Dies zeigen zahlreiche unvollkommen operierte Fälle [Füth (1909, 1910, 1912), Moraller, Rumpf, Klockner, Kleinhans, v. Franqué, A. Mayer, Walter-Sitzenfrey, A. Wolff, Döderlein [2] u. a.], in denen mehr oder weniger ausgedehnte Teile der Neubildung, die an der vorderen Mastdarmwand zurückgelassen worden waren, sich vollkommen zurückbildeten.

Döderlein hat in seinem Falle auf die Resektion des Rectums verzichtet und Tumormassen zurückgelassen. Im Anschluß an diese unvollkommene Operation behandelte er die Patientin dann mit Mesothorium. Die noch vorhandenen Geschwulstreste bildeten sich vollkommen zurück. Döderlein läßt es aber dahingestellt, ob diese Rückbildung wirklich eine Folge der Strahlenwirkung war.

Gelegentlich kommen allerdings Ausnahmen vor. So hat in der Beobachtung von A. Wolff ein zwetschgengroßer Knoten, der an der vorderen Mastdarmwand zurückgelassen wurde, in der Folgezeit an Größe zugenommen. In einer Beobachtung von A. Mayer ist ein im retro-genitalen Zwischengewebe zurückgelassener Knoten ebenfalls wieder gewachsen und er führte zu einer polypenartigen Wucherung in der Scheidennarbe und zu menstruellen Blutungen. Später, nach dem Auftreten einer ausgedehnten Absceßbildung, schwand der Knoten.

Cullen (1920, S. 225) empfiehlt in den Fällen, in denen Teile der Geschwulst zurückgelassen werden mußten, Radiumbestrahlungen.

b) Bei ausgedehnter Infiltration der Mastdarmwand und vor allem auch bei Verengerung des Lumens kommt nur die Resektion mit End-zu-End-Naht in Frage. Diese Operation wurde von verschiedenen Autoren (Schloffer, Stoeckel, Sitzenfrey, Amann, Lockyer, Cullen, Mackenrodt, R. Freund-Franz, Stickel-Heim) mit bestem Erfolge ausgeführt.

Dabei ist unbedingt die Anlegung eines temporären Anus präternaturalis in Form einer seitlichen Kolostomie zu empfehlen (Stoeckel, Heim-Stickel).

Die einfache Excision der erkrankten Partie mit nachfolgender Naht dürfte nur bei umschriebener, einen kleinen Wandbezirk einnehmender Wucherung zu raten sein.

Erscheint mit Rücksicht auf einen geschwächten Allgemeinzustand die Exstirpation des Rectums zu gewagt, so ist nach Entfernung des Genitale und nach Ablösung des Tumors vom Rectum nur die Kolostomie zu machen, möglichst unter Erhaltung des beweglichen Teils der Flexur, um allenfalls später, wenn es notwendig erscheint, die Resektion des befallenen Rectumabschnittes nachzuholen (Albrecht, S. 370).

In den Fällen, in denen eine sehr ausgedehnte Infiltration der Beckenorgane eine Exstirpation unmöglich macht, ist die Anlegung eines Anus praeternaturalis zur Beseitigung der Stuhlbeschwerden das gegebene Verfahren [Cullen (1920 S. 225)].

---

[1] Anmerkung bei der Korrektur: Inzwischen haben auch Zondek (Zentralbl. f. Gynäkol. 1929, S. 2683) und Lehmann (ib.) über erfolgreiche Röntgenbestrahlungen bei Adenomyosis berichtet.
[2] Döderlein: Monatsschr. f. Geburtsh. u. Gynäkol. Bd. 42, S. 547.

b) Unreife Formen der epithelialen Geschwülste.

1. Das Carcinom der Scheide.

Vorbemerkungen.

Die meisten Neubildungen der Scheide sind so selten, daß die Zusammenstellung ihrer Kasuistik wenigstens im großen und ganzen gelingt. Beim primären Scheidencarcinom stößt dagegen die Sammlung der bisher beobachteten Fälle auf die allergrößten Schwierigkeiten. Schon die Zahl der Fälle, die als primäre Scheidencarcinome bezeichnet werden, ist außerordentlich groß. Dazu kommt weiter, daß viele Beobachtungen überhaupt nicht veröffentlicht werden [1]. Vor allem aber fehlt in sehr vielen Fällen der Nachweis, daß es sich wirklich um primäre Scheidencarcinome handelte.

α) Primäres Scheidencarcinom.

Makroskopischer Befund.

Das primäre Scheidencarcinom kann in drei verschiedenen Formen auftreten:

1. als papillärer, polypöser Tumor,
2. als flächenhafte Infiltration,
3. als unregelmässiges, unebenes, kraterförmiges Geschwür.

1. Bei der **papillären** Form des primären Scheidencarcinoms findet man blumenkohlartige, oft stark zerklüftete Tumoren, die pilzartig der Oberfläche aufsitzen, und die die Neigung haben, rasch zu zerfallen.

Meist treten die Tumoren in der Einzahl auf, seltener werden multiple Carcinomknoten gefunden [Lange, Ingermann-Amitin, Olshausen (1895), Sadowski].

Lange (zit. nach Schlund) fand im mittleren Drittel der Scheide mehr nach rechts einen umschriebenen Knoten von Walnußgröße. Links seitlich an der hinteren Wand saß ein kleinerer einmarkstückgroßer Knoten. Zwischen den beiden Neubildungen fand sich eine 0,6 cm breite Stelle anscheinend nicht erkrankter Schleimhaut.

Ingermann-Amitin fand einen Knoten am Urethralwulst, einen weiteren Knoten an der hinteren Scheidenwand und zwei Knoten an beiden Seitenwänden.

Olshausen (1895) sah bei einer 28 jährigen Patientin ein carcinomatöses Geschwür der hinteren Scheidenwand, das 3 cm oberhalb der hinteren Commissur begann und bis zum Scheidengewölbe hinaufreichte. An der vorderen Scheidenwand fühlte sich eine über 3 cm lange Stelle, „die überall durch gesund aussehende Schleimhaut von dem großen Carcinom getrennt" war, „narbenartig hart" an. Olshausen nimmt an, daß es sich um ein „Kontaktcarcinom" handelte.

Sadowski fand bei einer 37 jährigen Patientin im hinteren Scheidengewölbe ein sich scharf von der gesunden Portio abgrenzendes Geschwür. An der vorderen und an der seitlichen Wand des Introitus saß je ein metastatischer Knoten.

Über eine eigenartige papilläre Form des Scheidencarcinoms berichtete Keitler:

Bei einer 60 jährigen Frau, die an eitrig-blutigem Ausfluß litt, war die Scheidenwand etwas verdickt, und sie „fühlte sich ganz eigentümlich pelzig, stellenweise etwas rauh an — ein Tastbefund, der nicht zu deuten war — am ehesten aber noch an eine starke Kolpitis papillaris erinnerte". Erst die mikroskopische Untersuchung der mit dem scharfen Löffel abgekratzten Massen ergab eine beginnende krebsige Entartung des Plattenepithels.

2. Bei der **infiltrierenden** Form wächst das Carcinom in die Tiefe der Scheidenwand hinein, so daß es in das Lumen selbst nicht vorspringt.

Die erkrankte Stelle kann nur klein sein [1 cm Durchmesser, Amann (1910)], das Carcinom kann aber auch um die ganze Peripherie der Scheide herumwachsen und diese

---

[1] So erwähnt z. B. Weibel (Zentralbl. f. Gynäkol. 1926, S. 2975), daß sich im Museum der II. Frauenklinik in Wien „nicht wenige Präparate von radikaloperierten primären Scheidenkrebsen" befinden.

in ein starres Rohr verwandeln („cancro ad anello" Amodei), dessen enges Lumen oft kaum noch den Finger eindringen läßt [Olshausen (1895, S. 2)].

Über eine derartige Beobachtung berichtete schon Morgagni:[1]

„Mulier annis, ut videbatur, quadraginta non multo minor, jam ante annum profluvio sanguinis ex genitalibus, laboraverat. Hoc uterinus fluor exceperat, quo colore, aut odore, incertum; illud certum, cum acerbissimis hypogastrii, et huic subjectarum partium, nocturnis praesertim, doloribus fuisse conjunctum, et cum tumore, in quem unum coaluisse, dicebat, tubercula quaedam, disjecta olim in medio hypogastrio percipienda. Erat nunc is tumor in ea ipsa sede, eo tamen usque ascendens, ut ab umbilico vix duobus distaret transversis digitis proportione latus, adeo prominens extrorsum, ut vel eminus in oculos incurreret subrotundus, aequalis, si tangeres, et renitens. Assiduum accesserat urinae stillicidium, dolor spasmodicus ad guttur, nausea, et vomitus aliquando, macies, febris. Quibus malis omnibus sic debilitata, et fracta sub initium A. 1741. venit in Nosocomium Patavinum, ut intra sex, septemve dies defecerit, nemine dubitante, quin ex cancroso uteri tumore decessisset. Et cancer quidem uterum ex parte eroserat; sed tumor ad ipsum non attinebat, ut per dissectionem inveni, et magnae Doctorum, ac Studiosorum Juvenum coronae ostendi. Ventre enim patefacto continuo apparuit, vesicam urina distentam; id quod nemo, jugiter lotio, ut dictum est, destillante, inducere in animum potuisset; magnum illum tumorem fuisse. Coaluerat illa anteriore facie alte supra pubem cum ventris parietibus: et si anterioris ejusdem faciei, ac summi fundi non modicum spatium exciperes, suos reliquos parietes omnes ex dura albaque substantia digiti crassitudine habebat, ut urina educta, perspeximus, cujus magnam vim continebat non lixiviosae, non crassae, non grave olentis, sed ferme aquosae. Intima vesicae facies sana erat, tenuibus dumtaxat, et raris sanguiferis vasculi distincta nonnullis locis; ut vesicae orificium, ad quod saepe conferta esse solent, iis vasculis omnino careret. Ab ejus orificii lateribus singulis singula intra vesicam prominebant alba corpora, abnormis figurae, pollicis apicem aequantia, producta ex substantia urethram ambiente, quae substantia hic erat tota facta crassior, et dura, et alba, quo colore ipsa quoque intus erat urethra. Porro tota illa ureterum pars quae inter vesicae membranas traducitur, magis quam solet, intra vesicam prominebat donec in oscula desineret consuetis ampliora: valdeque dilatati erant toti ureteres, quorum erat alter lotio, alter aere quasi plenus. Sed et renum, sanorum alioquin, et pelves, et pelvium tubuli erant dilatati. Urinariis Partibus inspectis, genitales perlustravimus. Et primum testes arctius ad parietes Pelvis annexos albo utrumque colore, quorum sinister magnam castaneam, dexter minorem nucem aequabat. Et hic quidem aquae pauxillum, intra aliquam fortasse vesiculam continebat, caetera albus, ut exterius, et durus: at sinister sub tunica nihil, nisi mollem, albamque sebi instar materiam habebat. Uterus vero, si fundum spectares, albus exterius, et laevis; intus, et in parietibus sanus, nisi quod hi erant aequo molliores. Sed cervicis exterior facies inaequaliter a tergo turgebat: ex parietibus autem et cervix ipsa, et vagina ab summo ad imum ferme, fiebant crassioribus, albisque, et duris, quorum interior facies, ipsumque uteri osculum erosa erant atque exesa profundis ulceribus, et discoloribus. Erant enim alba quibusdam in locis, ex atro cruenta in aliis, cinerea in nonnullis. Ex omnibus autem putrida materia, iis coloribus infecta, cultri manubrio facile abradebatur donec ad duram albamque substantiam, ex qua parietes constare dixi, perveniebatur, qualem in substantiam conversum quoque erat quidquid a vaginae lateribus esse pingue, et membraneum solet. Sed quanquam a cervicis et vaginae anteriore facie sic mutatae fuerant, uti dixi, et vesica, et urethram ambiens substantia; intestinum tamen Rectum a vagina, quae multo alioquin magis erat exulcerata quam cervix, illaesum potuit separari. In tota autem hac dissectione gravis odor perceptus est nullus. Caetera inspicere nec necesse fuit, nec vacavit. In ventre tamen nihil oculis praeterea occurrit quod morbidum videretur, cum ventriculum maxime contractum, et intestina quoque omnia aequo contractiora adnotaverim; quorum neutrum in ea mirum est, quae vix aliquid, ob nauseam, cibi admitteret, admissumque, aliquando, ut dixi, rejiceret".

Küstner (1876)[2] bemerkt zu der Beobachtung von Morgagni: „Also ein reiner Vaginalkrebs ist das nicht, die Cervix uteri ist von der Neubildung mit ergriffen, jedoch scheint derselbe unverhältnismäßig gering erkrankt gewesen zu sein gegenüber der geschwürigen Vagina, und es ist deshalb von den Autoren die Erkrankung des Uterus als secundär angenommen worden".

Olshausen erwähnte, daß er die infiltrierende Form des primären Scheidencarcinoms „nie in ihren ersten Anfängen gesehen" habe. Erst v. Franqué (1907) fand dann in einem Falle neben einer Colpitis senilis multiple leukoplakische Flecken mit beginnender carcinomatöser Degeneration.

---

[1] Morgagni. De sedibus et causis morborum. 1779. Epist. XXXIX, 33.
[2] Küstner: Arch. f. Gynäkol. Bd. 9, S. 283.

3. Bei der **geschwürigen** Form (Ulcus carcinomatosum) findet man, nach Gebhard (S. 543), meist eine umschriebene, markstück- bis handtellergroße, ulcerierte Verdickung der Scheidenwand. Die Ränder steigen steil aus der Umgebung auf, sie sind scharf umschrieben, sie verlaufen in glatten Bogenlinien, selten sind sie unregelmäßig ausgezackt. Oft sind die Ränder „pilzhutartig umgeworfen". Der Geschwürsgrund ist zerklüftet und von tiefen Furchen in kleine Felder zerteilt. Auf diesen erkennt man an Stellen, die noch keine starken gangränösen Veränderungen aufweisen, häufig feine papilläre Wucherungen oder kleine rundliche Erhabenheiten.

Amodei fand in seinem Falle ein 10 centesimigroßes, fast rundes Geschwür mit kraterförmigen Rändern, schmierigem, nekrotischem Grund und infiltrierter Umgebung.

In der Umgebung der Neubildung zeigt die Schleimhaut häufig die Zeichen katarrhalischer Entzündung, sie ist von dem Sekret, das die Neubildung liefert, maceriert, erodiert und sie blutet leicht.

Bisweilen erscheint aber umgekehrt gerade in der unmittelbaren Nachbarschaft der Neubildung das Scheidenepithel verdickt, und es zeigt „einen eigentümlichen, asbestartigen Glanz" (Gebhard, S. 544).

Auffallend häufig sitzt das primäre Scheidencarcinom an der Hinterwand der Scheide.

Auf diese Tatsache hat schon O. Küstner (1876, S. 289) hingewiesen, und sie wurde auch durch die späteren Beobachtungen immer wieder bestätigt.

Aus den Zusammenstellungen von Hecht und Schlund ergibt sich: Von insgesamt 261 primären Scheidencarcinomen saßen:

an der Hinterwand	146
„ „ Vorderwand	48
„ „ rechten Wand	10
„ „ linken Wand	9
„ „ vorderen und hinteren Wand	1
an beiden Seitenwänden	1
im Scheidengewölbe	6
an der rechten und hinteren Wand	2
„ „ rechten und vorderen Wand	1
„ „ linken und hinteren Wand	3
ringförmig waren	34

Das sekundär vom Uterus auf die Scheide übergegangene Carcinom befällt dagegen am häufigsten und am intensivsten die vordere Wand der Scheide (O. Küstner, S. 289).

Über die Ursache dieses eigentümlichen Verhaltens wissen wir auch heute noch nicht mehr als Küstner, der im Jahre 1876 schrieb: „Einen Grund für die Vorliebe der Tumoren für die hintere Scheidenwand kann ich nicht angeben".

Peters (1896) nahm an, daß die hintere Scheidenwand deshalb einen Prädilektionssitz bildet, weil gerade sie vielen mechanischen Insulten ausgesetzt ist. „Bei Geburten erfährt sie die stärkste Dehnung und hat eine Zeitlang die volle Wucht der Wehenkraft auszuhalten. Beim Vorrücken von harten Stuhlmassen, beim Coitus, bei dem konstanten Darauflasten des Uterus" ist sie fortwährenden Reizen ausgesetzt.

Sehr häufig kommt es zur jauchigen oder eitrigen Einschmelzung größerer Geschwulstpartien.

Mikroskopischer Befund beim primären Scheidencarcinom.

Histologisch sind die primären Carcinome der Scheide in der weitaus überwiegenden Zahl der Fälle Plattenepithelkrebse. Wiederholt wurden aber auch schon primär drüsige, also Adenocarcinome, beschrieben [Bail (1900), Pinna-Pintor (1900),

Siefart (1905), Pollosson und Violet (1905), van der Hoeven (1907), Bab (1908), Hoehne (1910), Argaud und Violet (1911), Patti 1927 u. a.].

aa) Plattenepithelcarcinom.

Das primäre Plattenepithelcarcinom der Scheide läßt sich 1. in eine **nichtverhornende**, 2. in eine **verhornende Form** einteilen.

Bei den **nichtverhornenden** Plattenepithelkrebsen findet man im mikroskopischen Bild oft umfangreiche, mehr oder weniger dicht gedrängte, unregelmäßige, plumpe und zierliche, solide Nester und Stränge.

Diese Zellverbände bestehen aus kleinen bis mittelgroßen, vielgestaltigen, indifferenten Zellen mit gut färbbarem Protoplasmaleib und rundem, gut differenziertem Kern. Die einzelnen Elemente erscheinen in den Krebszapfen- und -strängen häufig willkürlich und regellos zusammengehäuft. Auch die Verteilung der meist zahlreichen, typischen und atypischen Kernteilungsfiguren läßt häufig keine Gesetzmäßigkeiten erkennen. Man findet sie regellos in die mehr oder weniger umfangreichen Zellfelder eingestreut. Es handelt sich hier also um ganz unreife Plattenepithelcarcinome. Man vermißt bei ihnen jeden Ansatz zu einer, wenn auch nur unvollkommenen Wiederholung des histologischen Baues ihres Mutterbodens.

Bei den **reiferen** Formen erinnert die Anordnung der Zellen in den Krebssträngen bis zu einem gewissen Grade an den Bau des normalen Plattenepithels der Scheide. Die an das Stroma angrenzenden Ränder der Zellverbände sind von kubischen bis zylindrischen Elementen (Basalschicht) eingesäumt; weiter nach innen zu folgen in mehr oder weniger dichter Schichtung polygonale und im Zentrum endlich spindelige Zellen.

Die Kernteilungsfiguren liegen hier vorzugsweise in der Basalschicht, also in der Nähe des Stromas; in den zentralen Partien sind sie spärlich, oder sie fehlen vollkommen.

Die einzelnen Krebsstränge sind teils solid, teils findet man in ihnen kleinere und größere spalten- bis cystenförmige, unregelmäßige Hohlräume. Diese enthalten abgestoßene Zellen in den verschiedensten Degenerationsformen und körnigen Detritus. Manche Zapfen erscheinen von zahllosen, kleinen, runden oder ovalen Lücken wie durchbrochen, in anderen Zapfen ist ein großer unregelmäßiger Hohlraum von einem mehr oder weniger breiten epithelialen Rande umsäumt.

Als Vorstadien dieses zentralen Zerfalles der Zellen findet man Vakuolisierung und ungleichmäßige Färbbarkeit des Protoplasmas, pyknotische Zusammensinterung der Chromatinsubstanz in den Kernen, Karyorrhexis und Karyolysis.

Bei den **verhornenden** Formen kann die Hornbildung in typischer Weise unter Einschaltung einer Keratohyalinschicht zwischen die verhornten und unverhornten Zellen erfolgen. Die verhornenden Zellen schichten sich oft lamellös und zwiebelschalenartig um ein Zentrum, das von zusammengesinterten, degenerierten Zellen gebildet wird (Hornperlen, Cancroidperlen). Häufig tritt die Verhornung aber nicht so regelmäßig, sondern mehr willkürlich auf, derart, daß von den basalen Zellschichten aus rasch ein Übergang über polygonale zu spindeligen Elementen und schließlich zu kernlosen, zwiebelartig geschichteten oder unregelmäßig gebänderten Hornlamellen erfolgt. Häufig liegen mehrere, mehr oder weniger gut ausgebildete Hornperlen in einem und demselben

Krebszapfen, oder es sind mehrfache Schichtungszentren von einer neu aufgeschichteten Zellmasse gemeinsam umfaßt.

Typische und atypische Kernteilungsfiguren sind in den basalen und Übergangszellen ein häufiger Befund.

Das Stroma der Plattenepithelcarcinome bildet teils schmächtige und spärliche, teils reichliche und derbe Netze und Maschen zwischen den Krebsalveolen. Das quantitative Verhältnis des Stromas zum Krebsparenchym — das „proportionale Verhältnis zwischen Balkenbreite und Maschenweite" (v. Rindfleisch)[1] — ist oft an verschiedenen Stellen einer und derselben Geschwulst verschieden.

Übertreffen die Durchmesser der Maschenräume die Breite der Stromabalken, verschiebt sich das Verhältnis also zu ungunsten der Stromabalken, dann entstehen die weichen, parenchymreichen und stromaarmen medullären Carcinome. Umgekehrt entspricht ein Carcinom mit breiten Balken und engen Maschen einer parenchymarmen, bindegewebsreichen, daher harten und derben Geschwulst (Scirrhus). Zwischen diesen beiden Extremen findet man — oft in ein und derselben Neubildung — alle möglichen Übergänge. Das Mittelding zwischen beiden wird als Carcinoma simplex bezeichnet.

„Scirrhus und Medullarkrebs sind nur morphologisch, nicht dem Wesen nach verschieden, und es kann daher der eine in den anderen übergehen, z. B. ein Scirrhus nach Aufbruch an die Oberfläche medullär werden (v. Rindfleisch), oder ein Medullarkrebs stellenweise zerfallen und in Scirrhus verwandelt werden" (Borst)[2].

Diese Abhängigkeit der bindegewebig-parenchymatösen Struktur eines Carcinoms von lokalen Verhältnissen konnte Borst[3] außerordentlich klar durch eine systematische Untersuchung der Rectumcarcinome erweisen: „im Bereiche der Flexura sigmoidea (also da, wo der Mastdarm bis auf die schmale Ansatzstelle des Mesenteriums allseitig frei ist)" fanden sich „vorwiegend harte Carcinome (Scirrhen); in dem Abschnitt, wo der Mastdarm rings von dem lockeren, periproktalen Bindefettgewebe umgeben ist, traten fast nur weiche medulläre Formen auf; überall fanden sich Übergänge von Carcinoma adenomatosum zum Carcinoma solidum".

Das Stroma der Plattenepithelcarcinome kann nur aus kernarmen lockeren oder hyalinen kollagenen Fasern bestehen, häufig zeigt es aber eine mehr oder weniger ausgedehnte **kleinzellige Infiltration**. Man findet dann in wechselnder Menge und Ausdehnung neutrophile und eosinophile Leukocyten, mitunter auch vorwiegend Lymphocyten und Plasmazellen (Amodei u. a.).

Nach Prytek[4] sprechen bei Hautcarcinomen die gelegentlich fast in tumorartiger Mächtigkeit vorkommenden Plasmazellen im allgemeinen für ein langsames Wachstum, nach Unna[5] sogar für relative Gutartigkeit.

Bei den Scheidencarcinomen ist auf diese Befunde bisher anscheinend noch nicht geachtet worden.

Die kleinzellige Infiltration wird häufig umso stärker, je mehr man sich der zerfallenen Oberfläche der Neubildung nähert. Zuweilen bilden die Rundzellenanhäufungen im Geschwulststroma kleine Abscesse.

bb) *Adenocarcinom.*

Beim primären Adenocarcinom der Scheide findet man im Stroma epithelausgekleidete, drüsenartige Räume, die teils unregelmäßig zerstreut, teils in Gruppen angeordnet sind. Vielfach liegen die drüsenartigen Wucherungen so gehäuft zusammen, daß ihre Epithelien nur noch durch ganz dünne, kernarme Bindegewebszüge voneinander getrennt werden.

---

[1] v. Rindfleisch: Zit. nach Borst, Bd. 2, S. 633.
[2] Borst: Bd. 2, S. 633.
[3] Borst: Bd. 2, S. 633f.
[4] Prytek: Arch. f. Dermatol. u. Syphilis. Bd. 120.
[5] Unna: Virchows Arch. f. pathol. Anat. 1913.

Die Größe und Gestalt der epithelialen Hohlräume ist außerordentlich verschieden. Sie erscheinen bald als rundliche, längliche oder unregelmäßig gewundene Schläuche, bald als kugelige oder buchtige Cysten. Je enger die Lichtung ist, umso höher ist im allgemeinen das Epithel. Mit zunehmender Weite des Lumens nimmt meist die Epithelhöhe ab; ihren niedrigsten Grad erreicht sie in den cystischen Hohlräumen.

Die Epithelien, welche die Hohlräume auskleiden, sind fast nirgends „in ganz gleicher Höhe und Form aneinander gereiht" (Hoehne), ihre Länge und Gestalt wechselt in dem gleichen Drüsenraum oft sehr erheblich. Nicht selten sieht man auf der einen Seite eines Drüsenraumes sehr flache, auf der anderen Seite hochzylindrische Zellen. Häufig erscheinen die Epithelien „in unregelmäßiger Proliferation begriffen, mehrfach geschichtet, wirr durcheinandergeworfen und in regellosen Haufen aufeinandergetürmt" (Hoehne). Die Begrenzung der Epithelien nach dem Lumen hin ist meist unscharf.

Im Lumen der drüsigen Räume findet man „eine fädige Gerinnungsmasse", „die bei der Hämatoxylinfärbung einen mehr oder weniger ausgesprochenen blauen Farbenton" annimmt, ferner körnigen Detritus, Reste abgestoßener Epithelien oder abgelöste, in ihren Konturen aber noch leidlich erkennbare Epithelzellen, verschieden stark gefärbte Kerntrümmer, wohl erhaltene oder zerfallene Erythrocyten und Eiterkörperchen in wechselnder Menge (Hoehne).

Bei geschwürigem Zerfall der Neubildung können die Eiterkörperchen den Hauptinhalt der nach der Geschwulstoberfläche hin gelegenen epithelialen Hohlräume ausmachen.

In der Peripherie der Geschwulst findet man zuweilen lumenlose, solide Zellstränge, die sich „wie Vorposten" in die Umgebung vorschieben. „Da wo ein solcher Vorstoß in die Muscularis vaginae hinein erfolgt ist, sieht man gelegentlich die Muskelbündel von dem vorspringenden Geschwulstepithel nicht nur gesprengt und gespalten, sondern auch aufgelöst und zerstört" (Hoehne).

Wachstum des primären Scheidencarcinoms.

Das Wachstum der primären Scheidencarcinome scheint im allgemeinen ziemlich rasch zu erfolgen.

Die dünne, lockere Scheidenwand setzt der Ausbreitung der Geschwulst viel weniger Widerstand entgegen, als z. B. die feste Uteruswand mit ihrem derben Bindegewebs- und Muskelgefüge. Infolgedessen greift die Neubildung verhältnismäßig rasch auf die Umgebung über (Labhardt).

Anna Ingermann-Amitin beobachtete, daß ein primäres Scheidencarcinom, das an der Hinterwand saß, 19 Tage später auf die Portio übergegriffen hatte.

Falk beobachtete eine 19jährige IIpara, bei der sechs Wochen nach der Entbindung ein vollkommen inoperables Scheidencarcinom bestand, das bis an die Beckenwand reichte. Lehmann (1911) berichtete über eine Patientin, die wegen einer Erosion regelmäßig geätzt wurde. 39 Tage nach der letzten Speculumuntersuchung, bei der die Scheide als ganz normal befunden worden war, kam die Patientin wieder mit einem markstückgroßen Tumor an der Hinterwand der Scheide, dicht unterhalb der Portio. Die mikroskopische Untersuchung ergab, daß es sich um ein Carcinom handelte.

Peitmann beobachtete bei einer 36jährigen Virgo ein Carcinom der hinteren Scheidenwand, das „in wenig Wochen die ganze Scheide, das paravaginale und -rectale Gewebe in eine diffus indurierte Masse verwandelt hatte". „Nach weiteren wenigen Wochen ging die Patientin an ihrer Erkrankung zugrunde".

Ausbreitung des primären Scheidencarcinoms.

Die Ausbreitung des primären Scheidencarcinoms erfolgt zunächst per continuitatem. Dabei werden, je nach dem Sitze des Primärtumors in der Scheide, bald mehr die kranialen, bald mehr die caudalen Genitalabschnitte ergriffen.

Der Übergang auf die Vulva ist allerdings selten, da so tief sitzende primäre Carcinome nicht oft beobachtet werden.

Wesentlich häufiger ist ein Übergreifen des Carcinoms auf die Portio. In fortgeschrittenen Fällen ist dann meist der Entscheid unmöglich, ob es sich um ein primäres Portiocarcinom mit Übergang auf die Scheide handelt, oder um ein primäres Scheidencarcinom, das sekundär auf die Portio übergegriffen hat.

Ingermann-Amitin beobachtete einen primären Scheidenkrebs, der die ganze Hinterwand einnahm, ohne die Portio zu erreichen. 19 Tage später war die hintere Muttermundslippe von der Geschwulstbildung ergriffen.

Das Corpus uteri bleibt in den meisten Fällen verschont, selbst wenn schon das Beckenbindegewebe, die regionären Drüsen, das Rectum und die Blase ergriffen sind (Schlund).

Da das primäre Scheidencarcinom so häufig an der Hinterwand sitzt, so ist eine Mitbeteiligung des Rectums keine Seltenheit. Beim Zerfall der Neubildung kann dann eine Mastdarmscheidenfistel entstehen [Dittrich, Hirsch (1883), Stumpf, E. Falk, Lauenstein (Fall 2) u. a.].

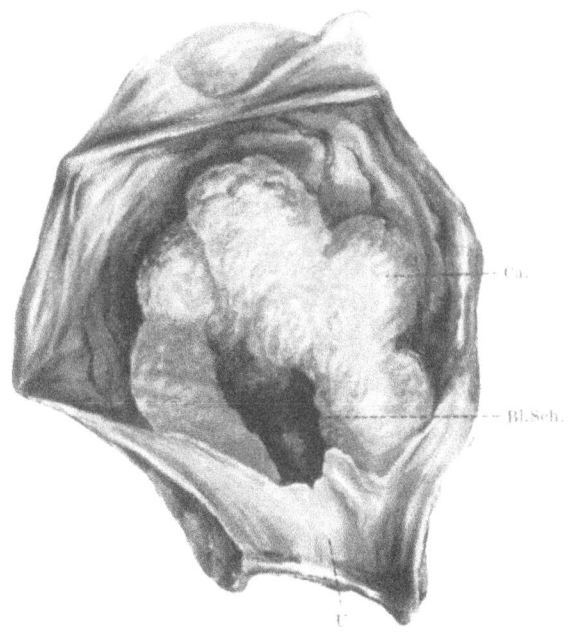

Abb. 210. Sekundäres Blasencarcinom mit großer Blasenscheidenfistel nach Carcinom der vorderen Vaginalwand. Die Blase ist an ihrer Vorderwand aufgeschnitten, ebenso die Harnröhre. U Urethra; Ca. Carcinom am Blasenboden; Bl.Sch. Blasenscheidenfistel. (Nach Stoeckel.)

Schlund fand in 74 Fällen[1] Angaben über das Verhalten des Rectums, und zwar war
36 mal das Rectum frei,
23 mal waren das Septum recto-vaginale und die tieferen Wandschichten des Rectums infiltriert, die Rectumschleimhaut war aber noch verschieblich,
12 mal war die Rectumschleimhaut nicht mehr verschieblich,
3 mal war das Carcinom nach dem Rectum durchgebrochen, und es war eine Rectumscheidenfistel entstanden.

In über 50 % der Fälle war das Rectum also in Mitleidenschaft gezogen. Schlund erscheint diese Zahl entschieden „zu hoch, denn in manchen Fällen ist sicher nur deshalb der Befund des Rektums fortgelassen, weil er normal war".

In einer Beobachtung von Pryor (Fall 1) war das Lumen des Rectums durch die umwuchernden Krebsmassen auf $^{1}/_{2}$ Zoll verengt.

Im Falle 2 von Pryor trat 4 Monate nach der Operation ein Krebsknoten „hoch im Mastdarm" auf.

---

[1] Bei Schlund findet sich die Angabe, daß es 75 Fälle sind, die Addition ergibt aber nur 74 Fälle. In den „75" Fällen handelte es sich nach Schlund 69 mal um Carcinome an der Hinterwand, 6 mal um diffuse Scheidencarcinome.

Auch Steinthal berichtete über ein Rectumcarcinom, das einige Monate nach der Operation eines hochsitzenden Scheidencarcinoms auftrat. Im Septum recto-vaginale waren die Scheide und der Mastdarm fest zusammengebacken.

Sitzt das Carcinom an der Vorderwand, dann kann es auf die Blase übergreifen, und es kann eine Blasenscheidenfistel entstehen (Abb. 210).

Dabei können auch die Ureteren von Carcinommassen umwuchert werden [Kalle (Fall 3), Kaiser (1911), v. Franqué (1915)].

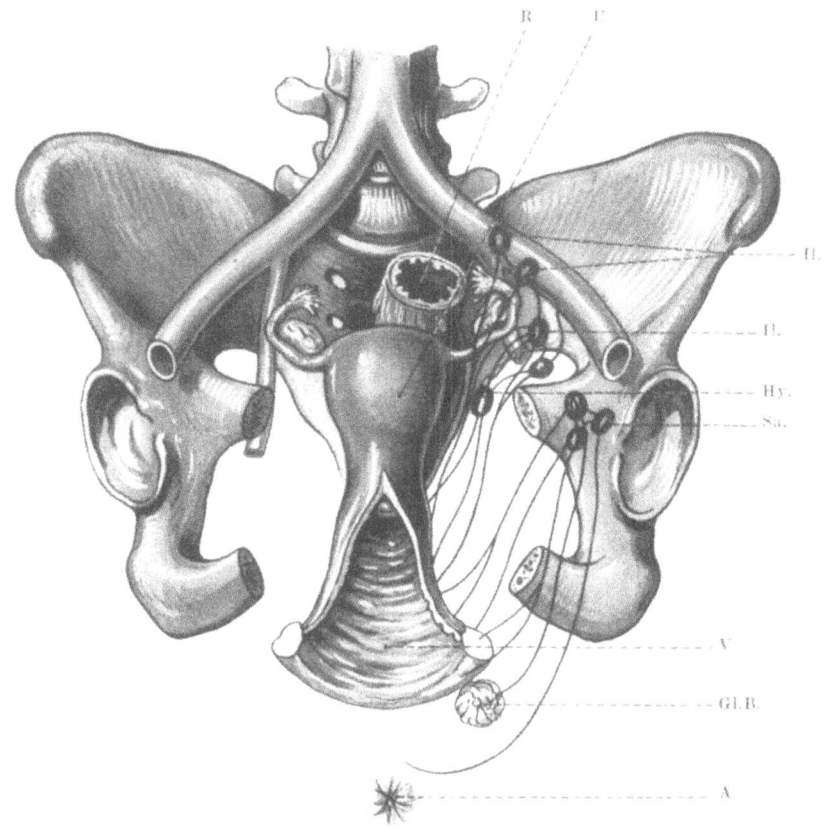

Abb. 211. Die regionären Lymphdrüsen der Vagina und des äußeren Genitale. R Rectum; U Uterus; V Vagina; Gl.B.Gland. Barthol.; A Anus; Il. Gland. iliacae; Hy. Gland. hypogastricae; Sa. Gland. sacrales; Ing. Gland. inguinales. (Nach Weibel, Die Krebskrankheit 1925.)

Recht häufig ist auch eine carcinomatöse Infiltration des Beckenbindegewebes. Dieses kann mit der Neubildung und mit der knöchernen Beckenwand zu einer diffusen krebsigen Masse verschmolzen sein (Gaye, Ingermann-Amitin).

Etwa in der Hälfte aller Fälle von primären Scheidencarcinomen sind auch die regionären Lymphdrüsen ergriffen.

Die Lymphgefäße der Scheide haben zwei Abflußwege: 1. aus dem unteren Drittel der Scheide ziehen die Lymphbahnen in die oberen inneren Leistendrüsen, 2. die beiden oberen Drittel der Scheide gehören zum Stromgebiet der Glandulae hypogastricae und iliacae (Abb. 211).

Sitzt also das Carcinom im unteren Drittel der Scheide, dann werden in erster Linie die Leistendrüsen befallen; sind die zwei oberen Drittel ergriffen, dann erfolgt die Metastasierung in die retroperitonealen Lymphdrüsen.

Diesen theoretischen Überlegungen stehen bis zu einem gewissen Grade die praktischen Erfahrungen entgegen.

Schlund hat auf die eigenartige Tatsache aufmerksam gemacht, daß

1. bei primären Carcinomen an der Hinterwand der Scheide meist die retroperitonealen Drüsen und nur selten die Leistendrüsen erkrankt sind,

2. bei Carcinomen der Vorderwand der Scheide werden nur die Leistendrüsen ergriffen,

3. bei Erkrankung der Seitenwand werden hauptsächlich die Leistendrüsen befallen und zwar die der entsprechenden Seite meist stärker,

4. bei diffuser Verbreitung verhält sich die Erkrankung der Lymphdrüsen verschieden.

In 20 Fällen[1] von primärem Carcinom der **hinteren** Scheidenwand, in denen sich Angaben über das Verhalten der Lymphdrüsen fanden, wurden 11mal die Drüsen als nicht erkrankt bezeichnet (Kroenig, Lange, Brunet, Hoehne, Gray-Ward, Kahl, Schwarz, Rhode, Ingermann, Rohrbach, Bernard, Fall 1), 4mal waren die paravaginalen oder die parametranen Drüsen erkrankt [Thomson, Jacub, Amann (1908), Homuth, Fall 15], 1mal waren die Drüsen hinter dem Rectum carcinomatös (Peitmann). 1mal die Glandulae hypogastricae (Stankiewicz), 2mal die Inguinaldrüsen (Homuth, Fall 17, Bernard, Fall 3), 1mal die Inguinaldrüsen beiderseits und gleichzeitig die parametranen Drüsen beiderseits (Lossen).

In 14 Fällen von Carcinom der **vorderen** Scheidenwand mit Angaben über die Drüsen waren: 7mal die Inguinaldrüsen erkrankt[2] [Ruge, Fromme, Brunet, Engelhorn (1908), Linke, Kirchner, Ingermann],

7mal[3] konnte keine Beteiligung der Leistendrüsen festgestellt werden (Zacharias, Bail, Pollosson, Schwarz, Hegar, Lossen, Kahl).

In 7 Fällen von Carcinom der **rechten** oder **linken** Seitenwand waren 5mal die Inguinaldrüsen erkrankt[4] (Friedl, Rohde, Bernard, Fall 5, Homuth, Fall 14, Bernard, Fall 4).

2mal waren die Inguinaldrüsen frei (Strebel, Füth)[5].

In 6 Fällen von **diffuser** Ausbreitung eines Scheidencarcinoms waren 4mal die Drüsen erkrankt [Moraller (1907): Drüsen an der Aortenteilung; Brunet: Drüsen zum Teil carcinomatös; Péan: Inguinaldrüsen beiderseits (zit. nach Schlund), Wille: Inguinaldrüsen beiderseits und 1 paravaginale Drüse links.

2mal waren die Drüsen frei (Johannovsky, Hebenstreit, zit. nach Schlund).

Die Zeit vom Beginn der Symptome bis zum Auftreten einer klinisch nachweisbaren Erkrankung der Drüsen beträgt durchschnittlich 3 Monate (Schlund).

In einer Beobachtung von Peitmann konnten schon 12 Tage nach dem Beginn der Erkrankung Drüsen hinter dem Rectum nachgewiesen werden.

In anderen Fällen (Lange, Schwarz, Lossen, Strebel, Johannovsky) waren nach einem Jahr und später nach dem Auftreten der Symptome die Lymphdrüsen nicht nachweisbar erkrankt.

Nach Schlund sind in 50% der Fälle die Drüsen frei. Schlund meint aber selbst, daß diese Zahl „vielleicht in Anbetracht der Fälle, bei denen keine Angaben über Drüsen vorliegen" zu hoch ist. Es sei möglich, daß auf die Drüsen nicht geachtet wurde, oder daß diese nicht nachweisbar erkrankt waren.

---

[1] Die nachstehenden Angaben sind der Arbeit von Schlund entnommen.

[2] „Von anderen Drüsen ist nirgends die Rede" (Schlund).

[3] Schlund erwähnt noch einen Fall von Wertheim. Er meint damit anscheinend die Arbeit von Wertheim, „Abdominale Totalexstirpation der Vagina". Zentralbl. f. Gynäkol. 1900, S. 1393. In den beiden Fällen, über die in dieser Arbeit berichtet wird, handelte es sich aber um sekundäre Scheidencarcinome.

[4] In allen diesen Fällen waren die Inguinaldrüsen beiderseits erkrankt, häufig die der erkrankten Seite stärker befallen.

[5] Schlund zit. hier „Zentralbl. f. Gynäkol. 1903". Gemeint scheint zu sein die Arbeit von Füth über Adenomyome des Uterus.

Hämatogene Metastasen scheinen beim primären Scheidencarcinom selten zu sein.

Rohde[1] zitiert einige Fälle, in denen Lebermetastasen gefunden wurden, Falk (1911) fand Metastasen in der Lunge. Jacobsberg (zit. nach Schröder)[2] sah Metastasen in der Tibia, im Kreuzbein und im Darmbein.

Formale Genese des primären Scheidencarcinoms.

aa) *Plattenepithelcarcinom.*

Über die allerersten Anfänge des primären Plattenepithelcarcinoms der Scheide ist heute noch wenig bekannt. Aus den schönen Untersuchungen von v. Franqué geht aber hervor, daß bei seiner Entstehung die Leukoplakie der Scheide eine große Rolle spielt.

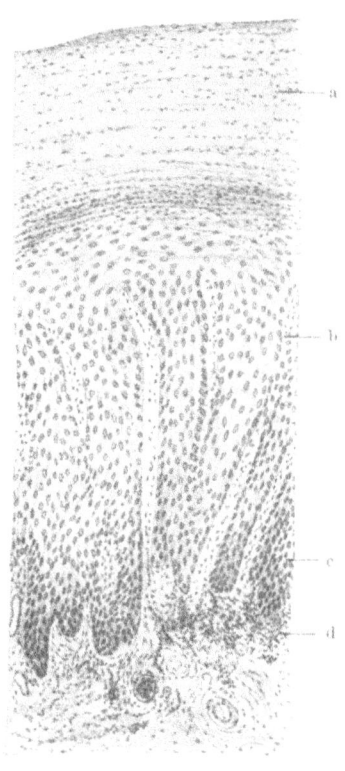

Abb. 212. Leukoplakia vaginae bei Prolaps. d Tunica propria entzündlich infiltriert; c Stratum germinativum; b Stratum mucosum mit stark verlängerten Papillen; a Stratum corneum. Kein Stratum granulosum! (Nach v. Franqué, Z. Geburtsh. Bd. 60.)

Die **Leukoplakie** (λευκός weiß, ἡ πλάξ, -ακός die Platte, Ebene, Fläche) ist bekanntlich charakterisiert durch das Vorhandensein von weißlichen, asbestartig oder wachsartig glänzenden, mehr oder weniger scharf begrenzten Flecken, die in der gleichen Höhe wie die Schleimhaut liegen, oder die etwas über diese hervorragen.

Die Leukoplakie ist an der Vulva kein seltener Befund, sie findet sich aber auch in der Scheide [Pichevin und Petit, Noto[3] (1899), Jayle und Bender, v. Franqué (1907, 3 Fälle), Löhnberg] und an der Portio [d'Hotman de Villiers und Thérèse (1896), v. Franqué (1899, S. 569 und 1907, S. 237), Verdalles (1903), Jayle und Bender].

Mikroskopisch findet sich bei der Leukoplakie eine erhebliche Verdickung des Epithels. Je stärker die weiße Farbe makroskopisch hervortritt, desto dicker ist bei der mikroskopischen Untersuchung das Epithel.

Histologisch ist die Leukoplakie charakterisiert durch eine Wucherung des Stratum germinativum und eine Verdickung des Stratum spinosum. Diese Verdickung allein genügt, um das Bild der Leukoplakie hervorzurufen (v. Franqué[4], Jayle und Bender). (Abb. 212.)

Eine Hornschicht ist durchaus nicht immer vorhanden. Sie kann auch in einem und demselben Falle in sehr verschiedener Ausdehnung und in ganz unregelmäßiger Weise entwickelt sein. Ein Stratum granulosum findet sich nur ganz ausnahmsweise, und es ist selbst dann meist nur sehr unregelmäßig und an spärlichen Stellen vorhanden (v. Franqué, S. 253)[5].

Neben diesen Veränderungen des Epithels findet man bei der Leukoplakie auch ganz regelmäßig eine Verlängerung und Verschmälerung der Papillen, eine Sklerose

---

[1] Rhode: Inaug.-Diss. Halle 1897.
[2] Schröder: Lehrb. der Gynäkol., 2. Aufl., S. 614.
[3] Noto: Arch. di ostetr. e. ginecol., 1899, p. 530 u. 599, zit. nach Jayle und Bender.
[4] v. Franqué: Zeitschr. f. Geburtsh. u. Gynäkol. Bd. 60, S. 253.
[5] Im Gegensatz zu der Leukoplakie der Scheide (und der Portio) ist bei der Leukoplakie der Vulva stets eine deutliche Keratohyalin-, Eleidin- und Hornschicht vorhanden.

der Tunica propria und eine kleinzellige Infiltration ihrer subepithelialen Schicht (v. Franqué).

Die Leukoplakie der Scheide ist „stets als ein sehr verdächtiges Symptom aufzufassen, da sich in fast allen bisher bekannten Fällen schließlich Carcinom anschloß" (v. Franqué, S. 269)[1]. Die einfache leukoplakische Wucherung des Epithels ist nur eine Vorstufe der Carcinomentwicklung (v. Franqué, S. 254).

Den Übergang der Leukoplakie in Carcinom schildert v. Franqué (S. 247f.) in folgender Weise (Abb. 213).

„Statt des schönen regelmäßigen Mosaiks der Riffzellen sieht man schon bei schwacher Vergrößerung zwei durch Färbung und Anordnung verschiedene Zellarten ganz unregelmäßige Felder bilden, nämlich: 1. Zellen, die etwas kleiner und rundlicher sind als die normalen Stachelzellen, deren Kerne aber besonders groß und intensiv mit Hämatoxylin gefärbt sind; diese reichen stellenweise, ebenso wie die fadenförmigen Reste der Papillen, bis unmittelbar an das Stratum corneum heran; sie enthalten zahlreiche Kernteilungsfiguren und machen ganz den Eindruck von Zellen einer rasch wachsenden Neubildung. 2. Matter und mehr mit dem Eosinfarbenton gefärbte Zellen mit unscharfen Grenzen, zum Teil recht groß, zum Teil klein, schuppenförmig und konzentrisch gelagert, offenbar in beginnender Verhornung begriffen, so daß innerhalb des Stratum Malpighi richtige „Kankroidperlen" gebildet sind; die Unregelmäßigkeit der Verhornung zeigt sich auch stellenweise in einem zapfenartigen Vordringen des Stratum corneum in die Tiefe. Bei starker Vergrößerung sieht man Übergänge zwischen den beiden beschriebenen Zellformen; an den zur Verhornung neigenden sieht man auch körnigen Zerfall. Die Kerne sind oft ungewöhnlich groß, manchmal doppelt, noch häufiger im Zerfall.

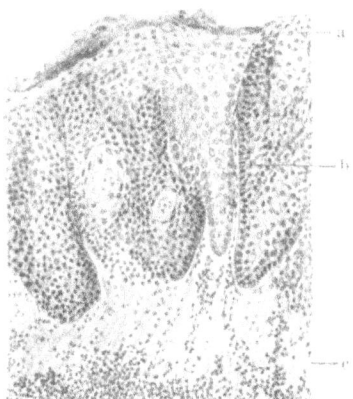

Abb. 213. Stelle aus derselben Probeexcision mit beginnender maligner Degeneration des Epithels; c Tunica propria, rundzellig infiltriert; b Stratum germinativum + mucosum mit beiden Zellarten, Cancroidperlen, stark verlängerte Papillen.
(Nach v. Franqué.)

Das Stratum germinativum, die tiefste Epithelzellenschicht, ist ebenfalls viel unregelmäßiger als in der Norm. Zum Teil besteht sie aus sehr schmalen und dicht gedrängten Cylinderzellen in mehrfacher Schicht, zum Teil aber aus kleinen, mehr rundlichen und polygonalen Zellen. Auch hier sind viele Kernteilungsfiguren vorhanden. Am bemerkenswertesten in diesen Schnitten ist also die Feststellbarkeit des unregelmäßigen, malignen Charakters des Epithels, trotzdem dasselbe nicht in das Bindegewebe vorgedrungen ist."

An anderen Stellen überwiegen unregelmäßige Verhornungsprozesse (Abb. 214). Man findet dann ein Stratum corneum, das oft mehr als die Hälfte der ganzen Epithelschicht einnimmt. Auch dichte unregelmäßige Anhäufungen von Eleidinkörnern können hier auftreten. Die Grenze des Epithels nach dem entzündeten Bindegewebe ist unscharf. Nicht so selten sieht man hier auch schon einzelne schmale Epithelstränge nach der Tiefe zu vordringen (v. Franqué, S. 250).

---

[1] Im Original nicht gesperrt gedruckt.

In dem erwähnten Falle von v. Franqué (1907, S. 242ff.) handelte es sich um das Frühstadium eines diffusen primären Scheidencarcinoms.

Ein Frühstadium der knotigen Form beobachtete Löhnberg.

Dieser fand bei einer 55jährigen Frau an der vorderen Scheidenwand 1½ Querfingerbreit oberhalb des Introitus vaginae eine fünfmarkstückgroße „wunde" Stelle, die auf der rechten Seite etwa ½ cm hohe Excrescenzen aufwies.

Außerdem waren, diffus über die Scheide verbreitet, mehrere unscharf begrenzte, weißliche, zum Teil asbestartig glänzende Stellen vorhanden. Besonders stark ausgebildet, glänzend und leicht erhaben waren diese (leukoplakischen) Flecken oberhalb und unterhalb des Carcinoms [1].

Die mikroskopische Untersuchung ergab ein Plattenepithelcarcinom, und zwar handelte es sich um „eine carcinomatöse Wucherung, die ziemlich oberflächlich, zum Teil ausgesprochen papilläre Struktur aufwies".

Das Epithel senkte sich in Form von mehr oder weniger breiten soliden Zapfen und kolbenartigen Sprossen in die Tiefe. An der Oberfläche waren diese Fortsätze meist von einer ein- bis mehrfachen Schicht platter Zellen bedeckt. Die Grenze der in die Tiefe dringenden Epithelsprossen erschien bei schwacher Vergrößerung scharf, bei starker Vergrößerung sah man jedoch deutlich, wie am unteren Rande der Epithelzapfen Zellen aus dem übrigen epithelialen Verbande losgelöst waren und teils diffus, teils streifenförmig zwischen den dichtgedrängten Rundzellen in die Tiefe drängten (Abb. 215).

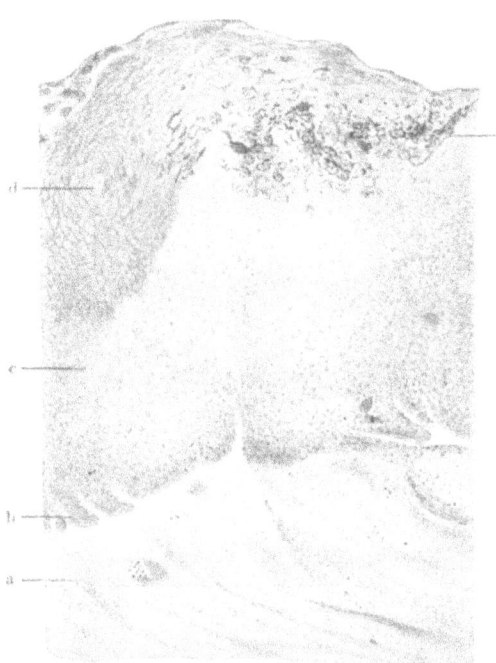

Abb. 214. Carcinoma vaginae incipiens. a rundzellig infiltrierte Tunica propria; b Stratum germinativum; c Stratum mucosum, beide in maligner Wucherung begriffen; d Stratum corneum, sehr unregelmäßig ausgebildet, mit Schichtungskugel; e unregelmäßig gewuchertes Stratum granulosum. (Nach v. Franqué.)

Die Submucosa war stark kleinzellig infiltriert, besonders in den oberen Schichten. In den tieferen Schichten waren die Rundzellen zum Teil als perivasculäre Infiltrate angeordnet.

Bei starker Vergrößerung sah man, daß die Infiltration größtenteils aus kleinen einkernigen Rundzellen bestand, es fanden sich aber auch zuweilen reichlich mehrkernige, Leukocyten. Besonders stark war die kleinzellige Infiltration an den Stellen, an denen sich das Bindegewebe zwischen den in die Tiefe vordringenden carcinomatösen Epithelsträngen erhob

---

[1] Löhnberg betont, daß die weißfleckigen Veränderungen der Scheidenschleimhaut erst an dem exstirpierten Operationspräparat wahrgenommen wurden. „Es ist also wohl anzunehmen, daß die Veränderungen an der Lebenden nicht so scharf ausgeprägt waren, daß sie direkt auffielen". Die Tatsache, daß am gehärteten Präparat die Veränderungen so deutlich waren, führt Löhnberg darauf zurück, daß durch das lange Liegen in der Konservierungsflüssigkeit die makroskopische Differenzierung der veränderten und normalen Schleimhautpartien erst richtig in Erscheinung trat.

In das Krebsparenchym selbst waren nur vereinzelte Rundzellen und Leukocyten in wechselnder Zahl und Anordnung eingesprengt.

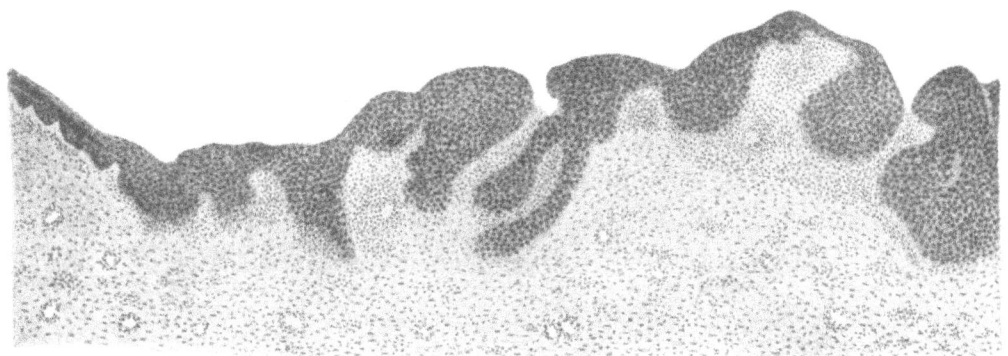

Abb. 215. Wachstumszone eines Scheidencarcinoms (knotige Form). (Nach Löhnberg, Z. Geburtsh. Bd. 73.)

Die ganze Neubildung erstreckte sich in dem Falle Löhnbergs an den dicksten Stellen nicht weiter als 5 mm in die Tiefe.

Schon in diesem Frühstadium der Carcinomentwicklung war das Oberflächenepithel stellenweise durch Ulceration zerstört. Die kleinzellige Infiltration reichte dann bis an die Oberfläche.

Der Übergang des regellos wachsenden Krebsparenchyms in das normale Scheidenepithel erfolgte teils ziemlich plötzlich, teils näherte sich die maligne Epithelwucherung mehr allmählich dem normalen Epithel. Die in die Tiefe vordringenden Krebszapfen wurden niedriger, die kleinzellige Infiltration des Stromas klang allmählich ab.

An den Stellen, an denen die papilläre Wucherung überwog, sah man reichliche, teils längs, teils schräg getroffene,

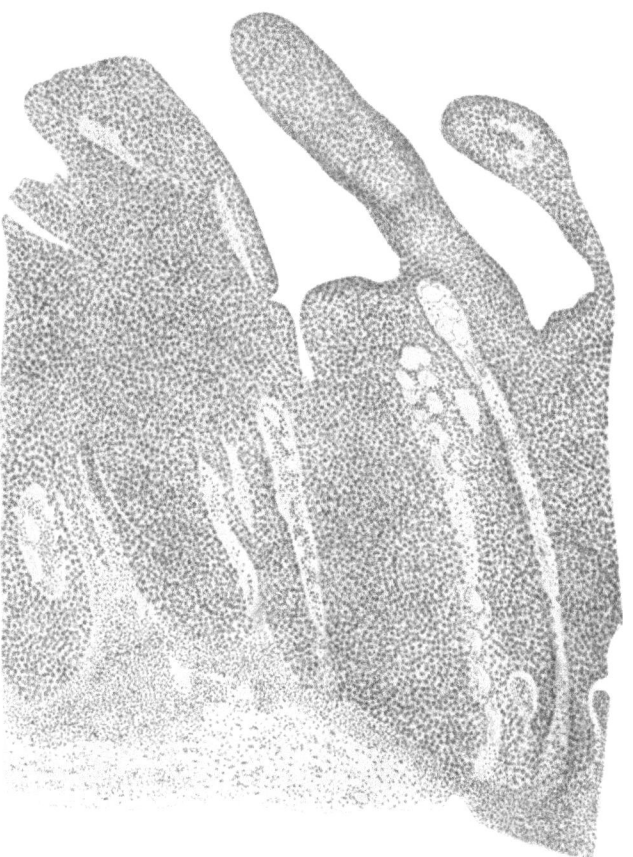

Abb. 216. Papilläre Wucherungen bei Scheidencarcinom. (Nach Löhnberg, Z. Geburtsh. Bd. 73.)

oft fingerförmige, spitze oder plumpe polypöse Papillen. Der bindegewebige Grundstock der Papillen war kleinzellig infiltriert. Die carcinomatösen Epithelzellen, welche die Papillen überzogen, waren nach der Oberfläche zu abgeplattet (Abb. 216).

Die Grenze des Epithels gegen das Bindegewebe war ziemlich scharf. Auch bei starker Vergrößerung sah man nur an vereinzelten Stellen Epithelien in die Tiefe vordringen.

bb) Adenocarcinome.

Als Ausgangspunkt der primären Adenocarcinome können in Betracht kommen:
1. das Epithel der Scheidenschleimhaut,
2. epitheliale Elemente in der Scheidenwand.

1. Das Epithel der Scheidenschleimhaut. R. Meyer hat nachgewiesen, daß aus dem Stratum basale des Scheidenepithels nicht nur bei Feten und Neugeborenen, sondern auch bei Erwachsenen echte schlauchförmige Drüsen entstehen können. Auch

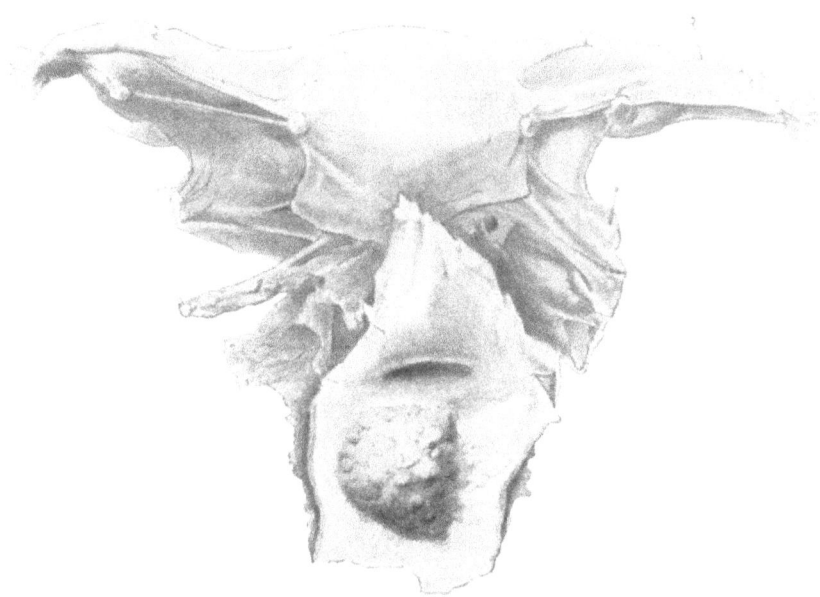

Abb. 217. Primäres Adenocarcinom der Scheide mit Uterus und den beiderseitigen Adnexen. Die Scheide ist rechts und links seitlich der Länge nach aufgeschnitten, die vordere Scheidenwand ist aufgeklappt, so daß man auf die hintere Scheidenwand blickt. Die Geschwulst sitzt im oberen Drittel der hinteren Scheidenwand. Sie ist deutlich von der hinteren Muttermundslippe getrennt. (Nach Hoehne, Z. Geburtsh. Bd. 67.)

Sitzenfrey[1] hat überzeugende Bilder für eine Drüsenbildung aus dem Scheidenepithel beschrieben.

Man wird deshalb kaum daran zweifeln dürfen, daß Adenocarcinome gelegentlich auch von dem Plattenepithel der Scheide ausgehen können; „ebenso wie in der Cervix hat das Müllersche Epithel auch im Bereiche der Vagina die Fähigkeit, sich nach der Cylinderepithelseite hin zu entwickeln" (R. Schröder).

Über die Ursache, warum aus dem Plattenepithel in dem einen Falle solide, im anderen Falle drüsige Carcinome entstehen, ist heute noch nichts bekannt.

2. Epitheliale Elemente in der Scheidenwand. Als epitheliale Elemente in der Scheidenwand, die zum Ausgangspunkt eines Adenocarcinoms werden können, kommen in Betracht:

---

[1] Sitzenfrey: Zeitschr. f. Geburtsh. u. Gynäkol. Bd. 64, S. 567.

1. Reste der Müllerschen Gänge,
2. Reste des Urnierenganges (Wolffscher Gang, Gartnerscher Gang),
3. Prostatadrüsen,
4. Epithel des Vestibulums (Sinus urogenitalis),
5. drüsige Einstülpungen der Rectumschleimhaut,
6. Schleimdrüsen der Scheide.

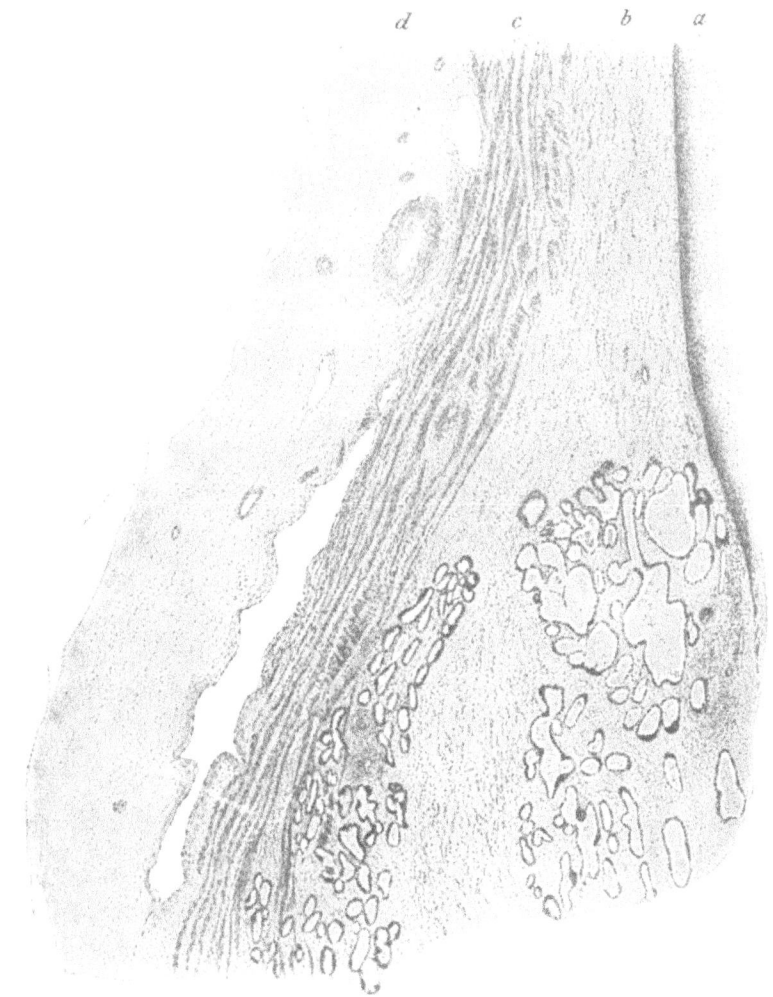

Abb. 218. Schnitt aus dem unteren Randgebiet des Tumors. Zeiß Okular 2, Objektiv aa. a geschichtetes Plattenepithel, das am Tumorrande immer dünner wird und schließlich ganz schwindet; b subepitheliales Bindegewebe, im Bereich des Tumors stark verbreitert; Hauptsitz des Tumors mit seinen drüsenartigen Hohlräumen; c Muscularis vaginae, in die Teile der Geschwulst hineinragen; die tiefen Muskulaturlamellen tumorfrei; d perivaginales Bindegewebe. (Nach Hoehne, Z. Geburtsh. Bd. 67.)

Im Einzelfalle ist es freilich meist unmöglich, eines dieser epithelialen Gebilde mit Sicherheit als Ausgangspunkt eines Adenocarcinoms anzusprechen. So wurden denn auch in der Literatur — meist ohne jede nähere Begründung — die Adenocarcinome der Scheide auf „Drüsen in der Scheide" (Bail), heterotope Cervixdrüsen (Pinna-Pintor, Argaud und Viollet), auf den Gartnerschen (Pinna-Pintor, Bab), oder Müllerschen Gang (Pinna-Pintor), ja selbst auf den Wolffschen Körper (van der Hoeven) zurückgeführt.

Nur in einer Beobachtung von Hoehne ließ sich der allmähliche Übergang von Scheidendrüsen zu den epithelialen Elementen eines Adenocarcinoms deutlich erkennen.

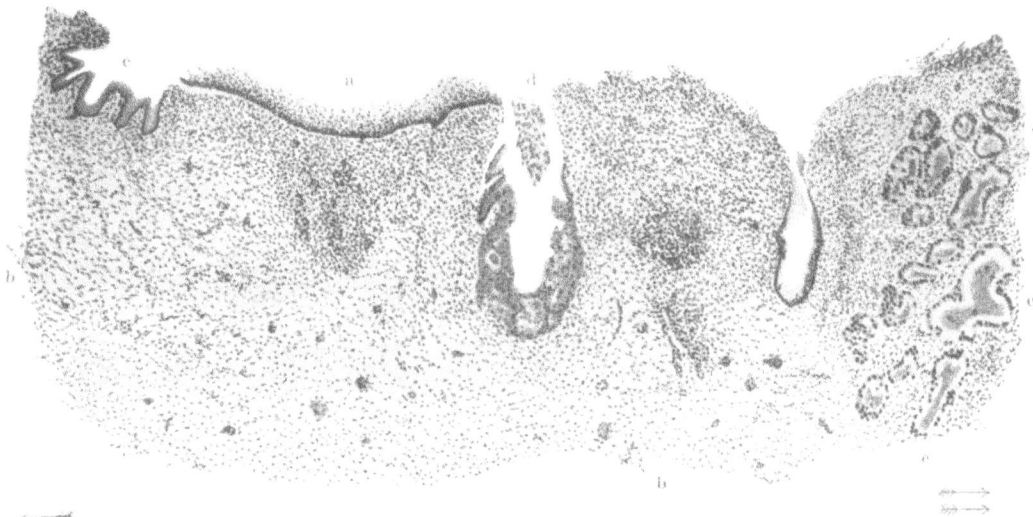

Abb. 219. Längsschnitt aus dem oberen Randgebiet des Tumors. Zeiß Okular 2, Objektiv A. a geschichtetes Plattenepithel der hinteren Scheidenwand; das Epithel ist stellenweise abgestoßen; b kleinzellig infiltriertes Bindegewebe; c heterotope Cervixdrüse in der hinteren Scheidenwand; d Drüse mit mehrschichtigem unregelmäßigem Epithel, das Schleimmassen und Kernfragmente einschließt; e Tumor von drüsigem Bau. Das Tumorepithel ist unregelmäßig mehrschichtig. Der Inhalt nimmt die Schleimfärbung an. ← nach der hinteren Muttermundslippe; ⇄ tumorwärts. (Nach Hoehne, Z. Geburtsh. Bd. 67.)

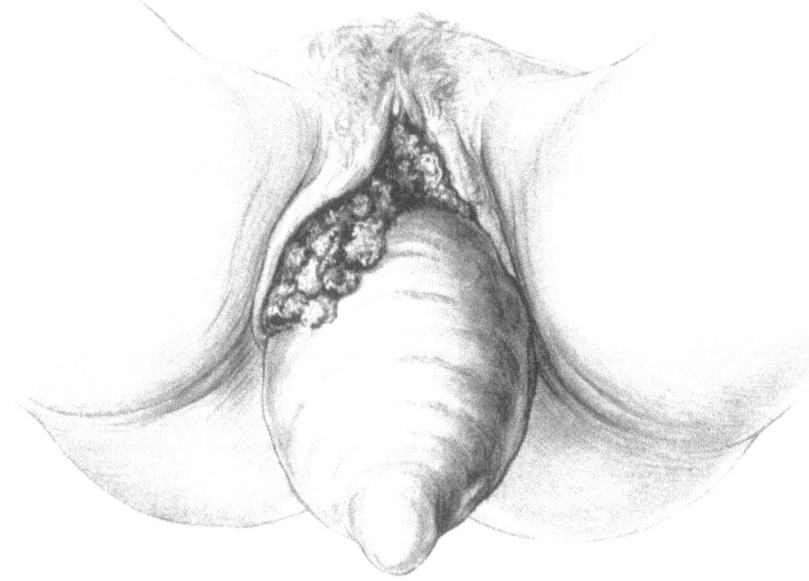

Abb. 220. Carcinom der Scheide bei Vorfall. (Nach Küstner, Lehrbuch der Gynäkologie.)

In diesem Falle fand sich bei einer 35 jährigen Frau eine scharf begrenzte, rundliche, fünfmarkstückgroße, blumenkohlähnliche Neubildung an der rechten hinteren Scheidenwand. Zwischen dem oberen Rand des Tumors und der hinteren Muttermundslippe befand sich ein 1 cm breiter Streifen anscheinend normaler Schleimhaut (Abb. 219).

Bei der mikroskopischen Untersuchung zeigte sich, daß der ganze untere Abschnitt des Cervixkanals, einschließlich der hinteren Muttermundslippe, von mehrschichtigem Plattenepithel bedeckt war. Hie und da zog durch das Epithel der Ausführungsgang einer Cervixdrüse hindurch. Drüsen von typischem Aussehen der Cervixdrüsen setzten sich auch auf das hintere Scheidengewölbe und auf die hintere Scheidenwand fort und vereinzelte Drüsen reichten dicht an den Tumor heran.

Die dem Tumor zunächstliegenden Drüsen unterschieden sich von den übrigen nur dadurch, daß ihre Epithelien nicht mehr so exakt ausgerichtet und so gleichförmig waren, „sondern eine gewisse Unruhe in Form und Anordnung" erkennen ließen. Weiterhin trat auch eine Mehrschichtung der Drüsenepithelien auf. Diese leitete unmittelbar über zu den Zellen der übrigen Tumorelemente (Abb. 219).

Als Beweis für die Abstammung des Tumors von verirrten Cervixdrüsen führte Hoehne den positiven Ausfall der Schleimfärbung an.

Diese ergab zunächst eine völlige Übereinstimmung der Scheidendrüsen mit den echten Cervixdrüsen. Am Geschwulstrande färbten sich die Epithelien der heterotopen Cervixdrüsen nur noch teilweise rot. Im Tumorgebiet selbst war nur hier und da eine Protoplasmafärbung der wandständigen Zellen eingetreten, der Inhalt der mehr oder weniger erweiterten cystischen Räume hatte dagegen fast durchweg die Schleimfärbung angenommen. Auch das Protoplasma der abgestoßenen, dem Lumeninhalt beigemengten Geschwulstzellen erschien zuweilen diffus rot gefärbt (Abb. 219).

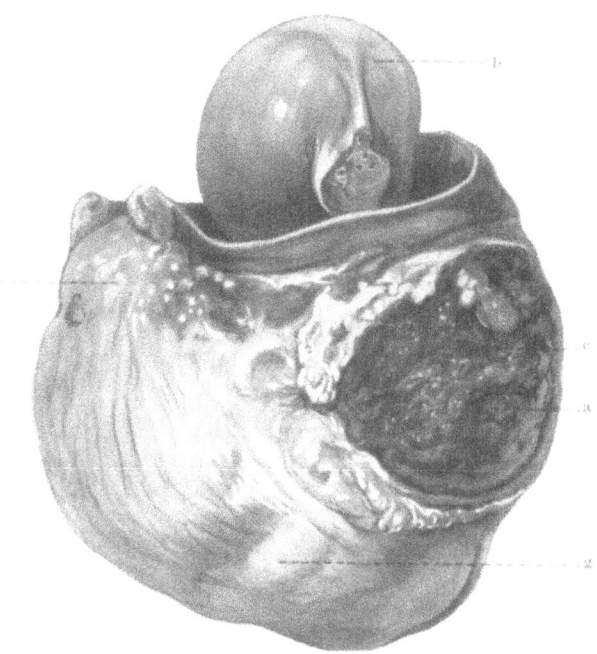

Abb. 221. Totalprolaps mit Carcinom (a) und leukoplakischen Flecken am Rande des Carcinoms (c) sowie auf der ganzen Scheide (g und d), b Corpus uteri.
(Nach v. Franqué, Z. Geburtsh. Bd. 60.)

Kausale Genese des primären Scheidencarcinoms.

Bei der Frage nach der Ätiologie des Scheidencarcinoms ist man auf verschiedene Traumen aufmerksam geworden, die als „mitwirkende Faktoren" [Borst (1924, S. 54)] eine ätiologische Rolle zu spielen scheinen.

Zu diesen irritativen Momenten gehören vor allem:

1. Vorfälle,
2. das Tragen von Pessaren,
3. das Vorhandensein von Narben.

1. Vorfälle. Im Vergleich zu der Häufigkeit des Vorfalles „ist es geradezu auffallend, wie selten man sowohl an der Portio als an der Vagina Carcinom mit Prolaps kombiniert findet" (O. Küstner)[1].

Unter den Kranken mit primären Scheidencarcinomen ist Vorfall dagegen auffallend häufig [Zizold, Linke (2 Fälle), v. Schmidt, Fleck, Kirchner, v. Franqué (1907, 3 Fälle), Moraller, H. Ruge, Fromme, Hauber (2 Fälle), O. Küstner[2], Veit (1910), Nitzsche[3], Radwanska, Kalle, Homuth, Querner, Kleemann, Labhardt[4] u. a.].

---

[1] Küstner, O.: Lehrb. d. Gynäkol. 2. Aufl. S. 93.
[2] Küstner, O.: Lehrb. d. Gynäkol. 2. Aufl., S. 93.
[3] Nitzsche: Münch. med. Wochenschr. 1912, Nr. 23.
[4] Labhardt: In Halban-Seitz, Bd. 3, S. 1301.

Querner (1910) hat auf die merkwürdige Tatsache hingewiesen, daß das primäre Scheidencarcinom bei der Komplikation mit Prolaps nicht mehr seinen ausgesprochenen Prädilektionssitz an der hinteren Wand zeigt, und daß es niemals isoliert an der hinteren Wand, sondern in der Hauptsache seitlich sitzt. Querner meint, daß dies vielleicht damit zusammenhängt, daß die seitlichen Partien des Prolapses am meisten chronischen Reizungen durch die scheuernden Schenkel ausgesetzt sind.

Zizold veröffentlichte aus der Münchner Universitäts-Frauenklinik eine Beobachtung von primärem Carcinom einer prolabierten Scheide. Die Neubildung war hier an der Stelle entstanden, an der sich die Vagina am Oberschenkel scheuerte.

Ein Zusammenhang zwischen dem Alter des Prolapses und dem Auftreten des Carcinoms läßt sich nicht nachweisen.

Schon 3 Jahre nach dem Auftreten eines Vorfalles kann ein Carcinom vorhanden sein (Moraller, Fleck). In anderen Fällen bestand der Vorfall 35 Jahre (v. Franqué (Fall 1 und 3), 40 Jahre (Kirchner), 43 Jahre (v. Schmidt), ehe es zur Carcinomentwicklung kam.

2. Tragen von Pessaren. Auch beim Tragen von Pessaren ist die Quote der Carcinome im Vergleich zur Häufigkeit des Reizmomentes sehr niedrig.

Neugebauer konnte in 330 Fällen, in denen Pessare jahrzehntelang getragen worden waren und zu den schwersten Läsionen der Scheide und ihrer Umgebung geführt hatten, nur 9 Scheidencarcinome feststellen.

Umgekehrt findet man aber bei den Kranken mit primärem Scheidencarcinom recht häufig die Angabe, daß ein Pessar getragen wurde [Morgagni[1], Hegar[2], Kaltenbach[3],

---

[1] Morgagni: De sed. et caus morb. Ep. XLV, 16. „Mulier consistente aetate, mediocri habitu, et statura, nullo alio incommodo quam catarrho a frigidi aeris injuria, laborabat, cum ad hunc accessit febris ob quam continuo in Nosocomium illata est. Acuta enim erat, et cum magna spirandi difficultate, genarum rubore, permolesto in thorace ponderis sensu, duriusculis pulsibus conjuncta. Incassum quae oportebat, facta sunt omnia. Expectorare, id quod unice optabat, nihil poterat. Humiles et, intermittentes pulsus sunt facti, respiratio autem difficilis adeo, ut novissime jacere non posset. Igitur quincto ex quo febricitare coeperat, die e vita cessit circa medium Martium A. 1748. Cadaver ibi, studiosorum Juvenum gratia, diligenter, et ordine persectum est. Sed hic tibi quae in Thorace, et Capite praeter naturam invenerim, primum exponam. Etsi pulmones turgidi, ad pleuram costas succingentem fere ubique, praesertim autem a sinistris, arcte adhaerebant; e sinistro tamen thoracis cavo serum, quod a pure admisto albicare libentius dixisses, si ulla puris hic fuissent indicia, ea copia profluxit, quam septi transversi pars sinistra, non fornicata, sed potius depressa, cum a ventris cavea inspiceremus, antea significaverat. Ejusmodi pars seri peculiariter inter pulmonem sinistrum, et pleuram qua prope vertebras fere medias thoracis, costas vestiebat, ad non parvum tractum concludebatur, quo tractu albas concretiones, membranarum instar crassissimarum, tum pulmo, tum pleura adhaerentes habebant; eaque dumtaxat parte pulmo durior, densusque factus, inventus est. Neque tamen aegra de peculiari ad dorsum molestia querebatur, ut neque de pungente dolore, cum pleura utroque in latere roseo rubore ad non parva spatia ruberet, neque demum; nam haec omnia diligenter quaesivi; de cordis tremore, aut de animi defectionibus aut in Nosocomio, aut domi unquam conquesta fuerat, etsi in pericardio ea deprehendi quae continuo describam. Pericardium erat amplum et sero ejusmodi plenum, quale in thoracis sinistra cavea fuisse, dixi; ut a primo non pericardium, sed apertum magnum quendam abscessum videre crederes. Eo sero exhausto, superficies omnis pericardii interior, exterior autem cordis, et auricularum, et Magnorum vasorum lurida apparuit, obducente omnia materia quadam ex albo cinerea, nihil magis quam calcem, parieti modo inductam, referente, ut continuo in mentem venerit Guarinonii, qui, sicuti alias ad te scripsi, in hujusmodi inflammatoriis pulmonum, et pleurae morbis cor *quasi calce coopertum* offendit, it est polyposis, ut ibi explicavi, et hic rursus vidi, concretionibus, membranam crassam sed laxam, mentientibus, nullo negotio ut detrahendam, sic quoque discerpendam. Qua detracta, omnia quae operuerat, naturali colore, et constitutione in conspectum venere, nisi quod pericardium crassius factum erat, et subrubrum, id est non inflammatione quidem, sed phlogosi tamen affectum. Cor, aequo majus visum, nigrum, qualis passim in hoc cadavere occurrebat, sanguinem utrobique habuit, in dextero autem ventriculo, annexaque auricula etiam teretes

v. Winckel[1], Arthur Mayer, O. Schmidt, Funke, Schwarz, Pauli, Chrobak[2], Sawin, Beckwith, Fr. L. Neugebauer (1897, S. 1100), Jaworski, Osterloh, Leopold[3], Edelberg, Wille[4], Rohde[5], Goldberg u. a.].

In der Regel sitzt das Carcinom im Scheidengewölbe oder an der hinteren Scheidenwand. Hegar fand zwei ulcerierte Carcinomknoten genau an den Stellen der vorderen Scheidenwand, die durch ein Hodgepessar an die Schambeinäste angepreßt worden waren. Auch an den Seitenwänden kann das Carcinom sitzen (O. Schmidt).

In den meisten Fällen von Scheidencarcinom nach Pessardruck wurde das Pessar jahrelang getragen, ohne gewechselt zu werden (30 Jahre Osterloh). In einer Beobachtung von Jaworski fand sich aber ein primäres Scheidencarcinom bei einer 26 jährigen VIpara, die erst seit 3 Monaten ein Pessar getragen hatte.

3. Narben. Narbenkrebse der Scheide[6] wurden beschrieben von Landau (1919) und Goldberg.

In dem Falle von Landau handelte es sich um eine 48jährige Frau, bei der vor 24 Jahren die Totalexstirpation des Uterus und der Adnexe ausgeführt worden war. Nach $23^{1}/_{2}$ Jahren vollkommenen Wohlbefindens traten Ausfluß, Gewichtsabnahme und leichte Blutungen aus der Scheide auf. Bei der Untersuchung fand sich in der starren Narbe im Scheidengrunde eine zweimarkstückgroße, leicht blutende Wucherung, die sich schwammig anfühlte. Nach der Entfernung der weichen, bröckeligen Geschwulstmassen blieb eine unregelmäßige Vertiefung mit höckerigen, derben Rändern zurück. Der Grund war

---

polyposas concretiones. Cerebri medullaris substantia, quacunque incideres, ut et Lateralium ventriculorum superficies, vascula sanguine turgidula ostendebant: in iisdem autem ventriculus erat serum colore ad subflavum obsoletum inclinante. In Ventre haec adnotaveram. Lien grandis; jecur maximum, ut sinistrum quoque occupans hypochondrium, ventriculum deprimeret; itaque gulae, in hunc desinentis, portio ad transversos digitos duos infra diaphragma apparebat. Sed praeter eam magnitudinem, vitium in illis visceribus percipiebatur nullum. In subjecto venae Cavae trunco oblonga, et crassa erat concretio polyposa. Tandem quod ad muliebria attinet, uterus sinistro lateri aliquanto proprior erat, quam dextero, et antrorsum concidebat. Ovaria praelonga, sed exilia, alba, dura cum eo jungebantur per sua vincula, non paulo quam soleant, crassiora. Quae per Lata uteri vincula discurrunt, vasa nigro sanguine nimis turgebant, hic illic varicosa. Cum a summo utero ad imum vaginae orificium sectionem perduxissem; fundi illius, et continuatae cervicis cavum muco plenum vidi, gelatinae instar ferme perspicuo, nulloque colore infecto, et eo tenuiore, qui ad uteri osculum esse consuevit, neque hic deerat. Muco illo superiore adempto, minima excrescentia, circuli ferme ambitu, ex rubro fusca, leviter exstare conspecta est e fundi interiore facie. Dempto autem crasso inferiore muco, infima cervicis pars insolitis quibusdam lineis inaequalis apparuit brevibus, rubicundis, secundum longitudinem positis, et nonnihil prominentibus. Vagina etsi rugis a medio deorsum non carebat, erat pro statura quam mediocrem fuisse dixi, aequo longior, et latior, condebatque ligneum annulum, prolapsus indicium, eo situ locatum quo alias vidisse non memini. Cum enim ellypsis forma esset; longiorem axem secundum vaginae longitudinem statutum habebat, breviorem autem, sed ita breviorem, ut tamen multum distenderet utrumque latus vaginae, secundum hujus latitudinem positum. Utrumque igitur eorum laterum quo loco ab annulo pressum fuerat, prominebat in excrescentiam, majoris amygdalae decorticatae forma, et magnitudine, duritiae cartilagineae, albam, nisi quod earum altera in medio livebat; ut proximam a scirrhosa in pejorem naturam minari mutationem videretur".

[2] Hegar: Operative Gynäkologie. 1886, S. 783.
[3] Kaltenbach: Ib.
[1] v. Winckel: Lehrb. d. Frauenkrankh. 1886, S. 175.
[2] Chrobak: In Th. Billroth, Handb. d. Frauenkrankh. 1870, S. 213, zit. nach Neugebauer, Arch. f. Gynäkol. Bd. 43, S. 403, Nr. 105.
[3] Leopold: Zentralbl. f. Gynäkol. 1909, S. 703.
[4] Wille: Inaug.-Diss. Erlangen 1903.
[5] Rohde: Inaug.-Diss. Halle 1897, Fall 4.
[6] Über Narbenkrebse überhaupt siehe Herxheimer und Schmidt in Ergebn. d. allg. Pathol. u. pathol. Anat. 16. Jahrg., S. 582, 1912.

mit der Umgebung fest verwachsen. Die mikroskopische Untersuchung ergab ein sehr zellreiches, unreifes, solides, medulläres Carcinom. Angaben über den weiteren Verlauf fehlen.

In der Beobachtung von Goldberg war 14 Jahre vorher wegen intraligamentärer Cervixmyome die abdominale Totalexstirpation des Uterus ausgeführt worden. Nachdem die Frau 14 Jahre lang beschwerdefrei gewesen war, trat in der Scheidennarbe ein brüchiger, blutender Tumor auf.

Die Zahl der vorausgegangenen Geburten scheint in der Ätiologie des primären Scheidencarcinoms keine Rolle zu spielen.

Symptome des primären Scheidencarcinoms.

Das primäre Scheidencarcinom ist im allgemeinen durch die gleiche Symptomentrias — Blutungen, Ausfluß, Schmerzen — charakterisiert wie das Collumcarcinom.

Jedes dieser drei Symptome kann allein vorhanden sein, oder es kann sich in den verschiedensten Kombinationen mit dem einen oder den beiden anderen finden und auftreten.

Die drei Symptome können auch vollkommen fehlen, so daß die Kranken wegen anderer Beschwerden, wie Stuhl- oder Urinbeschwerden, zum Arzt kommen.

Schlund fand in 171 Fällen:

Nur Blutungen ohne Schmerzen	in 18 Fällen
Nur Ausfluß ohne Schmerzen (serös-eitrig-jauchig)	„ 17 „
Ausfluß und Blutungen	„ 32 „
Coitusblutungen als einziges Symptom	„ 4 „
Coitusblutungen neben anderen Symptomen	„ 5 „
Nur Schmerzen	„ 8 „
Blutungen und Schmerzen	„ 34 „
Ausfluß und Schmerzen	„ 21 „
Nur Stuhlbeschwerden	„ 5 „
Nur Urinbescherden	„ 5 „
Stuhlbeschwerden und andere Symptome	„ 14 „
Urinbeschwerden und andere Symptome	„ 8 „
	171 Fälle.

Blutungen können das einzige Symptom eines primären Scheidencarcinoms sein, häufiger sind sie aber mit Schmerzen oder mit Ausfluß kombiniert.

Die Kombination von Blutungen mit Ausfluß oder mit Schmerzen scheint nach den allerdings nur kleinen Zahlen von Schlund etwa doppelt so häufig zu sein als nur Blutungen allein.

Die Blutungen können spontan oder wenigstens ohne nachweisbare äußere Veranlassung auftreten, oder sie stellen sich nur im Anschluß an Traumen ein. An erster Stelle ist hier der Geschlechtsverkehr zu nennen. Coitusblutungen sind oft das erste und einzige Symptom [Bröse, Kaiser (1911) u. a.], das die Kranken zum Arzt führt. In anderen Fällen stellen sich Blutungen bei Scheidenspülungen ein. Auch die Blutungen, die im Anschluß an Stuhlentleerungen auftreten, sind wohl traumatischer Natur, sei es, daß die Defäkation mechanische Insulte der Neubildung zur Folge hat, sei es, daß infolge der Stauung im Abdomen beim Pressen Gefäßzerreißungen erfolgen.

Beim ersten Auftreten von Blutungen kann das Carcinom schon weit fortgeschritten sein.

Bianca Bienenfeld berichtete über eine 32jährige, regelmäßig menstruierte Patientin, bei der am Tage vor der Untersuchung zum ersten Male eine 1 Stunde dauernde genitale Blutung aufgetreten war. „Mehr als die Hälfte der hinteren und das obere Drittel der rechten Scheidenwand war eingenommen von einem bei Berührung leicht blutenden ulcerierten Geschwür mit harten Rändern und hartem Grunde." Das rechte Parakolpium war bis zur Beckenwand hart infiltriert.

Ausfluß scheint verhältnismäßig selten das einzige Symptom eines primären Scheidencarcinoms zu sein.

Aus der Zusammenstellung von Schlund geht hervor, daß nur in 17 von 171 Fällen der Ausfluß allein die Kranken zum Arzt führte.

Etwas häufiger (21 mal unter 171 Fällen) waren neben dem Ausfluß auch Schmerzen vorhanden, und noch etwas häufiger (32 mal in den 171 Fällen) wurde über Ausfluß und Blutungen geklagt.

Stuhlbeschwerden (Tenesmen Labhardt, Schmerzen beim Stuhlgang Schmidtlechner, Obstipation u. a. m.) können als einziges Symptom vorhanden sein, häufiger sind sie aber mit anderen Erscheinungen (Blutungen, Ausfluß, Schmerzen) kombiniert.

Unter den 171 Fällen, die Schlund aus der Literatur zusammenstellte, fanden sich 5 mal „nur Stuhlbeschwerden", 14 mal „Stuhlbeschwerden und andere Symptome".

In einer Beobachtung von Lauenstein (Fall 2) bemerkte eine 68jährige Patientin, nachdem sie angeblich infolge von Erkältungen an Durchfällen gelitten hatte, Abgang von Kot aus der Scheide. Dieser wiederholte sich gelegentlich, namentlich wenn der Stuhl etwas dünner war. Dabei bestanden weder Reizerscheinungen von Seite des Mastdarms, noch Ausfluß aus der Scheide. Erst als der Kotabgang aus der Scheide zunahm, ging die Patientin zum Arzte.

In der Beobachtung von Rüter kam die Patientin mit Klagen über „Hämorrhoidalbeschwerden". Die Stuhlentleerung war seit einigen Monaten immer schmerzhafter geworden, seit einigen Wochen entleerte sich bei der Defäkation aus der Scheide Blut.

Urinbeschwerden (Harndrang, Schmerzen bei der Urinentleerung u. a. m.) sind nach der Zusammenstellung von Schlund etwa ebenso häufig das einzige Symptom eines primären Scheidencarcinoms wie Stuhlbeschwerden.

Amann (1899) berichtete über eine Patientin, bei der im Laufe von einigen Wochen vollkommene Harnverhaltung eintrat. Bei der Untersuchung fand sich neben mehreren Knoten in der Scheide auch ein Knoten an der Urethra.

Kohabitationsbeschwerden fanden sich in dem Falle von Rüter.

Unter den Allgemeinsymptomen erscheint Kachexie verhältnismäßig selten zu sein; „meist befinden sich die Frauen in gutem oder verhältnismäßig gutem Zustand" (Kalle).

Bianca Bienenfeld (1926) beobachtete eine 32jährige Patientin, die trotz eines schon sehr weit fortgeschrittenen primären Scheidencarcinoms noch 86 kg wog.

In manchen Fällen entwickeln sich urämische Symptome: heftige Kopfschmerzen, Übelkeit, Erbrechen [v. Winckel (1886, S. 174)].

Schmerzen finden sich nur bei etwa der Hälfte aller Kranken mit primärem Scheidencarcinom (Schlund).

Als einziges Symptom sind Schmerzen selten, sie finden sich nur bei 5,4% aller Kranken (Schlund), häufiger sind Schmerzen und Ausfluß, oder Schmerzen und Blutungen.

Selbst in Fällen, in denen man größere Stücke des Carcinoms schon mit dem Finger aus der Scheide entfernen kann, können wenig oder keine Schmerzen vorhanden sein (v. Winckel).

Sind Schmerzen vorhanden, dann werden sie in den Leib, in das Kreuz, in die Unterbauchgegend, die Scheide, oder das Rectum lokalisiert. Auch in die Beine können sie ausstrahlen (Stevens).

Die Art der Schmerzen wird verschieden geschildert: stechend, bohrend, reißend, dumpf usw.

Nach v. Winckel[1] klagen die Kranken zuweilen auch über ein mehr oder weniger heftiges Jucken an den äußeren Genitalien.

Klinik des primären Scheidencarcinoms.

Häufigkeit. Die bisher vorliegenden Statistiken über die Häufigkeit des primären Scheidencarcinoms setzen dieses in Beziehung entweder zur Zahl der gynäkologisch Kranken überhaupt, oder zur Zahl der Kranken mit Genitalcarcinomen.

In beiden Fällen ergeben sich recht erhebliche Schwankungen. Bezogen auf die gynäkologischen Erkrankungen überhaupt, schwankt die Häufigkeit des primären Scheidencarcinoms zwischen 0,01—0,42% (Tabelle).

Autor	Literatur	Ort und Zeit der Statistik	Zahl der Gynäkologisch-Kranken	Zahl der primären Scheidencarcinome	Prozentziffer der primären Scheidencarcinome
Schwarz	Inaug.-Diss. Berlin	Universitäts-Frauenklinik Berlin	35807	84	0,24%
Kalle	Inaug.-Diss. Greifswald 1903	Universitäts-Frauenklinik Greifswald 6. 4. 1899 bis 6. 4. 1903	1873	4	0,21%
Vávra	Monatsschr. f. Geburtsh. u. Gynäkol. Bd. 2, S. 379	Prager gynäkol. Kliniken 1875—1891	8981	38	0,42%
Bianca Bienenfeld (1926)	Zentralbl. f. Gynäkol. 1926, S. 2974.	—	10000	1	0,01%
Amodei	Riv. Ital. di Gin. Vol. 5, S. 150.	Klinik Mangiagalli	7000	?	0,18%

Bringt man die primären Scheidencarcinome in Beziehung zu den übrigen Genitalcarcinomen, dann erscheinen sie mit einer Häufigkeit von 0,64—3,07%.

Autor	Literatur	Ort und Zeit der Statistik	Zahl der Genitalcarcinome bei Frauen überhaupt	Zahl der primären Scheidencarcinome	Prozentziffer der primären Scheidencarcinome
Eppinger	Prager Vierteljahrsschr. 1871 zit. nach Schlund	Pathologisch-anatomisches Institut i. Prag 1868—1871	202?	3	1,5%
Gurlt	Langenbecks Arch. Bd. 25, S. 427.	Wiener Krankenhäuser 1855—1878	4107	114	1,5 %
Hecht	Inaug.-Diss. München 1891	Wiener Krankenhäuser 1879—1888	3124	50	1,1 %

---

[1] v. Winckel: Lehrb. d. Frauenkrankh. S. 174.

Autor	Literatur	Ort und Zeit der Statistik	Zahl der Genitalcarcinome bei Frauen überhaupt	Zahl der primären Scheidencarcinome	Prozentziffer der primären Scheidencarcinome
Mattmüller	Zeitschr. f. Geburtsh. u. Gynäkol. Bd. 85. S. 112	Basler Frauenspital 1899—1918	620	17	2,8 %
J. Hofmeier	Zeitschr. f. Geburtsh. u. Gynäkol. Bd. 9 S. 232.	Elisabeth-Krankenhaus Berlin 1865—1880	358	11	3,07%
Bastian	Zentralbl f. Gynäkol. 1909, S. 1363.	Univ.-Frauenklinik Genf 1887—1908	318	2	0,64%
Goldberger (1926)	Zentralbl. f. Gynäkol. 1926, S. 2515.	Dtsch. Univ.-Frauenklinik Prag	?	?	2,7 %
Homuth	Inaug.-Diss. Halle a. S. 1905.	Univ.-Frauenklinik Halle 1897—1905	701	19	2,71%

Alter der Kranken. Primäre Scheidencarcinome können sich im frühesten Kindesalter und im höchsten Greisenalter finden.

Die jüngste Patientin mit Scheidencarcinom ist bisher ein von Aschheim beobachtetes acht Monate altes Kind mit einem walnußgroßen Adenocarcinom der vorderen Scheidenwand. T. Smith fand bei einem 14 Monate alten Mädchen ein Carcinom der hinteren Scheidenwand[1], Guersant konnte bei einem 3½jährigen Kinde ein vom Introitus vaginae ausgehendes Blumenkohlgewächs von 20 cm Länge und 28 cm Umfang feststellen. Breisky[2] erwähnt, daß sich — nach einer ihm von Dr. Johannovsky gemachten Mitteilung — in der Straßburger pathologisch-anatomischen Sammlung ein hühnereigroßer, breitbasig im hinteren Scheidengewölbe aufsitzender, knolliger, drüsiger carcinomatöser Tumor von einem 9jährigen Kinde befindet. Breisky[3] selbst (zit. nach Schlund) fand einen Krebs bei einem 2jährigen Kinde.

Die älteste Patientin mit primärem Scheidencarcinom scheint eine von Mattmüller erwähnte 85 Jahre alte Frau zu sein.

In über 260 aus der Literatur zusammengestellten Fällen fand Schlund folgende Altersverhältnisse (s. nebenstehende Tabelle).

Auf Grund dieser Statistik kommt Schlund zu dem Schlusse, daß die meisten Fälle von primärem Scheidencarcinom — nämlich 76,9% der Fälle — in das 31.—60. Lebensjahr fallen. Diese Zahl stimmt sehr gut mit der von Seyffert gefundenen Zahl von 78,2% überein. Die größte Disposition zeigen sowohl bei Schlund, als auch bei Hauber und Seyffert die Altersstufen von 31—40 (mit 26,92%) und von 51—60 (mit 28,08%) Jahren.

Alter	Zahl der Fälle	%
15—20 Jahre	5	1,90%
21—30 ,,	26	10,0 %
31—40 ,,	70	26,92%
41—50 ,,	57	21,92%
51—60 ,,	73	28,08%
61—70 ,,	22	8,46%
71—80 ,,	7	2,69%

Von den 17 Kranken Mattmüllers, die an primärem Scheidencarcinom litten, waren beim Auftreten der ersten Symptome:

---

[1] Smith, T.: Zit. nach v. Winckel, Lehrb. d. Frauenkrankh. Leipzig 1886, S. 174, Literaturangaben macht v. Winckel nicht.

[2] Breisky in Billroth-Luecke: Handb. d. Frauenkrankh. 2. Aufl. Bd. 3, S. 747.

[3] Breisky: Die Krankheiten der Vagina.

```
36—40 Jahre alt . . . . . . . . . . . 4
41—45   ,,   ,,   . . . . . . . . . . . 1
46—50   ,,   ,,   . . . . . . . . . . . 3
51—55   ,,   ,,   . . . . . . . . . . . 0
56—60   ,,   ,,   . . . . . . . . . . . 4
61—65   ,,   ,,   . . . . . . . . . . . 1
66—70   ,,   ,,   . . . . . . . . . . . 2
71—75   ,,   ,,   . . . . . . . . . . . 1
76—80   ,,   ,,   . . . . . . . . . . . 0
81—85   ,,   ,.   . . . . . . . . . . . 1
```

Über die Beziehungen zwischen dem Alter und dem Auftreten von Carcinomen an den einzelnen Genitalabschnitten hat Voltz folgende Kurve aufgestellt (s. Abb. 222).

Nach diesen Kurven liegt der Häufigkeitsgipfel des Collum- und des Ovarialcarcinoms im 45. Lebensjahre, das Scheidencarcinom und das Korpuscarcinom erreichen ihr Häufigkeitsmaximum dagegen erst ein Jahrzehnt später. Leider fehlt aber bei Voltz jede Angabe darüber, ob es sich bei den „80 Vaginalcarcinomen", die er unter 1331 Genitalcarcinomen fand, wirklich um primäre Scheidencarcinome handelte. Jedenfalls erscheint diese Quote (über 6%) gegenüber den Angaben aller anderen Autoren (S. 624) ganz außerordentlich hoch.

Vorausgegangene Geburten. Schlund (1913) fand in seiner Statistik, die sich an die von Hecht anschloß, in 149 Fällen Angaben über vorausgegangene Geburten.

Von diesen 149 Frauen mit primärem Scheidencarcinom hatten 27 Frauen überhaupt nie geboren, 122 Frauen hatten Kinder und zwar:

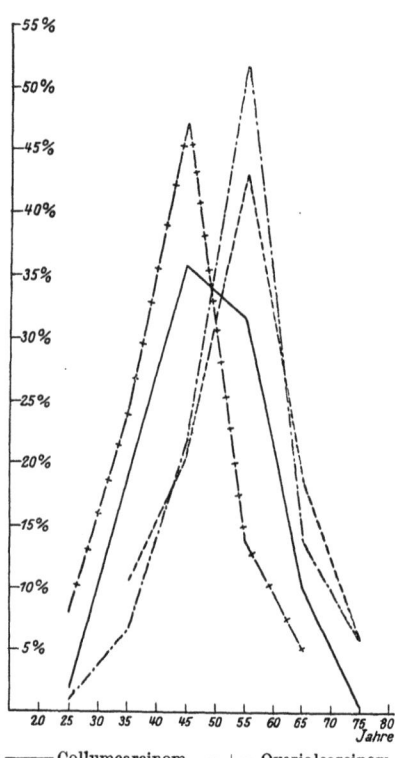

——— Collumcarcinom   —+— Ovarialcarcinom
— — — Corpuscarcinom   — · — Vaginalcarcinom
Abb. 222. Altersstufen der Genitalcarcinome.
(Nach A. Döderlein, G. Döderlein und F. Voltz.)

```
 1 Kind  . . . . . . . . . . . .  22
 2 Kinder . . . . . . . . . . . . 11
 3   ,,   . . . . . . . . . . . . 28
 4   ,,   . . . . . . . . . . . . 16
 5   ,,   . . . . . . . . . . . . 11
 6   ,,   . . . . . . . . . . . . 13
 7   ,,   . . . . . . . . . . . .  6
 8   ,,   . . . . . . . . . . . .  7
 9   ,,   . . . . . . . . . . . .  1
10   ,,   . . . . . . . . . . . .  3
11   ,,   . . . . . . . . . . . .  2
12   ,,   . . . . . . . . . . . .  2
                                 ———
                                 122
```

Die 122 Frauen hatten insgesamt 510 Kinder = 4,2 Kinder pro Frau. Diese Geburtenziffer ist etwas höher als die durchschnittliche Geburtenziffer in Deutschland (3,9% im Jahre 1901), sie ist aber durchaus nicht der Ausdruck einer excessiven Fruchtbarkeit. Überdies hatten 18,1% der 149 Frauen überhaupt nicht geboren. Also kann das Geburtstrauma keinen Reiz zur Entstehung eines primären Scheidencarcinoms abgeben (Schlund).

Unter den 37 Frauen Goldbergs befanden sich 11 Nulliparae, weitere 11 Frauen hatten höchstens zwei Geburten durchgemacht.

Nur in einem der Fälle dürfte nach der Ansicht Goldbergs das Auftreten des primären Scheidencarcinoms mit einer durchgemachten Geburt im Zusammenhang stehen. In diesem Falle traten zwei Monate nach der Entbindung — es handelte sich um eine Spontangeburt — die ersten Symptome der Erkrankung in der Form von Blutungen auf.

Erblichkeit. Über die Erblichkeitsverhältnisse beim primären Scheidencarcinom ist heute noch nichts bekannt.

Bodwin[1] beobachtete ein Scheidencarcinom bei einer 31jährigen Frau, deren Vater und Großvater an Krebs gestorben waren.

Labhardt fand unter 17 Fällen nur ein einziges Mal die Angabe, daß Krebs in der näheren Familie vorgekommen war.

Die Kombination von **Gravidität** und primärem Scheidencarcinom scheint durchaus nicht selten zu sein. So konnten wir in der Literatur folgende Fälle finden: Bailly (1873), Küstner (1876 2 Fälle), Bruckner (1880, Fall 4), Leopold (1886), Strebel (1896), Backhaus (1899), Krönig (1900), Würst (1900), Ferri (1902), Kaiser (1903), Schmidtlechner (1905). Außerdem führte Schlund noch folgende Fälle an: Philipp, Puchelt, Schelle, Simpson, Ingermann-Amitin, Welponer, Hime, Cook, Morgan.

Ein Einfluß des Carcinoms auf die Gravidität läßt sich nicht mit Sicherheit erkennen. In einigen Fällen [Küstner (1876, Fall 2), Backhaus] gelangte die Schwangerschaft nicht zu ihrem normalen Ende.

In dem Falle von Küstner (1876, Fall 2) erfolgte im 5.—6. Monat die spontane Ausstoßung einer toten Frucht. In der Beobachtung von Backhaus trat eine spontane Frühgeburt im 7. Monat ein.

Die Geburt kann spontan erfolgen.

In dem Falle von Bailly wurde die hintere Scheidenwand samt dem großen, höckerigen Tumor, der ihr aufsaß, durch den Kopf des Kindes vor die Vulva getrieben. Nach dem Austritt des Kopfes zog sie sich wieder zurück. Obwohl das Kind ausgetragen war, erfolgte weder eine Zerreißung noch eine Blutung.

Verhältnismäßig häufig findet sich die Angabe, daß die Geburt operativ beendigt werden mußte durch Zange (Bruckner, Ferri, Krönig), durch Extraktion bei Steißlage (Schmidtlechner), oder durch Kaiserschnitt (Leopold, Strebel).

Im Wochenbett bedeutet das Vorhandensein eines Scheidencarcinoms immer eine außerordentlich ernste Komplikation wegen der Gefahr einer ascendierenden Infektion.

So ging z. B. die eine Patientin Küstners (1876, Fall 1), bei der im 6. Monat der künstliche Abort eingeleitet worden war, 8 Tage nach der Ausstoßung des Kindes an einer septischen Allgemeininfektion zugrunde.

Es dürfte sich deshalb empfehlen, wenigstens in den Fällen, in denen man die Schnittentbindung ausführt, gleich den Uterus zu exstirpieren.

Der Einfluß der Gravidität, der Geburt und des Wochenbetts auf ein primäres Scheidencarcinom läßt sich nach den bisher vorliegenden Beobachtungen schwer beurteilen, da häufig Angaben über den weiteren Verlauf fehlen.

In mehreren Fällen gingen die Kranken erst längere Zeit (10 Monate Ferri, $^3/_4$ Jahr Strebel, über 1 Jahr Bruckner) nach der Niederkunft zugrunde.

Diagnose des primären Scheidencarcinoms.

Es gibt kaum eine Erkrankung der Scheide, unter deren Form das Scheidencarcinom nicht auftreten könnte.

---

[1] Bodwin: Philadelph med. Times. Dec. 1870, zit. nach Bruckner.

Infolgedessen kommt die makroskopische Diagnose nie über eine geringere oder größere Wahrscheinlichkeit hinaus. Erst die mikroskopische Untersuchung und nur sie allein gestattet mit Sicherheit die Feststellung eines primären Scheidencarcinoms.

Daraus ergibt sich die Forderung, daß in allen nur irgendwie verdächtigen Fällen eine Probeexcision vorgenommen wird.

Zu diesen Fällen gehören 1. alle Neubildungen, 2. alle geschwürigen Prozesse, 3. alle Infiltrationen der Scheide.

Papilläre Wucherungen in der Scheide sind immer carcinomverdächtig, selbst wenn sie noch so gutartig zu sein scheinen.

So fand Keitler bei einer 60jährigen Frau, die an blutig-eitrigem Ausfluß litt, die Scheidenwand etwas verdickt, und sie „fühlte sich ganz eigentümlich pelzig, stellenweise etwas rauh an". Der ganze Befund machte den Eindruck einer starken Colpitis papillaris. Erst die mikroskopische Untersuchung der abgekratzten Massen ergab ein beginnendes Plattenepithelcarcinom.

Allerdings brauchen nicht alle papillären Wucherungen in der Scheide Carcinom zu sein.

So können z. B. „elevierte, luxurierende und miteinander konfluierende, an der Oberfläche zerfallene Papeln" (Matzenauer, S. 530) ein Carcinom vortäuschen.

Wiederholt wurden auch die papillären Wucherungen oder entzündlichen Granulationen, die sich um Fremdkörper in der Scheide herum bilden können, für Carcinom gehalten.

Nach Colombat[1] wurde J. Cloquet (1826) zu einer Frau geholt „que l'on traitait pour un cancer du vagin. Il trouva ce canal rempli de végétations fongueuses. S'étant décidé à faire l'excision de ces productions morbides, il reconnût la présence d'un pessaire et en fit l'extraction. Cet instrument, qui avait été oublié depuis X ans, était complètement recouvert par les fongosités et revêtu d'une couche d'incrustations calcaires". Clarke[2] fand bei einer Dame, bei der ein anderer Arzt ein Carcinoma uteri diagnostiziert hatte, ein stark inkrustiertes Korkpessar, das viele Jahre vorher eingeführt worden war. Colombat wurde am 25. März 1832 zu einer damals 75jährigen Frau v. C. geholt, die an einem Uteruscarcinom leiden sollte; „ce qui semblait justifier d'abord ce fâcheux diagnostic, c'est que Madame de Carl éprouvait des douleurs intolérables et accompagnées d'un écoulement vaginal aussi fétide qu' abondant. Au lieu de trouver une tumeur cancéreuse ainsi que le Dr. B. l'avait déclaré, nous constatâmes par le toucher, la présence d'un pessaire rond, à ouverture centrale, qui était recouvert d'une épaisse couche d'incrustations calcaires et qui avait été appliqué à Vienne, en Autriche, lors du dernier accouchement de Madame Carl..., c'est-à-dire depuis au moins 30 ans. Cet instrument, à peine déformé, avait été si bien oublié que Madame la baronne de Carl... ne voulut croire à sa présence, que lorsque nous le lui eûmes montré, après en avoir fait l'extraction en introduisant un doigt dans son ouverture centrale". Gervis (s. Horrocks[3]) wurde von einem Arzt eine Kranke mit der Diagnose Carcinom gesandt. Es handelte sich aber nur um die Folgen eines lange getragenen inkrustierten Pessars. Breisky[4] entfernte bei einer Patientin, die ihm mit der Diagnose Carcinom überwiesen worden war, einen monatelang im hinteren Scheidengewölbe festsitzenden, wahrscheinlich zu antikonzeptionellen Zwecken eingeführten Badeschwamm.

Umschriebene Knoten in der Scheide brauchen nicht immer carcinomverdächtig zu sein. Es kann sich auch um Fibrome, Myome, Angiome, tiefsitzende Cysten u. a. m. handeln. Da sich aber hinter jeder knotenförmigen Neubildung außer einem Carcinom auch ein Sarkom oder ein Chorionepitheliom verbergen kann, so ist schon aus diesem Grunde eine Probeexcision unumgänglich notwendig.

---

[1] Colombat: Zit. nach Neugebauer, Arch. f. Gynäkol. Bd. 43, S. 391.
[2] Clarke: Ib. S. 393.
[3] Horrocks: Transact. of the obstetr. soc. of London. Vol. 26, p. 54.
[4] Breisky: Die Krankheiten der Vagina. 1879, S. 105, zit. nach Neugebauer.

Bei einer Patientin von Straßmann, die wegen Blutungen und Ausfluß in die Sprechstunde gegekommen war, fanden sich multiple Knötchen in der Scheide. Im Scheidengewölbe saß eine zerfallende Masse, die Portio war vergrößert und vielhöckerig. Die Erkrankung wurde zunächst als inoperables Portiocarcinom mit Metastasen gedeutet. Eine Radikaloperation erschien aussichtslos. Nach der Ausräumung des Carcinoms im Scheidengewölbe konnte aber die Portio vorgezogen und amputiert werden. Sie war von mehreren bis kirschgroßen Myomen durchsetzt, auch die in der Scheide vorhandenen, von glatter Schleimhaut überzogenen Knötchen, erwiesen sich mikroskopisch als Myome.

Besondere diagnostische Schwierigkeiten können bei Geschwürsbildungen in der Scheide entstehen.

Solange man nur wenige Arten von Scheidengeschwüren kannte, konnte man versuchen, gewisse makroskopische Typen aufzustellen. So hat man als charakteristisch für das Ulcus carcinomatosum folgende Kennzeichen angegeben: die steil aus der Umgebung aufsteigenden, unregelmäßig gezackten, harten, oft pilzhutartig umgeworfenen Ränder, den belegten, körnigen, leicht blutenden Grund und die infiltrierte Umgebung.

Jedes dieser Kennzeichen kann aber bei einem carcinomatösen Geschwür fehlen und es kann bei einem nicht carcinomatösen Ulcus vorhanden sein. Man kann mit der makroskopischen Geschwürsdiagnose also nicht vorsichtig und zurückhaltend genug sein. Jedenfalls sollte in allen nicht ganz klaren Fällen eine Probeexcision nicht unterlassen werden.

Nicht so selten wird ein Scheidencarcinom durch eine Colpitis senilis vorgetäuscht. Im allgemeinen ist die Differentialdiagnose nicht schwierig, es können aber doch Fälle vorkommen, in denen erst die mikroskopische Untersuchung zum Ziele führt.

Alle infiltrierenden Prozesse der Scheidenwand sind in hohem Grade auf Carcinom verdächtig. Dies gilt besonders von den Fällen, in denen die ganze Scheide in ein hartes, starres Rohr verwandelt ist.

Mehr umschriebene Infiltrationen können auch durch entzündliche Prozesse, sowie auch durch Lues hervorgerufen werden. Ohne mikroskopische Untersuchung ist aber die Diagnose unmöglich.

Besonderer Erwähnung bedarf endlich noch die Leukoplakie der Scheide. Diese führt in allen Fällen früher oder später zu Carcinom (v. Franqué).

Nach der Feststellung, daß überhaupt ein Carcinom vorhanden ist, ist die Frage zu beantworten, ob es sich um ein primäres oder um ein sekundäres Scheidencarcinom handelt.

In erster Linie gilt es hier, Carcinome der Umgebung zu erkennen oder auszuschließen.

Wohl am häufigsten findet man sekundäre Scheidencarcinome beim primären Carcinom der Portio. Ist die Portio carcinomatös erkrankt, dann kann die Feststellung, ob es sich um ein primäres oder um ein sekundäres Scheidencarcinom handelt, unmöglich sein. Nur in den Fällen, in denen ein ausgedehntes Carcinom der Scheide und eine nur geringe Beteiligung der Portio vorhanden ist, wird man das Scheidencarcinom als primär ansprechen dürfen.

Auch bei Collumcarcinomen (Hirsch) und Korpuscarcinomen (Cova[1], Schick, Sellheim u. a. s. S. 552)[2], können sekundäre Knoten in der Scheide entstehen. Die Scheidenmetastasen des Korpuscarcinoms sitzen auffallend häufig am Harnröhrenwulst (Amann 1912, Zirinski, Latzko 1915). Für den einwandfreien

---

[1] Cova: Ref. Zentralbl. f. Gynäkol. 1907, S. 1527.

Nachweis eines primären Scheidencarcinoms ist also eine Probeabrasio des Korpus und der Cervix uteri unbedingt nötig.

Beim primären Tubencarcinom sind Metastasen in der Scheide bisher anscheinend noch nicht beobachtet worden, obwohl schon mehrfach eine sekundäre Beteiligung des Uterus beobachtet wurde (siehe bei Tubencarcinom).

Auch beim primären Ovarialcarcinom scheinen Scheidenmetastasen bisher nicht beschrieben zu sein.

Neben dem Genitale muß besondere Aufmerksamkeit der Blase und dem Rectum geschenkt werden.

Über Metastasenbildung in der Scheide bei Carcinomen entfernterer Organe ist heute anscheinend noch nichts bekannt. Ihre Möglichkeit ist aber durchaus zuzugeben.

Prognose des primären Scheidencarcinoms.

Die Prognose des primären Scheidencarcinoms ist schlecht. Die Symptomenarmut der Anfangsstadien und das rasche Wachstum der Neubildung bringen es mit sich, daß über 50% der Kranken inoperabel sind, wenn sie in ärztliche Behandlung kommen (Labhardt).

Aber auch in den weniger vorgeschrittenen Fällen sind die therapeutischen Resultate nicht gut.

Peitmann konnte bis zum Jahre 1911 keinen einzigen Fall von Dauerheilung in der Literatur auffinden.

Peitmann hat dabei aber je eine Beobachtung von Fritsch und Legneu „als außergewöhnliche Zufallserfolge" nicht mitgerechnet.

Fritsch erwähnt in seinem Lehrbuch „Die Krankheiten der Frau" 12. Aufl. S. 117, daß er „einmal" „zufällig ein bohnengroßes, eben beginnendes symptomloses Vaginalcarcinom entdeckt, operiert und definitiv geheilt habe". Legneu[3] sah eine Patientin, die 10 Jahre nach partieller Exstirpation der Scheide wegen Carcinom noch rezidivfrei war.

Wir selbst fanden in der Literatur noch eine Beobachtung von Lehmann (1911). Dieser berichtet, daß eine Patientin die an einem markstückgroßen Carcinom der hinteren Scheidenwand litt, noch 5 Jahre nach der vaginalen Exstirpation der Scheide und des Uterus rezidivfrei war. Man darf aber wohl kaum zweifeln, daß die Zahl der Dauerheilungen größer ist. Leider ist bei vielen Fällen eine jahrelange Beobachtung nicht möglich, oder die betreffenden Fälle werden nicht veröffentlicht.

Über prognostische Unterschiede der einzelnen Formen des primären Scheidencarcinoms ist wenig bekannt. Nach Peitmann ist die infiltrierende Form im ganzen etwas ungünstiger als die umschriebene ulceröse und knotige Form.

Rezidive treten in manchen Fällen schon wenige Wochen oder Monate nach der Operation ein. Sie sind dann gewöhnlich so ausgedehnt, daß an einen nochmaligen radikalen Eingriff nicht zu denken ist (Labhardt, S. 1307).

Über die Dauer der Erkrankung lassen sich keine zuverlässigen Angaben machen, da der Beginn nie sicher bekannt ist. Die Zeit von dem Auftreten der ersten Symptome bis zum Tode schwankt zwischen 13 Wochen und 3 Jahren (Hecht). Nach Labhardt beträgt die mittlere Krankheitsdauer 1—2 Jahre.

Der Tod kann die Folge der schließlich doch eintretenden Kachexie sein, oder die Kranken erliegen einer Urämie infolge von Kompression der Ureteren [Krönig (1901)]

---

[2] Schick: Zentralbl. f. Gynäkol. 1907, S. 635.
[3] Legneu: Soc. de chirurg. Vol. 13, p. 2, 1907.

oder einer ascendierenden Infektion der Nieren mit nachfolgender Allgemeininfektion (Kalle, Fall 3).

Seltener ist der letale Ausgang die Folge einer Perforation in die Bauchhöhle oder einer allgemeinen Carcinose.

In dem einen Falle von Pryor ging die Kranke an Darmverschluß durch ein Rezidiv zugrunde.

Therapie des primären Scheidencarcinoms.

Die Therapie des Scheidencarcinoms ist in erster Linie abhängig von der Ausdehnung der Erkrankung. Außerdem spielt aber auch der Allgemeinzustand der Patientin eine Rolle, „denn man wird einer noch kräftigen Patientin mit ausgedehnter Neubildung mehr zumuten können, als einer alten Frau mit schlechtem Herz- und Allgemeinzustand, die nur einen kleineren Krankheitsherd aufweist" (Labhardt).

Unter Berücksichtigung dieser Faktoren teilt Labhardt die Kranken mit Scheidencarcinomen in drei Gruppen:
1. die Operablen,
2. die Grenzfälle,
3. die Inoperablen.

Als operabel bezeichnet Labhardt diejenigen Kranken, „die noch keine palpablen Drüsen aufweisen, bei denen Rectum, Blase und Parametrium noch frei sind, und der Tumor noch einige Beweglichkeit besitzt".

Von Grenzfällen spricht Labhardt:
1. beim Vorhandensein einer ausgedehnten Neubildung,
2. beim nachweisbaren Übergreifen der Neubildung auf die Umgebung (Bindegewebe, Blase, Mastdarm),
3. wenn die Neubildung an einer der seitlichen Scheidenwände sitzt und schon frühzeitig unbeweglich bis zur seitlichen Beckenwand reicht,
4. beim Vorhandensein multipler Knoten,
5. beim Vorhandensein von Drüsenmetastasen.

Inoperabel sind die primären Scheidencarcinome:
1. wenn die Neubildung schon sehr ausgedehnte Teile der Scheide ergriffen hat,
2. wenn der Tumor unbeweglich im Becken sitzt,
3. wenn ein Durchbruch nach der Blase oder dem Rectum hin erfolgt ist,
4. wenn die Kranken kachektisch und durch Blutverluste auch anämisch sind.

Therapeutisch kommen in Betracht:
1. die Operation,
2. die Strahlenbehandlung.

1. Die operative Behandlung. In den ersten Anfängen der modernen operativen Technik wurden die primären Scheidencarcinome einfach excidiert (Hegar und Kaltenbach, Hofmeier). Die traurigen Resultate [etwa 100% Rezidive Klien (1898)] zeigten, daß man nur scheinbar im Gesunden operiert hatte [1]. Diese Erkenntnis und die weiteren Beobachtungen zwangen dazu, immer mehr von der Scheide und ihrer Umgebung wegzunehmen.

---

[1] Bei der Operation im Gesunden können selbstverständlich auch mit der einfachen Exstirpation der Neubildung gute Erfolge erzielt werden. So excidierte Windisch ein carcinomatöses Geschwür an der Hinterwand der Scheide. Zwei Jahre später mußte wegen beiderseitiger Ovarialcystome die Laparatomie ausgeführt werden. Nirgends fanden sich Spuren eines Rezidivs.

So wurden im Laufe der Zeit zahlreiche Methoden für die Operation des primären Scheidencarcinoms empfohlen.

Geschichtliche Entwicklung der operativen Behandlung des Scheidencarcinoms.

Carl Schröder (1878) ging in 3 Fällen von primären Scheidencarcinomen, die hoch an der Hinterwand hinaufreichten, so vor, daß er vom Cervicalkanal aus die hintere Lippe quer durchtrennte. Dann wurde die Scheidenschleimhaut um den ganzen Tumor herum oberflächlich durchschnitten. Im oberen Teil wurde dieser Schnitt vertieft, bis die ganze Dicke der Schleimhaut durchtrennt war, dann wurde die ganze umschnittene Partie von oben nach unten abgelöst. Ursprünglich vereinigte Schröder dann einfach die Schnittränder der Scheidenschleimhaut durch quere Nähte. Dadurch entstand aber „ein nach oben vom Stumpf der hinteren Lippe und dem Peritoneum begrenzter Hohlraum" „in dem die Wundsekrete stagnierten und zur Jauchung" — in einem Falle mit nachfolgendem Exitus — Veranlassung gaben. Aus diesem Grunde ging Schröder weiterhin so vor, daß er die bloßliegende Mastdarmwand mitfaßte und in das hintere Scheidengewölbe ein Drainrohr einnähte.

Seyffert stellte 1901 die nach Schröder operierten Fälle zusammen, und er fand 94,44% Rezidive. „Seit Bekanntwerden dieser äußerst schlechten Prognose wurde nur noch sehr selten nach Schröders Methode operiert und fast immer mit demselben schlechten Erfolg."

Gegen die Methode von Schröder wandte Olshausen[1] ein, daß bei der Präparation von oben nach unten leicht der Douglassche Raum eröffnet würde — dies war in der Tat auch bei einem der Fälle Schröders der Fall gewesen. Olshausen erschien es deshalb zweckmäßiger, das Carcinom von unten her von seiner Unterlage abzupräparieren, „teils weil man auf diese Weise sich bequemer Platz schafft, teils weil die Eröffnung des Douglas alsdann länger hinausgeschoben wird".

Nach Olshausen genügt es nun aber überhaupt nicht, einfach das Carcinom zu excidieren, sondern es muß — wenigstens wenn die Muttermundslippen erkrankt sind — auch der Uterus exstirpiert werden. Da nun die einfache, typische vaginale Uterusexstirpation in diesen Fällen mit gewissen Schwierigkeiten und Übelständen zu kämpfen hat (Schwierigkeiten bei der Umschneidung des Carcinoms, besonders bei Verengerung der Scheide, Verschleppung von Carcinommaterial durch Finger und Instrumente) so ging Olshausen (1889) in folgender Weise vor[2]: Er spaltete den Damm quer, und er drang dann stumpf zwischen Scheide und Rectum bis zum Peritoneum in die Höhe. Dann eröffnete er die Excavatio recto-uterina, stülpte den Uterus nach hinten um und exstirpierte ihn, indem er beiderseits von den Tuben her nach der Cervix fortschreitend die Ligamente unterband. Vor der Abbindung der Cervix wurde an der Grenze des abgelösten Teiles die Scheide mit der Schere quer durchgeschnitten und so das Carcinom entfernt. Sollte der Uterus nicht exstirpiert werden, dann drang Olshausen ebenfalls stumpf zwischen Rectum und Vagina bis zum Ansatz der hinteren Scheidenwand an der Cervix vor. Dabei wurden

---

[1] Olshausen: Zentralbl. f. Gynäkol. 1895, S. 1.

[2] Nach Olshausen ist die von ihm zur Entfernung von Vaginalcarcinomen angegebene Methode schon von Zuckerkandl (Wien. med. Presse 1889, Nr. 7 u. 12) für die Exstirpation des Uterus empfohlen worden.

auch die seitlichen Scheidenwände so weit unterminiert, daß die Neubildung und ihre nächste Umgebung vollkommen abgelöst waren. Dann wurde an der bequemsten Stelle eine Verbindung zwischen dem Scheidenlumen und der zwischen Rectum und hinterer Vaginalwand entstandenen Höhle hergestellt, so daß sich die weitere Auslösung des Carcinoms mit der Schere sehr einfach gestaltete.

Bei sehr enger Vagina und Verlegung ihres Lumens durch die Neubildung spaltete Olshausen nach der Ablösung der Scheidenwand von ihrer Unterlage den unteren Teil der hinteren Scheidenwand in sagittaler Richtung bis in die Nähe der Neubildung. „Die so gewonnenen zwei Lappen des gesunden, untersten Teiles der hinteren Scheidenwand kann man nun nach rechts und links auseinander halten lassen, kann sie umdrehen und dadurch das Operationsterrain für das Auge zugänglicher machen. Die schließliche Trennung des Erkrankten gewinnt dadurch an Sicherheit."

Olshausen operierte nach diesem Verfahren bis 1895 drei Kranke. Von diesen fand sich bei der ersten Patientin 3 Jahre nach der Operation ein inoperables Rezidiv, die zweite Kranke ging 13 Monate nach der Operation an einem Rezidiv zugrunde, bei der dritten Patientin lag die Operation zur Zeit der Veröffentlichung erst 3 Monate zurück.

Eiselsberg (1889) war, soweit wir sehen, der erste, der beim Scheidencarcinom außer der Scheide auch das Rektum exstirpierte.

Schlund (1913) konnte aus der Literatur 8 Fälle von Scheidencarcinomen zusammenstellen, die nach der Methode von Olshausen operiert worden waren. In 7 Fällen traten Rezidive auf; in dem 8. Falle war nach $1^1/_2$ Jahren noch kein Rezidiv vorhanden.

Es handelte sich um eine 34jährige, blühende Frau, bei der im Mai 1886 zwei nußgroße harte Tumoren exstirpiert worden waren. Diese hatten unmittelbar oberhalb des Sphincter ani der vorderen Rectalwand so fest aufgesessen, daß das Septum rectovaginale bei der Operation eröffnet wurde. Im Dezember 1888 fand sich an den beiden großen Schamlippen je ein harter Tumor. Der eine reichte von der rechten Schamlippe über die Urethralmündung bis zur Klitoris, der linke bis knapp zur Klitoris.

Nach hinten zu nahm der Tumor den Anus und seine Umgebung in sich auf. Der untere Teil des Septum recto-vaginale war zerstört. Es bestand eine etwa 4 cm hohe Kloake. Die Portio war ganz frei. Die Scheide war bis auf einen dem Verlaufe der Harnröhre entsprechenden Streifen von dem exulcerierten Tumor eingenommen, das Rectum war in einen nach oben deutlich abgrenzbaren Tumor umgewandelt. Die Operation bestand in der vollständigen Entfernung aller erkrankten Partien. Das Steißbein wurde entfernt, an seiner Stelle wurde ein Anus sacralis gebildet. Die Portio wurde nach Entfernung der Scheide in der durch Nähte verkleinerten Wunde fixiert. Nach fast reaktionslosem Verlaufe war sie völlig im Niveau der äußeren Haut eingeheilt und die Frau hatte bereits zweimal normal menstruiert. Harter Stuhl konnte willkürlich entleert werden.

Schauta (1891)[1] hat in zwei Fällen von Carcinom der Scheide und des Uterus die Scheide nahe am Introitus vaginae unterhalb der erkrankten Stelle im Gesunden

---

[1] Schauta: Zeitschr. f. Heilk. 1891, zit. nach Eiselsberg (1889), war, soweit wir sehen, der erste, der vorschlug außer der Scheide auch das Rectum zu exstirpieren. Amann (1899), Monatsschr. f. Geburtsh. u. Gynäkol. Bd. 10, S. 458.

umschnitten, bis in die Höhe der Portio abpräpariert, die Excavatio recto-uterina eröffnet und mit der Scheide auch den Uterus exstirpiert.

Dührssen (1895) ging in einem Falle von ausgedehntem Carcinom der hinteren und linken Scheidenwand, das auch auf die Portio übergegriffen hatte, nach folgendem Prinzip vor: „Freilegung des Operationsgebietes durch eine Scheidendammincision auf der gesunden Seite und gemeinsame Exstirpation der Scheide und der erkrankten Cervix, wobei letztere im Zusammenhang mit der abgetrennten Scheidenpartie belassen" wurde. Im einzelnen gestaltet sich diese Methode, die Dührssen hauptsächlich zur Vermeidung einer Impfinfektion vorschlug, folgendermaßen:

Von dem Scheidendammschnitt [1] aus wird das Carcinom umschnitten und von seiner Unterlage abgelöst. Ist diese Ablösung bis zum erkrankten Scheidengewölbe fortgeschritten, dann wird die Basis des betreffenden Lig. latum abgebunden und von der Cervix abgetrennt. Nun wird das vordere Scheidengewölbe eröffnet und die freigelegte Cervixkante durch zwei Kugelzangen fixiert. Zwischen den beiden Kugelzangen wird die Cervix quer durchgeschnitten. Die Cervix und mit ihr die ganze resezierte Scheidenpartie hängt jetzt nur noch an der Basis des anderen Ligaments. Nachdem dieses mit einer Klemme gefaßt und durchtrennt ist, ist die Abtragung des Erkrankten vollendet. Die nun folgende Übernähung des Uterusstumpfes und Scheidendefektes können ohne eine Berührung der Wundflächen mit Carcinomgewebe vorgenommen werden.

Soll der Uterus exstirpiert werden, dann empfiehlt es sich aus diesem Grunde dies ebenfalls erst nach der hohen Cervixamputation zu tun.

Übrigens braucht man nach der Ansicht von Dührssen nicht in allen Fällen, in denen ein primäres Scheidencarcinom auf den Uterus übergegriffen hat, diesen zu exstirpieren. Da nämlich das Fortschreiten der carcinomatösen Wucherung „doch wohl sicher in der Weise" erfolgt, daß das Parametrium direkt vom Scheidencarcinom und nicht etwa von dem sekundären Portiocarcinom aus carcinomatös erkrankt, so ist, wenn die sekundäre carcinomatöse Erkrankung des Uterus den supravaginalen Teil der Cervix ergriffen hat, auch „schon längst" das Parametrium carcinomatös infiltriert und eine Entfernung des ganzen Uterus zwecklos.

Auch wenn das Carcinom der hinteren Scheidenwand von beiden Seiten her nach vorn übergegriffen hat, braucht man nicht auf den Scheidendammschnitt zu verzichten. Man kann diesen vielmehr mitten durch das carcinomatöse Gewebe legen, ohne eine Verunreinigung der frischen Wunde mit carcinomatösem Material befürchten zu müssen. Man legt dann den Schnitt im Bereich des Carcinoms mit dem Thermokauter an; erst in der Tiefe der Wunde, wenn die Erkrankungsgrenze sicher überschritten ist, wird das Messer benützt. Nach Vollendung der Scheidendammincision präpariert man nach der Seite, nach der die Erkrankung weiter vorgeschritten ist, das Carcinom vom Rectum ab, und zwar beginnt man die Ablösung des Carcinoms in der Wunde der Scheidendammincision selbst — an der Grenze des Brandschorfs. Ist das Carcinom auf der stärker erkrankten Seite bis zur Cervix hin abgelöst, dann geht man in der gleichen Weise auf der anderen Seite vor. Zum Schluß wird die hohe Amputation der Cervix gemacht. Geht man mit einiger Vorsicht zu Werke,

---

[1] Dührssen: Charitéannalen 16. Jahrg. 1891.

dann kann man die ganze Scheide entfernen, ohne daß eine Überimpfung von Carcinom auf die frischen Wundflächen zustande kommen kann.

Ist das Carcinom auf die Scheide beschränkt und von der Portio noch durch eine Zone gesunden Gewebes getrennt, dann gestaltet sich die Operation einfacher: Man braucht dann nur das Carcinom von der Scheidendammincision aus zu umschneiden, vom Rectum abzulösen und die Scheidendammwunde zu vernähen.

Nach der Methode von Dührssen operierten Thomson (1895), Peters, ferner (zit. nach Bernard) Pocci, Bazy, Routier, Labusquière; außerdem Torggler u. a.

Nach Seyfferth sind die Resultate der Operationsverfahren von Dührssen und Olshausen nicht gut. In allen Fällen traten bald Rezidive auf.

In den von Homuth zusammengestellten Fällen der Universitäts-Frauenklinik in Halle (6 Fälle nach Olshausen, 2 nach Dührssen) sind in 3 nach Olshausen operierten Fällen keine Rezidive eingetreten (allerdings war im 3. Falle die Beobachtungszeit nur kurz).

Nach einer Zusammenstellung von Schlund (1913) blieben von 12 Kranken, bei denen Uterus und Scheide per vaginam exstirpiert wurden, 6 rezidivfrei; 4 von diesen Kranken sind über 3 Jahre nach der Operation beobachtet worden.

Unabhängig von Olshausen hatte auch Thorn — im Anschluß an die Zuckerkandlsche Uterusexstirpation (s. S. 632, Fußnote 2) — zweimal den perinealen Weg zur Entfernung großer Carcinome der hinteren Scheidenwand, die bereits auf die hintere Lippe übergegriffen hatten, eingeschlagen. Da diese beiden Fälle, ebenso wie die Olshausens, rezidivierten, kam Thorn zu der Überzeugung, daß die perineale Methode nur für Carcinome im unteren und mittleren Drittel der hinteren Scheidenwand geeignet ist.

Für die im oberen Drittel und namentlich im hinteren Gewölbe sitzenden Carcinome empfahl Thorn Damm und Vagina auf der stärker erkrankten Seite bis auf etwa 3 cm an das Carcinom heran zu spalten und nun erst die Ablösung von hinten her vorzunehmen.

Sind das umgebende Bindegewebe und der Uterus mitergriffen, so dürfte die beste Methode der von Fritsch empfohlene sakrale Weg sein. Die Amputation der Cervix und auch die totale Entfernung des Uterus können von der sakralen Wunde aus bequem und sicher durchgeführt werden. Allerdings ist Thorn der Ansicht, daß man in der Regel mit der hohen Cervixamputation des sekundär erkrankten Uterus auskommen wird, „um den Anforderungen eines radikalen Operierens durchaus zu genügen". „Da, wo eine Totalexstirpation des Uterus geboten ist, um völlig im Gesunden operieren zu können, werden Bindegewebe und Drüsen zu allermeist schon so hoch hinauf infiziert sein, daß man auch auf dem sakralen Wege keine radikale Entfernung des Carcinoms mehr erreichen wird." In derartigen Fällen, in denen es sich doch nur um eine Palliativoperation handeln kann, wird man sehr gründlich erwägen müssen, ob der zu erhoffende Erfolg nicht zu teuer durch eine so blutige Operation wie die perineale und sakrale Methode erkauft wird.

Lauenstein (1895)[1] ging in einem Falle, in dem die ganze hintere Scheidenwand von einem harten höckerigen Geschwür mit wallartigen Rändern eingenommen war, folgendermaßen vor:

Spaltung des Dammes in der Mittellinie bis dicht an das Rectum heran. Dann wurde die Neubildung an ihrer unteren Grenze im gesunden Gewebe umschnitten und

---
[1] Lauenstein: Dtsch. Zeitschr. f. Chirurg. Bd. 41, S. 411, 1895.

von unten nach oben von der vorderen Mastdarmwand abgelöst. Im hinteren Scheidengewölbe wurde ein Teil der hinteren Muttermundslippe mitgenommen. Die eröffnete Excavatio recto-uterina wurde durch eine fortlaufende Catgutnaht geschlossen. Es handelte sich also, wie Lauenstein selbst andeutete, um eine Kombinationsmethode zwischen dem Olshausenschen und Dührssenschen Verfahren mit medianer Dammspaltung.

$3^1/_2$ Jahre später trat ein Rezidiv an der Portio auf. Es wurde deshalb die vaginale Uterusexstirpation ausgeführt. Nach weiteren 3 Jahren war die Patientin noch rezidivfrei.

In einem zweiten Falle war das Carcinom bereits in das Rectum durchgebrochen. Lauenstein legte deshalb zunächst einen künstlichen After an, indem er das zuführende Ende der Flexura sigmoidea in die Bauchwand einnähte. Dann exstirpierte er von der Vulva her das erkrankte Septum recto-vaginale. Dabei „war es nöthig einen großen Theil des Umfanges der Mastdarmschleimhaut mitzunehmen". Um die große Wundfläche zu verkleinern, „wurde der Hautrand des seitlichen Afterumfanges zu beiden Seiten eingestülpt und mit dem Wundrande der stehengebliebenen Mastdarmschleimhaut vereinigt".

Nach etwa 1 Jahre war noch kein Rezidiv aufgetreten.

Mackenrodt (1896) empfahl bei Carcinom der Scheide und des Uterus die Exstirpation beider Organe mittels des Galvanokauters (Igniexstirpation).

In einem Falle von A. Martin (1898) handelte es sich um eine 61 jährige Frau mit einem Carcinomknoten an der Hinterwand der Scheide dicht hinter dem Scheideneingang. Auch die Portio war carcinomatös degeneriert. Die Scheide war senil geschrumpft.

A. Martin ging hier in folgender Weise vor: Zirkuläre Umschneidung der Scheide im Introitus und Auslösung des Scheidenrohres von unten nach oben. Nach Eröffnung der Excavatio recto- und vesico-uterina wurde der Uterus samt den Adnexen exstirpiert. Dann wurde das Peritoneum ringsum weit heruntergezogen und, soweit dies ging, mit dem Rande der äußeren Haut vereinigt. Der Wundrand selbst wurde von außen nach Art einer Kolpokleisis verschlossen. Heilung.

Nach der Methode von Martin operierten auch Bröse (1900) und Truzzi (1899). Die Patientin von Bröse war nach 9 Monaten noch rezidivfrei; bei Truzzi fehlen nähere Angaben.

Funke (1898) operierte eine 52 Jahre alte Frau, die ein Pessar trug. Die Scheide war fast vollständig in ein starres Rohr verwandelt. Nur die vordersten Partien und ein Streifen an der rechten vorderen Wand fühlten sich normal an; die hintere, die linke, die vordere Scheidenwand waren hart infiltriert, die hintere Scheidenwand und das Scheidengewölbe waren rissig, zerklüftet und mit kleinen Höckern besetzt.

Funke führte einen Schnitt zunächst auf der rechten Seite, 1 cm vom Carcinom entfernt, tief durch die sehr stark verdickte Scheidenwand nach außen bis über den Hymenalrand. Dann wurde die Vulva an der Grenze zwischen Damm und Scheide umkreist bis an die Urethralmündung heran, so daß zunächst noch nicht die beiden Schnitte aneinander stießen. Nun wurde der vorderste Teil der Scheide durch Präparation mobil gemacht. Nach Spaltung des Septum recto-vaginale konnte die hintere Scheidenwand bequem stumpf vom Rectum abgelöst werden. Nur an einigen Stellen, an denen das Carcinom bis hart an die Rectalwand heranreichte, mußte das Messer benützt werden. „Seitlich war die Vaginalwand auf 1 cm verdickt, auch da, wo die Oberfläche gesund erschien, am Introitus hielt man sich zunächst hart an den Knochen, eröffnete alsdann das Cavum ischiorectale, leicht kenntlich an den großen Fettrauben, durchtrennte dann den Levator ani, um auf die Basis des Parametriums zu kommen; an der Seite konnte man in der lockeren Fettschicht sehr gut sehen, daß man im Gesunden war."

Nun wurde auf der linken Seite der Schnitt schräg über die Urethra weg nach dem inneren Anfangspunkt des ersten Schnittes gelegt. Das Abpräparieren des Carcinoms von der Urethra war schwierig.

Nachdem die zwei unteren Drittel der Scheide mobilisiert waren, konnten das Gewölbe und die Cervix bequem herabgezogen und zugänglich gemacht werden. Man sah nun, daß das Carcinom an einer Stelle links vorn auf den Uterus übergriff. Dieser wurde deshalb ebenfalls exstirpiert.

Im Jahre 1898 wies Klien auf Grund einer zusammen mit Hesse gemachten Beobachtung[1] darauf hin, daß beim primären Scheidencarcinom das paravaginale und pararectale Zellgewebe unbedingt entfernt werden müssen, daß dies aber technisch nur möglich ist, wenn die **vordere Rectumwand** mit entfernt wird.

Klien[2] ging deshalb in einem Falle von sekundärem Scheidencarcinom bei primärem Carcinom der Portio folgendermaßen vor:

„V-förmiger Schnitt von den beiden Spin. post. infer. zur Steißbeinspitze, temporäre Resektion der beiden untersten Kreuzwirbel, welche incl. Steißbein im Zusammenhang mit den Weichteilen gelassen werden. Beiseiteschiebung des Rectums. Eröffnung des Peritoneums rechts. Hervorholen des Uteruskörpers. Abbindung und Durchtrennung beider Adnexe bis in die Gegend der Artt. uterinae. Ablösung der Blase incl. Ureteren vom Uterus von oben her nach Durchschneidung des Peritoneums da, wo es locker aufzusitzen beginnt. Schluß des Peritoneums mittels Naht. Eröffnung der hinteren Vaginalwand unterhalb des Carcinoms im Gesunden, Umstechung und Durchtrennung der Vagina nach rechts herum sowie des rechten seitlichen Parametriums. Hierauf Durchtrennung des vorderen Vaginalgewölbes." Beim Versuch, das linke infiltrierte Parametrium und die linke Scheidenwand zu durchtrennen, ließ sich das Rectum wegen starker Infiltration des Septum recto-vaginale nicht ablösen. „Daher nach provisorischer Abklemmung **quere Durchtrennung des Rectums oberhalb der erkrankten Partie**; nun erst Umstechung des linken Parametriums und des Restes der linken Vaginalwand." Der Uterus, der obere Teil der hinteren Scheidenwand und das Rectum hingen nun nur noch „nach unten zu fest"; nach querer Durchtrennung des Rectums dicht oberhalb des Anus konnten sie leicht entfernt werden. Das Rectum wurde herabgezogen und in den Anus eingenäht.

Amann (1899) entfernte bei einer 53jährigen Patientin, bei der sich gleichzeitig ein Scheidencarcinom, ein Uterus myomatosus, ein rechtsseitiges Ovarialcarcinom und ein linksseitiges Ovarialcystom fand, den ganzen Genitaltractus in continuo per vaginam[3].

Die Scheide der betreffenden Patientin war an verschiedenen Stellen durch ein Carcinom knollig verdickt. Dieses war besonders in der Gegend der Urethra stärker entwickelt und es hatte Ischurie bedingt.

---

[1] Klien: Monatsschr. f. Geburtsh. u. Gynäkol. Bd. 7, S. 574.

[2] Klien: Monatsschr. f. Geburtsh. u. Gynäkol. Bd. 7, S. 575.

[3] Schon im Jahre 1898 hatte A. Martin auf der Naturforscherversammlung in Düsseldorf ein Präparat demonstriert, das Vagina, Uterus und Adnexe im Zusammenhang darstellte und durch Exstipartion von der Vulva aus gewonnen worden war (zit. nach Amann).

Amann umschnitt mit dem Thermokauter den Introitus vaginae zugleich mit der carcinomatösen Partie des Orificium urethrae externum. Dann fügte er noch eine gegen das Tuber oss. isch. sin. verlaufende Incision an, um zunächst die linke Seite des Vaginalschlauches von außen her hoch hinauf freilegen zu können. Dann begann er von oben her die Blase und das Rectum von der Vagina abzutrennen, so daß er erst später an die schwierige Stelle in der Gegend der Urethra kam. Auf diese Weise konnte allmählich die ganze Scheide im Zusammenhang tiefer gezogen und unter Unterbindung der zuführenden Gefäße hoch hinauf aus der Umgebung ausgeschält werden. Dabei wurden die beiden Ureteren unter Kontrolle des Auges auf eine Strecke von je 6 cm herauspräpariert. Nun wurde die Excavatio vesico-uterina eröffnet und der Uterus samt den beiden (verkleinerten) Ovarialcystomen im Zusammenhang mit der Scheide exstirpiert.

Amann rühmt als Vorteile seiner Methode 1. das seitliche Vordringen, das die Kontinuität der Vagina nicht stört und ziemlich leicht gelingt, 2. daß die Blase zuerst im oberen Drittel, in dem die Verbindung sehr locker ist von der Vagina abgelöst wird, und daß erst nachträglich von oben her die Vagina von der Urethra getrennt wird, 3. die Möglichkeit, daß nach dem Herauspräparieren und Beiseiteschieben der Ureteren mehr vom Parametrium entfernt werden kann.

Weiter können durch das Herauspräparieren des Vaginalschlauches in continuo Impfmetastasen viel sicherer vermieden werden, als wenn man eine Scheidenincision vornimmt. „Fügt man nach Umschneidung des Introitus vaginae in Perineum und Vulva noch seitlich gegen das Tuber ossis ischii eine Incision hinzu, so ist die Zugänglichkeit eine mindestens ebenso große, und die Kontinuität des Vaginalschlauches wird gar nicht unterbrochen."

Auch der sakrale Weg stellt nach den Erfahrungen Amanns bei sakralen Uterusexstirpationen einen günstigen Weg für die Exstirpation der uneröffneten (in ihrer Kontinuität nicht verletzten) Scheide dar. Amann wendet gegen ihn nur ein, daß das Herauspräparieren beider Ureteren zur Entfernung größerer Partien der Parametrien schwieriger ist.

Will man für die wohl in den meisten Fällen notwendige Exstirpation der Scheide zugleich mit dem Uterus auch den Vorteil der von Kelly erwähnten abdominalen Methode mit heranziehen, so erscheint es Amann zweckmäßiger, **zuerst** vom Abdomen aus den Uterus und die Adnexe freizumachen, die Ureteren herauszupräparieren, und dann an zweiter Stelle von der Vulva aus die Scheide auszulösen und mit dem Uterus nach abwärts zu entfernen. „Nur auf diese Weise wird eine Berührung des veränderten Vaginalschlauches mit der Peritonealhöhle sicher vermieden."

Krönig (1900) operierte zwei Frauen nach dem Prinzip der Dührssenschen Methode. Gleichwohl war bei der einen Patientin schon nach 12 Wochen ein Rezidiv aufgetreten, die andere Patientin ging 4 Monate nach der Operation zugrunde. Diese Erfahrungen führten Krönig zu dem Schlusse, „daß bei primärem Sitz des Scheidenkrebses an der hinteren Wand der Scheide die Totalexstirpation der Scheide und des Uterus nicht als ein radikales Verfahren angesehen werden darf, sondern daß bei den innigen Beziehungen des paravaginalen und pararectalen Gewebes unter allen Umständen eine gleichzeitige zirkuläre Resektion des Mastdarmes ausgeführt werden muß."

Sippel (1909) machte in einem Falle von diffusem, zirkulärem Carcinom, das die Scheide in einen starren Zylinder umgewandelt hatte, ebenso wie Amann, eine Hilfsincision in den Damm, nur größer und mehr nach hinten als Amann. Die Incision ging ebenfalls von der linken Seite des Introitus, etwas hinter deren Mitte aus, sie verlief in der Mitte zwischen Anus und Tuber ossis ischii nach hinten und außen und sie überragte die Höhe der Analöffnung nach hinten um 3—4 cm. Auf diese Weise wurde das Cavum ischio-rectale breit eröffnet. Den weiteren Verlauf schilderte Sippel in folgender Weise:

„Auseinanderziehen der Wundränder, mühelose stumpfe Ablösung der linken und hinteren Vaginalwand von ihrer Umgebung mit dem Finger, nach oben bis zum Durchtritte durch den Levator ani, nach unten bis an den Introitus. Abtrennen der Vagina im Introitus in ihrer hinteren Peripherie mit Schere auf dem von der Hautwunde aus hinterliegenden Finger. Ligatur der hierbei getroffenen Endäste der Hämorrhoidalis media und Pudenda interna. Vollendung der Abtrennung des Vaginalansatzes am Introitus durch eine 1 cm über der Harnröhrenmündung quer durch die vordere Scheidenwand laufende Incision, welche die beiderseitigen Enden des hinteren Ablösungsschnittes vereinigt. Das nunmehr völlig freie untere Ende des Vaginalrohres wird mit zwei großen Klemmen abgeklemmt und nach unten angezogen, während gleichzeitig der vordere Rand der ganzen Incisionswunde nach vorn, der hintere mitsamt dem Rectum nach hinten auseinander gezogen wird. Dadurch erlangte man einen vollkommen freien Einblick in die anatomischen Verhältnisse des kleinen Beckens, der um so ausgedehnter wurde, je weiter die Auslösung der Scheide nach oben fortschritt. In der linken und rechten vorderen Ecke spannen sich die Gewebsfalten, welche die Äste der Arteria vesicalis inferior zur Scheide führen. Sie werden ligiert und durchtrennt. Jetzt kann man das gesamte Vaginalrohr außerordentlich leicht von seinen Verbindungen mit Urethra und Blase ablösen und die Blase mit den Ureteren hoch hinauf zurückschieben. Der ganze Beckeninhalt liegt in der weit auseinandergezogenen Wunde frei zugänglich für Auge und Hand vor uns. Die Fasern des Levator ani weichen ohne weiteres auseinander, so daß eine Incision dieses Muskels, wie sie von Dührssen bei seinem Scheiden-Dammschnitte ausgeführt wird, gar nicht in Frage kommen kann. Schließlich hatten wir rasch und leicht die gesamte Vagina und mit ihr die Cervix aus ihren Verbindungen losgelöst, so daß der Zusammenhang mit der Umgebung vorn und hinten nur noch durch die uneröffneten Peritonealfalten, links und rechts durch die Parametrien dargestellt wurde. Die Parametrien, welche vollkommen normales Verhalten boten und so zugänglich waren, als operierten wir an der Körperoberfläche, wurden beiderseits möglichst weit nach außen bis in die Höhe des inneren Muttermundes abgebunden und abgetrennt, dann erst die jetzt bis zur Höhe des Dammes dislozierbare hintere Bauchfellfalte quer eröffnet, der Uterusfundus nach hinten umgekippt und nach Eröffnung auch der vorderen Bauchfellfalte und Ligatur der beiderseitigen Ligamente diese durchtrennt und somit Uterus und Vagina in ihrem natürlichen Zusammenhange uneröffnet abgetragen. Die normal sich verhaltenden beiderseitigen Anhänge wurden zurückgelassen. Die vorhandene große Wundhöhle wurde dadurch ausgeschaltet, daß zunächst die durch die äußere Haut gelegte Incision mit Naht vereinigt wurde. Dann wurden die beiderseitigen Ligamentstümpfe nach dem Vorgange A. Martins[1] in die Wundwinkel des Introitus eingenäht.

---

[1] Martin, A.: Düsseldorfer Naturforscherversammlung 1898.

Hierdurch wurden die seitlichen Wundflächen mit Peritoneum gedeckt. Sodann wurde der hintere Wundrand des Peritoneums herabgezogen und mit dem hinteren Wundrande im Introitus durch Naht vereinigt. Das gleiche geschah mit dem vorderen Peritonealrande vorn. So war auch die vordere und hintere Wundfläche mit Peritoneum gedeckt. Der nun noch verbleibende quere Wundspalt wird bis auf eine kleine Öffnung in der Mitte von beiden Seiten her mit von vorn nach hinten durchgreifenden Nähten verkleinert. In die Öffnung kommt zur Ableitung etwaiger Sekretion ein kleiner Jodoformgazestreifen, darüber ein abschließender Verband. In die Blase wird, um eine Durchnässung des Verbandes mit Urin zu vermeiden, ein Verweilkatheter gelegt. Die Blutung während der Operation war gering und sehr leicht zu beherrschen. Der Eingriff bot absolut keine technischen Schwierigkeiten. Er dauerte kaum eine Stunde. Der Heilungsverlauf war vollkommen reaktionslos. Höchste Temperatur 37,9. Am 22. Tage steht die Operierte auf. An der Stelle des Introitus besteht ein flacher, noch teilweise granulierender Trichter. Blase und Mastdarm funktionieren normal.

Die Vorteile, welche das eingeschlagene Verfahren mir zu bieten scheint, sind folgende: Zunächst war es mir möglich, von dem die Operation beginnenden äußeren Schnitte aus das Vaginalrohr auf seiner Außenfläche genau abzutasten und mich, ehe ich weiter ging, von der guten Operationsfähigkeit des Carcinoms, an der man bei dem langen Bestehen des Leidens und dem Befunde von der Vagina aus zu zweifeln berechtigt war, zu überzeugen. Weiterhin gelingt es von der Seite her, vom Cavum ischio-rectale aus mühelos das Scheidenrohr vom Mastdarm in der richtigen Schicht abzulösen und das von innen nach außen abgelöste Rohr vom Introitus abzutrennen. Ich glaube, daß dies nicht unwesentlich ist. Wenn ich die geringe Blutung berücksichtige, die ich beim Trennen von Scheide und Mastdarm erlebt habe, und dagegen sehe, daß Olshausen die hierbei auftretende Blutung als „bisweilen recht erheblich" schildert, daß Veit mit Thorn die Gefahren der Blutung und die Schwierigkeit der Blutstillung fürchtet und deshalb, ebenso wie früher Fritsch den sakralen Weg für das hochsitzende Scheidencarcinom empfiehlt, wenn ich ferner sehe, daß Winter wegen dieser Blutungsgefahr nicht den Olshausenschen queren Dammschnitt ausführt, sondern den Schuchardtschen paravaginalen, dann möchte ich fast vermuten, daß die von anderen erlebten starken Blutungen darauf beruhen könnten, daß man beim Eingehen durch den Olshausenschen Querschnitt oder überhaupt beim Eindringen von außen nach innen zwischen Vagina und Rectum leicht die richtige Linie verfehlt und das starke Gefäßgebiet des Rectums trifft. Dies wird bei meinem Vorgehen sicher vermieden. Die weiteren Vorteile unseres Vorgehens sind dieselben, wie sie J. A. Amann jr. in seinem Falle schildert, wie denn das von mir eingeschlagene Operationsverfahren in vielen Beziehungen dem Amannschen Vorgehen entspricht. Als besondere Vorteile möchte ich hervorheben:

1. die vollkommene Übersichtlichkeit und Zugänglichkeit aller in Betracht kommenden Teile, welche vielleicht dadurch noch etwas größer wird, daß ich meinen Hautschnitt mehr nach hinten legte und größer ausführte als Amann.

2. Die Möglichkeit, die ganze Operation zu Ende zu führen, ohne daß irgend etwas mit dem Carcinom und Scheideninhalt in Berührung kommt.

Die Übersichtlichkeit und Zugänglichkeit ist jedenfalls eine weit bessere, als der Olshausensche retrovaginale Querschnitt mit sich bringt, der seinerzeit einen bedeutenden

Fortschritt in der Operation dieser Scheidenkrebse bedeutete. Ebenso gestattet unser Vorgehen eine bessere Freilegung als die von Martin ausgeführte Operation, welche sich den Zugang lediglich durch Ablösen des Vaginalrohres im Introitus schafft. Auch der Dührssenschen Scheiden-Dammincision ist in dieser Hinsicht unser Vorgehen insofern überlegen, als es erlaubt, den Zugang zum kleinen Becken von vorn nach hinten auseinanderzuklappen. Durch Vorziehen des Rectums nach hinten gewinnt man mehr Platz, als durch seitliche Verschiebung desselben. Der Levator ani wird geschont und die dadurch bedingte spätere seitliche Verlagerung des Anus vermieden. Außerdem wird durch das mit unserer Schnittführung verbundene Auseinanderziehen der Teile von vorn nach hinten die Auslösung auf den besonders in Betracht kommenden Flächen nach Blase und Mastdarm hin erheblich erleichtert, und die Querrichtung des Wundspaltes entspricht schließlich dem queren Verlaufe der Parametrien und Ligamente und erhöht deren Zugänglichkeit. Auch der sakralen Methode ist unser Vorgehen an Übersichtlichkeit und Einfachheit überlegen. Bis man sakralwärts an das Scheidengewölbe überhaupt erst herankommt, hat die Kranke schon mehr Blut verloren als bei uns während der ganzen Operation. Außerdem ist bei der sakralen Methode die Nachbehandlung für Operierte und Arzt viel schwieriger und umständlicher.

Daß man die Operation vollkommen zu Ende führen kann, ohne mit dem Carcinom und Scheideninhalt in Berührung zu kommen, ist ein Vorzug, den auch das Vorgehen A. Martins besitzt. Dieser Vorzug muß gegenüber allen übrigen seither ausgeführten Methoden ebenfalls hervorgehoben werden. Es wird dadurch die Infektionsgefahr herabgesetzt und die Gefahr des Impfrezidivs vermieden. Das Vorhandensein dieser letzteren Gefahr bei Carcinomoperationen muß zweifellos anerkannt werden, ob man den Vorgang nun nach Winter als Impfung oder nach v. Herff[1] als Implantation bezeichnen will. Der Effekt ist der gleiche.

Eine Verbesserung gegen das Vorgehen Amanns sehe ich darin, daß man den nach Entfernung von Scheide und Uterus bleibenden großen Wundkanal nach Martins Vorgange mit Peritoneum überdeckt. Die Wundverhältnisse werden dadurch erheblich vereinfacht, die Absonderung aus der großen Wundhöhle wird beseitigt und die Heilungsdauer bedeutend verkürzt.

Was die im Laufe der Zeit mehrfach angeregte Frage anlangt, ob man den Uterus bei diesen Operationen immer mit entfernen soll, oder ob er, wenn nicht mit erkrankt, zu erhalten ist, so muß bei totaler Entfernung der Scheide ein noch funktionsfähiger Uterus ohne Frage mit fortgenommen werden, da seine Absonderungen keinen Ausweg mehr finden würden. Der Gedanke Amanns, ihn eventuell nach Analogie der Freundschen Fisteloperationen nach der Scheidenwundhöhle umzukippen und zum Füllmittel für den Defekt zu benützen, scheint mir gegenüber der Peritonealüberkleidung Martins weniger praktikabel. Auch den senilen Uterus wird man besser mit fortnehmen, weil dadurch eine Eröffnung der Scheide mit ihren Nachteilen während der Operation vermieden, die Blutstillung erleichtert und die Wundverhältnisse vereinfacht werden, und weil man schließlich nie sicher weiß (ebenso wie bei der Prolapsoperation P. Müllers), bis zu welchem Grade das senile Endometrium gelegentlich seine Sekretion steigern kann" (Sippel).

---

[1] v. Herff: Frankfurter Naturforscherversammlung 1896.

Wertheim (1900) wurde bei dem Ausbau seiner abdominalen Uteruscarcinomoperation auch auf die „abdominale Totalexstirpation der Scheide" aufmerksam.

Bei der abdominalen Uteruscarcinomoperation war es wiederholt notwendig gewesen, mehr oder weniger große Stücke des Scheidenrohres mitzuentfernen. Schließlich machte Wertheim es sich in Analogie zu Clark und Jacobs[1] zur Regel eine recht breite Scheidenmanschette im Zusammenhang mit dem Uterus zu exstirpieren. Dabei fiel ihm immer wieder auf, wie leicht sich das Scheidenrohr weit nach abwärts freilegen ließ.

Wertheim und sein Assistent Micholitsch gingen deshalb in je einem Falle von primärem Scheidencarcinom in folgender Weise vor: Laparatomie, Präparation beider Ureteren bis zum parametranen Schlitz. Abbindung und Durchtrennung beider Ligg. infundibulo-pelvica und rotunda, Ablösung der Blase bis zur Einmündung der Ureteren. Unterbindung beider Arteriae uterinae. Befreiung beider Ureteren aus den Parametrien. Nach Ligatur und Durchtrennung beider Ligg. sacro-uterina wurde dann unter starkem Anziehen des Uterus das Scheidenrohr bis zur Vulva hinab ringsum isoliert. Die Venenblutung aus dem zurückgeschobenen paravaginalen Zellgewebe ließ sich ziemlich leicht durch Ligatur beherrschen. Nach Exstirpation der regionären Drüsen wurde der Uterus samt seinen Anhängen und dem beiderseits an ihm haftenden parametranen Zellgewebe zwischen Scheidenrohr und Mastdarm gleich einem Tampon versenkt; und nachdem die Ureteren in ihren natürlichen Situs zurückgebracht worden waren, wurde das Peritoneum der Blase mit dem des Mastdarms vereinigt und so ein exakter peritonealer Abschluß über den in der Tiefe deponierten Genitalorganen ausgeführt. Nach vollendeter Bauchdeckennaht wurde die Patientin in Steißrückenlage gebracht, der Introitus vaginae zirkulär umschnitten und so das ausgelöste Genitale entfernt. Drainage des subperitonealen Raumes mit Jodoformgaze, Schluß der Vulva bis auf eine kleine Lücke, durch welche der Gazestreifen herausgeleitet wurde.

Wertheim gewann den Eindruck, daß dieses Verfahren der Scheidenexstirpation nicht unbeträchtliche Vorteile vor den anderen in Betracht kommenden Methoden aufweist, und daß es mit ihnen in allen Fällen erfolgreich konkurrieren kann.

„Vor allem ist die große Zugänglichkeit und Übersichtlichkeit des Operationsfeldes hervorzuheben. Das Verfahren gestattet nicht nur die Entfernung erkrankter regionärer Drüsen, sondern auch des parametranen Bindegewebes. Es erlaubt eine vollkommene Präparation und Zurseitelegung der Ureteren, wodurch eine Verletzung derselben am ehesten ausgeschlossen ist. Die Isolierung des Scheidenrohres von Blase und Mastdarm gelingt überraschend leicht, da man nicht Gefahr läuft, die richtige Trennungsschicht zu verfehlen" (Wertheim).

Nach der Methode von Wertheim operierten Veit[2], Dirner, Weibel, Lindqvist Mátyás.

Schlund konnte aus der Literatur 8 Fälle von Scheidencarcinomen mit längerer Beobachtungszeit zusammenstellen, die nach der Wertheimschen Methode operiert worden waren. 6 von diesen Fällen sind rezidivfrei geblieben. Auch Weibel (1926a) machte (bei einer jungen Gravida mens. III. mit einem primären fünfmarkstückgroßen

---

[1] Clark und Jacobs: Rev. de gynécol. et de chirurg. abdom. 1898, Nr. 1 u. 1900, Nr. 4.
[2] Veit: In Veit, Handb. d. Gynäkol. Bd. 3, S. 322.

Carcinom der hinteren Scheidenwand) die Wertheimsche Operation. Zwei Jahre später war die Patientin noch gesund.

Schauta (1903) empfahl folgende Methode:

Bogenschnitt quer über den Damm, Eröffnung des Septum recto-vaginale, Loslösung der Scheide vom Mastdarm bis zur Höhe des Douglas, dann Eröffnung des Peritoneums, Umstülpung des Uterus durch die Peritonealwunde, Ligierung der Ligg. lata, Querschnitt an der vorderen Fläche des Uterus über der Blasengrenze durch das Peritoneum, Ablösung der Blase von der Cervix und von der vorderen Fläche der beiden Parametrien. Unterbindung der Parametrien. Ablösung der Blase von der vorderen Scheidenwand, Absetzung der vorderen Scheidenwand in der Nähe des Introitus.

Schauta führte das Verfahren von Zuckerkandl genau durch, er ging sogar noch darüber hinaus, indem er auch die Ablösung der vorderen Scheidenwand von der Blase von der Perinealwunde aus vollendete, ,,so daß die Operation vom Anfange bis zum Ende rein extravaginal verlief". Olshausen eröffnete dagegen (nach stumpfer Trennung des Septum recto-vaginale vom Damme aus, Umstülpung des Uterus und Abbinden der Ligg. lata) die Scheide, und er führte dann die Exstirpation des Uterus von der Scheide aus in der Richtung von unten nach oben in der gewöhnlichen Weise aus.

Pryor (1900) unterband nach Eröffnung der Bauchhöhle zunächst die Arteria ovarica über dem Ureter am Beckeneingang, dann die Ligg. rotunda dicht an der Beckenwand. Nun wurden die Ligg. lata aufgeschlitzt, der Ureter wurde stumpf von der Arteria iliaca getrennt und diese wurde unterbunden. Weiterhin wurde die Blase von der Cervix und von der Scheide abgelöst, die Scheide wurde durchtrennt und durch 4 Nähte an dem Mastdarm befestigt, um für dessen spätere Entfernung einen Anhaltspunkt zu haben. Dann wurde die Arteria obturatoria unterbunden (wegen ihrer Anastomose mit der Arteria epigastrica). Ferner wurden die Arteriae uterinae und die Scheidenarterien zur Sicherung gegen jede sekundäre Blutung noch besonders unterbunden. Nun wurde die Bauchhöhle geschlossen und die Operation von unten her in der gewöhnlichen Weise beendigt.

Als Vorteile seines Verfahrens rühmt Pryor:

1. Vollständige Sicherheit gegen Blutungen. Infolgedessen bleibt nicht nur das Operationsfeld trocken, sondern es wird auch die Auswanderung von Krebszellen während der Operation verhindert.
2. Verhinderung jeder Verletzung des Krebsgebietes, bis Blutlosigkeit erreicht ist.
3. Entfernung sämtlicher Organe, in denen ein Rezidiv zu erwarten ist.
4. Bildung eines künstlichen Afters an der normalen Stelle.

Johannovsky (1901) operierte als erster ein primäres Scheidencarcinom nach der sakralen Methode.

Die Patientin wurde in linker Seitenbauchlage auf einen niedrigen Tisch gelagert. Schnitt durch die Haut und das Unterhautzellgewebe vom rechten Analrande in der Längsrichtung bis zur unteren Grenze des Kreuzbeins. Exstirpation des Steißbeins. Resektion eines 3 cm langen Stückes des Kreuzbeins. Isolierung der hinteren Scheidenwand vom Rectum. Die nunmehr vorgenommene Eröffnung der Excavatio recto-uterina gestaltete sich ziemlich schwierig, und sie gelang erst nach mehreren vergeblichen Versuchen. Der in Retroflexio liegende Uterus wurde mit einer Hackenzange hervorgezogen. Die Ligg. lata wurden in ihren zentralen Abschnitten unterbunden. Die Adnexe wurden nicht entfernt.

Nach dem Vorschlag von Herzfeld wurde die breite Öffnung in der Excavatio recto-uterina durch Catgutnähte geschlossen, so daß die weitere Operation vollständig extraperitoneal ausgeführt werden konnte. Die Blase wurde von der vorderen Fläche des Uterus und der vorderen Scheidenwand stumpf abgeschoben. Dabei riß die hintere Blasenwand ein. Das Loch wurde sofort durch Catgutnähte geschlossen. Die weitere Auslösung des Scheidenrohres, das im Zusammenhang mit dem Uterus gelassen wurde, erfolgte ohne weiteren Zwischenfall. Die große sakrale Wundhöhle, die durch die Entfernung des Uterus und der Scheide entstanden war, wurde in ihrem oberen Teile durch Knopfnähte geschlossen, unten wurde sie nach der Vulva hin mit Jodoformgaze drainiert.

Johannovsky betrachtete es als einen Vorteil der sakralen Methode, „daß man sich nach Entfernung der hinteren knöchernen Beckenbegrenzung die beiden Hohlorgane Scheide und Rectum unter Leitung des Auges in übersichtlicher Weise freipräparieren kann. Dadurch kann man am besten Verletzungen des Mastdarmes vermeiden". Auch die Blutstillung kann wegen der guten Zugänglichkeit sehr exakt ausgeführt werden.

Ganz besonders geeignet ist nach Johannovsky die sakrale Methode auch dann, wenn man die von Krönig vorgeschlagene Resektion des Mastdarmes ausführen will.

Kleinhans (1901)[1] ging bei einem Carcinom der hinteren Scheidenwand, das auf die hintere Muttermundslippe und auf die vordere Mastdarmwand übergegriffen hatte, folgendermaßen vor:

Gründliche Auslöffelung und Verschorfung des carcinomatösen Uterus mit dem Pacquelin. Umschneidung des unteren Scheidenendes mit dem Pacquelin, stumpfes Vordringen zwischen Blase und vorderer Scheidenwand bis zur Plica vesico-uterina.

Nach deren Eröffnung Vorziehen von Uterus und Adnexen, Abklemmen und Durchtrennen der Ligg. infundibulo-pelvica (die Klemmen bleiben liegen).

Hierauf rechtsseitiger paravaginaler Schnitt, der bis zum Steißbein verlängert wird. Entfernung des letzteren, um für die nun folgende Unterminierung und Freilegung des Mastdarmes reichlich Raum zu gewinnen. „Nachdem dies geschehen, werden die Parametrien, erst das linke, dann das rechte, in Jacobsche Klemmen gefaßt und durchtrennt.

Nun wird das Rectum kräftig angezogen und nach Durchtrennung des Peritoneums etwa 2 cm über dem Boden des Douglas an dieser Stelle abgeklemmt. Dasselbe geschieht auch 3 cm oberhalb des Sphincter ani, nach stumpfer Ablösung der untersten Mastdarmpartie von der Scheide.

Nach Ligatur und Durchtrennung des entsprechenden Stückes Mesorectum wird der Mastdarm etwa 3 cm über dem Sphincter, zentral in der Höhe des Douglasgrundes quer durchtrennt und somit ein 7 cm langes Mastdarmstück im Zusammenhange mit Scheide und Gebärmutter entfernt.

Drainage der Bauchhöhle und Tamponade der Wunde.

Die Frau hat den Eingriff gut überstanden; nach 48 Stunden Entfernung der Klemmen. Der weitere Verlauf der Rekonvaleszenz ist vollkommen zufriedenstellend."

Kleinhans hebt zum Schlusse folgendes hervor:

„1. In allen ähnlichen Fällen, d. h. von Carcinom der Scheide mit typischem Sitz an der hinteren Wand und Übergreifen auf das Septum recto-vaginale bzw. die vordere

---

[1] Kleinhans: Verhandl. dtsch. Ges. f. Gynäkol. Bd. 9, S. 509f.

Mastdarmwand ist die Exstirpation von Scheide und Uterus und die Resektion eines entsprechenden Mastdarmabschnittes, womöglich im Zusammenhange, vorzunehmen.

In Hinsicht auf den Verlauf der Lymphgefäße kann dabei nur die zirkuläre Excision am Rectum in Betracht kommen.

2. Es ist von Vorteil, die Bauchhöhle (Plica vesico-uterina) schon im Beginn der Operation zu eröffnen, um eventuelle Dissemination des Carcinoms auf das Peritoneum, welche der Untersuchung entgangen sein konnte, zu erkennen und von weiteren Eingriffen abzustehen, wie weiterer Fall lehrte. Es bestand bei diesem ein Rectum-Carcinom, welches das retrocervicale Bindegewebe mit einbezogen hatte, so daß die Cervix an der vorderen Mastdarmwand fixiert war. Geplant war Resektion des Mastdarmes mit Exstirpation des Uterus im Zusammenhange. Zunächst wurde ein paravaginaler Schnitt angelegt und dann erst Fornix vaginae und Plica vesico-uterina eröffnet. Hierbei zeigte sich Carcinose des Bauchfells, so daß an eine radikale Operation nicht zu denken war. Die bedeutendere Verletzung durch den paravaginalen Schnitt wäre der Patientin nach vorheriger Eröffnung der Plica vesico-uterina natürlich erspart geblieben.

3. Durch das Liegenlassen der Klemmen wird die Operationsdauer wesentlich abgekürzt; ein Nachteil von seiten der angelegten Klemmen, etwa im Sinne einer Raumbehinderung bei der Operation konnte nicht konstatiert werden."

Kauffmann (1903) ging in einem Falle von primärem Scheidencarcinom so vor, daß er zunächst die Scheide am Introitus umschnitt, $1/2$ cm weit von der Unterlage ablöste und sie dann vernähte. Dann wurden per laparatomiam der Uterus mit den Adnexen und der Scheide bis zum Introitus hinab aus ihren Verbindungen gelöst. Schließlich wurde der ganze Genitalschlauch nach unten herabgezogen.

Döderlein (1908) exstirpierte in einem Falle von weit fortgeschrittenem Carcinom der hinteren Scheidenwand das ganze Genitale und das Rectum. Das Darmende wurde heruntergezogen und in die äußere Haut eingenäht.

Himmelfarb (1908) unterband zunächst die beiden Arteriae hypogastricae an ihrer Abgangsstelle. Dann wurde die Flexura sigmoidea in ihrer Mitte durchtrennt. „An gewöhnlicher Stelle" wurde ein Anus praeternaturalis angelegt, das unterbundene Darmlumen wurde bis auf weiteres aber noch nicht eröffnet. „Nunmehr Wertheimsches Verfahren, ohne jedoch das Douglasperitoneum zu spalten und das Rectum von der Scheide abzuschieben." Nach seitlicher Spaltung des Rectums und Unterbindung der Arteria haemorrhoidalis superior wurde das Rectum hinten vom Kreuzbein abpräpariert, seitlich aber, zusammen mit der Scheide bis auf den Levator ani herausgeschält. Peritonisierung, Schluß der Bauchhöhle. Nunmehr folgte die Entfernung der Organe vom Damm aus. Der vorher kauterisierte Anus wurde vernäht. Der Scheideneingang und der Anus wurden umschnitten, die Scheide wurde durch Klemmen verschlossen. Scheide und Rectum wurden nun bis zum Levator ani herauspräpariert. Dieser wurde hinten und beiderseits durchtrennt. Entfernung der Genitalien zusammen mit dem Rectum. Naht der Wundränder des Levator ani. Verkleinerung der Hautwunde, Tamponade der großen Wundhöhle.

Peitmann (1911) operierte bei einer Patientin mit primärem Scheidencarcinom und gleichzeitigen perimetritischen Adhäsionen, Salpingo-oophoritis chronica sinistra und subserösem Myom des Uterus zweizeitig: Er führte zunächst die Totalexstirpation des Uterus und der Adnexe mit Ausräumung der Parametrien aus.

9 Tage später entfernte er von unten her die Vagina und das Rectum in folgender Weise: Nach Anlegung eines Schnittes, der links unten in der Vulva begann und um den Anus herum bis zum Steißbein geführt wurde, wurde das Steißbein reseziert. Nun wurden Rectum und Vagina im Zusammenhang meist stumpf losgelöst, das Rectum bis weit hinter den Tumor, die Vagina bis zur alten Peritonealöffnung. Nun wurde der Introitus vaginae zirkulär umschnitten, das Rectum oberhalb des Tumors und 3 cm hinter dem Anus doppelt unterbunden und durchtrennt, so daß die Scheide und das Rectum im Zusammenhange mit den Drüsen entfernt werden konnten. Der große Wundraum, insbesondere die Kreuzbeinhöhle wurden noch auf verdächtige Drüsen abgesucht. Dann wurde das obere Ende des Rectums nach Mobilisierung der Flexur heruntergeholt und vor den Sphincter genäht.

Die Patientin überstand den Eingriff gut. Angaben über den weiteren Verlauf fehlen.

Ebenso wie Kleinhans (1901) und Döderlein (1908) exstirpierte auch Paunz (1912) die Scheide mit dem Uterus und dem Rectum vom Damm her.

Die Scheide wurde in der Höhe der äußeren Harnröhrenmündung umschnitten und vernäht, dann wurde auch die Analöffnung vernäht. Die Enden der langen Seidenfäden wurden miteinander verknüpft und als Zügel verwendet.

Nun wurde ein Längsschnitt vom hinteren Rande des Afters bis zum Kreuzbein angelegt, das Steißbein wurde exstirpiert und die präsakrale Fascie in der ganzen Länge der Wunde gespalten. Durch die entstandene Öffnung schob Paunz „den mit der volaren Fläche nach vorn gerichteten Zeige- und Mittelfinger der linken Hand an der linken Seite des Rectums nach oben über den Levator ani in das Cavum pelvis subperitoneale vor"; dieses wurde emporgehoben und der linke Rand der Scheide und der Anus bis zum vorderen Ende des Sagittalschnittes umschnitten. Dann wurde eine starke, stumpfe Coopersche Schere an den Fingern entlang vorgeschoben und längs der vorgezeichneten Hautwunde das Diaphragma pelvis und das Diaphragma urogenitale durchtrennt. In der gleichen Weise wurde auf der rechten Seite vorgegangen, dann wurde das Rectum mit der Scheide beiderseits aus dem lockeren Zellgewebe des Cavum subperitoneale stumpf befreit.

Nun wurde vorne die Scheide von der Harnröhre und der Blase abgelöst, bis die Blasenzipfel mit den Ureteren und die Umschlagsfalte des Peritoneums sichtbar wurden. Nach breiter Eröffnung des Peritoneums wurde die Gebärmutter samt den Adnexen vorgestülpt.

Nun wurden rechts von den Parametrien, links vom Korpus her schrittweise das Parametrium mit der Arteria uterina, das Lig. latum und das Lig. infundibulo-pelvicum hart am Beckenrand umstochen und durchtrennt.

Dann wurden „beiderseits rückwärts durch Umstechung und Durchschneiden des Mesorectum und Mesosigmoideum das Rectum, Colon pelvinum und Sigmoideum so weit mobilisiert, daß dies ohne Spannung bis zum Sacrum vorziehbar wurde".

„Den ganzen Komplex am Colon sigmoideum hängen lassend" wurde dann „das Peritoneum zwischen den beiderseits hervorgezogenen und unter den Ureteren an die innere Fläche der Levatoren durch je eine Catgutnaht fixierten uterinalen Stümpfen vollkommen geschlossen."

Die Ligg. triangularia, die Musculi transversi perinei und die Levatoren wurden durch Catgutnähte vereinigt. Dadurch wurden „unter der Urethra das Diaphragma urogenitale und unter der Blase das Diaphragma pelvis" rekonstruiert. Unter diesen wurde beiderseits je ein Jodoformgazestreifen bis zum Peritoneum vorgeschoben. Die Haut von der Urethra bis an den Gazestreifen wurde durch Nähte vereinigt.

Nach Fixierung des Dickdarms vor dem Sacrum rechts, links, vorn und hinten durch je eine Silknaht an die Haut, Einführen eines Dauerkatheters in die Blase und Anlegen eines Verbandes wurde die vordere Wand des herabhängenden Darmes durch einen kleinen Längsschnitt geöffnet, ein daumendickes Drainrohr eingeschoben und dieses mit einem Seidenfaden 1 cm vor dem Hautniveau eingebunden. Vor dieser Abbindungsstelle wurde der Darm durchschnitten und „der ganze Komplex in toto" entfernt.

Nach einer freundlichen brieflichen Mitteilung hat Paunz 6 Fälle nach dieser Methode operiert. Unter diesen 6 Fällen war einer der schwierigsten 10 Jahre nach der Operation noch rezidivfrei. Weiter haben auch Kubinyi (6 Fälle), Frigyesi und Pozsony je einen Fall mit Erfolg operiert.

Schon die zahlreichen und immer neuen Verbesserungsvorschläge zeigen, daß keine der angewandten Methoden befriedigte. Gleichwohl wäre es falsch, wenn man alle diese Versuche unterschätzen wollte.

Sie haben gelehrt, daß man bei der Operation nicht radikal genug sein kann.

Es genügt nicht nur die Scheide, den Uterus und die Adnexe zu exstirpieren, sondern es müssen auch, soweit als nur irgend möglich, das Beckenbindegewebe und die Lymphdrüsen entfernt werden.

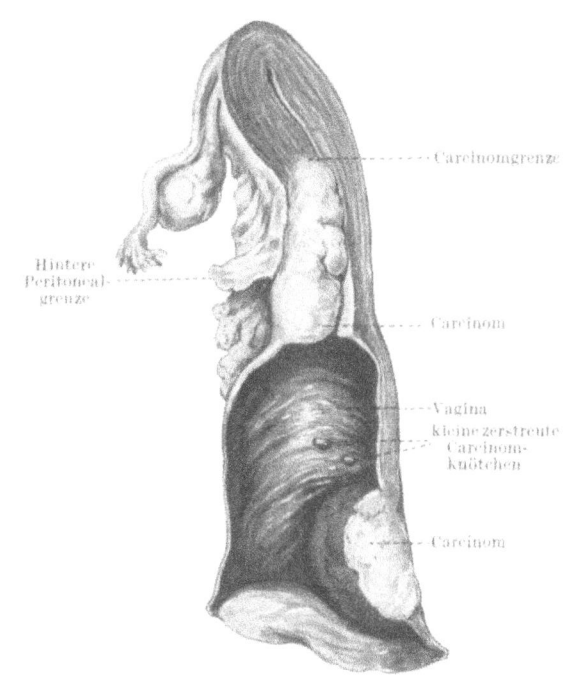

Abb. 223. Sagittaler Medianschnitt. (Zbl. Gynäk. 1900.)

Die gebräuchlichsten modernen Methoden zur operativen Behandlung des primären Scheidencarcinoms.

Bei dem heutigen Stande unserer Technik kommen für die operative Entfernung des primären Scheidencarcinoms vorwiegend zwei Methoden in Betracht:

1. die erweiterte **abdominale** Totalexstirpation nach Wertheim,
2. die erweiterte **vaginale** Totalexstirpation nach Schauta, Amreich, Stoeckel.

In der Wertung dieser beiden Methoden gehen die Ansichten der Operateure auseinander. Erst große Statistiken werden ein endgültiges Urteil über die Vorzüge der beiden Methoden gestatten.

Beide Methoden müssen beim primären Scheidenkarzinom selbstverständlich dahin erweitert werden, daß die ganze Scheide mitentfernt wird.

Bei der Wertheimschen Methode geht man dabei am besten so vor, wie dies Wertheim (1900) selbst in einem Falle von primärem Scheidencarcinom getan hat.

Nachdem die Operation in typischer Weise bis auf die Durchtrennung der Scheide vollendet war, wurde der Uterus samt seinen Anhängen und dem beiderseits an ihm haftenden parametranen Zellgewebe „zwischen Scheidenrohr und Mastdarm gleich einem Tampon versenkt". Dann wurde das Peritoneum der Blase mit dem des Mastdarms vereinigt, und so ein exakter peritonealer Abschluß über den in der Tiefe deponierten Genitalorganen ausgeführt. Nach Vollendung der Bauchdeckennaht wurde die Patientin in Steißrückenlage gebracht, der Introitus vaginae zirkulär umschnitten und so das ausgelöste Genitale extrahiert. Drainage des subperitonealen Raumes mit Gaze, Schluß der Vulva bis auf eine kleine Lücke, durch die der Gazestreifen herausgeleitet wurde.

Die 58jährige Patientin Wertheims, bei der die hintere Collumwand hoch hinauf carcinomatös war und bei der sich gleichzeitig auch in der untersten Hälfte der vorderen Scheidenwand ein walnußgroßer exulcerierter, leicht blutender Knoten fand (Abb. 223), befand sich nach 6 Monaten noch vollkommen wohl.

Bei der erweiterten **vaginalen** Totalexstirpation dürfte sich empfehlen, daß man die Scheide am Introitus umschneidet, durch Nähte verschließt und ein Stück weit nach oben abpräpariert. Dann wird man sich durch ein- oder zweiseitigen Hilfsschnitt die höheren Genitalabschnitte zugänglich machen. Über das weitere Vorgehen sei auf die Arbeit von Stoeckel (1928) verwiesen.

Die Frage, ob man in allen Fällen von primärem Scheidencarcinom das Rectum prinzipiell mitentfernen soll, ist beim Sitz der Neubildung an der Hinterwand wohl in den meisten Fällen zu bejahen [1]. Beim Sitz des Carcinoms an der Vorderwand der Scheide muß dieser Entscheid von den besonderen Umständen des einzelnen Falles abhängig gemacht werden.

v. Franqué (1915) hat in einem Falle von Scheidencarcinom auch einen Teil der Blase samt dem distalen Ureterende reseziert und den Ureter in den Blasenrest implantiert.

Im Anschluß an die Operation empfiehlt sich in allen Fällen eine gründliche Nachbehandlung mit Röntgenstrahlen.

Die Grenzfälle und die inoperablen Kranken werden heute wohl allgemein der Strahlentherapie zugeführt werden.

Mit dieser läßt sich zuweilen vielleicht Heilung, fast immer aber, wenn auch nur vorübergehend, Besserung erzielen.

Zweckmäßig schickt man in diesen Fällen der Bestrahlung eine möglichst weitgehende Entfernung der carcinomatösen Massen (durch Abkratzung und Verschorfung) voraus.

Im übrigen ist man bei der Behandlung inoperabler Kranker auf die symptomatische Bekämpfung der Blutungen, des Ausflusses und der Schmerzen angewiesen.

Zur Bekämpfung des Ausflusses sind neben Spülungen besonders die Salicylsäure-Alkoholtampons von P. Zweifel zu empfehlen (s. S. 229).

Die Salicylsäurebehandlung erweist sich auch als wirksam gegen Blutungen. In anderen Fällen müssen diese mit dem Glüheisen, dem Thermokauter oder durch Eisenchlorid bekämpft werden.

---

[1] Labhardt hat sich allerdings gegen die prinzipielle Resektion des Rectums ausgesprochen, da sie den Nachteil hat, „den Eingriff wesentlich zu komplizieren, ohne die Aussichten zu verbessern".

Vor den vielfach empfohlenen Ätzungen mit Chlorzink hat Kalle gewarnt, „denn die Patientinnen werden durch die Chlorzinkätzung derartig gepeinigt, daß der Schmerz in gar keinem Verhältnis zu dem erreichten Vorteil steht".

Gegen die Schmerzen müssen Narkotica — meist in steigenden Dosen — angewendet werden. Besonders dürfte sich auch die Anwendung von Suppositorien empfehlen.

Die Strahlenbehandlung des primären Scheidencarcinoms.

Über die Strahlenbehandlung des primären Scheidencarcinoms liegen verschiedene Mitteilungen vor.

Bianca Bienenfeld fand bis zum Jahre 1926 in der Literatur bereits folgende 34 Fälle, die als geheilt bezeichnet wurden (Tabelle):

In einer eigenen Beobachtung von Bianca Bienenfeld war ein großes carcinomatöses Ulcus, das mehr als die Hälfte der hinteren und das obere Drittel der rechten Scheidenwand einnahm, mit breiter Infiltration des Beckenbindegewebes, 4 Monate nach Beginn der Behandlung mit Radium- und Röntgenstrahlen „völlig überhäutet mit glattem Geschwürsgrund", die paravaginale Infiltration war bis auf einen kleinen medialen Anteil geschwunden.

Autor	Zahl der Fälle	Beobachtungsdauer
Bumm [1]	5	3—6 Jahre
Philipp und Gornick	7	7—13 „
v. Franqué	5	4—6 „
Scholten-Voltz	1	6—7 „
Gal	2	5—6 „
Giesecke	1	5—6 „
Peham-Amreich-Kraul	4	7, 2, 1 „
Ott-Pabulinsky	1	?
Wintz	4	3 u. mehr „
Adler	2	
Gal	1	1—1½ „
Garipuy	1	

Außer der Zusammenstellung von Bianca Bienenfeld konnten wir in der Literatur noch folgende Fälle finden:

Heymann [2] berichtete aus dem Radium-Hemmet in Stockholm über 16 Fälle von primärem Scheidencarcinom, die von 1911—1922 (einschließlich) bestrahlt wurden.

Von den 16 Kranken waren zur Zeit der Veröffentlichung: zwei länger als 5 Jahre geheilt (die lokalen Tumoren hatten in diesen beiden Fällen die Größe eines Hühnereies), eine seit 4 Jahren, eine seit 3 Jahren.

Weibel (1926) behandelte ein inoperables, isoliertes, kleinhandtellergroßes Carcinom der hinteren Vaginalwand mit etwa 3000 mg-Stunden Radium. Das Carcinom verschwand vollständig, durch den Ausfall des Gewebes entstand aber eine große Rectumscheidenfistel.

Weibel wartete mit der Operation dieser Fistel 4 Jahre lang, bis jede Infiltration geschwunden war, und die Ränder weich und freibeweglich waren. Die Plastik war von einem vollkommenen Erfolg begleitet, und Weibel konnte ein Jahr später feststellen, daß sich die Patientin in voller Gesundheit befand.

Leider läßt sich aus diesen Angaben kein abgerundetes Bild über die Wirksamkeit der Strahlentherapie gewinnen, da die Beobachtungsdauer in vielen Fällen zu kurz ist.

Stellt man aber die Fälle zusammen, in denen die Kranken mindestens 5 Jahre beobachtet wurden (Philipp und Gornick, 7 Fälle 7—13 Jahre, Scholten-Voltz, 1 Fall 6—7 Jahre, Gal, 2 Fälle 5—6 Jahre, Giesecke, 1 Fall 5—6 Jahre, Peham-Amreich-Kraul, 1 Fall 7 Jahre, Heymann, 2 Fälle länger als 5 Jahre, Weibel, 1 Fall

---

[1] Bumm: Zentralbl. f. Gynäkol. 1919, S. 1. Unter den 5 geheilten Fällen von insgesamt 22 Scheidencarcinomen waren zwei inoperabel gewesen.

[2] Heymann: Strahlentherapie Bd. 23, S. 25, 1926.

5 Jahre), dann erscheint die relative Heilungsziffer im Vergleich zu den Erfolgen der Operation sehr hoch.

Sehr viel weniger günstig waren die Erfolge anderer Autoren.

Von 13 Scheidencarcinomen, die Baisch (1918) mit Radium und Mesothorium behandelt hatte, ist anscheinend kein einziges dauernd geheilt worden.

Stacy berichtete 1922, daß vom Juli 1915 bis Januar 1921 in der Mayo-Klinik 21 Frauen mit primärem Scheidencarcinom behandelt wurden.

Bei einer späteren Umfrage konnte von 14 dieser 21 Patientinnen das weitere Schicksal festgestellt werden.

Die Umfrage ergab, daß 7 noch am Leben waren und zwar waren seit der Behandlung verstrichen:

bei 1 Patientin 3 Jahre 9 Monate
„ 1 „ 2 „ 9 „
„ 1 „ 2 „ 1 Monat
„ 1 „ 1 Jahr 2 Monate
„ 2 Patientinnen 6 „
„ 1 Patientin 5 „

7 waren gestorben und zwar

1 Patientin 2 Jahre 4 Monate nach der Behandlung
1 „ 1 Jahr 3 „ „ „ „
1 „ 1 „ „ „ „
2 Patientinnen 11 „ „ „ „
2 „ 7 „ „ „ „

Ein abschließendes Urteil über die Bedeutung der Strahlenbehandlung für die Heilung des primären Scheidencarcinoms läßt sich heute also noch nicht fällen.

β) Das sekundäre Scheidencarcinom.

Sekundäre Scheidencarcinome sind, soweit wir sehen, bisher nur bei primären Carcinomen in der Umgebung der Scheide beobachtet worden. Eine Metastasierung von Carcinomen entfernter Körpergegenden in die Scheide scheint zu den größten Seltenheiten zu gehören.

In der großen Arbeit von Schottlaender (1913) „Über die metastatischen Geschwülste in den weiblichen Geschlechtsorganen" findet sich (S. 669) nur die kurze Angabe, daß die Scheide bei Carcinomen (entfernter Körperabschnitte) „wiederholt gleichzeitig mit der Gebärmutter oder außerdem den übrigen Genitalorganen metastatisch erkrankt" war, „so z. B. bei Weyls, Kantorowicz' und Chiaris Beobachtungen".

„Von Erkrankungen der Scheide für sich, d. h. ohne Beteiligung der übrigen Genitalorgane" kannte Schottlaender nur die Hypernephrommetastasen in den Beobachtungen von Gräfenberg, von Hoffmann und Freund.

An einer anderen Stelle (S. 658) schreibt Schottlaender: „Die metastatische Scheidenerkrankung tritt zumeist in Form diffuser Knötchenausstreuung in der Wand bei gleichzeitiger Erkrankung des Uterus auf. Isolierte Erkrankung ist ebenso selten, wie bei den äußeren Geschlechtsorganen. Hier war einmal (pathologisches Institut) sekundäre Geschwulstbildung in den Hymenalresten nachzuweisen, ohne daß im übrigen die Genitalorgane affiziert waren; weiter ist ein (linkssitzender) Tumor in der Gegend der Harnröhre (Gräfenberg) als überhaupt einzige Metastase im Körper beschrieben worden. Leider orientiert die beigegebene Abbildung nicht genügend über Sitz und Form der Geschwulst."

In der übrigen Literatur konnten wir nur eine Beobachtung von Hinselmann (1927) finden.

Es handelte sich um eine 61 jährige Frau mit Schmerzen im rechten Bein und mit Recurrenslähmung. Etwa ein halbes Jahr vorher war ihr eine linksseitige Supraclaviculardrüse entfernt worden. Diese erwies sich bei der mikroskopischen Untersuchung als carcinomatös. Hinselmann fand — bei kolposkopischer Untersuchung mit 7 facher Vergrößerung — in einem Winkel einer alten Pessarnarbe, die ein halbes Jahr vorher exulceriert gewesen, aber als unverdächtig angesprochen worden war, eine „verdächtige Stelle".

Die mikroskopische Untersuchung ergab „Carcinom mit adenomatösem Einschlag" (Hinselmann).

Röntgenaufnahmen von dem verdickten rechten Metakarpus 3 und dem rechten Femur zeigten Bilder, die auf ein osteoplastisches Carcinom hindeuteten. Später trat noch eine Metastase in der Kopfschwarte auf.

Der Nachweis des Primärtumors gelang nicht. Aus dem Umstande, daß die Patientin kurz vor ihrem Tode stark ikterisch war, aus der carcinomatösen Supraclaviculardrüse und aus dem histologischen Befund glaubt Hinselmann den Schluß ziehen zu dürfen, daß der Primärtumor im Bereiche des Magen-Darmkanals oder der Gallenblase saß. Eine Autopsie wurde nicht gemacht.

Weitaus am häufigsten wird die Scheide ergriffen bei primären Carcinomen der **Portio** und **Cervix** uteri.

Schottlaender und Kermauner fanden unter 134 Fällen von Collumcarcinomen die Scheide 61 mal, also in nahezu der Hälfte aller Fälle carcinomatös erkrankt.

In 5 von diesen Fällen handelte es sich wahrscheinlich um primäre Scheidencarcinome (Schottlaender und Kermauner).

Werden diese 5 Fälle aus der Berechnung ausgeschaltet, dann war in 43,4% der Fälle die Scheide erkrankt. Diese Zahl bedeutet aber nur eine „Minimalzahl", da andere Autoren viel höhere Zahlen gefunden haben (z. B. L. Blau, 86%), und da keine mikroskopischen Reihenuntersuchungen vorgenommen wurden.

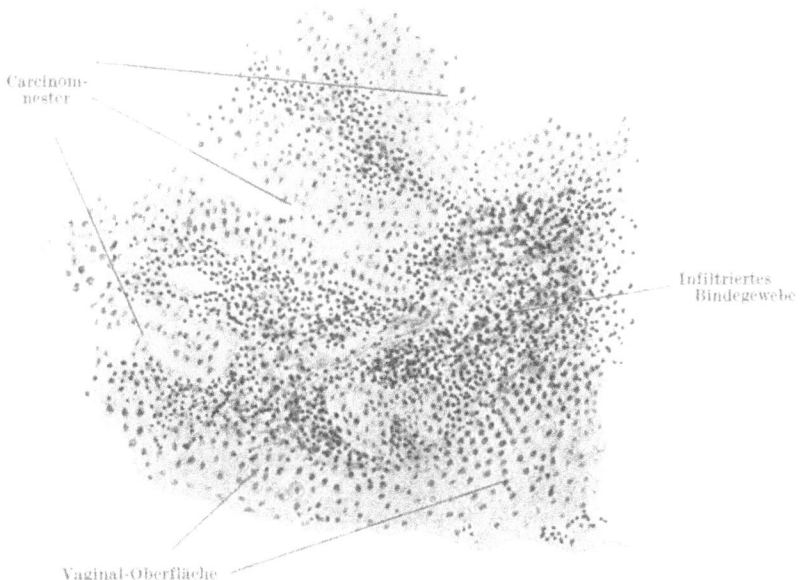

Abb. 224. Sekundäres Scheidencarcinom „mit adenomatösem Einschlag". (Nach Hinselmann, Zbl. Gynäk. 1927.)

Von den 56 Fällen, in denen eine sekundäre krebsige Erkrankung der Scheide festgestellt wurde, sind 51 Fälle mikroskopisch untersucht worden. 5 mal war nur das Scheidengewölbe, 46 mal die eigentliche Scheide erkrankt.

In den 51 Fällen handelte es sich 44 mal um solide, 7 mal um sicher bis wahrscheinlich drüsige Krebse. Rechnet man die 5 nur makroskopisch untersuchten Fälle, in denen es sich um solide Carcinome handelte, zu den 44 hinzu, so ergeben sich bei 136 soliden Krebsen 49 (= 36%), bei 25 drüsigen Krebsen 7 Fälle (= 28%) von Scheidenerkrankungen.

Beim Übergang von Collumcarcinomen auf die Scheide kann man zwischen kontinuierlicher und diskontinuierlicher Verbreitung unterscheiden. Das Vorkommen von Implantationsmetastasen ist beim Collumcarcinom bisher nicht einwandfrei nachgewiesen worden. Da zur Entscheidung dieser Frage aber Reihenschnitte notwendig sind, so unterscheiden Schottlaender und Kermauner:

1. das rein parenchymatöse Wachstum,
2. das rein schleimhäutige oder Oberflächenwachstum,
3. das kombinierte Wachstum.

„Unter den 44 soliden Krebsen war rein parenchymatöses Wachstum bei 36 Fällen, reines Oberflächenwachstum bei 5 Fällen und kombiniertes Wachstum bei 3 Fällen nachzuweisen. Bei dem parenchymatösen Wachstum ist, wie sich aus den Befunden ergibt, das Deckepithel zumeist erhalten und normal. Mitunter erscheint es schlecht gefärbt, in Degeneration begriffen und stark entzündlich infiltriert. In einer Minderzahl von Fällen (vgl. hierzu Scheib, der unter 47 Fällen 11 mal submuköses Wachstum beschreibt), liegen die Krebsnester dicht unter dem Deckepithel, verbinden sich damit oder brechen gar durch dasselbe durch. Was die Propagation im Parenchym anbetrifft, so ist bei 13 Fällen ausdrücklich von einer lymphatischen Ausbreitung die Rede." „Blutgefäßerkrankung haben wir im Gegensatz zu Assareto, der eine solche 4 mal bei 12 Collumcarcinomen konstatiert hat, nicht gefunden. Noch sei erwähnt, daß, insofern das paravaginale Gewebe erkrankt war, die lymphatische Propagation in den Vordergrund trat."

„Bei den 5 Fällen von Oberflächenwachstum, von dem, soweit wir die Literatur überblicken, nur bei Cullen (1 Fall) die Rede ist, finden sich die bereits beim Uterus genauer besprochenen krebsigen Beläge (vgl. z. B. Fall 22, Skizze 1 und 2). Ohne weiteres als krebsig erkennbar, imitieren sie nicht selten in ihrem Verhältnis zum subepithelialen Bindegewebe das normale Deckepithel und stehen hier und da mit kleinen, in die Tiefe dringenden Sprossen oder Zapfen in Verbindung, die aber auch fehlen können. Daß gerade hier infolge der häufig eingeschalteten atypischen Epithelpartien mit Nachbarumwandlung zu rechnen ist und daß die Sprossen nicht etwa als von der Tiefe her angelegte Nester aufzufassen sind, wurde bereits erwähnt.

Eine solche Anlegung, die sich dann mit sekundärem Flächenwachstum kombiniert, kommt sicher vor." „Bei Fall 121 (Skizze) könnte vielleicht von der Portio her ein kontinuierliches Oberflächenwachstum erfolgt sein, das in der vorderen Scheidenwand erst sekundär zu parenchymatösem Wachstum geführt hat.

Unter den 7 drüsigen Carcinomen, bei welchen die Scheide erkrankt ist, wurde nur einmal eine lymphatische Propagation notiert. Zumeist handelt es sich bestimmt um ein direktes, kontinuierliches Übergreifen" (Schottlaender und Kermauner S. 597 f.). Nirgends konnten Schottlaender und Kermauner eine sichere Metastase finden, wie sie Assareto und Scheib gerade bei drüsigen Krebsen nachgewiesen haben.

In dem Übergreifen auf die Scheide besteht ein deutlicher Unterschied zwischen den endophytischen und den exophytischen Collumcarcinomen.

Übergreifen auf die Scheide fanden Schottlaender und Kermauner bei exophytischen Carcinomen zweimal, bei exo-endophytischen 10 mal, bei endophytischen (unter Einschluß der Endotheliome) 44 mal [1]. Trotz der zum Teil kleinen Zahlen muß es auffallen, daß bei den endophytischen Krebsen die Scheide in mehr als der Hälfte der Fälle erkrankt ist, bei den beiden anderen Gruppen nur in einem Drittel.

„Weiter haben wir noch in Betracht zu ziehen, daß bei den zwei exophytischen Carcinomen die Scheidenerkrankung sich nur auf das Gewölbe und die allernächsten Teile beschränkt, also recht geringfügig ist; daß sie ferner unter den exo-endophytischen im Fall 86 und 71 wenig, im Fall 64 und 72 nicht sehr ausgedehnt, und nur in den Fällen 104 und 129 ausgedehnter ist; daher erscheint der Schluß bis zu einem gewissen Grade berechtigt, daß die exophytischen Karzinome im allgemeinen die Scheide nicht besonders in Mitleidenschaft ziehen. Das Hauptkontingent für gleichzeitige Scheidenerkrankung stellen die endophytischen Karzinome.

Bei den endophytischen Karzinomen ist nur 6 mal oberflächliche Erkrankung der Scheide (nicht nur die Beläge, wie im histologischen Abschnitt) konstatiert; darunter sind zwei Fälle, in welchen gleichzeitig auch ein wenig exophytisches Wachstum besteht; alle anderen sind ausgesprochen parenchymatös erkrankt, allerdings 21 mal im Verein mit der Portioerkrankung ulzeriert. Unter den exophytischen fand sich immer nur Oberflächenerkrankung, unter den endo-exophytischen 3 mal oberflächliche, 2 mal eine parenchymatöse mit Ulzeration, einmal (wenig exophytisches Wachstum) parenchymatöse. Im großen und ganzen wird also auch bei den Scheidenerkrankungen der Unterschied in dem Sinne ersichtlich, daß exophytische Fälle mehr oberflächlich wachsen, während die anderen, obwohl sie viel öfter auf die Scheide übergreifen, ganz vorwiegend lymphatisch, parenchymatös vordringen und erst sekundär zum Zerfall kommen".

Auch Borst [2] und Gallien [3] sahen ein Portiocarcinom ganz oberflächlich auf der Vaginalwand hinwachsen.

---

[1] „Zwei Fälle, in welchen das Carcinom bis zur Abtragungsstelle reicht (55, 87), sind hier mitgezählt."
[2] Borst: Geschwulstlehre. Bd. 2, S. 717.
[3] Gallien: Inaug.-Diss. Würzburg 1898.

Dabei schob sich das krebsige Epithel unter dem atrophischen Scheidenepithel vor, und es hob dieses von seiner Unterlage (Abb. 225).

Hatte die Dicke des krebsigen Epithelüberzuges einen größeren Herd überschritten, dann sproßten von der Scheidenwand her Bindegewebe und Blutgefäße in das Krebsgewebe hinein, und dieses nahm einen papillären Charakter an (Abb. 226).

Tsuji (1909) fand bei einer 58 jährigen Frau mit Plattenepithelcarcinom der Portio am Harnröhrenwulst einen walnußgroßen, stellenweise dunkelblaurot gefärbten Knoten, der sich histologisch ebenfalls als Plattenepithelkrebs erwies; außerdem war noch ein Cancroid am rechten Nasenflügel vorhanden. Tsuji glaubte in diesem Falle eine multizentrische Carcinomentwicklung annehmen zu dürfen[1].

Auch beim **Korpuscarcinom** können sekundäre Carcinomknoten in der Scheide auftreten [Säxinger, Kaltenbach (2 Fälle), Wahn, Fischer, Lebensbaum, Pfannenstiel (2 Fälle), Sellheim (1895, 3 Fälle), Hellendall, Schick, Cova, Amann 1912, Zirinski, Latzko 1915, H. Spencer 1923)]. Dazu kommen noch 2 Fälle (Hesse, Niebergall) von sekundärem Scheidencarcinom nach Totalexstirpation des Uterus wegen Korpuscarcinom.

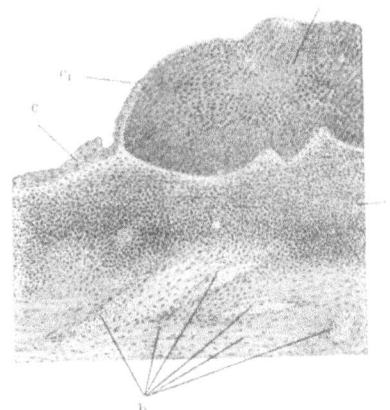

Abb. 225. Plattenepithelkrebs der Portio. a entzündlich infiltriertes subepitheliales Gewebe der Scheide; b Bindegewebe und Gefäße der Scheidenwand; c Scheidenepithel, das sich bei c_1 auf den vorwuchernden Carcinomkörper (d) umschlägt. (Nach Borst, Geschwulstlehre.)

Säxinger[2] beschrieb ein medulläres Carcinom des Corpus uteri und der Scheide. „$1^1/_2$ Zoll vom Introitus vaginae entfernt fand sich ein walnußgroßer runder gelappter Tumor".

Kaltenbach[3] fand in einem Falle von Korpuscarcinom „einen nahezu walnußgroßen Knoten in der Nähe der Urethralmündung". „Da sämtliches dazwischen liegendes Gewebe gesund war, und andere Metastasen nicht vorlagen, so muß hier eine direkte Einimpfung ausgeflossener Geschwulstmassen in die Urethralmündung oder in die exkoriierten Stellen am Scheideneingang angenommen werden." Von einem Kollegen wurde Kaltenbach eine ganz gleiche Beobachtung mitgeteilt.

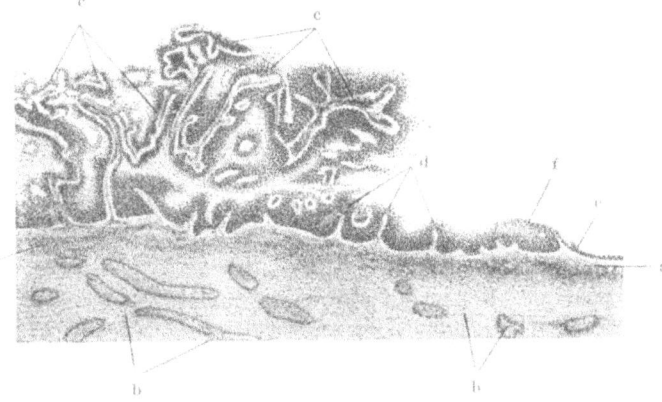

Abb. 226. Plattenepithelkrebs der Portio, auf der Scheide ganz oberflächlich und papillär wuchernd. a Entzündlich infiltriertes subepitheliales Gewebe der Vagina; b Bindegewebe und Gefäße der Vaginalwand; c verzweigte, gefäßreiche Papillen, von dicken Lagen geschichteten Plattenepithels (Krebsepithel!) überzogen; bei d beginnende papilläre Sprossung; e normales Scheidenepithel; f Krebsepithel an der Stelle des zugrunde gegangenen Scheidenepithels. (Nach Borst, Geschwulstlehre.)

---

[1] Über eine Hautmetastase bei Collumcarcinom berichtete Ballerini.

[2] Säxinger: Über Uteruskrankheiten. Vierteljahrsschr. f. d. prakt. Heilk. Bd. 24, 1867.

[3] Kaltenbach: Erfahrungen über Totalexstirpation des Uterus. Berl. klin. Wochenschr. 1899, S. 391.

Wahn[1] berichtet über ein Adenocarcinom des Corpus uteri mit metastatischen Knoten in der Vagina; „und zwar fand sich je einer rechts und links vom Urethralwulst und ein dritter, nicht glatter wie die beiden vorigen, sondern papillomatöser an der hinteren Wand der Vagina. Die Excision der Knoten am Urethralwulst unterblieb wegen der durch die Exstirpation gefährdeten Kontinenz der Harnröhre. Der Knoten von der hinteren Vaginalwand wurde exzidiert, er hatte mikroskopisch dieselbe Struktur wie das Korpuscarcinom" (zit. nach Hellendall).

Fischer[2] beschrieb einen Fall von Korpuscarcinom mit Metastasen in der Scheide am Urethralwulst. Die Harnröhre wurde von unten und von der Scheide her umfaßt durch zwei fünfpfennigstückgroße, flache, durch normal aussehendes Gewebe voneinander getrennte Tumoren von glatter Oberfläche, blaurötlicher Farbe und derber Konsistenz. An der hinteren Scheidenwand 3 cm hinter dem Introitus saß ein größerer, fester Tumor mit papillärer, leicht blutender Oberfläche. Nach allen Seiten war er von normal erscheinender Scheidenschleimhaut umgeben, vom hinteren Scheidengewölbe war er durch eine etwa 3—4 cm breite Zone des gesunden Gewebes getrennt.

Lebensbaum[3] fand bei einer 37jährigen VI para, bei der 5 Wochen nach der letzten Niederkunft Blutungen aufgetreten waren, an der hinteren Scheidenwand ein Geschwür mit unebenen, etwas aufgeworfenen Rändern. Am Uterus ließ sich kein pathologischer Befund erheben. Bei der einige Zeit später vorgenommenen Totalexstirpation fand man im Uterus zerfallende Geschwulstmassen. Nach Lebensbaum handelte es sich um ein Carcinom des Uterus und der Scheide. — Es erscheint uns — nach der ganzen Schilderung des Krankheitsverlaufes und des Befundes — nicht ausgeschlossen, daß in Wirklichkeit ein Chorionepitheliom vorlag.

Pfannenstiel[4] erwähnt kurz, daß er zwei Fälle von sekundärem Scheidenkarzinom bei Uteruskrebs gesehen hat, beide Male Carcinom am Harnröhrenwulst, einmal nach Korpuscarcinom, einmal nach Portiocancroid."

Sellheim berichtete über einen Fall von Korpuscarcinom mit zahlreichen sekundären kleinen Krebsknoten in der Scheide. Die Knötchen fanden sich teils am Harnröhrenwulst, teils an der Hinterwand der Scheide. Nur eines von ihnen war oberflächlich ulceriert, alle anderen waren von intakter Schleimhaut überzogen. Mikroskopisch handelte es sich um ein Adenocarcinom des Uterus und der Scheide.

Zwei weitere Fälle verdankte Sellheim einer persönlichen Mitteilung von Wiedo. In beiden Fällen handelte es sich um Korpuscarcinome mit Auftreten eines sekundären Knotens am Harnröhrenwulst.

In dem Falle von Hellendall handelte es sich um eine 60jährige Frau, mit einem weit vorgeschrittenen Korpuscarcinom. Am Scheideneingang fanden sich rechts und links von der Harnröhrenmündung mehrere harte, wenig verschiebliche Knollen. Einer von ihnen war oberflächlich ulceriert. Die Scheide war senil atrophisch und sie schien vollkommen frei. Der Uterus wurde von Döderlein auf vaginalem Wege exstirpiert, die erkrankte Scheidenwand wurde so weit als möglich weggenommen; ferner wurden zwei vergrößerte Lymphdrüsen aus der rechten Leistengegend entfernt. (Bei der mikroskopischen Untersuchung wurde in ihnen kein Carcinom gefunden.)

Sowohl das Korpuscarcinom als auch die Scheidenknoten erwiesen sich histologisch als Adenocarcinome.

Schick fand bei einer 58jährigen Frau, die an einem Korpuscarcinom litt, links hinten im Scheideneingang einen von glatter Schleimhaut überzogenen derben Knoten. Dieser entsprach dem in die Scheide vorspringenden, oberen Anteile „eines in das rechte Parakolpium und gegen die Dammgebilde bis nahe zum Anus sich ausbreitenden, scharf begrenzten Knoten". Die Haut und die Schleimhaut waren intakt, nur an der Spitze des Knotens, der in den Introitus hinein vorsprang, war die Schleimhaut verdünnt. Im übrigen war die Scheide frei. In der linken Leistengegend fand sich eine mandelgroße, wenig bewegliche Lymphdrüse. Die mikroskopische Untersuchung der aus dem Uterus ausgeschabten Geschwulstmassen, des Scheidenknotens und der exstirpierten Lymphdrüse ergab ein drüsiges Carcinom.

Der Fall von Cova war uns leider nicht im Original zugänglich.

---

[1] Wahn: Über einen Fall von primärem Carcinom des Corpus uteri mit sekundärem Carcinom der Vagina. Inaug.-Diss. Halle 1890.

[2] Fischer: Zeitschr. f. Geburtsh. u. Gynäkol. Bd. 21, 1899.

[3] Lebensbaum: Krebs der Vagina als Impfmetastase bei Corpuscarcinom. Zentralbl. f. Gynäkol. 1893, S. 112.

[4] Pfannenstiel: Beitrag zur pathologischen Anatomie und Histogenese des Uteruskrebses auf Grund eines weiteren Falles von „doppeltem Carcinom an der Gebärmutter". Zentralbl. f. Gynäkol. 1893, S. 414.

Hesse[1]: Ein halbes Jahr nach der vaginalen Totalexstirpation des Uterus wegen Corpuscarcinom fand sich rechts und links hinter dem Scheideneingang je ein Carcinom; die Operationsnarbe war intakt. Die exstirpierten Metastasen zeigten denselben mikroskopischen Bau, wie das alveoläre Uteruscarcinom. Im Anschluß an diese zweite Operation entstand, von nicht entfernbaren Resten des Carcinoms aus, ein Beckenabsceß, der den Exitus letalis herbeiführte.

Niebergall[2] berichtete über einen Fall von Impfmetastase eines Carcinoma corporis uteri am Scheideneingang. 15 Monate nach der Totalexstirpation des Uterus zeigte sich am rechten oberen Umfang, da wo bei der Operation der Rand des Speculum etwas eingeschnitten hatte, ein etwa 5 cm großes Geschwür mit harten Rändern. Die Urethra war nicht ergriffen. Die Inguinaldrüsen waren nicht vergrößert. Nach der mikroskopischen Untersuchung handelte es sich zweifellos um ein Rezidiv.

Für die Entstehung der sekundären Scheidenknoten beim Korpuscarcinom kommen folgende Arten und Wege in Betracht:

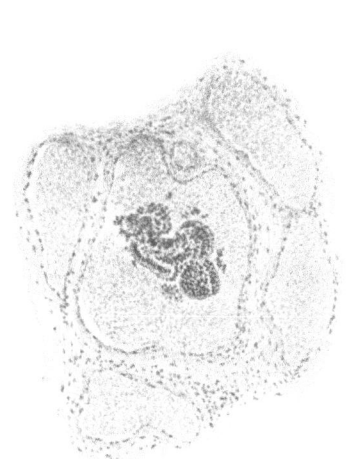

Abb. 227. 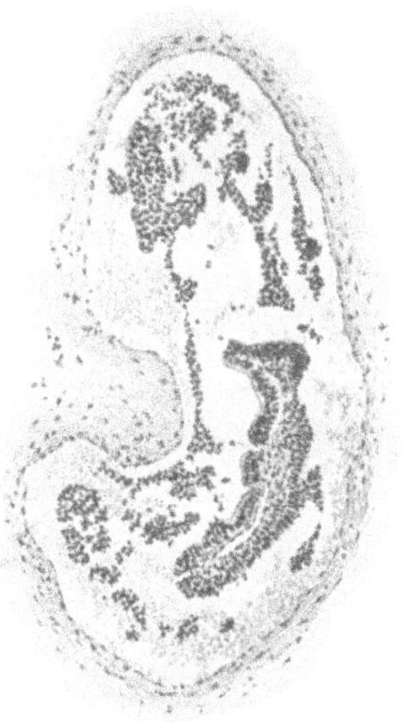 Abb. 228.
Abb. 227—228. Carcinompartikel in den Venen einer Scheidenmetastase bei Corpuscarcinom.
(Nach Hellendall, Beitr. Geburtsh. Bd. 6.)

1. die kontinuierliche Ausbreitung durch Fortkriechen der Carcinomzellen aus dem Uterus in die Scheide,
2. die diskontinuierliche Verbreitung (Metastasierung),
    a) auf dem Lymphwege,
    b) auf dem Blutwege,
    c) auf dem Lymph- und Blutwege,
    d) auf dem Wege des Uterus- und Scheidenlumens (Implantation abgelöster Geschwulstteilchen auf die Scheidenschleimhaut. — „Impfmetastasen").

1. Die Tendenz der Korpuscarcinome zum kontinuierlichen, direkten Fortschreiten nach der Scheide zu ist gering (Cova). Wir selbst konnten in der uns zugänglichen Literatur keinen einzigen Fall finden, in dem dieser Ausbreitungsmodus mit Sicherheit nachgewiesen worden wäre.

2. Bei der diskontinuierlichen Ausbreitung eines Korpuscarcinoms nach der Scheide hin muß die Verschleppung des carcinomatösen Materials aus dem Corpus uteri

---

[1] Hesse: Ein Fall von primärem Carcinoma corporis uteri mit nachfolgendem Carcinom des Scheideneinganges. Inaug.-Diss. Jena 1886.
[2] Niebergall: Arch. f. Gynäkol. Bd. 52, S. 491, 1896.

gegen die Stromrichtung in den Blutgefäßen und Lymphgefäßen erfolgen (retrograder Transport).

Die retrograde Metastasierung auf dem Lymph- oder Blutwege scheint die häufigste Ursache der Entstehung des sekundären Scheidencarcinoms beim primären Korpuscarcinom zu sein.

Zu diesem Schlusse berechtigt:

1. Der wiederholte Befund von Carcinomzellen in den Lymphgefäßen (Sellheim, Hellendall), oder in den Venen (Hellendall), oder in der Scheidenwand,

2. der Nachweis einer breiten Zone unveränderter, normaler Scheidenwand zwischen dem Uterus und den sekundären Scheidenknoten,

3. der bisher noch in keinem Falle erbrachte Nachweis, daß es sich um Impfmetastasen handelte.

Eine „Impfmetastase", also die Entstehung eines sekundären Carcinomknotens durch Implantation darf nach Sellheim nur dann angenommen werden, wenn folgende fünf Bedingungen erfüllt sind:

1. „Selbstverständlich muß der direkte Übergang von dem primären Carcinomherd ausgeschlossen werden können, es muß sich also zwischen den beiden Krebsen eine breitere Zone unveränderten normalen Gewebes befinden."

2. „Die mikroskopischen Bilder bei den Neubildungen müssen sich in Einklang bringen lassen, d. h. die Abstammung der zweiten Geschwulst von der ersten muß deutlich sein."

3. „Die Entstehung auf dem Blut- oder Lymphwege muß sich mit Wahrscheinlichkeit ausschließen lassen: a) für eine Entstehung auf dem Blutwege spricht eine multiple Metastasenbildung in inneren Organen; zwar könnten auch einmal ganz gut neben dieser Verbreitungsweise zugleich sich Impfmetastasen bilden, aber diese Fälle wären mit größter Vorsicht aufzunehmen; b) für Lymphmetastasen muß multiples Auftreten von sekundären Geschwulstknoten zu derselben Zeit und im gleichen Entwicklungsstadium sprechen. Gegen beide Verbreitungsweisen spricht bis zu einem gewissen Grade die Stromrichtung in den Lymph- und Blutgefäßen, wenn sich die Metastasen nicht ganz in der Nähe der Muttergeschwulst entwickeln."

4. „Die Möglichkeit oder besser die Notwendigkeit muß vorhanden sein, daß die Krebspartikelchen von dem primären Herd nach dem Entstehungsorte des sekundären Krebses geschafft werden."

5. „Es bedarf wohl zur Sicherstellung des mikroskopischen Nachweises von Veränderungen an dem Orte der Einimpfung, es muß sich also eine Eingangspforte für die Carcinomzellen finden. Dieser Nachweis charakteristischer Veränderungen wird sich naturgemäß nur bei Impfmetastasen führen lassen, die sich in ihren ersten Anfängen befinden.

Nach Kaufmann[1] darf man einen sekundären Herd erst dann für eine Impfmetastase halten:

1. wenn durch Untersuchung der ganzen Strecke zwischen Haupttumor und Metastase Krebsstränge mit Sicherheit ausgeschlossen werden, die „irgendwo in der Tiefe" eine Verbindung zwischen dem primären und dem sekundären Tumor herstellen,

---

[1] Kaufmann: Lehrbuch der speziellen pathologischen Anatomie. 7./8. Aufl., S. 1311.

2. wenn ein diskontinuierlicher Zusammenhang durch Verschleppung von Krebspartikeln auf dem Lymph- oder Blutwege ausgeschlossen ist.

Die Forderungen von Sellheim und Kaufmann sind, soweit wir sehen, bisher noch in keinem einzigen Falle von sekundärem Scheidencarcinom bei Uteruscarcinomen erfüllt worden. Milner, der 21 Fälle von sekundären Scheidencarcinomen nach Uterusexstirpation zusammenstellte, bezweifelt überhaupt das Vorkommen von Implantationscarcinomen in der Scheide.

Nach Milner darf eine Implantation von Carcinomzellen in eine Scheidenwunde erst angenommen werden, wenn folgende Bedingungen erfüllt sind:

1. es muß ausgeschlossen sein, daß das Rezidiv auf dem Wege der Lymph- oder Blutbahnen entstanden sein kann,

2. das Scheidenrezidiv muß mikroskopisch mit dem Primärtumor übereinstimmen,

3. wenn nach Exstirpation des Narbenrezidivs die Patientin dauernd gesund bleibt, dann darf man mit Wahrscheinlichkeit eine Entstehung des Carcinomrezidivs durch Implantation annehmen.

Über eine Beobachtung, die diesen Forderungen Milners entspricht, berichtete Flaischlen.

Bei einer 54 jährigen Patientin, bei der, wegen malignen Adenoms des Korpus in der rechten Tubenecke, der Uterus vaginal exstirpiert worden war, fand sich ein halbes Jahr später ein papilläres Rezidiv in der Scheidennarbe. Dieses wurde exstirpiert. Mikroskopisch erwies es sich ebenfalls als Adenom, es zeigte also vollkommene Übereinstimmung mit dem Primärtumor. $3^{1}/_{2}$ Jahre nach der Rezidivoperation war die Patientin noch vollkommen gesund.

Da alle Forderungen Milners hier erfüllt sind, so hält Flaischlein „den Beweis für die Implantationscarcinose in Vaginalwunden hier mit größter Wahrscheinlichkeit für erbracht".

In dieser Beweisführung liegt aber eine petitio principii, denn es wird als bewiesen vorausgesetzt, daß das Rezidiv in der Scheidennarbe nicht auf dem Blut- und Lymphwege entstanden sein kann. Für diese Voraussetzung fehlt aber der Beweis.

Außerdem ist die Ansicht Milners, daß dauernde Heilung nach Exstirpation eines Narbenrezidivs für Implantation spricht, wohl kaum zu halten. Auch nach der Exstirpation von Chorionepitheliomknoten in der Scheide, die sicher nicht durch Implantation zustande kommen, kann man dauernde Heilung beobachten.

Auch **Carcinome der Blase** können wohl gelegentlich per contiguitatem auf die Scheide übergreifen. Allerdings fanden wir in der Literatur keinen derartigen Fall. Bekanntlich sind Blasencarcinome bei Frauen aber überhaupt selten (Kaufmann[1]).

Sehr oft greifen dagegen **Rectumcarcinome** auf die Scheide über.

So beobachtete z. B. Tschekan ein Rectumcarcinom in der Gegend der Ampulle, das auf das mittlere Drittel der Scheidenwand übergegriffen und eine ringförmige Stenose des Mastdarms sowie eine Rectumscheidenfistel verursacht hatte.

Krebse der Vulva dringen selten auf die Scheide vor (Kaufmann[2]).

2. Das Chorionepitheliom der Scheide.

Makroskopischer Befund.

Makroskopisch erscheinen die Chorionepitheliome der Scheide als dunkelblaurote bis blauschwarze Knoten (Abb. 229).

Ihr Aussehen erinnert lebhaft an einen thrombosierten Varixknoten (Hitschmann, S. 541) oder an ein Hämatom [Opitz (1909)]. Bei tiefer sitzenden Knoten findet man zuweilen nur eine wenig hervorragende bläuliche Verfärbung der Scheidenwand.

Die Oberfläche der Knoten ist anfangs von glatter, glänzender Schleimhaut überzogen. Früher oder später kommt es aber fast immer auf der Kuppe der Vorwölbung zu

---

[1] Kaufmann: l. c., S. 1126.
[2] Kaufmann: l. c., S. 1323.

einem Substanzverlust. Man findet dann einen dunkelblauroten, geschwürig zerfallenen oder zerklüfteten, schmierig oder eitrig belegten, oder mit Blutgerinnseln bedeckten und bei der Berührung leicht blutenden Tumor.

Die Ränder des Defektes sind entweder scharf, „wie mit einem Locheisen ausgestanzt", (Hitschmann) oder sie sind zackig und unregelmäßig (Moltrecht).

Die Größe der Tumoren schwankt von Stecknadelkopfgröße [Labhardt (1909)] bis Orangen- (Wehle, Fall 2) und Apfelgröße [Moltrecht, Risel (1907), Lichtenstein (1908)]. In einer Beobachtung von v. Franqué (1909) war die rechte große Schamlippe in einen fast straußeneigroßen blauroten Tumor verwandelt, von hier ging eine Anschwellung hinter der rechten Scheidenwand nach oben in einen Tumor der rechten Beckenhälfte über.

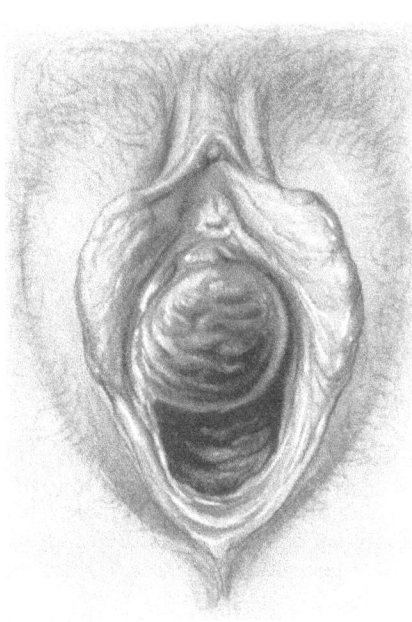

Abb. 229. Metastase eines Chorionepithelioms in der Scheide. (Nach Stoeckel.)

Die Konsistenz ist cystisch (Kelly und Workmann), elastisch (Hübl), brüchig-weich (Kaiser), morsch (Henke-Sperling), bis hart (Moltrecht).

Auf der Unterlage sind die Knoten meist verschieblich und sie lassen sich mit den Fingern leicht hervorziehen (Hübl). Mehrfach (Michel, Zacharias) hat man aber auch die Beobachtung gemacht, daß Knoten, die am unteren Ende der vorderen Scheidenwand saßen, fest mit dem Periost des Schambeines verwachsen waren.

Die Zahl der Knoten schwankt. Sehr häufig findet sich die Angabe, daß nur ein einziger Knoten vorhanden war. Es wurden aber auch zwei [Risel (1907), Sellheim, Krukenberg, Lichtenstein, Walthard, Poten und Vaßmer], drei (Kelly und Workman, Strobach) und selbst zehn (Zacharias) Knoten beobachtet.

Sitz: In weitaus den meisten Fällen sitzt die Neubildung an der Vorderwand der Scheide in der Gegend des Harnröhrenwulstes. Nur selten ist — wenigstens beim Vorhandensein eines einzigen Knotens — die hintere Scheidenwand befallen (Brenner hintere Scheidenwand nahe der Commissur, Kaiser linke obere Scheidenecke, Marullaz untere Hälfte der hinteren und linken Scheidenwand).

Der Grund für die so auffallende Bevorzugung des Harnröhrenwulstes ist heute noch nicht klar. Kermauner (1905) hat darauf hingewiesen, daß auch die livide Verfärbung der Scheide in der Schwangerschaft sehr oft an dieser Stelle beginnt. „Denselben Blutstauung verursachenden lokalen Verhältnissen wird wohl auch die Metastase zuzuschreiben sein" [Kermauner (1905), S. 775)].

Beim Vorhandensein von zwei und mehr Geschwulstknoten läßt sich aus den bisher vorliegenden Beobachtungen noch keine Gesetzmäßigkeit im Sitze erkennen.

In dem Falle von Risel (1907) saß ein Knoten am Harnröhrenwulst, einer im oberen Abschnitt der hinteren Scheidenwand; Sellheim fand zwei haselnußgroße Knoten am Harnröhrenwulst, Krukenberg zwei etwas größere Knoten im hinteren Scheidengewölbe. In dem Falle von Lichtenstein saß ein Tumor in der rechten vorderen Scheidenwand, im linken Scheidengewölbe fand sich eine querverlaufende kammartige Tumormasse. Walthard beobachtete je ein haselnußgroßes polypöses Gebilde vorn an der Grenze zwischen dem mittleren und unteren Drittel der Scheide und links hinten im oberen Drittel. Bei der Patientin von Poten und Vaßmer saß der eine Knoten an der hinteren prolabierten Scheidenwand, der andere an der Harnröhrenmündung. Von den 3 Knoten, die Kelly und Workman feststellten, saßen zwei kleinere vorn und ein größerer links. Strobach fand einen Knoten dicht hinter der Harnröhrenmündung, einen zweiten an der hinteren Scheidenwand und einen dritten in der Nähe der Portio. Bei der Patientin von Zacharias saßen die 10 Knoten alle im unteren Drittel der Scheide.

Auf dem Durchschnitt hat man häufig nur den Eindruck eines geronnenen Blutergusses oder eines Thrombus.

Bei genauerer Betrachtung findet man in das „Hämatom" eingesprengt unregelmäßige, graue bis schmutzig weißliche, faserige Flecken und Streifen. Diese können makroskopisch den Eindruck von Fibrin machen. Bei der mikroskopischen Untersuchung findet man hier aber neben Fibrin auch Tumorgewebe.

Nur selten ist die Menge des Tumorgewebes so mächtig, daß es mit seiner Eigenfarbe in den Vordergrund tritt. Die Schnittfläche der Neubildung erscheint dann grau bis weißlich markig (Hammerschlag) und nur an einigen Stellen von dunkel gefärbten Partien durchsetzt (Abb. 230).

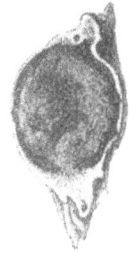

Abb. 230. Längsschnitt durch die Scheidenmetastase eines Chorionepithelioms. Das Gewebe ist weißlich, markig; an einigen Stellen finden sich durchblutete, dunkel gefärbte Stellen. (Nach Hammerschlag. Z. Geburtsh. 52.)

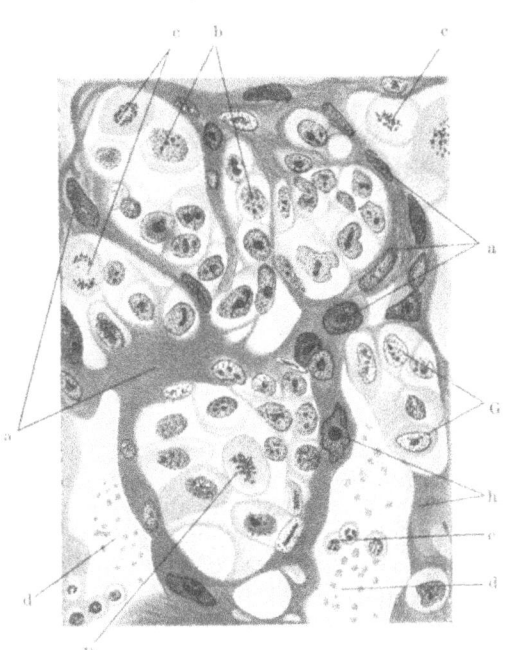

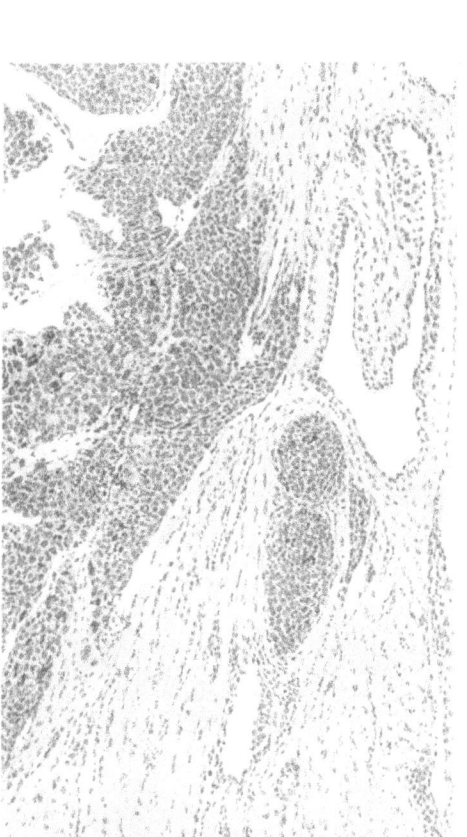

Abb. 231. Abb. 232.

Abb. 231. Maligne Choriongeschwulst. a Syncytiale Balken mit eingestreuten dunkelgefärbten Kernen; b Langhanssche Zellen; c Mitosen in Langhansschen Zellen; d Bluträume; e Leukocyten. (Nach Borst, Geschwulstlehre.)

Abb. 232. Malignes Chorionepitheliom des Uterus. Es überwiegt das Langhanssche Epithel bei weitem; Syncytium ist nur in Form einzelner kleiner Zellen — kenntlich an ihren dunklen Kernen — vorhanden. (Nach Hitschmann aus Halban-Seitz Bd. VII/2.)

Mikroskopischer Befund.

In seinem histologischen Bau unterscheidet sich das Chorionepitheliom der Scheide nicht von den analogen Neubildungen an anderen Körperstellen. Auch im mikroskopischen Bild können die Blutungen so in den Vordergrund treten, daß man oft lange suchen muß, ehe man das eigentliche Tumorgewebe findet.

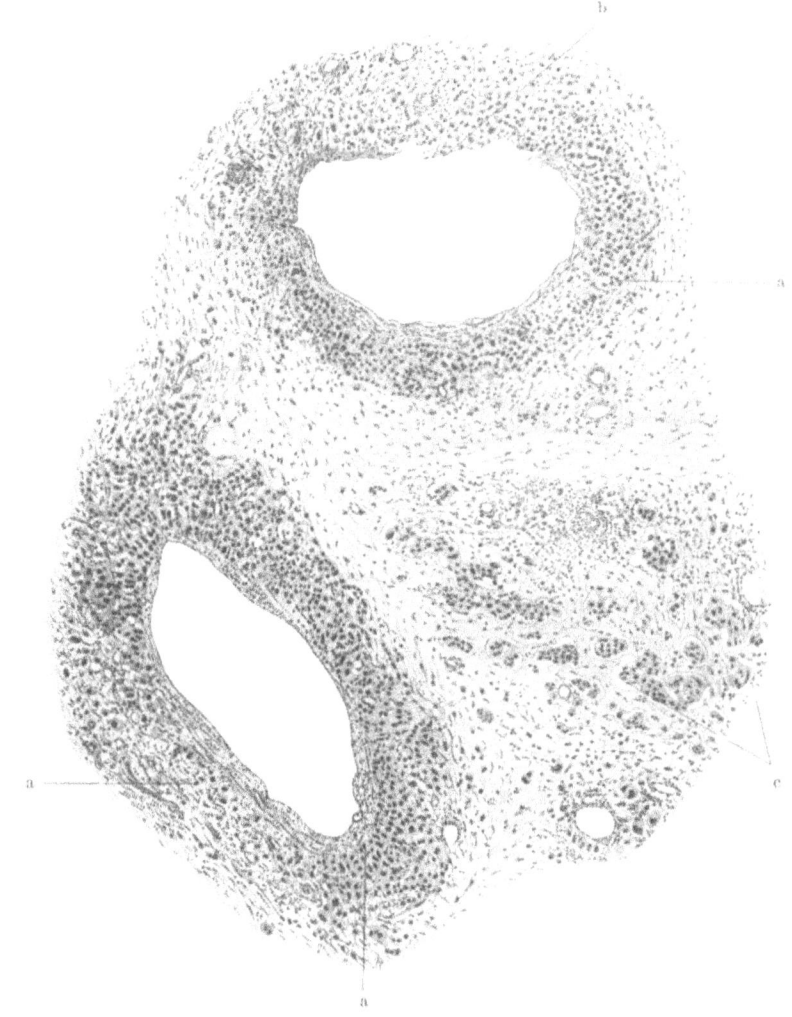

Abb. 233. Kombiniertes Übersichtsbild aus der Scheide. Chorionepitheliom der Scheide. a Gefäßwand, von syncytialen Elementen durchsetzt; b Einbruch der Geschwulstzellen in die Gefäßlichtung; c alveolare Anordnung.
(Nach Fleischmann, Mtschr. Geburtsh. Bd. 17.)

Ebenso wie beim Chorionepitheliom des Uterus (Marchand) kann man auch in den Scheidenmetastasen typische und atypische Formen der Neubildung unterscheiden.

Bei der **typischen** Form erkennt man deutlich die Zusammensetzung der Neubildung aus zwei verschiedenen Elementen, dem Syncytium und der Langhansschen Zellschicht.

Das Syncytium besteht aus einem verzweigten, vielgestaltigen dunkel gefärbten, von Vakuolen durchsetzten protoplasmatischen Netzwerk. In dieser Protoplasmamasse findet man, ungleichmäßig eingelagert, zahlreiche, größere und kleinere, vielfach in Teilung begriffene chromatinreiche Kerne (Abb. 231).

In den unregelmäßigen Zwischenräumen zwischen den protoplasmatischen Balken und Bändern liegen Haufen von scharf konturierten, polygonalen, kleinen, einkernigen Zellen mit hellem, blasigem Protoplasma und rundlichen, chromatinarmen Kernen (Langhanssche Zellen).

Zwischen den zelligen Elementen liegt bald mehr, bald weniger Blut. In den zentralen Partien der Geschwulst lassen sich in der Regel ausgedehnte Blutungsherde oder umfangreiche fibrinös-hämorrhagische Massen nachweisen.

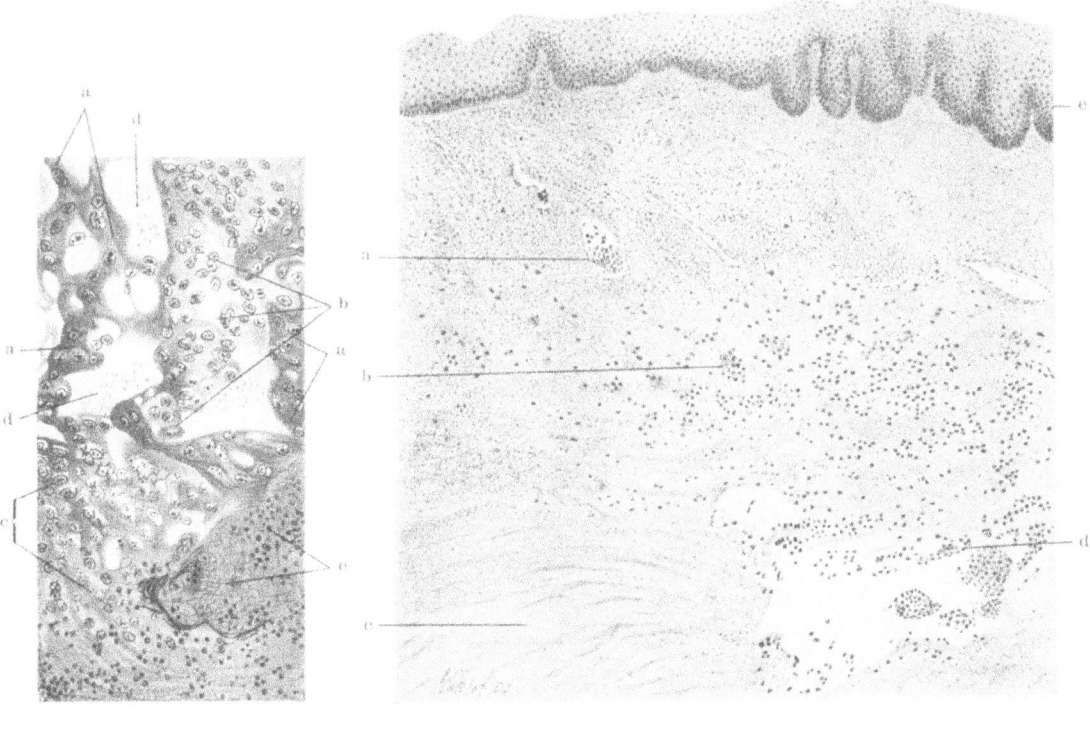

Abb. 234. Abb. 235.

Abb. 234. Malignes Chorionepitheliom. a Syncytiale Balken; b Langhanssche Zellen; c Verwischung der Unterschiede zwischen a und b; d Fibrin und Leukocyten. (Nach Borst, Geschwulstlehre.)

Abb. 235. Teil eines mikroskopischen Schnittes durch einen chorionepitheliomatösen Scheidenknoten. a Geschwulstzellen in einem erweiterten Gefäß; b alveolär angeordnete Geschwulstzellen in der Tunica propria; c geschichteter Thrombus; d zentrale Geschwulstpartien; e Plattenepithel der Scheide. (Nach Hörmann, Beitr. Geburtsh. Bd. 8.)

Bei der **atypischen** Form ist das charakteristische Aussehen der beiden Geschwulstkomponenten verwischt. Zusammenhängende Syncytiummassen fehlen. An ihrer Stelle findet man nur größere und kleinere Zellhaufen mit stark gefärbten, unregelmäßigen, oft außerordentlich großen Kernen. Diese liegen häufig in größerer Anzahl in einer Zelle (Abb. 232).

Syncytium und Langhanssche Zellschicht sind nicht zu unterscheiden. Nur in seltenen Fällen findet man ein Überwiegen der zarten, durchscheinenden, mit einer deutlichen Zellmembran und mit rundlichen bläschenförmigen Kernen versehenen Elemente der Langhansschen Zellschicht.

Vielfach gleicht das histologische Bild einem großzelligen, von Riesenzellen durchsetzten Sarkom (Borst[1]).

Häufig liegen in der gleichen Geschwulst typische und atypische Stellen dicht nebeneinander (Abb. 234).

Die Venen in der Umgebung der Neubildung enthalten nicht so selten größere oder kleinere Geschwulstmassen (Abb. 233 u. 235).

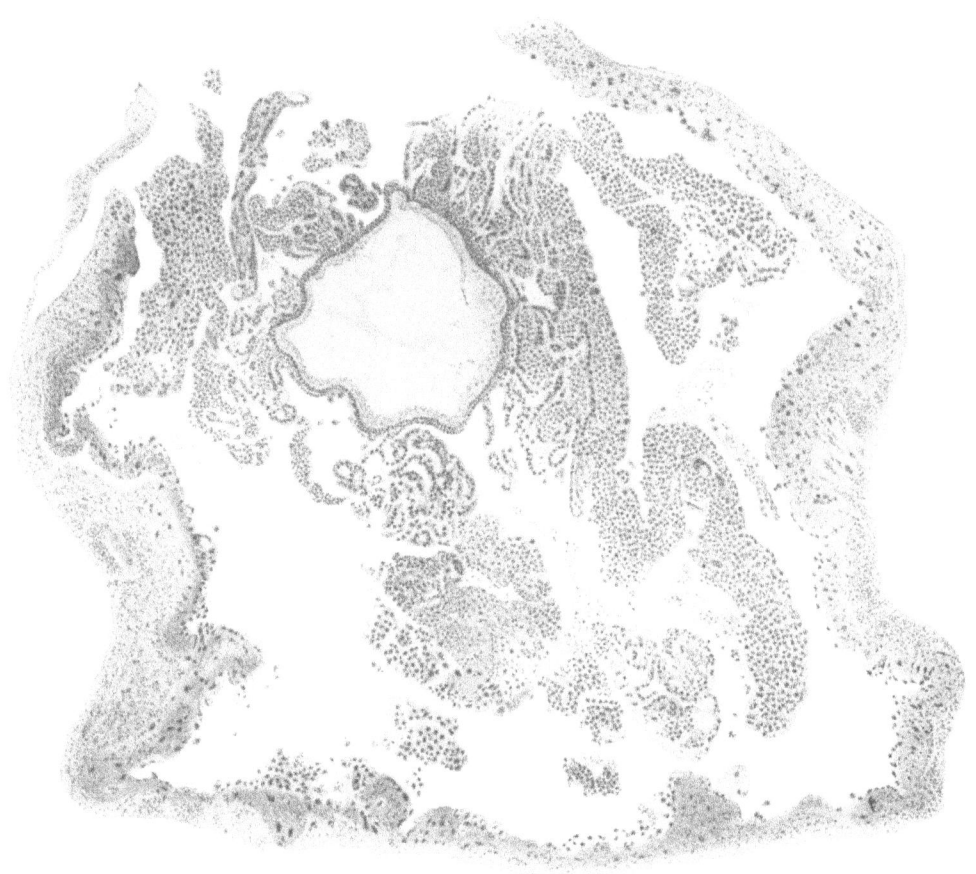

Abb. 236. Prim. Chorionepitheliom der Vagina. Mittl. Vergr. In einem großen venösen Gefäß steckt eine Blasenmolenzotte; von ihrem Epithel geht eine massenhafte Zellwucherung aus. Nach oben ist die Gefäßwand zerstört. (Nach Hitschmann, aus Halban-Seitz, Bd. VII/2.)

Gelegentlich findet man in den Geschwulstknoten auch Chorionzotten (Zagorjanski-Kissel).

Hat sich das Chorionepitheliom an eine Blasenmole angeschlossen, dann können in den Scheidenknoten auch blasig degenerierte Chorionzotten vorkommen (Krukenberg, Hitschmann) (Abb. 236).

Entstehung des Chorionepithelioms der Scheide.

Findet man ein Chorionepitheliom der Scheide, dann sind folgende Möglichkeiten denkbar:

---

[1] Borst: Geschwulstlehre. S. 808.

1. **Im Uterus oder in der Tube ist ein Primärtumor**, d. h. ein Chorionepitheliom, an der Stelle des Eisitzes vorhanden [1]. Die Scheidenknoten sind in diesem Falle also Metastasen eines primären Chorionepithelioms des Uterus oder der Tube (Metastatisches Chorionepitheliom der Scheide).

2. **Der Uterus und die Tuben sind vollkommen gesund.**

Der Scheidenknoten ist die einzige chorionepitheliomatöse Neubildung im ganzen Körper. Es handelt sich also um ein Chorionepitheliom der Scheide „bei sonst gesundem Genitale" (Hübl). Dunger hat vorgeschlagen, diese Fälle als ektopische Chorionepitheliome zu bezeichnen.

3. Die Stelle der Eiansiedlung im Uterus, also die Innenfläche des Uterus ist vollkommen frei von Chorionepitheliom, aber in der Tiefe der Uterus wand — ohne jeden Zusammenhang mit der Schleimhautoberfläche — findet man einen oder mehrere Geschwulstknoten.

1. Die Entstehung eines Chorionepithelioms der Scheide beim Vorhandensein eines Primärtumors im Uterus oder in der Tube ist leicht zu erklären.

Ist im Uterus oder in der Tube an der Placentarstelle ein Chorionepitheliom vorhanden, dann können Teile der bröckligen Geschwulstmassen leicht mit dem venösen Blutstrom verschleppt werden.

Erfolgt diese Verschleppung in der Stromrichtung, dann gelangen die Geschwulstteile in die Lungen, und es entstehen Lungenmetastasen [2].

Erfolgt die Verschleppung gegen die Stromrichtung, dann können die Geschwulstteile in die Scheidenvenen gelangen, und es entstehen Scheidenmetastasen.

Zu diesem retrograden Transport ist bei den weiten, klappenlosen Beckenvenen mit ihrem negativen Druck reichlich Gelegenheit gegeben (Hitschmann, S. 520 und 541).

Scheidenmetastasen finden sich in weit über der Hälfte aller Fälle von Chorionepitheliom des Uterus. Sie kommen hier an Häufigkeit gleich nach den Lungenmetastasen.

Hitschmann (S. 561 f.) hat aus der Literatur 64 Fälle von Chorionepitheliom mit genauem Obduktionsbefund gesammelt. In diesen 64 Fällen fanden sich:

58 mal **Lungenmetastasen** (Chiari — 3 Fälle, Pfeiffer, H. Croom, Pestalozza — 4 Fälle, Marchand, W. S. Williams, Kaman, Gutenplan, Spencer, Langenbeck, J. Schmidt, Kahlden, Lomer, Lichtenstern, Bacon, Resinelli, Winkler — 2 Fälle, Fränkl II, Apfelstaedt, Kleinhans, Hofmeier, Svaine, Schmorl, Lockyer, Aszel, Schlagenhaufer, Fränkl I, Inglisch und Bonen,

---

[1] Bei der Ovarial- und Abdominalgravidität scheinen Chorionepitheliome bisher nicht beobachtet worden zu sein. Nur Kleinhans (Zentralbl. f. Gynäkol. 1902, S. 1148) berichtete über einen vielleicht hierher gehörenden Fall.

Bei der Operation einer Patientin mit Verdacht auf Tubargravidität fand sich links ein subserös gelegener, von Blutungen durchsetzter Tumor, der „dem linken Ovarium angehörte", und der diffus mit der Umgebung verlötet war. Die „nur anscheinend verdickte Tube" lag über ihm. Salpingo-Oophorektomie. Die histologische Untersuchung ergab Chorionepitheliom. Die Geschwulst war zum Teil von einer Kapsel umgeben, die „Eierstockselemente" enthielt. Die Tubenschleimhaut war intakt, in der Tubenwand fanden sich zahlreiche kleine Geschwulstknoten. Die Autopsie ergab Lungenmetastasen, sowie eine Metastase in der Scheide. Der Uterus und die Adnexe der anderen Seite waren frei. Nach Kleinhans ist „die Annahme einer Entstehung aus einer linksseitigen Ovarialgravidität nicht von der Hand zu weisen".

[2] In den Lungen kann die Neubildung in die Lungenvenen einbrechen und damit aus dem venösen in den arteriellen Kreislauf gelangen. Auf diese Weise können dann Metastasen im ganzen übrigen Körper entstehen.

Hellier, v. Franqué, Marchand-Risel, Krömer, Kelly und Workman, Butz, Hitschmann-Cristofoletti — 2 Fälle, Apfelstaedt, Hinz, Schmauch, Simmonds, Krebs, Czyczewicz, Gebhardt, Wallart, Stein, Waldow, Schuhmacher, Anders I, Krömer, Stiedel, Hammerschlag III, Reeb).

45 mal **Scheidenmetastasen** (Chiari — 3 Fälle, Pfeiffer, H. Croom, Pestalozza — 2 Fälle, Marchand, W. S. Williams, Gutenplan, Langenbeck, A. Pick, J. Schmidt, Kahlden, Lomer, Lichtenstern, Wilten, Resinelli, Winkler — 2 Fälle, Fränkl II, Kleinhans, Aszel, Jaenbesch, Fränkl I, v. Franqué, Marchand-Risel, Krömer, Kelly und Workman, Hitschmann-Cristofoletti — 2 Fälle, Apfelstaedt, Schmauch, Simmonds, Krebs, Czyczewicz, Wallart, Stein, Waldow, Schumacher, Anders I, Krömer, Stiedel, Hammerschlag III, Reeb).

Beim Auftreten der Scheidenmetastasen spielen nach Hitschmann **mechanische Insulte** (Abrasio, Ausräumung, Totalexstirpation des Uterus) eine große Rolle.

Nach 46 spontan verlaufenen Fällen von Chorionepitheliom des Uterus fanden sich nach Hitschmann (S. 556) bei der Obduktion 29 mal, also in mehr als der Hälfte aller Fälle Scheidenmetastasen (Chiari 3 Fälle, Pfeiffer, H. Croom, Pestalozza — 2 Fälle, Marchand, W. S. Williams, Gutenplan, Langenbeck, A. Pick, J. Schmidt, Kahlden, Lomer, Lichtenstern, Wilten, Resinelli, Winkler — 2 Fälle, Fränkl II, Kleinhans, Aszel, Jaenbesch, Fränkl I, v. Franqué, Marchand-Risel, Krömer, Kelly und Workman).

In 18 Fällen, die bald nach einem operativen Eingriff ad exitum kamen, wurden 16 mal, also fast in allen Fällen Scheidenmetastasen gefunden [1] (Hitschmann-Cristofoletti = 2 Fälle, Apfelstaedt, Schmauch, Simmonds, Krebs, Czyczewicz, Wallart, Stein, Waldow, Schumacher, Anders I, Krömer, Stiedel, Hammerschlag III, Reeb).

Die Schnelligkeit, mit der sich Scheidenmetastasen entwickeln können, ist sehr groß.

Hitschmann (S. 566) berichtete über eine Patientin, bei der er wegen Blutungen eine Abrasio ausführte. Zu dieser Zeit war die Scheide bestimmt noch frei von Metastasen. 5 Tage später waren am Introitus vaginae und in der Mitte der hinteren Scheidenwand je ein über linsengroßer Knoten vorhanden, die sich als malignes Chorionepitheliom erwiesen. Etwa 6 Wochen nach der Abrasio ging die Kranke an zunehmender Kachexie und unter den Erscheinungen einer Lungenentzündung zugrunde. Bei der Autopsie fanden sich nekrotische Tumormassen im kleinen Becken und eine förmliche Durchsetzung der Lungen mit Metastasen.

Beim primären Chorionepitheliom der Tube scheinen Scheidenmetastasen sehr viel seltener zu sein als beim Chorionepitheliom des Uterus.

Unter 22 Fällen von Chorionepitheliom der Tube, die wir aus der Literatur zusammenstellen konnten [Ahlfeld, Marchand (1895), Snegirew, Nikiforoff, Thorn, Rosner, Gebhard, Rumpel, Albert, de Sénarclens, Vaßmer, Hinz, Risel, Uschakoff, Löfquist, Davidsohn (2 Fälle), Vieting, Philipps, Jeanneret, Rossier, Huguier und Lorrain, Hartmann, Hartz], fanden sich viermal, also in nicht ganz $1/5$ aller Fälle, Metastasen in der Scheide (siehe Chorionepitheliome der Tube).

2. Ektopische Chorionepitheliome der Scheide bei normalem Uterus und normaler Tube können auftreten:

aa) im Verlaufe einer Gravidität.

Dabei sind folgende Möglichkeiten gegeben

α) die Placenta ist vollkommen normal. Über eine derartige Beobachtung berichtete Walthard (1907). Es handelte sich um eine 27jährige Vgravida, die 4 normale Geburten und keine Fehlgeburten durchgemacht hatte. In der Mitte des 7. Monats der 5. Schwangerschaft traten zuerst blutig gefärbter Ausfluß, dann Blutungen aus der Scheide auf.

---

[1] Auf S. 556 seiner Arbeit schreibt Hitschmann, daß er unter 18 Fällen 11 mal Scheidenmetastasen gefunden habe, auf S. 560 heißt es, daß Scheidenmetastasen in den 18 Fällen 15 mal vorhanden waren, auf Tab. IV, S. 562, sind 16 Fälle mit Scheidenmetastasen verzeichnet.

Bei der Untersuchung fanden sich auf der vorderen Scheidenwand ungefähr an der Grenze zwischen dem mittleren und dem unteren Drittel und an der hinteren Scheidenwand links im oberen Drittel je ein haselnußgroßes polypöses Gebilde. Die Oberfläche dieser weichen, bei der geringsten Berührung blutenden Gebilde war ulceriert und von einem schmierigen Belag bedeckt.

Bei der histologischen Untersuchung wurden die beiden Gebilde von fachmännischer Seite als Chorionepitheliommetastasen bezeichnet. Beim Eintreffen dieses Berichtes — 12 Tage nach der Abtragung — waren die Excisionsstellen der Polypen in der Scheide vollkommen verheilt und keinerlei Veränderungen an diesen Stellen zu sehen oder zu fühlen.

„Zur Verhütung einer weiteren Aussaat von Chorionepithelien und im Sinne einer Prophylaxe multipler Chorionepitheliomherde in den übrigen Organen" wurde aber bei der Patientin sofort die Schnittentbindung und im Anschluß an diese die Totalexstirpation des Uterus vorgenommen.

Nach der Operation erholte sich die Kranke rasch und im Verlaufe der nächsten Monate stieg ihr Hämoglobingehalt von 35% auf 70%.

Sieben Monate nach der Operation ließ sich die Frau wieder in ein Krankenhaus aufnehmen. Sie klagte über Schmerzen in der linken Weichengegend, die nach oben in die linke Niere und nach unten in die Leistengegend ausstrahlten. Außerdem konnte Blut im Urin nachgewiesen werden. Die Kranke kam dann ad exitum.

Bei der Autopsie fanden sich Chorionepitheliommetastasen in den Lungen, in der Leber und in der linken Niere.

Die makroskopische Betrachtung des Uterus, der mit der Placenta in situ lebenswarm in Formalin fixiert worden war, ergab nirgends Anhaltspunkte, die auf ein primäres Chorionepitheliom hindeuteten. Es wurde nun die ganze Placenta samt der Placentarstelle des Uterus in engste Stufenschnittbreiten zerlegt (zwischen je zwei Schnitten von 20 μ Dicke wurde je ein Schnitt von 50 μ Dicke ausgelassen).

Nirgends fanden sich aber in der Placenta oder im Uterus Veränderungen, die auf ein beginnendes Chorionepitheliom oder auf partielle blasenmolenartige Veränderungen einzelner Zotten hindeuteten.

β) Im Uterus befindet sich eine Blasenmole [Schauta-Neumann (1897), L. Pick (1897), Poten und Vaßmer (1900), Burdzinski (Fall 1), Glaserfeld[1], Schickele (1906), Heitz (1909)[2]].

In dem Falle von Schauta[3]-Neumann[4] handelte es sich um eine 40 jährige IV gravida. Im zweiten Schwangerschaftsmonat zeigte sich geringer blutiger Ausfluß. Dieser wurde immer stärker, und es traten Blutungen auf. Der zugezogene Arzt erklärte, daß die Blutung von einem Varixknoten in der Scheide herrühre, und er überwies die Kranke der Klinik. Hier wurde an der vorderen rechten Scheidenwand dicht über dem Introitus ein kirschgroßer, polypöser, blauschwarzer, derb-elastischer Tumor festgestellt. Über seiner Kuppe war die Scheidenschleimhaut stark verdünnt, aber nicht ulceriert. Die Blutung stammte, wie die wiederholte Speculumuntersuchung ergab, aus dem Uterus. Wegen der Blutungen wurde der Uterus ausgeräumt. Dabei fand sich eine Blasenmole. Der Scheidenknoten wurde excidiert. Er erwies

---

[1] Glaserfeld: Zeitschr. f. Krebsforch. Bd. 5, S. 47.

[2] Außerdem sollen nach Hitschmann (S. 557) noch folgende Autoren Scheidenmetastasen „bei Blasenmole in situ" beschrieben haben (Stankievicz, Solowij, Schlagenhaufer, Aschoff, Apfelstaedt, J. Schmidt, Jaworski, Zacharias, Heinricius, Gustavson u. a.).

Von diesen Fällen waren uns nicht zugänglich die Arbeit von Stankiewicz („Exochorioma malignum mit vaginalen Metastasen". Gaz. lekarska 1908, zit. nach Frommels Jahresber. f. Geburtsh. u. Gynäkol. 1909, S. 158), Heinricius (Arbeiten aus der geburtsh.-gynäkol. Klinik zu Helsingfors 1912), J. Schmidt, Gustavson.

In dem Falle von Solowij und Krzyszkowski (Monatsschr. f. Geburtsh. u. Gynäkol. Bd. 12, S. 151 wird eine Scheidenmetastase nicht erwähnt. Apfelstaedt und Aschoff fanden in ihrem Fall 2 (Arch. f. Gynäkol Bd. 50, S. 515f.) eine Blasenmole in einer paravaginalen Höhle. Aus dem Uterus war schon drei Monate vorher eine Blasenmole ausgestoßen worden.

Zacharias (Zentralbl. f. Gynäkol. 1910, S. 704) berichtete über Scheidenmetastasen bei Chorionepitheliom des Uterus nach „Abgang einer normalen Placenta" 8 Wochen vorher. Von einer Blasenmole ist in dem uns zur Verfügung stehenden Referat nichts erwähnt. In dem Falle von Jaworski (Gaz. lekarska 1904, Nr. 1, ref. Zentralbl. f. Gynäkol. 1905, S. 252) handelte es sich wohl um eine Blasenmole in situ, in dem Referate werden nur Lungenmetastasen, aber keine Scheidenmetastasen erwähnt.

[3] Schauta: Wien. med. Presse. 1897, Nr. 1 und Zentralbl. f. Gynäkol. 1897, S. 53.

[4] Neumann: Monatsschr. f. Geburtsh. u. Gynäkol. Bd. 6, S. 18.

sich mikroskopisch als Chorionepitheliom. In der Annahme, daß auch im Uterus ein Chorionepitheliom vorhanden sein müsse, wurde der Uterus exstirpiert. Er erwies sich bei der mikroskopischen Untersuchung aber als vollkommen frei. Die Patientin wurde geheilt entlassen.

In dem Falle von L. Pick [1] (1897) traten bei einer 22 Jahre alten Gravida im 4. Schwangerschaftsmonat Blutungen auf. An der vorderen Scheidenwand nahe der Urethra fand sich ein fast walnußgroßer sehr derber, blauroter, polypöser Tumor. Exstirpation der Geschwulst. Am nächsten Tage gingen Blasen aus dem Uterus ab, und es wurde dann eine Blasenmole ausgeräumt.

Die Patientin blieb vollkommen geheilt, und sie hat später zwei normale Geburten durchgemacht (Zagorjanski-Kissel) [2].

Poten und Vaßmer [3] (1900): 36jährige Frau mit Blutung aus dem Genitale. An der etwa kleinapfelförmig prolabierten hinteren Scheidenwand fand sich ein dunkelblauer, kirschgroßer, harter Knoten, der bei der leichtesten Berührung aus einer oberflächlich etwas lädierten Stelle stark blutete. Ein zweiter, knapp erbsengroßer Knoten von blaurötlicher Farbe saß links unterhalb der Harnröhrenmündung in der Scheidenschleimhaut. Der Uterus war vergrößert, die Menses waren seit 4 Monaten ausgeblieben. Die beiden Knoten wurden exstirpiert. Bei der mikroskopischen Untersuchung fanden sich „unverkennbare, zum Teil blasig entartete Chorionzotten und damit im Zusammenhang stehende Geschwulstbildung. Bei dem nunmehr vorgenommenen Versuch, den Uterus auszuräumen, wurden mit der Curette blasig entartete Chorionzotten entfernt. Es wurde nun der Uterus vaginal exstirpiert. Die Patientin wurde geheilt entlassen."

In dem Falle von Burdzinski wurde 4 Tage nach der Exstirpation des Scheidentumors spontan eine Blasenmole ausgestoßen. 6 Wochen später traten die Menses ein, und sie dauerten 4 Tage. 16 Tage später stellte sich wieder eine Blutung ein. Die Abrasio ergab ein Chorionepitheliom des Uterus.

Schickele [4] (1906): 19jähriges Mädchen. Letzte Periode vor 10 Wochen. Der Uterus reichte bis zum Nabel. Beide Ovarien waren in faustgroße Tumoren verwandelt. In der vorderen Scheidenwand fand sich ein haselnußgroßer, bläulicher Knoten. Dieser erwies sich bei der mikroskopischen Untersuchung als Chorionepitheliom. Vaginale Totalexstirpation des Uterus und der Adnexe. Im Uterus fand sich eine Blasenmole. 1¼ Jahr nach der Operation war die Frau noch gesund.

Heitz (1909): 22 Jahre alte Frau, die wegen Blutungen aus dem Uterus und „Hämorrhoidalknoten in der Scheide" in die Klinik geschickt wurde. Gleichzeitig bestand eine Gravidität mens. IV. In der Mitte der hinteren Scheidenwand, 3 cm vom Introitus entfernt, saß ein flach prominenter, derb-elastischer Knoten. In seiner Mitte fand sich eine etwa stecknadelkopfgroße Delle; aus dieser ragte ein Blutgerinnsel hervor. Ein zweiter, fast ebenso großer, aber von intakter Schleimhaut überzogener Knoten saß im rechten Scheidengewölbe. Die Knoten wurden excidiert, einige Tage später wurde spontan eine Blasenmole ausgestoßen. Ein halbes Jahr später war die Frau noch ganz gesund.

bb) Nach Ablauf einer Gravidität.

Diese kann:

1. durch Abort geendigt haben [Chiari (1877, Fall 3), Pestalozza (1891, Fall 1), Davis und Harris, Peters, Busse, v. Rosthorn, Schlagenhaufer, Schmit (1901), Zagorjanski-Kissel, Mauté-Duplay, Bürger (Fall 2), Moltrecht, Kermauner (1905), Fuchs (1909), Geißel (1924) u. a.];

2. die Geburt erfolgte am normalen (oder wenigstens fast am normalen) Ende der Schwangerschaft [Schmorl (1897), Lebensbaum, Lindfors-Vestberg, Wehle (Fall 2), Hübl, Schmauch, Sellheim, Klein, Poremsky, Polano u. a.];

3. es ist eine Blasenmole vorausgegangen [Gutenplan (1883), Pfeiffer (1890), P. Müller (1891), Perske-L. Fraenkel (1894), Klein (1894), Menge (1894, Fall 1), Schmit (1900), v. Tóth, Hammerschlag (Fall 5), Risel (1907), v. Franqué (1909), Fleischmann, Opitz (1909), Krukenberg (1908) u. a.].

Die Entstehung der ektopischen Chorionepitheliome ist heute noch dunkel.

---

[1] Pick: Zentralbl. f. Gynäkol. 1897, S. 1216.
[2] Zagorjanski-Kissel: Arch. f. Gynäkol. Bd. 67, S. 334 u. 335, Tabelle Fall 1.
[3] Poten und Vaßmer: Arch. f. Gynäkol. Bd. 61, S. 206 f.
[4] Schickele: Arch. f. Gynäkol. Bd. 78, S. 212.

Es sind zwei Möglichkeiten denkbar:

1. In der Placenta hatte sich ein Chorionepitheliom entwickelt, und von diesem gelangten Geschwulstteile in die Scheidenvenen (oder in die Lungen — ektopisches Chorionepitheliom der Lungen). Der Primärtumor wurde aber mit der Placenta bei der Geburt vollkommen ausgestoßen [Schmorl (1897)].

Das ektopische Chorionepitheliom ist in diesem Falle nur die Metastase eines primär am Eisitz entstandenen und mit der Placenta ausgestoßenen Primärtumors.

2. Es wurden von einer normalen Placenta oder von einer Blasenmole Chorionzotten in die Scheidenvenen verschleppt, und sie wuchsen hier erst zu einem malignen Chorionepitheliom aus (Marchand, Veit).

Das ektopische Chorionepitheliom ist in diesem Falle also der Primärtumor.

Der Beweis für die eine oder die andere dieser beiden Entstehungsarten läßt sich nur durch die Zerlegung der Placenta und des entsprechenden Teiles der Uteruswand in Reihenschnitte führen.

Eine derartige mühsame Untersuchung ist bisher nur von Walthard (1907) ausgeführt worden. Dabei konnten keine morphologischen Anhaltspunkte für das Vorhandensein eines Chorionepithelioms an der Stelle des Eisitzes gefunden werden.

3. Das gleichzeitige Vorhandensein eines Chorionepithelioms der Scheide und eines Chorionepithelioms in der Tiefe der Uteruswand wurde beobachtet von Holzapfel, Kleinhans, Kelly und Workman.

In dem Falle von Holzapfel (1901)[1] handelte es sich um eine 27jährige Mehrgebärende, die zwei Jahre vorher einen Abort im 3. Monat durchgemacht hatte. Im Anschluß daran bestanden einige Wochen lang Blutungen, dann traten für die Dauer eines Vierteljahres regelmäßige Menses ein. Diese wurden dann unregelmäßig, und zweimal gingen dabei handtellergroße Fetzen ab. Bei der Aufnahme in die Klinik war der Uterus faustgroß, an der Harnröhre fand sich ein walnußgroßer, bläulicher Knoten.

Der Scheidentumor und der Uterus wurden exstirpiert. In der Hinterwand des Korpus fand sich ein gänseeigroßes Chorionepitheliom, das in keinem Zusammenhang mit der Uterushöhle stand, sondern das von der Schleimhaut noch durch eine Muskellage getrennt war.

Das Cavum uteri war bis auf eine Stelle von einer gut erhaltenen Decidua ausgekleidet. Holzapfel erscheint es am wahrscheinlichsten, daß die Decidua von einer Schwangerschaft stammt, „die bei schon vorhandenem Tumor auftrat".

Kleinhans (1902)[2] demonstrierte auf der Versammlung deutscher Naturforscher und Ärzte 1902 eine Chorionepitheliommetastase „in der hinteren Uteruswand und in der Scheide; Uterusmucosa frei". Exstirpation des Uterus, der Adnexe und des Scheidenknotens. Primäre Heilung.

In dem Falle von Kelly und Workman (1906) schloß sich die Erkrankung an die vierte normal verlaufene Geburt an. Schon in den letzten Schwangerschaftsmonaten waren Blutungen aufgetreten. Diese bestanden auch nach der Entbindung fort. 8 Wochen nach der Niederkunft fanden sich in der vorderen Scheidenwand zwei kleinere und links ein größerer blauroter, cystischer Knoten. Wenige Tage später trat, ohne jeden Eingriff, der Tod ein. Bei der Autopsie fand sich in der Uteruswand ein kleiner Knoten, außerdem waren in fast allen Organen, mit Ausnahme der Leber, Metastasen vorhanden.

Meist wird in diesen Fällen der Scheidenknoten als Metastase eines ektopischen (d. h. außerhalb des Eisitzes entstandenen) Chorionepithelioms des Uterus aufgefaßt.

Theoretisch ist allerdings auch die Möglichkeit denkbar, daß die beiden Knoten gleichwertige Bildungen sind, daß also sowohl in die Uterus-, als auch in die Scheidenwand Chorionzotten verschleppt wurden, und daß diese dort zu einem Chorionepitheliom auswuchsen.

---

[1] Holzapfel: Zentralbl. f. Gynäkol. 1901, S. 1139.
[2] Kleinhans: Zentralbl. f. Gynäkol. 1902, S. 1148.

Klinik des Chorionepithelioms der Scheide.

Symptome. In den Anfangsstadien, d. h. solange die bedeckende Scheidenschleimhaut noch intakt ist, machen die Chorionepitheliome der Scheide überhaupt keine Erscheinungen. Sie werden dann nur zufällig, gelegentlich einer Untersuchung aus anderen Gründen, z. B. wegen Amenorrhöe (Fleischmann) oder bei der Autopsie entdeckt.

Nur ausnahmsweise (Schmit, Fall 1, Langhans) findet sich die Angabe, daß die Kranken selbst eine Geschwulst zwischen den Labien bemerkten.

So bemerkte z. B. in dem Falle von Schmit[1] die Patientin eine Geschwulst in der Scheide. Der Kranken fiel auf, daß einerseits starker Harndrang bestand, und daß andererseits bei der Harnentleerung das Gefühl vorhanden war, als sei die Harnröhre durch einen Pfropf verschlossen.

Sobald die Oberfläche des Knotens ulceriert ist — dies kann schon sehr frühzeitig der Fall sein — treten Blutungen auf. Diese sind das Hauptsymptom der Scheidenerkrankung, gleichgültig, wie diese entstanden ist.

Sie können außerordentlich schwer und heftig sein. Selbst aus stecknadelkopfgroßen Scheidenknoten können lebensbedrohliche Blutungen auftreten [Labhardt (1909)]. Allem Anschein nach handelt es sich in diesen Fällen um arterielle Blutungen (Fleischmann, Schmauch).

Sind neben dem Scheidenknoten noch andere Chorionepitheliomherde im Körper vorhanden, dann beherrschen die von ihnen ausgehenden Symptome (Lungenerscheinungen, Lähmungen u. a. m.) oft vollkommen das Krankheitsbild.

So berichtete Marchand (1901)[2] z. B. über folgende interessante Beobachtung:

Eine 43jährige Frau, die 9 Kinder geboren hatte, litt seit $1/4$ Jahr an Husten, der seit 8 Wochen von blutigem Auswurf begleitet war. Seit einiger Zeit trat eine zunehmende Schwäche im rechten Arm auf. Im Anschluß an einen Spaziergang stellte sich auch noch eine Schwäche des rechten Beines ein. Am Morgen des nächsten Tages waren der rechte Arm und das rechte Bein vollkommen gelähmt. Die angeblich stets regelmäßigen Menses kamen zuletzt vor 14 Tagen, 8 Tage zu früh und etwas heftiger als sonst.

Bei der Aufnahme in das Krankenhaus war die rechte Seite schlaff gelähmt, die Reflexe waren gesteigert; es bestand Fußklonus.

Der Facialis war vollkommen frei, die Pupillen waren gleich weit und sie reagierten prompt. Die Sensibilität für feine Berührung war in der ganzen rechten Körperhälfte etwas abgeschwächt. Auf der linken Seite des Abdomens fanden sich zwei kleine Tumoren; über dem einen von ihnen war die Haut livid verfärbt. Unter den Erscheinungen des zunehmenden Hirndrucks kam die Kranke ad exitum. Die Diagnose lautete: Wahrscheinlich metastatischer Hirntumor.

Bei der Autopsie fanden sich mehrere Chorionepitheliomknoten in beiden Hemisphären und unter ihnen ein größerer in der Gegend der linken Zentralwindungen. Außerdem waren Knoten vorhanden in den Lungen, der Leber, in der linken Niere, im Uterus. „Im unteren Teil der Vagina, unweit oberhalb des Orificium, fand sich ein stark hervorragender Knoten von der Größe einer kleinen Kirsche, der an seinem unteren Umfang tief ulceriert war, ein zweiter kleinerer Knoten mit glatter Schleimhaut bekleidet, saß weiter oberhalb etwas in der Mitte."

Diagnose. Die Wahrscheinlichkeitsdiagnose eines Chorionepitheliomknotens in der Scheide ist nicht schwierig, wenn man es sich nur zur Regel macht, in allen Fällen von dunkelblauroten Knotenbildungen in der Scheide in erster Linie an ein Chorionepitheliom zu denken.

Differentialdiagnostisch kommen vor allem in Betracht:

---

[1] Schmit: Zentralbl. f. Gynäkol. 1900, Nr. 47.
[2] Marchand: Münch. med. Wochenschr. 1901, S. 1303.

1. Angiome,
2. teleangiektatische Sarkome,
3. adenomyohyperplastische Wucherungen der Scheide.

Alle diese Neubildungen können einem Chorionepitheliom täuschend ähnlich sehen, und umgekehrt kann ein Chorionepitheliom jede einzelne dieser Neubildungen vortäuschen. Es hat deshalb nicht viel Zweck, differentialdiagnostische makroskopische Überlegungen anzustellen.

Die sichere Diagnose kann nur durch eine sorgfältige und sachverständige histologische Untersuchung gestellt werden.

Aus diesem Grunde ist es außerordentlich wichtig, daß man sich nicht mit einer bestimmten, anscheinend vielleicht auch noch so gut begründeten Diagnose zufrieden gibt, sondern daß unter allen Umständen eine Probeexcision gemacht und diese mikroskopisch untersucht wird.

Das Unterlassen einer Probeexcision geschieht entweder aus zu großem Pessimismus oder aus zu großem Optimismus.

Der Optimismus, der allerdings häufig nur ein „Nichtdarandenken" ist, kann der Kranken das Leben kosten. Der Pessimismus, der in der Annahme einer inoperablen Erkrankung resigniert auf eine feinere Diagnose verzichtet, kann der Kranken vielleicht nichts nützen, wenn es sich um ein Sarkom handelt, er kann ihr aber schaden, wenn es ein Chorionepitheliom ist.

Häufiger ist der zu große Optimismus. Dieser sieht in den bläulichen oder dunkelblauroten Knoten der Scheidenwand nichts anderes als thrombosierte, entzündete oder geborstene Varixknoten, oder einen einfachen Bluterguß, ein „Hämatom" der Scheide, ein „hämorrhagisches Ulcus", und wie die sorglosen Diagnosen noch lauten mögen [1].

Geschieht dann überhaupt etwas, dann werden Bettruhe und Umschläge oder Secaletropfen verordnet oder die blutenden „Varixknoten" werden durch Tamponade, Umstechungen, Ätzungen bekämpft, die vermeintlichen Blutergüsse werden durch „Spaltung und Ausräumung der Blutkoagula" behandelt.

Dadurch geht häufig kostbare Zeit verloren und die Patientinnen kommen im Endstadium ihrer Erkrankung — ausgeblutet, hoch fiebernd — in die Klinik.

Eine ganz besonders tragische Note erhalten diese Fehldiagnosen dadurch, daß sie gar nicht so weit von der richtigen Diagnose entfernt sind. Das Chorionepitheliom der Scheide ist — wenigstens im Beginn — nichts anderes als eine Erkrankung der Venen, eine retrograde venöse Embolie mit nachfolgender Thrombose und Blutung. Nur die Ätiologie der Thrombose und Blutung wird hier verkannt.

Diese schwerwiegenden Verwechslungen können vermieden werden, wenn man prinzipiell in allen Fällen von umschriebenen Prozessen, die auf eine Erkrankung der Venen oder auf einen Bluterguß hindeuten, an Chorionepitheliom denkt.

Ist die chorionepitheliomatöse Natur eines Scheidenknotens festgestellt, dann erhebt sich die weitere Frage, ob es sich um ein metastatisches oder um ein ektopisches Chorionepitheliom handelt.

Metastatische Chorionepitheliome können vom Uterus oder von der Tube ausgehen.

Das Chorionepitheliom der Uterusinnenfläche läßt sich in der Regel leicht durch Abrasio und mikroskopische Untersuchung der gewonnenen Gewebsbröckel feststellen.

Das Chorionepitheliom der Uteruswand läßt sich zuweilen an einer buckeligen, höckerigen oder knotigen Vorwölbung des Uterus erkennen. Ein „Uterus myomatosus" bei Chorionepitheliom der Scheide ist in hohem Grade verdächtig auf ein Chorionepitheliom der Uteruswand. In vielen Fällen entziehen sich die intramuralen Chorion-

---

[1] Noch im Jahre 1924 hat Hoehne (Zentralbl. f. Gynäkol. 1924, S. 1912) darüber geklagt, daß das Chorionepitheliom der Scheide in weiten Ärztekreisen unbekannt ist.

epitheliomknoten vollkommen dem Nachweis. Man muß aber immer mit ihrem Vorhandensein rechnen.

Neben dem Uterus müssen immer auch die Tuben berücksichtigt werden. Auch von ihnen können metastatische oder ektopische Chorionepitheliome der Scheide ausgehen. Man muß also stets auch die Möglichkeit einer Tubargravidität in den Bereich seiner anamnestischen und diagnostischen Feststellungen ziehen.

Verlauf und Prognose. Der Verlauf zeigt die gleiche verwirrende, widerspruchsvolle und unerklärliche Launenhaftigkeit wie beim Chorionepitheliom des Uterus.

Kranke mit Scheidenmetastasen bei weit vorgeschrittenem Chorionepitheliom des Uterus, die vollkommen aufgegeben waren, genesen; andere Patientinnen, bei denen der Uterus und die Tuben vollkommen gesund sind, gehen trotz der Exstirpation des Scheidenknotens zugrunde. Ohne Zweifel spielt dabei die aussaatbegünstigende Wirkung des Operationstraumas eine Rolle (Hitschmann). Eine restlos befriedigende Erklärung bedeutet diese Erkenntnis aber auch nicht, da selbst Lungenmetastasen spontan ausheilen können [1]. Auch die Entstehungsart der Scheidenknoten spielt für den Verlauf anscheinend keine Rolle. Metastastische Chorionepitheliome der Scheide können spontan heilen, und ektopische Knoten können ohne nachweisbaren mechanischen Insult zum Ausgangspunkt weitverbreiteter Metastasen werden [2].

Über die spontane Heilung von **metastatischen** Chorionepitheliomen der Scheide liegen verschiedene Beobachtungen vor.

Langhans (Fall 3) beobachtete eine 29 Jahre alte Patientin, bei der ein halbes Jahr nach einer normalen Geburt eine walnußgroße Geschwulst in der Scheide entstanden war. Der Geschwulstknoten wurde ausgekratzt und geätzt. Nach etwa 3 Wochen war an der vorderen Scheidenwand wieder ein walnußgroßer Knoten aufgetreten. Dieser brach spontan auf, und es entleerte sich eine grünliche Masse. Die mikroskopische Untersuchung ergab, daß es sich um ein Chorionepitheliom handelte. 8 Tage später waren die Überreste der Geschwulst verschwunden. Kurze Zeit später traten Blutungen aus dem Uterus auf. Die mikroskopische Untersuchung der ausgeschabten Massen ergab auch hier Chorionepitheliom. Gleichwohl erfolgte vollkommene Heilung. Auch 10 Monate nach der Operation lauteten die Angaben über das Befinden der Frau sehr günstig.

In einer Beobachtung von Dunger (1905, Fall 1) war bei einer 45 Jahre alten Frau im Anschluß an einen Abort ein Chorionepitheliom des Uterus aufgetreten. Außerdem fand sich ein haselnußgroßer, zerfallener, chorionepitheliomatöser Tumor in der hinteren Muttermundslippe. Es wurde deshalb die vaginale Totalexstirpation des Uterus und der rechten Adnexe vorgenommen. Nach nicht ganz 8 Wochen kam die Kranke wieder, und es fand sich nun in der vorderen Scheidenwand etwa in der Höhe des Blasenhalses ein halbkirschgroßer, oberflächlich leicht ulcerierter, weich-elastischer bläulicher Knoten, der sich strangförmig in die Tiefe, nach dem aufsteigenden Schambeinast zu erstreckte. Die Patientin verweigerte hartnäckig jeden weiteren Eingriff, und sie wurde deshalb nach Hause entlassen. Bei einem Besuch in der Wohnung der Kranken — 4½ Monate später — war die vorher anämische und hinfällige Frau blühend und gesund. An der Stelle des Knotens in der vorderen Scheidenwand fühlte man eine halbkirschgroße,

---

[1] Der sichere histologische Nachweis für die Heilung von Lungenmetastasen ist durch Risel (Über das maligne Chorionepitheliom und die malignen Wucherungen in Hodenteratomen, Leipzig 1903, Fall 1) erbracht worden.
Klinische Beobachtungen für die spontane Rückbildung chorionepithelialer Geschwulstknoten in der Lunge wurden veröffentlicht von Chrobak (1896), v. Franqué (1896 und 1902) Zagorjanski-Kissel, Jaworsky, Kworostansky u. a.

[2] So hatte sich z. B. in einem Falle von Schmorl ein Chorionepitheliom der Scheide 18 Monate nach einer normalen Entbindung bemerkbar gemacht und im Verlaufe eines halben Jahres zum Tode geführt. Uterus, Tuben und Ovarien waren frei. Metastasen fanden sich in den Lungen, der Leber, den Nieren und dem Darm.

annähernd kugelförmige, nicht besonders feste Resistenz unter der Schleimhaut. Diese selbst war vollkommen normal.

Bei einer Patientin von Labhardt (1909) wurde am 7. 12. 1906 nach Metreuryse eine Blasenmole ausgestoßen. Im Anschluß daran trat Fieber bis 38° und eine Phlebitis der rechten Vena femoralis auf. Da sich am 20. und 23. 12. eine neue Blutung einstellte, wurde eine Abrasio gemacht. Die mikroskopische Untersuchung ergab: „Residuen von Blasenmole, Placentarzotten". Bei der Abrasio fand man links vorn in der Uteruswand eine kleine Höhle. Es wurde deshalb am 27. 12. die supravaginale Amputation des Uterus ausgeführt. Am nächsten Tage erfolgte plötzlich eine sehr heftige Blutung aus der Scheide. 3 cm oberhalb der äußeren Harnröhrenmündung fand sich eine gut stecknadelkopfgroße blauschwarze Stelle mit einer punktförmigen, stark blutenden Öffnung. Die Scheide wurde tamponiert, die Tamponade war aber schon nach zwei Minuten vollkommen durchgeblutet. Es wurde deshalb vorläufig auf die Exstirpation des Tumors verzichtet, und die blutende Stelle wurde nur durch einige tiefgreifende Nähte umstochen. Am 3. 1. 1907 war der Tumor vollkommen verschwunden. Noch nach mehr als zwei Jahren war die Patientin vollkommen geheilt.

In anderen Fällen erfolgte die Heilung nach der Exstirpation der Knoten.

Michel (1909) berichtete über eine Patientin, bei der im Anschluß an die spontane Ausstoßung einer Blasenmole Blutungen und Bluthusten auftraten. Die Abrasio ergab ein Chorionepitheliom. Einige Tage später fand sich hart an der Harnröhrenmündung ein fast pflaumengroßer, blau durchscheinender Tumor, der dem rechten Schambeinast fest aufsaß. Vaginale Totalexstirpation des Uterus und der beiden fast hühnereigroßen Ovarien. Exstirpation des Scheidenknotens samt einem Teile des Periosts. Nach über einem Jahre befand sich die Patientin in bestem Wohlbefinden. Blutspucken war nicht mehr aufgetreten.

In dem Falle von Hörmann[1] handelte es sich um eine 36jährige Frau mit einem Chorionepitheliom des Uterus und zwei kirschgroßen Metastasen in der Scheide. Da der Uterus über mannsfaustgroß, mit Knollen besetzt[2] und mit der Umgebung fixiert war, so erschien eine radikale Operation unmöglich. Es wurde deshalb nur eine Abrasio vorgenommen, und die beiden Scheidenknoten wurden exstirpiert. Die mikroskopische Untersuchung bestätigte die Diagnose Chorionepitheliom.

Weiterhin traten mehrmals heftige Atembeschwerden, wiederholte Schüttelfröste mit Temperatursteigerung bis 40° und blutig-schleimiger Ausfluß ein. Die Kranke verfiel zusehends, sie wurde ausgesprochen kachektisch und sie war völlig an das Bett gefesselt. 6 Wochen nach der Operation war im Scheideneingang dicht über der Harnröhre ein neuer kirschgroßer Knoten aufgetreten, der Uterus stand in der Mitte zwischen Nabel und Symphyse. Es bestanden Schüttelfröste und Temperaturen bis zu 41°. Der Scheidenknoten wurde excidiert, und es wurde eine neue Abrasio vorgenommen. Die mikroskopische Untersuchung ergab wieder Chorionepitheliom. Die Prognose wurde als vollkommen infaust gestellt.

Im Anschluß an diesen zweiten Eingriff bestanden noch wochenlang Fieber, blutig-eitriger Ausfluß und Atembeschwerden. Ganz allmählich ließen diese Erscheinungen aber nach, die Patientin erholte sich vollständig. Ein Jahr später wurde die Patientin wieder gravid und am Ende der Schwangerschaft brachte sie ein kräftiges Kind zur Welt.

Fleischmann[3] fand bei einer 30jährigen Frau 2¼ Jahre nach der Ausräumung einer Blasenmole einen kastaniengroßen, bläulichroten Tumor an der vorderen Scheidenwand. Dieser wurde excidiert. Die mikroskopische Untersuchung ergab ein atypisches, aus syncytialen Zellen zusammengesetztes Chorionepitheliom. Bei der nunmehr ausgeführten Abrasio wurde der Uterus perforiert. Die Exstirpation des Uterus wurde von der Kranken verweigert. In den Massen, die aus dem Uterus entfernt wurden, fand sich ein Chorionepitheliom von dem gleichen Aussehen wie in der Scheide. Drei Monate nach der Abrasio sah die Patientin blühend aus, 7 Monate nach der Operation trat die Menstruation wieder auf. Zwei Jahre nach der Operation wurde die Frau wieder gravid und sie kam 7 Wochen vor dem normalen Schwangerschaftsende mit Zwillingen nieder. Dabei trat, anscheinend während der Lösung der festverwachsenen Placenta, eine inkomplete Uterusruptur an der Stelle der früheren Perforation auf. Tamponade. Heilung.

Die Spontanheilung eines **ektopischen** Chorionepithelioms der Scheide scheint bisher noch nicht beobachtet worden zu sein.

---

[1] Hörmann: Hegars Beiträge Bd. 8, S. 425.
[2] Die spätere Untersuchung ergab, daß es sich höchstwahrscheinlich um Myome handelte.
[3] Fleischmann: Monatsschr. f. Geburtsh. u. Gynäkol. Bd. 17, S. 415.

Mehrfach wurde aber über die Heilung ektopischer Chorionepitheliome nach Excision der Knoten berichtet. Abgesehen von den Fällen, in denen nur die Angabe vorliegt, daß die Kranken „geheilt entlassen" wurden (Moltrecht, Schauta-Neumann[1], Poten und Vaßmer)[2], konnten wir in der Literatur folgende Beobachtungen finden.

Pick (1897): Bei einer 22jährigen Erstgraviden mens. VI, die an Blutungen aus dem Uterus litt, fand sich in der Mitte der vorderen Scheidenwand ein walnußgroßer, derber, polypöser Knoten. Dieser wurde abgetragen. Drei Tage später wurde spontan eine Blasenmole ausgestoßen. Der Scheidenknoten bestand in seinen peripheren Schichten aus geronnenem Blut, das hellere, grauweißliche Zentrum zeigte im mikroskopischen Bild einige Dutzend von Molenbläschen, deren Syncytium sich peripher in plasmodiale Klumpen und Einzelzellen auflöste. $3^{1}/_{2}$ Jahre nach der Operation machte die Frau eine normale Entbindung durch; ein Jahr später eine weitere.

In dem Falle von Schlagenhaufer fand sich 4 Monate nach einem Abort eine nußgroße, rundliche, schwarzrote Geschwulst an der hinteren Scheidenwand. 22 Monate nach der Exstirpation des Geschwulstknotens, der sich mikroskopisch als Chorionepitheliom erwies, war die Frau noch gesund.

H. Schmit (Fall 1) fand bei einer 36jährigen Vpara 3 Monate nach der spontanen Ausstoßung einer Blasenmole einen etwa eigroßen dunkelblauroten Tumor der vorderen Scheidenwand und einen ähnlichen haselnußgroßen Tumor an der hinteren Scheidenwand. Die beiden Knoten wurden exstirpiert; die mikroskopische Untersuchung bestätigte die Diagnose Chorionepitheliom. Die durch Abrasio gewonnene Uterusschleimhaut zeigte das Bild der gewöhnlichen „Endometritis interstitialis". $1^{1}/_{2}$ Jahre nach der Operation war die Patientin gesund und regelmäßig menstruiert.

In dem Falle von Zagorjanski-Kissel handelte es sich um ein 20 Jahre altes Mädchen. Im Anschluß an einen Abort mens. III. traten Blutungen aus der Scheide, Schüttelfröste und Bluthusten auf. Bei der Untersuchung fanden sich am Introitus zwei blaurote, wie Varizen aussehende, derbe Knoten. Diese wurden exstirpiert. Die mikroskopische Untersuchung ergab, daß es sich um typische Chorionepitheliome handelte. Die Abrasio zeigte, daß der Uterus vollkommen normal war. Sofort nach der Excision der Scheidenknoten hörten die Blutungen, bald auch der Bluthusten auf. 7 Wochen nach der Operation trat ein Abort in der 6. Woche auf. Bei einer Untersuchung $1^{1}/_{2}$ Jahre nach der Operation war die Frau im 3. Monat gravid.

Selbst bei nicht vollständiger Entfernung der Knoten kann Heilung erfolgen (Bürger).

In dem Falle von Bürger[3] fanden sich bei einer Patientin, die anscheinend einen Abort durchgemacht hatte, zwei Scheidenknoten, einer an der vorderen, der andere an der hinteren Scheidenwand. Bei dem Versuch, den vorderen Knoten zu entfernen, wurden die Blase und die Urethra verletzt. Die Neubildung reichte bis in das paravesicale Gewebe. Ihre radikale Entfernung war nicht möglich. Die Abrasio des Uterus ergab eine bröckelige Masse, die mikroskopisch nur aus Detritus bestand. Einige Zeit nach ihrer Entlassung stellte sich die Frau wieder in der Klinik vor. Ihr Aussehen war blühend, die Untersuchung ergab nirgends mehr eine Spur von einem Tumor.

Aber auch in Fällen, die in dem exstirpierten Uterus Reste einer Blasenmole zeigten, wurde Heilung beobachtet (Schickele, $1^{1}/_{2}$ Jahre, Krukenberg[4], 5 Monate).

Therapie. In den Fällen, in denen eine oder mehrere Scheidenmetastasen die einzigen chorionepitheliomatösen Veränderungen im Körper sind, genügt die einfache Exstirpation zur völligen Heilung. Leider ist man aber nicht imstande, dies schon bei der Operation zu erkennen.

Man muß deshalb immer mit der Möglichkeit rechnen, daß es sich um metastatische Scheidenknoten handelt.

Der Entscheid läßt sich in vielen Fällen durch eine Abrasio des Uterus führen. Ergibt diese, daß auch im Uterus ein Chorionepitheliom vorhanden ist, dann empfiehlt es sich dringend, die Totalexstirpation des Uterus und der Adnexe auszuführen.

---

[1] In diesem Falle war auch der Uterus exstirpiert worden. Dieser erwies sich aber als nicht erkrankt.
[2] Auch hier wurde der Uterus exstirpiert. In ihm fanden sich Reste einer Blasenmole.
[3] Bürger: Zentralbl. f. Gynäkol. 1905, S. 376, Fall 2.
[4] Krukenberg: Monatsschr. f. Geburtsh. u. Gynäkol. Bd. 30, S. 641.

Allerdings birgt diese die große Gefahr einer embolischen Aussaat von Geschwulstmassen in die Lunge mit nachfolgendem stürmischem Verlauf.

Man muß deshalb bestrebt sein, diese Aussaat nach Möglichkeit einzuschränken.

Bei der vaginalen Totalexstirpation sind Quetschungen des Uterus unvermeidlich. Sehr viel schonender ist die abdominale Totalexstirpation. Auch bei dieser muß aber alles vermieden werden, was eine Einschwemmung von Geschwulstmaterial in die Blutbahn befördern könnte. Dies läßt sich dadurch erreichen, daß man alle Uterusfaßzangen vermeidet, und daß man den Uterus vorsichtig mit der Pinzette oder mit zwei Fadenzügeln aus dem Becken heraushebt und dann sofort die Ligg. infundibulo-pelvica und — nach vorsichtiger Ablösung der Blase — die Arteriae und Venae uterinae abklemmt. Auch dabei wird sich eine Aussaat nicht immer vermeiden lassen. Man kann sich dann aber wenigstens mit dem Bewußtsein trösten, das man das Menschenmögliche getan hat.

3. Hypernephrom.

Während Scheidenmetastasen bei Sarkomen außerhalb des Genitales zu den allergrößten Seltenheiten gehören, wurden bei Hypernephromen schon wiederholt Knoten in der Scheide gefunden [Peham (1905), Henke (1906), Hoffmann (1906), R. Freund (1907), A. Doran (1907), Beckett-Overy (1907), Gräfenberg (1908), Fleischmann (1915), Latzko (1918), Gellhorn (1918/1929), Hirsch-Hoffmann (1928), Gragert (1927/29), Fleischmann (1929)].

In dem Falle von Peham (1905) handelte es sich um eine 59jährige Frau, die seit mehreren Monaten an Blutungen von wechselnder Stärke litt. In der Zwischenzeit war wiederholt fleischwasserähnlicher Ausfluß aufgetreten. Schmerzen im Leibe bestanden nie. Vor etwa 1½ Jahren sollen häufiger Harndrang und einmal Hämaturie vorhanden gewesen sein.

In der linken Hälfte des Abdomens fand sich ein fast mannskopfgroßer, mäßig derber, etwas unregelmäßiger Tumor, der sich weit in die linke Lendengegend hinein verfolgen ließ. Seine Dämpfungsgrenze begann in der vorderen linken Axillarlinie in der Höhe der 8. Rippe und sie zog fast geradlinig nach rückwärts. Die vordere mediale Grenze des Tumors verlief schief von außen und oben nach innen und unten; etwa 1½ Querfinger über der Symphyse überschritt sie die Mittellinie um etwa 3 cm.

Die innere Untersuchung ergab, daß die vordere Scheidenwand links von der Urethra in ihrer ganzen Ausdehnung infiltriert war. Unmittelbar hinter dem Scheideneingang fand sich ein im ganzen haselnußgroßer, deutlich gelappter, mäßig derber, exulcerierter Tumor, der leicht blutete. Seine Basis war derb, das paravaginale Zellgewebe war in seiner Umgebung weithin infiltriert.

Die mikroskopische Untersuchung kleiner, aus der Scheide entnommener Tumorstücke ergab „das charakteristische Bild des malignen Hypernephroms."

Fabricius[1] bemerkte in der Aussprache zu diesem Falle, daß die Patientin schon vor Monaten bei ihm war. Der Tumor im Abdomen war damals beinahe ebenso groß. In der Scheide waren damals einige kleinere und größere Knoten vorhanden. Einer von ihnen wurde excidiert und als Hypernephrommetastase erkannt.

Henke berichtete über eine 62jährige Frau mit einem Hypernephrom der linken Niere. Neben einer gänseeigroßen, pilzförmigen Metastase in der Haut fanden sich auch multiple Scheidenknoten. Die Metastasen zeigten den gleichen histologischen Bau wie der Haupttumor.

Hoffmann (1906) berichtete über eine 60jährige Frau, die wegen eines eigenartig nässenden Tumors an der Innenseite des rechten Oberschenkels ärztliche Hilfe aufsuchte. Bei der ersten Untersuchung wurde die Diagnose Carcinom der Scheide mit einer Hautmetastase gestellt, da sich blumenkohlartige Geschwülste in der Scheide und Tumormassen im ganzen kleinen Becken mit Durchbruch in die Blase fanden. Örtliche oder entfernte Symptome einer Nierenerkrankung waren nicht vorhanden. Die histologische Untersuchung des exstirpierten Hauttumors ergab malignes Hypernephrom. Bei der Autopsie fanden sich ein Primärtumor in der linken Niere, Metastasen in der linken Nebenniere, in beiden Lungen und in der rechten Tibia.

---

[1] Fabricius: Zentralbl. f. Gynäkol. 1906, S. 725.

In dem Falle von R. Freund (1907) handelte es sich um eine 56jährige XVIpara, der vor 1½ Jahren wegen „Sarkom" die linke Niere exstirpiert worden war. Seit einem halben Jahre bestanden starke Blutungen aus der Scheide. Links neben der Harnröhre saß auf der vorderen Scheidenwand ein kirschgroßer Knoten, der sich mikroskopisch als „ein metastasiertes, malignes, heterotopes Hypernephrom" erwies.

Wie bei den meisten Hypernephromen überhaupt, so beteiligte sich auch an dem Aufbau dieser Metastase vorwiegend „die Zona fasciculata mit ihren stark fetthaltigen Zellen". Das Scheidenepithel umzog „wie eine Reflexa das Knötchen", es war aber an der Peripherie in ausgedehntem Maße durch mächtige Blutergüsse zersprengt.

14 Tage nach der Exstirpation des Knötchens „mußte die Operationswunde wegen plötzlicher profuser Nachblutung" umstochen werden.

Alban Doran: Bei einer 40jährigen Frau, der aufgefallen war, daß ihr Leib langsam an Größe zunahm, fand sich ein cricketballgroßer, wenig beweglicher Tumor in der rechten Fossa iliaca und eine lappige, polypöse Geschwulst am unteren Ende der vorderen Scheidenwand. Zwei weitere nicht gestielte Geschwulstknoten saßen in der hinteren Scheidenwand. Der größte von ihnen besaß einen Durchmesser von ½ inch. Auf seiner Oberfläche befand sich ein dunkler Fleck.

Bei der Operation fand sich ein Hypernephrom der rechten Niere. Die Scheidenknoten wurden nicht entfernt, da der Zustand der Patientin am Schluß der Operation ziemlich bedrohlich war. Es wurden nur einzelne Geschwulstbröckel, die sich spontan abstießen, mikroskopisch untersucht. Sie zeigten das gleiche histologische Bild wie die Schnitte aus dem Nierentumor (Abb. 237—240).

12 Wochen und 3 Tage nach der Operation kam die Kranke ad exitum. Bei der Autopsie fanden sich Metastasen in der Leber und in der Lunge.

In der Diskussion zu dem Falle von Alban Doran berichtete Beckett-Overy[1] über eine ähnliche Beobachtung, die Hugh Playfair gemacht hatte.

Bei einer 55jährigen Frau, die sich seit 11 Jahren in der Menopause befand, waren seit zwei Monaten Blutungen aufgetreten. Bei der Untersuchung fand sich an der vorderen Scheidenwand eine polypöse Geschwulst, ferner wurde in der rechten Bauchseite ein großer Tumor festgestellt. Die Neubildung in der Scheide wurde entfernt. Der mikroskopische Befund war zunächst nicht ganz klar, schließlich einigte man sich auf ein gefäßreiches Sarkom („a vascular sarcoma"). Zwei Monate später kam die Kranke wieder mit einem Rezidiv an der gleichen Stelle. Vier Wochen später erfolgte der Tod. Bei der Autopsie fand sich ein großes Hypernephrom der rechten Niere mit Metastasen in der Leber und in den Lungen. Die mikroskopischen Schnitte aus den verschiedensten Stellen zeigten mehr oder weniger typisches Nebennierengewebe, und als man die mikroskopischen Präparate aus dem Scheidentumor damit verglich, entdeckte man plötzlich ihre Ähnlichkeit („...the likeness was at once seen"). Es konnte also kein Zweifel mehr darüber bestehen, daß es sich in der Scheide um eine Hypernephrommetastase handelte.

Gräfenberg berichtete 1908 über „Eine Nebennierengeschwulst der Vulva als einzige Metastase eines malignen Nebennierentumors der linken Seite". In dieser Arbeit erwähnt Gräfenberg (S. 23), daß in der Kieler Klinik auch ein Fall von Hypernephrommetastase in der Scheide beobachtet wurde. Bei einer 54jährigen Frau fanden sich neben einem Tumor des linken Hypochondriums ein walnuß- und haselnußgroßer Knoten an der vorderen und hinteren Scheidenwand dicht hinter dem Introitus. Da die beiden Scheidengeschwülste mikroskopisch das Bild eines malignen Nebennierentumors boten, wurden sie als Metastasen des unter dem linken Rippenbogen entwickelten Tumors gedeutet. Die Patientin blieb nach ihrer Entlassung verschollen.

In dem Falle von Fleischmann handelte es sich um eine 62jährige Frau, die nach 10jähriger Menopause seit 17 Tagen an Genitalblutungen litt. Als Blutungsquelle wurde ein blauroter, von der Spitze der hinteren Columna ausgehender, glatter, leicht blutender Tumor von der Größe einer halben Pflaume gefunden. Die Scheidenschleimhaut grenzte sich von der Basis des Tumors in Form einer seichten Rinne scharf ab. Nach oben von ihr saßen auf der scheinbar unveränderten Schleimhaut zwei etwa linsengroße, dunkelrote Knötchen. Der größere Tumor setzte sich als etwa kleinfingerdicker Zapfen in das Septum recto-vaginale fort. Der Uterus war beweglich, nicht vergrößert. Nach Erweiterung des Cervicalkanals wurde die Schleimhaut ausgeschabt; man gewann aber nur ein erbsengroßes Schleimhautstückchen. Der Scheidentumor wurde weit im Gesunden excidiert. In der 2. Woche nach der Operation trat eine leicht verlaufende Pleuropneumonie rechts hinten unten auf. Das Exsudat wurde langsam resorbiert, das Röntgenbild sprach nicht für eine Metastase. Bei der etwas abgemagerten Patientin ließ sich nun rechts und links unter dem Rippenbogen je ein derber, etwas beweglicher Tumor tasten; der rechtsseitige schien

---

[1] Beckett-Overy: Transact. of the obstetr. soc. of London. Vol. 49. S. 205.

dem Leberrande anzugehören. Der Versuch einer Radikaloperation erschien aussichtslos. Die Kranke wurde bei gutem Allgemeinbefinden entlassen. Die mikroskopische Untersuchung des Scheidentumors ergab „das charakteristische Bild eines Hypernephroms. Zwischen zahlreichen zartwandigen Gefäßen, die stellenweise ein vielfach unterbrochenes Netzwerk bilden, finden sich Nester und Stränge von meist

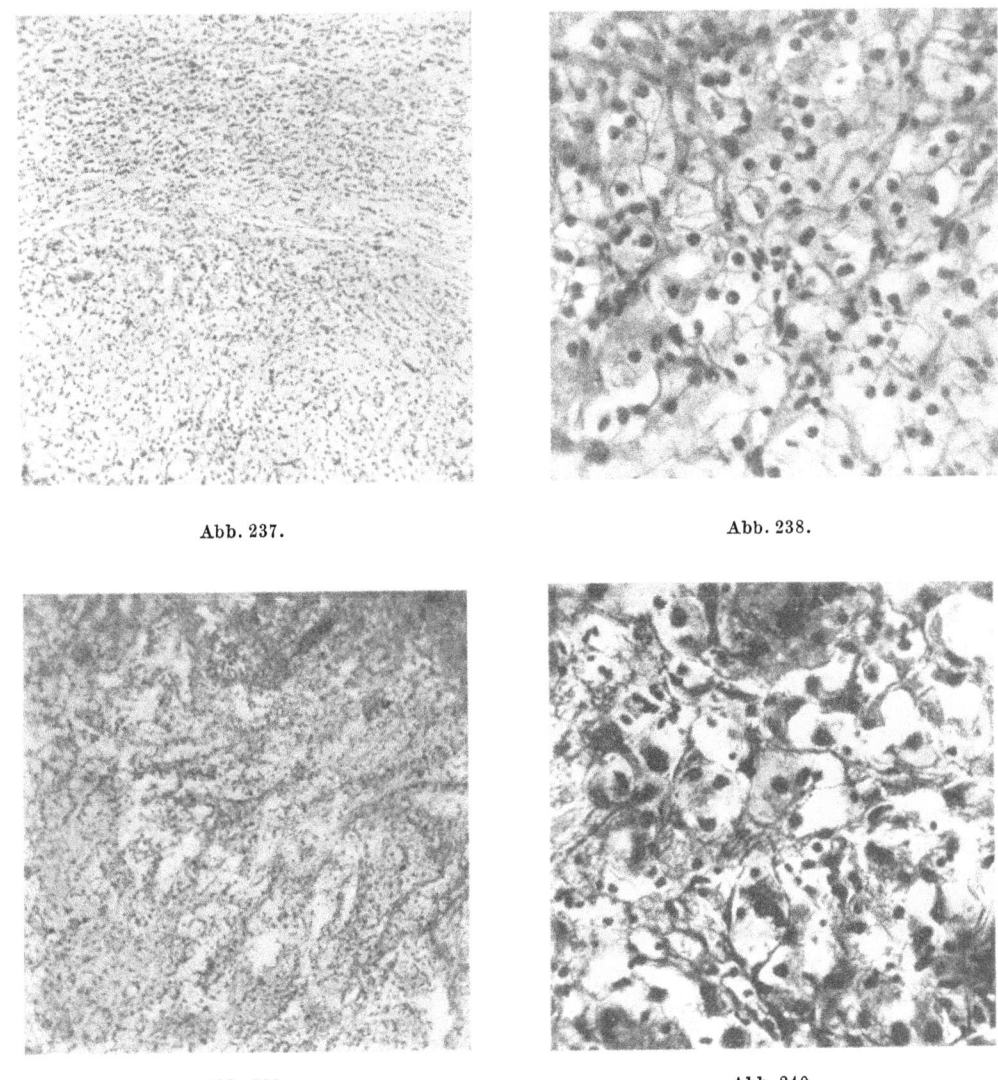

Abb. 237.   Abb. 238.

Abb. 239.   Abb. 240.

Abb. 237. Schnitt durch den Nierentumor (Hypernephrom). Das Geschwulstgewebe (unten) erinnert in seinem Bau an die Zona fasciculata der Nebenniere. Es ist durch einen fibrösen Streifen von dem Nierengewebe (oben) getrennt.
Abb. 238. Nierentumor (Hypernephrom) bei starker Vergrößerung.
Abb. 239. Hypernephrommetastase in der Scheide. (Schwache Vergrößerung.)
Abb. 240. Hypernephrommetastase in der Scheide. (Starke Vergrößerung.)
(Nach Trans. Soc. Obstetr. Bd. 49, Fall von Alban Doran.)

aneinander liegenden, großen polygonalen Zellen mit gut gefärbtem, bläschenförmigem Kern und blassem Protoplasma. Der Nachweis von Fett im Protoplasma konnte wegen der Härtung in Alkohol nicht mehr geführt werden, Glykogen ließ sich nach der Methode von Best reichlich vorfinden".

In dem Falle von Latzko [1] findet sich nur die kurze Angabe, daß „eine vaginale Metastase nach Hypernephrom der linken Niere" demonstriert wurde. Die Niere war $^3/_4$ Jahre vorher exstirpiert worden.

---

[1] Latzko: Zentralbl. f. Gynäkol. 1918, S. 356.

Gellhorn fand in der vorderen Scheidenwand einer 54jährigen Frau himbeergroße Geschwülste, die histologisch den Bau eines Hypernephroms zeigten. Im linken Hypochondrium war ein großer Tumor zu fühlen. Bei der Autopsie fand sich ein Hypernephrom der linken Niere.

Hirsch-Hoffmann berichtete über eine 71 Jahre alte Frau, die über starken Fluor mit Blutbeimengungen klagte. An der vorderen Scheidenwand fand sich unmittelbar an der Harnröhrenmündung ein etwa haselnußgroßer, derber, geschwürig zerfallener Tumor. Die histologische Untersuchung eines excidierten Stückchens durch Robert Meyer ergab, daß der Tumor den Bau der Nebennierenrinde zeigte. Die Diagnose wurde auf „Metastase eines Nebennierenrindentumors gestellt. Ein Primärtumor war aber nirgends zu finden. Im Verlaufe von Wochen wuchs der Scheidenknoten bis auf Walnußgröße heran und er wurde dann exstirpiert. Einige Zeit später ging die Kranke unter den Zeichen der allgemeinen Schwäche zugrunde. Bei der Autopsie fand sich ein Hypernephrom der linken Niere und Nebenniere. (Auf die eingehende Schilderung des histologischen Befundes durch Hirsch-Hoffmann sei hier noch besonders verwiesen.)

In dem Falle von Gragert (1929) handelte es sich um eine 53jährige Frau, die dreimal spontan geboren hatte, und die sich seit 2 Jahren in der Menopause befand. Seit $1/2$ Jahre bestand blutiger Ausfluß. Die Patientin wurde von ihrem Arzt wegen Scheidencarcinom der Klinik überwiesen. Bei der Aufnahme fand sich an der vorderen Scheidenwand links und unterhalb der Harnröhrenmündung ein haselnußgroßer, etwas ulcerierter, dunkelroter gestielter Tumor. Die histologische Untersuchung der exstirpierten Geschwulst ergab große, protoplasmareiche Zellen mit großen gut färbbaren dunklen Kernen. Die Geschwulstzellen bildeten Stränge und Haufen in einem Netzwerk von zahlreichen teilweise strotzend gefüllten Capillaren. Die engen Beziehungen zwischen den Geschwulstzellen und den Capillaren ließen zunächst an ein Endotheliom oder an ein Peritheliom denken. Der Nachweis von reichlichem Glykogen in den Zellen veranlaßte Gragert aber die Diagnose auf ein Hypernephrom zu stellen. Diese Diagnose wurde von Robert Meyer bestätigt. Ungefähr $2^{1}/_{2}$ Jahre später wurde die Patientin wegen einer Schwellung in der linken Lendengegend in die chirurgische Klinik aufgenommen. In der linken Oberbauchgegend fand sich ein kindskopfgroßer Tumor. Dieser wurde — im Hinblick auf die früher entfernte Scheidengeschwulst — als Hypernephrom der linken Niere angesprochen. An der exstirpierten Niere konnte diese Diagnose bestätigt werden. Zur Zeit der Veröffentlichung fand sich bei der Kranken nirgends ein Anhaltspunkt für ein Rezidiv oder für Metastasen.

In dem Falle von Fleischmann (1929) handelte es sich um eine Patientin, die im Alter von 45 Jahren wegen Myomblutungen bestrahlt wurde. 5 Jahre später kam die Patientin mit neuen Blutungen wieder. Diese stammten aus mehreren linsengroßen Knötchen der Scheide. Histologisch bestanden die Knötchen aus einem in die Tiefe wuchernden Epithel, dessen helles Protoplasma an ein Adenoma sebaceum erinnerte. Einige Zeit später wurde unter dem linken Rippenbogen ein faustgroßer, wenig beweglicher, von der Niere ausgehender Tumor festgestellt. Der Tumor wurde mehrere Monate später exstirpiert. In der Scheide bildeten sich neue Knötchen. Diese besaßen, ebenso wie die Nierengeschwulst, den histologischen Bau eines Grawitztumors. Nicht ganz 5 Jahre später kam die Kranke ad exitum.

Über einen Tumor der Scheide, dessen Zugehörigkeit zu den Hypernephromen fraglich ist, berichtete Raschke[1].

4. Mischgeschwülste der Scheide.

Mischgeschwülste sind autonome Neubildungen, in denen mehrere Gewebsarten geschwulstmäßig wuchern (Borst).

Von den übrigen, aus zwei oder mehr Geweben zusammengesetzten Neubildungen (Myome, Adenome, Carcinome usw.) unterscheiden sich die Mischgeschwülste dadurch, daß in ihnen alle einzelnen Komponenten geschwulstartig wuchern.

So zeigt z. B. in einem Myom nur die Muskulatur geschwulstmäßiges Wachstum, das begleitende Bindegewebe — das Stroma — dient dagegen nur zur Stütze und (durch seine Gefäße) zur Ernährung des „Geschwulstparenchyms". Ebenso ist auch in einem Carcinom das bindegewebige Stroma nur ein untergeordneter, nicht autonom wuchernder Bestandteil der Neubildung.

Zeigt dagegen in einem Myom oder in einem Carcinom auch das Bindegewebe geschwulstmäßiges Wachstum (Fibromyom, Myosarkom, Carcinosarkom), dann handelt es sich um eine Mischgeschwulst.

Gehören die verschiedenen neben- und durcheinander geschwulstmäßig wuchernden Gewebe der Bindesubstanzgruppe an, dann spricht man von einer Bindesubstanzmischgeschwulst. Die einzelnen Komponenten der Neubildung stammen dann alle vom mittleren Keimblatt, vom Mesoderm (mesoder-

---
[1] Raschke: Zentralbl. f. allg. Pathol. u. pathol. Anat. Bd. 14. 1903.

male Mischgeschwulst). Ist neben dem Bindegewebe auch Epithel an der autonomen Wucherung beteiligt, dann handelt es sich um eine **Bindesubstanz-Epithelmischgeschwulst**.

Die epitheliale Komponente kann dabei vom Ektoderm oder vom Entoderm abstammen (**ekto-mesodermale Mischgeschwulst, ento-mesodermale Mischgeschwulst**).

Endlich gibt es aber auch Mischgeschwülste, in denen Abkömmlinge aller drei Keimblätter nebeneinander geschwulstmäßig wuchern. Derartige Neubildungen werden unter der Beziehung **Tridermome** zusammengefaßt.

Zu den **Bindesubstanzmischgeschwülsten** der Scheide wurden mehrfach (Amann, Sweet-Mönckeberg, Westenberger u. a.) Scheidensarkome gerechnet, die glatte oder quergestreifte Muskelfasern enthielten. Man nahm an, daß die muskulären Elemente einen autonomen Bestandteil der Neubildung darstellten. Welling wies aber darauf hin, daß es sich möglicherweise nur um Muskulatur der Umgebung handelt, die rein passiv beim Wachstum der Neubildung in diese aufgenommen wurde. Infolgedessen ist bei der Deutung dieser Tumoren als Mischgeschwülste Vorsicht geboten.

Um **Epithel-Bindesubstanzmischgeschwülste** handelt es sich vielleicht bei manchen autonomen Papillomen (s. S. 556) und Adenomen (s. S. 559) der Scheide. Ein sicherer Entscheid ist aber nicht möglich, da über diese Tumoren noch sehr wenig bekannt ist. Außerdem ist die Frage nach der Zugehörigkeit der fibroepithelialen Neubildungen zu den Mischgeschwülsten noch nicht geklärt.

So schreibt Borst[1] von den fibroepithelialen Geschwülsten: „Diese Tumoren nehmen überhaupt für die Frage der Mischgeschwülste eine eigenartige Stellung ein; denn bei ihnen handelt es sich um Geschwülste, in welchen die zwei zusammensetzenden Gewebe — also Bindegewebe und Epithel — sich gegenseitig zwar durchaus so verhalten wie normalerweise Stroma und Parenchym; aber es erreicht das Stroma qualitativ (parallele und konzentrische Anordnung um Drüsenschläuche, Bildung einer Membrana propria) eine derartige Ausbildung, daß es enger zum Parenchym hinzuzugehören scheint. Es kommt noch hinzu, daß in nicht wenigen Formen der beregten Geschwulstgruppe das Bindegewebe auch quantitativ eine Entfaltung zeigt, die über den Rahmen eines einfachen Stromas hinausgeht; in solch letzteren Fällen scheint also das Bindegewebe ebenfalls als geschwulstmäßig mitwuchernde Komponente und sind solche Tumoren demgemäß als echte Mischgeschwülste zu bezeichnen."

Eine Dermoidcyste der Scheide beschrieb E. Zacharias (1912).

Es handelte sich um die später (siehe bei Cysten) erwähnte Cyste, die bei einer 36jährigen Drittgebärenden ein Geburtshindernis gebildet hatte. Bei der Entwicklung des Kindes mit der Zange war die etwa 440 g schwere Cyste aus ihrer Verbindung mit der hinteren Scheidenwand gelöst worden und aus der Scheide herausgefallen.

Zacharias, der die Cyste näher untersuchte, konnte feststellen, daß sie aus einer größeren und zwei kleineren Cysten bestand. In der größeren Cyste fand sich ein teils öliger, teils dicker, gelber Brei, der von zahlreichen hellbraunen Haaren durchsetzt war. Die Innenwand war glatt, sie zeigte an keiner Stelle „besondere Erhebungen oder Einsenkungen". Auch in den beiden kleineren Cysten fanden sich Haare.

Mikroskopisch zeigte sich, daß die Innenfläche der Cysten von Plattenepithel ausgekleidet war. Die Wand bestand aus derbem fibrillärem Bindegewebe. Außerdem lagen in der Cystenwand mitten in reichlichem Fettgewebe zahlreiche Haarbälge und Talgdrüsen. Schweißdrüsen fehlten.

Nach dem ganzen Befund läßt sich nicht entscheiden, ob in diesem Falle die Dermoidcyste wirklich in der Scheidenwand entstanden ist. Es wäre auch möglich, daß die Cyste ursprünglich im Beckenbindegewebe oder im Septum recto-vaginale saß, und daß sie erst sekundär in Beziehungen zur Scheidenwand trat.

Zacharias erwähnt, daß vor ihm schon Nouvel eine Dermoidcyste der Scheide beschrieben habe.

In dem Falle von Nouvel (Observation XVIII), den dieser Villar verdankte, handelte es sich um ein 17jähriges Mädchen, das seit etwa 2 Jahren eine Geschwulst im Scheideneingang bemerkte.

---

[1] Borst: Die Lehre von den Geschwülsten. Bd. 2, S. 814f.

Der mandarinengroße Tumor ging von der vorderen Scheidenwand mittels eines ziemlich breiten Stieles aus. Der Stiel endigte hoch oben in der Nähe des Collum uteri oder in der Nähe des Scheidengewölbes. („... celle-ci s'implante sur la paroi vaginale antérieure par un pédicule assez large que se termine loin en arrière près du col utérin, ou plutôt près de l'insertion du cul-de-sac.").

Da die Patientin sich zunächst nicht zur Operation entschließen konnte, wurde die Cyste punktiert. Dabei entleerte sich eine farblose, schwach trübe Flüssigkeit. Als sich die Cyste aber wieder füllte, wurde sie exstirpiert.

Eine makroskopische Beschreibung der exstirpierten Cyste fehlt. Die mikroskopische Untersuchung ergab, daß die Innenfläche der Cyste von Plattenepithel ausgekleidet war. Dieses zeigte eine basale Cylinderepithelschicht. Auf diese folgte ein typisches Stratum Malpighi. Die obersten Zellagen waren verhornt. Haare und drüsige Anhangsgebilde der Epidermis fehlten, wenigstens erwähnt Nouvel in seiner eingehenden histologischen Beschreibung nichts von ihnen. Man kann hier also nicht von einer Dermoidcyste, sondern nur von einem „Epidermoid" sprechen.

Einwandfreie **Tridermome** der Scheide sind — soweit wir sehen — bis heute noch nicht beschrieben worden.

van der Hoeven (1907) berichtete zwar über eine Neubildung, die er als „Vaginalteratom" bezeichnete. Es läßt sich aber nicht feststellen, ob die Geschwulst wirklich von der Scheidenwand ausging.

Es handelte sich um einen rasch wachsenden Tumor, der bei einer Patientin kurz nach einer Niederkunft entdeckt und exstirpiert worden war.

Mikroskopisch erwies sich die Neubildung als Teratom. Sie lag genau median hinter und unter dem Uterus. Nach $1^1/_2$ Jahren Rezidiv, zugleich mit erneuter Schwangerschaft und Anurie. Bei der Laparotomie wurde der schwangere Uterus mit beiden gesunden Ovarien und dem tief darunter nach der Vagina sich ausbreitenden Tumor entfernt. Der Tumor ließ sich leicht ausschälen; mikroskopisch reiche Drüsenschläuche, Bindegewebe, Knorpel, Plattenepithel, aber ebensowenig wie beim ursprünglichen Tumor Zeichen von Malignität, namentlich keine Sarkomelemente.

Nach 3 Monaten wieder Rezidiv, dem rasch der Exitus folgte. Bei der Autopsie war das ganze kleine Becken mit Tumormassen von gleicher Beschaffenheit ausgefüllt.

IX. Die Cysten der Scheide.

Vorbemerkungen.

Als „Scheidencysten" werden vielfach alle cystischen Gebilde bezeichnet, die an irgendeiner Stelle die Wand der Scheide vorwölben. Diese Bezeichnung ist aber im Grunde unrichtig. Sie umfaßt nicht nur die eigentlichen, echten, primären Scheidencysten, die von der Wand der Scheide ausgehen, sondern auch Cysten, die außerhalb der Scheidenwand entstanden sind, und die erst sekundär, bei ihrem weiteren Wachstum Beziehungen zur Scheidenwand gewonnen haben. Die Bezeichnung „Scheidencyste" hat also, wie schon Fredet betonte [1], eigentlich nur einen „topographischen Wert".

Bei der pathologisch-anatomischen und histologischen Wertung dürfen aber nur die Gebilde als Scheidencysten bezeichnet werden, die in der Scheidenwand selbst entstanden sind.

Unter den verschiedenen Cystenbildungen, die sekundär in Beziehung zur Scheidenwand treten können, stehen wohl an erster Stelle die Cysten des Beckenbindegewebes. Daneben kommen aber

---

[1] „Les pathologistes s'accordent à considérer comme cyste du vagin toute tumeur cystique dévelopée dans la cavité vaginale et recouverte par sa muqueuse. Cette définition n'implique pas nécessairement qu'un tel produit soit compris dans la paroi vaginale et provienne de ses éléments. En effet, de ce qu'un cyste est recouvert par la muqueuse vaginale on ne saurait conclure qu'il est contenu dans la paroi du vagin. La muqueuse est inséparable par la dissection des plans sousjacents, de manière qu'un cyste formé en dehors de la paroi vaginale tout entière peut très bien se développer dans le vagin, s'il en refoule la paroi et s'il s'en coiffe, même jusqu'à se pédiculiser. Au sens strict des mots, de tels cystes appartiennent à la région vaginale et non au vagin. Nous conserverons donc au terme cyste du vagin son sens le plus étendu, en lui attribuant par conséquent et surtout une valeur topographique. Il faut reconnaître qu'une telle dénomination est incorrecte au point de vue de l'anatomie pathologique, et qu'on devrait la compléter par un qualificatif indiquant l'origine de la tumeur". Fredet: Ann. de gynécol. et d'obstétr. 1904, S. 130.

auch in Betracht Divertikel der Harnröhre (Urethrocelen)[1], der Harnblase, vieleicht auch des Rectums, Cysten, die im Septum rectovaginale entstanden sind u. a. m.

a) Formale Genese der Scheidencysten.

Scheidencysten können ausgehen 1. von epithelialen Elementen, 2. vom Bindegewebe, 3. von endothelialen Elementen der Scheidenwand.

Man kann demnach unterscheiden:

1. Epithelcysten, 2. Bindegewebscysten, 3. Endothelcysten der Scheide.

Histologisch läßt sich eine Trennung dieser Formen nicht immer durchführen. So kann durch Verlust des Epithelbelages eine Bindegewebscyste und durch epithelähnliche Umwandlung von Endothelien eine epithelausgekleidete Cyste vorgetäuscht werden.

Da man aber in vielen Fällen diese drei Arten von Cysten einwandfrei nachweisen kann, so erscheint ihre Trennung vom histologischen Standpunkt aus vollkommen gerechtfertigt.

1. Epithelcysten.

Zum Ausgangspunkt von Epithelcysten der Scheide können alle epithelialen Elemente werden, die in der Scheidenwand vorkommen.

Hierher gehören:

α) das Müllersche Epithel, β) das Epithel der Wolffschen Gänge, γ) Scheidendrüsen, δ) die paraurethralen Gänge, ε) Vestibulumdrüsen, ζ) Rectumdrüsen.

α) Das Müllersche Epithel.

Das Müllersche Epithel kann in verschiedener Weise zum Ausgangspunkt von Cysten werden:

aa) durch Absprengung vom Müllerschen Gang,
bb) durch mangelhafte Verschmelzung der beiden Müllerschen Gänge mit Erhaltenbleiben von Resten des einen Ganges,
cc) durch postfetale Absprengungen von Scheidenepithel.

aa) Absprengungen vom Müllerschen Gang. Versprengte epitheliale Gebilde, die höchstwahrscheinlich vom Müllerschen Gange stammen, wurden in der Scheidenwand von R. Meyer und Ferroni gefunden[2].

R. Meyer[3] entdeckte bei einem viermonatigen Fetus im oberen Drittel der hinteren Scheidenwand in der Medianlinie eine Cyste zwischen Schleimhaut und rectovaginalem Zwischengewebe. Diese war mit einreihigem, kubischem Epithel ausgekleidet, während das Scheidenepithel sich bereits in vielschichtiges Plattenepithel umwandelte.

Ferroni fand bei einem Fetus von 8 Monaten dicht unter der Excavatio recto-uterina, ohne Zusammenhang mit dem Peritoneum, in der Medianlinie der periphersten Schichten des Fornix vaginae einen großen Hohlraum, der mit einfachem, regelmäßigem, kubischem Epithel bekleidet war, und der keine eigene Wand besaß.

Ferroni leitet diese Cyste vom Serosaepithel ab. Der Beweis für die Richtigkeit dieser Ansicht läßt sich nach R. Meyer (S. 598) aber nicht erbringen. „Die Lage allein beweist nichts, da der große Hohlraum,

---

[1] Über Harnröhrendivertikel, die Cysten der vorderen Scheidenwand vortäuschten, berichteten Veit (Verh. d. dtsch. Gesellsch. f. Gynäkol. Bd. 7, S. 169), Chéron, Wiggin, Fromme (Zeitschr. f. Geburtsh. u. Gynäkol. Bd. 74, S. 143) u. a. — Kolaczek führte eine Cyste des Septum urethrovaginale auf die Littréschen Drüsen der Harnröhre zurück.

[2] Meyer, R.: Ergebn. d. allg. Pathol. u. pathol. Anat. Bd. 9, II, S. 597.

[3] Meyer, R.: Virchows Arch. f. pathol. Anat. u. Physiol. Bd. 167, S. 481.

welcher anfangs mitten in der Wand gelegen haben mag, bei seiner Dilatation am leichtesten nach der Serosa zu wächst und wandert" (R. Meyer)[1].

R. Meyer (S. 598) nimmt an, daß es sich in diesen beiden Fällen nicht um Einstülpungen des Cölomepithels, sondern um **Absprengungen bei der Bildung der Müllerschen Gänge** handelt.

Die Bevorzugung der Medianlinie erklärt sich „aus der Blöße, welche die Müllerschen Gänge im Genitalstrange vorn und hinten dem im Wege stehenden Mesenchym geben" (R. Meyer, S. 598).

Die große Verschiedenheit zwischen dem einfachen kubischen Epithel der Cyste und dem geschichteten Plattenepithel der Scheidenschleimhaut spricht nach R. Meyer (S. 599) nicht gegen eine Absprengung von den Müllerschen Gängen, da eine sehr frühzeitige Lösung der Epithelien nicht in der Höhe der Fundstellen erfolgt sein muß. Selbst wenn man aber die Ursprungsstätte und die Fundstätte in das gleiche

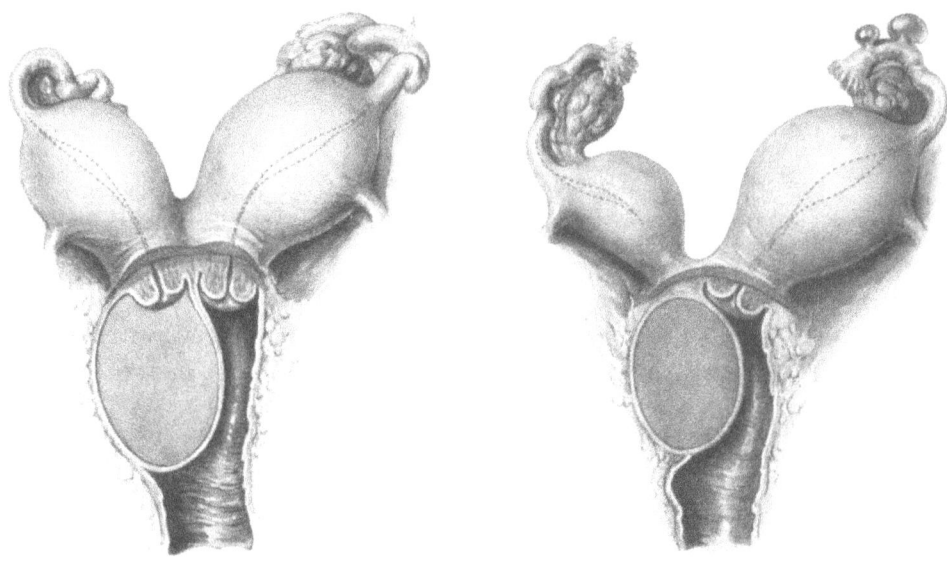

Abb. 241.   Abb. 242.

Abb. 241. Scheidenblindsack im Zusammenhang mit einem funktionierenden Uterushorn. Der Scheidenblindsack durch gestautes Menstrualblut erweitert. Haematocolpos lateralis.

Abb. 242. Rudimentäre Scheide in der Wand einer gut ausgebildeten Scheide. Der linke Uterus und die dazugehörige Scheide sind gut entwickelt. Der rechte Uterus ist rudimentär. Seine Cervix ist in einen soliden Strang verwandelt. Die dazugehörige Scheide endigt oben und unten blind und sie ist cystisch erweitert.

(Nach Cullen, Hopkins Hosp. Bull. Bd. 16.)

Niveau verlegt, ist die Epithelverschiedenheit doch nicht ausschlaggebend. „Sehen wir doch selbst noch bei Erwachsenen die Cysten, welche aus neugebildeten Drüsen entstehen, mit einfachem Epithel ausgekleidet. Es mag also die Umwandlung in Plattenepithel aus besonderen Gründen gehemmt sein und später noch erfolgen, ebenso wie sie in einer sonst normal gestalteten, nur hypoplastischen Vagina" von R. Meyer (S. 599) beobachtet wurde.

R. Meyer (S. 599) kommt zu dem Schlusse, daß die erwähnten epithelialen Gebilde wahrscheinlich auf eine Störung bei der **Anlage** der Müllerschen Gänge zurückgeführt werden müssen.

Dafür spricht seiner Ansicht nach:

1. ihre Lagerung, entfernt von der Schleimhaut,
2. ihre Vorliebe für die Medianlinie,
3. „daß wir nicht annähernd so wahrscheinliche Hypothesen anderer Art an diese Stelle zu setzen vermögen".

Gleichwohl muß daneben auch noch „die Möglichkeit von Cölomeinstülpungen für einzelne Fälle im Auge behalten werden" (R. Meyer).

---

[1] Meyer, R.: Ergebn. d. allg. Pathol. u. pathol. Anat. Bd. 9, II., S. 598.

Aber nicht nur bei der Anlage, sondern auch im weiteren Verlauf der Entwicklung können von der Scheidenschleimhaut Teile abgesprengt werden [1]. Diese werden sich naturgemäß nicht so weit entfernen, sie werden oberflächlicher, d. h. mehr nach der Schleimhaut zu liegen (R. Meyer, S. 599).

Ferroni fand bei einem Fetus von $7^{1}/_{2}$ cm Länge eine kleine Cyste mit kubischem Epithel, die zum Teil in der Schleimhaut, zum Teil im Muskelbindegewebe lag. „Wir sehen also auch hier einfaches kubisches Epithel, obgleich die Abstammung von der Vaginalschleimhaut ziemlich fraglos erscheint" (R. Meyer, S. 599).

bb) Mangelhafte Verschmelzung der Müllerschen Gänge mit Erhaltenbleiben von Resten des einen Ganges. Normalerweise erfolgt die Vereinigung der beiden Müllerschen Gänge zur Scheide etwa in der 8. Woche. Bleibt diese Vereinigung im Bereiche des ganzen Genitalstranges aus, dann entstehen die Fälle von Verdopplung der Scheide und der Cervix, wie man sie bei verschiedenen Bildungsanomalien des weiblichen Genitale findet (Uterus duplex cum vagina duplici, Uterus bicornis bicollis cum vagina septa, Uterus bicornis septus cum vagina septa usw.)

Steht dann der eine der beiden Müllerschen Gänge nicht in Kommunikation mit dem Sinus urogenitalis, sei es daß das unterste Ende nicht angelegt wurde, oder daß es obliterierte, dann sind folgende Möglichkeiten denkbar:

1. Der Scheidenblindsack steht im Zusammenhang mit einem funktionierenden Uterushorn (Abb. 241),

Es entsteht dann ein Haematocolpos lateralis.

2. Der Scheidenblindsack steht **nicht** im Zusammenhang mit einem funktionierenden Uterushorn (Abb. 242).

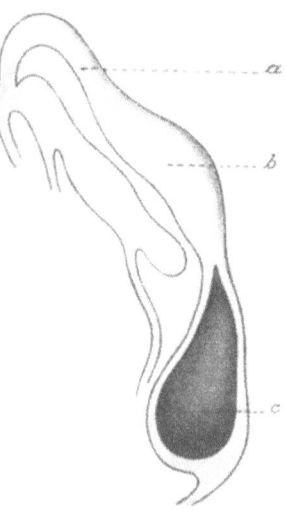

Abb. 243. Frontalschnitt durch einen Uterus unicornis mit doppelter, links verschlossener Scheide (Hämatokolpos). a Corpus uteri unicornis, b Cervix, c Hämatokolpos.
(Nach W. A. Freund.)

Neben dem anderen Müllerschen Gang, der seine normale Entwicklung durchgemacht hat, findet sich dann ein mehr oder weniger langes, nach oben und unten blind endigendes Scheidenrudiment. Aus diesem kann sich eine Cyste entwickeln.

Es handelt sich hier also um Fälle, „in denen bei doppelter Vagina, die eine Scheide vollständig, die andere dagegen mehr oder weniger unvollständig zur Entwicklung gekommen ist, und nach aufwärts so wie nach abwärts blind endend des weiteren durch Ansammlung einer verschiedenen Flüssigkeit, sei diese Schleim, Eiter oder Blut, eine variabel große Cyste darstellt, ohne daß hierbei der wohl- oder mißgebildete Uterus in Mitleidenschaft gezogen würde" (Kleinwächter) [2].

Cystenbildung aus dem verkümmerten Müllerschen Gang der einen Seite wurde mehrfach beschrieben (W. A. Freund, Kleinwächter, Hedenius).

Die erste dieser Beobachtungen stammt von W. A. Freund [3].

Dieser beobachtete eine 38 jährige Frau, bei der $^{1}/_{2}$ Jahr nach ihrer zweiten Niederkunft Vorfallsbeschwerden aufgetreten waren. Die linke Seitenwand der Scheide war durch eine birnförmige, etwa

---

[1] „Versprengungen von Epithelien der Müllerschen Gänge sind während ihrer Bildung im Uterovaginalgebiet wahrscheinlich sehr häufig, in den späteren Monaten der Entwicklung sind sie ebenfalls nicht selten" (R. Meyer, l. c., S. 601).

[2] Kleinwächter: Zeitschr. f. Geburtsh. u. Gynäkol. Bd. 11, S. 255.

[3] Freund, W. A.: Zeitschr. f. Geburtsh. u. Gynäkol. Bd. 1, S. 242.

zitronengroße fluktuierende Geschwulst vorgewölbt. Die Punktion der Cyste ergab eine „braunschwarze teerartige Masse", die „alle Charaktere des eingedickten Menstrualblutes" darbot[1].

„Diese Beschaffenheit des Contentums, die seitliche Anlagerung des Hohlraumes an die Vagina, die längliche, flaschenförmige Gestalt" der Cyste brachten Freund auf die Vermutung, „daß es sich hier um rudimentäre Bildung eines zweiten Genitalkanals handeln könne".

Außerdem führte diese Beobachtung Freund aber auch zu der Frage, „ob es nicht gerechtfertigt sei, zunächst alle Cysten mit Inhalt des charakteristisch eingedickten Blutes von den übrigen Scheidencysten abzuspalten und als Doppelbildung der Vagina anzusehen". „Nach unseren Erfahrungen über das verschiedene Contentum des atresischen Genitalrohres werden auch Scheidencysten mit anders beschaffenem Inhalt (Schleim, Eiter) auf diesen Ursprung hin untersucht werden müssen. Daß eine von der seitlichen Direktion des offenen Scheidenkanals etwas nach vorn oder nach hinten abweichende Lage der Cystenbildung nicht gegen den erwähnten Ursprung spricht, lehrt die Kenntnis des spiraligen Verlaufes doppelter Vaginen aneinander, vermöge dessen das untere und das obere Ende eben von der seitlichen Direktion abweichen müssen. Die mikroskopische Untersuchung eines Stückes der Cystenwand, die Exploration der Gestalt, der Höhle und des Uterus wird hier in den meisten Fällen Klarheit bringen."

Allerdings betonte Freund ausdrücklich, daß nicht etwa alle Scheidencysten auf einen rudimentären Müllerschen Gang zurückgeführt werden dürfen, sondern er erkannte daneben auch Cysten des Wolffschen Ganges an.

In dem Falle von Kleinwächter handelte es sich um eine 45 Jahre alte VIIpara mit einer vereiterten Cyste der vorderen Scheidenwand. Die Auskleidung dieser Cyste bestand aus mehrschichtigem Plattenepithel, das einer gut entwickelten Tunica propria mit Papillen aufsaß. Nach der Entleerung der Cyste fand man bei der bimanuellen Untersuchung dicht über ihrem oberen blinden Ende ein etwa haselnußgroßes, walzenförmiges Gebilde, das nach links und außen zog. Das innere Ende dieses Gebildes lag dem Hals des Uterus an, das äußere war etwas kolbig verdickt. Nach Kleinwächter bestand nicht der geringste Zweifel, daß es sich um einen Uterus bicornis mit rudimentärem Nebenhorn handelte.

Hedenius fand, daß bei einer 63jährigen Frau, die nie geboren hatte, die rechte Niere und der rechte Ureter fehlten. Außerdem war ein Uterus septus vorhanden. Die linke Hälfte des Uterus öffnete sich in die Scheide, die rechte setzte sich in einen 2 cm langen, rabenfederkieldicken Blindsack fort, der in der Wand der Scheide lag. Weiter caudal lagen, ebenfalls in der Scheidenwand, übereinander zwei miteinander kommunizierende Cysten, die eine dicke, schokoladenartige Masse enthielten, und die mit Cylinderepithel ausgekleidet waren.

In diesen Fällen darf man wohl mit ziemlich großer Wahrscheinlichkeit eine Abstammung vom Müllerschen Gang annehmen. Sehr viel unsicherer ist die Beweisführung in einer Reihe anderer Beobachtungen von „Cysten des Müllerschen Ganges" (Glockner, Graefe, Kümmel, Maria Tobler u. a.). Als **Merkmale für die Herkunft der Cysten aus Resten eines Müllerschen Ganges** werden angeführt: der Sitz, die Auskleidung mit Plattenepithel, das Vorhandensein von Muskulatur und von elastischen Fasern (Maria Tobler) in der Cystenwand u. a. m.

Alle diese Merkmale sind aber weder einzeln noch zusammen beweisend.

Aus dem Sitz der Cyste können keine Schlüsse auf die Herkunft gezogen werden, weil bei rein seitlicher Lage der Cyste auch andere Elemente, z. B. Reste des Wolffschen Ganges als Ausgangspunkt in Betracht kommen können. Umgekehrt ist ein nicht rein seitlicher Sitz kein Beweis gegen die Abstammung vom Müllerschen Gang.

Dohrn hat nachgewiesen, daß die beiden Müllerschen Gänge nicht immer nebeneinander liegen, sondern daß der linke, anscheinend wegen des Rectums, weiter nach vorn liegt als der rechte. Außerdem kann die Nebenscheide auch eine halbe Spirale um die Hauptscheide bilden [Kleinwächter (1885, S. 270)].

---

[1] Freund nahm an, daß die „schwarze, teerartige Masse", die er in seinem Falle fand, „retiniertes Menstrualblut" war, „das wohl von der Vaginalschleimhaut allmählich abgesondert und in einer langen Reihe von Jahren eingedickt worden war". Die Annahme, „daß ein sehr kleines linkes Uterushorn die Quelle der Absonderung gewesen sei" lehnte Freund ab, ebenso den Einwand, „daß die ganze Bildung als „Blutcyste" „etwa als erworbenes Leiden und in der Geburt acquiriert aufzufassen sei". Allerdings begründete Freund diese Ablehnung nicht näher, sondern er schrieb nur diese Annahme brauche „nicht erörtert zu werden".

Die Art der Epithelauskleidung ist nicht maßgebend, weil auch Cysten, die nicht vom Müllerschen Gange abstammen — z. B. Cysten des Wolffschen Ganges — Plattenepithel zeigen können. Umgekehrt können auch Cysten, die aus dem Müllerschen Gang entstanden sind, mit Cylinderepithel ausgekleidet sein, da dieser ursprünglich nur einfaches Cylinderepithel trägt [Kleinwächter (1885, S. 268)].

Ruge[1] fand in Hämatokolpossäcken neben geschichtetem Plattenepithel sogar flimmerndes Cylinderepithel. Selbst die Auskleidung mit Flimmerepithel spricht nicht gegen die Abstammung einer Cyste vom Müllerschen Gang (Vaßmer).

Auch das Vorkommen von Muskelzellen und elastischen Fasern in der Cystenwand ist nicht beweisend, da die Elemente von der Scheidenwand abstammen können. „Überall wo ein Lumen sich dilatiert, werden die umgebenden Bindegewebs- und Muskelzüge in das Gefolge der Konturen, also meist in zirkuläre, konzentrische Züge geordnet. Derartige Mäntel bedeuten keine Eigenhüllen von Haus aus, sondern sind nachträglich der Umgebung entlehnt" (R. Meyer)[2].

Sichere Beweise für die Abstammung einer Scheidencyste von einem verkümmerten Müllerschen Gang sind also außerordentlich schwer zu erbringen. Immerhin kann, wie auch Kermauner (1924, S. 439) betonte, gelegentlich der anatomische Befund zur Annahme einer derartigen Abstammung berechtigen.

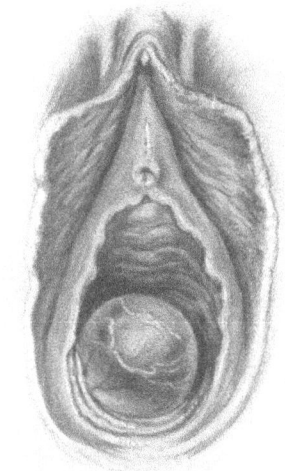

Abb. 244. Scheidencyste, die 3 Jahre nach Kolpoperineorrhaphie auftrat. Die Cyste war mit Plattenepithel ausgekleidet. Wahrscheinlich handelte es sich um eine traumatische Epithelcyste. (Nach Cullen, Hopkins Hosp. Bull. Bd. 16.)

cc) *Postfetale Absprengung von Scheidenepithel.* Im Jahre 1898 sprach Stokes die Vermutung aus, daß die meisten Cysten der hinteren Scheidenwand durch die traumatische Verlagerung von Scheidenschleimhaut in die Tiefe entstünden.

Zu dieser Ansicht gelangte Stokes durch die Beobachtung von vier Cysten der hinteren Scheidenwand, die alle mit Plattenepithel ausgekleidet waren. Drei von den betreffenden Frauen hatten bei wiederholten Geburten Zerreißungen der hinteren Scheidenwand erlitten, bei der vierten war eine plastische Operation am Scheideneingang ausgeführt worden. Stokes bezeichnete diese Cysten der hinteren Scheidenwand als „Inklusionscysten" („Inclusion cysts").

Auch Cullen (1905) vertrat die Ansicht, daß Verletzungen der hinteren Scheidenwand eine große Rolle bei der Entstehung von Cysten spielen. In 52 Fällen von Scheidencysten, die er beobachtete, war nach seiner Ansicht 26mal die Cystenbildung auf Verletzungen bei der Geburt oder auf operative Eingriffe zurückzuführen.

In Deutschland veröffentlichte Risch den ersten Fall von **traumatischer Epithelcyste** der Scheide.

Risch fand in der vorderen Kolporrhaphienarbe einer Patientin, die vor über 6 Jahren operiert worden war, zwei Cysten, nämlich eine haselnußgroße, prall-elastische Cyste in der Mitte der vorderen Scheidenwand zweifingerbreit oberhalb des Urethralwulstes und fingerbreit oberhalb dieser eine zweite,

---
[1] Ruge: Zeitschr. f. Geburtsh. u. Gynäkol. Bd. 8, S. 405.
[2] Meyer, R.: Arch. f. mikr. Anat. Bd. 73, S. 781.

etwas kleinere Cyste. Beide Cysten waren unter der Schleimhaut verschieblich. Über die Kuppe der beiden Cysten zog die von der vorderen Kolporrhaphie herrührende Narbe hinweg. Beide Cysten enthielten eine gelbliche, dickflüssige Masse.

Die mikroskopische Untersuchung ergab, daß die beiden Cysten mit Plattenepithel ausgekleidet waren, das „den gleichen Typus wie das Scheidenepithel" zeigte.

Das umgebende Bindegewebe war an vielen Stellen stark kleinzellig infiltriert. Außerdem war es aufgelockert, und es fanden sich in ihm — hauptsächlich um verkalkte Fäden herum — zahlreiche Riesenzellen.

Eine Entscheidung über das Material, aus dem die verkalkten Fäden bestanden, war nicht mehr möglich.

Sellheim[1], der die Präparate in der Sitzung der Mittelrheinischen Gesellschaft für Geburtshilfe und Gynäkologie am 13. März 1909 sah, hielt die Gebilde für Seidenfäden. Sie erinnerten ihn an Fäden,

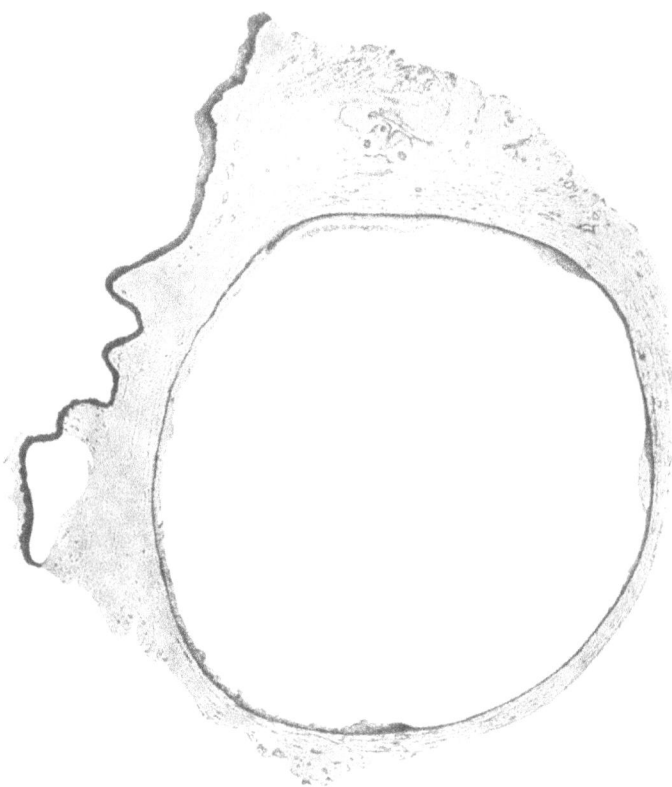

Abb. 245. Traumatische Epithelcyste der Scheide. (Nach Risch, Zeitschr. f. Geburtsh. u. Gynäkol. Bd. 64.)

die er in der Abrasio einer Frau fand, bei der einige Jahre vorher der Kaiserschnitt gemacht und der Uterus mit Seide genäht worden war.

Über einen weiteren Fall von traumatischer Epithelcyste berichtete Hornung (1922).

Eine 35jährige Mehrgebärende mens. III kam in die Klinik, da sie in der letzten Zeit eine Anschwellung am Scheideneingang bemerkte, die allmählich größer wurde und beim Pressen hervortrat. Bei der Untersuchung fand man im Septum rectovaginale unmittelbar hinter dem Introitus eine gut pflaumengroße, pralle Cyste, die sich beim Pressen wie eine Rectocele nach außen vorwölbte.

Bei der Exstirpation der Cyste zeigte sich, daß diese nicht in der Scheidenschleimhaut, sondern im Bindegewebe des Septum rectovaginale, zum Teil sogar etwas innerhalb der Muskulatur des Rectums saß.

Die einkammerige Cyste war gefüllt mit einer hellgelblichen, rahmartigen Flüssigkeit.

---

[1] Sellheim: Zeitschr. f. Geburtsh. u. Gynäkol. Bd. 64, S. 528 und Monatsschr. f. Geburtsh. u. Gynäkol. Bd. 30, S. 117.

Im mikroskopischen Bild zeigte sich, daß die Cyste von einem mehrschichtigen Plattenepithel ausgekleidet war, das durchaus dem Scheidenepithel glich. Teilweise war das Epithel „abgeschürft". Die Wand der Cyste war stellenweise infiltriert. An mehreren Stellen fanden sich zahlreiche große Riesenzellen.

Die genauere Anamnese ergab, daß bei der Patientin mehrere Jahre vorher eine Scheidendammplastik ausgeführt worden war. Bei dieser waren mehrere Catgutknopfnähte versenkt worden.

Nach Stübler sind kleine traumatische Epithelcysten nach Geburtsverletzungen der Scheide und nach Kolporrhaphien durchaus kein seltener Befund.

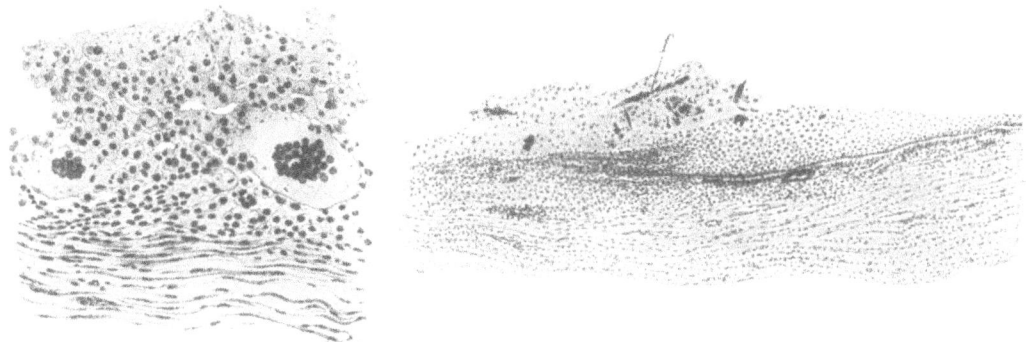

Abb. 246. Abb. 247.
Abb. 246. Epitheliale Auskleidung einer traumatischen Epithelcyste. Riesenzellen.
Abb. 247. Übergang des geschichteten in aufgelockertes Plattenepithel. In diesem verkalkte Reste von Seidenfäden (f).
(Nach Risch, Zeitschr. f. Geburtsh. u. Gynäkol. Bd. 64.)

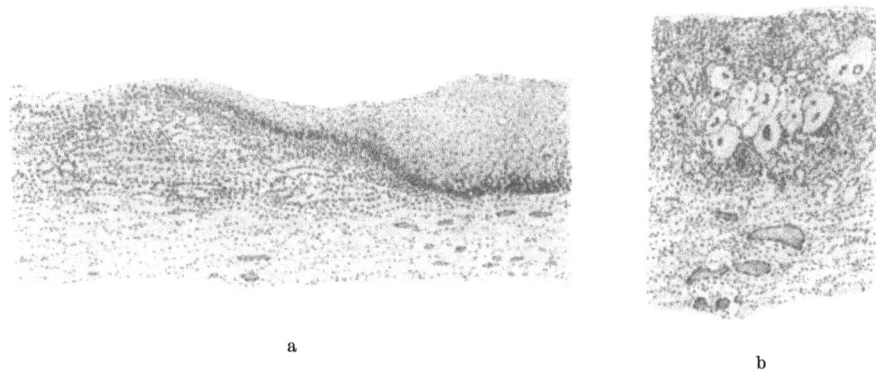

a b
Abb. 248. Traumatische Scheidencyste. a Die Innenwand der Cyste ist teils mit Plattenepithel ausgekleidet, teils ist das Epithel zugrunde gegangen. b Riesenzellen in der Cystenwand.
(Nach Hornung, Zbl. f. Gynäkol. 1922.)

Die Entstehung der traumatischen Epithelcysten, die bekanntlich auch an den Fingern [Reverdin (1887)] und an anderen Körperstellen vorkommen, läßt sich in verschiedener Weise erklären:

1. Durch Verlagerung eines **nicht vollkommen** aus seinem Zusammenhang getrennten Schleimhautstückchens in die Tiefe (Schweninger, Kaufmann, Ribbert, Gussmann u. a.).

2. Durch Verlagerung eines **vollkommen** aus seinem Zusammenhang losgelösten Schleimhautstückchens in die Tiefe.

So entwickelte sich in einer Beobachtung von Wörz eine Epithelcyste aus einem Thierschschen Epidermislappen, der bei einer Nervennaht zur Einhüllung des Nerven benützt worden war. Neugebauer umhüllte nach zweimaliger vergeblicher Neurolysis bei einer Narbenkompression des Nervus radialis bei der dritten Operation den Nerven mit Epidermis. Bald darauf entstand eine kleine Fistelöffnung, aus der sich zuweilen atherombreiähnliche Massen entleerten. Salzer beobachtete eine traumatische Epithelcyste, die sich um eine eingedrungene Nadel in der Herzwand entwickelt hatte.

3. **Durch epitheliale Auskleidung mit späterer Abschnürung eines traumatisch entstandenen Hohlraums (Pels-Leusden).**

Die Vorbedingung für die Entstehung von Epithelcysten ist dann aber, daß der Hohlraum genügend lange Zeit durch einen Fremdkörper, z. B. durch einen Seidenfaden, aber auch durch ein Blutkoagulum, offen erhalten wird.

β) Wolffscher Gang (Gartnerscher Gang).

Der Gartnersche Gang (Wolffscher Gang) verläuft nach R. Meyer[1] vom Epoophoron an durch das Lig. latum zunächst parallel und dann mehr schräg zur Tube als Basis eines Dreiecks, dessen beiden anderen Seiten vom uterinen Tubenteil und vom Corpus uteri gebildet werden. Ungefähr in der

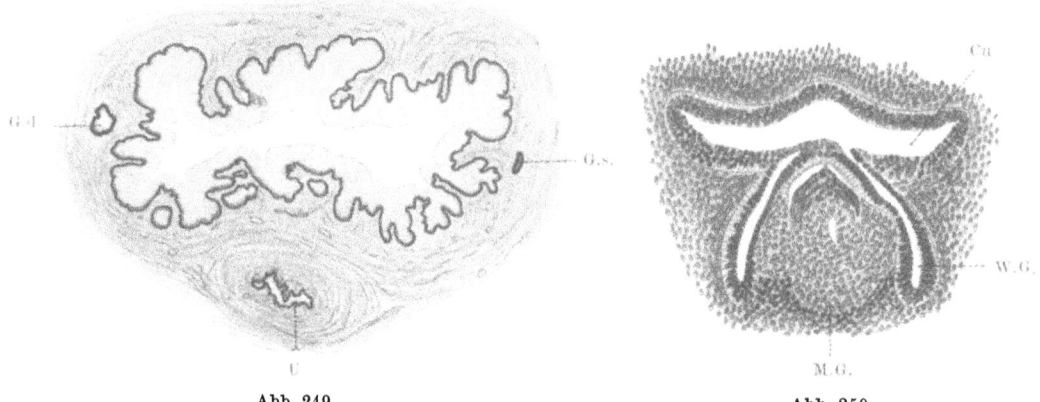

Abb. 249.   Abb. 250.

Abb. 249. Querschnitt durch die Scheide eines etwa siebenmonatigen Fetus. Linker Gartnerscher Gang (G.s.) von einschichtigem, rechter (G.d.) von mehrschichtigem Epithel ausgekleidet. U Urethra. (Nach R. Meyer, Arch. f. mikroskop. Anat. Bd. 73. 1908/09.)

Abb. 250. Schnitt durch den Müllerschen Hügel, caudales blindes Ende der Müllerschen Gänge, dicht nebeneinander liegende Mündungen der Wolffschen Gänge (W.G.) in den Canalis urogenitalis. Das Epithel der Wolffschen Gänge setzt sich lateral scharf durch das Epithel des Canalis urogenitalis bis zur Mündung durch, während medial der Übergang auf das Epithel des Müllerschen Hügels weniger deutlich ist. Fetus von 29 mm größter Länge. M.G. Müllersche Gänge, Cu Canalis urogenitalis. (Nach R. Meyer.)

Höhe des inneren Muttermundes senkt sich der Gang in die Uterussubstanz ein. Er zieht dann durch die Muskulatur nach abwärts, und er nähert sich dabei medialwärts der Schleimhaut, ohne diese aber zu erreichen (Abb. 204).

In der Portio biegt der Wolffsche Gang nach außen und oben um, und er zieht dann lateral und schräg aufwärts zum seitlichen Scheidengewölbe und zur seitlichen Scheidenwand.

In der Cervix uteri zeigt der Wolffsche Gang eine ampulläre Erweiterung (Ampulle des **Wolff**schen Ganges).

Diese Erweiterung läßt sich zuweilen schon im 2. Fetalmonat erkennen, bei Feten von 4 und 5 Monaten ist sie stets deutlich. Bei Feten von 7 Monaten an finden sich an der Ampulle des Gartnerschen Ganges stets Ausstülpungen und schlauchartige Verzweigungen.

Bei Embryonen des 1. Monats ist der Gartnersche Gang regelmäßig ununterbrochen bis zu seiner Mündung am Müllerschen Hügel nachweisbar. Später erleidet er Unterbrechungen und zwar meist im Lig. latum und im mittleren Teil der Scheide.

Bis zum Ende des 3. Monats findet man so gut wie ausnahmslos Reste des Kanals im Uterus, in der Scheide oder im Hymen.

Vom 4. Monat an mehren sich die Fälle, in denen keine Reste mehr vorhanden sind.

Immerhin findet man aber bei Neugeborenen und Kindern fast in $1/4$—$1/3$ der Fälle noch kleinere oder größere Reste der Kanäle und auch beim Erwachsenen sind sie nicht seltener.

---

[1] Meyer, R.: Arch. f. mikr. Anat. Bd. 73, S. 769.

In der Scheide (einschließlich des Müllerschen Hügels und des Hymens) fand R. Meyer (S. 769) Überreste der Wolffschen Gänge

    1. bei Feten von . . . . 2—3 Monaten unter 17 Fällen 16 mal = 94%

    2. „   „   „ . . . . 4—6   „   „ 20   „   8 „ = 40%

    3. „   „   und Neugeborenen von . .   7   „   „ 36   „   12 „ = 33%

    4. „ Uterus bicornis von . . . . . .   7 Monaten an unter 6 Fällen 4 mal = 66%.

Unter Berücksichtigung der Doppelseitigkeit scheinen vom 3. Monat an aufwärts Kanalreste im oberen Drittel der Scheide einschließlich des Scheidengewölbes etwas häufiger vorzukommen als im untersten Drittel. Verhältnismäßig am seltensten finden sie sich im mittleren Drittel der Scheide.

Auffallend ist das Verhalten des **Gartner**schen Ganges bei Entwicklungsanomalien des Uterus.

R. Meyer[1] fand unter 6 Fällen von Uterus bicornis jenseits des 7. Monats 4 mal (= 66%) Reste des Gartnerschen Ganges in der Scheide; bei Feten ohne derartige Uterusanomalien fanden sich dagegen nur in 33% der Fälle derartige Überreste. In einem Falle von Uterus unicornis mit rudimentärem Nebenhorn bei einem Neugeborenen zog der linke Wolffsche Gang in der Seitenwand der Scheide allmählich weiter nach vorn und schließlich ganz in die Vorderwand, der rechte Wolffsche Gang fand sich bereits in der Vorderwand der Portio, und von hier zog er in die vordere Seitenwand, so daß die beiden Kanäle schließlich kaum 1 mm weit voneinander entfernt waren (R. Meyer, l. c., S. 788).

Lage des **Wolff**schen Ganges und seiner Reste in der **Scheidenwand.** Ursprünglich verlaufen die beiden Wolffschen Gänge dicht seitlich von den Müllerschen Gängen in einer durch den Genitalstrang gedachten Frontalebene. Auf Querschnitten sieht man also die 4 Kanäle in einer Linie von links nach rechts liegen.

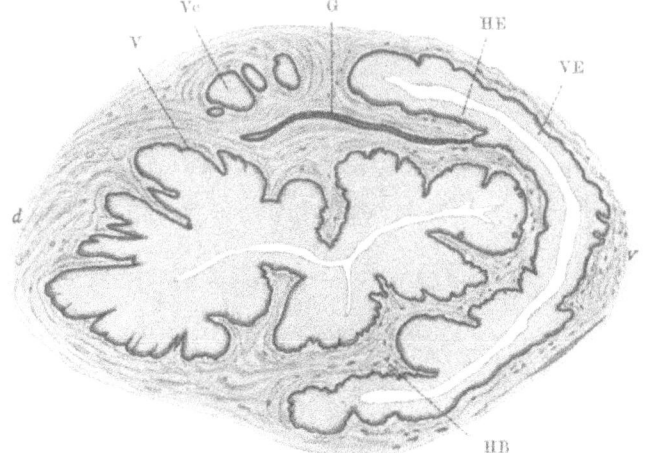

Abb. 251. Schrägschnitt durch den untersten Teil der Vagina (V), vordere und seitliche Teile des Hymens und des Vestibulums. Der linke Gartnersche Kanal, der Länge nach in einem Schnitte getroffen, durchzieht den Hymen dorsoventralwärts und mündet am freien Hymenalrande. Das vestibulare Epithel des äußeren Hymenalblattes senkt sich etwas trichterförmig an der Mündung des Gartner ein; von einer Neugeborenen. VE Vestibularepithel, G Gartnerscher Gang, HE Hymenales Epithel, HB Hymenales Bindegewebe. (Nach R. Meyer.)

Auch nach der Vereinigung der beiden Müllerschen Gänge und beim weiteren Wachstum der Scheide findet man die beiden Wolffschen Gänge meist ziemlich genau in der Seitenwand der Scheide.

Nur im untersten Teil der Scheide ist dies nicht der Fall. Hier findet man die Wolffschen Gänge meist weiter dorsal in den Seitenwänden, häufig sogar sehr weit dorsal. Diese Erscheinung beruht darauf, daß die Müllerschen Gänge nicht genau zwischen den Wolffschen Gängen in den Canalis urogenitalis einmünden können, weil die Müllerschen Gänge an ihrem caudalen Ende frühzeitig so an Umfang wachsen, daß sie einen größeren Raum beanspruchen.

Links und rechts werden sie von den Wolffschen Gängen in ihrem Ausdehnungsbestreben gehemmt, und infolgedessen weichen sie mit ihrer Hauptmasse ventral oder dorsal von diesen aus, um zum Canalis urogenitalis zu gelangen. Fast immer wählen sie den Weg ventral vor den Wolffschen Gängen, da diese hier mit einem caudalwärts gerichteten Bogen — dem Allantoisschenkel des Wolffschen Ganges (v. Mihalkowic) — in dorsoventraler Richtung zum Urogenitalkanal verlaufen, und weil an der kranioventralen Konkavität des Bogens der Widerstand am geringsten ist.

Auf diese Weise kommt also der Wolffsche Gang ganz unten in dem caudalen Teil der Scheide mehr oder weniger weit **dorsal** in die Seitenwand der Scheide zu liegen, und erst von hier aus gelangt er ventralwärts in den Hymen.

Normalerweise liegen also die **Wolff**schen Gänge in der Mitte der seitlichen Scheidenwand und frühestens im unteren Drittel rücken sie mehr und mehr dorsalwärts, und dann erst verlaufen sie in einem Bogen ventralwärts.

Von dieser Regel kommen gelegentlich Ausnahmen vor und zwar sowohl in den caudalen als auch in den mittleren (und oberen) Teilen der Scheide.

Dehnen sich ausnahmsweise die caudalen Enden der Müllerschen Gänge durch starke Zunahme ihres Umfangs gleichzeitig nach ventral und dorsal aus, dann können die Wolffschen Gänge, auch

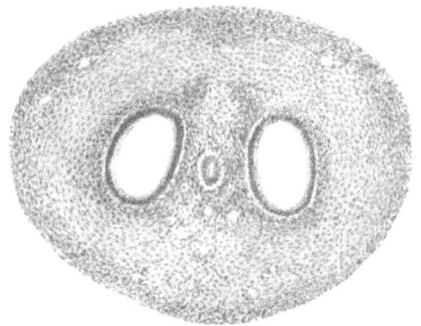 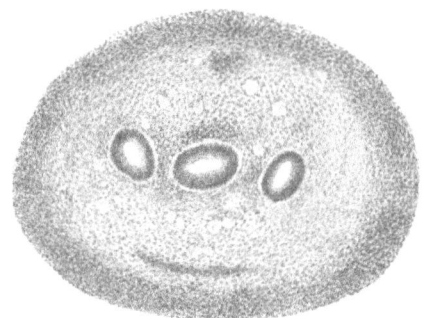

Abb. 252.   Abb. 253.

Abb. 252 und 253. Querschnitt durch die bereits zu einem Gang verschmolzenen Müllerschen Gänge eines 3,1 cm langen Embryos. Rechts und links davon die Wolffschen Gänge. Diese sind in der Cervix (Abb. 252) sehr weit, im obersten Teil der Scheide (Abb. 254) dagegen eng.
(Nach R. Meyer, Epitheliale Gebilde im Myometrium des fetalen und kindlichen Uterus. 1899.)

in den caudalen Partien der Scheide, in der Mitte der seitlichen Scheidenwand liegen, während sie in der Regel hier seitlich dorsal zu finden sind.

Ausnahmsweise können die Wolffschen Gänge nicht im Bogen, sondern mehr gestreckt in den Sinus urogenitalis münden. In diesem Falle können die Müllerschen Gänge auch dorsocaudal von den Wolffschen Gängen zum Sinus gelangen. Die Wolffschen Gänge können dann späterhin ganz ausnahmsweise in ihren unteren Partien mehr ventral in der Scheidenwand liegen.

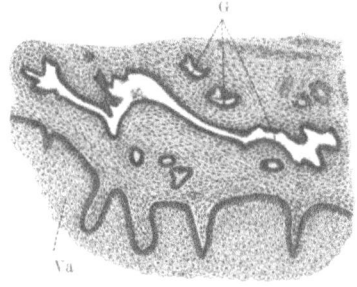

Abb. 254. Querschnitt durch Ampulle und Verzweigungen des Gartnerschen Ganges im obersten Teil der Vaginalwand von einer Neugeborenen. G Gartnerscher Gang. Va Vaginalepithel.
(Nach R. Meyer, Arch. f. mikroskop. Anat. Bd. 73. 1908/09.)

Im oberen Drittel der Scheide kann man die Wolffschen Gänge zuweilen — schon bei Feten von 30 mm — seitlich mehr vorn finden. Auch im mittleren Drittel der Scheide kommt dies ausnahmsweise vor.

Gestalt und Lumen. Das Lumen der Wolffschen Gänge ist ursprünglich im ganzen Bereich der späteren Scheide zylindrisch. Auf dem Querschnitt erscheint es also rund und sehr eng. Bald — schon bei Feten von 28—30 mm — erweitert sich aber der Kanal, besonders im unteren Teil. Nur das unterste Ende, das im Bogen zur Mündung in den Sinus urogenitalis verläuft, bleibt bei kleinen Feten meist etwas enger.

Die größte dauernde Erweiterung erfährt das Lumen des Wolffschen Ganges in der Cervix uteri. Diese Erweiterung entspricht der Ampulle des Vas deferens, und R. Meyer bezeichnete sie deshalb als „Ampulle des **Gartner**schen Ganges".

Die Ampulle reicht bis in das Scheidengewölbe und zuweilen auch bis in die oberste Partie der seitlichen Scheidenwand.

Anfangs erscheint die Ampulle nur als eine zylindrische Erweiterung des Kanals und sie kann ausnahmsweise schon bei Feten des zweiten Monats gefunden werden.

Später — etwa bei Feten des 4. Monats — wird, unter dem Einfluß des straffer werdenden Bindegewebes, die Form der Ampulle mehr scheidenartig, auf dem Querschnitt erscheint sie also mehr schlitzförmig.

Auch in dem obersten Teil der Scheide tritt diese Formveränderung etwa im 4. Fetalmonat auf und im 5. Monat machen sich zuweilen schon Andeutungen von Ausstülpungen und kleinen Ausbuchtungen bemerkbar.

Zuweilen steht das Scheidenlumen auch schief, insofern die vordere und die hintere Wand nicht in der Querachse des Beckens, sondern schief zu ihr liegen. In solchen Fällen von Schiefstellung des Scheidenlumens, die zuweilen auf kürzere Strecken vorkommt, findet man in den Seitenwänden den einen Wolffschen Gang mehr hinten, den anderen mehr vorn.

Im 7. Monat ist die Ausdehnung der Ampulle bereits viel erheblicher, und im obersten Teil der Scheide sind fast immer, wenn auch nicht in so ausgedehntem Grade wie in der Cervix, Ausstülpungen vorhanden. Die Form und Ausdehnung des Lumens ist sehr verschieden. Auf Querschnitten läßt sich als Hauptkanal meist ein länglicher, von vorn nach hinten gerichteter Schlitz unterscheiden. Von diesem gehen einzelne Ausstülpungen aus (Abb. 254).

Auch im weiteren Verlauf durch die Scheide erscheint der Wolffsche Gang auf Querschnitten als ein von vorn nach hinten gerichteter Schlitz. Nur wenn die betreffende Stelle der Scheidenwand als Falte in das Scheidenlumen vorspringt, „wird mit der Umwandlung der konzentrischen Faserrichtung des Bindegewebes in radiäre Bahnen auch der Wolffsche Kanal in diese Stellung gezwungen", so daß sein schlitzförmiges Lumen von rechts nach links gerichtet ist.

Die Gestalt und Richtung des Lumens hängt also „ganz mechanisch von dem Druck und der Richtung des umgebenden Bindegewebes" ab (R. Meyer).

Ausstülpungen kommen normalerweise in der Scheide nicht vor, außer im obersten Teil.

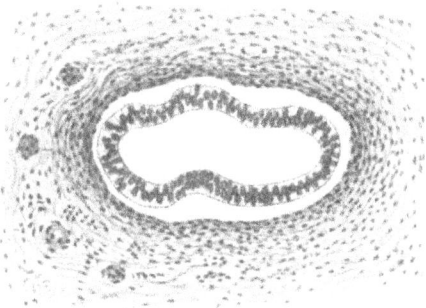

Abb. 255. 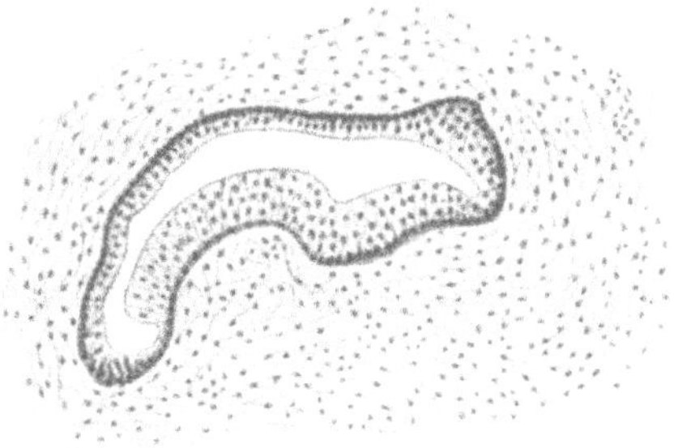 Abb. 256.
Abb. 255. Querschnitt durch den Gartnerschen Kanal im mittleren Teil der Scheide mit normalem Epithel und besonders starker eigener Tunica. Fetus von 7 Monaten.
Abb. 256. Querschnitt durch den Gartnerschen Kanal in der unteren Hälfte der Scheide mit stellenweise mehrschichtigem zylindrischem Epithel. Neugeborenes.
(Nach R. Meyer.)

Epithel. Das Epithel des Wolffschen Ganges ist anfangs einschichtig, zylindrisch, und es bleibt nicht selten so im ganzen Verlauf der Scheide.

Das Epithel kann aber auch vielschichtig und mehrschichtig werden. „Es gibt kein normales Organ, in welchem das Epithel solchen Schwankungen unterläge, wie im Wolffschen Gange in der Vagina und im Hymen. Einschichtiges, mehrschichtiges, vielschichtiges, hochzylindrisches, kubisches und plattes Epithel und vielgestaltige Übergangsformen finden sich nicht selten in einem und demselben Kanal, manchmal schroff nebeneinander, zuweilen auch im allmählichen Übergange" (R. Meyer)[1].

Die Umwandlung in vielschichtiges Epithel findet sich hauptsächlich im untersten Drittel der Scheide, aber auch nicht selten weiter oben[2].

Die Mehrschichtung ist manchmal in einem und demselben Kanale einseitig früher ausgebildet, meist jedoch allseitig zu finden, wenn auch ungleich; der Epithelsaum ist infolgedessen oft unregelmäßig wellig, zuweilen sogar geradezu papillär.

Diese Mehrschichtung beginnt zuweilen schon im fünften Monat.

An dem mehrschichtigen Epithel ist oft die äußerste Zellreihe zylindrisch, und ihre ovalen, manchmal pallisadenförmigen Kerne sind stark gefärbt. Die übrigen Zellreihen sind zum Teil zwar auch zylindrisch, meist zeigen sie jedoch unregelmäßigere Zellformen. Außerdem sind in den oberen Zellreihen, zuweilen auch in der untersten Reihe, die Zellen groß und blaß, und sie besitzen rundliche, große Kerne. Je viel-

---

[1] Meyer, R.: Arch. f. mikr. Anat. Bd. 73, S. 778.
[2] In einem Falle fand R. Meyer (l. c., S. 778) den einen Wolffschen Gang nicht nur in der ganzen Scheide, sondern auch in der Portio mehr- und vielschichtig, der Wolffsche Gang der anderen Seite zeigte nur im untersten Teil der Scheide mehrschichtiges, sonst überall einreihiges zylindrisches Epithel.

schichtiger das Epithel ist, desto ausgesprochener ist die Umwandlung der Zellen in diese großen, blassen Zellformen. Auch Vakuolen kommen in dem vielschichtigen Epithel vor. „Diese Vakuolenbildung scheint aber mehr durch Überbrückung seitens unregelmäßig in das Lumen vorwachsender Vorsprünge, als durch sekundäre Vakuolisierung zu entstehen. Solche von großen, dem sog. Übergangsepithel ähnlichen Zellen bekleideten Abschnitte des Gartner erinnern zuweilen lebhaft an den Ureter und können wohl mit ihm verwechselt werden; hier kann nur der Verlauf des Kanals im weiteren Verfolg differentialdiagnostisch entscheiden; auch hat der Ureter seine eigene starke Wandung" (R. Meyer)[1].

Tunica propria. Im allgemeinen besitzt der Wolffsche Gang in der Scheide keine nennenswerte Tunica propria. Ist sie ausnahmsweise einmal im oberen Teile der Scheide vorhanden, dann besteht sie aus wenigen Lagen zirkulärer Spindelzellen mit reichlichem faserigem Zwischengewebe. Die Tunica ist gewöhnlich der Weite des Kanals angemessen; kleine, wenig umfangreiche Reste haben überhaupt keine Tunica (R. Meyer)[2].

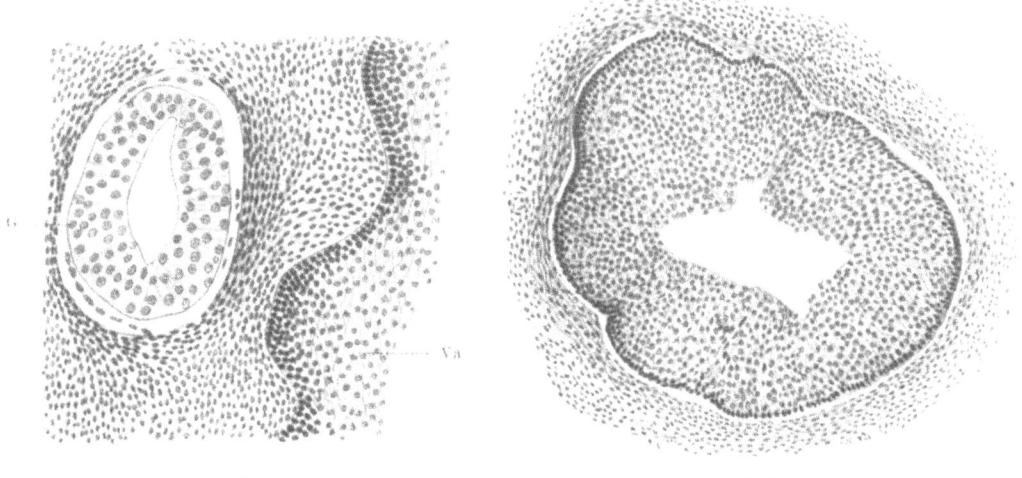

Abb. 257.   Abb. 258.

Abb. 257. Querschnitt durch den Gartnerschen Gang im oberen Teil der Scheidenwand. Nur streckenweise basales, flaches Epithel, darüber mehrere Reihen kubischer und zylindrischer Zellen. Fetus von 4½ Monaten.
Abb. 258. Querschnitt durch den Gartnerschen Gang mit ungewöhnlich starker, ureterähnlicher Epithelschichtung aus dem oberen Teil der Scheidenwand. Fetus von 7 Monaten.
(Nach R. Meyer.)

Pathologie des Wolffschen Ganges. Von den pathologischen Zuständen des Wolffschen Ganges kommen für die Frage der cystischen Entartung hauptsächlich drei Arten von Anomalien in Betracht:

1. Abnormitäten der Gestalt,
2. „ des Verlaufes,
3. „ des Baues.

Auf die Anomalien der Gestalt, d. h. auf das wechselnde Erhaltenbleiben von Resten des Wolffschen Ganges in der Scheide wurde bereits hingewiesen (S. 686 f.).

Die Anomalien des Verlaufes können primär, also schon bei der Entwicklung, oder sekundär, d. h. erst nach Ausbildung der Wolffschen Gänge, eintreten.

Zu den primären Entwicklungsanomalien gehört das abnorm enge Zusammenliegen der Endstücke der beiden Wolffschen Gänge mit Verdrängung der Müllerschen Gänge nach hinten. In diesen Fällen kann ausnahmsweise der Wolffsche Gang aus der Scheidenwand in gestreckter Richtung mehr vorn in den Hymen münden, ohne ihn erst in dorsoventraler Richtung zu durchziehen (R. Meyer, l. c., S. 788).

Eine weitere primäre Verlaufsstörung beobachtete R. Meyer (l. c., S. 788) in einem Falle von Uterus unicornis mit rudimentärem Nebenhorn. Hier zog der linke Wolffsche Gang in der Seitenwand der Vagina oben allmählich weiter nach vorn und schließlich ganz in die Vorderwand, der rechte Wolffsche Kanal

---
[1] Meyer, R.: Arch. f. mikr. Anat. Bd. 73, S. 779.
[2] Meyer, R.: Arch. f. mikr. Anat. Bd. 73, S. 782.

aber zog bereits aus der Portiovorderwand in die vaginale Vorderwand, so daß beide Kanäle schließlich kaum 1 mm voneinander entfernt waren. ,,Diese abnorme Nachbarschaft kann nur primär sein, und wenn beim ausgetragenen Kind die Distanz kaum 1 mm beträgt, so wird im zweiten Fetalmonat gewiß kein Zwischenraum für die Müllerschen Kanäle übriggeblieben sein" (R. Meyer).

Von ganz besonderem entwicklungsgeschichtlichem und klinischem Interesse ist folgende Beobachtung von R. Meyer[1].

Bei einem Neugeborenen fand sich eine Cyste des linken Wolffschen Ganges, die vom Scheideneingang bist fast zum Tubenansatz reichte (Abb. 259).

In den Wolffschen Gang, der caudal blind endigte, mündete der linke Ureter ein. Durch die Nierensekretion war der Wolffsche Gang in seinem ganzen Verlaufe durch den Uterus und die Scheide in eine Cyste verwandelt worden.

Man muß wohl annehmen, daß in diesem Falle der linke Wolffsche Gang die Kloake nicht ganz

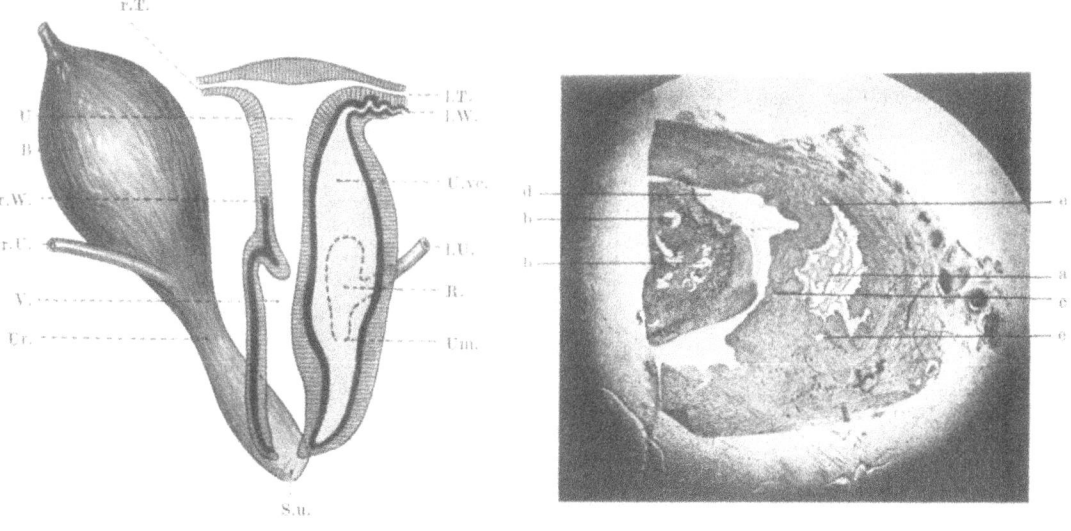

Abb. 259. Abb. 260.

Abb. 259. Einmündung des linken Ureters in eine Uterus-Scheidencyste. U Uterus, B Blase, r.W rechter Wolffscher Gang, r.U. rechter Ureter, V Vagina, Ur. Urethra, S.u. Sinus urogenitalis, Um. Uretermündung, R. Reservoir, l.U. linker Ureter, U.vc. Uterovaginalcyste, l.W. linker Wolffscher Gang, l.T. linke Tube.
(Nach R. Meyer, Zeitschr. f. Geburtsh. u. Gynäkol. Bd. 47.)

Abb. 260. Querschnitt durch die linke Scheidenwand, nach dem äußeren Muttermund zu. a Gartnerscher Gang zur Cyste erweitert; b Drüsen des Cervicalkanals und der tiefen drüsigen Einsenkung derselben innerhalb der quergetroffenen Portio; c Andeutung der papillären Erhebung der Vaginalwand oberhalb des Gartnerschen Ganges; d Vaginalgewölbe; e entfernt von der Cyste liegende drüsige Längs- und Querschnitte.
(Nach Vaßmer, Arch. f. Gynäkol. Bd. 60.)

erreichte. Da nun der Ureter aus dem unteren Ende des Urnierenganges entsteht, so konnte auch der Urin nicht in die Blase abfließen, und es entstand eine Cyste des Wolffschen Ganges.

Zu den sekundären Verlaufsstörungen rechnet R. Meyer (S. 788) die abnorme Kommunikation des Wolffschen Ganges mit dem Scheidenlumen (oder dem Uteruslumen).

So fand R. Meyer bei einem Fetus von 19 cm eine abnorme Verwachsung des Wolffschen Ganges mit dem Scheidenepithel, ,,so daß eine Kommunikation, wenn sie noch nicht bestanden hat, vielleicht später eingetreten sein würde" (R. Meyer, S. 788)[2].

---

[1] Meyer, R.: Zeitschr. f. Geburtsh. u. Gynäkol. Bd. 47, S. 401.
[2] Über eine Beobachtung, die vielleicht hierher gehört, berichtete Conitzer.

In dem Falle von Conitzer handelte es sich um ein 26jähriges Mädchen, das von Jugend auf stets an den äußeren Genitalien naß war, obwohl es regelmäßig Urin ließ. Die Untersuchung ergab, daß ständig aus der Scheide Flüssigkeit abfloß. Diese stammte aus zwei Stellen: 1. aus einer rechts und unten von der äußeren Harnröhrenmündung gelegenen Öffnung entleerte sie sich tropfenweise, 2. aus einer Öffnung, die sich an der Vorderwand eines nußgroßen cystischen Sackes am Harnröhrenwulst befand, spritzte sie auf Druck im Strahle hervor. Eine Sonde, die in die erste Öffnung eingeführt wurde, gelangte

v. Recklinghausen beobachtete eine Einmündung des Wolffschen Ganges in das Lumen der Cervix (zit. nach R. Meyer, S. 788).

Von Anomalien des Baues könnte man dann sprechen, wenn die Reste des Wolffschen Ganges nicht mit einschichtigem Cylinderepithel, sondern mit mehrschichtigem Epithel ausgekleidet sind. Hier sind die Verhältnisse aber selbst im einzelnen Falle so wechselnd und verschieden, „daß man eine Grenze des Normalen kaum angeben kann" (R. Meyer, S. 787.)

Wichtig für die Pathologie ist zu wissen, daß vielschichtiges Epithel, ja auch Plattenepithel, in Resten des Kanals in der Scheide bei Erwachsenen vorkommt. Einen derartigen Fall mit sehr wechselndem Epithel hat Vaßmer beschrieben. R. Meyer verfügt über eine Beobachtung, in der unbedeutende Reste des Kanals zum Teil einschichtiges Epithel, an anderer Stelle geschichtetes Plattenepithel zeigten in einer Scheide, die von der Portio aus durch Carcinom stark zerstört war. Ferner sah R. Meyer eine Cyste der vaginalen Vorderwand mit einschichtigem Epithel, das stellenweise in mehrschichtige Plattenepithelhaufen überging. „Ob hier eine Cyste des Gartner vorliegt, läßt sich nicht genau sagen" (R. Meyer, S. 787).

Cysten des Wolffschen Ganges. Soweit wir sehen, hat zuerst Gustav Veit die Vermutung ausgesprochen, daß Scheidencysten aus Resten der Wolffschen Gänge hervorgehen können[1].

Die Ansicht von Gustav Veit gewann an Wahrscheinlichkeit, als Beigel (1878) Reste des Urnierenganges in der Scheide eines fast ausgetragenen menschlichen Fetus entdeckte, und als Rieder (1884) sie auch bei der erwachsenen Frau nachwies.

Schon Rieder betonte aber, daß der einwandfreie Beweis für die Möglichkeit einer cystischen Degeneration dieser Gebilde erst dann erbracht sei, wenn es gelänge, eine Cyste als Fortsetzung des Gartnerschen Ganges zu erweisen.

Diesen Beweis erbrachte erst Vaßmer (1900).

Vaßmer fand in mikroskopischen Schnitten durch den Uterus und die Scheide eines 14 Tage alten, an Bronchopneumonie und Gastroenteritis verstorbenen, Mädchens den Gartnerschen Gang von seinem

---

in die Cyste und aus dieser durch die zweite Öffnung frei in die Scheide. Ein Zusammenhang der Cyste mit der Blase ließ sich nicht nachweisen.

Nach der Spaltung der Cyste zeigte sich, daß sich ihr Lumen nach dem rechten Scheidengewölbe zu und höher hinauf, nach der rechten Seite des Uterus hin, verfolgen ließ. Es wurden nun die rechten Adnexe mittels Laparatomie exstirpiert. Dabei war von einem Gange aber nichts zu finden. Im Anschluß an die Operation kam die Kranke ad exitum. Bei der Autopsie zeigte sich, daß der über fingerdicke starkwandige Gang vom rechten Scheidengewölbe aus retroperitoneal zuerst nahe dem Uterus und dann zum oberen Pol der rechten Niere verlief. Dieser obere Nierenpol saß als kleines Anhängsel kappenartig der eigentlichen Niere auf. Er bestand zum Teil aus atrophischem Nierengewebe, zum Teil aus glattwandigen Hohlräumen, die mit Eiter gefüllt waren. Der Ureter der eigentlichen rechten Niere zeigte normalen Verlauf und normale Mündung in die Blase. Auf der linken Seite fanden sich zwei Ureteren, die an normaler Stelle, aber getrennt in die Blase mündeten.

Conitzer nimmt an, daß der erwähnte Gang ein zweiter Ureter war, der aber nicht in der Blase sondern am Tuberculum vaginae ausmündete.

[1] G. Veit: Handbuch der Krankheiten der weiblichen Geschlechtsorgane. 2. Aufl. S. 544, 1867: „In der Mehrzahl der Fälle erreichen sie" — die Cysten der Vagina — „nur den Umfang einer Erbse oder Kirsche. Kiwisch fand 5 solcher zarten Bälge nebeneinander vor, und Boys de Loury hat sie längs der ganzen Scheide rosenkranzartig aneinandergereiht gesehen. Der letztgenannte Befund spricht dafür, daß es sich um die stellenweise Ausdehnung eines präexistierenden Kanales handelte. Uns selbst sind nur drei Fälle vorgekommen, in denen aber der Sitz der Cysten, die wir bei der Exploration zufällig bemerkten, nahezu derselbe war. Bei zwei Kranken war auf jeder Seite der Vaginalwand, fast in dem Niveau des Muttermundes, wenn auch rechts und links nicht in ganz gleicher Höhe, ein kirschengroßer Balg vorhanden, durch dessen Wand der seröse Inhalt deutlich durchschimmerte, bei der dritten war nur auf der rechten Seite eine solche Cyste zu sehen. Beim Einstechen zeigte sich stets, daß die Wand stärker war als sie erschien. Wir haben uns der Mutmaßung nicht entziehen können, daß diese Cysten ihren Ursprung einer Ausdehnung der Wolffschen Gänge verdanken, welche bei der Kuh als Gartnersche Kanäle persistieren und bei hermaphroditischer Bildung auch am Menschen sichtbar sind".

Eintritt in die linke Uteruswand bis weit in die Scheide herab erhalten. Gleichzeitig ließ sich an diesem Gange in der linken Scheidenwand auch eine umschriebene cystische Erweiterung nachweisen. Diese erschien als unregelmäßiger Hohlraum, von dem zahlreiche größere und kleinere drüsige Einstülpungen in das umgebende Gewebe zogen (Abb. 260).

Die Cyste war ausgekleidet von einem ein- bis zweischichtigen, teils kubischen, teils zylindrischen Epithel. Außerdem fanden sich aber auch Inseln von geschichtetem Plattenepithel.

Es handelte sich hier also um die erste einwandfreie Beobachtung einer aus dem Gartnerschen Gang entstandenen Scheidencyste.

Reste des Wolffschen Ganges erfreuen sich in der Literatur einer großen Beliebtheit für die Ableitung von Scheidencysten.

Als Beweis für die Abstammung einer Cyste vom Wolffschen Gang werden die verschiedensten morphologischen Kriterien herangezogen: Die Lage und die Gestalt der Cysten, das Verhalten des Epithels und der Bau der Wand.

Als charakteristisch für die Lage der Cysten wird angegeben: Sitz in der seitlichen Wand des oberen und mittleren Drittels der Scheide (v. Winckel)[1]; oben mehr seitlich, unten mehr vorn (Klein); laterale Wand des Scheidengewölbes (v. Recklinghausen); Scheidengewölbe und obere seitliche Scheidenwand (Nagel); vordere seitliche Scheidenwand mit Fortsetzung ins Parametrium (Chalot); im Scheidengewölbe seitlich und nach vorne (Kümmel); Hinausreichen der Cysten aus dem Scheidengewölbe in die Ligg. lata (Orth); seitlich am Scheidenausgang (Kleinwächter).

Nach manchen Autoren (v. Winckel[2], Kümmel, Leisewitz u. a.) soll vor allem der „tiefe Sitz", d. h. die Lage der Cyste tief in der Scheidenwand, charakteristisch für die Abstammung vom Wolffschen Gang sein.

Koßmann (1895)[3] hat die Ansicht vertreten, daß „die in der hinteren und seitlichen Scheidenwand liegenden" Cysten „unmöglich" von dem Wolffschen Gang hergeleitet werden können, da die Wolffschen Gänge „von der Portio her bis in die Gegend des Orificium urethrae in der vorderen Scheidenwand verlaufen". Diese Ansicht ist nicht richtig, da spätere Untersuchungen [Klein (1895,) v. Mandach, R. Meyer (Monographie)] zeigten, daß die Wolffschen Gänge genau seitlich in der Scheide herabziehen.

Gestalt. Schon Gustav Veit hatte angenommen, daß die rosenkranzartige Anordnung von Cysten auf eine Abstammung vom Wolffschen Gange hindeute, da dieser Befund dafür spreche, „daß es sich um die stellenweise Ausdehnung eines präexistierenden Kanales" handle.

Nach Gebhard spricht die Gestalt der Cyste für die Abstammung vom Wolffschen Gang, wenn die Cyste nicht kugelig, sondern zylindrisch in der Längsachse der Scheide verläuft, und wenn sie einen trichterförmigen Fortsatz nach oben hin besitzt. „Auch das bisweilen rosenkranzähnliche Nebeneinanderliegen mehrerer Cysten kann für diese Genese sprechen, obwohl hier auch Lymphangiektasien in Betracht zu ziehen wären." Auch nach Amann spricht rosenkranzartige Anordnung für Abstammung vom Wolffschen Gang.

Chalot[4] sieht dagegen in der rosenkranzähnlichen Anordnung der Cysten keinen Beweis für ihre Abstammung vom Wolffschen Gang. Nur paracervicale und cervicoligamentäre Fortsetzungen sind seiner Ansicht nach sichere Kriterien.

Epithel: Als charakteristisch für die epitheliale Auskleidung der Cysten des Wolffschen Ganges wird angegeben: Cylinderepithel, eventuell mit Flimmern [Amann (1897), Koßmann (1895), Gebhard (1899), Kümmel u. a.], das Fehlen von Flimmerepithel (v. Recklinghausen), zweireihiges Cylinderepithel neben typischem Plattenepithel (Baumgarten)[5], ein bis zweischichtiges Epithel (Klein).

Bau der Wandung: In dem Bau der Wandung sollen charakteristisch sein das Vorkommen von glatten Muskelfasern (Klein, Gebhard, Orth), das Fehlen von Papillen in der Tunica propria der Cystenwand (Kümmel, Chalot). Orth erblickte dagegen in der Anwesenheit von Papillen keinen Gegengrund gegen die Abstammung einer Cyste vom Wolffschen Gang.

---

[1] v. Winckel: Lehrb. der Frauenkrankheiten S. 142.
[2] v. Winckel: Lehrb. der Frauenkrankheiten S. 142.
[3] Koßmann: Monatsschr. f. Geburtsh. u. Gynäkol. Bd. 1. S. 97.
[4] Chalot: Zit. nach Vaßmer, S. 40.
[5] Das Vorkommen von Plattenepithel in Cysten des Wolffschen Ganges erklärte Baumgarten — in Analogie mit den Kiemengangscysten — in der Weise, daß beim Verstreichen der Ausmündungen der Gartnerschen Gänge in die Scheide die Plattenepithel tragende Mündung durch Abschnürung von der freien Oberfläche in den Wolffschen Gang hineingezogen wird.

Keines der angegebenen Merkmale gibt aber absolute Sicherheit für die Herkunft einer Cyste vom Wolffschen Gange.

Verhältnismäßig noch das beste Kriterium für die Abstammung vom Wolffschen Gang ist die Lage der Cysten.

Aus den Untersuchungen von Klein (1895), v. Mandach, R. Meyer geht hervor, daß die beiden Urnierengänge genau in der Seitenwand der Scheide bis zum Hymen herabziehen.

Dementsprechend muß man „für im Scheidengewölbe und im oberen Drittel der Scheide sitzende Cysten der Gartnerschen Gänge im allgemeinen eine Lagerung in der Seitenwand, für die in den unteren zwei Dritteln der Scheide sitzenden Cysten der Gartnerschen Gänge eine Lagerung in der Seiten-, eventuell in den seitlichen Partien der Vorderwand der Scheide als normal ansehen" (Vaßmer)[1].

In der Tat saß auch die von Vaßmer beschriebene einwandfreie Cyste des linken Gartnerschen Ganges im Scheidengewölbe genau seitlich, und weiter unten griff sie ein wenig auf die vordere Wand über. Ausnahmsweise scheint der Wolffsche Gang aber auch schon im Scheidengewölbe in der vorderen Wand verlaufen zu können (Dohrn).

Mehr oberflächlicher oder tiefer Sitz einer Cyste in der Scheidenwand gestattet keinen sicheren Schluß auf die Abstammung vom Wolffschen Gang. Dieser verläuft zwar in den innersten Schichten der Scheidenmuskulatur (Rieder, R. Meyer, Vaßmer), „je nach der Ausdehnung der Cyste und dem hierdurch mehr oder weniger stark bedingten Auseinanderdrängen der deckenden Scheidenwandschichten, sowie je nach der Höhe der eventuellen Ausmündungsstelle in die Scheide und dadurch bedingte Annäherung an das Epithel" (v. Mandach) dürften sich in Wirklichkeit Verschiedenheiten ergeben (Vaßmer, S. 42).

Cysten im paravaginalen Gewebe werden mit Unrecht auf den Gartnerschen Gang zurückgeführt, da dieser stets in der Scheidenwand selbst verläuft (R. Meyer)[2].

Auch die Gestalt der Cysten gestattet keine sicheren Schlüsse auf ihre Abstammung vom Wolffschen Gang.

Die „rosenkranzartige Anordnung", auf die manche Autoren (G. Veit, Gebhard, Amann) ein gewisses Gewicht legen, läßt zwar die Annahme zu, „daß es sich um die stellenweise Ausdehnung eines präexistierenden Kanales" handelt (G. Veit), sie beweist aber nicht, daß dieser Kanal der Wolffsche Gang gewesen sein muß. Ebensogut könnte es sich auch um Reste eines Müllerschen Ganges handeln, und auch Lymphangiektasien (Gebhard) können hier in Betracht kommen.

Auskleidung mit flimmerndem oder nicht flimmerndem Cylinderepithel ist nicht charakteristisch, da dieses auch in Cysten vorkommt, die nicht vom Wolffschen Gang stammen. So fand z. B. Ruge[3] in Hämatokolpossäcken neben geschichtetem Plattenepithel auch flimmerndes Cylinderepithel.

Außerdem können einwandfreie Cysten des Wolffschen Ganges auch mit Plattenepithel ausgekleidet sein (Vaßmer, R. Meyer).

---

[1] Vaßmer: Arch. f. Gynäkol. Bd. 60, S. 42.
[2] Meyer, R.: Arch. f. mikr. Anat. Bd. 73, S. 789.
[3] Ruge: Zeitschr. f. Geburtsh. u. Gynäkol. Bd. 8, S. 405.

R. Meyer[1] hat darauf hingewiesen, daß es kein normales Organ gibt, in dem das Epithel solchen Schwankungen unterliegt, wie im Wolffschen Gange während seines Verlaufes in der Scheide und im Hymen. „Einschichtiges, mehrschichtiges, vielschichtiges, hochzylindrisches kubisches und plattes Epithel und vielgestaltige Übergangsformen finden sich nicht selten in ein und demselben Kanal manchmal schroff nebeneinander, zuweilen auch im allmählichen Übergange" (R. Meyer, S. 778).

Die gleiche Vielgestaltigkeit des Epithels fand Vaßmer auch in einer Cyste des Gartnerschen Ganges bei einem 14 Tage alten Mädchen. Neben einem ein- bis zweischichtigen, teils kubischen, teils zylindrischen Epithel fanden sich auch Inseln von geschichtetem Plattenepithel.

Außerdem hat R. Meyer (S. 787) auch darauf hingewiesen, „daß vielschichtiges Epithel, ja auch Plattenepithel in Resten des Kanals in der Vagina bei Erwachsenen vorkommt". So verfügt R. Meyer (ib.) z. B. über einen Fall, in dem „unbedeutende Reste des Kanals zum Teil einschichtiges Epithel, an anderen Stellen geschichtetes Plattenepithel zeigen in einer Vagina, welche von der Portio aus durch Carcinom stark zerstört ist".

Das Vorkommen von glatten Muskelfasern in der Cystenwand ist schon deshalb keine Beweis für die Abstammung vom Wolffschen Gang, da dieser keine eigene Muskelwand besitzt (Vaßmer, v. Mandach, R. Meyer).

Auch das Fehlen von Papillen an der Innenwand der Cyste dürfte sich wohl kaum als zuverlässiges Kriterium erweisen, da durch den erhöhten Innendruck die Papillen vollkommen verschwunden sein können, und da der Urnierengang keine Papillen zu besitzen braucht.

Der sichere Nachweis, daß sich eine Scheidencyste aus den Resten des Gartnerschen Ganges entwickelt hat, ist, wie auch Stübler[2], Bianca Bienenfeld (1925) u. a. betont haben, „außerordentlich schwer zu erbringen". Weder die Lokalisation, die ja bei dem oft atypischen Verlauf des Gartnerschen Ganges sehr verschieden sein kann, noch die Art der Innenauskleidung, noch Muskelelemente in der Wand bieten charakteristische Merkmale.

γ) Scheidendrüsen.

Normalerweise besitzt die Scheide bekanntlich keine Drüsen. Ausnahmsweise können in der Scheide aber Drüsen vorkommen, und diese können dann zur Bildung von Cysten Veranlassung geben.

Schon bei älteren Feten und Neugeborenen kann man nach Robert Meyer[3] in einem Drittel aller Fälle einzelne Drüsenschläuche „überall in der Vagina, vom Fornix bis zum inneren Blatte des Hymens" finden.

Die Entstehung dieser „Einzeldrüsen" erklärt R. Meyer (l. c.) in folgender Weise:

In früher Zeit besitzt die Scheidenschleimhaut noch nicht fertiges Plattenepithel, sondern mehr kubisches Epithel. Schon in dieser Zeit bilden sich von den Vertiefungen des auf dem Querschnitt wellenförmigen Lumens Epithelausstülpungen in Form von kleineren Längsleisten und kurzen Kolben.

Wenn das Plattenepithel und damit auch die Ausdehnung der Scheide zunimmt, verschwinden diese Leisten und Kolben mehr und mehr. Nur einzelne von ihnen bleiben bis in die letzten Monate des

---

[1] Meyer, R.: Arch. f. mikr. Anat. Bd. 73, S. 778.
[2] Stübler: Monatsschr. f. Geburtsh. u. Gynäkol. Bd. 67, S. 5.
[3] Meyer, Robert: Zeitschr. f. Geburtsh. u. Gynäkol. Bd. 46, S. 17.

Fetallebens erhalten. Die Umbildung der Epithelkolben zu Plattenepithel kann unterbleiben „und sie höhlen sich zu kleinen Drüsenkolben oder Schläuchen mit ein- bis zweischichtigem cubischem Epithel".

Aber auch in den späteren Monaten des Fetallebens kann die Basalschicht des Scheidenepithels noch Leisten und Kolben treiben. In vereinzelten Fällen können dabei aus dem Stratum basale „richtige schlauchförmige Drüsen" entstehen.

Dabei kann es auch zu einer Massenentwicklung von Drüsen kommen.

R. Meyer fand in zwei Fällen je etwa 50 Drüsen, in einem weiteren Falle sogar etwa 200 Drüsen „und zwar in der Hauptsache im unteren Drittel der Vagina".

„Ein Teil der kongenitalen Drüsen verdient diesen Namen kaum, da nur eine Hemmung in den Plattenepithelsträngen vorliegt; es bestehen dann diese Stränge nur aus den Zellen des Stratum basale und können sich zu Schläuchen umwandeln, welche freilich von kleinen tubulösen Drüsen kaum zu unterscheiden sind" (R. Meyer)[1].

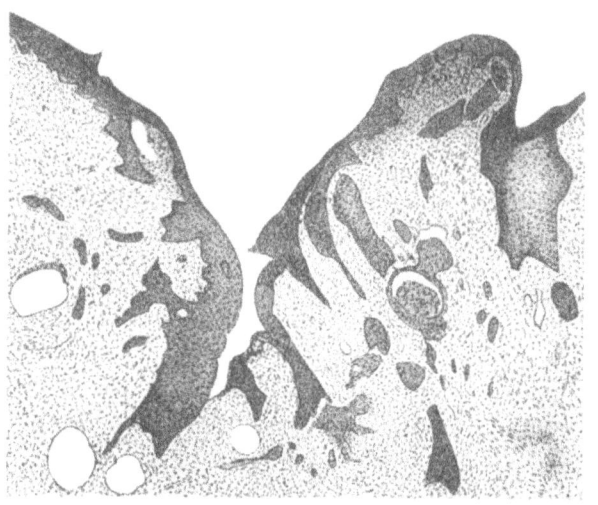

Abb. 261. Multiple Cystenbildung aus soliden Epitheleinsenkungen der Vaginalschleimhaut einer Erwachsenen. (Nach R. Meyer.)

Auch bei Erwachsenen kann man „solche Zapfen und zuweilen Hohlstränge" finden (R. Meyer)[2].

Neben diesen drüsenartigen Bildungen des Oberflächenepithels können außerdem auch, sowohl bei Erwachsenen, als auch Feten, **Schleimdrüsen** in der Scheide vorkommen.

Diese Schleimdrüsen können teils mit dem Plattenepithel zusammenhängen (Abb. 261), teils können sie sich isoliert in der Scheidenwand finden (R. Meyer)[3].

Für die Herkunft dieser Schleimdrüsen kommen zwei Möglichkeiten in Betracht:
1. sie stammen vom Plattenepithel der Scheide selbst,
2. sie stammen von versprengten (heterotopen) Epithelien.

1. Für die Möglichkeit einer Abstammung vom Plattenepithel der Scheide spricht nach R. Meyer[4] die Tatsache, daß bei älteren Frauen in einzelnen Fällen zahlreiche, nicht erweiterte Schleimdrüsen unter dem Plattenepithel beobachtet wurden. So sah R. Meyer[5] wie in einem Falle von diffuser Adenofibromatose der ganzen Scheide das Plattenepithel sich in die Tiefe einsenkte und dort Schläuche und schleimgefüllte Cysten bildete, die mit kubischem oder zylindrischem Epithel ausgekleidet waren (siehe Abb. 261).

Man muß also zum mindesten die nicht cystisch erweiterten Schleimdrüsen unter dem Plattenepithel als neugebildet ansehen. „Fünfzig Jahre und länger kann selbstverständlich keine Schleimdrüse geschlossen bestehen ohne erhebliche Cystenbildung" (R. Meyer)[6].

Bestimmte Gründe für die postfetale Entstehung von Schleimdrüsen aus dem Scheidenepithel lassen sich nicht angeben. R. Meyer[7] hat darauf hingewiesen, daß in der Scheide von Hunden und Nage-

---

[1] Meyer, R.: Ergebn. d. allg. Pathol. u. pathol. Anat. Bd. 9, II, S. 560.
[2] Meyer, R.: Ergebn. d. allg. Pathol. u. pathol. Anat. Bd. 9, II, S. 548.
[3] Meyer, R.: Ergebn. d. allg. Pathol. u. pathol. Anat. Bd. 9, II, S. 600.
[4] Meyer, R.: Ergebn. d. allg. Pathol. u. pathol. Anat. Bd. 9, II, S. 561.
[5] Meyer, R.: Ergebn. d. allg. Pathol. u. pathol. Anat. Bd. 9, II, S. 559.
[6] Meyer, R.: Ergebn. d. allg. Pathol. u. pathol. Anat. Bd. 9, II, S. 561.
[7] Meyer, R.: Ergebn. d. allg. Pathol. u. pathol. Anat. Bd. 9, II, S. 562.

tieren in der Gravidität eine Verschleimung des geschichteten Plattenepithels eintritt. Dabei wandelt sich die basale Zellschicht in mehrschichtiges zylindrisches Epithel um. Dieses wird nach dem Wurfe wieder zu Plattenepithel (Salvioli, Retterer, Lataste). Es erscheint deshalb wahrscheinlich, daß auch die menschliche Scheide „unter pathologischen Bedingungen mit Schleimdrüsenbildung zu reagieren vermag, so gut wie andere Schleimhäute, welche keine Drüsen in der Phylogenese aufzuweisen haben" (R. Meyer, l. c., S. 562.)

Auch der fetalen Scheidenschleimhaut kommt vielleicht die Fähigkeit zu, Schleimdrüsen zu bilden, „aber nur unter Voraussetzung bestimmter oder vielmehr noch zu bestimmender pathologischer Ursachen, welche beim Fetus schwerlich im gleichen Maße in Betracht kommen, zumal sie selbst bei Erwachsenen eine Seltenheit zu sein scheinen" (R. Meyer, ib.).

2. Versprengtes schleimbildendes Epithel kann stammen:
  aa) im oberen Teil der Scheide vom **Cervixepithel**,
  bb) im unteren Teil der Scheide vom Epithel des **Sinus urogenitalis**.

aa) Heterotopes Cervixepithel im oberen Teil der Scheide. Bekanntlich ist beim Neugeborenen sehr häufig die Oberfläche der Portio nicht von Plattenepithel, sondern von Cervixepithel bedeckt („kongenitale Erosion" Fischel). Im postfetalen Leben wird dann das Cylinderepithel vom Plattenepithel bis zum äußeren Muttermund zurückgedrängt[1]. Dieser „Grenzkampf" endet normalerweise mit der völligen Vernichtung des Cylinderepithels. Gelegentlich können aber kleinere Inseln von Cylinderepithel unter oder zwischen dem Plattenepithel erhalten bleiben. Man findet dann Inseln vom cervicalen Epitheltypus auf der Außenfläche der Portio oder im oberen Abschnitt der Scheide.

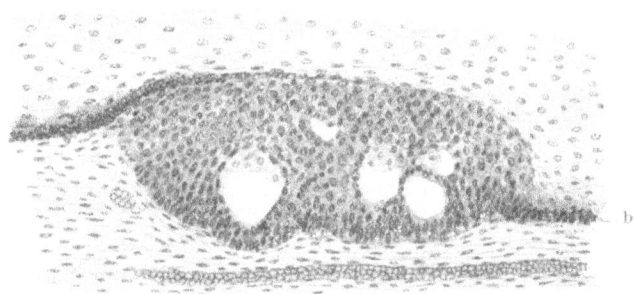

Abb. 262. Aus dem Laquear vaginae einer Neugeborenen. Insel von vielschichtigem Cylinder- und Übergangsepithel mit schleimhaltigen drüsigen Hohlräumen eingeschaltet in das Plattenepithel. Stratum basale = b ist durch die Insel unterbrochen. (Sign. 144, 2. Vergr. Zeiß-Ok. 1, Obj. E.) (Nach R. Meyer, Ergebn. d. allg. Pathol. u. pathol. Anat. Bd. 9/II.)

Es muß allerdings dahingestellt bleiben, ob alle Schleimdrüsen im oberen Teil der Scheide auf derartige Überreste einer kongenitalen Erosion zurückgeführt werden dürfen. R. Meyer[2] hat die kongenitale Erosion „niemals weiter abwärts als bis dicht unter dem Scheidengewölbe" gefunden. Man wird also auch in diesen Fällen immer an die Möglichkeit einer postfetalen Entstehung aus dem Plattenepithel denken dürfen.

„Cervixdrüsen" im oberen Teil der Scheide wurden beschrieben von Kümmel (1888), Poupinel (1889), Davidsohn (1900), Widmer (1904), van der Hoeven (1907), Pauliucu-Burla (1922), Schiller (1924).

In mehreren dieser Fälle, so in den Beobachtungen von Poupinel, Davidsohn, Widmer, van der Hoeven handelte es sich — soweit sich aus den Beschreibungen entnehmen läßt — höchstwahrscheinlich um das, was wir heute als „Adenofibrosis" bezeichnen.

Davidsohn erklärte zwar, daß die von ihm, ferner von Kümmel und Poupinel[3] beobachteten Drüsen in der Scheide „durchaus Analoga der cervicalen Drüsenformen: Glandulae aberrantes cervicales im Sinne Veiths" wären[4]. Schon Widmer wendete aber gegen Davidsohn ein, „daß die

---

[1] Vgl. R. Meyer in Ergebn. d. allg. Pathol. u. pathol. Anat. Bd. 9, 2, S. 539ff.
[2] Meyer, R.: Ergebn. d. allg. Pathol. u. pathol. Anat. Bd. IX, 2, S. 542.
[3] Davidsohn rechnete hierher auch die Fälle von Geyl (1894) und Ito (1897). In dem Falle von Geyl lag die Cyste aber in der rechten unteren Scheidenwand in einer „Vaginoperinealnarbe". Die Innenfläche der Cyste war „größtentheils entzündet, nur an wenigen Stellen fand sich eine vollkommen intakte, von indifferenten Epithelzellen bekleidete Oberfläche". In der Cystenwand fanden sich Drüsen, die aus „hellen Cylinderzellen" bestanden. Der Fall von Ito ist identisch mit dem von Widmer.
[4] Veith (Virchows Arch. f. pathol. Anat. u. Physiol. Bd. 117, S. 171) fand in 30 Scheiden von Frauen aus allen Lebensaltern nur in einem Falle Drüsen „in dem unteren Drittel der hinteren und vorderen Vaginalwand etwa 1½ cm oberhalb des Scheideneingangs", und zwar bei einer 55jährigen Virgo, die an

Scheidendrüsen, wenn auch genetisch eng verwandt mit den Drüsen der Cervix, doch ihrem ganzen Aussehen nach eine verschiedene Entwicklung genommen haben müssen. Der Epithelcharakter entspricht in den seltensten Fällen, und auch im Falle Davidsohns nur teilweise demjenigen der Cervixdrüsen".

Der Fall von Widmer ist identisch mit dem von v. Herff und Ito. Widmer bringt nur „die schon angekündigte genauere Beschreibung und Zeichnung der epithelialen Bildungen", „die in der Scheidenwand sich vorfanden, und die auch zur Entstehung der beiden Polypen die Ursache gegeben haben mögen".

Über einwandfreie Cervixdrüsen in der Scheidenwand berichtete Schiller (1924) (Abb. 263).

Es handelte sich um eine 32jährige Frau, bei der sich plötzlich Harndrang, Brennen beim Urinieren und Drängen nach unten einstellten. Bei der Untersuchung fand sich 2 cm unterhalb des äußeren Muttermundes und etwas rechts im Bereiche der Portio und des hinteren Scheidengewölbes „ein zweikronenstückgroßes, leicht eleviertes Ulcus", das bei Berührung nicht blutete. Die Ränder des Geschwürs waren unterminiert. Die histologische Untersuchung ergab: „Stroma aus derben Bindegewebsbündeln, die regellos miteinander verwebt sind, Färbung nach van Gieson erweist, daß sich keinerlei muskuläre Elemente zwischen den Fasern befinden. Gegen die Oberfläche zu splittern sich die Bündel bis zu einzelnen Fasern auf, die unter dem Epithel ein zartes, weitmaschiges Netz bilden, in dessen Maschen Plasmazellen und spärliche Lymphocyten eingelagert sind. Diese oberen Schichten sind von zahlreichen, etwas geschlängelten und stellenweise verzweigten Drüsen mit hohem, hellem Cylinderepithel mit basalen Kernen durchsetzt. Einzelne dieser Drüsen sind wie durch Stauung erweitert; in der Tiefe zeigen sich spärliche cystische Bildungen mit entsprechend abgeflachtem Epithel. Die Mucicarminfärbung ist bei den Cylinderepithelien durchwegs positiv. An der Oberfläche findet sich stellenweise ein Belag von niedrigem Plattenepithel, das dem entzündeten und capillarreichen Stroma nur mit wenigen Papillen aufsitzt, eine deutliche Basalzellenschicht zeigt, nur wenige Zellen in der Dicke und nirgends Verhornung aufweist. An einzelnen Stellen bricht es brüsk ab, an anderen verschmälert es sich, um streckenweise ganz zu fehlen. Dort, wo die Mündungen der Drüsen dichter stehen, fehlt das Epithel gänzlich; an einer Stelle zeigen sich drei intakte Drüsenquerschnitte knapp unter dem Epithel".

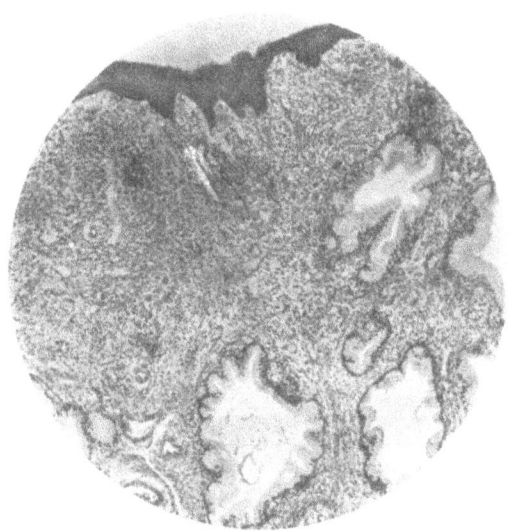

Abb. 263. Cervixdrüsen in der Scheidenwand. (Nach Schiller, Arch. f. Gynäkol. Bd. 121.)

Schiller glaubt in diesem Falle eine fehlerhafte Differenzierung des Epithels, also eine Dysplasie im Sinne R. Meyers, als Ursache der Drüsenbildung annehmen zu müssen.

bb) Eine Versprengung von Epithelien des Sinus urogenitalis[1] in die Scheide ist in zweifacher Weise denkbar:

1. das Sinusepithel könnte vom Introitus vaginae aus, also von innen, in die Scheide hineingezogen werden,
2. es könnte, infolge des raschen Längenwachstums der Scheide, von außen her in die Scheidenwand verlagert werden.

Das Vorkommen einer Einwanderung von vestibularem Epithel in die Scheide ist bis heute noch nicht bewiesen; „in der normalen Entwicklung dürfte dieser Fall nicht eintreten" (R. Meyer)[2].

Bronchopneumonie mit Pleuritis exsudativa gestorben war. Dem histologischen Bau nach handelte es sich um „Talgdrüsen, welche denen der Vulva morphologisch vollständig gleichen".

Im Scheidengewölbe beobachtete Veith selbst nie Drüsen, er gab aber die Möglichkeit zu, daß in seltenen Fällen im Fornix wirklich Drüsen „als eine Art Glandulae accessoriae s. aberrantes der Cervicaldrüsen" vorkommen können infolge von „Verrückungen der Schleimhautgrenzen zwischen Cervix und Vagina".

[1] Der Sinus urogenitalis ist von Entoderm ausgekleidet, d. h. von dem gleichen Epithel, das sich auch im Darm findet, und das hier Schleim bildet.

[2] Meyer, R.: Ergebn. d. allg. Pathol. u. pathol. Anat. Bd. 9, II, S. 562.

Sehr viel wahrscheinlicher ist die Versprengung des Vestibularepithels von außen in die Scheidenwand. „Die Vaginalanlage des Müllerschen Ganges ist anfangs sehr kurz, so daß ein Losreißen und Verschleppen von Zellen des entodermalen Epithels vom Sinus urogenitalis im rapiden Längenwachstum der Vagina wohl weiter aufwärts gelangen könnte" (R. Meyer)[1].

„Eine solche wahre Versprengung entodermalen Epithels" nimmt R. Meyer[2] in einem — dem einzigen ihm bekannten — Falle von Schleimdrüsen in der fetalen Scheide an. Es handelte sich um ein neugeborenes Mädchen, bei dem außer Schleimdrüsen auch größere Schleimcysten in der Scheidenwand gefunden wurden. Vom unteren Ende der Scheide zogen „abnorme Epithelstränge" nach oben, und diese trugen ebenfalls Schleimdrüsen.

Cysten aus Scheidendrüsen. „Eindeutig beweisend" für den Ursprung von Scheidencysten aus Scheidendrüsen ist „nur der gleichzeitige Befund zweifelloser Scheidendrüsen neben den Cysten und sichere Übergangsstadien zwischen beiden" (Davidsohn, S. 429)[3].

Nach diesem Grundsatz erkannte Davidsohn bis 1900 nur folgende 5 Beobachtungen als sicher an; Kümmel, Poupinel, Geyl, Ito, Davidsohn.

Wie schon erwähnt wurde, handelte es sich dabei in dem Falle von Ito (v. Herff-Widmer) so gut wie sicher, in den Fällen von Poupinel[4] und Davidsohn höchstwahrscheinlich um eine Adenofibrosis. Bei dieser sind cystische Erweiterungen von Drüsenschläuchen keine Seltenheit. Allerdings sind die Cysten, die so entstehen, meist nicht über erbsengroß.

Es bleiben also nur die Fälle von Kümmel, Geyl und dazu kommt, soweit wir sehen, noch eine Beobachtung von Schirchow[5].

Kümmel berichtete über zwei Fälle von Scheidencysten, die aus „Scheidendrüsen" entstanden waren.

1. „Zwei kaum erbsengroße Cysten der linken seitlichen Vaginalwand an der Grenze zwischen mittlerem und unterem Drittel, nahe beieinander, nur durch ein äußerst dünnes Septum getrennt, beide in das Scheidenlumen prominierend. Die Cysten sind in das lockere Bindegewebe der Mucosa eingebettet und besitzen nur noch stellenweise eine aus niedrigen, fast kubischen Zellen bestehende Epithelauskleidung. Das Septum zwischen beiden bildet eine dünne Bindegewebsmembran. Beide Cysten sind in ihrem Bau ganz gleich, doch zeichnet sich die kleinere dadurch aus, daß unter ihr deutliche drüsige Bildungen vorkommen. Letztere stellen fast in einer Ebene liegende, teils quer-, teils längsgeschnittene Schläuche dar mit weiten Lichtungen, an der Innenseite versehen mit einer einfachen Schicht kubischer

---

[1] Meyer, R.: Ergebn. d. allg. Pathol. u. pathol. Anat. Bd. 9, II, S. 563.

[2] Meyer, R.: Ergebn. d. allg. Pathol. u. pathol. Anat. Bd. 9, II, S. 562.

[3] An einer anderen Stelle (S. 426) bezeichnete Davidsohn als gemeinsame Merkmale der aus Scheidendrüsen entstandenen Cysten:
1. die Multiplizität der Cysten,
2. ihr geringes Volumen,
3. die Einschichtigkeit des Epithels.

Er betonte aber selbst (S. 428), „daß es keineswegs in allen Fällen von Scheidencysten, mögen sie auch von Scheidendrüsen abstammen, gelingen wird, diese Genese unzweideutig aus dem rein morphologischen Befund der Cysten festzustellen. Denn sowohl die Multiplizität (rosenkranzartige Aneinanderreihung von Cysten des Wolffschen Ganges!), geringes Volumen, Einschichtigkeit des Epithels, fibröses muskelfaserloses Stroma, eventuell Flimmerzellen, klarer Inhalt finden sich auch (cfr. Vaßmer, S. 40ff.) bei Cysten anderer Genese, namentlich solchen, deren Herkunft sich aus dem Gartnerschen (Wolffschen) Gange ableitet".

[4] Poupinel: Des Cystes du Vagin. Rev. de chirurg. Bd. 9, 1889. Eine ausführliche Beschreibung dieses Falles findet sich bei Davidsohn, Arch. f. Gynäkol. Bd. 61, S. 421f.

[5] Selbstverständlich kann diese Zusammenstellung keinen Anspruch auf Vollständigkeit machen. Die Kasuistik der Scheidencysten ist heute schon so groß, daß ihre Zusammenstellung Jahre erfordern würde.

Zellen mit großem, gut färbbarem Kern, die zwischen ihren Fußteilen kleinere rundliche Zellen erkennen lassen. Ganz ähnliche epitheliale Schläuche finden sich in einiger Entfernung von der Cyste dicht unter dem Epithel in dem lockeren submukösen Gewebe. Ausführungsgänge in die Scheide oder Rudimente solcher fehlen.

2. Drei schrotkorn- bis kirschkerngroße Cysten, von denen die kleinste (a) hinten an der Grenze zwischen mittlerem und oberem Drittel, die zweite (b) dicht neben der unteren Spitze der columna rugarum posterior und die dritte (c) etwa 1 cm weiter seitlich und oben gelegen ist. Den Inhalt von 2a und 2c bildet eine weiße, klebrige Masse, in der Körnchenkugeln, Fettröpfchen, verfettete Cylinderepithelien und hyalin degenerierte Zellen zu sehen sind. Schnitte durch Cyste 2a zeigen unter dem Epithel, das vielfach seine oberste Schicht verloren hat, starke zellige, besonders perivasculäre Infiltration. Darunter befindet sich ein kleiner Hohlraum mit mehreren seitlichen Ausbuchtungen, dessen etwas schief getroffenes Epithel aus niedrigen zylindrischen Zellen zu bestehen scheint. An einem Schnitt setzt sich aus diesem Hohlraum ein etwa halbierter Kanal zur Scheidenoberfläche fort.

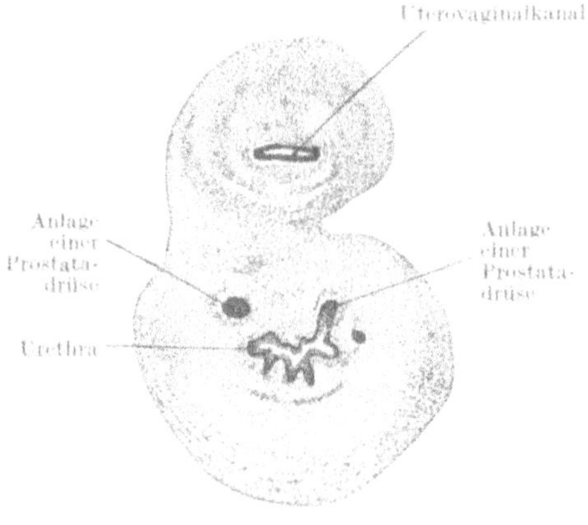

An Stelle der supponierten Cyste 2b sind auf dem Durchschnitt deren zwei zu sehen, die durch eine dünne Scheidewand voneinander getrennt sind. Ihre freie Seite ist sehr dünn, nach der Tiefe zu besteht keine scharf abgegrenzte Kapsel. Nirgends in der Wand epitheliale Hohlräume. Die Höhle besitzt in beiden Cysten einfaches Cylinderepithel von hohen protoplasmareichen Zellen mit länglichem Kern, der fast die ganze Breite der Zellen ausfüllt. In beiden Cysten keine Wimperzellen. Cyste 2 entspricht in ihrem Bau durchaus den zuletzt geschilderten, nur trägt hier eine große Zahl der Epithelzellen zarte lange Cilien."

Abb. 264. Querschnitt des Uterovaginalkanals und des Sinus urogenitalis in der Höhe der oberen Prostatadrüsenanlage eines weiblichen Embryo von 80 mm KFL. (Embryo R. Meyer 266, 69. Objektträger 1. Reihe, 1. Schnitt Sammlung Prof. R. Meyer-Berlin.) Das Epithelrohr des Uterovaginalkanales ist von einer mächtigen Lage verdickten Mesenchymgewebes umgeben, der primitiven Uterovaginalwand. In derselben beginnt sich durch dichtere Anordnung der Kerne eine mittlere Zone abzusetzen, die künftige Muskularis. Nach einwärts von ihr läge dann die künftige Mucosa, nach auswärts die künftige Subserosa und Serosa. Der Sinus urogenitalis entwickelt an seiner dorsalen Seite zwei solide Epithelzapfen, die Anlage der Prostatadrüsen. (Aus Keibel-Mall, Bd. 2.)

In dem Falle von Geyl handelte es sich um eine Mehrgebärende im klimakterischen Alter. An der rechten hinteren Scheidenwand fand sich eine über hühnereigroße, prallelastische Cyste. Die mikroskopische Untersuchung der Cyste und ihrer Umgebung ergab, daß das Scheidenepithel sich an einigen Stellen in die Tiefe senkte und „eine große unregelmäßige Masse" bildete, die sich „hauptsächlich aus indifferenten Epithelzellen" zusammensetzte. Diese standen im Zusammenhang mit Drüsenlumina, die mit hellen Cylinderepithelien ausgekleidet waren. In der Nähe dieser Drüsenlumina, aber etwas tiefer, fand sich „eine nicht unbeträchtliche Zahl anderer Lumina", die „einen förmlichen Drüsenacinus" darstellten. Dieser war in seinem Bau einem „Adenoma mammae" sehr ähnlich. Unter diesem Acinus lag die Cystenwand. Diese war größtenteils entzündet, und nur an wenigen Stellen zeigte sie eine „intakte, von indifferenten Epithelzellen bekleidete" Innenfläche. Dieses Epithel senkte sich in die Tiefe, und es bildete „Massen, denen sich Drüsenlumina genau" anschlossen. Diese befanden sich sogar auch „innerhalb der Epithelmasse". Sie bestanden aus hellen Cylinderepithelzellen mit einem basalständigen großen Kern.

Die Beobachtung und Beschreibung von Geyl sind nicht leicht zu deuten. Die Tatsache, daß die Cyste in der Nähe einer alten Dammrißnarbe saß und die Angabe, daß das Scheidenepithel sich nach der Cyste zu in die Tiefe senkte, lassen an die Möglichkeit einer traumatischen Epithelcyste denken. Auffallend erscheint dabei allerdings die Bildung von Drüsenschläuchen.

Schirchow exstirpierte aus der Schleimhaut des hinteren Scheidengewölbes eine haselnußgroße Geschwulst, die aus multiplen Cysten bestand. Die genauere Untersuchung ergab, daß diese sich aus Drüsen entwickelt hatten. Die Cysten enthielten kubisches bis zylindrisches, nicht flimmerndes Epithel, außerdem fanden sich noch unveränderte Drüsenlumina. In der Wandung dieser Bildungen waren keine Muskelzellen vorhanden.

δ) Paraurethrale Gänge.

Analog der Prostata entwickeln sich auch bei weiblichen Feten am oberen Ende des Sinus urogenitalis Drüsenschläuche, die sog. paraurethralen (oder Skeneschen Gänge) (Abb. 264).

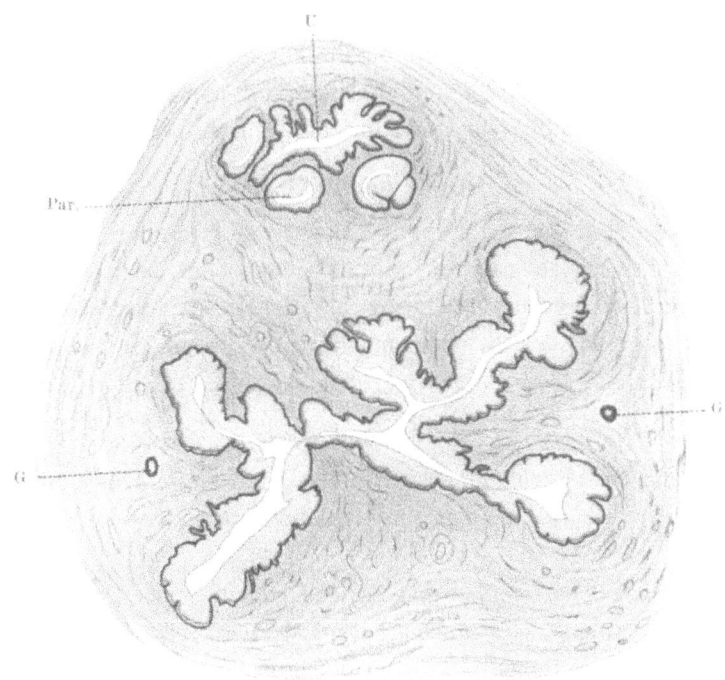

Abb. 265. Querschnitt durch die untere Hälfte der Scheide eines achtmonatigen Fetus. Urethra (U) mit drei paraurethralen Gängen (Par) im Querschnitt. Gartnerscher Kanal (G) rechts und links.
(Nach R. Meyer, Arch. f. mikroskop. Anat. Bd. 73. 1908/09.)

Diese verlaufen in der Wand der Urethra seitlich und dorsal vom Lumen (Abb. 265).

Die paraurethralen Gänge münden bei Feten meist in den unteren Teil der Urethra, selten liegt ihre Öffnung — wie bei Erwachsenen — neben der Urethra oder hinter ihr.

Bei älteren Feten sind die paraurethralen Gänge von einem mehrschichtigen Epithel ausgekleidet, das dem der Urethra gleicht. Am oberen Ende findet man nicht selten Verzweigungen und kleine schleimhaltige Drüsen (R. Meyer)[1].

Cysten der paraurethralen Gänge. Cysten der paraurethralen Gänge, also „Prostatacysten" (R. Meyer)[2] können sich schon bei Feten und Neugeborenen finden (Abb. 266).

Gelegentlich können die Prostatadrüsen die Harnröhrenwand überschreiten und bis an die Scheidenschleimhaut gelangen. Eine derartige überschüssige Bildung von weitverzweigten Prostataschläuchen fand R. Meyer[3] bei einem neugeborenen Mädchen.

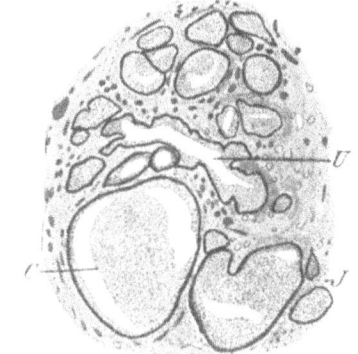

Abb. 266. Erweiterte Kanäle und Cysten (C) der Prostata in der Umgebung der (schlitzförmigen) Urethra (U) bei einer Neugeborenen. (Nach R. Meyer, Zeitschr. f. Geburtsh. u. Gynäkol. Bd. 71.)

---

[1] Meyer, R.: Arch. f. mikr. Anat. Bd. 73, S. 774.
[2] Meyer, R.: Ergebn. d. allg. Pathol. u. pathol. Anat. Bd. 9, II, S. 600.
[3] Meyer, R.: Zeitschr. f. Geburtsh. u. Gynäkol. Bd. 71, S. 280.

Pincus (1900) beobachtete bei einer Erwachsenen die Entstehung einer Scheidencyste aus einem Skeneschen Gange.

Es handelte sich um eine Patientin mit Uterus bicornis septus cum vagina septa. Unterhalb und zu beiden Seiten des Orificium urethrae fanden sich drei Öffnungen in der Schleimhaut. In zwei von diesen konnte eine Sonde 2—2½ cm weit eingeführt werden. Drei Monate nach einem Abort, der „mit putrider Absonderung verlief", „war der linksseitige Gang in eine haselnußgroße Cyste mit glasigem Inhalt umgewandelt".

ε) Drüsen des Vestibulum.

Im untersten Teil der hinteren Scheidenwand können Drüsenschläuche vorkommen, die aus der Fossa navicularis, also aus dem Vestibulum stammen. Man findet sie entweder noch im Zusammenhang mit den Drüsen der Fossa navicularis, oder sie liegen abgesprengt in der Scheidenmuskulatur oder im rectovaginalen Zwischengewebe (R. Meyer)[1].

ζ) Rectumdrüsen.

R. Meyer[2] hat Drüsenschläuche gesehen, die von einer ventralen Bucht der Rectumschleimhaut aus in der Medianlinie den Sphincter ani durchsetzten und bis in die Nähe der Scheide reichten.

„Diese Drüsen, welche offenbar atavistische Bildungen sind, sind zwar noch nicht versprengt gefunden worden", sie können gelegentlich aber bei Tumorbildungen differentialdiagnostisch Bedeutung gewinnen. So ist es nach R. Meyer nicht ausgeschlossen, daß eine von Falkner beschriebene kindskopfgroße papilläre Cyste zwischen Rectum und Scheide hierher gehört.

2. Bindegewebscysten.

Bindegewebscysten der Scheide, also Cysten, die im Bindegewebe selbst — nicht in einem epithelialen oder endothelialen Hohlraum — entstanden sind, scheinen verhältnismäßig selten zu sein. Die Möglichkeit ihres Vorkommens ist aber durchaus zuzugeben.

Ihr Nachweis ist freilich nicht immer leicht zu erbringen, da ursprünglich epitheliale Cysten ihre epitheliale Auskleidung verlieren und dann den Eindruck von Bindegewebscysten machen können.

Eine Entstehung von Bindegewebscysten der Scheide ist denkbar
1. im Anschluß an Blutergüsse (Hämatome der Scheide),
2. im Anschluß an Ansammlungen von Gewebsflüssigkeit.

Hämatome der Scheide entstehen fast in allen Fällen traumatisch durch Zerreißung von Gefäßen in der Scheidenwand. Durch die Blutung wird das Bindegewebe auseinandergedrängt, und es entsteht ein blutgefüllter Hohlraum „mit unbestimmten, unklaren Wandungen" (Veit)[3], der unter Umständen noch von einzelnen Bindegewebssepten durchzogen wird. Wird ein derartiger Bluterguß durch die Organisationsvorgänge in seiner Wand abgekapselt, dann kann er durchaus den Eindruck einer Cyste machen.

---

[1] Meyer, R.: Ergebn. d. allg. Pathol. u. pathol. Anat. Bd. 9, II, S. 600.
[2] Meyer, R.: Ergebn. d. allg. Pathol. u. pathol. Anat. Bd. 9, II, S. 600.
[3] Veit: Bd. 3, 2, S. 277.

Nicht jede bluthaltige Cyste muß aber ein cystisches Hämatom sein. Auch in epithelhaltige Cysten hinein können im Anschluß an Traumen Blutungen erfolgen, oder es kann sich auch um einen **Haematocolpos lateralis** handeln.

Auf die Möglichkeit des Vorkommens von „traumatischen **Lymphextravasaten**", in der Scheidenwand hat **Thorn** schon im Jahre 1889 hingewiesen.

Thorn begründet seine Ansicht in folgender Weise: „Wie die Kopfhaut des Fetus unter der Geburt, namentlich beim Durchtreten des Kopfes durch den verengten Beckeneingang oder auch bei raschem Durchtreten durch den strafferen Genitalkanal Erstgebärender, wie er zumal bei Beckenendlagen stattfindet, ebenso unterliegt auch die widerstrebende Vagina, insonderheit an ihrer engsten Stelle, im unteren Drittel, einer starken Verschiebung in tangentialer resp. schiefer Richtung, deren Effekt leicht ein Überschreiten der Dehnungsgrenze und damit, abgesehen von der Ruptur, gerade bei der relativ lockeren Befestigung der Vaginalschleimhaut mit dem unterliegenden Bindegewebe leicht eine Ablösung der Schleimhaut von der Unterlage sein kann. Am meisten disponiert dazu würde also das untere Drittel der Vagina und speziell die am wenigsten befestigten Partien seitlich der Columna rugarum sein; damit ließe sich auch der häufiger vorkommende laterale Sitz der Cysten in Einklang bringen".

Die Entstehung dieser „traumatischen Lymphextravasate" in der Scheide verglich Thorn mit dem „Décollement traumatique de la peau et des couches sousjacentes" von Morel-Lavallée.

3. Endothelcysten.

Endothelbekleidete Cysten der Scheide finden sich bei der **Colpitis cystica** (siehe S. 317). Die Entstehung der Cysten aus Lymphgefäßen läßt sich hier einwandfrei nachweisen.

Andere Lymphgefäßcysten sind, soweit wir sehen, in der Scheidenwand bisher noch nicht beschrieben worden[1]. Die Möglichkeit ihres Vorkommens muß aber wohl zugegeben werden. Nach **Frankl** (S. 254) sind umschriebene Lymphangiektasien in der Scheide „nicht sehr selten". Es erscheint deshalb nicht ausgeschlossen, daß aus diesen gelegentlich Cysten entstehen können. Auch **Stübler** (1924) ist der Ansicht, „daß sich kleine Cysten auch durch Erweiterung von Lymphgefäßen bilden können".

Die Annahme einer Lymphcyste darf natürlich nicht mit dem Vorhandensein eines platten endothelartigen Belages in der Cyste begründet werden. Endothelähnliches Aussehen beweist nichts für die Abstammung vom Endothel, und Endothel braucht nicht endothelähnlich auszusehen. Nur dann, wenn man in der Umgebung einer Cyste erweiterte Lymphgefäße findet, ist — mit einer gewissen Wahrscheinlichkeit — der Schluß auf die lymphangiektatische Genese der Cyste gestattet.

---

[1] Klebs (Handbuch der pathologischen Anatomie. Bd. 1, Abt. 2, S. 965, 1876) war der Ansicht, daß alle Scheidencysten „durchweg lymphatische, im Bindegewebe entstandene Cysten" sind, „die wahrscheinlich, wofür ihre Endothelauskleidung spricht, aus dilatierten Lymphgefäßen hervorgehen".

Nach Graefe (1882) fanden sich bis 1882 insgesamt 3 Fälle von Lymphcysten in der Literatur: 2 Fälle von Klob (Pathologische Anatomie der weiblichen Sexualorgane. Wien 1864, S. 430) und 1 Fall von Hunt (Americ. journ. of obstetr. a. gynecol. Vol. 9, S. 683).

In der angeführten Stelle von Klob findet sich aber nur der Satz: „In zwei von mir untersuchten Fällen von einmal kirschen-, einmal walnußgroßen Cysten in der Vagina fand sich eine ziemlich leicht in continuo darstellbare Cystenwand, welche an ihrer Innenfläche glänzend glatt, und mit kleinzelligem Pflasterepithel bekleidet war". Irgendwelche Angaben über die histogenetische Wertigkeit dieser Cysten macht Klob nicht. Er betont vielmehr, daß die Entstehung der Scheidencysten „noch nicht ergründet" ist. Die Arbeit von Hunt war uns leider nicht im Original zugänglich.

b) Kausale Genese der Scheidencysten.

Die Ursache der Entstehung von Scheidencysten ist heute nur in ganz wenigen Fällen klar.

Hierher gehören der Haematocolpos lateralis und die traumatischen Blut- und Lymphcysten.

In den anderen Fällen stößt eine befriedigende Erklärung auf große Schwierigkeiten. Man nimmt wohl meist eine „Retention" infolge von Verlegungen, Verödungen, Abknickungen der Abflußwege, an. Aber auch damit läßt sich nur ein Teil der Cystenbildungen erklären (z. B. die Entstehung von Schleimcysten).

Retentionscysten sind nach Virchow[1] Neubildungen, „bei welchen irgendein besonderes Sekret, nicht ein bloßes Ausschwitzungsprodukt aus dem Blute, sondern ein Erzeugnis oder wenigstens ein Ergebnis der Gewebstätigkeit das ursprüngliche Anhäufungs-Material bildet".

Die Retention hat also stets eine Sekretion zur Voraussetzung[2].

Nun können Scheidencysten aber auch aus Elementen entstehen, die normalerweise keine Sekretion zeigen. Es sei hier nur erinnert an die Reste des Wolffschen Ganges in der Scheidenwand, an die drüsenförmigen Ausstülpungen des Plattenepithels, an die Reste der paraurethralen Gänge u. a. m. In allen diesen „Drüsenschläuchen" geht wohl auch eine Flüssigkeitsbewegung nach dem Lumen hin und aus diesem heraus vor sich, zur cystischen Erweiterung kommt es aber erst dann, wenn die Zufuhr größer ist als die Abfuhr. Es muß hier also eine weitgehende Umstimmung der Zellen stattfinden, die zu einer Störung des normalen Gleichgewichtszustandes führt.

Die Lehre von der kausalen Entstehung der Scheidencysten steht in engem Zusammenhang mit der Frage nach ihrer Stellung im onkologischen System. Auch auf diese Frage läßt sich heute vielfach noch keine befriedigende Antwort geben. Man darf hier — wenigstens für die epithelialen Cysten der Scheide — wohl an die Ovarialcystome und auch an die Hydrosalpingen erinnern.

Auch hier ist die Frage, inwieweit im einzelnen Falle eine rein passive Dehnung oder eine aktive Wucherung des Epithels im Spiele ist, nicht immer leicht zu beantworten.

Der Satz R. Virchows „daß an derselben Lokalität scheinbar ganz analoge Cysten von ganz verschiedener Entstehung und demnach auch verschiedener Bedeutung vorkommen", gilt also auch von der kausalen Entstehung der Scheidencysten in tieferem Sinne, als es auf dem ersten Blick vielleicht erscheint.

Makroskopischer Befund bei den Scheidencysten.

Die Scheidencysten erscheinen meist als umschriebene, gleichmäßige, fluktuierende Vorwölbungen der Scheidenwand.

---

[1] Virchow: Die krankhaften Geschwülste. Bd. 1, S. 211.

[2] Auf diese Tatsache hat — wie auch Virchow (l. c., S. 213) betont — schon van Swieten (Commentaria in Hermanni Boerhaave Aphorismos. Lugd. Bat. 1745, T. 1, p. 165) hingewiesen: „Numerosissimae in variis locis corporis sunt ampullae sive folliculi; tota cutis externa, interior superficies oris, oesophagi, ventriculi, intestinorum etc. similibus follicullis obsidetur undique. Si jam a quacunque causa obstruatur emissarium talis folliculi, non poterit evacuari contentus in cavo folliculi liquor, augebitur copia liquidi retenti et distendetur folliculus, sic ut ex invisibili parvitate in molem aliquot librarum aliquando excrescat. Haec jam est communis idea ampullosorum tumorum: sed variant ratione materiae contentae".

Von diesem Typus gibt es aber sehr zahlreiche Abweichungen.

Ist die überziehende Scheidenschleimhaut gleichmäßig dick, dann zeigt die Oberfläche der Cyste das Aussehen der übrigen Scheidenwand. Oft ist aber die Scheidenschleimhaut an der Stelle, an der die Cyste am weitesten in das Lumen hinein vorspringt, verdünnt. An dieser Stelle schimmert der Cysteninhalt meist bläulich oder weißlichbläulich durch.

Derartige durchscheinende Stellen in der Scheidenwand sind bei tiefer liegenden Cysten, die sich noch nicht merklich vorwölben, das erste und einzige Zeichen für die Anwesenheit einer Cyste.

Die Konsistenz der Cysten ist im allgemeinen schlaff bis prallelastischfluktuierend. Zuweilen fühlen sich die Scheidencysten aber außerordentlich hart an. Sind sie dann von normaler (nicht durchscheinender) Schleimhaut überzogen, dann können sie den Eindruck eines harten, in der Scheidenwand liegenden Knotens, z. B. eines Fibroms (Kleinwächter, Fall 4), machen.

Die Form der Cysten darf nicht allein nach dem Anblick beurteilt werden, der sich bei der Betrachtung der Scheide darbietet. Recht häufig wölbt sich nur ein Teil der Cyste halbkugelig nach der Scheide zu vor. Bei der Betastung und noch deutlicher bei der Operation zeigt sich aber, daß die Cyste eine ganz andere Form hat. Häufig sind die Cysten länglich oval oder zylindrisch und sie verlaufen in der Längsrichtung der Scheide.

Bei der operativen Entfernung entdeckt man nicht so selten, daß die Cysten hoch in das Beckenbindegewebe hinaufreichen. Diese oft recht langen Ausziehungen können die Exstirpation der Scheidencysten sehr erschweren. Aus der anscheinend leichten Ausschälung entwickelt sich dann im Laufe der Operation ein großer Eingriff, der hoch hinauf in das Beckenbindegewebe führt. Es entsteht dann eine große Bindegewebswunde, und Verletzungen der Uterina und des Ureters sind nicht ausgeschlossen.

J. Veit (1882) beobachtete eine gut kindskopfgroße, rechtsseitige Scheidencyste, die nach oben bis in das Lig. latum reichte. Im rechten Lig. latum befand sich ein prall gefüllter Tumor, der mit dem Scheidentumor deutlich zusammenhing. Bei Druck auf den einen dieser beiden Tumoren schwoll der andere an.

Die Ausziehungen mancher Scheidencysten nach dem Parametrium hin und ihre Kommunikation mit Cysten des Beckenbindegewebes sind nicht leicht zu erklären. Die Annahme, daß die Cysten im oberen Drittel der Scheide sich leicht nach dem Parametrium hin entwickeln können, mag für manche Fälle zutreffen. Nicht so selten sind die Fortsätze aber so eng und trichterförmig, daß man versucht ist, eine Erweiterung schon vorhandener Ausstülpungen anzunehmen. Es liegt natürlich nahe, hier an Reste des Gartnerschen Ganges zu denken. Dieser tritt aber bekanntlich in der Höhe des inneren Muttermundes in die Uteruswand ein, und er verläuft hier durch die Cervix zum seitlichen Scheidengewölbe.

Infolgedessen müßten sich die Ausziehungen in die Cervix hinein fortsetzen. Mehr entwicklungsgeschichtliche Wahrscheinlichkeit besitzt in diesen Fällen die Annahme einer Cyste des Wolffschen Ganges mit einer überzähligen Ureteranlage. Um mehr als eine Hypothese handelt es sich aber auch hier nicht.

Die Größe der Cysten schwankt zwischen mikroskopischer Kleinheit und etwa Kindskopfgröße und darüber.

In einer Beobachtung von Bianca Bienenfeld (Fall 2) betrug der Durchmesse der Cyste 17 cm.

Bei oberflächlichem Sitz können Scheidencysten schon erkannt werden, wenn s einen Durchmesser von 1 mm besitzen (Rieder, Fall 1), oder wenn sie etwa schrotkor groß sind (Kümmel, Takahasi).

Über den Sitz der Scheidencysten lassen sich zuverlässige statistische Angabe kaum machen. Schon bei der Projektion des Sitzes einer Cyste auf den Querschni der Scheide können leicht Täuschungen vorkommen. Eine Cyste, die ursprünglich re seitlich saß, kann sich beim weiteren Wachstum hauptsächlich nach der vorderen od hinteren Scheidenwand zu entwickeln und eine Cyste dieser Gegend vortäuschen. Ei Cyste in der vorderen Scheidenwand braucht also durchaus keine Cyste der vorder Scheidenwand zu sein.

Neugebauer (1896, Fall 23) hat schon im Jahre 1896 dringend empfohlen, die topographisc Bestimmung der Cysten der vorderen Scheidenwand unbedingt stets in Knieellenbogenlage vorzunehme Cysten können den Eindruck machen, daß sie in der Mittellinie sitzen, und erst in der Knieellenbogenla erkennt man ihren seitlichen Sitz.

Noch größer können die Täuschungen werden bei der Projektion des Sitzes ein Cyste auf den Längsschnitt der Scheide. Man braucht nur an die nicht so selten Cysten zu erinnern, die im unteren Drittel der Scheide zu sitzen scheinen, die aber nach ob in einen langen Fortsatz ausgezogen sind.

Endlich gibt es aber auch Cysten, deren Sitz nicht auf eine Scheidenwa beschränkt ist.

Vaßmer stellte bis 1900 folgende Fälle zusammen: Graefe (Fall 3): Hintereinander 6 Cysten, von vorn rechts vom Scheideneingang nach hinten links zum hinteren Scheidengewölbe verliefen. Grae (Fall 9): 3 Cysten an der vorderen und den beiden seitlichen Scheidenwänden. Takahasi (Fall 5): . der linken Seite der hinteren Scheidenwand eine Cyste, die über die seitliche Wand zum vorderen Scheide gewölbe hinüberreichte. Neugebauer (S. 236): Rechts in der vorderen Scheidenwand verlief eine Cy von unten innen nach außen oben. Pincus (Fall 4): Cyste an der vorderen und seitlichen Scheidenwa

Nun könnte man daran denken alle Cysten, deren Sitz sich nicht einwandfrei fe stellen läßt, aus der Statistik auszuschalten. Dadurch würde man aber ebenso unzuverlässi Zahlen bekommen, wie wenn man z. B. bei der Größenbestimmung einer bestimmt Zahl von Menschen eine gewisse Quote nicht berücksichtigen würde, da deren Größenma nicht genau bestimmt wurden.

Als Beispiele für die Unsicherheit in der Bestimmung des Sitzes der Cysten mögen einige Angab aus der Literatur folgen: Winckel fand bis 1871 in insgesamt 50 Fällen die Cysten in der Regel an vorderen oder hinteren Wand und zwar an beiden fast gleich oft. In der vorderen Wand sitzen na Winckel die Cysten am häufigsten im unteren Drittel oder an der Grenze zwischen mittlerem u oberem Drittel. An der hinteren Wand sitzen sie gleich oft im mittleren und unteren Drittel. We aus am häufigsten ist also der Sitz der Cyste von der Mitte bis zur Nähe des Eingangs der Schei In $^2/_3$ aller Fälle finden sich nach Winckel die Cysten in der unteren Hälfte der Scheide.)

Vaßmer fand dagegen, daß in 37 Fällen von Scheidencysten, die er aus der Literatur samm konnte, als Sitz angegeben war:

die vordere Scheidenwand 15 mal
„ hintere „ 9 „
„ rechte „ 7 „
„ linke „ 6 „

Thorn kam auf Grund seiner ziemlich zahlreichen Beobachtungen zu dem Schlusse, daß die Scheid cysten bei Nulliparen hauptsächlich im oberen Drittel und im Scheidengewölbe sitzen, bei Frauen, geboren hatten, fanden sie sich häufiger im unteren Drittel.

Die Zahl der Cysten ist bis zu einem gewissen Grade abhängig von ihrem histogenetischen Ausgangspunkt und von ihrer kausalen Genese.

Cysten, die aus einer rudimentären Scheide, aus einer postfetal implantierten Schleimhautinsel, aus einem Hämatom usw. hervorgehen, sind meist nur in der Einzahl vorhanden. Cysten aus Resten des Gartnerschen Ganges können zu mehreren perlschnurartig aneinandergereiht sein[1].

Bei der cystischen Degeneration von Scheidendrüsen, bei der Adenomyosis und besonders bei der Colpitis cystica findet man die Scheide oft übersät mit Cysten.

Selbstverständlich gestattet die Zahl der Cysten aber keinen Schluß auf ihre Entstehung. Aus rudimentären Resten eines Müllerschen Ganges können mehrere Cysten entstehen, und im Beginn oder im Heilungsstadium einer Colpitis cystica kann nur eine einzige kleine Cyste vorhanden sein.

Sieht man von der mehr diffusen Entstehung kleiner Cysten bei der Colpitis cystica und bei der Adenofibrosis ab, dann scheint die Zahl der größeren Scheidencysten doch ziemlich beschränkt zu sein.

v. Winckel (1871) fand unter insgesamt 50 Fällen:

eine Cyste in 82%,
zwei Cysten in 12%,
drei Cysten in 4%.

Die größte Zahl von Cysten, die bis dahin gefunden wurde, betrug 5 (Kiwisch). Diese Prozentzahlen mögen sich bei einer neueren Statistik vielleicht verschieben, an der Tatsache, daß bei größeren Cysten nur selten die Fünfzahl erreicht oder gar überschritten wird, dürfte sich aber kaum viel ändern.

Der Inhalt ist je nach Art und Menge der vorhandenen Flüssigkeit und der geformten Bestandteile außerordentlich verschieden: dünnflüssig, klar, fadenziehend, schleimig, glasig, trüb, weißlich, milchig, flockig, zäh, klebrig, blaßgelblich, strohgelb, honiggelb, schmutziggelb, bräunlich, lehmig, braunrot, schokoladefarben, blutig usw.

An geformten Elementen werden gefunden: Epithelien, „Körnchenkugeln", Fettkörnchen, Cholesterinkristalle, rote Blutkörperchen, Detritus.

Über Vereiterung von Scheidencysten berichteten Kleinwächter (Fall 3) und Hellier. In beiden Fällen bestand eine kleine Öffnung nach dem Scheidenlumen hin, aus der sich der Eiter entleerte [2].

Konkrementbildung in Scheidencysten beobachteten Chéron und Gellhorn.

Chéron, dessen Arbeit uns leider nicht im Original zugänglich war, beschrieb seine Beobachtung als „Cyste du vagin, ouvert dans l'urèthre, calcul, développé dans cette cavité".

Gellhorn (1907) fand bei einer Frau, die ihm wegen einer Retroflexiooperation überwiesen worden war, zufällig eine Cyste in der vorderen Scheidenwand unmittelbar hinter dem Urethralwulst. Die Cyste, die bei oberflächlicher Betrachtung den Eindruck einer Cystocele machte, ließ sich bei der Operation leicht ausschälen. Die Cyste wurde sofort in Formol gelegt. Als sie ein paar Tage später aufgeschnitten wurde,

---

[1] Die perlschnurartige Anordnung ist aber kein zuverlässiges Merkmal für die Abstammung vom Gartnerschen Gang (s. S. 694).

[2] Unklar ist eine Beobachtung von Heymann. Dieser fand bei einem 12 jährigen Mädchen einen hühnereigroßen, verjauchten, cystischen Tumor, der rechts neben dem Uterus dem Scheidengewölbe auflag. Der Tumor, der mit geschichtetem Plattenepithel ausgekleidet war, stand in offener Verbindung mit dem Cervixkanal. Dieser Fall erinnert an eine Beobachtung von Unterberger (Monatsschr. f. Geburtsh. u. Gynäkol. Bd. 29), der neben dem Uterus zwei Cysten fand, die mit diesem kommunizierten.

fand sich in ihr ein weicher Stein, der sich leicht schneiden ließ. Die chemische Untersuchung ergab, daß der Stein aus Phosphaten bestand. Mikroskopisch bestand die dünne Wand aus fibrillärem kernarmem Bindegewebe; die Innenfläche der Cyste war mit einer einfachen Lage eines niedrigen kubischen Epithels ausgekleidet.

Gellhorn nimmt an, daß die Cyste aus einem Divertikel der Urethra entstanden ist; „wahrscheinlich ist die feine Öffnung verklebt, und es ist dann zur Abschnürung der Cyste gekommen.

Die Innenfläche der Cysten ist meist glatt und glänzend. Mehrfach wurden aber auch papilläre und warzenartige Wucherungen an der Innenwand von Scheidencysten

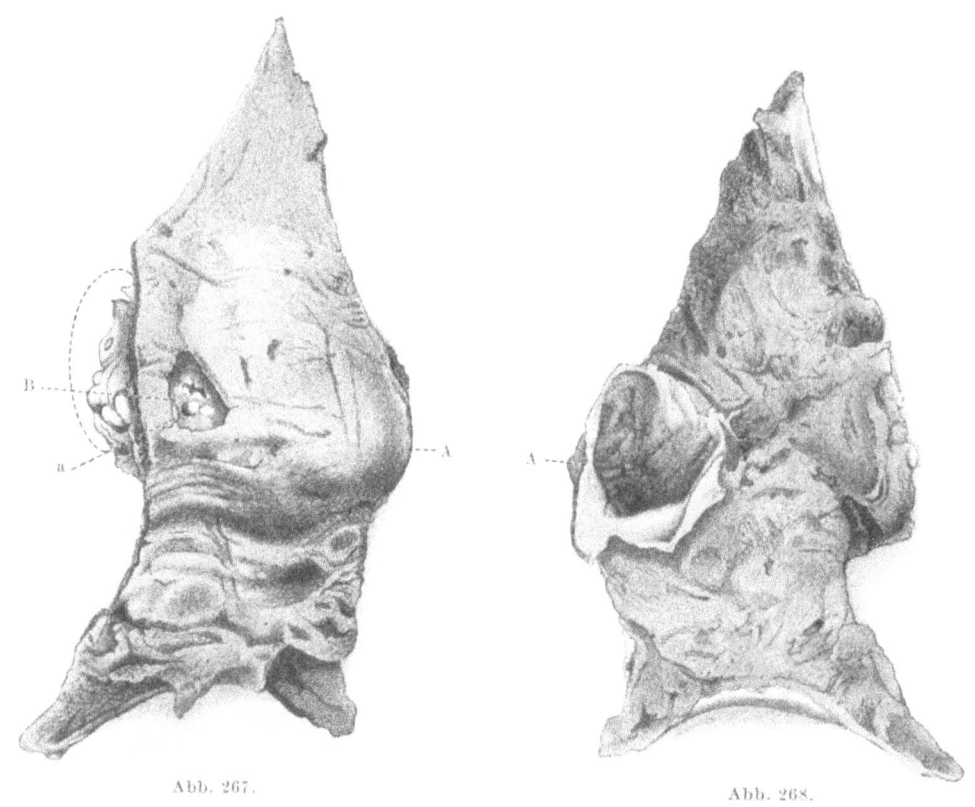

Abb. 267. Der aus der hinteren Vaginalwand ausgeschnittene Lappen samt den Cysten in natürlicher Größe von vorn. A die geschlossene Cyste; B der offene mit kleinen Cysten ausgefüllte Hohlraum; a Kommunikationsöffnung mit der Vagina wurde vor der Punktion der Cyste A von dieser etwas überdeckt.
(Nach Kaltenbach, Arch. f. Gynäkol. Bd. 5.)

Abb. 268. Der exstirpierte Lappen von rückwärts. A von papillären Wucherungen ausgekleidet, eröffnet.
(Nach Kaltenbach, Arch. f. Gynäkol. Bd. 5.)

beobachtet (Kleinwächter, Fall 1, v. Recklinghausen, Fürst, Takahasi, Gräfe, Falkner u. a.).

Sind zahlreiche kleine warzenartige Erhebungen vorhanden, dann können diese der Innenfläche der Cyste ein sammtartiges Aussehen verleihen (Takahasi, Fall 5).

Bei der Anwesenheit von glatter Muskulatur (Kümmel) oder von elastischen Fasern (Takahasi) kann die Innenfläche der Cysten auch balkenartige Verdickungen (Kümmel) oder Faltenbildung und Runzelung zeigen (Abb. 270).

In einer Beobachtung von Kaltenbach war die Innenwand der Cyste mit zahlreichen hirsekorn- bis erbsengroßen Erhabenheiten bedeckt. Diese bestanden aus kleinen Cystenräumen.

Die Cystenwand kann außerordentlich dünn sein (0,5 mm, Lebedeff), ihre Dicke kann aber auch bis zu $^1/_2$ cm und darüber betragen. Nicht so selten ist die Wand einer und derselben Cyste nicht überall gleich mächtig. Dünnere Stellen können mit dickeren abwechseln.

Eigenartige und auf den ersten Blick befremdende Bilder können entstehen, wenn man in der Scheide schon eröffnete Cysten findet (Kaltenbach, Neugebauer).

Kaltenbach (1873) berichtete über folgende Beobachtung: Bei einer 38jährigen Drittgebärenden fanden sich an der prolabierten hinteren Scheidenwand zwei Cysten, eine geschlossene und eine, die durch eine spaltförmige Öffnung „nach Art einer Lippenfistel" mit der Scheide in Verbindung stand. Die Innenfläche dieser Cyste war mit zahlreichen kleineren, hirsekorn- bis erbsengroßen Cysten besetzt (Abb. 267/68).

Die Hauptcyste war zum größten Teil mit Plattenepithel ausgekleidet, an einzelnen Stellen fanden sich aber auch Einsenkungen, die Cylinderepithel trugen.

Die Frage, ob die Cyste spontan nach der Scheide zu durchgebrochen war, oder ob sie im Anschluß an eine früher vorangegangene Punktion offen geblieben war, ließ sich nicht entscheiden.

Neugebauer sah wiederholt geplatzte Cysten in Gestalt von fingerkuppengroßen, glattwandigen Höhlen, Krypten oder Taschen, in die man oft weit mit der Sonde eindringen konnte. Zuweilen fand Neugebauer auch mehrere derartige Blindsäcke bei der gleichen Frau.

Mikroskopischer Befund bei den Scheidencysten.

Nach der **Innenauskleidung** der Cysten kann man folgende Arten unterscheiden:

1. Cysten mit epithelialer Auskleidung.

α) Cysten mit einschichtigem Epithel,
β) Cysten mit mehrschichtigem Epithel,
γ) Cysten mit gemischtem d. h. teils einschichtigem, teils mehrschichtigem Epithel.

2. Cysten ohne epitheliale Auskleidung.

1. Cysten mit epithelialer Auskleidung.

Unter den Cysten, die mit **einschichtigem** Epithel ausgekleidet sind, findet man die verschiedensten Formen des einreihigen Epithels: hohes Cylinderepithel — dieses kann stellenweise auch Flimmerepithelien zeigen (Rieder, Fall 1, Cyste 4 und Cyste 2, Kümmel, Fall 4) — niedriges Cylinderepithel, kubisches bis plattes Epithel, das in einer ganz dünnen, endothelartigen Lage die Innenfläche auskleidet.

Gelegentlich findet man in einer und derselben Cyste diese verschiedenen Epithelformen nebeneinander (Bianca Bienenfeld, Fall 1 u. a.)[1].

Irgendwelche Schlüsse auf die histogenetische Abstammung der Cyste gestattet die Auskleidung mit einschichtigem Epithel nicht.

Eine Cyste, die mit verhornendem Plattenepithel ausgekleidet war, beschrieb Nouvel.

Eine Auskleidung mit **mehrschichtigem** Epithel kann man finden: bei den traumatischen Epithelcysten (Stokes, Cullen, Risch, Hornung, Stübler), bei Cysten des Müllerschen Ganges.

Cysten mit **gemischtem,** d. h. teils einschichtigem, teils mehrschichtigem Epithel sind sehr häufig [Kaltenbach, Lebedeff, Graefe, Kleinwächter, Fürst,

---

[1] Besonders ausgesprochen findet man Übergänge auch bei der Adenomyosis.

Wanner, Baumgarten, Johnston, Kümmel (Fall 6), Takahasi (Fall 5), Bianca Bienenfeld (Fall 1) u. a.] (Abb. 269).

Das einschichtige Epithel kann dabei seinerseits wieder alle Übergänge von hochzylindrischem in plattes Epithel zeigen. Auch schleimbildende Becherzellen können sich in großer Zahl finden (Wanner). Der Übergang des einschichtigen in das mehrschichtige Epithel kann allmählich oder ganz unvermittelt erfolgen.

Das an und für sich schon vielgestaltige und unruhige Bild der Scheidencysten mit gemischtem Epithel kann noch dadurch kompliziert werden, daß sich von dem Epithel aus drüsenartige Fortsätze in die Cystenwand einsenken (Kümmel, Fall 3, Chalot, Fredet, Kleinwächter u. a.).

2. Cysten ohne epitheliale Auskleidung.

Wenn in einer Scheidencyste eine epitheliale Auskleidung fehlt, dann liegt der Gedanke nahe, daß die Flüssigkeitsansammlung in Gewebsspalten, also in das Bindegewebe hinein erfolgte [1].

Das Fehlen des Epithels in einer Scheidencyste ist aber noch kein Beweis für eine primäre Entstehung der Cyste im Bindegewebe. Es ist durchaus möglich, daß die Cyste ursprünglich von Epithel ausgekleidet war, und daß dieses später durch Druckatrophie, Blutungen, entzündliche Vorgänge u. a. m. zugrunde ging. Dies beweisen Cysten, in denen die epitheliale Auskleidung stellenweise fehlte (z. B. in einer Beobachtung von Küster).

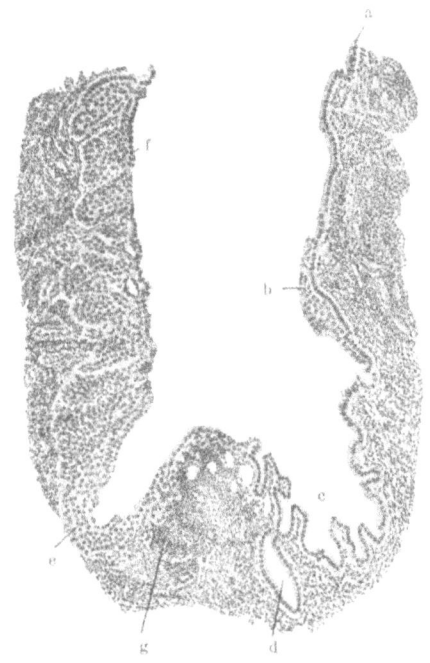

Abb. 269. Innenauskleidung einer Scheidencyste, die im rechten Scheidengewölbe gesessen hatte. a Einschichtiges Cylinderepithel; b Plattenepithel; c mit Cylinderepithel ausgekleidete Einsenkungen; d Drüsenschlauch; e Plattenepithel; f von einreihigem Cylinderepithel bedecktes Plattenepithel; g kleinzellige entzündliche Infiltration.
(Nach Cullen, Hopkins Hosp. Bull. Bd. 16. 1905.)

Wand. Die Wand der Cysten wird von einer dickeren oder dünneren Bindegewebsschicht gebildet. In dieser können glatte Muskelfasern (Baumgarten, Graefe, Fall 7, Johnston, Muscatello, Peri, Kümmel, Fall 5 und 6, v. Winckel[2], Rieder, Fall 1, Falkner, Küster) (Abb. 270) und elastische Fasern (Falkner, Küster u. a.) vorkommen.

Manche Autoren erblicken in dem Vorkommen von glatter Muskulatur in der Cystenwand einen Beweis für die Herkunft der Cyste vom Gartnerschen Gang. Diese Ansicht ist aber nicht haltbar.

Die Untersuchungen von Robert Meyer[3] haben gezeigt, daß der Gartnersche Gang in der Scheide keine nennenswerte eigene Tunica besitzt. Nur im oberen Teile der

---

[1] Die vielfach übliche Ausdrucksweise „in einen nicht präformierten Hohlraum hinein" ist nicht empfehlenswert, da z. B. beim Décollement vorher ein Hohlraum geschaffen wird, in den hinein die Flüssigkeitsansammlung erfolgt.

[2] v. Winckel: Lehrbuch der Frauenkrankheiten. 1890, S. 143.

[3] Meyer, Robert: Arch. f. mikr. Anat. Bd. 73, S. 781f.

Scheide kann sie vorhanden sein. Sie besteht dann aber nur aus wenigen Lagen zirkulärer Spindelzellen mit reichlichem faserigem Zwischengewebe. Auch Vaßmer (S. 44) fand in einer sicheren Cyste des Gartnerschen Ganges „keine eigene bindegewebige und muskuläre Cystenwand".

Das Vorkommen von glatter Muskulatur in der Cystenwand ist also durchaus kein Beweis für die Abstammung vom Wolffschen Gange. „Überall, wo ein Lumen sich dilatiert, werden die umgebenden Bindegewebs- oder Muskelzüge in das Gefolge der Konturen, also meist in zirkuläre konzentrische Züge geordnet. Derartige Mäntel bedeuten keine Eigenhüllen von Haus aus, sondern sind nachträglich der Umgebung entlehnt" (R. Meyer)[1].

Ein nicht so seltener Befund sind Anhäufungen von Rundzellen in der Cystenwand in Form einer diffusen Durchsetzung (Kolaczek), perivasculärer Infiltrate (Kümmel, Fall 3), oder lymphfollikelartige Bildungen (Baumgarten).

Riesenzellen wurden wiederholt (Cullen, Risch) in der Wand traumatischer Epithelcysten nachgewiesen.

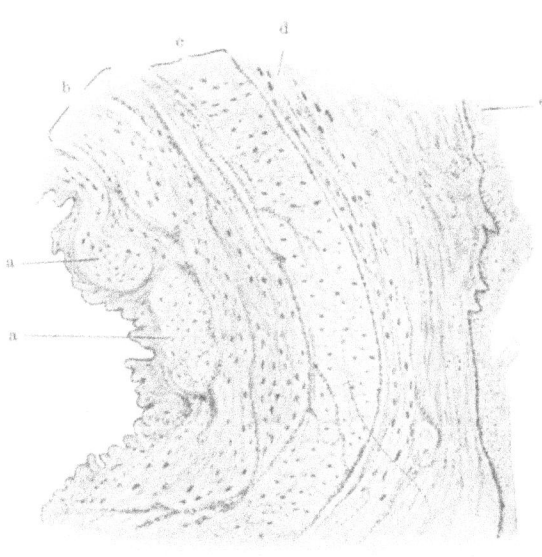

Abb. 270. Glatte Muskulatur in der Wand einer Scheidencyste. a Quergetroffene Längsmuskelschicht; b zirkuläre Schicht; c zweite quergetroffene Schicht; d schmale zirkuläre Schicht; e Scheidenepithel.
(Nach Küster, Zeitschr. f. Geburtsh. u. Gynäkol. Bd. 74.)

Klinik der Scheidencysten.

Häufigkeit. Die Cysten der Scheide galten früher als sehr selten[2]. v. Winckel konnte bis zum Jahre 1871 nur 46 Fälle aus der Literatur zusammenstellen und ihnen 4 eigene hinzufügen[3]. Durch die Arbeit v. Winckels war aber die Aufmerksamkeit der Gynäkologen auf die Scheidencysten gelenkt worden, und schon im Jahre 1887 konnte G. W. Johnston[4] über 161 Fälle aus der Literatur und über 7 eigene Beobachtungen berichten.

Kleinwächter[5] bemerkte dazu: „Wir haben hier wieder eines der häufigen Beispiele vorliegen, daß wenn von Seite eines hervorragenden Fachmannes die Aufmerksamkeit auf ein bis dahin nicht beachtetes interessantes Thema hingelenkt wird, sich binnen verhältnismäßig kurzer Zeit die Anzahl der

---

[1] Meyer, Robert: Arch. f. mikr. Anat. Bd. 73, S. 781.

[2] Klob (Pathologische Anatomie der weiblichen Sexualorgane. Wien 1864, S. 430): „Cystenbildungen in der Scheide gehören zu den selteneren Fällen". v. Scanzoni (Lehrbuch der Krankheiten der weiblichen Sexualorgane. 4. Aufl. Bd. 2, S. 256, Wien 1867): „Die Vagina ist außerordentlich selten der Sitz cystöser Neubildungen".

[3] Nach Stafford Lee (Cannstatts Jahresber. für 1847, Bd. 4, S. 229) soll Sir Astley Cooper als erster die Cysten der Scheide erwähnt haben. v. Winckel konnte aber in den Werken von Astley Cooper keine entsprechende Angabe finden.

[4] Johnston, G. W.: Americ. journ. of obstetr. a. gynecol. 1887, p. 1121 u. 1241.

[5] Kleinwächter: Zeitschr. f. Geburtsh. u. Gynäkol. Bd. 16, S. 36.

einschlägigen Fälle so unerwartet häuft, daß die Annahme der exquisiten Seltenheit der betreffenden Affection fallen gelassen werden muß".

Seitdem sind die Cysten der Scheide zu einer so bekannten und häufigen Erscheinung geworden, daß sie nur in ganz besonderen Fällen einer Veröffentlichung für wert erachtet werden.

Einigermaßen zuverlässige Angaben über die Häufigkeit der Scheidencysten lassen sich also nur schwer machen. Recht häufig werden Scheidencysten nur als Zufallsbefund entdeckt, da sie den betreffenden Frauen nicht die geringsten Beschwerden verursachen. Man darf also mit Sicherheit annehmen, daß sehr viele Scheidencysten überhaupt nicht zur Beobachtung gelangen. Selbst bei der gynäkologischen Untersuchung können Scheidencysten leicht unbemerkt bleiben, wenn sie nicht stärker in das Scheidenlumen hineinragen. „Gar manche Vaginalcyste entgeht der Beobachtung, weil sie eine kaum merkliche Resistenz dem untersuchenden Finger bietet; gar viele entdeckt man erst bei der Untersuchung mit dem Speculum" [Thorn (1889)].

Neugebauer (1896) beobachtete von 1884—1896 in Warschau bei etwa 2000 von ihm untersuchten Frauen 36 Scheidencysten, also eine Cyste auf 55 Frauen. Er glaubt aber, daß die Scheidencysten noch häufiger sind, da sie meist nur einen diagnostischen Nebenbefund darstellen, da ferner kleine Cysten häufig übersehen werden, und da endlich anzunehmen ist, daß sich Scheidencysten ebenso häufig bei Frauen finden, die sich nicht krank fühlen und infolgedessen überhaupt nicht in ärztliche Behandlung gelangen.

Kleinwächter beobachtete im Laufe von 4 Jahren unter 1800 gynäkologischen Kranken 9 Scheidencysten.

Pincus (1900) sah unter 4300 Privatpatientinnen nur 7 Scheidencysten. Von diesen wurden drei zufällig entdeckt.

Bianca Bienenfeld berechnete die Häufigkeit der Scheidencysten bei gynäkologisch Kranken auf 0,14%.

Nach Wilbrand fanden sich bei den Kranken der Universitäts-Frauenklinik in Kiel in 1,45‰ Scheidencysten.

Alter der Kranken. Scheidencysten können schon bei Neugeborenen vorkommen (v. Winckel[1], Bell)[2], und sie finden sich auch noch im hohen Alter (Falkner, 70jähr. Frau).

Eine Bindung der Scheidencysten an eine bestimmte Altersphase ist, soweit wir sehen, bis heute noch nicht nachgewiesen worden. Aus diesem Nachweis ließe sich auch nur entnehmen, wann die Cysten am häufigsten in Erscheinung treten, nicht wann sie entstanden sind.

Symptome. Die Scheidencysten können lange Zeit vollkommen unbemerkt bleiben. Sie werden dann zufällig, gelegentlich einer Untersuchung wegen anderer Beschwerden, entdeckt, oder sie werden gar erst bei der Autopsie gefunden.

Andererseits können die Scheidencysten aber auch recht erhebliche Beschwerden hervorrufen: Fremdkörpergefühl, Störungen der Urinentleerung, Stuhlbeschwerden, Schmerzen im Kreuz und im Leib, Kohabitationsbeschwerden.

Fremdkörpergefühl kann schon bei verhältnismäßig kleinen Cysten auftreten, wenn diese so tief sitzen, daß sie sich aus dem Scheideneingang herausdrängen. Bei größeren Cysten, die noch in der Scheide liegen, können das Gefühl von Schwere im Leib und in der Scheide, von Drängen nach unten, kurz ausgesprochene Senkungsbeschwerden hervorgerufen werden.

---

[1] v. Winckel: Arch. f. Gynäkol. Bd. 2, S. 395.
[2] Bell: Ref. Journ. of obstetr. a. gynecol. of the Brit. Empire. Aug. 1908. Zit. nach Frommels Jahresber. f. Geburtsh. u. Gynäkol. 1908, S. 118.

Die Blasenstörungen äußern sich teils in abnorm häufiger Harnentleerung (Pollakisurie) — Neugebauer, Falkner, Pincus, v. Winckel, Stokes u. a. — in dauerndem Harndrang (Falkner, Pincus), Schmerzen und Brennen bei der Harnentleerung (Watts) u. A.

In einer Beobachtung von v. Winckel (Fall 2) — walnußgroße Cyste bei einem Neugeborenen — war die Harnentleerung dadurch gestört, daß der Urin zuerst gegen die Cyste und dann von hier in die Scheide lief[1]. In dem Falle von Stratz — Cyste der vorderen Scheidenwand — klagte die Kranke darüber, daß sie sich bei der Urinentleerung dauernd benäßte.

Die Erklärung für die Ursache des oft außergewöhnlich quälenden Harndrangs sucht Pincus bei den Cysten des Septum urethrovaginale in dem Reiz, den „der dauernde Zug nach unten" „auf den Blasenhals" ausübt.

Aber auch Cysten der hinteren Scheidenwand können Blasenstörungen hervorrufen.

In dem Falle von Falkner verursachte eine nicht ganz eigroße Cyste der hinteren rechten Scheidenwand häufigen Harndrang. Dieser verschwand sofort nach der Exstirpation der Cyste. E. Zacharias denkt in diesem Falle an eine reflektorische Beeinflussung der Blase.

Blasenbeschwerden sind nicht so selten das erste Symptom, das die Kranken zum Arzt führt. Sie trotzen allen Behandlungsmethoden (Blasenspülungen, Badekuren), wenn die Cyste nicht erkannt und entfernt wird (vgl. Pincus).

Pincus berichtete über eine 54jährige Dame, die zwei Jahre lang wegen zunehmenden Harndrangs bei einer Frauenärztin in Behandlung gewesen war. Bei der Untersuchung fiel Pincus auf, daß das Septum urethro-vaginale erheblich verdickt war. Bei der Punktion zeigte sich, daß die Verdickung durch eine Cyste bedingt war. Nach der Resektion der Cyste waren die Beschwerden der Patientin vollkommen verschwunden.

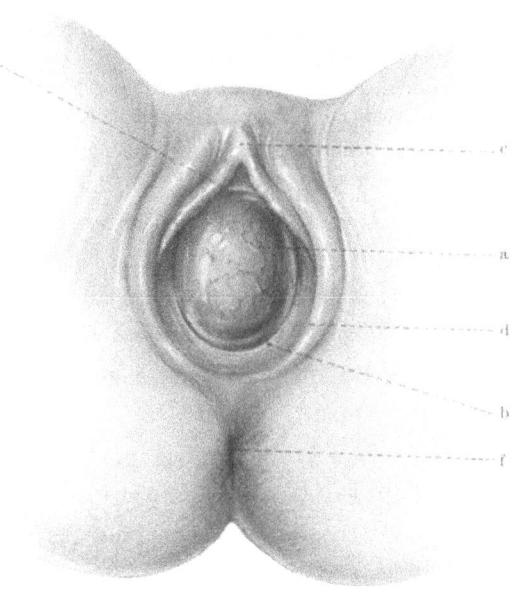

Abb. 271. Scheidencyste bei einem Neugeborenen. a Cyste, b Hymen, c Clitoris, d Lab. majus, e Nymphe, f Anus. (Nach Winckel, Arch. f. Gynäkol. Bd. 2.)

Auch Stuhlbeschwerden, Stuhldrang, Schmerzen beim Stuhlgang, Erschwerung der Stuhlentleerung können durch Scheidencysten ausgelöst werden (Zweigbaum, Fall 3). In erster Linie kommen hier Cysten der hinteren Scheidenwand und des Septum rectovaginale in Betracht.

In dem Falle von Falkner führte eine Cyste des Septum recto-vaginale zu fast vollkommener Kompression des Rectums und der Urethra mit entsprechenden Störungen der Stuhl- und Harnentleerung.

Die Schmerzen, die von Scheidencysten ausgehen, äußern sich — soweit sie nicht von den Schwierigkeiten bei der Harn- und Stuhlentleerung herrühren — hauptsächlich in Kreuzschmerzen (Kaltenbach, Falkner), die oft sehr hartnäckig sind (Zweigbaum).

Die Patientin von Falkner klagte über langsam, aber ständig zunehmende Kreuzschmerzen. Anfangs wurde Ischias diagnostiziert und erfolglos behandelt. Nach Entfernung der nicht ganz eigroßen Cyste in der rechten hinteren Scheidenwand schwanden die Schmerzen vollkommen.

---

[1] Abbildung 271.

Bisweilen machen die Cysten während der Menstruation stärkere Beschwerden (Verneuil, de Lamballe, zit. nach v. Winckel).

Über eine ganz besonders interessante Beobachtung berichtete Bianca Bienenfeld.

Eine 24jährige Virgo litt anfallsweise an kolikartigen Schmerzen in der rechten Unterbauchseite. Diese wurden oft so heftig, daß Patientin zu Bett liegen mußte. Temperatursteigerung, intestinale Störungen, Erbrechen bestanden nie. Die Schmerzanfälle traten vorwiegend in der prämenstruellen Phase ein. Die Untersuchung per rectum ergab einen normalen Genitalbefund. Da die Beschwerden anhielten, wurde ein Urologe zu Rate gezogen, aber auch die Cystoskopie und rechtsseitige Ureterensondierung ließen nichts Pathologisches erkennen. „Die Fortdauer der anfallsweise auftretenden Schmerzen führte dann zur Beobachtung durch Internisten und Chirurgen, und unter der nicht zu entscheidenden Differentialdiagnose zwischen cholelithiasischen und appendikulären Anfällen wurde die Laparotomie ausgeführt (Hofrat Eiselsberg)." Die Revision der Gallenblase ergab normalen Befund; auch der Wurmfortsatz, der exstirpiert wurde, zeigte keine pathologischen Veränderungen. Die Patientin heiratete bald darnach. Ein Jahr später kam sie neuerdings mit der Angabe, daß die prämenstruell auftretenden Schmerzen in der rechten Unterbauchgegend anhielten. Auch der sexuelle Verkehr löste hier Schmerzen aus. Außerdem bestand Sterilität. Die nunmehr vorgenommene gynäkologische Untersuchung ergab im rechten Scheidengewölbe eine apfelgroße, bläulich durchschimmernde Cyste. „Es bestanden bei der Patientin keinerlei Zeichen von Verdopplung des Genitales; auch der Genitalbefund der Mutter der Patientin war normal; ebensowenig lagen in der Ascendenz Fehl- oder Doppelbildungen vor."

Bei der operativen Entfernung gelang es, die Cyste, die hoch hinauf ins Parametrium reichte, vollständig uneröffnet auszuschälen.

Auch Menstruationsstörungen — Unregelmäßigkeit der Menstruation, Menorrhagien, verfrühtes Auftreten — sind bei Scheidencysten beschrieben worden (Zweigbaum, Stokes, Pincus u. a.). Es muß allerdings dahingestellt bleiben, ob es sich hier nicht um ein zufälliges Zusammentreffen handelte.

Die **Fortpflanzungsvorgänge** können durch Scheidencysten in mehrfacher Hinsicht beeinflußt werden.

Wiederholt wurden Schmerzen beim Geschlechtsverkehr beobachtet (Zweigbaum, Stokes, Bianca Bienenfeld, Fall 1 und 2, Pauliucu Burla u. a.).

Größere Cysten können die Immissio penis erschweren oder vollkommen verhindern [Neugebauer, Fall 3, 5 und 14, Küchenmeister, v. Winckel, (Tab. Nr. 28), Zweigbaum, Fall 2, Kuntzsch, Stokes].

Pincus führte auch Sterilität auf eine fast hühnereigroße, an der Grenze des oberen Drittels der rechten Scheidenwand gelegene Cyste zurück. Nach Exstirpation dieser Cyste und nach vorübergehender Pessarbehandlung wegen Retroversio-flexio trat im 8. Jahre der bis dahin sterilen Ehe Gravidität ein.

Kuntzsch fand bei einer 31jährigen, seit zwei Jahren steril verheirateten Frau, die über Sterilität und Vaginismus klagte, eine pflaumengroße Cyste an der rechten hinteren Scheidenwand. Die Cyste war außen vom Hymen bedeckt, vaginalwärts wurde sie von der Scheidenschleimhaut überzogen. Sie enthielt klares, zähflüssiges, schleimiges Sekret. Obwohl die Cyste ein Deflorationshindernis gebildet hatte, bestand bei der betreffenden Patientin doch eine Grav. mens. III.

Störungen der Schwangerschaft durch Scheidencysten sind bisher anscheinend nicht beobachtet worden. Die Cysten können aber während der Schwangerschaft an Größe zunehmen und dadurch Beschwerden und Schmerzen verursachen (G. Lang).

Unter der Geburt können Scheidencysten mit der prall gespannten Fruchtblase verwechselt werden, oder sie können einen Hydrocephalus vortäuschen (Bianca Bienenfeld, Ursu).

Die Geburt selbst wird durch kleinere Cysten in der Regel nicht gestört. Größere Cysten können die Ausstoßung der Frucht aber erschweren und um Stunden verzögern

(Fürst, Schulte, Eversmann), oder zu einem vollkommenen Geburtshindernis werden [Ursu, Frank (1915), Fürst, Güder, Beckhaus, Mellinghoff u. a.].

Der Einfluß der Cysten auf den Geburtsvorgang hängt aber nicht nur von ihrer Größe allein ab. Auch der Sitz der Cyste, die Dehnbarkeit der mütterlichen Weichteile, die Stärke der Wehen, die Größe des vorausgehenden Teiles spielen eine Rolle.

Zacharias (1906) berichtete über eine pflaumengroße Scheidencyste, die durch das Andringen des kindlichen Schädels uneröffnet ausgestoßen wurde. F. Fischer (1912) berichtete über folgende Beobachtung: Bei einer 36jährigen IIIpara am Ende der Schwangerschaft zog einige Finger breit oberhalb des Beckenbodens von links her über die Mitte der Scheide ein dicker Wulst, der wie ein hoher Wall das Lumen verengte und teilweise versperrte. Die Tumor flachte sich nach oben und hinten zu etwas ab, und er war überall von Scheidenschleimhaut bedeckt. Die Oberfläche war überall gleichmäßig glatt. „Man hätte glauben können, daß der Mastdarm, übermäßig stark gefüllt, die Scheide nach vorn drängte." Deutliche Fluktuation. Der Tumor füllte die linke mittlere Partie des kleinen Beckens aus, und er ragte so weit in das Lumen der Scheide hinein, daß etwa die knappe Hälfte des im übrigen sehr geräumigen Beckens für den Kopf Platz ließ. Da der Tumor den Kopf nicht passieren ließ, kam es zum Stillstand der Geburt. Es wurde deshalb die Zange angelegt, ohne daß die Cyste vorher punktiert wurde. Trotz kräftiger Traktionen rückte der Kopf aber nicht weiter vor.

Als nun noch kräftiger gezogen wurde, da rief auf einmal die Hebamme: „Herr Doktor, jetzt kommt der Kopf". „Kaum hatte sie diese Worte gesagt, als ein großer Gegenstand aus der Scheide in das Zimmer fiel, der sich bei näherem Zusehen als eine mächtige Cyste erwies. Die Hebamme hatte die anrückende Cyste infolge der spärlichen Petroleumbeleuchtung, bei der die Operation vor sich ging, für den sichtbar werdenden Kopf gehalten. Da der After der Kreißenden sich geöffnet hatte, so war sie in diesem Glauben bestärkt worden, war mit zwei Fingern der linken Hand eingegangen und hatte versucht, von hinten her den vermeintlichen Kopf festzuhalten. Bei diesem Bemühen hatte sich die Cyste, die durch den Zangenzug aus ihrer Verbindung gelöst worden war, nach vorn gehebelt und es ihr erleichtert, über den Damm hinweg zu gleiten. Dieses schußartige Heraustreten des Tumors ging mit solcher Vehemenz vor sich, daß er ein ganzes Stück weit vom Bette entfernt aufgefunden wurde." Zacharias, der diese Geschwulst eingehend beschrieb, schätzt ihr Gewicht auf 440 g.

Über Komplikationen des Wochenbettes durch Scheidencysten ist wenig bekannt. E. Zacharias nimmt an, daß durch Ansammlung der Lochien hinter den Cysten eine Wochenbettsinfektion begünstigt werden kann. Nach G. Lang[1] können Cysten, die unter der Geburt platzen, Sitz der Infektion werden.

Diagnose. Die Diagnose einer Scheidencyste ist im allgemeinen nicht schwierig, wenn man in der Scheidenwand eine umschriebene, durchscheinende, fluktuierende Vorwölbung findet.

Voraussetzung für den Nachweis einer Scheidencyste ist aber, daß die Scheide überhaupt einer Untersuchung und Betrachtung unterzogen wird. Diese selbstverständliche Feststellung ist nicht so überflüssig, als es auf den ersten Blick aussieht.

Da die Scheidencysten nicht so selten Beschwerden machen — Harnbeschwerden, kolikartige Schmerzen im Leib, Kreuzschmerzen — die die Aufmerksamkeit vom Genitale ablenken, so unterbleibt nicht so selten eine gynäkologische Untersuchung. Die Kranken werden dann oft jahrelang mit Blasenspülungen, Badekuren u. a. vergebens behandelt.

Selbst bei der Untersuchung der Scheide können die Cysten mit anderen pathologischen Zuständen verwechselt werden. Umgekehrt können aber auch andere Erkrankungen eine Scheidencyste vortäuschen. Man kann deshalb die verschiedenen Möglichkeiten von Fehldiagnosen in zwei große Gruppen zusammenfassen:

1. Vortäuschung von anderen Erkrankungen durch Scheidencysten.
2. Vortäuschung von Scheidencysten durch andere Erkrankungen.

---

[1] Lang, G.: Thèse de Nancy 1904.

1. **Die Vortäuschung von anderen Erkrankungen durch Scheidencysten** ist kein seltenes Ereignis. Sie ist leicht verständlich, wenn keine gynäkologische Untersuchung vorgenommen wird.

Es wurde schon erwähnt, daß Scheidencysten Blasenbeschwerden auslösen und so eine Erkrankung der Blase vortäuschen können. Auch auf die interessante Beobachtung von Bianca Bienenfeld wurde bereits hingewiesen. Es handelte sich hier um eine Virgo, die an kolikartigen Schmerzanfällen — vorwiegend im Prämenstruum — litt. Wegen des Verdachtes auf Cholelithiasis oder Appendicitis wurde die Laparatomie ausgeführt. Diese ergab vollkommen normale Verhältnisse. Erst ein Jahr später wurde bei der Kranken, die inzwischen geheiratet hatte, eine apfelgroße Cyste im vorderen Scheidengewölbe entdeckt.

Selbst wenn aber eine Untersuchung stattfindet, können die Scheidencysten entweder überhaupt nicht erkannt, oder sie können mit anderen pathologischen Zuständen verwechselt werden.

Recht häufig werden Scheidencysten für einen **Descensus der vorderen oder der hinteren Scheidenwand** gehalten. Diese Fehldiagnose kann sogar dazu führen, daß der vermeintliche Vorfall durch Einlegen eines Pessars behandelt wird (z. B. in Fall 5 von Kleinwächter).

Vor diesen Verwechslungen kann man sich durch eine sorgfältige Untersuchung leicht hüten. Nimmt man bei einer Cystocele oder Rectocele die vorgewölbte Stelle der Scheidenwand vom Scheidenlumen aus zwischen die Finger, dann fühlt man überall die gleiche Dicke und Konsistenz. Beim Vorhandensein einer Cyste fühlt man häufig an der betreffenden Stelle der Scheidenwand einen prallelastischen bis derben Widerstand. Dieser ist meist deutlich von der Konsistenz der übrigen Scheidenwand zu unterscheiden. Außerdem fühlt sich die Scheidenwand meist dicker an als normal. Besonders deutlich ist dieser Dickenunterschied zu erkennen, wenn man die Dicke der Scheidenwand kombiniert bestimmt, d. h. wenn man von der Scheide aus einen in die Blase eingeführten Katheter abtastet. An der hinteren Scheidenwand läßt sich diese Dickenbestimmung noch leichter ausführen, dadurch daß man einen Finger in das Rectum einführt. — Bei der Reposition der Scheidenwand verschwindet eine Cystocele oder Rectocele vollkommen, eine Cyste oder Geschwulst dagegen nicht.

Auch eine Verwechslung der Cysten mit **Geschwülsten** ist möglich. Besonders leicht kann diese Verwechslung sich dann ereignen, wenn die Cysten keine Fluktuation zeigen, und wenn sie nirgends so nahe unter der Scheidenschleimhaut liegen, daß der Cysteninhalt durchscheinen kann.

Hat man das Vorhandensein einer Neubildung in der Scheide festgestellt, ist man sich aber nicht darüber im klaren, ob es sich um eine solide oder um eine cystische Geschwulst handelt, dann läßt sich durch die **Probepunktion** in der Regel leicht die Diagnose stellen.

Bei der Probepunktion bedient man sich zweckmäßig nicht zu dünner Kanülen, da der Cysteninhalt oft sehr dickflüssig ist. Zuweilen ergibt die Probepunktion kein positives Resultat; nach dem Abnehmen der Spritze fließt aber aus der Kanüle der dicke Cysteninhalt aus.

2. **Vortäuschung von Scheidencysten durch andere Erkrankungen.** Es wurde schon darauf hingewiesen (S. 678), daß als Scheidencysten im eigentlichen Sinne nur solche Cysten bezeichnet werden dürfen, deren Ursprung in der Scheidenwand selbst

gelegen ist. Nun gibt es aber zahlreiche Cysten, die in der Nachbarschaft der Scheide entstehen, die sich aber erst sekundär nach der Scheide zu vorwölben. Hierher gehören Cysten des Beckenbindegewebes, Harnröhrendivertikel (Urethrocelen), Blasendivertikel u. a. m.

So bezeichnete z. B. Zacharias (1912) eine große Dermoidcyste, die die hintere Scheidenwand vorgewölbt hatte, einfach als Dermoidcyste der Scheide. Den Beweis, daß diese Cyste auch wirklich in der Scheidenwand und nicht im Beckenbindegewebe entstanden war, erbrachte Zacharias aber nicht.

Auch ödematöse oder lymphangiektatische Myome der Scheide können Cysten vortäuschen (Münchmeyer, Straßmann).

Münchmeyer berichtete über ein Myom der vorderen Scheidenwand, das wegen seiner weichen Konsistenz zunächst für eine Scheidencyste gehalten wurde. Auch Straßmann (1891)[1] sah ein lymphangiektatisches Myom, das den Eindruck einer Cyste machte.

Ganz besonders nahe liegt eine Täuschung dann, wenn sich neben einer einwandfreien Cyste weitere Vorwölbungen der Scheidenwand finden.

Chevassu (1910) fand bei einer 19jährigen Patientin eine taubeneigroße Cyste in der hinteren linken Seitenwand der Scheide, dicht oberhalb der Carunculae myrtiformes. Gleichzeitig fand sich aber weiter oben in der Mitte der hinteren Scheidenwand, etwas unterhalb der hinteren Muttermundslippe, ein zweites, etwa nußgroßes Gebilde, das ebenfalls als Cyste angesprochen wurde. Bei der Operation zeigte sich, daß es sich um ein solides Gebilde handelte. Mikroskopisch erwies sich der Tumor als ein „Ganglion lymphaticum". Eine weitere kleinere Drüse fand sich rechts neben der Cervix.

Auch Ureterdivertikel, umschriebene Erweiterungen, überzählige abnorm ausmündende Ureteren können Scheidencysten vortäuschen.

In einer Beobachtung von Christofoletti machte ein erweiterter überzähliger Ureter den Eindruck eines Scheidentumors. Es handelte sich um ein 15jähriges Mädchen, das seit frühester Kindheit an Harnträufeln litt, das dabei aber die Blase in regelmäßigen Intervallen entleeren konnte. Die Patientin wurde auf verschiedenen Stationen als Bettnässerin behandelt.

Bei der Betrachtung des Vestibulums fand sich links neben der Urethra ein kleines Grübchen, aus dem sich von Zeit zu Zeit ein Tropfen klarer Flüssigkeit entleerte. Die Untersuchung der Vagina ergab einen fingerdicken, wurstförmigen, etwas geschlängelten Tumor, der an der vorderen und seitlichen Scheidenwand verlief, und der den Eindruck einer Cyste des Gartnerschen Ganges machte. Die cystoskopische Untersuchung zeigte, daß die beiden Ureteröffnungen deutlich funktionierten. Es handelte sich also um einen überzähligen, abnorm mündenden Ureter. Nach der Einpflanzung dieses cystisch erweiterten überzähligen Ureters in die Blase (per laparotomiam) war das Mädchen kontinent.

Prognose. Die Prognose der Scheidencysten ist im großen und ganzen gut. Komplikationen können bei der Exstirpation der Cysten entstehen, wenn diese lang ausgezogene Fortsätze nach dem Beckenbindegewebe hin besitzen. Es sind dann Verletzungen größerer arterieller Gefäße oder des Ureters möglich. Unter der Geburt können größere Scheidencysten zu einem relativen oder absoluten Geburtshindernis werden.

Maligne Degeneration der Scheidencysten scheint sehr selten zu sein.

In der Literatur konnten wir nur eine Beobachtung von Falkner (1903) finden.

Bei einer 70jährigen Frau, die seit etwa 4 Monaten über Schmerzen in der Blasengegend, Brennen beim Wasserlassen, Schwierigkeiten bei der Harn- und Stuhlentleerung klagte, fand sich im Septum recto-vaginale ein kindskopfgroßer, prall-elastischer Tumor, der sowohl die Scheidenwand als auch die Mastdarmwand stark vorwölbte.

Bei der Incision der Geschwulst entleerten sich hämorrhagisch-seröse Flüssigkeit und lose, bröckelige, papilläre Massen. Die mikroskopische Untersuchung ergab ein papilläres Carcinom.

Das Wachstum der Scheidencysten erfolgt in der Regel langsam.

---

[1] Straßmann: Zentralbl. f. Gynäkol. 1891 S. 827.

Zuweilen vergehen 7—8 Jahre, ehe eine Cyste die Größe eines Hühnereies erreicht [v. Winckel (1871, S. 404)]. Peri fand bei einer 51jährigen Frau eine Cyste, die schon vor 30 Jahren vorhanden gewesen sein soll.

Gelegentlich können die Cysten aber auch rascher an Größe zunehmen. So wuchs in einer Beobachtung von Hörder die Cyste im Verlaufe eines halben Jahres von Taubeneigröße bis zu Faustgröße. Die carcinomatös entartete Cyste in der Beobachtung von Falkner wuchs im Laufe von 5 Monaten von „symptomloser Kleinheit" bis zu Kindskopfgröße.

Therapie. Bei kleineren Cysten, die keine Beschwerden machen, und die ihren Trägerinnen überhaupt nicht zum Bewußtsein kommen, kann man auf jede Therapie verzichten.

Die Frage, ob man in derartigen Fällen den Zufallsbefund einer Cyste der betreffenden Frau überhaupt mitteilen soll, läßt sich nur von Fall zu Fall entscheiden.

Sobald die Cysten Beschwerden oder irgendwelche Störungen machen, müssen sie selbstverständlich therapeutisch angegangen werden.

Bei den Scheidencysten Nichtgravider kommen hauptsächlich zwei operative Methoden in Frage.

1. die Exstirpation,
2. die Resektion nach Schröder.

1. Die Exstirpation ist wohl das am meisten geübte Verfahren. Sie kann außerordentlich leicht und einfach sein, sie kann aber auch auf recht erhebliche technische Schwierigkeiten stoßen. Ganz besonders ist dies der Fall, wenn die Cysten weit in das Beckenbindegewebe hinaufreichen. Verletzungen der Uterina und der Ureteren sind dann nicht ausgeschlossen, und die Heilung der oft recht großen Wundhöhle kann längere Zeit in Anspruch nehmen.

2. C. Schröder (1878) empfahl für die Operation der Scheidencysten folgendes einfaches Verfahren: Der Teil der Cyste, der über die Oberfläche der Scheide hervorragt, wird mit der Schere abgetragen. Die Peripherie des noch vorhandenen Cystenrestes wird dann durch Nähte mit den Scheidenwundrändern vereinigt.

„Auf diese Weise wird bei sehr geringer Verwundung die Cyste vollkommen vernichtet; anfänglich findet noch von dem hochroten Innenepithel der Cyste ..... etwas Secretion statt, bald aber unterscheidet es sich in nichts mehr von der übrigen Scheidenschleimhaut, und von der früheren Cyste ist kaum eine Spur zu entdecken" (C. Schröder).

Dieses so überaus einfache Verfahren von Schröder ist als Operation der Wahl in vielen Fällen sehr zu empfehlen. Es hat auch den Vorzug, daß es sich in Lokalanästhesie ausführen läßt.

In der Schwangerschaft wird man bei kleineren Scheidencysten am besten von einem operativen Eingriff absehen. Es ist zwar bekannt, daß operative Eingriffe an der Scheide nicht zu einer Störung der Schwangerschaft zu führen brauchen (Schaeffer). Immerhin besteht aber die eigenartige Tatsache zu Recht, daß Operationen an den äußeren Genitalien und an der Scheide die Wehentätigkeit leichter in Gang bringen als Operationen am graviden Corpus uteri selbst (Bumm).

Auch bei größeren Scheidencysten, die wegen ihrer Größe voraussichtlich eine Erschwerung oder völlige Verhinderung der Geburt zur Folge haben werden, ist große Zurückhaltung im Empfehlen eines operativen Eingriffes geboten. Je größer die Cyste, desto größer ist im allgemeinen auch die Größe des operativen Eingriffes und damit auch die Gefahr der Schwangerschaftsunterbrechung. Man wird in diesen Fällen immer zu überlegen haben, ob die Punktion der Cyste unter der Geburt nicht das einfachere und harmlosere Verfahren ist. Wenn man sich aber zur Operation entschließt, dann sollte man jedenfalls, wenn irgend möglich, den schonendsten Eingriff wählen. Dies ist ohne Zweifel das Verfahren von Schröder.

Unter der Geburt ist das gegebene Verfahren die Punktion der Cyste.

Diese hat verschiedene Vorteile:

1. Sie beseitigt wohl fast immer das Hindernis. Sollte sie bei Cysten mit sehr dickem flüssigem bis breiigem Inhalt versagen, dann muß an ihre Stelle natürlich eine kleine Incision treten.

2. Sie gestattet die Differentialdiagnose zwischen echten und scheinbaren cystischen Tumoren, sie kann dadurch vor schwerwiegenden Verwechslungen, z. B. bei dystopen Nieren bewahren.

3. Sie setzt im Gegensatz zu der Exstirpation keine Wunde, die durch die Scheidenkeime infiziert werden könnte.

Zu warnen ist vor jedem Versuch, das Hindernis durch Anlegen der Zange an den Kopf überwinden zu wollen.

X. Parakolpitis.

Unter Parakolpitis versteht man eine Entzündung des Parakolpiums, also des Bindegewebes in der Umgebung der Scheide.

Das Parakolpium ist ein Teil des Beckenbindegewebes. Es bildet die bindegewebige Umhüllung der Scheide, und es geht ohne scharfe Grenzen in das Bindegewebe der benachbarten Organe über: kranialwärts in das Parametrium, caudalwärts in das Bindegewebe der äußeren Genitalien, dorsal in das periproktale Bindegewebe (Paraproktium) ventralwärts in das perivesicale und periurethrale Bindegewebe (Paracystium).

In der Dichtigkeit seines Aufbaues zeigt das Parakolpium ein verschiedenes Verhalten. Das obere Drittel der ventralen Scheidenwand ist mit dem Fundus der Blase nur sehr locker verbunden, im Bereich des Trigonum ist die Verbindung wesentlich stärker und im Septum urethro-vaginale stellt das Bindegewebe der Scheide und der Harnröhre „ein festgefügtes Ganzes" dar (Tandler[1]). Allerdings ist die Festigkeit dieses Abschnittes auch darauf zurückzuführen, daß die Muskelbündel des einen Organs in das andere ausstrahlen (Tandler).

Ein ähnliches Verhalten zeigt das Septum recto-vaginale. Auch hier zeigt der kraniale Abschnitt ein lockeres Gefüge, caudal von der Durchtrittsstelle der beiden Organe durch den Levator ani kommt es durch die Einlagerung von glatter und quergestreifter Muskulatur sowie von elastischen Fasern zur Bildung einer derben, dichtgefügten Verstärkungszone (Centrum tendineum perinei).

Über die **Parakolpitis** ist nur sehr wenig bekannt, da sie klinisch meist hinter dem Bild der sich anschließenden Phlegmone des Beckenbindegewebes zurücktritt. Infolge-

---

[1] Tandler in Opitz, Handbuch der Frauenkunde I, S. 75.

dessen sei hier auch auf das Kapitel über die Erkrankungen des Beckenbindegewebes verwiesen.

Am häufigsten wird sie nach Geburtsverletzungen der Scheide beobachtet. Außerhalb des Puerperiums beobachtet man die Parakolpitis nach operativen Eingriffen, bei denen die Asepsis nicht genügend gewahrt wurde, nach Verletzungen, Pfählungen, kriminellen Eingriffen. Gerade in diesen letzteren Fällen ist die Phlegmone oft sehr bösartig, und sie kann unter schleichendem Fortkriechen auf das übrige Beckenbindegewebe und auf das Peritoneum zum Tode führen (v. Jaschke[1]). Auch Coitusverletzungen können gelegentlich zum Ausgangspunkt einer Parakolpitis werden.

So berichtete v. Jaschke (l. c.) über einen Fall, in dem sich im Anschluß an den ersten Geschlechtsverkehr eine sehr bösartige Phlegmone entwickelte, die im Verlauf von 8 Tagen zum Tode führte.

Pathologisch-anatomisch kann die Parakolpitis unter verschiedenen Formen auftreten, als derbe Infiltration, als umschriebener Abseeß oder als fortschreitende Phlegmone.

Die infiltrierende Form ist nach Veit[2] dadurch charakterisiert, daß dicht unter der Oberfläche der Scheide eine derbe Infiltration vorhanden ist, die meist einen spindelförmigen Tumor bildet, der längs der Scheide sich nach oben in die Höhe erstreckt.

Die Frage, ob sich die infiltrierende Form wieder zurückbilden kann, oder ob sie immer in einen Abseeß oder in eine Phlegmone übergeht, läßt sich, soweit wir sehen, aus der Literatur nicht beantworten. Auch darüber, ob die abscedierende oder die phlegmonöse Form häufiger ist, scheint nichts bekannt zu sein.

Der Ausgang der Parakolpitis besteht nach Veit meist darin, daß der Eiter nach der Scheide zu durchbricht. Der Durchbruch erfolgt meist an den Stellen der ursprünglichen Kontinuitätsverletzung.

Die Erscheinungen können bis zu diesem Moment recht erheblich werden, und es kann in solchen Fällen geboten sein, den Tumor von der Scheide aus zu spalten und die Höhle zu drainieren (Veit).

Literaturverzeichnis.

Aas, Johan, Ogsaa et Corpus alienum i Vagina (auch ein Corpus alienum in der Vagina). Tidsskrift for den norske laegef. 1913, p. 449. — *Abadie* et *Raugé*, Deux cas de kyste du vagin d'origine Wolffienne. Ann. de gynécol. et d'obst. Febr. 1908. — *Abel*, Über die Ursachen und die Behandlung des Fluor albus. Zeitschr. f. ärztl. Fortbild. 18. Jahrgang, S. 427. 1921. — *Abraham*, Untersuchungen über die Biologie der Scheide bei Säuglingen. Arch. f. Kinderheilk. Bd. 86, H. 3/4. — *Adenot*, Epithelioma of vagina. Med. News. 10. Febr. Jahresber. 1898. S. 541. — *Derselbe*, Epithelioma of vagina. Med. News. Jahresber. 10. Febr. 1900. Nach Frommels Jahresber. f. Geburtsh. u. Gynäkol. 1900, S. 541. — *Adler*, Schleimhautadenomyosis. Demonstration und Diskussionsbemerkung. Geburtsh.-gynäkol. Ges. in Wien. 9. Dez. 1924. Ref. Zentralbl. f. Gynäkol. 1925, S. 658f. — *Agrifoglio*, Corpo estraneo (sanguisuga) in vagina causante forte emorragia. Riv. d'ostetr. e ginecol. prat. Anno 7, p. 533. 1925; ref. Ber. über die ges. Gyn. Bd. 9, S. 811. — *Ahlfeld*, Zur Casuistik der congenitalen Neoplasmen. Arch. f. Gynäkol. Bd. 16, S. 135. 1880. — *Derselbe*, Ein Fall von Sarcoma uteri deciduocellulare bei Tubenschwangerschaft. Monatsschr. f. Geburtsh. u. Gynäkol. Bd. 1, S. 209. 1895. — *Derselbe*, Diffuse sarkomatöse Entartung des Uterus und der Vagina. Arch. f. Heilk. Bd. 8, S. 560. 1867. — *Ahlefelder, C.*, Klinische und anatomische Beiträge zur Genitaltuberkulose des Weibes. Monatsschr. f. Geburtsh. u. Gynäkol.

---
[1] v. Jaschke in Opitz, Handbuch der Frauenheilkunde, Bd. II, S. 739.
[2] Veit, Handbuch der Gynäkologie, 2. Aufl. Bd. III, 1, S. 258.

Bd. 16, S. 296. 1902. — *Ahlström,* Ein Fall von Myoma vaginae. Ref. Gynäkol. Rundschau Bd. 7, S. 264. 1913. — *Derselbe,* Einige Fälle von Myomata vaginae. Hygiea 1915, S. 538. Ref. Monatsschr. f. Geburtsh. u. Gynäkol. Bd. 44, S. 242. — *Aichel,* Colpitis emphysematoa. Münch. gynäkol. Ges. 27. Okt. 1910. Ref. Monatsschr. f. Geburtsh. u. Gynäkol. Bd. 33, S. 398. — *Derselbe,* Colpitis emphysematosa. Freie Vereinigung mitteldeutscher Gynäkologen. 19. Jan. 1913. Ref. Zentralbl. f. Gynäkol. 1913. S. 465 u. 681. — *Albertin,* Province méd. 1905, Nr. 11 u. 12, zit. nach H. Füth 1926. — *Alfieri, E.,* Über ein aus einer primären Cervicalerosion hervorgegangenes Carcinom des rechten Scheidengewölbes. Zentralbl. f. Gynäkol. 1908. Nr. 7. Frommels Jahresber. f. Geburtsh. u. Gynäkol. 1907. S. 144. — *Albrecht,* Über Chorionepitheliom und verwandte Geschwülste. Verhandl. d. dtsch. pathol. Ges. 1909. Ref. Zentralbl. f. Gynäkol. 1909, Nr. 7. — *Albrecht,* Colpitis chronica pigmentosa bullosa. Münch. gynäkol. Ges. 3. Dez. 1902. Ref. Zentralbl. f. Gynäkol. 1903. S. 836. — *Derselbe,* Diskussionsbemerkung. Verhandl. d. dtsch. Ges. f. Gynäkol. 1925; Arch. f. Gynäkol. Bd. 125, S. 456. — *Derselbe,* Pathologische Anatomie und Klinik des Adenomyoms und der Adenomyosis in Halban-Seitz Biologie und Pathologie des Weibes Bd. 4. — *Alexander, H.,* Zur biologisch-chemischen Behandlung des vaginalen Fluors. Dtsch. med. Wschr. 1926, S. 704. — *Alfieri,* Fibromiomi della vagina. Ann. di ostetr. e ginecol. Anno 32, Nr. 8. 1910. — *Alglave, P.* et *G. Milian,* Un cas de sarcome telangiéctasique du vagin. Bull. et mém. de la soc. anat. de Paris. 73me Année. Tome 12, 5. Série, p. 651. 1898. — *Allmann,* Die unblutige Carcinombehandlung. Dtsch. med. Wochenschr. Nr. 21. Ref. Münch. med. Wochenschr. Nr. 22. — *Altschul,* Der derzeitige Stand der Strahlentherapie. Verein dtsch. Ärzte in Prag. 29. Nov. Ref. Münch. med. Wochenschr. 1914, Nr. 1. — *Alterthum, E.,* Tuberkulose der Tuben und des Beckenbauchfelles. Hegars Beitr. Bd. 1, S. 42. 1898. — *Amann,* Sechs Fälle von peri- und paraurethralen Metastasen von Korpuscarcinomen. Münch. med. Wochenschr. 1912, S. 1932. — *Derselbe,* Kurzgefaßtes Lehrbuch der mikroskopisch-gynäkologischen Diagnostik. Wiesbaden: J. F. Bergmann 1897. — *Derselbe,* Über Totalexstirpation der carcinomatösen Vagina zugleich mit myomatösem Uterus, rechtsseitigem Ovarialcystocarcinom und linksseitigem Ovarialcystom in continuo. Monatsschr. f. Geburtsh. u. Gynäkol. Bd. 10, S. 457. 1899. — *Amann,* Primäres Carcinoma vaginae. Münch. gynäkol. Ges. 17. Juni 1903. Ref. Zentralbl. f. Gynäkol. 1904. S. 487. — *Derselbe,* Abdominale Totalexstirpation des Uterus und der ganzen Vagina wegen Carcinoma vaginae. Zentralbl. f. Gynäkol. 1907. S. 484. — *Derselbe,* Die Neubildungen des Beckenbindegewebes. Handbuch der Krankheiten der weiblichen Adnexorgane. Von A. Martin. Bd. 3. 1903. — *Derselbe,* Zur Kenntnis der sog. Sarkome der Scheide im Kindesalter. Arch. f. Gynäkol. Bd. 82, S. 746. 1907. — *Derselbe,* Fibromyom der Scheide. Münch. gynäkol. Ges. 20. Juni 1907. Ref. Zentralbl. f. Gynäkol. 1907. S. 1607. — *Derselbe,* Carcinoma vaginae. Münch. gynäkol. Ges. 19. Nov. 1908. Ref. Monatsschr. f. Geburtsh. u. Gynäkol. Bd. 29, S. 523. 1909. — *Derselbe,* Primäres Vaginalcarcinom im Fornix. Münch. gynäkol. Ges. 10. März 1910. Ref. Monatsschr. f. Geburtsh. u. Gynäkol. Bd. 32, S. 506. 1910. — *Derselbe,* Fornikales Fibroadenom, auf Rectum und Vagina übergehend; Ausgangspunkt der Drüsen vom Peritonealepithel nachweisbar. Münch. gynäkol. Ges. 10. März 1910. Ref. Monatsschr. f. Geburtsh. u. Gynäkol. Bd. 32, S. 507. 1910. — *Derselbe,* Fibroma vaginae. Münch. gynäkol. Ges. 10. März 1910. Ref. Monatsschr. f. Geburtsh. u. Gynäkol. Bd. 32, S. 506. 1910. — *Derselbe,* Fibrome der Vagina. Münch. gynäkol. Ges. 14. Juli 1910. Ref. Monatsschr. f. Geburtsh. u. Gynäkol. Bd. 33, S. 243. — *Derselbe,* Papilläres Fibrom des Septum urethro-vaginale. Münch. gynäkol. Ges. 20. Mai 1915. Ref. Monatsschr. f. Geburtsh. u. Gynäkol. Bd. 42, S. 549. — *Derselbe,* Über Fibroadenoma fornicale (Serositis fibroadenomatosa recto-cervicalis). Monatsschr. f. Geburtsh. u. Gynäkol. Bd. 42, S. 492. 1915. — *Amersbach,* Über die Staphylokokken in den Geschlechtswegen normaler Schwangerer. Zeitschr. f. Geburtsh. u. Gynäkol. Bd. 70, H. 2. Ref. Zentralbl. f. Gynäkol. 1912; Münch. med. Wochenschrift 1912. — *Amodei,* Cancro primitivo della vagina. Riv. ital. di ginecol. Vol. 5, p. 150. 1926. — *Andérodias,* Thèse de Bordeaux. 1900. — *Apel, R.,* Über die drei Reinheitsgrade der Scheidenflora am Ende der Gravidität. Arch. f. Gynäkol. Bd. 119, S. 115. — *Apfelstedt* und *Aschoff,* Über bösartige Tumoren der Chorionzotten. Arch. f. Gynäkol. Bd. 50, S. 511. 1896. — *d'Arcy-Power,* Primary Sarcoma of the Vagina. Pathol. Soc. of London. 15. Okt. 1895. Ref. Lancet 1895. Vol. 2, p. 984. — *Argaud* et *Piollet,* Primäres glanduläres Scheidencarcinom. Rev. de chirurg. 1911, Nr. 8. Ref. Zentralbl. f. Gynäkol. 1911. S. 687. — *Arnold, C. A.,* Epithelioma of vagina; removal; rapid recocery. Lancet 1889. Vol. 1, p. 1304. — *Artusi,* Über die kausale Genese der adenomyomatösen Wucherungen des weiblichen Genitalapparates. Arch. f. Gynäkol. Bd. 123, S. 114. 1925. — *Arnold, M.,* Trichomonas vaginalis Donné als Parasit in der Harnblase einer Gravida. Zeitschr. f. Urol. Bd. 4, S. 215. 1914. — *Arx, v.,* Die Psychogenese des Fluor albus und seine Therapie. Schweiz. med. Wochenschr. 1926, S. 243. — *Asch,* Diskussionsbemerkungen. Verhandl. d. dtsch. Ges. f. Gynäkol. 1925; Arch. f. Gynäkol. Bd. 125, S. 444. — *Derselbe,*

Zur Behandlung der Gonorrhöe. Verhandl. d. dtsch. Ges. f. Gynäkol. Bd. 5, S. 443. 1893. — *Derselbe*, Spontane Gangrän der Scheide. Gynäkol. Ges. Breslau. 22. Jan. 1907. Ref. Zentralbl. f. Gynäkol. 1907. S. 1205. — *Derselbe*, Die Behandlung der Gonokokkeninfektion des Weibes im Kriege. Monatsschr. f. Geburtsh. u. Gynäkol. Bd. 45, S. 109. 1917. — *Asch* und *Wolff*, Diagnose und Behandlung der Gonorrhöe des Weibes und die Feststellung ihrer Heilung. Münch. med. Wochenschr. 1922. S. 1273. — *Aschheim*, Carcinom der hinteren Scheidenwand. Ges. f. Geburtsh. u. Gynäkol. zu Berlin, 8. Nov. 1912. Ref. Zentralbl. f. Gynäkol. Bd. 18. Zeitschr. f. Geburtsh. u. Gynäkol. Bd. 73, H. 1. — *Derselbe*, Adenomyosis der Scheide. Zentralbl. f. Gynäkol. 1929, S. 2682f. — *Aschheim-Meidner*, Erfahrungen mit intensiver Mesothorbestrahlung bei gynäkologischen Carcinomen. Zeitschr. f. Geburtsh. u. Gynäkol. Bd. 77, S. 82. — *Ashburn*, Primary vaginal sarcoma. Cincinnati Lancet. 17. April 1897. Ref. Frommels Jahresber. f. Geburtsh. u. Gynäkol. 1897. S. 476. — *Aubert*, Rev. méd. de la Suisse romande 1905, Nr. 8, p. 584. Zit. nach Rollin. 1906. S. 20. — *Aufrecht*, Über den Wert der Scheidenglykogenprobe mit Preglscher Jodlösung. Zentralbl. f. Gynäkol. 1924. S. 2419. — *Awoki, T.*, Zur Pathologie der elastischen Fasern besonders der Haut. Virchows Arch. f. pathol. Anat. u. Physiol. Bd. 255. 1925.

Baatz, P., Trichomonas vaginalis in der weiblichen Harnblase. Monatsber. f. Urol. Bd. 7, S. 457. 1902. — *Bab*, Ref. Zentralbl. f. Gynäkol. 1908. S. 1455. — *Babes, Ziemssens* Handbuch der speziellen Pathologie und Therapie. Bd. 14, 2. Hälfte, S. 475. Leipzig 1884. Zit. nach Pick, Arch. f. Gynäkol. Bd. 46, S. 219. — *Backhaus*, 47jährige Gravida im 7. Monat mit einem fast handtellergroßen Carcinom der hinteren Vaginalwand. Ges. f. Geburtsh u. Gynäkol. Leipzig. 17. Juli 1899. Ref. Zentralbl. f. Gynäkol. 1899. S. 1369. — *Bäcker*, Die Infektionskrankheiten der weiblichen Genitalien. Ref. Gynäkol. Rundschau 1907. H. 16. — *Bäcker, J.*, Fibromyoma vaginae. Budapesti kir. orvosegylsület. 18. Febr. 1893. Ref. Frommels Jahresber. 1893. S. 182. — *Bail, M.*, Über primäre Carcinome der Vagina nebst Veröffentlichung eines in der Universitäts-Frauenklinik in Tübingen beobachteten Falles von primärem Adenocarcinom der Scheide. Inaug.-Diss. Tübingen 1900. Ref. Zentralbl. f. Gynäkol. 1900. S. 1305. — *Baiardi, D.*, Sarcoma primitivo della vagina. Ann. di ostetr., ginecol e pediatr. Vol. 2, p. 47. 1880. Ref. Zentralbl. f. Gynäkol. 1880. S. 487. — *Bailly*, Gaz. des hôp. civ. et milit. 1873. Zit. nach Breisky. — *Baisch*, Ergebnisse der Radium- und Mesothoriumbehandlung der Genitalcarcinome. Zentralbl. f. Gynäkol. 1918. S. 281. — *Balázs, D.*, Geheilter Fall von primärem Vaginalcarcinom. Zentralbl. f. Gynäkol. 1905. S. 1590. — *Ballerini*, Seltene Metastasen des Gebärmuttercarcinoms. Ref. Monatsschr. f. Geburtsh. u. Gynäkol. Bd. 36, S. 739. 1912. — *Barbour, S.*, Tumor fibromatosus vaginae. Practitioner. Febr. 1906. Zit. nach Frommels Jahresber. f. Geburtsh. u. Gynäkol. 1906. S. 113. Ref. Gynécologie. Tome 11, p. 132. 1906. — *Barkley, A. H.*, Fibroid tumors of the vagina. Surg., gynecol. a. obstetr. Vol. 13, p. 520. 1911. — *Barrère*, Contribution à l'étude des tumeurs malignes du vagin chez les enfants. Thèse de Bordeaux. 1901. — *Barsonkoff A.*, Nécrose du tiers supérieur du vagin. Ref. Gynécologie. Tome 3, p. 248. 1898. — *Bartlett, G. T.*, Hairpin taken from the vagina and rectum. St. Louis Cour. med. Bd. 20, S. 296—298. 1888. Ref. Frommels Jahresber. f. Geburtsh. u. Gynäkol. 1888. S. 480. — *Bartsch*, Quecksilbervergiftung mit tödlichem Ausgange. Münch. med. Wochenschr. 1907. S. 2138. — *Basset*, Mastdarmscheidenfistel nach Zwanck-Schillingschem Pessar. Hegars Beitr. Bd. 17, S. 188. 1912 u. Zentralbl. f. Gynäkol. 1912. — *Bastian, J.*, A propos de trois cas de cancer primitif du vagin. Gynaecologia Helvetica. Vol. 8. 1908. Ref. Zentralbl. f. Gynäkol. 1909. S. 1363. — *Batalin*, Scheidencyste. Wratschebnaja gaseta. 1912. Nr. 14. Sitzungsber. d. geburtsh.-gynäkol. Ges. zu Tomsk. Zit. nach Frommels Jahresber. f. Geburtsh. u. Gynäkol. 1912. S. 102. — *Derselbe*, Über Scheidencysten. Ssibirskaja Wratschebnaja gaseta. 1913. Nr. 21. Ref. Frommels Jahresber. f. Geburtsh. u. Gynäkol. 1913. S. 216. — *Bauer*, Cancroid of the anterior vaginal vault. Weekly med. Rev. 1891. Nr. 484. — *Bauer, A.*, Die Malignität der Blasenmole. Inaug.-Diss. Straßburg 1905. — *Bauer*, Gangrän der Vagina. Schlesische Ges. f. vaterländ. Kultur, 1. Febr. 1907. Ref. Dtsch. med. Wochenschr. 1907. S. 1154. — *Bauer, E.*, Carcinoma vaginae epitheliale. Zeitschr. f. Wundärzte u. Geburtshelfer. Bd. 28. Zentralbl. f. Gynäkol. 1877. S. 276. — *Baumgarten*, Über Vaginalcysten. Virchows Arch. f. pathol. Anat. u. Physiol. Bd. 107. S. 528. — *Baury*, Contribution à l'étude des fibromyomes periuréthraux. Thèse de Paris 1896. — *Bax*, Frommels Jahresber. 1889. S. 537. — *Bazzocchi e Zaccaria*, Di un caso di perivaginite flemmonosa dissecante nel corso dell' infezione tifosa terminato colla guarigione; note cliniche e sperimentali. Ann. di ostetr. e ginecol. 1901, p. 460. Zit. nach Frommels Jahresber. f. Gynäkol. u. Geburtsh. 1901. S. 536. — *Becker, H.*, Zwei Fälle von Adenomyositis uteri et recti. Zentralbl. f. Gynäkol. 1920. S. 490. — *Beckhaus*, Zur Lehre von den Scheidencysten. Inaug.-Diss. München 1905. — *Beckmann*, L'ulcère rond simple du vagin. Ann. de gynécol. 1897. p. 388. — *Derselbe*, Zur Lehre von den heterologen mesodermalen Neubildungen der Cervix uteri. Journal akuscherstwa i shenskich bolesnei. Vol. 28, p. 1123. 1913. Ref. Frommels Jahresber. f. Geburtsh. u. Gynäkol. 1913. S. 366. —

Beckwith, Zit. nach Neugebauer (1893) aus Fantl, Wien. med. Presse. 1888. Nr. 52, siehe auch *Frommels* Jahresber. 1888, S. 480. — *Begger,* Über die Resorption von Medikamenten durch die Scheidenschleimhaut an Hand eines Falles von Sublimatvergiftung. Inaug.-Diss. München 1923. — *Behrens, B.* und *H. Naujoks,* Der Säuregrad des Scheidensekrets. Zeitschr. f. d. ges. exp. Med. Bd. 47, S. 178. 1925. — *Beigel,* Zur Entwicklungsgeschichte des Wolffschen Körpers beim Menschen. Med. Centralbl. 1878. Nr. 27. Zit. nach Dohrn (1883). — *Belgrano,* Caso di cisti della vagina da residui del corpo di Wolff. Rass. d'ostetr. e ginecol. 1908. Nr. 12. Frommels Jahresber. f. Geburtsh. u. Gynäkol. 1909, S. 156. — *Bellamy,* Vaginalkrebs. Med. Times a. Gaz. Vol. 2. 30. Okt. 1880. Zentralbl. f. Gynäkol. 1891. S. 780. — *Bengelsdorff,* Über die Reaktion des Scheidensekretes. Arch. f. Gynäkol. Bd. 78. — *Bensen, W.,* Untersuchungen über Trichomonas intestinalis und vaginalis des Menschen. Arch. f. Protistenkunde Bd. 18, S. 115. 1910. — *Benthin,* Der genitale Ausfluß und seine Behandlung. Med. Klinik. 1921. S. 971. — *Bérard et Leriche,* Über die totale abdomino-vaginale Kastration in der Behandlung des Scheidenkrebses. Lyon. méd. 1906. Nr. 46. Ref. Zentralbl. f. Gynäkol. 1907. S. 1463. Frommels Jahresber. f. Geburtsh. u. Gynäkol. 1907. S. 144. *Berg,* Über die Schwämmchen bei Kindern. Bremen 1842. — *Berggrün,* Bakteriologische Untersuchungen bei der Vulvovaginitis kleiner Mädchen. Arch. f. Kinderheilk. Bd. 15, H. 5 u. 6. 1893. — *Bergholm, H.,* Über Mikroorganismen des Vaginalsecretes Schwangerer. Arch. f. Gynäkol. Bd. 66, S. 497. 1902. — *Bernard,* Epithélioma primitif du vagin. Thèse de Paris 1895. Zentralbl. f. Gynäkol. 1895. S. 1335. — *Bese, Gabriel,* Leucoplasie et cancroides de la muqueuse vulvo-vaginale. Paris 1887. — *Beule, de,* Considération au sujet du cancer primitif du vagin et de son traitement. Zit. nach Gynäkol. Rundschau. 1910. H. 21. — *Beuttner,* Ulcus rotundum simplex vaginae. Monatsschr. f. Geburtsh. u. Gynäkol. Bd. 3, S. 121. 1896. — *Biberstein, H.,* Diskussionsbemerkung. Gynäkol. Ges. zu Breslau, 28. Juni 1921. Ref. Zentralbl. f. Gynäkol. 1921. S. 1582 f. — *Derselbe, H.,* Versuche über Immuntherapie der Warzen und Kondylome. Klin. Wochenschr. 1925. S. 638. — *Biedermann, W.,* Vergleichende Physiologie des Integuments der Wirbeltiere. Ergebn. d. Biol. Bd. 1, S. 1. 1926. — *Bienenfeld, Bianca,* Zur Klinik der Vaginalcysten. Wien. med. Wochenschr. 1925, S. 1268. — *Dieselbe,* Primäres Scheidencarcinom. Geburtsh.-gynäkol. Ges. zu Wien, 22. Juni 1926. Ref. Zentralbl. f. Gynäkol. 1926. S. 2974. — *Bierfreund,* Ein Fall von Tuberkulose der Vagina ohne gleichzeitige Tuberkulose der übrigen Beckenorgane. Zeitschr. f. Geburtsh. u. Gynäkol. Bd. 15, S. 425. 1888. — *Biggs, G.,* Diphtheritic vaginitis. Med. record. Vol. 44, p. 152. 1893. — *Bigler,* Zur Genese und Therapie des weiblichen Genitalfluors. Schweiz. med. Wochenschr. 1922. S. 1193. Ref. in Frommels Jahresber. f. Geburtsh. u. Gynäkol. 1922. S. 290. — *Binger, A.,* Die psychogene Ätiologie des Fluor albus. Inaug.-Diss. Berlin 1923 (1924) u. Therapie d. Gegenw. Bd. 64, S. 346. — *Bissel-Dougal,* A comparative study of two adwanced cases of cancer of cervix uteri. Bull. of the woman hosp. New York City Vol. 1, Nr. 4. — *Björkenheim, E. A.,* (Helsingfors) Contribution à l'étude de la muqueuse utéro-vaginale chez la femme à différents âges. Rev. de gynécol. et chirurg. abdominale. Tome 12, Nr. 4. Paris 1908. — *Blagovertschensky, N.,* Exstirpation de la paroi postérieur du vagin et du cul-de sac postérieur dans un cas de carcinoma mixte. Gaz. méd. de Paris 1890. Tome 7, p. 97/99. — *Blair, E. M.,* Ovarian haemotomata. Surg., gynécol. a. obstetr. Vol. 37, p. 379—383. 1923. — *Blau, L.,* Einiges Pathologisch-Anatomische über den Gebärmutterkrebs. Inaug.-Diss. Berlin 1870. — *Blondel, R.,* Observation d'un pessaire ayant séjourné dans le vagin pendant 32 ans. Soc. obstétr. et gynécol. 1899. — *Bode,* Stenose beider Ureteren durch einen in der Scheide befindlichen Fremdkörper. Münch. med. Wochenschr. 1912. — *Bodenstein,* Zur Existenz und Therapie der chronischen Vaginalgonorrhöe. Dtsch. med. Wochenschr. 1897. S. 669. — *Bodenstein, O.,* Gibt es eine „Perivaginitis phlegmonosa dissecans"? Monatsschr. f. Geburtsh. u. Gynäkol. Bd. 8, S. 613. 1898. — *Boekelmann,* Beitrag zur Lehre der Adenomyosis recto-vaginalis. Inaug.-Diss. Berlin 1920. Ref. Zentralbl. f. Gynäkol. 1921. S. 1724. — *Bohm, H.,* Traumatische Epithelcyste und Fremdkörperriesenzellen in der Haut. Virchows Arch. f. pathol. Anat. u. Physiol. Bd. 144. — *Boldt, H. J.,* Fibroid tumor developed in the middle part of the anterior vaginal wall. Transact. of the New York obstetr. soc., 8. Mai 1906. Ref. Americ. journ. of obstetr. a. gynecol. Vol. 54, 2. p. 552. 1906. — *Derselbe,* Primary melanotic sarcoma of the posterior vaginal wall. Transact. of the New York obstetr. soc., 8. Mai 1906. Americ. journ. of obstetr. a. gynecol. Vol. 54, p. 550. Okt. 1906. — *Bonamy,* Pessaire de Zwangk. Soc. de Chir. de Paris, 10. Juli. Presse med. p. 570. (Folge Rektovaginalfistel). — *Bonnefous,* Contribution à l'étude du cancer primitif du vagin. Thèse de Paris. Frommels Jahresber. f. Geburtsh. u. Gynäkol. 1902. S. 222. — *Bonney, V.* and *B. Glendining,* Adenomatosis vaginae: a hitherto undescribed condition. Proc. of the roy. soc. of med. Vol. 4. Obstetr. a. gynecol. sect. p. 18. 1911. — *Borst,* Die Lehre von den Geschwülsten. Wiesbaden 1902. — *Derselbe,* Allgemeine Pathologie der malignen Geschwülste. Leipzig: S. Hirzel 1924. — *Bortkiewitsch,* Beitrag zur Kenntnis der sogenannten Adenomyome des weiblichen Genitaltraktus. Arch. f. Gynäkol. Bd. 101, S. 620. 1914. — *Bourret, Ch.,* De l'infection puerpérale à bacilles de Loeffler. L'obstétrique. Tome 4, p. 874. Nouvelle série. 1911. — *Boursier*, Une forme rare d'epithelioma primitif du vagin. Gynécol. Nr. 5. Frommels Jahresber. f. Geburtsh. u. Gynäkol. 1906. S. 113. — *Boutin, H.*, Contribution à l'étude du fibromyome télangiectasique du vagin. Thèse de Paris 1898. — *Brabury*, St. Louis med. a. surg. journ. 1885. p. 125. Zit. nach R. R. Smith. Americ. journ. of obstetr. a. gynecol. Vol. 45, p. 146. 1902. — *Brainerd, F. O.*, Hemorrhage from vaginal tumor. Kansas med. journ. Topeka. Vol. 6, p. 442. — *Braun, G.*, Wiener med. Wochenschr. 1885. Nr. 51. Zit. nach Veits Handbuch. 1. Aufl. Bd. 1, S. 351. — *Braun, H.*, Über die traubenförmigen Sarkome der Vagina und des Uterus. Inaug.-Diss. Greifswald 1896. — *Braithwaite*, Destructive ulceration of the vagina. Lancet. 1894. Tome 2, p. 132. — *Breisky, A.*, Die Krankheiten der Vagina. In Billroth-Lueckes Handbuch der Frauenkrankheiten. 2. Aufl. Bd. 3, S. 579. Stuttgart: Ferdinand Enke 1886. — *Bremicker*, Vergleichende Studien über die Biologie der Vagina. Arch. f. Gynäkol. Bd. 129, S. 807. 1927. — *Brenner*, Ein Fall von beginnendem Chorionepithelioma malignum mit frischer, kleiner Metastase in der Scheide. Monatsschr. f. Geburtsh. u. Gynäkol. Bd. 27, S. 574. 1908. — *Brink*, Bakteriologie des weiblichen Genitalkanales. Sammelref. Gynäkol. Rundschau 1907. H. 5. — *Broer, F. W.*, Über Fremdkörper in der Vagina mit besonderer Berücksichtigung eines in der Greifswalder gynäkologischen Klinik beobachteten Falles. Inaug.-Diss. Greifswald 1894. — *Brinkmann*, Zwei Fälle von Scheidendiphtherie mit Behringschem Heilserum behandelt. Dtsch. med. Wochenschr. 1896. S. 384. — *Bröse*, Vaginitis dissecans. Verhandl. d. Ges. f. Geburtsh. u. Gynäkol. zu Berlin, 24. Juni 1892. Ref. Zeitschr. f. Geburtsh. u. Gynäkol. Bd. 24, S. 362. 1892. — *Derselbe*, Scheidencarcinom. Ges. f. Geburtsh. u. Gynäkol. zu Berlin, 8. Nov. 1912. Ref. Zentralbl. f. Gynäkol. Nr. 18. Zeitschr. f. Geburtsh. u. Gynäkol. Bd. 73, H. 1. — *Derselbe*, Über Exstirpatio vaginae. Zeitschr. f. Geburtsh. u. Gynäkol. Bd. 43, S. 228. 1900. Zentralbl. f. Gynäkol. 1901. S. 88. — *Derselbe*, Demonstration eines primären Scheidencarcinoms bei einer 62jährigen Frau. Zentralbl. f. Gynäkol. 1902. S. 898. — *Derselbe*, Der Fluor genitalis der Virgines. Med. Klinik. 1924. S. 703. — *Brosz, S.*, Ein in die Scheidenwand eingewachsenes Pessarium. Ges. ungar. Spitalärzte, 5. April. Ref. Gynäkol. Rundschau 1913. H. 1. — *Brouardel, P.*, De la tuberculisation des organes génitaux de la femme. Paris 1865. — *Broun*, Primary epithelioma of the posterior wall of the vagina. Americ. journ. of obstetr. a. gynecol. Mai. Frommels Jahresber. f. Geburtsh. u. Gynäkol. 1902. S. 222. — *Browicz*, Über das runde Geschwür der Vaginalportion der Gebärmutter und der Scheide (das sogenannte Clarkesche corrodierende Geschwür). Przeglad lekarski. 1887. Ref. Zentralbl. f. Gynäkol. 1888. S. 94. — *Brown, B. B.*, Baltimore Gynaecological soc. 1900. Zit. nach M. Farland. — *Brown, Lewy*, New York med. journ. 1888. p. 261. — *Browne*, Scheidencarcinom bei einem 3jährigen Kind. Geburtsh. u. Gynäkol. Ges. zu Baltimore, 14. März 1899. Ref. Monatsschr. f. Geburtsh. u. Gynäkol. Bd. 10, S. 248. — *Bruck, Carl*, Beiträge zur Kenntnis der Pathogenese des weichen Schankers. Arch. f. Dermatol. u. Syphilis. Bd. 129, S. 170. 1921. — *Bruckner*, Der primäre Scheidenkrebs und seine Behandlung. Zeitschr. f. Geburtsh. u. Gynäkol. Bd. 6, S. 110. 1880. — *Brüning*, Tuberkulose der weiblichen Geschlechtsorgane im Kindesalter. Monatsschr. f. Geburtsh. u. Gynäkol. Bd. 16, S. 144. 1902. *Bruhns, C.*, Über die Lymphgefäße der weiblichen Genitalien nebst einigen Bemerkungen über die Topographie der Leistendrüsen. Arch. f. Anat. u. Physiol. Anat. Abt. 1898. S. 57. — *Brunet*, Ergebnisse der abdominalen Radikaloperation des Gebärmutterscheidenkrebses mittels Laparotomia hypogastrica. Zeitschr. f. Geburtsh. u. Gynäkol. Bd. 56, S. 1, 9. 1905. — *Brunet, G.*, Ergebnisse der abdominalen Radikaloperation des Gebärmutterscheidenkrebses mittels Laparotomia hypogastrica. Zentralbl. f. Gynäkol. 1905. S. 1491. — *Bruno*, Contribution à l'étude du cancer primitif du vagin. Thèse de Lille. 1897. Frommels Jahresber. f. Geburtsh. u. Gynäkol. 1898. S. 486. — *Bucura*, Zur Technik der intrauterinen Behandlung. Wien. klin. Wochenschr. 1914. Nr. 6. — *Derselbe*, Zur Diagnose der Gonorrhöe beim Weibe. Wien. klin. Wochenschr. 1916. Nr. 11. — *Derselbe*, Wiederholter Gonokokkennachweis bei einer Frau ohne Krankheitserscheinungen. Wien. klin. Wochenschr. 1919. Nr. 17. — *Derselbe*, Die Gonorrhöe des Weibes. Wien. klin. Wochenschr. 1920. Nr. 36. — *Derselbe*, Beitrag zur Behandlung gonorrhoischer Adnexerkrankungen und zur Prophylaxe postoperativer Komplikationen nach gynäkologischen Operationen. Wien. klin. Wochenschr. 1921. Nr. 17. — *Derselbe*, Die Vaccinetherapie in der Gynäkologie. Ihre Erfolge und Mißerfolge. Arch. f. Gynäkol. Bd. 119, S. 384. 1923. — *Derselbe*, Die Behandlung der entzündlichen Erkrankungen des weiblichen Genitale. Aus den internationalen Fortbildungskursen der Wiener med. Fakultät. Heft 23. Wien: Julius Springer 1924. — *Derselbe*, Saugglockenbehandlung der chronischen Cervicitis. Wien. klin. Wochenschr. 1924. Nr. 37. — *Derselbe*, Besonderheiten der weiblichen Gonorrhöe. Wien. med. Wochenschr. 1926. S. 1171. — *Derselbe*, Richtlinien zur Behandlung des nicht gonorrhoischen Fluors. Wien. klin. Wochenschr. 1928. S. 598. — *Bültemann*, Über den Wassergehalt des Scheidensekretes. Zentralbl. f. Gynäkol. 1927. S. 458. — *Bürger*, Zwei Fälle von Chorionepithelioma malignum. Geburtsh.-gynäkol. Ges. in Wien 14. Juni 1904. Ref. Zentralbl. f. Gynäkol.

1905. S. 375. — *Bumke*, Epitheliale Neubildungen im rektogenitalen Zwischengewebe beim Weibe. Ein Beitrag zur Pathologie des Gartnerschen Ganges. Inaug.-Diss. Berlin 1914 u. Virchows Arch. f. pathol. Anat. u. Physiol. Bd. 217. — *Bumm*, Der Mikroorganismus der gonorrhoischen Schleimhauterkrankung „Gonokokkus Neißer". 2. Aufl. Wiesbaden: J. F. Bergmann 1887. — *Derselbe*, Über Diphtherie und Kindbettfieber. Zeitschr. f. Geburtsh. u. Gynäkol. Bd. 33, S. 126. 1895. — *Derselbe*, Die gonorrhoischen Erkrankungen der weiblichen Harn- und Geschlechtsorgane. In Veits Handbuch der Gynäkologie. 2. Aufl. Bd. 2, S. 1. Wiesbaden 1907. — *Bumm, E.* u. *P. Schäfer*, Erfahrungen über die Strahlenbehandlung der Genitalcarcinome. Arch. f. Gynäkol. Bd. 106, H. 1. Ref. Zentralbl. f. Gynäkol. 1917. — *Bungart*, Verschiedenartige Carcinome mit Radium behandelt. Allg. ärztl. Verein zu Köln, 16. März. Ref. Münch. med. Wochenschr. 1914. — *Bunnemann*, Über psychogenen Fluor albus. Therapie d. Gegenw. 1921. S. 132. — *Burckhardt, O.*, Papillom der hinteren Vaginalwand. Med. Ges. zu Basel, 21. Juni 1917. Ref. Berl. klin. Wochenschr. 1917. S. 884. — *Burdzinsky*, Deux cas de chorioépithéliome du vagin. Soc. d'obstétr. et de gynécol. de St. Petersbourg, 17. April 1903. Ref. Rev. franç. de gynécol. et d'obstétr. Tome 8, p. 127. Jan. 1904. — *Burns, J. W.*, Leucorrhoea and its treatment. Practitioner. Vol. 112, p. 53. 1924. — *Busse, O.*, Über die sogenannte Perivaginitis phlegmonosa dissecans. Arch. f. Gynäkol. Bd. 56, S. 489. 1898. — *Derselbe*, Über Deciduoma malignum. Greifswald. med. Verein, 2. Aug. 1902. Ref. Münch. med. Wochenschr. 1902, S. 1588. Dtsch. med. Wochenschr. 1902. Vereinsbeil. S. 289. — *Derselbe*, Über Chorionepitheliome, die außerhalb der Placentarstelle entstanden sind. Virchows Arch. f. pathol. Anat. u. Physiol. Bd. 174, S. 207. 1903. — *Butlin*, Diskussionsbemerkung zu dem Vortrag von d'Arcy-Power, Primary Sarcoma of the Vagina. Pathol. soc. of London 15. Okt. 1895. Ref. Lancet. 1895. Vol. 2, p. 984. — *Byford*, Americ. journ. of obstetr. a. gynecol. 1885. p. 1104. Zit. nach Smith, Americ. journ. of obstetr. a. gynecol. Vol. 45, p. 147.

Cadenat, A propos d'un cas de fibrome du vagin. Gynécol. et obstétr. Tome 3, p. 21. 1921. — *Caffier, P.*, Untersuchungen mit „Gonotest". Zentralbl. f. Gynäkol. 1926. S. 171. — *Cahen-Brach*, Die Urogenitalblenorrhöe der kleinen Mädchen. Dtsch. med. Wochenschr. 1892. S. 724. — *Calandra*, Le localizzazioni extrapolmonari del diplococco, colpite da diplococco lanceolato di Fränkel. Policlinico sez. prat. 1908. Nr. 6. Ref. nach Frommels Jahresber. f. Geburtsh. u. Gynäkol. 1908, S. 122. — *Callender*, Geburtsh.-gynäkol. Ges. in Edinburg. Lancet. 21. Juni 1902. Ref. Zentralbl. f. Gynäkol. 1902. S. 1183. — *Derselbe*, Scheidencarcinom, das nach zweimaliger Operation schnell rezidivierte. Zentralbl. f. Gynäkol. 1902. S. 1183. — *Calmann*, Scheidencarcinom. Demonstr. Geb. Ges. zu Hamburg, 13. Jan. Ref. Zentralbl. f. Gynäkol. 1914, S. 563. — *Calzolari, A.*, Corpo estraneo in vagina. Nota clinica. La Rassegna d'Ostetr. e. Ginecol. Anno 12, Nr. 8, p. 561—563. Napoli. — *Cameron, S. J.*, Fibrome und Fibromyome an ungewöhnlichen Stellen. Brit. med. assoc. 27. Juli bis 2. August 1907. Brit. med. journ. 24. Aug. 1907. Ref. Zentralbl. f. Gynäkol. 1908. S. 1256. — *Campacci, G.*, Das primäre Carcinom der Vagina und seine chirurgische Behandlung. Ann. di ostetr. e ginecol. Dez. 1901. Zentralbl. f. Gynäkol. 1903. S. 1103. — *Campana*, Le verrucosita della vagina blenorragica. Ann. di ostetr. e ginecol. Anno 32, Vol. 2, Nr. 7. Ref. in Frommels Jahresber. f. Geburtsh. u. Gynäkol. 1910. S. 216. — *McCann*, Myoma of the Vagina. Transact. Obstetr. soc. London Bd. 48, S. 182. 1906. Zit. nach A. Stein. *Derselbe*, Primary carcinoma of the vagina. Obstetr. soc. London. Vol. 48. Frommels Jahresber. f. Geburtsh. u. Gynäkol. 1906. S. 114. — *Casler, C. B.*, A unique diffuse uterine tumor, really an adenomyoma with stroma but no glands, menstruation after complete hysterotomy due to uterine mucosa in remaining ovary. Transact. of the Americ. gynecol. soc. Vol. 44, p. 69—84. 1919. — *Cassel*, Über Gonorrhöe bei kleinen Mädchen. Berl. klin. Wochenschr. 1893, Nr. 29. — *Cartledge*, A rare vaginal tumor. Americ. Pract. a. News Louisville 1888. p. 259. Ref. Frommels Jahresber. f. Geburtsh. u. Gynäkol. S. 1888. 478. — *Caswell, E. F.*, Fibrom der Vagina. Boston med. a. surg. journ. 16. Aug. 1883. Ref. Zentralbl. f. Gynäkol. 1884. S. 351. — *Catuffe*, Bull. et mém. de la soc. anat. de Paris 1877. Zit. aus Zweigbaum nach Vermeil. — *Caturani, M.*, Chorionepitholioma uteri mit vaginalen Metastasen. Acad. of Med. New York, 23. Dez. 1913. Ref. Med. Record. Vol. 85, Nr. 12. Zentralbl. f. Gynäkol. 1914. S. 948. — *Chaboux, G.*, De tumeurs malignes primitives du vagin. Thèse de Lyon. 1906. Frommels Jahresber. f. Geburtsh. u. Gynäkol. 1907. S. 114. — *Chalot*, Les cystes wolffiens du vagin. Ann. de gynécol. et d'obstétr. Tome 38, p. 11. 1893. — *Chénevière, E.*, Einige Fälle von Colpohyperplasia cystica. Arch. f. Gynäkol. Bd. 11, S. 351. 1877. — *Chéron*, Kyste du vagin, ouvert dans l'urèthre, calcul developpé dans cette cavité. Gaz. des hôp. civ. et milit. 1887. Zit. nach Gebhard. — *Derselbe*, Gaz. des hôp. civ. et milit. 1887. Nr. 54. Zit. nach Veit, Handbuch der Gynäkologie. 1. Aufl. Bd. 1, S. 335. — *Chéron et Duval*, Quelques observations des cancers utérins et vaginaux. Bull. et mém. de la soc. d'obstétr. de Paris. Dez. 1909. Nr. 9. Ref. Frommels Jahresber. f. Geburtsh. u. Gynäkol. 1910. S. 213. Zentralbl. f. Gynäkol. 1910. S. 1058. — *Chevassu, M.*, Ein Ganglion lymphaticum im

Septum rectovaginale bei gleichzeitigem Bestehen einer Vaginalcyste, eine zweite Cyste vortäuschend. Bull. et mém. de la soc. anat. de Paris. Mai 1910. p. 527. — *Chiari, H.*, Über die Gascysten der menschlichen Scheide. Zeitschr. f. Heilkunde. Bd. 6, S. 81. 1885. — *Derselbe*, Über den Befund ausgedehnter Ulceration in der Vulva und Vagina. Vierteljahrsschr. f. Dermatol. u. Syphilis. 1886. S. 341. — *Chiray et Sartory*, Sur la présence constante de l'endomyces albic., parasite du muquet dans l'intestin des enfants qui ne sont pas servis au soin. Cpt. rend. des séances de la soc. de biol. 1907. Nr. 4. Zit. nach Plaut. — *Chomitzky*, Zur Frage über die Genese der Cysten der vorderen Vaginalwand. Journal akuscherstwa ishenskich bolesnei. Dez. 1894. Ref. Frommels Jahresber. f. Geburtsh. u. Gynäkol. 1894. S. 222 u. 225. — *Christian, E. M. C.*, Contribution à l'étude de la pathogénie des kystes du vagin. Thèse de Lille. 1906. — *Christofoletti*, Geburtsh.-gynäkol. Ges. in Wien 14. Juni 1910. Ref. Zentralbl. f. Gynäkol. 1911. S. 310. — *Chrobak*, Demonstration eines per vaginam exstirpierten Uterus. Geburtsh.-gynäkol. Ges. in Wien 3. Nov. 1896. Ref. Zentralbl. f. Gynäkol. 1896, S. 1281. — *Chrschtschonovitsch, A.*, Beiträge zur Kenntnis der feineren Nerven der Vaginalschleimhaut. Sitzungsber. d. kaiserl. Akad. d. Wiss., Mathem.-naturw. Kl. Bd. 63, S. 301. 1871. — *Clarke, Ch. M.*, Observation on those diseases of females which are attended by discharges. 3. ed. London 1821. — *Cleveland, C.*, A fibroid of the anterior vaginal wall. Transact. New York obstetr. soc. New York journ. of obstetr. a. gynecol. Vol. 3, p. 54. Febr. 1893. Zit. nach Frommels Jahresbericht f. Geburtsh. u. Gynäkol. 1893. S. 182 u. 196. — *Cloquet*, Zit. nach Neugebauer (1893) aus Colombat. — *Coe*, Fibromyoma of the Urethrovaginal septum. New York obstetr. soc. 12. April 1898. Ref. Americ. journ. of obstetr. a. gynecol. Vol. 12, p. 815. 1898. — *Coen* und *Levy*, Über das Resorptionsvermögen der Vagina. Collegione italiana di letture sulla med. Serie 7, Nr. 2. Ref. Zentralbl. f. Gynäkol. 1894. S. 1261. — *Cohnstein*, Über Vaginitis exfoliativa und Dysmenorrhoea membranacea. Arch. f. Gynäkol. Bd. 17, S. 69. 1881. — *Colombat d'Isère*, Traité complet des maladies des femmes. Tome 1, p. 249. Paris 1843. Zit. nach Neugebauer (1893). — *Comby*, Therapeutische Monatsschr. 1892. Zit. nach Plaut. — *Condamin, R.*, Note sur une observation de fibrome juxta-urethral du vagin. Arch. prov. de chirurg. Paris. Tome 3, p. 568. 1894. — *Conitzer*, Verhandl. d. Ges. f. Geburtsh. u. Gynäkol. zu Berlin 25. Jan. 1895. Ref. Zeitschr. f. Geburtsh. u. Gynäkol. Bd. 32, S. 293. 1895. — *Cornil*, Ref. Progrès méd. 1879, Nr. 38. Zit. Zentralbl. f. Gynäkol. 1880. S. 288. — *Derselbe*, Communication à la soc. de biol. Séance du 11. April 1879. Zit. nach Zweigbaum aus Vermeil. — *Costa, da*, Großes Fibroid der vorderen Scheidenwand. Med. News 26. Okt. 1895. Ref. Zentralbl. f. Gynäkol. 1896. S. 798. — *Cova, E.*, Carcinoma primitivo della vagina complicante in gravidanza. Gyneolog. Tome 2. Frommels Jahresber. f. Gynäkol. u. Geburtsh. 1905, S. 147. — *Derselbe*, Die vaginalen Metastasen der Korpuscarcinome. Ginecologia. 1905. Nr. 22. Ref. Zentralbl. f. Gynäkol. 1907. S. 1527. — *Couvelaire*, Kyste du vagin observé et traité pendant la puerpéralité. Cpt. rend. soc. d'obstétr., de gynécol. et de paediatr. de Paris 1902. Tome 4, 8. fasc, p. 207—212. Okt. Ann. de gynécol. et d'obstétr. Tome 59, p. 166. März 1903. — *Cronin, H. J.*, Vulvo-vaginal inflammation due to mercury poisoning. Boston med. a. surg. journ. Vol. 193, p. 221. 1925. Ref. Ber. üb. d. ges. Gynäkol. Bd. 9, S. 202. — *Cukor*, Bemerkungen zu dem Artikel von Prof. Schweitzer: „Zur Frage der biologisch-chemischen Fluortherapie" in Nr. 50. 1922, des Zentralbl. f. Gynäkol. u. 1923. S. 486. — *Derselbe:* Zur Fluortherapie. Med. Klinik 1926. S. 1267. *Cullen, Th. S.*, The distribution of adenomyomas containing uterine mucosa. Arch. of surg. Vol. 1, p. 215. 1920. — *Derselbe*, Vaginal cysts. Bull. of Johns Hopkins hosp. Vol. 16, p. 207. 1905. — *Derselbe*, Adenomyoma of the recto-vaginal septum. Journ. of the Americ. med. assoc. Vol. 62, p. 835—838. 1914. Bull. of Johns Hopkins hosp. Vol. 38, p. 344. 1917. — *Derselbe*, The distribution of adenomyomas containing uterine mucosa. Americ. journ. of obstetr. a. gynecol. Vol. 80, p. 130. 1919. Arch. of surg. Vol. 1, p. 215—283. 1917. — *Derselbe*, 3 Fälle von gestieltem subserösem Adenomyom. Arch. of surg. Vol. 2. 1921. — *Derselbe*, Americ. journ. of obstetr. a. gynecol. Vol. 4, p. 562. 1922. — *Derselbe*, A further case of adenomyoma of the rectovaginal septum. Der Frauenarzt 1915, Nr. 3. — *Cuneo et Bloch*, Contribution à l'étude de l'amputation du rectum chez la femme. Journ. de chirurg. Tome 27. p. 529. 1926. — *Curschmann*, Der Unterleibstyphus. In Nothnagels spezielle Pathologie und Therapie. Bd. 3, 1, S. 183. 1902. — *Cuthbertson, W.*, Diphtheritic genital infection simulating puerperal fever. Journ. of the Americ. med. assoc. 1908. Vol. 2, p. 965. 19. Sept. Zit. nach Frommels Jahresber. f. Geburtsh. u. Gynäkol. 1908. S. 724 u. 737. — *Cuzzi*, Contributo allo studio della genesi delle cisti multiple vaginali. Atti d. soc. Italiana di ostetr. e ginecol. Vol. 15. Okt. 1908. Frommels Jahresber. f. Geburtsh. u. Gynäkol. 1909. S. 156. — *Cykowski*, Zur Lehre von den Fibromen und Fibromyomen der Vagina. Polska gazeta lekarska. 1903. Nr. 12 u. 13. Ref. bei Neugebauer, Bericht über die polnische geburtsh.-gynäkol. Literatur der Jahre 1903 u. 1904. Monatsschr. f. Geburtsh. u. Gynäkol. Bd. 22, S. 835. — *Czerwenka*, Ein Vorschlag zur Verhütung von Impfmetastasen im Paravaginalschnitt. Zentralbl. f. Gynäkol. 1912. S. 326.

Dahl, Die Nervenversorgung der weiblichen Geschlechtsorgane. In L. R. Müller, Die Lebensnerven. S. 339. Berlin 1924. — *Dahlmann,* Ein Fall von Fibromyom der vorderen Vaginalwand. Exstirpation. Heilung. Arch. f. Gynäkol. Bd. 15, S. 127. 1880. — *Dambrin,* Diskussionsbemerkung zu Tourneux. Bull. de la soc. d'obstétr. et de gynécol. Année 12, p. 595. 1923. — *Davidsohn, G.,* Zur Kenntnis der Scheidendrüsen und der aus ihnen hervorgehenden Cysten. Arch. f. Gynäkol. Bd. 61, S. 418. 1900. — *Davis, P.,* A case of vaginal diphtheria during pregnancy, with the recovery of the patient. Americ. journ. of obstetr. a. gynecol. Vol. 16, p. 376. 1900. — *Davis* and *Harris,* Syncytioma malignum and ectopic gestation causing pernicious nausea. Americ. journ. of obstetr. a. gynecol. Vol. 42, p. 1. 1900. Fall 2. — *Debauge,* Traitement du chancre simple et des bubons chancreux par la cauterisation au chlorure de zinc. Thèse de Paris 1858. Zit. nach Tomasczewski. — *Decio, C.,* Carcinom der Scheide und vorderen Vaginalportion; Resektion der erkrankten Vagina und Portio. Ann. di ostetr. e ginecol. Milano 1890. p. 107. — *Deck, H.,* Ein Fall von gemischtem Sarkom der Scheide im Kindesalter. Inaug.-Diss. Zürich 1907. Ref. Zentralbl. f. Gynäkol. 1910. S. 862. — *Delbanco,* Historisches über Unnas Streptobacillus. Arch. f. Dermatol. u. Syphilis. Bd. 129, S. 242. 1921. — *Dellepiane, G.,* Sul sarcoma ed endothelioma primitivi della vagina in adulte. Ann. di ostetr. e ginecol. Anno 46, p. 197. 1924. — *Demarquay-Mussoud,* Tumeur musculair du vagin du volume d'un gros oeuf. Ablation et guérison. La lancette française etc. Paris. Année 33, Nr. 83, p. 330. 1860. Zit. nach Kleinhans (1882), S. 342. — *Demme,* Die Mikroben der Scheide in ihrer Abhängigkeit von der Säurekonzentration des Nährbodens und ihre Variationsformen. Zentralbl. f. Bakteriol., Parasitenk. u. Infektionskrankh., Abt. I, Orig. Bd. 97, S. 41. 1926. — *Derselbe,* Bakteriologisch-biologische Studien der in der Vagina vorkommenden Mikroorganismen und ihrer Beziehungen zum Selbstreinigungsvermögen der Scheide. Arch. f. Gynäkol. Bd. 129, S. 913. 1927. — *Derselbe,* 19. medizinischer Bericht über die Thätigkeit des Jennerschen Kinderhospitals in Bern im Jahre 1881. S. 15. Bern 1882. — *Demme* u. *Baltzer,* Biologisch-chemische und bakteriologische Studien des Scheidensekretes im Verhältnis zur Menstruation. Arch. f. Gynäkol. Bd. 129, S. 900. 1927. — *Dennetières,* Cancer primitif de la cloison rectovaginale. Journ. des sciences méd. de Lille. Tome 1, p. 278—280. 1890. — *Dentu,* Sarcoma primitif du vagin dans l'enfance in Clinique chirurg. p. 473. Paris 1904. Zit. nach Rollin (1906). — *Deschamps,* Études sur quelques ulcérations rares et non vénériennes de la vulve et du vagin. Arch. de tocolog. Tome 12, p. 19—55, 120—145, 221—237. Jan.-Febr.-März 1885. Ref. Zentralbl. f. Gynäkol. 1886. S. 15. — *Dicke,* Myom der Vagina. Zentralbl. f. Gynäkol. 1913. S. 540. *Dieffenbach, J.,* Fremdkörper in den weiblichen Genitalien und der Harnblase. Inaug.-Diss. Berlin 1890. — *Dierks,* Der normale mensuelle Zyklus der menschlichen Vaginalschleimhaut. Arch. f. Gynäkol. Bd. 130, S. 46. 1927. — *Derselbe,* Schwere Scheidenverätzung durch Persil nach Abtreibungsversuch. Arch. f. Gynäkol. Bd. 130, S. 813. 1927. — *Derselbe,* Experimentelle Untersuchungen an menschlicher Vaginalschleimhaut. Arch. f. Gynäkol. Bd. 138, S. 111. 1929. — *Dietl,* Beiträge zur Biologie der Cervix. Zeitschr. f. Geburtsh. u. Gynäkol. Bd. 87, S. 447. 1924. — *Dietrich,* Zur Aktinotherapie des Genitalsarkoms. Zentralbl. f. Gynäkol. 1919. S. 791. — *Dirner, G.,* Ein operativer Fall von Carcinoma vaginae. Gynäkol. Sektion des Kgl. ungar. Ärztever. zu Budapest, 1. März 1910. Ref. Zentralbl. f. Gynäkol. 1911. S. 583. — *Dittel,* Die Dehnungszone des schwangeren und kreißenden Uterus. Wien: Franz Deuticke 1898. — *Dobbert,* Über partielle Nekrose des Uterus und der Vagina. St. Petersburger med. Wochenschrift 1890. Nr. 23. Ref. Zentralbl. f. Gynäkol. 1891. S. 639. — *Dock, G.,* Trichomonas as a parasite of man. Americ. journ. of the med. sciences. Philadelphia 1896. Ref. Zentralbl. f. Bakteriol., Parasitenk. u. Infektionskrankh. Abt. II. Bd. 20, S. 618. 1896. — *Döderlein, A.,* Das Scheidensekret und seine Bedeutung für das Puerperalfieber. Leipzig: Eduard Besold (Arthur Georgi) 1892. — *Derselbe,* Die Scheidensekretuntersuchungen. Zentralbl. f. Gynäkol. 1894. S. 10. — *Derselbe,* Vorläufige Mitteilung über weitere bakteriologische Untersuchungen des Scheidensekretes. Ges. f. Geburtsh. u. Gynäkol. zu Leipzig 28. April 1894. Ref. Zentralbl. f. Gynäkol. 1894. S. 779. — *Derselbe,* Vaginitis gonorrhoica bei fehlendem Uterus. Monatsschr. f. Geburtsh. u. Gynäkol. Bd. 5, S. 34. 1897. — *Derselbe,* Die Entzündungen der Gebärmutter. Veits Handbuch der Gynäkologie. 2. Aufl. Bd. 2, S. 100. Wiesbaden: J. F. Bergmann 1907. — *Derselbe,* Carcinom der hinteren Scheidenwand. Münch. gynäkol. Ges. 9. Juli 1908. Ref. Zentralbl. f. Gyänkol. 1908. S. 1289. — *Derselbe,* Röntgenstrahlen und Mesothorium in der gynäkologischen Therapie, insbesondere auch bei Uteruscarcinom. Monatsschr. f. Geburtsh. u. Gynäkol. Bd. 37, S. 553. 1913. — *Derselbe,* Diskussionsbemerkung zu dem Vortrage von Amann, Über Fibroadenoma fornicale. Münch. gynäkol. Ges. 20. Mai 1915. Ref. Monatsschr. f. Geburtsh. u. Gynäkol. Bd. 42, S. 547. — *Derselbe,* Diskussionsbemerkung. Verhandl. d. dtsch. Ges. f. Gynäkol. 1925. Arch. f. Gynäkol. Bd. 125, S. 452. — *Dohrn,* Über die Gartnerschen Kanäle beim Weibe. Arch. f. Gynäkol. Bd. 21, S. 328. 1883. — *Derselbe,* Schriften der Ges. zur Beförderung der gesamt. Naturwissenschaften zu Marburg. Bd. 9, S. 255. Zit. nach Kleinwächter, Zeitschr. f. Geburtsh. u. Gynäkol. Bd. 11, S. 270. — *Dohrn, M.,* Ist der Allen-Doisy-Test spezifisch für das weibliche Sexualhormon? Klin. Wochenschr. 1927. S. 359. — *Donald, Archibald* Fibroid der Vagina mit Uterusblutung. Med. chronicle. p. 103. Jan. 1889. Ref. Zentralbl. f. Gynäkol. 1889. S. 822. — *Derselbe,* Adenomyoma of the Rectovaginal space and ist association with ovarian tumours containing torry matarial. Journ. of obstetr. a. gynecol. of the Brit. Empire. Vol. 29, p. 447. 1922. — *Donné,* Recherches microscopiques sur la nature des mucus etc. Paris 1837. — *Doran, A.,* Malignant vaginal polypus secondary to an adrenal tumour of the kidney. Transact. of the obstetr. soc. London. Vol. 49, p. 182. 1907. — *Dougal, D.,* Primary carcinoma of the vagina treated by hysterovaginectomy. Journ. of obstetr. a. gynecol. of the Brit. Empire. Vol. 30, p. 38. 1923. — *Driessen,* Carcinoma vaginae. Nederlandsch tijdschr. v. verlosk. en gynäkol. Bd. 20, H. 3. Ref. Monatsschr. f. Geburtsh. u. Gynäkol. Bd. 44, H. 5. — *Ducrey,* Experimentelle Untersuchungen über das Kontagium des weichen Schankers. Internat. Kongreß f. Dermatol. u. Syphilis, Paris 1889. Ref. Monatsh. f. prakt. Dermatol. 1889. S. 221. — *Dührssen,* Über Exstirpation der Vagina. Zentralbl. f. Gynäkol. 1895. S. 234. — *Durand-Wever,* Papilläres Fibrom des Septum urethro-vaginale. Inaug.-Diss. München 1917. — *Dusch v.,* Über infektiöse Colpitis kleiner Mädchen. Dtsch. med. Wochenschr. 1888. Nr. 41. — *Dunger, R.,* Chorionepitheliom und Blasenmole. Beitr. z. pathol. Anat. u. z. allg. Pathol. Bd. 37, S. 296 u. 279. 1905 (Fall 2). — *Duplay, J.,* Contribution à l'étude du chorioépithél. primitif du vagin. Thèse de Paris 1905. — *Djakonoff, W. W.,* Über das primäre Scheidencarcinom und die Carcinomenucleation. Zentralbl. f. Gynäkol. 1905. S. 219. — *Dyroff,* Diskussionsbemerkung. Verhandl. d. dtsch. Ges. f. Gynäkol. 1925. Arch. f. Gynäkol. Bd. 125, S. 454.

Ebeler, Traubensarkom der Scheide im Kindesalter. Zentralbl. f. Gynäkol. 1917. S. 357. — *Eberhardt,* Diskussionsbemerkung. Verhandl. d. dtsch. Ges. f. Gynäkol. 1925. Arch. f. Gynäkol. Bd. 125, S. 457. *Edebohls,* Americ. obstetr. a. gynecol. journ. Juni/Aug. 1896. Ref. Zentralbl. f. Gynäkol. 1897. S. 305. — *Edelberg, K.,* Zur Ätiologie des Scheidenkrebses. Zentralbl. f. Gynäkol. 1914. S. 267. — *Eggel,* Melanosarkom der Vagina. Münch. med. Wochenschr. 1906. S. 2227. — *Ehrendorfer,* Primäres Carcinom der Vagina. Wissensch. Ärzte-Ges. in Innsbruck, 29. April 1910. Ref. Wien. klin. Wochenschr. 1910. Nr. 31. — *Ehrmann, S.,* Initialaffekt usw. Handbuch der Geschlechtskrankheiten von Finger, Jadassohn, Ehrmann, Groß. Bd. 2, S. 959. Wien u. Leipzig: Alfred Hölder 1912. — *Eiselsberg v.,* Geburtsh.-gynäkol. Ges. in Wien 12. März 1889. Ref. Zentralbl. f. Gynäkol. 1889. S. 619. — *Derselbe,* Exstirpation des Rectums und der Vagina wegen Carcinom. Sitzungsber. d. geburtsh.-gynäkol. Ges. in Wien 1889. Nr. 4. — *Eisenbrey, A. B.,* Kongenitales Sarkom der Vagina. Proc. of the New York pathol. soc. Vol. 15. Mai 1915. Ref. Zentralbl. f. Gynäkol. 1915. S. 459. — *Eisenlohr, W.,* Das interstitielle Vaginal-, Darm- und Harnblasenemphysem, zurückgeführt auf gasentwickelnde Bakterien. Beitr. z. pathol. Anat. u. z. allg. Pathol. Bd. 3, S. 101. 1888. — *Elischer, J.,* Hüvelyfibromyoma esete. Orvosi Hetilap. 1892. Nr. 12. Ref. Frommels Jahresber. f. Geburtsh. u. Gynäkol. 1892. S. 623. — *Emanuel,* Beitrag zur Lehre von der Uterustuberkulose. Zeitschr. f. Geburtsh. u. Gynäkol. Bd. 29, S. 135. 1894. — *Emmert,* Journ. of the Americ. med. assoc. Vol. 29, p. 1141. 1897. — *Engelhorn,* Fränkische Ges. f. Geburtsh. u. Frauenheilk. 26. Jan. 1908. Ref. Monatsschr. f. Geburtsh. u. Gynäkol. Bd. 27, S. 658. 1908. — *Derselbe,* Tötet das Vaginalsekret Tuberkelbazillen ab? Bayer. Ges. f. Geburtsh. u. Gynäkol. München 7. Juli 1912. Ref. Münch. med. Wochenschr. 1912. S. 1932. — *Derselbe,* Fall von Colpitis cruposa. Naturwiss.-med. Ges. zu Jena, 4. Nov. 1915. Ref. Münch. med. Wochenschr. 1915. S. 1728. — *Engel-Reimers, J.,* Die Geschlechtskrankheiten. Herausgegeb. von R. Hahn u. C. Maes. Hamburg: Lucas Gräfe u. Sillem 1908. — *Engländer, B.,* Oberflächliche Nekrose der Scheidenschleimhaut im Verlaufe einer Entzündung des Beckenbindegewebes. Gynäkol. Rundschau. Jg. 1, S. 649. 1907. — *Eppinger, H.,* Prager Vierteljahrsschr. f. prakt. Heilk. Bd. 120, S. 32. 1873. Prager med. Wochenschr. 1878. S. 88. — *Derselbe,* Beiträge zur pathologischen Anatomie der menschlichen Vagina. Zeitschr. f. Heilkunde. Bd. 1, S. 369. 1880. — *Derselbe,* Beiträge zur pathologischen Anatomie der menschlichen Vagina. II. Dysenteria vaginae (Colpitis dysenterica). Zeitschr. f. Heilkunde. Bd. 3, S. 36. 1882. — *Epstein,* Über Vulvovaginitis gonorrhoica bei kleinen Mädchen. Arch. f. Dermatol. u. Syphilis. 1891. 2. Erg.-Heft, S. 3. — *Epstein, B.,* Studien zur Soorkrankheit. Jahrb. f. Kinderheilk. Bd. 104 (3. Folge, Bd. 54), S. 129. 1924. — *Erikson, E. A.,* Fall von Vulvovaginitis, verursacht durch Diphtheriebacillen. Hygiea. Bd. 1, p. 651, Jg. 3, Folge 2. 1903. Ref. Zentralbl. f. Gynäkol. 1904. p. 911. — *Esch,* Diskussionsbemerkung. Verhandl. d. dtsch. Ges. f. Gynäkol. 1925. Arch. f. Gynäkol. Bd. 125, S. 457. — *Esch u. Schroeder,* Bakteriologische Untersuchungen über die Wirkung von Vaginalausspülungen gravider Frauen. Zeitschr. f. Geburtsh. u. Gynäkol. Bd. 70, H. 1. — *Escherich,* Die Darmbakterien des Säuglings. Stuttgart: Ferdinand Enke 1886. — *Eversmann,* Vaginalcyste. Geburtsh. Ges. zu Hamburg 8. Febr. 1910. Ref. Zentralbl. f. Gynäkol. 1910. S. 705.

Fabre et *Bourret*, Réunion obstétr. de Lyon, 16. März 1911. Zit. nach Bourret. — *Fabricius*, Myom der Vagina. Geburtsh.-gynäkol. Ges. in Wien, 9. Febr. 1909. Ref. Zentralbl. f. Gynäkol. 1909. S. 995 f. — *Derselbe*, Myofibrom der Vagina. Geburtsh.-gynäkol. Ges. in Wien, 17. Dez. 1907. Ref. Zentralbl. f. Gynäkol. 1908. S. 1191 f. — *Fabry*, Über die gonorrhoische Schleimhautaffektion beim Weibe. Dtsch. med. Wochenschr. 1888. S. 43. — *Falk, E.*, Berl. klin. Wochenschr. 1890. Nr. 45. — *Derselbe*, Diskussionsbemerkung. Verhandl. d. dtsch. Ges. f. Gynäkol. 1925. Arch. f. Gynäkol. Bd. 125, S. 447. — *Derselbe*, Über die Resorptionsfähigkeit der Schleimhaut der Vagina und des Uterus. Zentralbl. f. Gynäkol. 1909. S. 179. *Derselbe*, Demonstration eines primären, von der hinteren Wand der Scheide ausgehenden Scheidencarcinoms ohne Beteiligung des Uterus bei einer 19jährigen II. para. Ges. f. Geburtsh. u. Gynäkol. zu Berlin 24. Febr. 1911. Ref. Zentralbl. f. Gynäkol. 1911. S. 1511. — *Falkner, A.*, Beitrag zur Lehre von den Vaginalcysten. Zeitschr. f. Geburtsh. u. Gynäkol. Bd. 50, S. 557. 1903. — *Farland, J. Mc.*, Sarcoma of the vagina. Americ. journ. of the med. sciences. Vol. 141, p. 570. 1911. — *Farkas*, Chromsav àltal okozott seb a hüvelyben. Gyogyàscyt. Nr. 2. Zit. nach Frommels Jahrsber. f. Geburtsh. u. Gynäkol. 1893. S. 183. — *Favarger, M.*, Über Graviditäts- und Altersveränderungen der Vaginalschleimhaut. Inaug.-Diss. München 1913. — *Favell, R.*, North of England obstetrical and gynaecologial soc. 19. Nov. 1909. Ref. Brit. med. journ. 1909. Vol. 2, p. 1677. — *Favre*, Ann. de la soc. obstétr. de France. 1899. Zit. nach Bourret. — *Fedorowskaja-Wiridarskaja*, Ein Fall von Colpohyperplasia cystica. Journal akuscherstwa i shenskich bolesnei. Nov. 1897. Zit. nach Frommels Jahresber. f. Geburtsh. u. Gynäkol. 1897. S. 478. — *Feis*, Sammelbericht über neuere Arbeiten auf dem Gebiete der Genitaltuberkulose des Weibes. Monatsschr. f. Geburtsh. u. Gynäkol. Bd. 5, S. 249. 1897. — *Fenger*, Total exstirpation of the vagina for carcinoma. Americ. journ. of obstetr. a. gynecol. Vol. 27, p. 218. 1893. — *Fenomenow*, Primäres Vaginalfibrom. Russische Ges. f. Geburtsh. u. Gynäkol. 28. Nov. 1903. Ref. Monatsschr. f. Geburtsh. u. Gynäkol. Bd. 19, S. 291. — *Feodoroff, I. I. I.*, Der primäre Scheidenkrebs und seine Behandlung. Journal akuscherstwa i Shenskich bolesnei St. Petersburg. p. 167. 1880. Zit. nach Veits Handbuch der Gynäkologie. 1. Aufl. Bd. 1, S.365. — *Fergusson*, Simple papillomata removed from vaginal vault after vaginal hysterectomy for cervical cancer. Journ. of obstetr. a. gynecol. of the Brit. Empire. Vol. 20. p. 124. — *Ferri*, Carcinoma primitivo della vagina complicante la gravidanza. Arte ostetr. Nr. 1—2, p. 4—28. Milano 1902 (?), 1901 (?). Ref. Frommels Jahresber. f. Geburtsh. u. Gynäkol. 1902. S. 708. — *Ferrari, P.*, Mixoma pedunculato della vagina. Sala chirurg. d'osp. magg. di Bergamo. 1891. p. 179. Ref. Frommels Jahresber. f. Geburtsh. u. Gynäkol. 1892. S. 623. — *Ferroni*, Die Wertheimsche Operation für die Behandlung des primären Scheidencarcinoms. Lucina Nr. 1. Ref. Gynäkol. Rundschau. 1915. — *Fiedler*, Beitrag zur Kenntnis der syncytialen Tumoren. Inaug.-Diss. Kiel 1900. — *Fievez*, Adénome de la paroi vaginale. Semaine gynécol. Sept. 1907. p. 282. Ref. Frommels Jahresber. f. Geburtsh. u. Gynäkol. 1908. S. 119. — *Findley, Palmer*, Primary-Chorioepithelioma malignum outside of the placental site: with report of a case. Journ. of the Americ. med. assoc. 5. Nov. 1904. Zit. nach Risel. — *Fischer, A. R.*, Ein Fall von primärem Vaginalkrebs. Geburtsh. u. gynäkol. Ges. in St. Petersburg, 22. Sept. 1888. Zentralbl. f. Gynäkol. 1889. Nr. 5. — *Fischer, B.*, Sublimatvergiftung nach 2 vaginalen Spülungen. Ärztl. Verein Frankfurt a. M., 17. Febr. 1913. Ref. Münch. med. Wochenschr. 1913. S. 609. — *Derselbe*, Grundprobleme der Geschwulstlehre. IV. Der Begriff der Kausalität. Frankfurt. Zeitschr. f. Pathol. Bd. 12, S. 369. 1913. — *Derselbe*, Nekrose der gesamten Vaginalschleimhaut durch Sublimatspülungen. Ärztl. Verein Frankfurt a. M. 9. Febr. 1914. Ref. Münch. med. Wochenschr. 1914. S. 624. — *Derselbe*, Der Begriff der Krankheitsursache. Münch. med. Wochenschr. 1919. S. 985. — *Fischer, E.*, Zur Entstehungsweise sekundärer Scheidenkrebse bei primärem Gebärmutterkrebs. Zeitschr. f. Geburtsh. u. Gynäkol. Bd. 21, S. 185. 1891. — *Fischer, Ellen*, Zwei seltene Tumoren der Vagina. Inaug.-Diss. Heidelberg 1919. — *Fischer, F.*, Eine große Vaginalcyste der hinteren Scheidenwand als Geburtshindernis. Monatsschr. f. Geburtsh. u. Gynäkol. Bd. 35, S. 432. 1912. — *Fischer*, Gangränöse Diphtherie der Vagina. Altonaer ärztl. Verein, 23. April 1902. Ref. Münch. med. Wochenschr. 1902. S. 1779. — *Derselbe*, Über Kindergonorrhöe. Dtsch. med. Wochenschr. 1895. S. 861. — *Fischer* und *Brebeck*, Zur Morphologie, Biologie und Systematik der Kahmpilze, der Monilia candida und des Soorerregers. Jena: Gustav Fischer 1894. — *Fitzgerald*, Diphtheria in the Puerperium. Brit. med. journ. 1895. Vol. 2, p. 77. — *Flaischlen*, Über Implantationsrezidiv der Vagina. Ges. f. Geburtsh. u. Gynäkol. zu Berlin, 12. Jan. 1912. Ref. Zentralbl. f. Gynäkol. 1912. S. 899. — *Flaskamp*, Zur Frage der Pathogenität der Trichomonas vaginalis. Verhandl. d. dtsch. Ges. f. Gynäkol. 1925. Arch. f. Gynäkol. Bd. 125, S. 423. — *Flatau*, Isoliertes Carcinom der hinteren Scheidenwand. Nürnberger med. Ges. März. Jahresber. 1906. S. 114. — *Derselbe*, Inoperables Ca. vaginae nach operativ entferntem 27 Jahre lang gelegenem Pessar. Nürnberger med. Ges., Jahresber. 1907. S. 114. — *Flatau* und *Herzog*, Klinische und pathologisch-anatomische Mitteilungen über die Colpodystrophia postclimacterica (Colpitis vetularum). Arch. f. Gynäkol. Bd. 127, S. 113. 1926. — *Fleck*, Primäres Carcinom der vollkommen invertierten Scheide mit totalem Prolaps des Uterus. Zentralbl. f. Gynäkol. 1902. S. 109. — *Fleischmann*, Beitrag zur Frage der Spontanheilung des Chorionepithelioms. Monatsschr. f. Geburtsh. u. Gynäkol. Bd. 21, S. 353. 1905. — *Derselbe*, Hypernephrommetastasen in der Scheide. Geburtsh.-gynäkol. Ges. in Wien, 10. März 1914. Ref. Zentralbl. f. Gynäkol. 1915. S. 166. — *Derselbe*, Über eine seltene, vom Typus abweichende Form des Chorionepithelioms mit ungewöhnlichem Verlaufe. Monatsschr. f. Geburtsh. u. Gynäkol. Bd. 17, S. 415. 1903. — *Derselbe*, Hypernephrommetastasen in der Vagina. Zentralbl. f. Gynäkol. 1929. S. 1458. — *Foerster*, Gynäkologische Fälle und Präparate. New Yorker Monatsschrift 1900, März. Zit. nach Zentralbl. f. Gynäkol. 1901. S. 287. — *Foerster, Aug.*, Handbuch der pathologischen Anatomie. II. Spezielle pathologische Anatomie. Leipzig 1854. — *Follin*, Recherches sur le corps de Wolff. Thèse de Paris. 1850. — *Forßner*, Ein Fall von Mole mit anatomisch-maligner Metastase in der Vagina. Hygiea 1909. Nr. 12. Ref. Gynäkol. Rundschau. 1910. H. 14. — *Forßner, Hj.*, Adenomyokystom des hinteren Scheidengewölbes. Verhandl. d. geburtsh.-gynäkol. Sektion d. Ges. schwed. Ärzte. Hygia 1917/18. Ref. Frommels Jahresber. f. Geburtsh. u. Gynäkol. 1918. S. 43. — *Foulerton, A. G. R.*, Multiple papillomata of the vagina. Lancet. 1891. Vol. 2, p. 70. — *Fränkel*, Dtsch. Zeitschr. f. prakt. Med. 1875. Zit. nach Pick, Arch. f. Gynäkol. Bd. 46, S. 248. — *Fränkel, E.*, Orangengroßes breitbasiges Fibromyom der Vagina und Vulva; Enucleation; Heilung. Breslauer ärztl. Zeitschr. Bd. 9, S. 39. 1887. Ref. Frommels Jahresber. f. Geburtsh. u. Gynäkol. 1887. S. 404 u. 410; sowie Veits Handbuch der Gynäkologie. 1. Aufl. Bd. 1, S. 351. — *Fränkel, E.*, Über die bei Untersuchungen des Sekretes einer endemisch aufgetretenen Colpitis erhobenen Befunde. Dtsch. med. Wochenschrift 1885. S. 22. — *Fraikin*, Epithelioma primitif du vagin. Gaz. des hôp. de Toulouse. 29. Jan. Frommels Jahresber. f. Geburtsh. u. Gynäkol. 1898. S. 486. — *Frank*, Faustgroßes Myom der Vagina. Ges. f. Gynäkol. u. Geburtsh. zu Köln. 7. Febr. 1912. Ref. Monatsschr. f. Geburtsh. u. Gynäkol. Bd. 38. Erg.-H. S. 323. — *Frank*, Sectio caesarea bei großer Cyste des Gartnerschen Ganges. New York acad. of med. 23. Febr. 1915. Ref. Med. record. Zit. nach Frommels Jahresber. f. Geburtsh. u. Gynäkol. 1915. S. 35. — *Franke, R.*, Mikroskopische Untersuchungen über maligne Tumoren der Vulva und Vagina mit besonderer Berücksichtigung des Carcinoms. Inaug.-Diss. Berlin 1898. — *Derselbe*, Beiträge zur Kenntnis maligner Tumoren an den äußeren Genitalien des Weibes. Virchows Arch. f. pathol. Anat. u. Physiol. Bd. 154, S. 363. 1898. — *Frankl*, Das runde Mutterband. Denkschrift d. Kaiserl. Akad. d. Wiss. Wien 1902. — *Frankl, O.*, Über Endometrioma ovarii. Monatsschr. f. Geburtsh. u. Gynäkol. Bd. 62, S. 93. 1923. — *Derselbe*, Die Mißbildungen der Gebärmutter und Tumoren der Uterusligamente im Lichte embryologischer Erkenntnisse. Volkmanns Samml. klin. Vortr. 1903. Nr. 363. — *v. Franqué*, Zur Histogenese der Uterustuberkulose. Sitzungsber. d. physikal.-med. Ges. zu Würzburg 1894. S. 41. — *Derselbe*, Über eine bösartige Geschwulst des Chorion nebst Bemerkungen zur Anatomie der Blasenmole. Zeitschr. f. Geburtsh. u. Gynäkol. Bd. 34, S. 199. — *Derselbe*, Über die Ausbreitung des Krebses vom Hals auf den Körper der Gebärmutter. Verhandl. d. dtsch. Ges. f. Gynäkol. 8. Versamml. Berlin 1899. S. 565. — *Derselbe*, Zur Anatomie und Therapie der Myome. Prager med. Wochenschr. 1903. Nr. 50. — *Derselbe*, Über Chorionepithelioma malignum. Zeitschr. f. Geburtsh. u. Gynäkol. Bd. 49, S. 63. 1903. — *Derselbe*, Leukoplakia und Carcinoma vaginae et uteri. Zeitschr. f. Geburtsh. u. Gynäkol. Bd. 60, S. 237. 1907. Zentralbl. f. Gynäkol. 1907. S. 1546. — *Derselbe*, 3 Fälle von Scheidencarcinom. Zentralbl. f. Gynäkol. 1907. S. 793. — *Derselbe*, Erkrankungen der Eileiter. In Menge-Opitz Handbuch der Frauenheilkunde. Wiesbaden: J. F. Bergmann 1913. — *Derselbe*, Carcinoma vaginae und Prolaps; Resektion der mitergriffenen Blase samt distalem Ureterende, Implantation des Ureters in den Blasenrest. Dtsch. med. Wochenschr. 1915. Nr. 29. — *Derselbe*, Dtsch. med. Wochenschr. 1915. S. 1562. — *Franz, R.*, Die Gonorrhöe des Weibes. Wien: Julius Springer 1927. — *Fratkin*, Fibromyoma uteri mit Krebs der Vagina. Petersburg. med. Ges. 18. Dez. 1890. Wratsch 1891. Frommels Jahresber. f. Geburtsh. u. Gynäkol. 1891, S. 769. — *Fredet*, Kyste latéral du vagin, d'origine wolffienne. Bull. et mém. de la soc. anat. de Paris. Okt. 1903. p. 721—723. — *Fredet, P.*, Sur l'origine des kystes du vagin. Ann. de gynécol. März 1904. p. 129. — *Frei, W.*, Ulcus molle. In Jadassohns Handbuch der Haut- und Geschlechtskrankheiten. Bd. 21. Berlin 1927. — *Frerichs, E. Fr. Th.*, Beiträge zur Lehre von der Tuberkulose. Habilitationsschr. Marburg 1882. — *Freund*, Primäres Scheidencarcinom im Puerperium. Unterelsäss. Ärzteverein in Burg. Ref. Dtsch. med. Wochenschrift Nr. 21; Berl. klin. Wochenschr. Nr. 5. — *Derselbe*, Demonstration einer Vaginalcyste mit Deciduabildung. Geburtsh.-gynäkol. Ges. in Wien 8. März 1910. Ref. Zentralbl. f.Gynäkol. 1911. S. 31. — *Freund, H. W.*, Über Diphtheritis vaginae und Osteomyelitis im Wochenbett. 77. Versamml. dtsch. Naturforsch. u. Ärzte, Meran 1905. Ref. Zentralbl. f. Gynäkol. 1905. S. 1238. — *Derselbe*, Zur Kasuistik der Fremdkörper in den weiblichen Genitalien. Zentralbl. f. Gynäkol. 1887. S. 817. —

Freund, R., Hypernephrom der Scheide. Zentralbl. f. Gynäkol. 1908. S. 304. — *Derselbe*, Adenomyositis recto-vaginalis. Verhandl. d. Ges. f. Geburtsh. u. Gynäkol. zu Berlin 11. Juli 1919. Ref. Zeitschrift f. Geburtsh. u. Gynäkol. Bd. 83, S. 258. 1921. — *Freund, W. A.*, Beiträge zur Pathologie des doppelten Genitalkanals. Zeitschr. f. Geburtsh. u. Gynäkol. Bd. 1, S. 231. 1877. — *Freymuth* und *Petruschky*, Ein Fall von Vulvitis gangodenosa (Noma genitalium mit Diphtheriebacillenbefund). Behandlung mit Heilserum. Heilung. Dtsch. med. Wochenschr. 1898. S. 232. — *Frick*, Inaug.-Diss. Halle 1888. — *Derselbe*, Zwei Fälle von primärem Scheidensarkom bei kleinen Kindern. Virchows Arch. f. pathol. Anat. u. Physiol. Bd. 117, S. 248. 1889. — *Friedl, E.*, Zur Exstirpation des Vaginalcarcinoms nach Olshausen und Dührssen. Wien. klin. Wochenschr. 1896. Nr. 3. Zentralbl. f. Gynäkol. 1896. S. 440. — *Friedländer, Carl*, Über locale Tuberculose. Volkmanns Samml. klin. Vortr. 1873. Nr. 64. — *Fries*, Über zwei Fälle von Adenomyositis uteri mit Übergreifen auf das rectale Gewebe. Inaug.-Diss. Heidelberg 1914. — *Fromme*, Freie Vereinigung mitteldeutscher Gynäkologen, 25. April 1909. Ref. Zentralbl. f. Gynäkol. 1909. S. 852. — *Fuchs, A.*, Chorionepithelioma malignum. Gynäkol. Ges. in Breslau, 30. März 1909. Zentralbl. f. Gynäkol. 1909. S. 1270. — *Fürst, L.*, Einige Fälle von Geschwülsten der äußeren Geschlechtsteile. Arch. f. Gynäkol. Bd. 27, S. 102. 1886. — *Füth*, Diskussionsbemerkung. Verhandl. d. dtsch. Ges. f. Gynäkol. 1925. Arch. f. Gynäkol. Bd. 125, S. 446. — *Derselbe*, Verletzungen und Fremdkörper in Halban-Seitz Bd. 5/2, S. 1033. — *Derselbe*, Demonstration der Reste eines Pessars, welches 30 Jahre in der Scheide gelegen hatte. Ges. f. Geburtsh. zu Leipzig 17. Nov. 1902. Ref. Zentralbl. f. Gynäkol. 1903. S. 285. — *Derselbe*, Beitrag zur Kasuistik der Adenomyome des Uterus. Zentralbl. f. Gynäkol. 1903, S. 626. — *Derselbe*, Zur Pathologie und operativen Behandlung der auf das Rectum übergreifenden Adenomyome. Ges. f. Geburtsh. u .Gynäkol. zu Köln, 20. Okt. 1909. Ref. Monatsschr. f. Geburtsh. u. Gynäkol. Bd. 33, S. 247. — *Derselbe*, Beitrag zur klinischen Bedeutung und operativen Behandlung der auf das Rectum übergreifenden Adenomyome des Uterus. Der Frauenarzt 1910. Nr. 5. — *Derselbe*, Erfordert die auf das Rectum übergreifende Adenomyositis die Darmresektion? Versamml. dtsch. Naturforsch. u. Ärzte 1912. Ref. Gynäkol. Rundschau. 1912. S. 839. — *Derselbe*, Beitrag zur Scheidenverätzung mit Chlorzink. Arch. f. Gynäkol. Bd. 115, S. 383. 1922. — *Funke, A.*, Über die Exstirpation der Scheide und des Uterus beim primären Vaginalcarcinom. Volkmanns Samml. klin. Vortr. N. F. Nr. 226. (Gynäkologie Nr. 82.) 1898.

Gänßle, H., Die Wasserstoffionenkonzentration im Scheidensekret. Arch. f. Gynäkol. Bd. 123, S. 602. 1925. — *Garkisch, A.*, Über ein intraligamentär entwickeltes Chorionepitheliom. Zeitschr. f. Geburtsh. u. Gynäkol. Bd. 60, H. 1, S. 115. 1907. — *Garré*, Über traumatische Epithelcysten der Finger. Dermatol. Zeitschr. Bd. 1. 1894. — *Gartner, H.*, Anatomisk beskrivelse over et ved nogle dyr-arters uterus undersögt glandulöst organ. Kiöbenhavn 1822. Zit. nach Dohrn (1883). — *Gatti*, Giornale della R. Acad. di med. di Torino. Juli 1892. Zit. nach Frommels Jahresber. f. Geburtsh. u. Gynäkol. 1892. S. 623. — *v. Gawronsky*, Über Verbreitung und Endigung der Nerven in den weiblichen Genitalien. Arch. f. Gynäkol. Bd. 47, S. 271. 1894. — *Gaye*, Über Neubildungen der Scheide. Berlin. klin. Wochenschr. 1882. S. 650. — *Gebhard, C.*, Pathologische Anatomie der weiblichen Sexualorgane. Leipzig: S. Hirzel 1899. — *Gehle*, Über die primäre Tuberkulose der weiblichen Genitalien. Heidelberg 1881. — *Geigel*, Über Variabilität in der Entwicklung der Geschlechtsorgane beim Menschen. Verhandl. d. physik.-med. Ges. zu Würzburg 1883. N. F. 17, Nr. 6. Zit. bei Rieder. — *Geil*, Über Tuberkulose der weiblichen Geschlechtsorgane. Inaug.-Diss. Erlangen 1851. — *Geipel*, Erkrankungen der Genitalien bei Ruhr. Gynäkol. Ges. zu Dresden 20. Nov. 1919 u. 18. Dez. 1919. Ref. Zentralbl. f. Gynäkol. 1920. S. 180 u. 273. — *Derselbe*, Chorionepitheliommetastase in der Scheide. Gynäkol. Ges. zu Dresden, 21. Febr. 1924. Ref. Zentralbl. f. Gynäkol. 1924. S. 1678. — *Geipel* u. *Lehmann*, Eine merkwürdige Nekrotisierung der Scheide. Gynäkol. Ges. zu Dresden, 16. März 1922. Ref. Zentralbl. f. Gynäkol. 1922. S. 1463. — *Geller, Fr. Chr.*, Untersuchungen zur Biologie der Vagina. Verhandl. d. dtsch. Ges. f. Gynäkol. Bd. 125, S. 408 f. — *Gellhorn, G.*, A rare case of exfoliative vaginitis. Amer. journ. of obstetr. a. gynecol. Vol. 44, p. 342. 1901. — *Derselbe*, Vaginalcyste mit Stein. Verhandl. d. Ges. f. Geburtsh. u. Gynäkol. zu Berlin, 22. Nov. 1907. Ref. Zeitschr. f. Geburtsh. u. Gynäkol. Bd. 62, S. 147. 1908. — *Derselbe*, Vaginal Metastas of Hypernephroma. Americ. journ. of the med. sciences. 1918. Nr. 1, p. 94. — *Derselbe*, Hypernephrommetastasen in der Vagina. Zentralbl. f. Gynäkol. 1929. S. 527. — *Gemmel-Murray*, Myxofibroma vaginae. Journ. of obstetr. a. gynecol. of the Brit. Empire. 1909. Nr. 4. Die Geschwulst täuschte eine Cystocele vor. Exstirpation mit Resektion des Blasengrundes. — *Georgi*, Münch. med. Wochenschr. 1899. Nr. 14. — *Gerhardt*, Ein Beitrag zur Kenntnis des malignen Chorionepithelioms. Inaug.-Diss. Gießen 1910. — *Gerota, D.*, Die Lymphgefäße des Rectums und des Anus. Arch. f. Anat. u. Physiol. Anat. Abt. 1895. — *Gervis, H.*, Case of cystic degeneration of the cervix uteri. Transact. of the obstetr. soc. of London. Vol. 26, p. 144. — *Derselbe*, Diskussion zu Lewers. Transact. of the obstetr. soc. of London. Vol. 28, p. 81.

1886. — *Derselbe*, Zit. nach Neugebauer (1893) aus Horroks Transact. of the obstetr. soc. of London (1884). Vol. 26, p. 54. 1885. — *Geuer*, Scheidenfibrom. Ges. f. Geburtsh. u. Gynäkol. zu Köln a. Rh., 7. Dez. 1893. Ref. Zentralbl. f. Gynäkol. 1894. S. 392. — *Geyl*, Zur Ätiologie der Vaginalcysten. Zentralbl. f. Gynäkol. 1894. S. 1091. — *Gill*, A case of primary carcinoma of the vagina. Lancet. Nr. 4057. Frommels Jahresber. f. Geburtsh. u. Gynäkol. 1901. S. 532. — *Giesecke*, Über die Muskel-Bindegewebsgeschwülste der Vaginalwand. Zentralbl. f. Gynäkol. 1915. S. 81. — *Gindeß*, Einige Fälle einer seltenen Form von Vulvovaginitis bei Kindern. Wratschebnaja gaseta. 1907/08. Nr. 47. Zit. Frommels Jahresber. f. Geburtsh. u. Gynäkol. 1908. S. 130. — *Giraud, L. E.*, Un chapitre de la phthisie. Tuberculisation des organes génitaux de la femme. Thèse pour le doctorat. Nr. 222. Paris 1868. — *Giulini, P.*, Soor der Vulva. Zentralbl. f. Gynäkol. 1891. S. 1049. — *Glaserfeld, Br.*, Über das sogenannte ektopische maligne Chorionepitheliom. Zeitschr. f. Krebsforsch. Bd. 5, H. 3, S. 471. 1907. — *Glockner*, Über einen Fall von großer Scheidencyste mit gleichzeitiger eigentümlicher rudimentärer Doppelbildung der Scheide am Introitus. Festschr. f. Chiari, Wien, Braumüller. 1908. Ref. Zentralbl. f. Gynäkol. 1909. S. 800. — *Godfrey*, Col. med. journ. 1896. p. 284. Zit. nach R. R. Smith, Americ. journ. of obstetr. a. gynecol. Vol. 45, p. 153. 1902. — *Goebel, F.*, Die Behandlung der Wurminfektion. Klin. Wochenschr. 1924. S. 453. — *Goodman, A. L.*, Diphtheritic vaginitis. Americ. Journ. of obstetr. a. ginecol. Vol. 69, p. 272. 1914. — *Goodell, W.*, Cancer of the vagina. Internat. clin. Philadelphia. Vol. 1, p. 189. 1891. — *Gördes*, Ein Fall von Ulcus molle gangraenosum vaginae. Zentralbl. f. Gynäkol. 1893. S. 59. — *Goldberg*, Stereoskopische Bilder eines Falles von Colpohyperplasia cystica (Colpitis emphysematosa) außerhalb der Schwangerschaft. Gynäkol. Ges. zu Dresden, 17. März 1921. Ref. Zentralbl. f. Gynäkol. 1921. S. 1371. — *Goldberger, E.*, Über das primäre Scheidencarcinom. Zentralbl. f. Gynäkol. 1926. S. 2515. — *Goldschwend*, Stenosierendes Carcinoma recto-vaginale. Wien. klin. Wochenschr. 1910. Nr. 27. — *Goldstine, M. T.* and *S. J. Fogelson*, Adenomyoma of the recto-vaginal septum. Surg., gynecol. a. obstetr. Vol. 38, p. 753—758. 1924. — *Gornig*, Über Tumoren der Vagina mit besonderer Berücksichtigung eines in der Greifswalder gynäkologischen Klinik beobachteten Falles. Inaug.-Diss. Greifswald 1895. — *Goßmann*, Vaginales Adenomyom des Wolffschen Ganges. Münch. gynäkol. Ges. 22. Nov. 1899. Ref. Monatsschr. f. Geburtsh. u. Gynäkol. Bd. 11, S. 460. 1900. — *Gottschalk, S.*, Zur Frage der hereditären, primären Genitaltuberkulose beim Weibe. Arch. f. Gynäkol. Bd. 70, S. 74. 1903. — *Gow*, St. Batholem. hosp. rep. Vol. 27, p. 97. 1891. Zit. nach Pick, Arch. f. Gynäkol. Bd. 46, S. 250. — *Graefe*, Ein Fall von Melanosarkom der Vagina. Monatsschr. f. Geburtsh. u. Gynäkol. Bd. 35, S. 196. 1912. — *Graefe, M.*, Zehn Fälle von Vaginalcysten. Zeitschr. f. Geburtsh. u. Gynäkol. Bd. 8, S. 460. 1882. — *Gräfenberg*, Eine Nebennierengeschwulst der Vulva als einzige Metastase eines malignen Nebennierentumors der linken Seite. Virchows Arch. f. pathol. Anat. u. Physiol. Bd. 194, S. 17. 1908. — *Derselbe*, Zur Kenntnis der traubigen Schleimhautsarkome der weiblichen Genitalien im Kindesalter. Beitr. z. Geburtsh. u. Gynäkol. Bd. 12, S. 272. 1908. — *Derselbe*, Die zyklischen Schwankungen des Säuretiters im Scheidensekret. Arch. f. Gynäkol. Bd. 108, S. 628. 1918. — *Derselbe*, Einfluß der Röntgenstrahlen auf den Säuretiter des Scheidensekretes. Verhandl. d. 17. Versamml. d. dtsch. Ges. f. Gynäkol. Innsbruck 1922. Arch. f. Gynäkol. Bd. 117, S. 260. 1922. *Derselbe*, Beiträge zur Biologie der Scheide. Verhandl. d. dtsch. Ges. f. Gynäkol. 1923. Arch. f. Gynäkol. Bd. 120, S. 120. 1923. Arch. f. Gynäkol. Bd. 125, S. 452. — *Graenicher*, Über einen Fall von congenitalem Scheidensarkom. Inaug.-Diss. München 1888. — *v. Graff, E.*, Fluorbehandlung mit Thiosept. Wien. klin. Wochenschr. 1926. S. 276. — *Gragert*, Zur Biologie der Vagina des Menschen. Arch. f. Gynäkol. Bd. 124, S. 77. 1925. — *Derselbe*, Über das Glykogen in der fetalen Vagina. Verhandl. d. dtsch. Ges. f. Gynäkol. 19. Versamml. Wien 1925. Arch. f. Gynäkol. Bd. 125, S. 677. 1925. — *Derselbe*, Über das Glykogen in der fetalen Vagina. Arch. f. Gynäkol. Bd. 128, S. 43. 1926. *Derselbe*, Wochenbettsmorbidität bei ante partum nichtbehandelten und ante partum behandelten Fällen von Trichomonaden-Kolpitis. Monatsschr. f. Geburtsh. u. Gynäkol. Bd. 64, S. 37. 1923. — *Derselbe*, Diskussionsbemerkung. Verhandl. d. dtsch. Ges. f. Gynäkol. 1925. Arch. f. Gynäkol. Bd. 125, S. 451. — *Derselbe*, Hypernephrom der Vagina. Verhandl. d. dtsch. Ges. f. Gynäkol. 1927. Arch. f. Gynäkol. Bd. 132 (Kongreßber.), S. 348. — *Derselbe*, Hypernephrommetastasen in der Vagina. Arch. f. Gynäkol. Bd. 136, S. 167. 1929. — *Grammatikati, J.*, Ein Fall von operiertem primärem Scheidenkrebs. Zentralbl. f. Gynäkol. 1885. S. 241. — *Grawitz*, Beiträge zur systematischen Botanik der pflanzlichen Parasiten. Virchows Arch. f. pathol. Anat. u. Physiol. Bd. 70, S. 546. 1877. — *Gray-Ward*, Americ. journ. of obstetr. a. gynecol. Bd. 57, p. 724. Zit. nach Schlund. — *Grechen, M.*, Primärer Scheidenkrebs. Frauenarzt. Bd. 2, S. 193—195. Berlin 1887. — *Green*, Boston med. a. surg. journ. 1892. p. 594. Zit. nach R. R. Smith, Americ. journ. of obstetr. a. gynecol. Vol. 45, p. 151 f. 1902. — *Derselbe*, Boston med. a. surg. journ. 22. Dez. 1892, p. 594. Zit. nach Veits Handbuch der Gynäkologie.

1. Aufl. Bd. 1, S. 351. — *Griffith, W. S. A.*, Case of primary epithelioma of the vagina treated by radium. Proc. of the roy. soc. of med. 1914. Vol. 7. Obstetr. a. gynecol. sect. p. 139. Zit. nach Stacy. — *Derselbe*, Epithelioma of the vagina treated by radium. Journ. of obstetr. a. gynecol. of the Brit. Empire. Vol 25, Nr. 2. — *Grumach, Lene*, Über Suggestivbehandlung der Warzen. Münch. med. Wochenschr. 1927. S. 1093. — *Grundmann*, Fibromyom der vorderen Scheidenwand mit Druckusur derselben. Inaug.-Diss. Leipzig 1901. — *Grusdeff*, Über Fibromyome der Scheide. Wratschebnaja gaseta 1900. Nr. 8—10. Ref. Frommels Jahresber. f. Geburtsh. u. Gynäkol. 1900. S. 542. — *Güder, Ernst*, Über Geschwülste der Vagina als Schwangerschafts- und Geburtskomplikationen. Bern 1889. S. 43. Frommels Jahresber. f. Geburtsh. u. Gynäkol. 1890. S. 574. — *Derselbe*, Inaug.-Diss. Bern 1889. — *Gudim-Lewkowitsch*, Über zwei Fälle von Cysten des Wolffschen Ganges. Journ. f. Geburtsh. u. Gynäkol. 1914. S. 231 (russisch). Ref. Zentralbl. f. Gynäkol. 1194. S. 1048. — *Guérard v.*, Deciduoma malignum der Cervix. Niederrhein.-westfäl. Ges. f. Geburtsh. u. Gynäkol. 11. Juni 1899. Ref. Monatsschr. f. Geburtsh. u. Gynäkol. Bd. 10, S. 239. 1899. — *Guggisberg*, Chorionepitheliom mit Metastasen in Vagina und Leber. Gynäkol. Ges. der dtsch. Schweiz, 11. u. 12. Juli 1924. Ref. Zentralbl. f. Gynäkol. 1914, S. 1400. — *Gunn, J. A.* and *K. F. Franklin*, The sympathetic innervation of the vagina. Proc. of the roy. soc. of London ser. B. Vol. 94, Nr. B, 659, p. 197. 1922. — *Gusserow*, De muliebrium genitalium tuberculosi. Inaug.-Diss. Berlin 1859. — *Gußmann*, Virchows Arch. f. pathol. Anat. u. Physiol. Bd. 181 u. Zeitschr. f. Heilkunde. Bd. 26. 1905.

Haberda, Ein Fall von Arsenikvergiftung von der Scheide aus. Geburtsh.-gynäkol. Ges. in Wien, 3. Nov. 1896. Ref. Zentralbl. f. Gynäkol. 1896, S. 1279 u. Wien. klin. Wochenschr. 1897. S. 9. — *Halban*, Myom der Vagina. Geburtsh.-gynäkol. Ges. in Wien, 24. Nov. 1908. Ref. Zentralbl. f. Gynäkol. 1909. S. 572. — *Derselbe*, Hysteroadenosis metastatica. Geburtsh.-gynäkol. Ges. in Wien, 11. Nov. 1924. Ref. Zentralbl. f. Gynäkol. 1925. S. 385. — *Derselbe*, Hysteroadenosis metastatica. Die lymphogene Genese der sog. Adenofibromatosis heterotopica. Arch. f. Gynäkol. Bd. 124, S. 457. 1925. — *Halban-Seitz*, Biologie und Pathologie des Weibes. Berlin und Wien: Urban & Schwarzenberg 1924—1928. — *Hallauer*, Papilläre Wucherungen in der Scheide eines Kindes. Ges. f. Geburtsh. u. Gynäkol. zu Berlin, 11. Febr. 1910. Zentralbl. f. Gynäkol. 1910. S. 1305. — *Hallier*, Botanische Zeitung. 1865. Nr. 32/33. — *Derselbe*, Die pflanzlichen Parasiten. S. 86. Leipzig 1865. — *Derselbe*, Gährungserscheinungen. S. 82. Leipzig 1867. Zit. nach Haußmann. — *Hamburger*, Vierteljahrsschr. f. pract. Heilkunde. Bd. 2, S. 145. 1876. Zit. nach E. Falk, Zentralbl. f. Gynäkol. 1909. S. 179. — *Hammer*, Über Vulvitis und Vaginitis gangraenosa mercurialis. Münch. med. Wochenschr. 1919. S. 383. — *Hammerschlag*, Klinische und anatomische Beiträge zur Lehre vom Chorionepitheliom. Zeitschr. f. Geburtsh. u. Gynäkol. Bd. 52, H. 2, S. 209. Fall 5. — *Handfield, Jones*, Diskussionsbemerkung zu Lewers. Transact. obstetr. soc. of London. Vol. 28, p. 82. 1886. — *Hanak*, Erfahrungen mit Bacillosan. Zentralbl. f. Gynäkol. 1922. S. 949. — *Hannes*, Carcinom der weiblichen Genitalien. Ergebn. d. Chirurg. u. Orthop. Bd. 3. 1911. — *Hansen, P. N.*, Urogenitaltuberkulos eines 4jährigen Mädchens. Bibliogr. f. Laeger. R. Bd. 7. Zit. nach Brüning. — *Hardouin*, Ulceröses Fibrom der vorderen Vaginalwand. Bull. et mém. de la soc. anat. de Paris. 1908. Nr. 6. Ref. Zentralbl. f. Gynäkol. 1909. S. 1606. — *Harmsen, C.*, Eine Endemie von Colpitis gonorrhoica. Zeitschr. f. Hyg. u. Infektionskrankh. Bd. 53. — *Hartmann*, Über Sarkom der äußeren weiblichen Genitalien. Mitt. a. d. gynäkol. Klinik Helsingfors. Bd. 7, H. 2. Zit. nach Kehrer, Monatsschr. f. Geburtsh. u. Gynäkol. Bd. 30, S. 738. — *Hart, Berry*, Adenoma vaginae diffusum (Adenomatosis vaginae), with a critical discussion of present views of vaginal and hymeneal development. Transact. of the Edinburgh obstetr. soc. Vol. 36, p. 160. 1910/11. — *Hasenbalg*, Zwei seltene Tumoren der weiblichen Geschlechtsorgane. Zeitschr. f. Geburtsh. u. Gynäkol. Bd. 23, S. 52. 1892. — *Hassenstein, A.*, Ungewöhnliche Formen diphtherischer Erkrankungen, übertragen durch eine Hebamme. Dtsch. med. Wochenschr. 1899. S. 406. — *Hastenpflug*, Über Vaginal-Myome. Inaug.-Diss. Jena 1888. — *Hauber*, Über das primäre Carcinom der Vagina und seine Behandlung. Inaug.-Diss. München 1909. — *Haultain, J. W. N.*, Note on a case of adenoma of the vagina under observation for fifteen years. Transact. of the Edinburgh obstetr. soc. Vol. 36, p. 158. 1910/11. — *Haupt, W.*, Untersuchungen über die Pathogenität der Trichomonas vaginalis. Münch. med. Wochenschr. 1924. S. 204. — *Hauser, G.*, Beiträge zur Genese des primären Scheidensarcoms. Virchows Arch. f. pathol. Anat. u. Physiol. Bd. 88, S. 165. 1882. — *Haußmann, D.*, Die Parasiten der weiblichen Geschlechtsorgane des Menschen und einiger Tiere. Berlin: August Hirschwald 1870. — *Hebenstreit, A.*, Die Totalexstirpation der Vagina bei primärem Carcinom. Inaug.-Diss. Straßburg 1901. Zentralbl. f. Gynäkol. 1902. S. 598. — *Hecht*, Der primäre Scheidenkrebs. Inaug.-Diss. München 1891. Zentralbl. f. Gynäkol. 1891. S. 779. — *Heckford*, Transact. of the obstetr. soc. of London. Vol. 10, p. 224. 1868. Zit. nach McFarland. — *Hedenius*, Uterus septus usw. Upsala läkareförenings forhandl. Vol. 17, p. 720. 1883. Ref. Schmidts

Jahrb. Bd. 1, S. 295. — *Hegar, A.*, Die Entstehung, Diagnose und chirurgische Behandlung der Genitaltuberkulose des Weibes. Stuttgart: Ferdinand Enke 1886. — *Derselbe*, Operative Gynäkologie. 1886. S. 783. — *Heim, K.*, Beitrag zur Frage der heterotopen endometrioiden Wucherungen. Zentralbl. f. Gynäkol. 1925. S. 1759. — *Heine, S.*, Ein Beitrag zur Entstehung der Adenomyome der weiblichen Genitalien. Inaug.-Diss. Berlin 1903. — *Heineberg*, Adeno-myoma of the recto-vaginal septum. Americ. journ. of obstetr. a. gynecol. 1919. p. 526. — *Heinricius, G.*, Experimentelle Untersuchungen über die Einwirkung des Streptococcus pyogenes auf die Schleimhaut der Gebärmutter und der Scheide. Arch. f. Gynäkol. Bd. 74, S. 292. 1905. — *Derselbe*, Experimentelle Untersuchungen über die Einwirkung des Bacillus aerogenes capsulatus (Bacillus perfringens) auf die Schleimhaut der Gebärmutter und der Scheide. Arch. f. Gynäkol. Bd. 85, S. 216. 1908. — *Derselbe*, Über Deportation von Chorionvilli und Metastase in der Scheidenwand bei Mola hydatidosa uteri. Arb. a. d. geburtsh.-gynäkol. Klinik zu Helsingfors 1912. — *Heitz*, Zur Malignität der Blasenmole. Inaug.-Diss. Straßburg 1909. — *Heitzmann, J.*, Spiegelbilder der gesunden und kranken Vaginalportion und Vagina. Wien: Wilhelm Braumüller 1884. — *Derselbe*, Beiträge zur Kenntnis des primären Carcinoms der Vulva und Vagina. Allg. Wien. med. Zeitung. 1896. Nr. 8 u. 9. Zentralbl. f. Gynäkol. 1896. S. 771. — *Hellendall*, Über Impfcarcinose am Genitaltraktus. Beitr. z. Geburtsh. u. Gynäkol. Bd. 6, S. 422. 1902. — *Heller*, Dtsch. Arch. f. klin. Med. Bd. 77, S. 21. 1903. — *Hellier, J. B.*, Vereiterte Vaginalcysten. Brit. med. journ. 13. Juli 1907. Zentralbl. f. Gynäkol. 1909. S. 1172. — *Derselbe*, Perithelioma vag. et ves. North of England Obstetr. a. gynecol. soc. April 18, 1913. Ref. Journ of obstetr. a. gynecol. of the Brit. Empire. Vol. 23, p. 427. 1913. — *Henrich, O.*, Beitrag zur Gynatresia hymenalis congenita. Zentralbl. f. Gynäkol. 1920. S. 1283. *Henke*, Ungewöhnliche Metastasen bei Hypernephromen. Verhandl. d. dtsch. pathol. Ges. 1906. S. 261. *Derselbe*, Beginnendes Chorionepitheliom. Nordostdeutsche Ges. f. Gynäkol. 27. Febr. 1909. Ref. Monatsschrift f. Geburtsh. u. Gynäkol. Bd. 29, S. 656. — *Henkel*, Primärer Scheidenkrebs. Med.-naturwiss. Ges. Jena, 12. Dez. 1912. Ref. Dtsch. med. Wochenschr. Nr. 3. — *Derselbe*, Diskussionsbemerkung. Verhandl. d. dtsch. Ges. f. Gynäkol. 1925. Arch. f. Gynäkol. Bd. 125, S. 446. — *Derselbe*, Betrachtungen über die Entstehung und die Behandlung des Vaginalfluors. Med. Klinik 1926. S. 1831. — *Henkel, M.*, Etwas über Dammrisse und ihre Beziehungen zum Prolaps. Dtsch. med. Wochenschr. 1926. S. 696. — *Herff v.*, Über Scheidenmykosen. Volkmanns Samml. klin. Vortr. N. F. Nr. 137. 1895. — *Derselbe*, Über das primäre Carcinoma vaginae. Zentralbl. f. Gynäkol. 1896. Frommels Jahresber. f. Geburtsh. u. Gynäkol. 1896. S. 247. — *Derselbe*, Über Cystomyome und Adenomyome der Scheide. Verhandl. d. dtsch. Ges. f. Gynäkol. Bd. 7, S. 189. 1897. — *Derselbe*, Über Carcinombildung inmitten des Beckenzellgewebes. Zeitschr. f. Geburtsh. u. Gynäkol. Bd. 41, S. 407. — *Derselbe*, Polypöses Myxosarcoma vaginae bei einem zweijährigen Kinde. Frommels Jahresber. f. Geburtsh. u. Gynäkol. 1894. S. 155. (v. Herff erwähnt seine Beobachtung in seinem Referat über die Arbeit von Pick, 1894.) — *Derselbe*, Demonstration eines papillären Carcinoms der Vagina. Korresp.-Blatt f. Schweiz. Ärzte. 1905. Nr. 35. Frommels Jahresber. f. Geburtsh. u. Gynäkol. 1906. S. 114. — *Derselbe*, Bemerkungen zur Moniliainfektion der weiblichen Genitalien. Korresp.-Blatt f. Schweiz. Ärzte. 1916. S. 430. — *Herly, L.*, Adenomyoma of the rectovaginal septum; association with pregnancy; radium treatment; apparent recurrence; adenomyoma of the uterus; relation to malignancy. Surg., gynecol. a. obstetr. Vol. 39, p. 626. 1924. Ref. Ber. ges. Gynäkol. Bd. 7, S. 559. — *Hermann*, Transact. of the obstetr. soc. of London. Vol. 22, p. 44. 1880. — *Derselbe*, Fall von primärem Vaginalkrebs, zur Harnretention führend. Lancet. 1886. Vol. 2, Nr. 14, 2 X. Zentralbl. f. Gynäkol. 1891. S. 781. — *Herman, G. E.*, A case of vaginitis with gas cysts, or so-called „Emphysematous vaginitis". Lancet. 1891. Vol. 1, p. 1252. — *Herzfeld*, Allg. Wien. med. Zeitung. 1889. Nr. 48. Zit. nach *Pick*, Arch. f. Gynäkol. Bd. 46, S. 249. — *Herzog, G.*, Über das elastische Gewebe der Scheide. 21. Tagung d. dtsch. patholog. Ges. 1926. Ref. Zentralbl. f. allg. Pathol. u. pathol. Anat. Bd. 37, Erg.-Heft S. 385. 1926. — *Hesse*, Ein Fall von primärem Carcinoma corporis uteri mit nachfolgendem Carcinom des Scheideneinganges. Inaug.-Diss. Jena 1886. Ref. Beitr. z. Geburtsh. u. Gynäkol. Bd. 6, S. 435. 1902. — *Heubner*, Über einen Fall von Soorallgemeininfektion. Dtsch. med. Wochenschr. 1903. Nr. 33. — *Heurlin, Maunu af*, Bakteriologische Untersuchungen der Genitalsekrete der nichtschwangeren und nichtpuerperalen Frau vom Kindesbis ins Greisenalter unter physiologischen und gynäkologisch-pathologischen Verhältnissen. Berlin: S. Karger 1914. — *Heymann*, Erkrankungen der Scheide. Sammelreferat. Gynäkol. Rundschau. H. 17. Frommels Jahresber. f. Geburtsh. u. Gynäkol. 1907. S. 145. — *Derselbe*, Ein Fall von vereiterter Vaginalcyste bei einem zwölfjährigen Mädchen. Zentralbl. f. Gynäkol. 1907. S. 147. — *Heymann, James*, Über die Behandlung der inoperablen Carcinome der weiblichen Beckenorgane. Strahlentherapie. Bd. 23, S. 15. 1926. — *Heynemann*, Verhandl. d. dtsch. Ges. f. Gynäkol. 1925. Wien. Arch. f. Gynäkol. Bd. 125, S. 444. 1925. — *Hicks, H. T.*, Zwei Fälle von Scheidenepitheliom. Zentralbl. f. Gynäkol. 1907. S. 1347. —

Hieckel, R., Sitzungsber. d. kaiserl. Akad. d. Wiss. Math.-naturwiss. Kl. CXV. Bd. 2, H. S. 159. — *Higuchi*, Über die Resorptionsfähigkeit der Schleimhaut der Vagina und des Uterus. Arch. f. Gynäkol. Bd. 86, S. 602. 1908. — *Hildebrandt*, Über den Katarrh der weiblichen Geschlechtsorgane. Volkmanns Samml. klin. Vortr. Bd. 32 (Gynäkol. Nr. 11). — *Himmelfarb*, Zur operativen Behandlung des primären Krebses der Scheide. 1. Kongreß d. Geburtshelfer u. Gynäkologen Rußlands 29.—31. Dez. 1903 in Petersburg. Ref. Zentralbl. f. Gynäkol. 1904. S. 494. — *Derselbe*, Zur operativen Behandlung des primären Scheidenkrebses. Journ. f. Geburtsh. u. Gynäkol. 1907 (russisch). Ref. Zentralbl. f. Gynäkol. 1908. S. 414. — *Derselbe*, Contribution au traitement opératoire du cancer primitif du vagin. Rev. de gynécol. et d'obstétr. Nr. 4. Frommels Jahresber. f. Geburtsh. u. Gynäkol. 1907. S. 145. — *Himmelfarb, G.*, Zur operativen Behandlung des primären Krebses der Scheide. Zentralbl. f. Gynäkol. 1904. S. 494. — *Himmelstrup*, Et Tilfaelde af primaert vaginalt sarkom hos en 4-aarige pige. Ugeskrift f. laeger. p. 1056. Kopenhagen 1918. Zit. nach Frommels Jahresber. f. Geburtsh. u. Gynäkol. 1918. S. 49. — *Hinselmann*, Zur klinischen Diagnose der Adenofibrosis vaginalis fornicalis. Zeitschr. f. Geburtsh. u. Gynäkol. Bd. 91, S. 498. 1927. — *Derselbe*, Metastase eines extragenitalen Carcinoms in einer Pessarnarbe der Vagina. Zentralbl. f. Gynäkol. 1927. S. 21. — *Derselbe*, Verstecktes, sehr kleines Ulcus varicosum der Scheide. Monatsschr. f. Geburtsh. u. Gynäkol. Bd. 78, S. 278. 1928. — *Hinterstoisser*, Adenomyom des hinteren Scheidengewölbes. Zentralbl. f. Gynäkol. 1920. S. 947. — *Hirsch*, Der primäre Scheidenkrebs. Inaug.-Diss. Halle a. S. 1883. — *Hirsch, A.*, Diphtherie als Ursache von Vaginalblutungen im Kindesalter. Monatsschr. f. Kinderheilk. Bd. 14, Orig., S. 227. 1918. — *Hirsch, G.*, Über Adenocarcinom der Vagina. Zeitschr. f. Geburtsh. u. Gynäkol. Bd. 69, S. 742. 1911. — *Hirsch-Hoffmann*, Diagnose eines bösartigen Nebennierentumors aus einer Vaginalmetastase. Zentralbl. f. Gynäkol. 1928. S. 1970. — *Hitschmann*, Blasenmole und malignes Chorionepitheliom. In Halban-Seitz' Biologie und Pathologie des Weibes. Bd. 7, 2. Teil, S. 459. 1927. — *Hitschmann* u. *Christofoletti*, Zur Pathologie und Therapie des malignen Chorionepithelioms. 81. Versamml. dtsch. Naturforscher u. Ärzte. Ref. Monatsschr. f. Geburtsh. u. Gynäkol. Bd. 30, S. 532; Gynäkol. Rundschau. H. 21. — *Hitschmann* und *Lindenthal*, Über die Gangrène foudroyante. Sitzungsber. d. Kaiserl. Akad. d. Wiss. in Wien. Math.-naturwiss. Kl., Abt. III. Bd. 108, S. 67. 1899. — *Dieselben*, Über die Schaumorgane und die bakteriellen Schleimhautemphyseme. Sitzungsber. d. Kaiserl. Akad. d. Wiss. in Wien. Math.-naturwiss. Kl., Bd. 110, Abt. 3, S. 93. 1901. — *Hoehne, O.*, Über das primäre Adenocarcinom der Vagina. Zeitschr. f. Geburtsh. u. Gynäkol. Bd. 67, S. 50. 1910. — *Derselbe*, Über die Operabilität der Rezidive nach Uteruscarcinomoperation. Monatsschr. f. Geburtsh. u. Gynäkol. Bd. 32, S. 161. 1910. — *Derselbe*, Trichomonas vaginalis als häufiger Erreger einer typischen Colpitis purulenta. Zentralbl. f. Gynäkol. 1916. S. 4. — *Derselbe*, Die Behandlung der Trichomonas-Kolpitis. Zentralbl. f. Gynäkol. 1916. S. 113. — *Derselbe*, Die Trichomonas-Kolpitis. Jahreskurse f. ärztl. Fortbild. 1916. Juliheft S. 66. — *Derselbe*, Über das maligne Chorionepitheliom des Uterus. Nordwestdtsch. Ges. f. Gynäkol., 24. Mai 1924. Ref. Zentralbl. f. Gynäkol. 1924. S. 1912. — *Derselbe*, Diskussionsbemerkung. Verhandl. d. dtsch. Ges. f. Gynäkol. 1925. Arch. f. Gynäkol. Bd. 125, S. 453. — *Hönich*, Inaug.-Diss. Breslau 1924. — *Höpfel*, Münch. med. Wochenschr. 1899. Nr. 14. *Hörder*, Große Vaginalcyste. Ges. f. Geburtsh. in Leipzig, 21. Juni 1875. Ref. Arch. f. Gynäkol. Bd. 9, S. 324. — *Hörmann, K.*, Zur Frage der Bösartigkeit und über Spontanheilung von Chorionepitheliomen. Beitr. z. Geburtsh. u. Gynäkol. Bd. 8, S. 418. 1904. — *Hörrmann, A.*, Seltene klinische Erscheinungen einer Beckenbindegewebscyste (Epidermoidcyste). Münch. gynäkol. Ges., 21. März 1912. Ref. Monatsschr. f. Geburtsh. u. Gynäkol. Bd. 36, S. 727. — *Hoestermann*, Das primäre Scheidensarkom der Kinder und Erwachsenen. Inaug.-Diss. Bonn 1901. — *Hoeven v. d.*, Drei Präparate von Vaginaltumoren. Nederlandsch gynäkol. Vereeniging. Nederlandsch tijdschr. v. verlosk. en gynäkol. Frommels Jahresber. f. Geburtsh. u. Gynäkol. 1907. S. 145. — *Derselbe*, Vaginaltumor. Niederländ. gynäkol. Ges., 13. Okt. 1907. Ref. Zentralbl. f. Gynäkol. 1908. S. 53. — *Derselbe*, Vaginalcarcinom. Niederländ. gynäkol. Ges., 13. Okt. 1907. Ref. Zentralbl. f. Gynäkol. 1908. S. 53. — *Hofbauer*, Histologische Besonderheiten von Vagina und Blase während der Gravidität. Monatsschr. f. Geburtsh. u. Gynäkol. Bd. 28, S. 131. 1908. — *Derselbe*, Seltenere Kasuistik. Zentralbl. f. Gynäkol. 1922. S. 994. — *Hoffmann*, Demonstration von Hypernephrometastasen. Freie Vereinig. d. Chirurg. Berlins 12. Nov. 1906. Ref. Zentralbl. f. Chirurg. 1907. S. 82. — *Hofmeier*, Handbuch der Frauenkrankheiten. 15. Aufl. Leipzig 1913. — *Hofmeier, J.*, Die Carcinomstatistik des Weibes. Zeitschr. f. Geburtsh. u. Gynäkol. Bd. 9, S. 232. 1883. — *Hofmokl*, Entfernung eines kindskopfgroßen Fibromyoms der vorderen Vaginalwand durch elastische Ligatur. Wien. med. Presse. Bd. 32, S. 1229. 1891. Zit. nach Frommels Jahresber. f. Geburtsh. u. Gynäkol. 1891. S. 769 u. Veits Handbuch der Gynäkologie. 1. Aufl. Bd. 1, S. 350. — *Hogue*, Bull. of Johns Hopkins hosp. Nr. 382. Zit. nach Schmid und Kamniker, Arch. f. Gynäkol. Bd. 127, S. 380. — *Holland, E.*, A case of primary carcinoma of the vagina. Journ. of obstetr. a. gynecol.

of the Brit. Empire. Vol. 30, p. 40. 1923. — *Holländer,* Verhandlungen der Gesellschaft für Geburtsh. u. Gynäkol. zu Berlin, Sitzg. v. 13. Dez. 1895. Zeitschr. f. Geburtsh. u. Gynäkol. Bd. 34, S. 125 f. 1896. — *Holmes,* Pediatrics. Vol. 19, p. 95. 1907. Transact. med. assoc. of Georgia. 1906. p. 304. Zit. nach McFarland. — *Holtermann,* Ein Beitrag zur Sublimatintoxikation von der Scheidenschleimhaut aus. Zentralbl. f. Gynäkol. 1925. S. 2133. — *Holzapfel,* Chorionepithelioma malignum. Verhandl. d. Ges. dtsch. Naturforsch. u. Ärzte Hamburg 1901. Ref. Zentralbl. f. Gynäkol. 1901. S. 1139. — *Holzbach,* Prinzipielles zur Frage der Gonorrhöebehandlung. Verhandl. d. dtsch. Ges. f. Gynäkol. 1925. Arch. f. Gynäkol. Bd. 125, S. 438. — *Homma, H.,* Über Gitterfasern in normaler menschlicher Haut. Wien. klin. Wochenschr. 1922. Nr. 7. — *Homolle,* Tuberculose pulmonaire et péritoneale, périhepatite chronique. Tuberculose génito-urinaire (de l'utérus, des trompes, du col et du vagin). Progr. méd. 1887. p. 592. Zit. nach Williams. Zentralbl. f. Gynäkol. 1877. S. 279. *Homole* Progr. méd. 1877. Nr. 30. — *Homuth,* Über primären Scheidenkrebs. Inaug.-Diss. Halle 1905. — *von Hoor, E.,* Ein seltener Fall eines Scheidentumors. Med. Klinik. 1926. S. 1112. — *Horand,* Notes pour servir à l'étude de la blenorrhagie chez le femme. Lyon méd. Tome 20, 43. p. 251. 1888. Zit. nach Menge in Menge-Krönig. S. 140 u. 149. — *Horizontow,* Über Adenomyome der Scheide. Journ. f. Geburtsh. u. Gynäkol. 1909 (russisch). Ref. Zentralbl. f. Gynäkol. 1910. S. 1550. — *Horn, F.,* Zur Kenntnis primärer Scheidensarkome bei Erwachsenen. Monatsschr. f. Geburtsh. u. Gynäkol. Bd. 4, S. 409. 1896. — *Hornung,* Über Scheidencysten. Zentralbl. f. Gynäkol. 1922. S. 1816. — *d'Hotman de Villiers* et *Thérèse,* Une forme peu commune d'altération épithéliale du col de l'utérus. Verhandl. d. internat. Kongr. f. Gynäkol. Genf 1896. Sect. de gynécol. Tome 2, p. 224. Zit. nach v. Franqué, Zeitschr. f. Geburtsh. u. Gynäkol. Bd. 60, S. 238. — *Hübl, H.,* Über das Chorionepitheliom in der Vagina bei sonst gesundem Genitale. Wien: Josef Šafář 1903. — *Huebschmann,* Grundsätzliches zur Entzündungslehre. (Theoretische Grundlagen und Ausblicke.) Klin. Wochenschr. 1926. S. 1751. — *Hückel, A.,* Anatomische Untersuchungen über Colpohyperplasia cystica. Virchows Arch. f. pathol. Anat. u. Physiol. Bd. 93, S. 204. 1883. — *Hueck, W.,* Über das Mesenchym. Beitr. z. pathol. Anat. u. z. allg. Pathol. Bd. 66. — *Huguier,* Mémoire sur les kystes de la matrice et sur les kystes folliculaires du vagin. Mém. de la soc. de chirurg. de Paris. Tome 1, p. 241. 1847. — *Huguet,* s. Ricard. — *Hume,* Lancet. 1895. Tome 2, p. 988. — *Hyrtl, J.,* Lehrbuch der topographischen Anatomie. 5. Aufl. Bd. 2, S. 176. Wien: W. Braumüller.

Ibrahim, Über eine Soormykose der Haut im frühen Säuglingsalter. Arch. f. Kinderheilk. Bd. 55 S. 91. 1911. — *Indien* et *Strauß,* Zit. nach Delbanco aus Colombini, Sul microbe dell' ulcera venerea. Counn. clin. delle mal. cut. et gen. 1893; Sul rapporto dell' ulcus molle etc. ib. 1894. Nuove ricerche speriment sullo streptobacillo dell'ulcera venerea. Siena 1894. — *Ingermann Amitin, Anna,* Zur Kasuistik der primären Vaginal- und Vulvacarcinome. Inaug.-Diss. Bern 1893. — *Ingria,* Ulcera non infettanti della vagina. Gazz. d. osp. Milano. Vol. 8, p. 662. 1887. — *Ito,* Über Fibrome, Cystofibrome und Adenomyofibrome der Scheide. Inaug.-Diss. Halle a. S. 1897. — *Iwanoff,* Drüsiges cystenhaltiges Uterusfibromyom, kompliziert durch Sarkom und Carcinom (Adenofibromyoma cysticum sarcomatodes carcinomatosum). Monatsschr. f. Geburtsh. u. Gynäkol. Bd. 7, S. 295. 1898.

Jacobée, Des fibromes sessiles et pédiculés du vagin. Thèse de Paris. 1908. — *Jacobitz* und *Kayser,* Säurefeste Bacillen in Blasinstrumenten und ihre Bedeutung für die Diagnostik. Münch. med. Wochenschr. 1910. S. 1175. — *Jacobs,* Vaginale und vulväre Implantation eines Adenocarcinoma colli uteri. Monatsschr. f. Geburtsh. u. Gynäkol. Bd. 8, S. 238. 1898. — *Jacobs, F.,* Über einige adenomyomatöse Tumoren an den weiblichen inneren Genitalorganen. Beitr. z. Geburtsh. u. Gynäkol. Bd. 19, S. 143. 1914. — *Derselbe,* Über einige adenomyomatöse Tumoren an den weiblichen inneren Genitalorganen. Diss. Straßburg 1913/1914. Ref. Monatsschr. f. Geburtsh. u. Gynäkol. Bd. 41, S. 86. — *Jacobsberg, A.,* Über Knochenmetastasen bei primärem Vaginalcarcinom. Diss. München. — *Jacobson,* Die Okenschen Körper. Kopenhagen 1830. Zit. nach Dohrn (1883.) — *Jacub, J.,* Primärer Scheidenkrebs und seine operative Behandlung. Zentralbl. f. Gynäkol. 1907. S. 409. — *Jägerroos, B. H.,* Die Hydrosalpinx, ihre pathologische Anatomie, Ätiologie, Pathogenese und Klinik. Arch. f. Gynäkol. Bd. 114, S. 328. 1921. — *Jackson, J. M.* and *S. H. Wright,* A case of colpitis emphysematosa. Boston med. a. surg. journ. 28. Juli 1898. Zit. nach Frommels Jahresber. f. Geburtsh. u. Gynäkol. 1898. S. 488 u. 489. — *Jakub, J. J.,* Primäres Vaginalcarcinom und seine operative Behandlung. Zentralbl. f. Gynäkol. 1906. S. 466. — *Jamamoto, J.,* Über das Fibromyom der Vagina. Inaug.-Diss. München 1910. — *Janvrin,* Carcinoma of the uterus involving the mucous layer of the vagina. Transact. of the New York obstetr. soc. Americ. journ. of obstetr. a. gynecol. Vol. 26, Nr. 176, p. 248. 1892. — *Jaschke v.,* Neue Erfahrungen in der Technik der Ernährung sowie zur Physiologie und Pflege der Neugeborenen. Monatsschr. f. Geburtsh. u. Gynäkol. Bd. 35, S. 60. 1912. — *Derselbe,* Physiologie, Pflege und Ernährung des Neugeborenen. Wiesbaden: J. F. Bergmann 1917. — *Derselbe*, Der Fluor genitalis. Ref. auf der 19. Versamml. d. dtsch. Ges. f. Gynäkol. Wien 1925. Arch. f. Gynäkol. Bd. 125, S. 224. 1925. — *Derselbe*, Standardmethode zur Behandlung des vaginalen Fluors. Klin. Wochenschr. 1928. Nr. 22. — *Derselbe*, Diskussionsbemerkung. Verhandl. d. dtsch. Ges. f. Gynäkol. 1925. Arch. f. Gynäkol. Bd. 125, S. 457. — *Derselbe*, Schwierigkeiten des Fluorproblems. Zentralbl. f. Gynäkol. 1922. S. 1938. — *Jaschke v.* und *Salomon*, Fluortherapie und Bacillosan. Erste und einzige Erwiderung auf Herrn Loesers Ausführungen in Nr. 12. Zentralbl. f. Gynäkol. 1922. S. 627. — *Dieselben*, Zur Fluorbehandlung mit Bacillosan. Zentralbl. f. Gynäkol. 1922. S. 53. — *Jaworski*, Gynäkol. Sekt. d. Warschauer ärztl. Ges. 25. Febr. 1910. Przeglad chirurg. i gin. Vol. 3, H. 2, p. 231. Zit. nach Frommels Jahresber. f. Geburtsh. u. Gynäkol. 1910. S. 214. — *Jayle*, Carcinomatose pelvienne diffuse; Cancer squirrheux annulaire du vagin etc. Bull. de la soc. de l'internat. 1909. Nr. 7. Ref. Rev. de franç. gynécol. et d'obstétr. Tome 14, Nr. 3. Zit. nach Frommels Jahresber. f. Geburtsh. u. Gynäkol. 1910. S. 214. — *Jayle et Bender*, La Leukoplasie de la vulve, du vagin et de l'utérus. Rev. de gynécol. et chirurg. abdominale. Tome 9, p. 963. 1905. — *Jellet, H.*, I. A case of primary endothelioma of the vagina treated by removal of uterus and vagina. With report by R. J. Rowlette. II. After-history of a case of primary sarcoma of the vagina. Journ. of obstetr. a. gynecol. of the Brit. Empire. Vol. 12, p. 285. 1907. — *Jellet* and *Eearl*, Transact. of the roy. acad. of med. in Ireland. Vol. 22. 1904. Zit. nach Mc. Farland und Journ. of Obst. and Gyn. Brit Emp. March. 1904. — *Jerie*, Operation des Carcinoma vaginae. Rozhledy v. chirurg. a. gynaekol. Jg. 3, S. 131. 1924. Ref. Ber. üb. d. ges. Gynäkol. u. Geburtsh. Bd. 7, S. 837. 1925. — *Jessup, D. S.*, Adenomyom des Septum recto-vaginale. Journ. of the Americ. med. assoc. Aug. 1914. Zentralbl. f. Gynäkol. 1915. S. 384. — *Joers*, Quecksilbervergiftung von der Vagina ausgehend. Münch. med. Wochenschr. 1921. S. 554. — *Johannovsky, V.*, Casuistische Beiträge zur operativen Gynäkologie. 1. Ein Fall von primärem Scheidencarcinom mit Erfolg operiert. Sakrale Totalexstirpation des Uterus und der Scheide. Monatsschr. f. Geburtsh. u. Gynäkol. Bd. 13, S. 323. 1901. — *Johannowsky, V.*, Fall von primärem Scheidencarcinom. Zentralbl. f. Gynäkol. 1901. S. 497. — *Johnsohn, A. E.*, A case of gangrene of the vaginab probaly due to the chemical effort of a pine india rubber ring pessaire. Royal soc. of med. Juli 1911. Ref. Gynäkol. Rundschau. 1914. H. 21. — *Johnston, G. W.*, Ein Beitrag zur Kenntnis der Cysten der Scheide. Americ. journ. of obstetr. a. gynecol. 1887. p. 1121. Ref. Zentralbl. f. Gynäkol. 1888. S. 446. — *Jones*, Primäres Scheidencarcinom. Verhandl. d. brit. gynäkol. Soc. Ref. Zentralbl. f. Gynäkol. 1908. Nr. 9. Frommels Jahresber. f. Geburtsh. u. Gynäkol. 1907. S. 115. Hegar 1886. S. 11. — *Jones, W. C.*, Americ. journ. of obstetr. a. gynecol. März 1886. p. 265. Zit. nach Zweigbaum. — *Jordachescu*, Über Scheidencarcinom. Diss. Bukarest 1905. Monatsschr. f. Geburtsh. u. Gynäkol. Bd. 24, p. 237. Frommels Jahresber. f. Geburtsh. u. Gynäkol. 1907. S. 145. — *von Jordan*, Bilaterale Episiotomie bei Vaginalcarcinom. Schon nach wenigen Monaten Krebsrezidiv in der Narbe der vernähten Episiotomiewunde. Jahresber. d. Krakauer gynäkol. Ges. Bd. 6, S. 8. Frommels Jahresber. f. Geburtsh. u. Gynäkol. 1896. S. 247. — *Jores, L.*, Die regressiven Veränderungen des elastischen Gewebes. Ergebn. d. allg. Pathol. u. pathol. Anat. Bd. 8, Jg. 1902, Abt. 2. — *Derselbe*, Über die feineren Vorgänge bei Bildung und Wiederbildung des elastischen Bindegewebes. Beitr. z. pathol. Anat. u. z. allg. Pathol. Bd. 41. — *Derselbe*, Zur Kenntnis der Regeneration und Neubildung elastischen Gewebes. Beitr. z. pathol. Anat. u. z. allg. Pathol. Bd. 27. — *de Josselin de Jong* und *de Snoo*, Über die Endometriosen des weiblichen Genitalapparates. (Ein Beitrag zur Kenntnis der heterotopen Wucherungen vom Bau der Uterusschleimhaut.) Virchows Arch. f. pathol. Anat. u. Physiol. Bd. 257, S. 23. 1925. *Judd, E. S.*, Adenomyoma presenting as a tumor of the Bladder. Sug. clin. North America Vol. 1. 1821. Zit. nach Haeuber. — *Jung, P.*, Beitrag zur Kenntnis der Vaginalstaphylokokken. Zeitschr. f. Geburtsh. u. Gynäkol. Bd. 64, S. 505. 1909. — *Jung, Ph.*, Über primäre Sarkome der Vagina bei Erwachsenen. Monatsschr. f. Geburtsh. u. Gynäkol. Bd. 9, S. 373. 1899. — *Derselbe*, Chorionepitheliom mit faustgroßen Metastasen in der Scheide. Ref. Gynäkol. Rundschau. 1916. H. 21. — *Jungano* et *Distaso*, Les anaërobies. Paris: Masson et Co. 1910. Zit. nach Maunu af Heurlin. S. 222. — *Jura, V.*, Il „Bacillus vaginae" nei suoi rapporti con la integrità dell' apparato sessuale femminile. Clin. ostetr. Anno 27, p. 561. 1925. Ref. Ber. über d. ges. Gynäkol. Bd. 10, S. 57.

Kaboth, Fluor genitalis und vegetatives Nervensystem. Verhandl. d. dtsch. Ges. f. Gynäkol. 1925. Arch. f. Gynäkol. Bd. 125, S. 419 u. 456. — *Derselbe*, Steigert die unspezifisch-spezifische Allgemeintherapie die Leistungsfähigkeit der lokalen Behandlung der weiblichen Gonorrhoe? Zentralbl. f. Gynäkol. Bd. 48, S. 82. — *Kahl*, Dtsch. med. Wochenschr. 1910. p. 196. Zit. nach Schlund. — *Kaiser*, Fall von jugendlichem Carcinom. Gynäkol. Ges. zu Dresden, 17. Dez. 1903. Ref. Zentralbl. f. Gynäkcl. 1904. S. 857. — *Derselbe*, Über Ureteraffektionen. Fall 4. Gynäkol. Ges. zu Dresden, 16. März 1911. Ref. Zentralbl. f. Gynäkol. 1911. S. 846. — *Kaiser* u. *Strobach*, Fälle von Chorionepithelioma malignum.

Gynäkol. Ges. zu Dresden, 21. März 1912. Ref. Zentralbl. f. Gynäkol. 1912. S. 932. — *Kalle, E.*, Ein Beitrag zur Kenntnis des primären Scheiden- und Vulvacarcinoms. Inaug.-Diss. Greifswald 1903. — *Kaltenbach*, Zusammengesetzte Cysten der Scheide. Arch. f. Gynäkol. Bd. 5, S. 138. 1873. — *Derselbe*, Erfahrungen über Totalexstirpation des Uterus. Berlin. klin. Wochenschr. 1899. S. 391. Beitr. z. Geburtsh. u. Gynäkol. Bd. 6, S. 432. 1902. — *Kalustow*, Ein Fall von primärem Scheidensarkom. Arch. f. Gynäkol. Bd. 40, S. 499. 1891. — *Kannegießer*, Chorionepitheliom der Scheide nach Exstirpation des Uterus. Durchbruch des Knotens ins Rectum. Geburtsh.-gynäkol. Ges. zu Petersburg, Bd. 1907. Ref. Gynäkol. Rundschau. Nr. 11. — *Karajan v.*, Ein Fall von primärer Tuberkulose der Vulva mit elephantiastischen Veränderungen der Klitoris. Wien. klin. Wochenschr. 1897. S. 42. Zit. nach Brünings. — *Kaschewarowa-Rudnewa, W.*, Beitrag zur pathologischen Anatomie der weiblichen Scheide bei Menschen und Tieren. Virchows Arch. f. pathol. Anat. u. Physiol. Bd. 54, S. 63. 1872. — *Kauffmann*, Radikaloperation wegen primärem Scheidencarcinom. Zentralbl. f. Gynäkol. 1903. S. 344. *Derselbe*, Chorionepitheliom des Uterus mit Scheidenmetastase. Ges. f. Geburtsh. u. Gynäkol. zu Berlin, 22. Nov. 1907. Ref. Zeitschr. f. Geburtsh. u. Gynäkol. Bd. 62, S. 143. — *Kaufmann, E.*, Über Entakatarrhaphie von Epithel. Virchows Arch. f. pathol. Anat. u. Physiol. Bd. 97. 1884. — *Kaufmann*, Untersuchungen über das sogenannte Adenoma malignum, speziell dasjenige der Cervix uteri nebst Bemerkungen über Impfmetastasen in der Vagina. Virchows Arch. f. pathol. Anat. u. Physiol. Bd. 154. 1898. — *Kayser*, Carcinoma vaginae. Monatsschr. f. Geburtsh. u. Gynäkol. Bd. 25, S. 117. Frommels Jahresber. f. Geburtsh. u. Gynäkol. 1907. S. 116. — *Kegler*, Weicher Chancre der Scheide. Sitzungen der geburtsh. Ges. zu St. Petersburg. Wratsch. 1898. p. 295 u. 419. Zit. nach Frommels Jahresber. f. Geburtsh. u. Gynäkol. 1899. S. 417. — *Kehrer*, Über den Soorpilz. Eine med.-botan. Studie. Heidelberg 1883. — *Kehrer, E.*, Über heterologe mesodermale Neubildungen der weiblichen Genitalien. Monatsschr. f. Geburtsh. u. Gynäkol. Bd. 23, S. 646. 1906. — *Derselbe*, Zur Kenntnis der desmoiden Geschwülste der Vagina. Monatsschr. f. Geburtsh. u. Gynäkol. Bd. 30, S. 731. 1909. — *Keitler*, Eine eigentümliche Form des Vaginalcarcinoms. Geburtsh.-gynäkol. Ges. in Wien, 19. Mai 1903. Ref. Zentralbl. f. Gynäkol. 1903. S. 1538. — *Kellogg, F. S.*, Adenomyoma of the recto-vaginal septum. Boston med. a. surg. journ. Vol. 176, p. 22. 1917. — *Kelly* and *Noble*, Gynaecology and Abdominal Surg. Vol. 1, p. 820. 1907. Zit. nach Mc. Farland. — *Kelly* und *Workmann*, Ein Fall von Chorionepitheliom. Glasgow. med. Journ. Sept. 1906. Ref. Zentralbl. f. Gynäkol. 1908. S. 967. — *Kermauner*, Das sogenannte Decubitusgeschwür beim Prolaps. Monatsschr. f. Geburtsh. u. Gynäkol. Bd. 27, S. 555. 1908. — *Derselbe*, Fehlbildungen der weiblichen Geschlechtsorgane, des Harnapparates und der Kloake. Fragliches Geschlecht. In Halban-Seitz' Biologie und Pathologie des Weibes. Bd. 3. 1924. — *Derselbe*, Diskussionsbemerkung. Geburtsh.-gynäkol. Ges. in Wien, 9. Dez. 1924. Ref. Zentralbl. f. Gynäkol. 1925. S. 663. — *Kermauner, F.*, Chorionepitheliom der Scheide. Naturhist.-med. Verein zu Heidelberg, 21. Febr. 1905. Münch. med. Wochenschr. 1905. Nr. 16, S. 775. — *Kermauner* und *Orth*, Beiträge zur Ätiologie epidemisch in Gebäranstalten auftretender Darmaffektionen bei Brustkindern. Zeitschr. f. Heilkunde. Bd. 26. 1905. — *Kerr*, Vaginal cancer. Glasgow obst. and gynecol. soc. Febr. Frommels Jahresber. f. Geburtsh. u. Gynäkol. 1904. S. 555. — *Kerr, M.*, Fibromyoma of the vagina. Transact. of the obstetr. soc. of London. Vol. 44, p. 130. 1902. — *Keßler*, Die Methodik der Fluorstudien. Verhandl. d. dtsch. Ges. f. Gynäkol. 1925. Arch. f. Gynäkol. Bd. 125, S. 401. — *Derselbe*, Über den Wassergehalt des Scheideninhaltes. Zentralbl. f. Gynäkol. 1927. S. 2335. — *Keßler, L.*, Über Scheidenkrebs und Scheidenexstirpation. St. Petersburg. med. Wochenschr. 1898. Zentralbl. f. Gynäkol. 1899. S. 343. — *Keßler* und *Lehmann*, Chemische und bakteriologische Studien am Scheideninhalt Klimakterischer. Arch. f. Gynäkol. Bd. 133, S. 791. 1928. — *Keßler* und *Röhrs*, Scheidenbiologische Studien an Neugeborenen, Säuglingen und Kleinmädchen. Arch. f. Gynäkol. Bd. 129, S. 856. 1927. — *Keßler* und *Uhr*, Biologie und Chemismus der Scheide bei Schwangeren. Arch. f. Gynäkol. Bd. 129, S. 844. 1927. — *Khan*, A Case of vaginal Tumour of Unusual Size. Indian med. Gaz. Bd. 57, S. 18. 1922. Zit. nach A. Stein. — *Kidd*, Carcinoma vaginae. Lancet. 26. Dez. 1896. Zentralbl. f. Gynäkol. 1897. Nr. 22, S. 682. — *Kienlin, H.*, Die Reaktion des Vaginalsekrets Neugeborener. Zentralbl. f. Gynäkol. 1926. S. 644. — *Kießelbach, F.*, Über Papillome der Vagina. Monatsschr. f. Geburtsh. u. Gynäkol. Bd. 36, S. 404. 1912. — *Kirchner, K.*, Ein Fall von primärem Carcinom der prolabierten Vagina. Inaug.-Diss. Erlangen 1906. Frommels Jahresber. f. Geburtsh. u. Gynäkol. 1906. S. 114. — *Kirstein*, Über das Vorkommen von Diphtheriebacillen bei Neugeborenen in den ersten Lebenstagen. Zentralbl. f. Gynäkol. 1918. S. 821. — *Derselbe*, Theoretisches aus der Praxis der Fluorbehandlung. Verhandl. d. dtsch. Ges. f. Gynäkol. 1925. Arch. f. Gynäkol. Bd. 125, S. 427. — *Kitai*, Beitrag zur Anatomie und Genese der endometranen Adenomyosis (Adenomyosis uteri interna). Arch. f. Gynäkol. Bd. 124, S. 178. 1925. — *Kiwisch*, Klinische Vorträge übeer spzielle Pathologie und

Therapie der Krankheiten des weiblichen Geschlechts. 3. Aufl. Prag 1851. — *Klauser* und *Welponer*, Chemische Analyse des Gasinhaltes bei einem Falle von Colpohyperplasia cystica (Winkel), Vaginitis emphysematosa (Zweifel). Zentralbl. f. Gynäkol. 1879. S. 337. — *Klautsch*, Über die infolge der Cholera auftretenden pathologisch-anatomischen Veränderungen in den weiblichen Generationsorganen. Münch. med. Wochenschr. 1894. S. 890. — *Klebs, E.*, Handbuch der pathologischen Anatomie. Bd. 1, Pathologische Veränderungen der Geschlechtsorgane. Berlin 1876. — *Klee, F.*, Beitrag zur Kenntnis des Verhaltens der Oxyuren im weiblichen Geschlechtsapparat. Zentralbl. f. Gynäkol. 1920. S. 939. — *Klein*, Gasbildende Bacillen bei Colpohyperplasia cystica (Colpitis emphysematosa). Zentralbl. f. Gynäkol. 1891. S. 641. — *Derselbe*, Zur Anatomie der weiblichen Urethra und der Drüsen des Scheidenvorhofes. Verhandl. d. dtsch. Ges. f. Gynäkol. VI. Vers. 1895. S. 735. — *Derselbe*, Cyste des rechten Wolffschen Ganges. Zeitschr. f. Geburtsh. u. Gynäkol. Bd. 18, S. 82. — *Derselbe*, Die Geschwülste der Gartnerschen Gänge. Virchows Arch. f. pathol. Anat. u. Physiol. Bd. 154, S. 63. — *Klein, G.*, Myom im Septum urethrovaginale, Tumor des Wolffschen Ganges ? Münch. gynäkol. Ges., 26. Febr. 1914. Ref. Monatsschr. f. Geburtsh. u. Gynäkol. Bd. 40, S. 618. — *Kleinhans*, Primäres Scheidencarcinom. Verhandl. d. dtsch. Ges. f. Gynäkol. 1901. S. 509. — *Derselbe*, Zwei Fälle von Chorionepitheliom. Verhandl. d. Ges. dtsch. Naturforsch. u. Ärzte. Karlsbad 1902. Ref. Zentralbl. f. Gynäkol. 1902. S. 1148. — *Derselbe*, Beitrag zur Lehre von den Adenomyomen des weiblichen Genitaltraktes. Zeitschr. f. Geburtsh. u. Gynäkol. Bd. 52, S. 266. 1904. — *Derselbe*, s. bei Roman. — *Kleinhaus*, Fall von primärem Scheidencarcinom. Zentralbl. f. Gynäkol. 1901. S. 808. — *Kleinwächter*, Die bindegewebigen und myomatösen Neubildungen der Vagina. Zeitschr. f. Heilkunde. Bd. 3, S. 335. 1882. — *Derselbe*, Ein Beitrag zu den Vaginalcysten. Zeitschr. f. Geburtsh. u. Gynäkol. Bd. 16, S. 36. 1889. — *Derselbe*, Garrulitas vulvae. Die Heilkunde 1902. H. 6. Zit. nach Veit, Handbuch der Gynäkologie. Bd. 3/1, S. 201. — *Klemperer*, Über den Soorpilz. Inaug.-Diss. Berlin 1886. — *Derselbe*, Über die Natur des Soorpilzes. Zentralbl. f. klin. Med. 1885. Nr. 50. Zit. nach Plaut. — *Kliegl, F.*, Ein Fall von Carcinoma vaginae. Sitzungsber. d. geburtsh.-gynäkol. Ges. in Wien 1891. Frommels Jahresber. f. Geburtsh. u. Gynäkol. 1891. S. 769. — *Klien, R.*, Lymphangioendothelioma cavernosum haemorrhagicum. Arch. f. Gynäkol. Bd. 46, S. 292. 1894. *Derselbe*, Die soliden primären Geschwülste der Scheide. Monatsschr. f. Geburtsh. u. Gynäkol. Bd. 7, S. 564. 1898. — *Klimenko*, Über Diphtherie der Genitalien der Kinder. Russki Wratsch. 1913. Nr. 9. Ref. Monatsschr. f. Geburtsh. u. Gynäkol. Bd. 40, S. 102. 1914. — *Klob, J. M.*, Pathologische Anatomie der weiblichen Sexualorgane. Wien 1864. — *Knapp, L.*, Zur Frage von dem Verhalten des Scheidensekretes in den ersten Lebenstagen. Monatsschr. f. Geburtsh. u. Gynäkol. Bd. 5, S. 577. 1897. — *Knauer*, Ein Fall von Myom der hinteren Scheidenwand. Geburtsh.-gynäkol. Ges. in Wien, 10. Dez. 1901. Ref. Zentralbl. f. Gynäkol. 1902. S. 619. — *Knipping, H. W.*, Beitrag zur Physiologie des Thymus. Dtsch. Arch. f. klin. Med. Bd. 141, S. 224. 1922. — *Knoop*, Über das vaginale Sarkom im Kindesalter. Niederrhein.-westfäl. Ges. f. Geburtsh. u. Gynäkol., 27. Okt. 1907. Ref. Monatsschr. f. Geburtsh. u. Gynäkol. Bd. 24, S. 381. 1909. — *Knoop, C.*, Zur Kenntnis der traubigen bösartigen Geschwülste der kindlichen Scheide. Zeitschr. f. Geburtsh. u. Gynäkol. Bd. 66, S. 569. 1910. — *Koblanck*, Demonstration eines Neugeborenen mit Vulvovaginitis gonorrhoica. Ges. f. Geburtsh. u. Gynäkol. zu Berlin, 14. Juni 1895. Ref. Zentralbl. f. Gynäkol. 1895. S. 758. — *Derselbe*, Eigentümliche Verbreitung eines Scheidencarcinoms. Verhandl. d. dtsch. Ges. f. Gynäkol. Bd. 10. S. 625. — *Kobelt*, Der Neben-Eierstock des Weibes. Heidelberg 1847. — *Kobrak, E.*, Durch den Diphtheriebacillus hervorgerufene blenorrhoische Prozesse, speziell in der kindlichen Vagina. Med. Klinik. 1914. S. 412. — *Koehler, R.*, Medikamentöse und Organtherapie. In Halban-Seitz' Biologie und Pathologie des Weibes. Bd. 2, S. 114. 1924. — *Kölliker* und *Scanzoni*, Das Sekret der Schleimhaut der Vagina und der Cervix uteri. In Scanzonis Beiträge zur Geburtskunde und Gynäkologie. Bd. 2, S. 128. 1855. — *Königstein*, Pflügers Arch. f. d. ges. Physiol. Bd. 119. — *Körner*, Ein Fall von primärem Scheidensarkom im Kindesalter. Inaug.-Diss. Göttingen 1892. — *Koerner*, Fibromyom der vorderen Scheidenwand. Gynäkol. Ges. zu Breslau, 4. Juli 1922. Ref. Zentralbl. f. Gynäkol. 1922. S. 1776. — *Koestlin*, Die Nervenendigungen in den weiblichen Geschlechtsorganen. Berlin: Fischers med. Buchhandl., H. Hornfeld 1895. — *Kogutowa, Anna*, Varicellen bei einer Erwachsenen mit Veränderungen der Vaginalschleimhaut. Polskie czasopismo lekarskie. Jg. 1, S. 73. 1921. Zit. n. Jahresber. über die ges. Gynäkol. 1921. S. 164. — *Kohler, H.*, Myom der Vaginalwand. Zentralbl. f. Gynäkol. 1928. S. 1266. — *Kolaczek*, Arch. f. klin. Chirurg. Bd. 18, S. 346. 1875. — *Kolisko*, Das polypöse Sarkom der Vagina im Kindesalter. Wien. klin. Wochenschr. 1889. — *Kolter*, Über einen Fall von Colpitis dissecans im Verlaufe von Typhus abdominalis. Inaug.-Diss. Köln 1923. — *Komarewsky*, Exstirpation des untersten Rectum und der hinteren Scheidenwand wegen Krebs. Arb. d. geburtsh.-gynäkol. Ges. in Moskau 1891. Nr. 1, S. 8 (russisch). Frommels Jahresber. f. Geburtsh. u. Gynäkol. 1891. S. 770. — *Kośmiński*, Zur Ätiologie des Flatus vaginalis (Garrulitas vulvae). Zentralbl. f. Gynäkol.

1905. S. 1531. — *Koßmann*, Zur Pathologie der Urnierenreste des Weibes. Monatsschr. f. Geburtsh. u. Gynäkol. Bd. 1, S. 97. 1895. — *Krafft*, Carcinom der hinteren Scheidenwand. Rev. méd. de la Suisse rom. Tome 2. 1893. Zentralbl. f. Gynäkol. 1893. S. 917. — *Kraus, F.*, Die allgemeine und spezielle Pathologie der Person. Leipzig: G. Thieme 1919. — *Kreher*, Der Einfluß der Milchsäure auf die Vaginalstreptokokken, Inaug.-Diss. Jena 1910. — *Krensel*, Über Fremdkörper in der Vagina und im Uterus usw. Inaug.-Diss. Greifswald 1903. — *Kretschmar*, Über spontane Scheidengangrän (Paravaginitis phlegmonosa dissecans) und ihre Ätiologie. Mittelrhein. Ges. f. Geburtsh. u. Gynäkol. 13. Nov. 1910. Ref. Monatsschr. f. Geburtsh. u. Gynäkol. Bd. 33, S. 393. — *Kries, v.*, Emanuel Kant und seine Bedeutung für die Naturforscher der Gegenwart. Berlin 1924. — *Kroemer*, Die Lymphorgane der weiblichen Genitalien und ihre Veränderungen bei malignen Erkrankungen des Uterus. Arch. f. Gynäkol. Bd. 73, S. 57. 1904. — *Derselbe*, Über einige seltenere Formen der Genitaltuberkulose des Weibes. Monatsschr. f. Geburtsh. u. Gynäkol. Bd. 26, S. 669. 1907. — *Derselbe*, Med. Klinik. 1917. S. 875. Dtsch. med. Wochenschr. 1917. S. 1341. — *Krönig*, Scheidensekretuntersuchungen bei 100 Schwangeren. Aseptik in der Geburtshilfe. Zentralbl. f. Gynäkol. 1894, S. 3 u. 27. (Disk.) — *Derselbe*, Über das bakterienfeindliche Verhalten des Scheidensekretes Schwangerer. Dtsch. med. Wochenschr. 1894. Nr. 43/44. — *Derselbe*, Über die Natur der Scheidenkeime, speziell über das Vorkommen anaerober Streptokokken im Scheidensekret Schwangerer. Zentralbl. f. Gynäkol. 1895. S. 409. — *Derselbe*, Über das primäre Scheidencarcinom. Zentralbl. f. Gynäkol. 1900. S. 764. — *Derselbe*, Zur operativen Behandlung des primären Scheidenkrebses. Arch. f. Gynäkol. Bd. 63, S. 38. 1901. Zentralbl. f. Gynäkol. 1901. S. 824. — *Derselbe*, Myom der vorderen Scheidenwand. Verhandl. d. dtsch. Ges. f. Gynäkol. IX. S. 526 und Monatsschr. f. Geburtsh. u. Gynäkol. Bd. 14, S. 184. — *Derselbe*, Zur Technik der abdominellen Totalexstirpation des carcinomatösen Uterus. Monatsschr. f. Geburtsh. u. Gynäkol. Bd. 15, S. 879. 1902. — *Krösing*, Das Chorionepitheliom mit langer Latenzzeit. Arch. f. Gynäkol. Bd. 88, S. 469. 1909. — *Kroß, J.*, Chronic ulcer of vaginae of undetermined origin. Americ. journ. of obstetr. a. gynecol. Vol. 7, p. 103 — *Krukenberg*, Destruierende Blasenmole. Chorionepithelioma malignum. Metastasen in der Scheide. Nordwestdtsch. Ges. f. Gynäkol. Hamburg, 8. Mai 1908. Ref. Monatsschr. f. Geburtsh. u. Gynäkol. Bd. 30, S. 641. — *Kubinyi, Pál*, A végbéllel összekapahkodott primär hüvelyrák. Aus der Sitzung der ungar. Chirurg.-Ges. am 23. bis 25. Mai 1912. Ref. Orvosi Hetilap. 1913. Nr. 12. (Bericht über einen Fall von primärem Scheidenkrebs, verlötet mit dem Rectum. Exstirpation des Genitaltraktes samt Rectum. Genesung. Zit. nach Frommels Jahresber. f. Geburtsh. u. Gynäkol. 1913. S. 127.) — *Küchler*, Über die Lokalisation der Tuberkulose des weiblichen Genitalapparates. Inaug.-Diss. Jena 1899. — *Kühn (Fräulein)*, Über Gangrän und Ausstoßung der Scheide bei Diphtherie. Gynäkol. Ges. zu Breslau, 28. Juni 1921. Ref. Zentralbl. f. Gynäkol. 1921. S. 1582. — *Kümmel, W.*, Über cystische Bildungen in der Vagina und im Vestibulum vaginae. Inaug.-Diss. Straßburg 1888. Virchows Arch. f. pathol. Anat. u. Physiol. Bd. 114, S. 407. 1888. — *Küster*, Über Trichomonasvaginitis. Med. Sektion der schles. Ges. f. vaterländische Kultur zu Breslau, 30. Nov. 1927. Ref. Berl. klin. Wochenschr. 1918. S. 221. — *Küster, H.*, Beitrag zur Kenntnis der sogenannten Scheidencysten. Zeitschr. f. Geburtsh. u. Gynäkol. Bd. 74, S. 610. 1913. — *Küstner, H.*, Die Beziehungen der cystischen Veränderungen der Ovarien zur Blasenmole und zum Chorionepitheliom. Monatsschr. f. Geburtsh. u. Gynäkol. Bd. 67, S. 359. 1924. — *Küstner, O.*, Die bösartigen Geschwülste der Vagina in Zweifel-Payr, Klinik der bösartigen Geschwülste. Bd. 3. — *Derselbe*, Lehrbuch der Gynäkologie. 2. Aufl. Jena: G. Fischer 1904. — *Derselbe*, Lage- und Bewegungsanomalien des Uterus und seiner Nachbarorgane. In Veits Handbuch der Gynäkologie. 2. Aufl. Bd. 1, S. 57. — *Derselbe*, Über den primären Scheidenkrebs. Arch. f. Gynäkol. Bd. 9, S. 279. 1876. — *Kuhn, F.*, Örtliche Verwendung von Zucker in der Gynäkologie und Geburtshilfe. Zeitschr. f. Geburtsh. u. Gynäkol. Bd. 70, S. 83. 1912. — *Kundrat*, Zur Tuberkulose der Tuben und der Uterusmucosa. Arch. f. Gynäkol. Bd. 65, S. 75. 1902. — *Kuntsch*, Kohabitationshindernis infolge von Hymenalcyste. Konzeption trotz fehlender Defloration. Zentralbl. f. Gynäkol. 1907. S. 1403. *Kupferberg*, Demonstration von 2 Scheidenfibromen. Ärztl. Verein zu Mainz, 10. Febr. 1914. Ref. Münch. med. Wochenschr. 1914. S. 906. — *Kworostansky*, Syncytioma malignum und sein Zusammenhang mit der Blasenmole. Arch. f. Gynäkol. Bd. 62, S. 69. 1900.

Labbe, Zit. aus Zweigbaum nach Vermeil. S. 138. — *Labhardt, Operative Dauerheilung eines Chorionepithelioms mit Metastase; zugleich ein Beitrag zur Behandlung der puerperalen Bakteriämie. Zentralbl. f. Gynäkol. 1909. S. 805. — *Derselbe*, Über einen Fall kongenitaler Heterotopie der Korpusschleimhaut in das Collum uteri. Oberrhein. Ges. f. Geburtsh. u. Gynäkol. 18. April 1909. Ref. Beitr. z. Geburtsh. u. Gynäkol. Bd. 15, S. 141. 1910. — *Derselbe*, Kongenitale Heterotopie der Uterusschleimhaut in das Collumgewebe. Zeitschr. f. Geburtsh. u. Gynäkol. Bd. 66, S. 91. 1910. — *Derselbe*, Die Erkrankungen der Scheide. In Halban-Seitz' Biologie und Pathologie des Weibes.

Bd. 3, S. 1261. 1924. — *Labusquière*, Traitement chirurgique du carcinome primitif du vagin. Ann. de gynécol. et d'obstétr. Tome 44, p. 204. Sept. 1895. — *Lancereaux* et *Lackerbauer*, Atlas d'anat. pathologique. p. 377. Paris 1871. Zit. nach Williams. — *Landau, L.*, Über Tubensäcke. Arch. f. Gynäkol. Bd. 40, S. 1. 1891. — *Landau, Th.*, Die Behandlung des „weißen Flusses" mit Hefekulturen, eine lokalantagonistische Bakteriotherapie. Dtsch. med. Wochenschr. 1899. S. 171. — *Derselbe*, Narbenkrebs in der Scheide. Zentralbl. f. Gynäkol. 1919. S. 449. — *Landecker*, Biologische Gedanken und Methoden zum Problem des genitalen Fluors. Arch. f. Gynäkol. Bd. 125, S. 429 u. 444. — *Lang, G.*, De kystes du vagin dans leurs rapports avec la grossesse et l'accouchment. Thèse de Nancy 1904. — *Lange*, Über einen Fall von primärem multiplem Vaginalcarcinom. Inaug.-Diss. Kiel 1896. — *Langenbeck*, Frorieps Notizen 1839. Nr. 252. Zit. nach Kehrer aus Plaut. — *Langhans, Th.*, Syncytium und Zellschicht. Placentarreste nach Aborten. Chorionepitheliome. Hydatidenmole. Beitr. z. Geburtsh. u. Gynäkol. Bd. 5, S. 1. 1901. — *Lange, G.*, Über einen Fall von primärem, multiplem Vaginalcarcinom. Inaug.-Diss. Kiel 1896. Zentralbl. f. Gynäkol. 1898. S. 677. — *Lasch, A.*, Diphtherie der Vagina. Surg., gynecol. a. obstetr. April 1925. Ref. Zentralbl. f. Gynäkol. 1926. S. 831. — *Lataste*, Rythme vaginale des mammifères. Cpt. rend. des séances de la soc. de biol. 1892 u. 1893. Zit. nach Zondek und Aschheim (1926). — *Derselbe*, Transformation pèriodique de l'épithelium du vagin des rongeurs. Cpt. rend. des séances de la soc. de biol. 1898. p. 765. — *Latzko*, Metastase eines Korpuscarcinoms unter dem Bilde eines paraurethralen Abscesses. Geburtsh.-gynäkol. Ges. in Wien, 14. Dez. 1915. Ref. Zentralbl. f. Gynäkol. 1916. S. 107. — *Derselbe*, Vaginale Metastase nach Hypernephrom. Geburtsh.-gynäkol. Ges. in Wien, 12. März 1918. Ref. Zentralbl. f. Gynäkol. 1918. S. 356. — *Lauche*, Die Bedeutung der heterotopen Epithelwucherungen vom Bau der Uterusschleimhaut für die Gynäkologie und ihre neue Erklärung durch Autotransplantation von Endometrium bei Menstruation in die Bauchhöhle (Sampson). Dtsch. med. Wochenschr. 1924. S. 595. — *Derselbe*, Über die heterotopen Wucherungen vom Bau der Uterusschleimhaut. Ein kritischer Sammelbericht. Monatsschr. f. Geburtsh. u. Gynäkol. Bd. 68, S. 113. 1925. (Hier Lit.). — *Derselbe*, Bemerkungen zu der Arbeit von Ulesco-Stroganowa über Deciduabildung in der Scheide (Zentralbl. f. Gynäkol. Nr. 34), zugleich ein Beitrag zur Diagnostik der Fibroadenomatose des Septum recto-vaginale. Zentralbl. f. Gynäkol. 1924. S. 2460. Virchows Arch. f. pathol. Anat. u. Physiol 252. Dtsch. med. Wochenschr. 1924. S. 595. — *Lauenstein, Karl*, Zur operativen Behandlung des primären Scheidencarcinoms. Dtsch. Zeitschr. f. Chirurg. Bd. 41, S. 411. Münch. med. Wochenschr. 1895. S. 407. — *Lawrence, A. E. A.*, Fibromyomata of the vagina. Brit. med. journ. 1899. Vol. 1, p. 469. — *Lea, A. W. W.*, A case of myxo-sarcoma of the vagina in a child aged two and a half years. Transact. of the obstetr. soc. of London. Vol. 42, p. 143. 1900. — *Lebedeff*, Über die Gascysten der Scheide. Arch. f. Gynäkol. Bd. 18, S. 132. 1881. — *Derselbe*, De l'étiologie du cancer. (Entstehung eines Vaginalcarcinoms nach Jodkalitamponade.) Ann. de gynécol. et d'obstétr. Vol. 17, p. 167. Frommels Jahresber. f. Geburtsh. u. Gynäkol. 1897. S. 124. — *Lebedeff, A.*, Beitrag zur Lehre über Vaginalcysten. Zeitschr. f. Geburtsh. u. Gynäkol. Bd. 7, S. 324. 1882. — *Lebensbaum*, Krebs der Vagina als Impfmetastase bei Korpuscarcinom. Zentralbl. f. Gynäkol. 1893. Ref. Beitr. z. Geburtsh. u. Gynäkol. Bd. 6, S. 434. 1902. — *Lebert*, Traité d'anatomie pathologique générale et spéciale etc. Paris 1857—1861, Atlas, planche 155. Fig. 3. Zit. nach *Kleinwächter*, 1882. S. 343. — *Lebrun*, Thèse de Paris. 1883. Zit. nach Plaut. — *Leendertz*, Primäre Vaginal- und Hautdiphtherie mit postdiphtherischen Lähmungen. Med. Klinik. 1920. S. 151. — *Léfas*, Bull. et mém. de la soc. anat. de Paris. 1908. Nr. 2. Ref. Zentralbl. f. Gynäkol. 1910. S. 268. — *Legueu*, Présentation d'une femme opérée d'épithélioma du vagin il y a dix ans et restée sanc récidive depuis. Bull. et mém. de la soc. de chirurg. de Paris. Febr. 1907. Frommels Jahresber. f. Geburtsh. u. Gynäkol. 1907. S. 146. — *Derselbe*, Rev. franç. de gynécol. et d'obstétr. Tome 11. Nr. 3. Presse méd. Nr. 14. Frommels Jahresber. f. Geburtsh. u. Gynäkol. 1907. S. 116. — *Lehmann*, Ges. f. Geburtsh. u. Gynäkol. zu Berlin, 10. März 1911. Ref. Zentralbl. f. Gynäkol. 1911. S. 1543. — *Lehmann, F.*, Zur Frage der diagnostischen Verwertbarkeit des Scheidenabstriches. Ein Beitrag zum Mikrobismus der Scheide. Zentralbl. f. Gynäkol. 1921. S. 647. — *Leisewitz*, Reste des Wolff-Gartnerschen Ganges im paravaginalen Gewebe. Zeitschr. f. Geburtsh. u. Gynäkol. Bd. 53, S. 269. 1904. — *Lejars*, Leçons de chirurg. 1893/94. Zit. nach R. Müller, Arch. f. Gynäkol. Bd. 102, S. 531 u. 560. — *Leopold*, Eine Sectio caesarea nach Porro. Ges. f. Geburtsh. u. Gynäkol. zu Dresden, 7. Jan. 1886. Ref. Zentralbl. f. Gynäkol. 1886. S. 234. — *Lerda, G.*, Leiomyoma septi urethro-vaginalis. Zeitschr. f. Geburtsh. u. Gynäkol. Bd. 74, S. 846. 1913. — *Letzerich*, Zur Kenntnis der Diphtheritis. Virchows Arch. f. pathol. Anat. u. Physiol. Bd. 47, S. 516. 1869. — *Leubscher* und *Meuser*, Zeitschr. f. prakt. Ärzte. 1897. S. 365. Zit. nach Falk, Zentralbl. f. Gynäkol. 1909. S. 179. *Leuckart*, Die menschlichen Parasiten und die von ihnen herrührenden Krankheiten. Leipzig und Heidelberg 1863—1868. — *Levin, J.*, Primary carcinoma of the vagina treated by radium and roentgen rays.

Med. record. Vol. 86, p. 195. 1914. — *Levy,* Fall von Vaginitis gangraenosa nach Abort und Hemiplegie. Cpt. rend. de la Soc. d'obstetr. de Toulouse 1911. Zit. nach Frommels Jahresber. f. Geburtsh. u. Gynäkol. 1911. S. 192. — *Lewers,* A case of circumscribed sarcoma of the vagina and uterus. Transact. of the obstetr. soc. of London. Vol. 28, p. 78. 1886. — *Derselbe,* Sarkom der Scheide; Carcinom der Scheide. Monatsschr. f. Geburtsh. u. Gynäkol. Bd. 24, S. 556. Frommels Jahresber. f. Geburtsh. u. Gynäkol. 1907. S. 116. — *Lewers, A. H. N.,* Fibroid tumour of the vagina. Transact. of the obstetr. soc. of London. Vol. 29, p. 299. 1887. — *Lewis,* The injurious Effects of Pessaries. Americ. jouorn. of gynäkol. a. Paed. Phil. 1894/95. Vol. 8, p. 159—167. Zit. nach Frommels Jahresber. f. Geburtsh. u. Gynäkol. 1895. — *Lewkowicz, H.,* Recherches sur la flore microbienne de la bouche du nourrisson. Arch. méd. exp. 1901. Nr. 5. Zit. nach Maunu af Heurlin. S. 223. — *Lichtenstein,* Sarkom am Introitus vaginae. Ges. f. Geburtsh. u. Gynäk. zu Leipzig, 16. März 1908. Ref. Zentralbl. f. Gynäkol. 1908. S. 916. — *Liegner,* Quecksilbervergiftung von der Scheide aus. Monatsschr. f. Geburtsh. u. Gynäkol. Bd. 72, S. 47. 1926. — *Lieske,* Morphologie und Biologie der Strahlenpilze (Aktinomyceten). Leipzig: Gebrüder Borntröger 1921. — *Limartz,* Zur Trockenbehandlung des Fluor albus. Zentralbl. f. Gynäkol. 1917. S. 291. — *Lindenthal,* Zur Ätiologie der sogenannten Colpohyperplasia cystica. Wien. klin. Wochenschr. 1897. S. 3. — *Derselbe,* Beitrag zur Ätiologie und Histologie der sog. Colpohyperplasia cystica. Zeitschr. f. Geburtsh. u. Gynäkol. Bd. 40, S. 375. 1899. — *Lindfors,* Über den weiteren Verlauf und den Ausgang meines „Falles von Syncytioma malignum vaginae", nebst Obduktionsbefund. Zentralbl. f. Gynäkol. 1901. S. 557. — *Lindfors, A. O.,* Einige Worte über Edoardo Porro und seine Kaiserschnittmethode. Zentralbl. f. Gynäkol. 1904. S. 810. — *Lindfors, A. O. och A. Vestberg,* Det vidare förloppet och den slutliga utganger af ett förut beskrifvet fall af syncytioma (chorionepithelioma) malignum vaginae. Upsala läkareförenings förhandl. Vol. 6, H. 8. 1901. Zit. nach Risel (1907). *Lindqvist, Silas,* Om operation af Cancer vaginae; särskildt den primära. (Über Operation des Carcinoma vaginae, speziell des primären.) Upsala läkareförenings förhandl. N. F. Bd. 15, H. 8. 1910. Zit. nach Frommels Jahresber. f. Geburtsh. u. Gynäkol. 1910. S. 214. — *Lingen, v. L.,* Ein Fall von Perivaginitis phlegmonosa dissecans. Arch. f. Gynäkol. Bd. 59, S. 595. 1899. — *Linke,* Zwei Fälle von primärem Carcinom der prolabierten Vagina. Inaug.-Diss. Jena 1895. Frommels Jahresber. f. Geburtsh. u. Gynäkol. 1895. S. 223 (Schlund). — *Linossier* et *Roux,* Sur la morphologie et la biologie du muguet. Cpt. rend. hebdom. des séances de l'acad. des sciences. 1889. — *Dieselben,* Sur la mycose expérimentale due au champignon du muguet. Lyon méd. 1889. — *Dieselben,* Recherches biologiques sur le champignon du muguet. Arch. de méd. exp. et d'anat. pathol. 1890. Zit. nach Plaut. — *Liss, W.,* Der Einfluß der Trichomonadenkolpitis auf die Wochenbettsmorbidität. Monatsschr. f. Geburtsh. u. Gynäkol. Bd. 64, S. 31. 1923. — *Littauer,* Myom der Vagina. Ges. f. Geburtsh. zu Leipzig, 21. Juli 1902. Ref. Zentralbl. f. Gynäkol. 1902. S. 1406. — *Derselbe,* Die auf der Genitalschleimhaut der Frauen vorkommenden Pilze (speziell Soor und Leptothrix) und ihre pathologische Bedeutung. Ges. f. Geburtsh. zu Leipzig, 20. März 1905. Ref. Zentralbl. f. Gynäkol. 1905. S. 871. — *Derselbe,* Zur Therapie des Pruritus vulvae, mit besonderer Berücksichtigung von Soor und Trichomonas. Zentralbl. f. Gynäkol. 1923. S. 25. — *Lockyer,* Adenomyoma in the recto-uterine and recto-vaginal septa. Proc. of the roy. med. soc. a. chirurg., obstetr. a. gynecol. sect. London. Vol. 6, p. 112. 1912/13. — *Löhlein,* Über die sogenannte Garrulitas vulvae. Zeitschrift f. Geburtsh. u. Gynäkol. Bd. 5, S. 141. 1880. — *Löhnberg, E.,* Ein Fall von primärem Scheidencarcinom und Leukoplakie. Zeitschr. f. Geburtsh. u. Gynäkol. Bd. 73, S. 755. — *Loeser,* Der latente Mikrobismus der Scheide und seine Wandlungen bei Genital- wie Allgemeinerkrankungen. Zentralbl. f. Gynäkol. 1920. S. 46. — *Derselbe,* Der Fluor, seine Entstehung und eine neue kausale Therapie mittels des Bakterienpräparates „Bacillosan". Zentralbl. f. Gynäkol. 1920. S. 417. — *Derselbe,* Zur Fluorbehandlung mit Bacillosan. Vorläufige Erwiderung auf den gleichnamigen Artikel von v. Jaschke und Salomon in Nr. 2, 1922, dieses Blattes. Zentralbl. f. Gynäkol. 1922. S. 475. — *Derselbe,* Biologischchemische Untersuchungen an excidiertem Scheidengewebe über Glykose und Milchsäureentwicklung. Verhandl. d. dtsch. Ges. f. Gynäkol. 1925. Arch. f. Gynäkol. Bd. 125, S. 415. 1925. — *Derselbe,* Untersuchungen über das Verhältnis von Fluor und Konstitution an 100 genitalgesunden Kindern und 300 genitalgesunden Frauen, sowie über die Resorptionsfähigkeit der Scheide. Verhandl. d. dtsch. Ges. f. Gynäkol. 1925. Arch. f. Gynäkol. Bd. 125, S. 422. — *Derselbe,* Trichomonas vaginalis und Glykogengehalt der Scheide in ihren Beziehungen zur Kolpitis und zum Fluor. Zentralbl. f. Gynäkol. 1922. S. 226. — *Löwenberg,* Über Spirochätenbefunde und deren ätiologische Bedeutung bei spitzen Kondylomen, Balanitis ulcerosa und Ulcus gangraenosum. Dermatol. Zeitschr. Bd. 18, S. 27. — *Löwenstein,* Fluorgenese und -therapie. Monatsschr. f. Geburtsh. u. Gynäkol. Bd. 68, S. 248. 1925. — *Lomer,* Über Vaginalkatarrhe. Geburtsh. Ges. zu Hamburg, 1. Nov. 1910. Ref. Zentralbl. f. Gynäkol. 1911. S. 1029 u. 1130. — *Lop,* Bull. de la soc. d'obstétr. et de gynécol. de Paris. Febr. 1904. Zit. nach Bourret. — *Loser,*

Carcinoma vaginae mit Prolaps. Diss. Basel 1914. Ref. Monatsschr. f. Geburtsh. u. Gynäkol. Bd. 39, H. 1. — *Lossen*, Über das primäre Carcinom und Sarkom der Vagina. Inaug.-Diss. Heidelberg 1902. Zentralbl. f. Gynäkol. 1903. S. 1225. — *Louros*, Diskussionsbemerkung. Verhandl. d. dtsch. Ges. f. Gynäkol. 1925. Arch. f. Gynäkol. Bd. 125, S. 455. — *Lüpke, E.*, Statistischer Beitrag zum Uteruscarcinom und zur Uteruscarcinomoperation. Diss. Tübingen 1914. Ref. Monatsschr. f. Geburtsh. u. Gynäkol. Bd. 41, p. 86. — *Lymann*, Großer Vaginalkrebs in ungewöhnlicher Lage. Boston med. a. surg. journ. Bd. 102, Nr. 14. 1. April 1880. Zentralbl. f. Gynäkol. 1891. S. 780. — *Lynch*, Journ. of the Americ. med. assoc. Vol. 79, Nr. 14. 1922. Ref. Zentralbl. f. Gynäkol. 1923. S. 252.

Machenhauer, Über Vaginalmyom. Zentralbl. f. Gynäkol. 1902. S. 549. — *Mackenrodt*, Primäres Scheidencarcinom. Ges. f. Geburtsh. u. Gynäkol. zu Berlin, 10. Juni 1892. Ref. Zentralbl. f. Gynäkol. 1892. S. 529. — *Derselbe*, Über Igniexstirpation bei Scheiden-Gebärmutterkrebs. Zentralbl. f. Gynäkol. 1896. S. 126. — *Derselbe*, Primäres Carcinom der hinteren Scheidenwand. Ges. f. Geburtsh. u. Gynäkol. 10. Juni 1892. Zentralbl. f. Gynäkol. 1892. S. 529. — *Derselbe*, Primäres Scheidencarcinom bei einem 28jährigen Mädchen. Zentralbl. f. Gynäkol. 1899. S. 332. — *Maclean, Ewen J.*, A case of primary sarcoma of vagina. Journ. of obstetr. a. gynecol. of the Brit. Empire. Vol. 15, p. 245. 1909. — *Macnaughton-Jones, H.*, Primary sarcoma of the vagina. Lancet. Vol. 1, p. 439. 1902. — *Magid*, Ein Beitrag zur Sublimatvergiftung von der Scheide aus. Zentralbl. f. Gynäkol. 1926. S. 537. *Maier, E.*, Zur Diagnose und Therapie der weiblichen Gonorrhöe. Zentralbl. f. Gynäkol. 1926. S. 806. *Mallory*, A contribution to the classification of tumors. Journ. of med. research. Vol. 13, Nr. 2. 1905. *Malom*, Atresia vulvae, vaginae et uteri. Orvosi Hetilap. 1894, Nr. 18 u. 19. Zit. nach Frommels Jahresber. f. Geburtsh. u. Gynäkol. 1894. S. 210. — *Maltos*, Über die Verletzung der Scheide durch Fremdkörper. Inaug.-Diss. Würzburg 1903. — *Maly, G. W.*, Beitrag zur Ätiologie des Carcinoma vaginae. Zentralbl. f. Gynäkol. 1903. S. 828. — *Mandach v.*, Beiträge zur Anatomie des Uterus von Neugeborenen und Kindern. Virchows Arch. f. pathol. Anat. u. Physiol. Bd. 156. — *Mandl*, Zur Kenntnis der Vaginitis gonorrhoica. Monatsschr. f. Geburtsh. u. Gynäkol. Bd. 5, S. 24. 1897. — *Derselbe*, Adenofibrosis in einer Laparotomienarbe. Geburtsh.-gynäkol. Ges. in Wien, 9. Dez. 1924. Ref. Zentralbl. f. Gynäkol. 1925. S. 654. — *Mann*, Americ. journ. of obstetr. a. gynecol. Vol. 8, p. 541. 1875. — *Marchand*, Über das Vorkommen von Trichomonas im Harne eines Mannes, nebst Bemerkungen über Trichomonas vaginalis. Zentralbl. f. Bakteriol., Parasitenk. u. Infektionskrankh., Abt. II. Bd. 15, S. 709. 1894. — *Derselbe*, Über die sogenannten „decidualen" Geschwülste im Anschluß an normale Geburt, Abort, Blasenmole und Extrauterinschwangerschaft. Monatsschr. f. Geburtsh. u. Gynäkol. Bd. 1, S. 419. 1895. — *Derselbe*, Demonstration zweier Fälle von malignem Chorionepitheliom. Med. Ges. zu Leipzig, 2. Juli 1901. Ref. Münch. med. Wochenschr. 1901. S. 1303. — *Derselbe*, Die örtlichen reaktiven Vorgänge. (Lehre von der Entzündung.) In Krehl-Marchands Handbuch der allgemeinen Pathologie. Bd. 4, Abt. 1. Leipzig: S. Hirzel 1924. — *Marchand, F.*, Der Prozeß der Wundheilung. Stuttgart 1901. — *Marconnet, G.*, Zwei Fälle von Perivaginitis phlegmonosa dissecans mit nachfolgender Ausscheidung der ganzen Vagina und der Portio vaginalis uteri nebst glücklichem Ausgange der Krankheit. Virchows Arch. f. pathol. Anat. u. Physiol. Bd. 34, S. 226. 1865. — *Marie, R.*, Chorioépithéliome primitif du vagin. Ann. de gynécol. Nov. 1905. p. 705. Bull. et mém. de la soc. anat. de Paris. Jan. 1905. Ref. Zentralbl. f. Gynäkol. 1906. Nr. 25, S. 736. — *Marion, G.*, Les kystes du vagin. Gaz. des hôp. civ. et mil. Paris, 1. Febr. 1902. Nr. 13, p. 117—122. Zit. nach Fredet. — *Markowič v.*, Über das Sarkom der Vagina im frühen Kindesalter. Liečnički viestnik. 1901. Nr. 11. Ref. Zentralbl. f. Gynäkol. 1902. S. 628. *Mars, A.*, Über das Verhalten der Scheide während der Schwangerschaft und Geburt. Przeglad lekarski. 1888, Nr. 2, 3, 4 u. 10. Ref. Zentralbl. f. Gynäkol. 1889. S. 704f. — *Marsh*, Pathological Transact. London. 1874. p. 178. Zit. nach Kolisko. — *Martens*, Über Peritonitis purulenta ascendens. Münch. med. Wochenschr. 1912. S. 253. — *Martenstein, H.*, Die benignen infektiösen Epitheliome der Haut. Klin. Wochenschr. 1926. S. 563. — *Martin, A.*, Fibröser Scheidenpolyp bei einem Neugeborenen. Zeitschr. f. Geburtsh. u. Gynäkol. Bd. 3, S. 406. 1878. — *Derselbe*, Haematometra nach Typhus. Zentralbl. f. Gynäkol. 1881. S. 617. Vgl. dazu auch v. Rabenau, Zentralbl. f. Gynäkol. 1883. S. 108. — *Derselbe*, Scheidenexstirpationen. Verhandl. d. Ges. f. Geburtsh. u. Gynäkol. zu Berlin, 29. April 1898. Zeitschr. f. Geburtsh. u. Gynäkol. Bd. 39, S. 352. 1898. — *Derselbe*, Über Exstirpatio vaginae. Berlin. klin. Wochenschr. 1899. S. 877. — *Derselbe*, Die Krankheiten der Eileiter. Leipzig 1895. — *Derselbe*, Carcinom der Scheide und des Uterus. Zentralbl. f. Gynäkol. 1898. S. 621. — *Derselbe*, Die Entwicklung der Strahlenbehandlung in der Gynäkologie. Monatsschr. f. Geburtsh. u. Gynäkol. Bd. 43, H. 2. — *Derselbe*, Zur Strahlentherapie. Monatsschr. f. Geburtsh. u. Gynäkol. Bd. 40, H. 3. — *Martin, A.* und *E. G. Orthmann*, Entzündungen und infektiöse Granulome der Eileiter in A. Martin, Die Krankheiten der Eileiter. Leipzig 1895. — *Martin, E.*, Diskussionsbemerkungen. Verhandl. d. dtsch. Ges. f. Gynäkol.

1925. Arch. f. Gynäkol. Bd. 125, S. 444. — *Martineau*, Leçons cliniques sur la blénorrhagie chez la femme. Paris: A. Delahaye 1885. Zit. nach Bumm (1907). — *Martius*, Diskussionsbemerkung. Verhandl. d. dtsch. Ges. f. Gynäkol. 1925. Arch. f. Gynäkol. Bd. 125, S. 448. — *Marullaz*, Deux cas de tumeurs primitives du vagin. Thèse de Lausanne. 1904. — *Mathes*, Die Preglsche Jodlösung als diagnostisches und therapeutisches Hilfsmittel. Verhandl. d. dtsch. Ges. f. Gynäkol. 1923. Arch. f. Gynäkol. Bd. 120, S. 15. 1923. — *Matthaei*, Fibromyom der Scheide. Ref. Zentralbl. f. Gynäkol. 1907. S. 345. Geburtsh. Ges. zu Hamburg, 20. Nov. 1906. — *Matthews, F. S.*, Melano-sarcoma of the vagina. Med. record. 1898. p. 134. Zit. nach Frommels Jahresber. f. Geburtsh. u. Gynäkol. 1899. p. 463. — *Mattmüller, G.*, Beitrag zur Statistik der Genitalcarcinome. Zeitschr. f. Geburtsh. u. Gynäkol. Bd. 85, S. 106. 1923. — *Matzenauer*, Arch. f. Dermatol. u. Syphilis. Bd. 52, S. 277. 1900. — *Matzenauer, R.*, Syphilis, Ulcus molle, parasitäre Hautkrankheiten am äußeren Genitale. In Halban-Seitz, Biologie und Pathologie des Weibes. Bd. 5, S. 515. Berlin u. Wien: Urban und Schwarzenberg 1925. — *Mauler, R.*, Zur Kenntnis der Vaginaltuberkulose. Beitr. z. Geburtsh. u. Gynäkol. Bd. 16, S. 485. 1911. — *Maunu af Heurlin*, Bakteriologische Untersuchungen des Keimgehaltes im Genitalkanale der fiebernden Wöchnerinnen mit Berücksichtigung der Gesamtmorbidität im Laufe eines Jahres. Helsingfors 1910. Seit 1914 Berlin: S. Karger. — *Derselbe*, Bakteriologische Untersuchungen der Genitalsekrete der nichtschwangeren und nichtpuerperalen Frau vom Kindes- bis ins Greisenalter unter physiologischen und gynäkologisch-pathologischen Verhältnissen. Berlin: S. Karger 1914. — *Maury*, Memphis Lancet. Juli 1898. p. 13. Zit. nach R. R. Smith, Americ. journ. of obstetr. a. gynecol. Vol. 45, p. 155. 1902. — *Mayer, A.*, Die Unfallserkrankungen in der Geburtshilfe und Gynäkologie. Stuttgart: F. Enke 1917. — *Derselbe*, Über die Psychogenese des Fluor albus. Verhandl. d. dtsch. Ges. f. Gynäkol. 1925. Arch. f. Gynäkol. Bd. 125, S. 418. — *Mayer, Louis*, Die pflanzlichen Parasiten der weiblichen Sexualorgane in ihrer praktischen Bedeutung. Monatsschr. f. Geburtsh. Bd. 20, S. 2. 1862. — *Mayor, A.*, Tuberculose des organes génitaux chez la femme (ovaires, trompes, utérus, vagin). Communication à la soc. anat. 2. Dez. 1881. Progr. méd. 1882. Nr. 30. Zit. nach Zweigbaum. — *Mayr, J. K.*, Über die Beziehungen des Glykogens zur gonorrhoischen Erkrankung. Münch. med. Wochenschr. 1926. S. 1736. — *Meadows*, Transact. of the obstetr. soc. of London 1689. Vol. 10, p. 141. Zit. nach McFarland. — *Meinert*, Demonstration eines Vaginalpolypen. Gynäkol. Ges. zu Dresden, 12. April 1888. Ref. Zentralbl. f. Gynäkol. 1888. S. 505. — *Derselbe*, Zur Behandlung inoperabler Uterus- und Vaginalcarcinome. Ges. f. Natur- u. Heilkunde zu Dresden, 26. April 1902. Ref. Monatsschr. f. Geburtsh. u. Gynäkol. Bd. 16, S. 831. 1902. Frommels Jahresber. f. Geburtsh. u. Gynäkol. 1902. S. 223. — *Mellinghoff*, Über Cysten der Vagina. Inaug.-Diss. Tübingen 1896. — *Mendel*, Kohlensäurewundpulver zur vaginalen Fluorbehandlung. Münch. med. Wochenschr. 1916. Nr. 39. — *Menetrier*, Ulcerations tuberculeuses du vagin et de la vessie. Bull. et mém. de la soc. anat. de Paris. 1886. p. 454. — *Menge*, Über die gonorrhoische Erkrankung der Tuben und des Bauchfells. Zeitschr. f. Geburtsh. u. Gynäkol. Bd. 21, S. 119. 1891. — *Derselbe*, Über den Keimgehalt des weiblichen Genitalschlauches. Verhandl. d. 5. Versamml. d. dtsch. Ges. f. Gynäkol. Breslau 1893. S. 341. — *Derselbe*, Ein Beitrag zur Kultur des Gonokokkus. Zentralbl. f. Gynäkol. 1893. S. 153. — *Derselbe*, Über ein bakterienfeindliches Verhalten des Scheidensekretes nichtschwangerer Frauen. Dtsch. med. Wochenschr. 1894. Nr. 46, 47 u. 48. — *Derselbe*, Über die Flora des gesunden und kranken weiblichen Genitaltraktus. Zentralbl. f. Gynäkol. 1895. S. 796. — *Derselbe*, Primäres Scheidencarcinom bei Uterus bicornis. Zentralbl. f. Gynäkol. 1907. S. 296. — *Derselbe*, Die Gonorrhöe des Weibes. In Finger, Jadassohn, Ehrmann, Groß Handbuch der Geschlechtskrankheiten. Bd. 2. Wien u. Leipzig: 1912. — *Derselbe*, Über den Fluor genitalis des Weibes. Referat, erstattet auf der 19. Versamml. d. dtsch. Ges. f. Gynäkol. Bd. 125, S. 251. — *Menge* und *Krönig*, Bakteriologie des weiblichen Genitalkanales. Leipzig: Arthur Georgi 1897. — *Mentschinski*, Zur Frage der Epithelcysten. Arb. aus Prof. Djakonows Klinik. Bd. 1. Ref. Zentralbl. f. Chirurg. 1903. Zit. nach Risch. — *Menzel*, Zwei Fälle von primärem Carcinom und Sarkom der Vagina. Zentralbl. f. Gynäkol. 1885. S. 244. — *Merk, L.*, Die Verbindung menschlicher Epidermiszellen unter sich und mit dem Corium. Monatshefte f. prakt. Dermatol. Bd. 38, S. 361. 1904. — *Merkel*, Fibromyom der Scheide. Ärztl. Verein zu Nürnberg, 19. Dez. 1901. Ref. Münch. med. Wochenschr. 1902. S. 552. — *Meyer v.*, Zur Exstirpation des primären Scheidencarcinoms mit Perforation des Mastdarms. Beitr. z. klin. Chirurg. Bd. 34. Frommels Jahresber. f. Geburtsh. u. Gynäkol. 1903. S. 288. — *Meyer*, Malignes Chorionepitheliom des Uterus mit Metastasen in der Scheide. Ärztl. Verein in Frankfurt a. M. 1. Mai 1911. Ref. Münch. med. Wochenschr. 1911. S. 1795. — *Meyer, Arthur*, Zur Ätiologie des Scheidenkrebses. Zeitschr. f. Geburtsh. u. Gynäkol. Bd. 22, S. 179. 1892. Zentralbl. f. Gynäkol. 1892. S. 46. — *Meyer, Otto*, Über Trichomonas vaginalis. Inaug.-Diss. Hamburg 1926. — *Meyer, R.*, Über Drüsen, Cysten und Adenome im Myometrium bei Erwachsenen. Zeitschr. f. Geburtsh. u. Gynäkol. Bd. 43, Teil 2 u. 3, S. 130 u. 329. 1900. — *Der-*

selbe, Über Drüsen der Vagina und Vulva bei Feten und Neugeborenen. Zeitschr. f. Geburtsh. u. Gynäkol. Bd. 46, S. 17. 1901. — *Derselbe*, Einmündung des linken Ureters in eine Uterovaginalcyste des Wolffschen Ganges. Zeitschr. f. Geburtsh. u. Gynäkol. Bd. 47, S. 401. 1902. — *Derselbe*, Über eine adenomatöse Wucherung der Serosa in einer Bauchnarbe. Zeitschr. f. Geburtsh. u. Gynäkol. Bd. 49, S. 32. 1903. — *Derselbe*, Über Adenom- und Carcinombildung an der Ampulle des Gartnerschen Ganges. Virchows Arch. f. pathol. Anat. u. Physiol. Bd. 174, S. 270. 1903. — *Derselbe*, Epitheliale Hohlräume in Lymphdrüsen. Zeitschr. f. Geburtsh. u. Gynäkol. Bd. 49, S. 554. 1903. — *Derselbe*, Adenomyometritis an graviden Uteri von der Schleimhaut und von der Serosa ausgehend. Verhandl. d. Ges. f. Geburtsh. u. Gynäkol. zu Berlin, 9. Dez. 1904. Zeitschr. f. Geburtsh. u. Gynäkol. Bd. 54, S. 191. 1905. — *Derselbe*, Adenomyom von dem Serosaepithel ausgehend. Verhandl. d. Ges. f. Geburtsh. u. Gynäkol. zu Berlin, 9. Dez. 1904. Ref. Zeitschr. f. Geburtsh. u. Gynäkol. Bd. 54, S. 193. 1905. — *Derselbe*, Anatomie und Histogenese der Myome und Fibrome. In Veits Handbuch der Gynäkologie. 2. Aufl. Bd. 1, S. 415. 1907. — *Derselbe*, Beitrag zur Kenntnis des Gartnerschen Ganges beim Menschen. I. Die Ampulle des Gartner und ihre kongenitalen Abnormitäten. II. Über einen zweiten Fall von destruierendem Adenom (Carcinom) an der Ampulle des Gartnerschen Ganges. Zeitschr. f. Geburtsh. und Gynäkol. Bd. 59, S. 234. — *Derselbe*, Über Parametritis und Paravaginitis posterior mit heterotoper Epithelwucherung. Zentralbl. f. Gynäkol. 1909. S. 907. — *Derselbe*, Über entzündliche heterotope Epithelwucherungen im weiblichen Genitalgebiete und über eine bis in die Wurzel des Mesokolon ausgedehnte benigne Wucherung des Darmepithels. Virchows Arch. f. pathol. Anat. u. Physiol. Bd. 195, S. 487. 1909. — *Derselbe*, Die Epithelentwicklung der Cervix und Portio vaginalis uteri und die Pseudoerosio congenita (congenitales histologisches Ektropium). Arch. f. Gynäkol. Bd. 91, S. 579. 1910. — *Derselbe*, Beitrag zur Frage nach den im Urogenitalgebiet vorkommenden Mischgeschwülsten und Teratomen. Charité-Annalen. 34. Jg. 1911. — *Derselbe*, Zur Kenntnis der normalen und abnormen embryonalen Gewebseinschlüsse und ihrer pathologischen Bedeutung. Zeitschr. f. Geburtsh. u. Gynäkol. Bd. 71, S. 220. 1912. — *Derselbe*, Die Entzündung als Entstehungsursache ektopischer Decidua oder Paradecidua. Zeitschr. f. Geburtsh. u. Gynäkol. Bd. 74, S. 250. 1913. — *Derselbe*, Über Epidermoidalisierung (Ersatz des Schleimepithels durch Plattenepithel) an der Portio vaginalis uteri nach Erosion, an Cervicalpolypen und in der Cervicalschleimhaut. Ein Beitrag zur Stückchendiagnose und des präcancerösen Stadiums. Zentralbl. f. Gynäkol. 1923. S. 946. — *Derselbe*, Die Bedeutung der heterotopen Epithelwucherung im Ovarium und am Peritoneum. Zentralbl. f. Gynäkol. 1924. S. 722. — *Derselbe*, Beiträge zur Pathologie und Klinik des Chorionepithelioma uteri malignum. Zeitschr. f. Geburtsh. u. Gynäkol. Bd. 92, S. 259. 1927. — *Meyer, R.* und *J. Kitai*, Bemerkung über endometrane Adenomyosis uteri in anatomischer Beziehung und insbesondere über die histologische Wirkung der heterotopen Zellwucherung, mit kurzer Bemerkung zur Theorie von Samson. Zentralbl. f. Gynäkol. 1924. S. 2449. — *Michaelis, G.*, Beiträge zur Uterustuberkulose. Beitr. z. Geburtsh. u. Gynäkol. Bd. 3, S. 1. 1900. — **Michel, F.*, Ein Beitrag zur Klinik des Chorionepithelioms. Zentralbl. f. Gynäkol. 1909. S. 1057. — *Michel* und *Barthélemy*, Rev. med de l'Est. New York med. journ. Vol. 88. Zit. nach Liegner (1926). — *Miller, A. H.*, Report on specimen of perithelioma from vagina. North of England obstetr. a. gynecol. soc. 18. April 1913. Ref. Journ of obstetr. a. gynecol. of the Brit. Empire. Vol. 23, p. 428. 1913. — *Miller* and *Gard*, Malignant rhabdomyoma of the vagina in children. Surg., gynecol. a. obstetr. Vol. 11, p. 391. 1910. Ref. Americ. journ. of obstetr. a. gynecol. Vol. 63. 1911. p. 569. — *Milner*, Gibt es Impfcarcinom? Arch. f. klin. Chirurg. Bd. 74. 1904. — *Minkewitsch, J.*, Chirurgische Kasuistik. Virchows Arch. f. pathol. Anat. u. Physiol. Bd. 41, S. 412. 1867. — *Miura*, Trichomonas vaginalis im frisch gelassenen Urin eines Mannes. Zentralbl. f. Bakteriol., Parasitenk. u. Infektionskrankh., Abt. II. Bd. 16, S. 67. 1894. — *Mönckeberg*, Über heterotope mesodermale Geschwülste am unteren Ende des Urogenitalapparates. Virchows Arch. f. pathol. Anat. u. Physiol. Bd. 187, S. 471. 1907. — *Möllendorf, v.* und *M. Dörle*, Über die Färbung der elastischen Fasern des Nackenbandes. Beiträge zur Theorie der histologischen Färbung. Arch. f. mikroskop. Anat. u. Entwicklungsmech. Bd. 100. 1924. — *Moltrecht*, Über Chorionepithelioma malignum bei intaktem Uterus. Biol. Abteil. d. ärztl. Vereins, Hamburg 28. Okt. 1902. Münch. med. Wochenschr. 1902. S. 2028. — *Mondolfo, E.*, Due casi de difterite primaria della cute e dei genitali. Riv. critica di clin. med. 1918. Nr. 3/4. Zit. nach Frommels Jahresber. f. Geburtsh. u. Gynäkol. 1918. S. 45. — *Moraller*, Cystadenofibroma vaginae bei bestehendem Uterusfibrom. Verhandl. d. dtsch. Ges. f. Gynäkol. XII. 1907. S. 746. — *Derselbe*, Totaler Uterusvaginalprolaps mit ausgedehnter Carcinomentwicklung auf den vorgefallenen Scheidenwandungen. Zentralbl. f. Gynäkol. 1907. S. 752. — *Derselbe*, Prolaps der Scheide und des Uterus mit ausgedehnter Carcinomentwicklung auf den prolabierten Scheidenwänden. Zentralbl. f. Gynäkol. 1907. S. 838 u. 1245. —

Morau, H., Remarques sur les vaisseaux lymphatiques des organes génitaux de la femme et de leurs anastomoses avec ceux du rectum. Pathogénie de la colite muco-membraneuse. Clermont (Oise): Daix frères 1895. Zit. nach Waldeyer, Das Becken. S. 538. — *Moraux*, Cpt. rend. des séances de la soc. de biol. 1894. Nr. 33, p. 812. Zit. nach Waldeyer, Das Becken. S. 538. — *Morestin*, Bull. et mém. de la soc. anat. de Paris. Vol. 12, p. 431. 1898 u. Dez. 1900. S. 1045. Zit. nach McFarland und Rollin. — *Morris, C. A.*, Primary sarcoma of the vagina. Americ. Practicioner, Dez. 1898. London obstetr. Tr. Vol. 42, p. 144. Zit. nach Veits Handbuch der Gynäkologie. 2. Aufl. Bd. 3, 1, S. 305. — *Derselbe*, Practitioner. Vol. 2, p. 593. 1898. Zit. nach Williams, Journ. of obstetr. a. gynecol. of the Brit. Empire. Vol. 1, p. 409. 1902. — *Moro, E.*, In Pfaundler-Schloßmanns Handbuch der Kinderheilkunde. 2. Aufl. Leipzig: F. C. W. Vogel 1910. — *Morosowa, A.*, Ein Fall von Scheidenepitheliom. Wratschebnoje djelo. Jg. 6, S. 101. 1923 (russisch). Ref. Ber. üb. d. ges. Gynäkol. u. Geburtsh. Bd. 7, S. 73. — *Mosbacher, E.*, Funktionelle Störungen im weiblichen Genitale und Störungen im vegetativen Nervensystem. Zeitschr. f. Geburtsh. u. Gynäkol. Bd. 76, S. 426. 1915. — *Moser, Emma Maria*, Untersuchungen über cyklische Veränderungen der cytologischen Bestandteile des Vaginalsekretes beim Menschen. Zeitschr. f. Geburtsh. u. Gynäkol. Bd. 93, S. 708. 1928. — *Mosler, Leo*, Die Tuberkulose der weiblichen Genitalien. Inaug.-Diss. Berlin 1883. — *Mrácek, Fr.*, Über die syphilitische Initialerkrankung der Vaginalportion. Vierteljahrsschr. f. Dermatol. u. Syphilis. Wien 1881. Zit. nach Ehrmann (1912). — *Müller, Max*, Die Genitaltuberkulose des Weibes im Rahmen der modernen Tuberkuloseforschung, zugleich ein Beitrag zur Frage der Ovarialtuberkulose und der primären Bauchhöhlenschwangerschaft. Arch. f. Gynäkol. Bd. 112. S. 317. 1920. — *Müller, René*, Beitrag zur Kenntnis der Vaginalmyome. Arch. f. Gynäkol. Bd. 102, S. 511. 1914. — *Müller, P.*, Neubildungen der Scheide. Die Krankheiten des weiblichen Körpers. Stuttgart: Ferdinand Enke 1880. Frommels Jahresber. f. Geburtsh. u. Gynäkol. 1888. S. 478. — *Müller, R.*, Über eine neue Therapie des weiblichen Fluors. Med. Klinik 1924. S. 216. — *Müllerheim*, Perivaginitis dissecans. Berl. med. Ges., 18. Dez. 1901. Ref. Berl. klin. Wochenschr. 1902. S. 61. — *Müllerklein*, Über ein sogenanntes Blumenkohlgewächs mit dem Sitze in der Mutterscheide. Ärztl. Intelligenzbl. Baierns. 1857. Nr. 39. Zit. nach Monatsschr. f. Geburtskunde. Bd. 12, S. 76. — *Münchmeyer*, Über ein von der Urethralmündung bis zum oberen Drittel der Vagina reichendes flaches Myom der vorderen Vaginalwand. Gynäkol. Ges. zu Dresden, 18. April 1901. Ref. Zentralbl. f. Gynäkol. 1902. S. 427. — *Münz*, Das primäre Scheidensarkom bei Kindern und Erwachsenen. Der Frauenarzt. Bd. 9, S. 297. Berlin. — *Mulzer*, Über ein primäres Melanosarkom der Vagina. Arch. f. Gynäkol. Bd. 130, S. 342. 1927. — *Mundé, P.*, 2 Fälle von primärem Epitheliom der Vulva und der Scheide. Americ. journ. of obstetr. a. gynecol. Mai 1889. Zentralbl. f. Gynäkol. 1890. Nr. 5, S. 84. — *Murray*, Vaginalcysten und ihre Histologie. New York acad. of med., 29. April 1909. Ref. Presse méd. 1909. Nr. 65. Zit. nach Frommels Jahresber. f. Geburtsh. u. Gynäkol. 1909. S. 158. Americ. journ. of obstetr. a. gynecol. Jun. 1910. — *Murray, H. L.*, Paravaginal lipoma weighing seventeen ounces. Journ. of obstetr. a. gynecol. of the Brit. Empire. Vol. 31, p. 402. 1924. — *Muscatello*, Cystische Bildungen aus Überresten der Wolffschen Gänge. Riv. veneta di scienc. med. 1892. Ref. Zentralbl. f. Gynäkol. 1893. S. 679.

Näcke, P., Über die sogenannte Colpohyperplasia cystica. Arch. f. Gynäkol. Bd. 9, S. 461. 1876. — *Nadal*, Adénomyome du vagin. Assoc. franç. pour l'étude du cancer, Nov. 1911. — *Nagashima, Y.*, Zur Histologie und Pathogenese der Colpitis emphysematosa. Virchows Arch. f. pathol. Anat. u. Physiol. Bd. 249, S. 471. 1924. — *Nagel*, Entwicklung und Entwicklungsfehler der weiblichen Genitalien. Veits Handbuch der Gynäkologie. 1. Aufl. Bd. 1, S. 522. — *Namias*, Memorie dell' istituto stesso. Vol. 9, p. 18. 1861. Zit. aus Zweigbaum nach Brouardel. (Das „stesso" dürfte sich wohl auf das vorhergehende Zitat einer anderen Arbeit beziehen. Leider war die Originalarbeit von Brouardel nicht zu erhalten.) — *Nammack*, Sloughing of the vagina from use of tincture of iron. Americ. journ. of obstetr. a. gynecol. Vol. 30, p. 106. — *Nassauer*, Der Ausfluß beim Weibe und seine Behandlung. Münch. med. Wochenschr. 1921. S. 853. — *Derselbe*, Der Ausfluß beim Weibe. 7 Jahre vaginaler Pulverbehandlung. Münch. med. Wochenschr. 1916. S. 272. — *Derselbe*, Die Behandlung des „Ausfluß". Münch. med. Wochenschr. 1909. S. 753. — *Naujoks*, Fluorbehandlung mit Bacillosan. Zentralbl. f. Gynäkol. 1921. S. 805. — *Derselbe*, Die Behandlung der Gonorrhöe der Frau (mit besonderer Berücksichtigung der Frisch-Vaccinetherapie). Monatsschr. f. Geburtsh. u. Gynäkol. Bd. 66, S. 31. — *Derselbe*, Diskussionsbemerkung. Verhandl. d. dtsch. Ges. f. Gynäkol. 1925. Arch. f. Gynäkol. Bd. 125, S. 447. — *Nehrkorn*, Quergestreifte Muskelfasern in der Uteruswand. Virchows Arch. f. pathol. Anat. u. Physiol. Bd. 151, S. 52. 1898. — *Netzel, W.*, Rectovaginalt fibrom. Hygiea. Bd. 54, Nr. 2, S. 164. 1892 u. Frommels Jahresber. f. Geburtsh. u. Gynäkol. 1892. S. 624 u. 638. — *Neu*, Diskussionsbemerkung. Verhandl. d. dtsch. Ges. f. Gynäkol. 1925. Arch. f. Gynäkol. Bd. 125, S. 450. — *Neubeck*, Quecksilbervergiftung mit tödlichem Ausgange nach Einspritzungen von Hydrargyrum salicylicum. Dermatol. Zeitschr. Bd. 9, H. 4. 1902. — *Neu-*

gebauer, Zur Neurorrhaphie und Neurolysis. Beitr. z. klin. Chirurg. Bd. 15. Zit. nach Risch. — *Neugebauer, Fr. L.*, Zur Warnung beim Gebrauche von Scheidenpessarien. Arch. f. Gynäkol. Bd. 43, S. 373. 1893. — *Derselbe*, 36 eigene Beobachtungen von Vaginalcysten. Monatsschr. f. Geburtsh. u. Gynäkol. Bd. 4, S. 233. 1896. — *Derselbe*, Sündenregister der Scheidenpessarien. Volkmanns Samml. klin. Vorträge. N. F. 1897. Nr. 198 (Gynäkologie Nr. 73). — *Derselbe*, Die Fremdkörper des Uterus. Leipzig 1897. — *Derselbe*, Venus cruenta violans interdum occidens. Monatsschr. f. Geburtsh. u. Gynäkol. Bd. 9, S. 221. 1899. — *Neujean*, Bakteriologische Untersuchungen des Genitalsekretes neugeborener Mädchen. Hegars Beitr. Bd. 10. — *Neumann*, Die Syphilis der Vagina, des Uterus und seiner Adnexe. Wien. med. Wochenschr. 1895. S. 643, 684, 727, 774, 830. — *Derselbe*, Die Aphthen am weiblichen Genitale. Wien. klin. Rundschau. Bd. 9, S. 19. 1895. Ref. Frommels Jahresber. f. Geburtsh. u. Gynäkol. 1895. S. 228 u. 231. — *Derselbe*, Die Reinheitsgrade des Scheideninhaltes am Ende der Schwangerschaft und ihre prognostische Bedeutung für die Morbidität im Wochenbett. Zeitschr. f. Geburtsh. u. Gynäkol. Bd. 89, S. 303. 1926. — *Derselbe*, Über die durch Syphilis hervorgerufenen Veränderungen des inneren weiblichen Sexualsystems. Wien. klin Wochenschr. 1895. S. 201. — *Derselbe*, Ein Fall von aphthöser Erkrankung der Vagina mit konsekutivem Erythema multiforme. Wien. klin. Wochenschr. 1892. S. 133. — *Derselbe*, Ett fall af primärt vaginalsarkom. Festskr. med. dokt. F. W. Warfvinge (etc.) Stockholm 1894, p. 16—25. Zit. nach Frommels Jahresber. f. Geburtsh. u. Gynäkol. 1895. S. 223. In Veits Handbuch der Gynäkologie. 1. Aufl. Bd. 1, S. 361 findet sich die Angabe: „Ter Neumann Warfvinge Festschrift Gothenburg 1893/95. — *Derselbe*, Über die klinischen und histologischen Veränderungen der erkrankten Vaginalschleimhaut. Arch. f. Dermatol. u. Syphilis. Bd. 21, S. 615. 1889. — *Derselbe*, Beitrag zur Kenntnis der Blasenmolen und des „malignen Deciduoms". Monatsschr. f. Geburtsh. u. Gynäkol. Bd. 6, S. 17. 1897. — *Neumeister*, Über Frühstadien der Uterustuberkulose. Inaug.-Diss. Rostock 1899. — *Niderehe*, Beitrag zur Glykogenhypothese. Arch. f. Gynäkol. Bd. 119, S. 261. 1923. — *Niebergall*, Ein Fall von Impfmetastase eines Carcinoma corporis uteri am Scheideneingang. Arch. f. Gynäkol. Bd. 52, S. 491. 1896. Ref. Beitr. z. Geburtsh. u. Gynäkol. Bd. 6, S. 436. 1902. — *Niedermeyer*, Präventivverkehr als Ursache schwerer Kolpitis (Colpitis pseudogonorrhoica acuta ex coitu condomato). Zentralbl. f. Gynäkol. 1928. S. 833. — *Nisot*, Puerperale Diphtherie; Serumtherapie; Heilung. Belg. Ges. f. Gynäkol. u. Geburtshilfe in Brüssel, 20. Dez. 1895. Ref. Zentralbl. f. Gynäkol. 1896. S. 191. — *Noguchi*, Studies of the Rockefeller Institut for medical research. Vol. 32. 1920. Zit. nach Philipp. — *Derselbe*, Journ. of experiment med. Vol. 23, p. 667. Zit. nach Philipp. — *Nouvel, J. B.*, De la pathogénie des kystes du vagin. Thèse de Bordeaux 1895. — *Novak*, Diskussionsbemerkung. Verhandl. d. dtsch. Ges. f. Gynäkol. 1925. Arch. f. Gynäkol. Bd. 125, S. 451. — *Nowicki, W.*, Über chronisch entstandenes Gasbläschenemphysem (Pneumatosis cystoides). Virchows Arch. f. pathol. Anat. u. Physiol. Bd. 198, S. 143. 1909.

Obermüller, K., Untersuchungen über das elastische Gewebe der Scheide. Inaug.-Diss. Freiburg i. B. 1899. — *Derselbe*, Untersuchungen über das elastische Gewebe der Scheide (Resumé). Beitr. z. pathol. Anat. u. z. allg. Pathol. Bd. 27. — *Odebrecht*, Primäres Scheidencarcinom bei einem 28jährigen Mädchen. Ges. f. Geburtsh. u. Gynäkol. Berlin, 24. Jan. 1890. Zentralbl. f. Gynäkol. 1890. S. 165. — *Derselbe*, Ein primäres Scheidencarcinom bei einem 28 Jahre alten Mädchen. Zentralbl. f. Gynäkol. Bd. 20, S. 300. 1896. — *Odefey*, Inaug.-Diss. Kiel 1902. — *Odinot, M.*, Des polypes fibreux utéro-vaginaux (enormes polypes). Thèse de Montpellier. 1909. — *Oelze, F. W.*, Andersartige Wege der Gonorrhöetherapie. Klin. Wochenschr. 1926. S. 417. — *Oertel, Ch.*, Ein Fall von Pseudoatresie der Scheide und Uterus bei persistierender Kloake und Uterus duplex cum vagina duplici septa. Zeitschr. f. Geburtsh. u. Gynäkol. Bd. 75, S. 137. 1914. — *Offergeld, H.*, Über die Degeneration der elastischen Fasern bei Entzündungen. Inaug.-Diss. Bonn 1902. — *Olenin, S. K.*, Multiple Myome der Vagina. Journal Akuscherstwa i shenskich bolesnei. Vol. 4, p. 282. St. Petersburg 1891. Ref. Frommels Jahresber. f. Geburtsh. u. Gynäkol. 1891. S. 770 u. 788. — *Oliver, J.*, Two cases of primary sarcoma of the posterior wall of the vagina. Med. press a. circ. London 1892 n. s. Vol. 53, p. 475. Zit. nach Frommels Jahresber. f. Geburtsh. u. Gynäkol. 1892. S. 624. — *Derselbe*, Scheiden- und Uterusmyom. Edinburgh med. journ. 1897. Zit. nach Jacobée, Thèse de Paris 1908. — *Derselbe*, Cancer of the vagina at the age of 26. Liverpool med. ch. journ. Vol. 11, p. 272. 1891. — *Derselbe*, Two cases of primary epithelioma of the vagina with infection of the inguinal glands. Lancet. 1894. Vol. 2, p. 257. — *Olshausen*, Über Exstirpation der Vagina. Zentralbl. f. Gynäkol. 1895. S. 1. — *Derselbe*, Über Pruritus vulvae und andere Genitalneurosen. Zeitschr. f. Geburtsh. u. Gynäkol. Bd. 56, p. 614, 619. — *Opitz*, Über Adenomyome und Myome der Tuben und des Uterus nebst Bemerkungen über die Entstehung von Ovarialgeschwülsten. Verhandl. d. Ges. f. Geburtsh. u. Gynäkol. zu Berlin, 23. Febr. 1900. Zeitschr. f. Geburtsh.

u. Gynäkol. Bd. 42, S. 617. 1900. — *Derselbe*, Diskussionsbemerkung zu einem Vortrag von Emanuel. Ref. Zeitschr. f. Geburtsh. u. Gynäkol. Bd. 47, S. 140. 1902. — *Derselbe*, Diskussionsbemerkung zu einem Vortrage von v. Rosthorn 1904. Monatsschr. f. Geburtsh. u. Gynäkol. Bd. 20, S. 1153. 1904. — *Oppenheim*, Atlas der venerischen Affektionen der Portio vaginalis uteri und der Vagina. Leipzig und Wien: Franz Deuticke 1908. — *Orband, M. P.*, Diphtherie des puerperalen Uterus. Allg. Wien. med. Zeitung. 1906. Nr. 45. Zit. nach Frommels Jahresber. f. Geburtsh. u. Gynäkol. 1906. S. 885 u. 896. — *Orloff*, Zur Differentialdiagnose zwischen weichem Schanker und krebsigem Geschwür der Scheide. Bolnitschnaja gaseta. Botkina. Nr. 14—16. Frommels Jahresber. f. Geburtsh. u. Gynäkol. 1897. S. 479. — *Orlowa, F.*, Ein seltener Fall von erworbener Scheidenatresie. Gynaekologia i Akuscherstevo. 1922. Nr. 2/3. Zit. nach Jahresber. üb. d. ges. Gynäkol. 1922. S. 284. — *Orth*, Lehrbuch der speziellen pathol. Anat. Bd. 2, S. 394. 1893. — *Orthmann*, Beitrag zur Kenntnis der primären Eileitertuberkulose. Festschrift f. Aug. Martin. S. 118. Monatsschr. f. Geburtsh. u. Gynäkol. Bd. 2. 1895. — *Osterloh*, Gynäkol. Ges. zu Dresden, 19. Nov. 1908. Ref. Zentralbl. f. Gynäkol. 1909, S. 703. — *Derselbe*, Atypisches Chorionepitheliom. Gynäkol. Ges. zu Dresden, 17. Febr. 1910. Ref. Zentralbl. f. Gynäkol. 1910. S. 816. *Ostermair, H.*, Colpohyperplasia cystica. Inaug.-Diss. Ingolstadt 1889. Zit. nach Frommels Jahresber. f. Geburtsh. u. Gynäkol. 1890. S. 575 u. 579. — *Otto, W.*, Inaug.-Diss. Köln 1919/20.

Palm, Ges. f. Geburtsh. u. Gynäkol. zu Berlin, 23. Juni 1912. Ref. Zentralbl. f. Gynäkol. 1913. S. 345f. — *Pampini, C.*, Su alcune particolarità interessanti di un caso di mola vescicolare. Gaz. ital. delle levatrici 1914. Nr. 8. Ref. Frommels Jahresber. f. Geburtsh. u. Gynäkol. 1914. S. 69. Chorionepitheliommetastase in der vorderen Scheidenwand. — *Pankow*, Bericht über 50 bestrahlte Fälle von Uteruscarcinom. Niederrhein.-westf. Ges. f. Geburtsh. u. Gynäkol. 24. Mai 1914. Ref. Zbl. f. Gynäkol. 1914. Nr. 37. — *Derselbe*, Was hat die Strahlentherapie in der Behandlung gutartiger und bösartiger Geschwülste bisher geleistet. Niederrhein.-westf. Ges. f. Geburtsh. u. Gynäkol. 1. März 1914. Ref. Zbl. f. Gynäkol. 1914. Nr. 24. — *Derselbe*, Der Menstruationscyclus der menschlichen Scheide. Verhandl. d. 90. Vers. dtsch. Naturforscher u. Ärzte. Hamburg 1928. Ref. Zentralbl. f. Gynäkol. 1928. S. 2777. — *Derselbe*, Vergleich der klinischen und pathologisch-anatomischen Untersuchungsbefunde beim Carcinoma uteri und ihre Bedeutung für die Therapie. Arch. f. Gynäkol. Bd. 76, S. 337. 1905. — *Parona*, Sarcoma primitivo melanotico fusocellulare al setto vescico-vaginale; esportazione del tumore e di porzione della vescica; guarigione temporaria. Ann. univ. di med. e chirurg. Vol. 279, p. 241—247. Milano 1887. — *Parrot*, Zit. aus Zweigbaum nach Giraud, S. 67. — *Pasch, C.*, Beziehung des Scheidensekrets zur Vaginalflora bei Menschen und Tieren. Arch. f. Hyg. Bd. 91, S. 158. 1922. — *Derselbe*, Die Beziehung des Glykogengehaltes zur Reaktion des Scheidensekrets beim Weibe und einigen Haustieren. Zentralbl. f. Gynäkol. 1922. S. 375. — *Patti*, La Rass. d'ostetr. e ginecol. Anno. 36, p. 387. 1927. — *Pauli*, Cancer uteri infolge eines hölzernen Pessariums. Neue Zeitschr. f. Geburtsh. Bd. 7, S. 265. 1839. Zit. nach Neugebauer (1893). — *Pauliucu-Burla, V.*, Drüsen und drüsige Gebilde der Scheide. Wien. klin. Wochenschr. 1922. S. 150. — *Derselbe*, Zur Pathogenese der Scheidencysten und ihrer gerichtlich-medizinischen Bedeutung. Wien. klin. Wochenschr. Jg. 36, Nr. 36, S. 639—643. — *Paunz*, Ein auf perinealem Wege mit der Entfernung en bloc des ganzen Genitalapparates und Rectums erfolgreich operierter Fall von Scheidenkrebs. Zentralbl. f. Gynäkol. 1912. S. 508. — *Pawlowsky*, Das Schicksal einiger pathogener (hauptsächlich pyogener) Mikroben bei ihrem Eindringen von der Vagina aus. Zeitschr. f. Hyg. u. Infektionskrankh. Bd. 62, H. 3. 1909. — *Pczelin*, Zur Kasuistik des primären Scheidencarcinoms. Wratsch. 1890. Nr. 22, p. 500. — *Peham*, Ein Fall von Hypernephrom der linken Niere mit einer Metastase in der Vagina. Geburtsh.-gynäkol. Ges. in Wien, 12. Dez. 1905. Ref. Zentralbl. f. Gynäkol. 1906. S. 724. — *Derselbe*, Diskussionsbemerkung. Geburtsh.-gynäkol. Ges. in Wien, 11. Nov. 1924. Ref. Zentralbl. f. Gynäkol. 1925. S. 390. — *Peitmann*, Zur Technik der Radikaloperation des primären Scheidenkrebses. Monatsschr. f. Geburtsh. u. Gynäkol. Bd. 33, S. 56. — *Perazzi, P.*, Ricerche sulla flora del canale genitale. Parte I. Flora microbica del canale genitale in gravidanza e in puerperio. Riv. ital. di ginecol. Vol. 1, p. 261. 1923. — *Peri*, Vaginalcyste. Sperimentale. 1894. Nr. 35. Ref. Zentralbl. f. Gynäkol. 1895. S. 887. — *Peri, A.*, Le variazioni della reazione chimica nel secreto vaginale della doma. Arch. di ostetr. e ginecol. Vol. 1, p. 1. 1895. — *Pestalozza*, Das Chorionepitheliom. Monatsschr. f. Geburtsh. u. Gynäkol. Bd. 41, S. 275. — *Peters, H.*, Zur Operation der primären Vaginalcarcinome. Zentralbl. f. Gynäkol. 1896. S. 177. — *Derselbe*, Zur Lehre vom primären Chorionepitheliom der Scheide nebst einem Falle von Rezidiv nach Exstirpation des Scheidenknotens. Zentralblatt f. Gynäkol. 1902. S. 769. — *Petit-Dutaillis*, Herpes cervico-vaginal. La Gynécologie Juli 1910. *Petri*, Patientin mit multiplen Cysten an den äußeren Genitalien und perlschnurartig angeordneten Cysten der seitlichen Vaginalwände bei Uterus myomatosus. Münch. gynäkol. Ges., 11. Febr. 1909. Ref. Monatsschr. f. Geburtsh. u. Gynäkol. Bd. 29, S. 781. 1909. — *Peyrache, J.*, Des tumeurs malignes de la vulva et du vagin. Thèse de Paris. 1905. — *Pfannenstiel*, Das traubige Sarkom der Cervix uteri. Virchows Arch. f. path. Anat. u. Physiol. Bd. 127, S. 305. 1892. — *Derselbe*, Anatomie und Histologie des Uteruskrebses auf Grund eines weiteren Falles von doppeltem Carcinom der Gebärmutter. Zentralblatt f. Gynäkol. 1893. Ref. Beitr. z. Geburtsh. u. Gynäkol. Bd. 6, S. 434. 1902. — *Derselbe*, Über die Adenomyome des Genitalstranges. Verhandl. d. dtsch. Ges. f. Gynäkol. Bd. 7, S. 195. 1897. — *Pfaundler v.*, Physiologie des Neugeborenen. In Döderleins Handbuch der Geburtshilfe. Bd. 1, S. 515. Wiesbaden: J. F. Bergmann 1915. — *Derselbe*, Was nennen wir Konstitution, Konstitutionsanomalie und Konstitutionskrankheit? Klin. Wochenschr. 1922. Nr. 17, S. 817. — *Pflanz*, Ist das Daninsche Hilfsmittel zur Diagnose der weiblichen Gonorrhöe (Gonotest) für die Kontrolluntersuchungen der Prostituierten brauchbar? Münch. med. Wochenschr. 1926. S. 653. — *Philipp*, Spirochäten in der Scheide als Ursache von Krankheitserscheinungen. Ges. f. Geburtsh. u. Gynäkol. zu Berlin, 13. Juli 1923. Ref. Zeitschr. f. Geburtsh. u. Gynäkol. Bd. 87, S. 634. — *Derselbe*, Spirochäteninfektion der weiblichen Genitalien im Wochenbett. Arch. f. Gynäkol. Bd. 123, S. 268. 1925. — *Derselbe*, Diskussionsbemerkung. Verhandl. d. dtsch. Ges. f. Gynäkol. 1925. Arch. f. Gynäkol. Bd. 125, S. 454. — *Phillips, J.*, On fibromyomata of the vagina. Brit. med. journ. 1899. Vol. 1, p. 262. — *Derselbe*, Fibro-myoma of vaginal wall (with microscopical slide). Transact. of the obst. soc. of London. Vol. 40, p. 130. London 1899. — *Piassetzky*, St. Petersburg: Ejenedelink 1900. Zit. nach Bourret, S. 882. — *Piccagnoni*, Contributo allo studio del fibromioma, del sarcoma e dell' epitelioma primitivi della vagina. Policlinico. Anno 28, p. 8. 1921. — *Pichevin, R.*, Umwandlung der Leucoplasia vaginalis in Epithelioma. Zentralbl. f. Gynäkol. 1906. S. 343. — *Pick, L.*, Über Sarkome des Uterus und der Vagina im Kindesalter und das primäre Scheidensarkom der Erwachsenen. Arch. f. Gynäkol. Bd. 46, S. 191. 1894. — *Derselbe*, Über Metastasenbildung und Histologie der gutartigen Blasenmole. Verhandl. d. Ges. dtsch. Naturforsch. u. Ärzte Braunschweig 1897. Bd. 2, 2. Hälfte, S. 111. Ref. Zentralbl. f. Gynäkol. 1897. S. 1216. — *Derselbe*, Von der gut- und bösartig metastasierenden Blasenmole. Berl. klin. Wochenschrift. 1897. S. 1069. — *Derselbe*, Die Adenomyome der Leistengegend und des hinteren Scheidengewölbes, ihre Stellung zu den paroophoralen Adenomyomen der Uterus- und Tubenwandung v. Recklinghausens. Arch. f. Gynäkol. Bd. 57, S. 461. 1899. — *Derselbe*, Über Adenocystoma papilliferum vulvae polyposum. Arb. a. d. Geb. d. pathol. Anat. u. Bakteriol. a. d. pathol. Inst. Tübingen, herausgegeb. von v. Baumgarten. Bd. 4, H. 3. — *Derselbe*, Über das elastische Gewebe in der normalen und pathologisch veränderten Gebärmutter. Volkmanns Samml. klin. Vorträge, Nr. 283 (Neue Folge, Gynäkol. Nr. 104). — *Pincus, L.*, Zur Symptomatologie und Genese der Vaginalcysten. Zentralbl. f. Gynäkol. 1900. S. 526. — *Piering*, Ein Fall von Scheidenstenose nach Verätzung mit Oxalsäure (Tentamen suicidii), nebst Bemerkung über die Einteilung der erworbenen Scheidenstenosen. Arch. f. Gynäkol. Bd. 54, S. 72. 1897. — *Piering, O.*, Zur Kasuistik der Gascysten der Scheide. Zeitschr. f. Heilkunde. Bd. 9, p. 261. 1888. — *Piéchaud et Guyot*, Sarcome primitif du vagin chez un enfant. Congrès de Nantes 1901. Zit. nach Rollin. 1906. p. 18. — *Dieselben*, Sarcome primitif du vagin chez un enfant de 2 ans. Mort. Résultat de l'examen microscopique de pièces. Soc. de gynécol. obstétr. et pédiatr. de Bordeaux. Rev. mens. de gynécol. et d'obstétr. et de pédiatr. de Bordeaux 1901. Nr. 5. Zit. nach Frommels Jahresber. f. Geburtsh. u. Gynäkol. 1901. S. 533. — *Pinkus, F.*, Die normale Anatomie der Haut. Handbuch der Haut- und Geschlechtskrankheiten, herausgegeben von Jadassohn. Bd. 1, S. 1. Berlin: Julius Springer 1927. — *Pinkuß*, Primäres Vaginalcarcinom. Ges. f. Geburtsh. u. Gynäkol. zu Berlin, 25. April 1902. Ref. Zeitschr. f. Geburtsh. u. Gynäkol. Bd. 47, S. 480. 1902. — *Pinkuß, A.*, Primäres Vaginalcarcinom. Zentralbl. f. Gynäkol. 1902. S. 733. — *Pineau*, Le muguet infectieux et plus particulièrement le muguet infectant ou généralisation du muguet chez l'homme. Thèse de Paris. 1898. — *Pinna-Pintor, A.*, Ein Fall von primärem Cylinderzellencarcinom der Vagina. Giorn. di R. accad. di med. di Torino 1900. Nr. 5. Ref. Zentralbl. f. Gynäkol. 1901. S. 1023. Rev. de gynécol. ot de chirurg. abdom. 1903. Nr. 1. — *Pirani, R.*, Fibromioma della vagina. La Ginecologia Anno 7. Fasc. 23. 1910. Ref. Frommels Jahresber. f. Gynäkol. u. Geburtsh. 1910. S. 214. — *Pistolese, E.*, Contributo clinico-statistico sull' epitelioma primitivo della vagina e della vulva. Arch. ital. di ginecol. Napoli. Vol. 2, Anno 7. Jahresber. üb. d. ges. Gynäkol. 1904. S. 555. — *Planck, M.*, Kausalgesetz und Willensfreiheit. Berlin 1922. — *Plaut*, Beitrag zur systematischen Stellung des Soorpilzes in der Botanik. Leipzig 1885. — *Derselbe*, Neuer Beitrag zur Systematik des Soorpilzes. Leipzig 1887. — *Plaut, H. C.*, Die Hyphenpilze oder Eumyceten. Kolle-Wassermanns Handbuch der pathogenen Mikroorganismen. 2. Aufl. Bd. 5, S. 1. 1913. — *Poeck*, Diskussionsbemerkung. Verhandl. d. dtsch. Ges. f. Gynäkol. 1925. Arch. f. Gynäkol. Bd. 125, S. 457. *Pohl, A.*, Der Generationswechsel bei Trichomonas vaginalis. Inaug.-Diss. Erlangen 1926. (Auszug.) — *Poirier*, Fibromyome du vagin. Zit. nach Jacobée Thèse de Paris. 1908. — *Poirier, P.*, Lymphatiques des organes génitaux de la femme. Progr. méd. Tome 2, p. 491 ff. 1889. — *Polano*, Klinische und anatomische Beiträge zur weiblichen Genitaltuberkulose. Zeitschr. f. Geburtsh. u. Gynäkol. Bd. 44, S. 85. 1901. — *Derselbe*, Zur Pathologie des Uterus. (I. Ein angioblastisches Sarkom des Uterus. II. Ein Fall von Adenomyoma carcinomatosum.) Zeitschr. f. Geburtsh. u. Gynäkol. Bd. 67, S. 413. 1910. — *Derselbe*, Das klinische Verhalten des Adenomyoma corporis uteri. Zeitschr. f. Geburtsh. u. Gynäkol. Bd. 54, S. 294. — *Derselbe*, Über den Einfluß medikamentöser Scheidenspülungen auf die normale und pathologische, nicht puerperale Scheide. Zeitschr. f. Geburtsh. u. Gynäkol. Bd. 70, H. 2. Verhandl. d. dtsch. Ges. f. Gynäkol. 1911. Bd. 14, S. 622. — *Derselbe*, Chorionepitheliome mit langer Latenzzeit. Bayer. Ges. f. Geburtsh u. Gynäkol. 7. Juli 1912. Ref. Zentralbl. f. Gynäkol. 1912. S. 1228. — *Derselbe*, Diskussionsbemerkung. Verhandl. d. dtsch. Ges. f. Gynäkol. Arch. f. Gynäkol. Bd. 125, S. 446. *Pollosson, A.*, Carcinom der Vagina, Exstirpation vom Abdomen her, mit Auspräparierung der Ureteren und weitgehender Abtragung des paravaginalen Bindegewebes. Lyon méd. 11. Nov. 1906. Ref. Zentralbl. f. Gynäkol. 1907. S. 1400. — *Pollosson* et *Violet*, Ann. de gynécol. Nov. 1905. — *Polonskij*, Zur Biologie des Scheidensekretes I. Gynaekologija i Akusherstevo. Vol. 4, p. 394. 1925. — *Derselbe*, Zur Biologie des Scheidensekretes II. Gynaekologija i Akusherstevo. Vol. 4, p. 400. 1925. Ref. Ber. üb. d. ges. Gynäkol. Bd. 10, S. 468. — *Popoff*, Fibromyome de la paroi antérieure du vagin. Soc. de méd. et de chirurg. de St. Petersburg, 4. Nov. 1896. Ref. Frommels Jahresber. f. Geburtsh. u. Gynäkol. 1897. S. 476 u. 477. — *Popov, G. M.*, Scheidenpapillom bei einem Kinde. Urologia Bd. 2, S. 37, 1925 (russisch). Ref. Ber. über die ges. Gynäkol. u. Geburtsh. Bd. 10. S. 138. — *Poremsky*, Ein Fall von primärem Chorionepitheliom der Scheide. Journ. akusch. i shensk. bolesnej. Jan. 1910. Ref. Zentralbl. f. Gynäkol. 1910. S. 1666. — *Porro*, Ref. Ann. de gynécol. Tome 5, p. 72. 1876. Zit. nach Kleinwächter, 1882. S. 351. — *Porter, M. F.*, Primary epithelioma of the anterior vaginal wall and superinvolution of the uterus. Med. news. Vol. 2, p. 361. Philadelphia 1887. — *Pothérat*, Soc. de chirurg. 1906. Zit. nach Jacobée, Thèse de Paris 1908. — *Potel*, Le fibro-myome du vagin. Rev. de gynécol. et de chirurg. abdom. Tome 7, p. 387. 1903. — *Poten* und *Vaßmer*, Beginnendes Syncytiom mit Metastasen, beobachtet bei Blasenmolenschwangerschaft. Arch. f. Gynäkol. Bd. 61, S. 205. 1900. — *Potocki* et *Lelievre*, Chorio-épithélome consécutif à une mole hydatiforme avec métastases vaginales et pulmonaires. Bull. de la soc. d'obstetr. et de gynécol. Ann. 10, p. 200. 1921. — *Pott*, Zur Ätiologie der Vulvovaginitis des Kindesalters. Verhandl. d. 2. Versamml. d. dtsch. Ges. f. Gynäkol. in Halle 1888. S. 251. — *Poupinel, G.*, Des kystes du vagin. Rev. de chirurg. Tome 9, p. 553—573 u. 657—676. Paris 1889. Zit. nach Fredet. — *Pozsonyi, Jenö*, Elsödleges hüvelyrák operált esete. Aus der Sitzung der gynäkol. Sekt. des kgl. Ärztevereins am 4. März. Ref. Orvosi Hetilap. 1913. Nr. 2. (Primäres Carcinom der hinteren Scheidenwand; Radikaloperation: Exstirpation der Genitalien samt Rectum auf dorso-perinealem Wege.) Zit. nach Frommels Jahresber. f. Geburtsh. u. Gynäkol. 1913. S. 128. — *Pozzi*, Bull. et mém. de la soc. de chirurg. de Paris. 1894. p. 833. — *Derselbe*, Zit. bei Labusquiére. — *Pozzi, S.*, Traité de gynécologie. Paris 1897. — *Pretti, P.*, Beitrag zum Studium der histologischen Veränderungen der Scheide. Zeitschr. f. Geburtsh. u. Gynäkol. Bd. 38, S. 250. 1898. — *Preuschen, v.*, Zentralbl. d. med. Wiss. 1874. S. 773. Zit. nach Eisenlohr, S. 123. — *Derselbe*, Virchows Arch. f. pathol. Anat. u. Physiol. Bd. 70, S. 111. 1877. — *Pribram, Egon*, Fortschritte der medikamentösen Therapie in der Gynäkologie und Geburtshilfe. II. Mittel zur Fluorbehandlung. Dtsch. med. Wochenschr. 1926. S. 1950. — *Prowazek*, Notiz über die Trichomonas hominis. Arch. f. Protistenkunde Bd. 1, S. 167. 1902. — *Prowazek, S.*, Flagellatenstudien. Arch. f. Protistenkunde, Bd. 2, S. 195. 1903. — *Derselbe*, Untersuchungen über einige parasitische Flagellaten. Arb. a. d. Kaiserl. Gesundheitsamt. Bd. 21, S. 32. 1904. — *Pruska*, Streptothrix in den weiblichen Genitalien während der Geburt und im Wochenbett. 5. Kongreß tschechischer Naturforsch. u. Ärzte in Prag 1914. Ref. Zentralbl. f. Gynäkol. 1915. S. 471. — *Pryor*, Americ. journ. of obstetr. a. gynecol. Juni-Juli 1900. Zentralbl. f. Gynäkol. 1900. S. 1209. — *Derselbe*, Krebs der Scheide. Zentralbl. f. Gynäkol. 1901. S. 59. — *Pryor, R.*, Carcinom der Mastdarm-Scheidenwand. Verhandl. d. amerik. Ges. f. Gynäkol. Americ. journ. of obstetr. a. gynecol. 1900. Zentralbl. f. Gynäkol. 1900. S. 1209. — *Puech*, Ulcère rond du vagin. Journ. d'obstétr., de gynécol. et de pédiatr. Okt. 1905. Zit. nach Frommels Jahresber. f. Geburtsh. u. Gynäkol. 1906. S. 116. — *Puga*, Der Vaginalchemismus und seine biologischen Beziehungen. Rev. española de obstetr. y ginecol. Tome 8, p. 529. 1923. — *Puppel, E.*, Zur Behandlung des Fluor albus. Zentralbl. f. Gynäkol. 1926. S. 168.

Querner, E., Zwei Fälle von primärem Carcinom der Vagina. Inaug.-Diss. Greifswald 1910.

Rabé, Arch. de méd. des enfants. Tome 5. 1902. Rev. de gynécol. 1903. Nr. 5. Zit. nach Rollin, 1906. S. 19. — *Radwanska, v.*, Ein Fall von sekundärer Verwachsung eines in der Vagina liegenden submukösen Myoms mit der vorderen und hinteren Scheidenwand. Krakauer Gynäkol. Ges., Nov. Ref. Gynäkol. Rundschau. 1912. H. 4. — *Derselbe*, Carcinom der prolabierten Vagina. Verhandl. d. gynäkol.

Sekt. der. poln. Naturf. Versamml. Krakau Juli 1911. Zit. nach Frommels Jahresber. f. Geburtsh. u. Gynäkol. 1912. S. 102. — *Raimondi*, Fibromioma della vagina. Rass. d'ostetr. e ginecol. 1911. Nr. 11. — *Rainer*, Zwei Fälle von Vaginalcysten. Chirurg. Ges. in Bukarest, Mai 1907. Ref. Frommels Jahresber. f. Geburtsh. u. Gynäkol. 1908. S. 120. — *Rakjejeff*, Langjähriges Verweilen eines Fremdkörpers in der Vagina. Geburtsh.-gynäkol. Ges. zu Petersburg 1890. Prot.-Nr. 3, p. 24. Zit. nach Frommels Jahresber. f. Geburtsh. u. Gynäkol. 1890. S. 575 u. S. 582. — *Ralle, Ernst*, Ein Beitrag zur Kenntnis des primären Scheiden- und Vulvacarcinoms. Zentralbl. f. Gynäkol. 1904. S. 1367. — *Raschkes*, Beitrag zur Kasuistik der primären Vaginaltumoren. Zentralbl. f. allg. Pathol. u. pathol. Anat. Bd. 14, S. 657. 1903. — *Raspini*, Über die Adenomyositis des Uterus und Rectums. Gynécologie. Anno 9, H. 19. Ref. Zentralbl. f. Gynäkol. 1914. S. 248. — *Raw, N.*, Puerperal septicaemia, with special reference to the value of antistreptococcic serum, based on an observation of 61 cases. Journ. of obstetr. a. gynecol. of the Brit. Empire. April 1904, p. 334. — *Rebaudi, S.*, Infezione colerica. Vaginite necrotico-ulcerativa. Conseguente stenosi vaginale. Pathologica, Genova 1912. Nr. 92. Zit. nach Frommels Jahresber. f. Geburtsh. u. Gynäkol. 1912. S. 105. — *v. Recklinghausen*, Die Adenomyome und Cystadenome der Uterus- und Tubenwandung, ihre Abkunft von Resten des Wolffschen Körpers. Berlin 1896. — *Reclus, P.*, Cancroides et leucoplasie des muqueuses buccale et vaginale. Gaz. hebdom. de méd. Paris. Tome 24, p. 420. 1887. — *Reder, F.*, Pathologic leucorrhea and its treatment. Americ. journ. of obstetr. a. gynecol. Vol. 1, p. 710. 1921. Ref. Jahresber. üb. d. ges. Gynäkol. 1921. S. 169. — *Reichenfeld, S.*, Primäres Sarkom des Beckenbindegewebes. Orvosi Hetilap. 1900. Nr. 23. Ref. Zentralbl. f. Gynäkol. 1901. S. 1048. — *Renisch*, Ein Beitrag zur Adenomyositis uteri et recti. Zeitschr. f. Geburtsh. u. Gynäkol. Bd. 70, S. 585. 1912. — *Retterer*, Sur la morphologie et l'évolution de l'épithélium du vagin des mammifères. Cpt. rend. des séances de la soc. de biol. 1892. p. 101, 556. — *Reuß v.*, Die Krankheiten des Neugeborenen. Berlin: Julius Springer 1914. — *Reverdin*, Des kystes épidermiques des doigts. Rev. méd. de la Suisse romande. 1887. Zit. nach Risch. — *Reymond, E.*, Contribution à l'étude de l'anatomie pathologique et de la bactériologie des salpingo-ovarites. Thèse de Paris. 1895. Zit. nach Jägeroos, Arch. f. Gynäkol. Bd. 114, S. 342 u. 391. — *Reynand, M.*, De l'affection tuberculeuse de l'uterus. Arch. génér. de méd. Tome 26, p. 486. 1831. Zit. nach Williams (1894). — *Ribbert*, Weitere Untersuchungen über das Schicksal pathogener Pilze im Organismus. Dtsch. med. Wochenschr. 1885. Zit. nach Plaut. — *Derselbe*, Dtsch. Zeitschr. f. Chirurg. Bd. 47. 1898. — *Ricard*, Soc. de chirurg. 5. Jan. 1897. Zit. nach Rollin, 1906. S. 18. — *Richter*, Ein Fall von Syncytioma malignum. Gynäkol. Ges. zu Dresden, 21. Jan. 1909. Zentralbl. f. Gynäkol. 1910. S. 13. — *Riebes, Charlotte*, Über einen Fall von Pseudodiphtherie der Vagina. Inaug.-Diss. München 1911. — *Rieder*, Über die Gartnerschen (Wolffschen) Kanäle beim menschlichen Weibe. Virchows Arch. f. pathol. Anat. u. Physiol. Bd. 96, S. 100. — *Riedinger, H.*, Neubildungen der Vagina (Cysten, Carcinome). Bericht d. mähr.-schles. Gebäranstalt Brünn. 1888. S. 77. — *Riga-Cornil*, Communication à la société de biol. 1879. Zit. aus Zweigbaum nach Vermeil. — *Rille*, Über den syphilitischen Primäraffekt an der Vagina. Dermatol. Wochenschr. Bd. 1, S. 302, 335 u. 377. 1929. — *Derselbe*, Naturforscherversamml. in Frankfurt 1896. Autorref. in Monatsh. f. prakt. Dermatol. Bd. 25. 1897. Zit. nach Winternitz. — *Derselbe*, Zur Kenntnis der syphilitischen Veränderungen der Vagina und der Vaginalportion. Dtsch. med. Wochenschr. 1904. S. 624. — *Risch, J.*, Traumatische Epithelcysten der Vagina. Zeitschr. f. Geburtsh. u. Gynäkol. Bd. 64, S. 523. 1909. — *Risel*, Über das maligne Chorionepitheliom und die analogen Wucherungen in Hodenteratomen. Arb. a. d. pathol. Inst. zu Leipzig. 1903. H. 1, S. 85. Fall 5. — *Derselbe*, Chorionepitheliome, chorionepitheliomartige Wucherungen in Teratomen und chorionepitheliomartige Geschwülste. Ergebn. d. allg. Pathol. u. pathol. Anat. Jg. 11, Abt. 2, S. 928. 1907. — *Risel, W.*, Ein Fall von sog. primären (ektopischen) Chorionepitheliomen der Scheide, Leber und Lungen nach Blasenmole. Ges. f. Geburtsh. zu Leipzig, 18. Febr. 1907. Ref. Zentralbl. f. Gynäkol. 1907. Nr. 23, S. 671. — *Rissel*, Zur Frage der chorionepitheliomähnlichen Geschwülste. Beitr. z. pathol. Anat. u. z. allg. Pathol. Bd. 62. 1907. Ref. Zentralbl. f. Gynäkol. Nr. 30. — *Roberts, H.*, Notes of a case of primary epithelioma of vagina. Transact. of the obstetr. soc. of London. Dez. 1896. Jahresber. üb. d. ges. Gynäkol. 1897. S. 476. — *Robinson*, Vaginal secretion in infants. — Lancet. Okt. 1910. p. 1215. — *Rocheblave*, Contributions à l'étude des fibromes, myomes et fibromyomes du vagin. Thèse de Montpellier 1884. — *Rochelt*, Wien. med. Presse. 1882. S. 178. Zit. nach Kleinwächter, 1882. S. 356. — *Röber, O.*, Vergleichende Untersuchungen über die elastischen Elemente in den weiblichen Geschlechtsorganen der Haussäugetiere. Med.-vet. Diss. Leipzig 1910. — *Rodenwaldt*, Flagellaten (Trichomonas, Lamblia). In v. Prowazeks Handbuch der pathogenen Mikroorganismen. Bd. 1, S. 78. Leipzig: Ambrosius Barth 1912. — *Roello, G.*, Sarcoma primitivo dei reni e della vagina in una bambina di otto mesi. Ann. ital. di chirurg. Anno I, p. 743. 1922. — *Rösch*, Zum Problem der Fluorheilung. Zentralbl. f. Gynäkol. 1926. S. 1081. — *Röthler* und *Winkler*, Gynäkol. Ges.

in Breslau, 21. Febr. 1911. — Ref. Zentralbl. f. Gynäkol. 1911. S. 824. — *Rohde*, Das primäre Carcinom der Vagina. Inaug.-Diss. Halle 1897. — *Rohrbach*, Über das primäre Carcinom der Vagina. Inaug.-Diss. Greifswald 1894. — *Rollin, M.*, Les tumeurs solides et primitives du vagin. Thèse de Paris. 1905. — *Derselbe*, Le sarcome du vagin chez l'enfant. Rev. de gynécol. et de chirurg. abdom. Tome 10, p. 3. 1906. — *Rolly*, Über einen Fall von Adenomyoma uteri mit Übergang in Carcinom und Metastasenbildung. Virchows Arch. f. pathol. Anat. u. Physiol. Bd. 156, S. 555. 1897. — *Roman*, Demonstration makro- und mikroskopischer Präparate von Colpohyperplasia cystica. Wiss. Ges. dtsch. Ärzte in Böhmen, 4. Juli 1913. Ref. Prager med. Wochenschr. 1913. S. 455. — *Róna*, Der gangränöse, phagedänische, diphtheritische Schanker der Autoren. Arch. f. Dermatol. u. Syphilis. Bd. 67, S. 259. 1903. — *Derselbe*, Demonstration von Spirochäten im Gewebe der Noma, der Nosokomialgangrän, des Ulcus gangraenosum genitalium und der Pulmonalgangrän. Dtsch. dermatol. Ges., 9. Kongreß 1906. S. 471. — *Rosenbach, Fr.*, Das Vaginalsarkom im frühen Kindesalter. Charité-Ann. Jg. 32, S. 393. 1908. — *Rosenberger*, Szüleszet és nögyogy. Budapest 1908. p. 33. Zit. nach McFarland. — *Derselbe*, Fibrom der Scheide. Journal Akuscherstwa i shenskich bolesnei. Dez. 1912. Zit. nach Frommels Jahresber. f. Geburtsh. u. Gynäkol. 1912. S. 102 f. — *Rosenberger, A.*, Gutartige Tumoren der Vagina. Budapest Körkórhazainak Enkönyve 1904. Ref. Zentralbl. f. Gynäkol. 1905. S. 1598. — *Rosenlew, W.*, De inflammatoriska tubaraffektionernas patologiska anatomi. Salpingitis cystica. Helsingfors 1903. Zit. nach Jägeroos, Arch. f. Gynäkol. Bd. 114. — *Rosenstein*, Über ein Adenom des hinteren Scheidengewölbes bei Erhaltung des Wolff-Gartnerschen Ganges. Gynäkol. Ges. in Breslau, 26. Okt. 1912. Ref. Monatsschr. f. Geburtsh. u. Gynäkol. Bd. 37, S. 242. — *Rosinski*, Tumor des Septum recto-vaginale. Nordostdtsch. Ges. f. Gynäkol., 27. Febr. 1909. Ref. Monatsschr. f. Geburtsh. u. Gynäkol. Bd. 29, S. 664. — *Rossels, A.*, Über die Prognose des primären Scheidenkrebses. Diss. Berlin. — *Rossenbeck*, Über den Nachweis von anorganischer Phosphorsäure im Sekret der menschlichen Vagina. Zentralbl. f. Gynäkol. 1925. S. 2641. — *Rossi, D.*, Lesioni da coito nei genitali femminili. Rass. d'ostetr. e ginecol. Anno 36, p. 531. 1927. — *Derselbe*, Rivista di Ginecologia, Oestetricia, Pediatria e medicina generale. Anno 18, p. 46. 1923. — Ref. Zentralbl. f. Gynäkol. 1924. S. 983. — *Rostagni, H.*, Les kystes du vagin. Thèse de Montpellier. 1909. — *Rosthorn, v.*, Vierzig Fälle von Abtragung und Entfernung der Anhänge der Gebärmutter. Arch. f. Gynäkol. Bd. 37, S. 337. 1890. — *Derselbe*, Über Erkrankungen der Eileiter. Wien. klin. Wochenschr. 1891. S. 245. — *Derselbe*, Ein Beitrag zur Lehre vom Chorionepitheliom. Beitr. z. Geburtsh. u. Gynäkol. Festschr. f. Chrobak 1903. — *Derselbe*, Tuberkulose der weiblichen Geschlechtsorgane und des Bauchfelles. In Küstners Lehrbuch der Gynäkologie. 2. Aufl. Jena: G. Fischer 1904. S. 397. — *Derselbe*, Demonstration von selteneren Formen von Myoma uteri. Mittelrhein. Ges. f. Geburtsh. u. Gynäkol., 2. Juli 1904. Ref. Monatsschr. f. Geburtsh. u. Gynäkol. Bd. 20, S. 1151. 1904. Schlußwort, ibid. S. 1155. — *Rosthorn*, Zur Kenntnis des primären Sarkoms der Portio vaginalis und der Vagina. Wien. klin. Wochenschrift. 1889. S. 729. — *Rother, W.*, Untersuchungen über den Döderleinschen Scheidenbacillus. Inaug.-Diss. Erlangen 1921. — *Derselbe*, Bemerkung zur Arbeit von A. Niedermeyer; „Präventivverkehr als Ursache schwerer Kolpitis". Zentralbl. f. Gynäkol. 1928. S. 1470. — *Derselbe*, Die Züchtung der Gonokokken aus Portio und Urethra. Zentralbl. f. Gynäkol. 1924. S. 1633. — *Derselbe*, Der Bacillus vaginae „Döderlein" und der Abbau des Glykogens im Genitaltraktus. Zentralbl. f. Gynäkol. 1925. S. 1357. — *Rotter, H.*, Garrulitas vulvae. Orvosi Hetilap. 1906. Nr. 45. Zit. nach *Veit*. — *Derselbe*, Behandlung bei Fluor. Therapie (Bratislava). Jg. 5, S. 6. 1926. Ref. Ber. über die ges. Gynäkol. Bd. 10, S. 377. — *Rouffart*, Le traitement du cancer vaginal. Journ. méd. de Bruxelles. Nr. 21. Jahresber. üb. d. ges. Gynäkol. 1901. S. 533. — *Derselbe*, Traitement du cancer primitif du vagin. Bull. de la soc. belge de gynecol. 1922. Nr. 3. — Zit. nach Frommels Jahresber. f. Geburtsh. u. Gynäkol. 1912. S. 103. — *Routh, Armand*, On cases of associated parovarian and vaginal cyste formed from a distented Gartner's duct. Transact. of the obstetr. soc. London 1894. — *Le Roy*, Primäres Carcinom der hinteren Vaginalwand. Jahresber. üb. d. ges. Gynäkol. 1902. S. 222. — *Rubeška*, Ein Fall von Sarkom der Scheide bei einer Erwachsenen. Zentralbl. f. Gynäkol. 1896. S. 113. — *Rühs*, Eine tödliche Verletzung des hinteren Scheidengewölbes sub coitu. Inaug.-Diss. Greifswald 1903. — *Rüter*, Ein Fall von Carcinom der Scheide. Zentralbl. f. Gynäkol. 1887. S. 606. — *Ruge*, Über die Erosionen an der Vaginalportion usw. Zeitschr. f. Geburtsh. u. Gynäkol. Bd. 8, S. 405. — *Ruge, Carl*, Zum Bau der Luftcysten der Scheide. Zeitschr. f. Geburtsh. u. Gynäkol. Bd. 2, S. 29. 1878. — *Ruge, H.*, Ges. f. Geburtsh. u. Gynäkol. zu Berlin, 26. April 1907. Ref. Zentralbl. f. Gynäkol. 1907. S. 1288. — *Runge, H.*, Die plastische Geburtsdehnung der Vagina. Arch. f. Gynäkol. Bd. 122, S. 603. 1924. — *Derselbe*, Diskussionsbemerkung. Verhandl. d. dtsch. Ges. f. Gynäkol. 1925. Arch. f. Gynäkol. Bd. 125, S. 447.

Sadowski, T., Primäre Vaginalkrebse. St. Peterburg. gynäkol. Ges. 15. Febr. 1901. Ref. Monatsschr. f. Geburtsh. u. Gynäkol. Bd. 15. S. 370. 1902. — *Saenger, H.*, Kritisches zur Gonorrhöebehandlung.

Dtsch. med. Wochenschr. 1926. S. 1718. — *Sage*, Der bakterielle Glykogenabbau in der menschlichen Vagina. Inaug.-Diss. Breslau 1926. — *Sänger, M.*, Sarkom der Scheide (der Blase, der Ligamenta lata, der Beckenlymphdrüsen) bei einem dreijährigen Kinde. Arch. f. Gynäkol. Bd. 16, S. 58. 1880. — *Derselbe*, Die Tripperansteckung beim weiblichen Geschlechte. Leipzig: O. Wigand 1889. — *Säxinger*, Über Uteruskrankheiten. Vierteljahrsschr. f. d. prakt. Heilkunde. Beitr. z. Geburtsh. u. Gynäkol. Bd. 6, S. 432. 1902. — *Salzer*, Über Einheilung von Fremdkörpern. Samml. med. Schriften d. Wien. klin. Wochenschrift Bd. 8. 1890. Zit. nach Risch (Risch schreibt im Text Salzer, im Lit.-Verzeichnis Sulzer). — *Salomon, R.*, Die Entstehung der Genitalflora (Beiträge zur Lehre über den Fluor albus). II. Teil: Die Entstehung der Mundkeime. Zeitschr. f. Geburtsh. u. Gynäkol. Bd. 85, S. 306. 1923. — *Derselbe*, Die Entstehung der Genitalflora (Beiträge zur Lehre über den Fluor albus). III. Teil: Die Entstehung der Vulvakeime. Zeitschr. f. Geburtsh. u. Gynäkol. Bd. 85, S. 554. 1923. — *Derselbe*, Die Entstehung der Genitalflora (Beiträge zur Lehre über den Fluor albus). IV. Teil: Die Entstehung der Scheidenkeime. Zeitschr. f. Geburtsh. u. Gynäkol. Bd. 86, S. 295. 1923. — *Derselbe*, Der vaginale Fluor und seine Therapie (neue biologische Methoden). Klin. Wochenschr. 3. Jg., S. 1324. — *Salomon, R. und E. Rath*, Die Entstehung der Genitalflora (Beiträge zur Lehre über den Fluor albus). Zeitschr. f. Geburtsh. u. Gynäkol. Bd. 85, S. 141. 1923. — *Salvioli*, Della struttura dell' epitelio vaginale della coniglia e della modificazione che si avvengono nella gravidanza. Atti d. R. Acad. di Torino. Vol. 26, p. 551. Zit. nach R. Meyer in Ergebn. d. allg. Pathol. u. pathol. Anat. Bd. 9, 2, S. 529. — *Samaja, N.*, Gomma ulcerata della vagina e carcinoma dell' utero. Bull. d. scienze med., Bologna. Bd. 4, S. 32. 1926. Zit. nach Ber. üb. d. ges. Gynäkol. Bd. 10, S. 706. — *Sames*, Beiträge zur Ätiologie der Uterusmyome und ihrer Histogenese. Inaug.-Diss. Berlin 1901. — *Sampson, J. A.*, Perforating hemorrhagic (chocolate) cysts of the ovary, their importance and especially their relation to pelvic adenomas of endometrial typ („adenomyoma") of the uterus, recto vaginal septum, sigmoid etc. Arch. of surg. Vol. 3, p. 245—323. 1921. — *Derselbe*, Ovarian hematomas of endometrial type etc. Boston med. surg. journ. Vol. 186, p. 445—456. 1922. — *Derselbe*, Intestinal adenomas of endometrial type etc. Arch. of surg. Vol. 5, p. 217—280. 1922. — *Derselbe*, The life history of ovarian hematomas (hemorrhagic cysts) of endomatrial (Muellerian) type. Americ. journ. of obstetr. a. gynecol. Vol. 4. 1922. — *Derselbe*, Benign and malignant endomatrial implants in the peritoneal cavity and their telation to certain ovarian tumors. Surg., gynecol. a. obstetr. Vol. 38, p. 287—311. 1924. — *Sappey, Ph. C.*, Anatomie, Physiologie. Pathologie des vaisseaux lymphatiques. Paris: Delahaye 1874. — *Sawin*, Wratsch. 1888. Nr. 47. S. 917. Protokoll der geburtsh. u. gynäkol. Ges. in Kijew 1887. Zit. nach Neugebauer (1893). — *Scanzoni*, Med. Jahresber. d. österr. Staates. Bd. 58, S. 182. 1846. Zit. aus Zweigbaum nach Gehle, S. 23. — *Schabort*, Beiträge zur Kenntnis der Darmstörungen der Säuglinge und der Säuglingssterblichkeit. Monatsschr. f. Geburtsh. u. Gynäkol. Bd. 24, S. 29. 1906. — *Schäfer*, Ergebnisse der Bestrahlungstherapie weiblicher Genitalcarcinome. Monatsschr. f. Geburtsh. u. Gynäkol. Bd. 44, H. 1. Ref. Zentralbl. f. Gynäkol. 1916. — *Schäffer*, Therapie der Haut und der venerischen Krankheiten. 3. Aufl. Berlin u. Wien: Urban u. Schwarzenberg 1918. — *Scharpenack*, Demonstration einer Wöchnerin, bei der ein Fibroma molluscum der Scheide ein Geburtshindernis abgab. Ges. f. Geburtsh. zu Leipzig, 17. April 1905. S. 1328. (An dieser Stelle fehlt der Name Scharpenack, vgl. Zentralbl. f. Gynäkol. 1905. S. 1369, Berichtigung.) — *Schauta*, Wien. med. Presse. 1897. Nr. 1 u. Zentralbl. f. Gynäkol. 1897. S. 53. Zit. nach Neumann. — *Derselbe*, Occlusio vaginae bei inoperablem Carcinoma vaginae. Geburtsh. gynäkol. Ges. in Wien, 8. Mai 1900. Ref. Zentralbl. f. Gynäkol. 1900. S. 770. — *Derselbe*, Perineale Totalexstirpation der Scheide und des Uterus wegen Scheidencarcinom. Geburtsh.-gynäkol. Ges. in Wien, 28. April 1903. Ref. Zentralbl. f. Gynäkol. 1903. S. 1503. — *Scheffzek*, Scheiden- Uterusätzung bei kriminellem Abort. Gynäkol. Ges. in Breslau, 23. Nov. 1909. Ref. Zentralbl. f. Gynäkol. 1910. S. 481. — *Schenk*, Über elastisches Gewebe in der normalen und pathologisch veränderten Scheide. Verhandl. d. dtsch. Ges. f. Gynäkol. Bd. 9, S. 505. 1901. — *Derselbe*, Scheidenstenose im Anschluß an eine bei der gegenwärtig 30jährigen im siebenten Monate Schwangeren im 18. Lebensjahre durchgemachten Blatternkrankheit. Demonstration im Prager Ärzteverein. Prager med. Wochenschr. 1902. Nr. 35. — *Schenk, F. und L. Austerlitz*, Weitere Untersuchungen über das elastische Gewebe der weiblichen Geschlechtsorgane. Zeitschr. f. Heilk. Bd. 24 (Neue Folge Bd. 4). Abt. Chirurgie 1903. — *Schepermann, H.*, Die Technik der Scheidenspülung. Ein Beitrag zur Geschichte der Medizin. Inaug.-Diss. München 1922 (1923). *Scherber, G.*, Balanitis. In Jadassohns Handbuch der Haut- und Geschlechtskrankheiten. Bd. 22, S. 265. 1927. — *Schestopal, M. W.*, Fibromyma parietis lateralis dextrae vaginae. Journ. f. Geburtsh. u. Gynäkol. 1909 (russ.). Ref. Zentralbl. f. Gynäkol. 1910. S. 115. — *Scheurer*, Vaginalcyste. Med. pharmakol. Bezirksverein Bern, 10. Mai 1904. Ref. Monatsschr. f. Geburtsh. u. Gynäkol. Bd. 20, S. 1188. 1904. — *Schick, Egon*, Carcinoma corporis uteri, Metastase im paravaginalen Bindegewebe. Zentralbl. f. Gynäkol.

1907. S. 635. — *Schickele*, Weitere Beiträge zur Lehre der mesonephrischen Tumoren. Beitr. z. Geburtsh. u. Gynäkol. Bd. 6, S. 449. 1902. — *Derselbe*, Die Chorionektodermwucherungen der menschlichen Placenta, ihre Beziehungen zu der Entstehung der Cysten und Fibrinknoten der Placenta. Habilitationsschr. Straßburg 1905. Beitr. z. Geburtsh. u. Gynäkol. 1906. Bd. 10, S. 63. — *Derselbe*, Seltene Drüsenbildung im Beckenbindegewebe. Mittelrhein. Ges. f. Geburtsh. u. Gynäkol., 17. Nov. 1912. Ref. Monatsschr. f. Geburtsh. u. Gynäkol. Bd. 37, S. 382. 1913. — *Schickele, G.*, Die Malignität der Blasenmole. Arch. f. Gynäkol. Bd. 78, H. 1, S. 211. 1906. — *Derselbe*, Blasenmole mit Metastasen in der Scheide. Unterelsäß. Ärzteverein in Straßburg, 25. Febr. 1905. Dtsch. med. Wochenschrift 1905. Vereinsbeil. Nr. 30, S. 1214. — *Schiele, A.*, Das Glykogen in normalen und pathologischen Epithelien. Inaug.-Diss. Bern 1880. — *Schildecker, Ch. B.*, A fatal mercural poisoning due to vaginal introduction of bichloride tablets Report of three cases. Americ. journ. of obstetr. a. gynecol. Vol. 63, p. 473. 1911. — *Schiller*, Fibrosarkom der Vagina eines $2^1/_2$jährigen Kindes. Gynäkol. Ges. in Breslau, 19. Jan. 1909. Ref. Zentralbl. f. Gynäkol. 1909. S. 735. — *Schiller, W.*, Über Epitheldysplasie in der Scheide. Arch. f. Gynäkol. Bd. 121, S. 351. 1924. — *Schirshow*, Zur Genese und Histologie der Vaginalcysten. Russki Wratsch 1911. Nr. 13. Ref. Frommels Jahresber. f. Geburtsh. u. Gynäkol. 1911. S. 189. Zentralbl. f. Gynäkol. 1912. S. 158. — *Schlagenhaufer*, Zwei Fälle von Tumoren des Chorionepithels. Wien. klin. Wochenschr. 1899. S. 436. — *Schlüter*, Das Wachstum der Bakterien auf saurem Nährboden. Zentralbl. f. Bakteriol., Parasitenk. u. Infektionskrankh. Bd. 11, S. 589. — *Schlund, E.*, Über das primäre Carcinom der Vagina. Inaug.-Diss. Freiburg i. Br. 1913. — *Schmauch*, Ein Rankenneurom der weiblichen Genitalien. Zeitschr. f. Geburtsh. u. Gynäkol. Bd. 42, S. 140. 1900. — *Schmauch, H.*, Das Syncytioma malignum vaginale p. p. maturum ohne Geschwulstbildung im Uterus und seine Ätiologie. Zeitschr. f. Geburtsh. u. Gynäkol. Bd. 49, H. 3. S. 387. 1903. — *Schmermund*, Über Scheidenmyome. Inaug.-Diss. Bonn 1916. — *Schmid, A. L.*, Parasiten und ihre Beziehungen zum Fluor. Geburtsh.-gynäkol. Ges. in Wien, 23. Juni 1925. Ref. Zentralbl. f. Gynäkol. 1925. S. 2357. — *Derselbe*, Diskussionsbemerkung. Verhandl. d. dtsch. Ges. f. Gynäkol. 1925. Arch. f. Gynäkol. Bd. 125, S. 456. — *Schmid* und *Kamniker*, Trichomonas vaginalis. Ihre klinische Bedeutung, Morphologie und Therapie. Arch. f. Gynäkol. Bd. 127, S. 362. 1926. — *Schmidlechner*, Fälle von Scheidenkrebs. Arch. f. Gynäkol. Bd. 75, S. 300. 1905. — *Derselbe*, Einige Fälle von Scheidenkrebs. Zentralbl. f. Gynäkol. 1905. S. 564 u. 1139. — *Schmidt v.*, Ein Fall von Carcinoma vaginae cum prolapsu. Hygiea. Bd. 57, p. 555. Zit. nach Gebhard. — *Schmidt, Alexander*, Erysipel und Gonorrhöe. Zentralbl. f. Gynäkol. 1893. S. 901. — *Schmidt, H. R.*, Wiederholte Carcinomentwicklung auf leukoplakischer Grundlage. Zeitschr. f. Geburtsh. u. Gynäkol. Bd. 83, S. 736. 1921. — *Schmidt, M. B.*, Über die Altersveränderungen der elastischen Fasern in der Haut. Virchows Arch. f. pathol. Anat. u. Physiol. Bd. 125. — *Schmidt, O.*, Zur Kasuistik der primären Carcinome der Vulva und Vagina. Ges. f. Geburtsh. u. Gynäkol. zu Köln a. Rh. 3. Dez. 1891. Ref. Zentralbl. f. Gynäkol. 1892. S. 36. — *Schmidt, Paul*, Über einen Fall von Fibrosarcoma vaginae im Säuglingsalter. Inaug.-Diss. Greifswald 1919. — *Schmidt, Wilhelm*, Ett fall of cancer vaginae cum prolapsu vaginae et uteri et vesicae urinariae Hygiea. Bd. 57, Nr. 26. Jahresber. üb. d. ges. Gynäkol. 1895. S. 223. — *Schmincke*, Colpohyperplasia cystica. Münch. gynäkol. Ges., 20. Nov. 1913. Ref. Zentralbl. f. Gynäkol. 1914. S. 484. — *Schmit, H.*, Zur Kasuistik der chorionepithelialen Scheidentumoren. Zentralbl. f. Gynäkol. 1900. S. 1257. — *Derselbe*, Über malignes Chorionepitheliom der Scheide bei gesundem Uterus. Wien. klin. Wochenschr. 1901. S. 1077. — *Derselbe*, Ein neuer Fall von primärem Chorionepitheliom der Scheide. Zentralbl. f. Gynäkol. 1901. S. 1350. — *Schmolling, M.*, Über Colpohyperplasia cystica und Luftcysten der Scheide. Inaug.-Diss. Berlin 1875. — *Schmorl*, Ein Fall von Soormetastase in der Niere. Zentralbl. f. Bakteriol. Bd. 7, S. 11. 1890. Zit. nach Plaut. — *Derselbe*, Demonstration eines syncytialen Scheidentumors. Verhandl. d. Ges. dtsch. Naturforsch. u. Ärzte Braunschweig 1897. Teil 2, Hälfte 2, S. 21 u. 111. Ref. Zentralbl. f. Gynäkol. 1897. S. 1217. — *Derselbe*, Gynäkol. Ges. zu Dresden, 17. Mai 1900. Ref. Zentralbl. f. Gynäkol. 1900. S. 1328. — *Derselbe*, Chorionepitheliom, das außerhalb der Genitalien zur Entwicklung gekommen war. Gynäkol. Ges. zu Dresden, 21. Jan. 1904. Ref. Zentralbl. f. Gynäkol. 1905. Nr. 13, S. 399. *Schneider, H.*, Zwei Fälle von Fibromyom der Scheide. Inaug.-Diss. Halle a. S. 1917. — *Schoch*, Heterotope Decidua in der vorderen Scheidenwand. Zentralbl. f. Gynäkol. 1926. S. 345. — *Schottländer*, Diskussionsbemerkung zu dem Vortrage von v. Rosthorn (1904). Ref. Monatsschr. f. Geburtsh. u. Gynäkol. Bd. 20, S. 1155, 1904. — *Derselbe*, Zur histologischen Diagnose bei Frühstadien von Uterustuberkulose. Monatsschr. f. Geburtsh. u. Gynäkol. Bd. 21, S. 53. 1905. — *Derselbe*, Über die von den Genitalgeschwülsten des Weibes ausgehenden metastatischen Geschwülste in den übrigen Körperorganen, sowie die metastatischen Geschwülste in den weiblichen Geschlechtsorganen. In v. Frankl-Hochwart usw., Die Erkrankungen des weiblichen Genitales in Beziehung zur inneren Medizin. Bd. 2,

S. 470. Wien u. Leipzig: Alfred Hölder 1913. — *Schottländer* und *Kermauner*, Zur Kenntnis des Uteruscarcinoms. Berlin: S. Karger 1912. — *Schottmüller*, Die typhösen Erkrankungen. In v. Bergmanns und Staehelins Handbuch der inneren Medizin. Bd. 1, Abt. 2, S. 1103. 1925. — *Schrage*, Über Fibrom und Sarkom der Vagina. Inaug.-Diss. Bonn 1903. — *Schramm*, Fibromyom der vorderen Scheidenwand. Gynäkol. Ges. zu Dresden, 11. Okt. 1894. Ref. Zentralbl. f. Gynäkol. 1895. S. 288. — *Derselbe*, Carcinomatöses Geschwür der vorderen Scheidenwand. Gynäkol. Ges. zu Dresden, 9. Dez. 1895. Zentralbl. f. Gynäkol. 1896. S. 165. — *Schramm, J.*, Primäres Carcinom von ziemlich Apfelgröße, ausgegangen von der hinteren Vaginalwand. Gynäkol. Ges. zu Dresden, 174. Sitzung, 14. Juli 1892. Zentralbl. f. Gynäkol. 1892. S. 962. — *Schroeder*, Diskussionsbemerkung. Verhandl. d. dtsch. Ges. f. Gynäkol. 1925. Arch. f. Gynäkol. Bd. 125, S. 454. — *Schröder, Carl*, Luftcysten in der Scheidenschleimhaut. Dtsch. Arch. f. klin. Med. Bd. 13, S. 538. 1874. — *Derselbe*, Beiträge zur operativen Gynäkologie. 3. Die totale Exstirpation der Scheidencarcinome. Zeitschr. f. Geburtsh. u. Gynäkol. Bd. 3, S. 423. 1878. — *Derselbe*, Beiträge zur operativen Gynäkologie. 5. Die Operation der Scheidencysten. Zeitschr. f. Geburtsh. u. Gynäkol. Bd. 3, S. 424. 1878. — *Schröder, H.*, Über Haut- und Schleimhautdiphtherie. Inaug.-Diss. Greifswald 1899. — *Schröder, R.*, Anatomische Studien zur normalen und pathologischen Physiologie des Menstruationszyklus. Arch. f. Gynäkol. Bd. 104, S. 27. 1915. — *Derselbe*, Zur Pathogenese und Klinik des vaginalen Fluors. Zentralbl. f. Gynäkol. 1921. S. 1350. — *Derselbe*, Oxyuris vermicularis im Peritonealraum, ihre Bedeutung und ihr Schicksal. Nordwestdtsch. Ges. f. Gynäkol. 28. Okt. 1922. Ref. Zentralbl. f. Gynäkol. 1923. S. 135. — *Derselbe*, Ergebnisse scheidenbiologischer Forschungen. Verhandl. d. dtsch. Ges. f. Gynäkol. 1925. Arch. f. Gynäkol. Bd. 125, S. 403. — *Derselbe*, Lehrbuch der Gynäkologie. 2. Aufl. Leipzig 1926. — *Derselbe*, Die Pathogenese und Diagnose des Fluor genitalis. Dtsch. med. Wochenschr. 1927. S. 1415. — *Derselbe*, Über den Fluor vaginalis. Klin. Wochenschr. Jg. 2, S. 2191. — *Schröder, R.* und *Kuhlmann*, Die Ulcerationen der Vagina. Zugleich Mitteilung über je einen Fall von sog. Ulcus rotundum und Ulcus varicosum vaginae. Arch. f. Gynäkol. Bd. 115, S. 145. 1922. — *Schröder, Hinrichs* und *Keßler*, Uterus und Scheide als Quelle des Fluor vaginalis. Arch. f. Gynäkol. Bd. 128, S. 94. 1926. — *Schröder* und *Loeser*, Die Trichomonadenkolpitis. Ihre Klinik und Bakteriologie. Monatsschr. f. Geburtsh. u. Gynäkol. Bd. 49, S. 23. 1919. — *Schuchardt*, Über die papillären Scheidensarkome kleiner Kinder. Verhandl. d. dtsch. Ges. f. Gynäkol. Halle 1888. S. 237. — *Schülein, H.*, Über Garrulitas vulvae. Dtsch. med. Wochenschr. 1906. Nr. 30. — *Schulte*, Über die Cysten der Vagina. Inaug.-Diss. Göttingen 1878. — *Schultheiß*, Beiträge zur Biologie der Scheide. Arch. f. Gynäkol. Bd. 136, S. 66. 1929. — *Derselbe*, Zur Frage des Glykogenabbaues in der Scheide. Arch. f. Gynäkol. Bd. 136, S. 48. 1929. — *Schultze*, Der Probetampon, ein Mittel zur Erkennung der chronischen Endometritis. Zentralbl. f. Gynäkol. 1880. S. 393. — *Schultze-Rhonhof*, Diskussionsbemerkung. Verhandl. d. dtsch. Ges. f. Gynäkol. 1925. Arch. f. Gynäkol. Bd. 125, S. 449. — *Schustler*, Wien. klin. Wochenschr. 1888, Nr. 6 u. 7. — *Schwab, E.*, Der Glykogengehalt des Scheidenepithels, seine diagnostische und therapeutische Bedeutung. Zeitschr. f. Geburtsh. u. Gynäkol. Bd. 89, S. 510. 1926. — *Schwab, M.*, Die Resorptionsfähigkeit der Scheide, speziell für Tuberkulin. Zentralbl. f. Gynäkol. 1908. S. 1337. — *Schwartz*, Sur un cas de sarcome angioplastique du vagin. Mort par hémorrhagie. Cpt. rend. de la soc. d'obstétr. et de gynécol. de Paris, Juli 1900. Zit. nach Frommels Jahresber. f. Geburtsh. u. Gynäkol. 1900. p. 542 u. 548. — *Derselbe*, Un cas de sarcome angioplastique du vagin. Société d'obstétr., de gynécol. et de pediatr. 6. Juli 1900. Ref. Ann. de gynécol. Tome 53, p. 618. — *Schwartz, Georg*, Über die Erfolge der Radikaloperation der Vulva- und Vaginacarcinome. Inaug.-Diss. Berlin 1893. — *Schwarz, E.*, Untersuchungen über die elastischen Fasern des Uterus. Virchows Arch. f. pathol. Anat. u. Physiol. Bd. 220. 1915. — *Schweitzer*, Zur Prophylaxe des Wochenbettfiebers, zugleich ein Beitrag zur Bakteriologie der Scheide. Leipzig: S. Hirzel 1913. — *Derselbe*, Primäres Scheidencarcinom. Ges. f. Geburtsh. u. Gynäkol. zu Leipzig, 14. Juni 1926. Zentralbl. f. Gynäkol. 1926. S. 2839. — *Schweitzer, B.*, Über die Entstehung der Genitalflora. Zentralbl. f. Gynäkol. 1919. S. 641. — *Derselbe*, Diskussionsbemerkung. Verhandl. d. dtsch. Ges. f. Gynäkol. 1925. Arch. f. Gynäkol. Bd. 125, S. 450. — *Derselbe*, Die bisherigen Erfolge der Mesothoriumbehandlung bei Gebärmutter- und Scheidenkrebs. Med. Ges. zu Leipzig, 26. Mai. Ref. Münch. med. Wochenschr. 1914. Zentralbl. f. Gynäkol. 1914. Ref. Münch. med. Wochenschr. Nr. 36. — *Derselbe*, Zur Frage der biologisch-chemischen Fluortherapie. Zentralbl. f. Gynäkol. 1922. S. 1999. — *Schweninger*, Beitrag zur experimentellen Erzeugung von Hautgeschwülsten (Atheromen) durch subcutan verlagerte, mit dem Mutterboden in Verbindung gelassene Hautstücke. Charité-Ann. Bd. 11. 1886. Zit. nach Risch. — *Seitz, A.*, Hämangiosarkom der Vagina. Verhandl. d. dtsch. Ges. f. Gynäkol. 1923. Arch. f. Gynäkol. Bd. 120, S. 307. — *Derselbe*, Die primären angioplastischen Geschwülste der Vagina bei der Erwachsenen. Arch. f. Gynäkol. Bd. 126, S. 488. 1925. — *Derselbe*, Über die klinische Bewertung der Trichomonaskolpitis. Münch. med. Wochenschr. 1919.

S. 837. — *Derselbe*, Über Kolpitis. Dtsch. med. Wochenschr. 1923. S. 1514. — *Seitz, L.*, Physiologie der weiblichen Genitalien. In Opitz' Handbuch der Frauenkrankheiten. Bd. 1, S. 100. München: J. F. Bergmann 1927. — *Seitz, O.*, Über primäres Scheidensarkom Erwachsener (Lymphendothelioma). Volkmanns Samml. klin. Vortr. Neue Folge. 1900. Nr. 280. — *Sellheim*, Über die Verbreitungsweise des Carcinoms in den weiblichen Sexualorganen durch Einimpfung und auf dem Lymph- oder Blutwege. Inaug.-Diss. Freiburg i. B. 1895. — *Derselbe*, Topographischer Atlas zur normalen und pathologischen Anatomie des weiblichen Beckens. Leipzig 1900. — *Derselbe*, Diagnose und Behandlung der Genitaltuberkulose beim Weibe. Beitr. z. Geburtsh. u. Gynäkol. Bd. 6, S. 406. 1902. — *Derselbe*, Diskussion zu Risch. Mittelrhein. Ges. f. Geburtsh. u. Gynäkol. 13. März 1909. Ref. Monatsschr. f. Geburtsh. u. Gynäkol. Bd. 30, S. 117. — *Derselbe*, Chorionepitheliom. Diskussionsbemerkung zu v. Franqué, Mittelrhein. Ges. f. Geburtsh. u. Gynäkol. 13. März 1909. Ref. Monatsschr. f. Geburtsh. u. Gynäkol. Bd. 30, S. 125. — *Derselbe*, ,,Metroendometritis" und ,,Metropathie". Dtsch. med. Wochenschr. 1923. S. 707. — *Semb*, Über das Verhalten der Uterusschleimhaut bei Myomen. Arch. f. Gynäkol. Bd. 43, S. 200. *Senn, N.*, Spindlecelled sarcoma from recto-vaginal septum. Transact. of the Chicago gynaecol. soc. 22. Febr. 1895. Ref. Americ. journ. of obstetr. a. gynecol. Vol. 31, p. 565. 1895. — *Seydel*, Ein mikroskopisches Präparat von einem Scheidencarcinom. Zentralbl. f. Gynäkol. 1900. S. 673. — *Seyffert*, Über die Ätiologie, den Sitz und den klinischen Verlauf primärer Vaginalcarcinome und die Erfolge nach Operationen. Inaug.-Diss. Leipzig 1901. — *Derselbe*, Über die Ätiologie, den Sitz und den klinischen Verlauf primärer Vaginalcarcinome und die Erfolge nach Operationen. Inaug.-Diss. München. Jahresber. üb. d. ges. Gynäkol. 1902. S. 223. — *Shaw* and *Addis*, Adenomyoma of the rectogenital space associadet with tarry cysts, arising in the islands of adenomyomatous tissue in the ovary. Journ. of obstetr. a. gynecol. of the Brit. Empire. Vol. 29, p. 452. 1922. — *Shaw, Fletcher* and *W. R. Addis*, Adenomyoma of the rectogenital space associated with tarry cysts arising in islands of adenomyomatous in the ovary. Journ. of obstetr. a. gynecol. of the Brit. Empire. Vol. 29, p. 452. 1922. — *Shoemaker*, Acute membranous vaginitis in pregnancy due to enterococcus. Americ. journ. of obestr. a. gynecol. Vol. 68, p. 791. — *Shoemaker, G. E.*, Primäres Urethracarcinom. Surg., gynecol. a. obstetr. Vol. 22, Nr. 6. Ref. Zentralbl. f. Gynäkol. Nr. 45. — *Siefart*, Primäres Carcinom der Scheide. Ges. f. Geburtsh. u. Gynäkol. zu Berlin, 10. Febr. 1905. Ref. Zentralbl. f. Gynäkol. 1905. S. 461. — *Siegert*, Demonstration eines Falles von Colpitis emphysematosa. Freiburger med. Ges. 24. Nov. 1925. Ref. Klin. Wochenschr. 1926. S. 386. — *Simmelink*, Carcinoma vaginae nach Ovariotomie, nebst Bemerkungen über Rezidiv. Nederlandsch tijdschr. v. verlosk. en gynäkol. Jg. 9, Nr. 1. Zentralbl. f. Gynäkol. 1898. S. 961. — *Simmonds*, Über Tuberculose des weiblichen Genitalapparats. Arch. f. Gynäkol. Bd. 88, S. 29. 1909. — *Simmons*, Edinburgh obstetr. transact. Vol. 10, p. 205. 1884 u. 1885. Zit. nach Mc Farland. — *Simon*, Fibromyom der Scheide. Fränk. Ges. f. Geburtsh. u. Frauenheilkunde, 30. Juni 1907. Ref. Zentralbl. f. Gynäkol. 1908. S. 306. — *Simons, E. M.*, Entozoen in der Gebärmutter. Zentralbl. f. Gynäkol. 1899. S. 777. — *Simpson*, Case of Fibroid Tumour of the Vagina. Practitioner. Bd. 76, S. 243. 1906. Zit. nach Arthur Stein. — *Sippel, A.*, Totalexstirpation von Scheide und Uterus wegen Carcinom. Zentralbl. f. Gynäkol. 1900. S. 105. — *Sittler*, Die wichtigsten Bakterientypen der Darmflora beim Säugling, ihre gegenseitigen Beziehungen und ihre Abhängigkeit von äußeren Einflüssen. Würzburg 1909. — *Sitzenfrey*, Verborgene Ausbreitung eines Carcinoms der hinteren Collumwand entlang der Wandungen eines Divertikels des hinteren Scheidengewölbes. Prag. med. Wochenschr. Bd. 32, Nr. 38. Zit. nach Risch. — *Derselbe*, Das Übergreifen der Adenomyome des Uterus auf den Mastdarm. Zeitschr. f. Geburtsh. u. Gynäkol. Bd. 64, S. 538. 1909. — *Skowroński, v.*, Über das runde Geschwür der Scheide (das sog. runde phagedänische Geschwür Clarkes). Beobachtung an einer lebenden Frau. Zentralbl. f. Gynäkol. 1895. S. 260. — *Skutsch*, Über Vulvovaginitis gonorrhoica bei kleinen Mädchen. Inaug.-Diss. Jena 1891. — *Derselbe*, Diskussionsbemerkung. Verhandl. d. dtsch. Ges. f. Gynäkol. 1925. Arch. f. Gynäkol. Bd. 125, S. 455. — *Skutul*, Primärer Krebs der Scheide. Prakt. Wratsch. 1911. Nr. 8 u. 9. Zit. nach Frommels Jahresber. d. Geburtsh. u. Gynäkol. 1911. S. 189. — *Slawiansky*, Entzündung und Retentionscysten der Fallopischen Tuben. Ref. Zentralbl. f. Gynäkol. 1892. S. 215. — *Smith*, Americ. journ. of obstetr. a. gynecol. 1883. Vol. 16, p. 555 a. Vol. 27, p. 577. 1893. Zit. nach Mc Farland. — *Smith, R. R.*, Fibromyomatous tumors of the vagina. Americ. journ. of obstetr. a. gynecol. Vol. 45, p. 145. 1902. — *Smith* and *Radkey*, Note upon a case of mycosis vaginae. Med. news. Juni 1903. Zit. nach Frommels Jahresber. f. Geburtsh. u. Gynäkol. 1903. S. 292. — *Smorodinzew* und *Kott*, Zur fermentativen Charakteristik des B. vaginalis Döderleini. Zentralbl. f. Gynäkol. 1929. S. 2155. — *Smorodinzew* und *Tschumakowa*, Zur Bakteriologie der Scheide der Neugeborenen. Zentralbl. f. Gynäkol. 1929. S. 1206. — *Snow, H.*, 2 Fälle von Mastdarm-Scheidenkrebs. Zentralbl. f. Gynäkol. 1901. S. 190. — *Soeken, Gertrud*, Zur Methodik der Säureuntersuchungen in der Scheide und einige Resultate. Inaug.-Diss. Rostock 1923. — *Solowij*, Demonstration eines auf den Uterus übergreifenden Carcinoma vaginae. Gynäkol. Ges. zu Lemberg, 17. Jan. 1900. Zentralblatt f. Gynäkol. 1900. S. 1060. — *Solowij* und *Krzyszkowski*, Beitrag zur Chorionepitheliom- und Blasenmolenfrage. Ein neuer Fall von einer bösartigen (destruierenden) Blasenmole. Monatsschr. f. Geburtsh. u. Gynäkol. Bd. 12, S. 15. 1900. — *Soltmann, O.*, Primäres Schleimhautsarkom der vorderen Scheidenwand mit sekundärem Blasensarkom bei einem $2^1/_2$ jährigen Mädchen. Jahrb. f. Kinderheilk. Neue Folge. Bd. 16. — *Spadaro*, Sarcoma della vagina. Gaz. d. ops. Milano. Vol. 8, p. 275. 1887. Zit. nach Frommels Jahresber. f. Geburtsh. u. Gynäkol. 1887. S. 405. — *Spaeth*, Über die Tuberkulose der weiblichen Genitalien. Inaug.-Diss. Straßburg 1885. — *Derselbe*, Zur Kenntnis der Vulvovaginitis im Kindesalter. Münch. med. Wochenschr. 1889. S. 22. — *Speiser, M.*, Über das elastische Gewebe der Vagina. Zentralbl. f. Gynäkol. 1926. S. 1874. — *Spencer, H.*, Two cases of cancer of the body of the uterus with secondary growths (in Vulva und Vagina), free from recurrence five and four years after hysterectomy. Journ. of obstetr. a. gynecol. Vol. 30, p. 197. 1923. — *Spencer, H. R.*, Adenoma of the vaginal fornix siumlating cancer of the cervix. Journ. of obstetr. a. gynecol. of the Brit. Empire. Vol. 30, p. 44. 1923. — *Spiegelberg*, Zwei Fälle isolierten Scheidensarkoms. Arch. f. Gynäkol. Bd. 4, S. 348. 1872. — *Derselbe*, Sarcoma colli uteri hydropicum papillare. Arch. f. Gynäkol. Bd. 14, S. 178. 1879. — *Derselbe*, Ein weiterer Fall von papillärem hydropischem Cervixcarcinom usw. Arch. f. Gynäkol. Bd. 15, S. 437. 1880. — *Spitzer*, Wien. med. Wochenschr. 1892. S. 6. — *Spohn*, Über Sarkome an den kindlichen weiblichen Genitalien. Inaug.-Diss. Leipzig 1900. — *Springer, Carl*, Zur Lehre von der Genese der Vaginaltuberkulose. Zeitschr. f. Heilkunde. Bd. 23. (Neue Folge Bd. 3.) Abt. f. pathol. Anat. 1902. S. 1. — *Srebrny, S.*, Arch. f. Laryngol. Bd. 16, S. 36. 1904. Zit. nach Epstein. — *Sserdjukoff, M. G.*, Zur Frage der Scheidenatresie. Ein Fall von Verwachsung der oberen zwei Drittel der Scheide infolge von croupöser Pneumonie. Russki Gynaekologitscheski westnik. Vol. 1, p. 189. 1921. Ref. Jahresber. üb. d. ges. Gynäkol. 1922. S. 284. Gynécol. et obstétr. Tome 7, p. 412. — *Stacy, L. J.*, The treatment of primary carcinoma of the vagina with radium. Americ. journ. of roentgenol. Vol. 9, p. 48. 1922. — *Stankiewicz*, Carcinoma vaginae an der hinteren Wand auf das Rectum übergreifend. Gynaekologya. p. 115. Jahresber. üb. d. ges. Gynäkol. 1905. S. 148. — *Derselbe*, Ref. Frommels Jahresber. f. Gynäkol. u. Geburtsh. 1908. S. 120. — *Starfinger, E.*, Sarkom der Vagina bei Kindern. Inaug.-Diss. Berlin 1900. — *Stargardter*, Bakteriologische Lochialuntersuchungen und klinische Befunde bei normalen und kranken Wöchnerinnen. Inaug.-Diss. München 1906. — *Starke, J.*, Das primäre Scheidensarkom bei kleinen Kindern. Inaug.-Diss. Berlin 1910. — *Stefani*, A proposito di un rarissimo caso di melanosarcoma della vagina. Tumori. Anno 9, p. 440. 1923. *Steffeck*, Bakteriologische Begründung der Selbstinfektion. Zeitschr. f. Geburtsh. u. Gynäkol. Bd. 20, S. 339. 1890. — *Stein, A.*, Fibromyom der Vagina. Monatsschr. f. Geburtsh. u. Gynäkol. Bd. 78, S. 191. 1928. — *Stein, A. W.*, Serpiginous cancroid of the vagina. Journ. cutan. a. genit.-ur. diss. Vol. 7, p. 255. New York 1889. — *Stein, R.*, Die Plattenkultur der Streptobacillen des Ulcus molle. Zentralbl. f. Bakteriol., Parasitenk. u. Infektionskrankh., Abt. I, Orig. 1908. Bd. 46, S. 664. — *Steinschneider*, Über Vulvovaginitis gonorrhoica der kleinen Mädchen. Arch. f. Dermatol. u. Syphilis. Bd. 21, Erg.-Heft, S. 170. 1889. — *Steinthal, C. F.*, Über das primäre Scheidensarkom. Virchows Arch. f. pathol. Anat. u. Physiol. Bd. 111, S. 449. 1888. — *Derselbe*, Ärztl. Verein Stuttgart, 4. Febr. 1926. Ref. Münch. med. Wochenschr. 1926. S. 429f. — *Steinweg*, Zur Behandlung des Fluors mit Levurinose. Dtsch. med. Wochenschr. 1922. S. 594. — *Steltner*, Über Kombination von Carcinom mit Prolaps. Inaug.-Diss. Königsberg. Jahresber. üb. d. ges. Gynäkol. 1900. S. 542. — *Stemmelen*, Ein Adenomyom im Septum rectovaginale. Inaug.-Diss. Straßburg 1913. — *Stengel, E.*, Säurereaktion des Scheidensekretes und Gonorrhöe. Zentralbl. f. Gynäkol. 1926. S. 1078. — *Stephan*, Zur Biologie der Vagina. Nordwestdtsch. Ges. f. Gynäkol., 21. Mai 1921. Ref. Zentralbl. f. Gynäkol. 1921. S. 1057. — *Stephan, S.*, Bemerkungen zur Ätiologie und Therapie der Trichomonaskolpitis. Zentralbl. f. Gynäkol. 1921. S. 1565. — *Derselbe*, Zur Frage der Trichomonaskolpitis. Antwort an Herrn Loeser. Zentralbl. f. Gynäkol. 1922. S. 992. — *Stern, A.*, Nachtrag zum Artikel: „Vaginale Pulvertrockenbehandlung". Zentralbl. f. Gynäkol. 1923. S. 1264. — *Derselbe*, Vaginale Pulvertrockenbehandlung. Zentralbl. f. Gynäkol. 1923. S. 849. — *Sternberg, Carl*, Zur Pathologie der elastischen Fasern und des kollagenen Gewebes der Haut. Zentralbl. f. allg. Pathol. u. pathol. Anat. Bd. 35. 1924. — *Derselbe*, Über die elastischen Fasern. Virchows Arch. f. pathol. Anat. u. Physiol. Bd. 214. 1925. — *Stevens*, A case of membranous vaginitis in which the bacillus coli communis was found. Transact. of obstetr. soc. of London. Vol. 41, p. 228. 1899. — *Stevens, E. B.*, A peculiar vaginal tumor; removal. Obstetr. gaz. cincin. Vol. 10, p. 617. 1887. Ref. Frommels Jahresber. f. Geburtsh. u. Gynäkol. 1887. S. 405. — *Stevens, Th.*, Adenomyoma of the recto-vaginal septum. Proc. of the roy. soc. of med. März 1916. —

Stevens, Th. G., Squamous epithelioma of the vagina. Journ. of obstetr. a. gynecol. of the Brit. Empire. Vol. 30, p. 42. 1923. — *Stieve*, Das Schwangerschaftswachstum und die Geburtserweiterung der menschlichen Scheide. Zeitschr. f. mikroskop.-anat. Forsch. Bd. 3, S. 307. 1925. — *Stieve, H.*, Die regelmäßigen Veränderungen der Muskulatur und des Bindegewebes usw. Zeitschr. mikr.-anat. Forsch. Bd. 6. S. 351, 1926. — *Derselbe*, Scheidenwand und Scheidenmund während und nach der Geburt. Zeitschr. f. mikroskop.-anat. Forsch. Bd. 13, S. 441. 1928. — *Stoeckel*, Carcinom der hinteren Vaginalwand. Monatsschr. f. Geburtsh. u. Gynäkol. Bd. 37, S. 688. Ref. Gynäkol. Rundschau. H. 21. — *Stoeckel-Reifferscheid*, Lehrbuch der Gynäkologie. Leipzig: S. Hirzel 1924. — *Stokes*, Johns Hopkins hosp. report. 1898. Nr. 1 u. 2. — *Stokes, J. E.*, The etiology and structure of true vaginal cysts. Johns Hopkins hosp. reports. Vol. 7, p. 109. 1898. — *Stolz, M.*, Der Einfluß der akuten Infektionskrankheiten auf die weiblichen Geschlechtsorgane. In Frankl-Hochwart, Die Erkrankungen des weiblichen Genitales in Beziehung zur inneren Medizin. Bd. 1. Wien u. Leipzig: A. Hölder 1913. — *Stolper*, Untersuchungen über Tuberkulose der weiblichen Geschlechtsorgane. Monatsschr. f. Geburtsh. u. Gynäkol. Bd. 11, S. 341. 1900. — *Stone*, Paravaginal adenofibroma of the pelvic fascia or of Müllers duct resembling a greatly enlarged vulvovaginal gland. Transact. of the Washington obstetr. a. gynecol. soc., Nov. 10. 1912. Zit. nach Frommels Jahresber. f. Geburtsh. u. Gynäkol. 1913. S. 128. — *Strachan, G. J.*, Benign polpyi of the vagina in infants. Proc. of the roy. soc. of med. Vol. 19, Nr. 7, sect. of obstetr. a. gynecol. 1926. p. 78. — *Straßmann*, Primäres Scheidensarkom beim Kinde. Zeitschr. f. Geburtsh. u. Gynäkol. Bd. 41, S. 338. 1899. — *Straßmann, P.*, Zur Kenntnis der Neubildungen der Scheide. Zentralbl. f. Gynäkol. 1891. S. 825. — *Derselbe*, Ges. f. Geburtsh. u. Gynäkol. zu Berlin, 22. Jan. 1904 u. 12. Febr. 1904. Ref. Zentralbl. f. Gynäkol. 1904. S. 388 u. 433. — *Derselbe*, Carcinom im Scheidengewölbe, an der Portio und in den unteren Abschnitten der Scheide multiple Myome. Zentralbl. f. Gynäkol. 1904. S. 433. — *Derselbe*, Apfelgroßes Myom der Scheide. Ges. f. Geburtsh. u. Gynäkol. zu Berlin, 15. Juni 1906. Ref. Zentralbl. f. Gynäkol. 1906. S. 1099 u. Zeitschr. f. Geburtsh. u. Gynäkol. Bd. 58, S. 351. — *Stratz*, Drei Fälle von Vaginaltumoren. 1. Fibroma vaginae; 2. Vaginalcyste bei Uterus dupl.; 3. Dystopia urethrae. Tumor artificialis e paraffino. Gynäkol. Rundschau. Bd. 7, S. 11. 1913. — *Strauß*, Inaug.-Diss. Würzburg 1893. — *Strebel, K.*, Ein Beitrag zur Lösung der Kaiserschnittsfrage. Arch. f. Gynäkol. Bd. 52, S. 322. 1896. — *Stroganoff*, Zur Bakteriologie der Sexualsphäre bei neugeborenen Mädchen. Ref. Zentralbl. f. Gynäkol. 1893. S. 34. — *Derselbe*, Bakteriologische Untersuchungen des Genitalkanals beim Weibe in verschiedenen Perioden ihres Lebens. Monatsschr. f. Geburtsh. u. Gynäkol. Bd. 2, S. 365. 1895. — *Stübler*, Über eine wenig beachtete Form von Vaginalcysten. Monatsschr. f. Geburtsh. u. Gynäkol. Bd. 67, S. 298. 1924. — *Stumpf*, Die Verwendbarkeit des Tons als antiseptisches und aseptisches Verbandsmittel. Münch. med. Wochenschr. 1898. Nr. 46. — *Stumpf, M.*, 1. Myofibrom der Vagina mit beginnender Verjauchung. 2. Primäres Carcinom der Scheide. Münch. med. Wochenschr. 1890. S. 694. — *Stümpke*, Ulcus molle. In Jadassohns Handbuch der Haut- und Geschlechtskrankheiten. Bd. 21. Berlin 1927. — *Süß, J.*, Über einen Fall von großer Scheidencyste, ausgehend vom Gartnerschen Gang. Zentralbl. f. Gynäkol. 1923. S. 73. — *Suloniov*, Cancer primitif du vagin. Ref. Gynécologie. April. Jahresber. üb. d. ges. Gynäkol. 1901. S. 533. — *Sutton*, Cancer of the posterior vaginal wall involving the rectum. Americ. Journ. of obstetr. a. gynecol. Dez. Jahresber. üb. d. ges. Gynäkol. 1902. S. 223. — *Sutton, Bland*, Surgical diseases of the ovaries and fallopian tubes including tubal pregnancy. London, Paris a. Melbourne 1891. — *Swanton, J. Hutchinson*, Fibromyoma of the vagina. Brit. gynecol. soc. 11. Juli 1907. Ref. Lancet. 1907. Vol. 2, p. 163. — *Swayne, W. C.*, Case of fibroid of the vagina. Transact. of the obstetr. soc. of London. Vol. 45, p. 142. 1903. — *Sweet*, Die Mischgeschwülste am unteren Ende des Urogenitalapparates der Kinder. Inaug.-Diss. Gießen 1901. — *Syromjatnikoff*, Die ersten zwei Fälle von dissezierender Gebärmutterentzündung (Metritis dissecans). Arch. f. Gynäkol. Bd. 18, S. 156. 1881. — *Szathmáry v.*, Ein seltener Fall von Scheidensarkom. Monatsschr. f. Geburtsh. u. Gynäkol. Bd. 73, S. 312. 1927. — *Szamek, L.*, Über ein Sarkom des Septum rectovaginale, zugleich ein Beitrag zur Strahlentherapie der Sarkome. Zentralbl. f. Gynäkol. 1923. S. 752. — *Szenes*, Der Kalkgehalt des Fluors und der Lochien. Wien. klin. Wochenschr. 1925. S. 648.

Takahasi, Dtsch. med. Wochenschr. 1888. S. 454. — *Tateyama*, Über die Vaginalbacillen. Monatsschr. f. Geburtsh. u. Gynäkol. Bd. 71, S. 136. 1925. — *Taussig*, Zur Ätiologie des Flatus vaginalis. Zentralbl. f. Gynäkol. 1904. Nr. 10. — *Taylor*, Primary epithelioma of the vagina. Americ. journ. of obstetr. a. gynecol. Dez. 1906. Jahresber. üb. d. ges. Gynäkol. 1906. S. 115. — *Taylor, J. W.*, Scheidenmyome. Diskussionsbemerkung. Brit. gynecol. soc. 11. Juli 1907. Ref. Lancet. 1907. Vol. 2, p. 163. — *Teissier*, Angine pseudo-membraneuse produite par du champignon du mugnet. Arch. de méd. expérim. 1895. — *Derselbe*, Contribution à l'étude du champignon du mugnet. Arch. de méd. expérim. 1897. Zit. nach Plaut. — *Teuffel*, Zum primären Carcinom der Vagina. Zentralbl. f. Gynäkol.

1885. S. 289. — *Teuffel, J. von*, Carcinom der Scheide (5. Fälle). Bericht über den Betrieb des Ludwigs-Spitals Charlottenhilfe in Stuttgart 1889. Jahresber. üb. d. ges. Gynäkol. 1889. S. 536. — *Thaler, H.*, Diskussionsbemerkung. Verhandl. d. dtsch. Ges. f. Gynäkol. 1925. Arch. f. Gynäkol. Bd. 125, S. 448. — *Theilhaber*, Diskussionsbemerkungen. Verhandl. d. dtsch. Ges. f. Gynäkol. 1925. Arch. f. Gynäkol. Bd. 125, S. 445. — *Theilhaber, A.*, Zur Behandlung der essentiellen Uterusblutungen und des uterinen Fluors. 17. Vers. d. dtsch. Ges. f. Gynäkol. 1922. Arch. f. Gynäkol. Bd. 117, S. 282. — *Thiercelin*, Tuberculose primitive des trompes, du corps et du col de l'utérus et du vagin, consécutive à un avortement. Tuberculose pulmonaire consécutive. Bull. et mém. de la soc. anat. de Paris. 1889. p. 313. Zit. nach Williams. — *Thies*, Diskussionsbemerkung. Verhandl. d. dtsch. Ges. f. Gynäkol. 1925. Arch. f. Gynäkol. Bd. 125, S. 448. — *Thomas, A. Z.*, Myxomatous tumour of vagina in a child 1 year 9 months old. Brit. med. journ. 1897. Vol. 2, p. 1088. — *Thomson*, Ulcus rotundum simplex vaginae. Zentralbl. f. Gynäkol. 1904. S. 1544. — *Thomson, H.*, Zur Exstirpation der Vagina. Zentralbl. f. Gynäkol. 1895. S. 603. — *Thoret*, Über einen Fall von Sublimatvergiftung von der Scheide aus. Münch. med. Wochenschr. 1923. S. 569. — *Thorn*, Zur Ätiologie der Vaginalcysten. Zentralbl. f. Gynäkol. 1889. S. 657. — *Derselbe*, Zur Operation großer Carcinome der hinteren Wand der Vagina. Zentralbl. f. Gynäkol. 1895. S. 240. — *Tillaux*, Fibro-myome de l'urèthre. Ann. de gynécol. Tome 32, p. 161. Sept. 1889. — *Tixier*, Ein originelles Scheidenpessar. Province méd. 1897. Nr. 18. Zit. nach Frommels Jahresber. f. Geburtsh. u. Gynäkol. 1897. S. 486. Es handelte sich um einen Faßspund, den sich eine Frau wegen ihres Prolapses in die Scheide eingeführt hatte. Geschwüre der Scheide und starke Eiterung. — *Tolpygo*, Über primären Scheidenkrebs. Bericht des Spitals in Kaluga. 1891. p. 84. Zeitschr. f. Geburtsh. u. Frauenk. S. 652. — *Tomaschewsky*, Über gemischte Geschwülste der Scheide und der Cervix. Chirurg. arch. Weljaminowa. Vol. 2. Ref. Frommels Jahresber. f. Geburtsh. u. Gynäkol. 1910. S. 215 und 1911, S. 190. — *Tomasczewski*, Ulcus molle. Lymphangitis et Lymphadenitis ex ulcere molli. In Finger usw. Handbuch der Geschlechtskrankheiten. Bd. 2. Wien u. Leipzig: A. Hölder 1912. — *Torggler*, Zit. nach Friedl. — *Derselbe*, 3 Fälle von primärem Scheidencarcinom. Bericht d. geburtsh. u. gynäkol. Klinik in Innsbruck. Prag 1888. S. 193. — *Derselbe*, Scheidencarcinom. Monatsschr. f. Geburtsh. u. Gynäkol. Bd. 24. Jahresber. üb. d. ges. Gynäkol. 1907. S. 146. — *Derselbe*, Multiple Myome der Scheide. Vereinsversamml. d. Ärzte Kärntens, 4. März 1912. Ref. die Heilkunde. 1912. Nr. 9. Zit. nach Frommels Jahresber. f. Geburtsh. u. Gynäkol. 1912. S. 103. — *Tóth*, Fall von Chorionepitheliom. Gynäkol. Sekt. des kgl. ungar. Ärztevereins zu Budapest, 31. Okt. 1905. Ref. Zentralbl. f. Gynäkol. 1907. Nr. 14, S. 396. — *Tourneux*, Un cas de sarcome du vagin. Bull. de la soc. d'obstétr. et de gynécol. Ann. 12, p. 593. 1923. — *Tourneux, F.*, Atlas d'embryologie. Développment des organes génito-urinaires chez l'homme. Lille 1892. — *Tourneux* et *Legay*, Mémoire sur le développement de l'utérus et du vagin, envisagé principalement chez le foetus humain. Journ. de l'anat. Tome 20, p. 330—386. Paris 1884. Zit. nach Fredet. — *Touton*, Der Gonokokkus und seine Beziehungen zu den blenorrhoischen Prozessen. Berlin. klin. Wochenschr. 1894. Nr. 21. — *Tracy, St. E.*, Sarcom of the Vagina. Transact. of the obstetr. soc. of Philadelphia. 2. Mai 1912. Americ. journ. of obstetr. a. gynecol. Vol. 66, p. 647. 1912. — *Traugott*, Infusorien als Krankheitserreger. Ärztl. Verein Frankfurt a. M. 3. Dez. 1917. Ref. Med. Klinik 1918. S. 201. — *Traugott* und *Küster*, Über den Wert des Ausstrichpräparates für die Untersuchung der Genitalsekrete. Monatsschr. f. Geburtsh. u. Gynäkol. Bd. 35, H. 6. — *Treuherz, W.*, Zur Trockenbehandlung der weiblichen Gonorrhöe und des Fluors. Therapie d. Gegenw. Jg. 62, S. 303. 1921. — *Treuthardt*, Ein Fall von Diphtherie im Puerperium. Presse méd. 1908. p. 75. Ref. Zentralbl. f. Gynäkol. 1908. S. 1460. — *Trillat*, Primäres Epitheliom der Scheide. Lyon. méd. 1901. Nr. 32. Zentralbl. f. Gynäkol. 1901. S. 1299. — *Truzzi*, Exstirpation der Vagina und des Uterus bei primärem Epithelioma vaginae. Ann. di ostetr. le ginecol. Febr. 1899. Ref. Zentralbl. f. Gynäkol. 1899. S. 1554. — *Tschamer, F.*, Über das Vorkommen lebender Oxyuris vermicularis in der weiblichen Tube. Zentralbl. f. Gynäkol. 1919. S. 989. — *Tschekan*, Entfernung eines Rectumcarcinoms und eines Teiles der Vagina per vaginam. Ref. Zentralbl. f. Gynäkol. 1910. S. 1358. — *Tschernischeff*, 2 Fälle von vollkommener Abstoßung der Vagina (Perivaginitis phlegmonosa dissecans). Med. Nachricht. 1880. Nr. 50. Ref. Zentralbl. f. Gynäkol. 1881. S. 114. — *Tsuj*, Über die Multiplizität der Carcinome. Beitr. z. Geburtsh. u. Gynäkol. Bd. 14, S. 299. 1909. — *Tuberowsky*, Drei Fälle von Vaginalmyom. Zentralbl. f. Gynäkol. 1926. S. 483. — *Tuffier, M.*, Déciduome malin de la muqueuse vaginale sans déciduome utérin. Bull. et mém. de la soc. de chirurg. de Paris. 1904. p. 1044.

Uffreduzzi, O., Il cisto-adenoma papillifero della vagina e la sua probabile origine Wolffiana. Ginecologia. Anno 8, fasc. 23, p. 717. Firenze 1911. — *Underhill*, Edinburgh med. journ. Nov. 1885. Zit. in Veits Handbuch der Gynäkologie. 1. Aufl. Bd. 1, S. 362. — *Ungaro*, Puerperale Diphtherie in einem

Falle von Placenta praevia centralis. Rassegna ostetr. e ginecol. 1906. Nr. 5. Ref. Zentralbl. f. Gynäkol. 1908. S. 91. — *Unna, P. G.*, Elastin und Elacin. Monatsschr. f. prakt. Dermatol. Bd. 19. 1894. — *Unterberger*, Zentralbl. f. Bakteriol., Parasitenk. u. Infektionskrankh. Orig. Bd. 74, S. 595. 1908. — *Ursu*, Über eine Vaginalcyste als Geburtshindernis. Rev. de obstétr., gynécol. si puericult. Jg. 3, S. 46. 1923. Ref. Berichte üb. d. ges. Gynäkol. u. Geburtsh. Bd. 1, S. 381. 1923. — *Ursu, V.*, Fibromyom der Scheide. Rev. de obstétr., gynécol. si puericult. 1922. Nr. 5/6, p. 24. Ref. Jahresber. üb. die ges. Gynäkol. 1922. S. 278.

Vahle, Das bakteriologische Verhalten des Scheidensekretes Neugeborener. Zeitschr. f. Geburtsh. u. Gynäkol. Bd. 32, S. 308. 1895. — *Vasilescu*, Das Oidium albicans vaginale. Spitalul. 1909. Nr. 1. Ref. Zentralbl. f. Gynäkol. 1910. S. 333. — *Vaßmer*, Über einen Fall von Persistenz der Gartnerschen Gänge in Uterus und Scheide mit cystischer Erweiterung des in der linken Vaginalwand verlaufenden Abschnittes des Gartnerschen Ganges. Arch. f. Gynäkol. Bd. 60, S. 1. 1900. — *Derselbe*, Beitrag zur Anatomie und Ätiologie der tubaren Eiinsertion nebst Mitteilung eines Falles von vaginaler Chorionepitheliommetastase bei Tubenschwangerschaft. Festschr. f. Orth. S. 237. Berlin: August Hirschwald 1903. — *Vaßmer, W.*, 6 Fälle von Uterustuberkulose. Arch. f. Gynäkol. Bd. 57, S. 301. 1899. — *Vávra*, Kasuistische Beiträge zu den primären Scheidentumoren. Časopis lékařův českých 1894. Ref. Monatsschr. f. Geburtsh. u. Gynäkol. Bd. 1, S. 379. — *Vautrin*, Trois formes rares d'ulcère du vagin et du col. utérin. Ann. degynécol. et d'obstétr. 1905. p. 529. — *Vedeler*, Garrulitas vulvae. Med. Revue 1906. p. 197. Zit. nach Veit. — *Veillon et Hallé*, Étude bactériologique des vulvovaginites chez les petites filles et du conduit vulvo-, vaginal à l'état sain. Arch. de méd. experim. 1896. p. 281. Wegelius. S. 254. — *Veit*, Demonstration eines Präparates von Urethrocele. Verhandl. d. dtsch. Ges. f. Gynäkol. Bd. 7, S. 169. 1897. — *Derselbe*, Carcinoma vaginae. Vulva, Vagina und Adnexe, in toto vom Damm aus exstirpiert. Zentralbl. f. Gynäkol. 1899. S. 337. — *Derselbe*, Carcinom der Cervix und Vagina. Münch. med. Wochenschr. Nr. 11. Jahresber. üb. d. ges. Gynäkol. 1907. S. 147. — *Derselbe*, Zur Carcinomstatistik. Freie Vereinigung mitteldtsch. Gynäkol. Halle a. S. 16. Jan. 1910. Zentralbl. f. Gynäkologie 1910. S. 357f. — *Derselbe*, Zeitschr. f. Geburtsh. u. Gynäkol. Bd. 8, S. 471. 1882. — *Derselbe*, Demonstration einer Scheide mit großem carcinomatösem Geschwür. Zentralbl. f. Gynäkol. 1892. S. 316. — *Derselbe*, Über Garrulitas vulvae. Zentralbl. f. Gynäkol. 1906. Nr. 7. — *Derselbe*, Erkrankungen der Vagina. In Veits Handbuch der Gynäkologie. 2. Aufl. Bd. 3. Wiesbaden 1908. — *Derselbe*, Das maligne Chorionepitheliom. In Veits Handbuch der Gynäkologie. 2. Aufl. Bd. 3, S. 885. 1908. — *Veith*, Vaginalepithel und Vaginaldrüsen. Virchows Arch. f. pathol. Anat. u. Physiol. Bd. 117, S. 171. 1889. — *van de Velde*, Gistcelles in het vrouwelyk genitaalkanaal. Nederlandsch tijdschr. v. verlosk. en gynäkol. 1905. p. 129. Zit. nach Frommels Jahresber. f. Geburtsh. u. Gynäkol. 1905. S. 151. — *Derselbe*, Blastomyceten und Entzündungen der weiblichen Genitalien. Zentralbl. f. Gynäkologie. 1907. S. 1135. — *Derselbe*, Spezifische Diagnostik der weiblichen Gonorrhöe. Monatsschr. f. Geburtsh. u. Gynäkol. Bd. 35, H. 4. — *Verdalles*, Note sur la leukoplasie du col de l'utérus, ses rapports probables avec la syphilis et l'épithéliom. Bull. et mém. de la soc. méd. des hôp. de Paris. 1903. p. 555. — Zit. nach v. Franqué, Zeitschr. f. Geburtsh. u. Gynäkol. Bd. 60, S. 239. — *Verga*, Di due rare forme neoplastiche primitive della vagina. Riv. ital. di ginecol. Vol. 5, p. 15. 1926. — *Vermeil, A.*, Des lésions des organes, génitaux chez les tuberculeuses. Paris 1881. — *Vireuque*, Des tumeurs malignes primitives du vagin. Arch. mens. d'obstetr. et de gynecol. Bd. 2, Nr. 2. — *Vital, Aza*, Die Vaginitis der Greisinnen. Rev. española de obstetr. y ginecol. Anno 11, p. 287. 1926. Ref. Beitr. üb. d. ges. Gynäkol. Bd. 11, S. 439. — *Vix*, Zit. nach Kolb, Zentralbl. f. Bakteriol., Parasitenk. u. Infektionskrankh., Orig. Bd. 36, S. 197. 1902. — *Voigt, E.*, Das Krankheitsbild der heterotopen endometriumähnlichen Epithelwucherungen. Nach der Theorie von Sampson und Lauche. Zentralbl. f. Gynäkol. 1924. Nr. 34. — *Voigt, J.*, Beiträge zur Tuberkulose der weiblichen Geschlechtsorgane. Arch. f. Gynäkol. Bd. 59, S. 609. 1899. — *Voigts*, Verhandl. d. dtsch. Ges. f. Gynäkol. Bd. 15, S. 413. 1913. — *Völker, H.*, Über die tagesperiodischen Schwankungen einiger Lebensvorgänge des Menschen. Pflügers Arch. f. d. ges. Physiol. Bd. 215, S. 43. — *Volkmann, L.*, Über die diagnostische Bewertung der Reaktion des Scheidensekretes bei der weiblichen Cervixgonorrhöe. Münch. med. Wochenschr. 1926. S. 15.

Wagner, Der Gebärmutterkrebs. Leipzig 1858. — *Wahn*, Über einen Fall von primärem Carcinom des Corpus uteri mit sekundärem Carcinom der Vagina. Inaug.-Diss. Halle. 1890. Beitr. z. Geburtsh. u. Gynäkol. Bd. 6, S. 433. 1902. — *Waldeyer*, Das Becken. Bonn: F. Cohen 1899. — *Waldstein*, Zur Histologie der Colpohyperplasia cystica. Geburtsh.-gynäkol. Ges. in Wien, 12. Dez. 1911. Ref. Zentralbl. f. Gynäkol. 1912. S. 650. — *Waldstein, E.*, Ein Fall von Haemangiosarcoma perivasculare (Perithelioma) vaginae als Beitrag zur Lehre der Vaginalsarkome des Kindesalters. Arch. f. Gynäkol. Bd. 58, p. 427. 1899. — *Walthard*, Bakteriologische Untersuchungen des weiblichen Genitalsekretes in graviditate und im Puerperium. Arch. f. Gynäkol. Bd. 48, S. 201. 1895. — *Derselbe,* Untersuchungen einer Placenta bei malignem Chorionepitheliom in graviditate. Oberrhein. Ges. f. Geburtsh. u. Gynäkol., 14. Okt. 1906. Ref. Monatsschr. f. Geburtsh. u. Gynäkol. Bd. 25, S. 132. 1907. — *Derselbe,* Zur Ätiologie der Chorionepitheliome ohne Primärtumor im Uterus. Zeitschr. f. Geburtsh. u. Gynäkol. Bd. 59, S. 443. 1907. — *Derselbe,* Spezielle Bakteriologie der puerperalen Wunderkrankungen. In v. Winkels Handbuch der Geburtshilfe. Bd. 3, 2, S. 462. — *Derselbe,* Psychoneurose und Gynäkologie. Monatsschr. f. Geburtsh. u. Gynäkol. Bd. 36, Erg.-Heft S. 249. 1912. — *Walthard, M.,* Psychotherapie. In Halban-Seitz' Biologie und Pathologie des Weibes. Bd. 2, S. 697. — *Walther, H.,* Beitrag zur Kenntnis der Uterustuberkulose. Monatsschr. f. Geburtsh. u. Gynäkol. Bd. 6, S. 1. 1897. — *Wanner, R.,* Beitrag zur Kasuistik der Vaginalcysten. Zentralbl. f. Gynäkol. 1912. S. 1082. — *Ward, G. G. Jr.,* Primary epithelioma of the vagina in a patient under twenty years of age. Americ. journ. of obstetr. a. gynecol. Vol. 57, p. 723. 1908. Zit. nach Stacy. — *Wathen,* Fibrosarcoma of the vaginal wall. Louisville clin. sy. in med. news, 11. Jan. 1896. Zit. nach Frommels Jahresber. f. Geburtsh. u. Gynäkol. 1896. S. 248. — *Watson,* On the treatment of gonorrheal an mixed infections of the female genital tract by lactic acid bacilli. Brit. med. journ. Jan. 1910. Ref. Münch. med. Wochenschr. 1910. Nr. 19. — *Watts,* Cyste in der vorderen Vaginalwand. Americ. journ. of obstetr. a. gynecol. Okt. 1881. Ref. Zentralbl. f. Gynäkol. 1882. S. 320. — *Wauschkuhn,* Über das Vorkommen von echten Diphtheriebacillen bei Gebärenden und Neugeborenen. Zentralbl. f. Gynäkol. 1920. S. 820. — *Wehle,* Diskussion im Anschluß an den Vortrag von Buschbeck, Über einen Fall von Syncytiom. In der gynäkol. Ges. zu Dresden, 21. Febr. 1901. Ref. Zentralbl. f. Gynäkol. 1901. Nr. 52, S. 1492. — *Weibel,* In „Die Krebskrankheit". Herausgegeb. v. d. Wien. Ges. f. d. Bekämpfung d. Krebskrankheit. Wien: Julius Springer 1926. — *Derselbe,* Diskussion zu Bianca Bienenfeld. Geburtsh.-gynäkol. Ges. zu Wien, 22. Juni 1926. Ref. Zentralbl. f. Gynäkol. 1926. S. 2975. — *Weigert, C.,* Tuberculosis vaginae. Virchows Arch. f. pathol. Anat. u. Physiol. Bd. 67, S. 264. 1876. — *Weir,* Fibromyoma of the vagina. Brit. med. journ. 1900, Vol. 2, p. 222. — *Weiß, A.,* Beitrag zur Kenntnis der Beziehungen zwischen der Colpitis granularis der Schwangeren und Gonorrhöe. Inaug.-Diss. München 1915 oder Heidelberg. — *Weiss, M.,* Einige seltene Fälle von Atresia vaginae. Prager med. Wochenschr. 1878. Nr. 21. Zit. nach Stolz. — *Weißwange,* Primäres Scheidencarcinom. Gynäkol. Ges. zu Dresden, 16. Dez. 1909. Zentralbl. f. Gynäkol. 1910. S. 385. — *Welander,* Arch. f. Dermatol. u. Syphilis. 1891. S. 403. Zit. nach Delbanco. — *Welling,* Sarcoma papillare vaginae infantum (vergebliche Radiumbehandlung). Jahrb. f. Kinderheilk. Bd. 86, S. 240. 1917. — *Welti,* Über die morphologischen Beziehungen zwischen Epidermis und subepithelialem Stratum. Arch. f. Dermatol. u. Syphilis. Bd. 146, S. 497. 1924. — *Werner, E.,* Zwei Fälle von Myom im Septum vesico- bezw. urethro-vaginale. Zentralbl. f. Gynäkol. 1916. S. 698. — *Derselbe,* Ein Fall von Spirochätenbefund im Cervicalkanal und Colpitis emphysematosa. Zentralbl. f. Gynäkol. 1919, S. 23. — *Wernitz, J.,* Zur Kasuistik der Geschwülste der Vagina und Vulva. Zentralbl. f. Gynäkol. 1894. S. 632. — *Wertheim,* Die ascendierende Gonorrhöe beim Weibe. Bakteriologische und klinische Studien zur Biologie des Gonokokkus Neißer. Arch. f. Gynäkol. Bd. 42, S. 1. 1892. — *Derselbe,* Über Uterusgonorrhöe. Verhandl. d. dtsch. Ges. f. Gynäkol. 1895. S. 199. — *Derselbe,* Demonstration von exstirpierten Scheidenkrebsen. Zentralbl. f. Gynäkol. 1901. S. 207. — *Derselbe,* Demonstration von abdominal exstirpierten Scheidencarcinomen. Zentralbl. f. Gynäkol. 1905. S. 1218. — *Wertheim, E.,* Abdominale Totalexstirpation der Vagina. Zentralbl. f. Gynäkol. 1900. S. 1393. — *Westenberger,* Beitrag zur Lehre von den Mischgeschwülsten der kindlichen Scheide. Virchows Arch. f. pathol. Anat. u. Physiol. Bd. 209, S. 279. 1912. — *Westphalen,* Zit. nach Tschamer aus Kolb, Zentralbl. f. Bakteriol., Parasitenk. u. Infektionskrankh., Orig. Bd. 36, S. 197. 1902. — *Whithehouse, Beckwith,* Adenomatosis vaginae. Proc. of the roy. coc. of med. Sect. of obstetr. a. gynecol. Vol. 16, p. 46. 1923. — *Wichert,* Ein eigentümlicher Fall von Verwachsung eines Scheidenpessars. Dtsch. med. Wochenschr. 1897. Nr. 7. — *Widal,* Étude sur l'infection puerpérale, la phlegmasia alba dolens et l'érysipèle. Thèse de Paris. 1889. p. 44. — *Widmark,* Gonokokken in acht Fällen von Vulvovaginitis bei Kindern. Arch. f. Kinderheilk. Bd. 7, H. 1. 1885. — *Widmer, Ch.,* Über Scheidendrüsen und Scheidencysten. Beitr. f. Geburtsh. u. Gynäkol. Bd. 8, S. 106. 1904. — *Wiegmann,* Über den Glykogengehalt der Scheidenepithelien und seine diagnostische Bedeutung. Inaug.-Diss. München 1910. — *Wieloch,* Beitrag zur Entstehung heterotoper Uterusschleimhaut und Decidua. Arch. f. Gynäkol. Bd. 124, S. 53. 1925. — *Wiezynski, T.,* Zur Frage der gutartigen Scheidengeschwülste. Przeglad lekarski. 1927. Nr. 44. Ref. Zentralbl. f. Gynäkol. 1919. S. 624. — *Wiggin, J. N.,* Cystic tumors of the vaginal vault. New York med. journ. a. med. record. Vol. 7. 1895. Zit. nach Veits Handbuch der Gynäkologie. 1. Aufl. Bd. 1, S. 337. — *Wilbrand, E.,* Über die Cysten im Bereich der Vagina nach dem Material der Kieler Universitäts-Frauenklinik aus den Jahren 1902—1912. Inaug.-Diss. Kiel

1913. — *Wille, O.*, Über einen Fall von Carcinom der weiblichen Genitalien im Anschluß an jahrelanges Tragen eines vernachlässigten Pessars. Inaug.-Diss. Erlangen. Jahresber. üb. d. ges. Gynäkol. 1903. S. 289. — *Derselbe*, Trichomonaskolpitis. Nachbehandlung mit Einpuderung. Med. Klinik 1918. S. 520. — *Williams*, The bacteria of the vagina and their practical significance based upon the bact. examination of the vagina secretion of 92 pregnant women. Americ. journ. of obstetr. a. gynecol. Vol. 38, p. 449. 1898. — *Derselbe*, Diphtherie of the vulva. Americ. journ. of obstetr. a. gynecol. Vol. 38, p. 180. 1898. — *Derselbe*, The natural history of cancer. London: Heinemann 1918. Zit. nach Schottländer (1913). — *Williams, C.*, Vaginalcarcinom. Zentralbl. f. Gynäkol. 1902. S. 910. — *Williams, Whitridge*, Tuberculosis of the female generative organs. John Hopkins hosp. reports. Vol. 3, p. 85. 1894. — *Williams, W. R.*, Sarcoma of the vagina. Journ. of obstetr. a. gynecol. of the Brit. Empire. Vol. 1, p. 400. 1902. — *Derselbe*, Vaginaltumors. Zentralbl. f. Gynäkol. 1904. S. 1503. — *Wilms*, Die Mischgeschwülste. Leipzig: A. Georgi 1899—1902. — *Wilson*, A case of primary epithelioma of the vagina. Brit. med. journ. Sept. Münch. med. Wochenschr. 1908. Nr. 10. Jahresber. üb. d. ges. Gynäkol. 1907. S. 147. — *Winckel, F.*, Über die Cysten der Scheide, insbesondere eine bei Schwangeren vorkommende Colpohyperplasia cystica. Arch. f. Gynäkol. Bd. 2, S. 383. 1871. — *Derselbe*, Lehrbuch der Frauenkrankheiten. Leipzig: S. Hirzel 1886. — *Windisch, J.*, Gyogyult hüvelyrak esete. Aus der Sitzung d. gynäkol. Sekt. d. kgl. Ärztevereins am 25. April 1911. Ref. Orvosi Hetilap. Gyn. 1911. Nr. 2. Zit. nach Frommels Jah resber. f. Geburtsh. u. Gynäkol. 1911. S. 190. — *Derselbe*, Geheilter Scheidenkrebs. Gynäkol. Sekt. d. kgl. ungar. Ärztevereins, 22. Dez. 1912. Ref. Gynäkol. Rundschau. 1912. p. 918. Gynäkol. Rundschau. H. 21. — *Winter*, Die Mikroorganismen im Genitalkanal der gesunden Frau. Zeitschr. f. Geburtsh. u. Gynäkol. Bd. 14, S. 443. 1888. — *Derselbe*, Carcinom der hinteren Scheidenwand. Ges. f. Geburtsh. u. Gynäkol., 25. März 1898. Zentralbl. f. Gynäkol. 1898. S. 508. — *Derselbe*, Anatomie des Carcinoma uteri. In Veits Handbuch der Gynäkologie. 2. Aufl. Bd. 3, 2, S. 577. Wiesbaden: J. F. Bergmann 1908. — *Winter, G.*, Lehrbuch der gynäkologischen Diagnostik, 3. Aufl. Leipzig: S. Hirzel 1907. — *Winternitz, R.*, Die Syphilis des Urogenitalsystems in Finger usw. Handbuch der Geschlechtskrankheiten, Bd. 3, 2, S. 1713 ff. — *Wirtz*, Über einen Fall von primärem Scheidensarkom. Inaug.-Diss. Bonn 1891. — *Wirz* und *Legène*, Zur Frage der Beeinflussung der Scheidensekretreaktion durch Gonorrhöe. Münch. med. Wochenschr. 1926. S. 526. — *Witte*, Bakteriologische Untersuchungsbefunde bei pathologischen Zuständen im weiblichen Genitalapparat mit besonderer Berücksichtigung der Eitererreger. Zeitschr. f. Geburtsh. u. Gynäkol. Bd. 25, S. 8. 1893. — *Wolff, A.*, Auf Nachbarorgane übergreifende Adenomyome. Mittelrhein. Ges. f. Geburtsh. u. Gynäkol. 14. Dez. 1913. Ref. Monatsschr. f. Geburtsh. u. Gynäkol. Bd. 39, S. 580. 1914. — *Wolff, A.* und *P. Mulzer*, Lehrbuch der Haut- und Geschlechtskrankheiten, 2. Aufl. Stuttgart: Ferdinand Enke 1914. — *Wolff, F.*, Vaccinetherapie der weiblichen Gonorrhöe. Bd. 48. S. 1058. — *Wolffenstein*, Die Gefahren der Quecksilberkuren und ihre Verhütung nebst einem Falle von merkurieller Scheidengangrän. Berlin. klin. Wochenschr. 1913. S. 1904. — *Wolfring*, Die Behandlung des Scheidenfluors mit Bacillosan (Löser). Zentralbl. f. Gynäkol. 1921. S. 810. — *Derselbe*, Scheidenmikrobismus und Tuberkulose unter besonderer Berücksichtigung der Genitalfunktion. Zentralbl. f. Gynäkol. 1922. S. 1086. — *Wörz*, Über traumatische Epithelcysten. Beitr. z. klin. Chirurg. Bd. 18. 1897. — *Woltke, W.*, Beiträge zur Kenntnis des elastischen Gewebes in der Gebärmutter und im Eierstock. Beitr. z. pathol. Anat. u. z. allg. Pathol. Bd. 27. — *Wrede*, Ein Beitrag zur Lehre von Scheidensarkomen im Kindesalter. Festschr. f. J. Orth. Berlin: August Hirschwald 1903. S. 673. — *Wright*, Emphysematous vaginitis. Lancet. 1892. Vol. 2, p. 87. — *Würst*, Über einen Fall von primärem Carcinom der Vagina. Inaug.-Diss. Leipzig 1900.

Young, Edinburgh med. journ. Nov. 1885. Zit. nach Veits Handbuch der Gynäkologie, 1. Aufl. Bd. 1, S. 361.

Zacharias, Vaginalcyste. Fränk. Ges. f. Geburtsh. u. Frauenheilk., 13. Mai 1906. Ref. Zentralbl. f. Gynäkol. 1907. S. 296. — *Derselbe*, Über einen Fall von Colpitis emphysematosa. Fränk. Ges. f. Geburtsh. u. Frauenheilk. 30. Juni 1907. Ref. Zentralbl. f. Gynäkol. 1908. S. 305. — *Derselbe*, Doppelfaustgroße Cyste zwischen Rectum und Blase, wahrscheinlich vom Wolffschen Gange ausgehend. Fränk. Ges. f. Geburtsh. u. Frauenheilk., Jan. 1908. Zit. nach Frommels Jahresber. f. Geburtsh. u. Gynäkol. 1908. S. 121. — *Derselbe*, Chorionepitheliom. Geburtsh. Ges. zu Hamburg, 8. Febr. 1910. Ref. Zentralbl. f. Gynäkol. 1910. S. 704. — *Zacharias, E.*, Eine seltene Cyste der hinteren Vaginalwand. Inaug.-Diss. Jena 1912. — *Zacherl*, Diskussionsbemerkung. Verhandl. d. dtsch. Ges. f. Gynäkol. 1925. Arch. f. Gynäkol. Bd. 125, S. 445. — *Zagorjanski-Kissel, W. P.*, Über das primäre Chorionepitheliom außerhalb des Bereiches der Eiansiedlung. Arch. f. Gynäkol. Bd. 67, H. 2, S. 326. 1902. — *Zahn, W.*, Über einen Fall von Ulcus rotundum simplex vaginae. Virchows Arch. f. pathol. Anat. u. Physiol. Bd. 95, S. 388. 1884. — *Derselbe*, Über einen neuen Fall von Ulcus rotundum simplex vaginae. Virchows Arch.

f. pathol. Anat. u. Physiol. Bd. 115, S. 67. 1889. — *Zalewski, Ed.,* Die Carcinome des Genitaltraktus in ihren Beziehungen zur Metastasenbildung. Inaug.-Diss. Freiburg i. B. 1910. — *Zangenmeister,* Über intrauterine Ätzungen. Therapeut. Monatshefte 1914. — *Zenker,* Soor in Gehirnabscessen. Jahresber. d. Ges. f. Natur- u. Heilkunde. Dresden 1861 u. 1862. — *Zikmund,* Perivaginitis phlegmonosa dissecans. Rozhledy v. chirurg. a. gynaekol. Jg. 3, S. 139. 1924. Ref. Ber. üb. d. ges. Gynäkol. und Geburtsh. Bd. 7, S. 906. — *Zimmermann,* Über den praktischen Wert der Reinheitsgrade und die Behandlung des nichtspezifischen Fluors. Verhandl. d. dtsch. Ges. f. Gynäkol. 1925. Arch. f. Gynäkol. Bd. 125, S. 416. — *Zirinski,* Paraurethrale Metastasen bei Korpuscarcinom. Inaug.-Diss. München 1914. — *Zizold,* Zum primären Krebs der Vagina. Münch. med. Wochenschr. Bd. 36, S. 89, 110. 1889. — *Derselbe,* Münch. med. Wochenschr. 1889. Nr. 6 u. 7 (Schlund.) — *Zondek,* Adenomyosis der Scheide. Zentralbl. f. Gynäkol. 1929. S. 2683. — *Zondek, B.* und *S. Aschheim,* Experimentelle Untersuchungen über die Funktion und das Hormon des Ovariums. Arch. f. Gynäkol. Bd. 127, S. 250. 1926. — *Zöppritz,* Über bactericide Eigenschaften des Vaginalkrebses und des Urines Schwangerer. Monatsschr. f. Geburtsh. u. Gynäkol. Bd. 33, S. 276. 1911. — *Zweifel, P.,* Die Vaginitis emphysematosa. Arch. f. Gynäkol. Bd. 12, S. 39. 1877. — *Derselbe,* Über Vaginitis emphysematosa und den Nachweis des Trimethylamins in der Vagina. Arch. f. Gynäkol. Bd. 18, S. 359. 1881. — *Derselbe,* Über Colpitis emphysematosa (Colpohyperplasia cystica Winckel). Arch. f. Gynäkol. Bd. 31, S. 363. 1887. — *Derselbe,* Vorlesungen über klinische Gynäkologie. Berlin: August Hirschwald 1892. — *Derselbe,* Scheidencarcinom mit Übergang ins Rectum. Ges. f. Geburtsh. zu Leipzig, 15. Mai 1905. Ref. Zentralbl. f. Gynäkol. 1905. S. 1365. — *Derselbe,* Der Scheideninhalt Schwangerer. Arch. f. Gynäkol. Bd. 86, S. 564. 1908. — *Derselbe,* Das Kindbettfieber. In Döderleins Handbuch der Geburtshilfe. 1. Aufl. Bd. 3. München und Wiesbaden 1920. — *Derselbe,* Die Bedeutung der Frühsymptome für die Behandlung des Uteruscarcinoms. Zentralbl. f. Gynäkol. 1921. S. 1126. — *Derselbe,* Über den Fluor genitalis. Zentralbl. f. Gynäkol. 1925. S. 2593. — *Zweigbaum,* Über die Cysten der Scheide. Monatsschr. f. Geburtsh. u. Gynäkol. Bd. 3, S. 21. 1896. — *Derselbe,* Ein Fall von tuberkulöser Ulceration der Vulva, Vagina und der Portio vaginalis uteri. Berlin. klin. Wochenschr. 1888. S. 443. — *Zwolinski* and *Truszkowski,* The hydrogenion concentration of the vaginal secretion in newborn and young girls. Folia clin. chim. et microscop. Vol. 1, p. 282. 1926. Ref. Ber. üb. d. ges. Gynäkol. Bd. 11, S. 873.

Namenverzeichnis.

Die schrägen Zahlen beziehen sich auf die Literaturangaben.

Aas, J. *720*.
Abadie *720*.
Abderhalden 138, *139*, 144, 145, 146, 170, 489.
Abel *720*.
Abraham *720*.
Acconci 373.
Adam *82*.
Addis 564, 573, *756*.
Adenot *720*.
Adler *504*, 506, *507*, 510, 511, 519, 523, 524, *592*, 592, 593, *593*, 649, *720*.
Adler, K. 501.
Agduhr 59.
Aglave 530.
Agrifoglio 441, *720*.
Ahlefelder 161, *720*.
Ahlfeld 501, 506, 513, 514, 518, 519, 520, 521, 524, 525, 644, *720*.
Ahlström 476, 477, 479, 482, *721*.
Aichel 320, 321, *321*, 323, 340, *340*, *721*.
Albarran 488, 498.
Albert 260, 664.
Albertin 435, *435*, *721*.
Albrecht 154, *154*, 237, 250, *250*, 568, 573, 590, 591, 594, 595, 602, *721*.
— E. 311, 336, *721*.
— H. 565, 566, 567, 591.
Alexander *721*.
Alfieri 465, 474, 476, *721*.
Alglave 527, 531, 534, 541, 542, *721*.
Allen 27, 261.
Allmann *721*.
Alterthum 161, *721*.
Altschul *721*.
Amann 466, *466*, 467, 468, 469, 470, 476, 487, 489, 497, *497*, 501, 505, 506, 513, 519, 520, 524, 527, 541, 559, *559*, 560, 564, 565, 586, *586*, 600, *600*, 602, 603, 611, 623, 629, 633, 637, 638, 639, 640, 641, 653, 677, 693, 694, *721*, *727*.
Ambros 3.
Amersbach *721*.
Amodei 541, 624, *721*.
Amos 567.
Amreich 647, 649.
Andérodias *721*.
Anders I 664.
Andrews 153.
Apel, R. *721*.
Apfelstaedt 663, 664, 665, *721*.
Arantius 3.
d'Arcy-Power 501, 502, 503, 506, 511, 513, 519, 520, 523, *721*, *725*.
Argaud 606, 617, *721*.
Arnold 355, 358, *721*.
Artusi *721*.
Arx v. *721*.
Asch 247, *247*, 281, 282, *282*, *721*, *722*.
Aschheim *26*, *27*, *28*, *29*, 261, 625, *722*, *741*, *763*.
Aschoff 43, 166, 267, 268, 276, 501, 665, *721*.
Ashburn 527, *722*.
Assareto 652.
Aszel 663, 664.
Aubert 501, 519, 520, *722*.
Aufrecht 139, 141, *722*.
Austerlitz 46, *753*.
Awoki 46, *722*.

Baatz 355, *722*.
Bab 606, 617, *722*.
Babes 501, 503, 506, 534, *722*.
Backhaus 627, *722*.
Bacon 663.
Bäcker 476, 477, *722*.
Baiardi 506, 527, 529, 530, 531, 540, 541, 543, 544, 545, 546, *722*.
Bail 605, 611, 617, *722*.
Bailly 627, *722*.
Baisch 650, *722*.
Balász *722*.
Ballerini 653, *722*.
Baltzer *727*.
Bandl *151*.
Bang 26, 139, 147, 206, 289.
Baniecki 556, 557, *557*, 558.
Banzet, M. 487.
Barbiani 390.
Barbour 476, 477, 479, 481, 482, 486, 490, 493, 495, *722*.
Barkley *477*, *722*.
Barnes 278, 281, *281*, 370.
Barré 409.
Barrère *722*.
Barsonkoff 281, 283, 284, 285, 286, *286*, 294, *722*.
Barth 153, 155.
Barthélemy 278, 403, 404, 405, 410, *745*.
Bartholin 499.
Bartholmy 403.
Bartlett *722*.
Bartsch 281, 282, 372, *722*.
Basset 432, *722*.
Bastian 625, *722*.
Batalin *722*.
Bauer 372, *722*.
— E. *722*.
Baumgarten 693, 710, 711, *722*, *749*.
Bäumler 390.
Baury 475, 477, 479, 480, 482, 486, 488, 489, 490, 491, 492, 493, 494, 498, *722*.
Bax *722*.
Bayle 464, *464*.
Bazy 635.
Bazzocchi 284, *285*, *722*.
Becher 207, *207*, 208.
Becker 25, 137, 569, *569*, *592*, 592, 593, *593*, *722*.
Beckett-Overy 527, 673, 674, *674*.
Beckhaus 715, *722*.
Beckmann 446, 447, 448, 449, 450, 451, 509, 523, *722*.

Beckwith 621, *723*, *761*.
Begger 278, *723*.
Behrens 118, 119, 122, 123, 129, 244, 245, *723*.
Beigel 370, *370*, *442*, *475*, 477, 482, 490, 491, 492, 692, *723*.
Belgrano *723*.
Bell 712, *712*.
Bellamy *723*.
Bender 612, *737*.
Beneke 20.
Bengelsdorff *723*.
Bensen 347, 349, 354, 355, 356, *723*.
Benthin 153, *226*, *226*, 247, *247*, 297, *723*.
Bérard *723*.
Béraud 472.
Berend 379.
Berg 377, 379, *723*.
Berggrün *723*.
Bergholm 88, *723*.
Bergmann 441.
— v. 197, *197*.
—-Staehelin *84*, *285*, *307*.
Berkeley-Hill 409.
Bernard 611, 635, *723*.
Bernutz 394.
Berry, Hart 559, 562.
Bese *723*.
Bessel-Hagen 12.
Best 22, 23, 24.
Beule de *723*.
Beuttner 446, 447, 448, 449, 450, 451, 452, 463, *723*.
Biberstein 88, 297, *298*, 307, *307*, 556, *556*, *723*.
Bidone 395, 475, 501, 511, 531.
Biedermann 20, *20*, *723*.
Bienenfeld, Bianca 622, 623, 624, 649, 695, 706, 709, 710, 712, 714, 716, *723*, *761*.
Bierende 13.
Bierfreund *723*.
Biggs *723*.
Bigler *723*.
Bigot 395.
Billcir 398.
Billroth *231*, 556, 557, *557*, *621*.
— -Luecke *472*.
Binger, A. *723*.
Bingold 84.
Birch-Hirschfeld 57, 407, 408, *408*.
Biro 297, 299.
Bissel-Dougal *723*.
Bizzozero 373, 375, *375*.

Bjorkenheim *723*.
Blagovertschensky *723*.
Blair, Bell W. 10, 565.
— E. M. *723*.
Blanc 394, 395.
Bland 527, *527*, *758*.
Blasius, E. 154, 155.
Blau, L. 651, *723*.
Bloch *726*.
Blochmann 358.
Blondel, R. *723*.
Blum *14*.
Blumenthal 246, *246*.
Boccamera 12.
Bockhardt 390, *390*.
Bode *723*.
Bodenstein 373, 375, *723*.
Bodwin 627, *627*.
Böhringer, O. H. 244.
Boekelmann *723*.
Boer 8.
Bohm *723*.
Boivin 154.
Boldt 466, 467, 468, 470, 527, 530, 531, 541, 542, 545, 546, *723*.
Bollay 403.
Bonamy *723*.
Bonen 663.
Bonnefous *723*.
Bonney 559, 562, 564, 565, *723*.
Bordmann 428.
Borst 251, *251*, 471, 483, 512, 513, 532, 533, 535, *541*, 550, *550*, 559, 588, *588*, 607, *607*, 619, *652*, 653, *659*, 661, 662, 676, 677, *677*, *723*.
Bortkiewitsch 564, *723*.
Bourret 297, 300, *723*, *729*, *742*, *749*.
Boursier 153, *724*.
Boutin 475, 477, 481, 482, 484, 485, 490, 492, 494, 497, *724*.
—-Guillemet 493.
Boxer 153.
Boys de Loury 692.
Brabury 475, 477, 479, 490, 492, *724*.
Brainerd *724*.
Braithwaite 446, *724*.
Brams 421.
Braun 501, 506, 511, 519, 520, 523, *724*.
— C. 307, 308.
— G. 466, *724*.
Brebeck 378, *729*.
Breisky 231, 278, 280, 309, *309*, 311, *311*, 312, *312*, 314, 325,

337, 338, 369, 397, 465, 472, 474, 475, 477, 479, 480, 482, 490, 491, 494, *557*, 625, *625*, 628, *628*, *724*.
Bremicker *724*.
Brennecke 153.
Brenner 658, *724*.
Bretschneider 153, 220.
Brewis *476*.
Brink *724*.
Brinkmann 297, 300, 305, *724*.
Brisken 281.
Broer 300, *724*.
Broese 188, 189, 373, 374, 622, 636, *724*.
Brooke 527, *527*.
Brosz *724*.
Brouardel *724*, *746*.
Browicz 446, 447, 448, 449, 450, 451, 462, 463, *724*.
Brown 519, *724*.
Browne 501, *501*, *724*.
Bruck 420, *420*, 421, *724*.
Bruckner 627, *724*.
Brücke 25.
Brüning *724*, *733*.
Bruhns 57.
— C. *724*.
Brunet 588, *588*, 611, *724*.
Bruno *724*.
Bruns 306.
Brunzel 428, 430.
Bryk 10.
Buchner 170.
Buckell 260.
Bucura 157, *724*.
Buehlmann 386, *386*.
Bültemann 107, 203, 205, *724*.
Bürger 666, 672, *672*, *724*.
Buhl 384, *384*.
Bulius 10.
Bumke *725*.
Bumm 158, 172, 257, *257*, 258, 267, *267*, 268, *268*, 273, *273*, 274, *274*, 284, 290, *290*, 291, 292, 296, 297, 298, 299, *300*, 301, 302, 304, 305, 306, 499, *649*, 718, *725*.
Bungart *725*.
Bunnemann *725*.
Burckhardt *725*.
Burdzinski 665, 666, *725*.
Burkhardt 556, 558.
Burns *725*.
Burri 357.
Burtscher 82, *82*.
Buschbeck *761*.

Busse 373, 375, 666, *725*.
Butlin *725*.
Butz 664.
Byford 475, 477, 479, 482, 485, 489, 490, 491, 492, *725*.

Cadenat 466, 467, 468, 469, 470, 488, 494, *725*.
Caffier *725*.
Cahen-Brach *725*.
Cahn *82*.
Calandra 262, *725*.
Callender *725*.
Calmann *725*.
Calzolari *725*.
Camargo 332, *332*.
Cameron *476*, *725*.
Campacci *725*.
Campana *725*.
Cann, Mc. 476, *725*.
Caraven 153.
Carmargo 322.
Cartledge *476*, *725*.
Casler 565, *725*.
Cassel *725*.
Cassirer 254, *254*.
Caswell 466, 467, 469, *725*.
Catuffe *725*.
Caturani *725*.
Chaboux 528, *725*.
Chaleix-Vivie *390*.
Chalot 693, 710, *725*.
Chanutin 373, 374, *374*.
Chapple 262, *262*.
Chénevière 309, 311, *311*, 312, 314, 322, 330, 337, 338, *338*, 339, *725*.
Chéron 679, 707, *725*.
Chevassu 717, *725*.
Chiari 57, 309, 311, 312, 315, 316, 317, 318, 319, 320, 322, 324, 325, 327, 328, *328*, 330, 337, 379, 395, 427, 438, *438*, 650, 663, 664, 666, *726*, *732*.
Chiarleoni 395.
Chiary *726*.
Chmelar 453, *453*.
Chomitzky *726*.
Christian *726*.
Christofoletti 717, *726*.
Chrobak 278, 280, *280*, 621, *621*, 670, *726*, *752*.
Chrschtschonovitsch 58, *726*.
Ciuffo 554, *554*.
Civatte 556.
Clark 642.

Clarke 446, 450, 457, 458, 461, 462, 463, 628, *726*.
Cleveland *476*, *726*.
Clintock 472, *476*.
Cloquet 628, *726*.
Coe 475, 477, 480, 481, 482, 490, *726*.
Coen *726*.
Cohnheim 514, 532, *726*.
Cohnstein 280, *281*, 370, 371, 372, *726*.
Collardot *476*.
Colombat 628, *628*, *726*.
Colombini 418.
Comby 379, *726*.
Commandeur 10.
Condamin 466, 467, 468, 469, 470, *726*.
Conitzer 691, 692, *726*.
Cook 260, 627.
Cooper 646, 711.
Cordaro *476*, 477, 478, 480, 495.
Cornil *726*.
Costa da *476*, *477*, *726*.
Courti 392.
Courty 231, *231*, 398.
Couvelaire *726*.
Cova 629, *629*, 653, 654, 655, *726*.
Cristalli *476*, 476.
Cristofoletti 664, *735*.
Cronin 278, *726*.
Cronquist 259, *555*.
Crook 556, 557, *557*.
Croom, H. 664.
Cruveilhier 464.
Cukor *726*.
Cullen 153, 564, 565, 567, 568, 570, *571*, *572*, 573, 574, 595, *595*, 596, 598, *598*, 599, *599*, 600, 601, *601*, 602, 652, 680, 683, 709, 710, 711, *726*.
Cullingworth 153.
Cuneo *726*.
Curling 475, 482.
Curschmann 284, 285, *285*, 288, *726*.
Cuthbertson 297, *297*, *726*.
Cuzzi *726*.
Cykowski 465, *465*, 475, 477, 478, 479, 486, 490, 491, 492, 495, *726*.
Czerwenka *726*.
Czyczewicz 664.

Dahl 9, 60, *727*.
Dahlmann *475*, 477, 478, 479, 482, 485, 492, 493, *727*.

Dambrin 527, 531, 547, *727*.
Dandelski 153.
Danel 153.
Daremberg 2.
Dartigues 466, 467, 468, 469.
Davaine 436.
Davidsohn 664, 697, 698, 699, *727*.
Davies 12.
Davis 666, *727*.
Davis, P. 297, *297*.
Debauge 412, *727*.
Decio *727*.
Deck 501, 503, 511, 519, 522, *727*.
Delbanco 416, *416*, 418, *727*, *736*, *761*.
Dellepiane 528, 530, 531, 539, 540, 541, 542, 548, 549, *727*.
Delore 371.
Demarquay 475, 477.
— -Moussoud 479, 482, 484, 490, 491, 492, *727*.
Demme 501, 503, 506, 514, 517, 520, 521, 522, 523, *727*.
Denis 209, *209*.
Dennetières *727*.
Dentu *727*.
Depaul 10.
Deprès 409.
Deschamps *727*.
Desfosses 476, 477, 479, 480, 482, 483, 485, 495, 498.
Despeyroux 409.
Deutschländer 298.
Déville *267*.
De Waard 215.
Dicke 476, 477, 478, 480, 482, 490, 491, 493, 495, *727*.
Dieffenbach, J. 435, *435*, *727*.
Dierks 16, 29, 30, 31, 32, 33, 278, 281, *727*.
Dietl 171, *727*.
Dietrich 43, 527, 530, 531, 539, 541, 542, *727*.
Dioscurides 245.
Dirner 642, *727*.
Distaso 86, *737*.
Dittel 7, *727*.
Dittmann 2, 3.
Dittrich 404, 609.
Djakanoff, W. W. *728*, *744*.
Dobbert 284, 285, *285*, 373, 374, *727*.
Dock 355, 358, *727*.
Döderlein 26, 61, 62, 64, 65, 66, 70, 73, 74, 75, 77, 78, 79, 94, 95, 96, 97, 98, 99, 100, 101,

102, 115, *115*, 119, 124, 130, 132, 134, 135, 136, 137, 141, 179, 191, 222, *222*, 243, 244, 254, 257, 258, 262, 265, 284, 379, 380, 384, 602, *602*, 626, 645, 646, 654, *727*.
Dörle, M. *745*.
Dohrn 11, 514, 518, 682, 694, *723*, *727*, *731*, *736*.
Doisy 27, 261.
Doléris 394, 395, 409.
Donald 475, 477, 479, 480, *482*, 490, 491, 564, 573, *728*.
Donné 108, 132, 347, 358, 386, *728*.
Doran, A. 153, 673, 674, 675, *728*.
Doswald 254, *254*.
Dougal *728*.
Driessen *728*.
Drope, S. *163*.
Druelle 396.
Drutmann 153.
Dubar 487, 496.
Ducrey 402, 415, 416, 417, 418, *728*.
— -Unna 414, 415.
Dührssen 634, *634*, 635, 636, 639, 641, *728*, *731*.
Dulitz 308.
Duncan *476*.
— -Matthews 261, 340, *340*.
Dunger 663, 670, *728*.
Duparque 409.
Duplay *728*.
Durand-Wever 466, 467, 468, 469, 470, *728*.
Dusch v. *728*.
Dyroff 77, *77*, 144, *144*, *728*.

Earl 527, 548.
Ebeler 501, 503, 506, 519, 520, 524, *728*.
Eberhardt *728*.
Eberth 153.
Eceles 10.
Edebohls 527, 530, 539, 548, 549, *728*.
Edelberg 621, *728*.
Edens 438.
Eearl *737*.
Eggel 527, 529, 530, 531, 541, *728*.
Eggert *112*.
Egorow 527.
Ehrendorfer *728*.
Ehrmann 392, 403, 404, 405, *728*, *746*.

Eiselsberg v. 633, 714, *728*.
Eisenbrey 501, 506, 511, 519, *728*.
Eisenlohr *308*, 310, 312, 316, 318, 319, 320, 322, 323, 324, 325, 329, 330, 331, 332, 333, 334, 336, 337, *728*, *750*.
Elischer 475, 477, 482, 490, 491, *728*.
Emanuel 175, *728*, *748*.
Embden 132, 133, 139.
Emmert 475, 477, 478, 479, 482, 485, 486, 490, 492, *728*.
Emmet 231, *231*, 474.
Engel 137, 379.
Engelhorn 119, 131, 132, 277, 611, *728*.
Engel-Reimers *396*, *728*.
Engländer 278, 280, 294, *728*.
Ephesus v. 1, 2, 217.
Eppinger 16, 57, 198, *198*, 261, *261*, 284, 286, 291, 292, 293, 309, 311, *311*, 313, 314, 315, 316, 317, 318, 320, 322, 323, 324, 325, 327, 328, 329, 331, 337, 338, 624, *728*.
Epstein 378, 379, 380, 381, 382, *728*, *757*.
Erhardt 297, 300.
Erikson 260, 297, 302, 304, *728*.
Ermerins 150.
Esau 425, 426.
Esch 234, *234*, 501, *501*, 519, 523, *728*.
Escherich 82, 93, 94, 379, *379*, *728*.
Evans 27.
Eversmann 715, *728*.

Fabre 297, 300, *729*.
Fabricius 153, 155, 278, 280, *280*, 294, 466, 467, 468, 476, 477, 478, 479, 480, 481, 482, 486, 489, 490, 491, 673, *673*, *729*.
Fabry *729*.
Falk 168, *168*, 197, *197*, 608, 609, 612, *729*, *733*, *741*.
Falkner *588*, 702, 708, 710, 712, 713, 717, 718, *729*.
Fallopius 3.
Fantl 555, *723*.
Farkas 278, 280, *280*, 294, *729*.
Farland, Mc 466, 501, 505, 506, 519, 522, 524, 527, *724*, *729*, *733*, *736*, *737*, *738*, *744*, *746*, *752*, *756*.
Farre 370, *370*.

Fasbender 452.
Fasola 394, 395.
Favarger 46, 47, *729*.
Favell 527, 529, 531, 541, *729*.
Favre 297, 300, 305, 453, 556, *729*.
Fearne 153.
Fedorowskaja-Wiridarskaja 310, *729*.
Fehling 426, *426*.
Feis *729*.
Fenger *729*.
Fenomenow 465, *465*, *729*.
Feodoroff 409, *729*.
Fergusson 558, *729*.
Ferrari 528, *729*.
Ferri 627, *729*.
Ferroni 583, 584, 679, 681, *729*.
Fiedler *729*.
Fievez 559, *729*.
Fillipini 11.
Findley *729*.
Finger *172*, *204*, 228, 230, 258, 259, 260, 267, 268, 272, 273, 274, 389, 397, *762*.
Fischel 153, 593, *593*, 697.
— A. 591, *591*.
Fischer 297, 298, 321, 372, 378, 653, 654, *654*, *729*.
— B. 251, *251*, 252, *252*, 253, 278, *729*.
— E. 476, 477, 482, 489, 490, 491, 715, *729*.
— F. *729*.
Fitzgerald 296, 297, 299, *729*.
Flaischlen 657, *729*.
Flaskamp 355, 356, 359, 362, *362*, 364, 365, *729*.
Flatau 342, 343, 344, 345, 346, 347, *729*.
Fleck 619, 620, *730*.
Fleischmann 550, 660, 666, 668, 671, *671*, 673, 674, 676, *730*.
Fletcher *756*.
Flügge, C. 74.
Fogelson 564, *732*.
Folin 209, *209*, 210.
Follin *730*.
Fontana 556.
Forßner 306, *306*, 564, *564*, *730*.
Foerster 278, 280, *280*, 392, 461, 462, *730*.
Foulerton 556, 557, *557*, *730*.
Fournier *389*, 390, 392, 393, 397, *397*, 403, 404, 405, 409, 410.
Fraikin *730*.
Franceschini 410.

Fränkel 90, 527, 530, 531, 539, 541, 544, 663, *730*.
— I 663, 664.
— II 663, 664.
— E. *175*, 284, 286, *286*, 332, 333, 452, *452*, 475, 477, 479, 482, 490, 491, 492, 493, *730*.
— L. 666.
Frank 476, 477, 479, 490, 491, 715, *730*.
Franke 527, 530, 531, 534, 535, 542, *730*.
Franken 139.
Frankenhäuser 387.
Frankl 556, 558, 564, *564*, 565, 590, 592, 703, *730*.
Franklin 9, *733*.
Franqué v. 153, 161, *161*, 483, 501, 503, 519, 524, 564, 581, 602, 604, 610, 612, *612*, 613, 614, *619*, 620, 629, 648, 649, 658, 664, 666, 670, *730*, *736*, *756*, *760*.
Franz, R. 228, 602, *730*.
Fratkin *730*.
Fredet 678, 710, *730*, *750*, *759*.
Frei 414, *417*, 418, 419, 420, *730*.
Freriche *730*.
Freud 250.
Freund 13, 297, 641, 650, 682, *730*.
— H. W. 300, 305, *730*.
— R. 565, 578, 597, 599, 600, 602, 673, 674, *731*.
— W. A. 681, *681*, *731*.
Frey 57, 555, *555*.
Freymuth 297, *731*.
Frick *731*.
Friedl 611, *731*, *759*.
Friedländer *731*.
Friedreich 385, *385*.
Fries *593*, *731*.
Frigyesi 647.
Frisch 379.
Fritsch 240, *240*, 247, 345, 346, 432, 472, 473, 475, 495, 630, 635, 640.
Fromme 611, 619, *679*, *731*.
Froriep, R. 154.
Fuchs 666, *731*.
Fürst 708, 709, 715, *731*.
Fürth 209, *209*.
Füth 278, 280, 362, 425, 426, 466, 564, 571, 574, 602, 611, *721*, *731*.
Funke 621, 636, *731*.
— -Tilp 564.

Gabszewicz 465, *465*.
Gänssle 61, 115, 118, 123, *123*, 124, 125, 126, 129, 130, 131, *731*.
Gänssler 122.
Gaifami 441, *441*, 442.
Gal 649.
Gallien *652*.
Gard 501, 506, *745*.
Garipuy 649.
Garkisch *731*.
Garré *731*.
Gartner 585, 617, 686, 687, 688, 694, 695, 707, *731*.
Gatti 527, 529, 530, 531, 541, 548, *731*.
Gawronsky v. 58, 59, 60, *731*.
Gaye 475, 477, 478, 479, 482, 490, 491, 499, 610, *731*.
Gebhard 155, 167, 311, 316, 317, 320, 534, 535, 605, 664, 693, 694, *725*, *731*, *754*.
Gebhardt 664.
Gehle *731*, *753*.
Geigel *731*.
Geil *731*.
Geipel 278, 284, 286, 288, *288*, 291, 293, *731*.
Geißel 666.
Geist 167, *167*.
Geller 65, *65*, 70, 140, *140*, 141, 142, *731*.
Gellhorn 278, 288, 673, 676, 707, 708, *731*.
Gemmel-Muray 466, 476, *731*.
Gener 465, *465*.
Gennel 153.
Georges 2.
Georgi 242, *731*.
Gerhardt *731*.
Gerich 220.
German 82, *82*.
Gerota, D. *731*.
Gervis 12, 309, *309*, 310, 341, 527, 530, 531, 628, *731*, *732*.
Geuer *732*.
Geyl 697, 699, 700, *732*.
Giambalvo 441, *441*, 442.
Giemsa 336.
Giesecke 356, 465, 476, 477, 479, 482, 485, 490, 491, 493, 494, 495, 649, *732*.
Gieson van 500, 698.
Gill *732*.
Gindeß 287, *287*, *732*.
Giraud *748*.
Giraud, L. E. *732*.

Giulini 383, 385, *732*.
Glaserfeld 665, *665*, *732*.
Glasstein 390.
Glendining 559, 564, 565, *723*.
Glockner 682, *732*.
Glück *389*, 390.
Godfrey 475, 479, 490, 491, 492, 493, 496, *732*.
Goebel 436, 440, *732*.
Göppert 307, *307*.
Gördes 414, *732*.
Gold 404.
Goldberg 311, 337, 338, 621, 622, 626, *732*.
Goldberger 625, *732*.
Goldscheider 137.
Goldschwend *732*.
Goldstine 564, *732*.
Goodell, W. *732*.
Goodmann 297, 299, 304, *732*.
Gornick 649.
Gornig 486, *732*.
Gosselin 390.
Gossmann 564, 596, *732*.
Gottschalk 161, *732*.
Goumach 250.
Gourfin 305, 306.
Gow 527, 529, 530, 531, 542, *732*.
Graefe 153, 527, 529, 530, 541, 545, 682, 703, 706, 708, 709, 710, *732*.
Gräfenberg 77, 127, 128, *128*, 129, 130, 131, *131*, 132, 136, 142, 148, 149, 190, 191, 501, 503, 506, 507, 509, 510, 511, 512, 518, 519, 520, 522, 526, 650, 673, 674, *732*.
Gränicher 501, 503, 506, 514, 520, 521, 522, 523, *732*.
Graff v., E. *732*.
Gragert 22, 23, 24, 122, 123, 129, *129*, 141, 359, 365, *365*, 366, *366*, 673, 676, *732*.
Grammatikati *732*.
Grapow 426, *426*.
Grawitz 377, 379, *732*.
Gray-Ward 611, *732*.
Grechen *732*.
Green *732*.
Greene 475, 477, 479, 482, 490, 491, 492, 493.
Grenser 426, *426*.
Griffith 372, *477*, *733*.
Grimsdale 556, 558, *558*.
Grossen 594.
Grote 65, *65*, 200, *200*.

Grotefeld 248.
Grumach 197, *197*, *733*.
Grundmann 475, 477, 479, 481, 482, 485, 486, 490, 491, 492, *733*.
Grusdeff 475, *733*.
Guard 519.
Gudim-Lewkowitsch *733*.
Güder 715, *733*.
Guérard v. *733*.
Guersant 502, *502*, 625.
Guggisberg *733*.
Guidi 379, *379*, 385.
Guillemont 89.
Gunn 9, *733*.
Gurlt 541, *541*, 624.
Gusserow 478, *733*.
Gussmann 685, *733*.
Gustavson 665.
Gutenplan 663, 664, 666.
Guyenot 371, *371*.
Guyot 505, 506, 519, 520, *749*.

Haase 10.
Haberda 278, *278*, 281, *281*, *733*.
Habermann 555, *555*.
Hahn 171, *728*.
Halban 237, 476, 477, 479, 480, 482, 490, 491, 493, 498, 576, *576*, 587, *587*, 588, 591, *591*, 592, 593, 594, *594*, 595, *733*.
— -Seitz *240*, *377*, *391*, *659*, 662, *733*.
Hallauer 556, 557, *733*.
Hallé 88, 89, *89*, *760*.
Haller v. *268*.
Hallier *733*.
Hamburger *733*.
Hamernik 372, 373, *373*, 462, *462*.
Hamm *242*.
Hammer 281, 282, 283, 372, *733*.
Hammerschlag *659*, 664, 666, *733*.
Hanak *733*.
Handfield-Jones 527, 530, 531, 541, 548, 549, *733*.
Hannécart 153, 154.
Hannes *733*.
Hansemann v. 533.
Hansen *733*.
Hardouin 466, 467, 468, 469, 470, *733*.
Harmsen *733*.
Harris 666, *727*.
Hart, B. *733*.
Hartmann 348, 404, 527, 530, 664, *733*.

Hartz 664.
Hasenbalg 466, 467, 468, 469, 470, *733*.
Hassenstein 297, 299, 301, 302, 305, *733*.
Hastenpflug 475, 477, 479, 480, 482, 485, 489, 490, 491, 493, *733*.
Hauber 619, *733*.
Haeuber 565, *737*.
Haultain 559, 561, 562, *733*.
Haupt 355, 356, 359, 360, *733*.
Hauser 483, 501, 503, 504, 506, 507, 508, *508*, 511, 512, 513, 514, 519, 520, *733*.
Hausmann 379.
Haußmann 355, 358, 377, 380, 383, 384, 385, 386, 387, 388, 389, 436, 441, *733*.
Hebenstreit 611, *733*.
Hecht 605, 624, 626, 630, *733*.
Hecker 407.
Heckford 501, 505, *733*.
Hedenius 681, 682, *733*.
Hegar 162, *162*, 611, 620, 621, *621*, 631, *734*.
Heidenhain 40, 41, 45, 286.
Heim 72, 74, 81, 82, 87, 88, 564, 565, 576, *576*, 602, *734*.
Heine 586, *734*.
Heineberg 564, *734*.
Heinricius 665.
Heitz 665, 666, *734*.
Heitzmann 392, 394, 397, 398, 399, 408, 413, 421, *734*.
Hellendall 653, 654, 655, 656, *734*.
Heller 197, 254, *254*, 331, 384, *384*, 436, 437, 555, *734*.
Hellier 534, 539, 664, 707, *734*.
— -Miller 527, 535.
Hellmann 154.
Helmreich 523.
Henke 673, *734*.
— -Sperling 658.
Henkel 248, *734*.
Henle 309, 322.
Hennig *151*, 155, *155*, 167.
Henning 391.
Henrich 10, 11, *11*, *734*.
Herff v. 382, 501, 519, 564, 583, 641, *641*, 698, 699, *734*.
— -Ito 564, 569, 581, 596.
Herly 564, *734*.
Herman 311, 337, 341, 475, 477, 479, 482, 490, 491, *734*.
Hermann 375, *375*, *734*.

Hermann G. E. 310, *310*, *734*.
Hertwig, R. 347.
Herxheimer 14, 41, 45, 253, *253*, *276*, 284, 376, *376*, *621*.
Herzfeld 527, 529, 530, 531, 539, 540, 541, 542, 544, 546, 644, *734*.
Herzog 46, 48, 49, 342, 343, 344, 345, *729*, *734*.
Heß 198, *198*.
Hesse 637, 653, 655, *655*, *734*.
Heubner 385, *734*.
Heurlin, Maunu af 67, 68, 71, 72, 73, 74, 78, 81, 82, 83, 86, 88, 89, 90, 98, 105, 117, 118, 119, 130, 131, 132, 365, *734*, *737*, *742*, *744*.
Hewitt, Graily 371, *371*.
Heydrich 278, 288.
Heymann 649, *649*, 707, *734*.
Heynemann 136, 248, *248*, *734*.
Hicks *734*.
Hieckel 378, *735*.
Higuchi 15, *735*.
Hildebrandt, H. 231, *735*.
Hilden 419.
Hilger 314.
Hime 627.
Himmelfarb 645, *735*.
Himmelstrup 501, 519, *735*.
Hinrichs *14*, 25, 26, 61, 62, 64, 65, *65*, 68, 70, 71, 72, 73, 74, 75, 76, 77, 78, 79, 81, 83, 89, 99, 100, 106, 107, 118, 120, 122, 123, 126, 127, 129, *129*, 132, 133, 136, 138, 139, 140, 142, 143, 144, 145, 146, 147, 148, 150, 157, 170, 171, 178, *178*, *186*, *189*, 196, 198, *198*, 203, 206, *206*, 210, 211, 212, 213, 219, 226, 263, 271, 272, *755*.
Hinselmann 457, 564, *571*, 650, 651, *735*.
Hinterstoisser 564, *571*, *735*.
Hinz 664.
Hippokrates 1, 2, 217, 245, 436, 452.
Hirsch 297, 299, 300, 303, 304, 609, 629, 673, 676, *735*.
Hirschsprung 10.
His *243*.
Hitschmann 311, 315, 316, 317, 318, 319, 320, *320*, 322, 325, 326, 333, 334, 335, 657, 658, *659*, 662, 663, 664, 665, 670, *735*.

Hoche 331.
Hodge 432.
Hoehne 348, 355, 356, *356*, 357, 358, 359, 360, 362, 364, 366, 367, 368, 369, 386, 606, 608, 611, 616, 617, 618, *669*, *735*.
Hönich 139, *735*.
Höpfel 242, *735*.
Höpke 21.
Hörder 718, *735*.
Hörmann *661*, 671, *671*, *735*.
Hoestermann 527, 530, 531, 542, 543, *735*.
Hoeven van der 606, 617, 678, 697, *735*.
Hofbauer 153, 289, *735*.
Hoffmann 650, 673, 676, *735*.
Hofmeier 11, 12, 13, 166, 167, 287, 478, 625, 631, 663, *735*.
— -Schröder 11.
Hofmokl 475, 477, 482, 490, 491, 495, 528, 550, *550*, *735*.
Hofstätter 441.
Hoggan 370, *370*.
Hogue 357, *735*.
Hole 441.
Holland, E. *735*.
Holländer 501, 503, 506, 519, 520, 524, *736*.
Holmes 501, 505, 519, *736*.
Holtermann 278, *278*, 279, *736*.
Holzapfel 10, 667, *667*, *736*.
Holzbach *736*.
Homma 20, *736*.
Homole *736*.
Homolle *736*.
Homuth 611, 619, 625, 635, *736*.
Hoor van 466, 483, *736*.
Horand *736*.
Horizontow 564, *736*.
Horn 527, 529, 530, 531, 540, 541, 542, 544, 545, 548, 549, *736*.
Hornung 684, 685, 709, *736*.
Horrocks 628, *628*.
d'Hotmann 612, *736*.
Hübl 658, 663, 666, *736*.
Huebschmann 250, 251, 252, *736*.
Hueck 48, *736*.
Hückel 309, 320, 322, 323, 337, 338, *736*.
Hüppe 248.
Hüssy 87, *87*.
Hugh, Playfair 674.
Huguet-Ricard 501, 503, 506, 520, *736*.
Huguier *308*, 664, *736*.
Hume 475, 482, *736*.

Hunt 703.
Hurdon 153.
Hutchinson *758*.
Hyrtl 2, 6, 7, *736*.

Ibrahim *736*.
Indien 416, *736*.
Ingermann 611.
Ingermann-Amitin 603, 608, 609, 610, 627, *736*.
Inglisch 663.
Ingria *736*.
Isnard 373.
Israel 524.
Ito 699, *736*.
Iwanoff 586, *587*, *736*.

Jackson 310, 337, *736*.
Jacobée 466, 467, 468, 469, 476, 477, 479, 482, 483, 485, *736*, *747*, *749*, *750*.
Jacobitz 379, *736*.
Jacobs 322, 329, 564, 579, 589, *589*, 642, *642*, *736*.
Jacobsberg 612, *736*.
Jacobson 153, 591, *736*.
Jacub 611, *736*.
Jadassohn 554.
Jaeger 14, 149.
Jägerroos 153, *153*, 155, 156, *156*, *736*, *751*, *752*.
Jaenbesch 664.
Jamamoto 466, 476, 477, 478, 479, 480, 482, 484, 486, 490, 491, 492, 493, 495, 496, *736*.
James 429, *734*.
Janvrin *736*.
Jaschke v. 24, *64*, 71, *71*, 93, 94, 103, 106, *115*, 117, 136, 150, 161, 166, *166*, 168, 169, *169*, 181, 182, 183, 185, 190, *191*, *194*, 196, *196*, 199, *199*, 219, 227, *227*, 247, *247*, 248, *248*, 249, *249*, 250, *250*, 263, 501, 720, *720*, *736*, *737*, *742*.
Jaworski 621, *665*, 670, *737*.
Jayle 612, *737*.
Jeanneret 664.
Jeannin 89, *89*.
Jellet 527, 534, 535, 548, *548*, *737*.
Jerie *737*.
Jesionek 259.
Jessup 564, *737*.
Jötten 81.

Johannovsky 611, 625, 643, 644, *737*.
Johnsohn *737*.
Johnston 710, 711, *711*, *737*.
Jones *737*.
Jordachescu *737*.
Jordan *737*.
Jores *737*.
Joers 278, *737*.
Joseph 398.
Josselin de Jong 564, 574, *737*.
Joulin 307, *307*.
Judd, E. S. *737*.
Juliusberg 554, *554*.
Jung 527, 529, 530, 531, *532*, 539, 541, 542, 543, 544, 546, 547, 550, *737*.
Jungano 86, *737*.
Jura *737*.

Kaboth *148*, *170*, 197, *197*, 198, *198*, 223, *223*, 224, *224*, *737*.
Kahl 611, *737*.
Kahlden 167, 663, 664.
Kaiser 610, 622, 627, 658, *737*.
Kalle 610, 619, 623, 624, 631, 649, *738*.
Kaltenbach 153, 309, *309*, 620, *621*, 631, 653, *653*, *708*, 709, *738*.
Kalustow 527, 530, 531, 534, 540, 541, 542, 543, 544, 546, *738*.
Kaman 663.
Kamniker *240*, 265, 348, 349, 350, 351, 352, 353, 354, 357, 358, 361, 362, 363, 365, 366, *366*, 369, *735*, *754*.
Kannegiesser *738*.
Kantorowicz 650.
Kaposi 390.
Karajan v. *738*.
Karaki 167.
Kaschewarowa 464, 474, 483, 501, 503, 506, 511, 513, 520, 527, 529, 530, 531, 542, 544, 546, *738*.
Katz 489, 591.
Kauffmann 645, *738*.
Kaufmann 161, *175*, 268, 278, *278*, *281*, 284, 287, *287*, 291, 297, 298, *298*, *331*, 372, 471, *471*, 472, 501, 551, 656, *656*, 657, *657*, 685, *738*.
Kayser 379, *736*, *738*.
Kegler *738*.
Kehrer 153, 373, 377, 379, *384*, 436, 437, 501, 509, 513, 518,

518, 527, 529, 530, 542, 543, 544, 545, 546, *733, 738, 741*.
Keibel-Mall 700.
Keitler 153, 155, 603, 628, *738*.
Kellogg 564, *738*.
Kelly 501, 638, 658, 659, 664, 667, *738*.
Kermauner 10, 11, 12, 13, 202, 426, 427, 588, 589, *589*, 651, 652, 658, 666, 683, *738, 755*.
Kerr 475, 480, 482, 490, 491, *738*.
Keßler *14*, 25, 26, 61, 62, 64, 65, *65*, 68, 70, 71, 72, 73, 76, 77, 78, 79, 83, 89, 99, 100, 104, 105, 106, 107, 118, 119, 120, 121, 122, 123, 126, 127, 129, *129*, 132, 133, 136, 138, 139, 140, 142, 143, 144, 145, 146, 147, 148, 150, 157, 170, 171, 178, *178, 186, 189*, 196, *196*, 198, *198*, 203, 206, *206*, 210, 211, 212, 213, 219, 226, 263, 271, 272, *738, 755*.
Khan 476, *738*.
Kidd *738*.
Kienlin *115*, 116, 136, 137, *738*.
Kiesselbach 551, 552, 553, 554, 558, *738*.
Kionka 279.
Kirchner 611, 619, 620, *738*.
Kirstein 225, 226, *738*.
Kitai 567, 592, 594, *594, 738, 745*.
Kiwisch 392, *475*, 497, 692, 707, *738*.
Klauser 313, 330, *739*.
Klautsch 284, 286, *286, 739*.
Klebs 284, 286, *286*, 289, 291, 322, 324, *324*, 331, 369, 373, *373, 450, 461*, 462, 463, 703, *739*.
Klee 436, 437, *739*.
Kleemann 619.
Klein 322, 333, 334, 336, 476, 477, 478, 479, 480, 482, 486, 490, 585, 666, 393, 694, *739*.
Klein, G. 332, *739*.
Kleinhans 311, 338, *338*, 373, 376, 564, 578, 579, 581, 602, 644, *644*, 646, 663, 664, 667, *667, 727, 739*,
Kleinhaus *739*.
Kleinschmidt 550.
Klein-Strauß 310.
Kleinwächter 310, 311, *327*, 443, 464, 465, 466, 467, 468, 469, 470, 473, 474, 475, 477, 479, 480, 481, 482, 490, 491, 681,

681, 682, 683, 693, 705, 707, 708, 709, 710, 711, *711*, 712, 716, *727, 739, 741, 750, 751*.
Klemp 153.
Klemperer *739*.
Klempner 379.
Kliegl *739*.
Klien 527, 529, 530, 531, 534, 535, 542, 543, 631, 637, *637, 739*.
Klimenko 297, *739*.
Klink *389*, 392.
Klob 155, 703, *711, 739*.
Klockner 602.
Knapp *115*, 117, 263, *739*.
Knauer 431, 433, 436, 475, 477, 479, 482, 486, *739*.
Kneise 94, *94*.
Knipping *739*.
Knoop 501, 503, 506, 507, 509, 513, 519, 520, 522, 524, *739*.
Kobelt *739*.
Kobert 144.
Koblanck 176, *176, 739*.
Kobrak 297, 304, *739*.
Kochenburger 12.
Köhler *240*, 241, 246, 247.
Köhler, R. 237, *739*.
Köllicker 61, 62, 129, 130, 358, 386, 387, *739*.
Königstein 27, *739*.
Koerner 476, 501, 503, 506, 513, 514, 519, 520, *739*.
Koestlin 58, *739*.
Kogutowa *739*.
Kohler 476, 477, 479, 482, 490, 493, *739*.
Kolaczek 679, 711, *739*.
Kolb 437, *760*.
Kolisko 501, 503, 504, 505, 506, 507, 510, 511, 512, 513, 514, 515, 517, 519, 522, *739, 743*.
Kolter 373, 376, *739*.
Komarewsky *739*.
Kon 167.
Kosminski 443, *739*.
Koßmann 693, *740*.
Kott 77, *756*.
Krafft *740*.
Krantz 92.
Kraul 649.
Kraus, F. 199, 200, *200, 740*.
Krebs 664.
Kreher *740*.
Kreibich 197, 254, *254*.
Krensel *740*.
Kretschmar 373, 376, *376*, 377, *740*.

Kries v. *740*.
Kroemer 501, 503, 505, 506, 519, 520, 522, 588, *588*, 664, *740*.
Krönig 83, *83*, 85, *85*, 90, *90*, 96, *96*, 98, 99, *115*, 119, 136, *136*, 326, 475, 477, 479, 482, 486, 611, 627, 630, 638, 644, *740*.
Krösing *740*.
Kross *740*.
Krukenberg 658, 662, 666, 672, *672, 740*.
Kruse 73, 74, 81, 82, 88, 286.
Krzyszkowski 665, *757*.
Kubinyi 647, *740*.
Küchenmeister 714.
Küchler *740*.
Kühn *1*, 246, *246*, 297, 298, 372, 436, *740*.
Kümmel 310, 312, 315, 316, 317, 320, 325, 332, 682, 693, 697, 699, 706, 708, 709, 710, 711, *740*.
Küster 369, 605, 710, *711, 740, 759*.
Küstner 166, *257*, 564, *604*, 605, 618, 627, *740*.
Küstner, O. 156, 157, 222, 253, *253*, 432, 433, 434, 605, *619*, *740*.
Kuhlmann 389, 390, 403, 404, 412, 446, 447, 448, 449, 450, 451, 456, 457, 472, *755*.
Kuhn *740*.
Kundrat 161, 162, *162, 740*.
Kunert 550.
Kuntsch *740*.
Kuntzsch 714.
Kupferberg 466, *740*.
Kworostansky 670, *740*.
Kyrle 18, 21, 22, 256, 418, 419.

Labadie-Lagrave 453.
Labbé *740*.
Labhardt 12, 191, 277, 278, 281, *281*, 382, 386, 453, 572, *572*, 608, 619, 623, 627, 630, 631, 648, 658, 668, 671, *740*.
Labusquierè 635, *741, 750*.
Lackerbauer *741*.
Laffont 409, 410.
Lahm 117, 567, 592.
Lamballe de 714.
Lambl 309, *309*.
Laméris 588.
Lampé 489.
Lancereaux *741*.
Landau 155, 245, 246, 621, *741*.

49*

Landecker *741*.
Lang 403, 499, 714, 715, *715, 741*.
Lange 603, 611, *741*.
Langenbeck 377, 663, 664, *741*.
Langhans 319, *538*, 659, 660, 661, 668, 670, *741*.
Langleys 9.
Lasch, A. *741*.
Lassar 346.
Lataste 26, 27, 697, *741*.
La Torre 409, 410.
Latzko *153*, 154, 220, 629, 653, 673, 675, *675, 741*.
Lauche 565, 576, *576*, 578, *578*, 586, *586*, 587, 591, 594, 597, *597, 741*, 760.
Lauenstein 609, 623, 635, *635*, 636, *741*.
Lauter 82.
Lawrence 475, 477, 479, 482, 486, 494, *741*.
Lea 501, 503, 506, 519, 520, 522, *741*.
Lebedeff 309, 320, 322, 329, 330, 337, 339, 709, *741*.
Lebensbaum 653, 654, *654*, 666, *741*.
Lebert 408, 475, 479, 482, *741*.
Le Blanc 84.
Le Camus 395.
Le Count 153.
Lebrun 379, *741*.
Lécorché 404.
Le Dentu 501, 519.
Ledderhose *169*.
Leendertz 300, 302, 304, 305, 306, 307, *741*.
Leeuwenhoek 386, *386*.
Léfas *741*.
Legay 24, *759*.
Legène *762*.
Legg 153.
Legneu 630, *630*.
Legueu 453, *741*.
Lehmann 67, 68, 74, 79, 87, 90, 93, 105, 120, 121, 278, 288, 387, 602, 608, 630, *731, 738, 741*.
Leisewitz 560, 693, *741*.
Lejars 475, 477, 479, 482, 486, 488, 490, 493, *741*.
Lelievre *750*.
Lenhossek v. 58.
Lentilius 436.
Leopold 153, 370, *370*, 621, *621*, 627, *741*.
Lérat 153.

Lerch 330.
Lerda 466, 474, *474*, 476, 477, 479, 480, 482, 483, 484, 485, 489, 490, 491, 492, 493, *741*.
Leriche *723*.
Le Roy *752*.
Lesser 25, 420.
Letzerich 296, *741*.
Leubuscher *741*.
Leuckart 440, 441, *741*.
Levin *741*.
Levy 246, *246*, 726, *742*.
Lewers 476, 550, *550, 731, 733, 742*.
Lewis *742*.
Lewkowicz 87, *742*.
Lexer 431.
Lichtenstern 395, 555, 658, 663, 664, *742*.
Liebe 259.
Liebermeister 284, 285, *285*, 373, 375, *375*.
Liegner 278, 295, *742, 745*.
Liepmann 199, *558*.
Lieske 387, *742*.
Limartz *742*.
Lindemann 16, 30.
— R. 33.
Lindenthal 310, 311, 312, 314, 315, 316, 317, 318, 319, 320, 321, 322, 323, 325, 326, 332, 333, 334, 335, *735, 742*.
Lindfors *742*.
— -Vestberg 666, *742*.
Lindqvist 642, *742*.
Lingen v. 373, *374*, 375, *375*, 376, *742*.
Linke 611, 619, *742*.
Linnartz 243.
Linossier 378, *742*.
Lipschütz 74, 554, *554*, 555, 556.
Liß 358, 359, 365, *365*, 366, *742*.
Littauer 346, 357, *357*, 359, 381, 382, 383, 385, 386, 388, 390, *390*, 475, 477, 479, 482, 483, 485, 486, 494, 497, *742*.
Lloyd-Roberts 477.
Lockyer 284, *284*, 564, 602, 663, *742*.
Löffler 296, 320, 322, 336.
Löfquist 664.
Löhlein *742*.
Löhnberg 612, 614, 615, *742*.
Lönne 300.
Loeser 61, 73, 86, *86*, 106, 135, *135*, 136, 137, *137*, 141, 143, 146, 181, 191, *191*, 203, *203*, 204, 241, *241*, 243, *243*, 246, 247, *247*, 248, 355, 356, 358, 359, 360, 361, 362, 363, 364, *737, 742, 755, 762*.
Loewenberg 91, *742*.
Löwenstein 57, 226, 250, 327, 439, 440, *742*.
Löwi 74.
Lohnstein 12, 13.
Lombardo 556.
Lomer 663, 664, *742*.
Long 27.
Looten 87, *87*.
Lop 297, 300, 305, *742*.
Lorentz 260, *260*.
Lorrain 664.
Loser *742*.
— -Schroeder 182.
Lossen 501, 503, 519, 527, 529, 530, 531, 539, 542, 544, 611, *743*.
Loumeau 476.
Louros *743*.
Lubarsch 251, 252, *252*, 266, 275, 276, *538*.
Luecke 231.
Lüpke, E. *743*.
Lymann *743*.
Lynch 357, *743*.

Macans 476.
Machenhauer 475, 477, 479, 480, 482, 489, 490, 491, *743*.
Mackenrodt 602, 636, *743*.
Maclean 501, 506, 520, *743*.
Macnaughton, Jones 527, 529, 530, 531, 541, 542, 544, *743*.
Madlener 409.
Maes, C. *728*.
Magid 277, *277*, 278, *743*.
Maier, E. *743*.
Mallory 474, *743*.
Malom 287, *743*.
Maltos *743*.
Maly *743*.
Mammack 375.
Mandach v. 693, 694, 695, *743*.
Mandelstamm 407.
Mandl 57, 258, 269, *743*.
Mangar 281.
Mangiagalli 490.
Mann 527, *527, 743*.
Mansfield, Ch. 458.
Marchand 53, 251, 253, *253*, 254, 355, 358, 483, 660, 663, 664, 667, 668, *668, 743*.

Marchand-Krehl 253.
Marchesi 551.
Marconnet 373, *373*, 743.
Marie, R. *743*.
Marion, G. *743*.
Marion, Sims 442.
Markowič v. 501, 503, 506, 519, 520, 522, *743*.
Marro 437.
Mars 7, *743*.
Marschalko 298.
Marsh 501, 506, 513, 519, 520, 523, 556, *556*, *743*.
Marshall 501, 505, 556, 558.
Martens *743*.
Martenstein 554, *554*, 555, 556, *743*.
Martin, A. 153, 155, *155*, 284, 285, *285*, 290, 409, 466, 467, 468, 499, 636, 637, 639, 641, *721*, *743*, *748*.
Martin, E. 383, 387, *387*, 461, 462, 524, *743*.
Martineau 267, *389*, *744*.
Martinetti 395.
Martius 139, 175, *175*, 223, *223*, *744*.
Marullaz 501, 505, 506, 511, 512, 519, 658, *744*.
Marxer 246, *246*.
Masson 487, 497, *497*.
Mathes 13, 138, 139, 140, 200, 202, *202*, *744*.
Matthaei 476, 480, 482, 490, 491, 492, 494, *744*.
Matthews 527, 531, *744*.
Mattmüller 625, *744*.
Mátyás 642.
Matzenauer 391, 392, 393, 394, 395, 396, 397, 399, 400, 404, 405, 414, 628, *744*.
Mauler, R. *744*.
Mauriac *389*, 409.
Maury 475, 477, 482, 483, 485, 490, 491, 492, *744*.
— -Albarran 478.
Mauté-Duplay 666.
Mayer 331.
Mayer, A. 199, *199*, 424, 425, 426, 428, 429, 489, 564, 570, *570*, 573, 574, 583, *583*, 589, *589*, 591, 595, *595*, 597, 598, 599, 600, 602, 621, *744*.
Mayer, L. 383, 387, *387*, *744*.
Maygrier 394, 395.
Mayor, A. *744*.
Maÿr *744*.

Meadows 476, 527, 529, 530, *744*.
Meidner *722*.
Meinert 475, 477, 479, 482, 483, 484, 485, 490, 494, *744*.
Meißner 154.
Mellinghoff 715, *744*.
Meltzer 87, *87*.
Mendel 137, 243, *744*.
Menetrier *744*.
Menge 12, 13, 24, *24*, 61, 62, 65, 70, 71, 73, 77, *77*, 82, 83, 85, 96, *96*, 97, 98, *98*, 99, 100, 101, 102, 103, *104*, 105, 106, 107, *115*, 116, *116*, 117, *117*, 118, *118*, 119, 127, 131, 132, *135*, *136*, 137, *137*, 149, 150, 155, 157, 158, 159, *159*, 160, 161, *161*, 166, *166*, 167, *167*, 168, 169, *169*, 170, 171, 172, 173, 175, *175*, 177, *177*, 178, 179, 181, 182, 183, 185, 186, 187, *187*, 188, 189, 190, 191, 194, *194*, 196, 197, 203, 204, *204*, 215, *215*, 216, 217, *218*, 222, *222*, 223, 224, *224*, 225, 228, 229, 230, 231, 232, *232*, 233, *233*, 234, 235, 236, *236*, 237, 238, *238*, 239, 243, 248, *248*, 249, 258, 259, 260, 261, 262, 264, 266, *266*, 267, *267*, 268, 272, 273, *273*, 274, 275, *275*, 326, 346, 591, 666, *736*, *744*.
— -Krönig *71*, *82*, *85*, *90*, *102*, *117*, *119*, *155*, *170*, 287, *373*, *744*.
Mentschinski *744*.
Menzel 527, 529, 530, 531, 542, 543, 544, 548, 549, *744*.
Merckel 138, *138*.
Mériel 153.
Merk 20, *744*.
Merkel 475, 477, 479, 484, 490, 491, 492, *744*.
Mertens 439.
Mesnard 395.
Meuser *741*.
Mewis 395.
Meyer 82, *82*, 153, 395, *396*.
Meyer, A. *744*.
Meyer, O. 356, 357, 358, 359, 362, 363, 364, *744*.
Meyer, R. 161, 163, *163*, 164, 173, *173*, 174, *174*, 474, 478, 483, 485, 516, *516*, 517, 518, 559, 560, *560*, 561, *561*, 564, *564*, 565, *565*, 569, 570, 574, *574*,

575, *575*, 576, *576*, 578, *578*, 579, *579*, 580, *580*, 581, *581*, 583, *583*, 584, 585, *585*, 586, *586*, 588, *588*, 591, 592, 593, *593*, 594, 595, 599, *599*, 616, 676, 679, *679*, 680, *680*, 681, 683, *683*, 686, *686*, 687, 688, 689, *689*, 690, *690*, 691, *691*, 692, 693, 694, *694*, 695, *695*, 696, *696*, 697, *697*, 698, *698*, 699, *699*, 700, *701*, 702, *702*, 710, *710*, 711, *711*, *744*, 745, *753*.
Meyer v. *744*.
Michaelis *111*, *112*, 121, 133, 161, *745*.
Michanoff 155.
Michel 278, 658, 671, *745*.
Michnoff 153.
Micholitsch 642.
Micucci 398.
Mihalkowic v. 687.
Milian 527, 530, 531, 534, 541, 542, *721*.
Miller 501, 506, 519, 534, 539, *745*.
Miller, G. Brown 10, 12.
Milner 657, *745*.
Minkewitsch 373, *373*, 374, *745*.
Miura 355, 358, *745*.
Möllendorff v. 17, *745*.
Moench 153.
Mönckeberg 501, 503, 506, 512, 513, 519, 520, 522, *745*.
Moltrecht 658, 666, 672, *745*.
Mondolfo *745*.
Montgomery 153.
Moraller 559, 564, 574, 602, 611, 619, 620, *745*.
Morau 57, *746*.
Moraux *746*.
Morell-Lavalleé 431, 703.
Morelli 441, 442.
Morestin 527, 529, 530, 539, 540, 543, *746*.
Morgagni 604, *604*, 620.
Morgan 397, 627.
Moro 93, 379, *746*.
Morosowa 534, 535, 539, *746*.
Morris 527, 544, 548, 549, *746*.
Mosbacher 198, *198*, *746*.
Moser, E. M. 33, *746*.
Mosler, L. *746*.
Mouvel 709.
Mracek 392, 394, 408, *746*.
Müller 13, 466, 476, 477, 481, 490, 491, 494, 583, 616, 617, 679, 680, 681, 682, 683, 686, 688,

Müller, E. F. 250.
Müller, Joh. 464, *464*, 473.
Müller, L. R. *4*, *727*.
Müller, M. *746*.
Müller, P. 641, 666, *746*.
Müller, R. 465, *465*, *476*, *477*, 478, 481, 484, 485, 486, 492, 493, 498, *741*, *746*.
Müller v., Fr. 170, *170*.
Müllerheim 373, 375, *746*.
Müllerklein 556, 557, 558, *746*.
Münchmeyer 475, 478, 479, 480, 482, 488, 498, 717, *746*.
Münz 527, 529, 530, 534, 542, 543, 544, 545, 546, *746*.
Mulzer 390, 528, *746*, *762*.
Mundé 550, *746*.
Murphy 475.
Murray 472, *746*.
Muscatello 710, *746*.
Mussoud 475, 477.

Nacken 441, *441*.
Nadal 564, *746*.
Näcke 309, 311, 312, 314, 315, 326, 328, 330, 331, 337, *746*.
Naegele, F. C. 6, 7.
Nagashima 308, 311, 320, 321, 322, 323, 326, 336, 337, 338, 341, *746*.
Nagel 693, *746*.
Namias *746*.
Nammack *746*.
Nassauer 238, 241, 242, 243, 247, *247*, *746*.
Naudin 409.
Naujoks 81, *81*, 118, 119, 120, 122, 123, 129, 244, 245, 247, 248, 272, *723*, *746*.
Nehrkorn 483, *746*.
Neißer 396, 423.
Nernst 110.
Netzel 466, 467, 468, 469, 470, *746*.
Neu 198, *198*, *746*.
Neubeck 281, 282, *746*.
Neugebauer 433, 435, *475*, *477*, 478, 480, 481, 482, 485, 486, 490, 491, 492, 495, 620, 621, 628, 685, 706, 709, 712, 713, 714, *723*, *726*, *732*, *746*, *747*, *748*, *753*.
— v. 280, *280*, 424, 428, 464.
Neujeau 94, 95, 96, *115*, 117, *747*.
Neumann 74, 79, 87, 90, 93, 268, *268*, 269, 270, *270*, 343, 359, 364, 366, 387, *389*, 392, 394, 395, 397, 398, 404, 408, 409, 410, 453, *454*, 529, 551, 552, 554, 665, *665*, 672, *747*, *753*.
— v. 409.
Neumeister 161, *747*.
Nicolle 418.
Niderehe 22, 23, 24, *24*, 25, 136, 141, 181, *747*.
Niebergall 635, 655, *655*, *747*.
Niedermeyer 288, *747*, *752*.
Nikiforoff 664.
Nisat 297, 299, 300, 302, 305, 306, *747*.
Nitzsche *619*.
Noble 501, *738*.
Noguchi 91, 357, 556, *747*.
Norris 153.
Noto 612, *612*.
Nouvel 677, 678, *747*.
Novak 198, *198*, 227, *227*, *343*, *747*.
Nowicki 311, 315, 316, 317, 318, 319, 320, 321, *321*, 322, 325, 328, 329, *329*, 337, *337*, 338, 339, 340, *747*.
Nürnberger, L. 1, *1*, 14, 161, 197, 214, 237, 290, 316, 320, 325, 334, 347, 377, *377*, 462.
Nugaro 300.

Obernmüller 42, 45, 46, 47, 49, 53, *747*.
Obré 372, 373, *373*, 462, *462*.
Obrezut *337*.
Ochsenius 440, *440*.
Odebrecht 528, *747*.
Odefey 435, *747*.
Odinot, N. *747*.
Oelze, F. W. *747*.
Oertel 12, *747*.
Offergeld *747*.
Ohira 357.
Olenin 475, 480, 490, *747*.
Oliver 475, *476*, 477, 482, 489, 490, 491, 527, 530, *747*.
Olshausen 603, 604, 632, *632*, 633, 635, 636, 640, 643, *731*, *747*.
Opitz 67, 586, *586*, 589, *589*, 591, 657, 666, *719*, *720*, *747*, *748*.
Oppenheim 390, 391, 392, 393, 398, 400, 401, 402, 403, 404, 405, 409, 410, 411, 412, 413, 421, 454, 455, 456, *748*.
Orband 297, *748*.
Orland 302.
Orloff *748*.
Orlowa 284, 287, *748*.
Orth 281, *281*, 693, *738*, *748*, *762*.
Orthmann 153, 155, 161, *743*, *748*.
Osterloh 621, *748*.
Ostermair 310, 311, 314, 315, 316, 318, 320, 323, 325, *748*.
Ott-Pabulinsky 649.
Otto, W. 435, *435*, *748*.
Oui 87, *87*.

Pallmann 132.
Palm *748*.
Palmer *729*.
Paltauf 379, 554.
Pampini, C. *748*.
Pankow 32, 33, 588, *588*, *748*.
Papanicolaou 27, 261.
Paquet 487.
Parker *476*.
Parona 527, 530, 531, 541, *748*.
Parrot 384, *384*, 453, *748*.
Pasch, C. *748*.
Paschen 554.
Patti 606, *748*.
Pauli 621, *748*.
Pauliucu-Burla 697, 714, *748*.
Paunz 646, 647, *748*.
Pawloff 403.
Pawlowsky *748*.
Pczelin *748*.
Péan 611.
Peham 153, 591, *591*, *592*, 649, 673, *748*.
Peitmann 608, 611, 630, 645, *748*.
Pell 10.
Pelletan 472, *472*.
Pels-Leusden 686.
Perazzi, P. *748*.
Percival 154.
Peri *115*, 119, 131, 710, 718, *748*.
Perske 666.
Pestalozza 663, 664, 666, *748*.
Peters 605, 635, 666, *748*.
Petit 612.
— -Dutaillis *748*.
Petri *748*.
Petruschky 297, 387, *731*.
Peyrache 502, 503, 505, 525, *748*.
Pfannenstiel 11, 504, 550, *550*, 564, 574, 599, 653, 654, *654*, *749*.
Pfaundler v. 93, 94, 200, 201, *749*.
Pfeiffer 663, 664, 666.
Pflanz *749*.
Philipp 91, 627, 649, *747*, *749*.

Phillips, J. 475, 477, 480, 482, 485, 490, 491, 492, 493, 494, 664, *749.*
Piassetzky 297, 300, 302, *749.*
Piccagnoni 476, 477, 479, 480, 482, 484, 490, 491, 492, 493, 527, 529, 530, 531, 534, 541, 542, 543, 544, *749.*
Picherin 612, *749.*
Pick 405, 501, 502, *502,* 503, *503,* 504, 505, 510, 513, 514, 515, 521, 523, *525,* 526, 531, 547, *547,* 583, 596, 672, *732, 734.*
— A. 664.
— L. 558, 564, 574, 581, 665, 666, *666, 749.*
Piéchaud 501, 505, 506, 519, 520, *749.*
Piering 281, 310, 327, *749.*
Pincus 702, 706, 712, 713, 714, *749.*
Pineau 385, *749.*
Pinkus 20, 23.
Pinna-Pintor 605, 617, *749.*
Pirani 476, *749.*
Pistolese *749.*
Pitterlein 362.
Planck, M. *749.*
Plaut 377, 378, 379, *384,* 414, *726, 739, 741, 749, 751, 754.*
Plautus 2.
Plinius 3, *245.*
Pocci 635.
Poeck 203, *749.*
Pohl 355, *749.*
Poirier 57, 476, 477, 479, 482, 486, 490, 492, *749.*
Polano 161, 197, *197, 240,* 666, *749, 750.*
Pollosson 606, 611, *750.*
Polonskij 142, 149, *750.*
Polster 569, *569.*
Pompe van Meerdervort 278, 279.
Popoff 475, 477, 484, 485, 490, 492, 493, *750.*
Popov 556, 558, *750.*
Porcelli 260, *260.*
Poremsky 666, *750.*
Porro 475, 477, 479, 480, 482, 490, 493, 494, 495, *741, 742, 750.*
Porte la 155.
Porter *750.*
Potel 474, 475, 477, 479, 480, 482, 484, 487, 488, 489, 490, 491, 492, 493, 494, 496, 498, 499, *750.*
Poten 658, 659, 665, 666, *666,* 672, *750.*

Pothérat 466, 467, 468, 469, 528, *750.*
Potocki *750.*
Pott *750.*
Poullson 279.
Poupinel 697, 699, *750.*
Pozsony 647, *750.*
Pozzi *750.*
Pretti 16, 17, 19, 40, 41, 49, 57, *750.*
Preuschen v. 313, *313,* 323, *750.*
Pribram, E. *750.*
Princetau 466.
Prowazek 554, *750.*
— v. 348.
Pruska 377, 389, *750.*
Pryor 609, 631, 643, *750.*
Prytek 607, *607.*
Puchelt 627.
Puech 394, 395, 448, *750.*
Puga *750.*
Puppel *750.*
Pusch 446.
Pusey 416.
Putégnat 395.

Quénu 404.
Querner 619, 620, *750.*

Raab 14, 133, 203, 206, 207, 208.
Rabé 501, 506, 519, 521, 522, 524, *750.*
Rabenau v. 285, *285, 743.*
Rabl 21.
Radkey *756.*
Radwanska v. 619, *750.*
Raimondi 476, *751.*
Rainer *751.*
Rakjejeff *751.*
Ralle, E. *751.*
Ranke *373.*
Ranke v. *287.*
Ranvier 61.
Raschke 528, 529, 676, *676, 751.*
Raspini *751.*
Rasumow 392.
Rath 93, 94, *753.*
Raw 297, 299, *751.*
Rebaudi 284, 286, *286, 751.*
Recklinghausen v. 564, 565, 566, 588, 591, 692, 693, 708, *749, 751.*
Reclus, P. *751.*
Reder 390, *751.*
Reeb 664.
Regner de Graaf 4.

Reichenfeld, S. *751.*
Rein 550.
Renisch 560, 564, 565, 574, 575, 576, 577, 579, 586, *587,* 596, *751.*
Resinelli 663, 664.
Retterer 697, *751.*
Reusch 525.
Reuß v. 264, *523, 751.*
Reverdin 685, *751.*
Reymond 152, *751.*
Reynand, M. *751.*
Rheinstädter 10, 12.
Rhode 611, *612.*
Ribbert 385, 685, *751.*
Ricard *751.*
Richet 390.
Richter 373, *373, 751.*
Ricord 390, 413.
Riebes, Ch. 289, *372, 751.*
Rieder 692, 694, 706, 709, 710, *731, 751.*
Riedinger, H. *751.*
Rieländer 425, 426.
Ries 588.
Riga-Cornil *751.*
Rille 389, *390,* 391, 392, 393, 394, 396, 397, 399, 403, 404, 409, 410, *751.*
Rindfleisch 607, *607.*
Rinecker v. 258.
Riolan d. J. 3.
Riolanus 5.
Risch 683, *684, 685,* 709, 711, *744, 751, 753, 755, 756.*
Risel 658, 664, 666, 670, *729, 742, 751.*
Rissel *751.*
Rist 72, 73, 89.
Ritter *391.*
Rivett 466, *466.*
Rizzoli *476.*
Röber 46, *751.*
Roberts 153, 155, *751.*
Robin 377, *386.*
Robinson *751.*
Rocheblave 477, 492, *751.*
— -Tédenat 478, 479, 480, 481, 483, 485, 486, 491, 492, 493, 494.
Rochelt 475, 477, 479, 480, 482, 490, 491, 492, 494, *751.*
Rode 408, *752.*
Rodecurt 369.
Rodenwaldt 348, 349, 355, 358, *751.*
Rodericus a Castro 436.

Röhrs 104, 119, *738*.
Röllet 394, 513.
Roello 526, 527, *751*.
Rösch *751*.
Rössle 200, *200*.
Röthler 278, 279, *751*.
Rohde 611, 612, 621, *621*.
Rohrbach 611, *752*.
Rokitansky 426, *426*, 464, *464*, 473, 523.
Rollin 153, 472, *472*, 487, 489, 527, 529, 530, 531, 541, 543, *722, 727, 746, 749, 750, 751, 752*.
Rolly *752*.
Roman 311, 316, 317, 336, 338, *752*.
Rommel 425, 426.
Róna 414, *752*.
Rosenbach 501, 511, 512, 519, *752*.
Rosenberger 466, *466*, 467, 470, 527, *752*.
Rosenlew 155, *752*.
Rosenstein 559, 560, 564, *752*.
Rosenthal 390.
Rosinski *752*.
Rosner 12, 664.
Rosowsky 85, *85*.
Rossels *752*.
Rossenbeck 132, *132*, 133, *752*.
Rossi 424, 441, 442, *442, 752*.
Rossier 664.
Rossinsky 153.
Rostagni *752*.
Rostaine 396.
Rosthorn v. 7, 153, 155, 528, *528, 586, 586*, 589, 666, *748, 752, 754*.
Rother 70, 74, 75, 76, 77, 78, 79, 99, 102, 136, 141, 142, 289, *752*.
Rotter, H. *752*.
Rouffart *752*.
Rougé 720.
Routh, A. *752*.
Routier 153, 155, *476, 477*, 498, 635.
Roux 255, 378, 379, *742*.
Rowlette 535, *737*.
Roy le *752*.
Rubeska 389, 527, 529, 531, 541, 542, 544, 545, 548, 549, *752*.
Rudnewa 474, 483, 501, 503, 506, 511, 513, 520, 527, 529, 530, 531, 542, 544, 546, *738*.
Rübsamen 287, *287*.

Rühs *752*.
Rüter 623, *752*.
Ruge 57, 311, 316, 322, *327*, 337, 611, 683, *683*, 694, *694*.
Ruge II 153.
Ruge, C. 325, *752*.
Ruge, H. 619, *752*.
Ruge, R. 309.
Rumpel 664.
Rumpf 602.
Runge 43, 44, 45, 48, 52, 53, 54, *752*.

Sabatier 404.
Sadowski 603, *752*.
Saelhof 421.
Sänger 153, 155, 259, 501, 504, 506, 514, 519, 520, 521, 522, 524, 550, *556*, 557, *557, 752*.
Sänger, M. *753*.
Säxinger 653, *653, 753*.
Sage *753*.
Salin 153.
Salomon 92, *92*, 93, *93*, 94, 95, 247, *247*, 248, *248*, 259, 263, 379, *379, 737, 742, 753*.
Salvioli 697, *753*.
Salzer 686, *753*.
Samaja 403, *753*.
Sames 586, *753*.
Sampler 426.
Sampson 564, 565, 567, 580, 588, 590, 591, 593, 594, *741, 753, 760*.
Sangiorgi 556.
Sappey 57, *753*.
Saretzky 153.
Sartory 726.
Sauer 12.
Savage-Smallwood 527.
Sawicki 495.
Sawin 621, *753*.
Saxtory 379.
Scaglione 556.
Scanzoni v. 61, 62, 129, 130, *230, 358, 358*, 386, 387, 392, *475*, 477, 478, 479, 482, 492, 493, 494, *711, 739, 753*.
Schabort 93, *753*.
Schade 114, 178.
Schäfer *753*.
Schäfer, P. 725.
Schäffer 422, 423, 499, 718, *753*.
Schaffer 17, 43, 152.
Schapernack *753*.
Scharf 436.
Scharlich 153.

Scharlieb 155.
Scharpenack 466.
Schauta 633, *633*, 643, 647, 665, *665*, 672, *753*.
Scheffzack *372*.
Scheffzek 278, 288, *288, 753*.
Scheib 588, *588*, 652.
Schelle 627.
Schenk 46, 47, 49, 287, *287, 753*.
Schepermann, H. *753*.
Scherber 91, 92, 420, *753*.
Schestopal 476, 479, 480, 481, 482, 490, 491, 492, 493, 495, *753*.
Scheurer *753*.
Schick 629, *630*, 653, 654, *753*.
Schickele 564, 573, 574, 584, *584*, 665, 666, *666*, 672, *754*.
Schieck *278*.
Schiefferdecker 61.
Schiele 23, 134, 138, *753*.
Schild 94.
Schildecker 278, *753*.
Schiller 501, 503, 506, 519, 590, 592, *592*, 697, *698, 754*.
Schirchow 699, 700.
Schlagenhaufer 663, 665, 666, 672, *754*.
Schloffer 602.
Schlüter 102, *754*.
Schlund 603, 605, 609, 611, 622, 623, 625, 626, 627, 633, 635, 642, *732, 737, 742, 754, 763*.
Schmauch 499, 664, 666, 668, *754*.
Schmermund 476, 477, 479, 480, 482, 490, 491, 492, 493, *754*.
Schmid *240*, 265, 348, 349, 350, 351, 352, 353, 354, 357, 358, 359, 361, 362, 363, 364, 365, 366, 369, *735, 754*.
Schmidgall *115*.
Schmidlechner *754*.
Schmidt, A. *754*.
Schmidt, H. R. *754*.
Schmidt, J. 663, 664, 665.
Schmidt, M. B. *754*.
Schmidt, O. 621, *754*.
Schmidt, P. 501, 503, 505, 506, 519, 520, 522, *754*.
Schmidt, W. *754*.
Schmidt v. 619, 620, *754*.
Schmidtlechner 623, 627.
Schmincke 311, 336, *754*.
Schmit 666, 668, *668*, 672, *754*.
Schmolling 309, 311, 312, 314, 315, 316, 322, 324, 330, 337, 339, *754*.

Schmorl 385, 663, 666, 667, 670, *754*.
Schneider 103, *103*, 437, 438, *438*, 476, 489, *754*.
Schoch *754*.
Schönfeld 390.
Schönhof 555.
Schönholz 565.
Scholten 649.
Schottlaender 161, 541, 586, *586*, 589, 650, 651, 652, *754*, *755*, *762*.
Schottmüller 83, 84, 85, 86, 87, 264, 285, *285*, 286, *755*.
Schrage 465, 466, 467, 468, 469, 470, *755*.
Schramm 475, 477, 482, 492, *755*.
Schridde 565.
Schroeder 6, 14, 25, 26, *26*, 60, 61, 62, 63, 64, 65, *65*, 68, 69, 70, 71, 72, 73, 74, 75, 76, 77, 78, 79, 81, 83, 86, *86*, 89, 99, 100, 106, 107, 118, 120, *120*, 122, 123, 126, 127, 129, *129*, 132, 133, 138, 139, 140, *140*, 142, 143, 144, 145, *145*, 146, 147, 148, 150, 156, 157, 167, *167*, 168, 170, 171, 178, *178*, 186, *186*, 189, *189*, 190, 191, *191*, 192, 196, 198, *198*, 202, *202*, 203, 204, 206, *206*, 210, 211, 212, 213, 219, 226, *226*, 247, *247*, 263, 271, 272, 299, 302, 304, 305, 311, *311*, 355, 356, 358, 359, 360, 361, 362, 363, 364, 365, 389, 390, 403, 404, 412, 446, 447, 448, 449, 450, 451, 456, 457, 472, 478, 501, *612*, *728*, *755*.
Schröder, C. 309, 315, 316, 322, 323, 325, 327, 632, 718, 719, *755*.
— H. *755*.
— K. 331, 337, 338.
— R. 10, 12, 14, 62, *62*, 71, 146, *146*, *158*, *159*, *160*, 162, *163*, 164, *165*, 166, *166*, 171, *173*, *175*, 180, 181, 183, 185, 187, 188, 196, 219, 223, *223*, 230, 254, 255, 266, 437, 438, *438*, 616, *755*.
Schrötter v. 331.
Schuberg 20.
Schubert 11.
Schuchardt 513, 518, *518*, 640, *755*.
— Frick 501, 503, 506, 517, 519, 520, 522, 524, 534.

Schugt 300.
Schuh 12.
Schuhmacher 664.
Schulein, H. *755*.
Schulte 715, *755*.
Schultheiß 64, 77, *755*.
Schultz 254, *254*.
Schultze *755*.
— B. S. 220, 221.
— -Rhonhof 24, *24*, 105, 117, *117*, 118, *118*, 119, *119*, 131, 139, 197, 224, *224*, *755*.
Schulz 197.
Schumacher 664.
Schustler 501, 503, 506, 510, 519, 520, 522, *755*.
Schwab, E. *755*.
— M. *755*.
Schwartz 392, 393, 527, 529, 530, 531, 534, 541, 542, 543, 546, 594, *755*.
Schwarz 611, 621, 624.
Schweitzer 92, *92*, 93, 94, *94*, 95, 104, *115*, 117, *117*, 229, *229*, 248, *248*, *726*, *755*.
Schweninger 685, *755*.
Scirrhus 607.
Seitz 530, 536, 537, 550.
— A. 355, 356, 358, 362, 365, 369, 472, 473, *473*, 527, 534, 541, *755*, *756*.
— L. 66, 67, 70, 489, *489*, 596, *756*.
— O. 527, 531, 534, 535, 541, 542, *756*.
Sekiba *591*.
Selhorst 465.
Sella 12, 13.
Sellheim 1, *1*, 5, *5*, 6, 7, 161, 164, 165, 228, *228*, 629, 653, 654, 656, 657, 658, 666, 684, *684*, *756*.
Semb *756*.
Sénarclens de 664.
Senn 527, 529, 530, 531, 542, 544, *756*.
Serra 554, 555.
Sexton *278*.
Seydel *756*.
Seyffert 625, 632, 635, *756*.
Shaw 564, 573, *756*.
Sherrington 9, *9*.
Shiga 286.
Shoemaker *756*.
Siefart 606, *756*.
Siegel 337.
Siegert 311, *756*.

Sigmund 392.
Silberstein 297, 300, 301, 302, 304.
Simmelink *756*.
Simmonds 167, 664, *756*.
Simmons 527, 529, 530, 531, 541, 546, *756*.
Simon 12, 476, 477, *756*.
Simons 436, 437, 439, *756*.
Simpson 476, 627, *756*.
Sippel 639, 641, *756*.
Siredey 453.
Sittler 94, *756*.
Sitzenfrey 564, 569, 574, 576, *576*, 577, 581, *581*, 582, 586, *586*, 587, 588, 589, *589*, 590, 602, 616, *616*, *756*.
Skowronski v. *445*, 446, 447, 448, 449, 450, 451, 452, 462, 463, *756*.
Skutsch 61, 168, *168*, 197, *197*, *756*.
Skutul *756*.
Slawiansky *756*.
Smith 432, 465, 474, 475, *476*, *477*, 482, 484, 485, 490, 491, 492, 493, 501, 525, 550, *724*, *725*, *732*, *744*, *756*.
— Tyler 370, *370*, 625, *625*.
Smorodinzew 77, 95, *756*.
Snegirew 664.
Snoo de 564, 574, *737*.
Snow *756*.
Sobotta 17, 27.
Soeken, G. *104*, 123, 129, *756*.
Sörensen 110, 112.
Solowij 665, *757*.
Soltmann 501, 506, 510, 519, 520, 521, 522, *757*.
Sommer, A. 420.
Spadaro 527, *757*.
Spaeth *757*.
Speiser 45, 46, 47, 48, 49, 271, *757*.
Spencer 153, 285, 286, *286*, 559, 562, 563, 653, 663, *757*.
Spiegelberg 322, 324, *324*, 464, 504, 527, 529, 530, 531, 540, 541, 542, 543, 544, 548, 549, 550, *757*.
Spillmann 284, 285.
Spinelli 409, 410.
Spitzer 436, 437, 439, *757*.
Spohn *757*.
Springer, C. *757*.
Srebrny *757*.

Sserdjukoff 284, 287, *757*.
Stacy 650, *733*, *757*, *761*.
Stade 572, *572*.
Stafford 260, *711*.
Stankiewicz 611, 665, *757*.
Starfinger 501, 505, 506, 519, 520, 534, 535, *757*.
Stargardter 88, *757*.
Starke 501, 507, 511, 512, 519, *757*.
Stefani 528, 529, 530, 531, 532, 539, 540, 541, *757*.
Steffeck 380, *757*.
Stein 420, 664, *757*.
— A. 476, 477, 479, 480, 482, 490, 491, *725*, *738*, *756*, *757*.
— R. *757*.
Steinschneider *757*.
Steinthal 501, 503, 506, 510, 513, 519, 523, 527, 529, 530, 531, 534, 543, 546, 610, *757*.
Steinweg *757*.
Steltner *757*.
Stemmelen 564, *757*.
Stengel *757*.
Stephan 23, *23*, 24, 247, *247*, 359, *359*, 360, 366, *757*.
Stephanus, H. *1*.
Stern, A. *757*.
Sternberg 46, 48, 263, 593, *593*, *757*.
Stevens 284, 286, *476*, *477*, 564, 623, *757*, *758*.
Stickel 602.
Sticker 278.
Stiedel 664.
Stieve 6, 16, 17, 18, 19, 20, 21, 22, 28, 29, 30, 34, 35, 36, 37, 38, 39, 40, 41, 42, 43, 44, 45, 47, 48, 49, 50, 51, 52, 53, 54, 55, 56, 57, 60, *169*, *758*.
Stilling 591.
Stockard 27, 261.
Stoeckel 161, *161*, 163, *163*, 166, *166*, 177, *177*, 602, 609, 647, 648, *758*.
— Reifferscheid *392*, 501, *758*.
Stöcklin 379.
Stokes 683, 709, 713, 714, *758*.
Stolper 161, *758*.
Stolz 264, 284, 285, 287, 290, *758*, *761*.
Stone 559, *758*.
Stover 476.
Strachan 466, 467, *758*.
Strada 437, 438, *438*.
Straßmann 475, 476, 477, 478, 480, 481, 482, 485, 490, 491,
492, 501, 505, 506, 519, 520, 534, 535, 629, 717, *717*, *758*.
Stratz 466, 467, 468, 469, 470, 713, *758*.
Strauß *14*, 416, *736*, *758*.
Strebel 611, 627, *758*.
Strobach 658, 659, *737*.
Stroganoff 98, *98*, *115*, 117, 119, 171, *758*.
Stubowski 278, 279, 295.
Stübler 685, 695, *695*, 703, 709, *758*.
Stümpke 413, 414, 415, 422, 423, *758*.
Süß *758*.
Stumpf 242, 475, 477, 479, 481, 482, 485, 486, 490, 491, 492, 609, *758*.
Suloniov *758*.
Sulzer *753*.
Sutton 155, *758*.
Svaine 663.
Swanton 476, *758*.
Swayne **476**, *758*.
Sweet 501, 503, 506, 511, 512, 513, 519, 520, 522, 677, *758*.
Swieten van 704.
Syromjatnikoff 374, *374*, *758*.
Szamek 528, 530, 540, 541, 542, 545, 548, 549, *758*.
Szathmáry v. 528, *758*.
Szenes 214, 215, 591, *758*.

Takahasi 310, 706, 708, 710, *758*.
Tandler 719.
Tate 153.
Tatyama *758*.
Tauffer 12.
Taussig 443, *758*.
Taylor *476*, 481, *481*, *758*.
Tédenat-Rocheblave 475, 477, 482, 490, 491.
Teeter 574.
Teissier *758*.
Ter Neumann 527, 530.
Tessier 278.
Teuffel *758*, *759*.
Thaler 153, 154, *759*.
Thalmann 259.
Theilhaber 197, 224, *759*.
Thérèse 612, *736*.
Thiercelin *759*.
Thiersch 685.
Thies *152*, *759*.
Thoma, R. 564.
Thomas 370, 432, 471, *471*, *759*.
Thompson 10.

Thomson 446, 447, 450, 451, 611, 635, *759*.
Thoret 278, 279, *759*.
Thorn 431, 640, 664, 703, 706, 712, *759*.
Thornton 476.
Tièche 555.
Tillaux 488, *759*.
Tilt 280, *280*.
Tissier 93, 94, 281, *281*.
Tixier *759*.
Tobler 586, *586*.
— M. 682.
Töth v. 666, *759*.
Toldt 57, 327.
Tolpygo *759*.
Tomaschewsky *759*.
Tomasczewski 412, 413, 414, 415, 416, 419, 421, *727*, *759*.
Torggler 475, 480, 635, *759*.
Torzey 260.
Tourneux 24, 528, 529, 530, 531, 541, 542, 548, 549, *727*, *759*.
Touton *759*.
Tracy 527, *527*, 529, 530, 531, 539, 540, 541, 542, 543, 544, 545, 546, 549, *759*.
Traetzl 465, *465*.
Traugott 359, *759*.
Treuherz *759*.
Treuthardt 297, 300, 304, *759*.
Trillot 425, 426, *759*.
Trousseau 296.
Truszkowski 123, *763*.
Truzzi 636, *759*.
Tschamer 437, 438, *759*.
Tschanischin 465, *465*.
Tschekan 657, *759*.
Tschernischeff 373, 374, *759*.
Tschumakowa 95, *756*.
Tsuj *759*.
Tsuji 653.
Tuberowsky 476, 477, 478, 479, 480, 481, 482, 484, 485, 490, 491, 492, 493, *759*.
Tuffier *759*.

Uffreduzzi 559, *759*.
Uhland 162, *162*.
Uhr *738*.
Ulesco-Stroganowa *741*.
Ullmann 555, 556, *556*, 574.
Ulrich 475.
Underhill 527, *759*.
Ungaro 297, 300, *759*.
Unger 457, 472.

Unna 20, *20*, 21, 46, 416, 418, 419, 607, *607, 760*.
Unterberger 707, *760*.
Ursu 476, 477, 482, 490, 714, 715, *760*.
Uschakoff 664.

Vagedes 10.
Vahle 94, 95, 115, *115*, 116, 117, 263, *760*.
Vallat 379.
Vannoni 371.
Vasilescu 383, *760*.
Vaßmer 162, *162*, 585, *585*, 658, 659, 664, 665, 666, *666*, 672, 683, 691, 692, 693, 694, *694*, 695, 699, 706, 711, 750, *760*.
Vautrin 446, 447, 448, 450, 451, 452, 463, *760*.
Vávra 624, *760*.
Vedela *760*.
Veillon 86, 88, *760*.
Veit 12, 163, *163*, 253, *253*, 254, 257, 258, 267, 273, 274, *312*, 340, *374, 382, 383*, 386, 424, 428, 430, 431, 434, 443, 446, *446*, 447, 451, *478*, 501, 524, *527*, 528, 619, 640, *642*, 667, 679, 702, 705, 720, *720, 752, 760*.
— G. 692, 693, 694.
Veith 17, *697*, 698, *760*.
Velde van de 380, *760*.
Venot 153.
Verchère 403.
Verdalles 612, *760*.
Verga 476, 477, 478, 479, 480, 482, 484, 485, 534, 535, 538, 539, *760*.
Vermeil *751, 760*.
Verneuil 464, *464*, 473, 714, *725*.
Victorin 3.
Vidal, E. 416.
Viennay 404.
Vierordt 6.
Vieting 664.
Vignard 153.
Villar 677.
Villiers de 612, *736*.
Vincent 73, 414.
Violet 606, *750*.
Viollet 617, *721*.
Virchow 284, 286, *286*, 384, *384*, 464, *464*, 466, 473, 475, 477, 478, 479, 482, 489, 495, 704, *704*.

Vireuque 527, *527, 760*.
Vital *760*.
Vix 436, *760*.
Völker *760*.
Vogel 384, *384*, 426.
— A. 380.
— J. 464, *464*, 473.
Vogt 590, *590*.
Voigt, E. *760*.
Voigts *760*.
Voisenet 209.
Volk 600.
Volkmann *536*, 537, *760*.
Vollmer 278.
Volpino 554.
Voltz 626, 649.

Waelsch 555, *555*.
Wagener *438*.
Wagner 10, *259*, 260, *760*.
Wagner, E. 384, *384*.
Wahn 653, 654, *654, 760*.
Waldeyer 6, *9*, 17, 49, 57, 58, *166*, 284, *284*, 482, *746, 760*.
Waldow 664.
Waldstein 311, 312, 316, 317, 318, 319, 320, 335, 472, *472*, 473, 501, 503, 505, 506, 519, 520, 521, 531, 534, 535, 538, *760*.
Wallart 664.
Walter 556, 558, *558*, 602.
Walthard 62, 74, 88, 119, 249, 304, 584, *584*, 658, 659, 667, *760, 761*.
Walther 161, 162, *162, 761*.
Wanner 710, *761*.
Warburg 137, 144, 146.
Ward *761*.
Ware 306.
Warfvinge, F. W. *747*.
Warmann 425.
Warrington 471.
Wathen 527, *761*.
Watson *761*.
Watts 713, *761*.
Wauschkuhn 300, *761*.
Weber 373, 374, *374*.
Wegelius 75, 76, 87, 88, 89, *89*, 136.
Wehle 658, 666, *761*.
Weibel *603*, 610, 642, 649, *761*.
Weigert 42, 322, *761*.
Weinbrenner 155.
Weir 477, *761*.
Weiß 290, 303, 306, *306, 761*.
Weißwange *761*.

Welander 416, *761*.
Welling 501, 503, 506, 508, 509, 510, 511, 512, 513, 514, 519, 524, 525, 677, *761*.
Welponer 313, 330, 395, 627, *739*.
Welti 20, *761*.
Werner 311, 337, 476, 477, 478, 479, 480, 481, 482, 484, 486, 488, 490, 491, 492, 493, 494, 495, 498, 590.
— E. 91, 336, 338, *761*.
Wernitz 475, 477, 479, 480, 482, 483, 485, 490, 492, *761*.
Werth 524.
Wertheim 260, *588*, 611, 642, 643, 645, 647, 648, *729, 761*.
Westenberger 501, 506, 677, *761*.
Westphalen 436, 437, *761*.
Weyl 650.
Whitehouse 564, 565, 570, *761*.
Whitridge *762*.
Wichert *761*.
Wichmann 94.
Widal 284, *761*.
Widmark *761*.
Widmer 697, 698, 699, *761*.
Wiedo 654.
Wiegandt 373, 374, *374*.
Wiegmann *761*.
Wieloch *761*.
Wiesinger 153, 154.
Wiezynski 476, *761*.
Wigand 6, 7, 8.
Wiggin 679, *761*.
Wilbrand 712, *761*.
Wilks 404.
Wille 358, 359, 369, *369*, 611, 621, *621, 762*.
Williams 88, 297, 300, 302, 305, 306, 370, *370*, 476, 502, *502, 736, 741, 746, 751, 759, 762*.
— R. 541.
— W. R. *762*.
— W. S. 663, 664.
Willigk 284, 286, *286*.
Wilms 501, 509, 513, 515, 516, 517, 521, *762*.
Wilson 466, 467, 468, 469, 470, 527, *762*.
Wilten 664.
Winckel, F. *762*.
Winckel v. *7, 57*, 88, *261*, 308, 309, 311, 312, 314, 322, 323, 324, 325, 326, 327, 329, 330, 337, 338, 339, 383, *383*, 384, *384*, 385, 386, *386*, 387, *387*, 389, 406, 433, 435, 436, 621.

621, 623, 624, *624*, *625*, 693, 706, 707, 710, *710*, 711, 712, *712*, 713, 718, *762*.
Windisch 631, *762*.
Winkler 278, 279, 550, 663, 664, *751*.
Winter 221, *221*, 222, 380, 478, 640, 641, *762*.
Winternitz *389*, *390*, 391, 392, 393, 394, 395, 396, 397, 398, 403, 404, 405, 409, 411, *751*, *762*.
Wintz 61, 62, 118, 119, 127, 128, 130, 131, 649.
Wirtz 527, 529, 530, 539, 541, 544, 545, 546, 550, *762*.
Witte 102, *102*, *762*.
Wittenbeck 203, 205.
Wittmer 597.
Wörz v. 395, 685, *762*.
Wohlgemuth 142.
Wolff 390, 585, 593, *593*, 617, 679, 686, 687, 688, 689, 691, 694, 695, 722, *762*.
— A. 602, *762*.
Wolffenstein 281, 282, 372, *762*.
Wolfring *180*, 247, 248, *248*, 359, *762*.
Wolter 409, 410.

Woltke, W. *762*.
Workmann 658, 659, 664, 667, *738*.
Wrede 501, 506, 511, 512, *762*.
Wright, H. E. *310*, 310, 311, 337, *736*, *762*.
Wülfing *588*, *589*, *590*.
Würst 627, *762*.
Wynter 153.

Young 527, 542, 558, *762*.

Zaccaria 284, 285, *722*.
Zacharias 311, 318, 335, 611, 658, 659, 665, *665*, 677, 713, 715, 717, *762*.
Zacherl 139, *762*.
Zagorjanski-Kissel 662, 666, *666*, 670, 672, *762*.
Zaharescu 395.
Zahn 444, 445, 446, 447, 448, 449, 450, 451, 452, 462, 463, *762*.
Zalewski *763*.
Zangemeister 153.
Zangenmeister *763*.
Zeiher 155.
Zeißl v. 390, 392, 397, 403, 405.

Zenker 30, 41, 323, 385, *763*.
Ziegenspeck 153, *153*.
Ziegler 555, *555*.
Ziemssen *722*.
Zikmund 373, 376, *763*.
Zimmermann 70, 248, *763*.
Zirinski 629, 653, *763*.
Zirkunchenko 373, 374.
Zizold 619, 620, *763*.
Zöppritz 97, *97*, 102, 103, 106, *763*.
Zondeck 261.
Zondek *26*, *27*, *28*, *29*, *602*, *741*, *763*.
Zuber 86.
Zuckerkandl 586, *586*, *632*, 635, 643.
Zweifel, P. 60, 61, 62, 116, 122, 124, 126, *126*, 130, 132, 135, 137, 141, 153, 163, *163*, 164, 229, *229*, 230, *230*, 231, *232*, 237, *240*, 242, 244, *244*, 260, *267*, *284*, 309, 311, 312, 313, 314, 315, 323, 330, 331, 337, 338, 339, *341*, *341*, 648, *763*.
— -Payr *740*.
Zweigbaum 713, 714, *726*, *737*, 744, 746, 753, *763*.
Zwolinski 123, *763*.

Sachverzeichnis.

Adenocarcinom der Scheide 607, 616.
Adenofibrosis der Scheide 564 f.
Adenom der Scheide 559.
Adenomyom 564, 566.
Adenomyosis der Scheide 564 f.
— Diagnose 598.
— Entstehung 579.
— makroskopischer Befund 569.
— mikroskopischer Befund 574.
— Prognose 600.
— Symptome 595.
— Therapie 601.
Adventitia der Scheide 42, 45, 56, 57, 60.
Aktinomykose 377.
Alaunschädigungen der Scheide 280.
Alizarin zur Prüfung der Reaktion des Scheidensekrets 126.
Aminosäuren im Scheidensekret 133, 207 f.
Ammoniakverätzungen der Scheide 280.
Angiom der Scheide 472.
Angioma sarcomatodes 533.
Angioplastische Sarkome 532.
Angiosarkome 533.
Aphthen der Scheide 452 f.
Argentum nitricum zur Behandlung des Fluor vaginalis 230 f.
Arsenik, Schädigungen der Scheide durch 281.
Arterien der Scheide 52 f.
Ascaris lumbricoides in der Scheide 441.
Atresie der Scheide 10, 290.
Atrophie des Endometrimus, Fluor bei 167.
Auftreibung, spindelige des Cervicalkanals 177.
Ausfluß s. Fluor.

Bacillosan 247.
Bacillus acidophilus 79.
— — — Säuerungsvermögen 77.
— bifidus communis (Tissier) 79, 82.

Bacillus Ducrey-Unna 415 f.
— faecalis alcaligenes 79.
— fusiformis 90.
— lactis aerogenes 79, 82.
— — — Säuerungsvermögen 77.
— mesentercius 89.
— — Säuerungsvermögen 77.
— subtilis 89.
— thetoides 89.
— vaginalis Döderlein 74.
— — — Degenerationsformen 78.
— — — glykolytisches Ferment 77.
— — — Herkunft 79.
— — — kulturelles Verhalten 74.
— — — Milchsäurebildung 76.
— — — Morphologie 74.
— — — Säuerungsvermögen 77.
— — — Säurebildungsvermögen 75 f.
Bacterium coli 79, 91.
— — Erreger von Kolpitis 284.
— — Säuerungsvermögen 77.
Bacterium coli commune 91.
— — — Säuerungsvermögen 77.
Bäderbehandlung bei Fluor vaginalis 235.
Bakterielle Scheidenentzündungen 255, 256, 257 f.
Bakterien der Scheide 71 f.
— — Bedeutung für die Selbstreinigung 98 f.
Bindegewebe, Blutgefäße des 52.
— Nerven des 59.
— der Scheide 40 f.
— — Altersveränderungen des 45.
— — elastische Fasern 45.
— — Schwangerschaftsveränderungen des 47.
— — kollagene Fasern 40.
— Schwangerschaftsveränderungen 42.
Bindesubstanzgeschwülste des Scheide 464 f.

Blutegel in der Scheide 441.
Blutgefäße der Scheide 52 f.
Bogenstäbchen (Menge) 82.
Bolus alba zur Fluorbehandlung 242.
Buttersäurebacillen 79.

Calcium s. Kalk.
Carbolsäureverätzungen der Scheide 280.
Carcinom der Scheide, primäres, Ausbreitung 609.
— — — Diagnose 627.
— — — Entstehung des 612.
— — — makroskopischer Befund 603.
— — — mikroskopischer Befund 605.
— — — Symptome 622.
— — — Therapie 631.
— — — Wachstum des 608.
— — sekundäres 650.
Cervicalkanal, spindelige Auftreibung 177.
Cervikaler Fluor, Diagnose des 222.
— — Therapie 229.
— — s. Fluor cervicalis
Cervixcarcinom, Fluor bei 176.
Cervixpolypen, Fluor bei 176.
Cervixschleim s. Cervixsekret.
Cervixsekret 169.
— Bakterizidie 171.
— biologische Bedeutung 170.
— Chemie des 169 f.
— Menge 171.
— Reaktion 170.
— in der Schwangerschaft 169.
Chlorgehalt des Scheidensekrets 214.
Chlorzinkverätzungen der Scheide 280.
Cholera, Kolpitis bei 286.
Chorionepitheliom der Scheide 657 f.
— — Entstehung des 662.

Chorionepitheliom der Scheide
 makroskopischer Befund
 657.
— — mikroskopischer Befund
 660.
— — Prognose 670.
— — Symptome 668.
— — Therapie 672.
— — Verlauf 670.
Chromsäureverätzungen der
 Scheide 280.
Clarkesches Geschwür der
 Scheide 457 f.
Coitusverletzungen der Scheide
 424 f.
Colpitis s. auch Kolpitis und
 Scheidenentzündungen.
— acuta diffusa 269.
— atrophica 268, 270.
— catarrhalis 267.
— chronica 268, 270.
— dissecans 283.
— dysenterica, makroskopischer
 Befund 291, mikroskopischer
 Befund 292.
— emphysematosa 307 f.
— — Diagnose 340.
— — Entstehung 322.
— — Klinik der 336.
— — makroskopischer Befund
 311 f.
— — mikroskopischer Befund
 315.
— — Therapie 340.
— erosiva 267.
— exfoliativa 369 f.
— gonorrhoica 257.
— — Histologia 269 f.
— — Symptome 273.
— granularis 267, 270.
— — cystica 268.
— maculosa 268.
— nodularis 267.
— papulosa 268.
— — acuta 551.
— — chronica 551.
— pseudomembranosa 275.
— purulenta 267.
— senilis 341 f.
— — makroskopischer Befund
 341.
— — mikroskopischer Befund
 342.
— — Symptome 346.
— — Therapie 346.
— serös-eitrige 267.
— simplex 267.

Colpitis, Staphylokokken 262.
— Streptokokken 261.
— durch Pneumokokken 262.
— vetularum 341.
Colpohyperplasia cystica 311.
Comma variabile 82.
Conidien 378.
Corpus uteri, normaler Inhalt 156.
— — als Fluorquelle 156 f.
Cysten der Scheide 678 f.
— — bindegewebige 702.
— — Diagnose 715.
— — endotheliale 703.
— — epitheliale 679 f.
— — des Gartnerschen
 Ganges 686 f.
— — Genese, formale 679.
— — — kausale 704.
— — Lymphcysten 703.
— — makroskopischer Befund
 704.
— — mikroskopischer Befund
 709.
— — Prognose 717.
— — aus Scheidendrüsen.
— — Symptome 712.
— — Therapie 718.
— des Urnierenganges 686 f.
— des Wolffschen Ganges
 686 f.

Decubitalgeschwüre 426.
Dermoidcyste der Scheide 677.
Desquamativkatarrh der Scheide
 223.
Diastase im Scheidensekret bei
 Fluor 211.
Diastatisches Ferment 77, 141,
 142 f., 211.
Dioestrus 27.
Diphtherie (echte) der Scheide
 296 f.
— Befund 300 f.
— Diagnose 306.
— makroskopischer Befund 297 f.
— mikroskopischer Befund 298 f.
— pathologische Anatomie 297 f.
— Streptokokken 284, 290, 292.
— Symptome 300 f.
— Therapie 307.
— Übertragung 299 f.
Diphtheriebacillen 87 f.
Dissoziationsgrad 109.
Dissoziationskonstante 109.
Döderleinsche Scheidenbacillen
 74.

Druck, osmotischer, des Scheidensekrets 205.
Drüsen der Scheide 695.
Ducrey-Unnasche Bacillen 415 f.
Dysenterie, Kolpitis bei 286.
Dysenterische Kolpitis 291, 292.

Ectropium der Cervixschleimhaut
 175.
Eingeweidewürmer in der Scheide
 436 f.
Eiweißspaltendes Ferment im
 Scheideninhalt 148.
Eiweißstoffwechsel in der Scheide
 146.
— des Scheidensekrets bei Fluor
 206.
Elastische Fasern der Scheide 45 f.
— bei Kolpitis 271.
Emphysem der Scheide 311.
Endometritis gonorrhoica 157 f.
— non gonorrhoica 160.
— non gonorrhoica als Fluorursache 160 f.
— postgonorrhoica 160.
— nach puerperalen Infektionen
 160.
— durch Fremdkörperwirkung
 161.
— post abortum 161.
Endometrium als Fluorquelle 157.
Endotheliom 533.
Entzündungen des Corpus uteri
 als Fluorursache 157 f.
Entzündungen der Scheide 250 f.,
 s. Scheidenentzündungen.
Epithel der Scheide 17 f.
— — Bau des 17 f.
— — Geburtsveränderungen 36 f.
— — Glykogengehalt 23 f.
— — menstruelle Veränderungen
 26 f.
— — Nerven des 58.
— — Schwangerschaftsveränderungen 34 f.
Epithelien der Scheide, Bedeutung für die Selbstreinigung
 100.
Erosion, kongenitale 174, 697.
Erosionen, Fluor bei 173.
— Stadien der Erosionsbildung
 173.
— Fischelsche, 174, 697.
Erysipel der Scheide 261.
Erythema vaginae syphiliticum
 397.

Exantheme, papulöse, der Portio 400.
— — der Scheide 399.
— syphilitische, der Portio 400.
— — der Scheide 397.
Exfoliation des Scheidenepithels 369 f.
Exfoliative Colpitis 369 f.

Fadenbakterien 387.
Fadenpilze 387.
Fasern, elastische der Scheide 45.
— — bei Kolpitis 271.
— kollagene der Scheide 40.
Ferment im Scheidensekret 149.
— diastatisches in der Scheide 142.
— — — bei Fluor 211.
— — Herkunft des in der Scheide 143.
— — Menge des in der Scheide 143.
— — — bei Fluor 211.
— glykolytisches in der Scheide 146.
— — der Döderleinschen Scheidenbacillen 77.
— eiweißspaltendes im Scheidensekret 148.
— tryptisches im Scheidensekret 148.
— Catalase im Scheidensekret 149.
Fettstoffwechsel im Scheidensekret 148.
— des Scheidensekrets bei Fluor 213.
Fibroadenom 559.
Fibrom der Scheide 464 f.
— Diagnose 470.
— Klinik 468.
— pathologische Anatomie 466.
— Therapie 470.
Fibroma molluscum der Scheide 466.
Fibromyom 464, 474.
Fischelsche Erosion 174.
Fleckfieber, Kolpitis bei 287.
Fleischmilchsäure im Scheidensekret 135.
Fliegenlarven in der Scheide 441.
Flüssigkeitsdurchtritt durch die Scheidenwand 178.
Fluor 149 f.
— Ätiologie des 151 f.
— Aminosäurengehalt 207 f.
— Arten des 151.

Fluor, Begriffsbestimmung 149.
— bei Carcinom des Uterus 163.
— cervicalis, Chemie des 177 f.
— — Diagnose des 222.
— — bei Ectropium der Cervixschleimhaut 175.
— — bei Erosionen 173.
— — bei Gonorrhöe 172.
— — bei gonorrhoischem Cervicalkatarrh 172.
— — bei nicht gonorrhoischem Cervicalkatarrh.
— — bei Geschwülsten der Cervix 176.
— — Reaktion des 178.
— — bei spindeliger Auftreibung des Cervicalkanals 177.
— — bei Tuberkulose der Cervix 175.
— — Ursachen des 171.
— cervikaler 169 f.
— — Therapie 229 f.
— Chlorgehalt des Scheidensekrets 214.
— Diagnose des 218 f.
— diastatisches Vermögen des Scheidensekrets bei 211.
— Eiweißstoffwechsel des Scheidensekrets 206.
— -empfinden, mangelhaftes 219.
— — bei Endometrits gonorrhoica 157 f.
— -gefühl ohne Fluor 218.
— genitalis 149.
— bei Endometritis non gonorrhoica 160 f.
— bei Endometritis postgonorrhoica 160.
— Fettstoffwechsel des Scheidensekrets 213.
— bei Geschwülsten des Corpus uteri 162.
— Glykogengehalt des Scheidensekrets bei 211.
— Gravider, Therapie 237.
— bei Hydrosalpingen 153 f.
— intermenstrueller 167.
— Kalkgehalt des Scheidensekrets bei 215.
— klinische Bedeutung des 215 f.
— klinische Wertigkeit 168.
— Kochsalzgehalt des Scheidensekrets bei 214.
— Kohlenhydratstoffwechsel des Scheidensekrets 210 f.
— konstitutioneller 199.
— korporealer 156.

Fluor, korporealer, Diagnose 220.
— — bei Endometritis gonorrhoica 157.
— — Häufigkeit 168.
— — Therapie 227 f.
— — Ursachen des 157.
— bei Metropathia haemorrhagica 164.
— Mineralstoffwechsel des Scheidensekrets 214.
— bei Myomen des Uterus 162.
— Nachweis des 218.
— neurogener 196 f.
— — Diagnose 226.
— — Therapie 249.
— als Noxe 216 f.
— bei Oxyuriasis 439.
— pathologische Physiologie des 203 f.
— postgonorrhoischer 160.
— postmenstrueller 167.
— praemenstrueller 167, 168.
— psychogener 196 f.
— — Diagnose 226.
— — Therapie 249.
— bei Pyometra 164, 167.
— Quellgebiete 151.
— -quellen, Diagnose der 219.
— Reststickstoffgehalt des Scheidensekrets 206.
— bei Retroflexio uteri 166.
— bei Sarkomen des Uterus 163.
— bei Stauungszuständen des Uterus 166.
— als Symptom 216.
— Therapie 227 f.
— Traubenzuckergehalt des 210.
— tubarer 151 f.
— — Diagnose 219.
— — diskontinuierlicher 152, 154.
— — Therapie 227.
— — Ursachen 151 f.
— beim Tubencarcinom 153, 155.
— bei Tuberkulose des Endometriums 161.
— bei Tuboovarialcysten 155.
— Tryptophangehalt 208 f.
— Tyrosingehalt 208 f.
— -ursachen 151.
— — Diagnose der 224.
— uteriner 156 f.
— bei Uteruscarcinom 163.
— bei Uterusmyomen 162.

Fluor bei Uterussarkom 163.
— vaginalis 178 f.
— — bei Betriebsstörungen der Scheide 185.
— — biologische Behandlung 243 f.
— — bei cervikalem Fluor 189.
— — Diagnose des 223.
— — bei Eierstockerkrankungen 190.
— — Entstehung 179 f.
— — bei Entzündungen der Scheide 184.
— — bei Geschwüren der Scheide 185.
— — Hefebehandlung 245 f.
— — Lehre von Menge 182.
— — Lehre von Schröder 180 f.
— — Normolactolbehandlung 244 f.
— — bei Ovarialstörungen 190.
— — bei pathologischer Reinigung der Scheide 188.
— — bei pathologischer Verschmutzung der Scheide 185.
— — bei Scheidenentzündungen 184.
— — Spülbehandlung 239.
— — bei Stoffwechselstörungen 193.
— — Therapie 230 f.
— — Trockenbehandlung 241 f.
— — bei tubarem Fluor 190.
— — bei unklaren pathologischen Zuständen der Scheidenwand 188.
— — Ursachen des 179 f.
— — bei uterinem Fluor 189.
— — bei Erkrankungen des Uterus 189.
— — bei Verletzungen der Scheide 185.
— — bei Zirkulationsstörungen 193.
— — Zuckerbehandlung 246 f.
— vestibularis 194 f.
— — Diagnose des 224.
— virgineller, Therapie 238.
Fraenkelsche Gasbacillen 90, 332 f.
Fremdkörper in der Scheide 431 f.

Gangrän der Scheide 372 f.
Garrulitas vulvae 442.
Gartnerscher Gang, Adenom des in der Scheide 560.

Gartnerscher Gang, Cysten des 686 f.
— — Parsistenz des 585, 686.
— — Verlauf des 585, 686 f.
Gärungsmilchsäure 132 f., 135.
Gasbacillen, Fraenkelsche 90, 332 f.
Gascysten der Scheide 311.
Gefäße der Scheide 52 f.
Geschwülste der Scheide 464 f.
— fibroepitheliale 550.
Geschwüre carcinomatöse 605.
— Clarksche 456.
— Decubital- 426.
— dysenterische 291.
— erosive 267.
— gummöse der Portio 409.
— — der Scheide 403.
— phagedänische 457.
— sarkomatöses 531.
— tertiär-syphilitische der Portio 409.
— — der Scheide 403.
Glucosamin 169.
Glykogen im Scheidenepithel 23.
— im Scheideninhalt 138.
— — bei Fluor 211.
— Menge des im Scheideninhalt 139 f.
— Muttersubstanz der Milchsäure des Scheidensekrets 137.
— Nachweis im Scheideninhalt 138.
Glykogenabbau in der Scheide 141.
— Ursache des 141.
— Verlauf des 144.
Glykolytisches Ferment 77, 146.
Gonorrhöe des Endometriums 157.
— der Cervix 172.
Gonorrhoischer Fluor cervicalis 172.
Gravidität, Säuregehalt der Scheide 130.
Guanidin 206.
Gummiknoten der Portio 408.
— der Scheide 403.

Hämangioendotheliome 533 f.
Haemangioma sarcomatosum 534.
Hämatokolpos 10.
Haematoma vaginae 430.
Hallersche Flecken der Scheide 268.

Harnstoff 207.
Hefe (Soorhefe) 378.
Hefebehandlung des Fluor vaginalis 245.
Hefezellen 378.
Helminthen in der Scheide 436 f.
Histidin 207.
Hydrokolpos 10.
Hydrops tubae profluens 154 f.
Hydrosalpinx als Fluorursache 153 f.
— Entstehung 155.
Hydrosalpinxflüssigkeit 156.
Hypernephrom der Scheide 673 f.

Indikatoren zur Bestimmung der Wasserstoffionenkonzentration 121.
Infantilismus als Fluorursache 202.
Infektionskrankheiten, Kolpitis bei 264.
— und Scheidenentzündungen 284.
Intrauterinpessare als Fluorursache 161.

Kalkgehalt des Scheidensekrets 215.
Kalktherapie bei Fluor vaginalis 234.
Katalase im Scheidensekret 149.
Keimbesiedlung der Mundhöhle 94.
— des Rectums 93.
— der Scheide 92 f.
— der Vulva 92.
Kochsalzgehalt des Scheidensekrets 214.
Kohlenhydratstoffwechsel des Scheidensekrets bei Fluor 210.
Kolpitis s. auch Colpitis und Scheidenentzündungen.
— akute 267.
— atrophierende 268, 270.
— bei Cholera 286.
— chronische 268, 270.
— dissecans 283.
— bei Dysenterie 286.
— dysenterische 291, 292.
— eitrige 267.
— emphysematöse 307 f.
— erosive 267.
— exfoliative 369 f.
— bei Fleckfieber 287.
— Glykogengehalt der Scheidenwand bei 271.

Kolpitis gonorrhoische 257, 269, 273.
— granuläre 267, 270.
— bei Infektionskrankheiten 264, 284.
— katarrhalische 267.
— makulöse 268.
— bei Masern 287.
— noduläre 267.
— papulöse 268, 551.
— bei Pneumonie 287.
— Pneumokokken 262.
— pseudomembranöse 275 f.
— — Diagnose 293 f.
— — Histologie 291 f.
— — Therapie 295 f.
— — Ursachen der 277.
— bei Quecksilbervergiftung 278, 281 f., 295.
— bei Scharlach 287.
— Scheideninhalt bei 271.
— — Symptome 273.
— — Therapie 274.
— — Verlauf 274.
— senile 341 f.
— serös-eitrige 267.
— — Befund bei 273.
— — Histologie 269.
— Staphylokokken 262.
— Streptokokken 261.
— bei Typhus 285.
— bei Typhus recurrens 286.
— bei Variola 287.
Kondylome, spitze 268, 554 f.
Konstitutioneller Fluor 199.
Konstitutionsanomalien als Fluorursache 199 f.
Korporealer Fluor, Diagnose 220.
— Therapie 227 f.
Kraft, diastatische 211.
Krätzemilben in der Scheide 441.

Lackmuspapier 114 f., 125 f.
Lapisbad nach Menge 230 f.
— Technik des 231.
Leptothrix vaginalis 386 f.
Leukocyten der Scheide 100.
Leukoplakie der Scheide 612 f.
Linksmilchsäure 135.
Lipom der Scheide 472.
Luftcysten der Scheide 311.
Lymphangioendotheliome 533 f.
Lymphextravasate der Scheide 431.
Lymphgefäße der Scheide 57.

Masern, Kolpitis bei 287.
Melanosarkome der Scheide 531, 532.
Menstruation, Veränderungen der Scheide 26.
Menstruelle Störungen und Fluor 167.
Menstruation und Fluor 167.
Metoestrus 27.
Metropathia haemorrhagica 164.
Mikrococcus gazogenes alcalescens 86, 364.
— tetragenus 87.
Milchsäure im Scheidensekret 132, 134.
— freie im Scheidensekret 132.
— gebundene, im Scheidensekret 132.
— Menge der im Scheidensekret 135.
— Herkunft der, im Scheidensekret 135 f.
— verschiedene Formen der 135.
— bakterielle Genese 136.
— epitheliale Genese 136.
— des Scheidensekrets, Herkunft aus dem Glykogen 137.
Milchsäurebakterien zur Fluorbehandlung 247.
Milchsäurebildung durch die Scheidenbacillen 76 f.
Milchsäurespülungen der Scheide 244.
Mineralstoffwechsel im Scheidensekret 148.
— des Scheidensekrets bei Fluor 214.
Mischgeschwülste der Scheide 676 f.
Mittelfluß 167.
Monilia candida 377.
Muskulatur der Scheide 49 f.
— glatte, in Sarkomen 513, 515.
— der Scheide, Myome 473 f.
— quergestreifte in Myomen 483.
— quergestreifte in Sarkomen 511, 514.
— — in Sarkomen Erwachsener 531.
— der Scheide, Schwangerschaftsveränderungen 49 f.
Myom der Scheide 473 f.
— Entstehung 486.
— und Fortpflanzungsvorgänge 494.
— Klinik 490.
— pathologische Anatomie 477.

Myom polypöses 478.
— Therapie 498.
Myxom der Scheide 471.

Nerven der Scheide 58 f.
— der Adventitia 60.
— des Bindegewebes 59.
— des Epithels 58.
— der Muskulatur 60.
Nervöser Fluor 196 f.
— Diagnose des 226.
— Therapie des 249.
Neubildungen der Scheide 464 f.
Neugeborenes, Keimbesiedlung der Scheide 92.
— Morphologie des Scheidensekrets 104.
— Reaktion des Scheidensekrets 115, 119, 123 (Fußnote), 127.
— Selbstreinigung der Scheide 103.
Neugeborene, Übergangskatarrh des Darmes 264.
— Übergangskatarrh der Scheide 263.
Neurogener Fluor 196 f.
— Diagnose des 226.
— Therapie des 249.
Neurom der Scheide 499.
Normolactol 244.

Oestrus 27.
Oidium albicans 377.
Osmotischer Druck des Scheidensekrets 205.
Oxalsäure, Schädigungen der Scheide durch 281.
Oxyuris vermicularis in der Scheide 436 f.

Papeln der Portio 400.
— der Scheide 399.
Papillom 550 f.
Parakolpitis 719.
Pathologie der Scheide 149 f.
Peritheliom 535.
Perivaginitis gummosa 409.
— phlegmonosa dissecans 373 f.
Persil, Schädigungen der Scheide durch 281.
Pessare und Carcinom der Scheide 620, 628.
— Schädigungen der Scheide durch 432.

Pfählungsverletzungen 424, 428.
Phenolphthalein zur Prüfung der Reaktion des Scheidensekrets 126.
Phosphorsäure im Scheidensekret 132 f.
Pilzerkrankungen der Scheide 377 f.
Plattenepithelcarcinom der Scheide 606, 612.
Pneumokokkenkolpitis 262.
Pneumonie, croupöse und Kolpitis 287.
Polypen, fibröse 467.
— myomatöse 478.
— sarkomatöse 503.
Postgonorrhoischer Fluor cervicalis 173.
Postmenstrueller Fluor 167.
Prämenstrueller Fluor 167, 168.
Primäreffekt der Portio 392 f.
— der Scheide 389 f.
Probetampon, Schultzescher 220 f.
Proöstrus 27.
Pseudodiphtheriebacillen 87 f.
Pseudoerosio congenita 174.
Pseudomelanose der Scheide 268.
Psychogener Fluor 196 f.
— Diagnose 227.
— Therapie 249.
Pufferung des Scheidensekrets 112.
Pyometra und Fluor 164, 167.
— intermittierende 220.

Quecksilberbehandlung, Schädigungen der Scheide durch 281 f.

Reaktion des Scheidensekrets, 108 f.
— Ursache der 132.
Reinheitsgrade des Scheidensekrets 67.
Reinigung pathologische der Scheide 188.
Reststickstoff im Scheidensekret 147.
Reststickstoffgehalt des Scheidensekrets bei Fluor 206.
Retroflexio uteri, Fluor bei 166.
Riesenzellen in Sarkomen Erwachsener 531.
— in Sarkomen der Kinder 509.
Rißverletzungen der Scheide 424, 426.

Sarkom der Scheide 500 f.
— primäres der Erwachsenen 527 f.
— — Ausbreitung 539.
— — Diagnose 546.
— — Entstehung 540.
— — makroskopischer Befund 529.
— — mikroskopischer Befund 531.
— — Prognose 548.
— — Symptome 543.
— — Therapie 549.
— — Verlauf 544.
— primäres der Kinder 501 f.
— — Ausbreitung 513 f.
— — Diagnose 523.
— — Entstehung 514.
— — Klinik 519.
— — makroskopischer Befund 503 f.
— — mikroskopischer Befund 506 f.
— — Symptome 520.
— — Therapie 524.
— — Verlauf 521.
— sekundäres der Erwachsenen 550.
— sekundäres der Kinder 525.
— traubiges 504.
Sarcoma botryoides 504.
Salicylsäure-Alkoholtampons 220.
Sarcina tetragena 87.
Sarcine 87.
Säuerungsvermögen der Scheidenkeime 77.
Säuren des Scheidensekrets 132 f.
Scharlach, Kolpitis bei 287.
Scheide, Adenofibrosis 564 f.
— Adenom 559.
— Adenomyosis 564 f.
— Angiom der 472.
— Aphthen der 452 f.
— Ascaris lumbricoides in der 441.
— Atresie der 10, 290.
— Ausscheidungsvermögen 14.
— Bacillen, Döderleinsche 74.
— Bakterien der 71 f.
— Bauplan 17 f.
— Bindegewebe 40.
— — elastische Fasern 45.
— — kollagene Fasern 40.
— — Schwangerschaftsveränderungen 42.

Scheide, Bindesubstanzgeschwülste 464 f.
— Blutegel in der 441.
— Blutgefäße 52.
— Carcinom der, primäres 603.
— — sekundäres 650.
— Chorionepitheliom der 657 f.
— Coitusverletzungen 424 f.
— Cysten der 678 f.
— diastatisches Ferment in der 142.
— Drüsen der 695.
— Eiweißstoffwechsel 146.
— Elastische Fasern 45.
— Endotheliom 533 f.
— Entzündungen der 250 f.
— — Ätiologie 253 f.
— — bakterielle 256, 257 f.
— — bakterielle, ätiologisch unklare 262.
— — nicht bakterielle 256, 264.
— — gonorrhoische 257.
— — pathologische Anatomie 265 f.
— — pseudomembranöse 275 f.
— Epithel 17.
— — Bau des 17 f.
— — Geburtsveränderungen 36 f.
— — Glykogengehalt 23 f.
— — Menstruelle Veränderungen 26.
— — Nerven des 58.
— — Schwangerschaftsveränderungen 34.
— — Stratum germinativum 20.
— Fibrom 464 f.
— Flora der 71 f.
— — Entstehung der 92.
— — Flüssigkeit in der (Scheidenflüssigkeit) 105 f.
— — Bedeutung für die Selbstreinigung der Scheide 101.
— — bei Fluor 205 f.
— — Herkunft 106, 178.
— Fremdkörper in der 431 f.
— Funktionen 1.
— Gangrän der 372.
— geschichtliche Entwicklung des Begriffes „Scheide" 1.
— Geschwülste der 464 f.
— — bindegewebige 464 f.
— — epitheliale 550 f.
— Geschwüre der 443 f.
— — aphthöse 452, 454.
— — Clarkesche 457 f.
— — runde 444.

Scheide, Geschwüre, phagedänische 457, 461.
— — sarkomatöse 531.
— — variköse 456 f.
— Glykogen im Scheideninhalt 138.
— — bei Fluor 211.
— — in der Scheidenwand 23 f.
— Hämangioendotheliom 533.
— Hämangiosarkom 533.
— Hämatom der 430.
— Histologie 17 f.
— Hypernephrom der 673 f.
— Inhalt der (Scheideninhalt) 60.
— — Acidität, aktuelle 114.
— — — Titrations- 125.
— — Aminosäuren im 133, 207 f.
— — Aussehen des 60 f.
— — Bakterien 71 f.
— — Chemie 134 f.
— — Chlorgehalt 214.
— — diastatisches Ferment 142.
— — — bei Fluor 211.
— — Eiweißgehalt 146.
— — — bei Fluor 206.
— — eiweißspaltendes Ferment 146.
— — Epithelien 71.
— — Fermente 149.
— — Fettstoffwechsel 148.
— — bei Fluor 204.
— — Glykogengehalt 138.
— — — bei Fluor 211.
— — Kalkgehalt 215.
— — Katalase im 149.
— — Kochsalzgehalt 214.
— — Kohlenhydratstoffwechsel 134.
— — — bei Fluor 210.
— — — bei Kolpitis 271.
— — Leukocyten 71.
— — Makroskopisches Verhalten 60.
— — Menge des 61.
— — Milchsäure im 132, 134 f.
— — Mineralstoffwechsel 148.
— — — bei Fluor 214.
— — Morphologie 70 f.
— — — in den verschiedenen Altersphasen 104.
— — — bei Fluor 204.
— — normaler 64.
— — osmotischer Druck 205.
— — pathologischer 64, 149 f.
— — Phosphorsäure 132.
— — Pufferung 112 f.
— — Reaktion 108 f.

Scheide, Inhalt der (Scheideninhalt) Reinheitsgrade 67 f.
— — Stickstoffgehalt 147.
— — — bei Fluor 206.
— — Traubenzucker im 144.
— — — bei Fluor 210.
— — tryptisches Ferment 148.
— — Wassergehalt 107.
— — — bei Fluor 205.
— Keimbesiedlung 92 f.
— Keime der 71 f.
— Leukoplakie 612 f.
— Lipom der 472.
— Lymphextravasate 431.
— Lymphgefäße 57.
— Mischgeschwülste 676 f.
— Muskulatur 49.
— Myom 473 f.
— Myxom 471.
— Nerven 58.
— — Funktion der 9.
— Neubildungen der 464 f.
— Neurom 499.
— Oxyuris vermicularis in der 436.
— Papillom 550 f.
— Peritheliom 533, 534.
— Pessarschädigungen der 432.
— Pfählungsverletzungen 424, 428.
— Physiologie 1.
— Pilzerkrankungen 377 f.
— Polypen, fibröse 467.
— — myomatöse 478.
— — sarkomatöse 503.
— Resorptionsvermögen 15.
— Sarkom 500 f.
— Sekret der (Scheidensekret) 60.
— Selbstreinigung der 96.
— Soor der 377 f.
— Spülungen bei Fluor vaginalis 239 f.
— Traumen der 425 f.
— Übergangskatarrh der bei Neugeborenen 263.
— Verletzungen der 423 f.
— Wand der, Durchlässigkeit 178 f.
— Wand, Flüssigkeitsdurchtritt durch die 178.
— — Pathologie der 250 f.
— Weiterstellung der in der Schwangerschaft 6 f.
— Wunden der 423 f.
Scheidenmund 52.

Scheidensekret s. auch Scheide, Inhalt der
— Acidität, aktuelle 114.
— Acidität, Titrations- 125.
— Aminosäuren im 133, 207 f.
— Aussehen des 60 f.
— Bakterien des 71 f.
— Chemie des 134 f.
— Chlorgehalt des 214.
— diastatisches Ferment des 142.
— — bei Fluor 211.
— Eiweißgehalt 146
— — bei Fluor 206.
— eiweißspaltendes Ferment 146.
— Epithelien 71.
— Fermente 149.
— Fettstoffwechsel 148.
— — bei Fluor 213.
— — bei Fluor 204.
— Glykogengehalt des 138.
— — bei Fluor 211.
— Herkunft des 106, 178.
— Kalkgehalt des 215.
— Katalase im 149.
— Kochsalzgehalt des 214.
— Kohlenhydratstoffwechsel 134.
— — bei Fluor 210.
— — bei Kolpitis 271.
— Leukocyten 71.
— makroskopisches Verhalten 60.
— Menge des 61.
— Milchsäure im 132, 134 f.
— Milchsäure, Herkunft der 135 f.
— Mineralstoffwechsel 148.
— — bei Fluor 214.
— Morphologie 70 f.
— — bei Fluor 204.
— Morphologisches Bild in den verschiedenen Altersphasen 104.
— normales 64.
— osmotischer Druck des 205.
— pathologisches 64.
— Phosphorsäure im 132.
— Pufferung 112 f.
— Reaktion 108 f.
— Reaktion, Ursache der 132.
— Reinheitsgrade 67 f.
— Stickstoffgehalt 147.
— — bei Fluor 206.
— Traubenzucker im 144.
— Traubenzuckergehalt bei Fluor 210.
— tryptisches Ferment 148.
— Wassergehalt 107.
— Wassergehalt des 107.
— — bei Fluor 205.

Scheidensekret, Schädigungen des Scheide 281, 283.
Schultzescher Probetampon 220 f.
Schwankungen, zyklische, in der Acidität des Scheidensekrets 128.
Selbstreinigung der Scheide 96 f.
Siccator nach Nassauer 243.
Soor 377.
— latenter 379.
— manifester 382.
Soorfäden 378.
Soorpilz 377 f.
Spirochaeta refringens 91.
Spirochäten 91.
Spülungen bei Fluor vaginalis 239.
Staphylococcus pyogenes aureus 86.
— — albus 86.
— — citreus 86.
— aerogenes 86.
— parvulus 86.
— putrificus 86.
Staphylokokken 85.
— Säuerungsvermögen 77.
Staphylokokkenkolpitis 262, 284.
Stenosen 290.
Sterilets als Fluorursache 161.
Stoffwechselstörungen als Ursache des Fluor vaginalis 193.
Streptokokkus 83.
— acidi lactici 85.
— — — Säuerungsvermögen 77.
— anhaemolyticus 84.
— mucosus 85.
— viridans 84.
Streptokokken 83 f.
— Säuerungsvermögen 77.
Streptokokkenkolpitis 261, 284.
— puerperale 284.
— — makroskopischer Befund 290.
— — mikroskopischer Befund 292.
Streptothrix 387, 389.
Sublimatschädigung der Scheide 278.
Syphilis 389 f.
— primäre der Portio 392 f.
— — der Scheide 389 f.
— sekundäre der Portio 400.

Syphilis, sekundäre der Scheide 396.
— tertiäre der Portio 408.
— — der Scheide 403.
— Therapie 411.

Tetragenus 87.
Traubenförmiges Sarkom 504.
Traubenzucker im Hydrokolpos-inhalt 10.
— im Scheidensekret 144.
— Übergang in Milchsäure 145.
Traubenzuckergehalt des Scheidensekrets bei Fluor 210.
Treponema calligyrum 91.
Treponema minutum 91.
Trichomonas-colpitis 347 f.
— — Diagnose 366.
— — Klinik der 358 f.
— — Therapie 367 f.
— vaginalis 347 f.
— — Biologie 355.
— — Morphologie 347 f.
Trichomyceten 387.
Trimethylamin 312 f.
Trockenbehandlung des Fluor 241 f.
Tryptophan 208 f.
Tubarer Fluor, Diagnose 219.
— Therapie 227.
Tube als Fluorquelle 151 f.
Tubencarcinom, Fluor bei 153.
Tuberkulose des Corpus uteri 161.
— der Cervix, Fluor bei 175.
Typhus, Kolpitis bei 285.
— recurrens, Kolpitis bei 286.
Tyrosin 208 f.

Übergangskatarrh der Scheide bei Neugeborenen 263.
Ulcera s. auch Ulcus.
— aphthosa 452.
— dysenterica 291.
— gummosa, der Portio 409.
— — der Scheide 403.
Ulcus s. auch Ulcera.
— carcinomatosum 605.
— corrodens (Clarke) 461.
— molle 412 f.
— — Ätiologie 415.

Ulcus molle, Diagnose 421.
— — Histologie 418.
— — Therapie 422.
— — Übertragung 419.
— phagedaenicum 457.
— rotundum 444.
— sarcomatosum 531.
— varicosum 456 f.
Urnierengang, Cysten des 636.
— Persistenz des 585, 686.
— Verlauf 585, 686.

Vaginalbacillen 72 f.
Vaginaler Fluor s. Fluor vaginalis
— Diagnose des 223.
— Therapie 230 f.
Vaginitis s. Kolpitis, Colpitis und Scheidenentzündungen.
— exfoliativa 369 f.
Vagotonie als Fluorursache 198.
Variola, Kolpitis bei 287.
Venen der Scheide 52 f.
Verletzungen der Scheide 423 f.
Verschmutzung, pathologische der Scheide 185.
Vestibularer Fluor 194.
— Diagnose des 224.
Virgineller Fluor, Therapie 238.
Vorfall und Carcinom der Scheide 619 f.
Vulvovaginitis desquamativa neonatorum 263.

Wassergehalt des Scheidensekrets 107.
— — bei Fluor 205.
Wasserstoffexponent 110 f.
Wasserstoffionenkonzentration 110 f.
Wolffscher Gang, Cysten des 686 f.
— Persistenz des 585, 686.
— Verlauf des 585, 686 f.
Wunden der Scheide 423 f.

Zirkulationsstörungen als Ursache des Fluor vaginalis 193.
Zuckerbehandlung des Fluor vaginalis 246.
Zyklische Schwankungen s. Schwankungen.

GPSR Compliance

The European Union's (EU) General Product Safety Regulation (GPSR) is a set of rules that requires consumer products to be safe and our obligations to ensure this.

If you have any concerns about our products, you can contact us on

ProductSafety@springernature.com

In case Publisher is established outside the EU, the EU authorized representative is:

Springer Nature Customer Service Center GmbH
Europaplatz 3
69115 Heidelberg, Germany

www.ingramcontent.com/pod-product-compliance
Ingram Content Group UK Ltd.
Pitfield, Milton Keynes, MK11 3LW, UK
UKHW051239180426
11947UKWH00013B/864